矫形器与假肢康复

Orthotics and Prosthetics in Rehabilitation

(3rd Edition)

主编 · Michelle M. Lusardi
Milagros Jorge
Caroline C. Nielsen
主译 · 沈 敏 赵 菁

上海科学技术出版社

图书在版编目(CIP)数据

矫形器与假肢康复:3rd Edition/(美)米歇尔·M.卢萨迪(Michelle M. Lusardi)等主编;沈敏,赵菁主译.—上海:上海科学技术出版社,2019.5

ISBN 978-7-5478-4316-1

Ⅰ.①矫… Ⅱ.①米…②沈…③赵… Ⅲ.①矫形外科学—医疗器械②假肢—康复 Ⅳ.①R687.1②R318.17

中国版本图书馆CIP数据核字(2019)第019606号

上海市残联优秀学科带头人项目
编号:2014106YK04
名称:基于Rodin4D技术下青少年特发性脊柱侧弯远程矫治模式的研究

上海市版权局著作权合同登记号 图字:09-2018-775号

矫形器与假肢康复(3rd Edition)
主编 Michelle M. Lusardi Milagros Jorge Caroline C. Nielsen
主译 沈 敏 赵 菁

上海世纪出版(集团)有限公司
上 海 科 学 技 术 出 版 社 出版、发行
(上海钦州南路71号 邮政编码200235 www.sstp.cn)
上海雅昌艺术印刷有限公司印刷
开本 889×1194 1/16 印张 43
字数:1250千字
2019年5月第1版 2019年5月第1次印刷
ISBN 978-7-5478-4316-1/R·1775
定价:298.00元

ELSEVIER

Elsevier (Singapore) Pte Ltd.

3 Killiney Road, #08-01 Winsland House I, Singapore 239519

Tel: (65) 6349-0200; Fax: (65) 6733-1817

Orthotics and Prosthetics in Rehabilitation, 3rd Edition

ISBN-13: 978-1-4377-1936-9

This translation of Orthotics and Prosthetics in Rehabilitation, 3rd Edition by Michelle M. Lusardi, Milagros Jorge and Caroline C. Nielsen was undertaken by Shanghai Scientific & Technical Publishers and is published by arrangement with Elsevier (Singapore) Pte Ltd.

Orthotics and Prosthetics in Rehabilitation, 3rd Edition by Michelle M. Lusardi, Milagros Jorge and Caroline C. Nielsen 由上海科学技术出版社有限公司进行翻译，并根据上海科学技术出版社有限公司与爱思唯尔（新加坡）私人有限公司的协议约定出版。

《矫形器与假肢康复》(3rd Edition)（沈敏　赵菁主译）

ISBN:978-7-5478-4316-1

注　意

本译本由 Elsevier (Singapore) Pte Ltd. 和上海科学技术出版社有限公司完成。相关从业及研究人员必须凭借其自身经验和知识对文中描述的信息数据、方法策略、搭配组合、实验操作进行评估和使用。由于医学科学发展迅速，临床诊断和给药剂量尤其需要经过独立验证。在法律允许的最大范围内，爱思唯尔、译文的原文作者、原文编辑及原文内容提供者均不对译文或因产品责任、疏忽或其他操作造成的人身及/或财产伤害及/或损失承担责任，亦不对由于使用文中提到的方法、产品、说明或思想而导致的人身及/或财产伤害及/或损失承担责任。

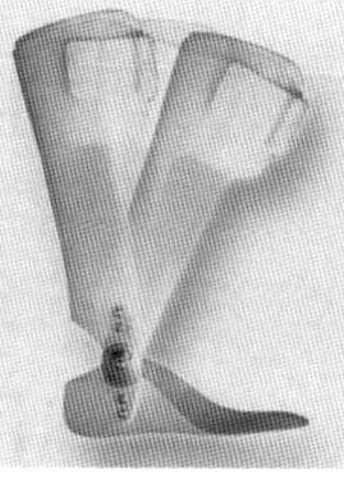

内容提要

本书从物理治疗和作业治疗、矫形器和假肢、药物和手术等视角，通过400多幅示意图、照片和大量表格，对矫形器和假肢的原理、制作、临床应用等进行详细介绍，阐述了其在康复领域中的应用。具体内容共31章，包括矫形器和假肢康复的循证路径、矫正和修复前的评估准则、膝关节功能障碍矫形器、高位双侧下肢截肢的假肢选择，以及使用矫形器和假肢患者的功能训练。

全书理论联系实际，实用性强，可作为矫形器与假肢制作师、康复科医师、物理治疗师、作业治疗师的参考用书。

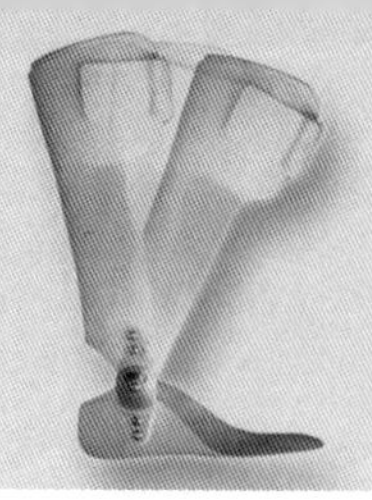

译者名单

主 译

沈 敏 赵 菁

副主译

程 慧 虞锡丹 王敏娟

参译人员

（按姓氏笔画排序）

王敏娟 牛秀莲 朱国丽 李美萍 沈 敏 陆洋阳
陈娟娟 金 荣 郑 钦 赵 菁 祝婷婷 顾丽慧
高雯婷 程 慧 虞锡丹 蔡娴颖

译文校对

（按姓氏笔画排序）

许唯唯 吴燕秋 汪婷婷 沈艳廷 卓建萍 陶乐和

学术秘书

熊 妮

献辞

致 Lawrence Mario Lusardi
我的丈夫兼最好的朋友。
“爱一个人给予你力量，被人爱给予你勇气。”
——Lao Tzu
M. M. L

致 Mitchell B. Horowitz
感谢我们美好的婚姻生活，
以及对我亲爱的兄弟 William Jorge 的怀念。
“珍爱一切的好办法是：意识到你可能会失去它。”
——G. K. Chesterton
M. J.

致 Svend Woge Nielsen
一个真正的伴侣，用他对我的理解和信任滋养我的精神和成就。
——C. C. N.

编者名单

主　编

Michelle M. Lusardi, PT, DPT, PhD
Professor Emerita
Department of Physical Therapy & Human Movement Science
College of Health Professions
Sacred Heart University
Fairfield, CT

Milagros "Millee" Jorge, PT, MA, EdD
Professor and Dean
Langston University
School of Physical Therapy
Langston, OK

Caroline Nielsen, BA, MA, Ph.D
Health Care, Education and Research Consultant
Bonita Springs, FL
Former Associate Professor and Director
Graduate Program in Allied Health
University of Connecticut
Storrs, CT

编　者

Elizabeth Ames, MD
Associate Professor, Residency Program Director, and Coordinator of Orthopedic Curriculum
Dept. of Orthopaedics & Rehabilitation
UVM College of Medicine
Burlington, Vermont
Attending Surgeon
Dept. of Orthopaedics, Spine Institute of New England
Fletcher Allen Health Care
Burlington, Vermont

Mark A. Anderson, PT, PhD, ATC
Professor
Department of Rehabilitation Sciences
University of Oklahoma Health Sciences Center
Oklahoma City, Oklahoma
Adjunct Professor
Health and Exercise Science
University of Oklahoma
Norman, Oklahoma

Noelle M. Austin, MS PT CHT
CJ Education & Cosulting LLC
Woodbridge, Connecticut
Certified Hand Therapist
ProPT
The Orthopaedic Group
Hamden, Connecticut

Ed Ayyappa, MS, CPO, FAAOP
Prosthetic Clinical Manager
Southern California Region
U.S. Department of Veteran Affairs
Health Care System
Long Beach, California

William J. Barringer, MS, CO
Department of Orthopedic Surgery and Rehabilitation
University of Oklahoma
Oklahoma City, Oklahoma

Jennifer M. Bottomley, PT, MS, PhD
HEARTH-Homes for Elders at Risk Through Homes
Board of Directors, HEARTH
President, International Physical Therapists working with Older People/WCPT
Adjunct Faculty
MGH Institute of Health Care Professions, Program in Physical Therapy
Adjunct Faculty
Simmons College Program in Physical Therapy
Independent Educator and Geriatric Rehabilitation Consultant
Boston, Massachusetts

Donna M. Bowers, PT, MPH, PCS
Clinical Associate Professor
Department of Physical Therapy
and Human Movement Science
Sacred Heart University
Fairfield, Connecticut

Kaia Busch, BS
Hanger Prosthetics and Orthotics
Seattle, Washington

Kevin Carroll, MS, CP, FAAOP
Vice President of Prosthetics
Hanger Prosthetics and Orthotics
Orlando, Florida

Joshua Carter, MD
Clinical Instructor
Orthopaedics and Rehabilitation Residency Programs
South Burlington, Vermont

Mark D. Charlson, MD
Assistant Professor
Orthopaedics & Rehabilitation
University of Vermont College of Medicine
Burlington, Vermont

Kevin K. Chui, PT, DPT, PhD, GCS, OCS
Associate Professor
Department of Physical Therapy and
Human Movement Science
College of Health Professions
Sacred Heart University
Fairfield, Connecticut

Jeff Coppage, MD
Department of Orthopaedic Surgery and Rehabilitation
University of Vermont
Burlington, Vermont

Dana Craig, BS
Health System Specialist
Prosthetic Service Line, VISN 22
Dept. of Veterans Affairs
Long Beach, California

Barbara A. Crane, PhD
Assistant Professor
Physical Therapy Program
Department of Rehabilitation Sciences
University of Hartford
West Hartford, Connecticut

Carol P. Dionne, PT, DPT, PhD, OCS, Cert MDT
Association Professor
Department of Rehabilitation Sciences
University of Oklahoma Health Sciences Center
Oklahoma City, Oklahoma 73126－0901

Joan E. Edelstein, MA, PT, FISPO, CPed
Special Lecturer
Program in Physical Therapy
Columbia University
New York, New York

Juan C. Garbalosa, PT, PhD
Clinical Associate Professor of Physical Therapy
Quinnipac University
Hamden, Connecticut

Marylynn Jacobs, OTRL/C, CHT
Partner
Attain Therapy and Fitness
East Longmeadow, Massachusetts

Milagros Jorge, PT, MA, EdD
Director, Post-Professional DPT Program
Dean, School of Physical Therapy
Former
Langston University
Langston, Oklahoma

Carolyn B. Kelly, PT
Department of Rehabilitation
Hartford Hospital
Hartford, Connecticut

Anthony E. "Toby" Kinney, DPT, OCS, MBA
Clinical Assistant Professor/Associate ACCE
Physical Therapy & Rehabilitation Science
University of Montana
Missoula, Montana

David A. Knapp, BSME, MAEd
Practice Manager
Hanger Prosthetics and Orthotics
North Haven, Connecticut
Adjunct Faculty
College of Education

Department of Nursing and Health Professions
University of Hartford
Hartford, Connecticut
Clinical Instructor
Orthotics and Prosthetics
Newington Certificate Program
Newington, Connecticut

Géza F. Kogler, PhD, CO
Research Scientist
Clinical Biomechanics Laborator
School of Applied Physiology
Georgia Institute of Technology
Atlanta, Georgia

Donald S. Kowalsky, PT, EdD
Associate Professor and Chair
Department of Physical Therapy
School of Health Sciences
Quinnipiac University
Hamden, Connecticut

Michelle M. Lusardi, PT, DPT, PhD
Professor Emerita
Department of Physical Therapy & Human
Movement Science
College of Health Professions
Sacred Heart University
Fairfield, Connecticut

Edward Mahoney, PT, DPT, CWS
Assistant Professor
Physical Therapy, Program
School of Health Professions
Louisiana State University Health Sciences Center
Shreveport
Shreveport, Louisiana

John W. Michael, MEd, CPO, FISPO, FAAOP
President
CPO Servies, Inc.
Portage, Indiana

Olfat Mohammed, PhD, PT
Professor and Graduate Advisor
Department of Physical Therapy
California State University-Long Beach
Long Beach, California

Caroline Nielsen, BA, MA, Ph.D
Health Care, Education and Research Consultant
Bonita Springs, FL
Former Associate Professor and Director
Graduate Program in Allied Health
University of Connecticut
Storrs, Connecticut

Roberta Nole, MA, PT, CPed
President
Stride Orthotics, Inc.
Middlebary, Connecticut

Judith Pepe, MD
Senior Associate Director, Surgical Critical Care Surgery
Hartford Hospital
Hartford, Connecticut
Associate Professor of Surgery
University of Connecticut Medical Cehter
Farmington, Connecticut

Elicia Pollard, PT, PhD
Assistant Professor
School of Physical Therapy
Langston University
Langston, Oklahoma

Richard A. Psonak, MS, CPO, FAAOP
Director
Division of Prosthetics and Orthotics
Assistant Professor
Department of Orthopedics and Rehabilitation
School of Medicine
University of Mississippi
Medical Center
Jackson, Mississippi

John Rheinstein, CP, FAAOP
Hanger Prosthetics and Orthotics
New York, New York

Julie D. Ries, PT, PhD
Associate Professor
Department of Physical Therapy
Malek School of Health Professions
Marymount University
Arlington, Virginia

Melvin L. Stills, CO(E), HFISPO
New Virginia, Iowa

John Thompson, CO
Hanger Prosthetics and Orthotics
Oklahoma City, Oklahoma

Victor G. Vaughan, PT, DPT, MS, OCS
Clinical Manager
Sacred Heart Sports Medicine and Rehabilitation Centers
Fairfield, Connecticut
Clinical Instructor
Department of Physical Therapy and Human
Movement Science
College of Health Professions
Sacred Heart University
Fairfield, Connecticut

Scott Ward, PT, PhD
Professor and Chair
Department of Physical Therapy
University of Utah
Salt Lake City, Utah

Ellen Wetherbee, DPT, OCS
Associate Professor and Academic Coordinator of Clinical Education
Physical Therapy Program
Department of Rehabilitation Sciences
University of Hartford
West Hartford, Connecticut

Margaret Wise, OTR, CHT, CCM, CVE
Director
Upper Extremity Specialists, Inc.
Dallas, Texas

Rita A. Wong, PT, EdD, FAPTA
Professor and Chair
Department of Physical Therapy
Malek School of Health Professions
Marymount University
Arlington, Virginia

Christopher K. Wong, PhD
Assistant Professor of Clinical Physical Therapy
Program in Physical Therapy
Columbia University
New York, New York

Heather N. Worden, MSOP, BSME, CP
Associate Professor
Loma Linda University
Entry Level Masters in Orthotics & Prosthetics
Loma Linda, California
Certified Prosthetist
VAMC
Long Beach, California
National Va Prosthetic Gait Lab
Long Beach, California

John R. Zenie, MBA, CPO
Guilford, Connecticut

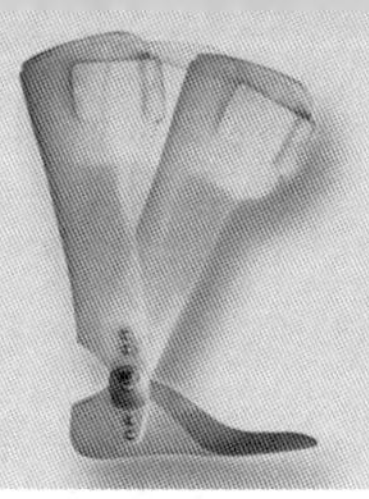

中文版序

随着国家小康社会的建设和发展，人民群众追求美好生活的愿望越来越高，特别是残疾、畸形等功能障碍者，更需要社会给予更多的关爱，更需要我们康复医学工作者给予更多的技术服务和帮助。近年来，人们对于矫形器和假肢的需求逐年增加，对于产品的质量和使用方法的要求也越来越高。康复辅具是一项巨大的产业，2016 年 10 月，国务院正式发布了《关于加快发展康复辅助器具产业的若干意见》。意见指出，到 2020 年，康复辅具产业规模可望突破 7 000 亿元，并对康复辅具产业发展提出了支持要求。

虽然近几年国内矫形器和假肢行业得到了较好发展，但其在康复学科和跨学科交叉领域的应用和发展还处于较低的水平。可喜的是，沈敏教授团队精心倾力将美国假肢矫形器专业的教材 *Orthotics and Prosthetics in Rehabilitation* 一书翻译为中文。此书中文版的问世，将对我国假肢与矫形器专业的老师和学生以及相关从业人员起到重要的指导作用，对康复领域多学科或跨学科发展具有强有力的推进作用，对我国康复器具产业发展亦将产生积极的影响。

本书最鲜明的特点是，涵盖生理基础、疾病病理过程、矫形器与假肢的处方制作，以及使用前后的评估、护理、康复，配合图文及表格说明，同时每章大多包含案例分析，关注患者各个方面的需求。本书整合了 WHO 所提倡的 ICF（国际功能、残疾和健康分类）的观念，充分体现了“以患者为中心”“以人为本”的理念，为患者的全面康复提供了示例。本书适合的人群不单单是矫形器与假肢专业的人员，同样也适合康复医疗人员，无论是临床假肢与矫形器处方制订的康复医生，还是康复治疗师或护理人员，都可以从中受益。本书中提到的矫形器与假肢处方制订原则，不仅考虑患者的病情，还结合适用性、价格等要素，综合了各方面因素，制订因人而异的个性化方案。希望通过对本书的阅读，提升广大相关从业人员的技术能力和水平，加大相关知识储备，加强相互交流与合作，从而为患者提供更加有利的健康服务和保障。

本书中文版的编译组由沈敏教授及团队成员组成，他们都是受过系统、专业的康复教育与专业训练，英语功底扎实，并且具有丰富的康复临床以及多学科交流的经验，为翻译此书提供了有力的语言和专业知识保障。

我为率先读到中文版《矫形器与假肢康复》而感到高兴，非常感谢所有译者对此书中文版做出的贡献，正是他们的辛苦付出，才有了此书的问世。

简作此序，以示敬意！

方国恩

中国康复医学会会长

2018 年 12 月 15 日

中文版前言

当 2019 年己亥年春节假期结束之时，我终于收起了电脑，合上了原著，些微有些高兴地对自己说：“完成了……”是啊，终于完成了，整个团队历时一年余，终于完成了这项翻译工作。

作为一个直接面对残疾人的康复团队，在日常的工作中，很多与矫形器和假肢有关的问题困扰着我们。矫形器，在力学发生作用的过程中，它的基本原理是什么？如何结合患者的实际情况来寻找合理的方案？为什么在矫形器使用过程中，效果总是和我们预期的有那么多差别？假肢适配以后，为什么患者总有问题解决不好，穿戴总是那么不合心意？抱着这样的疑问，我们不断地查找资料，并且于 2014 年在美国芝加哥康复研究院访学的时候，得到了美国注册矫形器师 Timothy Lewandowski 和注册假肢师 Qingyuan Du 两位老师的指点，解答了我很多的疑惑。在他们的鼓励下，我和我的团队决定翻译 *Orthotics and Prosthetics in Rehabilitation* 这本书，将其介绍到中国，让中国的假肢、矫形器制作工程师、康复医师和康复治疗师、骨科医师们能够共同了解和探讨关于矫形器和假肢的装配与康复的问题；让中国患者能够在装配的同时，获得科学的康复训练和照护方法，让装配的假肢或矫形器不会成为搁置之物；让失去行走或其他运动能力的患者在这些辅助器具的帮助下，能够重新获得现有状况下最好的功能。

本书在 ICF 的框架下，充分运用了下肢三维步态分析和上肢功能性运动分析，充分阐述了矫形器的制作与康复、截肢手术选择、假肢的装配与康复的相关知识，将临床医学、康复工程和康复医学很好地结合在一起，展示了多学科团队成员在面对问题时各司其职、共同合作的工作模式，为国内在此领域的多学科合作起到了示范作用。

翻译工作是艰巨而枯燥的，跨专业、多学科的内容，让我们绞尽脑汁。在翻译过程中，我们得到了美国 Shirley Ryan Ability Lab（前身是芝加哥康复研究院）的注册矫形器师 Timothy Lewandowski 和注册假肢师 Qingyuan Du 的指导，也和原著作者作了充分的沟通。上海儿童医学中心骨科团队在外科手术部分给我们提供了帮助，让我们在翻译过程中对外科手术部分有了充分的了解，从而使相关的词汇翻译更加精准、更加符合国内惯语。同时也非常感谢在整个翻译过程中提供专业支持的临床医生们，当然，更重要的是感谢我们团队成员付出的辛勤劳动，以及家人们给予的全力支持。

由于专业的限制、中西方文化的差异，以及部分产品在中国大陆尚没有应用，或者由于我们的信息所限，必然存在一些错误，请读者谅解。也诚挚地欢迎读者在发现问题时能够主动联系我们，以便于再版时修正。

主编

2019 年 2 月

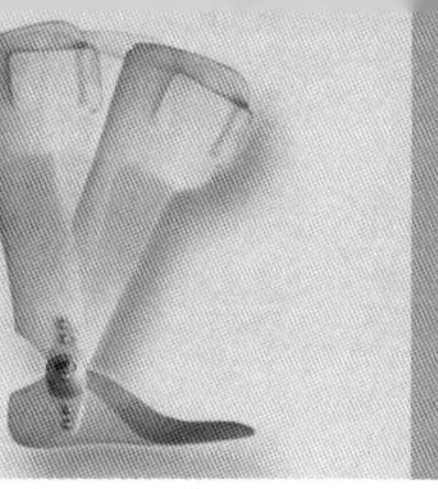

英文版前言

康复医疗专业人员致力于提供有效、高效、循证的治疗和护理，他们面临的挑战很多，这些影响着他们的工作能力。此类挑战包括适应更加迅速发展的技术、测试辅具适配性的能力、对患者日常的护理能力和医疗保健的经济管理、提供最好的矫形器或假肢，以及相关的康复护理。显然，此类能力需要不同学科的综合专业知识。医疗保健提供和报销系统的复杂性，有时会造成交流和协作困难，我们希望这项工作通过康复小组成员从不同角度提供的信息来解决。

自本书第二版出版以来，矫形器和辅具技术有了惊人的进步，例如，姿态控制中控制膝关节单元的膝踝足矫形器、作为传统踝足矫形器的替代品的神经假体、芯片增强技术的运用。伊拉克战争和阿富汗战争中，有重大的肌肉骨骼和神经肌肉伤口或在截肢手术后幸存下来的军事人员在后期需要佩戴假肢，这促进了假肢的研究和开发，并对所有截肢或需要矫形器来帮助参与日常生活的人产生了积极的长远影响。我们要感谢他们的贡献，感谢他们为假肢、矫形器和康复领域的研究和发展做出的贡献。

此版修订的目的是为初级物理治疗和矫形器/假肢康复专业学生在选择时提供最佳依据，并在多学科和跨学科管理的背景下提供积极的临床决策模型。此书还可作为临床实习医生的综合参考，为他们检查、评估、制订干预计划和进行结果评估提供理论依据。

我们的编者是矫形器和假肢、物理和作业治疗、医学和外科领域的专业人士。我们将此书作为合作和跨学科患者管理价值体现的示例。每位撰稿人为了第三版的修订都仔细研究了技术、检查和干预方面的进展。我们整合了世界卫生组织 ICF 的概念和命名，以加强跨学科的交流。我们更新了案例，提出了一系列相关的问题，以引发对替代方案的讨论，并将其作为有效的临床决策模型。我们选择不“回答”提出的问题，理由是我们目前在文中提出的一般原则在使用时必须适当调整以满足个人需求，读者可通过解决问题的过程，和同行讨论各种选择的利弊。我们力图提供机会以实践循证临床决策过程，而不是提出一个绝对的处方或护理计划。我们希望通过这种方法能够提供一个可行的模式，促使读者批判性地评估各种来源的证据，将这些材料与自我和他人的临床专业知识相结合，并在做出临床决策时考虑个人和家庭的价值观和目标。

与之前的版本一样，我们在编写时“以人为本”，以反映我们所关心的人性和个体价值。虽然像“person with stroke”或“person with amputation”这样的措辞可能比“patient”或“amputee”读起来累赘一些，但我们强烈地感到，这些“累赘”完全值得付出额外的时间或精力。我们希望案例分析能帮助学生和临床医生接受“以人为本”的照护方式。

本书开头几章介绍了为那些在功能和生活质量上受益于矫形器或假肢处方的人提供照护所需的背景和基础，虽然有关老年人运动处方、运动学习和运动控制以及基于证据的实践的章节似乎与其余的章节并不十分相关，但其目的是将这些概念应用于矫形器或假肢的使用，我们相信读者会认识到其相关性；

关于行走能力评估、制造和装配方法以及鞋类选择的章节，则具有明显的相关性。

本书的第二部分将我们带入矫形器设计和应用的世界，从足和下肢、脊柱和手的矫形器开始。我们希望读者不仅要思考怎样选择对人体肌肉骨骼系统或神经肌肉系统最适当的矫正方式，还要设计一个基于运动再学习原则的康复干预方式，以促使个体使用矫形器参加对个人最有意义的活动。另外，我们将轮椅和座椅视为一种矫形器，旨在当功能性行走不是可行的选择时，增强人的移动能力。

本书的第三部分关注截肢患者的护理。首先考虑截肢的原因、截肢风险患者的护理（以预防为重点）、如何进行截肢以及术后/佩戴假肢前的护理，之后的章节将概述部分足部、经胫骨、经肱骨和双侧截肢患者的假肢选择和对线问题。然后我们考虑早期的假肢康复，并增加了关于社区功能和截肢后运动技能的章节。肢体缺陷儿童章节促使我们将对运动、认知、情感发展以及家庭动力的理解融入假肢康复中。最后，我们用几个章节总结了上肢截肢患者的假肢选择和康复，希望能让读者初步认识，而不是掌握这个并不常见，但可能更专业的假肢和康复护理领域。

通过《矫形器与假肢康复》，我们希望我们的工作能够促进合作、相互尊重和交流，并拓宽医疗专业人员关于矫形器或假肢康复的知识基础。我们相信，合作和跨学科的照护不仅丰富了临床实践和教学，而且确保了我们为患者提供康复护理的最佳结果。

Michelle M. Lusardi，PT，DPT，PhD
Milagros “Millee” Jorge ，PT，MA，EdD
Caroline Nielsen，BA，MA，Ph. D

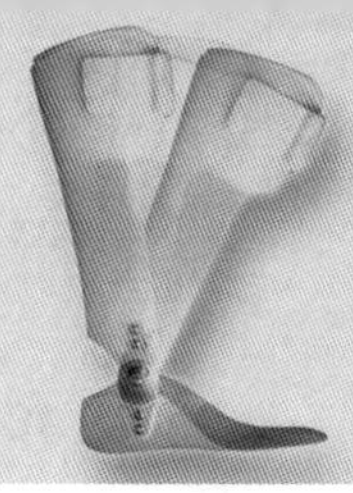

目　　录

第 1 部分　基础知识

Building Baseline Knowledge

第 2 部分　矫形器康复

Orthoses in Rehabilitation

第 3 部分　假肢康复

Prostheses in Rehabilitation

参考文献

从上海科学技术出版社官网(http://www.sstp.com.cn/)“课件/配套资源”下载。

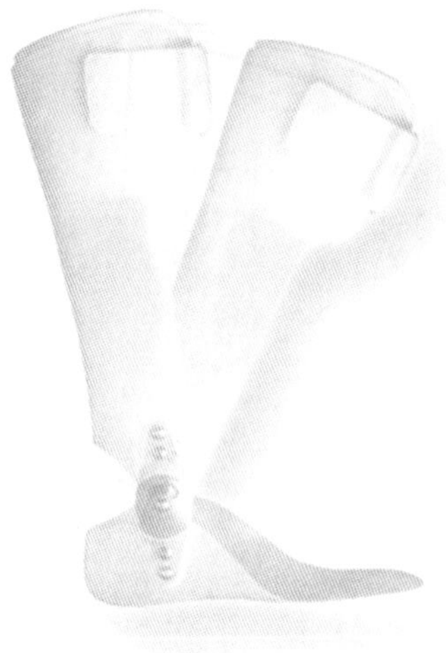

第 1 部分

基础知识

Building Baseline Knowledge

第1章
矫形器和假肢康复：多学科策略

Orthotics and Prosthetics in Rehabilitation: Multidisciplinary Approach

Caroline C. Nielsen，Milagros Jorge

学习目标

1. 阐述在运动功能障碍患者的康复中，矫形器师、假肢师、物理治疗师和其他专业人员的作用。
2. 在卫生保健中，阐述与矫形器和假肢实践相关的物理康复专业的历史与发展。
3. 明确残障框架在物理康复中的使用。
4. 讨论卫生专业人员在多学科或跨学科康复团队中的作用。
5. 明确卫生专业人员作为跨学科康复团队(rehabilitation teams)的成功一员，应该具备的关键特质和态度。

在卫生保健机构中工作的各类医疗人员，能满足不同患者对躯体康复的需求。当今的医疗环境以患者为中心(patient-centered goals)，并且在控制医疗费用的同时，提倡用最好的实践模式来使患者的恢复效果最大化。使用循证的治疗方法、临床实践指南和标准化的结果评估，都为卫生保健中跨学科的评估和明确疗效提供了基础。世界卫生组织国际功能、残疾和健康分类(International Classification of Functioning，ICF)提供了残障框架，使医疗人员在最小化残障(disability)的同时，最大化患者的参与和功能。在这种综合环境中，当前和发展中的医疗服务供给模式集中于患者全面关怀的团队策略。

为了医疗卫生团队能有效地运行，每位成员都必须对跨学科协同(collaboration)形成积极的态度。协同的卫生专业人员必须理解团队中每个卫生保健学科的功能作用，并且必须尊重和重视每个学科在健康团队决策过程中的建议。尤其是与矫形器(orthotics)和假肢(prosthetics)相关时，康复要很好地融入跨学科团队，因为多重障碍患者的整体护理需要广泛的知识和能力。在康复团队中，医生、假肢师、矫形器师、物理治疗师、作业治疗师、护士和社会工作者都是重要的参与者。理解每个学科的任务和专业责任，可最大化康复团队成员的能力，有效地为患者提供综合护理。

根据2003年美国社区调查的残障数据，年龄为16～64岁的美国人口中约11.5%是有残障的。在美国，大约170万人有肢体缺失。美国在伊拉克和阿富汗的军事行动导致超过1 000名士兵肢体缺失。在美国，肥胖症使糖尿病患者增加很多，而糖尿病有血管病变的风险，例如引起外周动脉疾病(PAD)，通常导致下肢肌肉骨骼和神经肌肉的损伤。缺血性疾病可以引起周围神经病变、感觉缺失、皮肤护理困难并形成伤口、营养不良性溃疡、骨髓炎和坏疽，这些都可能导致截肢。800万美国人患有PAD。

遭受疾病、外伤、损伤和残障的人们常需要特殊的矫形器和假肢设备，以帮助其移动、稳定、缓解疼痛，保护皮肤和关节。适当的矫形器和假肢设备处方、制作、指导和应用，可以帮助人们尽可能独立地参与日常生活活动。假肢师和矫形器师常与定制和适配假肢、矫形器(orthotic)的卫生专业人员合作。此外，他们也与其他卫生保健专业人员合作，包括护士、物理治疗师和作业治疗师，假肢师和矫形器师是负责让患者重返生产和高质量生活的康复团队(rehabilitation teams)中必不可少的成员。残障的定义一直在发展。当前的定义考虑影响社会参与能力的社交、行为和环境因素。这些定义已相当大地扩大了原来的病理模型(残疾是一个特定的疾病或一组疾病)。在当下的康复护理中，更具包容性的模式需要许多方面的专业知识。本章节讨论作为致力于康复损伤和残障人士的学科——假肢学、矫形器学以及物理治疗(physical therapy)学的艺术和科学发展史。

假肢师和矫形器师

假肢师通过设计、制作和适配假肢或义肢，为部分或全部肢体缺如的患者提供服务。假肢师创造设计、选择合适的材料和部件、做必要的取模、评估和修改(包括静态和动态的对线)、评价假肢对患者的适用性和功能、并且教患者如何护理假肢(图 1-1)等，来契合个性化的功能和美观需求。

矫形器师通过设计、制作和适配矫形器，或定制支具(braces)，为导致功能受限和残障的神经肌肉及肌肉骨骼损伤的患者提供帮助。矫形器师的责任是评价患者的功能和美观需求，设计矫形器，选择合适的部件；制作、适配和调整矫形器；并教育患者合理使用(图 1-2)。

根据 2009 年美国劳工部劳工统计局统计，有 5 470 位注册假肢师和矫形器师在美国执业。现今，想要加入假肢和矫形器领域，就必须完成高等教育(本科以上教育)，并且在资格认证前完成实习计划。矫形器或假肢的注册助理和技术员，会在患者护理和矫形器、假肢制作方面，为已认证的操作者提供帮助。

历史

矫形器学和假肢学作为一门健康学科，伴随着物理治疗学科而出现。这三个专业的发展与世界历史上的三个重大事件密切相关：第一次世界大战、第二次世界大战和 20 世纪 50 年代小儿麻痹症的暴发和流行。不幸的是，正是战争和疾病为这些康复关键领域的研究和发展提供了主要动力。

虽然物理治疗(physical therapy)专业在早期医学史上有它自己的根源，但第一次世界大战仍是它发展的主要动力。在战争期间，女性“健康教育者”自愿在医生办公室和军队医院指导患者做正确练习。战争结束后，一群“重建助理”共同创建美国妇女物理治疗协会。1922 年，协会改名为美国物理治疗协会，并接收男性会员，也更贴近医学专业。

第二次世界大战时期，假肢实践依赖于各个匠人的技能。假肢学起源可以追溯到早期的铁匠、盔甲制造者以及其他熟练的工匠，甚至那些用手边材料自制临时假肢的截肢患者。美国内战期间，超过 30 000 名北方军战士在战争中截肢，南方盟军中至少也有差不多数量的伤者。那时，大多假肢由雕刻或磨碎的木质接受腔和足组成。许多都是由纽约或其他制造中心的公司邮件下单，每个价值 75～100 美元。第二次世界大战前，假肢制作更依赖于手工制作及匠人的技术。20 世纪 30 年代，一位有经验的假肢师麦基弗(McKeever, D. A)说：“你到截肢患者家中，评估后雕刻一块木头，再用牛皮覆盖在上面，然后打磨。”在他

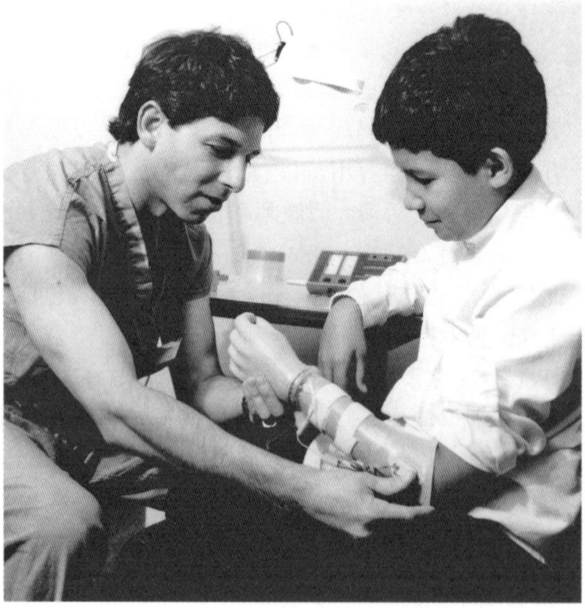

图 1-1 假肢师针对患者的特定功能需求，评估、设计、制作和适配假肢。图中的假肢师两次检查左前臂截肢儿童肌电上肢(upper ecxtremities)的电极放置位置。

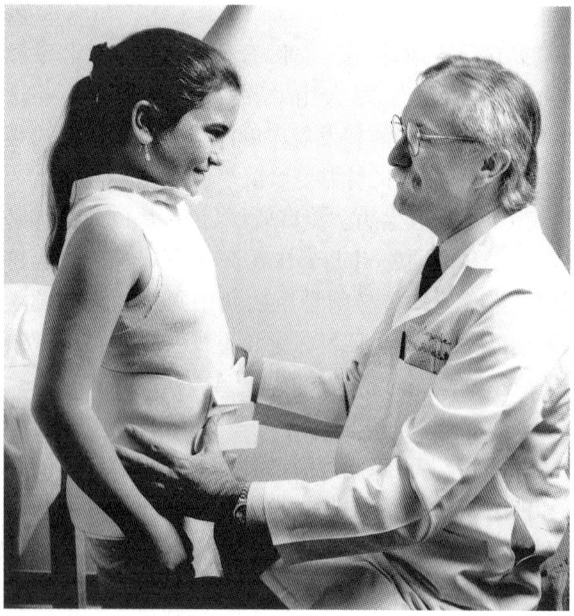

图 1-2 一旦矫形器制作完成，矫形器师就要评估它对患者的适合度，从而判断是否达到了处方目标，是否可以在功能性活动中舒适穿戴，或是否需要额外的调整。图中的矫形器师在适配一个脊柱矫形器，教他的小患者正确穿上并告知穿戴时间。

的训练中，McKeever 花了 3 年时间在店中雕刻木头："你要掏掉内里，塑造外观，然后用砂纸打磨。"

矫形器学借鉴了假肢的发展。早期的"支具制造者"有铁匠、盔甲制造者等工匠，以及能使用与假肢相同材料如金属、皮革和木头的患者。到 18 和 19 世纪，热塑板材和支具被大量生产和销售。这些支具制造者常被称为"接骨师"，直到外科手术的出现，它替代矫形器和支具。然后"支具制造者"成了医学特定领域的一门专业。

第二次世界大战和随后的时期是物理治疗学、假肢学和矫形器学明显快速发展的阶段。在战争期间，需要更多的物理治疗师去治疗伤员，帮助功能障碍和残障人士的康复。军队成为了物理治疗训练项目的主要资源，在军队中服务的物理治疗师数量增加了 6 倍多。战时和战后需要支具或义肢的士兵数量，也增加了对假肢师和矫形器师的需求。

第二次世界大战之后，截肢患者的多学科合作计划得到了发展。在 1945 年，国家科学院组织的由外科医生、假肢师和科学家参与的会议揭示，很小的科技进步也能有助于假肢的发展。由科学研究与发展办公室资助，并且由退伍军人管理局跟进的一个"冲击性"研究项目启动了。这个研究的直接结果是为经胫骨（膝以下）截肢的患者研发髌韧带承重假肢，并且为经股骨（膝以上）截肢的患者设计了四边形接受腔。这个项目也包括培训假肢师、医生和物理治疗师，提高适配技能和对穿戴新型假肢患者的宣教能力。

朝鲜和越南军事冲突中受伤士兵的需求，推动了研究改良，发展了新材料。后越战时期，发展了肌电控制上肢假肢，出现了组装式内骨骼下肢假肢。2008 年，美国国防部报道称，在伊拉克和阿富汗的军事行动中已导致了 1 214 名服役的男兵和女兵失去肢体。退伍军人健康管理研究发展局致力于探索新技术的应用，例如使用机器人、组织构造和纳米科技来设计和构造更轻、更有功能以及看起来、感觉上和应答上更像真实上肢和下肢的假肢。

目前的术语"矫形器"，出现在 20 世纪 40 年代后期，被美国矫形器师和假肢师正式接受，美国矫形器与假肢协会成立同时取代了其前身假肢制造者协会。相比支具，矫形器是一个更有包容性的术语，反映了动态控制身体稳定性（stability）的支具和材料的发展。1948 年，美国矫形器与假肢认证委员会（American Board for Certification in Orthotics and Prosthetics）成立，以创建和提高专业标准。

虽然 20 世纪 50 年代脊髓灰质炎流行对物理治疗（physical therapy）专业的更深发展起到了作用，但这个流行病引起的最大影响却是矫形器的发展。到 20 世纪 70 年代，许多来自工业科技的新技术和新材料被用来辅助患者处理小儿麻痹症和其他神经肌肉疾病带来的影响。矫形器领域的执业范围是广泛的，包括处理肌营养不良、脑瘫和脊柱裂的儿童；所有年龄段从严重烧伤或骨折中恢复的患者；脊柱侧凸的青少年；从外科手术或伤病中恢复的运动员；糖尿病、脑血管意外、严重关节炎和其他残障的老年人。

就像物理治疗师一样，矫形器师和假肢师在不同环境中实践，最常见的环境是私人诊所，在这里他们为医生转诊的患者提供服务。许多大的机构，例如医院、康复中心和研究所，矫形器和假肢部门有在职员工为患者提供服务。假肢师或矫形器师也可以作为中央制造实验室的一名供应者或制作总监。另外，有些矫形器师和假肢师作为全职教员服务于 10 个入门级培训项目中的 1 个或其中一个大师级的项目。其他人作为临床教育者，在不同机构中为认证考试前所需的一年实习项目提供服务。

假肢和矫形器的角色和责任

随着科技和卫生保健的快速发展，假肢师和矫形器师的角色已经从技术性聚焦扩展到更具包容性的作为康复团队的成员。现在患者的检查、评估、教育和治疗是假肢师和矫形器师的重要职责。大多数技术性课题是由办公室或实验室，或数量一直增加的中央制造车间里工作的技术人员完成。目前可修改的预制系统已大量减少了操作者徒手制作新假肢和矫形器的时间。

目前的教育要求反映了矫形器和假肢实践中的一些改变。参加专业培训项目要求从认可的学院或大学里完成学士学位，同时强调科学为必修课程。矫形器或假肢的专业教育要求每一学科有额外的一个学年。同时还有必要的技术课程、学生课题研究方法、运动学和生物力学、肌肉骨骼和神经肌肉病理、交流和教育以及目前卫生保健问题的进展。矫形器和假肢项目大多数基于有附属医院的学术性健康中心、学院或大学。完成课程计划后，有一年的实习期，在这期间，新进的临床工作者获得急诊、康复科、儿科和成人护理方面的专业知识。在完成教育和临床经验的要求后，学生才有资格参与认证考试。能从假肢和矫形器领域的艺术性和科学性中得益的患者，为了明确他们的康复需求，物理治疗师、矫形器师、假肢师和其他医疗卫生团队的成员，必须有全面严谨的知识和技能，来管理患者在整个生命过程中的各种健康问题。作为康复团队的一员，医生、护士、假肢师、矫形器师、物理治疗师、作业治疗师、社会工作者、患者和家庭成员尽力最大化其功能，并缓解疾病、损伤、障碍和残障。

残障框架

曾用疾病和病理医学理论模型来描述残障。随着时间的推移，形成了各种理念框架来组织残障过程和影响的相关信息。在过去，残障框架已经用于理解疾病、病理与人类功能、残障之间的关系，理解急性损伤、疾病或慢性健康问题对特定身体系统的影响、一般表现以及个人和社会方面影响的需求，已经是残障模式发展的重中之重。病理和失能的生物医学模式（biomedical model）提供了理解作为病理和疾病过程结果的人类功能、残障和障碍的理论框架。

Nagi 模式最先挑战残障的传统生物医学模式的合理性。Nagi 模式关注个体病理与功能受限之间的关系，以及环境、社会或社交环境所起的作用。Nagi 理论架构的四个主要元素包括活跃的病理（干扰细胞水平的正常过程）、损伤（解剖、生理、精神或情绪异常、身体系统层面的缺失）、功能受限（个体水平的表现受限）和残障。Nagi 定义残障为“在社交环境中精神或身体受限的表现”。Nagi 模式是第一个从社会学角度考虑个体和环境之间互动的残障理论架构，而不是单纯从生物医学角度来考虑。尽管 Nagi 模式创立于 20 世纪 60 年代，但残障的生物医学模式仍然存在。

1980 年，世界卫生组织（WHO）提出了国际损伤、残疾和障碍分类（International Classification of Impairments、Disabilities and Handicaps）（ICIDH），为数据收集和政策制定提供对疾病和损伤所致结果进行分类的标准化依据。这个文件为组织疾病结果的信息提供了框架。然而，它只关注病理过程对个人活动水平的影响。残障被认为是障碍的结果，是缺少以正常方式进行活动的能力。ICIDH 残障框架提出的概念，即个体的残障很少与导致完成必要生活角色之劣势的健康状况相关，反而与这个健康状况下融入环境的个体参与水平相关。1993 年，WHO 开始修订 ICIDH 残障框架的新版本，它强调个体的障碍与健康状况的相关性小于该健康状况下个体参与水平的相关性。残障理念的变迁被视为是个体参与水平以及与环境互动的结果。

美国医学会扩展了 Nagi 在 1991 年的最初概念，将个人的社会和物理环境包括在内（图 1－3）。修改

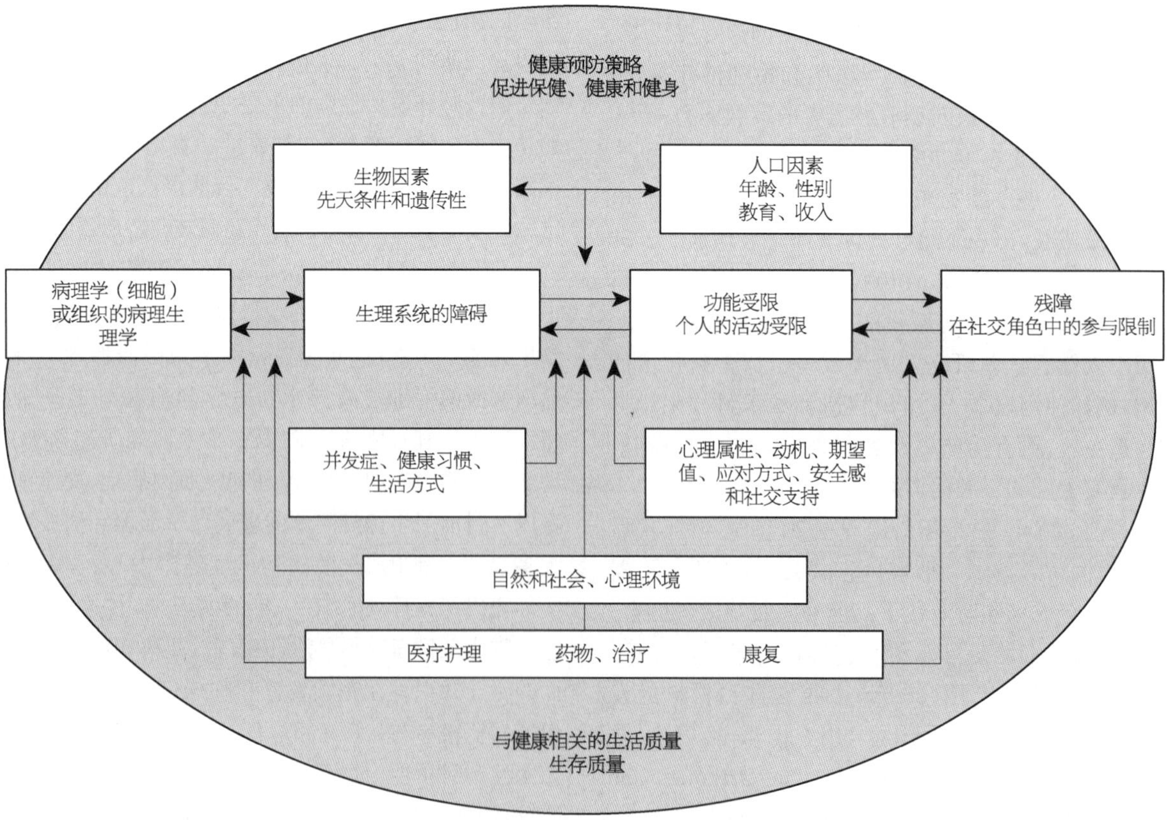

图 1－3 修订的残障过程 Nagi 模式考虑病理学情况和障碍的影响，以及可能导致功能受限、与健康相关的残障和影响全部生活质量的个人内在和外在因素[引自 Guccione AA：Arthritis and the process of disablement. Phys Ther 1994；74(5)：410]。

后的模式将环境描述为“包括自然环境、构建的环境、文化、经济体系、政治制度和心理因素”。在这个模式中，残障并不被认为是存在于人体的病态，而是人与环境的交互作用。

2001 年，ICIDH 修订为 ICIDH－2，并且重命名为“国际功能、残疾和健康分级（International Classification of Functioning，简称 ICF）”。ICF 的残障包括了身体/身体部分、人和在社交环境中的人的个人功能。这个模式帮助描述特定健康状况的人在标准环境中进行的（他们的能力水平），以及他们在通常环境中真实可达到的（他们的表现水平）身体功能和结构的改变。ICF 模式的主要创新之一是环境因素分类的出现，它考虑环境障碍和设备在日常生活任务表现中的作用。残疾变成了损伤、活动受限和参与受限的总称。ICF 模式强调健康和功能，而不是残疾。ICF 模式产生了重大转变，从强调人的残疾到关注健康水平、促进个人在各种健康水平下尽可能的参与。在 ICF 中，残疾和功能被认为是健康状况（疾病、障碍和损伤）和环境因素互动的结果（图 1－4）。

从生物医学模式到更新的残障架构的演变，现代的模式包括生物-心理-社会模式提供了在临床实践中指导康复专业人员的理论结构。在解决病态或疾病的过程、障碍、功能受限和残疾时，融入康复团队的所有成员是很有必要的。这四个元素间的相互关系是康复团队的核心。物理治疗师、矫形器师、假肢师

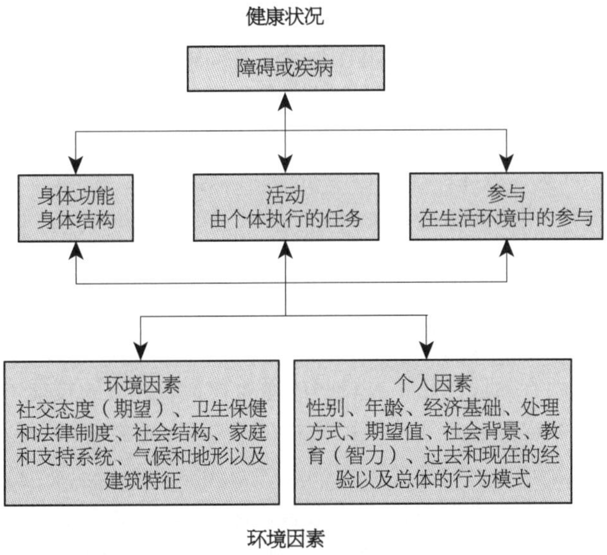

图 1－4　WHO 使用生物-心理-社会模式作为 ICF 的基础（引自 World Health Organization. Towards a Common Language for Functioning, Disability and Health. Geneva: World Health Organization, 2002. pp. 9－10）。

和其他团队成员通过确定和处理病理过程、功能受限、障碍和残障，共同为患者创造最佳疗效。ICF 文件中由 WHO 形成的这个分级系统，可以收集数据，有助于改进干预、评估效果以及形成健康和社会政策的研究。这种残障模式的实施已经被证明可以“相当大地改善跨学科工作过程的质量，帮助团队成员形成更系统的康复策略。”

康复健康护理团队的特点

卫生保健领域的复杂性和在康复护理环境中个人所需的护理水平，都要求协同（collaboration）各专业的卫生保健人员，形成所需的多学科、学科间和跨学科团队。多学科康复团队由不同卫生专业人员组成，例如医生、护士、物理治疗师、作业治疗师、假肢师、矫形器师和社会工作者。每个专业人员在专业领域开展业务。各学科团队是分层级结构的，一般由团队的最高级成员领导。虽然各种学科团队有不同的医务人员代表，他们可能以合作方式互动，也可能独立活动。学科间团队的成员之间以平行的方式工作，医疗记录则是收集和共享信息的汇总资源。学科间团队也包括各种健康学科的代表，但学科之间是互相依赖的。在学科间团队的处理过程中，有促进项目计划的结构和组织，通过有效的交流和临床管理，来支持以患者为中心的护理。学科间团队的成员建立团队目标，推动患者的康复过程。学科间团队一般遵循以患者为中心的方法来设定目标。以患者为团队工作的焦点，学科间团队成员合作执行目标并达到期望的结果。在康复中心，大多数团队争取用各学科间团队的方法来促进以患者为中心的护理。通过合作，每个学科在自身的实践范围内优化护理。

跨学科团队由学科间团队和跨学科团队中相同专业的人员组成；然而，在跨学科模式中，团队成员的功能不同，在这之中，他们分担临床职责并重叠部分任务和责任。在跨学科团队模式建立过程中，团队成员对于专业人员的作用和职责很熟悉，因此可以在任务和功能间进行交换。跨学科团队致力于释放学科的作用，一般这类学科能在支持学习和实践的环境中，努力让患者得到所需的干预。跨学科模式运用在管理接受早期介入康复服务和个性化家庭服务计划（IFSP）的婴儿和儿童的管理中。

卫生保健中影响卫生保健专业人员的两个主要问题包括：①卫生保健专业人员对继续教育和在专业、附属专业领域培训的需求；②保健人员间的协同

需求，从而保证患者管理的效率，获得最佳实践并提升效果。卫生保健的拓展信息，尤其在康复领域，促使许多专业领域和附属专业的增加。学科间医疗卫生团队的概念已经逐步形成，在某种程度上，没有单独的个人或学科可以包含高质量护理所需的全部必要专业技术和专业知识，尤其是在护理复杂残障患者时。各学科间的康复医疗卫生团队提供了患者护理的管理方法，让不同康复专业的成员利用临床专业(clinical expertise)知识一起工作、密切合作与交流，来优化患者的护理。

协同被定义为共同交流及满足特定患者或患病人群卫生保健需求目标的决策过程。每个康复团队的成员都带有特定专业知识，而领导者则由出现的特定康复情况来决定。康复团队有机会碰到并参与“提出可解答的问题中”，这在当今循证模式的临床实践中非常重要。根据 Sackett 和同事的研究，循证实践是最佳研究证据、临床专业(clinical expertise)知识和患者价值观的整合。当康复团队专业人员分享由自身经历和现有证据所支持的临床见解时，循证实践和临床决策增强了康复团队专业技术人员的作用。专业多样性的康复团队(rehabilitation teams)可以就特定的康复问题带来广泛的专业知识。在这个观点下，临床决策制订变成了更具包容性的过程。

康复团队中卫生保健专业的职责在专业教育期间就开始了。康复卫生专业人员的工作必须基于理解、评估和分析许多医疗卫生方面的情况，这需要专业人员才能在整体上达到专业和卫生保健服务的目标和目的。康复团队的框架提供了一群专业人士，他们无论个人还是集体都致力于有效和高效的管理患者。团队能更深层地理解和感谢其他康复学科在评估、治疗及管理患者等问题中的贡献。

除了学科特殊的技能和知识，卫生专业人士必须注意到医疗卫生工作者间的相互关系。高效团队运作的主要障碍之一是在治疗患者时对不同学科的责任缺乏理解或误解。对整体医疗卫生系统和系统内每个专业责任的清晰理解，可以增加医疗卫生团队的潜在有效性。一组见多识广、有奉献精神的卫生专业人员，用超过他们个体能力总和的模式，一起设定合适的目标并启动患者的治疗来达到目标。

在当今的团队设置中，几乎所有康复卫生团队都采用患者为中心的方式。这种整合方式(integrated approach)有助于将患者当做有个体优势和需求的人来看待，而不是没有人情味的诊断或问题。通过学科间团队成员带来的多元化视角和知识，有助于洞察患者担心的所有方面。理论上说，医疗卫生团队的所有成员对患者的医疗有平等的贡献。每个人的贡献都是重要的和有价值的，否则，患者的医疗质量和干预效率将会下降。虽然团队中的某个成员可以起到组织或管理的作用，但决策是通过建立共识和批判性讨论而产生的。不同专业人员一起相互支持，共同承担患者医疗的职责。

基于团队的高效卫生保健假设，代表多学科的医疗卫生人员可以共同为每个患者制订和实施综合的、整合的治疗计划。这要求习惯独立自主工作的专业人员能与其他学科的成员，在相互依赖的关系中有效地行使职责。然而，这可能不是一个简单能完成的任务，因为失能的可能性相当大。

《牛津英语词典》定义团队为“两个或更多的人一起工作”。Pearson 和 Jones 定义团队为“致力于共同目标的一小组彼此相关的人”。大多数对团队功能的理解来自组织和管理研究类文献，他们的理论提供关于学科间团队(interdisciplinary teams)如何运作，以及促进或抑制其有效性的因素的观点和信息。许多因素严重影响了医疗专业人员对团队关系的认知，而这种认知对团队进程可以是积极的或消极的。

价值观和行为

限制工作小组有效性的因素有群组规模大、决策实践差、缺乏小组成员能力和任务需求的匹配，以及领导力差。影响团队动力的其他因素按正式的(有形式的或可见的)和非正式的(隐藏)分类。正式的因素包括小组或上级组织的政策及目标、可行的小组交流系统和小组成员的工作描述。非正式的因素通常不太明显，但却对小组的进程有相同的影响，包括团队成员间的工作关系、小组内外的动力网(power networks)，以及组内个人的价值、信仰和目标(框 1-1)。团队建设最初常聚焦于正式或明显的领域，而不是非正式的交流、价值以及在医疗卫生团队中起到关键作用的规范。

个性和观点的不同也提高了学科间医疗卫生团队的有效性。除了有较强的专业背景和合适的技能，团队成员还必须接受团队内的多样性，考虑年龄、地位差异和个别专业小组的动力。团队的规模也很重要：最有能力和效率的团队一般不超过 12 名成员。团队成员互相了解、关注并重视其他成员的能力和兴趣，常能更好地设定和实现目标。清晰地明确小组目的和初级任务的目标，结合对每个成员角色和技能的理解，能增加有效交流的可能性。

框 1-1　影响多学科工作组动力的正式和非正式因素

正式(明显可见的)影响
- 小组或机构的政策
- 小组的目标
- 正式的交流系统
- 小组成员的工作描述

非正式(隐藏的)的影响
- 团队成员间的非正式关系
- 团队成员的交流方式
- 小组内的动力网(power networks)
- 个人的价值和信仰
- 小组内个人的目标/规范

引自 Pearson P, Jones K. The primary health care non-team? Dynamics of multidisciplinary provider groups. BMJ 1994; 309 (6966): 1387-1388.

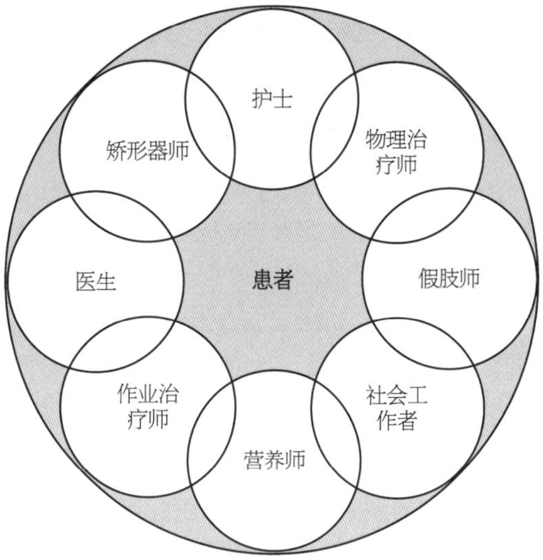

图 1-5　成功的医疗卫生团队的关键特征是对角色、责任和每个团队成员独特能力和知识的清晰理解，以及开放有效的交流。

促进团队医疗模式的价值观和行为包括下列内容：

- 随着时间推移，当团队成员更熟悉对方时，彼此间形成信任。
- 信任的发展所必需的知识或专业技能。
- 针对患者的结果，分担共同决策制定的责任。
- 所有团队成员相互尊重。
- 促进分享患者信息和知识的双向交流。
- 合作和协调来促进所有团队成员技能的使用。
- 团队的确是实现优质医疗的最有效方式。

在早期发展阶段，团队有必要花时间形成目标、任务、角色、领导、做决策的过程和交流方法。换言之，团队需要知道要去哪里、想做什么、谁去做和如何完成。医疗卫生团队最重要、最有效的特征之一是有能力在所有成员中调节个人和专业人员间的差异，并且能将这些差异作为优势资源使用。在承担专业职责时，对物理治疗师及其他希望最大化自身优势的专业人员而言，运作良好的团队常是他们获得支持和成长、增加有效性和专业满意度的一种途径。

康复团队

在一些患者的康复中，身体功能和参与日常生活任务的水平可以利用辅助技术如矫形器、假肢提高，对他们而言，学科间医疗卫生团队是必要的。复杂的康复过程和患者多维度的需求经常需要许多不同的专业知识。康复团队常根据特定需求和患病人群的特点而组建。康复团队的成员常包括一个或多个擅长康复医学、矫形外科、血管外科或神经学的医生、护士、假肢师、矫形器师、物理治疗师、作业治疗师、营养师、社会工作者、就业康复顾问以及患者和照顾者(图 1-5)。学科间团队的每个成员在患者康复中都起到重要的作用。患者的教育常是团队最初的关注点之一。告知健康状况、病因、治疗、进展、管理和预后的信息，有助于患者成为康复团队中主动的一员，而不仅仅是被动地接受治疗。患者的教育能提出预防和治疗的策略；患者及其家庭能确定他们的需求和关注点，并能与团队成员就该内容进行交流。每位团队成员都有责任进行患者教育，这样患者才具备获得有效相互关系和积极康复疗效所必需的信息。

通过对疾病和医疗学科广泛多样的研究，有证据证实有准备和了解情况的患者最有可能投入和遵从推荐的干预，并且常有最积极的医疗预后。在理想的情况下，截肢(amputation)和骨科手术的病患教育要提前开展，至少在截肢手术后立刻进行。一项对美国截肢人群($n=109$)的调查显示，在这段关键时期所接受的信息不足。刚截肢的患者常在手术与早期假肢处方和适配的这段时间里，存在信息缺口。只有约 50%的新截肢患者在截肢前或刚截肢时获得关于康复时间和过程，或假肢选择的信息。有趣的是，在截肢时经常提供信息的医疗人员居然是物理治疗师(25%)，紧随其后的才是医生(23%)。在截肢后，最有助益的医疗人员是假肢师(65%)和物理治疗师(23%)(表 1-1)。很明显，除了促进患者移动能力和独立性的传统作用之外，物理治疗师最具价值的贡献之一是提供有关假肢适配、训练时间和过程等早期信息。

表 1-1　来源于截肢患者的卫生专业人员相关信息（n=109）

卫生学科	截肢时提供信息	截肢后最有帮助
物理治疗师	24(25%)	22(23%)
假肢师	18(19%)	63(65%)
外科医生/家庭医生	22(23%)	28(29%)
其他截肢患者	21(22%)	7(7%)

引自 Nielsen CC. A survey of amputees: functional level and life satisfaction, information needs, and the prosthetist's role. J Prosthet Orthot 1991;3(3):125.

该研究中的调查对象希望与医疗团队合作，主动参与治疗计划及康复决策的制订。患者成功参与康复团队的关键是努力为开放的交流提供更多信息和机会；这两者可提高患者的满意度和依从性，并取得积极的临床效果。

由学科间康复团队整合的以患者为中心的医疗模式，对儿童高效康复的重要性与成人一样。对于有脊髓脊膜突出或脑瘫的儿童，通过团队交流形成的广泛知识库，为应对儿童和家庭不断变化发展的需求提供了坚实的基础。最佳的儿童医疗服务最好在综合的医疗卫生环境中提供。在那里，各种专家可以提供真正的合作方式。矫形外科医生、神经学家、矫形器师、假肢师、物理治疗师、作业治疗师、护士、营养师、社会工作者、心理治疗师和特殊教育人员，可以全部参与到目标设定、干预制订和执行以及效果评估中。

儿科多学科临床团队的概念是在第二次世界大战即将结束时形成的。这个架构经过多年发展，对更加复杂的矫形器和假肢挑战特别有效。即使在规模很小的城市，也能组建由患者的医生、物理治疗师、假肢师或矫形器师组成的"迷你团队"。不论大小，有效的团队能从整体的角度看待儿童和家庭，并同等价值地对待每个专业的贡献。在这种情况下，设定治疗的先后，例如在儿童目前年龄和发育水平下，是假肢适配还是独立任务的训练最合适，这些要基于个人特殊需求来判断。需要矫形器或假肢的儿童可以在社区和学校中随访。依据情况，按照残疾人教育法(IDEA)，儿童可以接受康复或康复服务。康复/教育团队是各种卫生医疗专业人员、教育者、家庭和照顾者的多元化小组，每位成员都对明确儿童的需求、鼓励孩子最大化参与日常生活任务至关重要。团队的每位成员与家庭和照顾者以合作的方式一起协作，并与孩子的老师和其他医疗专业人员一起制订并实现个性化家庭服务计划(IFSP)或个别化教育计划(IEP)的目标。清晰、经常的交流对团队的有效运作、取得儿童渴望的结果很关键。

案例 1　学科间团队

P. G. 是一位 23 岁的男性，2 周前因骑摩托车发生交通事故，被送到三级创伤中心，有双下肢持续严重的挤压伤、头部闭合性损伤。最初，Glasgow 昏迷量表评分为 8 分，无意识，P. G. 被安排在急诊室中进行生命监护。X 线检查显示右侧股骨远端严重粉碎性骨折，左侧胫骨和腓骨中轴移位骨折。检查发现在左前胸和大腿有部分表层擦伤；彻底清洁后用半透明辅料覆盖。颅骨和大脑 CT 扫描显示左侧大脑侧裂硬膜下血肿、额叶前部和前缘中度挫伤。动脉造影术显示在膝上 10 cm (4 in)处右侧股动脉破裂。考虑到挤压伤的程度，主治 P. G. 的创伤团队认为重建手术不能抢救他右腿。

P. G. 被带到手术室，行标准长度的右下肢经股骨截肢术。同时，矫形外科医生在胫骨内用髓内棒行切开复位，并用外科钢板和螺钉来修复腓骨。神经外科医生通过颅骨开窗清除了他的硬膜下血肿。P. G. 在手术室开始使用高剂量的广谱抗生素。之后，他被移送(transition)到外科重症监护病房进行术后护理。

P. G. 去除呼吸机，认知功能分级量表(Rancho Los Amigos Scale)是 7 级。他可以遵从 1～2 步的指令，但在复杂的环境中或疲劳时容易变得困惑和生气，当即使用适量酚麻美敏(泰诺)处理术后疼痛。用软辅料和弹性绷带保护右下肢；残肢被修成球状，同时清除事故和手术中的瘀斑。缝合线的 1/3 处持续有中度的血清血液渗出。虽然大多数皮肤擦伤部位出现再生的信号，但左侧大腿的一块区域红肿、发热，伴有淡黄色的液体渗出。当被转移(两人最大程度的辅助)到床边的躺椅上时，P. G. 在倾斜 45°～60°时可以忍受 30 分钟，当依赖左下肢坐正时有严重的疼痛。他已被转介到物理治疗(physical therapy)部门进行康复能力评估并开始移动活动。

在事故前，他是附近一所大学的物理学研究生。他和他的未婚妻、金毛猎犬生活在三楼无电梯的公寓里。除了骑摩托车，他的兴趣和爱好包括长跑和爬山。他的母亲和父亲在急性住院期和他在一起。

问题思考

- 明确患者医学需求的临床专家和卫生专业人员是谁？
- 团队中每个潜在成员的优先顺序、特定任务(tasks for)和职责是什么？你所设想的是怎样的团队结构？
- 团队中的角色和职责如何相似或不同？
- 在忙碌的三级创伤中心，哪些外部因素将影响团队的形成和运作？
- 什么因素可能促进团队形成？
- 什么因素可能挑战团队的有效性？
- 随着 P. G. 从损伤中恢复，各位团队成员的角色和职责要如何改变或改进？
- 你将何时及如何对 P. G. 应用 ICF 残障模式？

案例 2　学科间团队

E. L. 是一位 73 岁的老年女性，有 10 年 2 型糖尿病史(胰岛素依赖型)。在本次住院前 2 周，她和丈夫(阿尔茨海默病早期阶段)从居住了 50 年的家搬到了邻镇的辅助生活社区。虽然有可供使用的家具，但他们没有能力完全收拾和整理公寓。

在过去的 3 年里，E. L. 由医生团队监控糖尿病继发的进行性神经病变和轻度周围性血管疾病。8 个月前，因为不愈合的复发性神经性溃疡行右前足经跖骨的截肢术。尽管穿了定制的鞋子和调适好的矫形器，但在 2 个月前，左足第 1 跖骨形成了另一个溃疡。这个新溃疡在保守治疗下没能愈合，并在 2 周前发展为骨髓炎。血管成像提示循环不良，她接受了动脉血管再生的治疗，但仍然存在缺血，最终 E. L. 进行了选择性的左下肢经胫骨截肢术。尽管出现了被认为与吗啡疼痛管理有关的短暂术后谵妄，E. L.(术后 5 天)坚持要回到她新的辅助生活公寓，用轮椅移动，并得到家庭护理直到残肢被治愈，准备好配置假肢。

目前她可以双腿在 4.6 m(15 ft)长的双杠内行走一次不需要休息，并且开始用标准的行走器用“跳跃”步态模式进行步态训练。她在保护和口头提示下，使用扶手能从稳定平面的坐位转移到站立位，并且以最小的帮助就能不用扶手从低软的座位上站起。她相信她和丈夫能在家里管理好自己，因为卫生间的便器边设有扶手，并且在她的辅助生活设施中，浴缸有座位，从“挂壁”上拿下手持淋浴头都是可行的。

出院时，在缝合线处有一小区域在持续渗出，需要经常更换敷料。在没有明显不适的情况下，她也不能移动自己的残肢到有效自我检查手术伤口的位置。她的丈夫虽然细心，但也对伤口护理的常规感到困惑。用能独立穿脱的全接触石膏来管理术后肢体的体积和水肿。她从酣睡中醒来要去浴室，当她试着从床上起来时，左足并“没有准备好”站立，于是就从床边摔倒了。

自从截肢以来，因为血清葡萄糖水平有不可预计的变化，需要经常调整胰岛素剂量。自入院以来，她已经瘦了 9 kg(20 lb)(一半源于她截肢)。

问题思考

- 她的护理中可能涉及哪些医疗卫生专业人员？
- 以患者为中心的护理最希望哪种团队模式：多学科、学科间或跨学科？为什么？
- 在手术后和假肢适配前，医疗团队成员面临的主要挑战是什么？提供者面临的主要挑战是什么？与截肢前创伤中心所考虑的挑战和问题有哪些相似或不同？
- 目前要实施什么策略，或者什么策略才是确保 E. L. 家中综合、适当的护理所必需的？
- 当她从手术中恢复并准备开始使用假肢时，团队成员的任务和责任将如何进展及改变？
- 何时及如何对 E. L. 使用 ICF 残障模式？

案例 3　学科间团队

M. S. 是一名能使用轮椅移动的 12 岁脊髓脊膜突出症(脊柱裂)女孩。在过去的岁月里，她形成了严重的胸腰椎脊柱侧凸，相信这与生长有关。担心她 S 形胸腰椎侧凸会增加，她父母征询外科医生的意见，这位医生自她出生以来就是她的健康顾问。手术医生建议用 Harrington rods 和骨融合来稳定 M. S. 的脊柱，以预防弯曲和驼背的进一步发展，以便在生长发育中最小化呼吸系统的继发损伤，为未来几年使用轮椅提供更有效的直立坐姿。

M. S. 目前在社区中学就读，得到的医疗服务也包括物理治疗。直到 2 年前，她都在学校健身房使用交互型助行器进行行走练习，但随着身体的发育，目前使用手动轮椅来移动则更有效(跟上同学)。她也定期接受神经科医生的随访，监控脑室-

腹腔分流术(一般用于脊髓脊膜突出与脑积水的相关管理中)的情况。

除了他们所担忧的外科手术风险外,M. S. 的父母还相当关心术后4个月穿戴胸廓矫形器如何参与转移的问题,这将影响她自我照顾和独立操作轮椅移动的能力。他们也关心手术和手术后期将有可能影响二便管理,而M. S. 才刚刚开始能自我管理二便。由于在过去的6个月看到女儿的不适应和耐力消耗,他们担忧她还没有做好手术和术后康复的"身体准备"。他们也询问这种脊柱手术是否能最终改善预后,从而成功使用交互型助行器恢复步行。

问题思考

- 谁是康复团队的成员?
- 什么样的康复团队结构能最好地处理患者需求?
- 在她和家庭的护理中,医疗专业人员的优先顺序、任务和责任是什么?
- M. S. 的康复团队构成与P. G和E. L. 的团队有哪些相似或不同?
- 术后恢复过程中,医疗和教育专家将如何支持M. S. 和她的家庭?
- 何时及如何对M. S. 应用ICF残障模式?

总结

在住院康复和社区环境中,以患者为中心的医疗服务依赖学科间康复团队提出患者的目标,并最大化患者的预后。康复团队的运用已经慢慢改进,因为没有一个人或一个学科能具备建立标准医疗服务所需所有领域的专业知识。这种情况在满足矫形器和假肢康复需求的医疗卫生中特别真实。康复团队的成功运行要求卫生专业人员以协同和合作的方式一起工作。康复团队专业人员必须表明态度,并表态会努力协同(collaboration),包括:

(1) 开放和接受他人观点。

(2) 理解、珍视和尊重团队中其他专业人员的角色和专业知识。

(3) 相互依存并接纳以患者为中心的医疗服务共识。

(4) 愿意开放地分享观点和承担责任。

本章节介绍了康复中应用的矫形器和假肢,并提倡以患者为中心的医疗服务的多学科和学科间协作的策略;美国矫形器和假肢应用需求的迅速发展,基于军事冲突中美国军人的创伤性损伤,以及慢性疾病如肥胖、2型糖尿病、血管疾病人数的上升。WHO的ICF是由191个国家支持的现有残障架构,康复专业人员包括矫形器师、假肢师、物理和作业治疗师,他们将应用ICF残障模式,通过提高环境因素,例如提供合适的、具有成本效益的辅助技术包括矫形器和假肢等,来优化患者参与日常任务的策略。应用学科间团队策略来提高交流,提出目标和目的,应用最好的实践,并改善患者预后的以患者为中心的医疗康复模式,是康复环境中医疗服务的最新标准。协同、相互尊重以及对同事任务和责任的理解,构建了具有创造性的团队,最终改善康复患者的预后。

第2章
老化和活动耐受：矫形和假肢康复的影响

Aging and Activity Tolerance: Implications for Orthotic and Prosthetic Rehabilitation

Kevin K. Chui, Michelle M. Lusardi

学习目标

1. 描述心肺和心血管系统作为“效应器”，在目标导向型功能性运动活动中的作用。
2. 在功能性活动的能量消耗中，确定心肺和心血管系统与之相关的关键成分。
3. 描述心肺和心血管结构中，因衰老所致的功能性影响，尤其是运动和活动耐受方面。
4. 应用心肺/心血管训练的原则，对即将使用假肢或矫形器的老年人或体弱的人进行康复介入。
5. 在为老年人或体弱的人选择合适矫形器或假肢时，权衡利弊，遵守能量消耗和促进日常功能的原则。

许多为了行走或完成功能性任务而依赖矫形器或假肢设备的人，常伴有肌肉骨骼或神经肌肉系统的损伤，这些疾病限制了他们活动的有效性，也增加了日常和休闲活动中的能量消耗。衰老、制动、心血管或肺部疾病的独立或相互作用，也可能危害肌肉“工作”的能力、活动耐力和执行能力。

思考这个案例：一位79岁用胰岛素控制2型糖尿病的女性，因股-腘动脉旁路术失败行股骨截骨术，后转介做物理治疗（physical therapy）评估。因多次手术，她已卧床休息了数周。在一开始时，康复和假肢训练要求的物理治疗对她而言可能太困难。在她这种虚弱的状态下，带有行走功能的过渡性假肢会使心率加快，接近有氧训练时安全目标心率的上限。那么，功能性使用假肢的预后怎么样？提出医疗计划时最重要的问题是什么？怎样的干预强度最合适她虚弱的身体状态？在什么环境中提供医疗服务？提供多久？这些问题都并不简单。

物理治疗师、矫形器师和假肢师必须了解，在制订处方和干预策略时，可以成功地修改哪些因素来提高表现和活动的耐受性。对第一次使用假肢或矫形器的人，有氧能力应该是康复项目的关键内容。在治疗和训练期间，康复专业人士识别并处理重大心肺或心血管功能障碍的警告信号是非常重要的。

虽然衰老心肺系统的解剖和生理变化对我们的讨论很重要，但我们关注的是细胞和组织层面的改变对心肺系统（cardiopulmonary system）和心血管系统的影响，以及对个人有氧能力的影响。这个观点提供了回答以下四个基本问题的理论框架：

- 个体能做体力工作吗？
- 如果可以，完成该活动的能量消耗是多少？
- 个体能更有效或更有能力完成体力活动吗？
- 在功能活动中，使用矫形器或假肢对个体的能量使用和消耗有什么影响？

氧气运输系统

心肺系统功能的基础是氧气运输系统（oxygen transport system）（图2-1）。最大摄氧量（VO_{2max}）是身体输送和使用氧[最大效率的耗氧量（oxygen consumption）]来支持身体活动所需能量的能力。VO_{2max}受三个因素影响：肺通气和肺内氧合的效率，从心脏输送含氧血到周围组织的量，以及在活动中从血液中提取氧气来支持肌肉收缩和其他周围组织（动-静脉氧差，或AVO_{2diff}）的能力。最大摄氧量可以通过下列等式来表示：

$$VO_{2max} = CO \times AVO_{2diff}$$

不论是通过有氧（有氧气）还是厌氧（没有氧气）代谢机制产生能量来支持活动，做功的能量消耗都是基于活动的耗氧量。VO_{2max}提供了可支持最大做功的指征。

心排血量（cardiac output, CO）是两个元素的乘积。第一个是HR，每分钟心脏（heart）收缩或跳动的

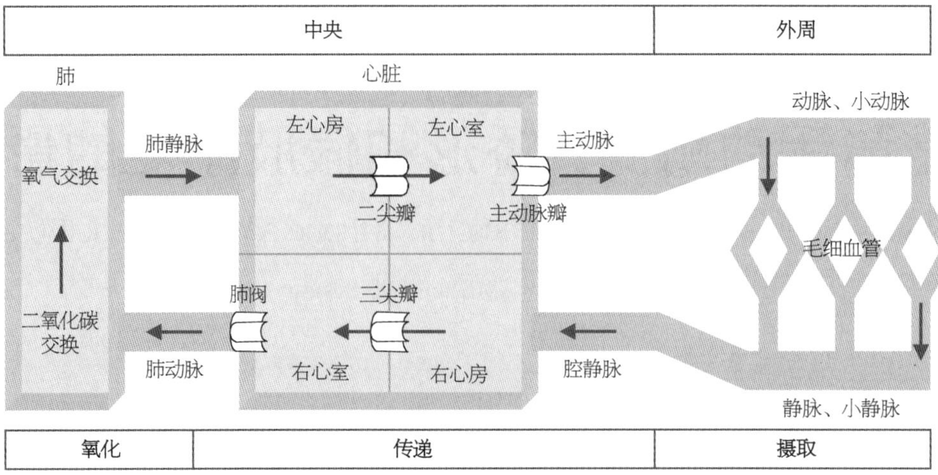

做功能力：VO_{2max} = CO × AVO_{2diff}

(HR×SV) × (CaO_2−CvO_2)

图 2-1 功能解剖学和心肺系统的生理。血液在肺(lungs)部氧合后,左心室收缩输送血液,通过主动脉及其分支,到达周围组织。氧气必须由周围组织从血液中有效地被提取来支持它们的活动。脱氧的血液,二氧化碳(carbon dioxide)含量高,通过腔静脉回流到右心,右心收缩将血液泵回肺部复氧。最大摄氧量(VO_{2max})是心排血量(CO)含氧量和动静脉氧差(AVO_{2diff})活性组织提取氧气程度的产物。HR,心率(heart rate);SV,每搏量(stroke volume)。

次数。第二个是每搏量(stroke volume, SV),每次心跳从左心室泵出的血量(以毫升或升计量)。CO 通过下列等式来表示(以毫升或升/分钟计量):

$$CO = HR \times SV$$

作为 HR 和 SV 的乘积,CO 受四个因素影响:①通过腔静脉来自周围组织的回心血量;②心脏调节收缩率来匹配生理需求的能力;③心脏收缩的效率和力度;④主动脉输送血液到周围组织的能力。输送氧气到身体组织来产生用于做功的能量,这是心肺系统功能的核心部分。

最大摄氧量的第二个因素是 AVO_{2diff},影响周围组织从毛细血管提取氧的能力。AVO_{2diff} 由毛细血管(提取前)小动脉的氧浓度(CaO_2)减去毛细血管静脉(提取后)的氧浓度(CvO_2)决定,等式为:

$$AVO_{2diff} = CaO_2 - CvO_2$$

心血管系统中较小的血管和毛细血管都参与了活性组织从血液中提取氧气的过程。从血液中提取氧气为活动组织做功提供能量,这是心肺系统外围组成部分的功能。

在训练或体力活动中,CO 必须增加来满足更加活跃的外周组织对氧的需求。增加的 CO 导致心率加快和每搏量加大:随着回心血量增加,心脏收缩更有力,使得更大量的血通过左心室被泵入主动脉。伴随运动产生的化学和激素变化,会增强血液对活跃肌肉的分流,肌肉中的氧气消耗有助于将氧气从毛细血管输送到正在做功的组织。

中心部分影响效率的主要是 CO,占 VO_{2max} 的 75%。外周氧气提取(AVO_{2diff})贡献了剩余的 25%,使氧气能够支持组织工作。在大多数情况下,在健康成人中,输送到活跃组织(肌肉)的氧气常常超过所必需的量。

对于那些身体状况非常不好或有心肺、心血管疾病的人,在身体运动时,有效地将氧气输送到外周的能力可能会受到损害。随着正常的老化,心脏本身与年龄相关的生理变化限制了最大可实现的心率。由于这些变化,如果康复干预措施想要成功,评估 SV 是否能够有效地提高,以及提高到什么程度是很重要的。

心脏老化

对可能需要使用假肢或矫形器的老年人,制订合适的干预计划来处理他们心血管耐力(endurance)和调节的能力,需要基于对“典型的”、与年龄相关的心血管结构和生理变化以及这些变化的功能性后果的理解。

心血管结构

心血管系统中与年龄相关的结构改变发生在五

表 2－1　心血管系统中与年龄相关的改变

结构	改变	功能性结果
心脏	脂质、脂褐素和淀粉样蛋白沉积在心脏平滑肌 结缔组织和纤维化增加 左心室肥大 心房的直径增加 瓣膜的硬化和钙化 窦房结和房室结的起搏细胞较少 希氏束及其分支的导电纤维较少 对外部(自主)神经支配的敏感度降低 收缩过程中张力发展速度较慢	兴奋性降低 心排血量下降 静脉回流减少 易发生节律障碍 最大心率降低 活动期间心脏动脉扩张的效率较低 舒张早期左心室充盈的效率降低，导致每搏量(stroke volume)减少 后负荷(afterload)增加，导致心力衰竭
血管(blood vessels)	血管壁中，平滑肌的结缔组织和弹力蛋白比例变化 压力感受器反应下降 易形成血管内斑块 大动脉硬化和钙化，尤其是主动脉 扩张和静脉迂曲的增加	含氧血运输到肌肉和器官的效率下降 心排血量下降 静脉回流低效 易发生静脉血栓 易发生直立性低血压

个领域：心肌(myocardium)、心脏瓣膜、冠状动脉(coronary arteries)、传导系统、冠状血管(如：动脉)(表 2－1)。尽管细胞和组织水平有这些改变，健康的老龄心脏一般都能满足日常活动的能量需求。心血管疾病，在晚年生活中很普遍，并且习惯久坐的生活方式会显著影响活动的耐受性。

心肌

随着年龄的增长，心肌细胞出现显微镜下退化的迹象，包括心肌脂肪含量增加(即心肌细胞内存储三酰甘油)。尽管如此，脂肪含量和疾病严重程度间的关系仍不明确。与老化的骨骼肌细胞不同，心脏平滑肌细胞的萎缩很少。更典型的是，左心室心肌肥大会增加左心房的直径。这些变化是心脏组织对收缩压(SBP)增加和左心室依从性下降的回应，同时也与增加的心脏重量和大小有关。

瓣膜

老龄心脏的四个瓣膜(valves)边缘常有纤维化和增厚，有些还有钙化。主动脉瓣尖端处的主动脉钙化(主动脉瓣狭窄)在临床上与左心室流向主动脉的血流速度减慢有关。这种主动脉瓣狭窄导致 CO 的功能性降低。压力感受器介导的 SBP 增加，试图弥补 CO 的下降。随着时间推移，每次心跳后左心室血液的大量残留(增加收缩末期容积，或 ESV)，逐渐弱化左心室肌力。左心室肌肉必须更努力地将血液从心室泵到阻力更大的外周血管系统。

在心脏舒张期，二尖瓣环的钙化限制了血液从左心房流入左心室。因为左心房没有完全排空，使左心室舒张末期容积(EDV)减少。慢慢地，左心房残留的血液拉长了心房壁的肌肉，并增加了心房的直径。

冠状动脉

与年龄相关的冠状动脉(coronary arteries)变化，同其他任何老化的动脉血管相似：血管壁厚度和血管弯曲度增加。左侧冠状动脉发生这种改变要早于右侧。

当合并动脉粥样硬化时，这些变化可能会影响高生理需求的训练活动中左心室肌肉收缩、泵血的效率和有效性。

传导系统

在心脏传导系统中，与年龄相关的心脏改变可能对心脏(cardiac)的功能有重大影响。一般在 75 岁时，窦房结的起搏细胞不超过原来数量的 10%。纤维组织建立在结间束和房室结内，包括希氏束及其主要分支束。因此，心脏协调四个腔室活动的能力可能下降。心律不齐(arrhythmias)是病理性的状况，这在老年期变得极其常见，可以通过用药或植入起搏器/除颤器来治疗。康复专业人员必须意识到药物或起搏器设备会影响个体对运动(exercise)的生理反应和对干预的适应能力，相应的，这是医疗/术后的适应性过程和早期运动。

动脉血管树

动脉血管树中与年龄相关的改变，在胸主动脉和终末远端动脉最明显，可能破坏血液从心脏到外周的平滑、流线(层流)流动。内膜内皮细胞排列的改变造成了湍流(非层流)，这增加了胶原蛋白和脂质沉积的可能性。大动脉内膜和中层弹性纤维的破碎，进一步损害了动脉血管重要的"反弹"功能。一般情况下，反弹可辅助血液在系统内有方向的流动，防止血液流动压力波的后向反射。这种弹性的丧失增加了主动脉的脆性，而主动脉的扩张和硬化不能有效抵抗左心室射血的张力。通常，腹主动脉瘤的发生率在老年人中大幅上升，并且升主动脉的硬度(扩张性)与冠心病的严重程度相关。

心血管生理

虽然在心血管系统中，生理学上的改变很少，但对老年人表现的影响也很重要。没有病变的衰老心脏仍能继续有效地泵出血液，维持并形成足够心肌收缩的能力来保证日常活动。心肌存有对钙离子(Ca^{+})的反应性，它的应力能力也被保留。然而，心肌收缩力的两个方面确实随年龄改变：心肌中张力形成的速率变慢，收缩和放松的持续时间延长。

β肾上腺素敏感性

在心血管功能中，与年龄相关的最明显变化之一是心脏对交感神经刺激敏感性的降低，尤其是对β肾上腺素受体的刺激。与年龄相关的β肾上腺素敏感性(beta-adrenergic sensitivity)降低包括：对由交感神经释放到心脏的去甲肾上腺素和肾上腺素反应减弱，以及对血液中循环的任何儿茶酚胺类敏感性降低。正常情况下，去甲肾上腺素和肾上腺素都是心室收缩的强力刺激物。

受体敏感性变化的一个重要功能性结果是缺乏有效的心脏加速反应，这使次极量和极量水平的练习或活动时心率较低。心率上升到峰值的时间被延长，因此需要更长时间才能达到进行体力活动的适当心率水平。β肾上腺素敏感性降低的进一步结果是，随着活动的增加，冠状动脉(coronary artery)的血管舒张不理想。外周动脉血管中的β肾上腺素受体，在调节活动肌肉的血管舒张时不起主要作用。

压力感受性反射

心血管压力感受性反射(baroreceptor reflex)中与年龄有关的改变，在活动增加(生理需求)时会造成心血管反应时间的延长。近主动脉的压力感受器对血管内血容量(压力)的变化变得不敏感。正常情况下，任何近主动脉压力的下降，都会触发下丘脑产生一系列改变，使得对心脏的交感刺激增加。压力感受性反应的降低，会增加老年人直立性(姿势)低血压和餐后(进食后)低血压的易感性，或在剧烈活动中损害与屏气相关的 Valsalva 手法生理应激的耐受性。临床上，当躺着或坐着起身时，尤其是进餐后或用力活动中屏住呼吸时，出现头晕即可证明。

心血管系统中，与年龄相关的生理改变结果，常可以通过日常活动有效地管理，如在改变姿势前进行简单的下肢热身练习。在站起前重复几次踝、膝关节的练习，尤其是在长时间坐(包括进食)或躺(整个晚上的休息后)后，有助于让血液最大化地回到心脏(前负荷，preload)，提升心血管功能，满足接下来的需求。另外，多花一点时间来启动和计划有困难的活动，有助于变慢的心血管反应时间达到有效的运动水平。安排物理治疗或物理活动远离就餐时间，对容易受到餐后低血压影响的患者也是有利的。

心血管老化的功能性结果

参与练习或康复活动的老年人，其心血管老化的功能性结果如何？这个问题的最佳回答在于心排血量发生的改变(图 2-2)。在心血管系统中与年龄相关的结构和生理改变，产生了两种影响心排血量的负荷情况：心脏充盈压(前负荷)和血管阻力(后负荷，afterload)。

前负荷

心脏充盈压/前负荷决定了舒张末期左心室的血容量。当心脏内部的压力很低，心室肌壁的松弛最大时，最有效的心室充盈便产生了。二尖瓣钙化、左心室顺应性的降低，以及心肌收缩时间的延长，均可导致在舒张早期左心室有效充盈量减少。老年人血液流向左心室的超声研究证明：早期充盈率下降，晚期心房充盈率增高，峰值充盈率整体下降。与 45～50 岁的健康成人比较，65～80 岁健康成人的舒张早期充盈量减少 50%。舒张末期心室血液容积的降低，不能有效牵张心脏的心室肌，损害了左心室的 Frank-Starling 机制和心肌收缩力。舒张早期充盈量减少和舒张末期容积降低的功能性结果是，心搏量(心排血量的决定因素之一)的比例下降，以及随后的最大摄氧量能力下降。

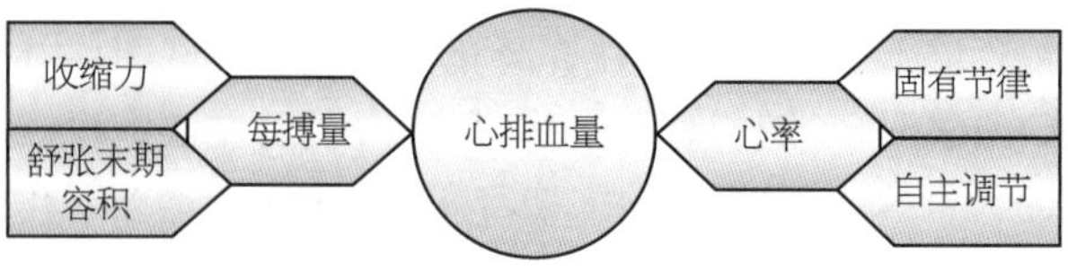

图 2-2 影响心排血量的因素受老化过程的影响：如果收缩力降低且舒张末期容积增加，那么每搏量将减少。再加上应对增加的后负荷而产生的心率改变，年轻时的次极量强度活动可能在今后的生活中成为更生理的需求。

后负荷

高血管阻抗和增加的后负荷破坏了血液从心脏向周围血管的流动。在某种程度上，增加的后负荷是近端主动脉的老化性硬化作用，是血管系统性阻力的增加(收缩压的升高，高血压，或是两者的结合)。心室收缩在血液中产生压力波，使血液流入抗阻的周围血管系统。这些压力波反射回心脏，不受近端动脉硬化的血管壁限制。反射压力波、主动脉硬化和全身血管阻力的增加，共同导致老化心脏的后负荷增加。增加的后负荷被认为是与年龄相关的改变，如最大心搏率下降、左心室肥大和心肌放松时间延长(如：心脏在有持续负荷的情况下放松变慢)的一个主要因素。

长期增加的后负荷产生的不幸结果是心肌本身变虚弱，尤其是左心室。流出心脏的血流受阻导致在心脏完成收缩后，心缩末期的心脏内有大量残留血液(RV)。大量的收缩末期容量逐渐增加了心室肌放松时的长度，有效减弱了收缩力。

左心室射血分数

左心室射血分数(left ventricular ejection faction，LVEF)是每搏输出量占心室舒张末期容积量的百分比，用下列等式来表示：

$$LVEF = (EDV - ESV) \div EDV$$

EDV 为左心室舒张末期容量，ESV 为左心室收缩末期容量。

休息时老年人的左心室射血分数并不会出现降低。然而，在极量训练的情况下，老年人左心室射血分数的上升比年轻成人少很多。在极量训练中左心室射血分数的降低，负荷功能性的心血管变化对活动有影响。

左心室舒张末期容量大幅度的降低，左心室收缩末期容量的扩大，或这两个部分的轻微改变都可以导致老年人训练时左心室射血分数的降低：

$$\downarrow EDV = \downarrow LVEF$$
$$\uparrow ESV = \downarrow LVEF$$

当从休息到极量运动的状态时，年轻健康的成年人左心室射血分数从休息时的 55%增加到训练时的 80%，增加了 20%～30%。与此相反，健康的老年人从休息到极量训练，左心室射血分数一般增加少于 5%。事实上左心室射血分数在 60 岁及以上的老年人中有所降低。随着衰老，左心室射血分数和心排血量下降，输送到活动组织的血量减少了(图 2-3)，的确导致长时间工作能力(功能性心肺储备能力)降低。

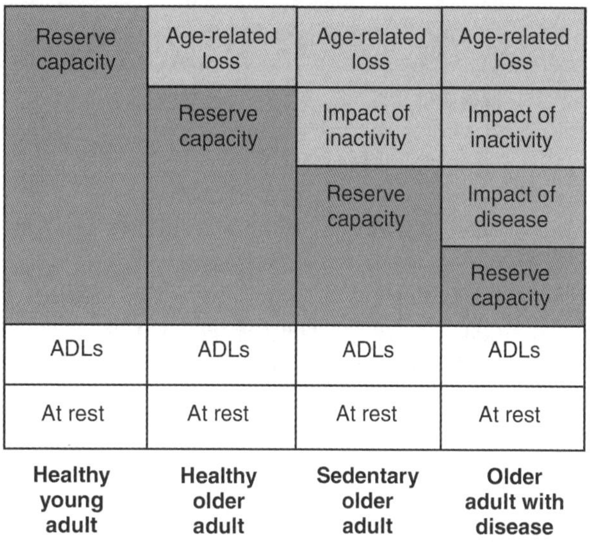

FIGURE 2-3　Comparison of the effects of aging, inactivity, and cardiopulmonary disease on functional reserve capacity, expressed as cardiac output (CO in L/min). At rest, the heart delivers between 4 and 6 L/min of blood to peripheral tissues. This may double during many activities of daily living. In a healthy young person, the CO may increase to as much as 24 L/min to meet metabolic demands of sustained exercise. This reserve capacity decreases to approximately 18 L/min in healthy, fit adults after the age of 60 years. A sedentary lifestyle decreases functional reserve capacity further. Superimposed cardiopulmonary disease further limits the ability to do physical work, in some cases approaching or exceeding cardiopulmonary reserve capacity. (Modified from Irwin SC, Zadai CC. Cardiopulmonary rehabilitation of the geriatric patient. In Lewis CB [ed], *Aging: The Health Care Challenge*. Philadelphia: F. A. Davis, 1990. p. 190.)(未授权，保留英文)

功能储备能力(functional reserve capacity)深受不活动的长期影响和心肺病理学的损害。定期运动对达成有效的极量训练左心室射血分数的帮助还不是很清楚，但能高度适应的老年人，左心室射血分数下降可能不是那么重要。

老年的肺功能

肺部和骨骼肌系统(musculoskeletal system)中几个与年龄相关的结构变化，对肺功能有重要的影响。这包括构成肺和气道(airway)的组织与结构的改变、肺容量的改变、气体交换率的降低，以及与对线和姿势相关的、机械效率低下的通气泵(表 2-2)。虽然在休息时，健康中年人只使用了 10%的呼吸系统能力，而老化的肺部系统，尤其是伴随慢性或急性疾病时，会负面影响肺部应对身体活动需求的能力(图 2-4)。肺部和骨骼肌系统中与年龄相关的变化也使呼吸的生理工作增加。

表 2-2 与年龄相关的心肺系统改变和功能性结果的总结

解剖变化	生理变化	结果	肺功能测试的变化
弹性纤维的重新排列和断裂 肋骨和椎骨复合关节的硬化 椎间盘环间纤维化的增加和压迫 呼吸肌力量和耐力(endurance)下降	呼吸的弹性较低 肺部更大的顺应性 肺活量减少，用力 更硬的胸廓 最大自主通气量(ventilation)和最大持续通气量减少 肺内通气与充盈很不匹配	肺泡内更大的空间，胸廓内 O_2/CO_2 交换的表面较少 呼吸的做功增加 吸气时力量较小 低效的咳嗽 运动耐量减少 休息时的氧分压降低	功能残余量和残余量组织增加 肺活量和第一秒用力呼气量(FEV_1)更短、更少 最大吸气压力、最大呼气压力、最大呼吸量下降

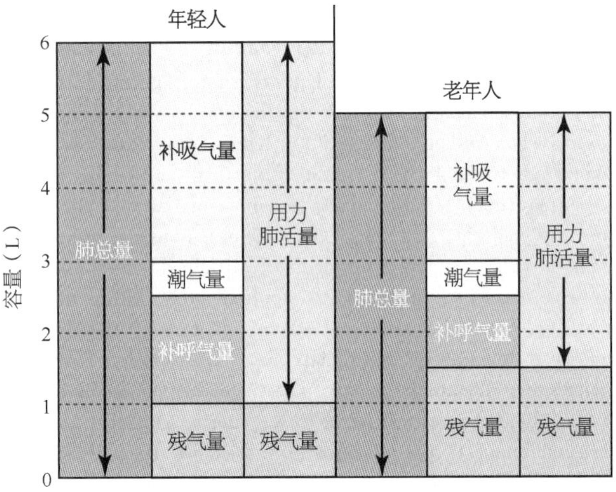

图 2-4 肺中空气(容量)分布的改变影响老年人身体活动的效率。肺泡的缺失和胸腔硬度的增加，会导致残气量(RV)增加30%～50%，用力肺活量(FVC)减少 40%～50%。FVC 包括三部分：随着衰老，补吸气量(IRV)和补呼气量(ERV)趋向于减少；反之，休息时的潮气量(TV)，即正常呼吸的空气量，却随着时间的推移趋于稳定。肺总量(TLC)和吸气量(IRV＋TV)的总和也趋于下降。随着时间推移，这些变化的生理结果使老年人在运动中和有体力要求的活动中，更易呼吸困难(dyspnea)(呼吸急促)。

肺和气道内的变化

弹性蛋白是肺部结构的主要蛋白质组成部分，它的产生在老年期明显减少。肺的弹性纤维变得脆弱，在功能上，对呼气至关重要的被动弹性回缩或反弹变得低效。保持肺泡壁结构的弹性纤维也在数量上减少。弹性蛋白的缺失意味着肺泡的缺损、相继出现的氧气交换表面积较少，以及与肺内不能发生气体交换的“死腔”相关的残气量增加。

到 70 岁左右，单位肺容积的肺泡总量可能下降 15%。

随着老龄化，大支气管和大细支气管直径增加，小细支气管直径减少，常略微增加呼吸时气流的阻力。当年龄增加时将影响重体力活动时的呼吸。

从中年开始一直到晚年，在每次呼吸时通气的肺部和由肺动脉、毛细血管灌注的肺部之间，出现逐渐增加的不匹配趋势，这是因为肺泡表面、血管结构和姿势的改变。这种不匹配破坏了肺内氧气扩散到毛细血管床的效率(降低动脉氧分压)，从中年到老年，该效率逐渐变低。

骨骼肌肉系统的变化

胸廓构成的“圆桶”包住肺，胸廓硬度的增加(缺少灵活性)、椎间盘狭窄和变硬所造成的高度下降，都会使弹性回缩下降和气体交换肺泡表面积减少进一步恶化。大部分的胸廓僵硬是由于肋骨和椎骨间关节的变化，以及肋间肌和软组织的弹性下降。虽然和年龄的增长一样，久坐不动的生活方式也会造成胸廓变硬，但缺乏灵活性会影响吸气，也会降低呼气的弹性回缩。另外，随着年龄增加，头部前倾和略微的脊柱后凸也会改变肋骨和隔膜的位置，减小吸气的机械效率。因为吸气肌肉在吸气时必须更努力地做功来克服硬度，所以在呼吸时僵硬胸廓的实际做功是增加的。

呼气的横纹肌由Ⅰ型肌纤维[慢速启动、抗疲劳、耐力(endurance)]和Ⅱ型肌纤维(快速启动、力量型)组合而成，这些肌肉容易出现与年龄有关的力量和耐力变化，同样可以在四肢肌肉中观察到。一般，Ⅰ型肌纤维在安静呼吸中是活跃的，而当活动增加时，上升的生理需求会触发Ⅱ型肌纤维。膈膜、肋间肌、腹部肌肉和其他呼吸辅助肌肉与年龄相关的强度和效率的减少，影响着呼吸的效率和工作。姿势的变化和肺内较高残气量也会导致呼吸做功的增加；当隔膜处于不佳的收缩姿势和形态时，随着生理需求增加，辅助肌肉很快变得活跃。在所有的横纹肌中，呼吸肌肉的耗氧量随着年龄的增加而线性下降，在高体力需求的情况下，老化的肌肉更容易受到疲劳的影响，尤其是出现肺部疾病或损伤时。

支配通气(ventilation)

通过来自胸壁、肺和胸部关节的外周感受器、中枢神经系统(CNS)，以及对血液中 CO_2、O_2、氢离子(pH)浓度敏感的外周动脉和颈动脉的输入，呼吸速率(每分钟呼吸)得以匹配生理需求。随着衰老，僵硬的胸腔趋向于降低机械性感受器、CNS 的效率，同时也降低了监测 CO_2、O_2 和氢离子来检测缺氧的外周神经系统(PNS)的效率。

中枢神经系统中运动神经元也逐渐丧失，通过膈神经支配膈肌吸气、脊神经支配肋间肌呼气的活动效率也随之降低。这三种因素共同影响个体对增加的生理需求做出快速、准确反应的能力，也增加了活动中呼吸困难的可能性。

肺老化的功能后果

随着呼气时回缩能力的减少和吸气时流动性的下降，活动能力受两方面影响(见图 2-4)。首先，肺活量，即呼吸时最大进出肺(lung)部的空气量，减少了 25%～40%。第二，残气量，即用力呼气后肺内的残留空气，增加了 25%～40%。每次呼吸时减少的空气流动以及增加的肺内空气潴留，共同导致肺内空气中二氧化碳(carbon dioxide)的含量较高，最终，气体交换后血液中氧饱和度降低。残气量的增加也影响着吸气肌：膈膜顶部变平、辅助呼气肌变长。由于这些肌肉长度的改变，呼气肌肉在不利的长度-张力曲线范围内运作，呼吸时的肌肉能量消耗也上升。

从功能方面来看，每分钟吸入的空气量(每分通气量)是呼吸频次乘以潮气量(每分钟进或出肺部的气体总量)。在健康成人中，低强度活动的通气需求增加，一般可通过增加呼吸深度来满足(即增加潮气量)。当单独增加呼吸深度不能满足活动的需求时，一般是当潮气量达到 50%～60%肺活量时，呼吸频率会增加。肺活量降低的老年人在参与身体活动时，潮气量可以快速超过这个水平，呼吸频率的增加比已被证明的同强度训练的年轻成人更早。由于呼吸频率增加，呼吸肌做功也增加，使呼吸能量的消耗大幅上升，而呼吸频率(respiratory rate)增加的重要结果就是疲劳。早期依赖增加呼吸频率，并伴有较大残气量和肺内较高二氧化碳含量的现象，进一步导致呼吸频率加快的生理循环。过度运作的呼吸肌被迫依靠无氧代谢来满足他们能量的需求，从而造成乳酸(lactate)积累。乳酸降低了组织的 pH(酸中毒)，这也是增加呼吸频率的强力生理刺激。老年人很容易被迫进入快速呼吸的状态，浅呼吸(呼吸急促)可以满足看似是中等强度运动的通气要求。

介入意义

关于老年人身体活动的能力，康复专业人员必须考虑心血管和心肺系统与年龄相关改变的两个问题：第一，观察哪种预防措施可以避免心肺和心血管的损害；第二，考虑可以做哪些干预来优化心肺和心血管功能，达到最大量的身体活动。

预防措施

由于在心血管和心肺系统中与年龄相关改变的共同影响，导致老年人心脏和肺部疾病的发病率较高，再加上卧床和不活动的不利影响，如果训练或活动的生理要求太大，这对需要介入假肢或矫形器的老年人而言可能是比较困难的。虽然大多数老年人可以耐受并对训练做出积极的反应，但训练在很多情况下是不合适的(表 2-3)。

评估工作：心率和收缩压乘积

在晚年时，最大心率下降是评价心脏对交感刺激反应下降的简易指标。

心率储备是任何给定的活动水平的心率和最大可达心率间的差异，最大心率的下降标志着老年人的心率储备也被限制。对于涉及康复项目的老年患者而言，静息心率和最大心率间的差异缩小。估计最大可达心率的方法之一是下列公式：

$$最大心率 = 220 - 年龄$$

对于健康个体，推荐的有氧训练靶心率是最大可达心率的 60%～80%。对于许多老年人，尤其是那些不习惯活动的人，静息心率可能已经接近运动时的推荐范围。静息心率是每分钟 72 次的一位 80 岁老年人，他的最大可达心率是接近每分钟 140 次(220－80 岁)，那么有氧运动训练水平 60%最大心率的靶心率是每分钟 84 次。有氧训练的心率上升应该在每分钟 12 次以内。功能上，这意味着从座椅上站起或在某种表面上行走较短距离的日常活动，都可能等同于中等或高强度训练的体力活动水平。因为随着年龄的增长，最大心率会下降，老年人即便是在一般的日常生活中，也可能已接近他们的最大摄氧量范围。

心率基本上代表心脏的运动，每次跳动代表了心室收缩，心率增加与心脏运作及心肌(myocardium)耗氧量的增加关系密切。考虑到心脏后负荷(afterload)随着年龄的增长而增加，心脏每次跳动的整个做功也

表 2－3 训练不能耐受(exercise intolerance)的指征(signs and symptoms)

分类	警示体征/症状	运动禁忌证
心率	休息时<40 次/分 休息时>130 次/分 活动时心率增加较小 活动时心率增加过大 经常性的心律失常	长时间做最大负荷的活动
心电图	任何的近期心电图异常	长时间心律失常或心动过速 运动诱发心电图异常 Ⅲ度心脏传导阻滞
血压	休息时收缩压>165 mmHg 休息时舒张压>110 mmHg 活动时收缩压反应缺乏 活动时血压反应过度	休息时收缩压>200 mmHg 休息时舒张压>110 mmHg 运动中收缩压下降>20 mm 运动中舒张压下降
心绞痛	心绞痛阈值低	静息型、不稳定型心绞痛 新增下巴、肩部或左上肢疼痛
呼吸速率	呼吸困难，>35 次/分钟	呼吸困难，>45 次/分钟
血气值	氧饱和度<90%	氧饱和度<86%
其他症状	轻度至中度跛行 出现苍白 面部表情痛苦 轻微头晕 活动后疲劳超过 1 小时 活动后恢复缓慢	严重、持久的跛行 发绀、面色苍白或冷汗 面部表情严重窘迫 中度至重度眩晕，晕厥 恶心、呕吐 精神混乱增加 出现共济失调，不协调
注意事项	发热，超过 37.8 ℃ 主动脉瓣狭窄 近期精神混乱 电解质异常(钾) 已知左主冠状动脉病变 特发性肥厚性主动脉狭窄 代偿性心力衰竭	任何急症 地高辛中毒 明显的充血性心力衰竭 未经治疗的Ⅱ或Ⅲ度心脏传导阻滞 急性心包炎 心肌梗死后小于 4～6 周 肺栓塞后小于 2 天 急性血栓性静脉炎 急性低血糖

引自 Hillegass E (ed), Essentials of Cardiopulmonary Physical Therapy, 3rd ed. St. Louis: Elsevier Saunders, 2011, pp. 307,564,586.

更大。估计老年人在活动中，心脏运作情况的一种更有代表性的方法是心率－收缩压乘积(rate pressure product, RPP)，使用心率和收缩压(SBP)表述如下：

$$RPP = HR \times SBP$$

年轻人最大摄氧量和心率间的线性关系，实际上在老年人中变得平坦。由于这个原因，心率不能单独精确地反映老年人生理上产生的反应；心率－收缩压乘积为相关工作提供了更加清晰的表述。对于心率储备受年龄所限的老年人，在低心率储备内调整活动来保持心率上升是明智的，尤其是那些已知冠状动脉损害的个体。

血压的警示信号

老年人的血压也必须考虑。高血压(hypertension)，尤其是收缩压增高，在老年人中非常普遍。收缩压也是心脏后负荷水平的相关指标。静息血压可以被用于预测老年人是否可以安全耐受增加的生理负荷。静息血压超过 180/95 mmHg 的人可能对增加活动有困难。保守估计，训练的安全范围建议是如果当 BP 超过 220/110 mmHg 时应该停止训练，虽然有些人认为 220 mmHg 对老年人而言太保守了。SBP 应该随着活动或运动的增加而升高。

心率储备受限的老年人必须增加每搏量来满足心排血量的要求。当每搏量增加及周围血管的血容量增加时，收缩压上升。如果收缩压不增加或反而在活动时下降，这是个严重的问题。收缩压下降或缺少变化表示心脏不能有效泵出、收缩并推送适当血量离开左心室。在出现收缩压下降的情况下继续运动或活动，回心血量将增多，但是心脏却无法将其泵回外周。舒张压升高提示左心室在充盈期维持较高的压力。在前负荷期间的早期舒张充盈会受损伤，并且心脏将不能应用 Frank-Starling 机制来提高心室收缩的力量。

呼吸的警示信号

呼吸困难或呼吸急促，也是一种重要的警示信号。肺部系统中与年龄相关的改变增加了呼吸（breathing）做功，并且当做功增加时呼吸变得低效。因为老年人容易呼吸短促，在训练时从呼吸短促中恢复可能有困难。更深的呼吸要求不成比例的、更大量的呼吸肌肉工作，这进一步增加了通气（ventilation）的消耗。刚开始康复的术后或有疾病的老年人，使用鼻插管补充氧气是相当有益的。

氧气的补充可以预防或减少呼吸急促，使老年人能更好地耐受增加的活动，更充分地参与到康复中。在氧气辅助期间，任何改善肌肉性能的健身活动（尤其是结合营养支持）都会将血液输送到做功的组织，并提高组织血氧，最终辅助肺功能。改善的肌肉状态和心血管功能，可以预防或延迟乳酸血症的发作，会触发呼吸急促的呼吸需求的增加。

优化心肺功能

对大多数的老年人而言，健身或训练是提高功能的有效途径，尽管有些人可能需要比年轻人更长的训练时间来达到他们期望的身体水平。在急性和慢性疾病中，能够让老年人做更多的工作，并更好地完成所需的任务或活动。

作为训练的结果，包括那些非常虚弱的老年人都能出现身体表现的改善（图 2－5）。对于有些人，当工作能力从低于功能所必需的初始状态开始增加时，就已经实现了他们的主要目标，就像在相似的环境中，老年人能比年轻人得到更大的收益。在许多案例中，通过健身获得的心肺系统效率，意味着独立和依赖的区别、功能性康复和最小改善的区别、没有额外帮助的生活和支持性生活的区别，而对于有些老年人而言，则是生与死的区别。

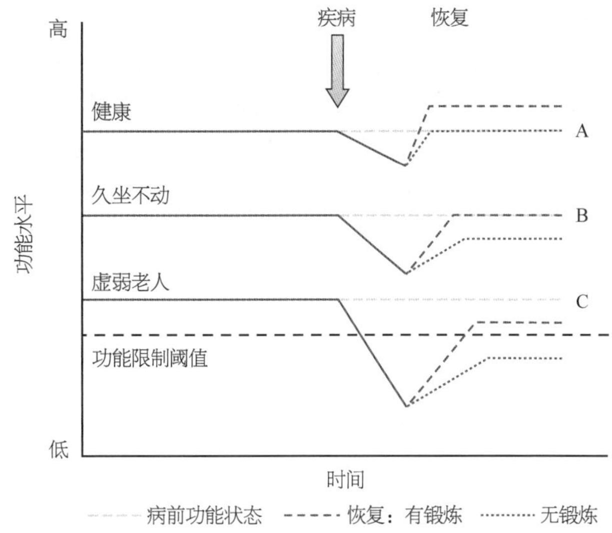

图 2－5　比较疾病或长期不活动，或两者皆有，对功能状态的影响；比较锻炼对健康、久坐不动和虚弱老年人恢复患病前功能水平的影响。每个人的功能储备由功能限制的阈值和功能能力间的差距来表示。A. 健康的老年人有最大的功能储备，可以在没有训练的情况下恢复患病前的能力，但通过锻炼能出现高于基线水平的改善；B. 久坐不动的老年人没有合适的训练，可能不会恢复到疾病前的功能；C. 虚弱的老年人功能储备很少，当疾病发生时常常低于功能阈值，并且没有合适的训练而倾向于保持在这个阈值之下。尽管如此，即使是年老体衰的老年人也可以通过运动训练来恢复功能状态。

老年人获得条件反射（conditioned responses）的生理机制稍微有别于年轻人。随着在次级量范围下增加活动或运动，证明老年人与年轻成人相比，每搏输出量的进一步增加更多，心率的增加较少。每搏输出量的增加随着舒张末期容积的增加而变化，通常收缩末期容量并没有改变。尽管与年龄相关的心血管反应的损害会限制心率的上升，但通过 Frank-Starling 机制，增加舒张末期容积能提高心室收缩力，随后增加心排血量。增加的前负荷可以改善心排血量，这在任何年龄阶段通常都是训练的结果，因为外周肌肉锻炼的增加可以预防血液在远端淤积，并增加肌肉静息状态下的紧张度来促进血液回流。

活动和运动的准备

在任何功能性活动或训练课程前，将简单的下肢运动作为热身活动能改善心脏的前负荷。在转换或移动活动之前，或在躯干和上肢活动前，任何温和、重复、主动的下肢运动（如在背屈/跖屈时的踝“泵”，膝关节屈曲/伸展，或下肢的环转）作为有氧或力量训练（strength training）热身运动的一部分，都能有效改善舒张末期容积。增加的舒张末期容积补偿了部分与年龄相关的前负荷的问题，否则可能损害做功的能力。

另外，下肢预备活动的肌肉运动产生了电解质和荷尔蒙的变化，促进了周围组织的代谢变化和外周组织中的血管舒张，这些是促进有氧代谢产生能量执行任务所必需的。常规运动训练下，周围组织的氧气交换可以提高16%。运动相关的外周血管扩张有助于检测心脏后负荷的增加，并且最小化导致呼吸加快的乳酸血症的发生。

当运动水平从次极量提升到极量时，每搏输出量继续增加，以维持心排血量。然而，除了老化，还合并心肺疾病时，每搏输出量的持续增加可能会削弱。在这种情况下，心脏对交感刺激的敏感性降低，限制了心室的收缩力，因此射血分数下降，收缩末期容量略有上升。

监测心血管系统对运动的反应

对心肺反应的持续监测是康复干预必要的组成部分，旨在帮助虚弱的老年人或未受训练的个体优化他们的耐力或健康状况。只有当老年人进行适当挑战的运动或活动时，训练才会产生积极的效果。根据超负荷原则，只有当身体负荷超过个体所负荷的常规工作量时才会有功能上的改善。一个已经长期卧床的个体是很虚弱的，垂直坐位下进行简单的下肢运动可能极具挑战性，就如健康年轻人训练马拉松一样。生理能力水平与个人运动习惯相关。提供超生理负荷对于改善活动表现很必要，同时还要避免因运动疲劳导致的活动表现下降，这就需要治疗师监测个体的能力水平。

心率和血压

最大摄氧量是对个人能力负荷最准确、最灵敏的测量，但是，在常规的临床实践中，确定最大摄氧量所必需的专业设备和技术常常不太现实。由于心率和最大摄氧量水平(VO_{2max} plateaus)之间是线性关系，而老年人的心率对能力负荷的反应不精确，因此心率只能部分反映心脏的工作情况。为了对活动或运动的生理负荷有一个快捷的印象，当对年长者进行测试时，只要临床医生认识到它的局限性，那么心率还是很有帮助的。锻炼前或活动时的血压，提供了心脏及将运作时的后负荷指标。活动中持续监测血压有助于临床医生识别运动中的心血管系统是否可以满足工作负荷持续增加的要求。计算心率与收缩压的乘积可以更准确地估计老年人的心脏负荷。

自感用力度

对于正在训练或参与剧烈体力活动的患者，自感用力度等级是代表生理能力水平的有效指标(表2-4)。

表2-4 Borg量表：自感用力度评分

线性量表		比率量表	
分值	解释	分值	解释
6	安静、不费力	0	毫不费力
7～8	极其轻松	1	非常小的(非常弱的)力
9～10	很轻松	2	小的(弱的)力
11～12	轻松	3	中度用力
13～14	有点吃力	4	有时大力
15～16	吃力	5～6	大力
17～18	非常吃力	7～8	很大的力
19	极其吃力	9	极其大的力
20	精疲力竭	10	最大的力

引自 Borg G, Ottoson D. The Perception of Exertion in Physical Work. London: Macmillan, 1986.

表2-5 运动中感觉呼吸困难、疲劳或不适的比率量表

分值	窒息/呼吸困难(dyspnea)	疲劳	不适或疼痛
0	没有呼吸困难	毫不疲劳	没有疼痛或不适
1	极轻度呼吸困难	很轻的疲劳	很轻的(弱)疼痛
2	轻度呼吸困难	轻度疲劳	轻度(弱)不适
3	中度呼吸困难	中度疲劳	中度不适
4	有时严重的呼吸困难	有时是重度疲劳	有时重度的不适
5～6	严重的呼吸困难	重度疲劳	重度不适或疼痛
7～8	非常严重的呼吸困难	非常严重的疲劳	非常严重不适
9	极其严重的呼吸困难	非常、非常疲劳	非常、非常不适
10	最重的呼吸困难	最疲劳的状态	最严重的不适或疼痛

引自 Dean E. Mobilization and exercise. In Frownfelter D, Dean E (eds), Principles and Practice of Cardiopulmonary Physical Therapy, 3 rd ed. St. Louis: Mosby, 1996, p. 282.

这些量表要求个人主观评估他们在运动或活动中花费多少努力，更高的评级表明更大的努力。类似的量表也被用来评估运动时的呼吸困难(breathlessness)、疲劳、不适或疼痛(表2-5)。在自感用力度等级的临床使用中，许多老年人倾向于过度评价他们运动中心率提示的生理压力。临床医生根据自感用力度等级推荐老年人适当的运动来保证活动安全性，他们认为这个方法很好。

运动试验报告

标准化运动试验报告(exercise testing protocols)适用于评估老年人心血管系统的健康状态和运动耐受性。除非特定临床环境或相关肌肉骨骼的功能障碍(如：平衡问题、关节炎、下肢肌肉无力)排除了这种类型的测试，不然的话，“金标准”平板实验、功率自行车或台阶试验可用于评估老年人心血管表现。能行走一段距离的患者，可以选择 1.6 km(1 mi)步行试验和 6 分钟步行测试。不能安全地在跑步机、功率自行车或通过行走距离来测量的个体，坐在椅子上也可以进行简单的台阶试验。

坐位台阶试验前，在测试期间的预设点、运动完成时的短暂点和刚从运动中恢复的时间点仔细监测心率和血压，可以为任何老年患者提供心血管功能的综合情况。这一信息在临床决定和计划制订中被证实是非常重要的。相似的，康复期间，在训练前、中、后仔细监测心率和血压，让临床医生对受限成人的反应与期望的反应进行比较。正常运动诱发的心血管反应包括在运动中缓慢上升的心率、上升的收缩压和小幅上升的舒张压(如果有的话)。对于功能受限的老年人，在刚刚锻炼后的恢复期间，心率和收缩压应该恢复到训练前水平，在运动过程中有大约 50%的变化。训练和恢复过程中，血压和心率乘积变化的情况可以更详细地描述心血管的反应。

不能耐受坐位 30 分钟，或坐位下重复 10 次简单的下肢训练后就呼吸急促，或 5 分钟坐位台阶试验后就疲劳，那么期望这些严重受限的个体充分参与步态和平衡训练是不合理的。以 90%或更高的最大靶心率来运动的老年人，他们要如何真正地向做功的组织输送更多氧气？简单、熟悉的任务也剧烈做功的受限个体，严重限制了能量的储备；他们在集中注意力处理治疗师的指导和支持肌肉的活动上有困难——这些是运动学习(motor learning)新技能时所必需的组成部分，例如佩戴假肢的步态训练。在这种情况下，首先要强调的是改善心血管情况和提高能量储备，这样穿戴矫形器或假肢的功能训练才更可能取得成功。

体能训练(physical performance training)

用于年轻运动员的训练原则也同样适用和被应用于虚弱或受限的老年人，他们可能正从需要使用假肢的截肢或需要使用矫形器的神经肌肉、肌肉骨骼疾病中逐渐恢复。虚弱个体训练的主要目标是：①形成工作所需的足够的有氧能力(aerobic capacity)；②确保完成工作的有效肌肉功能。这些理念可以指导任何一个康复疗程，以及随着时间推移而不断改进的康复计划。对改善健康的运动和与年龄相关的心肺功能生理改变的理解，能为运动处方提供基础，但这也基于特定老年患者的现有运动耐力而个性化定制。这一策略可以优化老年人在康复过程中的表现和恢复。

对于因卧床、急性疾病或久坐不动而功能受限的老年人，改善他们运动(exercise)和活动中心肺反应的有效策略是从使用大肌群，尤其是下肢的持续交替热身运动开始。这类活动的目标是提高前负荷和每搏量；尽管在心率、心脏加速反应和压力感受敏感性方面有与年龄相关的限制，但通过这种训练方法获得的任何每搏量的增加，仍可以帮助老年患者将心血管功能最大化。

对于健康年轻人而言，推荐的有氧训练和耐力(endurance)训练方案至少每周 3 次，每次 30～60 分钟使用大肌群(跑步、骑车、游泳、快步走)的活动，并保持靶心率范围在个体最大可达心率的 60%～80%。但是这对正处于急性疾病、习惯久坐恢复期，或正应对与年龄、病理相关的心脏或肺功能障碍的老年人而言是不合理的。有证据表明，对功能受限的老年人，功能能力方面较慢、较显著的改善可以在锻炼强度低至最大心率 40%时发生。尽管高频率、高强度的运动能最大限度地提高做功能力(VO_{2max})，但高强度、较低频次或低强度较高频次的运动也能产生积极的耐力训练效果。老年人参与常规耐力训练，且能改善氧摄取和肌肉功能的证据在持续增加。

除了有氧训练，康复计划还包括关注灵活性的训练。老年人伸展和灵活性训练的目的之一是维持和恢复任何受限的关节活动，否则会损害基本功能。随着躯干和胸腔灵活性的提高，更有效的膈膜对线和弹性回缩力改善的胸壁，将对肺活量、吸气储备量和最小的残气量有积极的影响，并降低呼吸的做功，促进通气(ventilation)。对于佩戴下肢矫形器或假肢的节能步态而言，基本的活动范围是极其重要的。髋、膝、踝关节的挛缩影响矫形器和假肢部件的对线，在步态中常会产生更大的摆动和更小的步幅，明显增加了能量消耗和步行做功。

一旦有氧训练足够为周围肌肉组织供氧，就可以开始肌力训练。评估周围组织氧化的充分性可能包括运动前、后监测远端肢体的颜色，并且观察运动过程中是否有抽筋或跛行。适合判断运动强度和持续时间的最敏感指标之一，是在呼吸频率或呼吸急促没有显著上升的情况下活动能否增加；呼吸频率(respiratory rate)的一个有力刺激是运动组织的 pH，在无氧运动中，pH 随着乳酸形成而下降。

康复训练中包括力量训练时应该考虑两个因素：第一，对功能性独立所需的运动任务，是否有足够肌肉力量保证其持续性和安全性(包括使用辅助设备)。第二，肌肉是否足够强大到能提供轻至中度活动强度的日常生活活动所需的最大摄氧量？对于许多已经丢失肌肉组织的老年人而言(无论是废用、久坐的生活方式，或者是由于近期的健康问题限制了活动)，产生更多肌肉力量能增加体重，提高基础代谢率，改善整体健康状况和功能状态。

步行的能量消耗

在直立双下肢行走的步态中，人体能有效地节能。躯干和四肢肌肉由中枢神经系统控制，以精确的循环周期使身体向前移动，同时保持动态平衡，调整步幅和步行速度来应对任务的限制和需求、重力以及行走发生的环境特征。在摆动相，向前行走的足部抬起到刚好足够廓清，支撑侧臀部和下肢肌肉的活动保持骨盆水平、躯干直立，最大限度地减少身体重心的垂直位移。身体节段间正常关节运动和骨运动的关系保证了静态平衡和放松行走时有一个狭窄的支撑面，手臂交叉摆动对抗性地平衡了下肢的动态摆动，最终确保重心在最小的摆动范围内向前行进。步行的能量消耗很大程度上与肌肉做功来维持重心在最小的垂直和摆动移位内向前移动有关。

自选步行速度

由于自选步行速度(self-selected walking speed)与心血管、肺、肌肉骨骼和神经系统的作用相关，所以它反映了人体的整体健康状况和功能状态。步行速度被认为是一个重要信号，它不仅能体现目前的功能，而且也能预测功能退化、不良健康事件和发病率、住院时间、出院后的转归及死亡率。尽管自选步行速度会随着年龄的增加而减小，但多项研究表明，即使在 90～100 岁时，健康老年人也能以 1 m/s 或以上的速度行走(表 2－6)。一般步行速度的数值对于生活在社区中且移动受限、身体虚弱的老年人而言也是可行的。研究表明，提高步行速度是功能性储备的一个指标。

步行速度可以用秒表和 20 m 或 6 m 的走道快速可靠测量。指导测试者在整个走道上行走，但只计行走中 2/3 距离的时间(10 m 或 4 m)，这样速度更稳定，加速(开始时)和减速(结束时)的影响最小。对于截肢、卒中(stroke)和脊髓损伤(spinal cord injury)以及身体虚弱或其他神经疾病的个体而言，其信度较大。对于生活在社区中有认知障碍、髋部骨折的个体来说，据报道最小可检测差异在 0.08～0.1 m/s。报道显示卒中后行走速度的最小临床差异为 0.16 m/s。步行速度已被成功用于评估认知障碍及髋骨折患者的干预效果。

影响身体节段对线、肌肉连续活动精准控制或肌肉收缩效率的任何肌肉骨骼或神经、肌肉病理疾病，都会增加步行耗能(energy cost of walking)。随着垂直位移和摆动的增加，以及步态偏差的发生，即便存在外部的移动力矩，肌肉也必须更加用力地做功以保证重心向前移动。当肌肉做功增加时，心肺系统对生理需求的反应随着心率、每搏输出量和呼吸频率的增加而增加。任何能增加下肢重量或改变下肢运动的

表 2－6　生活在社区的健康和移动受限老年人的一般自选步行速度和快速步行速度[以 SD(m/s)来描述]

研究员		Chui 等		Bohannon		Steffen		Lusardi 等	
人群		健康		健康		健康		移动受限	
性别	年龄组	SSWS	FWS	SSWS	FWS	SSWS	FWS	SSWS	FWS
女	60～69	—	—	1.30(0.21)	1.77(0.25)	1.44(0.25)	1.87(0.30)	1.24(0.12)	1.81(0.17)
	70～79	1.34(0.26)	1.69(0.32)	1.27(0.21)	1.79(0.28)	1.33(0.22)	1.71(0.62)	1.25(0.18)	1.80(0.26)
	80～89	1.05(0.12)	1.44(0.17)	—	—	1.15(0.21)	1.59(0.28)	0.80(0.16)*	1.20(0.29)
	90～99	0.80(0.17)	1.05(0.22)	—	—	—	—	0.71(0.23)[f]	1.05(0.32)[f]
男	60～69	—	—	1.36(0.21)	1.93(0.36)	1.59(0.24)	2.05(0.31)	—	—
	70～79	1.55(0.58)	2.19(0.78)	1.33(0.20)	2.08(0.36)	1.38(0.23)	1.83(0.44)	1.25(0.23)	1.94(0.26)
	80～89	1.30(0.15)	1.75(0.21)	—	—	1.21(0.18)	1.65(0.24)	0.88(0.24)*	1.29(0.38)*
	90～99	1.10(0.38)	1.55(0.66)	—	—	—	—	0.72(0.14)[f]	1.27(0.13)[f]

*在样本中，29.4%老年人在行走时通常使用有轮助行器、标准助行器或手杖。
[f]在样本中，58.8%老年人在行走时通常使用有轮助行器、标准助行器或手杖。
FWS，快速步行速度；SSWS，自选步行速度。

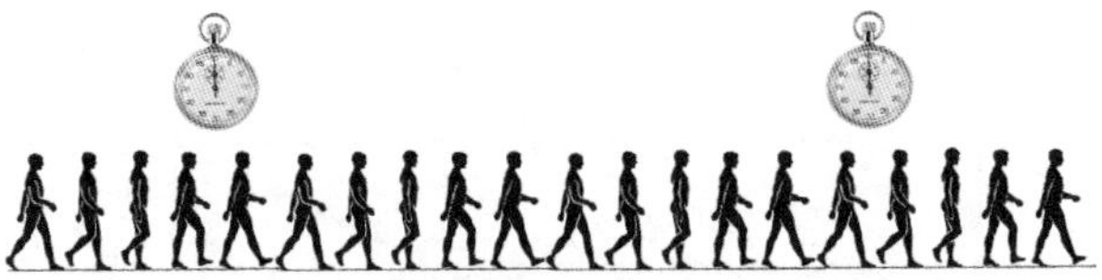

加速区	计时行走区	减速区
1 m	4 m	1 m
5 m	10 m	5 m

图 2-6　自选步行或快速步行速度的评估策略计时区是中间 10 m(行走 10 m)或 4 m(行走)，允许在两端加速和减速，使稳定状态的速度更准确。

矫形器或假肢，都极有可能增加行走的做功量。然而，对于有截肢或神经肌肉功能障碍的人来说，使用适当的假肢或矫形器行走，可能比不穿戴任何辅具行走的耗能更小。

评估步行的能量消耗

只有在最严谨的研究实验室环境中，才能用直接测热法评估生理能量消耗，否则不太现实。取而代之的是，在研究和临床应用中，发现一些有信度和效度的间接指标可以评估能量消耗和步态效率。其中包括计算步行时的耗氧量(oxygen consumption, VO_{2max})和氧气消耗(oxygen cost)，检测血液乳酸(lactate)水平，计算步行的生理消耗指数(physiological cost index, PCI)，以及在活动期间监测心率和呼吸频率。

耗氧速率和氧气消耗

能量和步态效率最精确的间接测试是使用特殊的设备(如：便携式肺量计或 Douglas 袋)监测通气容积、测量身体活动中摄入的氧气量和呼出二氧化碳量。这种类型的测试通常在受试者或患者行走时、在跑步机或轨道上跑步时，或在固定自行车上进行周期性训练时完成。单位体重每分钟内消耗的氧气量[ml/(kg · min)]为耗氧率(O_2 率)，在任何给定的时间内提供训练强度的指数。当相对于年龄的最大心率接近或达到时，最大摄氧量是最高的吸氧比率，由运动测试进行到自觉疲劳时的量确定。

如果在步行中耗氧量低，那么该个体能行走较长距离。如果是高的，那么功能性步态的距离可能受限。步行的氧气消耗由步行速度下的耗氧量决定。耗氧量是衡量步态效率的一个精确指标，即行走在标准距离上的耗能。目前，研究人员对使用假肢或矫形器时的氧气消耗的认识大多基于步行的有氧率和氧耗的研究。

血清乳酸(serum lactate)

血清(serum)二氧化碳和乳酸水平作为无氧代谢产物的指标，可以通过对它们的监测来评价步行的能量效率。步行中肌肉收缩所需的能量[三磷酸腺苷(ATP)]可以从有氧氧化和无氧糖酵解途径的组合中获得。依赖氧传递到活性肌细胞的有氧氧化途径(aerobic oxidative pathway)是最有效的能量来源，产生的 ATP 几乎是无氧过程的 19 倍。在健康人群中，这种有氧过程大大超过了放松行走的能量需求。如果有氧氧化过程满足了运动或活动的能量需求，那么运动就能维持较长的过程，疲劳程度也相对较低。当活动变得费力(步行速度或行走表面倾斜度增加)，能量需求超过了有氧氧化的供氧能力时，额外能量则通过无氧代谢过程来提供。据报道，在健康、未经训练的人群中，这种无氧代谢的转换开始于 55% 最大摄氧量的做功水平；但在高度受训的运动员中，可能开始于 80% 最大摄氧量。

当氧输送的能力受久坐不动的生活方式、心肺或肌肉骨骼病理疾病影响时，无氧糖酵解成为低强度工作水平的主要能量来源。无论何时，只要无氧途径是能量的主要来源，就会出现乳酸和二氧化碳水平增加、血液的 pH 降低、呼吸交换的比率(CO_2 的产生/O_2 的消耗)增加。在这种情况下，维持活动的能力受限，当做功增加时易早期产生疲劳。血清乳酸水平最常用于使用复合型矫形器/功能电刺激系统辅助脊髓损伤患者移动的研究。

心率和生理消耗指数

据报道，在儿童和健康成人的步态中，心率(HR)和耗氧量之间在各种行走速度下均有较高的相关性。虽然这个结果建议心率监测可以替代耗氧量，但基于本章节之前讨论的有关与年龄相关的心肺功能变化，在老年人中应该谨慎使用。对于一直接受药物治疗的老年心脏病患者，将进一步减弱心率反应，这对他们而言尤其重要。在这些情况下，心率和收缩压乘积或生理消耗指数可能是更合适的步行耗能(energy cost of walking)指标。

生理消耗指数计算如下：

生理消耗指数
=(行走时心率 − 休息时心率)/ 步行速度

测试每米的心跳，生理消耗指数反映了行走的费力程度；低数值提示节能步态。生理消耗指数最初用于评估风湿性关节炎和类似炎症性关节疾病患者步行受限的状况。据报道，在 3～12 岁的儿童中，自选或更合适的步行速度下的平均生理消耗指数是每米0.38～0.40次。一般青少年和年轻成人正常步行速度的生理消耗指数在每米0.3～0.4次。在一项年龄>65岁健康老人的研究中，行走在10 m平坦走道上的平均生理消耗指数是每米0.43次(SD=0.13)；而在运动平板上行走时平均生理消耗指数增加到每米0.60次(SD=0.26)。

生理消耗指数已经用于评估不同辅助设备对步行能力的影响，评价神经肌肉电刺激对老年人和偏瘫儿童步行及跑步能力的长短期影响，评估脑瘫儿童整形外科手术的效果，并评估脊髓损伤患者使用交互步态矫形器/功能性电刺激系统的疗效。正常儿童及经胫骨截肢儿童PCI、最大HR百分比和含氧量(r=0.9 dl，P>0.005)之间的高度相关性，支持PCI作为儿童能量消耗指标的信度。一项对使用微处理器控制大腿假肢的年轻人进行的类似步行能量消耗的研究表明，作为步行耗能(energy cost of walking)指标的摄氧量，PCI与之有可比性。PCI也被用于比较不同类型大腿假肢接受腔的步行耗能(energy cost of walking)，以及评估姿势控制的膝关节矫形器的疗效。

对重复测量PCI值变化的研究提出了关于其准确性和对步态耗能变化敏感性的问题。对研究人员而言，虽然PCI和"金标准"的耗氧量、氧消耗之间的关系不够大，但对缺乏必要资源来直接监测耗氧量和氧消耗的临床医生而言，PCI仍然是评估步行耗能和评估矫形器或假肢康复效果的一个重要工具。

自选步行速度的能量消耗

步行耗能的需求随着年龄和步行速度而变化。耗氧量在儿童时期是最高的，在健康成人和老年人中减少到大约12 ml/(kg·min)。当步行时的耗氧量用VO_{2max}的百分比表示时，会呈现一张稍有变化的图片。对于健康的、未经训练的年轻成人而言，在舒适的步行速度下其耗氧量是32% VO_{2max}；而以相同速度行走的老年人，其耗氧量可能高达48% VO_{2max}。对于功能步态，如果是长距离或长时间步行，耗氧量必须少于个体50% VO_{2max}，以便有氧氧化作为主要的能量来源。在舒适的步行速度下，老年人比年轻人更容易达到无氧代谢的临界值。如果叠加某些形式的步态障碍，增加的步行能量消耗和做功将转换到无氧糖酵解过程，除非在康复计划中包括了心血管调节的项目。

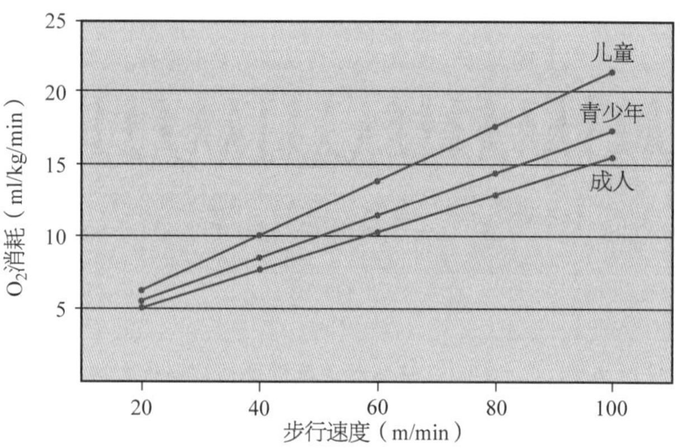

图2-7 步行速度与耗氧量之间的关系(O_2比率)。儿童和成人(20～80岁)之间O_2比率的差异一部分归因于身体成分上的差异[引自Gait-velocity Regression Formulas reported by R. L. Waters. Energy expenditure. In Perry J, Burnfield JM (eds), Gait Analysis: Normal and Pathological Function. Thorofare, NJ: Slack, 2010. pp. 483-518]。

对于没有神经肌肉或肌肉骨骼损伤的人而言，步行耗能和步行速度之间呈线性相关(图2-7)。正如氧气消耗(O_2率/速度)所显示的，个体自选或习惯步行速度下的步态是最高效的；无论步行速度变得更慢或是更快，能量消耗都会增加。多数肌肉或肌肉骨骼损伤患者，其习惯步行速度常常要慢许多，这是在步行时将能量消耗降到最低的策略。然而由于速度慢，就需要更长的时间来完成指定的行走距离。任何降低步行速度的损伤都会导致氧气消耗增加，即使耗氧量尚接近正常。

假肢或矫形器的重量和设计也决定了步态训练的能量消耗。增加的重量对步态能量消耗的影响，取决于负荷所在位置：重量加载在躯干(如：沉重的背包)比加载在踝关节周围，对步行时含氧率的改变小。这强调了尽量减少下肢矫形器和假肢重量对确保步行耗能在有氧能力范围内的重要性。

穿矫形器行走

当讨论穿矫形器的步行耗能时，重要的是要记住，有明显神经肌肉或肌肉骨骼损伤的患者，不穿矫形器行走时的耗能一般比穿恰当矫形器行走的耗能更高。

当戴石膏或矫形器行走时，能量消耗的决定性因素之一是矫形器在踝、膝、髋关节的限制度以及行走速度上的相关变化。对于因穿石膏或矫形器而膝关节活动度受限的患者，步行耗能可以通过为对侧下肢配制促进摆动肢廓清的鞋垫来降低。

对于脊髓损伤(spinal cord injury)的人而言，无论年龄大小，功能性步行的潜力取决于四个条件：使用交互步态模式的能力，躯干稳定的充分性，至少合理的两侧屈髋肌力，至少一侧下肢有适当的股四头肌肌力。这相当于步行运动指数得分可能是 18～30 分，或“好的”下肢力量占 60%。在这种情况下，步态训练可能是踝足矫形器（ankle-foot orthoses，AFOs）或 AFO 与 KAFO 结合应用。脊髓损伤在中至下胸椎水平、AMI 得分低于 60%的患者，常需要双侧膝踝足矫形器、Lofstrand 拐或腋拐，并运用摆过步行走。Waters 等报道了 AMI 分值和步态速度间接近正向的线性关系，以及 AMI 分值与含氧比例（%高于正常）和氧气消耗间的反向曲线（curvilinear inverse）关系。对具有功能性步行潜力的脊髓损伤患者，康复出院后持续进行的心血管锻炼可以改善步行效率，可以从较低的耗氧量和提高的行走速度上反映。功能性电刺激增强数倍的交互步态矫形器和“节段式步行器”，也使中、上胸段受伤的人进行改良步行成为可能。上肢在摆动相使用拐杖推动身体向前和在支撑相维持直立姿势时的剧烈做功会消耗很多能量，不管怎样，这的确限制了作为主要移动方式的功能性步行。

与卒中和其他神经肌肉损伤有关的运动功能障碍，往往会降低行走速度，其减慢程度取决于神经肌肉损伤的严重性。由于异常的运动模式和受损的姿势反应会影响行走周期和动态流畅性，用来保持直立和向前移动的更高水平的肌肉活动会增加步态耗能。降低步行速度是将耗能保持在生理限制内的一种功能性策略。低速行走的卒中患者，他们的耗氧率（消耗）接近以习惯步速行走的老年人；然而，氧气消耗明显更高。当与相同步速的健康人相比时，佩戴 AFO 的偏瘫患者多出 52%的能量消耗；当他们不穿矫形器时，其耗能比无受损步态增加超过 65%。

穿假肢行走的做功

佩戴假肢步行的步态和耗能特征与截肢（amputation）的病因及水平有关。穿假肢行走的下肢截肢者，不管是何种原因截肢，他们的步行速度、步幅和节奏通常比没有损伤的人要慢很多，但是创伤性截肢的患者往往比血管性截肢者行走得更快。此外，假肢步态的生物力学和能量效应随着截肢水平的上升而减少。因此，对膝关节解剖位的保存变得尤其重要。

Waters 及同事们的一项经典研究证明（表 2-7），创伤性截肢的年轻人，其步行速度、耗氧率和氧气消耗都相当接近 Perry 所报道的正常值。对于创伤性

表 2-7　假肢步态的步行速度、耗氧量和氧气消耗：单侧截肢的病因和水平的比较

病因和水平	创伤性		血管障碍	
参数	小腿截肢	大腿截肢	小腿截肢	大腿截肢
Waters 等，1976				
步行速度（m/min）	71	52	45	36
耗氧率[ml/（kg·min）]	12.4	10.3	9.4	10.8
氧消耗[ml/（kg·min）]	0.16	0.20	0.20	0.28
Torburn 等，1955				
步行速度（m/min）	82.3	—	61.7	—
耗氧率[ml/（kg·min）]	17.7	—	13.2	—
氧消耗[ml/（kg·min）]	0.22	—	0.21	—

大腿截肢或血管性截肢者，减慢步速可以维持耗氧量接近于正常成人的步态；然而，氧气消耗则远远超出正常值 0.15 mg/（kg·m）。尽管 20 年后，Torburn 及其同事报道的步行速度高了更多（最可能的原因是在研究期间，假肢部件生物力学方面的进步），但创伤组和血管障碍组之间表现的差异仍是一致的。其他研究表明，小腿截肢个体的假肢步态氧气消耗比正常人高 16%～28%，而大腿截肢者则比正常人高 60%～110%。虽然在假肢步态中，步速和耗氧率（消耗）间的关系是线性的，就如未受损的步态一样，但坡度明显更大。这种关系的临床意义是，在任何步行速度下，截肢患者的耗能比率和心脏做功都更高，从有氧代谢到无氧代谢的临界值在更低的行走速度下就能达到。

创伤性和血管性截肢后，假肢步态表现的差异可能有多种解释。血管性截肢者一般要比创伤性截肢者年龄大，不同的表现可能是由于年龄相关的改变和当前血管性截肢组的心血管疾病。对于许多年龄较大的血管性截肢患者，穿假肢行走的能量来源可能是无氧代谢途径，而不是更有效的有氧代谢途径。对于创伤性小腿截肢的年轻人，因为近端肌肉群更长时间、更高强度的做功弥补了踝关节的缺失，强大的心脏和呼吸功能储备能力（functional reserve capacity）能满足他们使用假肢而增加的代谢需求。

更重要的是，对于大多数单侧小腿或大腿截肢者，不论截肢的年龄或病因，穿假肢的步行耗能比不穿假肢而使用手杖或助行器的耗能少很多。对于大多数小腿截肢的新患者而言，截肢前的行走能力是术后佩戴假肢对增加的步行耗能耐受性的最好指标。对于大腿截肢合并心血管或呼吸系统疾病的年长患者，以及双侧大腿/小腿或双侧大腿水平截肢的患者，

可能更适合轮椅移动。

自20世纪90年代以来，发展动态反应（储能）假足（prosthetic feet）和节奏-响应以及微处理器控制假膝关节，在降低假肢步态能量消耗上有明显的效果。大多数动态反应假足的弯曲龙骨是模仿正常踝关节活动而设计的，支撑相通过受压而储存的机械能量，在支撑末期被释放以提高推进力。然而，不同假足的设计对能源消耗的影响程度尚未清晰。对小腿截肢的成人而言，与其他四种储能和SACH足相比，飞毛腿（flexfoot）的功能可能更像解剖学的踝关节，但要注意到他们的步幅、速度或耗能也稍有不同。虽然大多数动态反应足的材料和设计可以使小腿假肢者能跳、跑，或用两腿交替步态爬楼梯，但这些活动对使用传统SACH足的患者而言仍有困难或不可能完成。此外，许多小腿截肢者在白天长时间穿戴假肢，在使用动态反应假足长时间行走时也不感到太疲劳。

总结

了解正常的心肺功能，以及由于久坐不动的生活方式或病理状态而导致的老化，为康复专业人士帮助需要依赖矫形器或假肢行走的患者提供必要基础。本章回顾了心肺系统的解剖和生理，关注老年人与年龄相关的变化、能量消耗，以及有氧运动的原则。

心肺系统的最佳性能受三个相关因素影响。第一，患者必须有足够的躯干灵活性和移动性来获得有效的、不受限的通气（ventilation）。第二，为了有效地执行功能任务，必须具备四肢和关节的灵活性。第三，个体必须有足够的肌肉、肌力和耐力（endurance）来支持心脏活动和功能表现。通过回心血量和避免不必要的增加后负荷的活动（如等长肌肉收缩和代偿机制）来改善前负荷即时的、持续的干预，可显著提高老年人的行为表现。在这种情况下，随着长时间的热身运动（exercise），降低的肾上腺素受体敏感性也得到了补偿，老年人能完成与年轻人相似的身体活动，对获得积极康复疗效的功能性康复过程也至关重要。

步态能量消耗和效率受到衰老、久坐的生活方式以及改变步行运动控制或生物力学的神经肌肉和肌肉骨骼损伤的影响。虽然限制关节运动的矫形器增加了未受损个体的能量消耗，但同样的矫形器对神经肌肉损伤个体更有效。假肢步行效率的决定因素包括截肢的程度和病因。当使用矫形器或假肢时，降低步速有助于维持耗氧量接近正常水平；然而正如氧气消耗所提示的，这往往会影响步行的整体效率。注意心血管训练的原则，包括监测对运动的反应，使患者获得合适的挑战，从而优化康复计划的效果。

第3章
矫形器和假肢康复中的运动控制、运动学习和神经可塑性

Motor Control, Motor Learning, and Neural Plasticity in Orthotic and Prosthetic Rehabilitation

Michelle M. Lusardi, Donna M. Bowers

学习目标

1. 讨论当前运动控制模式的优势、劣势和应用的情况。
2. 比较和对比当前运动学习(motor learning)理论的原理。
3. 讨论脑损伤后,以增加神经可塑性(neural plasticity)的运动控制和运动学习理论为基础的物理治疗干预的作用。
4. 在设计矫形器或假肢患者的治疗干预中的实训原则。
5. 对使用矫形器或假肢的患者,在训练情况下适当地使用追加反馈(augmented feedback)。
6. 描述心理练习和意象对使用矫形器和假肢患者技能习得的作用。

为什么要考虑运动控制、运动学习或神经可塑性?

物理治疗师帮助运动障碍患者改进或调整他们的运动方式,以便他们能安全、有效、满意地进行高质量的生活所必需的功能性活动。任何生理结构和身体系统中的不同障碍都可能导致无效或异常的运动模式,并影响个人完成活动及有效参与家庭、社会生活。

一些潜在原则影响了人们目前如何移动的想法。第一,运动以目标为导向:在生活自理、其他日常生活或休闲活动中,人们运动是为了完成任务或活动。第二,有许多不同的方法来完成活动:中枢神经系统(CNS)在环境中利用可行的生理资源组织肌肉和身体完成既定任务;没有单一"最佳"的移动方式。第三,每个人都已形成优先的移动方式:虽然有许多可行的移动策略,但人们往往以其身体特征最有效的方式移动。然而,优先的移动方式并不一定是最佳的移动方式。例如,缺乏生物力学效应组织或受压组织的优先移动模式可能会导致重复性运动损伤,甚至出现炎症或永久性组织损伤。总之,越来越多的证据表明,适当的干预可促进神经可塑性(neural plasticity)、促进中枢神经系统的恢复。

当存在肌肉骨骼、神经肌肉或心肺系统损伤时,个体参与运动的资源可能被改变或限制。因为运动以目标为导向,那么功能受损者将找到完成运动目标的另外一种方式,通常是低效、异常的运动策略。这些策略在临床上诊断为运动功能障碍。随着时间的推移,使用无效、异常的运动模式可能导致炎症、组织重塑甚至畸形。例如,卒中恢复期患者在步行时,下肢"异常"的伸肌协同作用可提供支撑相的稳定,但会损害摆动侧肢体的向前行进,从而导致代偿性的划圈或跳跃步态。异常张力可能会导致习惯性的足跖屈,最终造成马蹄畸形。有些膝关节或后背疼痛者,在坐站之间的行走和移动时会改变这些关节、肢体或躯干的使用方式。随着时间的推移,这些人可能在近端或远端关节形成继发的肌肉骨骼问题或身体受限,并加重其运动障碍。有疼痛、呼吸急促或疲劳感的人(无论是因疾病或不适应)会选择不太激烈的活动以便"保存"能量,反而使活动更加受限,产生影响灵活性的软组织紧张,肌肉群萎缩从而限制了功能。担心疼痛、摔倒或受伤的人也可能限制身体活动,并在生理

能力和资源方面也有类似的衰减。

物理治疗师和作业治疗师使用各种类型的治疗活动(如力量训练、耐力项目、灵活性训练、平衡活动)以及功能训练(常使用辅助器具、移动辅具、矫形器、假肢),其目的是最小化运动功能障碍、修复和适应潜在的损伤。为了有效干预,康复专业人员必须了解运动的原则和运动对人体的影响。他们必须了解矫形器、假肢或辅助器具的使用目的,以及如何设计促进或限制运动和功能的辅具。如果康复专业人员的目标是帮助运动失能的个体学习更有效的方式来完成对其而言重要的事,那就必须了解学习的过程,包括认知水平和运动水平,并将所理解的知识整合到他们的计划和实施的干预措施中。

本章节概述了近期关于运动控制的最新理论,即动态系统的观点。本章节还将回顾运动学习的原则,思考实践、追加反馈(augmented feedback)和心理意象作为工具能辅助形成新的或适应性的运动能力。本章节也涉及以运动控制和运动学习为基础的物理治疗(physical therapy)干预,将如何促进脑损伤后的神经可塑性(neural plasticity)和恢复。本章末尾的案例研究是为帮助读者对运动控制和运动学习原理的理解,并整合到运动失能干预的设计中。

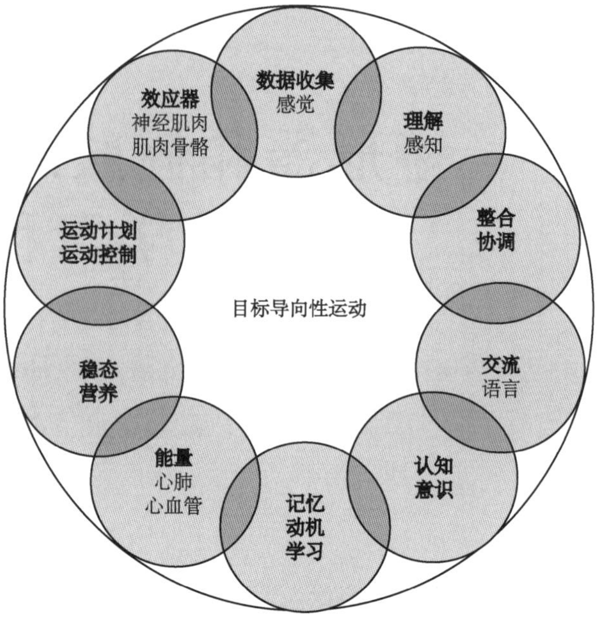

图 3-1 有助于个体实施目标导向(功能性)运动的身体内在相互作用的生理系统。用于监测环境及运动过程中身体姿势和状况的感觉和知觉系统。整合、协调、认知、记忆、动机和计划系统共同运作,来决定如何最好地实施、纠正或适应目标导向性任务才能最终成功。稳态、营养和能量系统预测生理需求,确保满足任务所需的氧合葡萄糖的供应。神经肌肉系统精细的协调姿势控制、张力和募集,可使骨骼肌系统(musculoskeletal system)有效地达成运动目标。运动反应前、反应期间和正在反应时生理系统之间持续的沟通和相互作用,让前馈和反馈都能瞬间影响任务表现。

运动控制理论

传统上,人类运动从两个截然不同的领域进行研究: 神经生理控制方法和运动行为方法。传统的神经生理学方法采用以中枢、周围神经系统的发展与感觉运动系统相互作用为基础的等级控制系统来解释运动。运动行为方法很大程度上从心理学角度解释运动表现。仅仅在过去数十年中,这两个领域的研究相互作用,带来了关注人类运动的新理论,更全面地解释了人类的运动和表现。最近,越来越多的人强调使用治疗干预来促进作为脑损伤后康复机制的神经可塑性(neural plasticity)。

动态系统的观点

康复专业人员视人体为一个有许多相互作用的成分和子系统(图 3-1)的复杂生物系统,这些组织间有无数种方式共同运作来完成以目标为导向的运动行为。因为人体是动态的、自适应的、内在复杂的子系统的集合,所以通过实践经验,运动行为和移动方式会变得更高效: 运动控制系统可以从一系列复杂的可能性中持续产生简单并组织良好的运动。运动控制的动态系统理论以理解不同类型的身体系统均共有的行为为基础: 随时间改变的能力、对已有习惯性倾向以及运动发生情境的适应能力。人类运动系统中有着巨大的"运动丰度(motor abundance)";每个人在功能性活动发生的任何环境或情境下,都有各种方法来完成预定的运动目标(即: 解决功能性运动的问题)。

根据运动控制的伯恩斯坦模型(Bernstein's model),个体有能力"在大量可选的轨迹中……做出最合适轨迹的选择"。动态系统理论认为,通过环境与个人运动意愿之间的相互作用,能带来机遇和挑战。与纯粹的物理系统不同,人类的生物系统是一种智能的、有特殊用途的机器,能够即时高效地工作,从而满足许多并行、连续的功能需求。此外,类似人体的生物系统能自我组织;身体各子系统间相互依存和复杂的过程,使神奇的动态结构能形成有效的功能性运动模式。尽管这是一个固有的、多维的生物系统,但人体更倾向于处于相对平衡的状态。这可能是自选步行速度(舒适)的步行周期往往集中在每秒一圈的潜在原因,当步速增加时,大多数人几乎以相同的

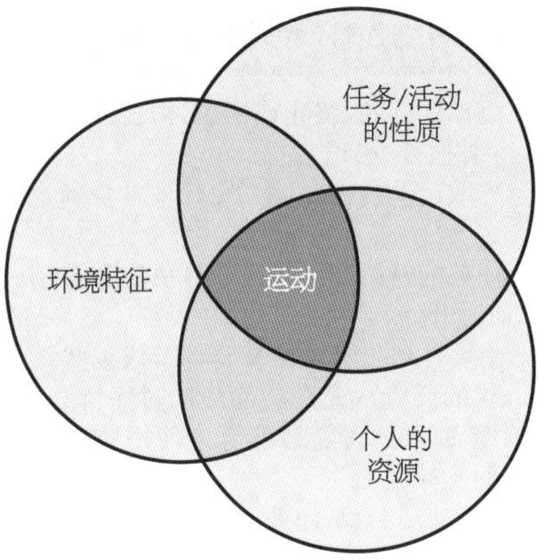

图 3－2　现代运动控制模型：运动产生于个人、环境和任务的相互作用。治疗师必须考虑每个特点、优势和劣势如何影响移动的能力，以及如何在促进运动学习和运动有效性的干预过程中控制每个因素。

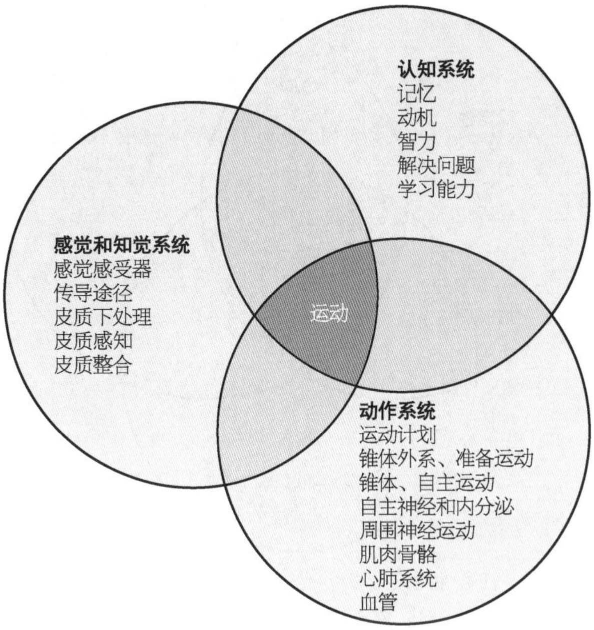

图 3－3　影响运动的个体能力包括感觉/知觉系统、认知系统和动作系统的能力。对于正处于 CNS 恢复中的个体，治疗师必须了解这些系统是否出现了功能障碍，并且考虑干预措施要如何改善这些区域的神经可塑性(neural plasticity)和功能恢复。

速度从走过渡到跑。人体作为智能、动态的生物系统，具有其目的性；在大多数运动行为中，存在有意、以目标为导向、以任务为导向的天性。动态系统模型将意图定义为在运动发生的环境中有目的的行为，能让人体系统组织运动行为达到所希望的结果。机体和环境是相互依存的，都是相对于另一个定义的。虽然物理环境的特征是许多目标导向运动研究的重点，但社会-情绪环境也可能影响目标导向运动的产生。结合个体的意图，再融合机体-环境相互作用的资源，能促进(约束)组织任务导向性运动行为。

Shumway-Cook 和 Woollacott 已经定义运动控制为“调节或指导必要运动机制的能力”。相互作用的系统为个体提供了启动和调节目标导向运动的资源，包括神经系统、肌肉骨骼系统、感觉/知觉系统、心血管和心肺系统，以及认知、学习和记忆系统。人类运动或运动控制是人体系统(伴随其所有子系统)、环境特征、个人参与的具体任务或目标之间相互作用的产物(图 3－2)。那么有目的性且以目标为指导的运动，可以利用已有和已习得的资源，并且受运动发生的环境影响。通过考虑每一个功能性运动的重要因素，康复专业人员可以评估运动障碍的潜在资源，探索替代的运动策略，并适应或改变任务、环境来改善运动结果。

个人能力

在这个运动控制模型中，考虑的第一部分是个人，以及其思考和推理、感知和认知、积极回应或开始运动的能力(图 3－3)。个体的认知能力包括批判性思维和整合概念、组织和延迟满足、赋予活动或环境情感意义/含义、解决问题、存取和使用记忆、管理注意力和专注力(特别是在执行并行的任务时)，以及学习的能力。个人感知能力是接收和处理许多不同类型感觉信息(即数据)，并在皮质下和皮质水平整合此类数据的能力产物。个人的行动能力包括在皮质和皮质下水平上运动计划和改善运动的能力，小脑的错误控制系统，锥体和锥体外系运动系统，神经肌肉、肌肉骨骼、心肺/心血管的“效应器”系统。

为了说明个人能力如何影响运动，想象一下，联盟棒球赛后走向自己车子的两个人，他们要穿过一条稍有倾斜和稍不稳定支持面的砾石停车场。一个人患有糖尿病多发性神经病变常见的“袖套感”和运动损伤，另一个人为庆祝团队胜利而喝了太多啤酒，使他的思维和运动行为效率低于平常水平。在返回车辆时，两个人都可能表现出低效的姿势反应和不稳定的步态模式，但原因却各不相同。糖尿病神经病变患者感觉采集到的数据质量可能不足以准确地感知环境状况，并且由于远端无力，她的运动模式可能无法应对倾斜、有些许砾石不稳的地面所带来的挑战。醉酒的人感觉系统具有正常的数据采集能力；然而，与饮酒有关的认知功能(判断力和感知力)短暂性损伤与低效的“错误控制”，共同导致了与环境要求不符的运动行为。两名棒球迷都可能会摔倒、以较宽的支撑面行走，或走向汽车并伸手拿硬物支持，但这种运动结果的潜在个体原因是完全不同的。

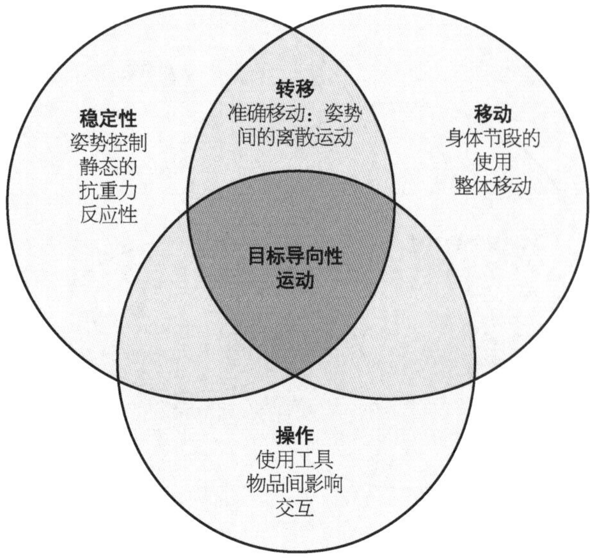

图 3-4 任务性质或组成也会影响运动的产生：任务可以包括或合并稳定性、转移、运动目标和工具或物品的操作。

任务的性质

任务是整体结果或运动行为表现的第二个重要成分。功能性任务可能需要个体组织目标导向的运动来解决以下一个或多个运动控制的目标(图 3-4)：

- 维持或调整抗重力姿势(静态的、预想的或反应性姿势控制)。
- 从一个稳定的姿势转换到另一个(准确的移动;如：从坐转移到站)。
- 在空间中移动一个肢体或整个身体(如：伸手、举起、拿、行走、爬楼梯、在斜坡上走、躲避障碍物、跳跃、奔跑)。
- 使用或操作适合任务的工具(如辅助器具、日常生活所需的物品)。

任何任务都可以在多个不同的维度或延续中描述：它可以有离散的开始和结点(如：从床转移到椅子)或连续进行(如：行走或跑过很远的距离)。他们包括稳定性或移动性,发生在各种速度的情况下,要求不同的准确度或精准度,并需要不同程度的关注(框 3-1)。在可预计的(封闭的或固定的)环境中完成重复或过度学习的任务,通常是在几乎自动化的水平上进行的,需要很少的注意力;这让人可以将注意力集中在其他优先选择上。在变化的(动态的或开放的)环境中出现的任务,想要成功则必须是灵活、可调整的,并且在活动时需要更高程度的注意力。最后,必须考虑任务的复杂性和对高效任务表现所需的注意力要求。

框 3-1 基于任务属性/性质的运动描述

- 离散性：运动的开始、终止或两者,由任务本身决定(如踏上台阶、穿戴假肢、接球)。
- 序列性：离散运动的有序序列由任务本身确定(如爬上一段楼梯)。
- 连续性：任务的开始和终止由个体决定和控制(如骑自行车,决定何时开始和停止)。
- 稳定性：主要任务目标是维持身体节段姿势(通常是抗重力或对微扰的反应),或在功能活动时保持身体重心在可行的支撑面内(如：为随后熟练地使用肢体,在坐或站时提供安全的支撑面)。
- 转移(准确移动)：主要任务目标是身体从一个稳定的起始位置转移到另一个稳定的结束位置(如：从坐到站的转换,从仰卧转到俯卧,从地板上爬起来)。
- 移动性(mobility)：主要任务目标是通过物理空间移动部位或整个身体(如：在床上滚、走或跑、伸手去拿架子或地板上的东西)。
- 操作(manipulation)连续性：为了成功地完成活动,需要个人使用(操作)物品的程度或与一个、更多外部物品互动的程度(如：穿衣时系纽扣或处理衣物,穿/脱假肢或矫形器,在移动时开门,锁上轮椅的手刹)。
- 自动化：由于任务的高要求(任务的精确程度、误差结果)或任务、环境属性的变化(如缝针线、在结冰的道路上行走、接住扔过来的东西),理解任务的程度、自动化执行的程度以及所需注意力的程度。
- 表现的多样性：个人能够根据不同环境条件或任务约束的变化,调整已习得的任务表现的程度;将已习得的知识运用到相似或不同情境中的灵活性。

另一种理解任务性质的方式(被分解为部分或作为一个整体)是使用 Gentile 运动任务分类(Gentile's taxonomy of movement tasks)来评测或分级(表 3-1)。分类中首先考虑的部分是运动任务的结果目标：任务主要是关注身体稳定性、稳定姿势间的转移或身体在空间中的转移(运动),作为身体稳定性任务的案例,当一侧下肢支撑在假肢侧,或慢慢抬起“完整”肢体放到其前面的凳子或台阶上时,需要考虑个体学习使用大腿假肢来控制髋和骨盆位置的能力。个体的转移性(准备移动)任务可能是练习从不同的座位表面或高度进行坐站活动。同一个体的身体移动性任务可能是通过改变步速、方向或者是在拥挤的公共地方穿行,来学习使用节律反应性假膝。

下一个要考虑的问题是任务是否涉及工具或物品的使用或互动(操作物品是任务的一部分吗?)。例如：在帮助脊髓损伤患者练习坐位姿势控制时,治疗师常以不同的速度、方向接或扔各种重量的气球和球,提供掌握身体稳定性技巧的机会。在转移过程中管理辅助器具(如手杖、拐杖、操作膝关节矫形器锁或膝关节假肢设备)都是移动性运动任务中操作物品的案例。学习使用辅助移动设备(如以四点交互步态

表3-1 学习使用双侧经胫骨假肢的个体治疗活动案例，基于运动任务Gentile分类修订版

		身体稳定性		转换(准确移动)		身体的转移	
		不操作物品	操作物品	不操作物品	操作物品	不操作物品	操作物品
封闭式的环境	不变	在安静的PT治疗室内，穿戴假肢无支持的站立在平衡杠中	在安静的PT治疗室内，穿戴假肢，在无支持的站立下穿上夹克	在安静的PT治疗室内，在有扶手的椅子上练习坐-站转换	使用腋杖在相同的椅子上练习坐站转换	以舒适的速度在平衡杠的长度内行走、转身，并重复	以两点步态的模式在空的走道里拄拐向前行走
	尝试改变	穿戴假肢站立在平衡杠内，跟随指令做斜向重心转换	穿戴假肢站在平衡杠内，接住不同方向和速度的球	轮椅、卫生间和淋浴座位间的转移，随机向左、右移动	在安静的PT治疗室握着满杯水，并在不同高度的座椅间转换	在双杠内练习不同方向和距离的跨步	拄手杖走到关着的门，开门，然后行走通过
开放式的环境	不变	当人们从相似的方向按规律经过时，保持直立站位	在热闹的PT室的一个角落里，反复从同一地点取回一个物体	在康复医院的咖啡馆里，在预制的椅子上练习使用手臂从站立到坐	使用手杖从摇椅的坐位到站立，再回到坐位	在热闹的PT治疗室的角落里，练习上下楼梯	在安静的走道中，使用双侧手杖，接近并登上一段完整的楼梯
	尝试改变	在热闹的公共区域排队时保持直立	在人多的PT治疗室捡起随机丢弃的物品	从电影院座椅上不断站起，使其他人(各种身高和体重)可以移动过去	坐着时侧身，并把毯子放在柔软的床垫上，使子孙们可以爬到床上听故事	在繁忙的公共空间中使用扶手上下楼梯	从车里走到超市门口，推着购物车穿过繁忙的停车场

拄拐行走、在上下楼梯时使用拐杖)是需要物品操作的身体移动性任务的典型例子。

环境特点

Shumway-Cook和Woollacott运动控制模型的最终组成部分是背景、环境情境或目标导向性运动发生的情况(图3-5)。物理治疗师必须测试(并且在干预中有目的地进行)功能性运动发生的环境。运动或其他康复干预发生的物理环境是否舒适？在视觉上是否形成视觉兴趣和视觉刺激，但又不会太分散注意力或具有挑战性？运动任务发生的环境是否可预测(即在一个封闭的环境中)？在执行任务中个体需要监测和回应自身以外的变化的多样性程度和可能性程度如何？治疗师必须考虑人际交往中的社会-情感的环境情境：作为重要活动中技能发展的一部分，个体冒险和犯错时是否感受到被支持和鼓励？情绪环境是否导致因受到负面评价或害怕失败而产生的焦虑？

对于环境变化的治疗性应用，治疗师可以同时考虑宏观环境的影响(如影响任务需求的实际物理环境、治疗设置或家庭成员的参与)以及微观环境的影响(如治疗室中出现的视觉和听觉“噪声”的水平，或患者坐、行走的表面变化)。在单一简单环境中掌握的运动任务不能直接转换到更复杂、更多要求的环境中并安全地呈现。能在物理治疗室中通过一系列训

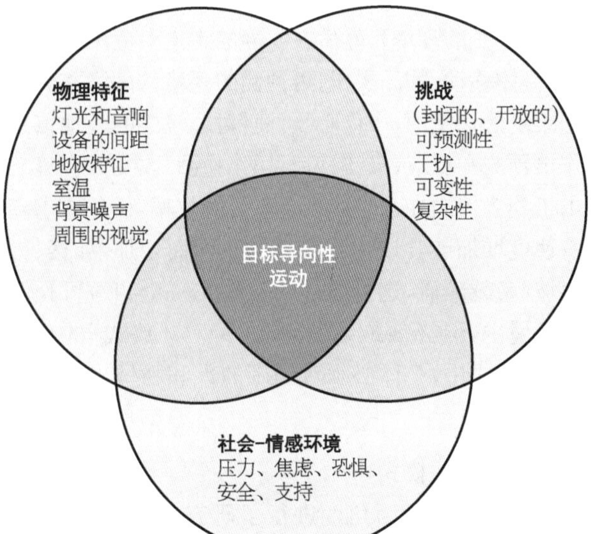

图3-5 考虑到环境对运动表现(motor performance)的作用，治疗师必须理解环境所带来的挑战，社会-情感环境可能影响个人的移动能力，运动空间的物理特征影响个体运动的安全感和能力。治疗师通常通过提供身体上的支持和鼓励来掌控社会-情绪环境，从而创造安全环境，让个体能尝试困难的运动、尝试作为运动学习过程中一部分的失败风险。

练习得技能的卒中或脊髓损伤患者，并不意味着在进入、离开朋友家或邻居聚会时，能在潮湿、盖满落叶、不平整的砖砌楼梯(没有扶手)上同样具备功能性和安全性。

当脑外伤患者 Rancho Los Amigos 认知功能分级连续是 4(烦躁反应)、5(错乱反应)或 6(适当反应)时,治疗师必须为功能性康复(functional recovery)活动提供有结构、可预测的环境,以便个体有能力监控和回应环境中出现的挑战。复杂的环境对脑损伤恢复期的患者而言挑战太大;结构化的环境提供了以最小挫折和行为复杂性来完成任务的机会。然而,当个体准备出院时,环境的复杂性必须增加。能在真正的马路上安全地穿过十字路口,是比在康复治疗室控制手杖并行走一段距离更复杂的任务。

Gentile 分类为干预计划提供了有组织的策略,让康复专业人员在功能活动的表现方面帮助肌肉骨骼或神经肌肉损伤和受限的患者。卒中患者近期最主要的目标可能是爬楼梯,这使他可以回到浴室和卧室都在楼上的家中。在早期康复阶段,有必要首先关注在坚实的表面上坐和站的静态姿势控制以及有控制的重心转换(身体稳定性、无物品操作、可预期的环境)。随着这些运动任务的质量和控制变得一致,干预可以扩大到平衡杠内的移动(身体的移动、无物品操作、不变的环境),然后在安静的走道上应用辅助设备(身体移动、物品操作、可预测的环境),最终在热闹的康复治疗室中,个体必须并且对环境中的其他信息作出预测和反应(身体移动、操作物品、改变的环境)。由于姿势控制在水平面上变得更有效率,任务要求随着速度增加或尝试更具挑战的表面而增加,如楼梯、斜坡、跨越障碍,这可能最初发生在一个相对可预测的环境中,但必须最终发生在一个"开放式"的环境中,在这之中,个体必须对周围的人和物做出动态的反应。

技能习得模式

运动也从行为角度进行了研究,聚焦于运动表现的质量和熟练行为的习得。持这个观点的研究者们对认知信息处理和认知心理学对运动行为的影响有兴趣,他们专注于技能的获取、与技能相关的学习过程和通过应用的技能改进过程。早期,技能获得的研究偏重于任务的定位;随着该领域的发展和扩大,重点转向理解技能形成的过程。这导致了运动记忆和图示概念的形成。亚当斯反馈学习理论(Adans' theory of feedback-based learning)是之后研究的催化剂,它催生了施密特运动学习图式理论(Schmidt's schema theory)。

目前的运动控制理论已经是本节所介绍的各个研究机构的综合,整合了神经生理学、动态系统/生态系统和行为模式。共同的兴趣促进了运动学习的研究,关注运动策略对变化的和不同的功能情境、行为情境、环境情境的适应性与应用性。

运动学习理论

虽然运动控制模型关注生物系统如何组织和适应运动的发生,但运动学习模型考虑个体如何理解并持续执行特定的行为任务。有效的运动学习结果是掌握熟练的行为,以便个体可以在物理和社交环境中表现出适当的功能。大多数的运动学习模型建立在四个不同的学习观念上:

(1) 运动学习是动态的过程,促使有技巧的行为能力的获得。

(2) 为了产生运动学习,必须有实践和积累经验的机会。犯错是学习过程的必要部分;当学习产生时,就建立了运动记忆。

(3) 运动学习本身不能被直接观察到;通过观察运动行为的变化在一段时间后变得一致来推断。

(4) 学习通过建立运动记忆,在熟练的行为能力中产生相对永久的改变;结果是当任务变化或环境受限时,学到的东西可以被应用或调整。

为了有效掌握新的运动任务或从受疾病影响的运动障碍中恢复,个体必须:

- 发展感觉和知觉策略,来收集正发生在身边和环境的相关任务信息。
- 理解任务、环境表现和成功完成任务所需工具的关键特征。
- 激活熟练的任务表现所必需的运动控制系统成分(预期、指导、纠正、反应)。
- 应用(转移)任务、环境和工具的知识,使熟练的运动表现适应不同于学习时的环境。

康复专业人员必须仔细区分运动学习(motor learning)和运动表现间的概念。运动表现是可以观察到的行动或行为,观察者可以定性或定量测量(评估)。作为关注功能的卫生医疗人员,治疗师要相当熟练地检查运动表现,并判断个体是否能正常运动,或正在遭受某种形式的运动障碍。物理治疗师可以使用主观评分(如自感劳累分级、用"差、一般、好、正常/非常好"等术语来描述静态姿势控制、动态平衡能力或耐力)以及基于行为的客观量表和测试(如自选和快速行走的速度、计时站起行走的次数、功能可达距离、动态步态指数得分、6 分钟步行测试、粗大运动功能测试得分与其他)。

相比之下,运动学习指的是特定个体运动表现的质量、一致性和效率改变的过程。除了考虑随着时间推移任务的一致性和其他维度的表现,运动学习的过程不易测试。基础表现与干预后表现的对比,显示了表现质量方面的改善。虽然在单一训练单元后,运动表现往往有短暂的改善,但我们不能认为学习已经发生,除非在一段时间的多次学习后,表现变得一致。运动表现一致性水平的提高,可以断定有效运动学习已经发生。当任务随着环境需求以不同的方式完成时,运动学习就产生了。

运动学习模式的演变

最初的运动学习模型发表于在 20 世纪 70 年代初,最突出的是亚当斯的闭环理论和施密特的图示理论。两种模型都假设,作为运动学习的结果,大脑形成了整体的运动程序:关键任务肌肉活动的时间和顺序规则。闭环理论认为,来自功能任务表现中运动的感觉信息,为建立记忆和知觉提供必要的反馈,指导和改进任务的顺序性表现。相比之下,图示理论认为这是一个开环的过程,随着时间推移,会形成一系列特定运动的规则(运动回忆和感官识别图式)。这些模式让个体通过误差监测和纠错机制,不断地比较真实的运动结果和预期(前馈)/预测的结果。根据这些模式,经过一段时间,训练的多变性必然会建立和强化运动图式。

在 20 世纪 90 年代,Newell 提出了一个运动学习的替代性生态模型[与(伯恩斯坦)Bernstein 的运动控制动态系统模式相通],建议个体用问题解决的方法发现最佳策略来完成受环境和任务影响的活动表现。通过在练习中探索感知运动工作空间,当他们探索可能成功完成任务的运动选择时,人们开始意识到显著的感觉/知觉暗示。在观看演示中,知觉信息帮助学习者更好地理解任务的本质和与任务相关的、需要掌握的运动。任务相关运动中(活动表现的信息)和运动后(结果的信息)的知觉,都提供了协助解决问题过程的内部反馈,从而形成当前任务的最佳策略。治疗师可以提供增强信息[明确的线索和外部反馈(extrinsic feedback)],以此促进个体寻找最佳的策略。通过这种方式,知觉(任务和环境的突出线索)和动作(适应性的任务运动表现)就联系在一起,这样就能建立与任务相关的连接。

请参考 Shumway-Cook、Woollacott 及 Schmidt、Lee 对这些理论模式更详细的讨论。

时间因素

运动学习也可以从时间的观点解释,在这个观点中,随着时间推移,学习按阶段发生。已经提出了各种三级和二级模式来描述技能获得、适应或归纳/转换技能的过程(表 3-2)。

三级阶段模式一般用探索阶段来描述最早的阶段,在这个阶段中,通过尝试、错误、有时是指导,形成了对任务本质的理解。在运动学习的最初阶段,对注意力的需求较高,任务表现中有明显的尝试和与错误相关的可变性,最终个体理解或选择了任务的最佳方案。一旦制订好方案,运动学习中侧重于表现改进的第二阶段就开始了;当表现的效率增加时,错误就会减少,但仍然需要注意力,且注意力分散往往会影响表现。在运动学习的第三即最后阶段,个体可以在不断变化的环境需求下归纳和调整所学技能;对任务的注意力需求也少很多,在多种环境要求下,任务都能以不同的方式有效地完成。

在 Lereijken 和同事工作的基础上,Shumway-Cook 和 Woollacott 描述了系统导向的三阶段模式,整合了运动控制动态系统的原则、人类发育和运动学习的生态模型。在运动学习初期,个体限制了参与任务的肢体(关节)的自由度,是减少任务难度的一种方式;这种关节周围的结冰样收缩产生相对精确的运动,即便这种运动通常有很高的能源消耗。随着学习的发生,倾向于按顺序"解冻"关节,这样运动变得更流畅、更节能。熟练之后,个体利用自由的运动来流畅地执行任务,并能适应环境中不断变化的特征。

二级阶段的运动学习模式聚焦于:①技能的获得;②熟练运动技能的调整或应用。初始阶段巩固了三级模式的前两个组成部分:活动表现的获得和改进均发生在同一阶段中。通过内部需求,表现的可变性发生在个体试图寻找并选择一个首选的行动/策略时。在第二个阶段中,由于环境的外部需求,表现变得多样:个体必须相应地适应任务;这与每个三级阶段模式的最后部分极其相似。

运动学习的内隐和外显

为了理解运动学习的过程,考虑到所有学习过程背后的原则是非常重要的:如何将新信息翻译成记忆而变得有用。人们可以把学习看作是获取新信息和新能力的过程;记忆是学习过程的产物或结果。学习是中枢神经系统可塑性、新突触刺激形成以及现有神经连接改进的主要动力之一。这种可塑性显示,随着实践和经验,信息从短期(工作)记忆到最初的长期

表 3-2　主要运动学习模型理论的比较

模型	阶段描述/运动特征		
三级阶段模型			
Fitts 和 Posner	认知 通过尝试和犯错获得早期能力；高度变化的表现是为找到最有效的任务策略	关联(associative) 改进技能；行为表现较少改变，且更有效	自主性 任务需较少的注意力；在其他环境中转换或适应技能；多任务要求下的技能表现
Vereijken，Whiting，Beek	新手(novice) 发现任务受限制；限制自由度来简化任务	高级(advanced) 释放一些自由度来协调运动；调整任务适应环境需求	专业(expert) 释放所有自由度；利用机械力来补充环境力
Larin(参考儿童)	发现 语言-认知阶段；身体和口头指导是必需的	中期(intermediate) 运动阶段；独立行为，很好的一致性	自主性 熟练的表现；高效；任务对环境的适应性
Shumway-Cook，Woollacott 系统模型	第一阶段 在运动中，共同收缩限制自由度来减少需要控制的身体节段或关节的数量	第二阶段 在运动中，肢体自由度的逐渐释放，使身体的控制和灵活性逐渐增加	第三阶段 表现中，自主性、多样性运动的熟练度，可调整和转换技能来应对持续变化的环境和需求
二级阶段模型			
Gentile	外显学习 实现行动目标，运动结构的意识映射，快速稳定的表现	内隐学习 力产生的动力学，主动和被动的动力组成，最终优化到无意识；表现逐步改变	
Manoel 和 Connolly	获得 行动方案的形成；理解任务及如何完成；行动的稳定性	适应 任务和环境的互动；任务是应对新情况的各种选择流；打破稳定的任务，重组新的行动计划	

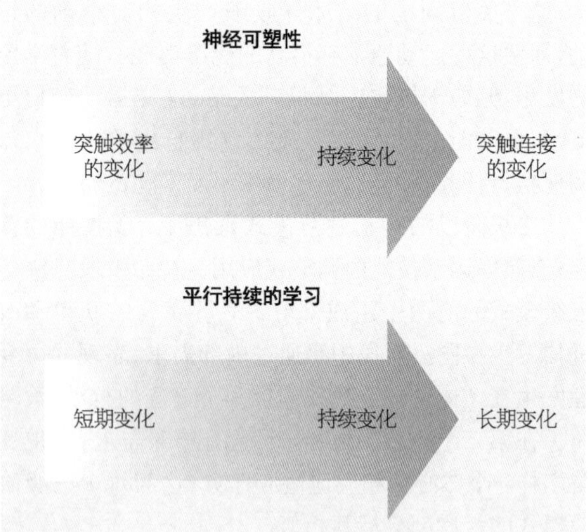

图 3-6　学习和记忆从短期(获取)到长期(保留)的逐渐转变，反应在神经可塑性的连续变化上。与突触效率增加有关的短期变化，持续且不断地进行结构性改变，这是长期学习的基础[引自 Shumway-Cook A，Woollacott MH (eds). Motor Control: Translating Research into Clinical Practice, 4th ed. Philadelphia: Wolters Kluwer Lippincott Williams & Wilkins, 2012. p. 84]。

记忆并存储，在实践和体验中更好地建立，更不易被破坏。

学习理论学家描述了两个主要的学习分类：内隐(非陈述性)和外显(陈述性)的学习(图 3-7)。这两种类型都导致了脊髓、脑干和前脑相关区域突触的功能与生理的改变。运动学习一方面属于内隐程序性学习：这需要在相关的功能环境中尝试和犯错(探索)。随着时间和环境的变化，持续提高的任务表现为有效的程序性学习提供了证据。被认为是内隐程序性学习所必需的神经结构包括额叶皮质和顶叶、基底核以及小脑皮质的核团。近期研究还发现海马参与了程序性学习的知觉组成。外显(陈述性)学习建立在注意力和意识思考的基础上，学习者可以描述和证明。外显学习相关的神经结构包括前额叶皮质、扣带脑回(边缘系统)、尾状核头、内侧颞叶和海马体。海马体在学习中起着关键作用，因为它包含了人类功能典型区域的认知-空间地图。随着初级运动皮质的输出改变被证实，当序列的外显学习与内隐学习相关联时，早期运动学习就被强化了。

一旦任务的顺序性部分被很好地理解，那么在运动表现中对密切注意力的需求将会减少，并且随着转移(transition)到自动化，技能也变得不那么费力。随着自动化的增加，同时处理多项任务的能力也增加。越来越多的证据表明，从早期运动学习复杂性、按顺

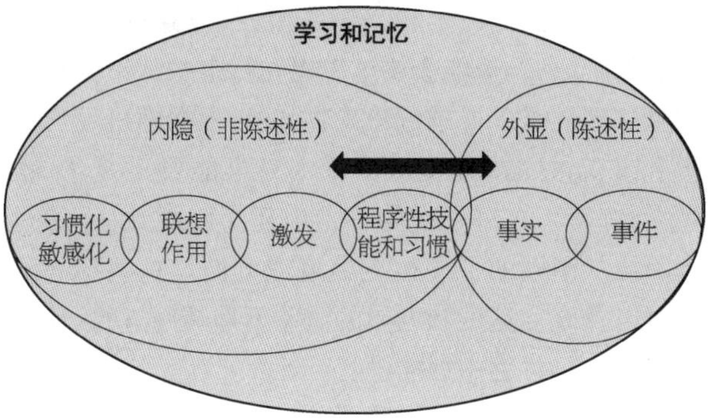

图3-7　学习是获取信息或技能的过程，而记忆是学习过程的产物。通常，学习过程被描述为两个不同的阶段：外显或陈述性学习，主要涉及获取关于事实和事件的知识，还有内隐或非陈述性学习。大部分运动学习都是程序性内隐学习：掌握技能和习惯。最近使用fMRI的研究证明，无论关注点是事实还是运动，外显和内隐学习过程（箭头）之间均存在相互作用。

序的组织任务到自动化的转变，随着年龄增长，需要更多的时间和实践。在年轻人和老年人中，带有尊重的针对知觉能力（自我效能）的鼓励和反馈，能促进运动学习。

物理治疗师在帮助新使用假肢或矫形器的患者时，主要的运动学习理论包括训练条件和任务时间表；变化性、情境干扰以及技能习得时反馈的作用；自动化表现的形成；以及保留（retention）和转换新学的已习得的运动技能（框3-2）。在接下来的章节中我们将讨论每一个问题。

框3-2　实践的维度或特征的总结

- 背景干扰：在运动学习的技能获得中，当寻找运动问题的解决方案时保持工作记忆里的多种选项可用的能力。
- 模块化（blocked）：单一运动行为（任务）在不变的环境条件下重复多次。在训练单元中行为表现得到了改善，但与单元间的最佳保持（retention）相比改善较少。
- 随机（变量）：运动任务导向的练习被穿插或嵌入不同运动行为的试验中。虽然在单一训练单元中表现很少一致，但在训练单元间和环境条件间有较好的技能保持。
- 序列（serial）：一系列单独（相关或不相关）任务在同一序列中进行多个尝试。
- 密集（massed）：主动实践的时间超过试验间的休息时间。
- 分散（distributed）：在试验间，积极练习的时间比休息的时间短。
- 部分任务训练：运动行为的每个部分都被分开练习。提高单一任务表现的精确性或效率。
- 完整任务训练（whole task training）：整体运动行为被当作单一任务来练习。提高个人解决问题的能力，以及在训练单元间及不同的环境情况下适应任务表现的能力。

实践的重要性

所有运动学习模型的共同点都是实践的概念：只有个人有机会通过多次尝试（成功或失败）来完成所想的运动任务，运动学习才可能发生。运动学习领域的大部分研究文献都致力于探索实践以及发生的最佳条件或配置。练习的情况可以由几种不同的方式进行分类或设计。练习的类型以及对类似任务或环境条件的梳理（carryover）或概括能力可能影响运动学习的有效性。

可变性

在复杂多变的世界中，有无数种方式可以应对遇到的挑战。在人生历程中，正常发育的个体探索多种运动选择来完成明确的任务目标，形成一套行动计划，证明在表现方面的自动化和对变化的任务或环境限制的适应性（如：能在不同的表面、速度、封闭或开放的环境中，熟练掌握双足步行运动）。在不同约束条件下的重复练习中产生的错误，提供了探索学习和反馈/前馈，让个体无论何时何地都能理解（感知）任务的共同成分。这种感知为从一系列特定任务的选项中选择出适应日常生活中遇到的变化提供了灵活性；已习得的运动的变异性是对环境需求的变化做出适应性反应的资源。

然而，神经或神经肌肉功能障碍患者的运动模式常常表现为高变异性或低变异性。变化太多或太少都有问题：对任务性质和任务与环境间相互作用的感知可能被限制或改变，与肌肉表现和运动控制改变有关的限制会挑战技能的习得。在功能上，这会降低应对环境持续改变而调整（改变）表现的能力。例如，帕金森疾病的僵硬特征使躯干和四肢“超级稳定”，当任务条件发生变化时（即增加速度、走到门口或在斜坡上走的需求）就会干扰移动（运动）和姿势控制。损伤了上肢运动能力的卒中患者，当观察其他人或计算机模型时，较难识别相应肢体的动作。在应对环境和情境变化时，右侧偏瘫患者的注意力和认知（cognition）损伤影响了形成适应性功能所必需的一系列特定任务运动选项的能力。卒中后，如果内隐运动学习能成功应用，那么在模块化和随机实践（random practice）的环境下，习得阶段的运动常常较慢和较多样。在痉挛型或不随意运动型脑瘫（cerebral palsy）儿童中，运动的变异性也发生改变，在发育性协调障碍的患者中同样如此。

在康复中，治疗师提高为患者建立探索性运动学习机会的可能性，让其从所有可能的运动选项中发现最可能使任务表现成功的一组运动。以相关的、有意义的方式操控环境和任务限制，积极鼓励个体参与任务的迭代，旨在促进感知理解并形成一组可用的、能完成任务的行为选项。

实践类型：模块化、随机或序列？

一种描述实践的方式是，它是否发生在一个模块或随机的序列中。模块化练习（也称为恒常练习）的特征是单独、相同任务的重复尝试。对于模块化练习，需要在一致的环境条件下重复任务。调整过的模块化练习包括在改变环境或情境前，在一种情况下重复运动任务三次或更多次。在模块化练习期间，个体专注于完成单个任务；这种关注减少了对工作记忆的整体需求。最终，经过一系列的模块化练习，运动表现的质量会大大改善。在健康成人中，技能习得在模块化练习中很有效（经过单一练习单元后，活动表现更精确），然而一段时间以后，技能的保持（retention）和在不同情况下的技能转换就不那么困难了。对 10 岁以内的儿童，模块化练习似乎在技能保持上有积极的影响，这是儿童后期和青春期早期出现的信息处理能力的功能。

对于训练假肢支撑控制的大腿截肢患者，实践单元可能包括在平衡杠内将健侧下肢抬到凳子上，做 10 次（重复）。活动的难度水平可以由设定一个额外的练习单元实现，要求个人完成一项类似的任务，并在用直的手杖支撑自己时练习控制或踏出平衡杠外。从理论上讲，平衡杠内的训练将提供在平衡杠外执行类似活动的模式。

随机实践［也称之为变化实践（variable practice）］的特点是练习一组任务，这些任务的要求和可能的难度在几组实践间会发生改变。因为随机实践中会遇到各种变化，因此在给定的练习单元中表现改善较少（与模块化实践相比）；然而一段时间后，所习得的将被更多地保持。从理论上讲，随机实践产生了背景干扰［经过一段时间在工作记忆中保持许多可行选项］，尽管当下的表现较差，但经过一段时间，实际上增进了学习和熟练度。虽然这可能是与直觉相反的，但有证据支持背景干扰对复杂运动任务掌握的有效性。在随机实践中增强保持的可能机制之一是增加了注意力的需求，从而更好地利用知觉理解来为运动做准备。练习单元中任务的相似度也是背景干扰的来源；需要更多的注意力来区分相似但有不同特点的任务。即使任务的环境或特征有所改变，保持的改善也会发生；因此，随机变化实践可以提高习得功能的转换。

为了运用随机实践来训练支撑相稳定性的主要任务，佩戴大腿假肢的患者将参与到不间断的步态训练单元中。当可以走相当于平衡杠（或穿过治疗室）长度的距离时，可能会要求患者在行走中从不同位置把脚放到凳子上或越过障碍物，并且根据随机发出的指令改变方向或速度。步行本身可能要重复 10 次（序列练习），在每一次的行走中还要将腿放上/跨过台阶或从不同的位置改变速度或方向。这些抬高或跨过以及改变速度和方向的试验不按顺序进行，而是在整个步行过程中穿插进行。

第三种称为序列实践，可以认为是模块化和随机实践的组合。序列练习是一组按顺序执行的不同任务的组合，从指定的起点到确定的终点，常以相同的顺序发生，并且重复一整套任务动作。

在序列实践（serial practice）单元中，对于学习使用大腿假肢者，治疗师可以指导其重复一组特定顺序的动作，如：

（1）从坐位站起，朝着路上的障碍物走三步。

（2）用健脚跨过凳子（障碍），将假肢以小弧线绕过物体。

（3）完成 3 个以上步行周期，然后右转。

（4）回到障碍物前，再回来时先用假肢侧跨过它。

（5）继续走回椅子，转身，坐下。

（6）站起再走一次，并且重复整个顺序多次。

健足踩上凳子的最初任务已经被嵌入一系列不同的（但有些是相同的）任务中，在多次相同顺序的试验中执行完成。

另一种分类实践的方法通过主动练习与练习间休息时间的相对时期来划分。密集练习（massed practice）中练习花费的时间比练习间休息的时间多。如果休息时间不够，疲劳反而可能降低练习的有效性。分散练习（distributed practice）中的练习时间小于或等于休息时间。证据表明，练习间的休息期越长，技能的保留（retention）和转换［即分布练习（distributed practice）］越好，休息似乎超过了身体恢复的时间；它还可以加强与已被记忆的技能相关联的知觉图式和动作规则的巩固。目前尚不清楚的是，对不同复杂性的任务或不同能力和损伤的学习者而言，练习多久和休息多久才是最好的。

部分或完整任务训练（whole task training）

许多功能性任务是有序的，是可识别的子部分。例如，从椅子上站起的这个任务，可能要求向前移动到座位边缘，改变足部的位置，身体前倾将体重从坐骨结节转换到足部，离开座椅，加速站起到站立位，然后建立垂直体位下姿势的控制。步行的任务可以被分为几个阶段，包括支撑早期的承重、单下肢支撑时的稳定性、支撑末做摆动前的准备和在摆动相完成四肢的运动。当面对神经、神经肌肉或肌肉骨骼等相关运动障碍的患者时，治疗师常使用任务分析来决定任务的哪部分有问题。治疗师可能会在尝试整个任务[部分完整训练(part to whole training)]或反复练习整个任务(完整任务训练)前选择训练有问题的任务部分来建立技能。在部分任务训练中，任务被分为几个独立部分，每个部分都作为任务的不同成分来解释或示范，而在完整任务训练中，整个任务从头到尾都被完整地口头解释或示范(演示)。构建部分训练还是完整训练的决定受任务难易水平、个体已经掌握的某些任务成分的程度、个人参与任务的能力，他或她的动机和沮丧的程度、尝试任务时的安全意识的影响。自然情况下，任务是序列的，在整体训练中常将其分割成部分任务；花时间练习复杂的或困难的任务部分(最后将所有部分组合在一起来执行整个任务)与花相同时间练习完整任务相比，常产生更好的功能保持和转换。任务是连续的，比如走过咖啡馆时拿着一个托盘，由于任务成分间必要的协调和相互作用，把任务拆分成各个部分并不容易。当必须学习协调、顺序和交互时，完整任务训练似乎更有效。

关系：实践、保留和转换

各种实践情况对运动学习的有效性已经是心理学、运动科学和康复众多研究领域的课题。当我们考虑这些研究提供给我们的证据(决定他们的临床相关性和可能的应用)时，注意正在研究的训练具体结果是非常重要的。在练习中，研究者们关注表现质量的变化(即训练中的能力获得)或对任务的理解能从一个练习转移到另一个练习(即经过一段时间，训练后的表现或保留)吗？这一区别对康复专业人员来说是极其重要的，需要时刻谨记。

那么，康复专业人员如何确定他们实施的干预措施是否对运动学习和技能形成有效呢？与其专注于单一过程的改善，不如关注自动化和行为表现在训练间、环境间适应性能力的发展。虽然经过重复练习常常可以观察到表现的提高，但这也并不是运动学习生效的可靠指标。经过一段时间，运动行为的跨单元一致性(作为学习过程的产物)提示运动行为已保持(固定)，即一个相对永久的改变。转换已习得技能和在不同情况下应用运动选项的能力，似乎与在各种环境条件和约束下训练的机会相关。

研究运动学习的科学家假设，通过随机实践和完整任务训练产生灵活学习策略的个体，能更好地将学习技能转换到新的环境。这对帮助个体是至关重要的，当他们回归到家庭和社区等真实的环境中时，最终要在康复训练环境(康复环境)之外展现技能。记住，康复专业人员需要仔细地考虑并选择能够为个体带来最佳功能结果的实践条件。

内部反馈和外部反馈

运动学习模式的第二个关键概念集中在实践试验中的反馈提供上(框 3-3)。运动发生时，中枢神经系统(尤其是对协调和错误控制感兴趣的小脑系统)与“预测”运动(前馈)的感觉相比较，从而产生内在反馈(固有的)。外部(增补)反馈指的是在运动前、中或

框 3-3　运动学习反馈(feedback in motor learning)的定义

基本的定义
- 内部(固有的)：由身体自身运动产生，受感受器监测(外感受器、本体感觉、前庭觉、视觉、听觉)，并通过感觉通道传递给脑干和大脑。
- 外部(增强)：由外部资源向正在运动的个体提供任务相关的信息。外在反馈可以由另一个体(如治疗师或教练)或通常的任务表现中不一定出现的外部设备(如生物反馈，其他类型的信号)提供。它可以在运动前、中或后提供。

外部反馈的维度
- 表现反馈(KP)：关于运动质量的信息，提供运动中或随后的表现。
- 结果反馈(KR)：关于运动或任务结果(成功的)的信息，在完成后提供。

外部反馈的多样化
- “前馈”：运动前提供的提示或线索，协助学习者积极参与解决问题或准备运动任务。
- 并行(concurrent)：运动发生时便提供它的 KP 信息。
- 终点：运动任务完成后提供 KP 或 KR 信息。这可以在运动刚刚完成后(立即)或一段时间后(延迟)提供。
- 具体(distinct)：具体训练试验的 KP 或 KR 信息。
- 积累(accumulated)(总结)：反映了多次尝试执行任务或运动的 KP 或 KR 信息。

用于外部反馈的渠道
- 语言：治疗师或教练关于运动的问题或陈述。
- 非语言：治疗师或教练的手势或面部表情；用于直接或间接注意、运动的碰触或指引；在运动期间或之后，用来引导或影响学习的灯、口哨或其他的声音。

外部反馈的时机
- 一致性(100%)：每次练习后提供 KR 和 KP 的特定信息。
- 下降(50%、33%、25%)：每一次、每三次或每四次试验后，提供 KR 或 KP 的具体信息或摘要信息。
- 对较差的试验：在实践中，为有大错误的试验提供反馈。
- 对较好的试验：在实践中，为相对小或少错误的试验提供反馈。

后，由外部资源提供的运动性能的信息。如果康复专业人员理解外在反馈（将他们组合到适当的结构训练中）“是什么、何时、为什么和如何发生”，他们将更有效地促进运动学习及个人解决问题或适应运动功能的能力。康复专业人员必须决定什么类型的信息对他们所对应的问题是最合适的（表现或结果的理解），以及反馈如何、何时提供最好（反馈模式和反馈表）。

开始疗程时，治疗师会询问患者将如何处理功能性运动的问题，以及他们期望在执行任务时发生什么。例如：“要练习从床转移到椅子。你准备怎样做呢？你需要做的第一件事是什么？你准备好了吗？”这提供了外部增补前馈信息，旨在使个体参与到探索转移任务开始步骤的解决方法中。如果治疗师要求他们评估自己在行为中的感受或经历，他们便提供了同步的外部反馈。如果治疗师在完成任务后询问或评价行为，那么他们提供的是最终的外部反馈。治疗师有时在没有仔细考虑下就提供了外部反馈，在每次干预中，当他们说“做得好”或“这是你期望的结果吗?”或“下次你尝试这种方法时，你会做什么不同的事情?”提供外在信息时，治疗师就增加了个体对内部产生的反馈（或有时在感官损害的情况下选择性资源信息的替代）的关注和使用。

表现反馈和结果反馈

外在信息可以为正在学习新运动策略或技能的人提供结果反馈（KR），即运动结果的信息（不管是否成功），或表现反馈（KP），即运动质量或执行的信息（精确的行为）。大部分运动学习反馈的研究都集中在 KR 上（结果）；然而康复中，我们常用 KP（质量；如“你认为当你开始站起来时，你向前倾得足够吗”）来帮助个体识别错误的运动并对其作出反应。

虽然 KR 在实践的条件下不是出现更佳表现所必需的，但文献中的证据表明这种类型的增补反馈（augmented feedback）信息有助于保持（retention）测试中更好的任务表现。正在学习一项新技能的个体可能会通过考虑自己是否完成了运动目标（KR）而受益最大，尤其是在运动学习的早期和中期阶段，而不是考虑目标（KP）达成的准确性或效率如何。在早期，表现质量的细节可能会影响个体形成对任务性质的理解，以及对可能使用的策略进行排序的能力。在运动学习的后期，当焦点转移到完善或提高表现的精确性时，只要任务坚持完成，KP 可能是更合适、更有力的信息反馈形式。

在实践中，增补的和内部的 KP 反馈会让表现有更好的质量和一致性，但在保持测试中，可能会有欠精确的表现。虽然 KP 不能像希望的那样提高保持，但已经发现与简单的运动任务相比，KP 在完成复杂运动任务时既有效又有必要。

何时和如何使用反馈

运动学习研究文献中的另一个思路是研究在不同频率和时间提供增补信息的有效性。在任务开始之前，提供太多的前期提示，或者在任务进行过程中给予过度反馈，这样实际上不利于学习过程。几乎在每项任务试验中提供频繁的以 KR 为关注点的反馈，通常会导致对外部指导的依赖，并最终降低保持测试中的表现。在不频繁的间隔内总结性地关注于 KR 的反馈（经过多次试验），会改善实践和保持测试中的表现。在实践和保持测试中延迟 KR 的时间，对表现有积极影响。在相对成功的试验后提供反馈，比在都是错误的试验中提供反馈更能促进运动学习。研究人员注意到，KR 与随机实践和完整训练一样，个体为适应变化的环境需求而调整运动表现的准备越充分，保持（retention）测试中的表现就越好。这些发现在没有神经损伤的个体、卒中、脑外伤和帕金森疾病的患者、儿童脑瘫和发育迟缓以及有中度认知损伤与早期痴呆的个体中是一致的。越来越多的证据表明，让个人调整或控制反馈的频率，对保持（有效性）所学到的东西也产生有益影响。

什么反馈模式是合适的

外部反馈（增补信息）可以通过多种方式提供，使用视觉系统（visual system）（如示范和模仿，目标和其他视觉线索）、听觉系统（auditorysystem）（如口头提示或提问的信息，语气的使用）和躯体感觉-触觉系统（如手部接触，轻拍/轻擦，挤压肢体以提示稳定性反应，牵引/伸展肢体来提示移动，适当的抵抗引导运动）。

在运动学习过程早期，治疗师要明智地使用这三种模式，记住运动学习的早期阶段是试验和试错的阶段，伴随着个体慢慢熟悉任务性质和使得任务能够完成的问题解决策略。尽管直接明确和“告诉”有运动障碍者如何更有效地移动很容易，但使用问题来提示常可以更有效地鼓励他们主动参与学习过程。与其他模式相比，某些任务对特定反馈模式有更好的反应性。例如，卒中患者中，体重分布的视觉反馈对平衡活动很有用，产生力量的听觉反馈对学习坐到站的转移（transition）有积极的影响，而语言和动作的作用并不是很容易理解。

不管有没有以KP为关注点的反馈，简单的任务似乎在演示或亲身实践后更容易学习。另一方面，学习更多的认知和运动复杂性的任务，会从结合KP反馈、演示和实践的活动中受益。许多研究表明，在训练中，外部焦点的注意（运动的成功或质量）比内部焦点的注意（运动觉）对运动学习有更多有益影响。

当个体进入运动学习后期阶段，治疗师必须意识到，随着个体逐渐开始擅长该项任务，需要逐渐减少增补信息的数量和频率。在运动学习的最后阶段，由于运动任务熟练度已达到，增补信息的必要性和有效性就越来越少。

使用规范反馈（normative feedback）

越来越多的证据表明，提供规范（社会-比较）的信息对运动学习有积极的影响。在与个人真实训练结果的KR信息配对时，提供个人在类似情况下优于其他人的反馈，会改善试验间的表现和保持。在困难的运动任务治疗单元开始时，做一段暗示其他人都做得很好并能在实践中掌握的陈述，可以提高个体对自身能力的期望（自我效能），并减少与失败风险相关的焦虑。这也很好地促进了运动学习。

运动想象

另一种可促进运动学习的方法是将心理实践和意象融入治疗干预中。心理实践的定义是在没有真实的运动或肌肉活动下，执行与任务相关运动的想象。认为运动任务的心理实践激活了真实运动发生时CNS中的相同区域和神经网，特别是如果这项实践之前已经练习过。在人类行为表现和康复文献中，越来越多的证据表明，心理实践和意象的使用提高了身体训练的学习效果，改善了运动表现和保持。专注于放松和运动质量的心理练习和运动意象，在急、慢性卒中中恢复的患者中，已发现其对获得运动能力特别有帮助。

在经验习得中，意象和心理实践似乎对提高表现有更大的影响；他们对技能保持的影响还不太清楚。这在治疗环境中应用比较有意义。在训练中，考虑到大量病案的负担和每个治疗师有多个患者的现实情况，心理想象可以作为维持患者参与活动的一种有效工具，甚至当治疗师正在治疗其他患者时亦可使用。

运动学习中睡眠的作用

新获得的运动记忆在睡眠时变得更稳定（更能抵抗中断或干扰）。程序性记忆的巩固过程似乎减少了大脑皮质（前额叶）输入到运动神经元的需要，使其更容易回忆运动和增加保持的有效性。早期研究证明，睡眠期间的巩固实际上提高了学习（离线学习），并提高了运动表现，而最近的研究提出，睡眠通过对抗与训练相关的生理和神经疲劳来预防遗忘。无论哪种观点都证明是正确的，睡眠是运动学习过程的一个重要组成部分。

睡眠对新习得技能的保持的积极影响似乎对那些在身体上实践过、在心理想象中完善的运动技能也成立，这在健康的和有中枢神经系统病理情况的人中都是如此。重要的是，对卒中患者而言，不被打断的整夜睡眠的机会对训练后运动记忆的巩固是康复过程中的关键成分。

在康复过程中，受到新运动任务挑战的前额叶损伤患者（如脑外伤后），似乎能从夜间熟睡中的离线学习和记忆巩固中明显受益。

以患者/以客户为中心的目标的重要性

康复目标关注提高个人参与有意义活动的能力。运动学习过程的一个方面是任务对学习者的重要性，这常被认为是理所当然的；治疗师可能会假定其为患者设定的目标[如使用辅助设备和假肢或矫形器时，安全有效的行走45 m（150 ft）]是与患者的目标一致，但事实上两者可能并不匹配。越来越多的证据表明，专注于对个体最有意义的任务，会提高个体的动机、注意力及脑损伤后运动学习过程的必要成分，促进神经可塑性及恢复。当个体朝着对自己特有意义的目标努力时，增加自我效能的感觉会提高学习效率。

康复专业人员如何协助个体确定重要的个人目标，并使用这些目标为运动学习提供适当的机会（图3-8）？在活动水平和参与程度上制订目标是第一步。下一步是确保制订的目标反映了患者和医务人员间的共识（尽可能多）。这些共识是影响患者和医务人员关系的关键因素；在“同一层面”创造了一种信任，这在康复学习环境中面临失败的风险时能提供坚实的基础。如果目标反映了治疗师的专业技能和个人开始康复的期望，那么运动学习的目标是最有效的；有时，达成共识需要患者和家庭教育，以及协商优先事项。有效的目标是：①具体的，与完成或掌握任务相关的；②可测量的（使用可量化的距离、时间、努力或困难的指标，以及行为的频率）；③在可预测的医疗事件中，有完成的信心；④与个人的潜力和期望相关的、可实现的和一致的；⑤包括完成的时间表。建立陈述明确的、可衡量的目标，为评估干预措施的结果提供一个框架，并且为活动的修订和进展提供框架，进一步改善参与有意义活动的能力。已发现重视

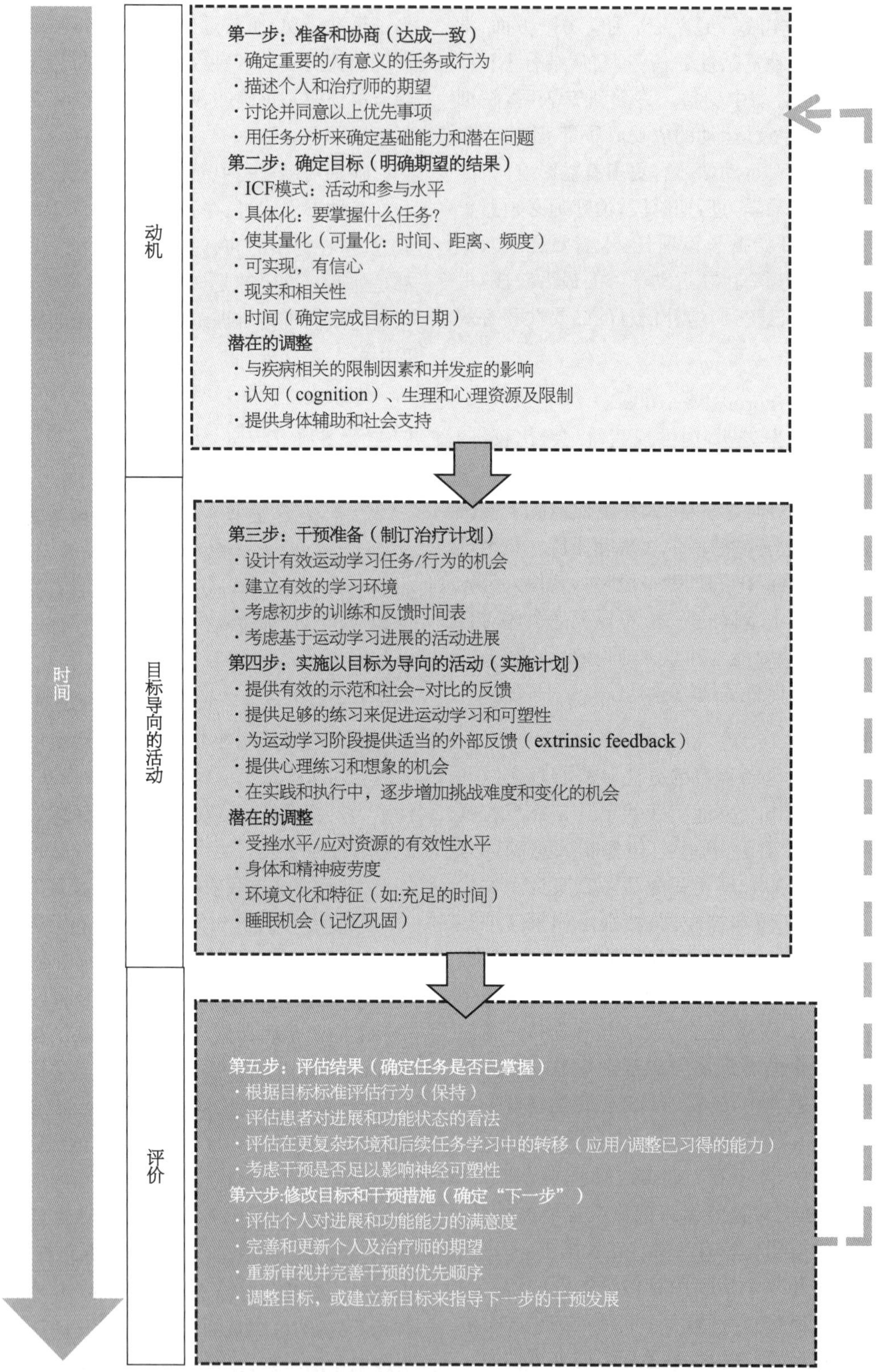

图3-8 以患者为中心的模式，在康复治疗中设定有效的动机和促进运动学习的目标。最初的努力集中于建立患者和治疗师间的共识，设定合适的、有意义的目标，并解释这些目标以便以后用于评估结果。基于对运动学习、运动控制、神经可塑性和功能康复的理解，治疗师之后设计和实施具体任务的、目标导向的康复干预。患者和治疗师使用商榷的目标作为干预效果的标记，并根据目标的达成情况来修改或改进治疗活动和练习。

早期功能目标对脑瘫儿童和脊髓损伤(spinal cord injury)、卒中和创伤性脑损伤患者的康复疗效有积极影响。

运动控制和运动学习的神经可塑性

康复专业人员在理解神经和神经肌肉损伤领域修复的神经生物学/神经生理学基础方面处于显著扩展的顶端。目前发展中的科学表明,我们可以利用对运动控制和运动学习的理解,在许多神经和神经肌肉疾病的急慢性阶段驱动神经可塑性。这门科学还要求我们重新评估干预措施在治疗方法、强度和持续时间上是否足以改善生活功能和质量,有效地产生神经可塑性。

神经可塑性一词指大脑对活动和环境需求作出反应时,神经回路进行动态的结构性和功能性重组的能力:例如可塑性发生在儿童发育中,发生在掌握新运动能力和建立知识基础的成人期,也发生在各种类型的脑损伤和损害后。可塑性受学习过程驱动(也可以说是依靠),无论是专注于新的知识、技能,还是重新学习因疾病或受伤而中断的技能。虽然潜在的神经可塑性改变的机制尚未完全了解,但接触足够强度和持续时间的学习机会有助于大脑内运动、知觉和交流区域的重塑。在康复早期,由于中枢神经梗阻或损伤相关的炎症和水肿的影响,以活动为基础的干预可能有助于恢复和修复最初被破坏的神经结构的功能;这就是神经修复(neural recovery)。即使有神经修复的潜力,有时激活神经回路所需的努力也是非常困难和令人沮丧。没有鼓励和实践的机会,再加上身体组织的习得性废用,功能可能会继续受到损害。随着康复的进展,持续的活动干预可能有助于募集健全的邻近神经组织,以支持大脑受损结构的功能。尽管这实际上是一种神经补偿机制,但个人、家人和康复专业人员可将其视为是 WHO-ICF 中身体功能和活动水平的功能修复(functional recovery)。如果脑损伤非常广泛,那么执行关键功能性任务的替代性方法就非常必要了,再训练能产生功能性代偿(functional compensation)。

新受伤大脑的医疗管理一般侧重于预防或限制因损伤而产生的后遗症,无论是创伤性、缺血性,还是传染性(参考 Shumway-Cook 和 Woollacott, 2012, pp. 93 – 99 对损伤后脑细胞和功能反应的总结)。目前,当不断发展的药理学或介入性策略(如经颅刺激)关注功能性恢复时,基于运动学习原理的康复治疗是目前最有力的促进因素,拥有最佳的神经可塑性。功能性和熟练运动的行为、感觉、知觉和认知方面能有效地触发受损大脑的神经可塑性过程,与发育中大脑的方式相似。

表 3 – 3　Kleim 和 Jones 基于实践的神经可塑性原则

原则	描　述
非用即失	无法驱动具体大脑功能会导致功能退化
使用并提高	驱动具体大脑功能的训练可以提高该功能
特异性	训练经验的本质支配可塑性的本质
重复	塑性形成需要大量重复
强度	塑性形成需要足够的训练强度
时间点	不同形式的塑性发生在训练中的不同时间点
显著性	训练经验必须非常显著以诱发塑性
年龄	训练诱发塑性更容易发生在年轻大脑中
转移	训练经验诱发的塑性可以促进相似行为的获得
干扰	一种经验诱发的塑性会干扰其他行为的获得

经允许引自 Kleim JA, Jones TA. Principles of experience-dependent neural plasticity: implications for rehabilitation after brain damage. J Speech Lang Hear Res 2008;51(1): S225 – S239.

Kleim 和 Jones 提出了 10 条原则,即从动物和人类的基础科学研究中,将目前经验依赖的神经可塑性的最佳证据,应用到临床康复训练(表 3 – 3),促进运动学习干预措施的发展。

非用即失

基础科学研究已经清晰地证明,如果神经回路不能被功能性活动持续激活,可能会发生表现受损以及技能、能力的最终丧失。这是习得性废用理论的基础假设,它是偏瘫成人和儿童上肢使用强制性诱导运动疗法的基础。类似的原理用于解释与久坐的生活方式和卧床休息有关的肌肉表现及耐力下降。在康复初期,患有中枢神经系统功能障碍或疾病的人,可能会出现补偿性或替代性的运动策略,这可能导致脑功能的改变从而更困难更沮丧,且导致肌肉瘫痪和张力改变。运动的不同也会影响肌肉的表现和灵活性,更有可能造成二次损伤。因此,随着时间的推移,不仅正常运动所必需的神经回路会退化,个体运动的身体资源也会改变。这两种运动模式都强化了改变的或异常的运动模式,并且进一步丧失之前的技能和活动。

使用并提高

动物模型持续显示，在未损害或损害的情况下，持续训练或拓展训练（extended training）可以诱发皮层可塑性，可由皮质运动、感觉映射及突触发生的重组证明。行为经验能够最大化人类的神经可塑性。参与特定技能和功能的拓展训练（extended training）（训练、练习），提高了与这些功能相关的大脑区域的表现；这是卒中、脑损伤和脊髓损伤（spinal cord injury）患者康复计划中使用的强制性诱导运动疗法和具体任务所期望的结果。

特异性（specificity）显著

人类特定运动技能通过锻炼而习得（如：手指敲击）产生的神经活动变化，只在运动皮质和小脑区的特定区域（如反映手和手指的区域），这已用功能性磁共振成像证明。这表明，促进某一特定行为技能习得的训练经验决定了结果类型和可塑性程度。特定任务训练作为卒中后对上肢功能和运动恢复的干预而被广泛评估。然而值得注意的是，与某一技能训练相关的神经可塑性改变并不一定有助于提高其他能力或促进大脑其他区域的变化。如果有，未熟练掌握的运动似乎在神经可塑性上的影响很小。

重复、重复、再重复

成功的运动任务表现并不意味着任务已经被熟练掌握。在运动学习中，掌握的证据是自主运动的转化。个体只有在多次练习后运动才能自主化。新学或重学行为的足够重复对神经可塑性的改变是必须的，这样才能更好地建立。基本假说认为，重复的结果是建立神经回路，当训练不再频繁时，有效的学习行为不会随着时间推移而衰退。驱动学习和神经可塑性的重复是至关重要的。

减重跑步机（TM）训练的目的是提供重复练习的机会，即用于卒中和脊髓损伤后的康复中不能抗重力行走的早期。对于中枢神经系统功能障碍可能会带来相关继发损伤风险的个体，TM 训练能促进心肺/心血管健康的功能，对可能存在由于中枢神经系统损伤带来的心肺功能二次损伤的患者实现允许活动的资源整合。

强度很重要

在无脑损伤的个体中，训练强度（剂量、重复的次数、练习单元的次数）会影响由训练产生的神经可塑性变化的程度和稳定性。上肢康复的强制性诱导运动疗法和运动康复的平台训练都是高强度的干预。虽然康复干预的最佳"剂量"并没有明确定义，同时在诊断上可能有所不同，但干预的结果明显受剂量影响，高强度训练的影响最大。目前的康复训练模型不是总是提供诱导神经可塑性和皮层重组所必须的重复次数或强度剂量。在干预强度的许多研究中，有很多涉及医学情况稳定、处于神经性疾病慢性期的患者，这些患者似乎能够忍受高强度的干预，而无不良后果。然而，我们不太了解的是，在新受伤的大脑中是否存在对过度使用的敏感性，超过阈值水平的重复是否有害。对于新发中枢神经系统损伤的患者，在缺乏运动强度水平指导方针的情况下，仔细监测大脑和身体的活动耐受信号（如疲劳、易怒、注意力不集中、注意力或警觉性的改变，以及比预期更大的性能衰减等）可以辅助治疗师在安全范围内维持干预的强度。

时间和时机

神经可塑性的过程中有许多分子、细胞、结构和生理因素，每个层次的关系和各个层次改变的时机都需进一步探索。例如，运动记忆的巩固需要训练后的"离线"时间来有效地保持新习得的技能。在发展过程中，一般的恢复模式可能会有时间窗，在此期间，针对神经可塑性的干预措施会最有效。延迟干预（或提供次于最佳强度水平的干预）可能会让异常的代偿运动模式得到建立；并降低康复的效果。当然还需要更多的研究，让关注康复干预的神经可塑性在中枢神经损伤后的康复过程可以有最好的实践。

重要性是根本

除非对个体重要而有意义，否则即使训练熟练的活动都无法成功诱发神经可塑性。与运动任务潜在回报的相关性和感知力，会影响动机、注意力以及学习的能力。在神经可塑性背景下，参与以运动学习为基础的康复干预，需要患者大量的投入和努力。如果需要实现的目标和努力程度超过了参与中所感知到的潜在利益或回报，那么还期望在技能提升和促进神经可塑性方面有什么奇迹吗？作为干预结果，患者和治疗师之间关于个体认为可能提高的、有价值的、重要的功能表现水平的共识以及商讨都是非常重要的。重要性（富有意义）似乎会通过基底前脑中胆碱能系统影响运动学习和恢复。

关注生命阶段

在生命之初快速的运动、感知觉和认知发展时期，大脑显然是最有"可塑性的"，年长者的大脑也持续对经验引导的神经可塑性催化剂作出反应。生命历程中丰富的身体、情感和认知经验，能保护年长者对抗大脑功能衰退的典型衰老症状。然而在生命的两端，运动学习和神经可塑性的进程都有诸多不同。相比成年人，孩子可能需要更长的练习期，以及逐步减少对有效运动学习的反馈频率，以此来达到改变神经可塑性和巩固新习得技巧的效果。年长者同样需要更长的练习期和更多的重复次数，尤其是在中枢神经系统损伤后试图取代竞争性运动代偿策略时。与年轻人相比时，年长者运动学习过程（以及相关的神经可塑性）在熟练、连续运动的获得和保持方面似乎都有点欠缺。这可能在视空间工作记忆和注意力集中方面与年龄相关的衰退有关。然而在熟练运动的获得和巩固方面，卒中和其他中枢神经系统疾病的年长者确实能在所需的环境背景下，针对复杂运动技能的训练和干预练习作出恰当的反应。

转移

Kleim 和 Jones 将转移描述为改变一组神经回路的可塑性以增强其他神经回路中即时或者未来神经可塑性变化的能力。在卒中恢复的急性和慢性阶段，将重复性经颅磁刺激加到主要运动技能的物理练习中，可以提高运动技能的获取和保持，并能促进更广泛的功能恢复。动物研究表明，脑损伤后，在复杂丰富的环境中生存和功能活动可能会增加皮质的神经可塑性变化。在人类中，丰富的环境和运动练习似乎对受伤的大脑、脑干、小脑或者脊髓节段有潜在的神经可塑性影响，可在活动中释放脑源性神经营养因子促进血管生成。在康复期，重复性的运动活动和练习有增强神经可塑性的潜能，同样可以改善肌肉表现和心血管/心肺系统的情况。

干扰

就如某些神经可塑性的变化在转移过程中发生重组一样，他们可以阻止、干扰（interference）或妨碍其他脑回路的运作或重组，对学习能力产生负面影响。Kleim 和 Jones 将干扰定义为特定神经回路的可塑性阻碍新回路的产生或已有回路激活的能力。这如何应用到康复中？最明显的例子是在治疗过程中自发的代偿运动策略（卒中患者已经学会使用替代性运动策略进行功能性移动的一种神经可塑性变化）对学习更有效运动策略的不良影响。在已习得以避免不适但并不有效，且可能与额外功能障碍有关的方式移动的急性或慢性疼痛患者中，这种干扰已经被证实。

Kleim 和 Jones 所描述的神经可塑性干扰，与之前章节中讨论的发生在随机练习中作为运动学习的促进因素的情境干扰是不同的概念。情境干扰的目的是经过一段时间，能保持工作记忆中许多解决运动问题的选项一直可行。与情境干扰相关的注意力需求的增加似乎可以增强学习（并且增加了神经可塑性）过程，而不是干扰。从运动学习的角度看，如果在康复过程中提供的训练或反馈不适合学习者的特殊需求或特点，那么神经可塑性干扰就可能发生。神经可塑性干扰的另一个例子是，在学习新的复杂运动任务的训练后不久，会影响其他新的复杂运动任务的学习；"离线"时间太少可能会干扰新学任务的运动记忆巩固。

有氧运动（aerobic exercise）、神经可塑性和神经保护

训练可能是康复专业人员促进神经可塑性的最有效工具。健身（有氧运动）训练会引发一连串分子和细胞水平上的事件，支持健康和神经回路的发展。这被认为是支持能量代谢和内稳态的中枢及外周机制间相互作用的结果。在进行有氧运动后的短时间内，循环的神经营养因子增加，更有效地支持了大脑中神经可塑性和神经保护的改变。抗阻（强化）训练不会导致有氧运动所产生的神经营养因子的增加。康复专业人员一般将有氧运动作为建立功能能力和活动耐力的一种方法，我们可能没有意识到有氧运动在大脑准备学习时的作用。以上是有氧运动应该被纳入所有中枢神经功能障碍以及任何必须发展新运动技能患者（如用假肢学习行走）治疗计划中的两个强有力原因。

卒中或不完全性脊髓损伤后的康复期间，参与运动平板训练可在以下几个方面提高运动学习和神经可塑性：它因特定任务而异，提供高强度的重复训练，建立心血管/心肺的健康，（作为结果）为大脑神经回路的功能性调整做准备。在多发性硬化患者中，有氧训练与较大的神经可塑性和较好的认知表现有关。越来越多的证据表明，有氧运动能提高帕金森病患者的运动表现，并可能减缓移动障碍的发展。一场健身训练可以短暂地改善老年人的认知功能，而养成心血管健身锻炼的习惯对今后的认知（cognition）和学习能力有神经保护性作用。在轻度认知障碍和痴呆患者中，有氧运动的神经可塑性和神经保护性作用也改善和稳定了认知功能和学习。

考虑到目前关于有氧运动增强与保护大脑健康和功能的证据，未纳入健身成分的康复计划可能会错失提高运动学习和功能恢复的机会。这适用于有神经损伤问题的患者，以及那些由于外伤、过度使用或疾病所致神经肌肉和肌肉骨骼损伤而正在学习使用矫形器或假肢者。

应用：案例

下列所提供的案例为读者提供应用本章知识的机会，敦促读者花时间在ICF模式框架内制订适当的护理/治疗干预计划，在本章中所提到的改良版运动任务的Gentile分类(Gentile's Taxonomy of Movement Tasks)的情境下，使用人-任务-环境(系统)的运动控制交互框架，利用治疗/活动驱动的神经可塑性、目标设定以及已讨论过的有效运动学习/技能习得的训练和反馈的原则。

思考问题

笔者建议读者思考以下策略和问题来指导他们的计划。

功能性思考

• 在制订具体治疗计划时，哪些任务或活动对案例中的个体是最合适或最重要的？(通过物理治疗的干预，优先考虑3～4项任务)

• 治疗师如何将个人目标和优先事项融入医护目标和计划的制订中？

运动控制的思考

• 个体有什么资源/缓冲和障碍/限制？考虑到个体的神经运动和肌肉骨骼情况、认知和情感状况，以及健康水平，这些方面有哪些优势和限制？

• 已选任务的性质是什么(稳定、移动、有或没有操作物品的移动)？完成这些任务需要的功能性技能是什么？考虑到案例中所描述的缺陷/受限，什么能力或技能可能是困难的？

• 在什么环境条件下，个体此时能发挥最佳功能(封闭的/可预测的，或开放的/可变的)？在何种环境下，个体需要最终发挥功能？您如何利用活动或环境条件，在现实环境中实现功能？

• 环境的情绪情境是怎样的？你能操控情绪情境来促进更好的学习吗？您的患者需要更多的“情绪压力”来和您一起解决问题吗？为了拥有适于准备学习的环境，您的患者需要缓解有压力的环境吗？

• 运用改良的运动任务的Gentile分类(稳定/转换/移动)，你将怎样组织/优先排序活动的顺序，来准备或促进个体在最少限制的环境中安全独立地进行功能性任务。

运动学习的问题

确定由治疗师设计的任务试验的目的：

• 该任务需要被习得(或截肢，或意外后重新习得)，或该任务需要改进吗？

• 在运动学习的哪个阶段，个体与以上确定的任务有关？

• 个体理解或熟悉任务吗？或任务完全是新的吗？

• 当前的任务表现是否足以让该项任务具备功能性？

• 表现有效吗？最好吗？

• 表现是自动的还是可变的？个体可以使用多种多样的运动策略来完成或解决这个任务吗？

• 在执行时，个体对变化的环境或任务的需求是否有保证适应性的适当改变？

• 该任务能分解成几个部分吗？作为整体来实践该任务会更好吗？为什么能或为什么不能呢？

• 任务某一特定部分的表现有问题(任务的机制、任务组成间的灵活性)吗？

• 任务表现是否有整体的问题(完成、速度、耐力)？

基于你对任务实践的想法，确定达到预期结果的最佳实践条件：

• 在实践单元间，练习的主要目的是保持运动行为吗？在实践单元内，练习的主要目的是提高表现吗？

• 哪种实践或实践组合(模块、随机或试验；集中或分布；部分或整个任务训练)能用来促进保持技能？你为什么选择这些策略？

• 哪种实践或实践组合(模块、随机或试验；集中或分布；部分或整个任务训练)有助于行为改善？你为什么选择这些策略？

• 情境干扰可能如何影响学习过程？

• 在任务训练中，应该包括哪些类型的增强信息才能达到预期结果？

• 对于该个体，应使用什么样的信息模式(视觉提示和演示，口头提示，物理提示/促进)？为什么该增强信息策略或策略组合会被选中？

• 信息对患者识别错误和自我纠正运动的行为能力有什么影响？

• 应该使用什么类型的信息(KR或KP)来增强反馈？

• 选定的信息类型(KR或KP)对运动技能的保持与表现的预期效果是什么？

• 视觉图像或心理练习能提高行为吗？康复专业人士想让患者看到什么样的图像？图像对运动技能的表现和保持有什么影响？

• 患者心理训练的组成有哪些？心理实践对运动技能的表现和保持有什么影响？

• 治疗师如何将神经可塑性的理解融入目标导向的活动和干预中？

该任务的哪些方面最容易受与废用性学习相关的退化的影响？

• 康复计划中包含的活动和任务如何固化期望的神经可塑性变化，从而促进功能恢复？

• 康复计划中包含的活动和任务在重复和强度方法方面是否足以影响神经可塑性？

• 什么证据可以用来指导机遇潜在窗口的决定，以便为相似诊断的患者优化神经可塑性的干预时间？

• 护理计划中活动和任务重要（显著）吗？对患者有意义吗？这样的话经验和运动学习相关的神经可塑性就会产生吗？

• 在促进运动学习和神经可塑性方面，护理计划是如何受患者的年龄所影响？

• 哪些医疗干预、环境条件或训练原则可以增强运动学习和神经可塑性的功能恢复？

• 是否有其他因素或活动可能干扰功能恢复中运动学习和神经可塑性的有效性？如何调整康复计划以减少这些干扰因素的影响？

总结

本章讨论当前的人类运动控制理论，认为人体是一个动态的、有适应性特征的生物系统。康复专业人员用他们的理解：①个人的资源和特征；②环境情况；③功能性任务的性质和约束，形成了合适的干预，提高或调整个体有效的移动能力，以安全高效的方式完成对他们重要的事。

本章节也讨论了运动学习的过程，即个体在不同的环境条件下理解和接触一项新任务或适应一项熟悉的任务，或者是在受伤或疾病后个体资源的改变。使用他们对运动学习阶段、强化信息的目的、反馈/前馈信息的类型和时机以及实践情况的类型和其他因素的理解，来提高运动学习，物理治疗师或其他康复专业人员可以构建干预措施，有效地提高运动学习的保持或改善运动障碍患者的表现。

本章节最后讨论了神经可塑性这个新兴领域，它将运动控制和运动学习的恢复联系起来，认为康复是中枢神经系统损伤后触发神经可塑性和功能恢复的一种机制。随着对神经可塑性理解的增加，康复专业人员必须重新评估为促进运动学习而设计的干预措施是否足以使个人从影响大脑结构和功能实践的疾病中恢复神经可塑性，并恢复功能。

案例1　右侧偏瘫(hemiparesis)步态、学习使用踝足矫形器和动态辅助设备的成人

A. F. 是位略微肥胖的78岁非裔美国老年女性，有2型糖尿病史，3周前中脑动脉发生缺血性卒中。计算机断层扫描显示，中脑动脉的一根深分支栓塞性梗死，在内囊出现腔隙性梗死灶。A. F. 最近被转移到了一个有护理能力的机构进行康复治疗，特别是针对转移和移动方面。在来这之前，她刚收到了预制的AFO。她说，这种支撑是为了帮助她控制“坏的膝盖”和“懒惰的脚”的位置，这样她就可以走得更好。她没有太多的机会使用矫形器，因此她担心这可能会使行走变得更加困难。她表示，她更喜欢使用轮式步行器，尽管在医院的治疗师坚持让她使用手杖。

案例回顾、面谈和物理治疗(physical therapy)检查，如下：

• 心理：A. F. 独居在两层楼高的公寓里。她的直系亲属生活在国外。她10年前从法律秘书的职位上退休，现在积极参与福音派教会的宣传工作。

• 基础生命体征：心率为82次/分；血压为132/94 mmHg；呼吸频率(respiratory rate)为16次/分。

• 认知状态：警觉性和定向，3(cognitive status: alert and oriented times 3)。

• 交流：一些含糊不清的话语；很难找到她想说的词，但理解能力完好。

• 视觉：完好，常戴三焦眼镜。

• 感觉系统：脑神经完好，四肢对轻触、针刺、本体感受的反应正常。

• 神经运动状态：

张力：右侧(R)上肢(UE)和下肢(LE)中度痉挛；改良Ashworth量表1+级。

关节活动度(ROM)：所有肢体的被动ROM在正常范围内。

肌力：四肢4+/5级。

RUE：抬肩2+/5；手抓握2/5；屈肘2/5；RLE：功能性力量等级包括踝趾屈：3/5；踝背屈：1/5；膝关节伸展：2+/5；膝关节屈曲：3/5；髋关节屈曲：3/5；髋关节伸展3/5；髋关节外展3/5；髋关节内收：3+/5。

姿势控制：能抗重力坐直，重量分布不对称，左侧负重较多。向右侧伸手时，预期的姿势变化充分，向左转时不充分。监护下站立；需要言语和触

觉提示才能右侧下肢承重。

- 功能性活动：独立向两侧翻身；在监护下从仰卧到坐在床边；在监护下从床转移到轮椅；监护下坐到站的转移。
- 移动：在适当的辅助下使用手杖，需要口头提示和身体上提示来改善右侧下肢的负重，并在前进的过程中尽量减少足部的膝反张。

设计的物理治疗计划需专注于在使用AFO和手杖时安全和有效移动的技能发展。

案例2 刚接受新(双侧)铰链式踝足矫形器(articulating ankle-foot orthoses)的脑瘫儿童

T.D.是个乐观的2岁半男孩，是一位中等严重程度痉挛型偏瘫的脑瘫患儿。他孕27周早产，并在新生儿重症监护病房住了10周。18个月龄时，越来越多的迹象显示发育迟缓和异常的运动控制。他目前正参与一个早期干预项目(EIP)，接受物理治疗师的个人家访，并参与由教育工作者和作业治疗师每周举办的治疗小组。

EIP的检查结果如下：

- 社交：T.D.和父母、哥哥一起住在一幢两层楼的独栋房子里。他和家人相处得很好，而且也是他社交发育的目标。他与同伴一起游戏，偶尔也会与他们进行适当的互动。
- 认知：T.D.认知任务的评分符合年龄，包括因果关系、对象的持久性、对结束的含义，早期的数字概念，对类别的区分。他操作物品的游戏包括多样性和想象力。
- 言语：T.D.的语言理解、表达和使用语言达到他这个年龄阶段的目标。他有丰富的词汇量，在各种情况下可以适当的应用语言。
- 精细运动/ADL：T.D.的伸手、抓握和松开的能力与年龄相符。双手操作的技能和操作物品的技能达到目标。进食能力正常；T.D.使用餐具和杯子与其年龄相符。穿衣能力略低于预期的年龄，主要是因为穿裤子时对站立位平衡的过度关注。
- 粗大运动：T.D.的粗大运动能力低于预期年龄。他已能使用双侧踝足矫形器(AFO)独立行走6个月。可以在各种地形上行走，包括瓷砖或木地板、地毯、草地、沥青和木片。他上下楼梯时有困难，需要栏杆或扶手。在步行和试着跑步时绊倒或摔倒都是因为增加速度。T.D.的母亲最关心的是他在这一点上的安全。

T.D.在蹲着从地板上站起或蹲下的转移过程中越来越困难。当讨论这个问题时，康复团队认为穿戴铰链式AFO能增加转移任务中踝关节的活动范围。T.D.刚收到的趾屈限制在10°的双侧铰链式AFO。他现在使用新的矫形器下楼梯有困难，所以拒绝下楼，除非双手可以扶。当在家里的草地或岩石车道上行走时，他也增加了绊倒的频率。

设计物理治疗护理计划帮助他在最少限制的铰链式AFO的环境中，帮助他从运动控制过渡到可以活动。

案例3 先天性上肢缺陷儿童学习使用肌电假肢

T.L.是先天性右侧上肢缺陷症的3岁女孩。她有完整的肱骨和上肢肌肉，有功能性的肘关节。她的前臂不完整，尺骨较短，桡骨缺失，完全没有腕关节和手部。T.L.自6个月起就一直穿戴被动式的假肢，在移动性任务中能很好地使用假肢，但在双侧活动时靠着身体或支持面稳定物品。T.L.在2个月前开始了学前教育，并且很好地融入社交。她恰当地参与同伴的游戏。她使用左侧上肢(完整的肢体)的功能较好，并且使用残肢来辅助自己完成任务，特别在稳定物体方面。

过去2周，T.L.开始与她的矫形器师和治疗师一起学习使用双通道(自动关闭/自动开启)的肌电控制终端设备。当她整天戴着肌电假肢时，最初，她就如同之前的被动假肢一样使用。她并不会试图用“手”来玩游戏或完成ADL，除非她的母亲或治疗师们提醒她。在治疗期间，她对自己“手”的打开和关闭的新能力很感兴趣，但在控制方面还不协调，并且很难启动释放。在今天的课上，她练习将2.5 cm(1 in)的积木放在碗里，在5次尝试里有2次达到期望的结果。她在捡起比积木细许多的钉子时未成功(而且变得沮丧)。康复团队对T.L.的目标包括功能性的使用假肢来抓握和放开家中的物品，以帮助进食和自我照顾及在学前活动中操作游戏和参与。团队希望增加双手操作各种尺寸物品的使用。

设计的康复护理计划帮助T.L.掌握抓握和释放各种尺寸的物品，并获得对3岁孩子来说很有意义的活动耐力水平。

案例4 胫骨截肢后的青少年重返田径赛场

W. P. 是一名16岁的高中生，从新生起就一直是明星田径运动员。目前他在100 m和200 m的比赛中依旧保持着高中的记录，这是他在高中二年级时所取得的成绩。

同年，他在美国州锦标赛上获得了第三名。3个月前的夏天，他在花园里修剪草坪，推着园艺除草机在河堤上翻来覆去地除草，他在做快速转弯时受了重伤。右脚和小腿被割草机的刀刃划出很深的伤口，并且被割草机上的消音器烫成Ⅲ度烧伤。他受伤的肢体被压在除草机下面的一堆树叶和瓦砾中。紧急就医后，急诊部的创伤外科医生认为他无法进行保肢手术，所以对他进行了一场长时间的开放性胫骨截肢手术。经过强化的抗生素治疗，1周后回到手术室接受了标准的经胫骨前后皮瓣相等的缝合术。当他的残肢完全愈合时，W. P戴上了装有套筒和销钉、匹配膝上型肌腱套、装配有Seattle Systems的动态反应脚的髌韧带承重假肢。他在没有辅助设备的情况下很快就掌握了步行，并在三年级的冬天回到了学校。

W. P渴望回到四年级。他的假肢师为他设计了一种特殊的假肢，让他可以在比赛中佩戴。这是一款专为田径运动员设计的Otto Bock Healthcare Sprinter假脚。他已经为比赛开始训练，并且很高兴能再次参加比赛。他有两个目标：缩短跑步时间(希望能达到他去年的记录)；在起跑时更高效。今年他想要熟练使用新假肢，这样他就可以在四年级时集中精力。

他在准备重返田径比赛的同时，开展了致力于改善其表现的假肢训练方案。

第4章
假肢与矫形器康复的循证方法

An Evidence-Based Approach to Orthotic and Prosthetic Rehabilitation

Kevin Chui, Rita A. Wong, Michelle M. Lusardi

学习目标

1. 描述循证实践的基本原则，并回答如何在矫形器和假肢康复中应用此类原则。
2. 能对假肢与矫形器康复提出清楚明确、重要的临床问题。
3. 有效地查找对假肢与矫形器康复有意义的研究。
4. 严格评价证据的有效性和临床重要性。
5. 使用矫形器和假肢研究的证据，作出影响实践的循证临床判断。
6. 鼓励从业者更多地使用证据制订临床决策与实践策略。

什么是循证实践

提供有效的健康和康复服务，要求从业者很好地了解和评估医疗管理、技术、理论和康复干预的进展。仅仅依靠过去的经验或专家的意见是不够的。医疗服务人员必须定期更新知识基础，获取由临床研究人员及其基础科学同事提供的不断增长的信息。所有健康护理专业的从业人员都面临着许多挑战，但在日益繁忙的临床实践计划中，他们能有效、准确地查找、评估和应用科学证据。经常使用这类技能和策略的医疗服务人员能为患者制订循证方法。本章为从业人员克服挑战、参与循证实践(EBP)提供指导。

David Sackett(戴维萨基特)，医学博士，循证医学之父，将这种方法描述为“结合临床专业知识和患者价值的最佳研究证据。”

“EBP”是一个广泛的概念，将 Sackett 医生导向的概念应用到广泛的健康领域。两个模型相互作用、富有价值，明确了证据的三大主要元素，也是将资源整合到有效、明智的临床决策中所必需的技能(图 4-1)。以下是三个主要因素：

• 从最新临床研究中获取最佳信息。

• 熟练且有经验的医务人员能够准确地执行诊治程序和干预措施，整合发现，有效地做出正确诊断，并参与反思临床实践。

• 将患者和家庭的问题、关注、期望整合到护理计划中。

这三种因素对于有效的临床决策过程同样重要；最优的医疗服务结果以整合每个信息的观点和优先事项为基础。

为作出明智的临床决策，循证康复专业人员必须具备以下技能：

• 有效地搜索和获取专业文献中的相关科学证据。

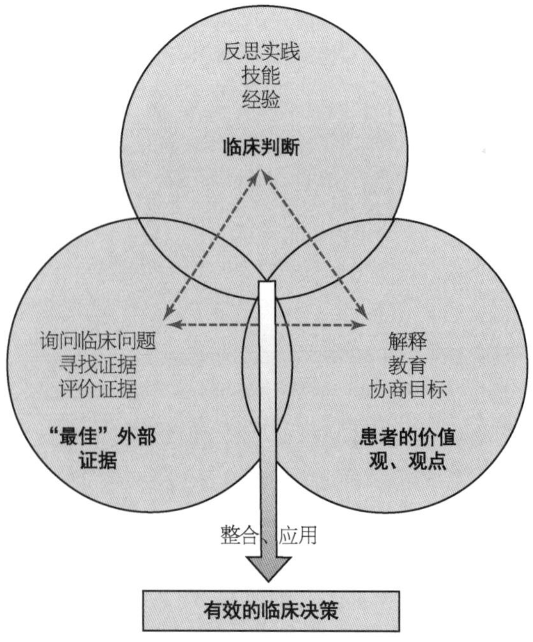

图 4-1 指导临床决策的有效循证医护方法所必需的三个重要、交互要素，以及各要素的维度。

• 评估用于支持决策的科学证据的力度和价值。

• 在诊断、评估、预后和制订适当护理计划的过程中，应用准确的临床检查结果以及文献中的证据。

• 评估并将患者或客户的价值观、知识、喜好和动机整合到干预和预期结果中。

循证实践的过程

临床决策将最佳证据资源纳入评估、干预计划和结果评估的过程中，EBP 本质上是临床决策导向。有效 EBP 所必需的技能随着时间、实践和经验而不断发展。

科学文献的 EBP 方法是有 4 个主要步骤：

• 提出精心设计的、临床上的重要问题。

• 寻找针对这个问题的研究(如：制订有影响、有效的搜寻策略)。

• 严格评价现有证据的有效性和临床重要性。

• 以适用于患者需求的临床相关信息为基础，利用这些发现为评估或干预选项做出循证的临床判断。

第 1 步：提出可解决的临床问题

研究人员提出的问题和临床医生提出的问题，虽然在很多方面都很相似，却是在不同层面上提及和回答。研究问题结合个体群组(样本)的信息形成特征、评估策略有效性之间的证据，或为整个群体的干预策略有效性提供证据。相反，临床问题则试图将这些知识应用于具有个性化特征的个人。例如，临床医生会问，“对于这个特定个体，哪一种评估策略能为临床决策过程提供最重要的信息?”和“哪些干预可能对这个特定的人有最佳效果?”

EBP 过程的第一个关键步骤是提出一个精心设计、临床上很重要的问题。Sackett 确定了两类临床问题：广泛的背景问题(background questions)和特别关注的前景问题。背景问题扩展我们对疾病、障碍、功能限制的知识或理解，他们经常关注病因、诊断、预后或典型的临床过程。患者及其家属经常询问医护人员背景问题。背景问题的解答扩展了临床决策中常用的知识库。学生和年轻临床医生在其领域学习专业知识时，会问很多背景问题。即使是临床专家，当他们遇到不熟悉的病例或新的干预范畴时，通常也需要寻求基础背景问题的答案。然而，背景问题的回答并不能提供制订个性化护理决策所必需的特定证据。临床医生可能提出的与假肢和矫形器康复有关的广泛背景问题有：

P	研究对象	研究对象的诊断类别或关键特征
I	干预	治疗组、诊断工具或预后指标(prognostic marker)
C	对照	如果需要比较干预、诊断工具或预后指标(prognostic marker)之间的适用性
O	结果	感兴趣的结果是什么：疾病、障碍、功能限制、残障是否存在?

图 4-2　提出临床问题的 PICO 系统，包括考虑接受治疗的患者(P)；考虑的干预(I)；而且如果可以，还有与干预的预期结果(O)(正面和负面)进行对照的“黄金标准”(C)。

• 血管性经胫骨截肢后的典型术后康复计划是什么?

• 什么是外周动脉疾病，为什么它会导致截肢?

• 哪些神经功能受到 C7 脊髓损伤的影响?

• 在 2 岁以内，典型的运动里程碑有哪些? 何时完成这些里程碑会被认为是延迟?

前景问题则相反，是寻求具体信息来帮助指导某患者的管理。遵循“PICO”模型是构建可解决的前景临床问题最有效的方法(图 4-2)。它确定感兴趣的患者群体(P)，指出具体特征(如：年龄、性别、诊断、敏感性、严重程度)，并将证据与提出这个问题的患者情况联系起来。然后确定需要考虑的预测因子、检查或干预(I)。如果合适，还明确做哪些对照(C)来确定检查或干预的选择。最后，清楚地定义给定患者所期望的、基于最佳证据的结果(O)。当康复专业人员运用 PICO 模型为需要假肢或矫正器的患者服务时，他们可能会问的前景问题包括以下内容：

• 对于血管性经胫骨截肢的患者(P)，将来多大年纪(I)会影响其功能性步行的能力(O)?

• 对于血管性经胫骨截肢的老年患者(P)，支持下的跑步机步态训练(I)能提高穿戴假肢时的步行耐力吗?

• 在一般早期康复干预(C)中，增加功能性神经肌肉刺激(I)能增强完全脊髓损伤(P)患者的主动肌肉控制(O)吗?

• 哪些因素可以预测(I)痉挛型双瘫脑瘫患儿(P)的运动能力(O)?

患者特征(P)

针对性的临床问题可以将患者特征范围缩小在最适用于某一特定的临床问题或情况内。它定义了最能差异性指导证据搜索的关键特征。有助于提炼假肢矫形器管理相关临床问题的特征或类别，总结见表 4-1。

案例 1　新经胫骨截肢的老年女性

患者 F. H.，女性，89 岁，4 天前，因非糖尿病性的周围动脉疾病(PAD)进行选择性经胫骨截肢。使用麻醉药缓解术后疼痛，她在康复随访期间已经出现轻度定向和专注障碍。目前，她需要中等帮助才能起身站立，使用滚动式助行器行走时需要最小的辅助和直接的指令。她的病史包括用利尿剂有效控制的轻度充血性心力衰竭，β 受体阻滞剂有效控制的高血压，以及继发于骨质疏松症的胸椎中段压缩性骨折(2 年前)。最近因白内障移植了晶状体。入院前，在辅助综合楼里的复杂环境中生活，用直拐在宽阔的设施内行走较长的功能距离，并且在公共食堂吃午饭和晚饭。她曾担任居民委员会副主席，是一个积极的桥牌俱乐部和图书讨论组的组织者。她最亲近的亲属是刚在医院结束住院医生学习的孙女。

截肢/假肢临床小组已经负责制订假肢康复计划，包括确定假肢使用的潜力、康复干预的最佳设置、康复服务的可能持续时间和初步假肢处方。

问题思考

为了指导她的康复计划，团队可能会询问的临床问题包括以下几点：

- 对于多种疾病的老年患者(P)，哪些截肢术后的疼痛管理策略(I, C)(药物和非药物)能最小化精神问题的风险，并帮助患者运动和认知的学习(O)？
- 对于多种疾病的老年患者(P)，哪些功能和认知特征(I)能为假肢使用的潜力提供最佳预测？
- 对于刚截肢的老人(P)，哪些内在和外在因素(I)影响假肢的使用时间和护理(O)？
- 对于姿势控制受损、心血管耐力受限的经胫骨截肢老年患者(P)，选择哪些假脚(不明确，关节或动态响应)(C, I)和悬架系统(硅胶悬吊套筒)(C, I)能最大化安全社区步行的潜力(O)？

表 4-1　用于假肢矫形器康复文献检索的患者特征

区域	特征	搜索词
基本条件	病因	获得性(创伤性损伤、感染过程、自身免疫性疾病、缺血、血管性疾病、肿瘤，癌症)
		先天性
		发育迟缓
		遗传性疾病
	受累系统	肌肉骨骼系统
		神经肌肉
		心血管
		肺、呼吸道
		表皮
		内分泌
		生理系统
	疾病特性	慢性
		进行性
		退行性
		发展性
		需要矫正
		需要住院(requiring accommodation)
	共病情况	周围性血管疾病
		糖尿病
		全身性感染
		癌症治疗，化疗，放疗
		心脏病
		肺病
		肥胖
		抑郁、焦虑
		认知功能障碍
		吸烟
	混合因素	喝酒
		其他物质滥用
		营养状况
家庭和生命发展	年龄组别	婴儿
		蹒跚学步的儿童
		学龄儿童
		青少年
		青年
		中年人
		老年人
	家庭系统	角色
		责任
		照顾者
健身/锻炼	活动水平	无力的
		久坐不动的
		积极主动的
		优秀运动员
移动能力	使用辅具	无
		助行器(拐杖、拐杖、学步车)
		轮椅
		适应性设备
		需要他人帮助
环境问题	环境	学校
		家
		工作
		休闲
		无障碍/障碍
	居住安排	社区住宅(单独、依赖、照顾者或家庭)
		辅助生活设施
		专业护理

干预(I)

“干预”一词广泛地用于循证文献。在 EBP 范例中，根据 PICO 系统所描述的干预(I)和对照干预(C)，是指临床医生寻求答案的核心问题。这个问题通常可以围绕干预、诊断或预后进行。

1. 干预：与替代性的程序或技术(C)相比的程序和技术(如物理方法、手术、药物)(I)。

2. 诊断测试(diagnostic test)：鉴别患者有无特殊情况(C)的测试或测量(如：鉴别骨质疏松症的骨密度测试；区分是否有跌倒风险的 Berg 平衡量表)(I)。

3. 预后指标(prognostic marker)：可以有效预测患者问题(P)结局(O)的一组特定特征或因素(I)。

确定结果(O)

一个好的临床问题所关注的结果与患者目前的健康情况最相关。残障的 Nagi 模型(Nagi model of disablement)或世界卫生组织 ICF 模型为临床医生提供框架来定义他们最感兴趣的结果：细胞水平上病理或疾病、生理系统的损伤、个人层面上的功能受限或影响正常社会角色的残疾或障碍(参见图 1-3)。

案例 2　不完全性脊髓损伤的年轻人

S. K. 19 岁，不完全 C_7 脊髓损伤后 2 周，刚入住康复中心。S. K. 是高中时在感恩节返校参加足球赛获胜后，在酒后驾驶摩托车发生车祸中受伤的后座乘客。他昏迷了几个小时。受伤后 2 小时在急诊室接受甲泼尼龙(甲基强的松龙)治疗。X 线片显示 C_6 前楔状骨折。

插管后，他住进神经科 ICU；2 天后，接受了颈圈(halo)固定的 C_4～C_8 手术融合。术后合并急性肺炎，已治愈。所有在 L_3～L_5 节段和骶部的感觉完整，双侧背屈和跖屈有 2/5 级力量，膝关节深部腱反射亢进。他可以坐在床边躺椅或高靠背轮椅约 45 分钟。他急于想知道是否能走路，尽管被所发生的事情吓坏了，但还是很有动力开始康复。

受伤之前，S. K. 住在家里，并在附近一所州立大学主修生物专业。他的愿望是最终申请就读医学院成为整形外科医生。父母和妹妹都在照顾他；一天中大部分时间都有家庭成员陪伴。他有一个表弟，现在在法学院读书，出生时患有脊柱裂，主要靠轮椅代步。

问题思考

为了指导他的康复计划，团队可能会问的临床问题包括以下几点：

- 不完全性颈髓损伤患者中(P)，恢复功能性步行(O)的最有力指标(I)是什么？
- 颈圈(halo)固定的不完全性颈髓损伤患者中(P)，哪种物理疗法干预(I, C)能最佳大程度地改善功能性下肢力量(O)？
- 不完全性颈髓损伤患者中(P)，哪些策略(药理学和非药理学)(I, C)能有效地管理异常的功能节段，而不损害肌力增加的潜力(O)？
- 不完全性颈髓损伤患者中(P)，功能性神经肌肉刺激(I)会降低对矫形器的需求，并提高步态质量(O)吗？

案例 3　痉挛型双瘫的脑瘫儿童

E. C.，18 个月，痉挛型双瘫脑瘫患儿，现由一个跨学科的早期干预团队照护。E. C. 的母亲首次怀孕，在高危妊娠 34 周后早产。她在新生儿 ICU 的情况相对平稳：不需要辅助通气，但确实有周期性的呼吸暂停和心动过缓，直到体重 1.8 kg (4 lb)。3 周时出院回家，直到 8～9 个月大时才较正常地发育。父母注意到她在站立时下肢“僵硬”，倾向于“兔子跳”而不是交替爬行，并且过分依赖上肢将自己拉起站立(与一起游戏的表弟和孩子们相比)。她的儿科医生把他们转介至儿童神经科，医生发现她存在轻度至中度的反射亢进和肌张力增高。她已接受了 7 个月的早期干预，该小组负责确定现在是否适合进行矫形器干预，因为她准备开始步态训练了。

问题思考

为了指导她的康复计划，团队可能会问的临床问题包括以下几点：

- 痉挛型双瘫型脑瘫患儿中(P)，穿戴铰链式踝足矫形器(AFO)(O)有效步行所必需的髋关节和膝关节最小肌肉力量和运动范围(I)是多少？
- 痉挛型双瘫型脑瘫患儿(P)的转移和运动任务(O)中，哪种治疗活动或方法(I)[如神经发育(NDT)、感觉统合、本体感觉神经肌肉促进(PNF)]对促进躯干和下肢的动态姿势控制最有效？
- 痉挛型双瘫型脑瘫患儿(P)中，什么样的家庭居住环境(I)或改变能最大程度地促进安全性和发育进程(O)？

第 2 步：找到并获得最佳证据

一旦临床问题得到确认和阐明，第 1 步就是搜索康复研究文献获取相关信息。第 2 步是获得完整文章，汲取它们的优点，并阅读有助于决策的信息。寻找引文和(希望)全文的诸多方法如下：

- 定期浏览主要期刊网站，查看最近出版或已出版的与该问题相关的刊物。例如假肢与矫形器杂志(http://www.oandp.org/jpo)，可查阅本年度之前的任何期刊文章，但这种策略的有效性不高。
- 使用新教科书中的索引作为可靠的次级信息来源，这对于回答背景问题(background questions)尤其有用。
- 使用互联网搜索引擎如谷歌(http://scholar.google.com；免费)，它能提供未审核和已审核的资源，但需有能力仔细评估所得信息资源的质量。
- 使用同行评议的电子数据库如 PubMed/MEDLINE/OVID(http://www.ncbi.nlm.nih.gov/pubmed；免费使用)或物理治疗证据数据库(PEDro；http://www.pedro.org.au/；免费使用)。专业组织，如美国物理治疗协会，提供搜索引擎的链接(http://www.apta.org/OpenDoor)、摘要综述(http://www.hookedonevidence.org)或组织成员的综合证据(synthesized evidence)(http://www.apta.org/PTNow)。许多医学图书馆通过为 EBSCO(http://www.ebscohost.com/biomedical-libraries；订阅访问)或 ProQuest(http://www.proquest.com/en-US/catalogs/databases/detail/pq_health_med_comp.shtml)这样的医学数据库提供服务来维护数据库的订阅。
- 订阅相关实践领域研究期刊的电子目录(eTOC)通知。比如，物理治疗杂志(http://ptjournal.apta.org/site/subscriptions/etoc.xhtml)、老年物理治疗杂志(www.jgpt.org)、神经物理杂志(www.jnpt.org)、临床生物力学(http://www.clinbiomech.com/user/alerts)以及物理医学和康复杂志(http://www.archives-pmr.org/user/alerts/savetocalert)，其他许多公司将向电子邮件、手机、ipad、电子阅读器和其他设备发送当前问题的目录。

每种策略在效率和可行性方面都有优点和缺点。经过一段时间，使用循证方法的医疗专业人员在其有限的时间和可获得的资源范围内，将形成信息检索策略。

证据来源

临床医生可以从研究文献中获取各种形式和来源的信息。最容易获得的形式之一是期刊文章。表 4-2 提供了与假肢和矫形器康复相关的期刊列表。这些期刊通常包含原始的临床研究、文献综述和案例报告，聚焦与特定专业群体相关的问题。

医学文献分为初级和二级信息来源。初级来源是原始科学工作的报告，通常发表为期刊文章。二级来源是对给定主题的初级文献的综述，二级来源包括教科书、综述文章、系统回顾如 Mate 分析、个别文章的评论、临床实践指导和网站总结。研究文献是获得有效证据的基础。针对医疗专业人员和生物医学研究人员的教科书、生物医学期刊和互联网网站都是研究证据的常见来源。

教材

学术教科书是寻找背景信息的好起点，特别是对于变化较少的领域(例如：系统解剖学或生物力学)。循证教科书是经过评审程序的，很值得参考，通常每 3～5 年更新一次。他们总结临床研究和专家意见，并就某一话题分析/综合研究的影响和专家意见。一些教科书现在可以在网上找到，当最新研究证据出现时，就有了频繁更新特定章节的优势，并让读者立即超链接到主要研究文章的来源。网站 FreeBooks4Doctors!(www.freebooks4doctors.com)提供了许多免费的重要医学教科书超链接，也可购买许多其他在线教科书。框 4-1 列出了教科书中的主要质量指标。

表 4 - 2　与假肢、矫形器相关的期刊

杂志名	缩写
American Journal of Occupational Therapy	Am J Occup Ther
American Journal of Physical Medicine & Rehabilitation	Am J Phys Med Rehabil
American Journal of Podiatric Medicine	Am J Podiatr Med
American Journal of Surgery	Am J Surg
American Rehabilitation	Am Rehabil
Annals of Physical Medicine	Ann Phys Med
Archives of Neurology	Arch Neurol
Archives of Physical Medicine and Rehabilitation	Arch Phys Med Rehabil
Archives of Surgery	Arch Surg
Assistive Technology	Assist Tech
Athletic Training	Athletic Training
Australian Journal of Physical Therapy	Aust J Physiother
Biomechanics	Biomechanics
British Journal of Sports Medicine	Br J Sports Med
Bulletin of Prosthetic Research	Bull Prosthet Res
Canadian Journal of Occupational Therapy	Can J Occup Ther
Clinical Biomechanics	Clin Biomech
Clinics in Orthopedics and Related Research	Clin Orthop Rel Res
Clinics in Podiatric Medicine and Surgery	Clin Podiatr Med Surg
Clinics in Prosthetics and Orthotics	Clin Prosthet Orthot
Developmental Medicine & Child Neurology	Dev Med Child Neurol
Diabetes Care	Diabetes Care
Diabetic Foot	Diabe Foot
Diabetic Medicine	Diabe Med
Disability and Rehabilitation	Disabil Rehabil
Foot and Ankle Clinics	Foot Ankle Clin
Foot and Ankle International	Foot Ankle Int
Gait and Posture Gait Posture	Gait Posture
Interdisciplinary Science Reviews	Interdisc Sci Rev
International Journal of Rehabilitation Research	Int J Rehabil Res
Journal of Allied Health	J Allied Health
Journal of Applied Biomechanics	J Appl Biomech
Journal of Biomechanical Engineering	J Biomech Eng
Journal of Biomechanics	J Biomech
Journal of Bone and Joint Surgery	J Bone Joint Surg
Journal of Geriatric Physical Therapy	J Geriatr Phys Ther
Journal of Head Trauma and Rehabilitation	J Head Trauma Rehabil
Journal of Medical Engineering and Technology	J Med Eng Tech
Journal of Musculoskeletal Medicine	J Musculoskel Med
Journal of Neurologic Physical Therapy	J Neuro Phys Ther
Journal of Orthopaedic and Sports Physical Therapy	J Orthop Sports Phys Ther
Journal of Pediatric Orthopedics	J Pediatr Orthop
Journal of Prosthetics and Orthotics	J Prosthet Orthot
Journal of Rehabilitation	J Rehabil
Journal of Rehabilitation Medicine	J Rehabil Med
Journal of Rehabilitation Research and Development	J Rehabil Res Dev
Journal of Spinal Disorders	J Spinal Disord
Journal of the American Geriatrics Society	J Am Geriatr Soc
Journal of the American Medical Association	JAMA
Journal of the American Podiatry Association	J Am Podiatry Assoc
Journal of Trauma	J Trauma
Medical and Biological Engineering	Med Biol Eng Comp
Orthopedic Clinics of North America	Orthop Clin North Am
Paraplegia	Paraplegia
Physiotherapy Canada	Physiother Can
Physical and Occupational Therapy in Geriatrics	Phys Occup Ther Geriatr
Physical and Occupational Therapy in Pediatrics	Phys Occup Ther Pediatr
Physical Medicine & Rehabilitation Clinics of North America	Phys Med Rehabil Clin N Am
Physical Medicine & Rehabilitation：State of the Art Reviews	Phys Med Rehabil State Art Rev
Physical Therapy	Phys Ther
Physiotherapy	Physiotherapy
Physiotherapy Research International	Physiother Res Int
Prosthetics and Orthotics International	Prosthet Orthot Int
Rehabilitation Nursing	Rehabil Nurs
Rehabilitation Psychology	Rehabil Psychol
Scandinavian Journal of Rehabilitation Medicine	Scand J Rehabil Med
Spinal Cord	Spinal Cord
Spin	Spin
Topics in Stroke Rehabilitation	Top Stroke Rehabil

初级来源：期刊文章

期刊文章可以作为一级或二级文献来源。它们对于背景和前景的临床问题都很有用。初级研究文章中，作者提供了原始研究的发现。在应对迅速发展的卫生领域（许多临床实践问题关注的领域）时，使用这类证据最佳。确定两个或三个提供相似支持性证据的高质量初级研究文章，一般情况下，能为临床决策提供强有力的证据。搜索、评价和整合初级研究资料是一项时间密集型任务。

二级来源：综合系统的评价文章

使用高质量的二级来源期刊文章来指导循证决策，对于临床医师来说是一个时间上很有效的策略。二级资料来源的质量指标包括寻找现有研究的综合文献检索（使用明确的搜索策略）、对这些研究的公正分析以及基于分析和综合的客观结论和建议。二级来源有多种格式：综合叙述性综述、系统回顾、元分析和临床实践指南（CPG）。每一种总结性资源都是获得某一特定知识体系批判性评价的有时间效率的高效方法。然而，每种类型的总结性资源都有其优点和缺点。

在综述文章中，作者会回顾和总结一些初级作者的工作，有时也会分析或综合。这些叙述性综述通常在范围上很宽泛，但不一定描述这些文章是如何选入综述总结的，也不一定对以前的研究结果进行定性分析。叙述性综述的质量（有效性）因综述者的专业知识不同而存在差异，需要读者仔细评价。

系统性综述是特别强有力的二级证据来源，通常分析和综合临床对照试验。完善的系统性综述是证据的重要来源，在开始信息搜索时就应该寻找。框4-2列出高质量系统性综述的关键指标。系统性综述通常集中在相当狭窄的临床问题上，基于对相关文献的全面搜索，并使用定义明确的纳入和排除标准来选择纳入综述的高质量研究（通常是随机对照试验）。综述中的每项研究都仔细鉴定质量以及与特定临床主题的相关性。作者试图找出研究方法和结果之间的共同点，并说明方法和结果的差异。一份优质的系统性综述需要劳动密集的准备，因此，只有大约1.5%的期刊文章是真正的系统性综述。尽管数量很少，但越来越多的系统性综述发布，其中包括矫形器和假肢相关的主题。例如，从2006到2011年7月，使用术语“limb amputation AND rehabilitation”、合并限制“review”和“English”的文献检索结果中，有49个适用的综述（附表4-1）。

框4-1 教材和互联网证据的质量指标

- 作者资质
- 参考文献的质量
- 最近/定期更新
- 经权威团体认可
- 同行评审
- 资金来源披露

框4-2 系统性综述文章的质量指标

- 详尽地搜索证据
- 清楚地明确纳入的质量标准
- 能独立判断的多名作者
- 公正、客观的总结
- 明确的结论：为临床应用做好准备
- 如果是元分析：研究间的统计操作

元分析是系统性综述的一种，如果数据代表一个大样本（因而具有更大的统计功效）而不是多个小样本，那么他能定量地从多个研究中收集结果数据来分析治疗效果（通常使用“比值比”统计）。进行元分析的局限性在于，为了将研究结合在一起，各研究间患者、干预和效果评价的类别都必须相似。元分析比每个研究的单独评价更能提供证据有力的陈述，支持或驳斥某一治疗效果。因为很难识别出足够相似的研究来组合数据，所以只有一小部分的系统性综述采用元分析。使用术语“limb amputation 和 rehabilitation”，合并限制“meta analysis”“English”和“published in last 5 years”，在PubMed中只搜索到1篇元分析。

二级来源：临床实践指南

临床医生的另一个二级来源是CPGs，它以现有的最佳证据为基础在临床实践中应用。大多数现有的CPGs已用于筛查、诊断和干预医疗实践。CPGs旨在为特定人群中特定疾病的恰当卫生服务提供临床决策指导。CPGs通常基于的最有效证据有专家共识和临床研究文献综述。大多数CPGs使用算法制定决策，为特定特征患者，选择适当的检查和干预，而这些都被视为规范。在附表4-2中列出了可能与假肢、矫形器康复有关的CPGs例子。The National Guidelines Clearinghouse是美国最全面的CPGs数据库（www. guidelines. gov）。

电子资源与搜索策略

许多电子数据库可以帮助临床医生迅速查找初

表4-3 电子数据库用于搜索相关证据

首字母缩写	数据库信息	入口
—	学术研究数据库	通过图书馆访问
最佳证据	美国内科医师学会杂志俱乐部和循证医学(评论性和系统性综述)	http://hiru.mcmaster.ca/acpjc/acpod.htm
CCTR	Cochrane 对照试验资料库	通过订阅或图书馆访问
CDSR	系统性综述的 Cochrane 数据库	通过订阅或图书馆访问
CHID	健康信息综合数据库(标题、摘要、资源、没有索引的项目描述)	www.chid.nih.gov
CINAHL	护理及相关健康文献的(引文及摘要)	通过订阅或图书馆访问多重索引(www.cinahl.com)
DARE	综述摘要有效性的 Cochrane 数据库	通过订阅或图书馆访问
EBM Online	基础保健和内科的循证医学(评论性综述和系统性综述)	通过订阅(www.ebm.bmjjournals.com)
Embase	Embase/Elsevier 科学(引文和摘要)	www.embase.com
—	循证/美国物理治疗协会(引文、摘要、注释)	美国物理治疗协会会员(www.apta.org)
Medline	国家医学图书馆(摘要)	通过图书馆访问
OVID	健康与医学主题资料库(摘要及全文)	通过订阅或图书馆访问(www.gateway.ovid.com)
PEDro	物理治疗证据资料库(系统评价)	www.pedro.fhs.usyd.edu.au/index.html
PubMed	国家医学图书馆(摘要)	www.ncbi.nlm.nih.gov/entrez(免费)

级和二级证据来源,以指导临床决策(表4-3)。找文章时,使用几个不同的数据库通常很有帮助。美国物理治疗师协会通过 www.APTA.org 网站上的开放门户,为 APTA 会员提供了许多电子资源。

有效地使用电子数据库分两步。首先,搜索者必须找到提供文章标题、作者和其他关键识别信息(例如期刊、发行、年份、页面)的适用引文。通常,这些引文也提供了文章的摘要。有时,搜索者基于标题和摘要中发现的信息,就能收集到足够多满足需求的信息。然而,大多数情况下,搜索者必须获取全文来充分评价研究发现。引文和摘要很容易从许多数据库中免费获取,而获取文章全文通常需要付费给搜索数据库。

寻找引文

国家医学图书馆通过 PubMed 数据库构建和维护 Medline,这是世界上可公开查阅的英文生物医学参考文献的最大数据库。PubMed 引用了 4 600 多种期刊,包括许多非英语的重要生物医学期刊,总计超过 1 500 万份期刊文章引文。这个数据库也是高质量系统性综述引文的丰富来源。PubMed 中收录的期刊必须符合他们对同行评审水平和文章质量的严格标准;这使搜索者对通过 PubMed 找到的信息有一定的信心。PubMed 可以通过 National Library of Medicine's website 的网站进行访问(www.nlm.nih.gov)。OVID 是另一个 Medline 资源;一般通过图书馆订阅访问,且常链接全文。

与 Medline 相比,Cumulative Index of Nursing and Allied Health Literature(CINAHL)包括更多护理和健康领域的期刊引文,但这些期刊的发行量比 Medline 引用的期刊要小很多,而且这些较小发行量的期刊质量可能不符合 PubMed 的要求。因此,读者必须认识到,对有效性和方法质量的仔细审查是非常必要的。CINAHL 数据库包含更多关注康复的期刊,使 CINAHL 成为康复专业人员的重要数据库。此数据库仅对付费订阅者(图书馆或个人订阅)开放。

Hooked on Evidence 是美国物理治疗协会(APTA)的数据库,并对协会会员免费(www.hookedonevidence.com)。目前 Hooked on Evidence 仅限于基础干预研究。在 Hooked on Evidence 网站上的文章,已经由物理治疗学者、研究人员、研究生、学生和临床医生评审并形成摘要。可以通过选择特征、疾病和临床病例来搜索这些摘要。

PEDro 是澳大利亚悉尼大学循证物理治疗中心的数据库(www.pedro.org.au),可免费向公众开放。PEDro 列出了临床实践指南、系统性综述和临床试验。高级搜索允许搜索者选择治疗类型、问题、身体部位和分支学科。Hooked on Evidence 和 PEDro 的数据库都只关注与物理治疗相关的高质量研究。他们的好处是很容易找到适用于物理治疗和康复的引文。要成功地搜索数据库,研究问题应该尽量宽泛,并在标题中使用同义词。这两个数据库只包含PubMed中的部分引文,且所有引文都直接适用于康复。使用“orthoses”对PEDro进行搜索,发现了1份实践指南、23份系统性综述以及26项临床试验,并且都与物理治疗相关(附表4-3)。在Hooked on Evidence中进行类似搜索,发现了77项临床试验的综述,其中29项是自2006年以来发表的(附表4-4)。

The Cochrane Database of Systematic Reviews (www.cochrane.org/cochrane-review)被广泛认为是系统性综述的金标准。专家小组对关注主题的现有研究进行全面、定量的分析和综合,并提取这些发现最终形成科学支持的建议。Cochrane reviews使用标准化格式,仔细遵循规则以减少在评审文章选择和证据理解上的偏差。虽然不是专门针对物理治疗,但康复程序和方法是许多评审的组成部分。研究发现,结构化摘要中写到的发现概括了整个研究的关键内容,包括作者对证据强度及建议的总结。这些结构化摘要可在线免费获得,但访问全文需要付费。

在网络上寻找有价值的二级参考资料越来越方便。但搜索者必须仔细审查这些资料,因为这些资料的准确性和客观性有很大差异。这些证据代表了不同来源,如原始研究的报告、权威专家的研究综述、非同行评审的学生摘要、市场广告(有时直观地呈现为同行评议的研究报告)以及游说团体的观点和说服性论据等。还有许多以患者为中心的网站,以及少部分以实践为中心的网站。表4-2所列的质量指标适用于互联网和教科书。

执行搜索策略

通常,第一次引文搜索会出现两个极端:成百上千的引文,但只有少数与临床问题有关,或几乎没有引文集中在感兴趣的话题上。搜索者应该仔细检查搜索出来的引文。在宽泛的搜索中,比较搜索出来的标题和关键词,搜索者必须仔细检查什么才是真正寻找的。一般需要重复搜索,通过重新设置关键词或设置限制来缩小结果,并省略先前发现的不相关的引文。使用搜索词“prosthesis”的搜索者可能会发现,搜索结果包括“joint prostheses, dental prostheses, and skin prostheses”,甚至“limb prostheses”各种不同主题的文章。搜索词应尽可能契合具体的临床问题;使用更精确的搜索词,如“limb prosthesis, leg prosthesis, arm prosthesis, or artificial limb”可能更有效。

搜索者应该认识到,搜索引擎使用标题或摘要中预先定义的标题或关键词,简单地将搜索者输入的搜索词与数据库或图书管理员链接到文章的标题相匹配。搜索者可能需要调整搜索条件以找到合适的参考资料。例如,使用搜索词“below-knee amputation”并结合搜索词“prosthetic rehabilitation”,在PubMed (www.ncbi.nlm.nih.gov/pubmed/)中搜索过去五年里(2006年7月至2011年7月)发表的英文文献,共获得了5篇引文。同样,使用搜索词“transtibial amputation”而不是“below-knee amputation”,共获得45篇引文,且两组引文之间没有重叠。第三次,使用“trans-tibial amputation”替代“transtibial amputation”进行搜索,共获得12个引文,其中,与第一次搜索没有重叠,与第二次搜索只有一个重叠。

搜索不允许出现拼写错误,或者如前所述的细微差别。如果搜索者找到了一个与感兴趣的主题相符的引文,则使用该文章的标题、摘要以及主题标题(关键词)重复搜索,可能会出现额外的适当引文。重复搜索时,使用各种同义词或Medical Subject Headings医学关键词(www.ncbi.nlm.nih.gov/mesh)可以帮助搜索者更加确信已找到了正确概念。搜索者应该注意出现成功搜索结果的搜索词,以便以后更有效地搜索。使用PubMed的搜索者可以通过建立一个“cubby”来设置永久搜索。这项服务是免费的,可以通过互联网连接到PubMed。在线指南帮助用户设置保存搜索词的Cubby。搜索者可以定期检查他们的Cubby,并查询有关主题的文献更新。

除了搜索标题之外,一个好的临床问题也常常集中在三大类临床问题中:治疗/干预/疗法、诊断或预后。搜索者可以根据需要使用这些术语来缩小搜索范围。搜索者必须认识到每个数据库都会使用自己的关键词设置,并且可能(或可能不)包括标题词、摘要词或在其电子搜索过程中的常识性临床术语。熟悉数据库使用的关键词可以减少搜索过程中的失败;结合标题或摘要中的关键词(例如,使用逻辑算符,如“AND”“OR”或“NOT”),以及使用临床术语或概念的同义词,都可以辅助搜索过程。在许多数据库中,搜索者可以选择将搜索限制为系统性综述,从而找到他们感兴趣的主题。

干预措施的搜索

可将搜索限制在干预措施研究的词汇,包括以下内容:

- Therapeutic use(治疗应用)

- Clinical trials(临床试验)
- Therapy(疗法)
- Comparative studies(对照研究)
- Randomized controlled trial(随机对照试验)(将搜索限制在质量最高的文章中,只在有许多相关文章时)
- Rehabilitation(康复)

常用于假肢和矫形器治疗干预的搜索术语包括以下内容:

- Prosthetic rehabilitation(假肢康复)
- Orthotic use(矫形器应用)
- Physical therapy techniques(物理治疗技术)
- Prosthetic fitting(假肢适配)
- Prosthetic training(假肢训练)
- Gait training(步态训练)
- Therapeutic exercise(治疗性运动)
- Edema management(水肿管理)
- Balance training(平衡训练)
- Skin care(皮肤护理)
- Strength training(力量训练)

诊断性干预

如果主要的临床问题涉及对患者病情进行准确有效的诊断或筛查,来确定更具体评估的需要,那么康复医生可能会在相关研究中搜索"diagnosis"(诊断)文献。通常有助于将搜索限于诊断研究的搜索术语包括以下内容:

- Diagnosis(实际的疾病或功能障碍)
- Diagnostic use[诊断用途(用于诊断的工具)]
- Diagnosis, differential(诊断,鉴别)
- Sensitivity(灵敏度)
- Specificity(特异性)
- Accuracy(精度)
- Predictive value(预测值)
- Construct validity(建构效度)

自然史或预后

医学疾病和损伤预后的研究越来越多。这些研究试图预测谁最有可能从具体的治疗干预中获益,或者试图根据患者某个特征或其环境预测预后。能将引文限制在预后类型上的搜索词包括以下内容:

- Experimental cohort studies(实验性列队研究)
- Prognosis(预后)
- Prognostic factors(预后因素)
- Disease progression(疾病进展)
- Recurrence(复发)
- Morbidity(发病率)
- Mortality(死亡率)
- Incidence(发生率)
- Prevalence(患病率)
- Clinical course(临床进程)
- Outcomes(结果)

系统评价

目前 PubMed 并没有将系统评价确定为特定的"出版类型"。搜索者必须在文章类型选项"Type of Article"中使用"meta-analysis"或"review"。当使用"systematic review"作为搜索词时,会检索到几种类型的综述,而不限于系统评价。常定义为学术性综述、CPGs、教育性综述、mate 分析、指导原则和共识发展会议的文章,在 PubMed 中都归类在系统评价的词条下。能将引文限制在真正系统评价上的搜索词包括以下内容:

- Systematic review 系统评价[作为标题词(tw)]
- Systematic[系统化的(作为关键词)]
- Meta-analysis(Mate 分析)
- Development(发展)
- Validation(验证)
- Cochrane database of systematic reviews(Cochrane 系统评价数据库)[作为期刊名称(jn)]

查找全文

一旦通过文献检索找到合适的引文,下一步就是找到与临床问题最密切相关的文章全文。期刊由出版公司出版和拥有,这些公司通过支付的期刊订阅费来维持运营。每个杂志都有提供所含文章访问权的机制。如果该期刊由某专业组织发布,那么该组织的成员通常可以获得纸质版,或通过该组织的网站(通过输入指定的用户名和密码)获得。

图书馆购买特定期刊的纸质版或网络访问权,要么将其作为中介公司服务(如全文数据库 EBSCO 或 Proquest)的一部分捆绑在一起,要么是独立订阅,或者作为以指定价格提供给若干或全部期刊的出版商。图书馆将这些期刊的在线副本提供给读者,有的免费,有的收取一定的图书馆费用。一些期刊通过互联网向公众免费提供全文,有的是针对所有文章,有的是发表一段时间后的文章(例如:出版后 1~2 年)。大多数的期刊都对提供个别文章的全文收费,这一费用可能高达每篇 20~25 美元。在 PubMed 网站上搜索相关文献的一个好处是，这个数据库提供所有引文的链接，包括免费和收费的资源。网站 www.freemedicaljournals.com 列出了提供免费全文的各种生物医学期刊，并提供期刊网站的超链接，明确任何自由访问(通常是自出版以来)的限制。卫生从业人员应该从有权常规访问的图书馆中搜索全文生物医学期刊文章(无论是纸质版还是电子版)。根据卫生机构或社区中图书馆的工作环境和职责，其访问权限有很大不同。

第 3 步：严格的评价证据

一旦临床医生已经找到并初筛文章，确保其围绕感兴趣的临床研究问题，并且适用于临床实践中的患者，那么临床医生就必须严格评价研究过程中的方法学和分析学质量。这是临床医生经过一段时间的持续练习而形成的技能，值得努力付出。参与研究小组或期刊俱乐部有助于形成这种有用的 EBP 技能。

整体的方法学质量

最高质量的研究证据来自精心设计的研究问题、适当的设计和方法学以及目标人群样本代表的研究。没有临床研究或文章是完美的，而研究文献的关键评价者必须形成衡量文章依据的技能，以确定这些信息是否准确、相关，及其对患者的临床重要性。即使某些东西已经出版印刷，也并不能保证它就能提供有价值或准确的信息。无论临床研究的重点是治疗/干预、预后或诊断，严格评价的总体目的是确定影响研究偏倚内外效度的程度，毕竟这有可能使研究结果无效。临床医生感兴趣的是，确定该研究发现是否以及在多大程度上确实代表了研究中所提问题的答案。框 4－3 列出了一系列初级研究的总体质量和适用性问题。有些问题适用于所有的初级研究，另一些则适用于特定类别的研究。框 4－4 列出了适用于系统评价二级来源的质量评估问题。

样本：充足性和适当性

在判断研究的方法学质量时，必须考虑样本大小。在样本量小的研究中，一些非代表性的研究对象可能会严重歪曲数据，并影响并不代表总体的统计结果。此外，当样本容量较小时，受试者之间的自然差异可能最终掩盖真实的差异。在数量上没有定义合法研究最低要求的绝对最小数量。然而，研究教科书通常会建议每组 8～15 个对象作为最小值，以确保统计分析至少有合理的机会来展示可能存在的真实差异或真实关系。样本容量越大，就越有可能代表其所属人口的情况。

研究人员以及研究文章的读者，都可以使用功效分析(power analysis)评估样本容量的大小。功效分析客观估计能证明组间、组内真正差异或关系所必需的最小样本容量。把功效分析作为研究设计的标准组成部分是一个相当新的概念。因此尽管功效分析有助于评估样本容量是否足够，但缺乏特别确定的功效分析，特别是在较旧的研究中，并不是判断研究薄

框 4－3　严格评价研究或综述时考虑的问题

所有研究
- 数据库寻找研究的标准是什么？(例如：PubMed 中的期刊符合严格的质量标准)
- (最近的)研究如何更新？
- 有明确陈述研究目的吗？该研究的目的与关注的临床问题有多紧密？
- 文献的综述有多全面？文章中提到的参考文献有多新、多相关？文献综述是否支持需要报道的研究？
- 研究中使用的结果测量工具描述充分吗？适用于关心的临床问题吗？
- 每个结果测量工具的可靠性和有效性有证据吗？所关心的临床问题有足够证据吗？

干预/处理/疗法的研究
- 实验对象是随机分配入组的吗？
- 有对照组(或安慰剂或标准护理组)与实验组比较吗？
- 收集结果数据的研究员用盲法分组吗？
- 在可行的情况下，实验对象应该对自己的分组设盲吗？
- 实验组和对照组有多相似？理想状态下，两组间的唯一区别应该是干预。
- 干预之前，混淆变量(confounding variables)使分组不同吗？

预后的研究
- 收集结果数据的研究员是否对每个受试者预后因素的分数设盲？
- 为确保获得感兴趣的结果，随访周期足够长吗？
- 为确认所调查的预后因素，有来自第二组受试者重复分析且结果相似的证据吗？

诊断的研究
- 新的诊断测试(diagnostic test)已与公认的黄金标准相比较吗？
- 实施新诊断测试的研究人员应该对每个受试者黄金标准的分数设盲吗？
- 为确认新诊断测试的准确性，有来自第二组受试者重复分析且结果相似的证据吗？

框 4-4　评价系统性综述质量的问题

目标制定
- 主题(回顾的目的)定义明确吗?
- 干预
- 患者
- 感兴趣的结果

文献检索
- 文件搜索彻底吗?
- 使用能全面获得关键概念的搜索词
- 使用的数据库或引文来源
- 搜索方法详尽、国际范围
- 为了重复,足够详细地描述搜索方法
- 国际范围内
- 全面获得搜索概念的搜索词

研究选择
- 该研究清楚地描述和落实纳入标准吗?
- 明确纳入和排除标准
- 标准应该与主题契合
- 应用能限制偏倚的选择标准
- 解释被拒绝的研究

评估设计和方法的质量
- 研究质量是盲评或独立评价吗?
- 是否初级研究人员搜寻缺失信息?
- 所含研究会出现相似效果吗?
- 是否评估了整体发现的稳定性?
- 随机性评估充分吗?

数据收集
- 来自每篇文章的信息是使用标准化格式获得的吗?
- 每篇文章中收集的信息包括以下内容吗?
- 研究类型(如随机、对照试验)
- 实验组和对照组的干预特点
- 所有对象的关键统计学特征
- 重要的主要结果
- 解释缺失的数据

缓冲池
- 所选研究是否足够相似以便集中起来进行分析?
- 设计方法
- 干预方法
- 结果变量的运算方法

讨论、结论、建议
- 这些建议基于现有证据的质量吗?
- 基于所做的分析,结论和建议是否合理?

弱的必要指标。

如果真实的群体差异(或关系)存在,通常效能水平(β)0.8(80%)的研究设计就能足够敏感地发现这些差异。

效能分析在确定功效时考虑 5 个因素。了解这 5 个因素中的 4 个,就可以让读者计算出最后一个因素。这 5 个因素包括如下:

• 用于结果变量统计分析的显著性水平(u 系数)。

• (如标准偏差)每组中与结果变量相关的预期方差。

• 样本大小和小组规模。

• 干预或关系的预期有效规模;需要多大的差异或相关性才能确保评价的结果是重要的或临床上有意义的?

• 如果存在(避免Ⅱ类错误),能证明组间真实差异的可能性估计就是预期效能水平(β 系数)。

在准备研究时进行的效能分析(即:在进行受试者招募、数据收集或分析之前),可以确定每组的理想样本数量。完成数据分析后进行的效能分析,用于结果不显著时明确小样本影响统计分析的可能性。

当研究实施前就进行功效分析时,大多数显著性水平 $\alpha=0.05$ 或更低,效能水平 $b=0.8$ 或更高。效应量和预期组内方差的分数将因具体研究而异。一般来说,研究人员提供先前研究或自己的试验数据作为参考资料,以证明其对效应量和方差的选择。效能分析的运用为严谨的研究设计提供了证据,并帮助临床医生相信这项研究的结果。

对样本的下一个重要评价是代表性:样本中的受试者(因此代表的)与感兴趣的“群体”、与业务人员的治疗个体之间的相似程度怎么样?所有研究的目标是基于某类人群中代表性样本的发现,来为该类普通人群制定决策。一个样本代表的是一个更大的群体,其结果将被概括为受试者招募、选择和保留的功能。在评价一篇作为临床决策证据的文章时,医疗专业人员必须考虑受试者是如何被选择和分配到小组的(希望是随机的),受试者是否纳入或排除的标准是什么,以及研究开始时参与的受试者在数据收集完成之前脱落的原因。如果用于研究的样本不能代表潜在人群,那么研究结果将有偏差。随机发生在所有研究小组中的微小变化是可以接受的,但更大的变化,尤其是那些系统地影响某一组大于其他组,则可能会带来不能接受的偏差。

作为研究的严格评价者,循证的医师必须警惕抽样偏倚。在理想状态下,在感兴趣的患者群体中,任何主体都应该同样平等地被选为研究对象。实际上,这种情况很少。

没有一个研究人员能接触到每一位做过截肢手术的老年人、患有脑瘫的儿童或每一位不完全脊髓损伤的年轻人。研究者应提供足够的研究方法学证据,使读者能够很好地了解用于受试者的方法,是在为具有目标特征的广大人群提供应用的可能。

文章提供的描述性证据，通常来自先前对目标疾病患者共同特征的研究。然后，研究人员将这些已知的特征与特定研究中对象的描述性特征进行比较。任何差异都应在文章中加以识别和讨论。严格评价者必须使用专业判断来确定潜在的偏倚因素对研究方法严谨度的影响程度。如果发现不平等，就有可能增加统计分析的步骤来解释不平等。这应该在研究报告中体现。

脱落(受试者脱落比率)也影响研究人员将研究结果推广到具有相同诊断或缺陷的更广大人群的能力。对于那些严格评价文章的读者来说，一个有用的经验法则是，如果脱落率超过20%，那么这项研究的结果很可能是可疑的。在强大的研究文章中，研究人员会解释为什么和什么时候失去实验对象。循证的从业者想知道，研究对象选择离开研究是否因为干预使他们更糟，或因为干预太困难或太痛苦而无法克服其潜在益处。另一种可能导致脱落的情况是研究设计，这种设计非常繁琐或困难，受试者无法满足参与要求(因此只有样本中最持久的个体完成了研究)。研究者试图采用“意向性”分析，或提供能比较完成者与未完成者主要特征的描述性统计来解释脱落的原因。如果研究人员可以证实两组受试者没有明显差异，尤其是任何可能影响结果的特征，那么研究仍有可能认定为有足够的方法学质量。

在意象性分析(intention-to-treat analysis)中，所有中途脱离的受试者被分配到测量工具中可能产生的最消极结果，以便进行统计分析。如果在意象性分析的情况下仍然存在统计学上的显著意义，那么即使假设所有的脱落者都有不良的结果，研究仍然显示出显著的效果。

结果测量

在评估成果测量工具的方法学质量时，必须解决3个问题：

- 结果工具的描述足以使循证从业者对评估该研究的兴趣变量做出明智而现实的判断吗?
- 结果工具有效、可靠吗?
- 结果对变化有合理的反应性和敏感性吗?

高质量的研究为读者详细描述结果评估，以便准确地了解测量的内容，并确定这些工具是否适合回答研究中所涉及的研究问题。

文章还应提供足够的细节来确认每个结果测量工具的信度和效度。信度代表在重复测试时，同一或众多测试人员重复测试所得分数的一致性。效度代表测量工具对测试意图的测量结构或特性的精确性。表4-4列出了信度和效度的各个方面。

如果一个测试可靠，那么不管由谁执行测试，它

表4-4 信度和效度

测试或测量信度的决定性因素

信度类型	解决的问题
评分者内信度	同一个评分者会对同一个人做出一致的评价吗
再测信度	经过一段时间，这个测量稳定/准确吗
评分者间信度	不同评分者会对同一个人做出一致的评价吗
内部一致性信度	每个项目在多大程度上有助于反映测试想要测量的内容(这些项目如何紧密地结合在一起)
平行试卷信度	测试或评估的不同版本等价吗

信度系数

参数分析	非参数分析	定类测量策略	定序测量策略	信度评价的类型
连续测量策略皮尔森积矩(协会 association)(0～1.0)	评估者内信度 再测信度 评估者间信度 平行试卷信度	百分比一致性(包括差异度)	百分比一致性(包括差异度)	评估者内信度 再测信度 评估者间信度 平行试卷信度
变异系数(SD/平均)(<10%表示信度较好)	评估者内信度 评估者间信度	Kappa 系数(非机遇一致性)	加权百分比一致性[差异的(包括差异度)大小]	评估者内信度 再测信度 评估者间信度 平行试卷信度

（续表）

参数分析	非参数分析	定类测量策略	定序测量策略	信度评价的类型
组内相关系数(ICC)(协会和协议)	评估者内信度 再测信度 评估者间信度 平行试卷信度		加权 Kappa(一致性)	评估者内信度 再测信度 评估者间信度 平行试卷信度
Cronbach 系数	内部一致性信度			

测试效度的确定因素

效度类型	解决的问题	连续检测
内容效度	用于评估域中测试样本的项目有多恰当	内容专家审查
同时效度或效标效度	该评估如何恰当地反映特定事件、特征或结果	相关性(用金标准衡量特征或构架)
预测效度	这项评估如何恰当地预测将来的事件或结果	相关性(经过一段时间后测量结果变量)
结构效度	该测试能测量一个潜在的理论概念或构架吗	相关性(理论上与感兴趣的结构相关的变量)
	评估中包含了多少基本结构	验证性因素分析
区别效度或分歧效度	该测试和测量如何恰当地区别各组	t 检验或方差分析

在类似的测试情况下应该表现出一致性。可靠性研究通常报告相关系数或组内相关系数，作为所得分数准确性的统计学测量。没有最小可接受信度的绝对标准。分数为 1 表示完全可靠(很少达到)；分数为 0 表示完全不可靠。一般通用的基准 $r=0.9$ 或更高，是该评估信度的有力证据。r 在 0.75～0.89，表明该方法有中度的误差风险，但可以接受。$r<0.75$ 的相关性通常不具有可接受的信度。

做报告的研究人员应该为严格评价者提供大量研究方法学的描述，以确定在这项研究中信度的哪些方面是最重要的，从而确定作者是否提供了适当的信度证据。当超过一个测试者测量同一结果参数时，应报告评估者间信度，当同一测试者在不止一次的情况下测量结果参数时，应该报告评估者内信度。再测信度为类似条件下重复测试时的一致性提供证据。

此外，读者感兴趣的是该评估的效度是否已得到评估。为了证明效度，必须有足够的证据来证明测试或工具测量正是它所要测量的。撰写文章的研究人员必须提供有关该评估的证据，以便严格评价者可以放心，对效度的担忧已得到充分解决。仅仅因为一个工具有信度(度量特性一致性)，并不意味着它也有效度(度量打算度量的)。然而，如果一个工具在测量中没有信度，它也不会有效度。理想情况下，研究中使用的测试或评估，应该在高度重复下具有一致性(信度)，并能准确评估目标特征(效度)。

当测试或工具测量抽象概念(如生活质量或功能独立)而不是生理现象(如心率、运动范围)时，有效度的证据尤其重要。具有效度的测试或措施包含足够多与被测特性相关的项目或问题，这让临床医师相信测试结果能代表受试者的情况。在某患者群体中可靠的测试或评估，在其他人群中并不一定同样可靠。

第 4 步：应用于患者和临床实践

康复服务 EBP 方法的最后部分是提供优质护理的必要条件，也是获取和使用可用证据和临床经验的能力所必需。如果不考虑我们个体的独特目标、期望、价值和担忧，即使是“完美地”执行计划也不会像它原本可能的那样有效。个人的观点和价值观受到很多因素的影响，包括发展问题及其在生命周期中的位置、家族制度和文化、工作角色和职责、应对方式和策略、在社会支持网络中获得任何可能资源的意愿或能力，以及社会经济和教育资源。为了尽可能有效地提供医疗服务，循证医师必须考虑到病理学损害、功能限制或残疾对于有自我概念和社会文化角色的个体的意义。

临床意义

评估研究的临床重要性既有客观也有主观考虑。临床医生必须超越研究结果的统计意义。通常这种评估基于对变化程度影响的专业判断。功能性测试分数或疼痛水平在统计学上的显著变化，也是患者在日常生活中认为重要的改变吗？会有长期效果吗？也就是说，作者考察干预后 3 个月、6 个月或 1 年的干预效果吗？如果这篇文章只提供了短期干预效果的证据，那么这些短期效果是否值得长期付出时间和精力呢？其他干预措施会有更好的长期效果吗？

决定应用研究文献支持的新方法帮助患者，需要循证医务人员回答几个与特定临床环境有关的问题：

- 研究对象与临床实践的对象有多相似？
- 患者的价值观和期望如何与努力、风险和可能的干预结果相关或相互影响？

干预/疗法/治疗类研究的考虑是：

- 患者有意愿或有能力遵守研究中提出的干预活动的可能性有多大？

诊断类研究的考虑如下：

- 在临床环境中使用时，诊断测试足够可用、可负担、准确、正规吗？
- 患者可能愿意或能够遵守测试程序吗？

预后类研究的考虑如下：

- 了解预测因子后会让临床医生在患者的治疗方式上产生重要的临床差别吗？

整合临床专业知识和技能

尽管研究文献是循证决策的重要资源，但是使用文献中的证据对于有效的 EBP 并不足够。

从业人员必须有较强的检查、评价和诊断能力，并应能够将这些技能融入反思过往经验和当前的研究结果中。

什么是临床专业知识？在康复过程中，它是组合与整合：①基础科学、医学科学、心理/社会文化科学、运动科学的多维知识基础；②有效的临床推理能力和功能定位能力；③用于测试和干预的完善、高效心理运动技能；④临床医生帮助个体实现愿望或承诺(图 4-3)。

本书第一章探讨了教育准备、角色和参与矫形器和假肢康复的医疗专业人员的责任。每个人都有特定的知识体系，对解剖学、运动学、生物力学、步态分析、移动训练、运动控制和运动学习及其训练原则的共同理解(尽管在不同的深度)，为需要假肢或矫形器的个体提供服务。作者们已经建立了有效的跨学科合作，在这个过程中，每位专业人员的观点相互影响，从而使团队“超过其各部分的总和”，这是成功的矫形器或假肢康复护理的重要组成部分。

矫形器和假肢康复中，重要的背景知识使临床医生能够提出合理的临床问题，并将证据应用于患者护理，包括以下领域的强有力基础：

- 肌肉骨骼、神经肌肉、心血管和心肺系统的解剖学和生理学。
- 人体运动学和生物力学。
- 矫形器和假肢材料的性能。
- 运动控制和运动学习原理。
- 生命的进展。

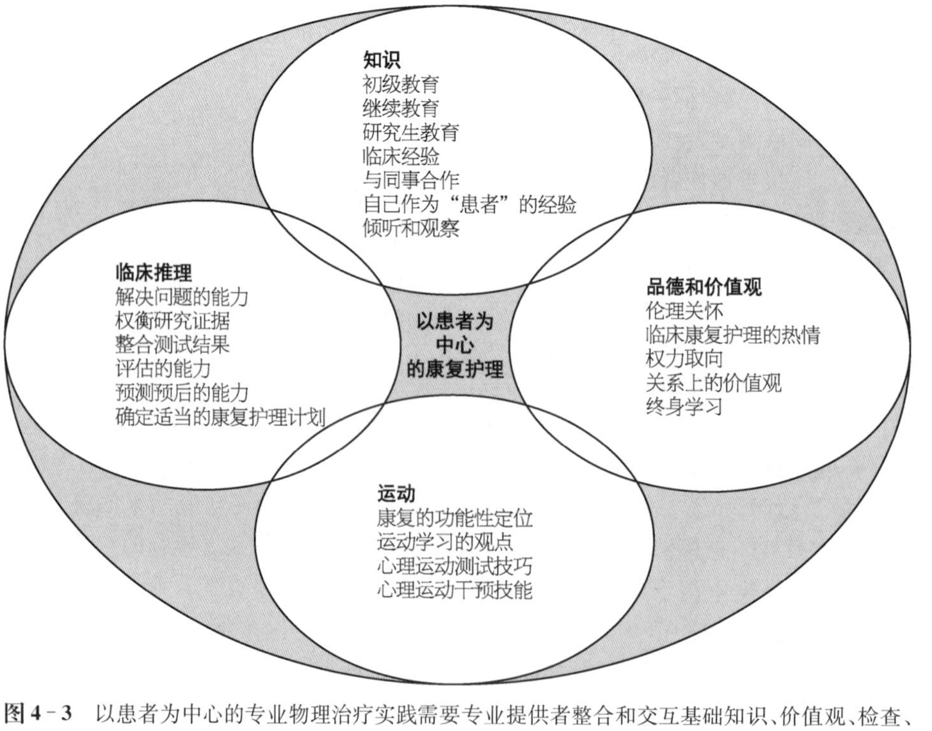

图 4-3 以患者为中心的专业物理治疗实践需要专业提供者整合和交互基础知识、价值观、检查、干预技能以及临床推理。

- 运动处方与运动耐力的评定。
- 正常步态的决定因素和步态评估方法。

临床医生如何获得专业实践所必需的知识？初级的专业教育是基础，而通过与同事的反复试验、讨论、辩论和合作获得的工作经验能使临床工作者从学生变成新手医生。随着经验的增长，他们在角色和责任上也越来越有能力；随着继续教育、参与期刊俱乐部、研读临床研究文献、研究生教育，逐渐增长他们的专业知识。提高能力和发展专业知识的另一个重要组成部分，是能够积极倾听他们所工作对象的希望和关注，并将其纳入决策和康复计划。

然后，临床专业知识可以让康复医护人员快速有效地识别个体的康复诊断，并根据他们的障碍和功能限制，选择补救或适应的策略，帮助个体返回更喜欢的生活模式中。

与文献保持同步

临床医生持续了解其实践领域内新研究的积极方法是订购在线服务，那些觉得很重要而必须阅读的或想保持信息灵通的领域内期刊会每周或每月自动发送新文章的电子更新。

专业组织通常将此服务作为会员福利。许多期刊让读者订购用电子邮件发送新期刊内容表的服务。另一项对循证实践者有价值的服务（免费）由信息管理公司 Amedeo（www. amedeo. com）提供。当循证实践者订阅 Amedeo 时，他们会从一个主题列表中选择与所选主题相关的新发表的文章。Amedeo 的主题包括康复、疼痛管理、血管手术和卒中等。Amedeo 定期搜索大量高质量期刊，以获得订阅用户所选主题的新出版物，每周更新并通过电子邮件发送。对于可能无法经常进入医学图书馆、较为忙碌的临床医生来说，这是一个宝贵的资源。

如果经常使用，有两个策略可以帮助医疗专业人员更新和扩大他们的专业知识。第一个是选择 2～3 种特别适合于临床医师专业兴趣和实践领域的期刊（参见表 4－2），并安排（通过期刊网站）接收每个问题内容的电子副本。当更新送达时，非常值得临床医生花时间和努力浏览文章和作者的清单，以决定哪些值得跟踪阅读。第二个策略是从专业机构、PubMed 或 Amedeo 中使用任何电子文献更新服务，定期接收临床领域和兴趣内的研究报告。最后一步是，真正（并且持续）抽出时间来阅读已经确定的资源，并与同事讨论、辩论，以便有效地将新信息整合到临床实践中。

总结

本章探讨了循证医疗实践的概念，并阐明了明确提出与患者相关的临床问题的策略。这一章还讲述了临床医生可用的各种证据来源，并说明电子数据库如何有助于搜索。作者提出临床医生可以培养严格评价技能、更新和扩展临床经验的策略。尽管这一章的大部分内容都集中在研究文献中提供的证据，但这也是最有效的科学证据、临床专业知识和判断以及服务对象的关注、价值和期望的整合，从而共同决定了临床决策的有效性。

附表 4-1　从 2006 年到 2011 年 7 月发表的评论，通过搜索 PubMed 电子研究数据库，使用搜索词“Limb Amputation AND Rehabilitation”，以及限制：review（评论）和 English（英语）

标　题	作　者	期　刊
Moderators' summary: perceived performance differences: limb salvage versus amputation in the lower extremity (session Ⅱ)	Andersen RC, Swiontkowski MF	J Am Acad Orthop Surg 2011;19 Suppl 1: S20-22 Rot
The clinical aspects of mirror therapy in rehabilitation: a systematic review of the literature	Rothgangel AS, Braun SM, Beurskens AJ, Seitz RJ, Wade DT	Int J Rehabil Res 2011;34(1): 1-13
Neural interfaces for control of upper limb prostheses: the state of the art and future possibilities	Schultz AE, Kuiken TA	PM R 2011;3(1): 55-67
Traumatic and trauma-related amputations: Part Ⅱ: Upper extremity and future directions	Tintle SM, Baechler MF, Nanos GP, Forsberg JA, Potter BK	J Bone Joint Surg Am 2010;92(18): 2934-2945
Phantom limb pain: theories and therapies	Weeks SR, Anderson-Barnes VC, Tsao JW	Neurologist 2010;16(5): 277-286
Evolving techniques in foot and ankle amputation	Ng VY, Berlet GC	J Am Acad Orthop Surg 2010;18(4): 223-235
The role of physical therapy and occupational therapy in the rehabilitation of pediatric and adolescent patients with osteosarcoma	Punzalan M, Hyden G	Cancer Treat Res 2009;152: 367-384
Bone sarcomas: Overview of management, with a focus on surgical treatment considerations	Lietman SA, Joyce MJ	Cleve Clin J Med 2010;77 Suppl 1: S8-12
Recent advances in lower extremity amputations and prosthetics for the combat injured patient	Fergason J, Keeling JJ, Bluman EM	Foot Ankle Clin 2010;15(1): 151-174
Biomechanical parameters of gait among transtibial amputees: a review	Soares AS, Yamaguti EY, Mochizuki L, Amadio AC, Serrao JC	Sao Paulo Med J 2009;127(5): 302-309
Phantom limb related phenomena and their rehabilitation after lower limb amputation	Casale R, Alaa L, Mallick M, Ring H	Eur J Phys Rehabil Med 2009;45(4): 559-566
Mental practice for relearning locomotor skills	Malouin F, Richards CL	Phys Ther 2010;90(2): 240-251
Advances in lower-limb prosthetic technology	Laferrier JZ, Gailey R	Phys Med Rehabil Clin N Am 2010;21(1): 87-110
Systematic review of the effectiveness of mirror therapy in upper extremity function	Ezendam D, Bongers RM, Jannink MJ	Disabil Rehabil 2009;31(26): 2135-2149
Peripheral arterial disease in women	Aronow WS	Maturitas 2009 Dec 20;64(4): 204-211
Prosthetic rehabilitation issues in the diabetic and dysvascular amputee	Uustal H	Phys Med Rehabil Clin N Am 2009;20(4): 689-703
Clinical features and electrodiagnosis of diabetic peripheral neuropathy in the dysvascular patient	Wooten K	Phys Med Rehabil Clin N Am 2009;20(4): 657-676
One-stage osteoplastic reconstruction of the thumb	Cheema TA, Miller S	Tech Hand Up Extrem Surg 2009;13(3): 130-133
What's new in orthopaedic rehabilitation	Hosalkar H, Pandya NK, Hsu J, Keenan MA	J Bone Joint Surg Am 2009;91(9): 2296-2310
Predicting walking ability following lower limb amputation: a systematic review of the literature	Sansam K, Neumann V, O'Connor R, Bhakta B	J Rehabil Med 2009;41(8): 593-603

(续表)

标　题	作　者	期　刊
Treatment strategies for peripheral artery disease	McCann AB, Jaff MR	Expert Opin Pharmacother 2009;10(10): 1571 - 1586
Selection of outcome measures in lower extremity amputation rehabilitation: ICF activities	Deathe AB, Wolfe DL, Devlin M, Hebert JS, Miller WC, Pallaveshi L	Disabil Rehabil 2009;31(18): 1455 - 1473
Outcome measures in amputation rehabilitation: ICF body functions	Hebert JS, Wolfe DL, Miller WC, Deathe AB, Devlin M, Pallaveshi L	Disabil Rehabil 2009;31(19): 1541 - 1554
Assessment of health-related quality of life after bone cancer in young people: easier said than done	Eiser C	Eur J Cancer 2009;45(10): 1744 - 1747
Prosthetic feet: state-of-the-art review and the importance of mimicking human ankle-foot biomechanics	Versluys R, Beyl P, Van Damme M, Desomer A, Van Ham R, Lefeber D	Disabil Rehabil Assist Technol 2009;4(2): 65 - 75
Sexuality and amputation: a systematic literature review	Geertzen JH, Van Es CG, Dijkstra PU	Disabil Rehabil 2009;31(7): 522 - 527
Carbon fibre prostheses and running in amputees: a review	Nolan L	Foot Ankle Surg 2008;14(3): 125 - 129
A systematic review of outcomes and complications of reconstruction and amputation for type ⅢB and ⅢC fractures of the tibia	Saddawi-Konefka D, Kim HM, Chung KC	Plast Reconstr Surg 2008;122(6): 1796 - 1805
On the use of longitudinal intrafascicular peripheral interfaces for the control of cybernetic hand prostheses in amputees	Micera S, Navarro X, Carpaneto J, Citi L, Tonet O, Rossini PM, Carrozza MC, Hoffmann KP, Vivó M, Yoshida K, Dario P	IEEE Trans Neural Syst Rehabil Eng 2008;6(5): 453 - 472
Patient rehabilitation following lower limb amputation	Kelly M, Dowling M	Nurs Stand 2008;22(49): 35 - 40
Internal pedal amputations	Koller A	Clin Podiatr Med Surg 2008;25(4): 641 - 653, ix
Ipsilateral total hip arthroplasty in a dysvascular below-knee amputee for advanced hip osteoarthritis: a case report and review of the literature	Mak J, Solomon M, Faux S	Prosthet Orthot Int 2008;32(2): 155 - 159
Review of secondary physical conditions associated with lower-limb amputation and long-term prosthesis use	Gailey R, Allen K, Castles J, Kucharik J, Roeder M	J Rehabil Res Dev 2008;45(1): 15 - 29
Controversies in lower extremity amputation	Pinzur MS, Gottschalk F, Pinto MA, Smith DG	Instr Course Lect 2008;57: 663 - 672
MOC-PS(SM) CME article: lower extremity reconstruction	Reddy V, Stevenson TR	Plast Reconstr Surg 2008;121(4 Suppl): 1 - 7
Prevention and management of complications of the Ilizarov treatment method	Sella EJ	Foot Ankle Spec 2008;1(2): 105 - 107
Pain management in the traumatic amputee	Ketz AK	Crit Care Nurs Clin North Am 2008;20(1): 51 - 57, vi
Return to work after lower limb amputation	Burger H, Marincek C	Disabil Rehabil 2007;29(17): 1323 - 1329
Partial hand amputation and work	Burger H, Maver T, Marincek C	Disabil Rehabil 2007;29(17): 1317 - 1321
Prosthetic rehabilitation of persons with lower limb amputations due to tumour	Kauzlaric N, Kauzlaric KS, Kolundzic R	Eur J Cancer Care 2007;16(3): 238 - 243
Posttraumatic finger reconstruction with microsurgical transplantation of toes	Wallace CG, Wei FC	Hand Clin 2007;23(1): 117 - 128

(续表)

标　题	作　者	期　刊
Skin problems in lower limb amputees：an overview by case reports	Meulenbelt HE，Geertzen JH，Dijkstra PU，Jonkman MF	J Eur Acad Dermatol Venereol 2007；21(2)：147－155
Complex limb salvage or early amputation for severe lower-limb injury：a meta-analysis of observational studies	Busse JW，Jacobs CL，Swiontkowski MF，Bosse MJ，Bhandari M	J Orthop Trauma 2007；21(1)：70－76
Peripheral arterial disease	Aronow WS	Geriatrics 2007；62(1)：19－25
Best practice in the assessment and management of diabetic foot ulcers	Delmas L	Rehabil Nurs 2006；31(6)：228－234
Intermittent claudication	Cassar K	BMJ 2006；333(7576)：1002－1005
Physical capacity and walking ability after lower limb amputation：a systematic review	van Velzen JM，van Bennekom CA，Polomski W，Slootman JR，van der Woude LH，Houdijk H	Clin Rehabil 2006；20(11)：999－1016
Lower extremity reconstruction	Heller L，Kronowitz SJ	J Surg Oncol 2006；94(6)：479－489
Prosthetic rehabilitation for older dysvascular people following a unilateral transfemoral amputation	Cumming JC，Barr S，Howe TE	Cochrane Database Syst Rev 2006；(4)：CD005260

附表 4-2 美国国家指南信息交流中心(www. guideline. gov)提供的临床实践指南的例子

标　题	NGC #	*Sponsoring Professional Organization (s)*
SEARCH TERMS: ORTHOSIS OR ORTHOTIC AND REHABILITATION		
Best evidence statement (BESt). Lower extremity orthoses for children with hemiplegic cerebral palsy.	NGC: 007670	Cincinnati Children's Hospital Medical Center-Hospital/Medical Center
Diagnosis and management of Duchenne muscular dystrophy, part 2: implementation of multidisciplinary care.	NGC: 007681	DMD Care Considerations Working Group-Independent Expert Panel
Heel pain-plantar fasciitis: clinical practice guidelines linked to the International Classification of Functioning, Disability, and Health from the Orthopaedic Section of the American Physical Therapy Association.	NGC: 007274	The Orthopaedic Section of the American Physical Therapy Association, Inc. -Medical Specialty Society
Clinical practice guidelines for gait training.	NGC: 005309	Ottawa Panel-Independent Expert Panel
Best evidence statement (BESt). Intensive partial body weight supported treadmill training.	NGC: 008168	Cincinnati Children's Hospital Medical Center-Hospital/Medical Center
Evidence-based care guideline for therapy management of congenital muscular torticollis in children age 0 to 36 months.	NGC: 007301	Cincinnati Children's Hospital Medical Center-Hospital/Medical Center
Improving outcomes for people with sarcoma.	NGC: 004878	National Collaborating Centre for Cancer-National Government Agency [Non-U. S.]
Diagnosis and treatment of forefoot disorders. Section 2. Central metatarsalgia.	NGC: 007478	American College of Foot and Ankle Surgeons-Medical Specialty Society
Guideline for the evidence-informed primary care management of low back pain.	NGC: 007704	Institute of Health Economics-Nonprofit Research Organization; Toward Optimized Practice-State/Local Government Agency [Non-U. S.]
VA/DoD clinical practice guideline for the management of stroke rehabilitation.	NGC: 008250	American Heart Association-Professional Association; American Stroke Association-Disease Specific Society; Department of Defense-Federal Government Agency [U. S.]; Department of Veterans Affairs-Federal Government Agency [U. S.]; Veterans Health Administration-Federal Government Agency [U. S.]
European Federation of Neurological Societies/Peripheral Nerve Society guideline on management of chronic inflammatory demyelinating polyradiculoneuropathy: report of a joint task force of the European Federation of Neurological Societies and the Peripheral Nerve Society-first revision.	NGC: 007904	European Federation of Neurological Societies-Medical Specialty Society; Peripheral Nerve Society-Disease Specific Society
Osteoporosis and fracture prevention in the long-term care setting.	NGC: 007637	American Medical Directors Association-Professional Association
VA/DoD clinical practice guideline for rehabilitation of lower limb amputation.	NGC: 006060	Department of Defense-Federal Government Agency [U. S.]; Department of Veterans Affairs-Federal Government Agency [U. S.]; Veterans Health Administration-Federal Government Agency [U. S.]
Ankle & foot (acute & chronic).	NGC: 008511	Work Loss Data Institute-For Profit Organization.
Rehabilitation. In: Clinical guidelines for stroke management 2010.	NGC: 008108	National Stroke Foundation (Australia)-Nonprofit Organization
Occupational therapy practice guidelines for adults with traumatic brain injury.	NGC: 007509	American Occupational Therapy Association, Inc. -Professional Association

（续表）

标　　题	NGC #	Sponsoring Professional Organization(s)
Diagnosis and treatment of forefoot disorders. Section 4. Tailor's bunion.	NGC：007480	American College of Foot and Ankle Surgeons-Medical Specialty Society
Evidence-based care guideline for serial casting of the lower extremity.	NGC：007161	Cincinnati Children's Hospital Medical Center-Hospital/Medical Center
Management of patients with stroke：rehabilitation，prevention and management of complications，and discharge planning. A national clinical guideline.	NGC：007955	Scottish Intercollegiate Guidelines Network-National Government Agency [Non-U. S.]
Evidence-based care guideline for pediatric constraint induced movement therapy (CIMT).	NGC：007162	Cincinnati Children's Hospital Medical Center-Hospital/Medical Center
EFNS guideline on diagnosis and management of limb girdle muscular dystrophies.	NGC：006935	European Federation of Neurological Societies-Medical Specialty Society
Occupational therapy practice guidelines for adults with neurodegenerative diseases.	NGC：007508	American Occupational Therapy Association，Inc.-Professional Association
Diabetic foot disorders：a clinical practice guideline.	NGC：005270	American College of Foot and Ankle Surgeons-Medical Specialty Society
Pressure ulcer prevention and treatment. Health care protocol.	NGC：007847	Institute for Clinical Systems Improvement-Nonprofit Organization
Management of diabetes. A national clinical guideline.	NGC：007892	Scottish Intercollegiate Guidelines Network-National Government Agency [Non-U. S.]
Metastatic spinal cord compression. Diagnosis and management of adults at risk of and with metastatic spinal cord compression.	NGC：007194	National Collaborating Centre for Cancer-National Government Agency [Non-U. S.]
Clinical practice guideline for the management of rheumatoid arthritis in Spain	NGC：006691	Advanced Research Techniques in the Health Services-For Profit Research Organization；Spanish Society of Rheumatology-Medical Specialty Society
Traumatic brain injury：diagnosis，acute management and rehabilitation.	NGC：005397	New Zealand Guidelines Group-Nonprofit Organization
SEARCH TERMS：PROSTHESIS OR AMPUTATION AND REHABILITATION		
VA/DoD clinical practice guideline for rehabilitation of lower limb amputation.	NGC：006060	Department of Defense-Federal Government Agency [U. S.]；Department of Veterans Affairs-Federal Government Agency [U. S.]；Veterans Health Administration-Federal Government Agency [U. S.]
ACR Appropriateness Criteria ® imaging after total knee arthroplasty.	NGC：005538	American College of Radiology-Medical Specialty Society
The diagnosis of periprosthetic joint infections of the hip and knee.	NGC：007976	American Academy of Orthopaedic Surgeons (AAOS)-Medical Specialty Society
Chronic wounds of the lower extremity.	NGC：005966	American Society of Plastic Surgeons-Medical Specialty Society
Long-term follow-up guidelines for survivors of childhood，adolescent，and young adult cancers. Sections 107－132：surgery.	NGC：007572	Children's Oncology Group-Medical Specialty Society
Ankle & foot (acute & chronic).	NGC：008511	Work Loss Data Institute-For Profit Organization
Shoulder (acute & chronic).	NGC：008320	Work Loss Data Institute-For Profit Organization
Surgical site infection：prevention and treatment of surgical site infection.	NGC：006827	National Collaborating Centre for Women's and Children's Health-National Government Agency [Non-U. S.]
American Academy of Orthopaedic Surgeons clinical guideline on prevention of symptomatic pulmonary embolism in patients undergoing total hip or knee arthroplasty.	NGC：005665	American Academy of Orthopaedic Surgeons (AAOS)-Medical Specialty Society

（续表）

标　　题	NGC #	Sponsoring Professional Organization(s)
Improving outcomes for people with sarcoma.	NGC：004878	National Collaborating Centre for Cancer-National Government Agency [Non-U. S.]
Clinical practice guideline for the management of rheumatoid arthritis in Spain.	NGC：006691	Advanced Research Techniques in the Health Services-For Profit Research Organization；Spanish Society of Rheumatology-Medical Specialty Society
Diabetic foot disorders：a clinical practice guideline.	NGC：005270	American College of Foot and Ankle Surgeons-Medical Specialty Society
ACR Appropriateness Criteria claudication — suspected vascular etiology.	NGC：007810	American College of Radiology-Medical Specialty Society
(1) Reducing foot complications for people with diabetes. (2) Reducing foot complications for people with diabetes 2007 supplement.	NGC：006572	Registered Nurses' Association of Ontario-Professional Association
Forearm，wrist，& hand (acute & chronic)，not including carpal tunnel syndrome.	NGC：008311	Work Loss Data Institute-For Profit Organization
Warfarin therapy-management during invasive procedures and surgery.	NGC：008152	Medical Services Commission，British Columbia-National Government Agency [Non-U. S.]
ACR Appropriateness Criteria ® acute shoulder pain.	NGC：007928	American College of Radiology-Medical Specialty Society
Prevention of venous thrombosis.	NGC：006599	Finnish Medical Society Duodecim-Professional Association
VA/DoD clinical practice guideline for the management of stroke rehabilitation.	NGC：008250	American Heart Association-Professional Association；American Stroke Association-Disease Specific Society；Department of Defense-Federal Government Agency [U. S.]；Department of Veterans Affairs-Federal Government Agency [U. S.]；Veterans Health Administration-Federal Government Agency [U. S.]
Palliative treatment of cancer.	NGC：005820	Finnish Medical Society Duodecim-Professional Association. View all guidelines by the developer(s) Compare Selected
EFNS guidelines on neurostimulation therapy for neuropathic pain.	NGC：005909	European Federation of Neurological Societies-Medical Specialty Society
NKF-KDOQI clinical practice guidelines for vascular access：update 2006.	NGC：005331	National Kidney Foundation-Disease Specific Society
Guideline for management of wounds in patients with lower-extremity arterial disease.	NGC：006521	Wound，Ostomy，and Continence Nurses Society-Professional Association
Assessment and management of stage I to IV pressure ulcers.	NGC：005793	Registered Nurses' Association of Ontario-Professional Association

附表 4-3 使用 PEDro 数据库的搜索结果*

研究类型	标　题	作　者	来　源
Clinical Practice Guideline	Non-drug treatment (excluding surgery) in rheumatoid arthritis: Clinical practice guidelines	Forestier R, Andre-Vert J, Guillez P, Coudeyre E, Lefevre-Colau MM, Combe B, Mayoux-Benhamou MA	Joint Bone Spine 2009;76(6): 691-698
Systematic Review	Foot orthoses for patellofemoral pain in adults	Hossain M, Alexander P, Burls A, Jobanputra P	Cochrane Database Syst Rev 2011; Issue 1
Systematic Review	The efficacy of foot orthoses in the treatment of individuals with patellofemoral pain syndrome: a systematic review	Barton CJ, Munteanu SE, Menz HB, Crossley KM	Sports Med 2010;40(5): 377-395
Systematic Review	Non-surgical interventions for paediatric pes planus	Rome K, Ashford RL, Evans A	Cochrane Database Syst Rev 2010; Issue 7
Systematic Review	Does the use of orthoses improve self-reported pain and function measures in patients with plantar fasciitis? A meta-analysis	Lee SY, McKeon P, Hertel J	Phys Ther Sport 2009;10(1): 12-18
Systematic Review	Rehabilitation interventions for foot drop in neuromuscular disease	Sackley C, Disler PB, Turner-Stokes L, Wade DT, Brittle N, Hoppitt T	Cochrane Database Syst Rev 2009; Issue 3
Systematic Review	Diagnosis and management of deformational plagiocephaly	Robinson S, Proctor M	J Neurosurg Pediatr 2009;3(4): 284-295
Systematic Review	The real risks of steroid injection for plantar fasciitis, with a review of conservative therapies	Tatli YZ, Kapasi S	Curr Rev Musculoskel Med 2009;19;2(1): 3-9
Systematic Review	Evaluation of the scope and quality of systematic reviews on nonpharmacological conservative treatment for patellofemoral pain syndrome	Barton CJ, Webster KE, Menz HB	J Orthopaed Sports Phys Ther 2008;38(9): 529-541
Systematic Review	Review of selected physical therapy interventions for school age children with disabilities	Effgen SK, McEwen IR	Phys Ther Rev 2008;13(5): 297-312
Systematic Review	Efficacy of ankle-foot orthoses on gait of children with cerebral palsy: systematic review of literature	Figueiredo EM, Ferreira GB, Moreira RCM, Kirkwood RN, Fetters L	Pediatr Phys Ther 2008;20(3): 207-223
Systematic Review	Custom-made foot orthoses for the treatment of foot pain	Hawke F, Burns J, Radford JA, du Toit V	Cochrane Database Syst Rev 2008; Issue 3
Systematic Review	Effectiveness of foot orthoses for treatment and prevention of lower limb injuries: a review	Hume P, Hopkins W, Rome K, Maulder P, Coyle G, Nigg B	Sports Med 2008;38(9): 759-779
Systematic Review	Exercise therapy and orthotic devices in rheumatoid arthritis: evidence-based review	Oldfield V, Felson DT	Curr Opin Rheumatol 2008;20(3): 353-359
Systematic Review	Treatment for Charcot-Marie-Tooth disease	Young P, de Jonghe P, Stogbauer F, Butterfass-Bahloul T	Cochrane Database Syst Rev 2008; Issue 1
Systematic Review	Head shape measurement standards and cranial orthoses in the treatment of infants with deformational plagiocephaly	McGarry A, Dixon MT, Greig RJ, Hamilton DR, Sexton S, Smart H	Dev Med Child Neurol 2008;50(8): 568-576
Systematic Review	Interventions for the prevention and treatment of pes cavus	Burns J, Landorf KB, Ryan MM, Crosbie J, Ouvrier RA	Cochrane Database Syst Rev 2007; Issue 4

（续表）

研究类型	标　题	作　者	来　源
Systematic Review	An evaluation of research evidence for selected physical therapy interventions for plantar fasciitis	de vera Barredo R，Menna D，Farris JW	J Phys Ther Sci 2007;19(1)：41－56
Systematic Review	A systematic review of the efficacy of gait rehabilitation strategies for spinal cord injury	Lam T，Eng JJ，Wolfe DL，Hsieh JTC，Whittaker M	Topics Spinal Cord Inj Rehabil 2007;13(1)：32－57
Systematic Review	Evaluating interventions to improve gait in cerebral palsy：a meta-analysis of spatiotemporal measures	Paul SM，Siegel KL，Malley J，Jaeger RJ	Dev Med Child Neurol 2007;49(7)：542－549
Systematic Review	Effectiveness of upper and lower limb casting and orthoses in children with cerebral palsy：an overview of review articles	Autti-Ramo I，Suoranta J，Anttila H，Malmivaara A，Makela M	Am J Phys Med Rehabil 2006;85(1)：89－103
Systematic Review	A critical review of foot orthoses in the rheumatoid arthritic foot	Clark H，Rome K，Plant M，O'Hare K，Gray J	Rheumatology 2006;45(2)：139－145
Systematic Review	A review of the literature pertaining to KAFOs and HKAFOs for ambulation	Fatone S	J Prosthet Orthot 2006;18(3 S)：137－168
Systematic Review	Conservative therapy for plantar fasciitis：a narrative review of randomized controlled trials	Stuber K，Kristmanson K	J Can Chiropract Assoc 2006;50(2)：118－133
Clinical Trial	Effective orthotic therapy for the painful cavus foot	Burns J，Crosbie J，Ouvrier R	Australas J Podiatr Med 2006;40(3)：61－66
Clinical Trial	Effective orthotic therapy for the painful cavus foot：a randomized controlled trial	Burns J，Crosbie J，Ouvrier R，Hunt A	J Am Podiatr Med Assoc 2006;96(3)：205－211
Clinical Trial	Effectiveness of foot orthoses to treat plantar fasciitis：a randomized trial	Landorf KB，Keenan A，Herbert RD	Arch Intern Med 2006 26;166(12)：1305－1310
Clinical Trial	Effectiveness of prefabricated and customized foot orthoses made from low-cost foam for non-complicated plantar fasciitis：a randomized controlled trial	Baldassin V，Gomes CR，Beraldo PS	Arch Phys Med Rehabil 2009;90(4)：701－706
Clinical Trial	Foot orthoses and physiotherapy in the treatment of patellofemoral pain syndrome：randomised clinical trial	Collins N，Crossley K，Beller E，Darnell R，McPoil T，Vicenzino B	Br Sports Med 2009;43(3)：169－176
Clinical Trial	Neutral functional realignment orthosis prevents hand pain in patients with subacute stroke：a randomized trial	Burge E，Kupper D，Finckh A，Ryerson S，Schnider A，Leemann B	Arch Phys Med Rehabil 2008;89(10)：1857－1862
Clinical Trial	Foot orthoses and physiotherapy in the treatment of patellofemoral pain syndrome：randomised clinical trial	Collins N，Crossley K，Beller E，Darnell R，McPoil T，Vicenzino B	BMJ 2008;337(7677)：a1735
Clinical Trial	Influence of foot orthoses on plantar pressures，foot pain and walking ability of rheumatoid arthritis patients — a randomised controlled study	Novak P，Burger H，Tomsic M，Marincek C，Vidmar G	Disabil Rehabil 2009;31(8)：638－645
Clinical Trial	A randomized controlled trial of two types of in-shoe orthoses in children with flexible excess pronation of the feet	Whitford D，Esterman A	Foot Ankle Int 2007;28(6)：715－723

（续表）

研究类型	标　题	作　者	来　源
Clinical Trial	Foot orthoses for the treatment of plantar fasciitis	Roos E, Engstrom M, Soderberg B	Foot Ankle Int 2006;27(8): 606 - 611
Clinical Trial	Static progressive stretch brace as a treatment of pain and functional limitations associated with plantar fasciitis: a pilot study	Sharma NK, Loudon JK	Foot Ankle Spec 2010;3(3): 117 - 124
Clinical Trial	Use of low-frequency electrical stimulation for the treatment of plantar fasciitis	Stratton M, McPoil TG, Cornwall MW, Patrick K	J Am Podiatr Med Assoc 2009;99(6): 481 - 488
Clinical Trial	The effect of rigid versus flexible spinal orthosis on the clinical efficacy and acceptance of the patients with adolescent idiopathic scoliosis	Wong MS, Cheng JC, Lam TP, Ng BK, Sin SW, Lee-Shum SL, Chow DH, Tam SY	Spine 2008;33(12): 1360 - 1365
Clinical Trial	Comparison of 3 preventive methods to reduce the recurrence of ankle inversion sprains in male soccer players	Mohammadi F	Am J Sports Med 2007;35(6): 922 - 926
Clinical Trial	Effect of treadmill training and supramalleolar orthosis use on motor skill development in infants with down syndrome: a randomized clinical trial	Looper J, Ulrich DA	Phys Ther 2010;90(3): 382 - 390
Clinical Trial	The immediate effect of orthotic management on grip strength of patients with lateral epicondylosis	Jafarian FS, Demneh ES, Tyson SF	J Orthopaed Sports Phys Ther 2009;39(6): 484 - 489
Clinical Trial	Nonsurgical management of posterior tibial tendon dysfunction with orthoses and resistive exercise: a randomized controlled trial	Kulig K, Reischl SF, Pomrantz AB, Burnfield JM, Mais-Requejo S, Thordarson DB, Smith RW	Phys Ther 2009;89(1): 26 - 37
Clinical Trial	The effect of dynamic ankle foot orthoses on function in children with cerebral palsy	Bjornson KF, Schmale GA, Adamczyk-Foster A, McLaughlin J	J Pediatr Orthopaed 2006;26(6): 773 - 776
Clinical Trial	Immediate effects of an individually designed functional ankle-foot orthosis on stance and gait in hemiparetic patients	Pohl M, Mehrholz J	Clin Rehabil 2006;20(4): 324 - 330
Clinical Trial	Plantar fasciopathy treated with dynamic splinting: a randomized controlled trial	Sheridan L, Lopez A, Perez A, John MM, Willis FB, Shanmugam R	J Am Podiatr Med Assoc 2010;100(3): 161 - 165
Clinical Trial	Foot orthoses in the prevention of injury in initial military training	Franklyn-Miller A, Wilson C, Bilzon J, McCrory P	Am J Sports Med 2011;39(1): 30 - 37
Clinical Trial	Effect of foot orthoses contour on pain perception in individuals with patellofemoral pain	McPoil TG, Vicenzino B, Cornwall MW	J Am Podiatr Med Assoc 2011;101(1): 7 - 16
Clinical Trial	Does orthotic use affect upper extremity support during upright play in infants with down syndrome?	Looper J, Ulrich D	Phys Occup Ther Pediatr 2011;23(1): 70 - 77
Clinical Trial	Kinematic features of rear-foot motion using anterior and posterior ankle-foot orthoses in stroke patients with hemiplegic gait	Chen C, Hong W, Wang C, Wu KP, Kang C, Tang SF	Arch Phys Med Rehabil 2010;91(12): 1862 - 1868

（续表）

研究类型	标　题	作　者	来　源
Clinical Trial	Changes in gait economy between full-contact custom-made foot orthoses and prefabricated inserts in patients with musculoskeletal pain: a randomized clinical trial	Trotter LC, Pierrynowski MR	J Am Podiatr Med Assoc 2008;98(6): 429 - 435
Clinical Trial	The short-term effectiveness of full contact custom-made foot orthoses and prefabricated shoe inserts on lower-extremity musculoskeletal pain: a randomized clinical trial	Trotter LC, Pierrynowski MR	J Am Podiatr Med Assoc 2008;98(5): 357 - 363

* 关键词:orthoses (limited to articles/abstracts published January 2006 - July 2011).

附表 4-4 使用 Hooked 的搜索结果，APTA*

标　　题	作　　者	来　　源
Effects of carbon fibre spring orthoses on gait in ambulatory children with motor disorders and plantarflexor weakness	Bartonek A，Eriksson M，Gutierrez-Farewik EM	Dev Med Child Neurol 2007;49(8)：615－620
The effect of dynamic ankle foot orthoses on function in children with cerebral palsy	Bjornson KF，Schmale GA，Adamczyk-Foster A，McLaughlin J	J Pediatr Orthop 2006;26(6)：773－776
Effects of ankle-foot orthoses on ankle and foot kinematics in patient with ankle osteoarthritis	Huang YC，Harbst K，Kotajarvi B，Hansen D，Koff MF，Kitaoka HB，Kaufman KR	Arch Phys Med Rehabil 2006;87(5)：710－716
Changes in gait economy between full-contact custom-made foot orthoses and prefabricated inserts in patients with musculoskeletal pain：a randomized clinical trial	Trotter LC，Pierrynowski MR	J Am Podiatr Med Assoc 2008;98(6)：429－435
Effectiveness of prefabricated and customized foot orthoses made from low-cost foam for noncomplicated plantar fasciitis：a randomized controlled trial	Baldassin V，Gomes CR，Beraldo PS	Arch Phys Med Rehabil 2009;90(4)：701－706
Foot orthoses and physiotherapy in the treatment of patellofemoral pain syndrome：randomised clinical trial	Collins N，Crossley K，Beller E，Darnell R，McPoil T，Vicenzino B	BMJ 2008;337(7677)：1034－1036
Nonsurgical management of posterior tibial tendon dysfunction with orthoses and resistive exercise：a randomized controlled trial	Kulig K，Reischl SF，Pomrantz AB，Burnfield JM，Mais-Requejo S，Thordarson DB，Smith RW	Phys Ther 2009;89(1)：26－37
Reach performance and postural adjustments during standing in children with severe spastic diplegia using dynamic ankle-foot orthoses	Naslund A，Sundelin G，Hirschfeld H	J Rehabil Med 2007;39(9)：715－723
Use of strutter orthoses for an adolescent with myelodysplasia	Magee JA，Kenney DM	Pediatr Phys Ther 2008;20(1)：81－88
Impact of ankle-foot orthoses on static foot alignment in children with cerebral palsy	Westberry DE，Davids JR，Shaver JC，Tanner SL，Blackhurst DW，Davis RB	J Bone Joint Surg Am 2007;89(4)：806－813
Foot orthoses for the treatment of plantar fasciitis	Roos E，Engstrom M，Soderberg B	Foot Ankle Int 2006;27(8)：606－611
Does orthotic use affect upper extremity support during upright play in infants with down syndrome?	Looper J，Ulrich D	Pediatr Phys Ther 2011;23(1)：70－77
Use of foot orthoses and calf stretching for individuals with medial tibial stress syndrome	Loudon JK，Dolphino MR	Foot Ankle Spec 2010;3(1)：15－20
Do ankle orthoses improve ankle proprioceptive thresholds or unipedal balance in older persons with peripheral neuropathy?	Son J，Ashton-Miller JA，Richardson JK	Am J Phys Med Rehabil 2010;89(5)：369－375
Use of low-frequency electrical stimulation for the treatment of plantar fasciitis	Stratton M，McPoil TG，Cornwall MW，Patrick K	J Am Podiatric Med Assoc 2009;99(6)：481－488
Effective orthotic therapy for the painful cavus foot：a randomized controlled trial	Burns J，Crosbie J，Ouvrier R，Hunt A	J Am Podiatr Med Assoc 2006;96(3)：205－211
Ankle bracing，plantar-flexion angle，and ankle muscle latencies during inversion stress in healthy participants	Kernozek T，Durall CJ，Friske A，Mussallem M	J Athl Train 2008;43(1)：37－43

（续表）

标　题	作　者	来　源
Comparison of 3 preventive methods to reduce the recurrence of ankle inversion sprains in male soccer players	Mohammadi F	Am J Sports Med 2007;35(6): 922－926
Use of a postoperative lumbar corset after lumbar spinal arthrodesis for degenerative conditions of the spine. a prospective randomized trial	Yee AJ, Yoo JU, Marsolais EB, Carlson G, Poe-Kochert C, Bohlman HH, Emery SE	J Bone Joint Surg Am 2008;90(10): 2062－2068
Short- and long-term influences of a custom foot orthotic intervention on lower extremity dynamics	MacLean CL, Davis IS, Hamill J	Clin J Sport Med 2008;18(4): 338－343
The influence of foot orthoses on the function of a child with developmental delay	George DA, Elchert L	Pediatr Phys Ther 2007;19(4): 332－336
Changes in joint kinematics in children with cerebral palsy while walking with and without a floor reaction ankle-foot orthosis	Lucareli PR, Lima Mde O, Lucarelli JG, Lima FP	Clinics 2007;62(1): 63－68
Changes in muscle activity in children with hemiplegic cerebral palsy while walking with and without ankle-foot orthoses	Romkes J, Hell AK, Brunner R	Gait Posture 2006;24(4): 467－474
The effect of fixed ankle foot orthoses in children with cerebral palsy	Butler PB, Farmer SE, Stewart C, Jones PW, Forward M	Disabil Rehabil Assist Technol 2007;2(1): 51－58
A comparison of the thoracolumbosacral orthoses and providence orthosis in the treatment of adolescent idiopathic scoliosis: results using the new SRS inclusion and assessment criteria for bracing studies	Janicki JA, Poe-Kochert C, Armstrong DG, Thompson GH	J Pediatr Orthop 2007;27(4): 369－374
The effect of custom-made braces for the ankle and hindfoot on ankle and foot kinematics and ground reaction forces	Kitaoka HB, Crevoisier XM, Harbst K, Hansen D, Kotajarvi B, Kaufman K	Arch Phys Med Rehabil 2006;87(1): 130－135
Effects of ankle-foot orthoses on ankle and foot kinematics in patients with subtalar osteoarthritis	Huang YC, Harbst K, Kotajarvi B, Hansen D, Koff MF, Kitaoka HB, Kaufman KR	Arch Phys Med Rehabil 2006;87(8): 1131－1136
Effectiveness of foot orthoses to treat plantar fasciitis: a randomized trial	Landorf KB, Keenan AM, Herbert RD	Arch Intern Med 2006;166(12): 1305－1310
Effects of wearing foot orthosis with medial arch support on the fifth metatarsal loading and ankle inversion angle in selected basketball tasks	Yu B, Preston JJ, Queen RM, Byram IR, Hardaker WM, Gross MT, Davis JM, Taft TN, Garrett WE	J Orthop Sports Phys Ther 2007;37(4): 186－191

* 关键词：orthoses (listed articles/abstracts published January 2006－July 2011).

第5章 临床步态评估

Clinical Assessment of Gait

Olfat Mohamed, Dana Craig, Heather Worden, Edmond Ayyappa

学习目标

1. 描述步态周期(gait cycle)的主要功能任务及其相应阶段。
2. 确定步态周期每个阶段的肌肉活动、地面反作用力和关节角度。
3. 明确描述正常步态的时间和距离参数。
4. 描述常见的病理步态,包括影响因素、代偿性偏差,以及何时出现在步态周期中。
5. 比较和对比各种定量、定性、设备和功能性步态的评估工具收集到的信息类型和质量。
6. 观察下运动神经元疾病、偏瘫、痉挛型双瘫和脊柱裂患者,并区分病理性和代偿性步态的特征。
7. 讨论经胫骨和经股骨截肢患者的假肢组成和对线如何影响步态的质量和效率。

为什么要分析步态

3 500 多年前,RIG VEDA 中记录了首次分析步态的尝试,像是通过早期矫形器假肢干预来增加运动能力。一篇关于 Vispala 的散文讲述了在战斗中失去了一条腿的勇猛女战士,用一个铁假肢重回前线再次战斗的故事。

步态评估描述了在步行中控制身体向前行进的运动模式。步态需要结合自动的和有意识的姿势成分,才能出现下肢非对称性运动(见于步行或者跑步)或者对称的双腿同时跳跃。袋鼠是善于双腿跳跃的双足动物。在双足步行和跑步方面,人类通过使用交互运动模式已经达到了运动效率的顶峰。

步行需要许多生理系统协调运转。正常步行需要稳定性在站立时支撑体重对抗重力,需要身体节段运动,以及将体重从一条腿转移到另一条腿时多节段按顺序的运动控制。步态最主要的目标是利用关节和肢节的稳定运动链,运作协调的传递身体单元,包括头部、手臂和躯干(简称 HAT),在不断变化的环境和任务需求中获得向前行进的能量。

了解步行过程对客观评估检查结果、建议有效的干预计划来帮助患者改善行走能力至关重要。临床步态评估确定主要的或病理的步态问题,并帮助它们与代偿性策略区分开来。这对选择合适的矫形器或假肢部件、校准参数以及鉴别其他可能增强个人行走能力的变化非常必要。以最佳能量效率、适当病理机制控制、平衡美观和综合功能为最终目标,临床步态评估还有助于制订全面的治疗计划。

人类行走的运动学分析

步长、步幅、步频和步速是与运动学相关的重要步态评估定量参数。步长和步幅不是同一个意思。步长是从一只(同侧,起始)脚地板接触点到另一只(对侧)脚接触点之间的距离:在正常人中指的是从右脚跟触地到左脚跟触地的距离。步幅指的是一侧足跟触地到下一次同侧足跟触地之间的距离:从右脚跟触地到下一次右脚跟触地的距离。关节运动的减少、疼痛或肌肉无力均会导致步长、步幅或者两者的减少。病理性步态通常产生双下肢之间的步长不对称。

步频是单位时间内的步数,通常用每分钟的步数表示。步速是单位时间内移动的距离(向前行进的速率),通常指的是每秒的厘米数或者每分钟的米数。

步速是行走能力的最佳单项指数。关节运动的减少、疼痛或者肌肉无力会降低步速、步频或者两者。步速也可以定性为自由步速、慢速或快速。自由行走(自选)步速是一个人的正常自选(舒适)步速。快速行走的步速是指安全情况下最大可能的步速。慢速行走的步速指低于正常自选行走的步速。对于健康人,快速步行的步速可能比自由或者自选步行的步速快44%。在肌肉骨骼和神经肌肉损伤影响步态的人群中，一般来说自由步态和快速步态之间的步速差别很小。

双下肢支撑(double limb support)是指双脚与地面接触的阶段。它在步态周期中会出现两次，在每个支撑相的开始和最后。随着步速的增加，双下肢支撑的时间减少。跑步时，个体有快速向前的运动，只有一点或根本没有双下肢支撑。慢速行走的个体有更多时间在步态周期的双下肢支撑相。

步宽(step width)或者步行基底的宽度，指从一只脚的后跟中心到另一只脚的后跟中心，一般是5～10 cm。较宽的步行基底面可能会增加稳定性，但也会降低步行的能量效率。

地面反作用力(GRF)的矢量指的是承重线，涉及三个平面中的作用力。它不仅有大小还有方向性。力线和某关节中心的空间关系会影响其旋转的方向。作用在关节上的旋转力称为扭矩或力矩。

步态周期

有各种理论性的方法描述了步态周期(gait cycle)。Saunders及其同事还有Inman及其同事定义步行的功能任务是以最小能量消耗的方式在空间中转移重心。他们确定了在持续步行中影响能量消耗的六个因素或变量：骨盆旋转、骨盆倾斜、支撑相的屈膝、足和膝的相互作用、踝和膝的相互作用、侧向骨盆位移。这些决定因素，个别和整体地影响着能量消耗和步行机制。尽管他们有助于理解步行过程，但这些决定因素本身并不能提供实际的临床解决方案来解决步态评估的问题。

在过去的几十年里，Rancho Los Amigos医疗中心的病理运动功能和物理治疗部门研发了一个描述正常和异常步态的综合系统。Rancho Los Amigos系统将作为本章(图5－1)的描述媒介。因为步速影响很多步行参数，因此正常步态的描述假定为舒服的自选步速。在自由行走的步速下，每个人都自然地采取策略，并呈现生理系统所能提供的最大能源效率的步速。

步态周期指在步行周期中任意两个相同事件之间的周期。初始着地通常作为一个步态周期(gait cycle)的开始事件和结束事件。每个周期分为两个阶段：支撑相和摆动相。支撑相是脚与地面接触的时相，它约占步态周期(gait cycle)的60%；摆动相是脚在空中的时相，它构成了步态周期(gait cycle)剩下的40%。支撑相有五个子阶段：初始着地(IC)、承重反应期(LR)、支撑相中期(MSt)、支撑相末期(TSt)、摆动前期(PSW)。摆动相有三个子阶段：摆动相初期(ISW)、摆动相中期(MSW)、摆动相末期(TSW)。由于摆动前期是为下肢摆动向前做准备，因此许多人认为摆动前期应该是摆动相的一个准备部分。

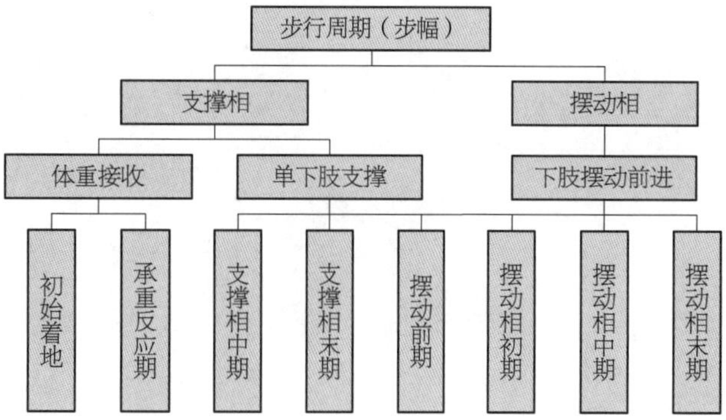

图5－1　一个完整的步态周期可分为三个功能任务：体重接收、单下肢支撑和下肢摆动前进。步态周期也可以用阶段术语来描述：初始着地(IC)、承重反应期(LR)、支撑相中期(MSt)、支撑相末期(TSt)、摆动前期(PSW)、摆动相初期(ISw)、摆动相中期(MSw)、摆动相末期(TSw)。摆动前期是单下肢支撑和下肢摆动前进之间的过渡阶段。

这八个步态阶段完成了三个功能性任务：支撑相早期的体重接收、支撑相中期-末期的单下肢支撑，以及摆动相的下肢摆动前进。

功能任务一：体重接收

初始着地(IC)和承重反应期(LR)是支撑相的两个子阶段，在此期间完成体重接收。当与地面接触时，有效地将体重转移到下肢上，需要初始肢体的稳定性、震荡吸收以及持续向前的动量。

初始着地

初始着地(IC)是下肢足部触地的瞬间。初始着地的大部分运动功能是为承重反应期做准备。在初始着地时，脚踝处于中立位，膝关节接近完全伸展，髋部屈曲30°。矢状面的地面反作用力(GRF)向量位于踝关节的后部，形成了跖屈力矩(图5－2)。胫骨前面肌肉的离心收缩(胫骨前肌和趾长伸肌)，保持踝和距下关节在中立位。在膝关节处，地面反作用力(GRF)矢量位于关节轴前，产生被动伸展的扭矩。三束股四头肌和腘绳肌群的收缩活动，从摆动相末期(TSW)前开始保持膝关节中立位。因为地面反作用力(GRF)矢量落在关节轴前面，所以髋关节周围出现屈曲力矩。

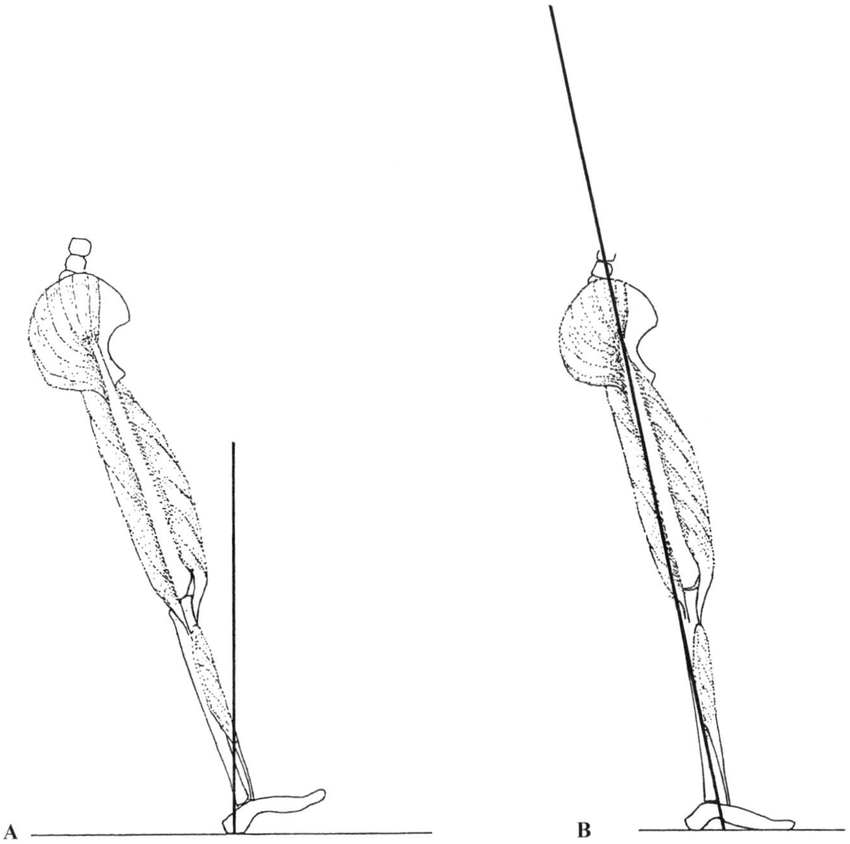

图5-2 体重接收的功能任务涉及两个步态子阶段：初始着地(IC)和承重反应期(LR)。A. 在初始着地(IC)时，地面反作用力(GRF)力线在脚踝后、膝关节和髋关节前，并伴随胫骨前肌、股四头肌、腘绳肌和臀肌的活动。请注意地面反作用力线的长度代表了它的大小；B. 承重反应期(LR)导致垂直力的大小增加，最终超过体重。初始着地(IC)中产生的相同肌群活动，随着垂直力的增加而稳步提升稳定性。

激活臀大肌和腘绳肌来抑制由此产生的屈曲扭矩。

承重反应期(LR)

承重反应期在步态周期中大约占据10%，并组成了双下肢支撑(double limb support)的起始阶段(参考图5-2B)。承重反应期有两个功能任务：足部向地面有控制的下降和体重转移到支撑肢时的震荡吸收。

体重转移到支撑肢而产生的动力，由支撑期足跟着地(heel rocker of stance phase)(第一个轴)保存。一般在足跟粗隆处的初始着地(IC)，形成了足和胫骨移动的支点。当体重加载到支撑足时，踝的中心和支点间的骨段向地面滚动，储存向前行进所必需的动力。胫骨前肌的离心收缩控制了踝跖屈的速度，股四头肌的收缩限制了膝部的弯曲。这两个肌群的活动为下肢单元(足、胫骨、股骨)有控制地向前行进提供保障。在承重反应期的顶峰，垂直地面反作用力(GRF)的大小超过了体重。为了吸收身体重量的冲击力并保持前进的动力，膝关节屈曲15°～18°，脚踝则背屈至10°。髋关节保持30°屈曲的位置。臀大肌、腘绳肌群和大收肌的收缩防止髋关节进一步屈曲。

功能任务2：单下肢支撑

与单下肢支撑有关的两个阶段：支撑相中期(MSt)、支撑相末期(TSt)。在此期间，对侧脚处于摆动期，体重完全由支撑肢承担。在保持稳定性的情况下，体重越过支撑足向前行进需要在这两个支撑相的子阶段完成。

支撑相中期

支撑相中期(MSt)大约占步态周期的20%，从对侧足离开地面，一直到体重沿着支撑足传递，最终超过前足(图5-3)。踝关节轴(第二个轴)的轴性活动让胫骨超过支撑足。胫骨超过支撑足的向前运动，由腓肠肌辅助下的比目鱼肌离心收缩控制。

在这一阶段，踝关节从承重反应期的跖屈10°到大约背屈5°。膝关节从屈曲15°伸展到中立位。髋关节做伸展运动，从屈曲30°到屈曲10°。随着继续向前行进，体重的矢量移至踝关节前，形成背屈力矩。当对侧足趾离地发生时，跖屈的离心运动对提供下肢稳定性、转移体重至支撑足都相当重要。在支撑相中期(MSt)的末期，体重的矢量移动到膝关节前(在产生膝关节被动的伸展稳定性)和髋部后(减少对髋部伸肌的需求)。活跃于支撑相中期(MSt)初始时的臀大肌终止了髋关节的活动，当髋关节接近股骨垂直线

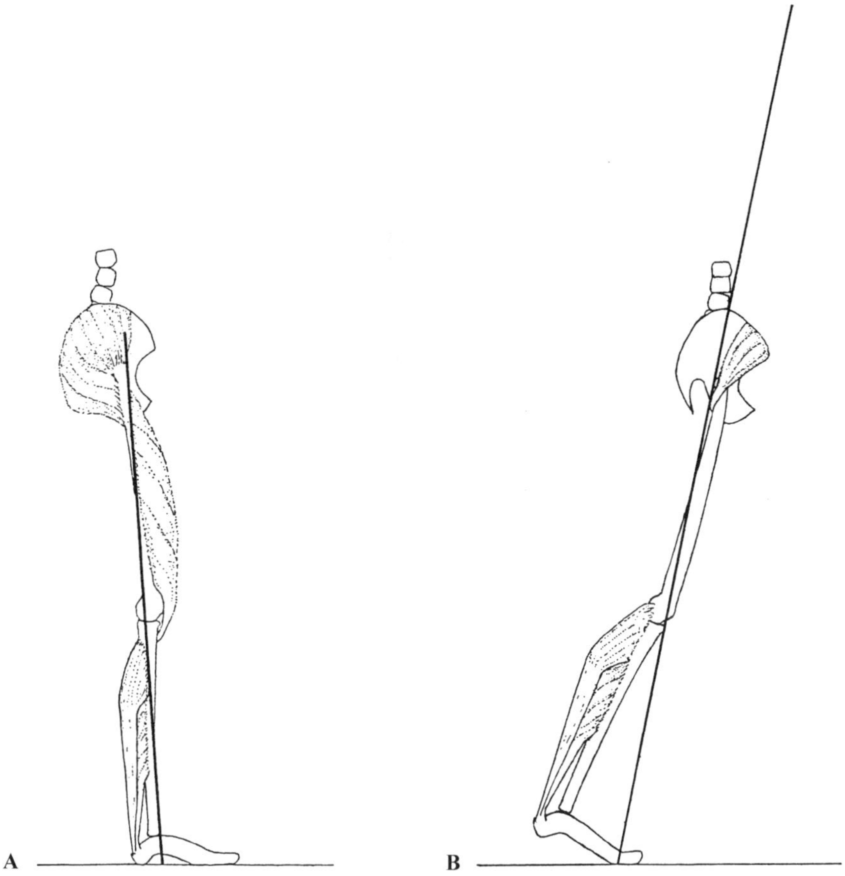

图5-3　单下肢支撑的功能任务中涉及的步态子阶段是支撑相中期(MSt)、支撑相末期(TSt)。A. 在支撑相中期(MSt)的早期,垂直力开始下降,小腿三头肌、股四头肌、臀中肌和臀大肌活跃。B. 支撑相末期(TSt),维持第三滚轴的小腿三头肌高度活跃,出现垂直力的第二个顶峰,并超过了体重。阔筋膜张肌抑制了髋关节后部矢量的增加。

时,其稳定性依赖于被动结构。在支撑相中期(MSt),由于对侧摆动肢向上的动能,垂直地面反作用力(GRF)的大小在减少。在冠状面上,支撑相中期(MSt)髋外展肌的活动对提供髋部侧方稳定性和几乎水平的骨盆都是至关重要的。

支撑相末期

支撑相末期(TSt)是单下肢支撑的后半部分,从支撑足脚跟抬起开始到对侧足与地面接触时结束。当身体矢量接近跖骨关节时,足后跟抬起,跖骨背屈(背伸)。跖骨头作为体重前进的旋转轴(图5-3),称为前足或足趾滚轴(第三轴)。前足滚轴(the forefoot rock)是围绕着身体矢量前进并越过足部支持范围的轴,它对小腿肌肉(腓肠肌和比目鱼肌)的需求最大。在支撑相末期(TSt),踝持续背屈到10°。膝关节充分伸展,髋部轻微过度伸展。身体前倾将矢量移至脚踝的更前方,产生很大的背屈力矩。胫骨在脚踝上的稳定性是靠腓肠肌和比目鱼肌的离心收缩维持。

后伸姿势的肢体和出现在膝关节前方、髋关节后方的矢量,为膝关节和髋关节提供了被动稳定性。阔筋膜张肌限制髋部后方的矢量。在支撑相末期(TSt),地面反作用力(GRF)的矢量达到比体重更大的第二个顶峰,类似于发生在承重反应期(LR)末期的情况。

功能任务3: 下肢向前行进

下肢向前行进有四个阶段: 摆动前期(PSW)、摆动相初期(ISW)、摆动相中期(MSW)、摆动相末期(TSW)。在这几个阶段,支撑肢离开地面、向前移动,并为下一次的初始着地(IC)做准备。

摆动前期

摆动前期,在步态中双下肢支撑(double limb support)的第二阶段,包含最后的10%支撑相。它开始于对侧足与地面接触,结束于同侧的脚趾离地。在这一阶段,支撑肢卸载承重,并将体重转移到对侧的下肢(图5-4)。脚踝迅速从支撑相末期的背屈到跖屈20°。在这一阶段,当支撑肢卸载体重时跖屈肌肉活动减少。在摆动前期(PSW)即将结束时,垂直力减少以致跖屈肌迅速减少活动直到完全静止。在一般交替自由行走的步态中,"push off"是没有主动肌肉收缩的。在摆动前期(PSW)的最后,关节也会迅速屈曲至35°～40°。地面反作用力(GRF)矢量到达跖趾关节、膝关节后方,产生足趾廓清时的膝关节被动弯曲。在这一阶段的膝关节屈曲是为摆动相的下肢足

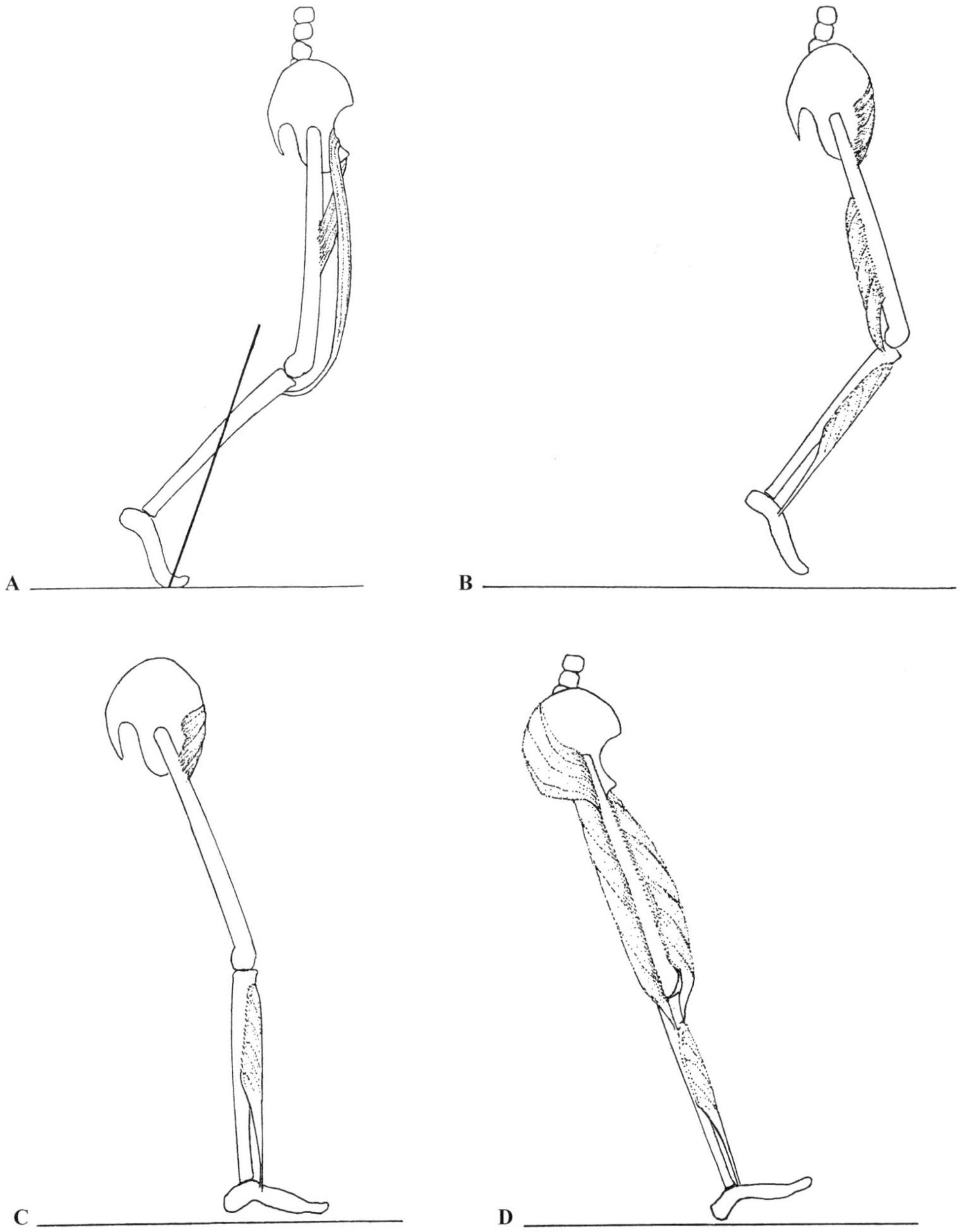

图 5-4 步态的子阶段里，摆动肢向前行进的功能任务中包括摆动前期（PSW）、摆动相初期（ISW）、摆动相中期（MSW）、摆动相末期（TSW）。A. 在摆动前期，对侧承重导致从支撑转移到摆动的肢体肌肉活动受限。股直肌和长收肌使髋屈曲。被动屈膝，由于前足跖屈同时移动近端节段。B. 在摆动相初期，胫骨前肌、股二头肌短头和髂腰肌主动驱动下肢前进，并提供摆动廓清。C. 垂直的胫骨标志着摆动相中期（MSW）的结束。当胫骨前肌的活动保持足廓清时，此处髂腰肌的收缩保持髋部屈曲。D. 在摆动相末期，臀大肌、腘绳肌群、股四头肌和胫骨前肌活跃，为下肢定位和接下来的承重反应做准备。

趾廓清做准备。摆动前期（PSW）髋屈曲是由股直肌和长收肌启动的，长收肌也减慢了由对侧体重转移产生的被动外展。当髋部回到中立位时，矢状向量延伸通过髋部。

摆动相初期

摆动相初期（ISW）大约占摆动期的 1/3。从脚离地开始直到屈膝最大角度（60°）的出现，此时摆动肢在身体正下方（图 5-4B）。胫骨前肌肉的向心收缩启动足背屈，从跖屈 20°到跖屈 5°。摆动期的开始对足趾和足的廓清非常必要。由股二头肌短头活动产生的膝屈曲也促进了足趾廓清。膝关节持续弯曲直到 60°。髂腰肌的收缩使髋部达到屈曲 20°。在此时相中，股薄肌和缝匠肌的收缩有助于髋和膝部的屈曲。

摆动相中期

在摆动相中期(MSW),下肢向前行进和足廓清一直持续。摆动相中期(MSW)从膝关节最大屈曲时开始,到胫骨垂直地面时结束。当胫骨向前行进时,伴随踝背屈的膝关节伸展促进足廓清(参照图5-4C)。胫骨前肌持续向心活动确保足廓清,并将足移向中立位。动能产生伸展力矩,在股四头肌静止不工作的情况下,使小腿从屈曲60°伸展到屈曲30°。髋部屈肌的轻微收缩继续保持髋屈曲的位置。

摆动相末期

最后阶段是摆动相末期(TSW),膝关节完全伸展,准备足跟与地面接触(参见图5-4D)。腘绳肌和臀大肌的离心收缩使大腿减速,并限制髋进一步屈曲。胫骨前肌的活动保持踝关节在中立位,为脚跟接触地面做准备。在摆动相末期(TSW)的第二阶段,股直肌是静止的,但是股四头肌其余部分则变得活跃,促进膝关节完全伸展。髋部仍保持在屈曲30°。

描述病理步态

临床医生经常用定性的描述性术语来描述步态偏差和代偿的特征。一些术语有助于确认主要问题;另一些则描述患者用来解决主要障碍所致步态困难的代偿策略。

支撑相时观察到的常见步态偏差

摇摆步态(trendelenburg gait)出现在支撑相,躯干总是倾斜到同侧髋部(身体同侧倾斜)则为病态。在支撑相,当臀中肌及其协同肌(臀中肌和阔筋膜张肌)不能充分稳定骨盆时,这便是一种代偿策略。正常情况下,由于强大髋外展肌的离心控制,对侧骨盆下降限制在5°以内。为了支撑骨盆,臀部外展肌必须产生体重1.5倍的力量。

臀中肌无力或缺失会出现同侧躯干倾斜在负重的髋部关节上的一种姿势性代偿。这减少了由落在关节中心的地面反作用力(GRF)线产生的外侧内收肌力矩。如果没有这种姿势代偿,廓清将成为对侧肢体摆动时的问题。摇摆步态很少由过度活动的内收肌(长收肌、大收肌、短伸肌、股薄肌)引起。

跳步是支撑足夸张的后跟高度,偶尔会出现在支撑下肢髋、膝同时伸展,目的是为了抬高骨盆,廓清对侧摆动肢。它出现在摆动肢的功能长度相对长于支撑肢时;也会出现在摆动肢前进受损伤时,或被髋、膝部或两者屈曲不充分的运动控制所延误,又或者摆动肢出现跖屈挛缩。它可以是骨盆倾斜或双腿长度差异的代偿。

减痛步态(antalgic gait)是一种用来在步行中避免疼痛的策略。当患者减少受累下肢的单腿支撑时间时,通常在承重反应期(LR)观察到。如果疼痛发生在支撑相的一个特定时间间隔,那么会避免这个时间间隔。髋周疼痛产生的减痛步态(antalgic gait)可能转化为侧倾,使患者在支撑点,也就是股骨头上获得重心。如果疼痛发生在某一特定关节运动的极限范围内,那运动就会减少。例如,如果完全伸展会产生疼痛,那么在步态周期中膝关节将会一直保持轻微的屈曲。

摆动相中的常见步态偏差

划圈步态(circumducted gait)是一种摆动相的偏差,它是髋外展合并大弧度的骨盆旋转,大多作为代偿现象出现,如当摆动肢相对长于支撑肢时。这一动作很有可能发生在运动受限时,或影响踝背屈、膝屈曲、髋屈曲的运动控制损害时。在摆动相,为廓清足趾和足,足趾屈曲挛缩或膝、髋僵硬迫使出现划圈症状。这种外展和骨盆旋转的结合是肢体向前行进的代偿策略。

划圈起始于摆动前期的最后,结束于同一条腿首次触地(IC),可以在横切面上观察到脚的侧弧。在摆动相中期,这个弧线可达到侧向运动的顶点。典型的症状是宽基底面合并异常的足外偏,可能包括同侧骨盆的下降。也可能是对侧内收肌挛缩,通过将骨盆拉向对侧股骨,并出现相对于骨盆的代偿性同侧外展的姿势而造成的偏差。严重的腿长差异会导致向对侧支撑腿的骨盆倾斜,这就迫使摆动肢体增加外展姿势。环形运动和外展造成了严重的能量损失,增加了重心的横向移位。

异常肌张力相关的步态偏差

多种异常步态模式与异常的肌张力(痉挛、强直、低张力或异常的运动控制)或肌肉无力有关。剪刀步态描述的症状是肢体向前行进时控制不良,或摆动肢的行进常伴有交叉或剪刀(髋内收、屈曲、内旋)的特点。最常见于痉挛或瘫痪的病理性情况的患者,如偏瘫、痉挛性双瘫和脑瘫。跨步步态(steppage gait)出现在背屈肌肉无力或瘫痪时,如有腓神经瘫痪或周围神经病变的患者,需要近端关节额外的髋、膝屈曲来完成摆动廓清。最容易出现在摆动相中期(MSW)的最后。

蹲伏步态在整个步态周期中以夸张的膝、髋屈曲行走。在痉挛型双瘫的脑瘫儿童和成人中,蹲伏步态常合并足尖步行的姿态。这是腘绳肌的过于活跃和小腿肌肉无力造成的。虽然使用矫形器可以成功地控制矢状面的异常运动(如跨步步态),但对剪刀步态或蹲伏步态中观察到的横断面异常问题、旋转问题或冠状面的下肢位置问题,矫形器的控制效果较差。

共济失调步态(ataxic gait)通常由于小脑功能障碍引起,它是肢体节段的肌肉活动协调障碍或不规则。当闭上眼睛或视力受损时,共济失调变得严重。

定性步态评估

几十年来,鉴别和记录步态异常的定性方法在患者护理中起到重要作用。1925 年,Robinson 描述病理步态模式,并尝试与特定的疾病过程联系起来。1937 年,Boorstein 确定了 14 个可以用步态评估诊断的疾病。他描述了 7 个主要的步态障碍群(deficit group),将跨步步态命名为 French physician Charcot,髋关节发育不良的鸭步(wadding gait)命名为 Hippocrates。20 世纪 50 年代末,美国西北大学的假肢和矫形学院创始人 Blair Hangar,以及芝加哥康复研究所的物理治疗师 Hildegard Myers,合作开发了第一个用于大腿截肢患者临床步态分析的综合系统。他们定义了 16 个步态异常,并为每个异常都提出了大量临床和假肢原因。1960 年,他们的工作做成一部教育电影和一本手册,并成为后来假肢教学视频和评估系统的模板。1970 年出版了《偏瘫步态的 Brunnstrom 综合步态分析》,这是一份卒中后常见的 28 项基于髋、膝、踝异常的检核表。

1967 年出版的基础研究数据问世,Perry 大力推动了观察性步态分析的早期工作。在 20 世纪 60 年代末,Perry 和一群来自 Rancho Los Amigos 医学中心物理治疗部门的物理治疗师们,为系统应用观察性步态分析制定了规范化模式。他们最初是为刚到康复医院的学生和工作人员制定的内部培训项目。第一版《正常和病理步态教学大纲》就在 1977 年由 Rancho Los Amigos 医院的专业人员协会出版。随后的修订版包括更多的步态数据和解释。这一教学大纲使用正常步态的参数作为异常或病理步态的比较标准。该研究关注步态异常影响三个步行的功能任务:体重接收、单下肢支撑和摆动肢向前行进。有一份表单列出了步态各个子阶段中最常出现的步态异常,用于记录所有观察到的影响这些功能任务的步态异常(图 5-5)。六个主要身体节段中每个节段的问题,都会记录在相应的表格中,从脚趾开始到踝、膝、髋、骨盆和躯干。这个表需要临床医生系统地考虑以下问题:

- 脚趾能翘起、不充分伸展或抓地吗?
- 是前足着地(足尖步行)、全足着地、足拍击地面、过度跖屈或背屈吗?存在足跟离地、足部拖曳、侧跳吗?
- 屈膝充分、缺失、受限或过度吗?伸展不够充分吗?膝部能摆动、过伸,或产生伸展推力(反张)吗?存在内翻、外翻,或者过度的对侧屈曲吗?
- 屈髋充分、缺失、受限或过度吗?能看得到足够的伸展吗?在摆动相末期(TSW),能看到大腿从之前的屈曲度数回缩吗?能观察到内旋、外旋、外展、内收吗?
- 骨盆上升、前倾、后倾吗?前旋、后旋吗?向同侧或对侧下降吗?
- 躯干倾斜、旋后或旋前吗?或者向左、向右侧倾吗?

定性步态评估是矫形器适配前评估的重要组成部分,因为它帮助医生鉴别出功能性任务和有问题的步态子阶段,并可以用矫形器治疗来解决。类似地,步态分析中观察到的异常可以明确假肢对线调整的需求。

仪器化步态分析

仪器化步态分析通过使用设备收集可测量的参数,来记录步行过程。这样的基本技术已经可以测量行走步速(单位时间的移动距离)和步频(单位时间的步数)。纽约的假肢师 Marks,在 1905 年提出了一种更精确的病理步态定性描述,他用八个有组织的阶段描述步态过程,并讨论基于行走功能的假肢组件设计的运用。Marks 称赞“kinetoscopic”摄影是一种优化病理步态的潜在诊断工具。

现在,我们用仪器记录步态参数,就像码表一样平常,或者像同时集成三维运动学、动力学、肌电图(EMG)方法一样复杂。临床评估的重点基于可实现的技术和廉价的设备。一种简单廉价的足迹垫(footprint mat)已经用来记录赤脚的足底压力几十年了。诊所可以使用一个或多个垫子来记录步长、步幅和行走的基地宽度。早期,带有慢运动功能的视频技术让步态周期(gait cycle)更精确的定性描述成为可能。廉价视频步态评估软件的持续发展,也让临床定量应用更加实际。然而大多数定量和定性的视频系统都是在二维空间中测量关节角度,并不能提供三维

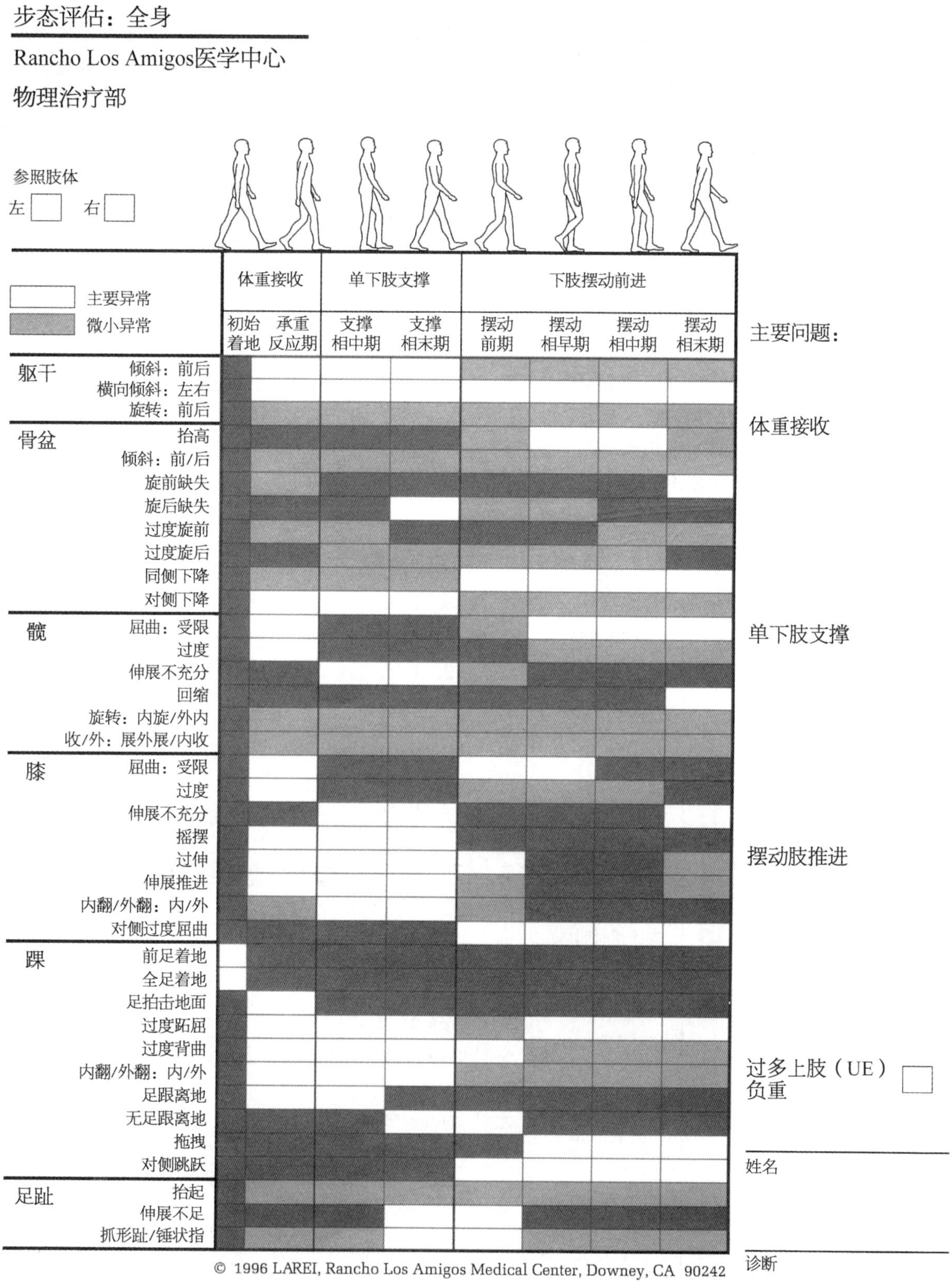

图 5－5　Rancho 步态分析系统有助于记录任何可观察到的活动，这些活动干扰了行走的三个功能：体重接收、单下肢支撑摆动肢推进（经 Rancho Los Amigos 研究与教育所和 Los Amigos 医学中心的许可下转载。Observational Gait Analysis Handbook. Downey, CA：LosAmigos Research and Education Institute, Rancho Los Amigos Medical Center, 1989. pp. 55）。

步行活动的完整分析。

步态评估技术

定量步态分析的高科技方面已经走过了一条令人惊讶的漫长道路。在19世纪70年代末，仪器化运动、肌电图和时间性能分析诞生，E. J. Marey第一个使用摄影对病理步态进行运动分析。他还开发了第一个测量肌肉活动的肌动图、第一个测量与时间参数相关的步态事件的脚踏开关系统。脚踏开关系统是一种测试鞋，它能测量步长、步速以及足部在地面上的压力。Eadweard Muybridge在19世纪80年代工作于斯坦福大学，他使用记录在胶片上的带有缩放背景功能的同步多相机摄影，来评估行走主体的动作。1920年，Scherb对仪器化步态分析进行重大改进，他在使用跑步机时，对个人进行手动肌肉触诊。此外，在1925年，Adrian提倡使用EMG来研究肌肉的动态活动。

现代步态技术起始于1945年，Inman及其同事们在加州大学伯克利分校的院外步态实验室中，对没有损伤者和截肢者的步态数据进行系统收集。从那时起，研究人员和临床医生越来越多地使用各种步态技术，来测量在正常和病理步态中表现出的参数。一个全方位服务的步态实验室能收集关于行走的6个性能参数信息：时间、代谢、运动、动力、肌电图和压力。

测量时间和距离参数

时间参数(时间、距离)能让临床医生总结出患者步态的总体性能。时间数据收集系统可能是临床环境中可评估的最有效组件之一。在步态实验室里，贴在患者鞋或脚上的微型嵌入垫(microswitch-embedded pads)，可以记录患者在一段可测量的距离内，在不同解剖标志上花费的时间。便携式压力感应步态垫，连接到带有时间和距离参数的步态分析软件的笔记本电脑上，也可应用于临床环境(图5-6)。举

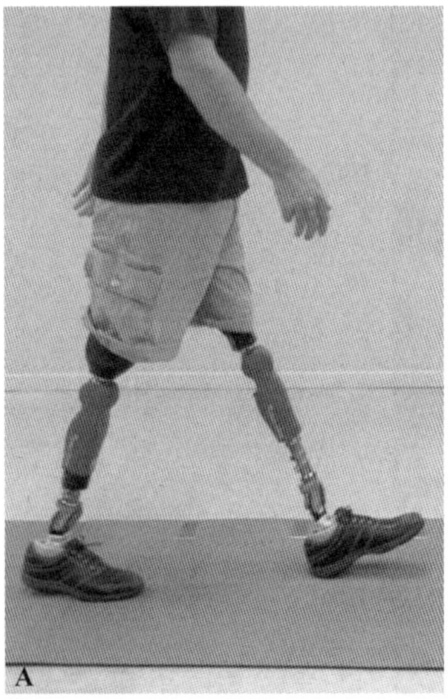
A

参数

距离(cm)	281.9
行走时间(s)	2.50
步速(cm/s)	112.7
平均标准步速	1.44

功能性步行情况：99

步频(步数/分钟)	120.0
步长时间差(s)	0.01
步长差(cm)	0.36
步行周期差(s)	0.01

行走/脚步	左/右	平均(%CV)	所有年龄
步长时间(s)	左	0.494(2)	0.53 0.59
	右	0.504(3)	
步行周期(s)	左	0.994(3)	1.06 1.18
	右	1.007(1)	
摆动相时间(s)/%GC	左	0.356(2)/35.8	36 44
	右	0.382(2)/37.9	
支撑相时间(s)/%GC	左	0.638(3)/64.2	56 64
	右	0.625(0)/62.1	
单下肢支撑时间(s)/%GC	左	0.382(2)/38.4	38 42
	右	0.356(2)/35.4	
双下肢支撑时间(s)/%GC	左	0.269(3)/27.1	16 24
	右	0.269(3)/26.7	
步长(cm)	左	56.587(5)	58 85
	右	56.229(3)	
步幅(cm)	左	113.665(2)	116 170
	右	112.429(1)	
支撑面(cm)	左	9.56(36)	
	右	11.41(17)	
足内/外偏(°)	左	7(33)	
	右	11(13)	

B

图5-6 A. GAITRite系统是用便携式压力感应布道来评估时间和距离步态参数的示例。B. 这条步道与一台笔记本电脑相连，操作者能迅速生成步速、步幅、步长、步频、时间的数值，以及支撑相、单下肢支撑、双下肢支撑及摆动相占步态周期的百分比。

个例子，GAITRite 系统是由一个连接到电脑的电子步道组成，记录患者行走时，当然也可以是执行其他功能和作业任务时的时间和空间特征。

GAITRite 垫很灵活，能被卷起来并装进硬的箱子里，这使在不同诊所或场地的数据收集成为可能。Wening 及其同事使用 GAITRite 系统来验证踝足矫形器（AFO）对卒中患者行走模式的影响。在这项研究中，他们比较了步幅、步速、步频、单下肢和双下肢支撑占步态周期的百分比，以及常规的支撑期行进模式。与过度内翻、外翻和足跟触地时间延长相关的步态异常，会在调整假肢和矫形器的对线或部件时发现并考虑。时间数据收集系统特别具有成本效率和临床意义。时间数据通常是其他评估系统的产物，如 EMG 或运动分析。时间数据系统在商业上是可行的，它需要广泛的成本、技术成熟度和分析汇总数据的时间。然而一些时间参数可以用缺乏精确度的秒表和摄像机记录。

评估步行能量消耗

代谢数据反映了步行在生理上的能量消耗。传统能量消耗评估的是氧气消耗、二氧化碳产出和心率。其他相关因素包括空气呼吸量和呼吸频率。所有这些参数都与收集期间的步速和距离有关。曾经，新陈代谢数据是当患者穿戴 umbilical 设备在跑步机上行走时收集的。近年来，由于了解从改变正常步态步速的跑步机上收集数据会有影响，因此能量消耗的数据更可能是患者以自由或自然步频行走在一段测量距离的开放步道上测得的（图 5－7）。随着心肺设备市场的不断发展和进步，有多种功能的测试设备可供选择。此类设备让患者在只有一点或完全没有影响的情况下适应正常环境。市场上一些最新产品组合了传统氧气和二氧化碳（VO_2 和 VCO_2）测量、遥测数据、间接测热量，以及其他附加标准系统的综合心电图的采集能力。能量消耗作为评估工具，尽管它可以告知研究者与患者步态相关的身体代谢情况，但它的主要局限性是并不能解释为什么或如何获得这些优势和劣势。Waters 证明，Syme 水平截肢者在一定距离上转移时，消耗的氧气比经胫骨截肢者少，但不能解释原因。为了解释这种情况，必须检查其他步态参数。能量消耗测量不能很容易地区别出同一患者所穿的各种假足设计的不同，而运动学、动力学和 EMG 数据通常可以。Oxycon Champion 呼吸测量系统已经在许多研究中使用，其中一个部分可以测量截肢者每一步的能量消耗。

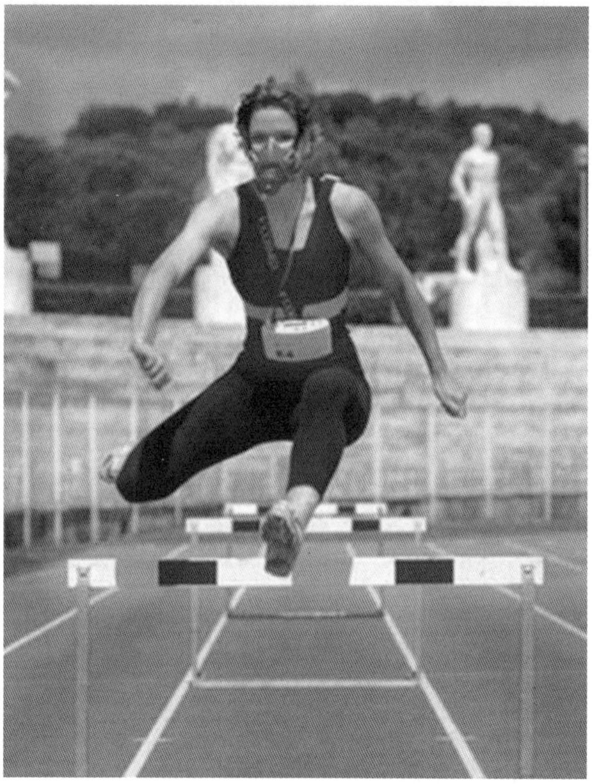

图 5－7　COSMED K4b2 方法是一个便携式肺气体交换系统，能记录和分析每次呼吸的基础数据。心率和另一些代谢变量则通过遥测技术监测（经允许引自 COSMED-Pulmonary Function Equipment，Rome，Italy）。

该系统不限制运动，搜集数据更容易，并且与参与者的日常联系更紧密。美国 Medgraphics 的 CPX 心肺功能测试仪，是心肺每次呼吸训练测试的分析系统，用于记录与下肢截肢步态生物力学和代谢数据相关的类似数据。

也许在能量消耗领域的最高机密就是生理消耗指数（PCI），很容易计算，如下：

PCI ＝（行走脉搏 － 休息脉搏）/ 步态步速

PCI 是步态能量消耗最敏感的指标之一。Winchester 及其同事们，通过测量各种各样的代谢参数，也包括 PCI，来比较两种不同矫形器。当所有其他测量参数都没产生差异时，两种矫形器间的 PCI 被证明有统计学上的显著差异。正常舒适的步态中，休息时和一段时间间隔后所测的脉搏和呼吸频率也有助于评估运动水平。

运动学和动力学系统

大多数运动系统以图形形式提供关节和身体节段运动的信息。这些信息包括发生在踝、膝、髋和骨盆的矢状面、冠状面和水平面运动。患者身上的反射

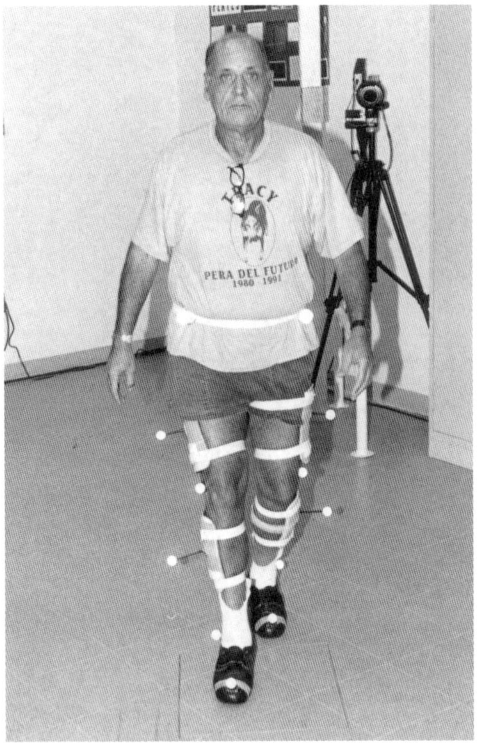

图 5-8 该患者身上的是反射球。当患者走过视野时，红外摄像机系统可以追踪肢体的节段运动。

球被放置在易识别的解剖学标志上(图 5-8)。通常情况下，红外线光源放置在每一个摄像机的周围。这种光被定向到反射球上，而反射球又被反射到相机里。每个视频数据都被数字化，操作员手动识别标记，每个标记的几何中心整合由计算机软件计算。合成的数据以代表患者实际动作的动画人物图显示。操作者可以停止和放大任意关节的图像，以便更深入地研究步态模式。操作者可以提取代表关节在空间中位置和运动的原始数字，或制作一个显示关节在所有平面上运动以及占步态周期比例的图像(图 5-9)。角速度、加速度、关节和节段力线的位移也可以计算。其他系统(测力平台和 EMG)在相同时间序列中收集的数据将作为运动数据，通常与运动学数据整合在一起。像这样的高级系统可能是步态实验室中非常昂贵的一部分，但是收集的数据却是最深入、最有效的。在步态实验室或临床实验室中，运动系统设置是技术核心。各种不同的 Vicon 运动系统已用于评估痉挛型双瘫的脑瘫患者和其他患者群体的关节运动。与此类似，EvaRT 运动分析系统（EvaRT motion analysis system)也收集步态和平衡障碍患者的数据，用于比较机械和智能膝关节。

Dartfish 系统是另一个步态实验室和临床环境中使用的运动分析工具。Dartfish 可进行二维、三维的运动分析。相比于其他运动分析系统，它便携、便宜，筹建所需时间更少。Dartfish 可记录和立即评估各种假脚在正常行走时对膝屈曲的影响。这些工具可以提升技术，能向患者传输信息，并最大程度地缩短恢复时间。

个体在迈步时施加力来对抗地面。一个或多个测力台都可从地面反作用力的三个组成部分即垂直、前后、内外，来获得该动力学信息(图 5-10)。动力学数据具有显著的作用。前后剪切力在建立小腿假肢在矢状面上的适当对线时非常有用。为了这个目的，临床医生会预测平衡制动和推进的大小及时间。从两个连续跨步、一个步态周期数据的收集，需要两个测力板(dual force plates)。一些动力学软件包也提供特定目的的专业程序，如稳定性分析提供了重心转移相对于时间的信息。

一般来说，测力平台系统提供发生在地面上的力和力矩或压力中心前进的数据，再结合运动学数据共同提供额外的信息。通过结合这两组数据，可以计算出发生在关节上的力矩和力。这些信息在测量个体站立时的动态关节控制时很有用，特别是与肌电图结合使用时。同样，关节力矩的信息，有时也称为扭矩，经常作为研究报告的结果来评估。该信息在病理步态评价中可能非常重要，有必要了解这些值是如何得到的。正如前文所说，个体走动时，会在步行表面上施加力；不同程度的力同样也会施加在下肢的每个关节上。随着这些力的发生，也产生一个联合力矩(associated moment)作用在关节上。力矩是力值乘以距离或力臂的乘积。乘以角速度施加在关节的力矩可以计算出关节功率(joint power)。此外，作用在特定节段上的力矩最常参考该节段的质量重心来计算。这意味着力臂的距离是从力施加在关节的地方到该节段质量重心间的距离。为了计算这些值，下肢必须分解成各个节段，通常是脚踝、小腿、大腿。这样就可以应用分段模型(link-segment model)，并计算出感兴趣的参数。

为了进一步解释这些测量数据的相关性，力的轨迹计算、力矩和力将显示在图 5-11。注意该图表中不同数据的来源非常重要。很少有直接的测量值，通常是结合生物力学模型来计算这些变量。

计算过程从踩在测力平台直接测量的地面反作用力开始。一旦获得这些信息，再结合两维或三维运动捕捉系统获取每个下肢身体部分的运动学数据，就可以计算关节的反作用力。决定每个关节的力，那么

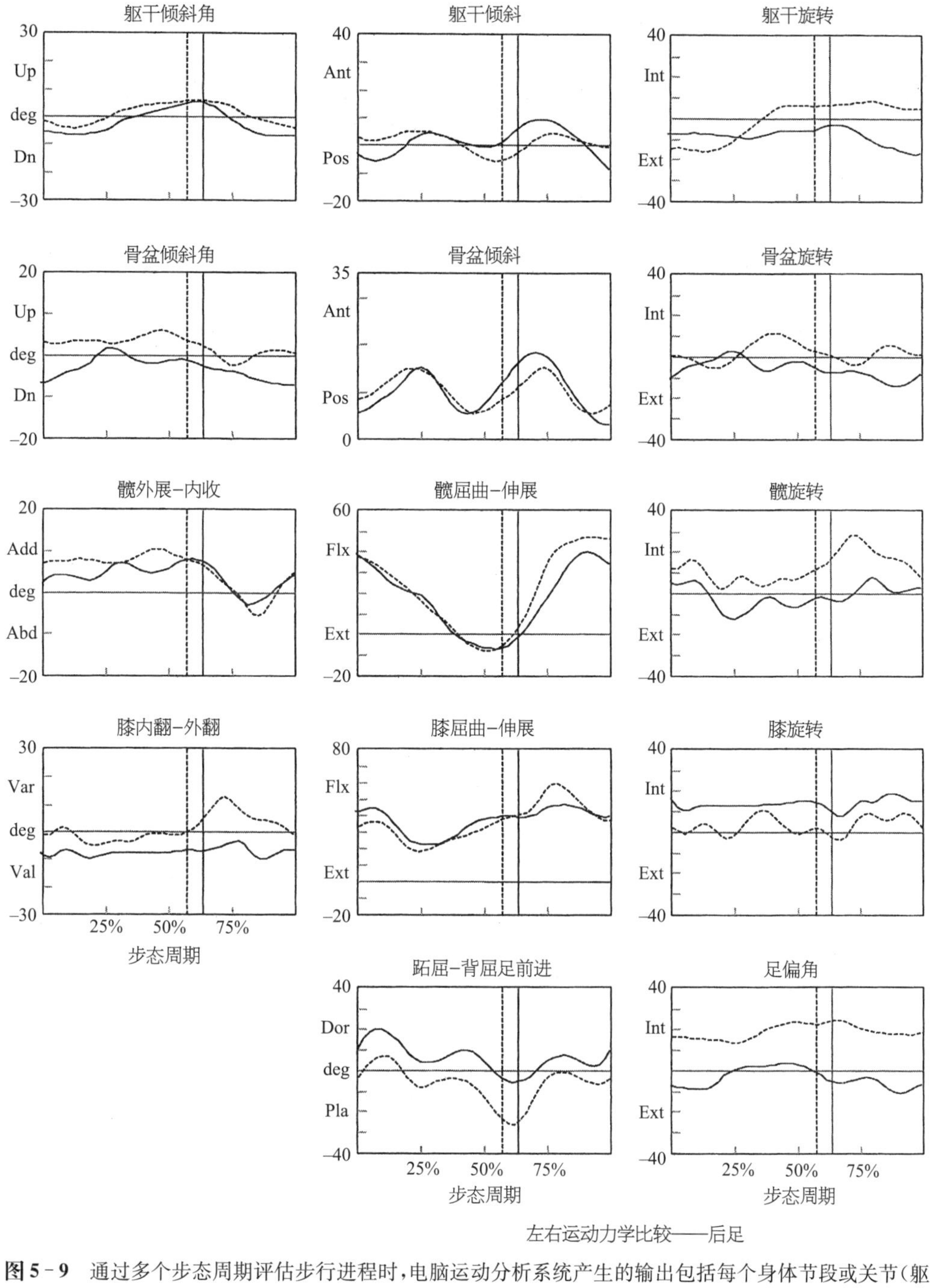

图5-9 通过多个步态周期评估步行进程时，电脑运动分析系统产生的输出包括每个身体节段或关节（躯干、骨盆、髋、膝、踝）冠状面（左列）、矢状面（中列）和水平面（右列）上的平均活动范围。这是一名8岁痉挛型双瘫儿童的结果（经允许引自 The Center for Motion Analysis, Connecticut Children's Medical Center, Hartford, Conn.）。

作用在每个节段上的联合力矩（associated moment）也能计算。最终，功率（power）也可以计算（图5-12）。

在很多情况下，动力学和运动学系统包括逆动力学模型（inverse dynamics model），用于确定作用在每个下肢关节的力。像几乎所有的生物力学模型一样，为了以实际的方法实施计算而必须做出某些假设，假设有可能在整个过程中引入附加错误，这就是为什么理解它们局限性很重要。基本上，都使用正常身体比例和人体全身测量模型而计算出数据。正因为如此，才有了被评估节段和关节机械性能的假设。例如，许多常用模型假设主体没有肢体缺陷，有基本正常的肌肉组织。虽然这个评估正常个体是可以的，但这些假设可能是评估截肢或肢体功能障碍者时的错误来源。还有一个问题是膝关节和踝关节经常被当作简单的

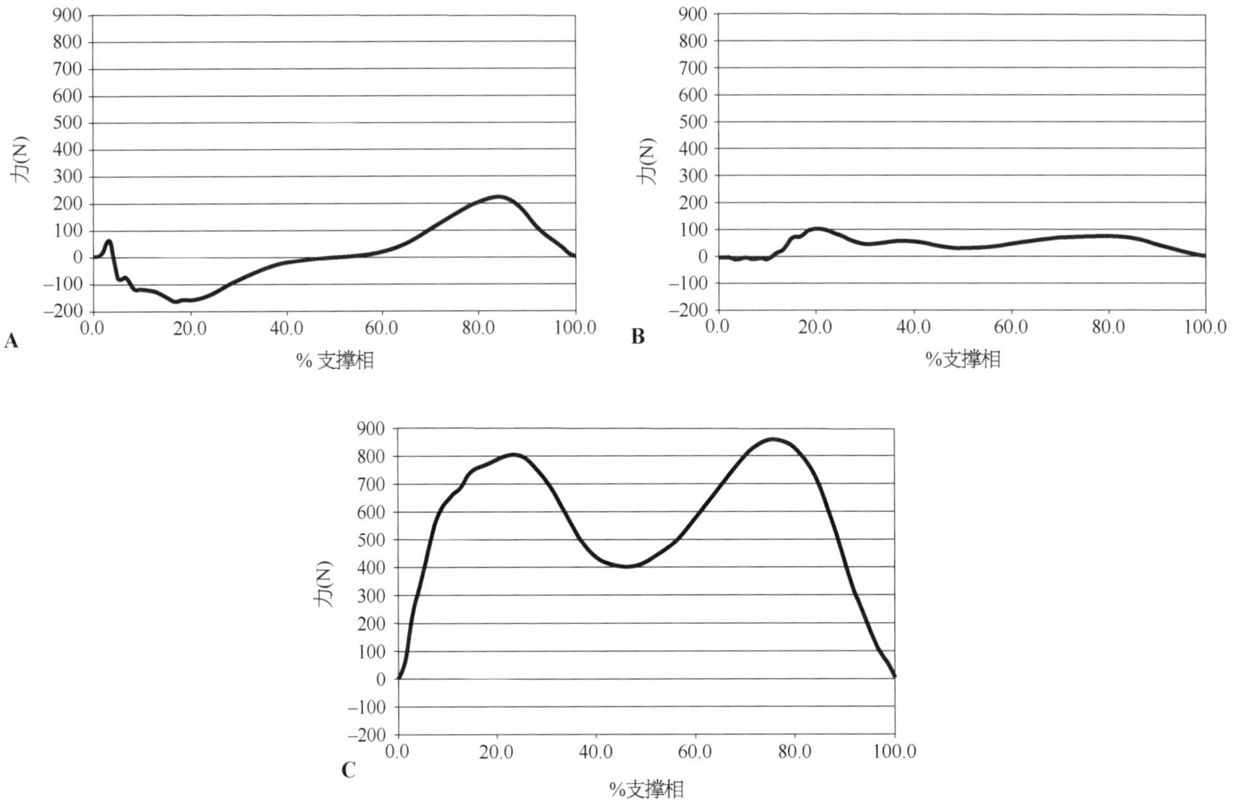

图 5-10 个体在支撑相测试前进时，由力台产生的输出。A. 地面反作用力的前后分量。B. 地面反作用力的内外分量。C. 地面反作用力的垂直分量（经允许引自 Motion Analysis Laboratory，Department of Physical Therapy and Human Movement Science，Sacred Heart University，Fairfield，Conn.）。

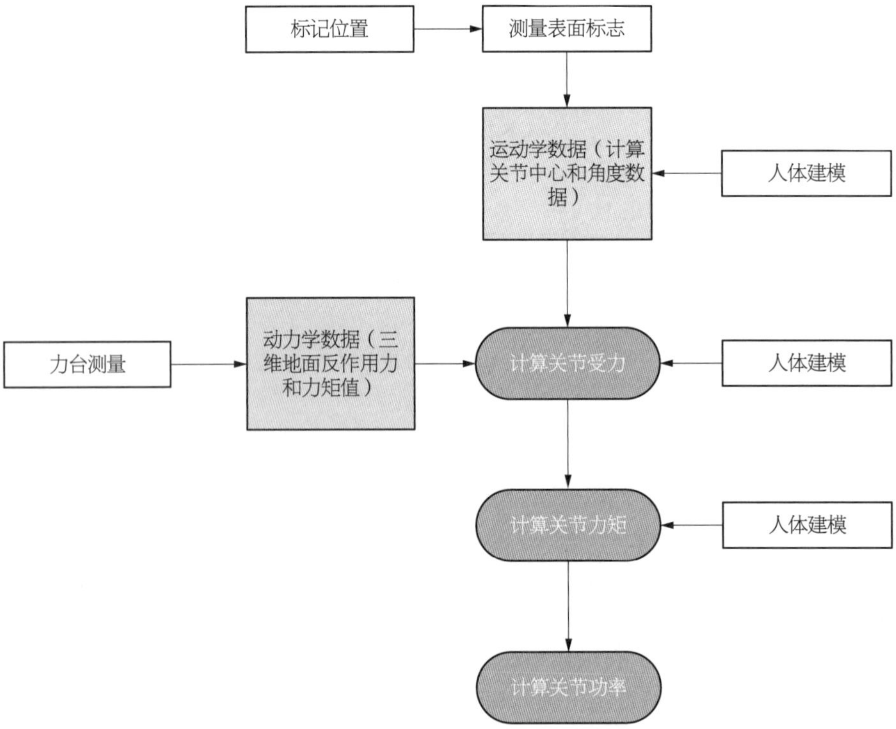

图 5-11 计算流程图：将运动分析系统收集的运动学数据，导进一系列基于人体测量数据的计算中，产生每一个关节和节段的实时位置。然后再结合测力板在同一时间收集到的数据，共同计算关节受力、力矩和功率。

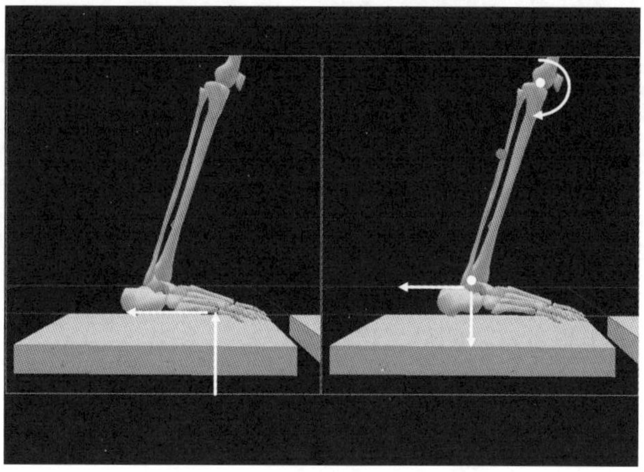

图5-12　计算关节力矩的示例。A. 垂直和前后地面反作用力可以从测力板上获得。B. 关节力矩的计算要结合地面反作用力和运动学数据，还要考虑节段的重心。

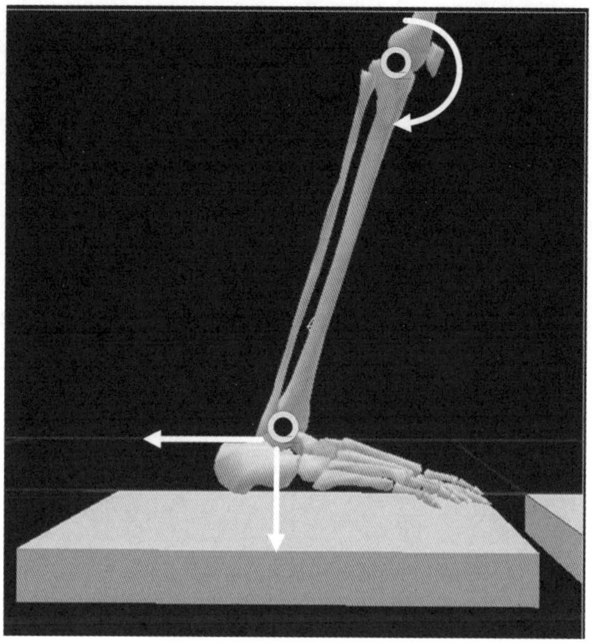

图5-13　存在于人体模型和实际数据之间的软组织和关节几何差异，会在计算关节力矩时产生潜在误差。在这个示例中，与模型最终定义相比（内部的圆），外面的圆表示实际关节中心的潜在运动范围。

滑车关节（hinge joints）模型。这样做能使计算更易于实现，但不能完全代表解剖事实。尤其是膝关节，支撑相的关节中心并不在一个固定的位置上，但是许多模型在计算关节力矩时都这么假设（图5-13）。因此，用来计算膝关节力矩时，距离是变化的。考虑到物理位置，即使有很小的变化，也可能导致计算值的重大变化。因为许多计算依赖于模型假设，很容易形成固有差错。并不是说这些变量因素应该被忽略，而是应该通过理解获得他们的过程来衡量这些值。

肌电图学

皮肤和皮下组织之下的肌肉活动不能直接测量，但通过肌电图可以大致研究与动作、肌肉大小和所获信号相关的肌电活动。肌电图用肌肉收缩和化学刺激的电信号记录肌肉活动。

肌电图设备有很多种，如表面肌电图和针极肌电图。表面肌电图将电极垫黏在肌肉上层的皮肤表面，而针极肌电图将电极丝直接插入到对应肌腹。Intrasocket肌电图是相对较新的技术，它采用传统表面肌电图技术和经皮神经电刺激（TENS）技术，截肢者可将其穿戴进假肢里。这个技术可使截肢者在行走和其他动态活动中收集肌电图信息。在了解步态变化的直接生理影响方面，肌电图数据应该是唯一重要的技术了。

肌电图记录研究特定肌纤维运动单位的活动。虽然非常有用，但也存在问题，因为测试中应用表面电极也会收集周围肌肉组织的信号。EMG可以获得时相、肌肉用力的相对强度和肌肉力量的信息，这些都是理解正常和病理步态所必需的。肌电图数据能对各个肌肉的最大收缩数据标准化。如果没有标准化，收集的数据可能无效并导致错误解释。最大收缩依赖于关节角度以及收缩的持续时间，这两者都会影响分析提取的整体信息。

异常步态患者的肌肉活动特征会与已建好的常模相比。整个步态周期中，肌肉活动时相和强度的知识可以指导步态训练、矫形器/假肢处方、动态矫形器/假肢对位对线，其目标是减少过度、不合时宜或长时间的肌肉活动。肌电图绝对能满足肌内针极传感器技术中获取表层肌肉活动数据的最基本功能，它能与很多复杂的临床或步态实验室技术相结合。肌电图数据也有助于指导脑瘫儿童手术干预（背侧神经根切断术、跟腱延长术、截骨术）的决策。

压力传感技术

压力传感技术为临床医生治疗因血管性疾病和糖尿病性神经病变而有截肢风险的患者提供更好的观察。它们还可以帮助血管外科医生和矫形器专家，定制更合适的预防性矫正器来保护肢体。在一些系统中，足底表面和鞋之间放上一层几乎可以忽略的薄塑料部件（图5-14）。这个部件通过导线连接到电脑，可以在整个步行周期中测量动态压力分布，并记录关键事件。假肢版可以在接受腔内测量60个不同的点，并在步态周期的多个事件中记录。压力是用作

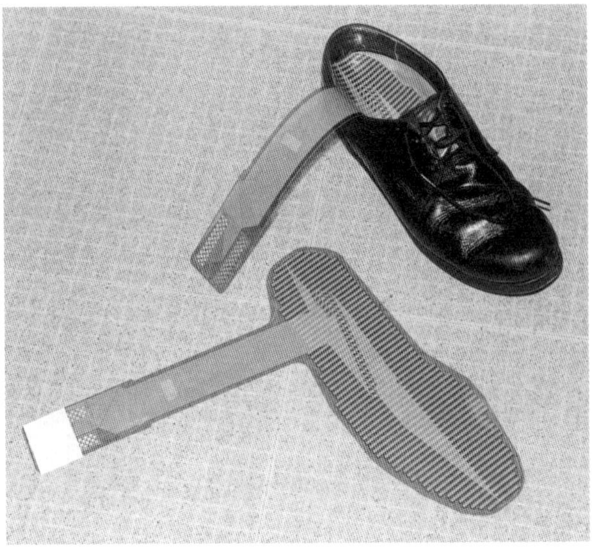

图 5－14 鞋内压力传感器有助于识别高压区域。这些信息有助于在矫形器设计中，修整步态支撑相的压力动力学。

用在该区域面积上的力来表示的。

压力 = 受力 / 区域面积

Cavanaugh 及其同事说："压力测量提供一种方法，来帮助临床医生打破试验和错误的循环，是找到解决患者问题的正确方法所必需的。"目前，表面压力测量系统存在各种形式，有鞋内、赤脚、座椅和定位、关节，以及基于地板的假肢和矫形器模型。多年来，Perry 及其同事们用最常见的压力测试系统收集数据，该系统包括使用墨和纸来记录移动时压力峰值区域的"测力台"，这种系统便宜，能提供可靠、容易理解的数据。仪器鞋垫放置在患者鞋内，并在行走和活动时穿着。鞋垫通过集成的传感器记录足底表面的压力和各种不同的力。治疗应用的多样性促使这项系统成为实验设置中最具价值的一个。压力传感技术的应用示例是动态步态稳定指数的发展，它基于足底压力，利用 Tekscan 公司的 F-Scan 鞋垫传感器。这些数据通过 6 个不同参数来评估动态的步态稳定性，然后在不同步行条件、地形和步速中索引。该领域是评估小组更新、更有临床前景的技术。

选择适当的评估工具

在过去的几十年里，技术进步已明显提高了对病理步态的理解。它们还帮助临床医生为各种治疗方法的疗效提供强有力的证据，并最终有助于患者的医疗护理。提倡在临床环境中更普遍地使用高端技术，就像在康复领域一样，已在步态实验室和临床应用中实施了引人注目的案例。确定不同高端设备的程度和必要性，如全功能运动分析系统，在临床应用中是非常漫长的过程，需要评价患者和临床应用的优劣势，尤其在当前成本控制的环境下。或许当代，对步态技术的最大争论是用于结果测量，来证明治疗方法以及矫形器和假肢应用的合理性。

认识到步态技术在临床应用中的需求、优缺点是非常重要的，需要康复团队确定适当的仪器评估，有助于患者效果的最大化。

基于功能的评估

任务导向测试或功能测量是与具体活动有关、与"真实世界"功能相连接的基于表现的工具。例如在社区行走需要满足不同距离、地形、照明、障碍、爬楼梯和多任务处理的需求。这些测试通常根据特定人群的既定标准来评估个体表现。功能测量的结果作为建立目标和干预后评估进展的基准。

Holden 及其同事认为，神经损伤患者的步态功能目标最好是依据障碍患者而不是健康人的标准来评估。治疗目标要根据患者的诊断、病因学因素、步行辅助和功能类别进行调整。在单独研究中，Brandstater、Holden 及其同事发现步态异常最大的患者，其时间值并不是最低的。物理治疗师、假肢师和矫形器师花费大量精力去帮助患者实现最优的步态模式。Holden 及其同事认为，来之不易的、有质量的步态改善可能导致时间距离参数的继发损失，如较慢的步速和减小的步长。基本问题是暂时的步态效率或美化是否应该是首选目标。当然，对于治疗、手术、矫形器假肢已经优化的步行者，其步态效率远比减少步行障碍的代偿更重要。

在过去，对称和往返的运动模式是最重要的治疗目标。Wall 和 Ashburn 主张"偏瘫功能康复的理想目标是减少运动模式的不对称性"。依据正常步态数值测量病理步态，是提供整体临床情况的有用方法。然而在制订治疗目标时，根据他们自己最可能的结果来评估患者表现更为合理。如何预测既定患者的最佳结果？这需要收集精确的数据，并为每个病理疾病的不同参与水平建立治疗前、后的文件。Olney 和 Richard 建议大量的仪器研究应该用于识别步行中与功能表现相关的生物力学特性。

时间距离参数在设置目标结果时有巨大潜力。时间距离值的变化往往是针对特定病理状态。例如偏瘫的不对称性，显然比大多数其他类型的病理状态更大。据报道，影响健康受试者时间测量的变量包括年龄、性别、身高、矫形器的使用或辅助设备类型。在病理性患者的单独研究中，Brandstater、Holden 及其同事发现基于性别或年龄的时间表现差异并不显著。

Corcoran 及其同事在两种步态条件下评估偏瘫患者的时间参数：有或没有踝足矫形器。偏瘫患者穿戴矫形器步行比没有穿时步速明显更快。另一个类似研究发现，健康受试者穿戴踝足矫形器会减少步长。显然，没有中枢神经系统参与的个体会通过改变运动策略来减少膝的运动，努力最小化踝足矫形器的剪切力。减少步长可以最小化辅具产生的、沿着小腿后部的力。

功能性测量

各种功能性测量可以提供神经肌肉、肌肉骨骼、心肺或代谢疾病者的步行功能信息。大多数测量不需要专门的设备或仪器。目前使用的一些主要功能测量为：①功能步行分类系统(FAC)；②功能独立性评定(FIM)运动和移动分量表；③步态异常评定表(GARS)；④计时行走测试(TUG)；⑤动态步行指数(DGI)。这些测量提供步态障碍在环境中如何影响功能的信息，而不是特定步态问题或异常的信息。大多测量需要一定程度的实践或训练，以便测试人员用工具产生精准的数据，并可使用所有的心理测量学含义。

步行速度

步行速度(walking speed，WS)(或行走速度)是评估患者基本行走能力的行走测量，指个体行走一段特定距离所需的时间。步速不仅指行走速度，也指行走的具体方向。因为行走通常是测量前进的方向，所以速率与速度之间的区别并不重要。在水平面上，没有疾病的个体始终以优先/舒适的或自选(self-selected)步速步行。这个步速对于个体来说是最有效的：过快或过慢的步速都将消耗更多的能量。在步态实验室，首选步速称为“自由行走步速”，来区别“快走步速”。

不论哪种评估方法，步行速度作为功能性测量都高度可靠和敏感。在一群体弱的老年人中，Van Lersel 证明步行速度变化 5%对临床相关变化有 92%的敏感性。步行速度也与功能能力和生理变化有关。几项研究表明，步行速度是健康状况和未来事件的重要预测指标，包括住院治疗、出院转归和死亡率。

影响步行速度的众多因素包括关节的灵活性、肌肉强度、感觉功能、神经控制、认知状态和能量水平，所以它也可以反映整体健康。Fritz 和 Lusardi 建议考虑步行速度为老年人的“第六生命迹象”。美国国立卫生研究院的神经和行为功能评估包括作为运动功能评估的步行速度。

在步态实验室中，研究人员使用各种现代化设备，包括便携式电脑步道、运动分析系统和脚踏开关，应用于步行速度的测量。而临床医生也可以在临床上用秒表和步道准确的测量步行速度。大多数发表的报道都是测量 10 m 步道的中间 6 m 的步行速度，以避免加速和减速阶段，获取稳定的行走速度。然而，研究中步道距离的差异很大；短至 6 m(记录区为中间 4 m)的步道仍然是可靠的评估(美国国立卫生研究院)。Fritz 和 Lusardi 建议使用添加 5 m 加速和 5 m 减速的 10 m 测试。

在无任何疾病的个体中，影响步行的几个因素包括年龄、性别、下肢长度、力量和个体之间的自然差异。遵循国际计量标准，步态速度应该用 m/s 表示。正常成人步行速度范围在 1.2～1.4 m/s。其他用 m/min 表示步行速度的情况，则与能量和步频(cadence)测量相兼容。Waters 及其同事报道成人的相似平均值为 82 m/min。

功能性步行分类

Holden 及其同事建议，用运动能力和功能类别将受试者分组，比用其他步态指标分组更重要。他们制定了马萨诸塞州总医院(MGH)功能性步行分类(functional ambulation classification，FAC)。该系统中定义了 6 个功能类别；得分为 0 表示无功能性步行；需要他人大量持续的辅助支撑和平衡的患者得 1 分；2 分是较轻的触碰或需要间断的帮助；3 分是患者需要言语提示或偶尔的安全帮助；4 分是患者必须独立在平面上行走；5 分是患者能够在平面或非平面上行走，包括楼梯和斜坡。虽然 FAC 是一般的步行测试，但分数与步行速度和步长这类变量之间存在正线性关系。FAC 已经广泛用于评估运动功能和卒中患者康复效果的评估。卒中康复干预效果评估的区别效度 Rausch 分析中，FIM 运动分数和步行速度比 FAC 分数能更好地鉴别成果。FAC 也有助于评估卒中康复中新运动评估与便携式压敏监视器的可靠性。

功能独立性评估

功能独立性评估(functional independence measure，FIM)是一个多维量表，最初是为了评估护理人员在 ICU 中照顾患者的负担，也可以评估作为整体功能状态一个维度的运动。过去的十几年中，对于髋部骨折和关节置换术的肌肉骨骼疾病患者或脊髓损伤、椎管狭窄和卒中的神经肌肉疾病患者，FIM 可作为一种广泛使用的工具来评估其康复干预效果。WeeFIM（儿童功能独立性评定量表）是 FIM 的一个版本，适用于脑瘫和其他发育障碍、获得性脑损伤、其他神经肌肉和肌肉骨骼损伤的儿童。FIM 的信度和效度已在家庭护理中被评估，能促进体弱和残疾老人改善生活环境。FIM 是基于表现和面谈的版本。

FIM 有两个功能领域：运动和认知。运动子量表有四个部分：自理（饮食、梳妆、沐浴、着装和个人卫生）、括约肌控制（膀胱和肠道管理）、转移能力（床-椅子-轮椅、卫生间、浴缸或沐浴）和运动（步行或使用轮椅、上下楼梯）。认知子量表包括交流（理解和表达）和社会认知（社会互动、解决问题和记忆）。子量表的每一项分值范围是 1 分（完全需要帮助）到 7 分（完全独立不需要任何辅助设备）。每个部分都有明确的定义标准。运动子量表的步行评分标准归纳在表 5-1。使用混合 FIM 分数或运动/认知子量表分数时的效度证据最强，尽管有时各项分数也在文档和记录中持续使用。

步态异常分级量表

Wolfson 及其同事们开发最初的步态异常分级量表（gait abnormality rating scale，GARS），努力量化体弱老人的异常步态，并明确摔倒风险。Van Swearingen 及其同事修改量表（GARS-M）用于社区环境设置。

表 5-1 功能独立性评估（FIM）运动部分的评分标准

分数	评分标准
7	完全独立行走至少 50 m（150 ft），不需要任何类型的辅具或轮椅，在合理（reasonable）（功能）的时间内安全行走
6	独立行走至少 50 m（150 ft），但是需要辅具[矫形器、假肢、轮椅、特殊的鞋子、手杖、助行器（walker）]，或者需要更多的合理（reasonable）时间，或有安全隐患
5	需要人监督，语言提示、诱导步行或推动轮椅至少 50 m（150 ft）
4	需要最少的接触来帮助（患者努力 75%）步行或推动轮椅至少 50 m（150 ft）
3	需要适当的接触来帮助（患者努力 50%～74%）步行或推动轮椅至少 50 m（150 ft）
2	需要最大的接触来帮助（患者努力 25%～49%）步行或推动轮椅至少 17 m（50 ft）
1	需要全部的帮助（患者努力不到 25%）或需要多个帮手的协助，或不能步行推动或轮椅至少 17 m（50 ft）

在 GARS-M 中，患者走在平面上的录像可在 7 个维度上得分：可变性、迟疑、蹒跚、足触地、髋活动范围、肩伸展和手脚同步性。这个量表使用四分衡量标准（0～3）。GARS-M 得分从 0～21 分，高分数代表效率和安全性能更低。步态可变性是 GARS-M 独特的测量之一，它和老年人的跌倒风险增加有关。Huang 及其同事通过比较数字化步道上获得的分数来记录 GARS-M 的效度。评测者间信度、同时效度（与步态的时间和距离参数相比）和区分效度（在跌倒者和不跌倒者之间）的证据已有报道。

计时行走

计时行走（time up go，TUG）测试普遍运用在移动受限的体弱老年人中。要求患者从坐于标准高度的椅子上站起，在平面上走 3 m，转身，走回椅子，转身回到座位，尽可能在安全的情况下以最快速度行走。虽然原本的计时行走测试使用 0～5 分的主观分级来评价任务的每个部分，但目前则基于完成任务总时间做评分。两个版本中，告知受试者尽可能在安全的情况下以最快步速移动。重要的是，计时行走是整体功能性移动的测量，评估转移、行走和改变方向的能力。

几项研究记录了社区常住老人计时行走的参考范围。Bohannon 整合 21 篇 60 岁以上老人计时行走参考值的数据进行 Mate 分析。大于 60 岁的老人，其平均计时行走测试时间为 9.4（8.9～9.9）秒。当数据分成 3 个小组时，60～69 岁组平均 8.1 秒，70～79 岁组平均是 9.2 秒，80～99 岁组平均是 11.3 秒。其他几个研究表明随着年龄的增加，TUG 值会增加，女性相对于男性也会增加。TUG 的评测者间信度很好，组内相关系数介于 0.97～0.99。虽然 TUG 不能特定地评估行走步速，但是能更多地评估移动和坐站转移的功能性部分。

当健康老人使用辅具时，TUG 时间会增加。使用辅具患者的 TUG 时间参考范围不确定。更高的 TUG 时间与关节炎、截肢、髋部骨折和帕金森病患者的功能障碍有关。

动态步行指数

动态步行指数（dynamic gait index，DGI）对前庭和平衡有问题的患者是有用的测试。它包括 8 个项目：平面行走、改变步速、头部在水平和垂直方向的转动、行走并转身 180°停下、跨过障碍物和上下楼梯。每项得分在 0～3，3 分表示正常表现，0 分代表严重损伤。动态步行指数最佳得分是 24 分。几项研究证明在老年人和不同患者群体中，DGI 具有高评测者间信度。低于19分提示有跌倒风险。

动态步行指数的缩简版包括四项：平面行走、改变步速、头部在水平和垂直方向的转动。这个测试任何少于12分的人都认为有平衡问题，少于10分的人有跌倒风险。

选择评估策略

认识各种步态评估方法的异同点是非常重要的。基于步态的方法如Rancho Los Amigos观察性步态评估，致力于识别和区分病理与补偿机制，指导患者的具体手术、治疗、矫形器或假肢干预。功能指数如MGH功能步行分类系统、功能独立性评定或计时行走测试，是评估干预效果或疾病随着时间好转、进展的一种手段。全面仪器化步态评估的成本，常常导致临床领域无法使用。基于步态评估的观察性分析仍将在未来多年的临床方面做出可行、重要的贡献。

临床步态异常的案例：步态中对功能性任务的影响

疾病常会改变步态表现，下面的案例解释与此相关的步态异常：胫骨前肌迟缓性瘫痪、偏瘫、脑瘫和脊柱裂。正如所预期的那样，每个案例都展示了特定病理情况下的常见步态特征。讨论基于脚踏开关的步幅、运动学和观察性步态分析收集的数据。

案例1 胫骨前肌迟缓性瘫痪的患者

J. J. 是位患有遗传性感觉运动神经病变(腓骨肌萎缩症)的37岁男性，已经到步态评估诊所进行矫形器干预评估。肌肉功能和力量的检查显示相对对称的远端损伤。徒手肌力测试分数为两侧背屈肌1级，左侧跖屈2级，右侧跖屈3^+。膝和髋的肌力正常5级。

问题思考

- 鉴于J. J. 的症状，在承重(初始着地和承重反应期)、单下肢支撑(支撑相中期和支撑相末期)、摆动肢体向进(摆动前期、摆动相初期、摆动相中期和摆动相末期)这三个功能性任务中，你预测的主要困难或异常的类型是什么？
- 鉴于J. J. 的症状，他会使用哪些代偿策略(病理步态)来完成这些步态的功能性任务？
- 你会使用哪些定量测量、能量消耗指标、定性测量或基于功能的评估来确定矫形器的改变是否必要？为什么选择这些评估？

检查和评估

在脚踏开关步幅分析时，J. J. 未穿戴平常的矫形器行走。左下肢拖后，其后部不能支撑前足的杠杆力臂，所以在支撑相后期胫骨向前行进伴随脚跟离地受限(图5-15)。出现过度的膝关节屈曲并限制对侧肢体的步长。前足滚轴着地(forefoot rocker)不充分的净效应(net effect)使步速降低。前足拖地缺少支撑使重心降低。同一时间，右侧背屈较弱，随着第1跖骨过早接触地面而产生早期、突然的跖屈(足拍打地面)。左右下肢跖屈肌力量的差别，可由单下肢支撑相时间的不同证明。较强的右小腿在步态周期(gait cycle)中参与了39.8%(0.416秒)，而较弱的左小腿承担了31.4%(0.328秒)。这种微小的时间差异在观察性步态分析中不容易识别。

在右侧摆动相中期、左足支撑时，可由观察到前足拖地的典型跨步步态特征：通过过度的髋关节和膝关节弯曲(参见图5-12B)实现代偿性摆动廓清。

当J. J. 穿戴矫形器时(辅助右侧背屈的热塑性AFO和左侧背屈制动-跖屈限制的热塑性AFO)，脚踏开关时间分析的结果有很大不同。步速、步频和步幅的增长较少。左右单下肢支撑时间之间的不对称减少，因为AFO为后置的左下肢提供了外部支撑。能量效率低的跨步步态和难看的脚拍地也在减少。

问题思考

- 在每个步态功能任务中，检查和评估明确的具体问题是什么：体重接受(首次触地和承重反应期)、单下肢支撑(支撑相中期和支撑相末期)、摆动肢体向进(摆动前期、摆动相初期、摆动相中期和摆动相末期)？
- 当J. J. 没有穿戴矫形器时存在的步态周期各阶段的矫形器以何种方式解决了功能问题：体重接受(首次触地和承重反应期)、单下肢支撑(支撑相中期和支撑相末期)、摆动肢体向前(摆动前期、摆动相初期、摆动相中期和摆动相末期)？他的矫形器以何种方式潜在地限制每个步态功能任务？利益大于限制吗？

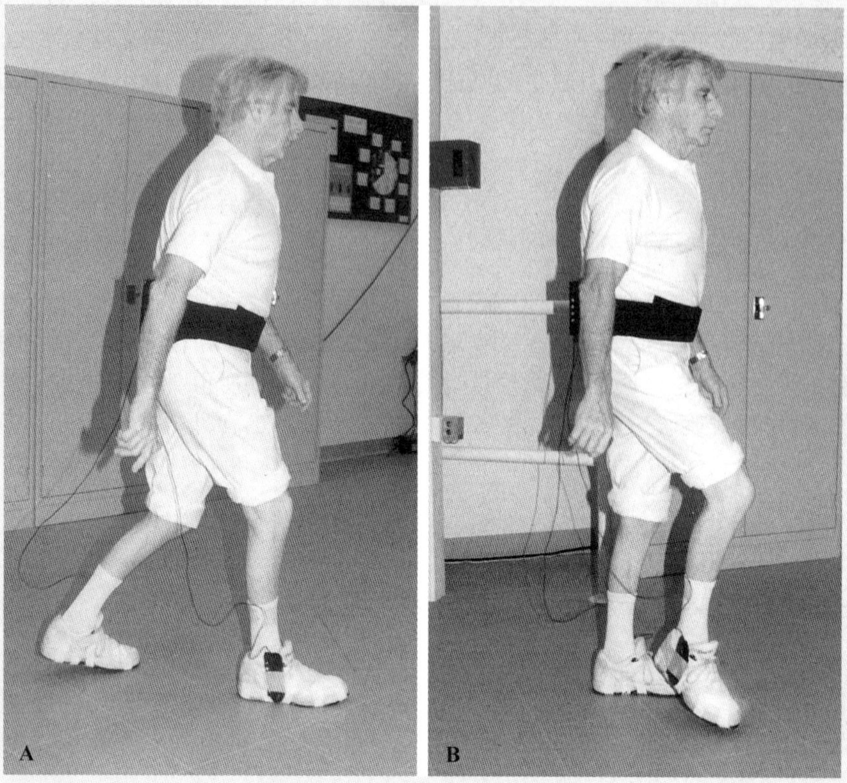

图 5-15 由于左下肢在支撑相后期时足和踝的支撑不足(A),腓骨肌萎缩症的患者右侧步幅变短,步态代偿策略的使用确保出现背屈无力时的摆动廓清(B)。

偏瘫步态的临床特征

对于大多数从卒中-脑血管意外(CVA)康复的患者,步态质量的改进与病理过程的历史和步态训练的影响有关系。脑卒中后1周,只有24%～38%的患者能够独立步行。经过数周的康复治疗,50%以上能够无需帮助的步行,尤其是使用适当AFO和辅助设备的情况下。大于6个月的康复,超过80%的CVA患者能够进行功能独立步行。

从CVA康复的患者,步态过程中可以观察到肢体控制的诸多变化,这些变化可以用一个或多个因素解释:原始运动模式、受损的姿势反应、不同程度痉挛和僵硬的异常姿势张力、不合时宜的肌肉收缩和肌力减弱。脑血管意外后偏瘫患者步态障碍的主要决定因素之一是,患者是否对特定肌肉存在某种程度的选择性控制,而不是激活异常的协同模式(整体屈曲或伸展)。偏瘫患者经常难以区分特定肌肉收缩相当于其他肌肉收缩的大小。因为过度活跃的肌梭/牵张反射痉挛状态的存在,支撑相胫骨向前行进的同时,踝背屈的能力可能会被跖屈肌的收缩抵消形成马蹄足。痉挛状态虽然难以衡量,但临床上可以用Ashworth痉挛量表(Ashworth Spasticity Scale)描述:0级时无肌张力增高;1级是突然被动屈伸时末端有轻微阻力;2级是有明显异常的张力,运动范围正常;3级是明显的肌张力以及被动运动困难;4级是肢体强直,不能屈曲或伸展。

脑血管意外后,下肢高张力患者的矫形器使用目标是控制踝关节运动,并介导胫骨向前移动。两个常用的矫正策略:①提供轻微背屈静踝组件的踝足矫形器;②使用铰链式踝足矫形器,允许脚踝在中立位周围小幅度运动。当踝关节运动被矫形器限制或固定时,支撑稳定性会提高,但胫骨前移会受影响,步长会减小。鞋子的修改,如船底或提高鞋跟的应用,可以通过模仿步态的第二个滚轴来代偿。

偏瘫患者经过康复,往往在肌张力、关节灵活度、疼痛或不适、恐惧或自信、运动强度或无力、本体感受性方面出现改变。已由Brunnstrom明确了偏瘫运动康复的6个阶段。第一阶段,没有四肢的随意运动;第二阶段运动重新出现,但受限于明显的肌肉无力、痉挛,或两者都有,患者通常没有准备好功能步行;第三阶段,痉挛状态与肢体联合运动共存。通常下肢可见整体伸肌模式;随着患者恢复到第四阶段,痉挛状态会在患者开始脱离联合运动模式时下降;第五阶段，整体联合运动模式外的选择性控制变得更加一致、更具功能。随着康复进程，阶段6中恢复完成，患者可实现协调控制运动。因为康复过程的动态特性，调整或改变矫形器对线或特征非常必要。康复早期的矫形器随着时间推移会变得不合适，或在后期阶段造成进一步的步态障碍，这很常见。一旦完成康复，患者已取得稳定的行走模式，最终的生物力学需求也就明确了，矫形器的调整就不那么重要了。

伸展协同模式让下肢的髋关节和膝关节过度伸展，使足马蹄内翻。这减少了摆动时膝屈曲和踝背屈的量，迫使出现代偿策略如划圈，来提供摆动相的廓清。踝僵硬使患者背屈不充分，并大幅减少摆动前期和摆动初期的跖屈。偏瘫/局部瘫痪侧的支撑时间显著减少，并且股四头肌、腓肠肌、臀大肌和半腱肌在整个支撑相都异常激活。下肢肌肉群在偏瘫/局部瘫痪侧的活动与正常肌肉活动模式相比有所增加。偏瘫/局部瘫痪侧在支撑相中期的髋关节过度屈曲，使地面作用力向前，产生与向前行进交织的伸膝力矩。偏瘫/局部瘫痪侧单下肢支撑时髋内收减少，影响向患侧的转移。Brandstater及其同事描述患侧的步速、步频、步幅和单下肢支撑时间下降，健侧单下肢支撑时间会随之增加而步长会减小。Hirschberg和Nathanson证明适当的踝足矫形器能够通过增加步长、支撑时间以及减少患侧摆动时间，来改善步态质量。当踝足矫形器被摆至轻度背屈时，步态速度会提高。当没有痉挛问题时，部分跖屈的踝足矫形器能标准化首次触地到承重反应期的时机，预防在支撑相早期不稳定的膝屈曲力矩。因为在脑血管意外后，伸膝肌的力量通常等于或超过伸髋肌的力量，所以大多数偏瘫患者用踝足矫形器就可以有效地管理，而不需要膝踝足矫形器。偏瘫中，正常步态运动模式的再获得比增强能提高步行性能的肌肉力量更重要。

案例2　偏瘫患者

M. G.是一位67岁的老人，脑血管意外后损伤了左半球感觉运动皮质，13个月后转介到步态实验室评估。目前他能在社区(community)步行(MGH功能步行分类6级)，用踝足矫形器和四点拐杖行走(FIM运动评分6分)。临床测试中，当脚踝向中立位移动时，他的痉挛状态变得明显(Ashworth痉挛评级3级)。康复早期配备的矫形器仍在持续使用，它将踝锁定在轻度跖屈的位置，是传统的直立类型。虽然踝关节角度延迟了胫骨在支撑相时的前移，但是患者已经依赖它对近端关节稳定性的作用。

问题思考

- 鉴于M. G.的痉挛模式和无力，当他不穿戴矫形器时，在以下各个功能任务中你预测的主要困难和异常是什么：体重接受(首次触地和承重反应期)、单下肢支撑(支撑相中期和支撑相末期)、摆动肢体向进(摆动前期、摆动相初期、摆动相中期和摆动相末期)?
- 鉴于M. G.痉挛模式和无力，他会使用什么代偿策略(病理步态偏差)来完成这些步态的功能任务?
- 你会使用哪些定量测量、能量消耗指标、定性测量或基于功能的评估来确定矫形器的改变是否必要?为什么选择这些评估?

检查和评估

M. G.穿戴踝足矫形器的步态用脚踏开关评估。伸肌协同模式在支撑相提供一定的稳定性来促进功能，但随着第一个滚轴期的开始，通过限制正常支撑行进来降低步态效率(图5-16)。第一个滚轴的足跟支撑持续时间(首次触地到承重反应期最后的全脚掌支撑)，在偏瘫侧大约是1/6秒，明显低于正常时间。健侧足跟支撑时间大约是偏瘫侧的3倍。在第二滚轴，痉挛状态限制了必要的踝背屈，从而阻止了支撑相中期的向前行进(图5-13)。当M. G.转移到支撑相末期，跖趾刹车(metatarso-phalangeal break)(同时足跟蹬离)应该能移至前足上，第三滚轴也相对锁定(blocked)。缺乏跖趾关节的移动、第三滚轴不充分，均会导致摆动相前期所必需的膝屈曲减少，患者不能代偿。膝屈曲60°对摆动相廓清是必需的，在摆动相前期应该达到被动35°。对偏瘫患者，屈曲减少对于廓清是额外的挑战，超过了马蹄产生的挑战。任何通过“提髋”来代偿的尝试都可能是低效和不成功的。这些滚轴(rocker)的受限减少了健侧步长，导致过早的双下肢支撑。相应的偏瘫侧在摆动相中期的膝屈曲也会减少。M. G.证明了患侧(62%步态周期)与健侧(71%步态周期)相比，支撑相时间大幅度减少，以及与健侧(38%步态周期)相比，患侧单下肢支撑时间(28%步态周期)也减少。

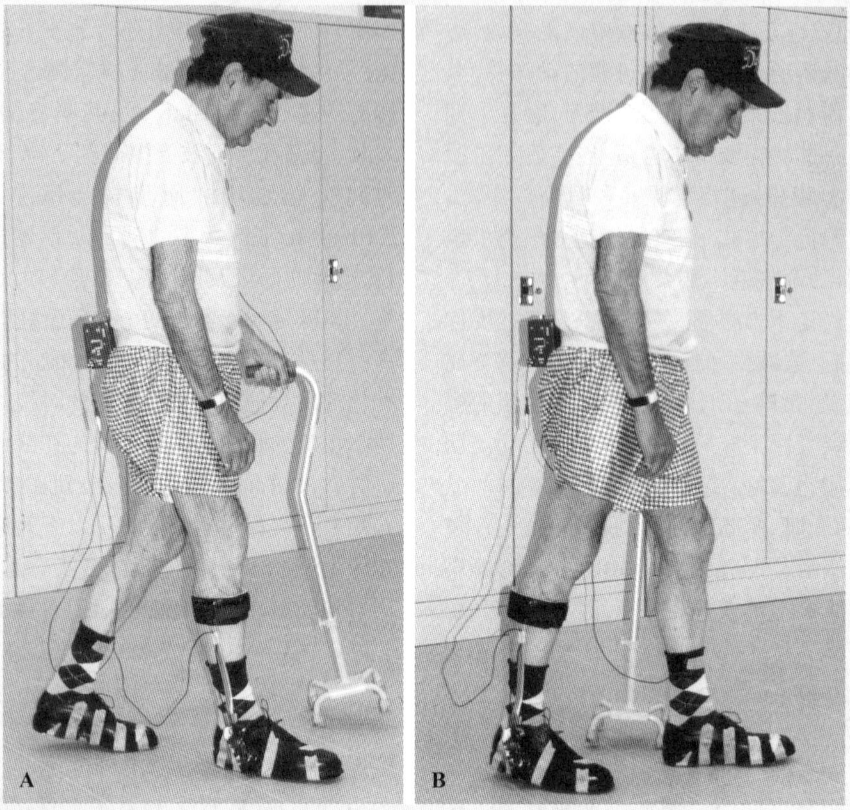

图 5-16 脑血管意外后的偏瘫患者，从首次触地到全脚掌着地的第一滚轴(A)，由于伸肌模式和肢体僵硬而突然消失。踝关节的伸肌模式(B)使向着第二个滚轴(rocker)的背曲也失败。第三滚轴的足跟抬起也会减少，并且移动的减少降低了对侧肢体的步长。

问题思考

- 每个步态功能任务中，检查和评估所明确的具体问题是什么：体重接受(首次触地和承重反应期)、单下肢支撑(支撑相中期和支撑相末期)、摆动肢体向进(摆动前期、摆动相初期、摆动相中期和摆动相末期)?
- M. G. 的矫形器以何种方式解决和限制步态周期中的每个功能任务：体重接受(首次触地和承重反应期)、单下肢支撑(支撑相中期和支撑相末期)、摆动肢体向进(摆动前期、摆动相初期、摆动相中期和摆动相末期)?

痉挛型双瘫脑瘫步态的临床特征

痉挛型双瘫脑瘫患儿常常有明显的痉挛状态，以及双下肢抗重力肌肉的明显无力。这种两种状态的结合是关节挛缩的前兆。常描述双瘫患儿步态的临床术语为"蹲伏步态(crouch gait)"。在蹲伏步态(crouch gait)中，整个步态周期中出现股骨和胫骨的显著内旋，整个支撑相膝保持屈曲，在支撑相(脚尖步行)和摆动相脚踝保持跖屈。Gage 清楚记录了膝屈曲步态的高能耗。病理性结合马蹄足、髋 Trendelenburg 试验阳性和膝关节僵硬，步态常产生各种代偿性骨盆抬高、足外旋和摆动肢划圈(circumduction)的合并。这种模式导致远端腘绳肌的紧张和过度活跃、单独或合并髋屈曲。

与蹲伏步态(crouch gait)相比，一些双瘫患者用跳跃步态(jump gait)模式行走，使用更少的髋、膝屈曲以及过度的踝背曲而不是跖屈。跳跃步态(jump gait)通常是髋、膝挛缩的双侧跟腱延长术后患者的表现。跳跃步态(jump gait)的常见代偿策略包括跳跃和划圈(circumduction)。蹲伏和跳跃步态中，在支撑相的单下肢支撑期，地面反作用力线落在膝关节中心之后。为了支撑相的稳定性，这对股四头肌产生了过度要求。用于纠正跳跃(jump)步态的一个外科策略是结合了髋屈曲挛缩的松解、远端腘绳肌的髋屈曲松解延长以及外旋的纠正。术后，患者适配穿戴地反式踝足矫形器。理想情况下,跟腱延长到背屈中立位,患者术后 1 年穿戴踝足矫形器进行保护。

剪刀模式,也是一种常见的双瘫儿童步态异常,因为较小的支撑面降低了拉力线(line of pull)的效率,痉挛型髋屈曲和内收会加重剪刀步态。矫形器方案提供下肢路径和旋转控制的限制性辅助。控制旋转的尝试必须跨髋关节,增加足够的重量和体积,也增加了穿脱难度。

案例 3　痉挛型双瘫的脑瘫患者

K. E. 是痉挛型双瘫的 10 岁脑瘫男孩,他已经到步态实验室评估,来帮助他的矫形外科医生决定是否要进行矫正手术。男孩目前不用辅助设备,只穿戴固定踝关节的踝足矫形器进行独立行走[WeeFIM(儿童功能独立性评定量表)移动分数 6 分]。

问题思考

- 鉴于 K. E. 的痉挛模式和无力,当他不穿戴矫形器时,在以下各个功能任务中,你预测其主要困难和异常是什么类型:体重接受(首次触地和承重反应期)、单下肢支撑(支撑相中期和支撑相末期)、摆动肢体向进(摆动前期、摆动相初期、摆动相中期和摆动相末期)?
- 鉴于 K. E. 痉挛模式和无力,他会使用什么代偿策略(病理步态)来完成这些步态的功能性任务?
- 你会使用哪些定量测量、能量消耗指标、定性测量或基于功能的评估来确定矫形器的改变是否必要?为什么选择这些评估?

检查和评估

K. E. 进行有反光标记的三维步态分析。典型的蹲伏步态症状可在观察性步态分析中观察到,而计算机软件会将他的步态进行更详细的运动学和动力学分析。脚踏开关分析证实,左边脚跟触地时间减少且没有足跟单独触地的时间(with no heel-only time),右侧根本没有足跟触地。

K. E. 下肢功能的临床检查显示腘绳肌过度兴奋,腓肠肌和比目鱼肌无力(图 5 - 17)。髋和膝的屈曲增加了对近端稳定性的需求,导致代偿性的躯干过度伸展和手臂后置(参见图 5 - 14B)。因为踝在马蹄位,尽管限制了踝的移动,但最后一个滚轴还是推动胫骨前移。K. E. 花费支撑相的大量时间在支撑相末期和摆动前期;因此双下肢支撑时间大大增加。

K. E. 之前没有手术松解腓肠肌。即使手术,运动控制的障碍可能仍然是问题,所以踝背屈未能与提供足跟-足趾步态模式的膝屈曲相呼应。没有同时松解髋和膝挛缩的腓肠肌松解,通常导致步长较短,同时代偿性地增加步频。髋屈肌合并内收肌痉挛,在每个摆动肢前进时都产生轻微的剪刀效果。患者喜欢穿戴双侧踝足矫形器步行,相比不穿时能够增加步长并减少膝屈曲。

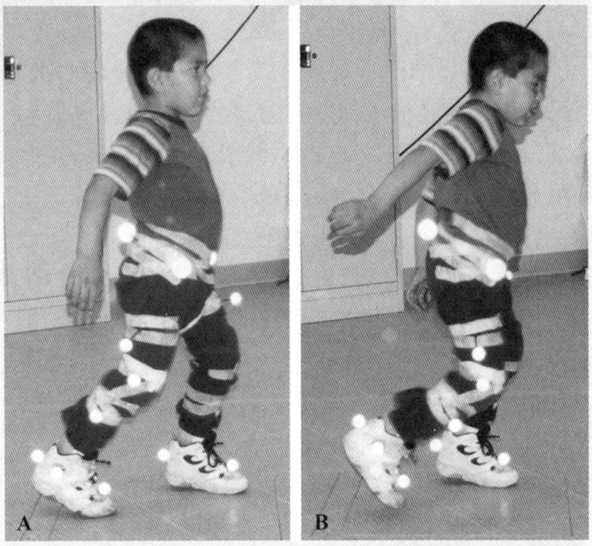

图 5 - 17　痉挛型双瘫儿童(A),典型的蹲伏(crouch)步态特点是髋和膝屈曲增加合并足尖步行。蹲伏(crouch)步态的姿势性代偿(B)可能包括腰椎前凸增加、躯干伸展和手臂后置。

问题思考

- 在每个步态功能任务中,检查和评估所明确的具体问题是什么:体重接受(首次触地和承重反应期)、单下肢支撑(支撑相中期和支撑相末期)、摆动肢体向进(摆动前期、摆动相初期、摆动相中期和摆动相末期)?这些问题如何联系到 K. E. 的异常张力和运动控制?
- K. E. 的矫形器以何种方式促进和限制步态周期中的每个功能任务:体重接受(首次触地和承重反应期)、单下肢支撑(支撑相中期和支撑相末期)、摆动肢体向进(摆动前期、摆动相初期、摆动相中期和摆动相末期)?穿戴矫形器时受损的运动控制和异常张力对步行效率和能量消耗有什么影响?

脊柱裂儿童步态的临床特点

脊柱裂(脊髓脊膜突出)发生在怀孕早期椎弓不能闭合时。临床上,会导致该水平或以下、部分或完全瘫痪。最常见的损伤是迟缓性瘫痪(flaccid paralysis),伴随本体觉和外部感觉的缺失(疼痛、温度感觉、轻触觉和压力感觉)。许多脊柱裂儿童有明显的步行障碍;超过50%需要某种步行矫形器。矫形器评估从孩子尝试第一个直立姿势开始。

步态障碍的严重程度取决于涉及的脊髓水平。当L_5和S_1神经根受到影响时,臀大肌、髋外展肌和小腿三头肌将会失去支配;胭绳肌存在但较弱;足有感觉缺失。跖屈不足需要通过矫形器的关节控制来限制背屈范围。背屈受限使患者通过过度躯干前凸达到的髋伸展来建立髋关节稳定性。如果不这样,患者会向前跌倒。通过拐杖和宽的步行基底面达到侧向稳定。

当L_3和L_4神经根受影响时,胭绳肌功能、伸髋、屈膝、跖屈和背屈将完全丧失。足下垂的结果不能充分地由髋和膝的屈曲代偿。髋屈曲、内收和膝伸展是完好的,但有可能很弱。在L_3水平,股薄肌也会出现较弱的膝屈曲。这些孩子早期受益于站立架;之后他们通常能使用矫形辅助设备步行。通过应用中立位或轻微背屈位的定踝矫形器,可以获得足、踝充分的稳定性。躯干前凸是稳定支撑相髋关节的代偿策略。髋部肌肉的不平衡会增加屈曲挛缩的可能性,进而需要更多的代偿性前凸。严重的髋关节屈曲挛缩最终可能限制步行。如果髋、膝、踝的挛缩最小程度,并且孩子获得了躯干控制,那么他能够直立,但静态平衡要依靠躯干对线,未来的步行则要依赖前臂拐杖。

病变部位在L_1和L_2水平的儿童,几乎没有下肢功能,只有较弱的髋屈肌。这些孩子通常可以用截瘫站立架(parapodium)或扭转式助行器(swivel walker)开始直立行走,并且之后发展到交互步态矫形器(reciprocal gait orthoses)。对于胸水平脊柱裂,双侧髋-膝-踝-足矫形器步态的摆动已证明比交互步态矫形器(reciprocal gait orthoses)更低效。

案例4 脊柱裂患儿

N. P. 是L_5脊髓脊膜膨出的9岁乐观男孩,他回到步态实验室参与记录一段时间后步态特征变化的研究。他目前穿戴双侧脚踝中立位的踝足矫形器行走,采用Loftstrand四点拐杖的交互步态模式。

问题思考

- 鉴于N. P. 无力和感觉缺损的症状,当他不穿戴矫形器时,以下各个功能任务中,你所预测的主要困难和异常是什么类型:体重接受(首次触地和承重反应期)、单下肢支撑(支撑相中期和支撑相末期)、摆动肢体向进(摆动前期、摆动相初期、摆动相中期和摆动相末期)?
- 鉴于N. P. 无力和感觉缺损的症状,他会使用什么代偿策略(病理步态)来完成这些步态的功能任务?
- 你会使用哪些定量测量、能量消耗指标、定性测量或基于功能的评估来确定矫形器的改变是否必要?为什么选择这些评估?

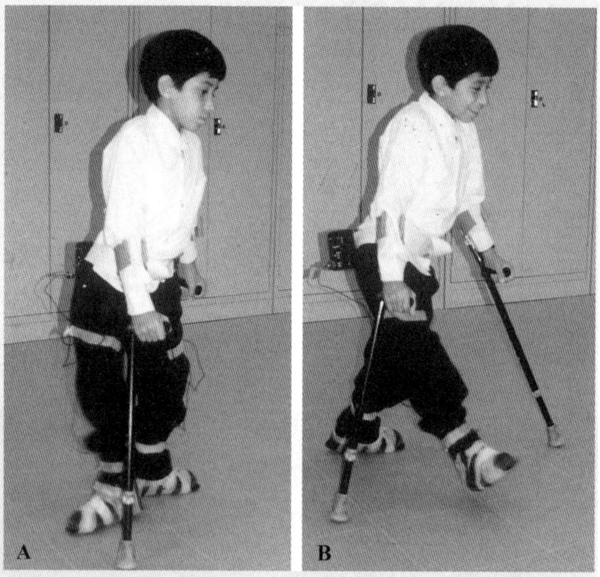

图5-18　脊髓脊膜突出的儿童中,髋无力导致在支撑相和摆动相的双下肢外旋(A),进而造成足跟向前足内侧前进的改变,足外侧负重较少(B)。

检查与评估

比较脚踏开关测试的结果,显示没有拐杖时步幅和步速会降低。在整个步态周期中,双下肢都外旋(图5-18)。有或没有拐杖,在其典型支撑相承重模式中,他的双下肢都没有用第5跖骨或脚趾触地。当越过前足时,出现被动髋外旋及下肢外展位。下肢外展位和宽基底面步态使稳定性增加,同时足后内侧过度负荷(图5-18)。像许多脊柱裂孩子一样,他足跟触地时花费了过多的时间,主要是降低前足外侧承重。这种负荷和剪切模式往往在成人生活中导致老茧和最终的神经病理性损伤。他最快的步态速度(55 m/min)，大约是正常自由行走速度的60%。在摆动相，下肢外旋明显。通过踝足矫形器的支持，在摆动相末期，受损的足置于轻度背屈位。

问题思考

- 在每个步态功能任务中，检查和评估所明确的具体问题是什么：体重接受(首次触地和承重反应期)、单下肢支撑(支撑相中期和支撑相末期)、摆动肢体向进(摆动前期、摆动相初期、摆动相中期和摆动相末期)？这些问题如何联系到 N. P. 的迟缓性瘫痪和感觉障碍？
- N. P. 的矫形器以何种方式促进和限制步态周期中的每个功能任务：体重接受(首次触地和承重反应期)、单下肢支撑(支撑相中期和支撑相末期)、摆动肢体向进(摆动前期、摆动初期、摆动中期和摆动末期)？穿戴矫形器时迟缓性瘫痪和感觉障碍对步行效率和能量消耗有什么影响？

截肢患者的步态模式

定性观察步态分析是为获得截肢患者临床最优步态而广泛接受的方法。仪器化步态分析为假肢功能提供可重复的准确评估。在其广泛的范围中，收集的数据越来越多地作为假肢设计和临床应用的基础指导。假肢步态评估和管理的日常训练，取决于假肢师的主观能力和治疗师的针对性治疗方案。

美国加州大学伯克利分校的假肢项目开始于 20 世纪 50 年代中期，代表假肢发展最集中的时期。大腿、小腿截肢步态的生物力学综合性基础研究及其应用，建立了基础的设计标准。之后研究人员的成果也很大程度上基于 Berkeley 标准。

将正常步态和假肢步态的数据与假肢设计和问题联系到一起，需要广泛的计算和理解。在最近的技术进步之前，数据简化是一个缓慢的过程，因为所有运动测量必须手动执行。没有自动影片分析系统去识别运动模式，也没有电脑进行快速的数据处理。因此课题研究的数量很有限。与之前只分析步态进程矢状面的研究相比，这个项目也额外深入地考虑三个平面的运动。随后的研究者，借助更先进的仪器，重复扩大 Eberhart-Inman 研究工作，并没有发现错误。

小腿假肢步态

1957 年，伯克利项目重新研究小腿假肢步态和生物力学机制；带着这一目标，举行了一场咨询会议。那时附着于大腿的基本小腿假肢包括铰链式膝关节和铰链式踝的假脚。对正常步态数据和小腿假肢步态数据的详细回顾产生了全新的方案，出现了两个新发展：髌韧带承重(PTB)假肢和固踝软跟足。改进的小腿接受腔是参照近端胫骨轮廓的 PTB 设计。PTB 假肢取代了髁上固定大腿套，再次利用了解剖外形和全接触的优点。

站立时的假脚

可压缩后跟假脚有硬塑料龙骨嵌入硬泡沫足的近端部分，当软跟减少初始着地的影响并通过垂直压力刺激铰链式踝关节跖屈时，该部分允许前足轻微角度的活动。材料的压缩性取代了单轴足的机械关节。足的轮廓、对线和弹性促进前足的发展。这个设计参照了关节活动度的详尽分析。可压缩后跟足已经成为大多数截肢患者的标准终端设备，尽管整合低性能或高性能的多方向铰链式踝足的组合假肢也在临床上有重要作用。

小腿对线

接受腔和假脚的位置关系对站立时达到最佳行进起到关键作用，但也非常主观。目标是促进胫骨在站立时向前移，并且将膝关节置于稳定的承重位置(最小屈曲)而不出现支撑末期的过伸，以及保证下肢在摆动时正常的运动路径。

静态或“工作台”对线采用胫骨前脊来建立假肢内残肢的对位力线。在矢状面，胫骨结节起点的标记通常垂直于膝关节支撑面的胫骨平台前方大约 5°。因此，如果接受腔由胫骨前脊对线，那么制成的接受腔使胫骨稍微向前倾来避免站立时的后推力。假肢接受腔的角度位置结合相对于足的刻意前移位，通常能成功地促进胫骨向前移。

即使对线了，常出现一定程度无力的小腿截肢患者，会在承重反应期以姿势性运动的方式，通过简单的力线迁移将重力线转移到膝关节前方，类似于四脚回避步态。这使整个支撑相膝屈曲减少和摆动相膝屈曲延迟(图 5－19)。支撑前进[支撑相中期死点(dead spot)]的犹豫是常见现象。小腿截肢患者中常

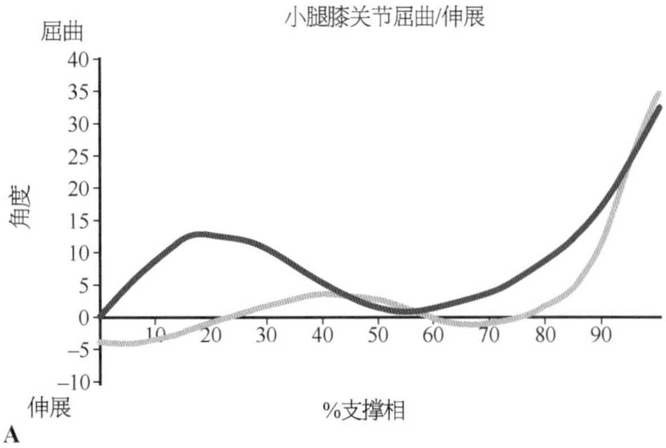

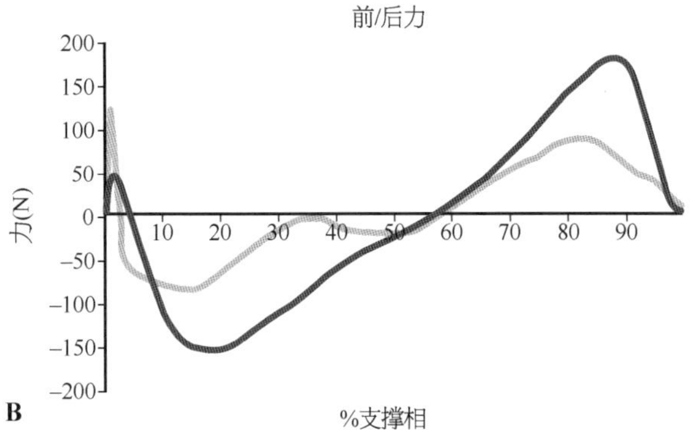

图 5－19 A. 血管性小腿截肢的患者在支撑早期，常将重力线转移到膝关节前方，从而使整个支撑相膝屈曲减少和摆动相屈曲延后。B. 血管性小腿截肢的患者在站立早期，常将重力线转移到膝关节前方，使支撑相中期滚轴前进延迟，可在剪切模式中反映出来（感谢 of VA Long Beach 步态实验室）。

见的滚轴模式延迟，会在剪切模式中反映出来（图 5－19B）。

最终的接受腔-足关系由主体步态的观察性分析和截肢患者的反馈决定。动态对线的过程可以检查滚轴模式的平滑性和足的内-外侧垂直性，避免前进时下肢内翻和外翻。摆动时异常运动的消失如重击地面，避免摆动时拖脚的代偿性运动（如骨盆抬高），以及躯干的直立姿势，都是用于评估的额外观察标准。轻松舒适的步行是截肢患者的标准。一个历时 2 年，由一位经验丰富的假肢师重复对线、每个决定都由另外三位假肢师确认的单一主题研究认为：较好的对位对线其实并不一致，明确了假肢师和截肢者都满意的对线变化范围。

在优化冠状面对线时，尝试模仿可见于正常人支撑相中期的膝关节轻微内翻力矩。这个力矩通常是通过假肢足相对于接受腔的轻微内嵌而达到的，很好地利用了近段-内侧和外侧-远端承重区的优势。这些区域压力耐受性良好。足内嵌（inset）不充分或更糟的外嵌，通常会导致在胫骨表面末端以及会阴神经和腓骨头突出处（lateral-proximal）的过度压力（内侧-末端）。虽然观察性分析适合一般的临床服务，但对于存在复杂适配问题的截肢患者对线，最好还是用运动数据和压力台的客观证明来解决。

小腿截肢步态的研究

大多数小腿截肢患者的研究集中于脚的设计，通常不包括对线。假脚设计者们尝试通过材质来被动再造正常足具有的移动性和稳定性之间的正常动态功能平衡。相对坚硬可压缩后跟型足和铰链式单轴足之间有巨大区别。运动分析表明，尽管膝弯曲的弧度及股四头肌的时机和强度与可压缩后跟型足没有什么不同，但铰链式踝能通过提供明显的跖屈来增加体重接受的稳定性，可进行较早的全足着地姿势。铰链式踝以两种方式促进支撑相的下肢前进。在脚踏开关分析中，动踝有更长的单下肢支撑时间，而与固踝相比，整个支撑时间更短。另外，穿戴压缩式后跟足有更长的腘绳肌活动时间；这意味着身体前倾可促进跨过微僵足的进程。这些动踝假脚的优点在 marginal 步行器（marginal walker）中非常重要，但单轴脚的重量会产生大量的能量消耗，也是必须考虑的。

20 世纪 80 年代初，弹性材料及其设计已经越来越多地应用于假脚。最初的目的是为了促进奔跑，因为正常的膝关节控制给小腿截肢患者提供了相当好的功能潜力。足部的设计强调可获得更佳推力的控制性背屈活动。假设这些动态弹性假脚可以通过减少高于正常的能量消耗，从而成为截肢患者的优选。大多数依据背屈范围的设计，都有长叶片轴如 Springlite 和 Flexfoot。这些片轴设计并没有减轻体重接收对肌肉的需求。在下肢承重时，它们的模拟踝跖屈并没有比固踝和软跟足更好。这两个都会导致跖屈，明显低于通过早期前足触地来减少足跟滚轴前进效果的 12°正常控制的、快速踝跖屈。两种假脚均导致获得全足稳定性上的明显延迟。

完整的下肢用适度的屈膝弧度（15°～20°）来吸收地板的冲击。假脚则依靠足跟垫（cushion heel）。足够缓冲所需的时间能够延缓前足下落到地面。仅靠脚跟的不稳定支持需要增加膝和髋的主动肌肉控制来确保负重稳定性。有两个发现掩盖了这个微妙的不稳定性。习惯性的足跟移位产生错误的跖屈解读。脚跟垫压缩降低了胫骨的初始前进速度，导致了与正常相比小腿截肢患者的承重屈膝减少。这种差异反映在低于正常力矩和力的计算中。这些发现已

案例5 单侧小腿截肢患者

W. T. 是一位继发于周围性血管疾病的59岁小腿截肢患者。他在2009年9月截肢，之后由于摔倒造成残肢的二次伤害。之前他进行了双膝关节置换术，最近是发生在2007年的右侧膝关节。W. T. 在2010年3月开始物理治疗步态训练，并在2010年7月完成训练。由于他抱怨穿戴假肢行走时右膝关节疼痛，于是推荐他步态评估。

问题思考

- 鉴于小腿截肢相关的步态异常，这将如何影响合并全膝关节置换术的患侧？
- 什么类型的选择可以尽量减少对整个关节的影响？考虑患者教育和可能的服从问题。
- 用什么类型的定性和定量信息来支持你的决定？

检查和评估

评估当天W. T. 使用单点支撑拐，在和员工讨论后，他抱怨残肢末端间歇性疼痛。进一步的图表回顾显示，自从他完成物理治疗后，已经试了多个假脚，并伴随假肢接受腔修整从而增加舒适感。也有他不服从医嘱的记录，尤其在假肢穿戴时间日程上。患者周期性地出现残肢区域发红，并建议特别关注这一区域并记录发生的时间。

用视频收集初步评估的数据作为第一步很合适。评估期间，多次要求患者录像时，在水平地面以自选步速行走。主要发现如下：①受累侧在支撑相中期周期性膝过伸；②受累侧在初始着地时膝关节通常不能完全伸展；③膝屈曲进入支撑相，在支撑相中期快速伸展。

考虑到病史和目前步行时膝痛加重的主诉，修整一个定制膝部辅具来适配他的假肢将是下一个选择。随后在假肢上石膏取型，帮助确保设备的轮廓合适，也不干扰假肢功能。如此，当结合单点手杖时，可以提供额外的支撑。

问题思考

- 考虑到患者的情况，需要进一步的仪器、运动力学和运动学测试吗？
- 如果需要，你会如何进行测试，会寻找哪些特定变量的变化？

经被理解为是肌肉需求下降的迹象，相应的能量守恒归因于动态弹性响应脚。然而，直接EMG记录显示了明显高于五个不同测试脚的正常肌肉需求。

大腿假肢步态

Berkeley小组最初实施的大腿截肢研究专注于单侧截肢，因该群体的问题在那时显得更为重要。

运动分析显示在摆动相末期开始时膝完全伸展，并且持续到支撑相。随着足跟触地，不充分的踝跖屈威胁膝关节稳定性，这是由于依赖踝关节缓冲器代替失去的胫骨前肌控制形成。由健侧下肢和躯干提供的主动同侧大腿控制和姿势调整，被认为是大腿截肢患者确保膝关节伸展稳定的多种机制。足跟抬起之前，充分伸展的下肢在滚过踝关节时的旋转，会导致髋最大提升（因为重心），这被解释为髋跳跃（vaulting）。这确定了健侧下肢的代偿性动作。

摆动时，假脚产生推力启动下肢前进的能力不足时，有必要限制假肢的重量，这样的话髋屈肌群不会使用过度。大腿截肢患者被证实在摆动末期有利用胫骨惯性的快速髋伸展，在为支撑相做准备时作为完成伸膝的一种方法。支撑相膝过伸和摆动相髋过度活动的发现，为其他人设计更复杂的膝关节来代替当时流行的单轴固定摩擦关节奠定基础。

对残肢不适感的生物力学反应是两面的。已设计了扭矩减震器（sbsorbers），但该方法结合了改善的接受腔设计，增加了更多正常的关节机制。膝关节控制的缺失造成了代偿性的运动学和动力学改变，导致各种步态参数不对称的反应。在承重反应期，当个体穿戴可压缩后跟型足的大腿假肢在足跟滚轴上移动时，膝关节的不稳定风险增加。当膝关节受潜在的不稳定性挑战时，假肢穿戴者会尝试在承重反应期前将髋前置，用身体机制的一点变化将地面反作用力转移到更前的位置。这些典型的代偿模式可通过肌电图、运动学和动力学直接测量，或通过时间分析测量仅靠足跟承重的时间来推断。

时间值

有几个时间值用来比较截肢和未截肢患者的不同。VA假肢步态国家实验室，LONG BEACH，加利福尼亚开展的回顾性脚踏开关步态研究，测量10名创伤性大腿截肢患者的自选步速，并和未截肢者的自选步速作比较。与未截肢者的平均步幅1.59 m相比，截肢患者的平均步幅是 1.16 m。大腿假肢步态周期的时间对于截肢患者而言更慢了，从首次着地到下一次首次着地的平均时间需要 1.25 秒，而未截肢患者则要 1.08 秒。截肢患者平均步速 55.8 m/分，未截肢的步速为 88.3 m/分。James 和 Oberg 发现，假肢侧更长、更慢的步态周期，再加上健侧减小的步长，会导致步速只有未截肢步速的 38%。这些差别很有意义，在临床环境中这些差别可能仍然很微小，一直不起眼。Murray 测量了一群年轻患者的大腿截肢步态，并发现截肢者和未截肢者间相似但更微小的差别。

初始着地和承重反应

大腿假肢步态在支撑相开始阶段，据报道假肢侧足跟触地的启动有明显延迟，这一般预示着一个较长的摆动相。现代液压膝关节单元可以克服这些限制，尤其是提供可编程电子芯片的膝关节，可以建立最佳摆动相时间特性。然而可能是因为成本，这并不能代表典型的假肢。早期单轴假脚的步态研究表明，当假肢侧下肢接触地面并开始承重时，在该侧能见到过度的膝伸展，并一直持续在整个早期支撑相。这个现象一定程度上取决于膝关节的设计。有证据表明，多轴心膝关节，如四、六连杆膝关节，以及被设计成在小度数弯曲包容性的情况下保持稳定的其他膝关节，在支撑相提供了膝关节的正常运动学。大多数使用多轴心设计的大腿截肢患者，以几乎伸直的膝关节行走。

假肢在双下肢支撑(double limb support)相初始阶段出现的垂直力总和，比双下肢支撑末期的对侧肢体少。从理论上讲，这种负重特点要求健侧下肢进行巨大的代偿。膝关节的不稳定造成了巨大代偿，通常由膝关节接受腔和假脚的位置相对的不恰当产生。大腿截肢患者依赖髋伸展肌力和股骨横断面杠杆臂的下降，在承重反应期通过抑制下肢来稳定假肢的膝关节。严重的髋部伸肌无力是灾难性的并且会妨碍步行功能。相对于膝关节和足部，假肢接受腔的前移，会将地面反作用力移到膝关节轴前，从而增加稳定性。接受腔弯曲也影响膝关节的稳定性。因为有效的使用作为髋伸展肌的臀大肌，需要肌肉群处在伸展位，所以假肢师有意将接受腔放置在屈曲位。对于髋部没有挛缩的患者，5°的接受腔屈曲通常是临床上最理想的角度。如果髋部挛缩，股骨残肢的长度将限制屈曲角度。

膝关节的稳定性无疑是考虑膝关节的最重要因素。不受控制的膝关节让完美的假肢变得无用。Thiele 及其同事通过记录步态中股四头肌的肌电图活动，研究大腿截肢患者造成无力的可能神经生理原因。他的团队没有发现异常记录，并得出肌肉无力是生物力学而不是神经生理因素引起的结论。这支持了长期以来的临床观点，除去患者的一般肌张力，残肢长度是一个至关重要的因素，因为它对抗接受腔壁的杠杆作用，还有腘绳肌肌腱的完全或消融插入以及对伸肌力量的明显不利影响。轻微角度的接受腔(socket)屈曲也是影响稳定性的一个因素，因为轻微接受腔屈曲延长了髋部的伸肌，使他们变得更加有效。当患者行走时，这条线上假脚、膝关节、接受腔的相对位置会显著影响膝关节的稳定性。当地面反作用力线越过膝关节中心后方，除非受到另外力量的反抗，否则膝关节会塌陷下来，通常是髋伸肌迫使股骨对抗接受腔壁。

另一个潜在的不稳定因素是脚跟接触地面时自由跖屈受限，这可能会在早期支撑相产生屈膝力矩。这就是为什么铰链式假脚(反对通过足跟压缩获得跖屈位置的假脚)为大腿截肢患者提供更高的稳定性。对于膝关节稳定性低的患者，临床指导方法是假脚应该尽可能快地达到全足支撑位置(承重反应期模仿跖屈)，不出现足拍击特征。当足部在支撑相跖屈充分时，地面反应曲线就会从全足支撑的足跟前移到大约中足，从而加强膝关节稳定性。正因如此，大腿残肢较短的患者膝关节稳定性的肌肉控制受限，应首选软跖屈缓冲的单轴或多轴脚。有时，单轴功能可以与动态响应相结合，如 College Park 脚。

支撑相中期

当穿戴大腿假肢的患者转移到支撑相中期时，健侧髋抬高、躯干斜向受累侧以保持平衡，限制残肢外侧的力，并减少对残肢外展肌的需求。同侧肢体从停止到前进的切力明显延后和不稳定(图 5-20)。

当两侧肢体完好无损时，对侧摆动肢的动量会导致支撑相中期支撑肢垂直力的减少。然而，对于血管性大腿截肢的患者而言并不是这样，上升速度和对侧摆动肢动量的下降，并不足以减少支撑相中期假肢肢体的垂直力(图 5-20B)。即使外伤性截肢患者，摆动相健侧的最大屈膝只有 51°，大约比正常步态少 10°。

受累侧支撑相的膝屈曲在整个站立中都明显减少(图 5-20C)。在摆动前期，膝屈曲的延后和减少以及随后同侧下肢足跟抬起的减少，都是大腿截肢

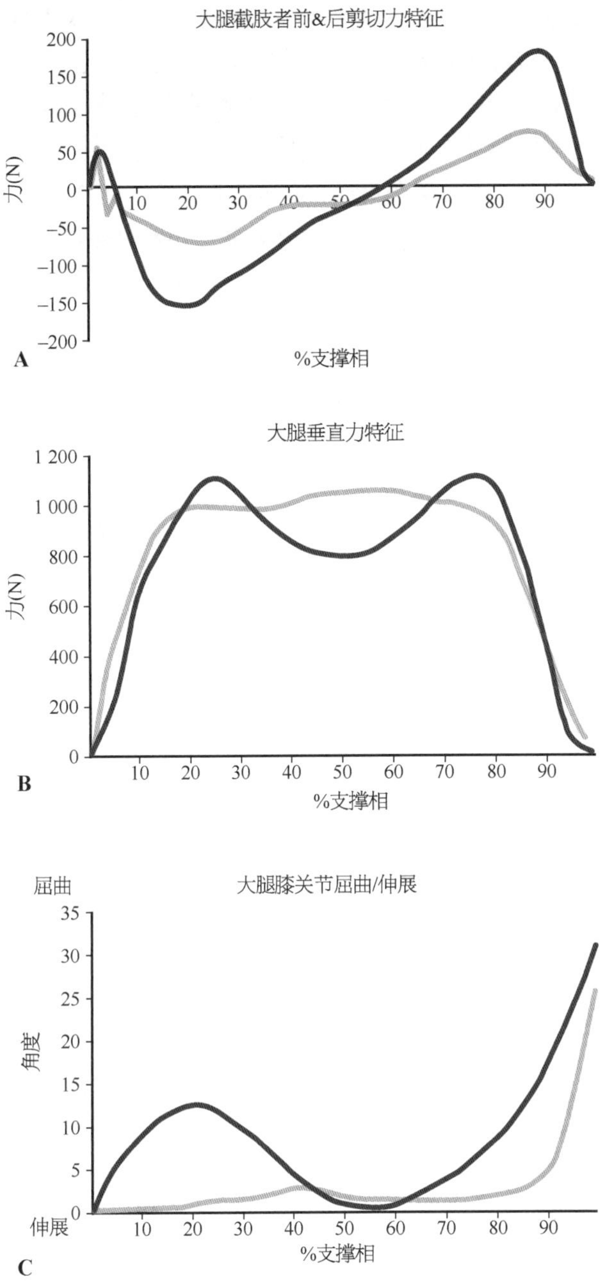

图 5－20　A. 同侧肢体从停止到前进的剪切力明显延后和不稳定；B. 虽然假肢侧下肢在摆动中前进时健侧下肢在支撑相中期的垂直力减少，但由于对侧摆动肢的动量缺少降低受累下肢支撑相中期的垂直力，所以假肢侧向上的速度还是下降了；C. 在整个站立中，大腿假肢的膝屈曲减少。在摆动前期，膝屈曲的延后和减少以及随后同侧下肢足跟抬起的减少，都是大腿截肢患者的特征(感谢 VA Long Beach 步态实验室)。

患者的特征。除了那些安装站立智能控制膝关节的患者，可以预料到，许多大腿截肢患者在支撑相中期时膝关节几乎伸直。智能控制的液压膝关节，特别是 Otto Bock 版本，有改善站立时膝屈曲以及提高下楼速度的趋势。这是一个重要的进展，因为它可以提高步态的能量效率，避免一些代偿机制，如大腿在承重反应期和支撑相中期之前提前到位。

支撑相末期

支撑相末期在假肢侧下肢的特点是过早结束。假肢侧的单下肢支撑时间通常是减少的，而同时健侧的单下肢支撑时间增加。在健侧减速时，假肢侧会存在持续膝关节伸展。膝屈曲的延后和减少以及随后同侧下肢足跟抬起的减少，都是大腿截肢假肢的特征(图 5－17C)。这时如果不能在单轴脚上限制背屈，将会对支撑相末期的假膝关节造成不稳定的影响。如果背屈位制动不合适，就不能阻止胫骨的前进，那么胫骨可能会继续向前行进直到膝关节塌陷(collapse)。

摆动前期

在大腿假肢步态的摆动前期，健侧的垂直力异常高于或大于假肢侧。因为直到假肢侧膝关节不得不屈曲来启动摆动时，膝关节稳定性需要髋伸展，所以会突然发生从髋伸展到髋屈曲的反转。在正常步态中，摆动相所需的一半膝屈曲是在摆动前期被动获得的。

假肢侧在摆动前期，不充分的前足支撑会导致双下肢支撑期的巨大代偿。摆动前期的特点是将体重迅速转移到对侧肢体。在正常步态中，这种转移起始于步态周期的 50％处，一直持续到支撑相结束(大约是步态周期的 62％)。

大腿截肢患者通常会有短缩的健侧步长。这种情况可能会被接受腔不充分的屈曲而加重，因为大腿截肢患者使用任何可能的腰椎前凸来使健侧前进。如果不能将接受腔置于屈曲位，则会限制腰椎前凸，并阻碍至少接近正常的健侧步长。即使在最理想的假肢步态中，与假肢侧或正常下肢相比，健侧的步长也是减少的。

摆动相

穿戴大腿假肢时的摆动相步态特征，会很大程度上受假肢对线和设计变化的影响。获得功能性摆动相最具有挑战性的因素是，在大多数假肢设计中缺乏主动背屈。开发于 1947 年的 Stewart-Vicars 膝关节和最近的 Hydracadence 膝关节，在屈膝的同时还伴有踝背屈。然而这一设计理念在最近几年已经被忽略了。在摆动早期，随着假肢主动背屈的加入，大多数代价较大的姿势性代替，包括跳跃、外展或划圈步态，都被最小化。

假肢侧下肢的摆动加速度通常比健侧慢。不同对线稳定性中液体控制机制、伸展帮助和关节摩擦力对线机制的存在或缺乏可能会影响摆动相的时机。在摆动相中期，大腿截肢患者出现假肢侧夸张的髋部抬高来保证摆动廓清。在摆动末期，假肢侧的摆动时间比健侧或正常的时间要长。过度的假肢侧摆动屈曲是常见大腿假肢步态偏差之一。然而，Zuniga 报道称假肢侧膝屈曲只能达到平均 45°。产生的这种矛盾很容易归因于假肢控制设计和伸展辅助设计的广泛不同，以及假肢调整的其他变化。

James 及其他同事还有 Murray，进行大腿截肢步幅参数，以及在不同步速下这些数据与膝屈/伸膝角度间关系的步态实验室研究。不论行走速度如何，他们确认了假肢侧和健侧在支撑相和摆动相的不对称。Zuniga 用附属在足和膝上的电子测角器记录支撑相和摆动相的不对称，来比较假肢侧下肢和健侧下肢。一部分原因是假肢侧缺乏对称的步频反应。大多数假肢设计成只默许一种步行速度。不管患者走多快，假肢侧支撑相安全承重之前，假肢穿戴者必须等待腿从正常的摆动相屈曲 65°回到完全伸展。

大腿假肢步态的常见步态异常

我们对大腿假肢步态的异常和动态对线过程的理解已经发展了几十年。前面所描述的，Inman 的重要早期工作是为后期发展提供基础。在 1951 年，纽约大学发表了观察截肢者步态的方法，描述了 8 种常见的步态异常。多年以后，美国 Hangar 和西北大学的助手在退伍军人管理局的资助下，开发了一个融入纽约大学定义的 8 个异常以及基于此而拓展的教育影片。每种大腿截肢步态异常的简短描述见表 5-2。

表 5-2　大腿截肢步态的常见异常

偏差	描　述
脚拍打地面	足跟触地时快速、不美观的跖屈运动。最常见的原因是跖屈阻力不足
膝关节不稳定	在承重反应期不受控制的膝屈曲。可能由膝关节前置、足跟垫或跖屈减震器过硬、髋伸展无力造成
前进延迟	在支撑相中期和支撑相末期，假肢侧前足滚动犹豫或延后。可能由较长的足趾杠杆、趾屈的假脚或低跟的鞋子造成
步长不等	健侧步长明显比假肢侧的步长短。可能由于接受腔不充分的前屈和髋挛缩。与过度腰椎前凸和下腰痛有关
外旋	足跟触地时的脚外旋。可能是由于过度坚硬的后跟垫或者较紧的假肢接受腔(特别是在有额外软组织的残肢上)
躯干侧屈	假肢侧的支撑相中期，身体在髋部有明显的倾斜。通常是由于假脚过度外偏、远端外侧的大腿不适、假肢短、接受腔过度外展或者臀中肌无力
外展步态	在整个步态周期中宽的行走基底面，通常是由于耻骨内侧的压力或不适、接受腔小或过长的假肢
骨盆抬高	从摆动初期到中期的假肢侧髋上抬，和步态的能量消耗增长有关。通常是由于假肢过长或摆动开始时膝屈曲不充分
膝过伸	通常见于支撑相中期，用于代偿膝关节的不稳定。通常是由于前足杠杆短或假脚背屈
外甩(lateral whip)	随着摆动的开始，假肢的后跟以向外侧的弧形移动，通常是由于膝关节关节栓的过度内旋
内甩(medial whip)	随着摆动的开始，假肢的后跟以向内侧的弧形移动，通常是由于膝关节关节栓的过度外旋或者假肢不正确的穿戴造成
过度足跟上抬	在摆动相初期假肢足异常上抬，通常是因为对抗膝关节屈曲的阻力不足
不充分的足跟上抬	在摆动相初期，脚跟离地减少，通常是因为过度的膝屈曲阻力
划圈	在摆动相，假肢侧下肢有宽的外侧弧。通常是由于膝弯曲不足、过度的内侧边缘压力或者假肢太长
上下摩擦	在摆动时残肢微微滑出接受腔，在站立时落入接受腔中的感觉。通常是由于适配或悬吊不合适
踮脚	在支撑相中期，为了促进假肢侧摆动肢的廓清而抬高健侧前足。可能是由于假肢过长、过度的膝关节摩擦或者害怕让膝关节屈曲
摆动末期的影响	在摆动相末期，当膝部抵抗力不足而完全伸展时，可以听到咔咔的声音
步速减小	通常是在最初的训练中或者使用新组件时观察到的适应性表现，常与疼痛、恐惧和不安全感有关

案例 6　半骨盆切除的患者

L. 是一位因骨肉瘤而进行右侧半骨盆切除的 38 岁女性。她作为智能控制膝关节的可能候选人，而被转介到步态实验室进行评估。过去的几年中，她一直在不使用辅助设备的情况下行走。

问题思考

- 鉴于 L. 的截肢水平，你认为在平地步行训练中会有哪些类型的困难或异常？
- 什么样的定量测量可以作为步态分析的指标？

检查和评估

L. 安装了反光标记，并进行三维动力学和运动学测试。这个测试在她自选步行速度下进行，在收集数据之前，她有足够的时间适应测试环境。观察性评估表明有大量的踮脚和过度的骨盆运动，但是没有任何划圈运动的迹象。

时间数据显示，他的步频是每分钟 92 步，步速是 0.96 m/秒。与此同时，左侧步长为 0.58 m，右侧为 0.70 m，尽管如此，两侧的总步幅为 1.24 m。同样的，两侧的总跨步时间为 1.3 秒；然而左侧单下肢支撑时间为 0.55 秒，右侧为 0.41 秒。左边的迈步时间是 0.59 秒，右边是 0.71 秒。同样的左侧脚尖离地发生在步态周期的 68.8%时，右侧发生在 57.9%时。

踝关节的运动数据显示，步态周期的 14%～60%期间，左侧出现异常跖屈持续症状。左侧完全膝屈曲在整个预期范围内，同时髋关节在摆动相屈曲。右侧显示在承重反应期有大约 5°的膝屈曲，并且最大平均膝屈曲为 53°。也记录到过度的骨盆前-后倾斜(图 5－21)。

运动力学上，与右侧相比，左侧一致地表现为更大的前/后剪切力，通常左侧是右侧的 2 倍。与此同时，地面反作用力的垂直力没有明显的双峰峰值(twin peak maximum)。相反，在单腿支撑相时有多个最大值(图 5－22)。

问题思考

- 基于这里呈现的情况，智能膝控制的关节相对于传统的机械关节有什么可能的优势？考虑到评估是为了设计出基于个体行走速度来调整屈伸和伸展阻力的特定智能膝关节。

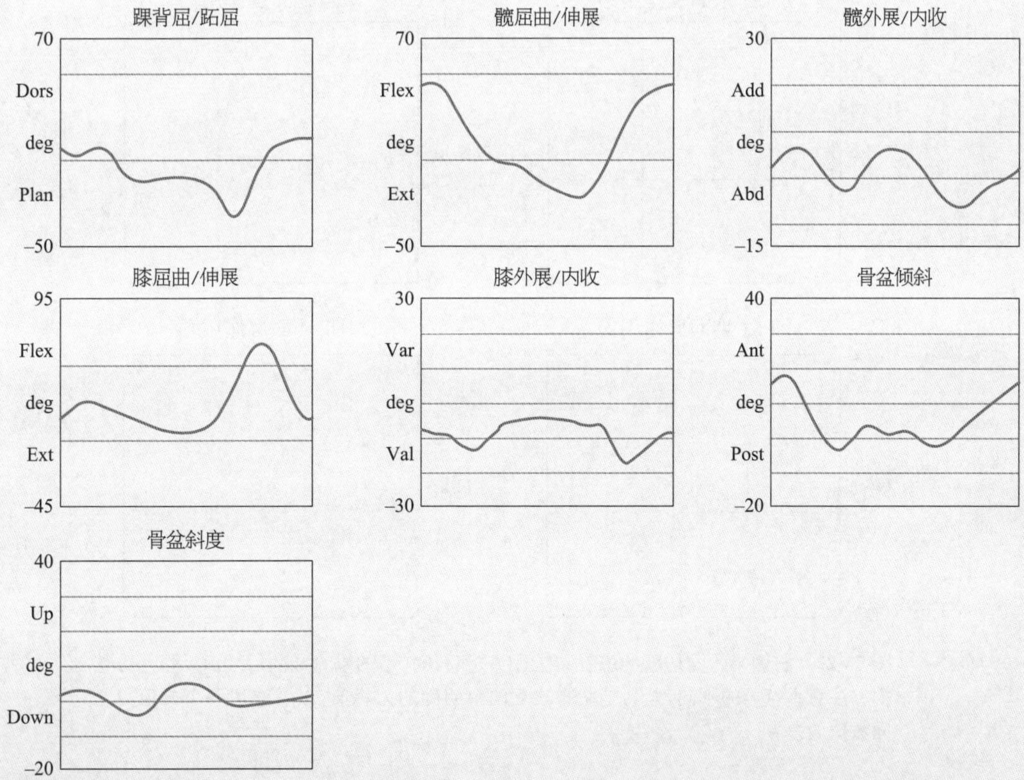

A

图 5－21　右侧半骨盆切除的患者：左(A)右(B)两侧的平均运动数据。特别要注意，左踝运动提示有踮足模式。

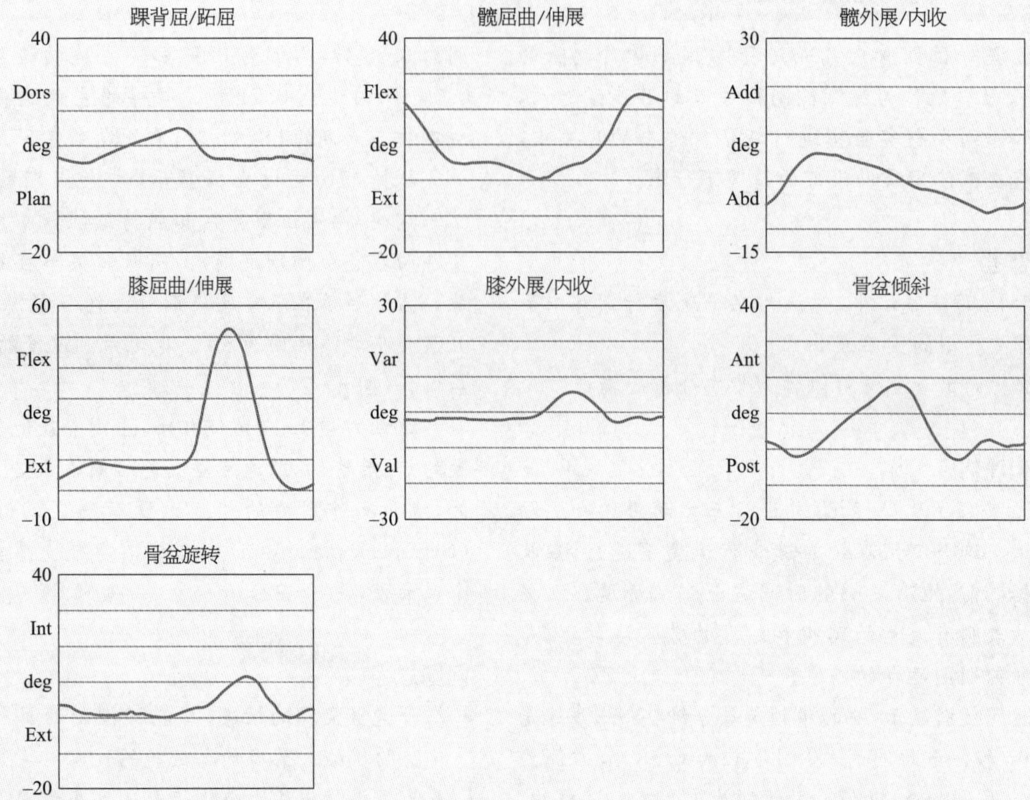

B

图 5-21(续)

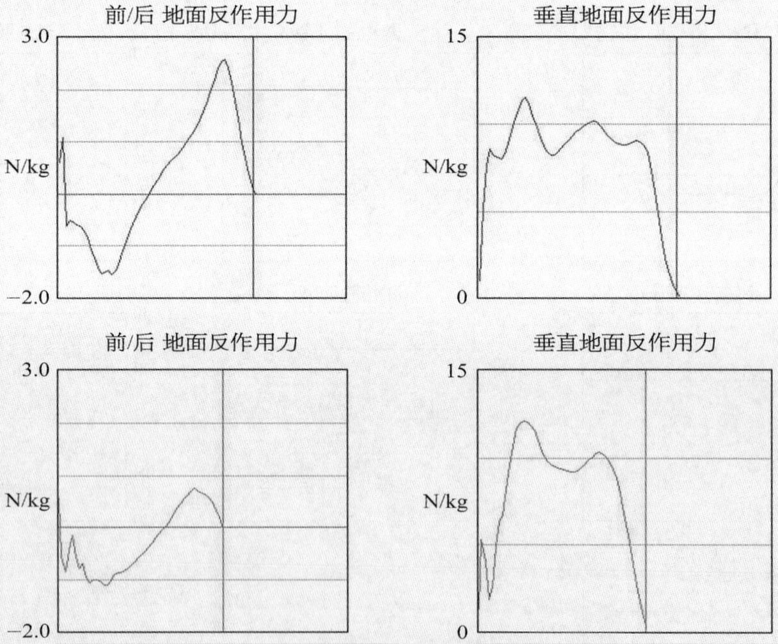

图 5-22 右侧半骨盆切除的患者：左侧(A)和右侧(B)的垂直和前后地面反作用力数据。注意垂直力的不同，尤其是左侧缺乏两个明确的力峰值，以及左边两个峰值力之间数值的差异。

- 随着膝关节的改变，你期望看到什么样的运动学、动力学和时间参数的变化？
- 考虑到潜在的提升并不是绝对的，那么潜在益处是否需要设备的保障？

总结

我们探讨了一些神经肌肉疾病的步态障碍及假肢步态的案例，帮助矫形师、假肢师和物理治疗师理解步态问题的复杂性和多样性。每个患者都会呈现出独特的病理和代偿的组合，这需要结合使用重要的定量测量工具（步频、步速、步长、步幅、步宽和双支撑相时间）、系统的定性步态分析（Rancho Los Amigos观察性步态评估）、能量消耗的评估（PCI）、辅助程度（FAC或FIM）、功能性评定（TUG或GAR-M）。这些工具帮助临床医生鉴别主要的病理情况和继发的代偿，指导矫形器处方和治疗干预，并评估疗效。仪器步态评估是术前评估和假肢、矫形器设计研究的重要组成部分。另外，步态实验室收集的数据正在建立数据库，为不同组群的患者建立精确的结果评估提供必要信息。目前临床团队的挑战是，要在分析性步态评估中获得尽可能广泛的知识，并作为一个团队服务于患者，将每个患者当作一个个体来考虑。

致谢

非常感谢Rancho Los Amigos医疗中心物理治疗部门PT治疗师Sue Rouleau帮助确定患者模特，还要感谢Los Amigos Research研究和教育研究所医学博士Jacquelin Perry允许使用Rancho全身步态分析表。

第6章 材料和技术

Materials and Technology

Géza F. Kogler

学习目标

1. 比较和对比目前常用于矫形器和假肢的材料。
2. 了解常用材料的基本机械性能，掌握如何决定它们将怎样应用于矫形器和假肢设备。
3. 描述用于解决患者功能缺陷，并符合生物力学的假肢、矫形器处方的制定和评估过程。
4. 解释假肢师或矫形器师如何确定管理患者缺陷或功能受限所需的合适假肢或矫形器。
5. 掌握制造或生产定制矫形器或假肢的步骤。
6. 讨论计算机辅助设计/计算机辅助制造(CAD/CAM)在测量和制造矫形器和假肢方面的应用。
7. 描述影响中央制作中心研发和预制构件、矫形器和假肢制造的因素。

矫形器、假肢和康复专业人员的基础概念和基本目标是让患者受伤或疾病后正常形态和功能的恢复。因此，矫形器和假肢领域已经发展成为独特的专业。再加上基础生物和医学科学的培养，矫形师和假肢师还对生物力学、运动学和材料科学有一定的了解，并辅以高度发达的技术技能。材料的物理性质和操作使用技术的知识，对矫形器和假肢的设计与制造非常重要。本章节对此概述，以便康复临床医师能够对当前矫形器师和假肢师使用的设计和制造过程有基本了解。

20世纪的矫形器学和假肢学

矫形器学和假肢学有着丰富的研究和发展历史。设计许多创新设备来恢复功能，并缓解各种医疗疾病。尽管在人类历史上，发展可以被记录下来，但是由于受到世界大战的影响，对矫形器和假肢的最重要贡献也是在20世纪。战争后受伤退伍回家的军人有肌肉骨骼、神经肌肉损伤或创伤性截肢，显著增加了对矫形器和假肢的需求。虽然第一次世界大战促进了这两个学科的一些临床进展，但直到第二次世界大战才出现了显著的科学进步。在第二次世界大战结束时，为了提高辅助设备的质量和性能，尤其是对截肢的退伍军人，在美国国家科学院(NAS)的赞助下，美国政府资助了一系列的研究和开发项目，这些项目永久改变了矫形器和假肢的使用方式。

NAS在1945年末发起了一个广泛的研究工作，其中一个会议指出，只有少数现代科学原理或发展用于假肢方面。研究和教育委员会成立于1945—1976年，为研究小组提供建议和帮助。大学、退伍军人管理局、私营企业和其他军事研究单位都被分配出去进行各种各样的假肢研究项目。这一时期最显著的假肢方面的成就有：Wilson提出的全接触大腿接受腔(socket)的发展；用于大腿假肢的四边形接受腔的设计和液压摆动相膝控制装置；髌韧带承重(patellar tendon-bearing, PTB)小腿假肢；固踝、足跟衬垫假脚；Syme假肢的几个新设计和加拿大髋离断假关节。他还指出，手术术后和早期立即干预对下肢截肢患者的康复过程具有重大影响。上肢假肢的最显著改进是重新设计的三爪终端设备(three-jaw terminal device)以及更有效的控制系统。此外，模块化组件和生物工程技术的进步都使肌电假肢自1950年第一次提出以来得到了真正的使用和推广。

该研究期间取得科学进步的价值中，最重要的是假肢对线生物力学和接受腔(socket)设计的更大关注。根据Wilson的理论，以充分利用残肢功能和特性的生物力学分析为基础，并结合对线原理的接受腔设计，无疑代表了从第二次世界大战以来假肢的最大成就。

尽管NAS的义肢项目重点是假肢，但是这些努力预计也会使矫形器受益。直到1960年，一项针对矫形器的研究才正式开始。用于发展PTB假肢的生物力学原则，在退伍军人管理假肢中心立即被用在矫形器制作中，PTB矫形器可以减轻踝足复合体轴向上的负荷。骨折支具或石膏支具的概念大约在同一时间出现，现在是骨折矫形外科管理的常用方法。矫形实践的临床方面也需要考虑；随着技术分析形式的发展，也制定了处方形式的系统化方法。规范化了描述矫形器及与之相应功能的命名，让其能够体现出矫形器所包覆的身体部位和所需的生物力学原理。

第二次世界大战后不久，新材料的引入促使该领域进一步发展。假肢中热固塑料的使用让吸着式接受腔悬挂装置得到发展。透明塑料提供了诊断性和适配性评估技术的新方法，例如透明的假肢接受腔(测试接受腔)和烧伤患者的透明面罩。在矫形器中，20世纪60年代和70年代，热固塑料的参与产生了无数种踝足矫形器(AFO)的创新设计。定制的塑料AFO是下肢矫形器的重要技术进步。热固塑料的物理特性可使生物力学控制符合功能处方的要求。矫形器的机械性能受辅具切线布局的控制，也可以通过特殊放置的整合表面几何形状的波形来获得结构性的增强。材料工程领域的进展一直很稳定，并且继续对矫形器和假肢产生影响。当精英运动员要求更高的假肢性能时，便引入了大量的假脚。由于碳复合技术的多样性已完美地应用在工程设计上，这使一些假脚的创新设计成为可能。

虽然领域传统工艺中长期手工制作辅具，从20世纪70年代开始，假肢和矫形器计算机辅助设计/计算机辅助制造(CAD/CAM)系统是另一项重大技术进步。在20世纪80年代末和90年代初，随着计算机越来越普及，人们开始将CAD/CAM系统集成到实践中。CAD/CAM系统现在已用于设计大多数的矫形器和假肢，通常使用专门的数字化设备、扫描仪和打磨设备来满足特定设备的特殊需求。目前该行业的趋势是，矫形器师和假肢师使用CAD部分来数字化和处理数据，然后将设备的生产从中央制造公司转包给CAM部分。在20世纪的大部分时间里，艺术和工艺让矫形器师和假肢师从其他医疗专业人员中区分出来，并持续发展进步，CAD/CAM技术也提高了该领域的设计、制造和诊断。

矫形器和假肢在医学整形外科和康复的发展中起到了重要的历史性作用。从矫形器和假肢发展演变而来的基本概念也是现代康复的基本原则。因为它们开具处方、制作、适配各自机械辅具的技术和知识基础都相同，矫形器和假肢已经发展成为了"姐妹"专业。正因如此，这两个康复专科之间的材料和技术进步才可以共享。

材料

在20世纪的第一个阶段，矫形器主要由金属、皮革和布构成，而假肢则由木头和皮革制成。但在过去的60年里，材料科学取得了巨大的技术进步。在航空航天和海洋工业中，对坚固和轻量部件的需求产生了各种各样具有机械性能，又适用于构造矫形器和假肢的新材料。新型塑料在这一行业中取得了革命性的进步，使得耐用性、强度和外观得到了显著提高。虽然现在有大量的材料可用，但传统的材料仍在广泛使用；材料选择在一定程度上取决于每个患者的个人需求。在康复小组中，由于矫形器师和假肢师的经验和训练是专注在这个领域的，所以他们负责选择合适的制作材料和部件。

本章为康复专业人员概述了用于矫形器和假肢的常见材料类型。美国材料实验学会的出版物包含了专业技术信息。国际标准化组织为了保护消费者和患者，制定了行业标准，对矫形器和假肢提出了严格要求。

在目前的矫形器和假肢实践中，最常用的材料包括皮革、金属、木材、热塑性、泡沫塑料和黏弹性聚合物(viscoelastic polymers)。在决定哪种材料最适合患者情况时，矫形器师和假肢师要考虑材料的五个重要特性：强度、硬度、耐久性(durability)、密度和抗腐蚀性(corrosion resistance)。

材料的强度取决于材料所能支持或维持的最大外部载荷。当与步态相关时，承重力非常高，或者预期会频繁使用矫形器和假肢设备时，强度对下肢辅具而言尤其重要。

硬度是当材料负荷时(压力/张力/位移比)产生弯曲或压缩的量。材料越硬，弹性越小，在穿戴过程中磨损变形的可能性就越小。当需要显著的外部稳定性时(例如：在骨折支架或硬质假肢框架中)，通常会选择坚硬的材料。当需要构造身体节段时(例如：后置弹簧钢板踝足矫形器或一个灵活的大腿假肢接受腔)，会使用更有弹性的材料。

材料耐久性(durability of materials)(抗疲劳性)由在功能性活动中承受反复加载或卸载的能力决定。重复加载会破坏材料的强度，增加材料损坏或断裂的风险。抗疲劳性在不同特性材料接口处的问题比较突出。

密度是材料单位体积的重量，是患者穿戴假肢或矫形器时功能活动中能量消耗的主要决定因素。尽管目标是尽可能地提供重量较轻的设备，但强度、耐用性和抗疲劳性能可能需要密度更高的材料。

抗腐蚀性是材料易受化学腐蚀的程度。许多用于矫形器或假肢的材料能保存热量，但也让排汗成为问题。对于一些需要下肢辅具的患者来说，尿失禁也是值得关注的问题。不吸水的材料比多孔材料更容易清洁。

制造的简易性是材料的另一个重要考虑因素。某些材料可以很容易塑形或调整来适配患者需求；另一些则需要特殊的设备或技术来塑造这些材料。

皮革

皮革(leather)来源于各种动物的皮肤和兽皮。制革方法和兽皮类型决定了皮革的最终特性。作为矫形器或假肢的一种接口材料，植鞣革用于保护皮肤不受刺激。当需要弹性和强度时使用铬鞣革。在生产防水、多孔、软或硬皮革的过程中还加入了额外的化学工艺。皮革的特性包括它的尺寸稳定性、孔隙度和水蒸气的渗透性。这些特点使皮革在矫形外科广泛使用，并且在目前许多的辅具中仍然是一种可选材料。今天，皮革用于制作支撑组件，如悬挂带、皮带和肢体袖口。皮革也用来覆盖位于诸如骨盆、大腿和小腿的金属结构。对于足部矫形器和鞋，因为其优越的“透气”性能，皮革通常比人造替代品更受青睐。

皮革的另一个重要特性是可塑性。尽管有许多技术可以用来塑造皮革，但在矫形器和假肢中最常见的是用塑料支具拉伸已没在水里(浸泡过)的皮革。当水从可塑的皮革中蒸发后，干皮革的形状就保持不变，并且皮革可以修剪成所需的尺寸。为了增加强度和耐用性，皮革可以用塑料或其他皮革来加固。同样地，如果想要在身体骨突区域添加填充物，可以将泡沫塑料或毛毡夹在皮革层之间以获得舒适感，或在更大的表面积上分散应力。制作假肢和矫形器的皮革零件需要三种基本技能：切割、缝纫和成型。皮革制作的特殊技术是磨皮，或在皮的内面边缘削薄。诸如此类的完成方法有助于形成皮革制品和辅具的最终外观。

金属

用于制造矫形器和假肢的金属类型可分为三类：钢及其合金、铝、钛或镁合金(magnesium alloys)。这些金属可能有也可能不具有相同的特性。如果在矫形器和假肢中加入金属，那么金属的选择取决于特定患者的需求和能力。

钢铁

一般术语“钢”指的是任何以金属为基础的合金材料。碳合金在钢结构中加入了碳元素。“合金钢”指在材料制作中加入了其他材料。合金钢进一步定义为低合金钢或高合金钢。钢是坚固的、坚硬的、可延展的、耐用的，但高密度(重量)和对腐蚀的敏感性是其主要缺点。许多不同类型的钢可以满足不同工程需要。为了协助识别材料的组成和类型，美国钢铁协会的汽车工程师学会已经建立了一个四位数的编号系统。数字的前两位数字表明了钢的类型，最后两位数确定了碳含量。对于合金钢，第一个数字表示主要合金，而第二个数字表示合金元素的百分比。

钢的含碳量是其延展性和抗屈强度特性的主要决定因素。抗屈强度是应力-应变曲线中应变在不增加应力的情况下产生的偏移量。延展性是材料在非弹性或塑性范围内变形的特性。低碳含量(0.05%～0.10%)会产生高延展性和低抗屈强度。随着碳浓度的增加，抗屈强度增加、延展性下降。热处理可以通过提高抗屈强度和降低延展性来改变碳钢的性能。低合金钢的机械性能处在碳钢和高合金钢之间。较高的强度/重量比率在高合金钢中是可能的，这是重复加载情况下的一个重要特征。这些类型的钢用于一些矫形器和假肢的关节部件。高合金钢不耐腐蚀，而且通常很难制造。

不锈钢(stainless steel)是一种含有12%或更多铬的合金钢，增强了耐腐蚀和耐氧化。铬在表面产生一层阻止金属基质退化的氧化薄膜。由于对耐久性和抗腐蚀性的需求很高，不锈钢在矫形器和假肢中广泛用于提高设备的寿命。不锈钢有两种类型：马氏体钢(Martensitic steel)和铁素体钢，虽然都有铬作为主导的合金元素，但只有马氏体钢用于矫形器和假肢，因为它可以通过热处理来硬化。不锈钢可用作矫形器和假肢的关节、支撑支条或镶边材料。

铝

由于其较高的强度/重量比率和耐腐蚀性，铝合金(aluminum alloys)非常适合矫形器和假肢。和钢一样，铝的性能取决于合金成分、热处理和冷加工。锻造和铸造是用来描述两种主要铝合金类型的术语。合金被进一步细分为热处理和非热处理。铸铝的低延展性和低强度是预制构件的理想材料，也适用于某些部件的组装件。

锻造铝合金被用于矫形器和假肢的结构性部件，如假肢架、矫形器支撑支条和上肢设备。下肢假肢的高压缩弯曲应力非常适合使用锻造铝合金。

虽然铝合金(aluminum alloys)对大气和一些化学腐蚀很有抵抗力，但尿液、汗液和其他体液中的酸和碱会使材料表面的天然保护氧化物退化，使铝易受腐蚀。为了防止铝的腐蚀和磨损，可以应用各种硬涂层，如阳极或氧化物涂层。机械涂层，如抛光、磨光和喷砂为辅具提供漂亮美观的外表。

钛和镁

钛合金(titanium alloys)制成的部件在假肢中越来越流行，但在矫形器中却很少使用。虽然钛合金比铝的强度要高，也比某些钢的强度高，但其密度却只有钢的60%。因为与钢相比，用钛制成的假肢重量更轻，所以使用过程中的能量消耗更少。钛合金也比铝和钢更耐腐蚀。然而值得注意的是，钛合金通常更难以机械制造。因此当考虑强度和轻重量时，钛通常用于预制的假肢组件。钛的价格也比铝和钢贵，也是其使用的一个限制因素。

镁合金(magnesium alloys)比铝和钛更轻，也耐腐蚀，比铝的弹性模量更低。弹性模量(杨氏模量)是指，在应力-应变曲线弹性范围内，单位应力与单位应变之比；在重复应力条件下，低模量的材料与较低的疲劳率有关。虽然这些特性很有前景，但是镁合金还没有被广泛应用于矫形器和假肢。

木材

在假肢中，木材具有许多理想的特性。它的易获得性、强度、重量和易于成型的特性，在假肢接受腔和部件构造方面仍有优势，甚至在引进热塑性塑料的情况下也一样。用于假肢的木材必须恰当地加工，没有节瘤而且相对坚固。黄杨、柳树、木树(菩提树)和巴尔沙木最常用。硬木用于那些需要结构性强度的假肢，通常是某些类型的假脚或者是作为膝关节的加固。无龙骨的假脚由枫木和胡桃木制成。固踝、足跟垫假脚有一个固定在假肢上的硬木龙骨，为站立和行走创造了坚实的结构单元。

塑料及复合材料

矫形器和假肢材料与生产相关的最重要特征之一，是它通过阳模塑形的能力。因为塑料很容易制造，所以它们是非常受欢迎、广泛用于矫形器和假肢。塑料分为两类：热塑性塑料和热固性材料。

热塑性塑料

热塑性材料加热后可塑型，冷却后即变得坚硬。热塑性塑料分为低温或高温材料，这取决于他们可塑的温度范围。低温热塑性塑料在低于149 ℃的温度下变得可塑，并且可以直接在患者的四肢上进行塑型，而高温材料需要加热到更高的温度，并且必须在患者肢体的阳模上进行塑型。热塑性材料的一个优点是，他们可以反复加热成型，在适配过程中可以对矫形器或假肢进行轻微的调整。“壳”的设计需要结构强度时，可选择热塑性塑料。其他比较流行的材料有丙烯酸共聚物、聚乙烯、聚丙烯、聚苯乙烯和各种各样的乙烯。

某些低温热塑性塑料，在温度低于80 ℃的情况下，可以直接在身体上应用和塑型。一些最常见的材料包括Kydex凯迪克斯(Kleerdex, Aiken, S. C.)、矫形塑料(Johnson & Johnson, Raynham, Mass.)、Polysar宝兰山(Bayer, Pittsburgh, Pa.)。这些材料通常用于提供临时支持和保护的矫形设备。它们对重复性的压力、高负荷和温度变化的敏感性通常会限制它们在脊柱和上肢矫形器中的使用。由于这些辅具是直接在患者身上取型，所以没有必要进行石膏取型，而且从测量到完成成品的时间也大大减少。低温热塑性材料另一重要的方便之处在于不需要特殊的设备；有恒温水箱、加热枪和锋利的剪刀，这些都是制作功能夹板或矫形器所必需的。

高温塑料常用于制造矫形器和假肢。最常用的材料包括聚乙烯、聚丙烯、聚碳酸酯、丙烯酸、丙烯腈丁二烯苯乙烯、丙烯酸、聚醋酸乙烯酯、聚氯乙烯和聚乙烯醇。

聚丙烯是一种硬质塑料材料，相对便宜、重量轻、易热成形。聚丙烯是一种聚类或共聚物，是使用最广泛的塑料制品之一。这种材料呈不透明的白色，有各种不同厚度，从1 mm到1 cm。聚丙烯具有抗冲击性，能够承受数百万次的重复弯曲。这个属性常用在铰链式矫形器和弹簧辅助踝足矫形器中。然而，这种材料易受紫外线和极冷环境的影响，对划痕和裂纹很敏感。在假肢中，聚丙烯的轻重量使它成为如接受腔、骨盆带、髋关节和膝关节等的理想部件。聚丙烯通常用于预制的踝足矫形器和预制的模块化矫形系统。

在重复加载的情况下，聚乙烯的抗疲劳性使这种材料适合许多矫形器和假肢的应用。假肢接受腔、矫形铰链组件和压合壳设计都是聚乙烯塑料常见的用途。有几种密度的聚乙烯，可以从不同厂家获得。用于上肢和脊柱矫形器的低密度聚乙烯，商品名称为Vitrathene(Stanley Smith和Co, Ltd，英国艾尔沃斯)

和 Streifen (FG Streifeneder KG,德国慕尼黑)。用于脊柱和下肢矫形器的高密度聚乙烯为 Subortholen (Wilhelm Julius Teufel GmbH,德国斯图加特)。超高密度的聚乙烯如 Ortholen(Wilhelm Julius Teufel)主要用于下肢的矫形器。

热成型

热成型是矫形器和假肢实验室最常用的技术之一,用来制造辅具“用户”的界面组件(例如:假肢接受腔、踝足矫形器)。热成型过程需要在恒温器中加热一层热塑性材料,直到它达到“塑料”状态(即可变形的能力),然后将材料放在预制的形状(即阳模)上施压,直到冷却。空气负压或真空是一种应用压力在模具上塑型的典型方法,因此术语“真空成型”也用来描述这个过程。一旦塑料冷却后回到固态状态,所形成组件的周长即确定和剪裁。研磨机有可供选择的不同磨砂和抛光锥,塑料边缘可通过这些机器获得高抛光的平滑边缘。

热固性塑料

热固性塑料是一种以液体状态应用在阳模上、用化学方法固化和保持理想形状的塑料。为了增强其结构性能,热固性材料通常会通过层压的过程将其灌注到各种材质中。虽然这组塑料具有固有的结构稳定性,但它们的硬度却不能通过热成型来改变;他们的形状只能通过研磨来改变。热固性塑料在不破坏其物理性能的情况下不能再加热。用来生产硬质矫形器的最常用热固树脂有丙烯酸、聚酯和环氧树脂。因为丙烯酸树脂很结实,重量轻,而且有些弹性,他们能提供与聚酯树脂不同的特性。有了层压,丙烯酸树脂可以为假肢接受腔或矫形器部件提供一个薄而坚固的结构墙。然而,如果经常进行调整,相反会选择热成形塑料,因为热固材料不能通过加热来调整形状。

复合材料

复合材料是两种或多种具有明显不同物理或化学性质的材料,组合到一起产生与单一物质的属性相关,且性能更高的材料。在这个宽泛的描述术语中,有无数类型的复合材料,从木材等天然材料到混凝土等人造材料。本章主要关注与热固性塑料相关的纤维和基质的组合。

纤维增强塑料(FRP)也称为复合材料,已经彻底改进了矫形器和假肢,主要因为它们可以被设计成针对特定负载类型的、具有强度属性的机械特性,因此大大提高了许多矫形器和假肢的功能。强化纤维的机械性能很大程度上,通过纤维的定位和位置来决定复合材料的性能。一般来说,FRPs 提供了高强度和硬度的特性,同时也能承受压力和弯曲应力。塑料也可以用其他填充剂如微粒和短纤维来加强,但最广泛使用的是 FRPs。本节重点介绍纤维增强热固塑料。

聚合物复合材料由黏结剂材料制成(即:树脂),称为基质,可用纤维增强以提高强度和硬度。复合材料的基质封住纤维,以保持其在所期望的方向和位置,并确保纤维的负载分配通过材料进行良好的分布。树脂-纤维的占比是复合材料的机械性能及表现的重要决定因素。一般而言,纤维的量应该比树脂基体的量要高。纤维占比分数接近 90.7%,基质占比分数为 9.3%,认为是理想比率。

通过比较,复合材料中的纤维比基质材料更牢固,比弱的基质材料有更好的承受应力。聚合物复合材料中常用的纤维增强材料是玻璃纤维、碳/石墨和凯夫拉纤维(DuPont, Wilmington, Del.)。不同玻璃纤维的等级包括 E、C 和 S 玻璃,分别代表电(E)、化学(C)和强度(S)。S 玻璃的抗拉强度比 E 和 C 玻璃高。碳素纤维广泛应用于矫形器和假肢,其强度比钢还大,同时重量轻,非常硬。碳纤维在压缩和张力上都具有突出的刚性,但由于它具有相对较低的耐冲击强度,经常与玻璃纤维或凯夫拉纤维等其他增强纤维结合,以提高其性能。聚酰胺纤维(如凯夫拉)有抗拉强度的性能,是同等重量的钢的 5 倍。

层状复合材料或层压板是由“连续纤维”制成的,这种材料可以延长给定部分的长度,并且是最常应用于矫形器和假肢的 FRPs。连续纤维增强物能以多种不同形式编织到材料中。通过结合不同类型的纤维织物(如碳石墨、凯夫拉)并将其堆积到各层中,产生的层压材料可以具有特定负载模式的性能。当为矫形器和假肢制作层压材料时,制作人员或技术人员必须理解通过辅具传输负载的方式,以便将适当的分层和版层的定位融入到复合物中,以满足其功能表达的需求。用层压编码系统来描述取向和层合,层压板材的长度作为 X 轴,宽度作为 Y 轴。要用纤维取向角度来描述层的定位,用 X 轴表示,即 X 轴方向为 0°。层压代码描述了从上到下的每一层的顺序。例如:顶层的代码是 0°,后面是 45°、90°,底层是 0°,可以写为$[0/45/90]_2$。括号定义了代码的开始和结束,而下标表示相邻的版层是相同的,这实际上是一半厚度的描述。复合层压板具有不同的纤维取向角度,其目的是通过不同位置的纤维传递载荷。例如,如果纤维的方向是单向的，那么材料在不同角度的结构性负载就会很差。因此，多方向的层压板才有能力承受矫形器和假肢辅具来自各方向的负荷。

加工技术和复合制造

矫形器和假肢设备通常都由定制的接口外壳组件和额外的预加工部件（例如假脚、桥塔）组合。操作者及其技术人员有能力在他们的实验室中制造辅具的人机界面部分，尽管实验室中的过程和设备仅限于部分技术。另一方面，制造商有义务思考大规模生产合成部件的更广泛技术，这样才能利用制作技术的优点来最大化材料的潜在性能。

在矫形器假肢实验室，处理 FPR 复合材料的最常用方法是称为"真空袋"层压的接触成型技术。这项技术相对简单，不需要任何专门的设备。塑料薄膜袋紧紧地延伸在阳模表面并密封：然后在袋子与模具之间采用负压（也就是真空），将袋子紧紧贴到模具表面。当理解合并到辅具上复合材料将如何通过该结构传递压力时，就要以预先确定的方式在模具上放置纤维布，来确定纤维的方向和位置。在达到理想的纤维和布层之后，再将第二个柔性膜袋贴在模具上，形成一个可以容纳复合物液体树脂（基质）部分的外壳。当树脂倒进第二个袋子并密封后，真空将外袋拉到贴在模具上，用一种均匀的方法将树脂压在纤维上，形成一种纤维与树脂比很高的薄壁结构。如果压在外部袋的大气压力不足以达到理想的纤维与树脂的比例，那么真空袋的模具结构就可以放入热压罐中，在外部真空袋上产生更高的压力。由于大多数矫形器实验室都没有这种操作的热压罐，因此配有这种设备的中央制造实验室用于最大程度地提高复合材料压力处理。

泡沫塑料

泡沫塑料可以用于制作矫形器或假肢和皮肤之间的保护界面，特别是易受压的部位，如骨突处。泡沫塑料分为两类：开孔和闭孔。孔是在橡胶或聚合物中由高压吹气工艺产生的。微孔结构使泡沫塑料材料在几个平面上移动，这是减少剪切力的理想物理特性。开孔泡沫的孔相互关联（就像厨房里的海绵一样）；闭孔泡沫的孔彼此分隔。因为闭孔泡沫不透水，所以它们不太可能吸收诸如汗液或尿液等体液；它们确实起到隔热的作用，但长时间佩戴时会很热。

20 世纪 60 年代，英国联合碳化物公司的英国子公司提出了聚乙烯（polyethylene）泡沫的矫形等级。这些闭孔泡沫可以在硬度计的硬度范围内广泛使用（Durometer 硬度计指的是一种弹簧装置，用于测量材料的抗压/硬度）。聚乙烯泡沫的商业名称如 Plastazote（Hackettstown，N. J.）、Pe-Lite、Evazote（Bakelite Xylonite Ltd.，Croydon，U. K.）、Aliplast（Alimed Inc.，Dedham，Mass.）。根据材料的密度，各种各样的聚乙烯泡沫被用于制作软、硬矫形器。Plastazote 是一种低温、热成型的泡沫塑料，已成功用于治疗和预防神经性足部病变。重量轻以及对骨突处的包容性，使其成为足部感觉麻痹患者的理想接触面（参考 Hertzman 的文章"A complete review of the use of Plastazote in lower limb orthotics and prosthetics"）。

闭孔泡沫也可由合成橡胶或聚氯丁烯制成。氯丁橡胶有各种密度，低硬度适用于矫形器，而坚固的材料则用于鞋的支架或鞋底。Spenco（Spenco Medical Corp.，Waco，Texas）是一种微孔氯丁橡胶泡沫，它能减少运动员足部跖面的剪切力和足部水疱的产生。用尼龙（聚酰胺）覆盖的氯丁橡胶作为减震器，同时也减少了足部表面的摩擦。虽然这些材料很少可以热塑，但大多数都能很好地贴合足矫形器的表面轮廓。Lynco（Apex Foot Health Industries，Teaneck，N. J.）是一种开孔氯丁橡胶泡沫，它比闭孔散热更有效；但并没有像 Spenco 那样缓冲震荡。

聚氨酯开孔泡沫用于足部矫形器的顶盖。它们提供良好的减震和散热效果。一些开孔（open-cell）聚氨酯泡沫材料的商家包括 Poron（Rogers Corporation，Rogers，Conn.）、PPT（Professional Protective Technology. DeerPark，N. Y.）和 Vylite（Steins Foot Specialties，Newark，N. J.）。

已经有一些研究比较了制造矫形器的材料。1982 年，Campbell 及其同事们对 31 种材料进行了压缩测试，以确定他们作为鞋垫的适用性。材料根据硬度分为"非常硬""中度变形"和"高度变形"。包括 19 种泡沫塑料的中度变形组塑料认为是最佳鞋垫材料。Campbell 及其同事们得出的结论是，这些材料可以缓解骨突处的压力，并将负荷转移到邻近的软组织，比那些非常硬或变形度高的材料更有效。评估鞋垫材料的研究也证明它们在不同方式的行走过程中都能有效地减少震荡。

黏弹性聚合物（viscoelastic polymers）

黏弹固体是一种具有应力松弛（stress relaxation）和蠕变特性的材料。随着时间的推移，受到持续变形的材料需要减少负荷以保持稳定状态时，即发生应力松弛。蠕变是指当施加持续的负载时，变形随着时间的推移而增加来保持稳定状态。Sorbothane（Sorbothane，Inc.，Kent，Ohio）是一种广泛用作鞋垫的无孔聚氨酯衍生物材料，具有很好的冲击衰减特性。Viscolas（Viscolas Corp.，Soddy Daisy，Tenn.）是另一种类型的黏弹固体，被用来缓冲后跟撞击时对胫骨的冲击，可减弱到正常负荷的一半。另外两种用于制造矫形器、假肢部件的黏弹聚合物是 Viscolite（Polymer Dynamics，Inc.，Allentown，Pa.）和 PQ（Riecken's Orthotic Laboratories，Evansville，Ind.）。

处方指南

矫形器或假肢处方的制订会对患者的潜在功能性结果产生很大影响，仔细考虑康复目标和设计标准非常重要。参与制定矫形器或假肢辅具处方的医生、治疗师、矫形器师和假肢师，必须对矫形器或假肢有良好的理解，才能用这些辅具有效地治疗患者。

对功能缺失的评估包括对患者目前身体状况的全面评估：肌肉力量测试、关节活动度测量以及其他影响辅具适配或性能的身体损伤记录。与身体检查同样重要的是考虑患者的所有个人需求，并了解治疗将如何影响日常活动。为了提高治疗的成功率，患者和其他康复小组成员必须就装备类型和相关训练和示教达成一致意见，以达到最佳的功能疗效。

矫形器处方

美国矫形外科医师学会假肢和矫形器委员会开发了一种技术分析形式，可以标准化患者评估的过程。该评估记录了患者的生物力学缺陷，并提供了矫形器处方所需的基本信息。这个系统方法有两个主要目标：定义矫形的解剖节段，并准确描述治疗所需的生物力学控制。这项评估的基本原则是，矫形器应该设计为只控制那些异常运动，同时允许不受损伤的解剖学部分自由运动。

技术分析表格对身体的三个主要部位进行了技术分析：上肢、下肢和脊柱。表格有四页长，采用相同的基本方法来制订矫形器处方。第一页记录患者的一般信息，并指出主要的身体缺陷（图 6－1）。主要损伤部分描述了所有的功能限制，如骨骼结构、感觉或关节挛缩。这些信息提供了患者临床表现的概述。

技术分析表格的第二和第三页（图 6－2）是制定矫形器处方时相应解剖结构（肢体或躯干）的图。每一个骨骼区域都有三个平面的运动：冠状面、矢状面和水平面。关节水平两边的方框用来表示意志力、高张性、本体感受和关节活动范围。第四页包括功能障碍、治疗目标、矫形建议以及关键功能性生物力学控制的总结。

肌肉的随意运动通过常规的肌肉测试技术来评估。肌肉力量可以通过标准化描述或肌肉分级系统记录，这取决于各自偏好。

表格上记录了两种类型的关节（肢体）运动：旋转和平移。根据 McCollough 的说法，在平移运动中，远端部分的所有点都在同一个方向沿着相同的轨迹和距离运动。在旋转运动中，远端部分（或其假想的延长）的一个点保持不变，而其他点则在周围的弧内移动。用直线箭头记录平移运动相对于近端的远端运动方向。平移运动的直线箭头置于圆的下方（表示关节轴）。如果平移力作用在垂直轴上，直线箭头就放置在圆的一边。每个关节的旋转运动和相关的运动范围用带有量角器型排列的箭头记录。阴影处理的每个关节的正常运动范围提供对比参考。如果存在固定的挛缩或融合，会使用双直线箭头。

每个身体节段的高张力肌肉群都由功能性字母量表（functionally based letter scale）来描述。轻度肌紧张指任何功能上不显著的张力增高。适度肌紧张表明张力可能有功能性，例如帮助患者在小任务中持有物品。严重肌紧张表明不可能有正常功能。患者的本体感受能力以类似的方式描述，对于关注的每个身体节段都用缺失、受损或正常表示。

技术分析表的最后一页（图 6－3）包含了功能障碍的概述、矫形器治疗目标的清单以及详细介绍矫形器建议的图表。每个身体节段所期望的矫形控制通过一个特定的字母表示；多达 7 种矫形控制可以纳入矫形器的设计中。这些控制的术语和描述在关键词中说明。如果正确地完成了矫形器建议部分，那么图表将显示辅具将包含的身体节段以及功能所需的生物力学控制。任何具体的设计要求或材料说明，都可以在表格备注部分详细说明。

对于矫形器师来说，处方是辅具设计的蓝图。它指定了实现治疗目标所需的力学系统要求，而不涉及材料选择或生产过程。虽然不一定必须做深入的生物力学评估，但是基于这些原则的系统才是制订矫形器处方的有逻辑的客观方法。

假肢处方

假肢处方的制定需要不同的评估过程。假肢处方依赖于对部件、材料及其适应证和禁忌证的深入理解。最理想的情况是，在截肢手术前制定假肢处方就

技术分析表格　　　　下肢　　　　1973年3月修订

姓名 ________________ 编号 ________ 年龄 ________ 性别 ________

记录日期 ________________ 病因 ________________

职业 ________________ 目前下肢设备 ________________

诊断 ________________

____

____

步行 ☐　不能步行 ☐

主要缺陷

A. 骨骼

1. 骨骼和关节：　正常 ☐　异常：________________
2. 韧带：　正常 ☐　异常 ☐　膝关节：AC ☐　PC ☐　MC ☐　LC ☐
   踝关节：MC ☐　LC ☐
3. 肢体短缩：　无 ☐　左 ☐　右 ☐
   长短差值：　髂前上棘-足跟 ________　髂前上棘-胫骨平台内侧 ________　胫骨平台内侧-足跟 ________

B. 感觉：　正常 ☐　异常 ☐

1. 麻木 ☐　感觉减退 ☐　位置：________________
   保护性感觉：　保留 ☐　缺失 ☐
2. 疼痛 ☐　位置：________________

C. 皮肤：　正常 ☐　异常：________________

D. 血管：　正常 ☐　异常 ☐　右 ☐　左 ☐

E. 平衡：　正常 ☐　受损 ☐　支撑（support）：________________

F. 步态偏差：________________

____

G. 其他障碍 ________________

说明

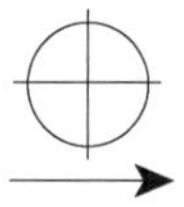
= 水平运动的方向

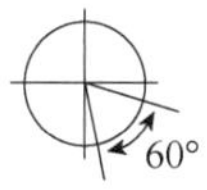
=旋转运动的异常程度

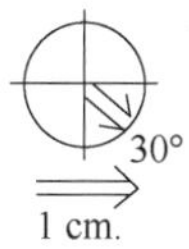
=固定的位置（fixed position）

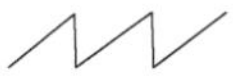
= 骨折

意志力（V）
N=正常
G=好
F=一般
P=缺乏
T=微弱
Z=没有

张力高的肌肉
N=正常
M=轻微
M0=中等
S=严重

本体感受（P）
N=正常
I=受损
A=缺失

D=局部膨胀或扩大

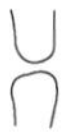
=假关节

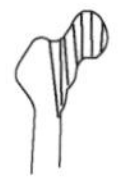
=缺少部分

图 6-1　技术分析表格为制订下肢矫形器处方提供了数据采集的系统性方法。表格的第一页用来记录患者的病史和当前的损伤情况。AC，前交叉韧带；ASIS，髂前上棘；LC，外侧副韧带；MC，内侧副韧带；MTP，内侧胫骨平台；PC，后交叉韧带（经允许引自 Committee on Prosthetics Research and Development. Report of the Seventh Workshop Panel on Lower Extremity Orthoses of the Subcommittee on Designand Development. Washington，DC：National Research Council-National Academy of Sciences，1970；and McCollough NC Ⅲ. Biomechanical analysis systems for orthotic prescription. In American Academy of Orthopaedic Surgeons，Atlas of Orthotics：Biomechanical Principles and Application，2nd ed. St. Louis：Mosby，1985. pp. 35－75）。

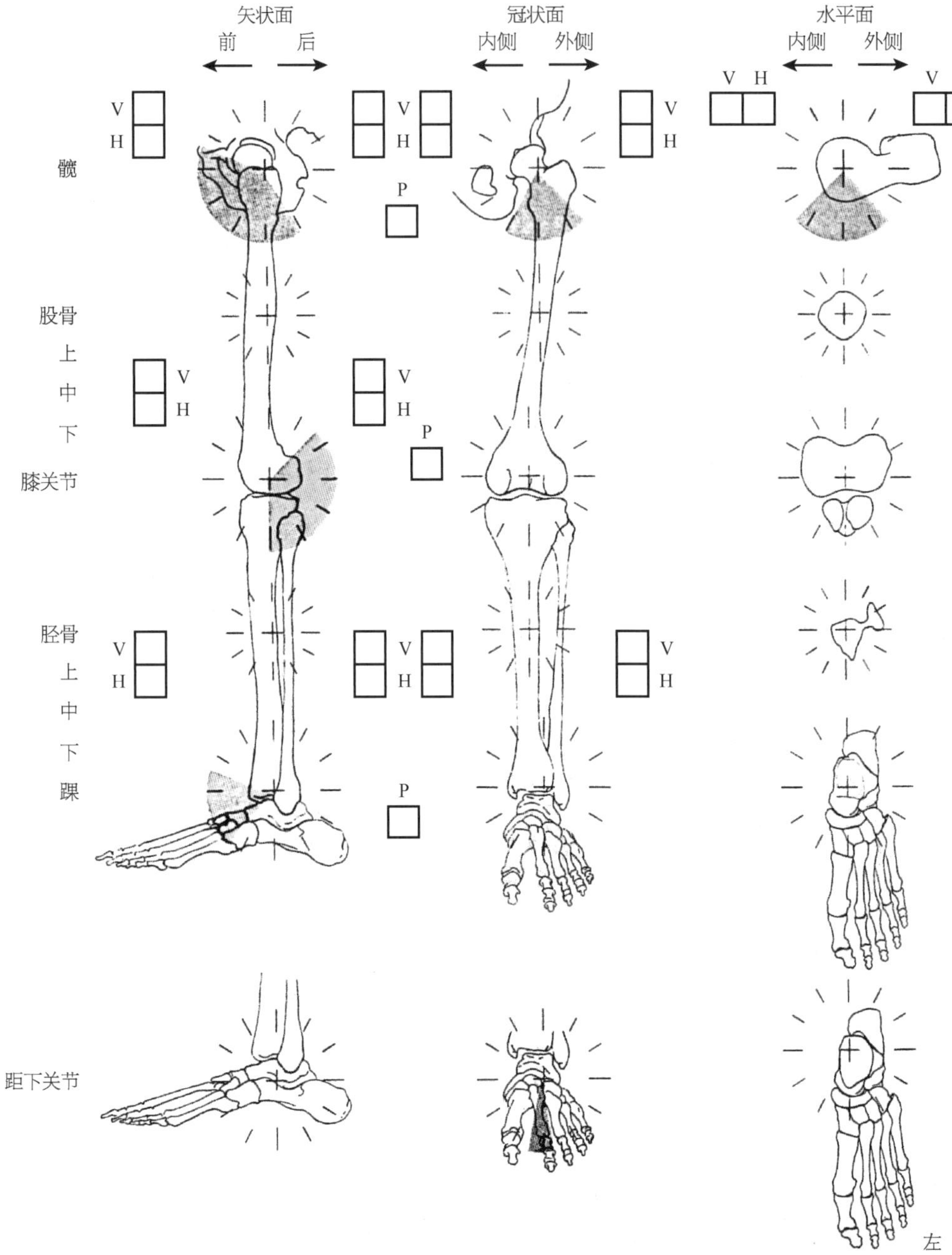

图 6-2 随后的技术分析表单用于详细描述每一个需要制作矫形器或假肢的肢体或身体节段的特征。在这些页面上记录的信息包括现有的畸形、本体感受能力(P)、三维运动中关节旋转和平移活动度的受限或过大、意志力(V)以及肌张力水平(H)(经允许引自 Committee on Prosthetics Research and Development. Report of the Seventh Workshop Panel on Lower Extremity Orthoses of the Subcommittee on Design and Development. Washington, DC: National Research Council-National Academy of Sciences, 1970; and McCollough NC Ⅲ. Biomechanical analysis systems for orthotic prescription. In American Academy of Orthopaedic Surgeons, Atlas of Orthotics: Biomechanical Principles and Application, 2nd ed. St. Louis: Mosby, 1985. pp. 35-75)。

开始了,因此残肢能有适当的长度和康复,以便优化假肢使用。血液供应、预期的活动水平、智力、职业和年龄等也是需要考虑的重要因素。残肢和整个肢体的运动范围、灵活性,以及固定挛缩、功能强度、皮肤状况、周长测量、疼痛和感觉等都要评估。

假肢处方的一个重要部分是部件的选择。踝足假肢、下肢假肢的膝关节机制以及上肢终端设备的多样性,对于不熟悉其应用的人来说,要作出决定可能

功能残疾总结：________________________________

治疗目标：

预防/纠正畸形 ☐ 提高步行 ☐
减少轴向载荷 ☐ 骨折治疗 ☐
关节保护 ☐ 其他 ________________

矫形器建议

下肢		屈曲	伸展	外展	内收	旋转 内旋	旋转 外旋	轴向载荷
髋膝踝矫形器	髋							
膝踝矫形器	大腿							
踝足矫形器	膝							
	小腿							
	踝	（背屈）	（跖屈）					
足矫形器	距下					（内翻）	（外翻）	
	跗骨间							
	跖趾							

备注：

签名 ________________ 日期 ________________

关键词：使用下列符号来表示指定功能的预期控制：

F=自由 随意运动
A=辅助 应用外部力量来增加运动范围、速度或运动力度
R=限制 应用外部力量来减小运动速度或力度
S=停止 包括用一个静态单元来阻止一个方向上不期望有的运动
V=可变 在不进行结构性改变的情况下可以调整的单元
H=保持 消除规定平面上的所有运动（验证位置）
L=锁住 设备包括一个可选的锁

图6-3 技术分析表格的最后一页详细说明了矫形器的目标和所需辅具的具体处方。一旦处方形成，这个表就成为制造和适配矫形器的指南（经允许引自 Committee on Prosthetics Research and Development. Report of the Seventh Workshop Panel on Lower Extremity Orthoses of the Subcommittee on Design and Development. Washington，DC：National Research Council-National Academy of Sciences，1970；and McCollough NC Ⅲ. Biomechanical analysis systems for orthotic prescription. In American Academy of Orthopaedic Surgeons，Atlas of Orthotics：Biomechanical Principles and Application，2nd ed. St. Louis：Mosby，1985. pp. 35－75）。

非常困难。因此，假肢师对于组件的建议通常值得信赖，因为他们对详情和限制最为熟悉。许多假肢团队已经制定了数据收集的表格，来规范假肢处方的过程。Redhead 建议假肢处方应该考虑每一个主要的"处方选项"。Redhead 描述的大腿假肢详情包括肢体类型、接受腔（socket）材料和设计、悬挂、膝关节、膝关节控制、踝关节、足和美观。

制造过程

一旦制订了矫形器或假肢的处方，制造过程就开始了。传统的制造过程由六个步骤组成：

步骤1：对肢体进行精确测量。

步骤2：制作阴模（石膏）。

步骤3：创建肢体或身体节段的三维阳模

步骤4：修改阳模并获得所需的控制

步骤5：围绕阳模制作矫形器或假肢

步骤6：为患者适配辅具

在某些情况下，为了实现辅具的最佳适配和功能，需要进一步的修改或调整。

测量

测量通常都参考容易触摸的骨性标志。主要测量包括长度、连续的周长以及身体节段的内外侧和前后侧尺寸，这些都是制作矫形器或假肢所必需的。虽然许多测量可以用简单的工具实现，如卷尺，但已开发了一些专门的测量装置，如电子扫描装置，能提高准确性和可重复性。测量结果记录在针对需要干预身体部位的表格上，例如先前描述的技术分析表。这些测量方法用于两方面：作为需要修改阳模时的参考，以及作为确定辅具周边设计线位置的方法。

阴模

阴模取自实际的身体节段，可用于制作三维阳模，是制造矫形器或假肢的必需模型。这种阴模通常用石膏绷带或纤维树脂绷带制作，尽管在某些情况下直接取型是替代性选择。制作阴模有四个步骤。首先，在身体上覆一层薄纤维套或一层长袜，以形成保护性界面，并控制软组织结构在石膏中的位置(图6-4)。薄纤维套的尺寸不等，可以从用于儿童肢体的小直径到用于成年躯干的大直径。当采用直接取型技术时，凡士林油这类的局部分离物可以作为界面来减少取型中粘着表皮毛发的风险。第二，骨突处或其他重要的指导性标志需要用擦不掉的墨水标记在身体节段上。这些标记会拷贝到阴模的内部，并从那里再转移到阳模表面。

一旦肢体或身体部位准备好，就可以运用薄的医用石膏或纤维树脂绷带(图6-4B)。这一过程区别于骨折石膏取型的一个重要之处：目标是达到“亲密”的契合度，以获得肢体或身体节段的实际轮廓，因此不需要有保护垫。弹性石膏卷可以绕成不超过两层或三层的圈。另一种选择是，这些材料可以沿着四肢或身体节段的长轴覆盖。大多数石膏取型材料都便于使用绕圈的方式，但对特殊类型的取型过程也有特殊的材料，例如AFO的纤维树脂袜。随着取型材料的应用，临床工作人员根据肢体的正常形状对表面进行平滑处理。当模具变硬时，临床工作人员将肢体或身体节段支撑在想要的位置上，有时会使用轻微的矫正力。举个例子，踝关节矫形器所期望的肢体位置应该是在距下关节和距骨小腿中立位。如果小腿假肢的PTB接受腔(socket)设计是理想的，那么作用在髌骨末端的外力会在制成的阳模上标记出它想要的位置。

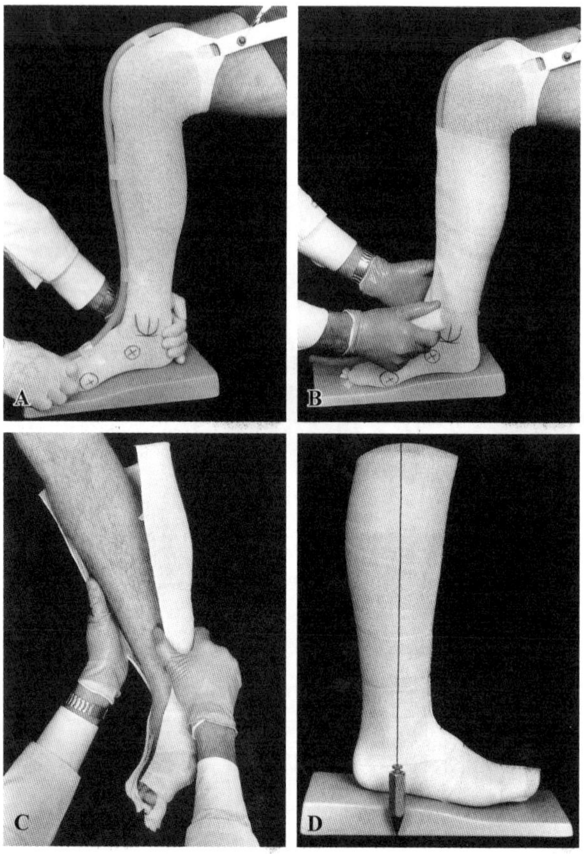

图6-4 传统阴模的取型过程，先将一层棉织物放在肢体上，并用不可擦除的水溶性笔来标记骨突处。医用橡皮管位于肢体前侧，作为脱除石膏的指导并保护皮肤(A)。假肢摆在“最后”取型的位置，为石膏绷带或纤维树脂石膏带绕圈做准备(B)。为了获得最佳的足-鞋-AFO界面，取型板要呈现足的轮廓。一旦石膏“定型”，便用石膏锯打开石膏的前面(C)，将阴模小心翼翼地从肢体上移除。封闭前面的边缘，并用垂直线(D)来验证阴模的踝足对线。

一旦石膏硬化充分，就小心地从肢节上移开，保持其形状和轮廓，并检查对线(图6-4C和D)。取阴模的临床工作人员应全面掌握即将施加于相应解剖节段的力量，这对于确保矫形器和假肢的最佳适配和功能至关重要。在阴模制作过程中，需要仔细考虑对软组织压迫和骨骼排列变化的估计。制作经验丰富的专业人士会使用临床判断来制作阴模，不仅捕捉解剖段的形状，还运用有效的力系统来改善或最大化功能。基本的设计决策必须在取型程序之前进行，这样才能结合针对预期的功能结果提出的所有具体建议。

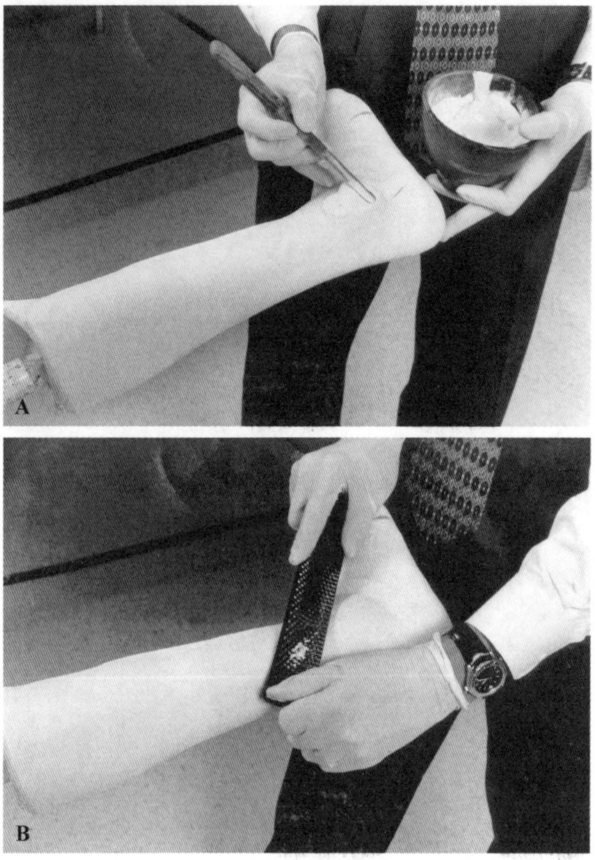

图6-5　阳模修整中，将熟石膏添加在压力敏感的区域，例如侧踝(A)，那么成品矫形器中相应区域会获得"减压"。用塑料挫去除压力耐受区域(B)的材料，会提升更佳负载的全接触或肢体稳定性。

已为特定目的开发了专门的阴模取型技术。聚苯乙烯泡沫取型块是获得足底面模型的常用方法之一。对于从面部烧伤中恢复的患者，在瘢痕成熟时期，制作提供平衡、稳定压力的面部矫形器，需要高度详细的脸部模型。常使用藻酸酸钠取型，也称为印模技术，类似于牙科使用的技术。

制作和修整阳模

制作阳模的传统方法已很成熟。将阴模密封，这样它就能接受液体熟石膏。在倒入液体熟石膏之前需在模具内壁上附加一种分离材料(例如硅树脂、肥皂)，这样一旦阳模铸好，就可以更容易取出。一旦石膏硬化，阴模就剥去并丢弃。用不可擦除的铅笔在肢体或身体部位上标出解剖标志和参考点，从患者身上拷贝到阴模再拷贝到阳模。在阳模石膏里嵌入一个杆子(柱)。这根杆子便于制作师握住模型来铸造修型和完成余下的生产工艺。

模型修整可以去除成型或取型过程中产生的手工误差，并从患者身上将测量详情转移到石膏上。一旦阳模修整好，就可以进行基于矫形器或假肢设计的进一步调整。在阴模取型过程中，为了将轮廓更好地整合到最终的矫形器或假肢中，软组织可能被施加特定压力。虽然阳模代表身体节段的三维形状，但是它不能传递即将与之接触组织的密度信息。一般而言，在需要减压的地方增加额外的石膏(例如超过骨突部分)(图6-5)，或者在需要施加额外压力的地方移除石膏。当矫形器或假肢在模型上形成时，就能获得更贴合的适配区域。虽然已经制订了在阳模上移除或添加材料量的指导，但是在这个过程阶段，假肢师和矫形器师的临床经验还是非常重要的。阳模还可以进行修改，以重新构建表面几何形状，提高成品的强度。

一旦设计更改纳入模型中，组件产品的表面就准备好了。这包括用磨砂工具去除任何表面上的不完美，以确保与皮肤接触的表面是光滑的。然后，石膏阳模就可以作为将不同材料制成界面组件的模型了。

制作矫形器和假肢接受腔(socket)

阳模的制造过程取决于辅具所选的材料。热成型是制作矫形器和假肢的常用方法。热塑性板材在恒温箱中加热到"可塑"状态，然后通过改变阳模表面的气压差(图6-6)进行塑型。一旦塑料冷却并恢复到固体状态，就要在抛光边缘前先划好剪裁线(trimline)。

CAD/CAM(电脑辅助设计/电脑辅助制造)

20世纪60年代，一种使用计算机的替代方法首次引入假肢制作。早期的CAD/CAM方法使用立体摄影和数字化来创建数字模型，它指导铣床创建残肢阳模。在20世纪70年代末和80年代初，University College London提出了更完整的假肢制造理念。在建立了一个名为Rapidform的假肢自动化生产系统之后，该研究小组构想了一个使用适当假肢对线数据的完全自动化制造程序。

在美国，退伍军人管理局在20世纪80年代开始资助研究项目，以探索CAD/CAM在矫形器和假肢中的潜力。随着个人电脑的普及，私人工厂也取得了进步。从20世纪80年代末开始，制造商设计了大量的CAD/CAM系统，用于矫形器和假肢的各种应用。计算机硬件、处理器和软件的进步使CAD/CAM系统快速而高效，同时也为许多矫形器和假肢的设备制

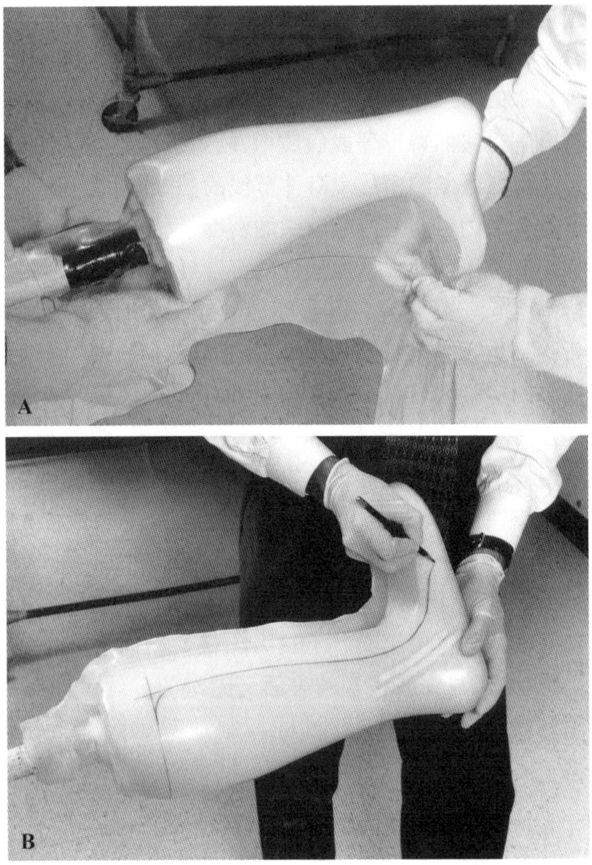
A
B

图 6-6 一旦热塑材加热，将其放在修整好的阳模(A)上，并密封热塑塑料的边缘。真空泵产生的负压消除所有残余空气，并将聚丙烯拉至阳模表面。当材料冷却后，使用初始评估中获得的测量值和骨标记作为指导，在成型的塑料(B)上画出剪裁线。注意在踝关节加上波纹来强化矫形器。

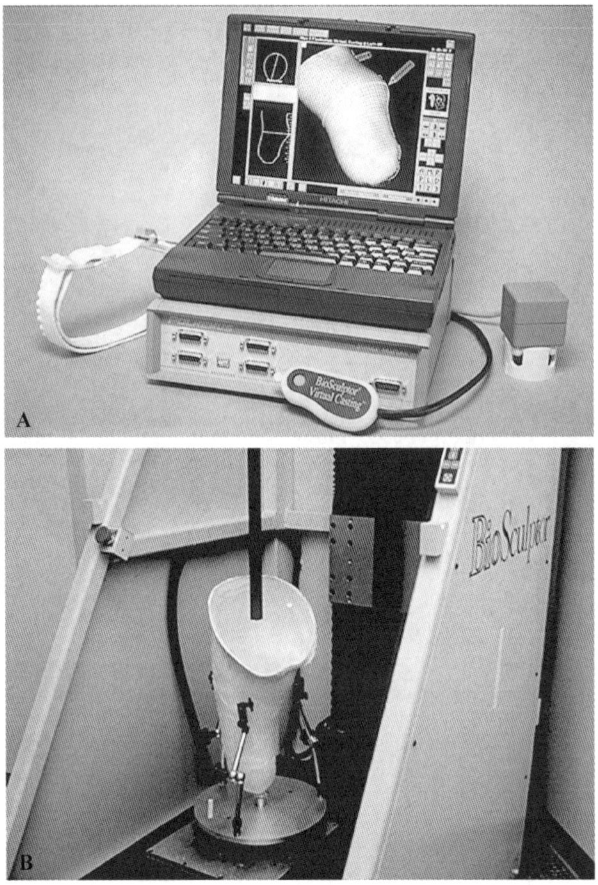

A
B

图 6-7 CAD/CAM 数据采集系统示例。残肢(A)的数字模型可以由笔记本电脑、适当的信号处理器组件和手持数字转换器获得。激光数字化(B)可用于准确地捕捉残肢传统阴模的轮廓(感谢 BioSculptor Corporation，Hialeah，Fla)。

造提供了更加经济的选择。

如今，大多数 CAD 系统都使用扫描设备来记录用于 CAM 的身体节段数字信息。CAD/CAM 系统的主要组成部分有数字化设备、计算机和铣床。解剖节段的表面轮廓由各种数字化装置记录：光学激光扫描仪、表面接触笔和气动机械支柱。从身体节段扫描获得的数字信息由计算机处理，并转换为三维坐标数据点文件。计算机用该文件以表面轮廓图的形式创建图像。然后将数据传送到铣切装置上，雕刻矫形器或假肢的阳模。

数据采集

用于数据采集的每一个数字化设备都是为特定任务或处理特定解剖区域而设计的。非接触式激光数字化设备能进行环形扫描，非常适合于柱形测量，如肢体假肢或脊柱矫形器。光学激光相机的机制是拍摄身体节段的表面地形，并在计算机中记录测量的数据点。为患者提供舒适、安全的特殊固定装置和栏杆是每个系统的一部分。脊柱矫形器与肢体假肢相比，用来扫描躯干的设备通常需要不同的装置。一些扫描仪能够从患者的身体节段直接进行数字化，而其他系统则可以从身体的阴模或模型中测量(图 6-7)。一些 CAD/CAM 制造商已经引进了小巧的手持接触数字设备。这些组件让临床工作者通过与皮肤直接接触来数字化身体节段。手持接触数字化设备通常是一根指挥棒、笔或指针。接触数字化设备通常有扫描特定形状的特殊部件或测量工具来获得前后、内外的尺寸，如卡钳。其多功能性允许采集复杂形状的数据。在一些系统中，手持数字设备可以与激光扫描结合使用。

在足部矫形器制作中使用数字化设备也变得越来越普遍。一些基于足矫形器不同技术和原理的系统已经用于足部的数据采集。气动机械柱用于全负重或部分负重的足底面数字化(Amfit Corp，Vancouver，Wash.)。在数字化过程中，矫形器的形状如趾骨，可以在数字化过程中评估，在制作前确定最佳位置和舒适度。安装在丙烯酸平台下的光学激光扫描仪可用来扫描负重下的足部（Bergmann Orthotics Lab, Northfield, Ill.）。由于该系统还能在没有平台的情况下以不负重的方式扫描足部，因此在临床实践中应用广泛。

在许多情况下，矫形器师和假肢师仅限于用表面几何图形和解剖结构的触点，来理解身体节段的骨骼和软组织结构的位置。磁共振成像和计算机断层扫描技术用于建立三维计算机模型，并协助做出机械设备的设计决策（图6-8）。来自这些扫描的数据转换为特定图形和建模程序的工作格式。尽管这种技术不适用于所有应用程序，但它可为该领域的深入研究和发展提供机会。

形状操控软件

修整患者身体节段三维模型的能力让临床工作者将所需的生物力学控制整合到矫形器或假肢中。应用于某一特定区域的力量，在一定程度上取决于数字三维模型的操控。现在，软件包可以帮助矫形器师和假肢师为特定患者设计最合适的修整。通用的修改模板或定制的模板可大范围地修改数据。临床工作者可以去除四肢或躯干骨突处的压力，也可以改变几何形状，以增强最终矫形器或假肢的结构性强度特征。可以描绘出边缘剪裁线，以便参与组装部件的技术人员能在无需进一步指导的情况下完成辅具。

加工和生产

一旦数字模型就位，铣床就会制造出真正的矫形器或假肢装置。因为每一种矫形器或假肢通常都有特定的铣削参数，所以每一种都需要不同的设置。例如，小腿、大腿接受腔长而圆的形状通常用车床铣床（图6-9）制造。相反，足矫形器由末端轧机设备制造，因为它们的平台结构和生产过程能产生不同的修整需要。生产车间需要足够大，以便为每一种矫形器或假肢分别提供不同的铣站。这种制造上的限制，推进使用调制解调器传输的计算机数据碾磨阳模和制作矫形器、假肢的实验室生产公司的建立。计算机生产网络可以减少生产时间和次数，即便CAD/CAM用于小型矫形器/假肢设备也是经济可行的。特殊的生产设备可以部分自动化某些部件的热成型过程。在假肢接受腔的热成型机器上，预制聚丙烯外壳在机械平台上向上移动至恒温箱，并将塑料加热到可成型的温度。然后将加热的壳层放到残肢阳模上，并真空成型全接触。

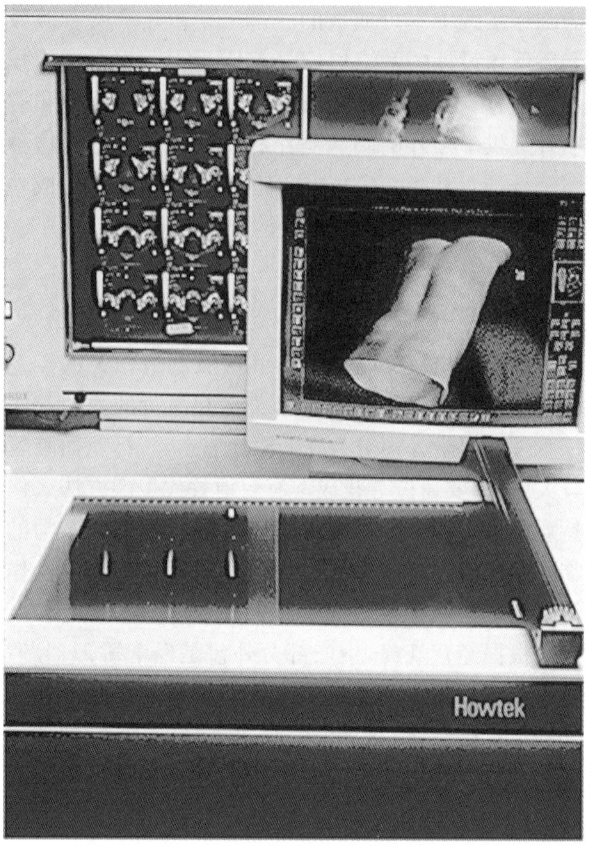

图6-8 各种矫形器或假肢的CAD/CAM应用中，CT或MRI可建立身体节段数字计算机模型。这种系统的组成部分包括图像扫描仪（前图）、显示数字化图像的电脑显示器（例如躯干；中心偏右）以及用到的CT或MRI（后图）（感谢BioSculptor Corporation, Hialeah, Fla）。

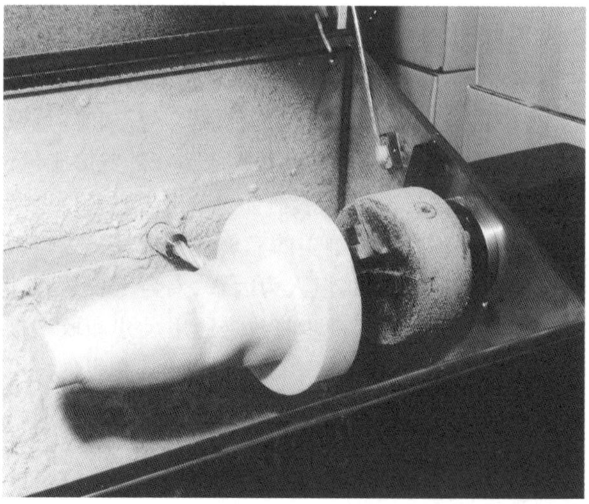

图6-9 计算机控制的研磨车床正在雕刻小腿假肢接受腔（socket）阳模（感谢Prosthetic Design, Inc., Clayton, Ohio）。

矫形器和假肢的CAD/CAM在临床和研究方面发挥重要作用。虽然矫形器和假肢中CAD/CAM的发展史跨越了20多年，但直到20世纪90年代才成为临床实践中不可或缺的一部分。让几乎所有假肢和矫形器设计的系统与CT、MRI和其他医学成像技术相结合。CAD/CAM技术的进步为矫形器师和假肢师提供了额外的临床制作和研究工具。尽管这种精密设备对某些临床和生产任务有很大贡献，但成功的辅具适配还是取决于准确的数据输入和处方。

中央制造和规模生产

本章所描述的与矫形器和假肢制造相关的工艺和过程相对来说都是劳动密集型和昂贵的。随着医疗管理和保险公司努力降低医疗成本，该行业面临着较大压力，要通过寻找成本有效地替代生产方法来保持竞争力。一个选择是最大化矫形器师和假肢师的临床生产力，并降低他们的技术责任。中心制造操作使医生开展临床实践，而不需要大型技术设施和空间。根据经营规模，生产部分外包是经营矫形器/假肢诊所的一种更经济的方式。实践者不希望管理内部的技术操作，包括额外的技术人员、专业的设备和增加的空间需求。另一个优势是，中央制造可以为设备提供一致、高质量的改进。

定制辅具的中央制造设备

中央制造设备善于生产定制的矫形器和假肢，通常提供大量的矫形器和假肢服务。这些制造服务可以生产几乎所有品种的矫形器和假肢，当然有许多公司只专门从事某一特定领域(例如脊柱矫形器、膝关节矫形器、小腿假肢)。一些中央制造的操作具有生产辅具的优势，不需要阴模和额外成本，节约时间和材料。对患者的一系列常规测量，结合身高和体重数据，一起输入计算机，便可生成用于生产的铣磨阳模。尤其是矫形器系统，已改良到能生产出与患者模型所生产的定制矫形器相媲美的完美适配辅具。尽管人们总是需要定制产品，但人为因素、人类工程学和计算机建模方面的技术进步将改进通用尺寸和取型接口系统，使更多的人能够适配预制的辅具和组件。不同材料属性的模块组件已经成为常规假肢实践的一部分。

规模生产

适配给患者用于康复的批量生产的预制矫形器比定制的矫形器更多。矫形外科公司持续开发矫形器和假肢产品，其适配性和性能通过不同尺寸系统和模块组件来达到定制辅具的效果。在未来，预制模块组件系统可以通过改进定制系统的性能结果和扩展在临床实践中的应用，来弥补预制组件和定制辅具之间的缺口。虽然在某些问题上可能存在适配和功能的提升，但某些畸形和病理状态几乎还是需要由传统或CAD/CAM方法制作的定制或测量的矫形器和假肢。

矫形器和假肢的维护

日常保养和维护对于保障辅具功能和延长使用寿命相当重要。矫形器或假肢的维护项目通常由矫形器师或假肢师和患者实施。服务时间表取决于具体的矫形器或假肢、制作材料、部件的耐用性，以及患者和护理人员的知识与能力。矫形器或假肢日常护理的指导应包括清洗和检查。适当的教育，如基本的适配标准和穿脱说明，让患者在日常使用中学会评估辅具的适用性。

矫形器和假肢应该每周检查缺损、压力变化(缺口、划痕)、螺钉松动或铆钉减弱。任何有机械部件和移动部分以及反复承重的辅具都需要定期维护；识别和处理问题的早期症状比更换因缺少适当维护而损坏的设备要便宜得多。告知患者有关于使用矫形器或假肢的潜在问题以及如何解决这些问题，可以防止出现严重问题。

大多数塑料成分可以用温和的抗菌肥皂清洗干净，然后用冷水彻底冲洗。额外的水分应该用毛巾吸干，矫形器或假肢应该晾干。热会扭曲一些塑料；应该提醒患者不要使用电吹风来干燥辅具。同样的，矫形器或假肢不应该放置在直接热源附近，如散热器、火炉或任何在运行时产生热量的设备。它们也必须避免强烈的阳光直射。

皮革衬里和皮套每周都用洗革皂清洗。皮革软化器不应使用，除非由矫形器师指导，因为它们可能会影响一些带子和袖口的功能。皮革防水剂和保护剂通常含有皮肤刺激物，不应用于与身体有直接接触的皮革部分。

大多数矫形器和假肢的设计是为了在穿戴时对身体节段施加矫正或稳定的压力。对于一些患者，尤其是那些皮肤脆弱或有瘢痕的患者，这种压力可能会增加皮肤刺激或损伤的风险。皮肤问题的风险因设备不同而异，其取决于佩戴矫形器或假肢者的整体健康和皮肤状况。为了最大程度地减少皮肤对外力的不耐受，大多数矫形器或假肢的新使用者都会从间断穿戴开始。逐级增强矫形器或假肢使用的治疗方案，可以避免诸如过度发红、擦伤和水疱等并发症。对于皮肤问题高风险或有皮肤问题史的患者，各种预防措施(如泡沫或硅胶接口层)均可纳入矫形器或假肢系统。

大多数定制矫形器或假肢的设计都是为了达到最佳贴合于其包覆的身体节段的目的。患者身体状况的变化可以显著改变设备的适配和功能。影响适配的情况最常发生于患者有显著生长、体重增加或减少、肌肉萎缩、水肿、结构退化或创伤时。定期评估对确保辅具在最初配发后的几个月和几年里保持适配和功能非常必要。半年检或一年检应该是矫形器和假肢辅具治疗计划的一部分。

为了维持下肢假肢的正常功能，需要特别注意几个方面。假肢的排列对线通常基于特定的鞋跟高度；处方规定的鞋跟高度（当鞋子改变时）的变化通常会导致步态中的功能问题。同样的，鞋跟过度磨损也会影响性能。必须仔细且经常监测鞋的状况。假肢应该没有灰尘、沙子和其他碎屑，以确保关节机制及其运动不受限制。接受腔附件和悬架系统需要每天关注，因为它们通常容易堆积线头、灰尘和其他碎片。如果假肢或任何部件进水，那么该装置应该彻底干燥，以防止永久性损坏。假脚的橡胶缓冲器会随着时间和使用而老化，因此必须定期更换。假肢师可以告知患者需要定期维护的特定部位。

假肢的接受腔部分应该认真护理，以避免潜在的残肢皮肤问题，特别是感染。当使用特殊衬垫时，特别的清洁说明也很必要，因为材料使用的差异很大。对于安装吸着式接受腔或特殊接受腔装置的患者，应该用软刷或抹布清洗连接部件或螺纹中的碎片。

总结

本章探讨了最常用于矫形器和假肢处方、测量和生产的材料和方法。选择能最大程度促进患者功能目标的设计、材料和组件类型。矫形器或假肢有效性的基础是仔细测量身体节段（通过石膏取型或CAD/CAM），并认真修整模型达到最佳适配。对于适配首个矫形器或假肢者，与康复团队包括患者和护理人员共同决策是至关重要的。难穿或者不舒服的矫形器、假肢更有可能发现于壁橱里，或者扔到床下，而不是在患者身上日常使用。

第7章
鞋类：下肢矫形器基础

Footwear：Foundation for Lower Extrimity Orthoses

Jennifer M. Bottomley

学习目标

1. 根据步态中足的必要功能、轮廓和对线(alignment)，确定标准鞋的适配。
2. 为足部畸形和穿戴假肢或矫形器的患者推荐适当种类和特征的鞋。
3. 描述鞋的修改，以及可以解决影响足部和下肢肌肉骨骼问题的调节性矫形器。
4. 描述特定问题及前、中、后足畸形对步态周期负重和效率的影响，并推荐合适的鞋或矫形器介入来减少疼痛、提高功能。
5. 为患有关节炎、痛风、糖尿病、外周血管疾病、偏瘫、截肢或先天性足部、腿部畸形的患者确定特殊的鞋类需求。

在衣柜里，服饰中最重要的元素就是鞋子，没有任何服饰比鞋子设计得更精确。过紧的鞋子，其持续压力可以引起足部溃疡和畸形。不合适的鞋子产生的剪切力会引起皮肤破损，引发和加重脚和脚趾的畸形并导致跌倒。鞋在步行的过程中能起到将体重转移至地面的作用，并保护穿的人避免来自环境的任何危险。一双精心设计的鞋是许多下肢矫形器的必要基础，也是良好对线与高效步态的假肢所必需的基础。本章讨论鞋子的组成与特征，确保鞋子合适，并为有足部失能与畸形的患者挑选合适的鞋。

一双好鞋的组成部分

一双合适的鞋是最大限度地减少脚部的压力、提供支撑、充分吸收地面反作用力的减震器。鞋的基本部分是鞋底、鞋帮、鞋跟和鞋面。每一个部分都进一步划分为特殊的鞋设计所需要的部分或区域(图7-1)。每个部件对于个性化需要的、合适的鞋都至关重要。

鞋底

鞋底保护了脚的足底面。传统的鞋底由中间有一层可压缩的软木缝在一起的两块皮组成，大部分鞋子还有另外一层紧贴着足的内底。厚的鞋底可以保护脚对抗不规则的步行平面。鞋的刚度或硬度也很重要，虽然鞋要耐穿，但不可过硬，以至于妨碍支撑末期与摆动前期跖趾关节(MTP)足趾滚轴的过伸。

鞋底的各个部位由位置决定。沿条(welt)是鞋底外部里边的一片，鞋外底(outsole)是最外层的一部分。鞋跟和鞋头之间、沿条和外鞋底之间的铁心(shank)通常用弹簧钢、钢皮纸片或木条制作，以提供支撑或加固形状。铁芯(shank)的作用是防止鞋跟和趾球部之间的材料塌陷，并提供额外的支撑。在大多运动鞋中，鞋底是橡胶的，能提供最大抓地力。橡胶鞋底吸收冲击，最大限度地减少鞋跟冲击力。

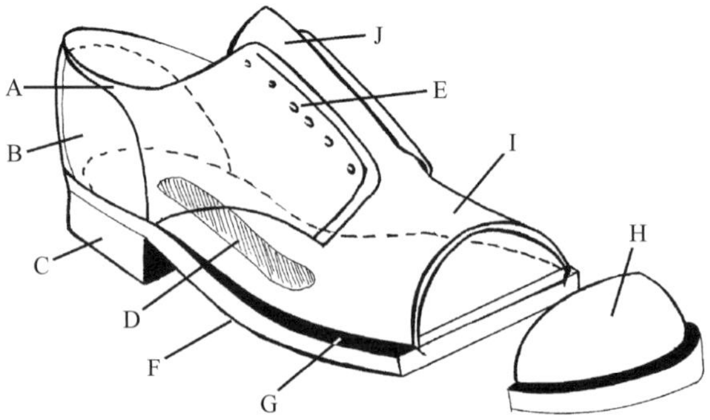

图7-1 鞋的基本部分。鞋帮由鞋腰(A)和加固后帮(B)组成，将足跟稳定在鞋里；闭合口(E)和鞋舌(J)穿过足中段；鞋筒(鞋面I)和鞋头套(toe box)(H)包裹住前足。鞋外底F表面通常由铁芯D加固(reinforce)，并在沿条(welt)(G)处与鞋帮连接在一起。标准鞋跟(C)为1.9 cm(3/4 in)高。

鞋帮

鞋帮（upper）可分为鞋面（vamp）、鞋舌（tongue）和鞋腰（rear quarters）——覆盖脚背后部的 1/4。鞋面从中底向前延伸而成。在布鲁切尔鞋型的闭口中，鞋舌是鞋面的延伸，但在牛津鞋闭口中，鞋舌是分开的（图 7-2）。布鲁切尔鞋型的闭口比牛津鞋的开口更大，更容易让脚穿进去。鞋面脚趾处通常覆盖一块单独的皮革称为鞋头（tip）。鞋头后面的线可以是直线或者曲线。鞋面与组成鞋帮两侧和背面的鞋腰相连，这两侧鞋腰再缝合起来。鞋子的设计决定了鞋腰的形状和大小。为了避免与踝关节接触，牛津鞋外侧后帮切得比内侧后帮低。牛津鞋中，鞋面的后缘会覆盖后帮的前缘。半统式鞋中，鞋腰的前缘覆盖在鞋面上。

穿戴矫形器及脚部畸形者，由于结构原因，半统式闭合（the blucher closure）鞋比牛津（bal-style closure）式闭合鞋更好。半统式闭合鞋在鞋带远端边缘处是分开的，因此提供了一个较宽的鞋口，使穿脱鞋子更加容易，同时拥有更易调节的围度。可以包裹踝关节的高帮鞋能够提供额外的内外侧稳定性。

鞋跟

鞋跟（heel）在鞋底下方，也是解剖结构足跟的正下方。鞋跟底座通常由弹性硬橡胶、塑料或者有弹性的木材构成。随着鞋跟高度的增加，前足踩到地面所需的踝关节活动范围也随之增加。在支撑相中期到末期，前脚掌和踇趾的承重压力（垂直力）也增加。对于踝关节运动受限者，有弹性的鞋跟可以吸收震动，还可以在支撑相早期获得跖屈。宽而低的鞋跟能最大化稳定性、最小化跖骨头的压力。大多数下肢矫形器和假肢设计成某一特定的鞋跟高度；如果鞋子使用了过高或过低的鞋跟，那么矫形器步态的效率和假肢步态的性质都会受到显著影响。

加固

策略性的鞋子加固（reinforcements）有助于保护脚。远端鞋面的鞋头（toe boxing）盖住脚趾，并防止鞋面的前部变形。也可以增加鞋头的深度来保护和容纳任何脚趾畸形。鞋跟后帮可加固鞋腰，有助于保护解剖结构上的后跟。内侧后帮有助于支撑鞋的内侧足弓，鞋跟后帮帮助控制后足。铁心片强化了鞋跟远端边缘和 MTP 关节之间的鞋底，并有助于对纵弓的支撑。

鞋楦

鞋是在叫作“鞋楦”的足模型上制作的，它由木材、石膏或塑料制成。制造商现在转而使用计算机辅助下的鞋楦设计。不管鞋楦的来源如何，它都决定了鞋子的适合度、行走的舒适性和外观。商业鞋是由上千种不同型号的鞋楦制作而成的，大多数鞋是由内侧鞋楦制作，这意味着鞋头位于鞋跟的内侧边（图 7-3）。鞋也可以由常规鞋楦、直鞋楦、内收或外展鞋楦制作而成。

时尚与功能

为应对鞋类相关的健康问题，制鞋业发生了一场制造舒适、健康鞋子的革命，长期穿不合适的鞋将产生每年超过 30 亿美元的手术相关费用。即使是最精明、最有健康意识的女性，有时也会买一些好看但并不合脚的鞋。一项对 365 名女性的调查显示，几乎 90％的女性穿了一双尺寸小 1～2 码的鞋。在中老年生活中，这一趋势明显加速了踇囊炎、杵状趾、爪状趾畸形、鸡眼、老茧以及其他足部问题的发展。

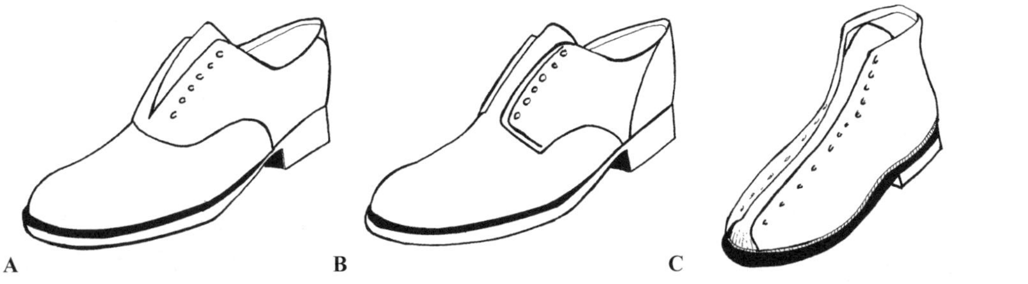

图 7-2　鞋子闭合的三种类型，A. 牛津鞋（bal oxford style）中，舌头是缝到鞋面和鞋腰边缘的单独的一块。B. 半统鞋（blucher style）中，鞋舌是鞋面的延伸，并能略微打开而变更宽。C. 对于穿戴硬踝矫形器、固定畸形或严重的神经性足的患者，全系带式（外科）鞋很有必要。

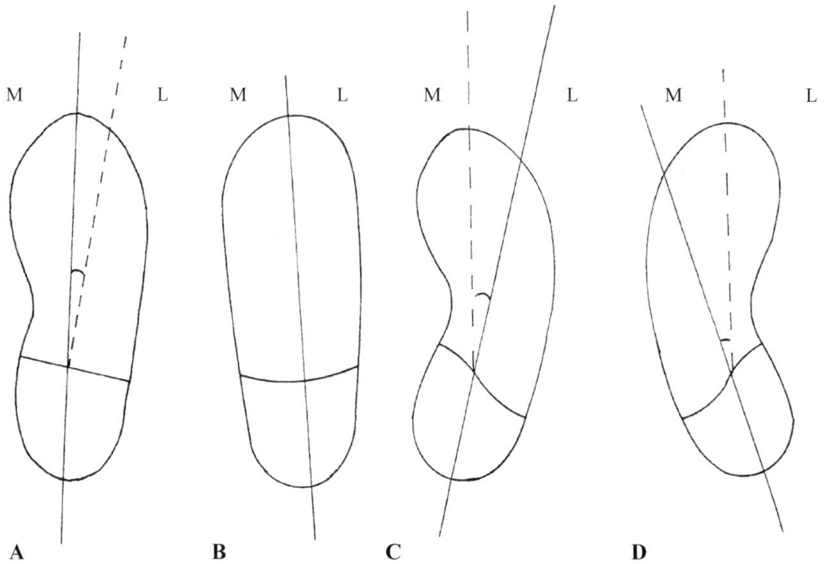

图 7-3 决定鞋子形状的最终因素。A. 常规鞋楦，前足稍向中线外侧（L）；B. 直鞋楦围绕中线是对称的；C. 内收鞋楦让前足向内；D. 与常规鞋楦相比，外展鞋楦让前足更向外侧。M. 内侧，L. 外侧。

增强功能

在步态周期中，足的稳定性对减少踝关节损伤、过度旋前和足跟滑脱非常关键。设计良好的鞋子提供宽阔的足跟基底面、踝领口和紧密贴合的后帮。好鞋的重点是吸收震荡的能力。内底、中底、外底的结构和材料决定了鞋能提供的缓冲（shock absorption）量。

好鞋必须有柔韧性，并能为每一步提供稳定性。在支撑相末期，鞋底柔性结构对促进足趾滚轴尤为重要。由于鞋底接触地面，所以也应提供足够的抓地力，尤其是在支撑相早期体重移动到脚上时。能明显最小化滑倒的摩擦系数是至关重要的。鞋跟的高度在步态中会对前足造成压力。超过 1.27 cm（1/2 in）的鞋跟，以几何增长的规律增加跖骨头的承重力。

鞋子的透气性也是一个重要的考虑因素。为了获得最佳的足部健康和舒适度，在排汗的同时也必须将外部的水隔绝在外。

鞋面应柔软易弯曲。现代的制鞋技术可以制造有强度，但柔软的鞋面，包裹和保护脚的同时也不会磨伤脚，同时还能让脚呼吸。

矫形相关的功能

模制的鞋内底有助于足部稳定，缓冲震荡（shock absorption），并转移问题部位的剪切力。矫形器可以提高鞋的功能。第八章将介绍常见足部疾病的矫形器处方原则和实践。

鞋的适配："是否合脚"

鞋适配的两个主要决定因素是鞋的形状和尺寸。鞋形是指鞋底和鞋面的形状。当鞋形与足形匹配时可以达到适配。鞋的大小取决于足弓的长度而不是脚的全长。合适的鞋码能在鞋的最宽部分容纳第 1 跖趾关节。适当的鞋对避免足部的不适和畸形非常重要，对于患有关节炎、糖尿病和其他足部畸形的患者来说，这也是绝对必要的。

脚的尺寸和形状有很大的变化性。但批量生产的鞋是通过适当的标准鞋楦生产的，所以都有特定的尺寸和形状。在合脚的鞋中，形状是由接近人脚的鞋楦确定的。鞋的设计和制作应该有宽的鞋头、能容纳正常脚趾排列的足够宽度，还要比最长的脚趾长 1.27 cm（1/2 in）。前足在鞋中感到合适，是减少踇囊炎、杵状趾和其他足部畸形发生率的重要因素。一般来说，鞋子应该足够宽以容纳前足的最宽部分。脚的轮廓（站立时）应与鞋底轮廓相吻合。

合脚意味着适宜的设计、形状和结构，也是从根本上考虑到宽度和长度的有效性。重要的是，临床医生要培养消费者的观念，让他们了解这种在医学上陈词滥调的重要性："如果鞋子合适就穿上它，如果不合适就按正确的尺寸订购。"

确定尺寸

一般的鞋子售货员不提供测量脚的服务，而是依靠消费者自己了解脚的大小。然而，由于脚的大小随时间而改变，所以定期测量脚的长度和宽度是很重要的。许多在零售鞋店可以买到的样式与个人脚的形状并不匹配。结果，舒适和保护在“风格”的名义下妥协了。这在足部畸形面前是格外严肃的问题。 外翻(hallux valgus)会由于跖骨头的位置太窄、鞋头塑成三角形而加重。鞋子应该足够宽，可包裹前足最宽区域(例如跖骨头)的鞋面材料在接触骨头之前能压缩至少 0.15 cm(1/16 in)。同样的，在承重时，最长的脚趾尖端应与鞋头前部至少有 1.27 cm (1/2 in)(通常是 指的宽度)的距离。

在美国，有 12 种标准鞋宽。它们的范围从非常窄的 AAAAA 到非常宽的 EEEE，它们是 AAAAA、AAAA、AAA、AA、A、B、C、D、E、EE、EEE、EEEE。因为大多数零售店提供适中宽度的鞋(A—E)，窄足或宽足的患者很难找到最佳宽度的鞋。

美国码的标准鞋码是半码递增，从婴儿的 0 码到男人的 16 码。半码间的长度差是 0.15 cm(1/16 in)。标准鞋码的分类是由种群和鞋楦确定的：婴儿是 0～2 码，男孩是 2.5～6 码，女孩是 2.5～9 码，女人是 3～10 码，男人是 6～12 码，女性＞10 码和男性＞12 码的通常需要订做。美国女性的鞋码通常比相对的男鞋尺码小 3 个半码(例如女性的 9 码相当于男性的 7.5 码)。

欧洲和英国的制造商使用不同的编码系统。欧洲和英国的男女鞋码基于厘米(例如女性的欧洲 38 码和英国 5 码相当于男性的欧洲 40 码和英国 5 码)。表 7-1 比较了美国、欧洲和英国的标准鞋码，并列出每个尺码的尺寸。

表 7-1　标准鞋码对照

美国	欧洲	英国	厘米	中国(厘米，译者按)
		女士尺码		
3	34	1	20	20
3½	34.5	1.5	20.5	20.5
4	35	2	21	21
4½	35.5	2.5	21.5	21.5
5	36	3	22	22
5½	36.5	3.5	22.5	22.5
6	37	4	23	23
6½	37.5	4.5	23.5	23.5
7	38	5	24	24
7½	38.5	5.5	24.5	24.5
8	39	6	25	25
8½	39.5	6.5	25.5	25.5
9	40	7	26	26
9½	40.5	7.5	26.5	26.5
10	41	8	27	27
		男士尺码		
6	40	5	24	24
6½	40.5	5.5	24.5	24.5
7	41	6	25	25
7½	41.5	6.5	25.5	25.5
8	42	7	26	26
8½	42.5	7.5	26.5	26.5
9	43	8	27	27
9½	43.5	8.5	27.5	27.5
10	44	9	28	28
10½	44.5	9.5	28.5	28.5
11	45	10	29	29
11½	45.5	10.5	29.5	29.5
12	46	11	30	30

脚的轮廓

在整个生命周期中，脚的轮廓自始至终都在变化。衰老、怀孕、肥胖(obesity)和日常承重都会使足部变宽。一些畸形，例如趾囊炎，会改变足部的宽度和形状，张开的跖骨头造成横弓塌陷，并进一步增加前足的宽度。足趾畸形的存在会增加前足的高度。扁平足(脚平)或高弓足(大拱门)的畸形会改变中足的轮廓。当个体为鞋子做测量时，必须考虑和适应脚的形状。通常，“组合鞋楦”(鞋头和后足的鞋楦不一样)需要适应脚的轮廓。前、后足的关系是确定鞋楦提供的鞋形是否反应脚形状的一个重要考虑因素。内、外侧鞋楦和直鞋楦制作的鞋，能最好地满足患者的需要。

肥胖和水肿(dema)

过度承重带来的额外机械应力对脚产生伤害，通常造成足底筋膜炎、关节炎、滑囊炎、足跟痛、神经瘤和步态改变等问题。Frey 及其同事发现在 5 年期间，体重增加 4 kg(9 lb)会使鞋码增大 1 码。肥胖已经证明能增加脚的长度和宽度。Frey 的研究还显示，尽管女性倾向于通过购买较长的鞋来适应脚长度的增加，但她们的鞋宽却很少增加。这 5 年的研究结果包括老茧、鸡眼、 外翻、槌状趾、嵌甲、神经源性肿瘤的发病率增加。

肥胖对步态也有影响。肥胖者表现出步宽的增加、踝关节背屈增加和跖屈减少、膝 Q 角增加、髋外展角度增加、足外展角度增加、趾外翻更大，在步态周期中的承重早期呈扁平足的趋势、接触角增加、距下关节更外翻和更快的最大外翻速度。这些步态改变期望可以提高步态中稳定性。然而，最终结果是由于日常活动过用性损伤的发病率增加。

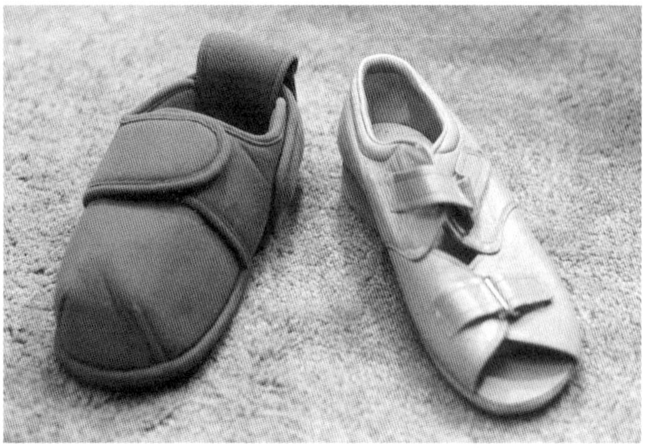

图7-4 Thermold (P. W. Minor Shoes, Batavia, N. Y.)搭扣闭合鞋/凉鞋。推荐可调节式搭扣闭合鞋用于容纳水肿脚,以及防止高压导致的组织损伤。

合适的鞋对预防因鞋不合脚而引起的足部问题至关重要。应该鼓励超重的人定期测量脚,尤其是体重增加显著时。在一天快结束的时候买鞋往往比较有用,因为那时的脚最大,而且应当在站立时来确定鞋是否合适,以确保鞋头和最长的脚趾头之间有 1.27 cm (1/2 in)的距离。鞋子在穿的时候应该是舒服的。

水肿者(如患有肾功能不全、充血性心力衰竭或服用利尿剂药物的患者)的足部尺寸波动,在适配鞋子时是个挑战。脚的轮廓在不断地变化。对于重度水肿的个体,建议穿 Thermold (P. W. Minor Shoes, Batavia, N. Y.)魔术搭扣鞋/凉鞋来容纳和支持足(图7-4),并预防在一天中由于鞋太小而施加的过度压力。

鞋不合脚的后果

对美的痴迷也造成了一些不那么漂亮的脚部问题,如蹋趾外翻(bunions)、槌状趾、神经源性肿瘤。这些通常是选择不太合适的鞋并试图让脚显得比实际上更小、更精致、更窄的妇女所特有的问题。在 Frey 及其同事的研究中,90%的受访女性穿着小 1~2 码宽度和长度的鞋,80%的妇女有脚的问题。Snow 和助手报道,在 795 000 次蹋囊炎、槌状趾/爪形趾/锤状趾、神经瘤和 Taylor 蹋囊炎的外科手术中,有 90%可以直接归因于穿着不合脚的鞋。穿不合脚的鞋的主要后果包括蹋趾外翻、小趾畸形、神经源性肿瘤等脚部问题。显然,许多问题都能通过习惯性地穿合适的鞋来预防。

特别注意事项

脚有很多形状、大小和健康状况。脚的生物力学和功能特性会随着生命周期而改变,这也必须反映在鞋的选择上。婴儿的脚必须适应负重,尤其是当步行成为功能的时候。当正常生长改变骨盆、股骨、胫骨的排列时,孩子的脚继续适应性地改变。怀孕期间,荷尔蒙的作用也会影响足部的结构和功能。最后,老化过程、肥胖和之后生活中常见疾病的综合影响,都使老年人形成特殊的鞋类需求。

儿童的脚

许多儿童疾病和下肢足部疾病的症状很轻,不需要治疗,而其他则需要更积极的管理。对开始步行和奔跑的学步儿童,了解这些疾病的自然史,对确定合适的鞋非常重要。

内八字的问题是由子宫内睡眠的体位、瘫痪性疾病产生的肌肉失衡和下肢运动链关节活动度的减少引起的。也有可能是因为跖骨内收(metatarsus adductus)、胫骨内旋或股骨扭转。

跖骨内收以前足内收导致的豆形足为特征。在大多数儿童中(约 85%),这种疾病会自行缓解。如果在最初的6~12 周内没有改善,那么应选择一双外展鞋(outflared)进行治疗。脚的骨头是软的,可以在外展鞋(outflared)(反的鞋楦)或 Bebax 鞋(Camp Healthcare, Jackson, Mich.)中以正确的位置矫正。

胫骨内扭转是膝关节和踝关节之间的扭转。一般来说,这种扭转在 5 岁时消失。使脚向内的异常坐姿和睡姿会加重扭转(一些优秀运动员也是内八)。The Dennis Browne 棒或反向旋转夹板常与反向鞋楦结合使用,来重塑生长期的骨骼。由胫骨扭转造成的持续严重的八字,需要在胫骨或腓骨的踝上区域行去旋转截骨术。

髋膝之间的股骨内旋(internal femoral torsion)也是造成内八(in-toeing)的原因。夹板和鞋子都不能有效地治疗扭转。习惯性"W"坐姿(如孩子在地板上看电视或玩游戏时)会使问题恶化。相反,股骨内旋的儿童应鼓励坐成"X"的样子。

外八(out-toeing)发生于蛙式睡姿、髋关节周围软组织挛缩的儿童。这通常是髋关节或长骨扭转的问题,不受鞋类影响。

尖足步行(toe walking)可能是由于宫内或先天性跟腱短缩,也可能是脑瘫、肌营养不良或腓骨肌萎缩症的早期征兆。直到 4 岁,牵伸肌腱的功能得到很好的保护,保守治疗包括牵伸、石膏、踝足矫形器和(或)夜间夹板。如果保守治疗失败就用 Z 字延长术。鞋子的处方目标遵循与老年跟腱炎患者相同的原则

（见跟腱炎、滑囊炎和 haglund 畸形）。

柔韧性扁平足（flexible flatfoot）的出现反映了广泛的遗传性韧带松弛。扁平足儿童的治疗已经随着时间而改变。目前，用于治疗扁平足的鞋已设计为纠正足跟外翻、支撑足弓，并将前足做相对于后足的旋前。前足旋前可以用结合内侧足跟楔垫的外侧鞋楔来实现。舟骨垫能支撑足弓，强有力的内侧垫能阻止内侧滚翻。Thomas 鞋跟常用来为足弓提供额外支撑。

跟骨外翻（calcaneovalgus）是一种先天位置畸形。足跟严重外翻、足过度背屈，靠近胫骨前外侧。跟骨外翻多继发于子宫内位置的异常。大部分病例是自发的。严重病例的治疗包括牵伸和系列石膏，少数严重病例如不及时治疗，可持续到青少年时期，变为扁平足。

副舟骨（navicular bone）是舟骨内侧结节处的一块小骨。有足副舟骨的人常常抱怨穿鞋时感到压迫与不适。通常在鞋里放一个预制的足弓支撑，抬高足弓可以最大程度减少与鞋的摩擦。

踇趾外翻（踇囊炎）最常见的原因是后足外翻，导致第1跖骨内翻。儿童这种状况的保守疗法是矫形器和舒适的鞋子，用较好的足跟衬垫保持足跟处于距下关节中立位。

卷爪病（curly toes）是先天性的屈肌腱短缩。保守治疗是牵伸屈肌，并将类似滚轴的鞋垫放入鞋中，来帮助脚趾伸展。鞋头必须有额外的深度和充足的空间。

针对儿童足部和下肢生物力学问题的鞋类处方，与保守的矫正干预一样有价值。总的来说，如果孩子的足发育正常且未表现出任何异常迹象，那么软底鞋比较合适。如果存在某种程度的异常，那么幼儿就需要更多支撑、更硬的鞋。一般来说，足跟衬垫越硬，干预越有效。

幼儿常用的鞋类处方是直楦鞋。这种鞋子很宽敞，足以容纳鞋垫或楔子。此外，直楦鞋不会对孩子的脚产生任何异常的力。

孕期的脚

在孕期（pregnancy），妇女可能会遇到的下肢问题包括水肿、腿抽筋、腿不宁综合征、关节松弛和下腰痛。因此，足部疼痛是孕妇的常见问题。重点考虑提供最大减震的鞋。推荐凝胶垫跑鞋。尤其是当女性持续进行慢跑或步行锻炼时。也建议准妈妈在软的地面进行锻炼，以防止重复撞击硬地面所带来的问题。

高跟鞋会增加脊柱前凸，不宜在孕期穿着。体重随着怀孕进程而增加，尤其是当水肿发生时，许多妇女选择穿有鞋带或魔术搭扣的鞋。运动鞋和步行鞋能提供良好的支撑、极好的缓冲和结实的鞋跟。如果特殊场合需要高鞋跟，应推荐 2.5 cm（1 in）或更低的鞋跟。尽管鞋跟很低，小的锥形鞋跟也会让孕妇在步行时产生摇摆。

许多妇女发现自己的脚在孕期长大了，当她们回到孕前的体重和服装后，她们的鞋却不再合适。测量显示长度通常增加半码到一码。额外体重的压力加上韧带松弛，可以降低足弓的高度，增加脚的长度。足部结构的这个过程是正常的老化改变，与身体磨损有关，但该过程会在孕期加快。孕期激素使组织松弛，跖骨头分开和远端横弓变平使前足更宽，纵弓缺少有效的软组织支持而使脚变长。为此，建议孕妇，特别是有水肿问题时，应穿方形、鞋头更深，或者两者兼有的鞋。

Garbalosa 和 McClure 发现几乎80%的人有前足内翻畸形。这种足部畸形会使重心前移，在孕期增加背部的压力。当重心前移超过负重的前足时，前足内翻畸形将导致不稳定性，迫使脚过度旋前。荷尔蒙变化、妊娠性的重心前移和前足内翻的净影响，会增加轴向骨的应力和降低步态效率。将支撑跖骨头和内侧纵弓、具有很好减震能力的矫形器置于鞋内，能有助于减轻足部不适，防止孕妇下腰部受伤。

老年足

足部问题是老年人最常见的主诉之一。足部是大多数卫生从业者最常忽略的评估领域。研究住在长期护理机构的患者后发现，40%的人没有合适的鞋。随后的调查表明，大多数社区老年人喜欢穿拖鞋，并没有足够多的鞋子。

步态障碍是老年人发病和死亡的主要原因，也是致残伤害的重要风险。步态变化、健康不佳和视力受损是跌倒的主要预测因素。许多老年人将其步行问题归因为疼痛、不稳定、僵硬、头晕、眼花、麻木、无力的感觉，或本体觉受损。

物理治疗师帮助患者最大限度地发挥其功能和活动性。治疗足部疼痛和功能障碍是解决步行问题的根本。Helfand 曾生动地说："在大多数情况下，步行是个体间保持尊严和在持续正常环境中生活、还是被送到福利机构的关键或诱因。"

老年人的步态和足部问题与以后生活中常见的疾病及老龄化本身有关。损害步态和足部功能的疾病包括残存的先天畸形、心室增大、脊髓疾病、关节畸形、肌肉萎缩、周围神经损伤、周围血管疾病、脑血管意外创伤、溃疡、关节炎(arthritis)、糖尿病、制动退行性和慢性疾病。老年足部医学的解剖学和生物力学考量是后、中、前足之间由骨骼、肌肉和结缔组织建立的相互关系。在足部和脚踝,一个关节的运动会影响其他关节的运动。软组织结构建立了足部、踝以及整个下肢的相互依存关系。随着组织老化,变得僵硬、不柔顺、变弱、更易受伤和损坏。

随着年龄的增长,足部轮廓也发生改变;横弓塌陷将导致足部变宽、脚趾囊肿和脚趾张开。脚趾畸形导致前足高度增加。跖骨关节的脂肪垫萎缩并移向远侧,而跟骨的脂肪垫萎缩并移向外侧。这些变化让骨头突起,更容易受伤。

在糖尿病患者中,Charcot关节的发展(神经性关节病)是一种相对无痛、渐进性和退行性的附跖关节或MTP关节破坏。由于糖尿病患者的感觉丧失很常见,所以这些关节会在没有正常保护机制的情况下受到极端的压力,出现关节囊和韧带拉伸、关节松弛、膨胀、半脱位、脱位、软骨颤动、软骨纤维化和断裂。充血增加了血液供应,也会促进对骨碎片和正常骨的吸收。足常合并出现畸形的摇杆形状,容易产生假关节、不稳定、异常的负重面和溃疡感染。

大多数老年患者的足部问题可以通过鞋子适配和最小的修整来实现。对于这些患者来说,最便宜的鞋子是跑步鞋和运动鞋。这些比较便宜,适合固定收入预算的人。它们能提供良好的足部支撑,如果存在手功能或足部水肿(edema)问题,可以购买魔术贴搭扣闭合鞋。Thermold鞋也是病理和结构畸形的老年患者的福音。

选择合适的鞋和短袜

有大量令人眼花缭乱的成品鞋子可提供给消费者。许多鞋子都是为某种特定活动设计的。了解设计和制作工艺、确保合脚,都能提高足部健康,最大限度地减少足部功能障碍、受伤和疼痛的风险。

运动鞋的等级(gear)

许多人在做健身运动时穿新鞋,由于穿不合脚的鞋,常导致水疱、老茧和其他足部受伤。一双合脚、适合运动的鞋能通过保护和支持足部、最小化伤害,来提高活动的乐趣。运动鞋是为特定的活动而设计的。跑步鞋的设计具有足跟高弹力和向前运动的推力;不同的鞋模具有针对跑步中不同地面情况和距离的特定特征。篮球鞋不像跑鞋那样提供缓冲,而更关注快速横向移动时对脚的支撑。舞蹈鞋为横向移动而设计,但却能为脚掌上预测的冲击提供更大的缓冲。鞋底的设计也针对不同的活动表面。一些鞋是为了交叉训练而制作的,人们就可以从健身房锻炼穿到慢跑,但这并不是专为长距离跑者设计的。

为开出最佳的鞋子处方,确定足形相当重要。对于扁平足、低弓足的人来说,需要每一步都能提供最大限度的稳定性来防止脚部滚动的鞋。高弓足则需要更柔软的鞋。结合鞋楦来容纳后跟、前足,并具有前足柔韧性的鞋子,正常足在这样的鞋里最舒服。鞋头的尺寸和形状也必须考虑。鞋头应该有足够的空间来预防脚趾水疱、溃疡和摩擦伤。由呼吸、排汗材料制作的鞋子比较理想。运动鞋最好只用于特定的活动,并应定期更换,以最大化其作用。

尽管有一些制造商提供数个宽度的鞋,但大多数运动鞋只能买到中等宽度。儿童运动鞋的宽度可以买到窄、中等和宽。女式运动鞋的宽度可以买到AA、B和D。男式运动鞋的宽度可以买到B、D、EE和EEE。运动鞋合适的关键因素是,从穿上鞋的那刻起就很舒适,不需要磨合期。鞋子还应该为正在进行的体育或活动提供足够的支撑和减震。

步行鞋

一双设计良好的步行鞋能提供稳定的后足控制、充足的前足空间和缓冲(shock absorption)的鞋跟与鞋底。这种鞋可以由运动鞋制造商甚至矫形鞋生产商专门设计。步行鞋有各种宽度和几种不同的鞋楦。长的内侧后帮、Thomas鞋跟和褶皱鞋底可以用来修改这种类型的鞋,使其满足特定患者的需要。

礼服鞋(dress shoes)

尽管时尚偏好窄头或尖头的细高跟鞋,但对女士的脚最好的礼服鞋是Mary Jane或圆头方跟鞋。一双好鞋与脚的轮廓近似,并提供弹性和足够的减震。一双好礼服鞋的先决条件包括宽敞的鞋头、低而稳的鞋跟、脚掌处的合适宽度、软的防滑鞋底和足弓支撑。

三角形鞋头和高跟鞋哪怕再精致,也最好避免,因为它们会而且确实会导致畸形。如果脚上穿着高跟鞋,那么它必然与脚趾紧紧贴合,这样就没有脚以外的空间了。脚在铁芯末端几乎不受支撑,而跖骨头却受到极大的压力。鞋跟超过5 cm(2 in)的任何矫形器都会失效。由于足的角度会使矫形器抬起,那么高鞋跟会把矫形器变成弹弓。虽然矫形器有助于减轻跖骨和足跟痛并提供足弓支撑,但在设计不合理的鞋子里,它们不能为足提供任何矫正。

短袜(socks)

当开鞋子的处方时，短袜常被忽视。短袜有助于减震，保护皮肤不受鞋缝和衬里的磨损，防止鞋染料和合成皮革材料对皮肤的刺激。此外，刚洗过的干净袜子对足部环境的卫生是必需的。未漂白的白棉袜最理想，因为它们没有染料，低过敏性并容易吸汗。棉袜还能提供充足的脚趾空间，不像由弹性织物做成的袜子会使脚趾挤在一起。

短袜的大小和式样也会影响足部健康。太小的袜子会挤压脚趾，太大的袜子会在鞋内起皱，形成潜在的剪切压力点。穿到膝盖的袜子，其近端绷带不能过紧，同样的，使用环状吊带袜也会影响足部的血液循环。袜子上的任何洞都有可能产生剪切力，应该丢弃。由于材料和厚度不同，缝补袜子上的洞会刺激易损或无感觉的软组织。脚趾的破洞由于洞边缘的过分摩擦会夹痛或压紧脚趾。

Thor-lo 袜(Thor-lo sock)(Thor-lo Inc，Sataesville，N. C.)可以提供支撑和缓冲，是专门为感觉迟钝的脚或常受到摩擦的运动员或军人的脚而设计。使用这些特别设计的袜子不仅能减少摩擦的剪切力，还能显著降低地面垂直反作用力，防止水疱和溃疡。像天然脂肪垫一样的额外高密度填充物，能减少剪切力和脚趾区域摩擦力的不良影响。Thor-lo 长袜的理念对足部感觉缺失的患者有利。它也能用于参加有氧运动、棒球、篮球、骑自行车、高尔夫球、远足、徒步旅行和登山、网球、步行、跑步的人群。

处方鞋、定制鞋、调节型矫形器和鞋的修改

足部功能和对线(alignment)的改善可由以下一个或多个策略来实现：适当材料的足部矫形器、处方鞋和鞋本身的修改。这些对策常用于缓解疼痛、改善站立和移动时的平衡及功能。这些选择表明将力转移出压力敏感区需要减少摩擦力、冲击力和剪切力；调整重心的转移模式；纠正可逆的足部畸形；适应不可逆的足部畸形；并限制疼痛、红肿或不稳定关节的活动。

当考虑到特殊保护或处方鞋时，必须明确说明其功能目标以便制订适当的具体处方。仔细地检查脚可以帮助临床医生确定必须解决的病理因素和机械因素，或两者都有，并选择合适的材料和鞋的款式来满足患者的特殊需求。

可塑性皮革

Thermold 是一种处方鞋示例，可以用来保护易受供血不足、神经性疾病或畸形影响的脚(图 7－5)。

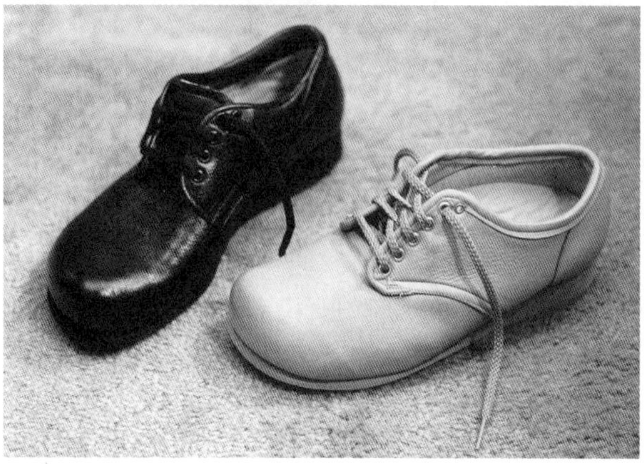

图 7－5　Thermold 鞋(P. W. Minor Shoes Batavia，N. Y.)易于修改，以容纳足部畸形。

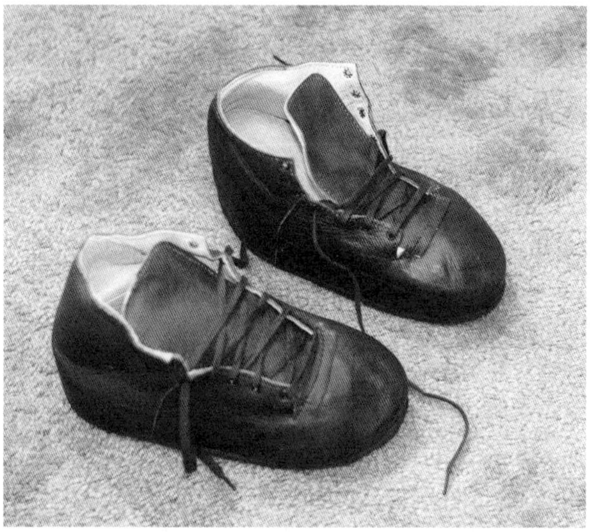

图 7－6　定制鞋的示例。当足部畸形太严重、不能适应穿常规鞋的时候，需配备此类鞋子。

它是一种交联闭孔聚乙烯泡沫夹层的鞋面皮革，可以直接在脚上热成型。这使足部畸形的修整变得容易，而且比定制成型便宜得多。Thermold 鞋还可以买到额外深度的款式，它有可以拆卸的 0.6 cm(0.25 in)内底。额外深度的鞋子能为定制的鞋垫和矫形器提供足够空间，从而成为一双复杂的辅具鞋。在某些情况下，Thermold 鞋可以用来作为定制鞋的替代品。

定制鞋

不能用传统鞋类处理的一些足部问题，最好的解决方法是定制鞋。这种鞋在足的石膏模型上直接塑形，而不用标准鞋楦。特殊的修改可在制作中增加，例如脚趾填料、Plastazote(Zoteforms，Inc，Hackettstown，N. J.)、摇杆(rocker bars)和增高垫，以满足脚的具体要求。由于这个过程，定制鞋能在各个方面符合脚的形状(图 7－6)。定制的矫形鞋代表

了功能和美学的极致结合。结合生物力学和工艺的鞋，可以重新分配重量、限制关节运动、促进移动并减少神经性溃疡的发生率。

Plastazote 鞋或凉鞋

对于足部感觉迟钝或者有溃疡的患者，往往开具的处方鞋是有治疗性的凉鞋或 Plastazote 鞋。这类定制鞋使用患者的足部石膏模型制成。临时防护鞋，如 Plastazote 鞋或有治疗作用的凉鞋，常用于神经性溃疡愈合过程，让其在愈合区域不受压的情况下移动，尤其是那些无法走路或不适合非负重步行的患者。

鞋的修改

鞋的各种修整方法能用来解决足、腿的功能和解剖畸形。在仔细评估的基础上，制定明确的目标能确保选择适当的鞋子修改方案。

短肢垫高（lifts for leg-length discrepancy）

对于下肢不等长（leg-length discrepancy）≥0.9 cm（0.375 in）的患者，可以在短肢鞋底安装全长的外增高，以补偿腿的长度，并减少髋部和脊柱的近端应力。如果长度差<0.9 cm（0.375 in），通常用穿在鞋内的矫形后跟楔来处理差异。如果这种差异是由于单侧马蹄足畸形造成的，那么后跟楔可以放在鞋的外表面。常见的下肢不等长原因有髋关节骨折、先天性异常或生物力学失衡，如骨盆旋转、髋关节前倾或后倾、单侧足内翻。骨盆水平和腿的相对、绝对长度的测量，都是综合步态评估的一部分。

后跟楔

楔可用来改变力线，使步态模式更正常。最有效的楔形垫顶端厚度范围是 0.3～0.6 cm（0.125～0.25 in）。较大的楔形垫往往使脚从楔形垫的一侧滑向另一侧，大大降低了修整的有效性。楔形垫对于有旋转问题的孩子很有用，例如胫骨扭转（tibial torsion）。在成年人中，楔形垫用于固定性跟骨外翻畸形的情况（图 7－7）。

内侧后跟楔形垫常用于柔软性跟骨外翻（图 7－8A）。当楔形垫垫高足跟内侧时，跟骨出现内翻（varus）倾斜，防止足过度旋前。外侧后跟楔常用于柔软性跟骨内翻（图 7－8B）。外侧后跟的抬起会降低足跟撞击地面时的内侧驱动力，从而使跟骨外翻。完整的后跟楔常用于僵硬性或功能性马蹄足畸形。楔的目标是在步态支撑相（stance phase）获得距下关节的中立位。

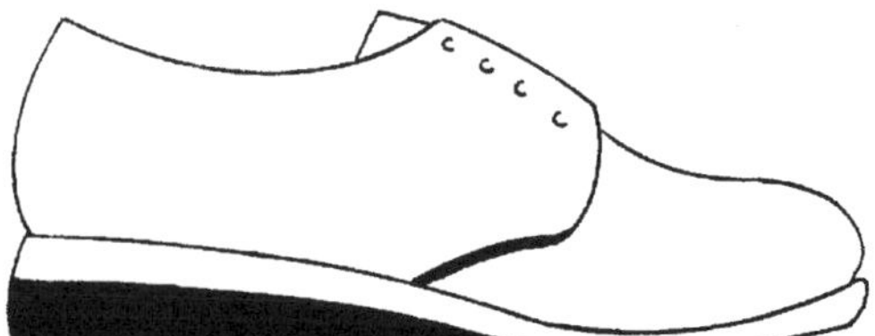

图 7－7 后跟楔形垫为马蹄足畸形提供的后跟高度。

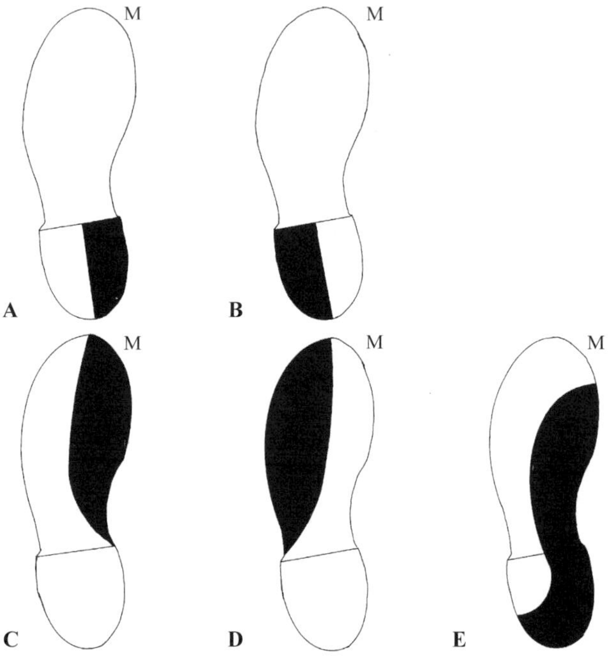

图 7－8 鞋跟和鞋底楔修改示例。常用于易变性跟骨外翻的内侧（M）后跟楔（A）；常用于易变性跟骨内翻的外侧后跟楔（B）；内侧鞋底楔（C）使前足内翻，而外侧鞋底楔（D）使前足外翻。Barton 巴顿楔（E）能支持舟状骨，并帮助逆转跟骨，横向转移重心。

鞋底楔

楔形垫也常用来修整中足和前足的位置。内侧鞋底楔能使前足内偏。这种楔形垫沿着鞋底内侧放置，从最接近第 1 跖骨头的点到中线（图 7－8C）。反之，外侧面鞋底楔会使前足产生外偏。楔形垫从最接近第 5 跖骨头的位置到鞋中线。楔形垫的顶点位置对应第 5 跖骨头（图 7－8D）。

巴顿楔形垫（图 7－8E）常用于严重的易变性旋前畸形，如扁平足，目标是控制中足。巴顿楔形垫常由 0.48 cm（3/16 in）的皮革制成，它沿着足内侧到跗骨间关节（midtarsal joint），并在骰骨前端向侧面变窄。为舟状骨提供支撑，并帮助跟骨逆转，常用于必须侧向转移体重时。使用巴顿楔形垫时，鞋子必须有坚固的内侧后帮。对于固定性跟骨外翻或马蹄足畸形的患者，巴顿楔形垫可与内置外侧后跟楔结合使用。因为内部楔形垫更贴合畸形部位，比外部的巴顿楔形垫产生更大的正向力。楔形垫没有倾斜足部，而是将跟骨倾斜到所需的位置。

钢弹簧

钢弹簧是用于鞋外部修整的一条有弹性的金属片，厚度为 0. 16 cm(1/16 in)，宽度为 2. 54 cm(1 in)，能沿着鞋的长度延伸。它通常放置在鞋内底和鞋外底之间，以限制鞋底的弯曲。当需要下肢支撑时，通常需要加强铁芯(shank)强度来控制脚。从首次触地到支撑相中期，再到支撑相末期/蹬离，钢弹簧往往有助于偏瘫患者在垂直的足部路径上的向前推进。

跖骨条和船底

跖骨(metatarsal)条是附着在鞋底上的一块材料(通常是一片皮革或橡胶)。它位于跖骨头近端，能显著降低跖骨头在步态周期蹬离阶段的压力。跖骨条弯曲的远侧边缘是按照跖骨头的曲线设计的。常用于改善经跖骨截肢、固定性关节畸形、糖尿病、前足畸形如跗强直、神经瘤(neuromas)患者的鞋。跖骨条和船底条的放置，在缺乏跖骨灵活性的情况下通过模拟向前推进力来促进蹬离。

船底(rocker bottom)由质量轻的皱织物或皮革做成(图 7 - 9)，通过最高顶点厚度 1. 27～1. 5 cm (1/2～5/8 in)的弧度来修整让脚跟与脚趾平齐。船底条将承重时的身体力量重新分配于整个跖面。它有利于步态支撑相时出现流畅的滚轴，同时降低中足和前足的剪切力与创伤。这种方法常用来修改半足截肢、关节炎和糖尿病患者穿的鞋。也适用于那些穿戴限制支撑相中、后期胫骨前移越过足和脚趾的任何下肢矫形器的患者。对于糖尿病患者，硬的船底(从足跟到足趾的钢弹簧，滚动轴在足中心附近)可以用来帮助分配体重并在足趾离地时迫使膝关节屈曲，同时缩短步幅、降低跖骨头压力。

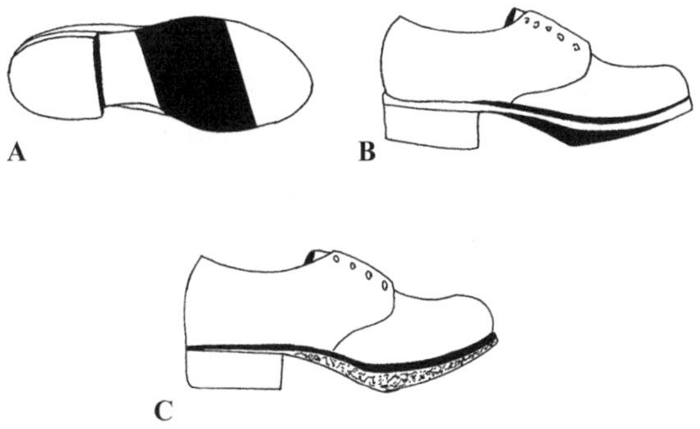

图 7 - 9　船底(rocker bottom soles)示例。跖骨条(A)防止支撑相末期蹬离时跖骨压力过大。坚硬的皮革(leather)船底(B)或伸展的褶皱船底(C)使体重在整个足底表面重新分配，并有助于获得更加顺畅和正常的步态，同时减少前足的压力和创伤。

托马斯鞋跟

托马斯鞋跟的目的是改善脚的平衡并减轻鞋铁芯部分的过度压力。不论应用在外侧还是内侧的宽(flare)鞋跟，其目的都是模仿距下关节中立位，来增加步态稳定性。外侧宽鞋跟常用于后足内翻，来减少内翻损伤的风险。内侧宽鞋跟常用于中足外翻，并减少外翻损伤的风险(图 7 - 10)。例如，从足跟到距骨的内侧宽鞋跟能防止步态中的过度旋前。

补偿鞋跟和承重垫(shoe counters)

补偿鞋跟(offset heels)可用来帮助纠正外翻或内翻畸形。它提供宽支撑面，特别是在足跟表面，为鞋后帮提供内外侧支撑。鞋跟后帮从脚跟沿着鞋的内外侧延伸到第 5 或第 1 跖骨头。这种鞋的修整加强了铁芯部分，能更好地控制后足。承重垫通常与托马斯鞋跟相结合，也可以放在中足区域的内外侧。步态表现出过度旋前的患者，常见于类风湿关节炎(arthritis)，可能需要坚固的内侧承重垫防止鞋子内侧塌陷，并帮助足回到中立位。

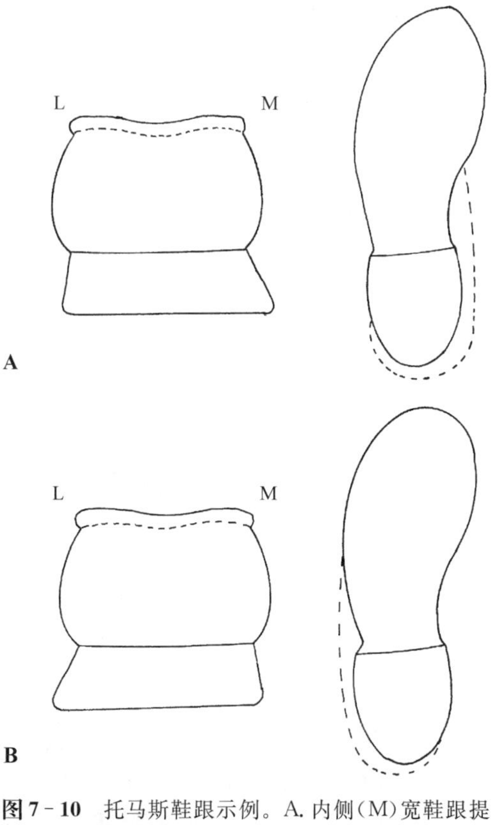

图 7 - 10　托马斯鞋跟示例。A. 内侧(M)宽鞋跟提供了广阔的支撑面，防止踝关节外翻。B. 外侧(L)宽鞋跟防止踝内翻。

矫形器附件

对于某些有神经肌肉功能障碍的患者(例如偏瘫、截瘫、多发性硬化),可以使用传统的金属双立下肢矫形器。如果这样,鞋子必须修改:由三个铜铆钉固定到鞋子上的U形矫形支架(马镫),一个在鞋跟、两个在铁芯。金属铆钉从鞋外底插到鞋内底。为了做到这一点,要移开鞋跟并加上马镫。穿过鞋跟切割针车沟,再装上鞋跟。然后,适当的踝关节矫形器会附着在马镫的立柱上。

鞋撑

皮革鞋面的鞋几乎可以延伸一个码的宽度。虽然鞋不能真正延长,但可用类似于足的形状,并能插入到鞋头中使之扩大的鞋头撑(toe box stretcher)装置,使它看起来更长(图7-11)。皮革经过湿润和软化后,该装置能有效地抬起并轻微地撑开鞋头。

通常情况下,扁平鞋头对足趾的压力是比鞋长度更严重的问题。鞋的特定点可以通过放置"膨胀旋钮"或使用球-腔辅具来软化和扩展。特定点的拉伸对于足趾畸形如踇外翻、锤状指、槌状趾、爪型趾、重叠趾、踇囊炎和Taylor畸形的患者特别有帮助。

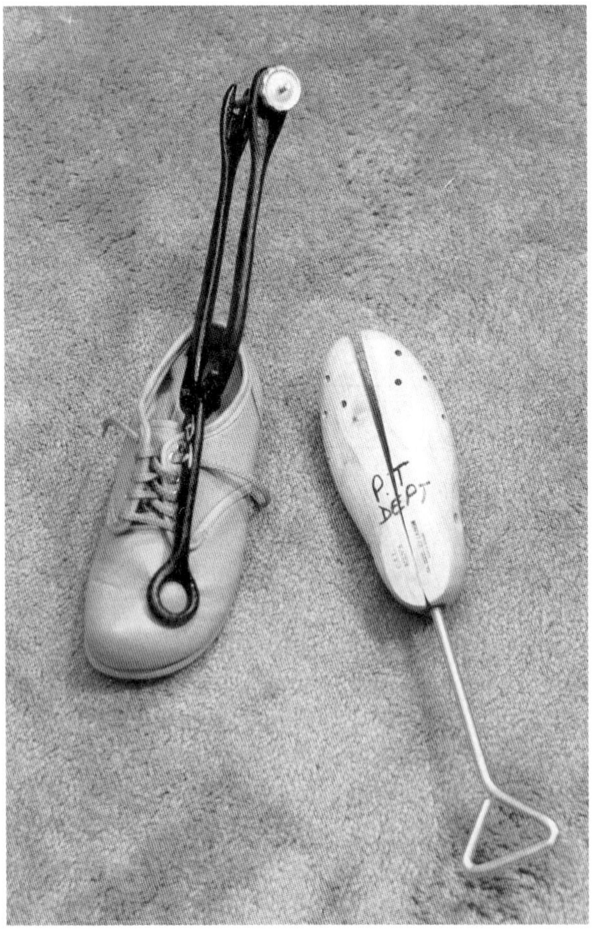

图7-11 用来拉伸皮鞋的工具。拉伸通常使常规鞋为畸形提供足够的包容性。鞋头撑(右)可以增加一个码的宽度。球-腔辅具(ball-and-socket device)常用来拉伸前足和脚趾畸形对应的特定点。

垫片补丁(blowout patches)和角撑板(gussets)

比起热塑鞋,更喜欢传统鞋的足部畸形患者,在鞋中用垫片补丁或角撑板可以缓解暂时的疼痛。畸形区的皮革会被切除,取而代之的是柔软的斜纹厚绒布、软皮革和小山羊皮的垫片补丁或角撑板。

常见足部畸形和问题的鞋

常见前、中、后足畸形的保守治疗包括修改鞋和处方鞋,或两者皆可。以下描述了几种常见足部问题的鞋类策略。

前足问题

用于前足畸形的最常见鞋类改变是增高鞋头。高鞋头可见于各种各样的鞋,包括运动鞋、休闲鞋、热塑鞋和处方鞋。为了最好地适应前足畸形,必须测量异常足趾在负重姿势下的顶高。鞋头空间制造表可指导临床医生推荐最符合患者需要的鞋。

跖骨痛(metatarsalgia)

跖骨痛是压迫跖骨头之间趾底神经而导致的跖骨头周围疼痛。跖骨脂肪垫萎缩时的过度负重可能导致对神经的刺激,并可能促使神经瘤(neuroma)的形成。跖骨痛患者的鞋处方有三大目标:①将压力从疼痛的敏感区转移到压力更耐受的区域;②通过稳定MTP关节来减少摩擦;③稳定后足和中足来减少对跖骨头的压力。达成这些目标的鞋子所具有的特性包括:减少横弓压力的较大宽度,消除MTP关节跖屈的合适长度,提高减震能力的软垫鞋底,允许前足背屈和跖屈的高鞋头。此外,鞋还应该包含较长的内侧后帮来稳定后足,降低鞋跟来最小化跖骨头的压力,并且最好用热塑皮革来容纳畸形。鞋子的修改通常包括:用横向跖骨条重新分配从跖骨头到跖骨柄的压力并缩短步幅,还使用船底减少疼痛关节的活动。

籽骨炎

籽骨炎(sesamoiditis)是第1跖骨头下的籽骨周围炎症。这往往由于第1跖骨头下的软组织垫缺乏,以及脚趾畸形如踇外翻和踇强直。籽骨炎患者的处方鞋目标是将体重从第1跖趾关节及其籽骨重新分配到内侧纵弓和较小籽骨柄。横向跖骨条用于将压力从跖骨头重新分配到跖骨柄,并缩短步幅。船底可以减少疼痛踇趾关节的活动。

莫顿综合征

重复刺激第 1 和第 2 跖骨头之间的趾底神经，很可能发生神经瘤。这种情况称为莫顿综合征(Morton's syndrome)。莫顿综合征患者的处方鞋有三大目的：①将体重从较小跖骨(尤其是第 2、第 3)重新分配到踇趾近节。②通过维持距下关节中立位来稳定后足。③容纳前足内翻(valgus)和可能的第 1 跖骨背屈。鞋处方包括：较长的内侧后帮来支撑和稳定后足；直或喇叭型的鞋楦来适应脚的形状；高而宽的鞋头来减少跖横弓的压力；足够大的鞋码来容纳长的第 2 趾；托马斯鞋跟或楔形鞋底来支撑内侧纵弓。在症状严重时，有必要用内侧鞋跟和内侧鞋底楔。

莫顿神经瘤(交叉趾型)

近节趾骨处足趾过度伸展使趾底神经过度牵拉，可以导致神经瘤的发生。莫顿神经瘤患者要考虑两个目标。首先，患者必须从痛苦和煎熬中得到解放，特别是 MTP 关节第 3 间隙。其次，第 3 和第 4 跖骨头之间的趾底神经压迫也要减少。为了实现这些目标，鞋子应该有足够的宽度来减少横向的压力，也有足够的长度来减少 MTP 关节的跖屈。长的内侧后帮可以帮助减少旋前；缓冲鞋底可以增加震荡吸收；低跟鞋可以减少跖骨头的压力。弹性鞋带可以帮助前足扩展。莫顿神经瘤患者的鞋子修改包括抬高跖骨并重新分配体重的跖骨条，或固定跖骨的跖骨摇杆，或两者的结合。

第 5 跖趾关节跖骨痛

就像前面描述的跖骨痛(metatarsalgia)，第 5 MTP 关节的跖骨痛是由第 4、5 跖骨头间的趾底神经受刺激造成的。当发生第 5 MTP 关节跖骨痛时，干预目标是将重力重新分配到第 5 跖骨柄，并沿着足外侧缘提供广阔的支撑面。最佳的鞋是有足够侧宽的鞋楦，来容纳脚和第 5 跖骨柄的侧面部分，还有坚固的外侧后帮和皮革或橡胶鞋底。鞋的修改可能包括外侧鞋跟和止于近端第 5 跖骨头的喇叭鞋底，来提供广泛的支撑面。对于足部灵活的患者，外侧鞋跟和鞋底楔(sole wedge)也是有用的。

踇强直(限制)

第 1 跖趾关节的退行性关节疾病也可引起疼痛、活动丧失，甚至关节融合。跖骨头背面和近节趾骨的骨赘形成可能相当痛苦，导致不能伸展。对患有踇强直和受限的患者，目的是限制踇趾和第 1 跖趾关节的活动，并减少踇趾和第 1 MTP 关节背侧和跖侧的压力。要做到这一点，鞋子必须有宽而高的鞋头和热塑或软皮革的鞋面。当存在明显的畸形时，从足跟到踇趾跖侧的铁芯和代偿性足跟抬高的船底都是必要的。

踇外翻(踇囊炎)

第 1 MTP 关节内侧面的突出骨可以导致踇趾侧移和足旋前，这种畸形与长期穿尖头鞋有关。踇外翻患者的处方鞋应考虑五个目标：①减少第 1 MTP 关节的摩擦力和压力；②消除窄鞋子带来的异常压力；③减少从足跟触地到支撑相中期的足旋前；④纠正外翻；⑤减轻胫骨后肌腱和韧带的紧张。踇外翻的患者受益于高而宽的鞋头和热塑或软皮革的鞋面。结合宽头和小跟的鞋楦可以更好地控制距下关节。此外，选择更长更宽的鞋有助于容纳畸形；低跟鞋能减少前足压力；加固的内侧后帮有助于预防旋前。

槌状趾、爪型趾和锤状趾

槌状指畸形的特点是 MTP 过伸、近端趾间关节(PIP)屈曲、远端趾间关节(DIP)伸展。这将导致体重承受时足底跖骨头和远端趾骨跖侧面的高负重。虽然 MTP 可以过伸或过屈，但爪型趾畸形(claw toes)的特征是 PIP、DIP 关节的过屈。锤状趾畸形(mallet toes)的原因是 MTP 过伸、PIP 屈曲和 DIP 中立位，所以受力在远端趾骨头。

小脚趾的畸形也是问题，特别是对于有循环障碍和神经病变的患者。他们的鞋子主要有两大目标：①将压力从跖骨头、PIP 关节和远端趾骨关节移开；②鼓励 MTP 关节屈曲和 PIP 关节伸展。有小趾畸形的患者应该穿用热塑或软皮革做的鞋头高而宽的 Thermold 鞋，以减少骨头突起处轻微损伤的可能性。鞋子应该足够长，允许 MTP 关节弯曲和 PIP 关节伸展，而不是蜷缩脚趾。最后，软鞋底和低跟能进一步减轻跖骨头的压力。小脚趾畸形常用的鞋修改包括用跖骨条(metatarsal bars)降低跖骨头的压力并将重心转移到跖骨柄上，以及用摇杆条或船底来适应固定性畸形的翻转。

中足的问题

处方鞋和修改鞋子或两者结合，也有助于管理中足的功能障碍和畸形。最常见的问题包括扁平足(pes planus)、马蹄足(pes equinus)、高弓足(pes cavus)以及足底筋膜炎(fasciitis)。

扁平足

扁平足(pes planus)是导致支撑相中期足部不能旋后的中足旋前。纵弓扁平造成前足张开和跖骨的横向异常。这种畸形可以是易变性的，也可以是固定性的(刚性)。

对柔软性扁平足的患者，干预目标是减少从足跟触地到支撑相中期的旋前，纠正外翻，缓解胫骨后肌腱的张力，减少韧带牵拉。要做到这些，鞋子应该有长的内侧后帮、托马斯鞋跟(内侧延伸)或结实的楔形鞋底和直的鞋楦。严重的患者推荐使用定制鞋。鞋子的修改包括足跟内侧楔来纠正外翻和减少旋前，在极端情况下使用内侧鞋跟或喇叭鞋底。

由于僵硬性扁平足的不变性，目标会有所不同：缓解韧带牵拉，减轻足弓的疼痛和纠正足外翻。最理想的鞋能够提供宽铁芯(超宽中足)、直鞋楦，以及长的内侧后帮。此外，楔形鞋底可以用于减少跖骨头的负荷，稳定跗骨间关节，并提供背屈辅助。

马蹄足

马蹄足(pes equinus)中，跖屈肌和跟腱收缩限制了踝关节的背屈，并导致跖屈畸形。柔软性马蹄足畸形的患者，可以尝试使用处方鞋来减少踝关节的跖屈和跖骨头的负荷，稳定距下关节。低跟鞋也可以做到这些。船底可帮助背屈，并进一步减少跖骨头的负荷。

对于僵硬性马蹄足畸形，鞋类的干预目标会有所改变。使用后置平台，支撑足跟触地到支撑相中期的后足，并模仿足趾离地所需的背屈，而不是试着减少趾屈。将整只脚包被进鞋里对减轻跖骨头的负荷很重要。对单侧畸形的患者，在整个步态周期中，均衡马蹄足与正常足之间的腿相对长度差异也很重要。僵硬性马蹄足畸形患者的鞋处方包括提供平台、深后帮或高帮鞋的古巴(高)跟。如果必须修改，可能包括马蹄足侧和对侧下肢的后跟抬高，来促进肢体的摆动，减少骨盆倾斜。

高弓足

高弓足(pes cavus)是纵弓过高，可能导致前足足底弯曲、脚趾回缩，并造成跖骨头和足跟的严重承重压力。高弓足的患者受益于提供广阔稳定平台的鞋，减少足跟、外侧缘和跖骨头的负荷，并将变形的脚包被纳入鞋内。鞋应该有坚固的足跟后帮来保持后足的稳定，并有改良的弧形鞋楦来适应脚的形状。严重案例推荐定制鞋。高弓足患者可能的鞋修改包括：为更佳的稳定性提供支撑面的侧翼鞋底，吸收足跟和跖骨头震荡的软垫鞋底，以及将重心转移出跖骨头的跖骨条。

足底筋膜炎

足底筋膜炎(fasciitis)是跟骨内侧附着点的足底筋膜炎症。这种炎症的过程可以导致附着处出现钙化，通常称为足跟骨赘。足底筋膜炎通常是由纵弓缺失造成，例如扁平足，或者由腓肠肌/比目鱼肌收缩、纵弓抬高的前足产生的压力缺失造成的。为了减少足底筋膜炎的疼痛症状，干预目标是将体重压力从疼痛区转移到更耐受的区域，减少足底筋膜和跟腱的紧张度，控制从足跟触地到支撑相中期的旋前，并保持距下关节中立位。足底筋膜炎的处方鞋有长的内侧足跟后帮来限制足跟外翻，高鞋跟来减轻足底筋膜和跟腱的紧张度，以及能最小化压力并促进支撑相中期到足跟离地期旋后的足够长度。可能有作用的鞋修改，包括抬高后侧鞋跟以减轻足底筋膜和跟腱的张力。

后足问题

可以用处方鞋和鞋修改来解决的常见后足失能和畸形包括关节融合(arthrodesis)、跟腱炎(achilles, tendinitis)、滑囊炎(bursitis)和 Haglund 畸形(碰撞)。

关节融合

关节融合是踝突、距骨与胫骨和腓骨的连接处丧失活动性。这种畸形阻止了踝关节在所有平面上的运动，并改变步态支撑相的进程，也可能影响摆动相的下肢廓清。当存在踝关节融合时，主要目标是在承重反应期提供有效的震荡吸收和前足有控制地降低，提升蹬离的舒适性和有效性，并容纳任意短缩和残余的马蹄足。解决关节融合问题的鞋包括加固的后帮，可能有内侧或外侧的喇叭形后跟(或两者的结合)以提供更大的稳定性。一些患者也受益于高头鞋。保护足部和促进更正常步态模式的修改包括：应用衬垫鞋跟在足跟触地后吸收震荡和模拟跖屈，使用船底来模拟支撑相末期所需的背屈。

跟腱炎、滑囊炎和 Haglund 畸形

跟腱的过度压力、鞋子过短的直接压力和(或)腓肠肌与比目鱼肌的紧张，都可以导致肌腱炎或滑囊炎。Haglund 畸形是跟腱附着处的跟骨骨赘形成。跟腱炎、滑囊炎和(或)Haglund 畸形(碰撞)患者的鞋处方是相似的：①减少跟腱的张力；②在足底触地和足趾离地时提供背曲辅助；③减少异常旋前；④减少跟骨附着处的摩擦力(剪切力)。有这些问题的患者需要稍高的鞋跟来减少背屈、长的内侧后帮来限制距下关节运动、较长的鞋子尺寸来减少压力，以及露跟鞋(backless shoe，拖鞋，后跟露出的那种)来防止撞击点的刺激。可能有效的鞋修改类型包括后跟垫高来降低跟腱的张力，以及有泡沫填充的鞋跟后帮。

鞋处方中与诊断相关的因素

处方鞋和鞋子的修改也是保护关节、预防皮肤问题与增强关节炎(arthritis)、痛风(gout)、糖尿病和周围血管疾病患者正常功能的有用工具。鞋的修改还可以帮助偏瘫、半足截肢和先天畸形的患者。

关节炎

无论是退行性、类风湿或是创伤性的关节炎(arthritis),都会导致关节破坏。在处理足部关节炎患者时,干预目标是防止与限制异常运动、容纳关节畸形、缓冲震荡和减少关节内部的轻微损伤。加固的后帮可以帮助限制距下关节的运动;高头鞋的设计可以帮助限制踝关节的运动。额外深度的鞋可以容纳中足和前足畸形。如果需要进一步适应畸形,热塑皮革是更好的选择。应用船底有助于通过缩短足跟与MTP关节间的距离来促进蹬离。它也减少了蹬离所需的踝关节运动。减震调节器可以放在鞋内,后跟垫可以在足跟触地时缓冲更多的力并限制踝关节和距下关节的运动。喇叭形的鞋跟可以减少距下关节的内外侧运动。

痛风

痛风(gout)患者的治疗目标与关节炎患者相似——预防或限制疼痛或发炎关节的活动,适应足部畸形,缓冲受累关节的负荷。应考虑使用加固后跟来限制距下关节的运动,或高头鞋的设计来限制踝关节的整体运动。额外深度的热塑皮革鞋最能适应畸形,并不会对过度敏感的关节造成痛苦和不适。船底也可以协助蹬离,防止踏板关节运动(pedal joint movement),并减少蹬离时所需的踝运动。减震调节器和软垫鞋跟能在步态中提供更好的舒适度和对炎症关节的保护。

糖尿病

糖尿病(diabetes)神经病变患者的保护性感觉丧失,更易遭受重复微小的伤害。保护糖尿病足患者的足底不受微小的损害是最重要的。糖尿病神经病变患者常有明显的内在肌无力。前足畸形的发展,包括爪型趾(claw toes),都易受鞋子过度压力的影响。不愈合、感染和随后截肢的风险都相当高;预防是最有效的治疗策略。全接触式全足矫形器使用柔软、减震的材料,有助于将体重从易受伤的骨突出处重新分配到整个足底表面。对于不敏感的糖尿病足推荐热塑皮革Thermold鞋。

周围血管疾病

由于周围血管疾病(peripheral vascular disease)患者的恢复能力受到损害,任何刺激和溃疡都会成倍增加感染和截肢的风险。因此,预防皮肤破溃和保护易受伤的足是首要目标。因波动性水肿的挑战,远期目标是适应和保护足的功能。

热塑魔术搭扣凉鞋常作为一种安全有效的替代性标准鞋,而推荐给周围血管疾病伴水肿的患者。即便水肿不是问题,软的热塑鞋也能保护足底表面避免重复压力,并适应存在鞋子压力性损伤风险的畸形。由于过度敏感是下肢循环疾病的常见问题,有鞋垫缓冲的鞋子可能有所帮助。足的尺寸随极小水肿而波动的患者,弹性鞋带可使鞋子扩大。

偏瘫

脑血管意外后的偏瘫(hemiplegia)患者(比如卒中),下肢张力会下降或过高。在部分或者整个步态周期中,很多患者都需要矫形器干预来控制足和踝关节,来容纳任何固定性畸形,并缓冲首次触地时的载荷。在某些情况下,鞋可以提高矫形器的功能,或直接影响轻度功能障碍。加固的鞋跟后帮有助于在足跟撞击时限制距下关节的运动并稳定足部。推荐用喇叭型鞋跟和高头鞋来加强足的定位和支撑稳定性。一些下肢矫形器需要使用刚性铁芯的鞋子。当存在马蹄足畸形时,鞋跟抬高能在承重时提供全足接触,并利于稳定性。有严重踝关节畸形时,定制鞋可能是唯一的选择。

最常用于偏瘫踝足矫形器的鞋会增加半码至一码的长度、宽度和深度。通常鞋底内可以用插入式的鞋垫替换,以便为鞋内的矫形器提供更多空间。对因偏瘫而有上肢功能障碍、穿矫形器和鞋有困难的患者,额外深度的鞋特别有帮助。

截肢和先天畸形

手术缩短的足和先天畸形的足面临管理挑战,因为负重表面积的减少或改变增加了步态中重复负重组织的破损可能性。保护性鞋的类型可以从轻微畸形的后帮加深鞋到严重畸形的定制鞋。当脚的大小不等时,如果不买两双鞋或定制鞋,是很难做到适配的。如果两只脚的长度差异不超过一码,那么大码的鞋可以使用脚趾垫来容纳较短或截肢的足,也可以使用矫形器来适应畸形(图7-12)。通常较短的脚也更宽,必须用合适的定制矫形鞋。脚趾填充物能在步态中防止短缩的脚在鞋中滑行,但也会增加皮肤损伤的风险。关键点是第1 MTP必须和鞋的“足趾折痕”处

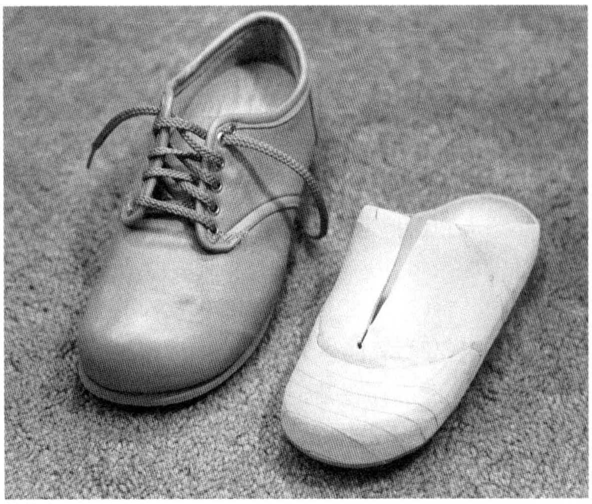

图 7-12 脚趾填充物,可用于截肢或先天畸形而缩短的足。

相符。如果足落在鞋的“足趾折痕”后,那么压力会集中在足的终末端,增加填充物对足产生压力的机会。

看懂鞋的磨损

作出鞋子修改、修复或更换决策的医生在检查鞋子的特征和磨损时可以提供重要的信息。鞋子本身的磨损会削弱触觉和位置觉的判断。超过使用寿命的鞋子常常产生异常的压力与剪切力,会增加踝足皮肤和关节重复微创的风险。分析鞋子及其磨损情况是指导、开处方和修改鞋子以满足个性化需求的常规工具。

案例 1 一名伴有神经性足部溃疡的无家可归的糖尿病患者

J. H. 是一名无家可归的 71 岁西班牙人,他有 22 年 2 型糖尿病(mellitus)史,每天服用 2.5 mg 格列本脲 3 次。继发于几年前的 Charcot 关节病,他右侧中足足底表面有一个巨大溃疡(6.552 cm^2),并伴有严重的足弓畸形。J. H. 说溃疡已超过 1 年。他有糖尿病引起的其他并发症:视网膜病变、周围神经病和多次双足神经性溃疡。

他有 24 年的高血压史和 1 次心肌梗死史。他目前使用血管紧张素转化酶抑制剂和钙拮抗剂。目前还不清楚其服药频率,虽然可以免费通过收容所诊所获得药品。J. H. 已经无家可归 7 年。

J. H. 被转介到收容所医疗站,进行糖尿病和高血压的评价及溃疡足的保守治疗。

问题思考

- 足部临床团队会使用什么检查措施来评估J. H. 的现状及神经创伤、足部畸形、四肢循环和感觉状态、功能状况和步态?这些措施的信度和效度的证据是什么?
- 关于他目前的健康和糖尿病控制情况,团队需要了解些什么?他们将如何收集到这些信息?
- J. H. 目前鞋类方面最迫切的需求是什么?过一段时间,随着创面的恢复,他的需求会如何变化?
- 考虑到他目前的健康状况和生活方式,哪些因素可能会影响(无论是积极还是消极)鞋、伤口护理、糖尿病管理和后续护理的临床决策?团队将如何考虑优先目标和可能的干预措施?
- 团队将如何评估他们的干预效果?

初步结果

最初的 1 周,在庇护所诊所的医疗管理中,达到了令人满意的代谢控制和血压值。J. H. 被转到波士顿城市医院(BCH)进行一系列门诊检查和评估。虽然 J. H. 发现有双侧糖尿病视网膜病变(眼底),但无证据表明他有糖尿病肾病。超声心动图提示正常区域室壁运动下的左心室肥厚,射血分数 50%。

肌电图显示,双下肢神经传导速度正常、感觉动作电位轻度异常。生物阈值升高到 40 V,Semmes-Weinstein5.07 单丝检测法提示敏感性(九个测试区域都不敏感)部分缺失。右侧足背区的经皮氧分压为30 mmHg,病灶周围是 15 mmHg。溃疡下肢多普勒超声测定的踝肱指数为 0.8。双功能超声扫描显示颈动脉和下肢动脉广泛的动脉粥样病变,无血流动力学明显狭窄,下肢静脉区无明显改变。

J. H. 右上消化道浅表溃疡,是 Wagner Ⅱ 级溃疡。溃疡边缘有角化和纤维素性渗出物。微生物培养呈阴性。在该医院进行外科清创,患者被送回收容所,指导局部治疗前后坚持用无菌石蜡纱布清创,并指导物理治疗师进行“评估和保守治疗”。

问题思考

- 团队如何解释 BCH 的测试结果?这些信息将如何影响该患者的伤口护理和鞋类建议?
- 物理治疗师和足部护理临床团队需要收集哪些额外信息。
- 物理疗法、足部护理干预的主要目标是什么?预后和预期的结果是什么?本次护理的持续时间可能多久？J. H. 接受治疗的频率有多少？

- 什么样的干预措施最适合于达成伤口愈合和预防神经性溃疡复发的目标？

物理治疗、检查、评估和干预

J. H. 在庇护所由足部临床团队的物理治疗师进行检查。他来到诊所时能独立行走，无需任何辅助设备。在右足 Charcot 关节畸形区域，中足足底的溃疡有 6. 552 cm^2。鞋底中部的一个大洞导致的反复损伤是继发性溃疡的原因。

J. H. 使用了全接触式夹板。选择性夹板填充物包括包裹脚趾和脚溃疡区域的泡沫垫；踝关节和足舟骨突出处的毛毡垫贴；加在小腿近端前侧、脚跟、侧面和足背部周围的棉质夹板填充物。步行夹板使用橡胶鞋跟。对于大部分时间在室外的无家可归者，玻璃钢夹板材料可用于减少一些因素(天气)对石膏夹板的影响。夹板也可以拆开，可进行局部创面治疗的高电流电刺激，为每日清理、敷料应用和监测继发性病变提供窗口。夹板可以用尼龙搭扣来保证安全。患者继续穿戴夹板，可以自由走动，非常顺畅。

溃疡对结合周期性清创手术、局部伤口护理和日常锐器清创、改良全接触式夹板、高电流电刺激的治疗反应良好。6 周后溃疡完全愈合，J. H. 的情况保持稳定。他随后配备了双侧的全接触式足部矫形器，还提供了一双有额外宽度的步行鞋来容纳双侧的 Charcot 足畸形。

随着适当的干预和对 J. H. 社会状况的关注，可以确定预防神经性足部溃疡创面复发的预后较好，并且他可以在残疾的情况下融入合适的家庭、社区和工作环境中。J. H. 被安置在一个永久的收容所住房中，并在波士顿科学博物馆兼职向导。

讨论

对有神经性伤口的患者，全接触型的夹板可在防止外界压力和创伤的情况下步行。另外，由于夹板成型良好，且使用的填料最少，只要穿上夹板，压力就会均匀分布，并且保持不变。全接触型的夹板又反过来作用于影响愈合过程的淋巴管。J. H. 的夹板是可拆开的，以便于日常伤口护理，同时能提供一致的压力缓解和足部保护。

J. H. 糖尿病神经病变伤口愈合后，治疗的主要目标是保护足底表面免受重复微小损害，并容纳因鞋子过度压力而受损的畸形，这些都可能会导致溃疡和继发损伤。全接触型的全足矫形器采用柔软的减震材料，有助于分散整个足底表面的负重压力，远离易受伤的骨突起。推荐感觉不敏感的糖尿病足患者使用热塑皮革 Thermold 鞋或者高质量的步行鞋。

调节装置是放置在鞋中平衡足部的鞋垫，使压力均匀分布，并支撑足部和减震。相反，矫形器通过抵消旋前的力量来支撑和控制脚。随着伤口愈合，给 J. H. 制作了全接触型的矫形器[有一层 0. 95 cm (3/8 in)厚 PPT 聚乙烯泡沫矫形器]，还有一双额外深度的步行鞋。

糖尿病患者应该使用合适的鞋子，并且不能赤脚行走。鞋的后帮应该柔软，以避免刺激任何突出或产生的畸形。使用的调节鞋垫需要适应变化。结合发泡聚乙烯例如 Plastazote，可以热塑并提供全接触，加上减震材料如 PPT 或覆上氯丁橡胶如 spenco，能软软的并保持形状，这样才是最好的调节鞋垫。这种类型的矫形器通过足底全接触提供均匀承重能保护足部免于凸起处受伤，并重新分配压力(图 7-13)。当使用调节性矫形器时，鞋必须有足够的深度来容纳它。额外深度的鞋如 Thermold 鞋和额外深度的旅游鞋，不仅有调节鞋垫所需的空间，还有通过热塑来容纳脚趾畸形的鞋面修改。也会推荐硬船底鞋来减轻蹬离时跖骨头的压力。摇杆的顶端刚好位于跖骨头的近端，让鞋本身就能提供足部向前推进的动力。

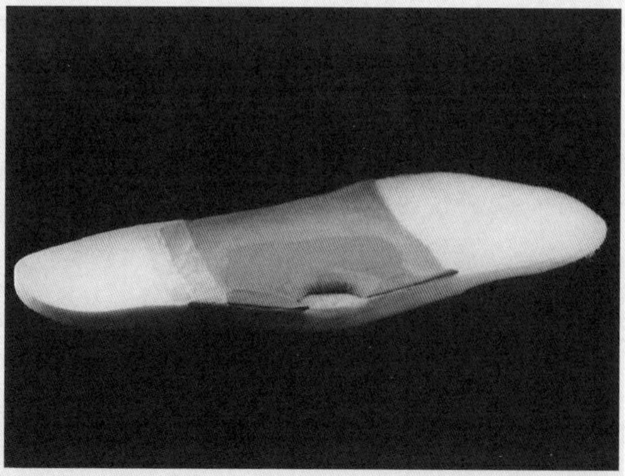

图 7-13 糖尿病周围神经性病变和左侧中足 Charcot 畸形患者的调节矫形器示例。注意减少骨畸形最突出处负重压力的切口，以及用于填充畸形周围空间并将负重压力分布到足部整个足底表面的材料。

总结

鞋是脚与地面之间的重要媒介。它保护足部避免受伤，并当个体行走、奔跑和改变方向时能支持足部结构。特别是对女性来说，时髦的鞋子通常意味着损伤，而不是增加足部功能。足部功能和鞋类需求也在发展；理解足部如何随着生命历程而变化以及儿童、孕妇和老年人特殊需求也是至关重要的。鞋子组成及其变化、适配标准、鞋的设计与活动需求的关系是临床实践的重要工具。物理治疗师通常需要为特殊需求的患者推荐鞋。具备特定类型的畸形和诊断的鞋子特征及修改的基础知识，能增强这种能力。

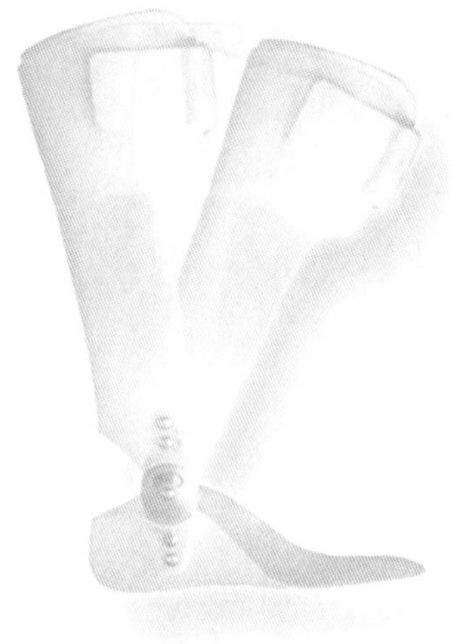

第 2 部分

矫形器康复

Orthoses in Rehabilitation

第8章
足部矫形器

Foot Orthoses

Roberta Nole, Donald S. Kowalsky, Juan C. Garbalosa, Elicia Pollard, John Thompson

学习目标

1. 了解足部的主要解剖结构，以及与这些结构相关的基本生物力学原则。
2. 掌握外、内在畸形与异常旋前对步态不同阶段足部功能的影响。
3. 解析检查和评估固有足部畸形的策略。
4. 掌握异常旋前以及病理情况对于异常旋前步态的影响。
5. 掌握足矫形器的构成、矫形器干预的目标和最常见矫形器干预的具体用途。
6. 讨论与传统矫形器理论相关的争议。
7. 回顾足矫形器对常见疾病疗效的相关文献。

功能性足矫形器的历史

作为用于足部生物力学功能障碍的有效工具，从20世纪开始，足矫形器持续成为研究和科技的主题。在早期，足矫形器用于重新分配跖面的受力分布，缓解足部压力敏感区的不适。很少考虑导致足部病理状况的特定足部畸形。在20世纪早期，金属脚支具开始用于控制足部特定关节的运动，并预防病理疾病。这些设备虽然有功能性，但由于材料坚硬、支具设计和足部的运动病理不匹配，往往没有很好的耐受性。1948年，Schreber和Weineman第一次定义前足内翻和外翻是需要矫形器纠正的主要足部畸形。20世纪60年代，Merton Root开创了中立位印模取型技术、阳型修整和机械校正技术。Root建立的标准增强了矫形器的舒适性和功能。从此，功能性足矫形器的使用，很大程度上解决了肌肉骨骼疾病和神经疾病中踝足肌肉活动的病理机制问题。

足部的三维结构

脚是软组织结构支持的一系列多维关节形成的复杂骨连接。它由3个功能部分组成：后足、中足和前足。

脚的几个重要关节(踝关节、距下关节、跗骨间关节、第1和第5趾列)都是三维的；这些关节的旋转轴不垂直于任何的人体基本面(矢状面、水平面、冠状面)。因此，三维关节的运动都会导致在所有三个基本面上的同步运动。每个平面的运动量与三维平面轴相对各自基本面的倾斜有关。三维运动发生在三维空间中，可以人为地将三维运动分解为三个组成平面的运动。

由于三维轴的运动是三维的，并同时发生在三个基本面上，所以运动同时发生在三个基本平面上。阻断其中任何一个平面上的三维运动都会同样阻止在其他两个面上的运动。这种"全或无"的规则是矫形器定位或插入楔形垫的前提。理论上说，在矫形器上添加楔形垫会阻碍三维运动的额状面部分，从而阻碍或限制旋前的三维运动。足部矫形器的设计原理建立在足功能解剖知识的基础上。

距小腿关节

距小腿关节(TCJ)(胫骨、腓骨和距骨之间的关节，连接足和小腿)具有三维旋转轴。在中立位TCJ关节轴穿过内外踝尖端，在水平面上倾斜10°，冠状面倾斜20°～30°(图8-1)。虽然矢状面上的跖屈和背伸是这个关节的主要运动，但TCJ旋转轴的轻微倾斜会同时产生水平面和冠状面的运动。在跖屈时，足会内收、内翻；背伸时，足外展、外翻。踝TCJ关节的正常活动范围(ROM)是背伸12°～20°，跖屈50°～56°。内侧(三角形)和外侧副韧带能稳定和限制TCJ关节的运动。

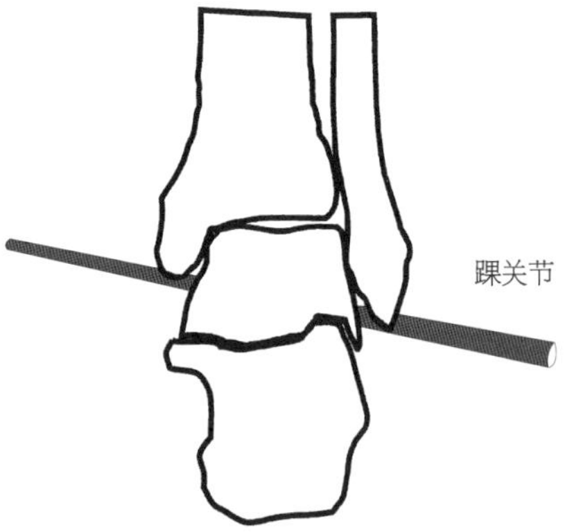

图 8-1 距小腿关节的骨组成和关节轴的后面观。距小腿关节的骨性结构是内上侧的胫骨(tibia)、外侧的腓骨以及下方的距骨。关节轴从后外侧向前内侧方向穿过内外侧踝的尖端(感谢 Juan C. Garbalosa, University of Hartford. West Hartford. Conn)。

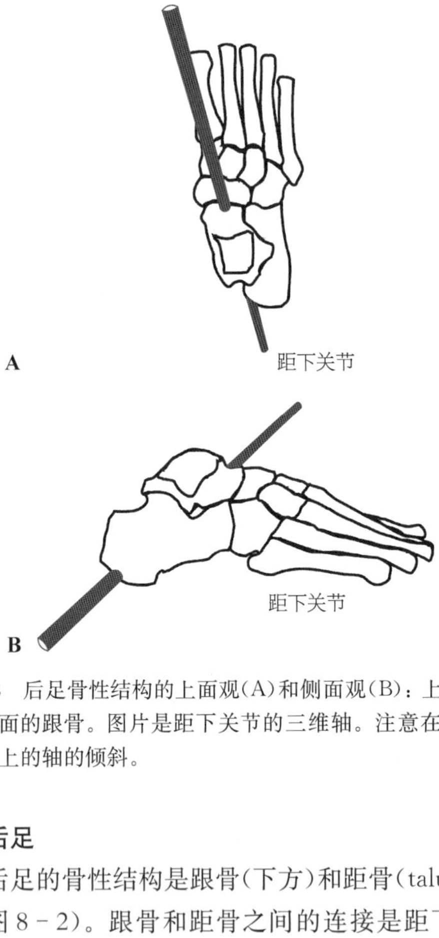

图 8-2 后足骨性结构的上面观(A)和侧面观(B):上面的距骨和下面的跟骨。图片是距下关节的三维轴。注意在身体三个平面上的轴的倾斜。

后足

后足的骨性结构是跟骨(下方)和距骨(talus)(上方)(图 8-2)。跟骨和距骨之间的连接是距下关节(STJ)。

该关节有三个关节面:后部、前部和中部。后面的关节面有凹的距骨和凸的跟骨部分,相反,前面和中间的关节面是凸的距骨和凹的跟骨。基于关节的几何结构,再加上距跟骨间韧带,共同限制距下关节的活动度和活动类型。内外侧副韧带和后外侧的距跟韧带也为距下关节提供支撑。

在 STJ 中,旋转的三维轴从前上到后下方向,在水平面倾斜 42°,冠状面倾斜 48°,矢状面倾斜 16°(图 8-2)。STJ 轴在脚上的位置变化很大。Manter 认为在水平面和矢状面上的倾斜角度分别为 29°~47°和 8°~24°。

STJ 的三维运动是旋后和旋前。负重足的旋后导致距骨背屈、外展,同时跟骨内翻。负重足的旋前导致距骨跖屈、内收,同时跟骨外翻。由于 STJ 旋转轴位置的多变性,旋前和旋后运动的组成也不同。当轴变得更垂直于某一特定平面时,那么该平面内发生的运动变得更明显,而其他面的运动则变得不那么突出。这种变化影响了足和小腿间的耦合运动。在后足旋前和旋后时,胫骨和腓骨在水平面上进行内、外旋。后足额状面运动的增加会导致小腿在水平面上的运动同步增加。

中足

中足由两块骨组成:骰骨和舟骨。中足和后足之间的距舟和跟骰关节形成了一个重要的复合关节:跗骨间关节(MTJ)或跗横关节。距舟关节的关节面是凸-凹的,而跟骰关节的关节面是鞍形的。MTJ 的运动由分叉的长、短跖侧跟舟韧带支持和限制。长、短足底韧带和足底跟舟韧带也支持足底的纵弓和横弓(arches)。

因为 MTJ 是复合关节,运动发生在两个独立的三维关节轴上:纵轴和斜轴(图 8-3)。前足每个关节轴的运动可以互相独立地发生。Manter 说,纵轴在水平面上倾斜 15°、矢状面向内倾斜 9°,而斜轴在水平面上倾斜 52°、矢状面上向内倾斜 57°。纵轴的主要运动是额状面上的内、外翻。由于纵轴在三个基本平面上的微小偏差,前足在内翻和外翻时,会发生少量跖屈、背屈、内收、外展。跖屈、背屈、内收、外展是 MTJ 斜轴周围的主要运动,同时伴随少量的内、外翻。

这两个关节轴产生 MTJ 旋后和旋前的组合运动。在旋后和旋前时,前足绕着纵轴产生内翻和外翻。围绕斜轴的运动是伴随内收的跖屈和伴随着外展的背伸。这些 MTJ 轴上的可能运动量是由 STJ 的位置确定的。STJ 旋后时,两条关节轴几乎垂直,所以 MTJ 的活动性受到限制。这个机制有助于将前足转换为稳定的结构,为步态蹬离期提供推进力(从脚跟到足趾)。当 STJ 旋前时,关节轴变得更平行,使 MTJ 有更大的活动性。

前足

前足包括舟骨和骰骨远端的所有结构,它可以细

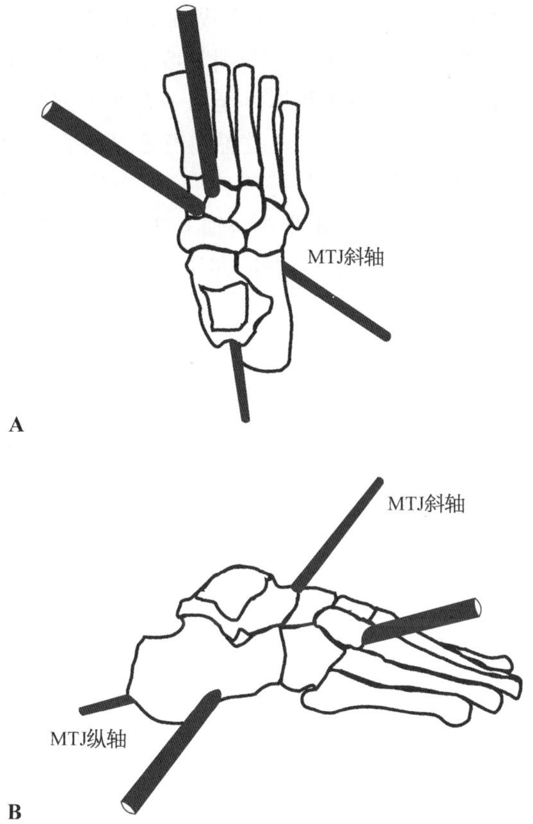

图8-3　跗骨间关节(MTJ)的骨性结构上面观(A)和侧面观(B)。MTJ的前部由舟骨和骰骨组成。后部由跟骨和距骨组成。同样描绘了MTJ的斜轴和纵轴。MTJ的关节轴和距下关节一样都是三维关节(感谢 Juan C. Carbalosa, University of Hartford. West Hartford, Conn)。

分为五列和足趾。第1～3骨列由楔形骨及其相关跖骨组成,第4和第5骨列仅有跖骨组成。跗跖关节(tarsometatarsal joint)是骨链复合体的主要关节,有两个相对平坦的表面。踇趾有两块骨头(近端趾骨和远端趾骨)和两个相应关节[MTP和趾间关节(IP)]。其余足趾有三块骨头(近节趾骨、中节趾骨和远节趾骨)和三个相应关节。MTP和IP的近端关节面是凸的,远端关节面是凹的。有很多软组织结构支持这些关节。

虽然每条骨列都有自己的运动轴,但第1、5骨列特别有趣。这两个关节的三维旋转轴几乎垂直,第一骨列的轴与矢状面和冠状面成45°角;主要运动是伴随外翻的跖屈和伴随内翻的背伸。

由于第1趾列的轴在水平面上倾斜得很微小,所以水平面上发生的运动不是很明显。相反,第5趾列的旋转轴在水平面上呈20°角,在矢状面上呈35°角。由此产生的联合运动是伴随跖屈的内翻和伴随背伸的外翻。第5趾列的旋转轴比第1趾列的运动少。MTP关节有两个独立的旋转轴:垂直轴(外展和内收)和水平轴(跖屈和背伸)。MTP关节在冠状面的小幅度运动是正常的;冠状面的运动会导致关节半脱位。

足底筋膜和足弓(aches)

足底筋膜是足部最重要的功能性软组织之一,是横跨大部分足跖面的筋膜鞘。它起于跟骨结节内侧,沿着足趾面向远端延伸,然后分成五条附着于近端趾骨的跖面基底。该筋膜鞘在提供步态支撑相足趾离地时所需的稳定性和支撑纵弓方面起着非常重要的作用。

内侧纵弓(medial longitudinal)和横弓由足的韧带和骨组成。内侧纵弓(MLA)从跟骨(后)延伸至第1趾骨头(前),并由足底筋膜、足底长韧带、足底短韧带和弹簧韧带支撑。在负重时,足弓的高度随着支撑韧带的结构被拉长而降低。横弓从足部的内侧穿到外侧。足弓的高度随着脚的长度而变化:最高点是在中足的楔形骰骨,最低点是在趾骨头。

足在步态中的功能

足和踝复合体在步态周期中有三个主要功能:减弱冲击力、维持平衡和传递推进力。为了获得最佳的生物力学和节能性能,足部和踝关节必须协调工作。在支撑相早期,足踝复合体吸收首次触地时产生的能量,并在承重过程中减少传递到近端结构的力。支撑相开启时,足和踝也必须适应足接触的地表情况。在支撑相晚期,足和小腿将下肢肌肉产生的推进力传递到地面。足部和小腿完成这些功能的能力取决于足部各种结构的完整性。当足踝复合体无法弥补运动或结构方面的缺陷时,就会出现步态异常。

人类正常步态周期中运动学、动力学和神经肌肉的事件已有多种描述方式。多数集中在以下5个事件:首次触地(IC)或后跟触地、承重反应期(LR)或全足着地、支撑相中期(MSt)、支撑相末期(TSt)或足跟离地,以及摆动前期(PSW)或足趾离地。步态周期的更多详述参见第5章。

震荡吸收

从IC到MSt,下肢肌肉骨骼结构的活动能减弱冲击力。记录地面反作用力(GRF)的测力台能评估足部吸收能量和使小腿减速的能力。足作用于地板的推进力所产生的反作用力有3个部分:垂直、内外以及前后的力。一般GRF记录的垂直力部分是双峰形状(图8-4)。短暂的第一个峰值是脚跟与地面的

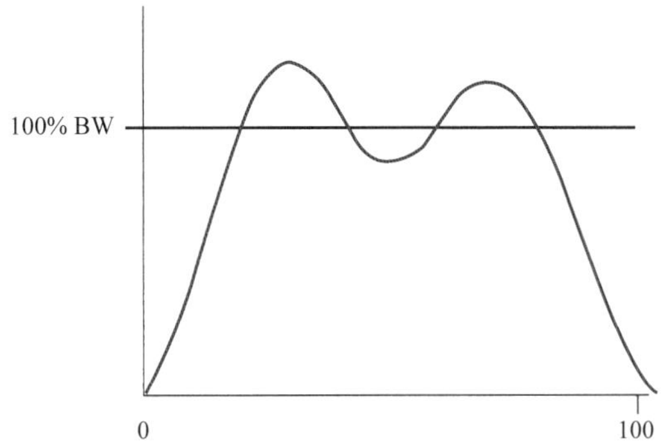

图 8-4 步行中典型的地面垂直反作用模式。注意地面反作用力的双峰形状。第一个峰值发生在首次触地期，第二个峰值发生在足趾离地期。记录的地面反作用力代表整个身体重心的加速度［经允许引自 Valiant GA. Transmission and attenuation of heelstrike accelerations. In Cavanagh PR (ed), Biomechanics of Distance Running. Champaign, Ill: Human Kinetics, 1990. pp. 225-249］。

碰撞产生的。部分垂直的 GRF 归因于对足和小腿重心的加速。

在支撑相早期，从 IC 到 LR，当 TCJ 跖屈时 STJ 旋前。腓骨和胫骨在内部相对于足部旋转。STJ 的旋前受胫骨前肌、胫骨后肌、踇长屈肌和趾长屈肌的离心收缩控制。足跖屈主要由胫前肌的离心收缩控制。组合的肌肉活动使 TCJ、STJ 和 MTJ 的跖屈和旋前运动减速，同时减缓了足和小腿重心垂直和前向的运动，并减少 IC 时的冲击力。

足底的弹性脂肪垫能吸收 IC 和 LR 之间产生的能量。STJ 旋前使足弓变平，拉长足底的结缔组织结构。因为这些组织有弹性，所以它们也能吸收 IC 到 LR 产生的能量。

表面适应性

在日常步行中，足部必须能迅速适应各种地面和凹凸不平的表面。表面适应性的关键因素是 STJ 的旋前，能解锁 MTJ，保证足部关节在放松的位置上发挥功能，并能改变骨的相对位置。

在 IC 时，前足的 MTJ 纵轴在旋后扭转位。胫骨前肌的离心收缩使前足跖屈减速，并将其降低到地面。在 LR 期，由于 STJ 外翻和作用在足内侧缘的 GRF，MTJ 变为完全旋后。趾长伸肌、第 3 腓骨肌外展肌和前足跖屈肌的收缩，锁定 MTJ 斜轴，并让前足准备接受 MSt 期的承重力。

推进

在 MSt(LR 到 PSw)，STJ 的旋前最大并开始准备旋后。这时候 GRF 保持 MTJ 在斜轴上呈旋前位。同时，纵轴上旋前扭转由腓骨肌的向心收缩启动。在足跟抬起前，MTJ 将足锁定在纵轴上的完全旋前位置，而 STJ 达到中立位。当腓骨肌收缩使足的侧面从地面抬起并向内侧转移体重至另一侧足时，MTJ 在推进时必须保持锁定在该位置。当足跟从地面抬起时，随着下肢外旋，后足持续旋后（距骨外展背屈）。这种耦合运动需要 MTJ 在斜轴上处于旋后位置，来达到最大限度的关节稳定性，并使足成为推进的刚性杠杆。

随着胫骨后肌、踇长屈肌、趾长屈肌和比目鱼肌的向心活动以及腓骨短肌的拮抗作用而产生 STJ 旋后。腓肠肌和比目鱼肌的向心活动产生足部和小腿的垂直加速度。足和小腿产生的推进力传递到地板上。GRF 曲线的第二个峰值对应支撑相末期的推进（图 8-4）。

STJ 的旋后和 MTJ 在纵轴上的锁定都将足固定在紧密排列的位置，使足转变成刚性杠杆。这种转变是在缠绕于跖骨头的足底腱膜的帮助下实现的。在 TSt 时，MTP 关节背屈制造了“滑轮效应（windlass effect）”。这会挤压前足和中足的关节，促进有效推进所需的灵活性向稳定性的转变。

生物力学测试

足部和踝部的生物力学检查分三个步骤：不负重评估、静态负重评估和动态步态分析（dynamic gait analysis）（图 8-5）。五种常见的内在足畸形可在生物力学测试中发现：后足内翻、前足内翻、前足外翻、马蹄足畸形和第 1 趾列跖屈。

足踝生物力学测试的理论模型以 Root 及其同事的工作为基础。Root 标准常态的效度以及步态周期中 MSt 到 TSt 时 STJ 处于中立位的假设的争论仍在持续。用于确定 STJ 中立位的测量技术的信度也受到质疑。虽然有争议，但 Root 的理论及其生物力学评价和干预技术仍被许多临床医生使用。

Root 将足正常对线（alignment）的偏差形容为“内在”足畸形，这可能导致异常的下肢功能和肌肉骨骼病变。为了确定合适的生物力学足矫形器处方，必须通过详细的病史和全面的生物力学检查来确定病理疾病和畸形的原因。这有助于临床医生确定所产生的病理性力学异常，并确定矫形器干预的疗效。

不负重的开链检查

在不负重的开链检查中评估足踝的基本结构。要注意任何关节和趾列的骨性畸形、突出以及硬结。

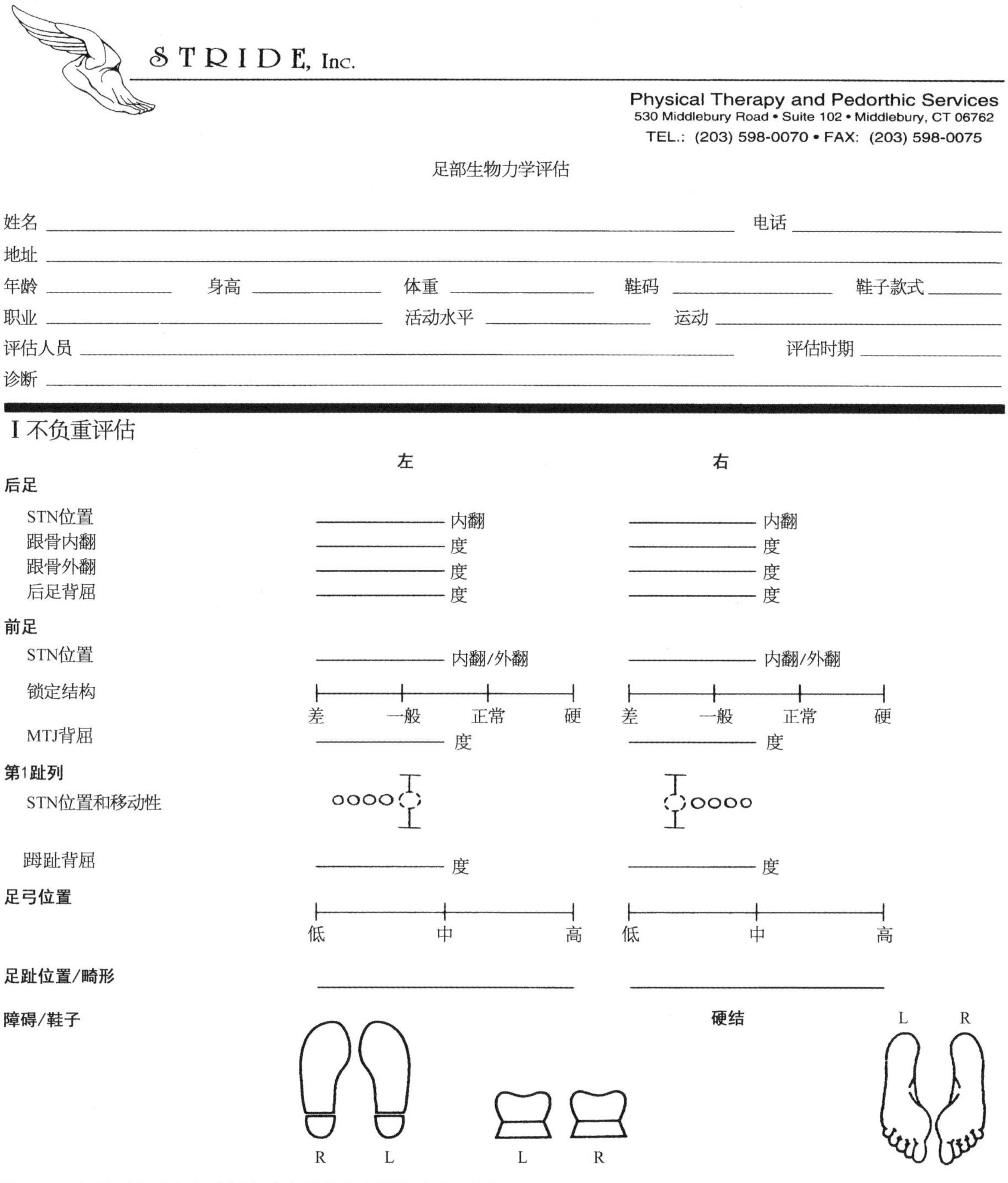

STRIDE, Inc.

Physical Therapy and Pedorthic Services
530 Middlebury Road • Suite 102 • Middlebury, CT 06762
TEL.: (203) 598-0070 • FAX: (203) 598-0075

足部生物力学评估

姓名 ______ 电话 ______
地址 ______
年龄 ______ 身高 ______ 体重 ______ 鞋码 ______ 鞋子款式 ______
职业 ______ 活动水平 ______ 运动 ______
评估人员 ______ 评估时期 ______
诊断 ______

I 不负重评估

	左	右
后足		
STN位置	______ 内翻	______ 内翻
跟骨内翻	______ 度	______ 度
跟骨外翻	______ 度	______ 度
后足背屈	______ 度	______ 度
前足		
STN位置	______ 内翻/外翻	______ 内翻/外翻
锁定结构	差　一般　正常　硬	差　一般　正常　硬
MTJ背屈	______ 度	______ 度
第1趾列		
STN位置和移动性		
跗趾背屈	______ 度	______ 度
足弓位置	低　中　高	低　中　高
足趾位置/畸形	______	______

障碍/鞋子

R　L　　L　R

硬结

L　R

图 8-5　概述不负重和负重评定内容的生物力学检查表(感谢 Stride, Inc., Middlebury, Conn.)。

检查者使用量角器来定位距下关节中立位(STN),并识别任何内在的足畸形。

不负重检查时患者采用俯卧位,目标下肢伸膝,足部离开检查台 15～20 cm(6～8 in)。将对侧下肢放成"4"字形,同侧下肢置于冠状面,来降低近端肢体旋转障碍对测量的影响。

后足的检查

不负重测试的量角器测量基于跟骨在额状面的位置,可以评估 STN 位置下的后足以及 STJ 的活动性。跟骨额状面上的运动是 STJ 三维运动中最容易检测的。进行检查时,量角器的固定臂与想象中的下肢 1/3 分割线对齐(胫腓骨复合体),移动臂与假想中的跟骨后表面中线对齐,量角器的轴和 STJ 的轴对齐,正好在跟骨的上缘、内外侧踝水平的下缘。

距下关节中立位

STN 位置可以用手触诊或 Root 开发的数学模

Ⅱ负重评估

胫骨到地板	STN 左	STN 右	RCS 左	RCS 右
DSL	______ 内翻/外翻	______ 内翻/外翻	______ 内翻/外翻	______ 内翻/外翻
SLS	______ 内翻/外翻	______ 内翻/外翻	______ 内翻/外翻	______ 内翻/外翻

跟骨到地板	STN	RCS
左	10 内翻 ├── 0 ──┤ 10 外翻	10 内翻 ├── 0 ──┤ 10 外翻
右	10 内翻 ├── 0 ──┤ 10 外翻	10 内翻 ├── 0 ──┤ 10 外翻

Ⅲ软组织限制

	左	右
髂腰肌	______	______
股直肌	______	______
ITB	______	______
腘绳肌	______	______
腓肠肌	______	______
比目鱼肌	______	______

	左	右
髋旋转（髋90°，膝90°）		
内旋	______	______
外旋	______	______
髋旋转（髋0°，膝90°）		
内旋	______	______
外旋	______	______

Ⅳ姿势观察

	左	右
骨盆	______ 髂前上棘	______ 髂前上棘
	______ 髂后上棘	______ 髂后上棘
	______ 髂骨脊	______ 髂骨脊
股骨扭转	______ 股骨前倾/后倾	______ 股骨前倾/后倾
膝	______ 反张	______ 反张
	______ 膝内翻/外翻	______ 膝内翻/外翻
胫骨扭转	______ 内旋/外旋	______ 内旋/外旋
腿长	______ 髂前上棘——内踝	______ 髂前上棘——内踝
	______ 大转子——内踝	______ 大转子——内踝
	______ 大转子——膝内侧	______ 大转子——膝内侧
	______ 胫骨结节——内踝	______ 胫骨结节——内踝
足弓位置	低 ├── 中 ──┤ 高	低 ├── 中 ──┤ 高
足趾征	______	______

图 8－5(续)

型评估。如果用触诊，检查者将拇指和示指（食指）在靠近患者中线处来确认前内侧和前外侧的距骨头，将拇指刚好放在距内踝 2.5 cm（1 in）下、2.5 cm（1 in）远的近端舟骨结节的位置（图 8－7）。在 STJ 旋前位，前内侧距骨头在拇指下最突出，前外侧沟（跗骨窦）出现。将示指放在跗骨窦，当足完全旋后时，距骨头突出。另一只手的示指和拇指抓住第 4 和第 5 跖骨头，使脚做内收内翻（旋后）和外展外翻（旋前）的动作。STN 时，距骨头在前内侧和前外侧的突出相等。

然后检查者在第 4、5 跖骨头上施加背侧的定向压力，直到感觉到轻微的阻力。施力的操作使 MTJ 相对后足锁定，并模仿 MSt 时的 GRFs。跟骨中线和下肢下 1/3 分割线之间的夹角可用量角器测量（图 8－6），在评估表上记录为 STN 的位置。

用于确定 STN 位置的 Root 数学模型使用定量的测角公式。首先，用量角器测量跟骨内翻和外翻的末端 ROM 值。全范围跟骨 ROM 是内翻和外翻 ROM 值的总和。当跟骨移动到内翻全范围 ROM 1/3 时，即是 STN 位置。如果跟骨内翻的角度是 25°，外翻的角度是 + 5°，那么跟骨的全范围 ROM 是 30°。

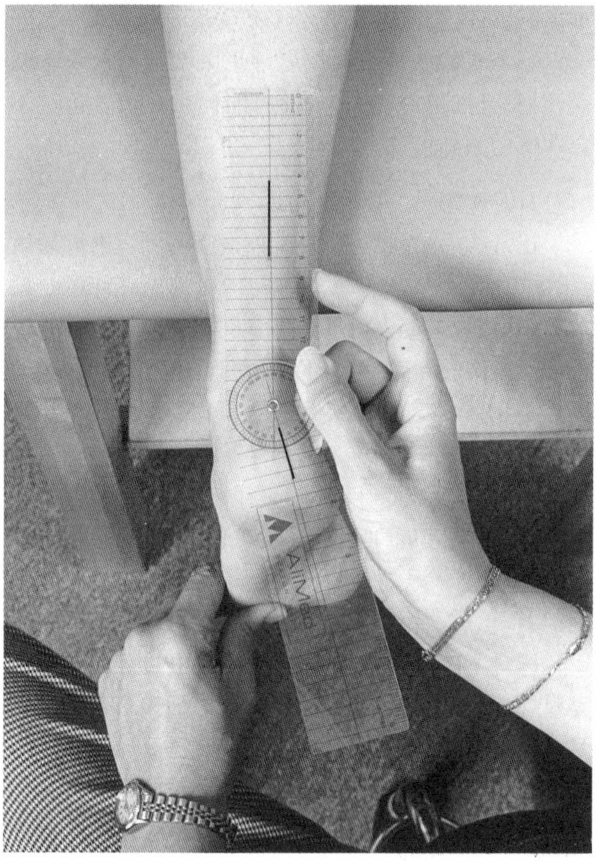

图 8-6 不负重的测角技术。检查者施加在第 4 和第 5 跖骨头上的力，使前足相对后足锁定，同时另一只手操作量角器来测量距下关节中立位和跟骨活动范围。检查者坐在治疗台的远端，调整椅子高度使患者的脚刚好在胸水平。

在跟骨内翻 5°，离完全外翻的位置有 1/3 的距离时，可以算作 STN 位置。

两个模型的信度和临床效度存在争议。虽然信度可以接受，但其还是受检查者经验的影响。就时间而言，触诊确定 STN 位置是有效的，但需要比数学模型更高级的手工技巧和经验。数学模型对入门级的实践者而言更可靠。

跟骨 ROM

跟骨的内外翻主要发生在 STJ，也有少量来自 TCJ。跟骨 ROM 的评估与 STN 的评估相似，患者在俯卧位，有相同的解剖标志和中线。检查者用一只手抓住跟骨，完全内翻使其在冠状面上达到 ROM 末端，然后用量角器测量。测量跟骨外翻时重复该过程。当测量时，为了将 TCJ 闭锁在密集排列的位置，并更好地隔离 STJ 的运动，TCJ 必须保持在微微背屈的中立位。报道称，跟骨内翻的标准值是 20°，外翻超过垂直的标准值是 10°。

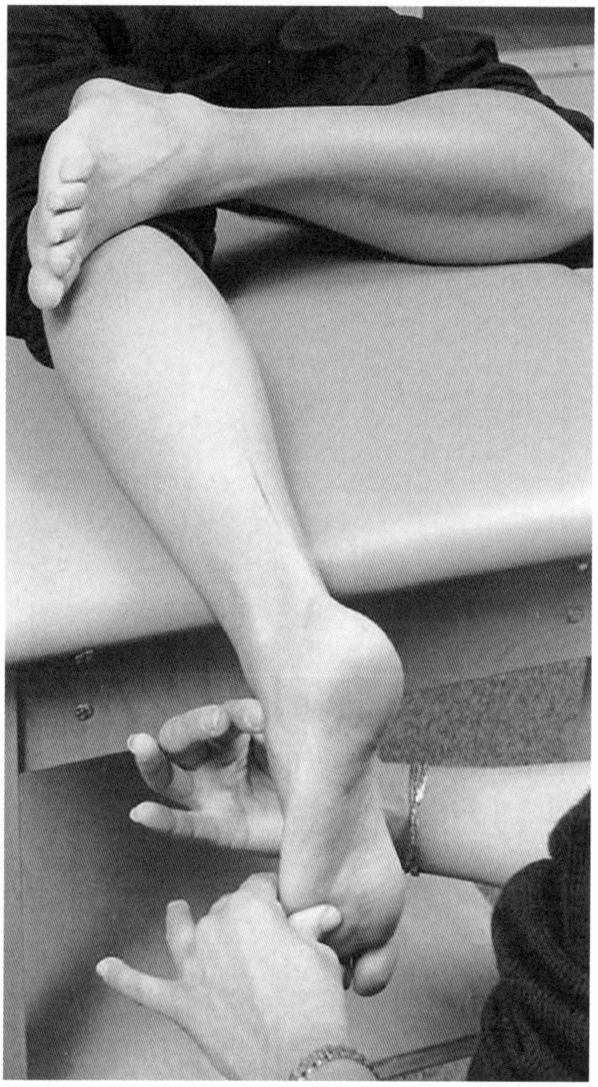

图 8-7 为了确定距下关节中立位，检查者在旋前和旋后之间缓慢转动前足，直到距骨的前内侧和前外侧表面的突出均匀。

由于全负重时测得的跟骨外翻值更大，一些医生认为评估这个位置更有临床意义。全负重下跟骨外翻的评估代表全功能的旋前和外翻，换句话说，是发生在 STJ 的运动和发生在 STJ 外部的代偿性运动的总和（例如 TCJ、MTJ）。不负重下的骨外翻被动评估一直是确定 STJ 自身复合旋前角度的最精确方法。

距小腿关节活动度

在正常行走中，当膝关节完全伸直、STJ 最接近于中立位时，TCJ 刚好在足跟即将抬起时达到最大背屈。在步态中，实际的 STN 位置何时以及是否发生存在争议。不论怎样，在评定 TCJ 背屈时，STN 和膝伸展标准姿势的使用提供了一致的参考点。根据大多数的数据，正常步态需要 TCJ 最少背屈 10°；且任何少于 10°的情况将被划分为马蹄足畸形。正常步态

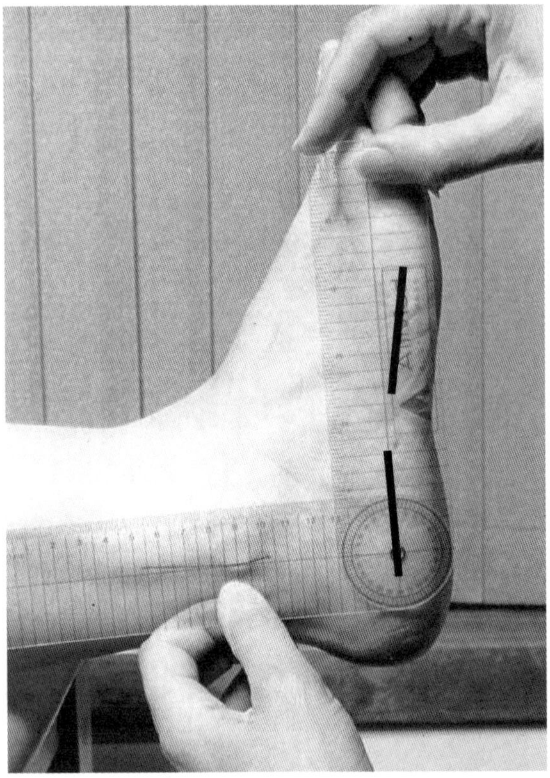

图 8-8 量角器的移动臂沿着跟骨的下侧缘对齐，比传统的、用于评估踝关节完全背屈的沿第 5 跖骨柄对齐，能更准确的评估 TCJ 背屈。

也需要至少 20°的跖屈。

不负重状态下，要在 STJ 处于中立位和膝伸展的姿势下测量踝背屈。检查者在患者的主动配合下用力背屈踝关节。主动辅助能鼓励小腿肌群的交互抑制，是准确测量必不可少的。量角器的固定臂沿着腓骨外侧放置，移动臂沿着第 5 跖骨的外侧缘放置，轴心位于外踝顶点。将量角器移动臂沿着跟骨下侧缘的选择性放置，可以更有效地区分 TCJ 的真正背屈(图 8-8)。这个值记录为后足背屈。前足背屈的测量通过沿着第 5 跖骨侧缘重置移动臂。这种方法让检查者可以识别出 MTJ 斜轴上矢状面运动的贡献和限制。

当膝伸展时测得的踝关节背屈小于 10°，膝屈曲时复测可以排除腓肠肌和比目鱼肌复合软组织的限制。如果在这两个位置测得的背屈值是一致的，那么限制可能是踝关节的骨性马蹄足结构导致的。

在步态中，踝关节的背屈发生在闭链中，胫骨和腓骨扭转向前越过固定的足。在此基础上，有人认为评估踝关节的背屈可能在患者负重姿势下更准确。当患者全足放于地板并向前倾斜时，在负重下测量胫骨和地板间的夹角。在负重下不想要的代偿通常很难控制，可能会掩盖真实的 TCJ 受限。

不负重检查能让检查者评估关节活动及末端感受，以及机械阻力和关节松弛，能提供在负重检查不会获得的额外信息。

后足畸形

正常的后足位置是 STN 内翻 1°～4°。内翻超过 4°则称为后足内翻畸形，这种畸形可能是在儿童早期发育中，跟骨过度去旋转的发育问题造成的。因为这种畸形是跟骨扭转性结构错乱而不是关节的问题，所以在不负重状态下观察 STN 位置时，TCJ 线和 STJ 线保持在一直线上。如果是结构性的畸形，那么它不能通过关节松动和加强治疗来矫正或减轻。相反，可以通过功能性足部矫形器进行管理，它可以在内翻对线的情况下支持跟骨，同时预防过度的 STJ 旋前。

跟骨 ROM 的评估可以预测 STJ 的运动质量和完整性。测量跟骨的外翻运动，可以让检查者确定后足畸形是代偿性的还是非代偿性的(图 8-9)。

代偿性的后足内翻畸形中，在负重时跟骨完全外翻到垂直或更高，因为 STJ 产生大量的旋前运动来代偿畸形。

代偿性后足内翻 10°畸形(STN 位置)需要 STJ 旋前或外翻至少 10°，使跟骨内侧髁在负重时与地面接触。这种过度的旋前运动会在 STJ 线上产生内侧间隙与外侧压缩，并当距骨移动到内收趾屈时产生距骨内侧隆起。

失代偿的后足内翻畸形中，跟骨仍然固定在内翻的 STN 位置，同时 STJ 没有外翻运动。部分代偿性后足内翻畸形，允许 STJ 部分外翻，所以跟骨内侧髁在负重时不能与地面完全接触。STJ 外部的替代性代偿运动对实现足内侧负重是必要的。常见的补偿是由第 1 趾列跖屈造成的获得性前足软组织畸形(外翻足)。其他代偿运动可以发生在 MTJ 或近端膝关节、髋关节或骶髂关节。

踝关节背屈少于 10°时会产生马蹄足畸形，可能是由骨骼或肌肉问题导致的。马蹄内翻足(talipes equinovarus)是一种先天性的骨畸形，包括前足和后足的内翻畸形、后足马蹄和前足内翻内收。距骨体与距骨头和颈之间的角度减小，舟骨转向内侧。马蹄足的肌肉问题包括先天性和获得性的软组织短缩或肌肉痉挛。组织挛缩或缩短发生在肌肉组织(腓肠肌、比目鱼肌和跖肌)和结缔组织(跟腱和足底筋膜)中。

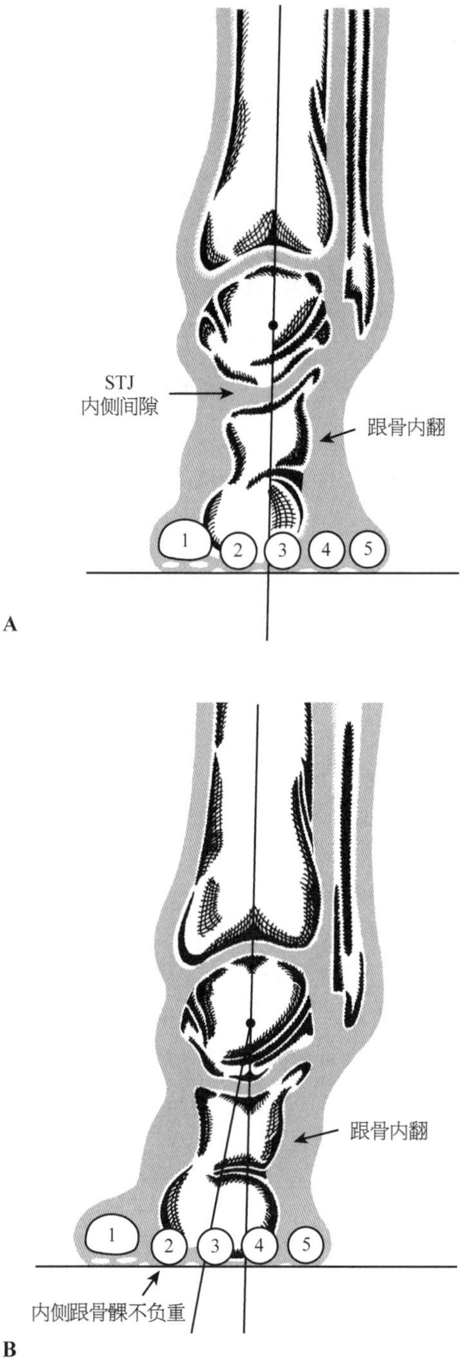

图 8-9 A. 在放松的跟骨站立位，后足内翻的代偿通常是距下关节旋前；B. 在失代偿的后足内翻中，距下关节不旋前，相反会产生围绕关节纵轴的代偿性跗骨间关节旋前（感谢 Stride, Inc., Middlebury, Conn.）。

足部内旋和持续性软组织挛缩时会造成代偿性马蹄足畸形。STJ 被迫最大限度地旋前，以获得尽可能大的矢状面背屈。虽然足旋前时允许 STJ 背屈，但角度通常不充分。STJ 旋前使 MTJ 解锁，能产生在 MTJ 斜轴上的前足外展，并在允许进一步背屈的同时，造成中足不稳定。马蹄足畸形的其他代偿策略包括膝关节屈曲（尤其是脑瘫患者）、早期足跟抬高、尖足步行、对侧下肢步幅缩短和外八步行。长期踝关节马蹄的临床后果包括与过度足旋前相关的很多疾病：足底筋膜炎、足跟骨刺、踇囊炎和滑囊炎。

前足检查

在 STJ 中立位评估前足位置。因为第 1 和第 5 趾列有独立的运动轴，所以由第 2、第 3 和第 4 趾列与跟骨中线的平面关系来明确前足方向。

前足中立位(neutral forefoot position)

如果前足适当平衡，那么 STN 位时中间 3 个跖骨的平面垂直于跟骨中线（图 8-10）。前足的内翻畸形中，前足过度旋后或内旋，而前足外翻中，前足过度旋前或外旋。

移动性测试：锁定机制

为了在非负重检查时区分出 STN 的位置，检查者用拇指和示指在患者第 4、第 5 跖骨头上施加背侧压力来锁住 MTP 关节（图 8-6 和 8-7）。必须在第 4、第 5 跖骨头上轻轻地施加载荷，直到踝关节在正常跖屈休息位时组织得到松弛为止。前足负荷过重，会导致前足背屈外展，并将前足置于过度旋前位，给人外翻的假象。

虽然有许多测量前足的设备，但标准测角仪可以准确评定前足的方向。为评估前足和后足的关系，量角器的固定臂应对准跟骨中线，轴在其远端边界的下方。移动臂位于中间 3 个跖骨头的平面（图 8-11）。角位移记录在 STN 位置下的前足评价表中（见图 8-5）。

正常行走时，当脚跟抬起时 MTJ 就锁定了，以便让脚在推进时转化为刚性杠杆。这种锁定要求 STJ 在中立位。MTJ 移动性和锁定机制的临床评估是一种先进的手工技能。负重评估时的观察［例如足趾征、舟骨跌落测试和距骨隆突（talar bulge）］为确定 MTJ 无法锁定提供了基本方法。

MTJ 的无效锁定机制通常比前足畸形的明确角度更有临床意义。例如前足 3°内翻畸形伴有较差的 MTJ 锁定机制可能有症状，而 8°内翻畸形伴有正常的 MTJ 锁定机制可能没有症状。

识别前足畸形

虽然不管有没有症状，前足畸形的发病率都有充分的文献记载，但关于哪种畸形类型最普遍还缺少一致意见。如果一个患者有双侧的前足畸形，而畸形的程度和类型可能不同。MTJ 畸形会改变前足相对后足的锁定位置。虽然这些额状面的骨畸形会改变运

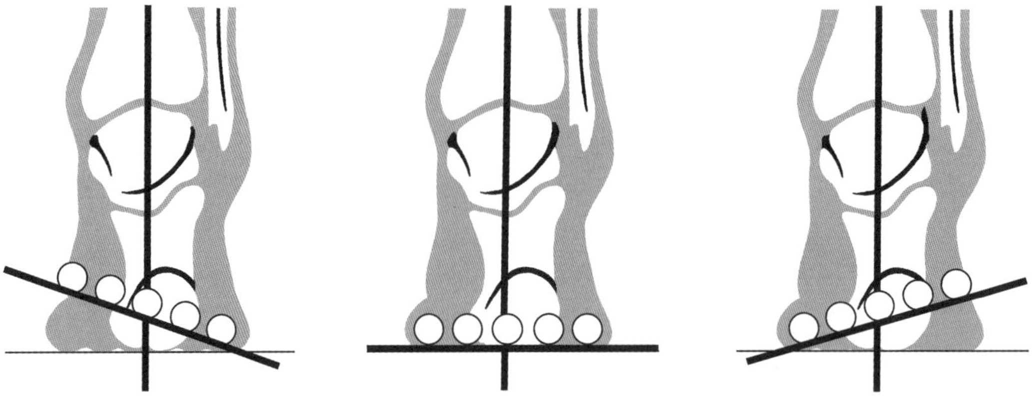

图 8-10 在距下关节中立位，前足的正常方向与跟骨(B)垂直。在距下关节中立位(A)，前足的过度旋后和内旋表示前足内翻，而前足的过度旋前和外旋则表示前足外翻(C)(感谢 Stride, Inc., Middlebury, Conn.)。

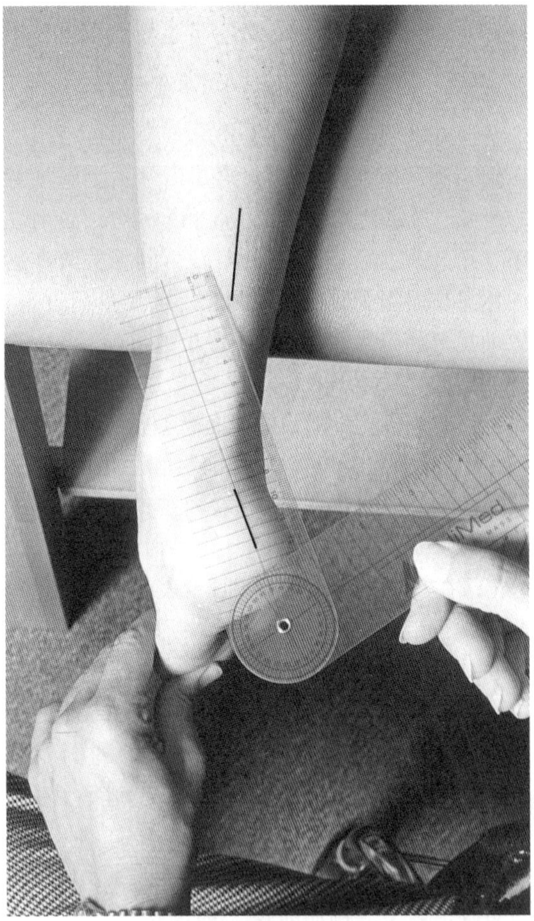

图 8-11 在距下关节中立位用标准量角器测量前足方向。量角器的固定臂与跟骨后表面的中线平行，移动臂平行于跖骨头平面。轴位于跟骨的远侧下方。

动方向，但不会限制 MTJ 的全范围 ROM。前足内翻时，前足的锁定发生在相对于后足的内翻位置。在早期发育中，前足内翻是由于个体的距骨头和颈相对于距骨柄的正常外翻扭转发育失败。

足部畸形的代偿可以在静息负重姿势下观察，称为静息跟骨位(RCS)。当 STJ 过度旋前来代偿负重下的畸形时，这种情况称为代偿性前足内翻(图 8-12A)。当 STJ 不能充分旋前来适应内翻的前足时，会出现失代偿的前足内翻。前足内侧不与地面接触，前足外侧承受过大压力。第 5 跖骨下方有厚痂形成，会增加应力性骨折的风险。第 1 趾列跖屈和 MTJ 旋前是常见的代偿方式，使内侧前足与地面接触(图 8-12B)。持续的 MTJ 压力可能会导致关节损伤和过度的前足外展、外翻。

前足外翻是发生在冠状面的畸形，将前足锁定在相对后足的外翻位。Root 认为这种畸形是个体早期发育时距骨头和颈相对于距骨柄的过度旋转造成的。前足外翻可以是可逆性或不可逆性畸形。在不可逆性前足外翻(rigid forefoot valgus)中，代偿性负重机制是发生在 STJ 的过度旋后或跟骨反转。这是由于第 1 跖骨头过多过早的 GRFs 引起的，造成快速的 STJ 内翻，并增加第 5 跖骨头下方的压力。厚的老茧常出现在第 1 和第 5 跖骨头下方。相反，可逆性前足外翻通常是软组织的问题。它通常是前足内翻失代偿的结果，尝试增加沿着足内侧的负重。由于这种畸形是可逆的，因此不需要代偿机制。简单地将第 1 跖骨头下方的触点压力推到一边，足的功能就好像这种情况不存在一样便恢复正常。

第 1 趾列

评估第 1 趾列的位置也在 STN 位置进行。理想情况下，第 1 趾列与小跖骨头在同一横切面内。为了检查第 1 趾列的活动性，检查者在用另一只手稳定小跖骨头的同时，将第 1 跖骨头置于拇指和示指之间，并进行背面和脚底的滑行。通常，第 1 趾的运动至少高于或低于其他跖骨头平面一个拇指宽度。

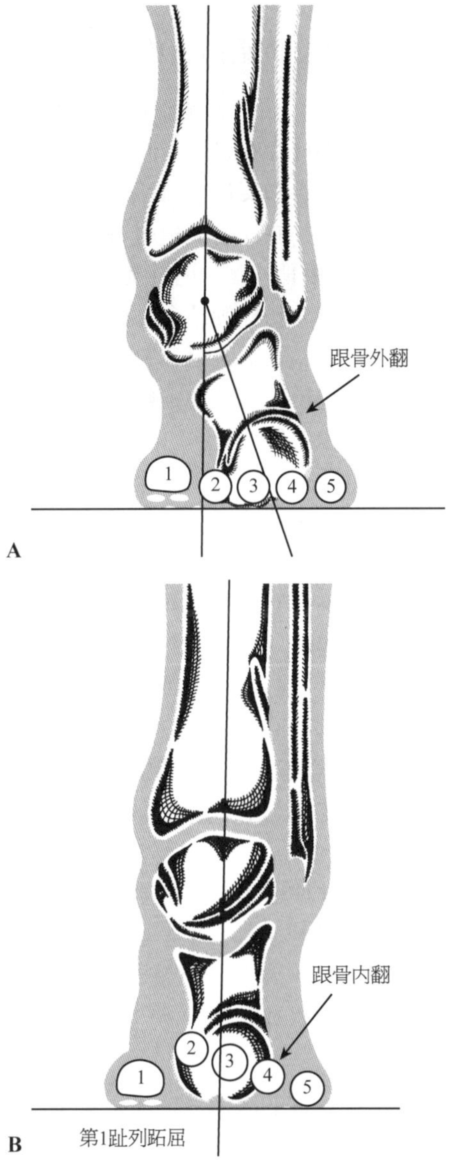

图 8－12　A. 静息跟骨位，前足内翻畸形的代偿通常是距下关节旋前，导致跟骨外翻；B. 失代偿的前足内翻中，距下关节不能代偿。相反，第 1 趾列跖屈使足内侧负重(感谢 Stride，Inc.，Middlebury，Conn.)。

当支撑相完成时，腓骨长肌的活动产生前足扭转，使足内侧稳定于地面，在长轴上锁定 MTJ，为了推进则将足转变为刚性杠杆。为了从柔软的前足转变成刚性杠杆，第 1 趾列必须充分跖屈。决定第 1 趾列跖屈程度的因素有三个：推进时足内翻的角度、足的宽度和第 2 趾骨的长度。推进时足内翻越大，为了与地面接触，第 1 趾列的跖屈也越大。前足内侧的高度与脚的宽度有关；宽足需要第 1 趾列的跖屈更多。过长的第 2 跖骨也会增加距离，第 1 趾必须跖屈来与地面接触。

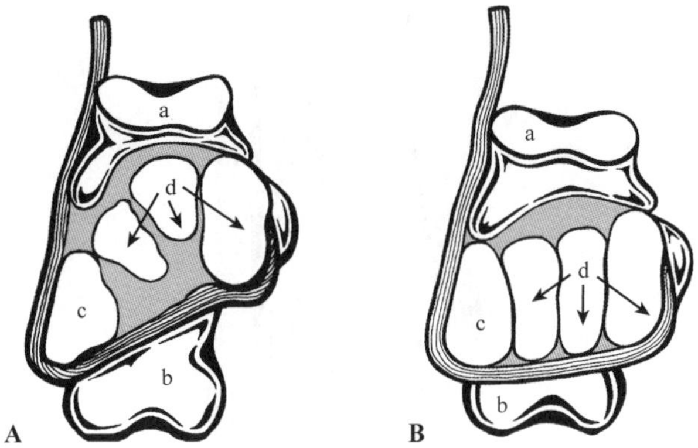

图 8－13　A. 正常足的骰骨滑车机制(cuboid pulley mechanism)；B. 异常旋前的足，腓骨肌的机械优势受损。a：距骨；b：跟骨；c：骰骨；d：楔状骨(感谢 Stride，Inc.，Middlebury，Conn.)。

在某些情况下，第 1 趾列不适当地背屈到超过其他跖骨平面，会导致跖屈受限并阻碍正常推进。第 1 趾也可能跖屈到低于其他跖骨平面。例如，在失代偿的后足内翻(uncompensated rearfoot varus)中，跟骨的外翻运动不足，内侧髁不能与地面接触，足外侧缘出现过度负重。腓骨长肌收缩将第 1 跖骨头拉向地面，以试图让足内侧负重。这一动作可能是由于骰骨滑车系统(图 8－13)。当 STJ 在支撑相末期保持异常旋前时，骰骨的方向会改变，腓骨长肌的机械优势丧失。MTJ 不能锁定，足在推进过程中不稳定。

有时，不可逆性第 1 趾列跖屈的出现会导致功能性前足外翻(图 8－14)。

这种情况的代偿机制与僵硬性(不可逆性)前足外翻(rigid forefoot valgus)相似：负重时 STJ 旋后、跟骨内翻，来降低足外侧接近地面。

踇趾

正常步态中，踇趾(hallux)背屈发生在当身体向前移动越过足时的推进末期。踇趾矢状面的运动用被动 ROM 评价。量角器的固定臂沿着第 1 跖骨内侧放置，移动臂沿着踇趾近节趾骨内侧放置。轴在第 1 跖趾关节内侧。施加足够的力让踇趾运动到 ROM 末端。踇趾背屈的正常范围在 70°～90°。

踇外翻畸形时，第 1MTP 关节的病理机制阻止踇趾在推进中做全范围的背屈运动。第 1 跖趾关节的重复损伤会导致关节僵硬或踇强直。功能性踇外翻指不负重状态下，第 1MTP 出现全范围 ROM 受阻，但踇趾背伸的功能性限制发生在步态中。功能性踇外翻会破坏先前描述的滑轮机制。

踇趾背屈受限阻止足的正常行进，并干扰通过踇趾的身体推进力。几种步态代偿机制可以克服这种

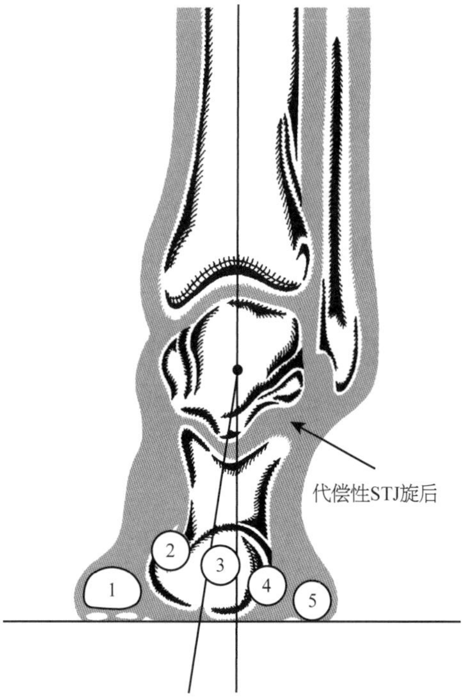

图 8-14 静息跟骨位下的第 1 趾列跖屈畸形。代偿发生在距下关节，伴有外侧间隙增宽和内侧压缩(感谢 Stride，Inc.，Middlebury，Conn.)。

受限。外展步态或外八步态模式将推动力转移到踇趾内侧缘。在推进过程中，踇趾和鞋之间的摩擦会产生老茧。另外踇趾的 IP 关节可能过伸，导致 IP 关节沟里产生老茧。

踇外翻(HAV)是第 1 跖趾关节进行性获得性畸形，最终导致 HAV 半脱位。这种畸形是由于 STJ 异常旋前，并伴有第 1 趾列过大的活动性。一个普遍的误解是 HAV 是遗传性的。虽然导致异常 STJ 旋前的先天骨异常是遗传的，但 HAV 的发生是为了代偿这些畸形。另一种误解是 HAV 是由鞋子的限制引起的。虽然存在 HAV 的情况下，不适当的或限制性的鞋子可以加强或加速 HAV 的进展，但这种畸形通常出现在不穿鞋的人群中。

其他观察

在不负重检查完成时，还要做一些其他的重要观察。作为足旋前的综合评估，要观察不负重时的足弓高度，以便与之后负重下的足弓高度做比较。检查足趾是否有姿势性畸形，如槌趾、爪趾、交叉畸形和踇囊炎或小趾囊炎。检查足部是否有骨痂、足底疣或者其他过度压力的痕迹。要检查鞋子磨损过度或磨损不均匀的情况。

静态负重闭链检查

不负重检查中评估的开链运动与闭链站立和步行的功能性序列事件存在显著不同。开链的旋前(跟骨背屈、外翻和外展)和旋后(跟骨跖屈、内翻和内收)是 STJ 的三维运动。在闭链旋前时，腿内旋伴随距骨内收、跟骨跖屈和跟骨外翻。闭链旋后与伴随距骨外展和跟骨背屈内翻的腿外旋结合。在开链运动中，运动开始于远端(足)。在闭链运动中，运动开始于近端(胫骨和距骨)。完整的闭链检查包括静态姿势观察、动态运动测试和步态评估。

足静态负重检查中的 GRFs 时，评估由内在畸形产生的代偿机制。这为身体如何代偿不负重检查中发现的内在足畸形、足关节正常功能损伤提供了有价值的视角。不正确的足部功能可能导致一系列复杂的代偿，影响足部和小腿以及膝关节、髋关节、骨盆和脊柱的活动模式。

患者以静息跟骨位(RCS)站立。检查者观察患者的偏好姿势，注意姿势对线和足部放置的角度。然后患者调整站立姿势，如必要的话，双下肢承担相等的重量，双脚分开 5～10 cm，并将足趾放于内外八中间位置的角度。这种足置于中立位的姿势调整，为评估水平对线提供了更好的参考框架，并提高了测试的信度和一致性。在额状面、矢状面和水平面上评估患者的姿势对线或身体对称性。

额状面

额状面的静态负重检查关注跟骨、胫骨和腓骨相对于地板的角度关系，以及骨盆与小腿的角度关系。

跟骨与地板的对线

患者双下肢站立时，可以想象一条平分跟骨后表面的中线，以及该线与地面的角度关系。由于跟骨下脂肪垫经常位移(与长期负重有关)，必须注意避免视觉评估中的错误(图 8-15)。跟骨内侧、外侧和下缘的触诊可以帮助找到脂肪垫的偏移，并提高测量准确性。跟骨对线可以用量角器定量测量跟骨相对于垂直方向的倾斜程度。

需要解决的关键问题是跟骨在站立时是否相对地板内翻、垂直或外翻；实际角度不如跟骨的相对位置那么重要。该检查可评定 STJ 提供足够旋前来代偿其达到中立位的能力。在正常的闭链 STN 位置，跟骨内翻 1°～4°。STJ 必须要等量的代偿性旋前来降低垂直跟骨的内侧髁到地面。如果患者有失代偿的 STN 后足内翻 10°和受限的跟骨运动外翻(-4°)，

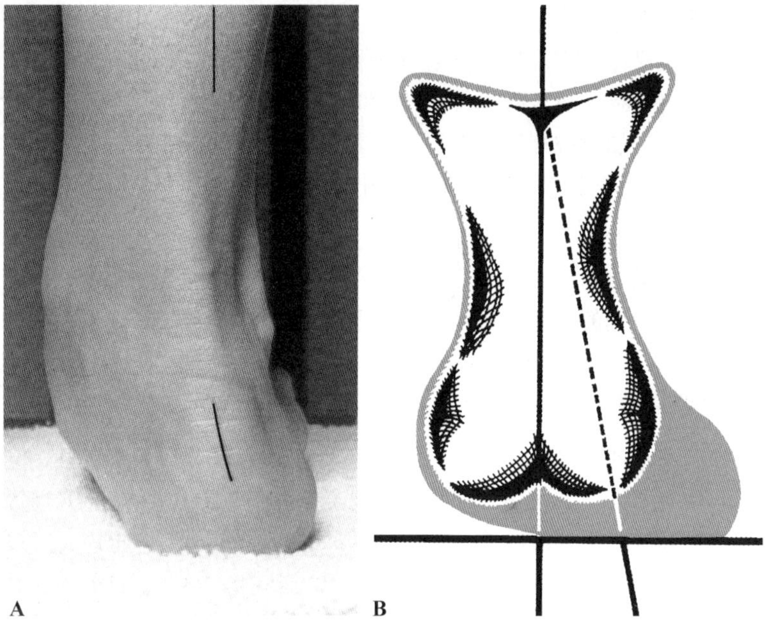

图8-15　A. 跟骨与地面的对线。B. 跟骨下脂肪垫的侧向移动会给人一种跟骨相对地板外翻的错觉(感谢 Stride, Inc., Middlebury, Conn.)。

那么 STJ 将无法在支撑相进行充分的内旋及外翻来达到正常的跟骨对线。相反,跟骨相对于地面是内翻的。内翻的跟骨位也发生在不可逆性前足外翻或不可逆性第1趾列跖屈畸形中。STJ 旋后是这两种畸形的代偿机制。

相比之下,前足内翻畸形需要过度的 STJ 代偿性旋前;跟骨外翻发生在负重时。跟骨相对于地板的位置提供了 STJ 代偿表现的观察,与不负重时检查的生物力学发现相关。如果 STJ 不能足够旋前来完全代偿畸形,那么额外的旋前运动将发生在 MTJ,或通过距骨在踝穴内的外翻倾斜实现。功能性后足单位(跟骨和距骨)可以呈现相对地板的外翻位,即使跟骨外翻受损。

胫腓骨对线(tibiofibular alignment)

近端结构紊乱,如胫骨内翻或外翻造成异常的足部旋前和过用性损伤。在胫骨先天性内翻中,胫骨远端1/3在额状面上向内侧倾斜成角,反之在胫骨外翻中,胫骨远端倾斜远离中线。

胫骨对线可以用标准量角器(图8-16)或气泡倾斜仪测量,两者都评估小腿远端1/3的中线相对于支撑面的角度关系。在评估胫腓骨的位置时,小腿位置的影像学测量比单纯的胫骨位置测量有更好的临床相关性。影像学测量是分辨真正胫骨内翻的最准确方法。

测量位置十分重要,因为 STJ 对线的变化对胫腓骨内翻值的影响非常大。由于骨性对线紊乱和与代偿性 STJ 旋前相关的内翻肢体对线的联合效应,

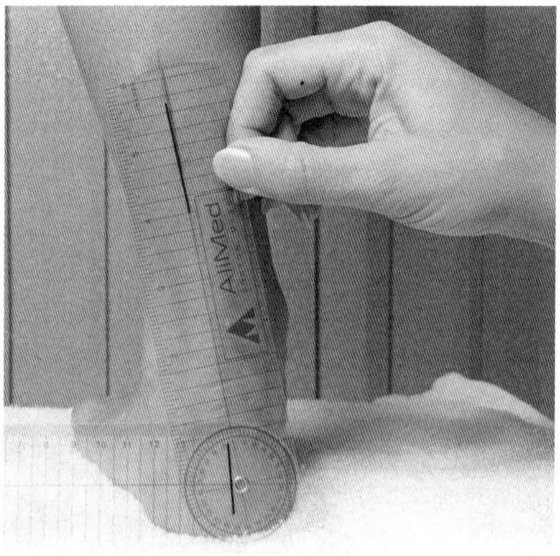

图8-16　胫骨内翻的量角器评估。量角器的固定臂与胫腓骨复合体的远端1/3中线对齐,移动臂与地面平行。评估的轴随内翻或外翻畸形的角度而变化,可能不总在跟骨正后方。

支撑相时在 RCS 位置的胫腓骨内翻值比 STN 位置的值大。虽然没有建立明确的常模值,但胫腓骨内翻的发病率在增长。

下肢远端1/3相对地面的对线更准确地代表胫腓骨的位置,而不是胫骨位置。在 STN 下评估的值反映胫腓骨的中立位对线,而 RCS 下评估的值代表了应对 STJ 和 MTJ 旋前的代偿性胫腓骨重置。STN 下测得的高胫腓骨内翻值,从支撑面抬高内侧足,在步态中需要过度的代偿性足内翻。在 RCS 下测得的高胫腓骨内翻值提示过度的足旋前,虽然旋前的原因尚不能确定。

骨盆和小腿的对位

额状面评估的最后部分是评价髂前上棘、髂嵴、大转子、臀褶皱、腘窝褶皱、膝内外翻畸形、腓骨头、髌骨和踝水平的对称性。不对称常提示骶髂关节功能障碍或腿不等长，影响闭链运动中足部的位置和功能。

矢状面

负重检查的第二部分考虑矢状面的功能。检查者寻找膝反张(genu recurvatun)和过度屈曲、舟骨跌落、距骨隆突(talar bulge)与纵弓过高或过低的证据。

膝关节的位置

检查者从侧面看患者的站姿，观察胫骨的垂直度。在膝反张中，胫骨近端对线在TCJ轴的后面，导致膝过伸和TCJ跖屈，并伴随下肢的相对缩短。膝反张也可以作为踝关节马蹄足畸形的代偿而出现。当出现真性下肢不等长时，可能有两种代偿。如果肢体长度差异小，膝反张能缩短较长的肢体。肢体长度差异较大时，常用较长肢体的膝关节屈曲来减少不对称。

舟骨跌落

舟骨的位置用舟骨跌落试验(navicular drop test)来检查，当患者从闭链STN位置到RCS位置时，足旋前的复合测量关注舟骨结节的位移。过度的舟骨位移与MLA塌陷有关，也可能与中足疼痛、过度足旋前的其他症状有关。Subotnick基于舟骨、骰骨和距骨、跟骨之间的关节，建立了MTJ和STJ功能的相关性。Brody认为在闭链运动中舟骨跌落测试是对STJ功能的有效评估。虽然舟骨跌落发生在源于内部足畸形的STJ旋前时，但它也可能发生在肌肉功能不全或韧带松弛时。

测量舟骨跌落时，索引卡保持垂直于足内侧，在STN和RCS位置下标记舟骨粗隆水平，并计算标记间的距离。标准研究报告显示舟骨下降平均在7.3～9 mm。常认为舟骨下降超过10 mm为异常。

距骨隆突(talar bulge)和足弓高度

当站立位出现STJ过度旋前时，距骨移动成内收和跖屈。距骨头的位移可以在距舟关节区域出现可观察到的内侧隆起。由于正常的STJ旋前，负重下MLA高度通常会适当降低。扁平足畸形的特点是MLA过度塌陷。遗传性不可逆性扁平足中，MLA在负重和不负重体位下降低或缺失。可逆性扁平足中，MLA在不负重下的高度通常正常，但是由于异常的STJ旋前，MLA在负重下会过度下降。在正常的足对线中，内踝、舟骨结节和第1跖骨头在同一条Feiss线上。严重的足内翻中，舟骨结节在Feiss线下方。在极端情况下，舟骨结节甚至可能落在地板上。

水平面

静态负重检查的最后一个组成部分是考虑水平面上的足部功能。检查者寻找过度旋前、前足内收和下肢扭转畸形的表现。

足趾征

阳性足趾征(toe sign)表明在水平面上足过度内翻或外展(图8-17)。该迹象取决于患者在RCS下的足中立位站立时，后面观能看见的足趾数目。一般情况下，超过足部外侧缘的足趾不超过1.5个。如果能看到更多的足趾，则可能存在异常旋前，导致过多的水平面运动或足外展。在与限制髋内旋的外侧旋转畸形(例如股骨后倾)或肌失衡(例如梨状肌紧张)相关的相对性外八足角度的情况下，可能发生假阳性的足趾征。在评估足趾征前，确保患者的髌骨在额状面上，能减少假阳性结果的风险。

扭转畸形

股骨和胫骨的在水平面上的异常也影响正常的足部功能。股骨干通常相对于股骨头和股骨颈内侧旋转12°。

在股骨前倾(femoral anteversion)中，旋转角度超过12°，而在后倾中，则少于预期的12°内旋。在正常的水平面胫骨对线中，腓骨踝位于胫骨踝后侧，有20°～30°的外侧旋转。胫骨内扭转或股骨前倾增加内侧旋转力，从而导致异常的足旋前。过度的胫骨外扭转或股骨后倾，会增加外侧旋转力，从而导致异常的足旋后。

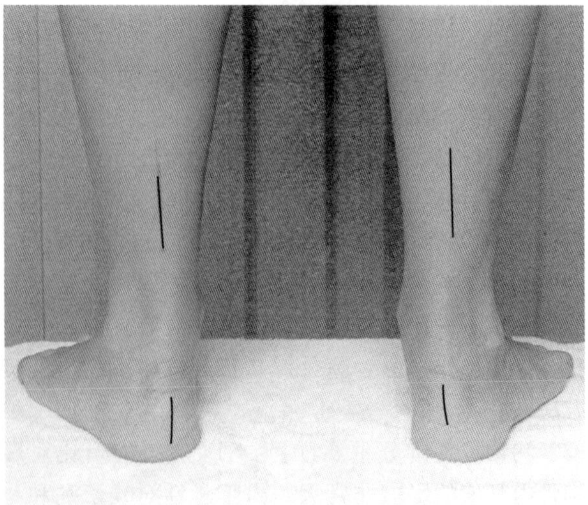

图8-17 足趾征，通过前足外展位说明过度的水平面运动。

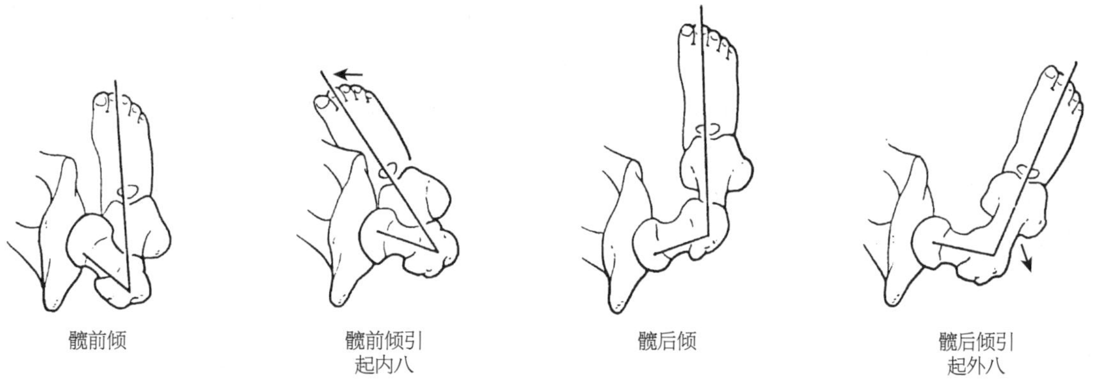

图8-18　A. 股骨头在髋臼内，股骨过度前倾时下肢内旋；B. 股骨头在髋臼内，股骨后倾时肢体外旋(引自 Magee DJ. Orthopedic Physical Assessment, 3rd ed. Philadelphia: Saunders, 1997. p. 475)。

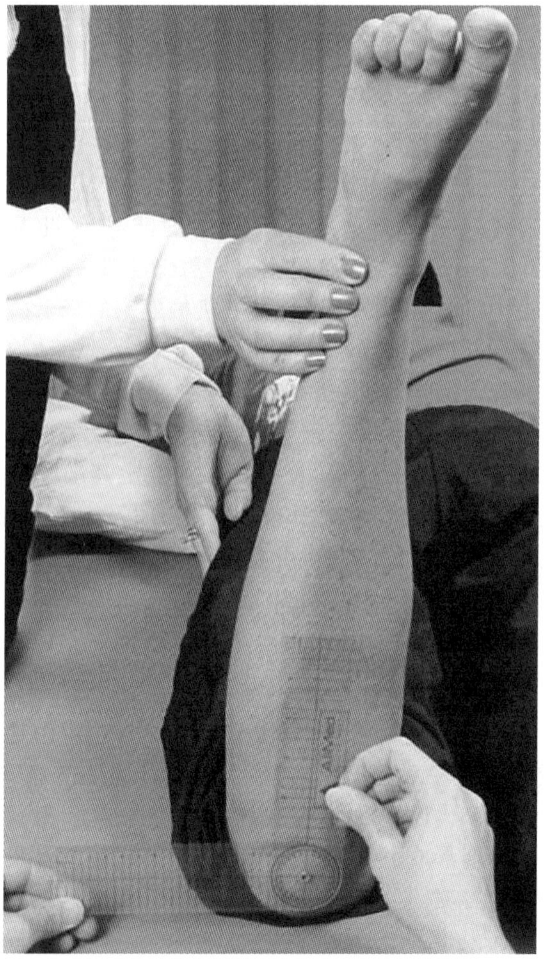

图8-19　在俯卧位，用标准量角器评估股骨扭转。检查者触诊股骨大转子，并旋转小腿。在大转子上最突出的位置测量股骨扭转。

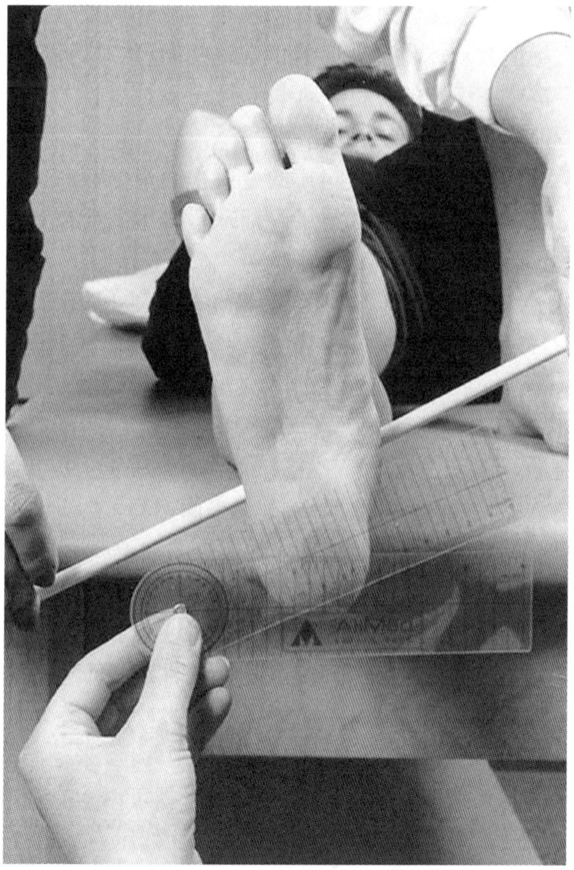

图8-20　用水平面和距小腿关节轴的夹角评估胫骨扭转。

为评估股骨扭转，患者采用俯卧位，膝关节屈曲90°。当下肢向外侧(代表髋关节内旋)和内侧被动活动(代表髋关节外旋)时，检查者触诊股骨大转子。在大转子最突出的部位测量股骨扭转(图8-19)。

"正常"前倾角为12°，胫骨位置会显示轻微的髋关节内旋。垂直的胫骨表明股骨后倾。

患者仰卧位、踝关节背屈90°、腿置于额状面中立位(图8-20)时进行胫骨扭转的评估。检查者将量角器的固定臂平行于桌面，移动臂与穿过内、外踝的TCJ轴对齐。这个角度就代表了胫骨扭转。正常情况下，胫骨向外扭转20°。

动态步态评估

临床评价的最后一部分是步行时的足部功能观察。在动态步态评估中，观察影响足部功能的外在因素（例如肌肉失衡或无力、近端结构畸形、运动知觉和本体感觉缺失）。当个体在跑道和平面上步行时，为其录像能提高评估的准确性。在每一个步态周期中检查后足、中足和前足的功能，特别要注意代偿性步态机制。

功能性足矫形器

虽然4°～6°的三维STJ旋前为不平整的地面提供足够的减震和适应是必要的，但持续和周期性的异常旋前会破坏步态周期的正常时间顺序。这种破坏会产生不稳定的骨和运动学问题，导致病理性的肌肉骨骼疾病。

代偿运动发生在畸形的主要平面内。额状面畸形（例如，后足内翻或前足内翻）中，典型的代偿运动是STJ外翻。

水平面畸形（例如髋、股骨和胫骨的扭转畸形）中，典型的代偿运动是STJ的内收。矢状面（sagittal plane）畸形（例如马蹄足）中，典型的代偿运动是STJ背屈。Root模型表明，单一平面上的代偿运动是有益的，可以足够地适应畸形。然而，因为STJ是三维结构，单平面运动也会导致其他平面运动。因此其他平面的相关运动有可能产生功能失调和破坏。

功能性足矫形器是一种通过抵抗步态支撑相中造成异常骨骼运动的GRFs，来提升足部和下肢关节结构整体性的矫形外科装置。功能性足矫形器试图在站立姿势下，通过控制过度的STJ和MTJ运动，减少旋前，使STJ功能在MSt期接近中立位，来控制异常的足部功能。相反，调节性足矫形器可以为有固定畸形或易患神经性足的患者分散跖面的压力。

异常旋前的标准

用于确定旋转异常的标准有5个。下列情况存在时，旋前视为异常：

(1) STJ旋前超过正常的4°～6°。

(2) 在错误的时间足内翻，干扰闭链运动中正常的事件顺序。

(3) 周期性的旋前，每一步都反复对肌肉骨骼造成微小损伤。

(4) 旋前发生在STJ以外的位置（例如当MTJ旋前来补偿受限的STJ运动时）。

(5) 不必要的破坏性代偿运动发生于STJ其他平面。

异常足部力学的原因

三种病理情况可以造成异常的足部力学：结构性排列异常、肌无力和不平衡、结构不完整。

结构性排列异常

足部结构性排列异常可以是内在或外在的足部问题，可由异常力学引起。内在畸形有后足和前足的内翻和外翻、踝足畸形和足趾畸形。先天和发育性疾病，如胫骨内外翻、胫骨或股骨扭转，以及其他发生在足踝部以上的疾病，都是外在畸形。可能造成病理性足功能的异常力学类型包括肥胖、下肢不等长和膝内外翻。结构性排列异常的矫形器管理是预防性的；控制异常或过度的STJ和MTJ运动，能预先干预与异常内外旋相关的力学事件的顺序，最大限度地减少疼痛性足部疾病的发生。

肌无力或失衡

各种上下运动神经元疾病均能导致肌无力（muscle weakness）、肌肉张力异常或足部瘫痪，以及步态中足部结构的不稳定性和机械效率的降低。例如进行性神经性腓骨肌萎缩症（遗传性感觉运动神经病），先天的腓骨肌和胫骨前肌无力会导致弓形足的形成，伴有爪形足趾、跖骨内收或其他足趾畸形。当肌无力或失衡存在时，检查者必须确定其来源和程度、所涉及的特定软组织、由此产生的力学足畸形，以及减少这些症状的潜在可能性。肌无力患者的有效足部矫形器能阻止由结构性足畸形导致的病理性力学后遗症。

受损关节的完整性

受损关节的完整性和机械不稳定性也可由足部或踝关节的病理肌肉骨骼疾病引起，包括关节炎、急性创伤和慢性重复损伤。例如类风湿关节炎、滑膜炎和血管翳形成引起的关节畸形。结缔组织的自我破坏使肌腱变弱，导致肌肉痉挛和缩短，并侵蚀软骨面。最终会发生关节脱位。

与周围神经病变相关的保护性感觉的丧失，也会影响受损关节的完整性。糖尿病、慢性酒精中毒和汉森病（麻风病）的患者都特别脆弱。由于感觉受损不能察觉微创、足内部肌肉无力、末梢血流自主神经控制的受损，以及软组织的营养和代谢状况不佳，都会增加足底溃疡的风险。如果发生神经性骨关节病（进行性神经性腓骨肌萎缩症），那么也可导致重要的骨和关节破坏、足弓塌陷和固定船底（rock bottom）足底畸形。塌陷的楔骨或骰骨顶点处的足溃疡很常见。当存在机械不稳定时，正常的关节位置会改变，步态代偿会改变承重力。足部矫形器可以减轻疼痛，减轻负重压力，控制异常或过度的关节运动，或代偿受限的运动。

矫形治疗的目标

不管足部功能障碍的原因是什么，功能性足部矫形器都可以通过以下途径来尝试改善步行过程中的足部力学：

- 控制旋前的速度
- 重新分配足底压力
- 支撑步态中导致异常后足功能的异常结构性前足位置
- 支持导致过度 STJ 旋前的异常后足畸形
- 抵抗导致足部异常旋前、旋后的腿部外力
- 改善跟骨在 IC 时的位置
- 刚好在足跟抬起前重置 STJ 于中立位
- STJ 中立位时，完全旋前 MTJ 来锁定和稳定足部，并将其转化为推进的刚性杠杆
- 使第 1 趾列正常跖屈并稳定前足，来回应推进产生的向后的 GRFs
- 在 LR 期提供正常程度的缓冲

功能性足部矫形器不能支撑足的 MLA；STJ 旋前受后足跟骨载距突上压力的控制。最终目标是当足、下肢与 GRFs 相互作用时，阻止、减少或减缓足部关节的异常代偿性运动。

测量及加工

在不负重、静态负重和动态步态分析中收集的信息，能为矫形器处方提供方向。用简单的石膏来制作患足 STN 位置下的准确阴模。然后基于这个阴模来制作阳模(positive model)。热塑材料(thermoplastic materials)在阳模上热成型，形成矫形器外壳(orthotic shell)。添加调节性填充物、软组织支撑物和覆盖材料来解决患者的功能性足部问题。将矫形器适配给患者，评估其在步态过程中对足部功能的影响。设定早期的穿戴计划，并定期进行复查。

阴模

如果足矫形器是为了有效地控制异常旋前和旋后，并减少步态中的疼痛症状，那么足部阴模必须精确地复制现有的足部结构，包括任何内在的畸形。足模的目标是在步态周期的 MSt 阶段捕捉到患者 STN 位置。

比较制作足部矫形器的阴模取形技术

可用于获取阴模的策略有多种，包括悬浮技术、改进悬浮技术、直接压力技术、泡沫印模系统、数字取形和鞋内真空取形。可在患者半负重、负重或不负重的姿势下应用阴模技术。用于获得印模的技术对足部测量的影响很大。

泡沫盒技术(图 8－21)可以使患者在半负重时获

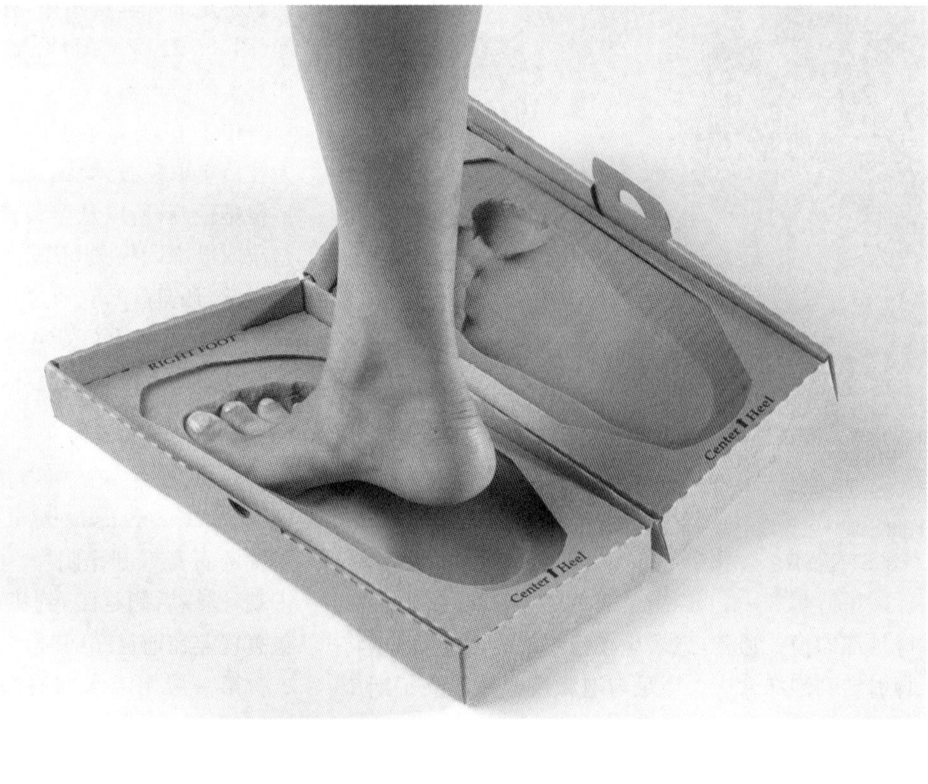

图 8－21　用泡沫盒技术的印模取形(感谢 Amfit, Inc., Vancouver, Wash)。

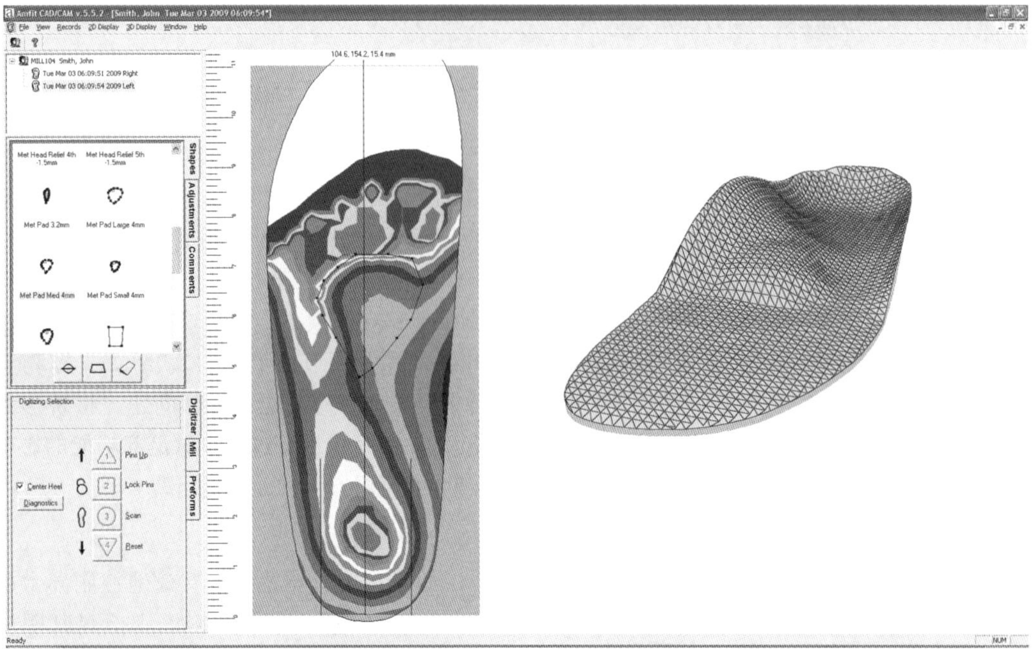

图 8-22 用数字取形技术的阴模示例(感谢 Amfit，Inc.，Vancouver，Wash)。

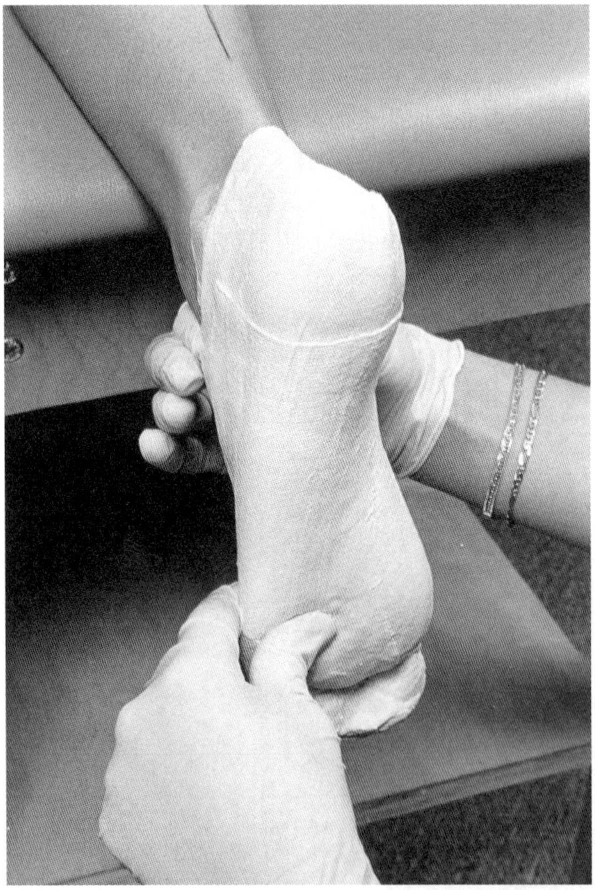

图 8-23 用直接压力技术制作的阴模。当石膏硬化时，足仍保持在 STN 位置。

得足部印模。通常，患者坐在稳定的表面上，医生将脚引导到泡沫盒中。当足与泡沫接触并建立了期望的姿势后，医生沿着胫骨轴施加一个向下的力，使足跟随着前足进入泡沫中。然后将脚从盒中取出，就在泡沫中留下了阴模。泡沫盒技术需要较少的技巧，也比石膏阴模取形有更高的时间效率。当目标是制作可调节(软)的足部矫形器时，也可使用该方法。

数字取形技术产生一个数字足阴模，并根据不同扫描设备可采用多种体位，可能包括光学激光器/数字化仪、压力垫系统或数字摄影。医生可以从多个角度观察足部计算机图像，有些软件还允许医生修改图像(图 8-22)。CAD/CAM 系统用一个铣装置来制作真实的矫形器。

传统上，石膏取形已经是获得阴模的金标准。因为在负重取模技术中，保持 STN 位置和纠正前足负重很难控制，所以悬浮和直接压力的不负重技术似乎是获取准确阴模最可靠的方法。直接压力法——最容易学习的程序，它通过在第 4 和第 5 跖骨头负重来模仿 MSt 时期的 GRFs(图 8-23)，最终获得 STN 位置。其他的取形程序也可以。

直接压力印模技术

患者俯卧，在“4”字体位下用量角器测量(goniometric measurement)。用双层 12.7 cm(5 in)厚度的石膏来制作阴模。第一层包裹从第 5 跖骨头末端，围绕后侧足跟，到第 1 跖骨头上方。当第二层包裹覆盖在前足跖面时，它与第一层在跖骨处重叠。

第一层用温水彻底润湿，抚平网格中的任何皱褶。石膏绷带的边缘折叠 1.27 cm(0.5 in),提供加固以防止在之后移除时变形。第一层覆盖足跟,刚好在踝关节下方,沿着足部的边界正好超过第 1 和第 5 跖骨头。因为足底全接触是必不可少的,因此石膏要仔细地沿着足两侧、穿过足底表面并围绕踝关节曲线缠绕。第二层湿润后缠绕前足,与第一层远端边缘重叠。任何多余的绷带都将折叠到足趾沟里。这一层也应该不起皱褶地与足和足趾全接触。

一旦双层缠绕到位,便通过在第 4 和第 5 跖骨头上保持适当的前足负重压力,来将足置于 STN 位置。若敲击时发出咔哒声,石膏夹板就足够硬了。然后小心地移开阴模。轻轻地拉开加固的边缘周围的皮肤,使其与模具分开。在足跟上缘施加向下的力,使足跟与模具分离。然后用温和的、向前的力使前足从模具中脱出。

阴模铸造误差

阴模的准确性是矫形器有效的关键。虽然铸造过程很简单,但在其过程中有三种类型的错误会损害矫形器设计的有效性。

首先,当患者维持足部静止时,由于胫骨前肌的收缩,足部可能在 MTJ 纵轴上有无意的旋后。另外,施加在前足的负重力可能过于内侧,从而造成错误的前足内翻。由这类石膏印模制成的矫形器可能对第 1 跖骨柄的远端造成过度的足底压力。它也可以导致踝关节外侧不稳定、功能性跗外翻或 HAV 畸形的发展。

第二种常见的铸造误差发生在 MTJ 斜轴过度旋后时。第 4 和第 5 跖骨头的不恰当负荷会导致前足背屈不充分。当发生这种情况时,在阴模内 MTJ 处可以看见横向的皮肤褶皱。由这个石膏模型制造的矫形器会在跟骰关节(外侧纵弓)处产生矢状面过度成角的足底,并在负重时伴有疼痛和加重。

第三种错误发生在铸造过程中 STJ 过度旋前时,将足放在错误的前足外翻位。用该石膏模型制造的矫形器不能获得 STN 位置,且不能有效控制异常旋前症状。

阳模的修改

一旦获得满意的足部阴模,就可以制作阳模并修改。在硬化的阴模中注满液体石膏并干燥。脱去阴模就留下了阳模(图 8-24)。阳模修整通过重新分配足部的力,确保对足部对线和功能的有效纠正。提高舒适度的材料包括石膏填充物,可以缓解前足和 MLA 的压力敏感区域。因为阴模是在不负重的姿势获得的,所以它也需要修改来容纳负重姿势下的足变长和软组织延展。也会修改石膏模型来容纳推进过程中第 1 跖骨正常的跖屈。可以添加内、外贴来更好地矫正前足、后足畸形。

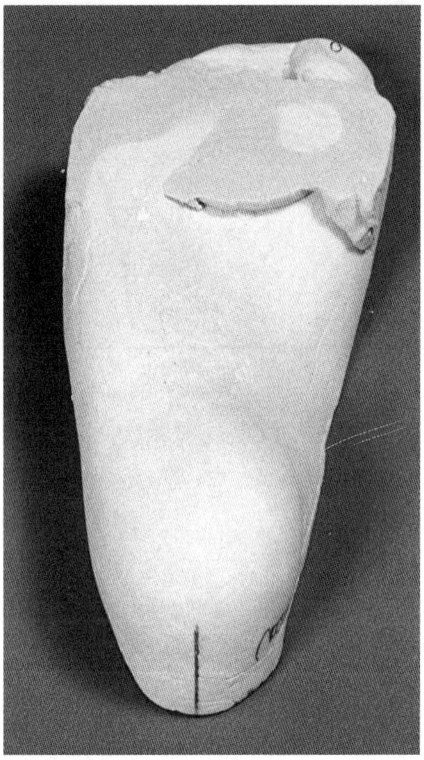

图 8-24 阳模上前端位置的修改过程。

前足贴(forefoot posting)

有两种技术都可以为前足畸形提供矫形纠正,两者都是基于阳模的修改。第一种是传统的 Root 功能性矫形器,使用内矫正。在阳模的 MTP 关节水平应用石膏平台,来平衡异常的前后足关系(图 8-25)。外侧平台纠正前足外翻,内侧平台纠正前足内翻。当外壳被压在改良的阳模上时,它会在矫形器远端前缘产生凸形。这个"贴"技术通过有效地调整足部骨骼结构以获得矫正。这个内贴技术常用于鞋的体积有限时,如一些女性的鞋。

第二种是前足贴技术包括多种 Root 的原创设计,称为标准生物力学矫形器。该技术在阳模里形成一个中立平台,但仍保持现有的前足内翻或外翻位置。外侧前足贴或楔形垫粘贴到矫形器外壳的底部,在畸形位置支撑前足。通过稳定矫形器的远端边界来防止不需要的代偿运动(图 8-26)。虽然外部矫正的矫形器比内部矫正的矫形器占据更多的鞋内空间,但如果患者难以容忍原来的矫正贴处方,这个方法更易于修改。

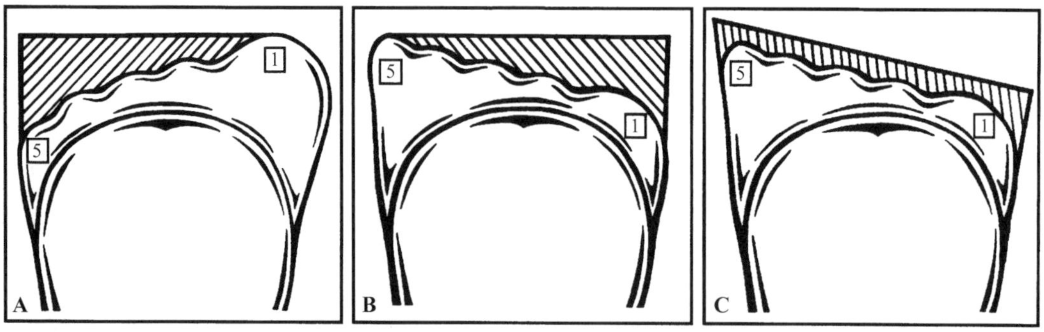

图 8-25 穿过跖趾关节水平的截面，标记出第 1 和第 5 跖骨，图解阳模的内部修改。A. 外侧平台纠正足外翻；B. 内侧平台纠正足内翻；C. 中立平衡的平台保持前足对线，并作为外贴的基础（感谢 Stride, Inc., Middlebury, Conn.）。

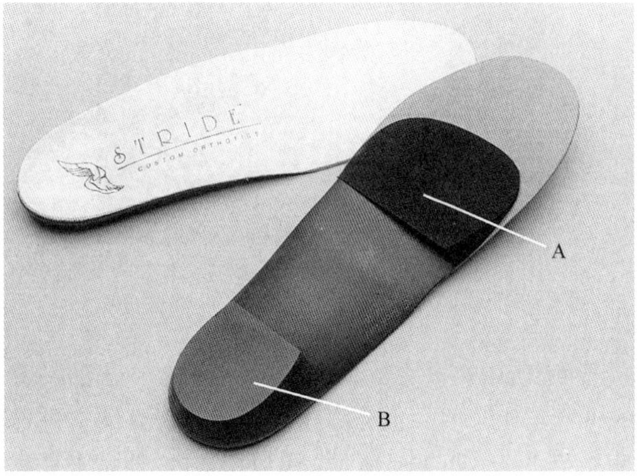

图 8-26 外部前足贴（A）和外部后足贴（B）的标准生物力学矫形器。

后足贴（rearfoot posting）

在步态中，当足接触地面并通过支撑相时，GRFs 作用于足部关节。矫形器充当地面和足之间的接口，产生自己的矫形器反作用力。足过度旋前时，足部矫形器的设计是通过产生作用于内侧 STJ 轴的旋后动能，减少在负重下的 STJ 旋前。这可以通过在鞋跟下表面添加外部后足贴和楔形垫实现，或通过修改石膏模，在矫形器后跟杯添加内部后足贴实现。后足贴有效地降低了步态触地阶段的后足旋前（外翻）以及外翻的角速度。

外部后足贴附在脚跟下矫形器壳底部（图 8-26B）。内侧楔形垫或后足贴增加矫形器在跟骨载距突（STJ 轴内侧）处的反作用力，来减少异常的 STJ 旋前。它也可以通过增加脚跟下方的矫形器接触面来提升后跟的稳定性。内部后跟贴可以用内侧足跟切割技术完成。在阳模足跟的内侧进行石膏修改，可以增加内翻（内侧）的量，矫形器后跟杯的倾斜试图控制旋前。内部后足贴减少矫形器的整体体积，以更好地适应鞋子。与单独使用任一方法相比，内外后跟帖结合使用能更好地进行矫正。

矫形器外壳

为了更有效，功能性矫形器必须基于患者的足中立位模型制作。预制的足部支持不能对脚的运动提供足够的运动控制和 GRFs 抵抗，也不满足功能性足矫形器的所有标准。由刚性和半刚性材料做成的定制矫形器，可以最大程度的抵抗承重力，并为足部结构提供最佳的重新对线。用较软材料制成的调节性矫形器，可以支撑足弓并减轻压力敏感区域的压力，但对 STJ 的运动提供极少的控制。半功能性矫形器是功能性和调节性矫形器的结合，兼具带软贴的刚性外壳和保护足部的可调节材料的运动有效性。

许多研究已经评估了不同类型矫形器材料对后足力学控制以及临床症状的有效性。有些人认为应对矫形材料按照硬度分类（软、半刚性、刚性），但材料分类的标准还未完善建立。

刚性、重量轻、占用最少鞋内空间的矫形器，能对足畸形提供最大的运动控制和生物力学矫正。一些医生担心佩戴由刚性材料制成的矫形器会令患者穿戴时不舒服。Anthony 建议，无论如何，那些提出使患者不能忍受的刚性装置的人，一般都不太熟悉足部生物力学理论，正确的诊断和处方是真正功能性足矫形器的关键内容。

半刚性材料，如聚丙烯和 TL-2100（Performance Materials Crop., Camarillo Calif.）是受欢迎的刚性矫形器外壳替代材料。聚丙烯是一种抗破裂的柔性烯烃聚合物。TL-2100 是一种热塑性树脂与纤维的复合材料，比聚丙烯刚度和硬度更大。

软的矫形器通常由热发泡聚乙烯闭孔泡沫制成。这种泡沫包括 Aliplast 和 Nickleplase（Alimed, Inc.,

表 8-1 功能性足矫形器的调节性衬垫(accommodative padding)和软垫支撑(soft tissue supplements)

支撑物	描 述
跖骨丘	跖骨头近段最高点处泪滴状的圆形添加物,来支撑塌陷的跖横弓。常通过减少触地阶段的跖骨剪切力来控制神经瘤的症状。剪切力的减少能消除对前足趾间神经的刺激
第 2～5 跖骨条	置于第 2～5 跖骨头下方厚度均匀的衬垫,减轻第 1 跖骨头在推进过程中的压力。用于出现第 1 趾列刚性跖屈时
跖骨头凹槽(cutout)	U 型垫置于刚性跖屈的跖骨头下,减少来自疼痛老茧的压力。常用于锤状趾畸形
Morton 延伸	在第 1 跖骨柄下方的蹈趾沟中,塑料外壳的延伸或由致密材料做成的镶嵌物。常用于第 1 趾列背伸或 Morton 足趾
足跟垫	置于矫形器足跟杯,加强足跟缓冲和震荡吸收。常由软组织填充材料 Poron (Rodgers Co., Rogers. Conn)或黏弹性聚合物制成。用于跟骨下方脂肪垫受到刺激或萎缩,或跟骨应力性骨折时
前足延伸	软组织填充材料如 Poron,添加到矫形器外壳的顶部,来保护跖骨头或作为前足其他嵌入物的基础
舟骨垫	置于内侧纵弓下的软到中等密度的材料,来减速旋前力

Drdham, Mass)和 Plastazote(Bakelite Xylonite Ltd, Croydon, United Kingdom),以及不同密度的交联聚乙烯发泡泡沫塑料。Pelite(Fillauer, Inc., Chattanooga, Tenn)是一种交联闭孔泡沫,可用于热成型的半柔性足矫形器制作。也可以使用各种橡胶或热塑软木材料。不同密度的轻量材料可以有效地用于适应性和减震的矫形器。然而这些相同的特征也限制了矫形器的耐用性和使用寿命,因为这些材料容易产生快速、永久的形变。

对某些人来说,外部调节性修改对解决特定畸形是必要的。调节性衬垫的示例已在表 8-1 中列出。

覆盖材料

合适的贴片和支撑性材料附在矫形器的外壳上后,就要用覆盖材料(covering materials)提供与足部皮肤的良好接触。乙烯基是一种常用的矫形器覆盖材料。Spenco(Spenco Medical Corporation, Wsco, Texas)和其他各种织物覆盖的氯丁橡胶材料,可以抗剪切力并提高震荡吸收。他们常作为剪切力高于预期的特定体育运动矫形器或需要长期站立在坚硬覆盖材料表面的职业情况。

管理后足畸形

足良好对线时,在步态支撑相发生 4°～6°的 STJ 旋前。后足内翻时,存在 6°以上的 STJ 旋前。完全代偿的 10°后足内翻畸形,步态中在 STJ10°下旋前,能将跟骨内侧髁降低到地面,但仅仅 6°下旋前认为是过度的。

后足内翻的适当矫形器设计是内侧贴或内侧楔。完全的矫形器矫正是很难实现的,而且穿戴起来很不舒服。正因如此,最初的矫形器目标常常是制作提供 50%后足畸形矫正的矫形器。例如,为了纠正过度的 6°旋前,3°的内侧后足垫或楔形垫可应用于矫形器中。

如果后足内翻畸形 10°的个体,失代偿到跟骨外翻 -5°,那么 3°的内侧或内翻楔形垫是无效的,因为在矫形器提供支持前 STJ 会达到外翻运动的终末端(-5°)。为了有效管理失代偿的后足畸形,内翻的楔形垫必须足够大以防止 STJ 达到其终末的 ROM。在这个例子中,至少 5°的较大内侧后足内翻贴或楔形垫是必需的。当后足贴过度(超过 3°或 4°的内翻贴)时,如果足内翻畸形存在,那么矫形器的远端内侧面将不能与地面接触。在这种情况下,可用内侧前足贴抵消明显的前足内翻。

管理前足畸形

对于前足内翻畸形,需要内侧(内翻)楔形垫或贴。对于前足外翻畸形,可以用外侧(外翻)贴或楔形垫。前足畸形可以通过内部石膏修改或外部贴来纠正。准确平衡的矫形器不能晃动,必须最大限度地纠正前足畸形(例如 8°的前足内翻畸形,需要 8°的内侧楔或垫)。

矫形器远端的较大外部贴,通常会产生与鞋子匹配的问题。解决较大前足畸形的方案可能要结合内部和外部技术。在这个示例中,一个 4°的内侧内部石膏平台和 4°的外部内侧楔形垫或贴,可以提供所需的修正而且不笨重。对于 10°或更大前足内翻的个体,半旋前或旋前的阴模可以减少前足的畸形到更容易管理的程度。

第 1 趾列跖屈根据畸形部位的灵活程度来管理。第 1 趾列完全灵活的跖屈畸形不需要矫形器干预。第 1 趾列僵硬性跖屈畸形需要跖骨(第 2～5)条的镶嵌。嵌体的厚度取决于第 1 跖骨头相对于剩余跖骨头平面有多远。第 1 趾列僵硬性跖屈和前足内翻患者的矫形器干预,都用延长的内侧前足楔形垫。改良的前足垫有一个凹槽,来调节下降的第1跖骨头位置。在某些情况下,小的前足内翻畸形合并大的僵硬性第1趾列跖屈畸形,会导致功能性前足外翻(图8-14)。

矫形器检查和故障排除

矫形器交付前检查包括对其适配性、舒适性和机械对线的评估。矫形器应该在跖骨头最近段终止。评估宽度来确保正常的第1趾列跖屈和推进不受影响。也应该评估矫形器在鞋中的位置;它的体积,对鞋跟高度的影响,过度压力的点,以及步态中产生活塞运动的倾向也要考虑。在最初的试穿中,许多人感到矫形器奇怪和不寻常。然而矫形器不应该造成不恰当的不适。在站立和行走时评估矫形器的适配性和机械功能。

在适当的配带和穿戴计划方面,针对患者的教育是矫形器交付的一个重要组成部分。一个新的矫形器通常在第一天穿2小时,第二天穿4小时,第三天穿6小时,第四天也这样,直到患者可以整天舒适地穿戴矫形器为止。在矫形器至少穿戴2周之后,计划进行一次随访。这时,患者穿着矫形器进行日常生活活动时,都应该感到舒适。此后,应该逐步加强在所有活动中矫形器的使用,包括运动和职业的使用,也能很好地忍受。调整是优化患者舒适性和机械对线所必需的。

Root标准模型的争论

关于Root理论基本组成部分的讨论已经十年了。Root理论建立在正常的足结构和STN位置的概念上:距骨舟骨关节处的最大重叠点。据称STN位置最小化对周围关节和韧带的压力,是肌肉功能和IC冲击力衰减最高效的位置,表示足从移动适配器转换为刚性杠杆的点。根据Root的传统理论,在步态中正常的足部对线刚好发生在TSt之前,此时STJ中立位,MTJ完全锁定。

对Root标准模型的主要批评引起了对STN位置测量信度、步态周期中STN位置的姿势,以及"正常"足部对线标准的关注。

测试的信度

但考虑到关于足部测量和STN位置信度的可获得的证据,虽然存在可以接受水平的评估者内信度,但足测量和STN位置的评估者间信度较低。Diamond及其同事、Cook及其同事发现,评估者间信度可以通过培训来提高。Mcpoil和Hunt指出对于STN位置的定义和测量存在相当大的混乱。他们认为Root的STN位置可能曲解了Wright及其同事们所做的工作,他们采用静息的站立姿势作为他们工作的基础,而不是STN中立位。更加混淆的是,一些有信度的研究中使用的STN位置的定义,与Root的方法不一样。基于信度研究的回顾,Mcpoil和Hunt认为物理治疗师对STJ的位置和运动未能达成共识。

站立时的距下位置

根据Root理论,理想的足部对线刚好发生在步态中TSt之前,STJ在中立位,MTJ完全锁定。在51名健康成人后足运动的研究中,Mcpoil和Cornwall用等分线标记患者的小腿和跟骨,然后在步行时、双下肢静息站立时,以及STN位置时,拍摄跟骨和小腿的相对位置。他们的发现并不支持Root标准模型。他们发现:①在IC之前后足轻微内翻;②在支撑相37.9%时达到最大的后足旋前;③后足运动典型模式的后足中立位,应该是静息站立下的足位置,而不是STN位置。因此,他们建议在石膏取形过程中应该使用静息站立位而不是STN位置。

Pierrynowski和Smith和6位有经验的评分员,用三维分析研究在整个步态周期中相对于STN位置的后足运动模式。让每位评估者对9例患者的右侧下肢进行6~7次的评估,并记录STN位置。然后让患者在跑步机上行走,记录30秒以捕获大约25个步行周期。对于大多数患者,在整个支撑相后足外翻,在步态周期的44%发生最大外翻。他们发现STN位置发生在步态周期的64%和74%,后足内翻发生在这两个时期之间。后足在步态周期的0~44%发生外翻,44%~70%发生内翻,70%~90%发生外翻,90%~100%发生内翻。作者认为足部矫形器的制作不应该参考STN位置。

正常对线的标准

Root将正常足部对线的偏离形容为"内部足部畸形",可能导致下肢功能异常和肌肉骨骼病变。Root及其同事们在负重的STN位置下定义了正常足部和踝关节对线的三个标准:①下肢的平分线和跟骨的平分线平行;②跖骨头平面和跟骨的等分线垂直;③小腿下1/3和地面垂直。McPoil及其同事们检查了58名无症状个体的116只足,发现8.6%有前足内翻,44.8%有前足外翻,14.7%有第1趾列跖屈,83.6%有距下关节内翻,98.3%有胫腓骨内翻。在评估的58位中,只有17%(116只足)符合正常标准。

在120名健康无症状者的前、后足关系检查中，Garbalosa及其同事们发现在234只足中，只有4.58%显示正常标准，86.67%有前足内翻，7.75%有前足外翻。Astrom和Arividson对121名健康者进行了规范的临床评估，发现没有表现出理想的足部位置；大多数人在STN位置有外翻（平均2°），在站立外翻时前足内翻（平均6°）、跟骨外翻（平均7°），相对于垂直线时胫骨内翻6°。从这些研究中得出的证据表明，理想的足可能是基于一个可疑的理论概念。

足型与下肢生物力学

近期研究的焦点集中在步态中不同的足型和旋前量之间的关系问题上。文献的最近观点认为：该问题不可能只有一个简单答案。Dicharry及其同事们比较了72名健康成人静态和动态的舟骨跌落评估。虽然参与者各种足类静态评估显著不同，但他们在跑步和行走时只表现出较小或没有差异。研究结果表明，足型以外的特征影响动态关节功能。根据Razeghi和Batt的观点，因为距下关节、距小腿关节和膝关节的功能相互作用，足型不能单独解释踝关节和足部的运动学。Ball和Afheldt建议，调整足型静态分类作为预测动态关节功能方法的尝试，好坏参半。

足型和下肢过用性损伤

许多研究者已经报道了足部和下肢的异常排列与发生下肢损伤之间的关系。Dahel及其同事们研究了55名运动员在足球和越野赛期间，足型（以旋后、旋前或中立位站立分类）与发生踝关节扭伤、膝关节疼痛之间的关系。虽然并不支持足部类型与继发的踝关节扭伤之间的关系，但足型与膝关节疼痛密切相关；与21%的中立位者相比，48%的旋前足者和50%的旋后足者有比较明显的膝关节疼痛。Gross及其同事们检查了385名老年人前后足内翻对线和髋关节疾病的关系。与前足内翻较少的老年人相比，前足内翻较多的老年人患同侧髋关节疼痛的可能性高1.8倍，髋关节疼痛和压痛的可能性是1.9倍，接受全髋关节置换高出5.1倍。在老年人之间，后足内翻和髋关节疾病的关系不显著。Powers及其同事们用15例诊断为髌股关节疼痛的患者与15例对照组比较俯卧位STN下的后足位置，报道显示髌股疼痛组（8.9%）与对照组（6.8%）相比，后足内翻存在统计学上的显著差异。关于足姿势和内侧胫骨应力综合征发病率之间关系的回顾性研究中，Sommer和Vallentyne测量14例内侧胫骨应力综合征（MTSS）患者与36例对照组个体的站立下肢足部角度。他们报道称有症状的肢体平均足角度为137°，而无症状的肢体则为145°。他们还报道，STN位置定性测量的站立足角度小于140°以及后足或前足内翻对线，对MTSS病史有预测性。

有些报道不支持足型和下肢损伤之间的关系。Donateli以及同事们报道说职业棒球运动员静态或动态足姿势与损伤状态之间的关系无统计学意义。Razeghi和Batt认为足弓高度不影响损伤的发生。同样的，Cowan及其同事们发现美国军队中低足弓个体的下肢损伤可能性更小。考虑到文献报道的多样性，Razeghi和Batt猜想：“足部类型对下肢损伤发生率的影响一直不是控制良好的研究，如果有，也只有少数因果关系已被证明。”

矫形器和下肢功能

过度旋前已经作为许多过用性损伤的原因。传统足矫形器通过控制过度的STJ运动来帮助控制支撑相时异常的足部功能，减速旋前，并让STJ的功能在支撑相更加接近它的中立位。控制下肢和足部生物力学的足部矫形器，其有效性的文献正在增多。由Richter及其同事们进行的系统回顾和元分析报道了使用足部矫形器防止下肢过用性问题的证据。

后足生物力学的影响

足部矫形器的使用前提是：以在站立时冠状面上后足运动的控制是控制足旋前的一种方法。Novick和Kelley研究了20例无症状个体在步态周期的LR期内侧贴硬质矫形器的作用。他们报道了跟骨角（矢状面和跟骨结节平分线之间的角度）、跟骨外翻角（胫骨内翻角和跟骨角的总和）、角速度、角加速度以及相对踝关节的中心压力内移的显著下降。这些矫形器能重置后足的发现，与评价矫形器对后足机械作用的早期研究一致。McClean及其同事们检查定制矫形器对15名女性跑步运动员下肢力学的影响。运动员进行5次穿戴或不穿戴矫形器的跑步测试。跑步者在佩戴矫形器时，表现出最大后足外翻角（2°）和后足外翻速度的显著减小。

Johanson及其同事们观察22名至少前足外翻畸形8°者，3种不同矫正贴方法对步行时距下关节的影响。步行时跑步鞋内穿戴：①由聚氨酯足弓支撑的未贴片的预制矫形器；②有后足贴的定制矫形器；③有前足贴的定制矫形器；④有前、后足贴的定制矫形器。前足贴度数是已测的前足内翻畸形的约50%，后足贴是前足贴的80%。无矫形器的跑鞋作为对照组。测量记录每种情况下小腿与跟骨和跟骨与垂直线的角度。与单独的跑鞋相比，有或没有贴的矫形器都能减少跟骨角。同时使用后足和前足贴与单独使用后足贴，所减少的跟骨角相似；两种减少的角度都比单独使用前足贴更多。同样的，Genova 和 Gross 发现在13名赤脚站立时跟骨外翻角度至少10°的人中，与光脚站立相比，只穿鞋子和穿有矫形器的鞋子在静止站立时跟骨外翻显著减少。在静止站立时，鞋子和矫形器在控制外翻上无统计学差异。与只穿鞋在跑步机上快速行走相比，在站立时跟骨最大外翻时以及足跟在有矫形器的鞋中抬起时的跟骨外翻的角度更小。Branthwait 和同事们使用双平面矫形器（足跟内侧楔）和眼镜垫（cobra pads）（内侧楔和足弓支撑），研究简单矫形器设计对9名足内翻畸形患者生物力学的影响。与没有鞋内垫相比，双平面矫形器减少跟骨外翻，但与眼镜垫（cobra pads）相比没有差别。两种情况在最大外翻速度方面均没有显著变化。

Brown 及其同事们比较了在24例前足内翻畸形中只穿鞋子、非处方足弓支撑和定制半刚性矫形器（semirigid orthoses）对后足旋前的控制，证实了预测矫形器对后足生物力学影响的难度。定制矫形器前、后足都放置贴片，前足贴置于纠正60%的前足畸形，后足贴纠正50%的前足畸形。虽然在三组间发现完全旋前的差异，但作者认为还需要更多的研究来确定与足矫形器临床成功相关的生物力学作用的矫形器因素。Butler 及其同事们发现正常足部对线个体在跑步时，6°后足贴的硬或软矫形器不能控制跟骨外翻偏离、最大外翻和外翻速度。

Miller 及其同事们认为，矫形器控制后足运动的机制还未像预期的那样明确。检查25名扁平足患者步行时穿戴或不穿戴后足辅具的 GRFs，发现在步态支撑相内外侧的 GRFs 无显著变化。然后，在支撑相的不同时期，垂直和前后 GRFs 发现有显著差异。

在解释这些不同的发现时必须考虑几个变量，包括所使用的材料，无论个体是跑步或走路，足对线、生物力学以及贴的方法都应包含在内。虽然后足力学似乎能被足矫形器改变，但仍需要进一步研究这些影响的作用机制。

下肢生物力学的影响

足矫形器影响下肢运动学（kinematics）、动力学以及后足力学。Eng 和 Pierrynowski 在10名有髌股关节（patello femoral joint）疼痛、前足内翻或大于6°跟骨外翻病史的女性中，研究行走和跑步时触地期、MSt 期和推进期软足矫形器对踝关节、距下关节和膝关节的三维效应。软矫形器在行走和奔跑过程中适当地减少踝关节、距下关节和膝关节在额状面和水平面上的运动。在步行早期和 MSt 期，额状面膝关节的运动量减少；但奔跑时的触地期和 MSt 阶段，运动却增加。这项研究表明下肢运动学与 STJ 的运动存在复杂耦合；步行时，额状面上距下关节运动的减少会影响膝关节在额状面和水平面上的功能。

McPoil 和 Cornwall 还研究了软、硬矫形器对胫骨扭转的影响。10名有后足或前足畸形病史记录的患者，穿戴无贴、预模制作的软矫形器，或根据畸形粘贴矫正贴的硬聚乙烯矫形器步行。两种矫形器都能在行走时降低胫骨内扭转的量和速度。Stacoff 和同事们观察内侧贴的软木矫形器对5名跑步者跟骨和胫骨运动的影响。将骨皮质钉插入跟骨和胫骨后，评估三维胫跟骨旋转。虽然对外翻和胫骨旋转的影响小且多变，但总体胫骨旋转的矫形器效果在统计学上有意义。作者提出在疾病间不存在系统差异，且对每一个人都是特异的，他推测矫形器的作用可能是本体感受器和机械的共同作用。

Joseph 和同事们研究女性运动员跳跃时，膝关节过度外翻时踝关节旋前/外翻和前交叉韧带损伤风险之间的关系。10名女性运动员穿戴或不穿戴内侧贴的矫形器进行跳跃。在跳跃过程中测量膝关节和踝关节的三维运动。作者报道当运动员鞋里有内侧贴时，在首次触地时踝关节旋前/外翻和膝关节外翻的角度明显减小。他们的发现支持内侧矫形贴可以潜在减少前交叉韧带损伤的风险。Tillman 及其同事们在三种情况（只穿鞋、有内侧8°矫形贴的鞋，有外侧8°矫形贴的鞋）下评估7名没有足部对位紊乱的女性从43 cm高的平台上跳下时，矫形贴对胫骨旋转的影响。插入外侧贴的胫骨内旋增加2.6°，插入内侧贴的减少3.1°。Nester 及其同事们检查内侧和外侧楔的矫形器在行走时对后足、膝关节、髋关节和骨盆的运动学影响，报道称以对后足的影响为主，对膝关节、髋关节和骨盆的影响最小。外侧楔的矫形器增加旋前，并减少外侧方向的地面反作用力，而内侧楔的矫形器减少旋前，并增加外侧方向的地面反作用力。

Williams 和同事们在11名最初因各种下肢损伤适配标准矫形器的跑步者中，研究碳纤维“反转”矫形器（inverted orthosis）（使用与垂直方法相对的倒置位来提供更多旋前控制的矫形器、有4°内侧楔的标准碳纤维矫形器和鞋子的影响。令人惊讶的是，这三种情况在最大后足外翻和后足外翻偏离上无明显差异。

穿戴反转矫形器时，后足内翻力矩和做功的显著下降，提示该矫形器设计可能减少了对控制外翻的结构的需求。然而，使用反转矫形器时，胫骨内扭转和膝关节内收力矩还是增加了，也增加了对外侧应力会随着这种激进的矫形器方法而增加的担忧。

Kuhn及其同事们研究40名有双侧扁平足或旋前复位综合征的男性，穿戴矫形器前后的股四头肌Q角。在使用全长柔性矫形器后，40人中有39人双侧Q角在矫正方向上显著降低。男性不对称Q角测量表明，放置矫形器后Q角明显对称。Kuhn和同事们注意到过度旋前会出现胫骨内旋转，导致股骨内旋转和髌骨侧位移动。他们的结论是，在过度旋前的男性中使用全长柔性矫形器能显著提高股四头肌Q角。

Stackhouse及其同事们对15例正常人跑步过程中的生物力学进行了研究。不论是否穿戴6°后足贴的半刚性矫形器，在跑步中前足和后足都有撞击模式。矫形器不能改变撞击模式中的后足运动，却能在支撑相的大多数时候减少内旋和约2°的膝外翻。虽然内翻力矩和内翻做功并没有统计学上的显著减少，但作者坚信他们发现的减少是有临床意义的，也可以解释使用矫形器后的损伤减少。

虽然有证据支持足矫形器可以影响下肢运动学和动力学的事实，但由于个体反应的差异，很难准确地确定发生的是哪些生物力学效应。这种差异也使预测谁可能从矫形器干预中获益变得困难。Root提出，足部矫形器的疗效不仅仅因为后足运动学的改变。神经肌肉系统对矫形器干预效果的贡献正受重视。

神经肌肉系统的作用

Nigg及其同事们引用以往研究中的问题(如：使用矫形器产生的微小骨骼变化，减少冲击力，以及由于个体差异产生的非系统效果)，提出包括神经肌肉系统在内，有助于足矫形器改变下肢功能的机制。他们特别感兴趣的是足部敏感度和足表面压力分布，并注意到：①足部有许多感觉感受器来检测作用于足上的力和变形；②感受器以患者特定的阈值监测足内的传入信号；③有相似灵敏度阈值的个体似乎以类似的方式对其运动模式做出反应。他们提出，来自地板的力信号被鞋子、矫形器，最后被足底表面过滤，然后将过滤后的信号传递到中枢神经系统。中枢神经系统又根据患者的具体情况，形成下肢的动态反应。矫形器的舒适性是一个重要的考虑因素；舒适的矫形器可以最大限度地减少行走时的肌肉工作。根据Nigg及其同事们的说法，最佳的矫形器能减少肌肉活动、感到舒适，并能改善步行中的肌肉骨骼和神经肌肉的性能。

基于他对步态中冲击力对足功能作用的分析，Nigg提出了关注冲击力和运动控制的运动系统和策略的新模式。运动控制(motor control)的动态系统模型表明，运动系统对任何任务都保持相似的、一般的运动学和动力学情况。Nigg认为，与地面接触前肌肉协调反应会产生影响肌肉活动的力，而肌肉适应性(以确保不变的关节运动模式)会影响地面接触时的肌肉活动。骨骼和运动系统重新调整的相互作用，会影响关节和肌腱的负荷，进而影响疲劳、舒适度、做功和性能。

肌电图和影像学证据

Mundermann及其同事们研究了21名穿平底鞋、单独鞋垫、定制矫形器、带贴定制矫形鞋的休闲跑步者。他们分析了各种情况对下肢运动学、动力学和肌电图数据以及使用过程中对舒适性的影响。35%的舒适性差异可以用15个运动学、动力学和肌电图变量来解释，这15个变量可以在75%的病例中正确归类相对应的矫形器情况。Mundermann及其同事们提示，舒适感不仅反映主观知觉，也与生物力学变量相关。在他们的工作范围中，Mundermann及其同事们还观察到制模的作用比改变运动学和动力学变量的足贴更重要。

Hertel及其同事们研究30名不同足型者的股内侧肌、股外侧肌和臀中肌在功能性活动中的肌电活动，在四种不同情况下比较功能活动：无矫形器、7°内侧后足贴、4°外侧后足贴和中立位后足贴。当进行单腿下蹲、侧跳和最大垂直跳时收集肌肉的表面肌电活动数据。在单腿下蹲和侧跳时，在所有使用矫形器的情况下，可以记录到股内侧肌和臀中肌有较大的活动。在垂直跳时，在所有使用矫形器的情况下，股外侧肌活动较少。因此足型并不影响任何活动的结果。

Kulig及其同事们研究6名扁平足成人足矫形器对胫骨后肌激活的影响。赤脚进行足内收和跖屈的抗阻练习，1周后穿矫形器和鞋子进行抗阻练习。运动前和运动后分别获得胫骨后肌、胫骨前肌、腓骨长肌、内侧腓肠肌和比目鱼肌的磁共振图像。当穿着足矫形器和鞋时，只有胫骨后肌被激活。赤脚时，胫骨后肌的磁共振信号强度较低,6名中有5名受试者的胫骨后肌和其他肌肉被激活。研究人员得出结论,平足患者穿戴足矫形器和鞋子可以提高胫骨后肌的选择性活化。

Bird及其同事们研究使用预制足部楔形垫(5°外侧楔、5°内侧楔或2 cm的后跟楔)时腰部竖脊肌和臀中肌的肌电活动。虽然肌电信号幅值无变化,但鞋跟和前足外侧的楔形垫会导致竖脊肌的早期肌电活动。穿戴双侧后跟楔会延迟臀部肌肉的活动,当使用单侧后跟楔时同侧的臀肌活动也会延迟。虽然竖脊肌和臀中肌发生的变化平均只有步态周期的4%和2%,但研究人员认为这些变化经过一天的活动可能有临床意义。

Vanicek及其同事们研究足部矫形器如何影响6名健康高山滑雪者维持滑雪蹲踞姿势,以及股外侧肌的疲劳周期。在三种情况下检查:无矫形器、大容量矫形器和小容量矫形器(基于添加入矫形器的泡沫量)。收缩末期平均放电频率的减少说明大容量矫形器能减少肌电疲劳。然而,三种情况下维持蹲位的能力没有显著差异。

姿势控制

如果神经肌肉系统影响矫形器的有效性,那么在使用矫形器时,平衡和姿势控制的变化也要考虑。Guskiewicz和Perrin在13例急性踝关节内翻扭伤患者和12例未受伤个体中研究定制矫形器的作用。正如预期的那样,矫形器降低了内、外侧以及内、外翻方向的姿势摇摆,对有损伤的患者有较大的作用。研究人员提出,通过限制不良运动,矫形器可以增强关节机械感受器的能力,以便监察运动。与此相反,Hertel及其同事们发现,15例单侧踝关节扭伤的患者在单侧站立时,6种不同的矫形器介入[只穿鞋;模塑Aquaplast矫形器(热塑Aquaplast, Wyckoff; NJ);中立位、内侧或外侧贴矫形器;预制刚性外侧贴的后跟楔]并不影响姿势摇摆。与只穿鞋相比,所有使用矫形器的情况都没有减少额状面和矢状面的姿势摇摆。Hertel及其同事们也在相同的6种情况下研究15例正常足对线的健康人,关注单侧站立时额状面和矢状面的压力长度中心和速度。在这项研究中,矢状面运动在各种情况下没有不同;然后内侧贴矫形器与其他情况相比,能更多地减少额状面的运动。与内侧和中立位贴的情况相比,预制的刚性外侧贴足跟楔会升高压力偏移的额状面中心。与预制刚性外侧贴足跟楔和中立位矫形器相比,使用内侧贴矫形器的额状面速度更低。然而预制的刚性外侧贴后跟楔比内侧、外侧贴的矫形器产生明显更大的额状面速度。

Percy和Menz在30名职业足球运动员中发现,矫形器并不影响双下肢站立、单下肢站立和前后交叉站立时的姿势稳定性。在4种条件下评估摇摆:赤脚、只穿足球鞋、有软鞋垫的足球鞋和有刚性矫形器的足球鞋。研究人员得出结论,在精英运动员中,矫形器并无利、弊影响。相反的,Olmsted和Hertel发现,足矫形器有差异的利于不同足型的个体。他们在30例分组为正常足、扁平足与高弓足的患者中,评估静态和动态姿势控制。患者在开始和结束期间穿定制的半刚性足矫形器2周。在高弓足中,星形偏移平衡测试的八个方向中有三个有所改善。高弓足患者在静态站立时压力速度中心降低。

Rome和Brown在一项随机临床实验中检查50例诊断为旋前(依据足部姿势指数)的患者的姿势摇摆。患者被分配到控制组和矫形器组。矫形器组穿有低密度乙烯-醋酸酯后足楔的预制高密度乙烯-醋酸乙烯酯矫形器4周。在第4周时,矫形组内-外侧摇摆减少;然而,前-后摇摆和平均平衡并没有组间差异。

总的来说,这些研究表明,矫形器的确影响肌电活动、平衡和姿势控制。如果姿势控制和神经肌肉功能的评估被纳入下肢和足部骨骼排列的评估,医疗专业人员就能够更好地识别最有可能从矫形器干预中获益的人。

过用性损伤(overuse injuries)的管理

虽然足矫形器对步行和跑步的特定生物力学和神经系统的影响还不完全清楚,但矫形器的确可以减轻症状、改善功能。虽然目前的证据还不包括许多随机对照临床试验,但很多证据都支持矫形器干预对下肢损伤管理的疗效。

与足畸形相关的疼痛

Burns及其同事们研究在高弓足人群,定制足矫形器对足部疼痛(和其他因素)的影响。该研究由154人组成,随机将75人分为定制足矫形器组、79人为对照组。在3个月的随访中,报道的数据里定制足矫形器组平均足部疼痛改善31.2个百分点,控制组改善20.3个百分点。与对照组的43%相比,定制足矫形器组疼痛改善达74%。D. Ambrosia报道200名曾使用矫形器来管理各种运动损伤的个体,包括胫骨后综合征、扁平足外翻、跖痛症、足底筋膜炎(fascitis)

和髂胫束肌腱炎。在矫形器处方之前几乎所有前足内翻都有严重旋前。报道称改善率相当高：胫骨后综合征达73%，扁平足外翻达90%，跖痛症达86%，足底筋膜炎达82%，髂胫束综合征达66%。对于高弓足型的个体，使用矫形器的改善仅25%。

Donatelli及其同事们从81名有扁平足和软骨软化、95%有前足内翻畸形、曾经配备定制模塑半刚性足矫形器个体中，收到了53(65%)名的随访调查。所有受访者在接受定制模塑半刚性矫形器前，都试穿根据疼痛改良的临时矫形器6~8周。受访者被要求描述或量化矫形器缓解疼痛、矫正满意度、矫形器持续使用和恢复到以前功能水平的情况。96%的受试者称疼痛减轻，91%对矫形器满意，94%会持续穿戴矫形器(从调查开始，会长时间穿戴矫形器3个月至2年)，70%能恢复到之前的活动水平。

Moraros和Hodge调查了525名曾使用足科医生提供的定制矫形器的个体，来确定有效性和患者满意度。在有效回收的453(89%回访率)份记录中，62.5%的主要症状完全解决，32.8%部分解决，4.7%未解决。对适配和质量的总体满意度为83.1%。虽然调查研究本身存在局限性，但相对较高的回访率和样本量仍能支持矫形器在缓解足部疼痛症状上的作用。

髌股疼痛综合征

足部矫形器对髌股关节疼痛综合征(patellofemoral pain syndrome)的作用，一直是很多研究的课题，为足部矫形器髌股关节疼痛疗效的系统回顾提供研究数据。Barton及其同事们找到证据来支持足部矫形器在髌股关节疼痛治疗中使用。Johnston和Gross评估足矫形器对16名髌股关节疼痛和过度旋前个体的疼痛、僵硬和功能的影响。首次评估之后，患者配备定制足矫形器。干预两周后发现疼痛和僵硬的改善有统计学意义，3个月的随访发现身体功能在统计学上显著改善。

Barton及其同事们用一系列的负重评估来比较髌股关节疼痛综合征患者与正常个体的足部和踝关节特征。在静息站立位，当由纵弓角和姿势指数测量时，髌股关节疼痛综合征者比对照组有明显更大的足旋前姿势。当用距下关节中立位作为参考姿势时，髌股关节疼痛综合征组也表现出更大的活动范围。

在单一主题设计中，Way在1名MSt和TSt期双侧轻微前足内翻、中足旋前增加的19岁大学生垒球运动员身上，研究定制热塑足矫形器在髌股关节疼痛综合征PFPS中的使用。干预包括无痛牵伸、力量锻炼和非甾体类抗炎药物。研究设计包括1个13天的基线阶段、17天的干预阶段(患者去除矫形器的11天戒断期之后)，以及最后32天再次使用矫形器的第二个干预阶段。疼痛评估使用视觉模拟评分表VAS，功能评估使用功能指数问卷(functional index questionnaire)。每个连续阶段的疼痛都下降；功能指数问卷评估的功能活动中9个有7个在阶段间有所改善。基于这些发现，Way认为矫形器干预适合PFPS。

Saxena和Haddad回顾分析了102例髌骨软化症、髌后发育不良或PFPS患者的干预结果。记录多项干预措施，包括半柔性矫形器。总的来说，在2~4周的干预后，76.5%的患者疼痛减轻、功能改善，2%无变化。

Sutlive及其同事们试图找出结合矫形器和调整而功能改善的PFPS患者特点。他们检查了50例在半蹲或上楼梯时有PFPS症状的现役军人。评估包括：①STN位后足对线；②前后足对齐；③舟骨跌落；④RCS；⑤Q角；⑥胫骨内、外翻；⑦胫骨扭转(tibial torsion)；⑧腿长；⑨用标准量角器和体位测试来确定ROM和组织紧张性。患者穿戴有足弓支撑、足跟缓冲的无贴预制全长鞋垫21天，同时限制各种活动。在基线和干预期结束时，所有人都完成VAS和全球化问卷(Global Rating of Change Questionnaire)。50例患者中33例完成了研究，共计78个膝关节有PFPS(许多有双侧症状)。来自VAS评分改善50%或更多的27例患者的数据，可用于确定哪些患者的特征可以预测矫形器治疗成功率。几个可能的有效性预测指标：前足内翻≥2°，踇趾伸展≤78°，舟骨下降≤3 mm。PFPS患者中，具有三个特征的患者更有可能对矫形器干预有反应。

足底筋膜炎

足部矫形器在足底筋膜炎(plantar fascitis)管理中的运用也有研究。Landorf及其同事们进行12个月的研究，比较假矫形器、预制、定制矫形器对136例足底筋膜炎患者疼痛和功能的疗效。用计算机生成的随机分组将参与者分配到三个组(假矫形器、预制或定制)，并在12个月的实验中不允许接受其他治疗。在3个月时，与假矫形器组相比，预制组和定制组功能与疼痛获得更大的改善，但只有对功能的疗效有统计学意义。与假矫形器组相比，预制和定制矫形器组的平均疼痛评分分别为8.7和7.4分，平均功能评分为8.4和7.5分。在3个月和12个月时分别与开始的情况相比，所有三组患者的功能和疼痛都有所改善，并且在第 12 个月只有轻微的组间差异。

Gross 及其同事们研究了 15 名足底筋膜炎患者至少 1 个月。8 名患者有过度旋前足，7 名有弓形足。在登记进入研究前，15 名中有 11 名曾不成功地使用非定制足弓支撑。基线期，患者完成足部功能指数中的疼痛和残疾指数，在 100 m 步行时进行计时，并用 VAS 评估行走时的疼痛。他们穿戴定制、鞋贴、多层的热塑矫形器，并在使用矫形器 12～17 天后再次评估。虽然干预前后的步行时间均无差异，但 VAS 的疼痛评分均低于基线，只有一名患者在步行试验后出现疼痛增加。在使用矫形器后，足功能指数子项分数均提高，其中疼痛项改善 75%、残疾项改善 66%。测试后 2～6 个月电话随访时，所有患者仍继续佩戴矫形器。

Seligman 和 Dawson 回顾性评价了 10 名因足底筋膜炎而足跟痛的老年人（平均年龄 71 岁），他们曾使用贴在由内侧纵弓软木强化的中密度 Plastazote 定制嵌入体上的足跟垫，该垫由 Sorbothane（Sorbothane，Inc.，Kent，Ohio）制成。疼痛持续时间从 6 个月至数年；10 名患者中有 5 名曾经尝试过其他干预措施。用 10 分 Likert 疼痛量表（10-point Likert pain rating scale）评定疼痛。基线期疼痛等级（5.7/10）和干预后疼痛等级（1.85/10）之间有显著差异。

莫尔顿神经瘤

Kilmartin 和 Wallace 发现矫形器干预并不能改善莫尔顿神经瘤（Morton's neuroma）的症状。23 名第 3、4 跖骨间隙疼痛的个体，运动后症状加剧、休息后症状缓解，不考虑足型并将其随机分为两组。旋后组穿较厚内侧足跟和足弓垫的 Cobra 矫形器。旋前组穿较厚外侧足跟的反向 Cobra 矫形器。疼痛由 VAS 测量。通过诱发神经瘤疼痛的测试客观测量感觉障碍和疼痛。用 McMaster-Toronto 关节炎患者偏向问询表（the McMaster-Toronto Arthritis Patient Function Preference Questionnaire）评估患者特异的最大功能。旋前组和旋后组之间疼痛和功能没有差异。两种矫形器都没有在下肢产生额外的症状。

作者建议，根据足型开出定制的矫形器处方，可以更好地缓解症状。

下腰痛

Dananberg 和 Guiliano 研究了 32 例慢性下腰痛（low back pain）患者中矫形器干预的效果。患者在开始穿矫形器时、穿 1 个月后和至少穿 6 个月后分别完成 Quebec 背痛残疾量表（the Quebec Back Pain Disability Scale）。Quebec 评分提供背痛评分和伤残评分。永久矫形器是根据临时矫形器的效果而制造的，同时考虑特异于每个患者的修改、鞋内压力分析、步态视频分析和临床检查。1 个月时，平均疼痛和残疾分数显著减少。原本的 32 名患者中有 23 位在 6 个月的随访中取得联系，并发现显著的功能提高和疼痛减轻。Kopec 及其同事们曾用 Quebec 背部疼痛残疾量表（Quebec Back Pain Disability Scale）评价 178 名患者经过标准背部护理干预后的进步，在比较以前工作的效果时，作者建议使用足部矫形器能提高传统背部护理干预的效果。值得注意的是，用于制作永久性矫形器的评估内容应用很广泛。

虽然很少开展随机对照的临床研究，而且大部分都是在特定患者人群的小样本中完成，但目前的证据支持足矫形器在过用性损伤患者中能减轻疼痛症状、改善功能。在确定谁可能对矫形器干预做出反应、比较各种矫形器干预效果时，必须考虑足结构和类型、矫形器材料、足贴的方法和制造方法。

总结

虽然 Root 理论的许多内容都被质疑，但毫无疑问的是，他在足部生物力学和矫形治疗领域所做工作很重要。Root 的工作为大多数的研究提供了基础，以便后人更好地了解足对下肢生物力学和过用性损伤的影响。虽然研究已经为矫形器干预疗效的机制提供了一些答案，但又提出了更多的问题。在临床医生能自信地根据可能的疗效开出矫形器处方之前，有必要进行更多的研究。

生物力学足矫形器的有效性取决于很多因素。了解足部病理状态下异常足运动的原因和影响，对确定合适的矫形器处方和护理计划至关重要。临床医生不仔细考虑生物力学原理和其他影响临床症状和体征的因素，可能会开出无效或不适当的矫形器。从生物力学检查的 3 个组成部分（不负重、静态负重和动态步态评估）中收集的信息，对矫形器设计和处方非常关键。

从历史上看，Root 功能性矫形器和生物力学足部矫形器的原理和设计存在一致有效的临床效果。Root 模型要求对足部生物力学、细致的处方和先进的制作技巧有深刻的理解。通过这些理解和对细节的关注，最终的结果可能是做出一个轻便耐用、成本效益高的足部矫形器，大大减少异常足部运动的有害影响。

案例1 后足和前足功能障碍个案

M. L. 是一名有活力的50岁女性，最近开始为准备参加当地10 km比赛进行训练。由于双足踇趾外侧表面和第2、4跖骨头下足底胼胝增厚和疼痛，她被推荐到家庭医生那里进行评估和干预。不适已经加重到无法完成为即将到来的比赛做准备所要跑的距离。

M. L. 身高165 cm(5英尺5英寸)，体重60 kg (132磅)。在放松站立时，没有明显的腿长差异，虽然双侧髌骨都内旋，但膝关节只出现轻微的过伸和反屈(左侧多于右侧)，双足明显旋前。

右表为不负重和负重检查下所记录的数值：

不负重评估内容	左侧	右侧
后足STN位置	内翻6°	内翻7°
跟骨内翻	18°	22°
跟骨外翻	12°	14°
踝背屈	9°	7°
后足背屈	2°	0°
前足STN位置	轻度外翻	中度外翻
锁定机制	正常	困难
第1趾列	轻度趾屈	轻度趾屈
踇趾背屈	75°	80°
内侧纵弓	中等高度	中等高度
负重评估内容	**左侧**	**右侧**
跟骨/地板对线	外翻	外翻
胫腓骨位置	40°	37°
舟骨下降(STN到静息跟骨支撑)	10 mm	12 mm
舟骨位置(feiss)	轻度下降	中等下降
足趾征	可见2.5个足趾	可见3个足趾
股骨扭转	14°	16°
胫骨扭转	25°	27°

注：STN，距下关节中立位。

问题思考

- 不负重时后足运动范围(STN位置、跟骨内翻和外翻、背屈)和前足运动范围(STN位置、跗骨间关节背屈、第1趾列位置和移动性)的正常值是多少？
- M. L后足和前足畸形的检查结果说明什么？
- 闭链静态负重检查的正常结果是什么？
- M. L. 的负重检查结果应该如何解释？
- M. L. 不负重检查和负重检查结果如何相互联系？什么样的畸形是代偿的或失代偿的？

案例2 后足和前足功能障碍个案

M. L. 想在不增加疼痛和进一步伤害足部软组织的情况下，继续为即将到来的比赛进行训练。基于她的检查发现和矫形器设计的原理，为M. L. 制订了合适的处方。

检查结果

静息站立：没有明显的下肢不等长，双侧髌骨内旋，膝关节轻微过伸和反屈(左侧多于右侧)，双足明显旋前。

不负重评估内容	左侧	右侧
后足STN位置	内翻6°	内翻7°
跟骨内翻	18°	22°
跟骨外翻	12°	14°
踝背屈	9°	7°
后足背屈	2°	0°

(续表)

不负重评估内容	左侧	右侧
前足STN位置	轻度外翻	中度外翻
锁定机制	正常	困难
第1趾列	轻度趾屈	轻度趾屈
踇趾背屈	75°	80°
内侧纵弓	中等高度	中等高度
负重评估内容	**左侧**	**右侧**
跟骨/地板对线	外翻	外翻
胫腓骨位置	40°	37°
舟骨下降(STN到静息跟骨支撑)	10 mm	12 mm
舟骨位置(feiss)	轻度下降	中度下降
足趾征	可见2.5个足趾	可见3个足趾
股骨扭转	14°	16°
胫骨扭转	25°	27°

注：STN，距下关节中立。

问题思考

- M. L. 矫形器干预的主要短期和长期目标是什么？矫形器干预的治疗目标与 M. L. 的目标是否相似？矫形器对疼痛和功能的影响有多快？
- 在处理每只足的前足畸形时，应该考虑哪些选择？什么类型的足贴（内部 vs 外部，内侧 vs 外侧）最合适？应该推荐多少度的楔或垫？为什么？每只足的建议是相似的还是不同的？
- 在处理每只足的后足畸形时，应该考虑哪些选择？什么类型的足贴（内部 vs 外部，内侧 vs 外侧）最合适？应该推荐多少度的楔或垫？为什么？每只足的建议是相似的还是不同的？
- 什么样的材料最适合她的矫形器？为什么？
- 建议为她的跑步鞋和日常穿着的鞋都制作矫形器吗？为什么或为什么不？
- 应该推荐什么样的穿戴时间表？她应该改变参加比赛的期望或者训练计划吗？为什么或为什么不？
- M. L. 在这段护理期间应该进行什么频率的随访？应该如何评估矫形器干预的效果？

第9章 下肢矫形器原理

Principles of Lower Extremity Orthoses

Michelle M. Lusardi

学习目标

1. 明确为运动功能障碍的患者开具踝足矫形器(AFO)、膝踝足矫形器(KAFO)或髋膝踝足矫形器(HKAFO)处方时的功能性目标(原因)。
2. 对需要下肢矫形的患者就如何确定合适处方的评估过程进行解释。
3. 概述设计AFO、KAFO或HKAFO矫形器的足、踝、膝及髋部的生物力学控制系统。
4. 描述各种下肢矫形器是如何设计的,目的是提高支撑相稳定性、肢体摆动廓清、四肢位置、适当的步长和步态的效率。
5. 描述各种最常见AFO、KAFO和HKAFO的设计是如何影响步态中支撑相各滚轴和摆动相的过渡。
6. 比较和对比下肢矫形器的预制组件、量身定制和取模定制的适应证和局限性。
7. 应用正常和病理步态分析、损伤的评估以及功能潜力的知识,为神经肌肉损伤患者选择合适的下肢矫形器。
8. 探寻为儿童和成人使用下肢矫形器有效的策略,包括矫形器的穿脱、步态和移动训练,以及矫形器的维护。
9. 选择适当的测量方法,针对使用下肢矫形器进行干预和步态训练之后的有效性进行评估。

肌肉骨骼或神经肌肉有功能障碍者在行走方面存在困难,为他们选择下肢矫形器时,有许多因素需要考虑。矫形器可以用来替代肌肉无力的功能受损,从而改善步态摆动相足廓清的能力。当存在一个或多个下肢关节结构不稳定时,矫形器提供支撑相的稳定,并能帮助加强肢体的对线。在负重的情况下,矫形器可以用来限制关节运动或释放压力,以促进手术后的愈合或者防止受伤的关节再次受伤。运动控制障碍和异常张力的患者,可以通过矫形器使肢体发挥最优功能,从而减少异常运动并提高运动能力。此外,尤其在生长发育的儿童中,矫形器能最大程度地降低由于长期的高张性导致骨骼畸形和挛缩的风险。由于许多不同的原因可能会开具矫形器处方,所以矫形器使用没有"一体适用"的选项:医疗专业人员必须明确矫形器所达到的目的,并考虑实用性和成本,分类整理各种合适的选项,从而选择能满足患者需求和目标的设计与组件。

本章系统地回顾了踝足矫形器(AFO)、膝踝足矫形器(KAFO)或髋膝踝足矫形器(HKAFO)的优点和缺点,以改善儿童和成人神经肌肉的灵活性和性能。本章节从快速回顾步态周期及其各期开始,以此作为理解矫形器是如何提供支撑相的稳定性或增强摆动相灵活性的基础。接着我们对各种不同的AFO设计进行比较和对比,讨论当前的KAFO组件和设计,探索传统的HKAFO及其用途,研究Parapodium站立行走架和站立架的临床使用情况,最终考虑如何为严重的神经肌肉疾病或残疾患者选择优化步态的矫形器。我们将阐述在儿童和成人脑瘫、卒中后偏瘫、脊髓灰质炎综合征和脊髓损伤等问题方面的应用,进一步理解下肢矫形器。

哪种矫形器是最好的

有神经肌肉或肌肉骨骼功能障碍的个体在行走方面有困难时,最好的选择是在一个跨学科团队的框架下,通过互动做出使用矫形器的决策。这个团队的成员包括使用矫形器的患者、他们的家庭成员或护理者以及任何参与其照护的医生(例如:神经学家、整形外科医生)、物理治疗师和作业治疗师可能参与

表 9-1 基于 ICF 框架下预制矫形器预矫正处方检查的组成

ICF 的分类	领域		关注点
身体结构与功能	关节完整性和稳定性		韧带的不稳定，关节畸形
	活动范围		组织挛缩，关节畸形
	肢体长度和对线		旋转畸形，肢体不等长
	肌肉长度		固化/可改变的挛缩
	整体灵活性		穿脱的能力，躯干和背部矫形器的影响
	运动控制		主动运动的质量
	肌张力		松软，张力减退，高张力，张力波动
	肌肉性能		强度，力量，耐力
	不随意运动		对矫形器的耐受性
	协调能力		穿脱的能力
	躯体感觉功能		发现皮肤受损的能力
	感知功能		穿脱的能力
	上肢功能		穿脱的能力
	姿势平衡控制		穿脱的能力
	视觉功能		对皮肤进行检查的能力，穿脱的能力
	认知功能		了解如何使用矫形器
	心血管耐力		按功能使用矫形器
活动水平	步态分析	观察	主要步态问题和代偿
		运动学	主要步态问题和代偿
		动力学	步态周期中矫形器对于力矩的影响
		能量	矫形器对于行走时进行体力活动的影响
		辅助设备	保证矫形器和辅助设备的安全
		不同的表面	阻力，不稳定表面对步态的影响
	转移	坐、站转移	步行准备和返回坐位
		从地板起/到地板	在地板上的活动（特别是对孩子们/玩耍）
		跌倒管理	如何保护自己和从跌倒中恢复
		斜坡和楼梯	家庭和公共环境的活动范围
	日常生活	穿/脱	援助是必要的吗？谁来提供帮助？
		自我保护	矫形器将如何影响自我照料能力？
		如厕	如厕时需要移除矫形器吗？
		穿戴能力	整理衣物和鞋子的能力
参与水平	家庭		参加家庭活动的能力，担任的角色
	学校		教室、走廊和外部娱乐区域的移动能力
	工作		入口，工作区，公共区域的移动能力
	娱乐		各种表面的移动能力，使用工具或设备
	出行		驾驶能力，使用公共交通工具

（续表）

注：ICF：世界卫生组织国际功能、残疾和健康分类。

到功能训练中，除此以外，还需要有能设计、装配、制造及维修的矫形器师。团队所有成员的知识技能确保矫形器与患者的功能需求相匹配（表 9-1）。如果团队不能同时进行决策，那么就需要有效的沟通方法，让每个团队成员从自身的专业视角出发，就为何需要矫形器以及矫形器如何帮助患者提高功能方面进行沟通。

物理治疗师对患者进行检查以获取各类信息，包括肌肉和运动控制的状况、关节活动度、肢体的对线情况，重点关注个体在步行时原发病损以及代偿策略的步态周期信息，以及矫形器在其他日常运动任务对生物力学的影响（如：儿童从地板上爬起或坐下的能力）。医生帮助团队成员理解特定的疾病或是患者将要面对的障碍，包括疾病的自然进程和可能的预后、常见的继发性肌肉骨骼问题，以及任何与疾病相关的认知、发育或多系统累及的损伤。家庭成员和个人需要关心的是矫形器相关的实际问题，比如患者使用矫形器时谁负责穿脱，以及实现目标的缓解方法，还包括个体使用矫形器参与期望活动类型（生活方式和休闲活动）的信息。矫形器师运用材料及生物力学的相关知识，根据团队和家庭成员提供的信息，以及个人体格检查的结果来设计矫形器，以处理移动中最需要解决的问题。

团队不能忽视个体和护理人员所做出的巨大贡献。使用矫形器有改善或是限制下肢功能的两面性，鉴于此点，穿戴于身体上的矫形器需要相当大的改进。了解个体或护理者的期望是开具矫正处方的一个关键部分。告诉佩戴者矫形器能起到何种作用和不能达到的功效，可以将期望与实际结果的不匹配最小化。矫形器的接受度及功能性的使用取决于它被认同的需求和目标，以及它的使用成本。

在选择材料和设计矫形器时，谨慎考虑个体的诊断也很重要。在决策过程中，团队应该考虑如下问题：我们能预估个体的神经肌肉骨骼状态是否稳定，并且在一段时间内保持不变吗？这种疾病是否是进行性发展的，功能会随着时间的推移而衰退吗？或者会如同创伤性损伤一样，患者的状况和功能随着时间而改善吗？在肌肉性能和力量、运动和关节活动的范围、移动性和步态方面，我们能期待什么？生长和发育如何影响未来的矫正需求？这些都应该在矫形器的设计中被解答。

任何矫形器的选择都必须仔细考虑以下四个因素：

(1) 使用矫形器时预期的优势或积极的结果(即：它将如何提高移动性、改善步态，如何影响肌张力或保护四肢和身体)。

(2) 使用矫形器可能造成的缺点(例如：它会使日常活动、移动性或偏好活动复杂化；使用相关的耗能；设备的相关费用)。

(3) 表明矫形器可能帮助到患者的指征(例如：个人的特征与需求之间的匹配以及矫形器能提供什么)。

(4) 由于环境或个体的情况特点，使用该设备的缺点或禁忌。

在比较下肢矫形器的各种选择时，考虑这四个因素对临床决策的影响。在框 9－1 中总结了理想矫形器的特点。

框 9－1　"理想"矫形器的特点

功能性
- 满足个体移动需求和目标
- 支撑相稳定性的最大化
- 异常对位的最小化
- 摆动相廓清破坏的最小化
- 在初始着地时有效预摆位肢体
- 个人首选的辅助设备是否节能

舒适度
- 可长时间佩戴且不损伤皮肤或引起疼痛吗
- 可以很容易地穿脱吗(例如：考虑服装、鞋类、如厕)

美观度
- 满足个体与同伴相处的需要

制作
- 可在最短的时间内制作
- 使用最简单的设计
- 具有一定程度的可调节性，以提高首次佩戴的适应性
- 对于儿童，可随生长发育或随时间改变
- 是否耐用：经得起日常活动的磨损/可承受压力

成本
- 可采用最低的初始成本和最低的维护成本

框 9－2　矫形器设计控制系统的基本原理

1. 压强 = 力(force)/面积
2. 力矩 = 力 × 距离
3. 控制主要作用力及反作用力的方向
4. 平衡 $\sum_{力} = 0$

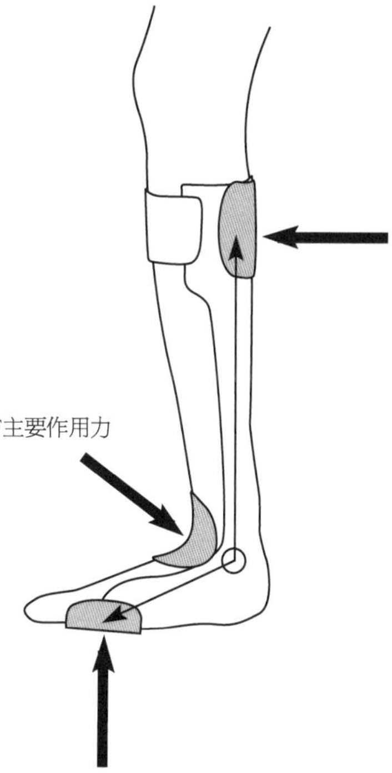

图 9－1　基本原理：佩戴固定式 SAFO 时，摆动相跖屈控制系统运行的基本原理。主要作用力(F 主要作用力)以后下的方向施加在踝关节轴线前方的大面积区域(点画区)，通常在鞋帮或是横跨踝关节前方加固的绑带上。两个反作用力，以向上(CF 跖面)和向前(CF 后部)的方向，作用在踝关节轴线远端的大面积区域。如此可以产生有效的力矩臂，这样就可以减少所需的力来达到预期的稳定。在优质的矫形器中，主要作用力(大箭头)和两个反作用力(小箭头)的总和为零。

为了帮助个体更有效地使用矫形器，物理治疗师必须明白如何根据矫形器的设计(即：最优裁剪线是什么?)和力学控制系统(control systems)(它如何作用于肢体?)进行安装(框 9－2)。

肢体通过矫形器的设计实现目标。符合以下情况时矫形器最舒适和有效(图 9－1)：

(1) 力分布于较大表面区域以减少对皮肤和软组织的压力。

(2) 力通过长力臂应用的方式以减少控制关节所需要的力量。

(3) 每一个控制系统(control systems)的主要作

用力和反作用力的总和都等于零。

功能步态的决定因素

以下五个因素影响着个体步行的能力。一是支撑相的稳定：与地面接触的肢体必须足够稳定，才得以支撑身体重量，并在移动时对地面反作用力（GRF）做出反应。二是在摆动相时的足廓清：在摆动相，迈步时先行的下肢必须充分离开地面以最大程度地减少绊倒的风险。摆动肢体的廓清受站立时下肢外展肌保持骨盆水平的能力，以及髋关节、膝关节屈肌和摆动下肢背屈的影响，因为它们相对地缩短了摆动肢体的长度。三是摆动相的预摆位：在摆动结束时，与地面接触的足必须在支撑相开始时进行有效的初始接触和承重反应。四是适当的步长：双下肢的髋部、膝部、踝关节和前足必须有足够的运动控制和运动范围，这样才能达到最佳的步长。五是节能：如果在步态周期中存在时间、肌肉、协调或姿势控制等问题，步行的能量消耗就会增加，步行的效率也会降低。

如果神经肌肉或肌肉骨骼功能障碍对这些决定因素有影响，那么如果没有适当的矫形器，功能性的移动可能是一个不现实的目标。请参阅第 5 章，了解更多关于正常和病理步态周期特征的细节。

支撑相的滚轴

步行的支撑相，即身体向前越过足的阶段，矫形器师将其分为三个过渡期或滚轴（图 9－2）。在第一个（足跟）滚轴，在触地初期从踝关节中立位到足跖屈有控制地降低足部，并在承重反应期下肢承重。在运动控制和肌肉的表现有效时，股四头肌和胫骨前肌离心收缩防止“拖曳”，并在 GRF（地面反作用力）向上传导到膝部时保护膝关节。在第二个（踝关节）滚轴，负重足的胫骨开始旋转，从初始状态即承重反应末期的 10°跖屈，然后通过中立位，直到支撑中期结束时背屈。腓肠肌和比目鱼肌的离心收缩“踩下刹车”，以控制支撑中期胫骨向前越过固定足的速度。第三个（足趾）滚轴开始时，前足已经从支撑初期的移动适应性功能转换为支撑末期有效的刚性杠杆，足跟离开地面，这样体重就在支撑末期时通过推进传递到第 1 跖趾关节。在快速的步行和跑步过程中，加速腓肠肌和比目鱼肌复合体的收缩来推进足和下肢进入摆动相。

所有下肢矫形器都能给足部和踝关节提供一定程度的外部稳定性；其结果是，在支撑相滚轴的平稳转换通常会被破坏。支撑相向前行进过程的破坏会对步长、步速和单腿支撑时间产生负面影响。最佳矫正的处方必须平衡（balance）需要提供的外部支持可能对向前行进过程和移动性产生损害：矫形器师努力选择矫正设计，能提供所需最低限度的稳定性，使对移动性损害最少。在许多情况下，鞋子的修改，如添加足跟垫（在承重反应时模拟控制足的下降）或船底鞋（在支撑中期模拟胫骨向前越过足部），当给予必须的外部支持时，可以在一定程度上替代移动性的丧失。康复小组必须权衡矫形器对站立过程稳定性的影响，及其对患者功能状态的影响：有时，为了让患者的功能缺陷得到有效的解决，妥协是不可避免的。

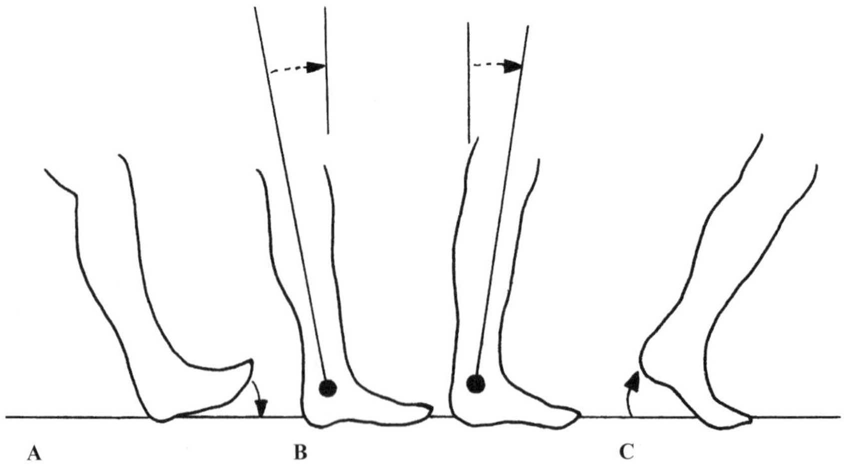

图 9－2 当支撑相身体向前越过足部时，则发生三个滚轴过渡周期。A. 在第一个滚轴，从摆动相到支撑初期，发生以足跟为支点的前足有控制地下降。B. 在第二个滚轴，控制胫骨向前在越过足部，伴有踝部关节运动。C. 在第三个滚轴，随着足跟的抬起，支撑相转变为摆动相，跖趾关节背屈。

预制，量身定做，或是取模定制

团队如何确定患者是从一个昂贵的(时间和金钱)专人设计的取模定制矫形器，或是会从一个相对便宜的预制矫形器中获益？在做出这个决定的过程中，有许多因素需要考虑。

AFO 的有效性取决于它佩戴的贴合性和适配性。热塑性 AFO 可以非常有效地控制各种畸形；然而，这需要完全的接触，需要在三个平面的运动中都是贴合的。在定制设计中能最好地实现肢体和矫形器的良好贴合。

大规模生产，根据鞋的大小可以买到各种系列设计的不同材料的预制矫形器。他们可以修改或调整以适应不同的个体；对于足部畸形、极宽大或狭窄的足或小腿肌肉肥大的患者则会产生问题。它们对购买者很有吸引力，因为价格要比量身定制或取模定制的矫形器便宜得多。然而随着时间的推移，许多康复专业人士并不满足于能提供最佳的外部支撑和运动控制的预制矫形器，因为与耐久性相关的因素包括：材料的质量，以及与个体下肢紧密的贴合。在步行时，即使是最低限度的活塞活动或足后跟抬高，也会导致皮肤红肿或破裂；在张力过高的情况下，会增加出现潜在异常伸肌张力的情况。对准备定制矫形器或在短时间内需要使用矫形器的患者，治疗师会使用预制矫形器作为试验和评价工具，以确定哪种矫形器的设计能满足患者的需求。预制矫形器不能贴合足部，对于足部神经病变的患者，若觉察软组织疼痛和功能受损，应慎重使用。

另一种矫形器填补了制造方式的空白，通过加热或铲磨工艺，或应用额外的材料尽可能贴合个人足部和肢体的尺寸。量身定制的矫形器比预制版本的矫形器提供更好的控制，但它们在适用和功能上并不如取模定制的矫形器有效。量身定制的矫形器可以适应预期的功能状况改变(改善或恶化)，像这样的矫形器就需要经常更换或调整。

取模定制的矫形器由于紧密的贴合性，提供了最优的肢体控制，对于有感觉损伤、严重高张力或进行性畸形等情况的患者尤其重要。根据矫形器的处方，矫形器师在肢体周围修正模型，确保在脆弱的区域上(如骨突)减轻压力以及获得所需要的稳定力。请参考第 6 章，了解制造过程的更多细节。

取模定制热塑矫形器唯一真正的禁忌是伴有水肿的肢体，肢体尺寸会明显变动。当肢体大小变动时，取模定制矫形器的贴合度消失；当肢体处于最小体积时，矫形器内的肢体出现过度运动，增加皮肤疼痛和损伤的风险。当肢体严重水肿时，AFO 可能会变紧，导致压力相关的问题。充血性心力衰竭的患者、先前有肾透析或肢体体积呈现不可预测的变动等其他情况，取模定制矫形器可能不合适，传统的双直立矫形器设计可以考虑。

合适的鞋

无论使用预制的、量身定制或取模定制的矫形器，AFO 达到其治疗目标的最终能力取决于鞋的类型和状况。参考第 7 章更多关于穿戴矫形器时需要的鞋子的主要特征信息。对于致力于提高步行能力者、照顾者或医疗专业人士，需要认识到选择鞋子不能仅凭直觉。对于个人来说，可能需要穿大半码至一码的鞋以容纳矫形器；太短或太紧的鞋子会影响矫形器的生物力学功能。闭口的牛津风格鞋或运动鞋(无论是系鞋带还是尼龙扣)通常提供对角线方向的力量，可以稳定跟骨在矫形鞋后跟杯中；如果步行时跟骨移位，那么矫形控制的效果就会受影响。在步态的支撑相，乐福鞋和大多数凉鞋都不能提供足够的稳定力。虽然大多数热塑性的 AFO 设计可在几双鞋之间交替使用，但改变鞋跟高度可以显著改变矫形器的生物力学功能。矫形器师和治疗师分担对患者和家庭宣教的责任，诸如：适合的鞋，监测鞋的状况以评估磨损对其结构和稳定性的影响，以及持续评估矫形器的有效性以满足个人的功能需求。

踝足矫形器

对于神经肌肉或骨骼肌肉损伤导致行走困难的患者，在步态各周期控制下肢的处方器械中，AFO 是到目前为止最常开具的。最需要注意的是，下肢矫形器用定位各关节的首字母缩略词进行命名。在实际运用中，AFOs 也有效地解决了膝关节的稳定性问题。

AFOs 分为两类：静态矫形器，它禁止踝部在任何平面运动(例如：固踝 AFO、前地反力 AFO、髌韧带承/减重 AFO)。相比之下，动态矫形器可使踝关节在矢状面有一定程度的运动(例如：后叶弹簧或螺旋 AFOs，踝关节铰链式 AFOs)。无论是静态的还是动态的，AFO 的主要目标是提供足够的外部支持以获得支撑相的稳定性，同时能最少影响步态向前行进中通过足跟、踝和足趾的滚轴以获得足廓清。表 9-2 总结了各种 AFO 设计的运动、适应证和禁忌证。

表 9-2 常见下肢矫形器处方的适应证、禁忌证以及对步态的影响

矫形器类型	分类	作用	适用证	禁忌证	选用
UCBL	静态	支撑相稳定距下关节和跗关节	后足外翻/内翻 柔性扁平足	僵硬性足畸形	热塑性塑料 Gillette 修型
DAFO	动态	支撑相稳定距下骨和跗关节	轻度至中度 CP 痉挛性双瘫或偏瘫 柔性扁平足 CP 张力减退型	僵硬性足畸形	热塑性塑料
踝上矫形器	动态	支撑相稳定距下骨和跗关节 初始着地时通过足跟预摆位足部	柔性扁平足 轻度至中度 CP 痉挛性双瘫或偏瘫 CP 张力减退型	明显的内翻足 高张性	热塑性塑料
后叶弹簧矫形器	动态	协助摆动相足廓清 初始着地时通过足跟预摆位足部	背屈无力，运动控制受损，LMN 跖屈迟缓性瘫痪	中度到重度的高张性	热塑性塑料
碳石墨 AFO	动态	协助摆动相足廓清 初始着地时通过足跟预摆位足部	背屈麻痹或肌肉性能受损	中度到重度的高张性	定制或预制
神经矫形器	动态	协助摆动相足廓清 初始着地时通过足跟预摆位足部	背屈无力或低张	弛缓性肌肉麻痹 不耐受电刺激治疗的迟缓性瘫痪的患者	功能性电刺激
铰链式踝关节	动态	协助摆动相足廓清 初始着地时通过足跟预摆位足部 支撑相可使胫骨向前移(第二滚轴期)	踝关节周围肌肉运动控制受损 受损神经运动功能恢复可能	LMN 瘫痪(无力)或者张力减退是主要问题	热塑性塑料或金属双直立支具 鞋子通常需要后跟垫 背屈辅助支具 抑制踝跖屈 添加可调背屈范围 装有缓冲后跟的鞋
固定踝足矫形器	静态	整个支撑相控制踝关节的位置 通过踝-膝关节耦合提供支撑相的稳定性 协助摆动相足廓清 初始着地时通过足跟预摆位足部 远端剪裁线位于跖骨头和伸展足趾的后面	膝、踝关节的张力过高并伴有严重的运动控制损伤	LMN 瘫痪(无力)或低张为主要问题	热塑性塑料 KAFO 和 HKAFO 为基础 需要后跟垫和船底鞋
张力抑制踝足矫形器	静态	整个支撑相控制踝关节的位置 通过踝-膝关节耦合提供支撑相的稳定性 典型伸展足趾	张力过高并伴有严重的运动控制损伤	LMN 瘫痪(无力)或低张为主要问题	热塑性塑料 KAFO 和 HKAFO 为基础 需要后跟垫和船底鞋
地面反作用力踝足矫形器	静态	通过踝-膝关节耦合提供支撑相的稳定性	肌无力或膝、踝关节有严重的运动控制损伤	膝关节韧带损伤	热塑性塑料或炭复合材料

（续表）

矫形器类型	分类	作用	适用证	禁忌证	选用
减重踝足矫形器	静态	整个支撑相控制踝关节的位置 通过减重来保护小腿和足部	治疗下肢和足部的软组织、韧带、骨组织的损伤	膝反张 膝关节力学的不稳定以及胫骨近段损伤 患者对 PTB 负重不耐受(少见)	定制款或量身定做 热塑性塑料和金属混合使用 定制或预制

注：AFO：踝足矫形器；CP：脑性瘫痪；DAFO：动态踝足矫形器；IC：初始着地；HKAFO：髋膝踝足矫形器；LMN：下运动神经元；PTB：髌韧带承重；UCBL：加利福尼亚大学生物力学实验室矫形。

生物力学(biomechanical)原理

AFO 的生物力学原理建立在足踝-足复合体的功能解剖学基础上。踝关节的背屈和跖屈是多平面的(运动发生在三个平面上)，在开链运动中距骨通过和踝关节的榫卯连接进行旋转，在闭链运动中，榫卯连接的距骨移动到相对固定的(负重)位置上。榫卯连接的近端由胫骨远端和腓骨之间的韧带(纤维连接)形成。踝关节内侧壁由内踝形成，是胫骨向下的延伸。外侧壁由腓骨侧的外踝形成，较长且向背侧移位。由于距骨的关节面形状在榫眼的位置以及踝骨的偏移位置，使得踝关节的轴线由前内往后外略倾斜。这导致背屈伴随一定程度上的前足旋前外展和后足外翻。跖屈伴随着前足旋后内收和后足内翻。注意在站立时，运动发生在闭链的情况下，因为足部是靠负重固定在地面上，因此榫卯在距骨头上滚动。

如果一个 AFO 有机械踝关节，则机械关节的轴应尽可能靠近倾斜的运动解剖轴(图 9-3)。在矢状面中，机械关节的头部大约位于踝关节的中线。穿戴矫形器步行时，这一策略有可能减少矫形器和肢体之间的异常转矩和剪切力。当解剖和机械轴之间存在不一致时，肢体在矫形器内很可能发生过度运动，而机械踝关节的动作也会受到损害。

静态踝足矫形器

静态 AFO 是最有效的提供外部支持的设计。它们限制足踝和足部三个平面的运动，提供重要的支撑相稳定性和摆动期肢体的廓清。然而，由于它们的硬度，这些矫形器会极大影响支撑相从第 1(足跟)、第 2(踝关节)过渡到第 3(足趾)滚轴期较小的角度变化。使用静态 AFOs 者最好穿着带有后跟垫的功能鞋或船底鞋来达到这些关键的滚轴功能。决定推荐静态 AFO 应该仔细权衡高稳定性和低机动性之间的利弊。

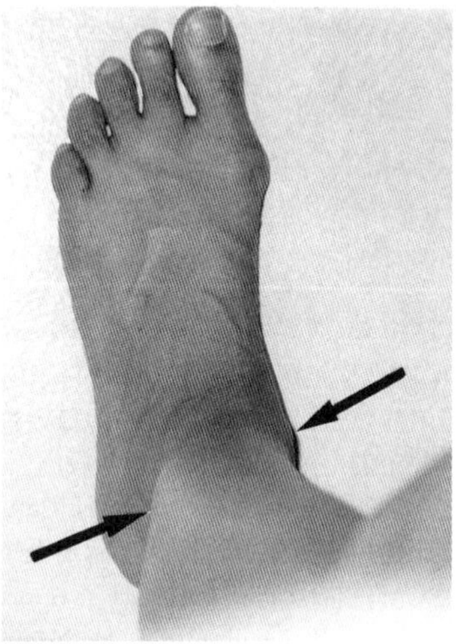

图 9-3　机械踝关节轴的对位必须反映横截面上外旋/胫骨扭转的程度。

固踝足矫形器

固定足踝 AFO(SAFO)，也称为硬质 AFO(rigid AFO)，通常是用相对厚实的热塑料制造的，包绕脚踝和足，尽可能接近生物力学上的中立位(踝关节零度背屈，距下和跟骨的中立，与前足平衡，达到个体的功能解剖位置。SAFO 的前后轮廓线在内侧和外侧踝的中线或附近(图 9-4)。当高张力或体重超标造成承载力，则需要更牢固的矫形器，可以将内侧和外侧皱褶纳入矫形器外壳以提供额外的强度。近端边缘通常修剪到腓骨头顶端以下 3.8 cm(1.5 in)处。如果关注的是过高的张力，要么足踏板修剪短于跖骨头，要么延伸超过跖骨远端直到脚趾。一些矫形器师(orthotists)推荐，如果张力过高可加入一个脚趾条(张力抑制棒，tone-inhibiting bar)。是否加长足踏板是一个权衡的考虑：短的足踏板更容易放进鞋子和穿鞋；当 SAFO 有完整的鞋底前掌铁时，穿鞋可能不可避免地需要帮助。

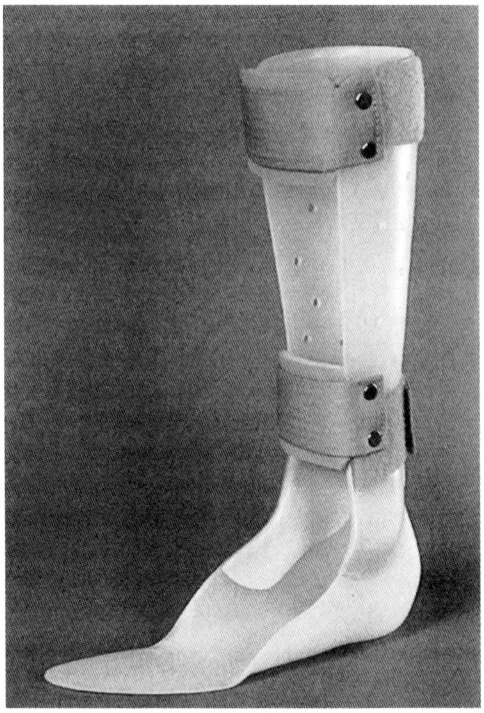

图 9-4 取模定制、固定踝足矫形器将踝关节固定在尽可能接近最佳的静态对线位置。踝关节内外侧的稳定性是由踝关节中位的轮廓线决定的。注意足的内侧边缘较高，轻度喇叭口状包绕内踝。这一策略用于对抗异常的、灵活的距下关节外翻。在踝关节前交叉的尼龙搭扣带帮助矫正后足在矫形器内足跟部分的位置[经允许引自 Zablotny CM. Use of orthoses for the adult with neurological involvement. In Nawoczenski DA, Epler ME (eds), Orthotics in Functional Rehabilitation of the Lower Limb. Philadelphia: WB Saunders, 1997, p. 223]。

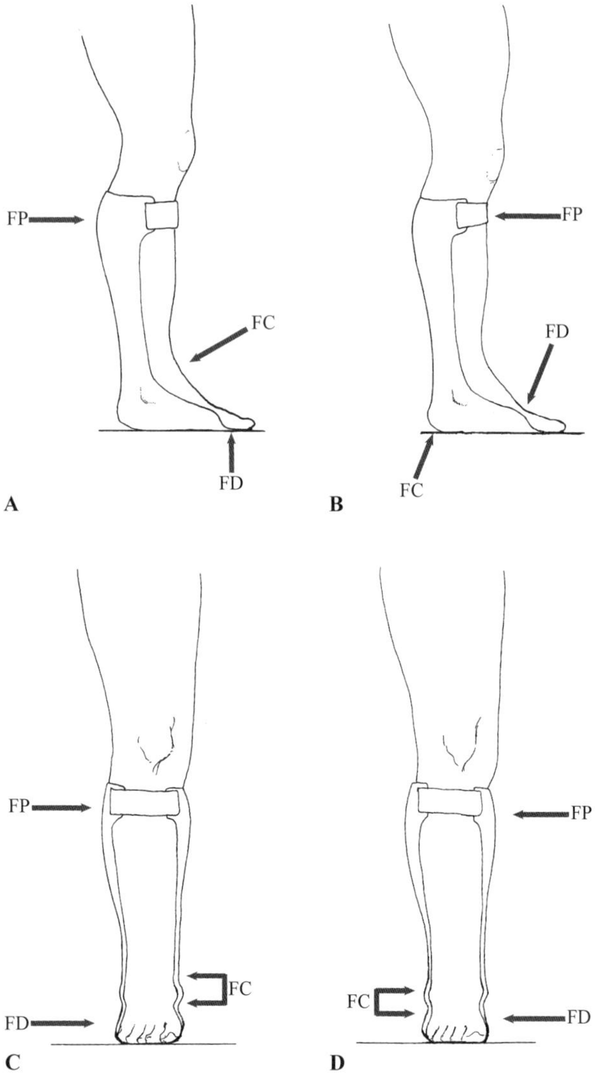

图 9-5 热塑性固踝踝足矫形设计的四力(force)系统。A. 摆动相，足跖屈由小腿后部绑带水平的近端力量(Fp)控制，跖骨头的远端作用力(Fd)对抗由鞋闭口带产生的施加于踝关节水平的集中稳定力(Fc)。B. 支撑相控制背屈(胫骨向前越过足部)，由前部的闭口产生的 Fp 作用于近端腓骨，由鞋头产生的 Fd 作用于距骨头的腹侧，反作用力 Fc 作用在容纳于矫形器内的足跟上。C. 外翻的作用力系统将 Fd 施力沿着第 5 跖骨，Fp 作用于近侧小腿绑带，而 Fc 在踝骨任意一侧。D. 为了控制足部和踝关节的内翻，Fd 作用于矫形器的远端内侧壁靠近第 1 个跖骨，Fp 在近端内侧小腿绑带，以及 Fc 在外踝任意一侧的远端胫骨外侧和跟骨/距骨上。

SAFO 控制系统

有四种不同的控制系统(control systems)融入 SAFO 设计(图 9-5)。抑制摆动相的跖屈(plantarflexion)，支点的力作用于踝关节的前方(绑带或鞋的鞋带或尼龙搭扣扣上)，与跖骨头下方向上的远端反作用力、和 AFO 后表面的近端反作用力相对抗。抑制支撑相的足背屈，有一个向上和向内压缩力作用于足跟，与由鞋传导的向下的远端反作用力、和膝关节下方的前闭合带施加的近端力相对抗。重要的是要注意，由 AFO 锁定的踝关节在站立位时，会在膝关节产生一个伸展的力矩。如此，SAFO 可以替代卒中、脑瘫或其他神经运动功能障碍患者受损的伸膝运动控制和肌肉性能。

防止足内翻，内侧直接施加力在外踝的上下方，外侧反作用力直接作用于靠近胫骨内侧和中足。

抑制外翻足，有一个外侧力直接作用在内踝上方和下方，内侧反作用力直接作用于靠近腓骨头下部和远端足外侧。

足的控制程度也受足部部位修剪线位置的影响。当跗中关节畸形，同时还需要纠正前足外展或内收时，修剪线调整以捕捉第 1 和第 5 跖骨的轴。如果有严重的距下关节外翻，则应增加内侧壁的高度，边缘靠近内踝。这些策略提供了更大的表面积，用以分散矫形器施加的矫正力，使患者更适应它所提供的外部稳定性。如果支撑中期膝关节过度的伸展是运动控制障碍患者的一个问题，那么矫形器师制造出 SAFO 可能会在踝关节背屈几度（而不是中立位）上，以减少过度伸展的时间，并随着时间的推移保持膝关节的健康。在脚后跟的内侧或外侧表面增加 Gillette 的修型，以影响在站立时膝关节过度的外翻或内翻。内侧或外侧贴（类似于生物力学足部矫形器）可以采纳到足部设计，使前足与后足平衡，或提高膝关节的生物力学效应。

支撑相进程

由于设计中固定的踝关节位置，SAFO 生物力学影响步态支撑相的所有三个滚轴阶段的过渡。

在承重反应阶段，矫形器能防止在踝关节/第一滚轴期通常出现的足的控制下降。如果鞋子没有压缩跟模拟控制降低，矫形器则会推动胫骨迅速到达足放平的位置。佩戴矫形器需要股四头肌极大的力量，以对抗伴随固 SAFO 作用于胫骨推进力而产生的快速屈曲膝关节的力矩。在支撑初期时，SAFO 设定在几度的背屈以降低膝关节过伸的风险。

肢体近端的前部进行捆扎，可以使在 SAFO 上部内的肢体与固踝关节一起，在支撑相中期的第二/踝关节滚轴期中，防止胫骨在向前越过负重的足部。如果鞋没有船底的特征，如此前进的动量就会影响有效的蹬离准备，影响支撑相向摆动相的过渡，通过摆动肢体必然缩短步幅。

在非病理性步态，踇趾在第 3 或足趾滚轴期有 60°的背伸。穿着足踏板延伸到僵硬鞋底前掌铁的 SAFO，第三/足趾滚轴肯定会受到限制。有船底特征的鞋可以帮助踇趾伸展受限时平滑的滚动。

SAFO 的适应证

SAFO 设计通常用于中度至重度的高张力患者，其内翻足大大削弱了步行能力。它也可能用于为不可预测的波动型肌张力（手足徐动症）提供外部稳定，使存在不可预知的抗重力变化情况下，仍有可能获得移动。SAFO 已用于多发性硬化震颤和共济失调的患者，其有效改进行走中协调性的证据有限。也许它可以推荐给有严重下肢肌无力或显著肌张力减退的患者，作为提供外部的支持，代替受损肌肉性能而影响的移动能力。在这两种情况下 SAFO 代替严重受损的肌肉活动。在足或踝手术后，或踝关节不稳定、或类风湿关节炎继发疼痛的管理中，取模定制 SAFO 也用来保护足和踝关节。

前地反力踝足矫形器

所有静态 AFO 在设计时都是从 GRF 产生的力矩获得站立稳定。矫形器已经从基本 SAFO 设计发展为更好地解决运动控制受损的膝关节和股四头肌无力的前地反力矫形器（FRO）（图 9－6）。制作的 FRO 使踝关节处于跖屈几度的位置。这限制了在步态周期的第二/踝关节滚轴期间，胫骨向前越过足部的过程，从而产生伸肌力矩来稳定支撑相的膝关节（图 9－7）。如果还需要稳定支撑末期，可以添加鞋底前掌铁以加强膝关节的伸展力矩。FRO 和 SAFO 使用相同的外力系统来控制足部和踝关节的位置。无论是单件制作的 FRO（图 9－7A）或外加热塑性前壳的 SAFO（图 9－7B），其与近端胫骨表面的接触处需放置垫塞，如此通过矫形器产生的附加伸展力使佩戴者更能适应。

FRO 通常用于脑瘫儿童的“蹲伏步态”，或脊髓脊膜突出和脊髓灰质炎综合征后患者膝踝关节的瘫痪或无力。为了达到有效性，FRO 依赖于通过前方到膝关节解剖位置的 GRF 向量。膝关节和髋关节屈曲挛缩接近或超过 10°，GRF 向量邻近或通过后部到

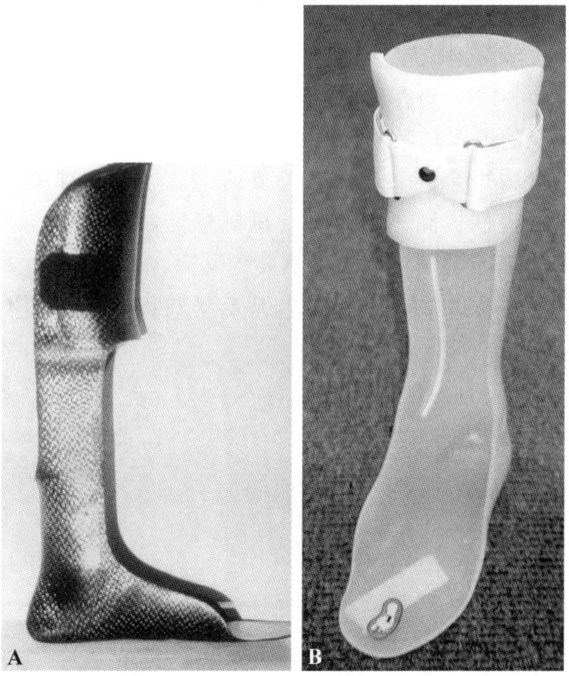

图 9－6　A. 地板反作用力矫形器（FRO）是用碳石墨和玻璃纤维通过热固性的过程制造，因为它可提供最大的硬度。结合固踝关节的设计，以及前壁产生支撑中期伸膝力矩，增强了支撑相的稳定性。B. FRO 的后壳很像固踝式踝足矫形器。踝关节的轻微跖屈和一个硬的长鞋底前掌铁组合在一起，形成了跖屈-膝关节伸展的偶联，可以在支撑中末期起作用。前壳的充填更能适应伸展的合成力矩，也能稳定膝关节。还要注意的是，在踝足矫形器的内侧和外侧壁的波纹可以为矫形器提供额外的硬度。

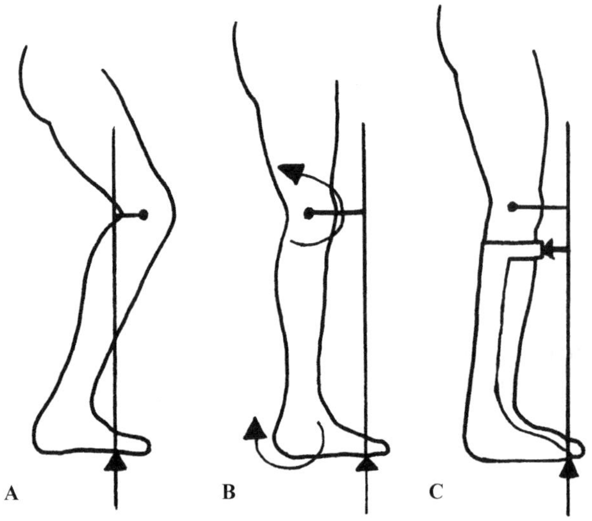

图 9-7 A. 当患者以“蹲伏步态”模式行走时，地面反作用力的向量在支撑中期经过膝关节的后方，在膝关节产生需要抵消的屈曲力矩，从而以保持直立位置。B. 正常步态，支撑相中期膝关节的稳定性在于当身体前倾（the body moves over the foot）时的地面反作用力的力矩，以及地面反作用力向量经过前面到达膝关节。C. 固定踝的踝足矫形器和地板反作用力矫形器使用固定踝位置的设计，以利用地面反作用力，从而在膝关节产生较大的伸展力矩。

膝关节解剖位置，FRO 在支撑相稳定膝关节不是很有效。FRO 对在站立期间明显反张和交叉韧带功能不全的患者是禁止使用的；在这种情况下，附加的伸膝力矩会进一步损害关节结构。尽管膝踝关节的固定性提高了支撑相的机械稳定，但由 FRO 外部强加的限制可能会影响姿势反应。

平衡功能障碍患者，尤其是双下肢均佩戴 FRO 的患者，出于安全的考量可使用步行辅助设备[如手杖、前臂拐杖（洛氏拐）或轮式助行器（rolling walker）]。

减重踝足矫形器

减重 AFO，也称为髌韧带承重 AFO（PTB-AFO），将 PTB 假肢接受腔的紧密贴合以及承重的特性融入 SAFO，或针对踝或足的疼痛、不稳定或近期踝修整术的患者，将传统金属的双直立 AFO（稍后讨论）作为卸载支撑相承重阶段压力的手段（图 9-8）。修改过的 AFO 前壳通过胫骨内侧的喇叭状结构、髌韧带棒以及包绕小腿上部的全接触部分共同负重。如同 PTB-AFO 假肢接受腔的近端部分大约有 10°的屈膝（相对于垂直面），在支撑相可以将部分体重承载到前壳的胫骨内侧的喇叭状结构和髌韧带棒上。此轴向力通过热塑性矫形器的内侧和外侧壁输送至地面，这可能用金属支条或通过传统的内侧和外侧双支条加强 AFO。此策略有效地减少在步行中踝关节和足的轴向力。

减重 AFO 适用于 Charcot 骨关节病、足底神经病溃疡、延迟愈合的骨折、严重风湿性关节炎或踝关节骨关节炎、在骨折后手术修复的踝关节、血友病患者滑膜的清创，以及在不可能发生非负重的情况下需要保护足部和踝部的其他情况。胫骨骨折矫形器（CROW）和 Charcot 限制矫形助行器可改制成减重 AFO；两者均可在愈合发生时将整个下肢包住，以最大限度减少轴向负荷。适配减重 AFO 者必须在支撑初期有正常的膝关节解剖结构、良好的股四头肌运动控制和肌肉性能，以及足够承受外力的皮肤完整性。

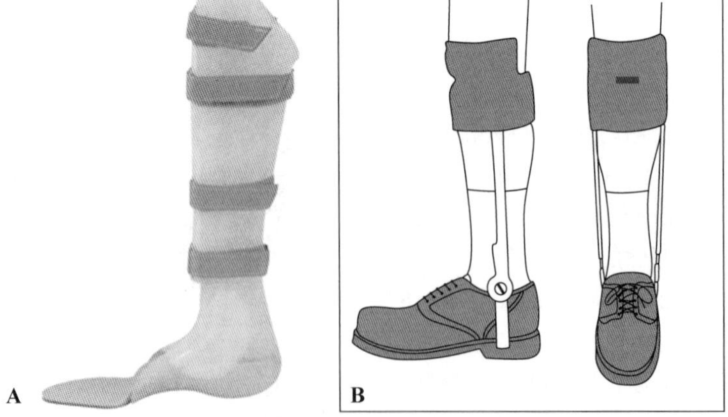

图 9-8 PTB AFO（减重矫形器）的侧视图：在站立时，矫形器承受重量，减荷胫骨和腓骨，通过固定踝足矫形器外壳（A）或双支条（B）向地板输送部分或全部的体重（A. 感谢假肢矫形器师 Zelienple，Penn；B. 经允许引自 Edelstein JE，Bruckner J. Orthotics：A Comprehensive Clinical Approach，Fig. 3-27a. Thorofare，N.J.：Slack Inc.，2007，p. 50）

动态踝足矫形器

包含某些矫正踝关节类型的动态矫形器可以在一定程度上使踝关节在矢状面运动；在支撑阶段可背屈促进步态周期第二/踝关节滚轴阶段，但限制摆动相的跖屈，促进下肢摆动廓清。这些动态矫形器可用于热塑性和更传统的金属双支条支具设计。以下按顺序回顾了最低限制到最大支持的各种设计。

The UCBL 矫形器

在20世纪70年代，加利福尼亚大学的生物力学实验室研究员开发了一种内置式取模定制鞋，现在称为UCBL，用于距下关节不稳定的矫正干预（图9－9）。UCBL通过“抓”跟骨和支持足内侧和外侧高剪裁线的方式，控制多变的跟骨畸形（后足外翻或内翻）以及跗骨间关节横截面的畸形（前足外展或内收）。它通过重新排列跟骨，改善对跟腱牵拉的角度，为距骨、跟骨和骰骨提供一个更加稳定的关节底面。UCBL也用来改善儿童和青少年柔韧性扁平足的功能对位以及纵弓畸形。Gillette修型，外部定位在内侧或外侧后跟杯的边缘，可以用来在负重时施加额外的旋转力矩于跟骨。除了有用以外，对于前足和中足多变的结构错乱，内置式UCBL鞋可能改善张力减退患者在支撑相间足部的性能。重要的是要认识到在负重期间，UCBL矫形器在距下关节、中足跗骨位置起主要作用；不适合存在摆动相足廓清问题的患者，他们则需要矫形器的剪裁线位于踝关节的上方。

动态踝足矫形器

动态踝足矫形器（DAFO）也称为柔软的踝上矫形器（SMO），是一种取模定制矫形器，它从UCBL内置鞋进化而来，支撑相可以更好地在矢状面控制踝关节和足部，并在摆动中促进足廓清。它的远端剪裁线比UCBL（图9－10）包绕更多的前足部分。通过限制中足和前足运动以及维持足部的功能位置，DAFO可以在站立和移动时提供稳定的基础，从而达到更有效的运动表现以及姿势控制（postural control）。DAFO设计可以为痉挛型的马蹄内翻足重新分配足底压力，减少对轻度至中度双瘫脑瘫儿童的伸肌过度紧张的整体刺激反应。通过提供支撑相的稳定基底，提高双瘫的脑瘫儿童摆动肢体步幅、节奏和自我选择的步行速度，达到几乎与没有神经运动障碍的同龄人的相同水平。使用动态踝足矫形器（DAFOs）儿童的父母报告提及：佩戴DAFO后，基于运动时感知变化的稳定性、敏捷性和速度，它可以改进直立的姿势，并增强孩子参与游戏活动的能力。DAFO存在的主要问题是需对袜子进行改进，因为在塑料材质的矫形器和鞋子里的脚部被限制会导致汗足。

后钢板弹簧踝足矫形器

后钢板弹簧（PLS）AFO是动态的热塑性AFO设计，可实现两项功能：

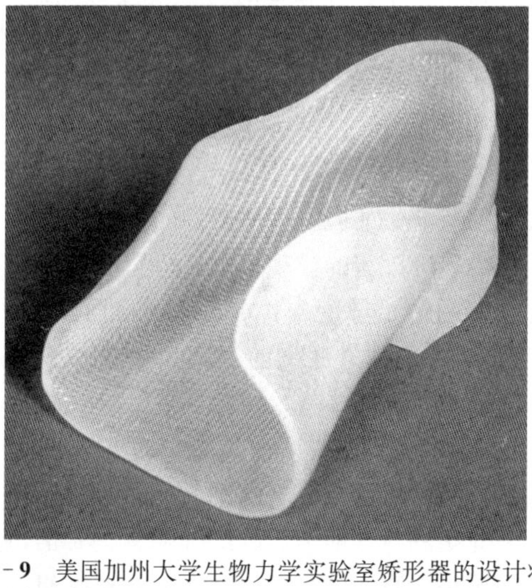

图9－9　美国加州大学生物力学实验室矫形器的设计将跟骨置于最佳位置获得距下关节有效的功能。深后跟杯有着较高的内侧和外侧的剪裁线，可以紧贴包绕跟骨。矫形器也包绕中足的关节，为纵弓提供支撑。在本例中添加了内侧贴（Gillette修型）。

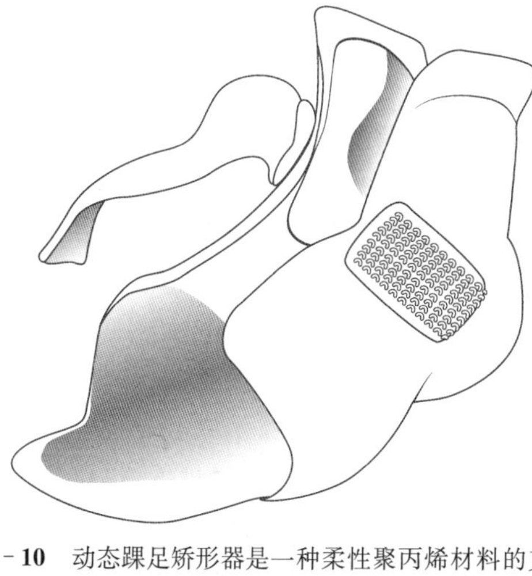

图9－10　动态踝足矫形器是一种柔性聚丙烯材料的支具，通过其踝上的设计优化距下关节对线［经允许引自Zablotny CM. Use of orthoses for the adult with neurological involvement. In Nawoczenski DA, Epler ME (eds), Orthotics in Functional Rehabilitation of the Lower Limb. Philadelphia: WB Saunders, 1997. p.229］。

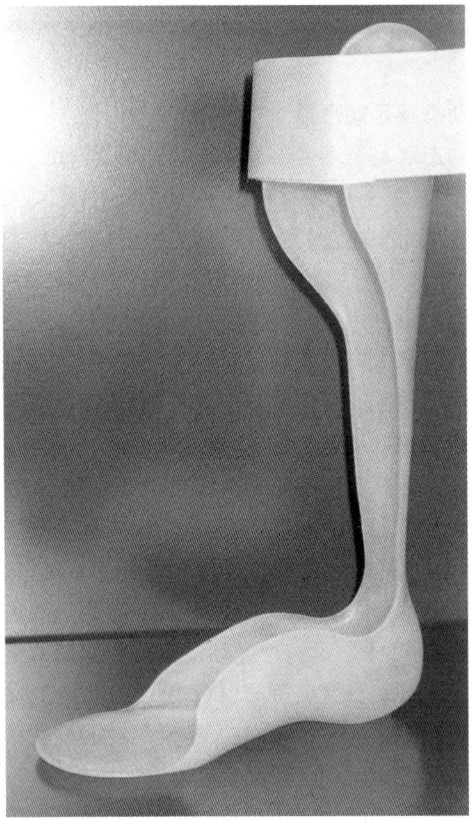

图 9-11 踝关节的后方弧形剪裁线，以及使用的热塑性材料的厚度，确定后钢板弹簧踝足矫形器屈曲的角度。此设计与支撑相第一和第二滚轴阶段相接近，并帮助摆动相足的廓清和预定位。

• 在摆动相支撑足部的重量，作为增加摆动肢体廓清的一种手段。

• 在第一/足跟滚轴阶段的支撑相承重反应时，帮助控制足位置的下降。

AFO 中的 PLS 提供背屈的辅助。与 SAFO 相比，内侧和外侧的剪裁线位于踝骨正中线的后侧，因此矫形器在解剖学的踝关节处（图 9-11）可以屈曲。采用热塑性材料的厚度，以及在矫形器直立部分远端 1/3 的宽度，可以确定其屈曲的角度。在定制的 PLS 矫形器中，矫形器师以剪裁线的模式来调整矫形器的硬度，以达到最能支撑足部的重量以及个人在支撑相对稳定性的要求。

开始触地时，一旦足跟接触地面，负重反应就开始了，软塑料的 PLS 可以代替受损或不活动的胫骨前肌，它能减缓但不是阻止足部向地面的下降。随着支撑相的持续，柔软的 PSL 允许胫骨向前越过负重的足部，平稳地完成支撑中期第二/踝关节滚轴阶段到支撑末期的过渡。当足在最初摆动离开地面时，PLS 将踝关节保持在理想的 90°中立位置，这样可以帮助摆动廓清，保持足趾的高度，以便在足跟处进行下一次触地。相比于 SAFO 的僵硬，由于上下坡道的步行比在平面上行走更具挑战，因此，这种类型矫形器的灵活性提供了显著的功能优势。

由于其后面直立部分较为狭窄，以及相对浅的后跟杯，PSL 和 SAFO，DAFO 或 UCBL 的设计相比，在支撑相不能有效地稳定跟骨，这使得它在控制前外侧足的位置上变得不那么有效，尤其是对于那些前足、中足或后脚有多变畸形的患者。

在这些情况下，矫形器师可以选择将内侧和外侧的剪裁线放在 SAFO 中踝和靠近 PLS 的位置来提供额外的稳定。这种修型有时称为半固定 AFO，对踝关节的运动提供了更好的控制，但付出的代价则是限制步行过程中第二/踝关节滚轴阶段的移动，注意 PLS 和半固定 AFO 的灵活性使他们不适用于有明显内翻或下肢痉挛的患者：因为高水平的异常张力会使这些设计中的控制系统失效。

额外的背屈辅助选择

市面上有一些预制以及定制的 AFO 设计主要针对需要跖屈辅助者，可以替代无力的踝关节或受损的运动控制。这里回顾了三种常用的选择：①双碳纤维弹簧矫形器；②可穿戴功能神经肌肉电刺激（electrical stimulation）装置；③新颖的商用替代设计。

碳纤维弹簧矫形器

双碳纤维弹簧矫形器（CFO），最早在德国开发和测试，是对传统 PLS 设计的修改，将 PLS 切成足部和小腿两部分，接着在这两者间用重叠的碳纤维弹簧（用环氧树脂浸渍碳纤维和芳纶纤维）相连（图 9-12A）。弹簧阻力是基于个人体重而选择。设计的目的不仅替代受损或缺失的胫骨前肌肌肉的活动，也能提高因热塑性 AFOs 损害的摆动相第三/足趾滚轴阶段。当胫骨前移越过足部的支撑初期和中期，弹簧进行加载，当从支撑末期过渡到前摆动相释放弹簧，可以产生有力的蹬离动作。

已被修型 CFO 的设计提高患有脊髓脊膜突出，以及其他因神经肌肉问题导致受损或缺失了跖屈肌肉能力儿童的行走能力。碳纤维弹簧呈 L 形，附着在跖面而不是后脚跟的足部组件上。在支撑相，弹簧和后足之间微小的距离发挥限制背屈的功能，在第二/踝关节滚轴阶段能使背屈至两端相接触。近端碳纤维弹簧安装在取模定制部分的后部，类似于全接触式假肢接受腔的上半部。在近端弹簧钻入的垂直槽，使

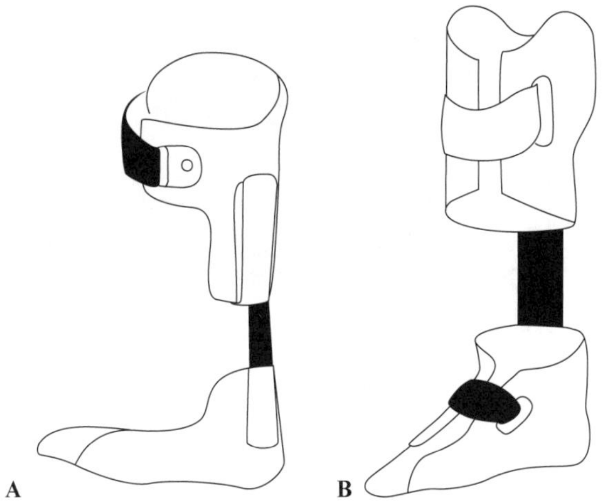

图9-12　A. 注意碳纤维弹簧嵌入足部和小腿矫形器碳纤维组件后方的中间。弹簧能提供摆动相足廓清背屈的辅助，并帮助初始着地时足的预摆位，同时维持支撑相第二和第三滚轴期。B. 双碳纤维弹簧矫形器(CFO)旨在协助跖屈/蹬离动作，帮助腓肠肌/跖屈无力或瘫痪患者从支撑相到摆动相的转换。

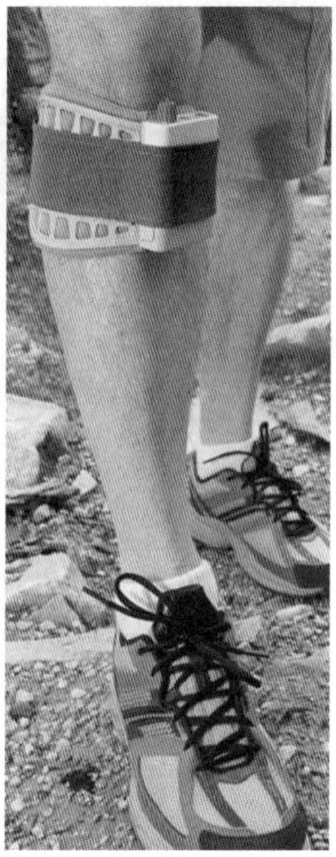

图9-13　Hanger WalkAide系统(Hanger WalkAide System)作为可穿戴功能性电刺激(functional electrical stimulation)装置的示例，在步态周期的适当时机触发背屈的肌肉收缩(感谢Hanger Orthopaedics, Austin, Texas)。

它在支撑相上下滑动几厘米，以最大限度地减少潜在的皮肤摩擦。CFO加强了步行时第二/踝关节滚轴阶段以及第三/足趾滚轴阶段的过渡，并且提供蹬离的助力。这种设计也用于那些需要在膝、髋关节有额外支持或控制的儿童膝踝足矫形器。

为了适应矫形器，这两种版本都需要更大尺寸的鞋子。

功能性神经肌肉电刺激(electrical stimulation)

中枢神经系统疾病或创伤导致的运动控制受损的患者，可以使用一些市售的、可穿戴功能电刺激辅件，又称为神经义肢(neuroprostheses)(如WalkAide, Hanger整形外科集团；奥斯丁、得克萨斯；Odstock足下垂刺激器；英国的索尔茨伯里市；NESSL300足下垂；Bioness Inc. Valencia, Calif.)。患者穿着的绑带紧贴膝关节以下部位，而不像矫形器必须置入鞋内(图9-13)。定位在绑带外侧的电极，对腓总神经的运动末梢持续微小刺激。可以取决于患者情况，通过穿戴于鞋内的开关在恰当的时机由功能性电刺激触发背屈活动，开关可以由位置传感器或加速度仪触发。可以由腕式与手术植入的电极提供刺激，但大多数是使用表面电极刺激肌肉的收缩。对此装置的评估研究表明，单独使用矫形器或结合康复介入治疗急性或慢性卒中的患者，可改进在行走时空间和时间上的安全和特征。这也用于有创伤性脑损伤、多发性硬化和帕金森患者。

每一种设备都必须由一个训练有素的矫形器师来调整到个人的典型步态模式。为了达到有效性，所有这些装置都需要完整和健康的腓总神经。它们不适合患有周围神经损伤或神经病变的患者(例如：腓神经的创伤性或压缩性功能障碍、吉兰-巴雷综合征、长期的神经根病、下运动神经元SCI、脊髓灰质炎及脊髓灰质炎后综合征)。

制造商提示此类装置的禁忌证为：植入起搏器和除颤器的患者、骨折愈合期、下肢有金属植入物、静脉炎病史者。以下情况则需要谨慎使用：静脉曲张，膝关节内或周围炎症，感觉障碍患者。大部分装置能防水，但是当洗澡或游泳浸泡水中或铲雪浸透时则将损坏装置，致使功能丧失。

商用背屈辅助设计

许多制造商已经开发了能在步态周期适当的时机提供背屈辅助碳纤维矫形器(例如，Camp ToeOFF系列，Allard USA, Rockaway, NJ; AFO Dynamic, Ossur Americas, Foothill Ranch, Calif; Matrix和Matrix Max, Prolabor thotics USA, Napa, Calif)。与热塑性设计相反，许多此类矫形器使用胫骨前部衬垫或内侧胫骨部件，并在适当位置捆扎固定，而后连接到内侧支条并延伸至完整的足板(图9-14)。这些矫形器的设计用于在初始着地时预先摆位足部，使足

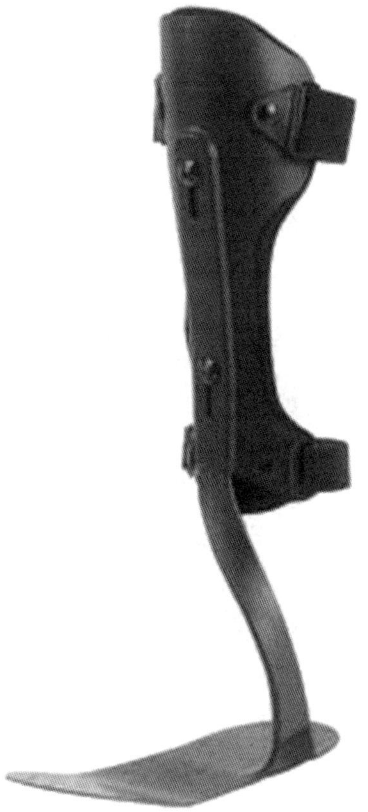

图 9-14 碳纤维复合材料辅助背屈踝足矫形器用来代替小腿胫骨前肌的活动(感谢 Trulife USA, Jackson, Miss)。

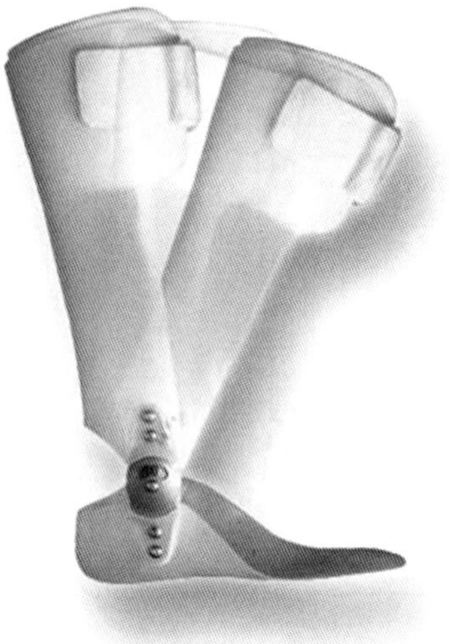

A

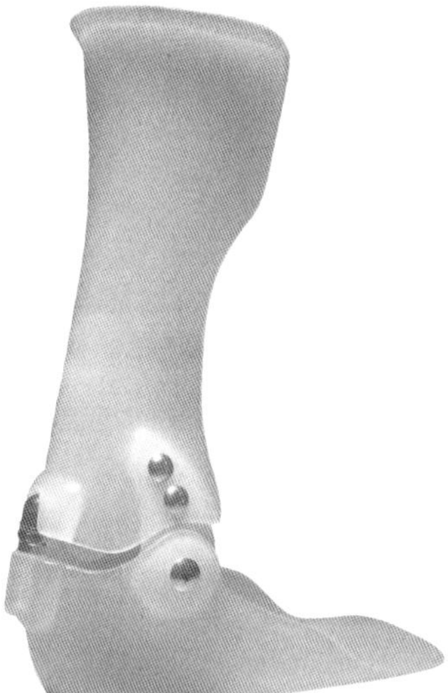

B

图 9-15 A. 此铰链式踝足矫形器(AFO),以形轴铰链(Camber Axis Hinge)作为矫正踝关节,在支撑相第二/踝关节滚轴阶段进行胫骨向前运动。B. 使用 Oklahoma 矫形踝关节的铰链式 AFO,有内置的跖屈制动(后缘的足部和小腿部分相互接触),后部的绑带装置基于佩戴者的运动控制及稳定需要,可以调整限制跖屈的范围(A 图感谢 Becker Orthopedic, Troy, Mich.)。

跟着地,可以替代受损的胫骨前肌,以便在承重反应的放平足部的过程,控制足部的下降至第一/足跟滚轴期,在支撑相提供一些内外侧的稳定性,同时有利于在支撑相的第二/踝关节滚轴阶段胫骨的向前运动,有助于从支撑相到摆动相过渡时的蹬离动作,并且能支撑足的重量,有效地廓清摆动肢体。虽然有一些证据表明,这些背屈辅助设计对运动学和步行能量消耗有积极的影响,但是很少有发表的研究直接将其与传统的 PLS 矫形器或铰链式热塑性 AFO 或传统金属双支条并配有屈曲辅助矫正踝关节的 AFO 进行对比。

铰链式热塑性踝足矫形器

热塑性铰链式(关节)踝足矫形器(HAFO)通过在矫形器的足和小腿部分之间并入机械踝关节,允许踝关节的矢状面运动。SAFO 这种变化的设计主要是允许胫骨在站立时滑动过承重足,以便顺利进行第二/踝关节滚轴期,在整个步态周期中同时将足部保持最佳的对线以控制马蹄内翻足张力相关的影响(图 9-15)。在儿童脑瘫和成人卒中后,穿戴矫形器与赤脚相比可减少能量的损耗,并提高步幅长度、节奏和步行速度。

与 SAFO 相比,HAFO 也提高了许多功能活动的灵活性,例如从地面站起(儿童玩耍的一个重要组成部分)、上下楼梯和上下斜坡。有一些迹象表明,HAFO 缓解脑瘫患儿痉挛肌肉相关的异常激活。HAFO 降低卒中后长期偏瘫成年人的跌倒风险,提高静态姿势控制,而且比 SAFO 在站立时动态姿势控制的负面影响小。然而对一些中重度痉挛型脑瘫患儿,与 SAFO 相比,HAFO 会在支撑初期牺牲稳定性来提供机动性、强化屈膝步态模式、降低步行速度增

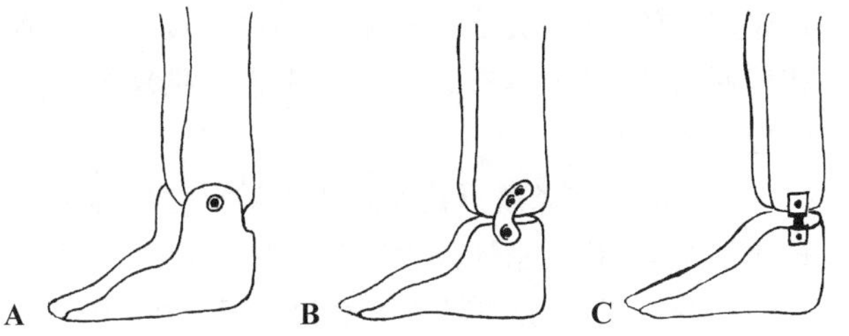

图 9－16　铰链式踝足矫形器中使用热塑性踝关节的示例。交叠关节(A)和 Oklahoma 关节(B)为单轴关节，而弹性的 Gillette 机械装置(C)允许背屈到跖屈运动，而没有实际衔接。

加能量消耗。在决定哪种矫形器最好时，必须考虑多方面的功能，以及对步态质量的期望影响。

HAFO 的形状、尺寸、力控制系统几乎与 SAFO 一样，除了由矫正踝关节连接的两个独立部件，而不是单一的固定部件。HAFO 与 SAFO 相比，在踝关节处更宽，以适应机械踝关节，这要求更大更宽的鞋来容纳矫形器。

铰链式 AFO 的制作可以进行踝关节自由运动，也可以限制背屈(允许运动范围，限制跖屈或内翻)，或为背屈提供一些辅助，这取决于哪种矫形器的踝关节运动最符合个人的需求和最大限度地提高行走能力。市面上可以买到各种机械热塑关节(图 9－16)。那些真正的关节(例如 Oklahoma 关节)有运动单轴，应尽可能地对齐解剖踝关节，其他矫正关节(例如 Gillette 关节)是弹性和非铰链的。

传统的金属矫正踝关节已纳入热塑 HAFO，这些设计称为混合矫形器。简单的单轴关节提供内外侧的稳定性，不限制背屈或跖屈；以个人的需求决定可以包含运动制动，如需要限制超过中立位跖屈(支撑初期的稳定性)或背屈(支撑末期中限制前足负重)。

双通道(bi-channel)可调踝关节(也称为双动踝关节或双 Klenzak 关节)(图 9－17)可用于根据个体的能力以及需要的支持提供辅助和/或限制运动。如果需要运动辅助，则将螺旋弹簧放置在通道中，并且使用螺钉来调节压缩度直到实现所需的辅助水平。如果要阻止运动，则插入坚固的钢销而不是弹簧，以将限制超出运动范围内的某个特定点以外的运动。由于其独特性和可调性，双动踝关节经常在患者的功能状态(改善或恶化)发生变化时选择。矫正踝关节(如弧形轴铰链)可使矫形器在一定活动范围内调节，从无关节活动(如在 SAFO 中)到一系列受限的前后制动设置。对于踝关节和膝关节周围的运动控制预

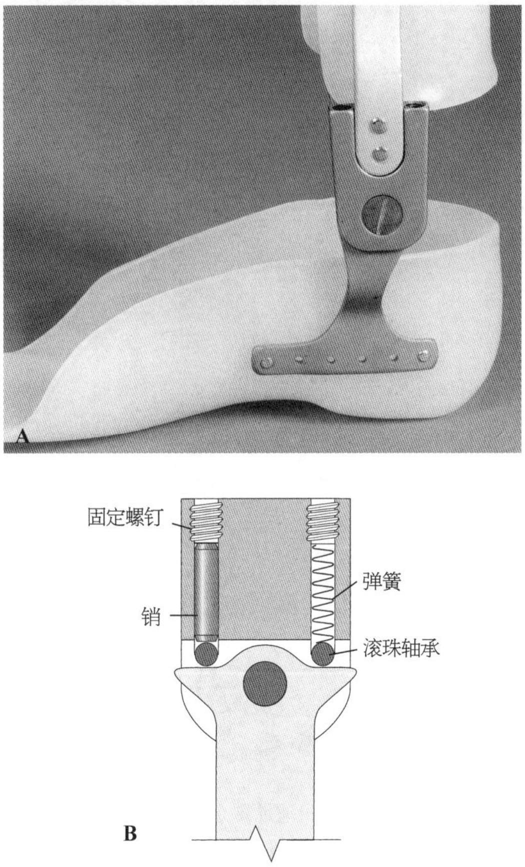

图 9－17　A. 双作用关节可用于传统的双支条、金属踝足矫形器和热塑金属混合踝足矫形器。如果弹簧在通道内压缩，则可以辅助运动。也可以通过将钢销放置在通道内来阻止运动。B. 双向可调踝关节的内部解剖。踝关节移动性限制(例如：跖屈制动)是由矫正关节前后通道中销的位置而决定。弹簧可以占据其中一个通道，如图所示，以辅助运动(例如：背屈辅助)。球轴承可使支具支条在支撑箍蹬上轻松转动。可以调整固定螺丝以改变每个通道中杆的相对位置[B 经允许引自 Zablotny CM. Use of orthoses for the adult with neurologic involvement. Nawoczenski DA, Epler ME (eds), Orthotics in Functional Rehabilitation of the Lower Limb. Philadelphia: WB Saunders, 1997. p. 227]。

期会随着时间的推移而改善的情况而言，这是一个优点，例如在急性卒中恢复的患者中。

对于许多卒中患者和一些脑瘫儿童，HAFO 可自由背屈；然而，当运动控制受损时，使得在站立期间需要额外的支持，这时可以选择矫形器并结合诸如缓冲皮带的结构来调节允许背屈的程度(参见图 9－16B)。如果缓冲皮带最大程度地收紧，矫形器就像固定踝 AFO。随着神经运动控制的改善，缓冲皮带可以放松、伸长或弹性化，仅使胫骨在第二滚轴期向前移动，这对患者是安全和有效的。这种改动使得 HAFO 在恢复到预期的神经运动控制或功能时具有

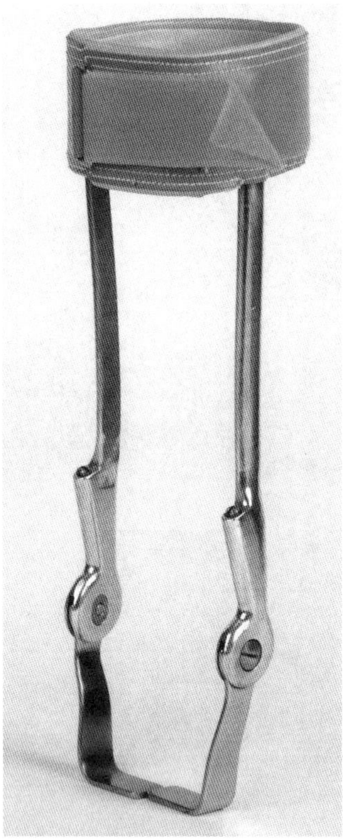

图 9-18 常规双支条背屈辅助踝足矫形器，单通道矫形踝关节。通过拧紧通道顶部的螺钉压缩弹簧以增加提供背屈的辅助量。这种分开的马镫适合放置在鞋底和脚后跟之间的鞋垫，使得患者的踝足矫形器能够适应更多的鞋。

通用性和有效性。

重要的是要注意，使用这类矫形器的先决条件是至少能有 5°真正的踝背屈，并且没有距下关节或跗骨间关节位置受损的问题。因此，HAFO 可能不适用于严重痉挛限制踝关节运动、具有显著不稳定或中足排列不整齐的患者。

传统背屈式踝足矫形器

传统双支条相当于使用弹簧机制的 PLS 结合到矫形器的机械踝关节中（图 9-18）。支条与机械踝关节处的远端马镫连接，并将马镫固定在脚跟和鞋底之间。螺旋弹簧和小球轴承放置在远侧支条的通道中，朝向马镫后缘。在初始着地和初期承重反应时，弹簧被压缩，抵抗跖屈，使足部有控制地降低到地面，以过渡到支撑初期第二/足跟滚轴期。当足部在摆动前和初始摆动中卸载时，弹簧的回弹有助于摆动期足廓清背屈。所提供背屈的辅助量由调整放置在通道顶部的螺钉进行进一步压缩或减压弹簧而决定。另一种选择是双通道（双 Klenzak）矫形踝关节（图 9-17）；在一个通道放置弹簧，另一个通道放置销，该机械踝关节可以提供可调节的背屈辅助和跖屈制动（在背屈肌受力减弱的患者中）或跖屈辅助和背屈制动（对于具有运动控制或腓肠肌复合体肌肉性能损伤）。

传统的双支条矫形器通常用于需要背屈辅助和跖屈控制者，其禁忌证是存在导致肢体尺寸的波动（水肿）的情况，如强直性心力衰竭或肾透析，这将影响热塑性矫形器的贴合。双支条 AFO 的缺点在于当足部在鞋内移动时，会影响控制足部异常位置的有效性，以及存在皮肤刺激的风险。对于有无法直接感知异常压力和组织应激不适的神经病变足状况的患者，选择取模定制 AFO 密切贴合的矫形器，除非有明显的波动性水肿时，我们会放弃这种选择。

AFO 设计，肌张力和姿势控制（postural control）

虽然一些 AFO 声称有降低肌张力或抑制肌张力效应，可治疗上运动神经元疾病（卒中、脑瘫、脑外伤）的高张力（痉挛），但这种效应的证据主要基于横断面研究和病例报告，而不是随机对照临床试验。历史上，这样的 AFO 设计的原理源于系列石膏，为脑瘫患儿寻求减轻强直性跖反射加强下肢伸肌张力的影响。一篇早期综述阐述如何将这些原则应用于 AFO 设计，并建议矫形器设计纳入以下内容：

- 跖骨条或帽盖以改变跖骨头上的负荷
- 促进足趾伸展的机制
- 在跟腱远端附着点任意一侧附加载荷
- 踝关节置于距下关节中立和背屈位置

降低张力原则已应用于 SAFO、DAFO 和 HAFO 设计，并已在脑瘫儿童和卒中或创伤性脑损伤成人中研究。这种变化使得研究的功效比较具有挑战性。TR-AFO 和 TI-AFO 用于步态的运动学测量（如速度、步幅、节奏）和姿势的影响类似于其他 AFO 设计，而不是恒定不变的。TR-AFO 对在步行时腓肠肌的异常肌肉活动（由 EMG 和 Hoffman 反射幅度测量）有积极的影响，但由于测量的问题，尚没有在儿童脑瘫和成人卒中及脊髓损伤患者中得到证据支持。

关于是否将降低张力的特性融入 AFO 这一点上，这些证据是如何影响团队决策的？现在看来，TR-AFO 和 TI-AFO 在改善脑性瘫痪儿童功能方面起到了相同的作用，也可能对卒中的成人有效。对于 TR-AFO 在肌肉张力方面的影响尚不可知。目前的证据也不支持神经电生理方面有积极的结果，同时也没有量化肌肉张力的替代手段（改良版 Ashworth 量表是分类评估，而不是连续性测量）。在国际假肢与矫形器学会的共识中建议：降低张力或抑制张力的术语不能用来描述AFO，除非基于随机对照研究中，有强而有力的证据表明其在某种特定患者群体中存在有效性。

虽然所有AFO设计对步行的质量和效率（速度、步幅、关节运动学、动力学和能量消耗）都有积极的影响，但它们对姿势反应，以及在诸如步行、站立或坐站转移的功能性活动中平衡（balance）效果的影响有所不同。因为如果使用AFO，许多人的步行会有改善，但也有运动控制的缺陷，这会影响平衡功效和姿势反应。由于跌倒的风险很高，重要的是考虑矫形器与个人自身运动资源的相互作用。要考虑的一个关键问题是转移和步行，矫形器如何影响个体在站立支撑的基础范围内动态控制身体重心的能力。在对该患者有意义且重要的功能性任务中，矫形器是否限制、维持或改善个人有限的稳定性？对于一些具有运动控制功能障碍的患者，限制踝关节运动可以增强站立中的稳定性，足以提高在站立位执行功能性任务的能力。对于其他人来说，AFO设计可能会损害对内部生成和外部干扰有效反应的能力，从而将重心向个人稳定极限的边缘移动。

由于用于评估平衡的结果测量以及样本中患者存在组内差异，使得评估AFO对静态和动态姿势控制影响研究的解释极具挑战性。一般来说，SAFO和半固定AFOs对静态平衡有积极的影响，但似乎延迟或减弱了对干扰的反应。对于使用PLS矫形器的卒中患者，证据相对令人信服，通过Timed Up-and-Go计时，Berg平衡量表的分值和稳定性试验限度的测量，都证明使用矫形器（与无矫形器或SAFO相比较）可改善静态和动态姿势控制。几乎没有证据表明HAFO和DAFO对平衡的影响：少数现有研究表明静态和动态姿势控制有适度的改善。

当选择特定患者的矫形设计时，这种证据如何影响临床决策？该团队必须权衡矫形器对步行能力潜在的积极和消极影响，以及穿戴矫形器者所有重要活动中的姿势控制。没有一个明确的最好或最差的AFO；相反，团队必须将矫形器的优点与人的神经肌肉资源、身体特征、能力和期望的活动相匹配，用于病情或诊断相关的预后调节。

案例1　痉挛性瘫痪/脑瘫儿童

P. M. 是一名7岁儿童，主要诊断为痉挛性双瘫。他急于与学校正常同伴保持一致，但是他中度的“蹲伏步态”（尽管使用了拐杖作为辅助装置）限制了他的移动性和耐力（endurance）。他被神经科医师转诊到当地儿童医疗中心跨学科的“支具诊所”进行评估。

在体格检查中，发现P. M. 跖屈肌及远端腘绳肌、内收肌、髋部屈肌具有中等度的紧张和软组织缩短。虽然他双下肢表现出中度的伸肌痉挛状态，但其髋、膝和踝关节矢状面和冠状面的运动均在正常范围的10°以内。在结构上，表现为25°的股骨前倾和15°的胫骨内扭转。然而，在赤脚负重时，他足偏角度似乎是正常的，大约10°。

问题思考

- AFO可能有效解决每个步态中最可能的步态问题是什么？
- 对于P. M. 进行矫形器选择时，团队必须考虑什么肌肉骨骼（对线和灵活性）和神经肌肉（控制）障碍或特性以及发育问题？
- 您可以为P. M. 选择哪种矫正选项（静态或动态）？每个可能的好处和权衡是什么？
- 您如何评估选择的矫形器是否达到预期的效果？

团队建议

鉴于动态扁平足和外翻畸形的发现，以及男孩站立时倾向于蹲伏的姿势，该团队建议为P. M. 定制双侧聚丙烯固踝AFO。当P. M. 收到他的AFO时，他参加了几次门诊步态训练。其步态模式表现出跖屈膝关节伸展有了改善，膝关节在佩戴矫形器前存在的持续膝关节屈曲几乎全部渐渐消除。距下关节的对线也得到改善，有效地支撑内侧纵弓。

后续护理

3周后，患者的母亲提出了后续随访，因为她指出：AFO正在引起P. M. 的足内收。在这次随访中，观察性步态评估显示双足偏角有明显30°内收（向内）。这导致摆动相肢体足廓清困难。当处于有效的距下关节中立位置时，他们检查AFO贴合度和对线情况，显示其设计和制作良好。

该小组建议进行数字化步态分析，以确定导致足部角度进展的这种重大变化的潜在因素，尽管设计的 SAFO 很合适。该团队怀疑，这种改变的足偏角度最有可能是由距下关节和跗骨间关节的代偿运动在支撑相受到 AFO 限制时，基础肌肉骨骼畸形（胫骨扭转和股骨前倾）被暴露的结果。实际上，当足部对线受 AFO 良好支持时，步态过程中过度的胫骨扭转和股骨前倾的影响变得更加明显。

AFO 不可能有效地解决或控制由现有的根本横截面（旋转）畸形引起的步态问题。团队和家庭开始考虑股骨/胫骨扭转截骨术的可能性，作为出现步态问题的解决方案。

案例 2　近期发生脑卒中的成年患者

Mrs. O 是一名 74 岁老年女性，刚刚收治入康复机构住院，之前因右侧大脑中动脉穿通支的血栓住院治疗四天。MRI 显示大部分损伤涉及右侧内囊以及额叶运动皮质的传入和传出纤维。Mrs. O 表现为左侧偏瘫，左脚的 Babinski 征阳性，以及左侧跟腱反射测试时的几次阵挛。左下肢的运动（LLE）表现为广泛的伸肌协同模式。目前，她无法在 LLE 中分离踝或膝关节运动。在 LLE 的近端和中端关节处，空间感知似乎完整存在。当 LLE 位置良好时，她能够确认髋部和膝关节的位置，但不能准确确定踝关节和足部的位置。坐位静态姿势控制（postural control）在不受支撑的坚固表面上是完整的。然而，当坐在床边缘时，往两个方向伸手够物的距离＜25.4 cm（10 in）。她站立时需要一个人中等量的帮助。一旦站立她能扶着保护装置保持姿势。在站立的时候，Mrs. O 可以向右、向前方够物 15 cm（6 in），但是很不愿意向左侧。在双杠间，她表现出连续的步态，需要极少的帮助来推动 LLE。她相关的既往史包括 2 年前的右侧全髋关节置换术，最近通过口服降糖药物控制的 2 型糖尿病。她和她的金毛猎犬住在农场风格的家中，入口有四步台阶，她希望最终能够独立生活。在卒中之前是狂热的步行者，参加一个非正式的步行组织，每周两次在各个地方和州立公园跑步。

问题思考

- 当 Mrs. O 开始她的康复计划时，你认为在每个步态阶段中观察到最有可能的步态问题是什么？
- 当她从卒中中恢复时，这些步态问题会发生什么变化？
- 在为 Mrs. O 选择矫形器时，什么肌肉骨骼（对线和灵活性）和神经肌肉障碍（控制）或特征必须由团队考虑？
- 会为 Mrs. O 选择哪种 AFOS（静态与动态）？你为什么推荐选择特定的设计（design）或部件？
- 每种设计可能的好处和利弊是什么？
- 你如何评估选择的矫形器是否达到了预期的效果？

什么时候应该考虑膝踝足矫形器

康复治疗团队只有在 AFO 不能有效地在支撑相提供稳定性时，才会考虑选择 KAFO。此外，当踝关节控制受损时也会开具 KAFO 处方，一般出现在危及膝关节结构完整性的过伸或反张，以及在站立负重时发生异常或过度的内翻或外翻的情况。若这些情况没有得到适当的重视和处理，它会在步行中同时损害关节功能和结构，重复出现过度负荷的情况，会增加对膝关节内支撑结构的永久性损伤，导致关节退化疾病。膝踝足矫形器可以单侧使用（小儿麻痹症患者），或双侧使用（脊髓损伤或脊髓脊膜突出患者）。

金属和皮革的 KAFO 设计曾在 19 世纪 50 年代帮助小儿麻痹症康复患者行走。然而，矫形器的重量显著增加了步行时能量的消耗，并使得原本利用 KAFO 行走的患者们最终首选了借助轮椅移动。19 世纪 70 年代轻质的 Craig Scott 矫形器的发展，19 世纪 80 年代热塑定制组件的出现，以及自 2000 年以来姿态控制矫正膝关节的发展，大大减少了穿戴 KAFO 步行的能量消耗，使得这些矫形器更实用。然而即使是现在，许多人都认为，戴双侧的 KAFO 不仅走路太慢，同时在日常使用时还需要花费过多精力来达到真正的功能性。

许多 KAFO 设计使用 SAFO 或 HAFO 作为远端组件，一种或多种热塑性腿箍或护腕作为近端组件，用金属支条和各种矫正膝关节（knee joints）进行连接。

膝踝足矫形器应用的挑战

对于安全使用 KAFO 的关键问题，与前面在 AFO 章节中讨论的一样：

- 在步态支撑相提供稳定，以最小程度地干扰向前行进的过程(特别支撑相第二/踝关节滚轴)
- 减少肢体摆动相足廓清的阻碍
- 通过保持踝关节于中立位置来实现有效的初始着地

然而，一旦膝关节穿戴矫形器，特别是对于那些需要双侧矫形器的患者来说，达到这些目标是很困难的。同那些需要任何一种矫形器设计来解决支撑相稳定性和摆动相移动性的患者相比，这些患者通常在肌肉性能、运动控制和姿势控制方面有更大缺陷。

在穿着双侧 KAFO 矫形器从坐姿过渡到站立的运动是一项复杂而艰巨的运动任务。矫形器提供的稳定性可能会限制站立活动期间的动态预测和姿势反应，特别是在不平坦、高阻力或光滑的表面。许多使用矫形器行走者也同时需要使用步行辅助装置(例如拐杖、助行器)。对于那些使用矫形器的患者和照顾者而言，害怕摔倒和在跌倒中受伤可能是一个需要担心的问题。原发疾病和共病情况会限制心血管适应性和运动反应有效性，从而进一步降低耐力，阻碍了使用矫形器达到真正的功能性移动。人们不得不使用较少的资源组合用于步行，同时，矫形器可能难以穿脱(相关疾病影响日常生活和自我照顾的活动)，以及即使现在穿戴更轻质的矫形器依然在行走中要花费较多的能量，这些都成为在试用期后被放弃的原因。同时，装配成本、制造成本和培训成本都要在矫形器使用时考虑在内。

膝关节功能和对线

在正常的步态条件下，支撑初期 GRF 通过踝关节、膝关节后方，穿过髋关节，在膝关节处产生外部屈曲力矩(图 9－19)。为了抵消这种与 GRF 相关的屈曲力矩，股四头肌收缩以防止膝关节不能承压而进一步的屈曲，腘绳肌和髋关节外展肌收缩以稳定髋部位置并维持骨盆的水平，而腓肠肌则准备离心收缩控制胫骨向前的推进。这种肌肉活动的结合提供了一个内部产生的膝关节伸展力矩，与 GRF 产生的膝关节外部屈曲力矩相平衡。当肌肉骨骼或神经肌肉损伤改变下肢关节的肢体位置或肌肉活动时，内力/外力系统不再处于平衡状态，步行的效率和支撑相的稳定性将受到损害。外部和内部产生的力矩之间的平衡被破坏的程度决定了个体是否能够使用自身资源(通常以代偿模式或异常)来解决不平衡，或者是否需要 AFO 或 KAFO 来进行功能步行。考虑到这种平衡

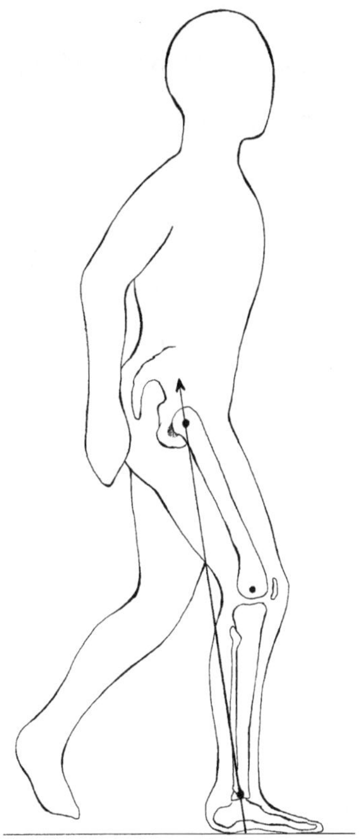

图 9－19　当承重反应向支撑中期过渡时，地面反作用力通过踝关节，膝关节后方，穿过髋关节，在膝关节处产生外部屈曲力矩。为了达到稳定性，股四头肌和腓肠肌/比目鱼肌的肌肉活动结合起来，形成一个内部伸展力矩，以平衡地面反作用力的屈曲力矩。

的破坏程度，有助于团队确定 AFO 是否能有效地影响 GRF 在穿过膝关节时的位置，或者是否需要一个 KAFO 来恢复平衡。如果有证据表明韧带不稳定，威胁到膝关节的前后或内外侧的稳定性，或膝关节出现明显异常的内翻或外翻，那么显然就需要使用 KAFO。

当在临床检查期间收集数据或考虑使用 AFO 时，KAFO 的评估过程包括个体身高和体重、下肢循环和感觉的状态、皮肤的状况和完整性、软组织密度和骨突以及可能使用 KAFO 的生活、学校、工作和休闲环境。同时应特别注意确定运动范围、韧带活动、固定挛缩、肌肉性能、肌肉和抗重力、腿长及肢体围长。运用观察性步态分析或记录，行走速度和其他运动学参数，作适当的动力学分析来记录预制矫形器步态。团队综合这些信息提出建议。矫形器师选择适当的材料和部件，然后制造合适的矫形器并做出必要的调整。物理治疗师和患者开始在步态训练的过程中使用矫形器，最初致力于步行训练，最终会增加转移训练和跌倒管理。

膝踝足矫形器设计选项

KAFO类似于AFO，可以由金属材料（例如钢、铝、钛合金、碳纤维）、热塑性塑料或者作为组合两种类型材料的混合物作为主要材料。历史上，KAFO的膝关节组件（knee joints）一般被锁定或自由摆动；在21世纪初期，姿态控制膝关节组件的发展，对于使用SC-KAFO进行功能或运动的个人来说，大大改变了其功能和成本。虽然KAFO不直接控制髋关节运动，但是如果穿着双侧矫形器者接受骨盆前倾、腰椎前凸和躯干伸展的站立训练时，那么在支撑中期，GRF将会通过膝关节的前方，并且在髋关节后方产生一个伸肌力矩以提高稳定性。在这个位置上，髋关节的Y韧带会伸长，同时稳定臀部。但是这种方法并不适合肌肉骨骼成熟前的儿童。如果长期使用这种方法，还可能会增加腰椎退化性关节疾病和慢性下腰痛的发病率。

KAFO有利有弊且因人而异，这是因为每个人的体格心理特征或医疗条件是不同的。对于想要使用KAFO进行步行的使用者，矫形器师必须更加深思熟虑以下方面：耐久性和重量，矫正关节与解剖对线的匹配程度，通过各个矢面运动控制系统所应用的力的影响，穿脱的难易程度，对矫形器的适应程度，同时还应考虑磨损部件维修和更换的情况，以及佩戴者对外观的接受程度。根据个人的需要和特点，选择传统款或热塑性的矫形器。

传统的膝踝足矫形器

自20世纪初至20世纪80年代初期，大多数KAFO都使用一对支条（不锈钢、钛合金、铝或碳复合材料）作为框架，皮革覆盖在大腿和小腿后部，横过大腿和小腿前部通过搭扣固定矫形器在肢体上，一对单轴锁定功能的膝关节（knee joints）组件，一对带有跖屈制动的单轴辅助背屈的踝关节组件，同时足跟和鞋底之间附有足蹬（图9-20）。有时会增加皮革质地膝关节前部垫作为额外的接触点以施加力来稳定膝关节。这种KAFO在步态训练期间经常穿在衣服外部，如果患者能接受也可以穿在里面。

在大多数矫形器的设计中，三点分压系统用来稳定矢状平面的膝关节运动以控制屈曲和伸展：一个单纯向后方的作用力（通过前护膝或大腿和小腿的前部绑带或两者兼有来共同施加）和两个向前方向的反作用力（近端的力通过大腿后部绑带施加，远端的力通过鞋和小腿后部绑带施加）保持膝关节在支撑相伸展。作用于额状面有两个额外的力系统：一个用于控制膝关节外翻，另一个用于控制膝关节内翻。鉴于传统的矫形器无法紧密贴合膝关节，控制内翻和外翻的效果可能不会最佳。传统KAFO的优点包括其耐用性和可调性。然而，它往往比热塑性款更笨重，也不太美观。另外，如果使用多孔皮革来覆盖大腿腿箍、吸收汗液或尿液（注意：许多使用矫形器辅助行走的患者，一般二便的控制能力也会受损）可能会随时散发出难闻的气味。框9-3总结了传统矫形器的优点和缺点及其适应证与禁忌证。

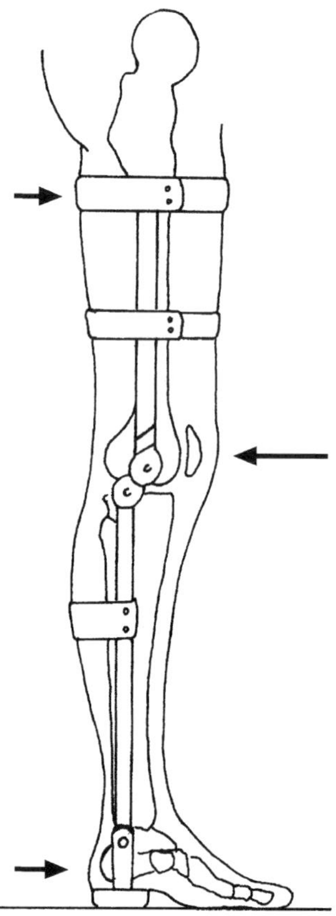

图9-20 常规膝踝足矫形器各组件以及作用于膝关节矢状面作用力系统的示意图。作用于膝关节向后方向的力是通过一对作用于近端大腿后部和远端踝关节后部向前方向的力相平衡。

Craig-Scott矫形器，也称为双杆髋关节稳定矫形器（图9-21），是一种传统矫形器的轻量变体，适用于SCI后的截瘫患者。这款矫形器设计的目标是以尽可能少的支持，达到支撑相最大可能的稳定。一条大腿带和前绑带位于坐骨转子之下大转子水平；一条小腿带和支撑物刚好位于膝关节下。无主动髋关节控制的患者，支撑相髋关节过度伸展，腰椎前凸和躯干后倾的情况下是稳定的。通过矫形器辅助踝关节背屈和膝关节偏移锁定可增强稳定性。通过这种矫

框 9-3　传统 KAFO 的优点和缺点

优点
- 牢固
- 耐用
- 易调整

缺点
- 笨重
- 必须附着在鞋或鞋垫上
- 不美观
- 接触点少，控制性差

适应证
- 需要最大强度和耐用性时
- 适用显著肥胖者
- 适用不受控制或波动性水肿者（如充血性心力衰竭、透析）

禁忌证
- 矫形器的重量成为能量消耗严重的重要因素时
- 横截面运动控制较为重要时

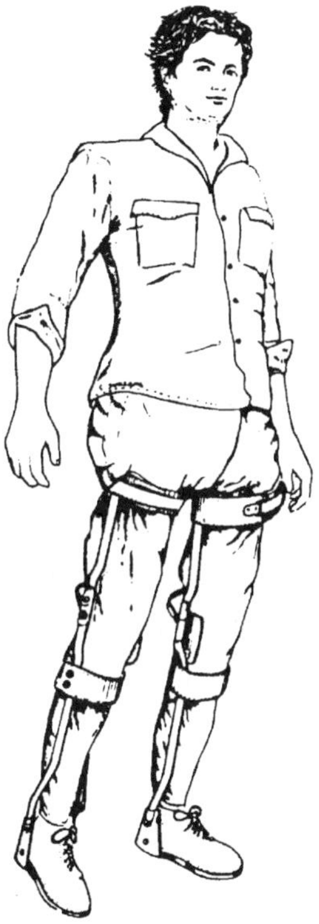

图 9-21　Craig-Scott 矫形器是一款改良版的传统膝踝足矫形器，设计更轻便，利用对线的稳定性使低胸腰椎脊髓损伤患者更自如的行走和站立。注意：佩戴矫形器的患者应保持髋关节过伸、腰椎前凸、躯干后倾，“悬挂”在 Y 韧带上以保持直立姿势。

正设计和夸张姿势的结合，GRF 穿过膝关节的前方和髋关节的后方，因此只需要很少或不需要肌肉活动来提供内部产生的反作用力。然而使用洛氏拐（Lofstrand crutch）时的交互步态模式通常需要能够动态地激活髋关节屈曲和腰方肌来起步，对于胸段水

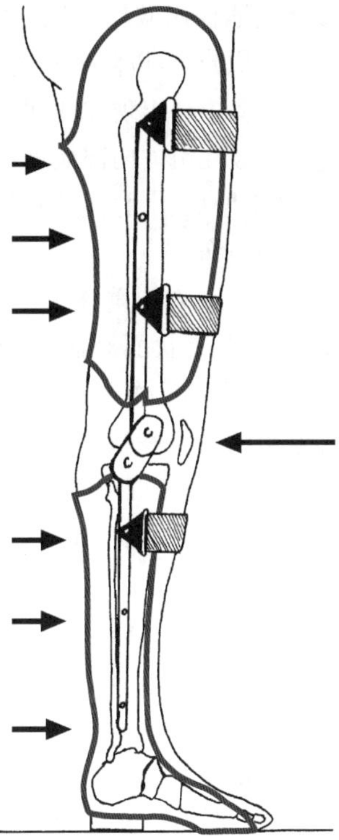

图 9-22　组件和矢状面外力系统的示意图，这是控制膝关节屈曲/伸展所必需的。因为着力点的应用是通过紧密贴合的矫形器外壳整个后表面分布的，所以更精确、更舒适地控制肢体成为可能。

平损伤的 SCI 患者，可以使用 Craig-Scott 矫形器和洛氏拐，采用两点摆至步态模式。

传统的 KAFO 通常用来帮助患有杜氏肌营养不良（DMD）儿童行走。虽然矫形器最初认为是疾病衰退的标志，但父母和儿童对于使用矫形器能继续帮助孩子步行感到很高兴。使用 KAFO 可以帮助患病的男孩提供 2 年或以上的有限的家庭和社区移动能力。随着疾病的进展，由于患者努力维持直立姿势，其原发及代偿性的畸形会进一步发展，使原本适合的矫形器发生变化。一款专门针对患有 DMD 儿童的轻型模块化系统正在开发，其可调整支条的长度，适应过快生长的大腿或小腿。

热塑性塑料 KAFO

模塑热塑性 KAFO（也称为混合热塑和金属矫形器）是为了更加紧密贴合用户的设计，所以它可以套在衣服里，也可以放入患者的鞋中（图 9-22）。远端的组件（SAFO 或 HAFO，根据个人的需要）和接近大腿的组件是通过患者肢体的调整阳模真空成型的。近端组件往往从大转子至股骨髁包裹住大腿，并在前部使用一对魔术贴闭合。膝关节组件和金属支条（侧杆）连接近端和远端的外壳。模塑热塑性塑料的紧密

贴合使其能够有效地控制肢体。稳定肢体所需的外力都以较大的表面积分布，以降低不适或皮肤刺激的可能性。在步行过程中会出现如此问题，因矫形器的贴合度如果允许四肢在组件内部能进行活塞活动时，或者由于生长、体重增加、水肿使其变紧，这样组织在行走时就会受压和损伤。

此设计也使用一系列的重叠三点力系统来控制身体。传统 KAFO 在矢状面屈曲/伸展控制使用的是相同的原理，除了后部反作用力是通过更大的表面积分压。这种紧密的贴合在额状面和横截面上提供了更为精确的控制，这在处理由横截面旋转引起的节段性偏离出现时尤其重要，这与异常张力或纵向旋转变形有关。

由于膝关节的任何运动都发生在多平面上，所以膝部内翻或外翻的任何问题都必然带有旋转的成分。与传统双支条 KAFO 相比，采用紧密贴合全接触热塑 KAFO，可更好地控制旋转。然而，这种紧密的贴合对于一些患者而言是有问题的，比如那些因为医疗状况导致波动性水肿或肢体容积变化的患者(如充血性心力衰竭、肾脏透析)，以及周期性体重增加或减轻的患者。

与大多数热塑性 AFOs 相似，穿着不同的鞋(只要鞋跟高度是恒定的)也可以使用热塑性 KAFO。然而，使用热塑性塑料的缺点之一是要在佩戴时保持凉爽。它们的重量轻，热塑性 KAFO 的内在特性在于：大面积的接触区域会阻碍身体热量的散发；对于那些非常活跃或者生活在炎热气候的人来说，可能会感到不舒服。热塑性 KAFO 的优点和缺点在框 9－4 中总结。

框 9－4　热塑性 KAFO 的优点和缺点

优点
- 轻量
- 鞋子可以互换
- 穿在衣服下更加美观

缺点
- 穿着很热

适应证
- 紧密/全接触能使最大限度的肢体控制成为可能
- 当矫形器的重量成为能量消耗问题的时候
- 当需要横截面运动的控制时

禁忌证
- 严重肥胖者使紧密贴合变得很困难
- 有不可控或波动性水肿者，紧密贴合度会受到损害

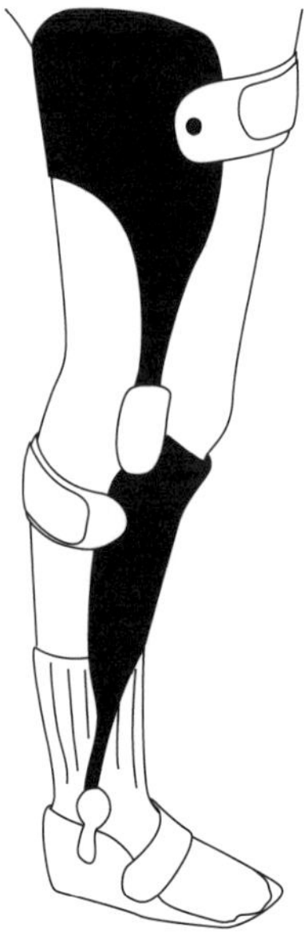

图 9－23　碳复合(carbon composite)膝踝足矫形器(CC-KAFO)后部近端有一个外壳，利用姿势控制膝关节单元，一个胫骨前外壳，以及一个类似于铰链 AFO 的足部组件。由于 CC-KAFO 比热塑性塑料和传统的 KAFO 设计要轻得多，它们非常适合患有脊髓灰质炎综合征后的患者，通过改善大多数步态参数，可以降低步态的能量消耗。然而，其制造成本要高得多。

碳复合材料 KAFOs(carbon composite KAFOs)

最近，对于脊髓灰质炎后残留损伤(脊髓灰质炎后综合征)的患者，若疲劳成为主要问题，碳复合材料已开始用于替代热塑性 KAFO。一般而言，因为 CC-KAFOs 比其他材料轻 30%，使用 CC-KAFOs 行走的能量消耗至多可能减少 10%(以最大摄氧量和生理能量消耗指数)。此外，CC-KAFOs 用户认为较为美观，保持或增加步行速度，改善步行的运动特性，并表现出很好的耐久性。然而需要注意 CC-KAFOs 的成本费用可能是取模定制热塑性 KAFO 的近 2 倍。

踝关节控制

用于 KAFO 的踝关节与那些可以买到的 AFO 相似：属于非铰链固定(刚性)设计，使踝关节保持在固定位置(即 SAFO)或铰链关节可进行背屈(在站立时让胫骨向前越过足部)限制跖屈，提供背屈的帮助(增强摆相足廓清)，或允许在特定范围内自由的背屈和跖屈。

在决定特定患者使用何种踝关节控制系统是最合适的时候，关键的问题在于，踝关节的矫正控制和 GRF 是如何影响膝关节的功能和在支撑相的向前行进。如果需要固定踝关节，矫形器师可能会选择背屈几度，以尽量减少对于向前行进过程的影响，并允许

个人快速地达到稳定的髋向前-躯干向后的姿势(支撑相在GRF通过膝关节前部和髋关节后部时尽快到达稳定位)(见图9-21)。当踝关节运动必须控制以保护关节时,为了控制异常张力的影响,或者由于固定的畸形,矫形器师可能会在患者的鞋子上使用船底以模拟步态的正常滚轴。这一策略可以通过减少矫形器的足趾杠杆来促进支撑相中的向前行进过程,改善患者步态的平滑度,减少代偿步态异常的可能性。

关节或铰链式矫形器踝关节允许部分跖屈,以加强从触地初期到承重反应期的过渡(尽管被锁定的膝关节可能影响承重反应期的减震功能)。同样的,铰链式的矫形器允许踝关节背屈,可以提高支撑相身体向前越过足部的向前行进过程,特别是当矫正的膝关节也被锁住的时候。

膝关节控制

从历史角度看,如果患者患有运动控制或肌肉损伤,不能通过使用股四头肌或肢体对线来保持膝关节的稳定(挂在髋关节Y韧带上),AFO无法提供必要的稳定,唯一的选择是一个在步行时全程保持锁定膝关节的KAFO。由此造成了摆动相下肢向前的挑战,并且经常产生代偿性的模式,如摆动腿为了廓清出现画圈步态或向另一侧负重。虽然代偿策略达到了足廓清的目标,但也显著增加了步行的能量消耗。那些需要KAFO达到功能运动控制和肌肉性能的患者,可以使用无锁的单轴膝关节矫形器以保护机械性不稳定膝关节,防止其过度外翻或内翻。

有很多膝关节矫形器选择提供机械稳定性。最近开发的各种SC-KAFO膝关节,在支撑相锁定伸展后可在摆动时自由运动,这对于开具KAFO的处方和使用有显著的影响。对机械关节进行了简要的介绍,并对SC-KAFO的影响进行了更详细的讨论。基于他们提供的膝关节控制,表9-3提供选择传统矫正膝关节的通用指南。

单轴膝关节

单轴膝关节矫形器(直膝关节无锁或自由膝)实际上是一个简单的铰链,可在矢状平面上充分屈曲和伸展到中立位(大多数设计防止过伸),可以提供侧面的稳定(图9-24A)。重要的是,内侧和外侧的矫正关节大约位于膝关节解剖轴上。考虑到膝关节解剖轴的多中心结构和矫正膝关节单轴结构的不同,即使单轴矫正关节的位置正确,也可能会有一个小的扭矩。对于大多数使用矫形器的人来说,这是没有问题的。这种膝关节适合于那些有足够的肌肉执行能力来达到膝关节稳定性的患者,但是需要一个KAFO来减小或阻止反张,以保护结构性(内外侧)不稳定的膝关节,或者防止站立时过度内外翻。

单轴锁定膝关节

当增加一个锁定机制来维持膝关节的伸展时,单轴膝关节的KAFO就会在所有的平面上都变得非常稳定。锁定的膝关节传统上用于那些运动控制或肌肉性能不正常的患者,这使得他们在支撑相无法有效控制膝关节,这样就需要额外的外部稳定性来防止膝关节屈曲,因为在站立的时候,身体的重量会转移到肢体上。

最常用的锁定机制是一个简单的环或水滴形,当它完全伸展时,锁住一半的矫正关节,阻止了随后的

表9-3 膝关节矫形器设计的适应证和禁忌证

	膝关节矫形器设计				
所需的膝关节控制	单轴解锁	单轴锁定	解锁的偏移量	锁定的偏移量	锁定位置可变
带有伸膝和自由移动膝关节的连枷状膝的稳定	禁忌	禁忌	适应	禁忌	禁忌
无伸膝和自由移动膝关节的连枷膝的稳定	禁忌	适应	禁忌	适应	不必要
膝反张的控制	禁忌	适用于只在移动时锁定的矫形器	适应	适用于间歇式锁定膝关节的患者	禁忌
膝关节屈曲挛缩的减少	禁忌	缺乏可调节性	禁忌	缺乏可调节性	适应
膝外翻的控制	适应	适用于使用锁可选	适应	适用于使用锁可选	不必要
膝内翻的控制	适应	适用于使用锁可选	适应	适用于使用锁可选	不必要

改编自矫形器和假肢短期课程——Cowrse Manual. Dallas, Texas: University of Texas, Southwesten Medical Center, 1993. pp. 8-22.

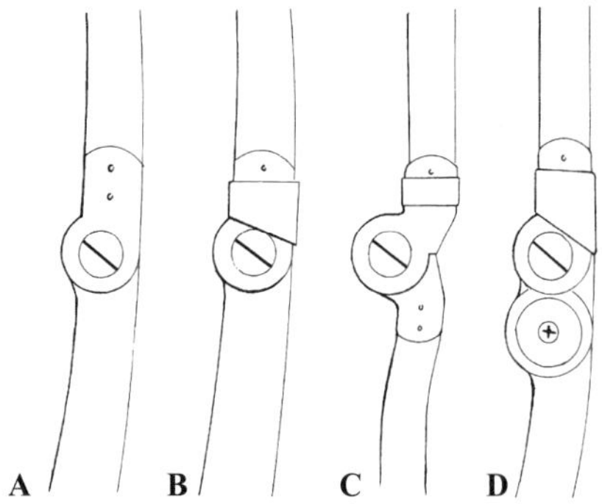

图 9-24 历史上用于矫正膝关节传统和热塑性的 KAFO。A. 单轴或自由的膝关节可完全屈曲和伸展，同时为膝关节提供内外侧和旋转的稳定性。B. 下锁可以保持站立时膝关节的伸展，提供所有平面的稳定性。当返回坐位时，必须解锁使膝关节屈曲。C. 由于偏移矫正膝关节的轴线位于解剖膝关节后方，所以矫形器的生物力学稳定性得到了增强。D. 可变化或可调节位置的矫正膝关节可使矫形器师变换运动范围或膝关节挛缩情况进行调节。

屈曲或过度伸展运动(见图 9-24B)。一个小的球轴承在垂直位，以防止下降并锁在位置上，直到本人或护理者有意识地打开矫正装置。最理想的情况是，在矫形器的内侧和外侧支条上都有下降锁。请注意，膝部必须完全伸展以便锁住或脱离；当坐站转换时，尤其是对于手功能受限、严重的下肢痉挛或站立时依赖辅助设备的患者而言，这具有很大的挑战性。

可以考虑的另一种锁是弹簧保释锁(也称为制动杆或瑞士锁)(图 9-25)。后侧锁连接了内、外侧锁，这样它们就可以同时锁定或解锁。当重新回到坐位时解锁 KAFO，患者直背坐在座位的表面(如轮椅、桌垫、厨房或椅子)时，把后条推到阀座上从而解开锁。这一选择最适合于拥有足够的上身力量和协调能力并能控制下降至坐位的患者。其风险是如果不小心撞到膝关节后面的保险就会解锁，就会容易发生跌倒。

胶合膝关节

胶合膝关节(offset knee joint)，也称为后偏移膝关节(posteriorly offset)或自由膝(free knee)，与膝关节解剖轴后方的轴线对齐(图 9-24C)。在支撑初期的双足支撑时，地面反作用通过矫正关节轴线附近，从而减少了使肢体屈曲的外部屈曲力矩的大小。随着支撑相中期向前推进，GRF 移动到矫形关节前方，形成一个伸肌力，在单下肢支撑相间机械地增强支撑相的稳定性。然而，为了有效性，踝和膝关节之间的对线必须微调。如果膝关节不必解锁，坐姿和站立之间的转换就会变得容易。然而，当使用矫形器长时间

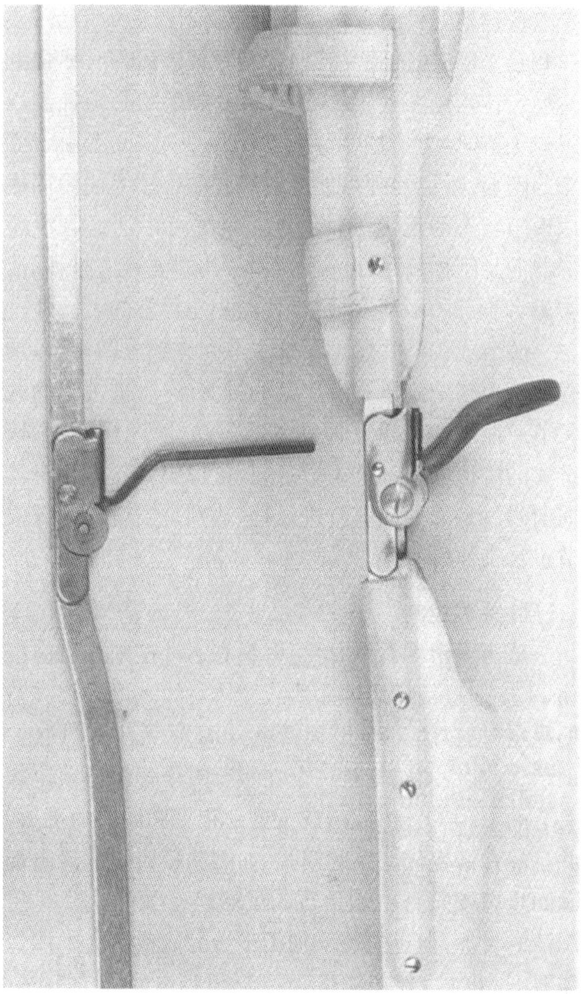

图 9-25 制动杆和反锁机制允许内、外侧锁通过座位表面边缘的后部压力同时被解锁。这种机制经常用于必须通过拐杖保持双侧上肢支撑以维持稳定的截瘫患者[经允许引自 O'Sullivan S, Schmitz TJ (eds). Physical Rehabilitation, 5th ed。Philadelphia: FA Davis, 2007. 1224]。

站立或者需要额外的稳定性时(例如：当患者行走在不平坦的地面时)，可以添加下落锁或其他锁定机制来稳定膝关节。胶合膝关节通常最适合那些下运动神经元疾病(如脊髓灰质炎)或低位胸椎高位腰椎损伤的 SCI。

可变位置的膝关节矫形器

锁定位置可变的膝关节矫形器(数字化锁定、可调锁定膝关节、锯齿状膝关节锁定)(图 9-24D)用于由于膝关节屈曲挛缩，在支撑相无法完全伸展膝关节的患者。当膝关节屈曲挛缩超过 10°时，在整个支撑相的过程中，GRF 始终位于解剖膝关节的后方，对于无力或运动控制障碍的患者，难以产生必要的肌力来维持姿态稳定。对于此类人群，可变位置膝关节可能锁定在最大伸展位置，提供外部机械稳定性。

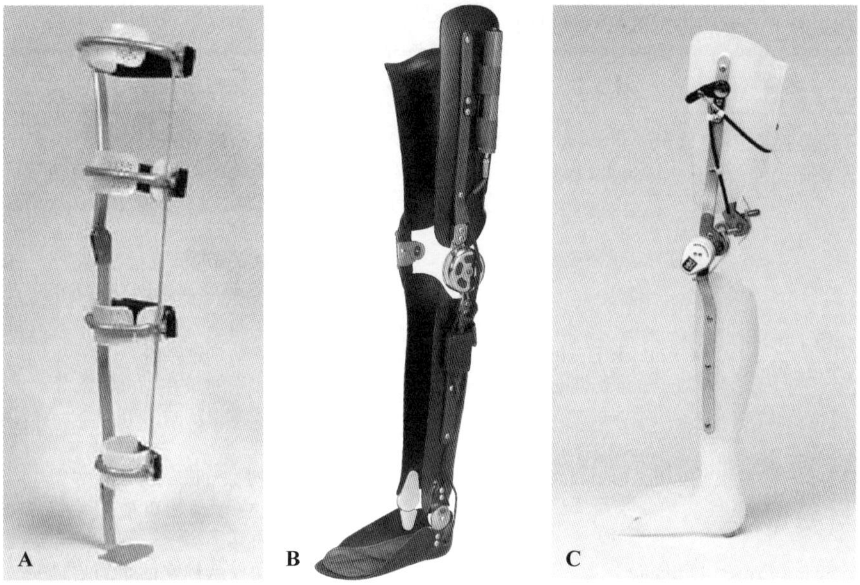

图 9-26 A. Becker UTX 是一款机械姿势控制的膝踝足矫形器(SC-KAFO):膝关节单元包含一根缆索驱动的棘轮,在摆动末期到准备支撑相,它使膝关节锁定在伸展位,并在支撑末期解锁,允许摆动相足廓清时膝关节必要的屈曲。注意轻便的外侧支条,内侧绳索,前部填充的腿箍和魔术贴式后绑带。B. Becker E-膝关节是微芯片控制和电池供电的 SC-KAFO 的示例。当肢体承重时(不管膝关节位置如何),压力传感脚踏板指示微处理器锁定膝关节,并在支撑末期卸载时解锁装置。C. Becker 承重反应 SC-KAFO,它还包含扭转弹簧,可以模拟受控的膝关节屈曲,在承重反应中起到减震作用(转载于 Becker Orthopaedic,经 Troy、Mich 的许可)。

姿势控制膝关节矫形器

KAFO 膝关节矫形器开始选择立姿控制,是用于存在股四头肌无力的脊髓灰质炎病史的患者。SC-KAFO 的使用已经扩展到卒中、脑肿瘤、获得性脑损伤、不完全 SCI、脊髓退行性疾病、肌营养不良、多发性硬化症、肌肉病变、神经根和周围神经损伤以及多发性神经痛的患者。有多种机制(如机械、液压或计算机微芯片电子接头)可供选择(图 9-26)。所有的设计在初始着地和大部分的支撑相将膝关节矫形器锁定在伸展位,在第三滚轴期以及支撑末期转换到摆动相上抬足跟时解锁膝关节。当肢体承重时未能达到完全伸展的位置,液压和电子 SC 矫正关节可增加抵抗膝关节的屈曲,这可能会改善佩戴者上楼梯或在不平坦的表面上行走时的功能。大多数 SC 膝关节矫形器放置在 KAFO 的侧面支条上。气动膝关节组件用于协助摆动时膝关节的伸展,也可以放置在 KAFO 的内侧或外侧支条上。许多 SC 膝关节单元可以基于金属支条、热塑性大腿和 AFO 部件或层压设计纳入 KAFO。一些商业上可用的 SC 和辅助膝关节摆动装置的特征汇总在表 9-4 中。

大多数 SC-KAFO 的处方指导说明了在徒手肌力检查中:髋伸肌和屈肌的肌肉力量至少有 3/5,以及在解剖位置上膝关节可以完全伸展。SC-KAFO 使用禁忌证包括固定的髋关节或膝关节屈曲挛缩、固定的跖屈畸形、明显痉挛、腿长差异大于 8 cm(3 in)、外翻或内翻畸形大于 10°以及体重 100~120 kg(220~265 lb)。认知障碍者可能无法理解如何安全使用或维护 SC-KAFO;当认知能力和判断力受损时,必须谨慎使用。

SC 膝关节对步行运动学的积极作用已被广为报道。除了提高自主选择的步行速度、节奏和步幅之外,与使用锁定膝关节的 KAFO 相比,使用这些膝关节矫形器可提高步态的对称性,减少代偿运动,可以更安全地下坡和跨越障碍管理。在采用 SC-KAFO 之前,长时间使用传统 KAFO 锁定膝关节的患者,可以从额外的功能训练中获益,从而充分利用 SC-KAFO 提供的移动性。对 SC-KAFO 的佩戴者经验的少数研究表明,在提高移动性、可靠性和设备性能、患者感受,获得普遍满意。佩戴者最在意的包括方便穿戴、矫形器的重量以及美观度。

内侧铰链式双边膝踝足矫形器设计

对于中-低段的胸腰椎脊髓损伤,已经开发出一些选择,即连接传统 KAFO,即便没有像传统的 HKAFO 那样支撑髋关节的状态下,也可以实现交互步态步行(图 9-27)。walkabout orthosis 和 Moorling 内侧铰链式矫形器,它们都在两个 KAFO 的内侧支条之间使用单轴铰链,对有充分胸腰椎活动的患者用残留的意识实现髋关节屈曲,尤其侧屈是最有效。在这些系统中,铰链系统限制步态中出现的异常下肢外展。当准备开始摆动肢体向前时,身体过度倾斜将重心转移至支撑侧腿;佩戴者进而使用残余髋行走能力或髋关节屈曲能力启动摆动相。当比较 HKAFO 的交互步态(见后面),内侧铰链式 KAFO 能提供更好的能力(不需要援助)去完成坐站转移,但步行速度趋

表9-4 姿态控制KAFO的特征

名称	制造商	控制系统	矫形器组件	其他特点
姿势控制矫形器	Horton LittleRock，Ark.	机械	推杆和凸轮系统 踝关节处的热塑性马镫启动推杆将凸轮接合到摩擦环中，可以在支撑后期初始着地卸载时锁定膝关节，重置推杆，将凸轮从摩擦环脱离，允许摆动相间自由屈曲膝关节	双支条 三种设置：锁定，自动，解锁 重量轻但体积庞大 可能需要较大尺寸的鞋子来容纳嵌套的热塑性马镫和AFO 在步行速度恒定和步幅长度一致的情况下最有效(无节奏响应)
Free Walk	OttoBock Healthcare Duderstadt，Germany	机械	缆索驱动爪锁系统 弹簧加压的爪在站立状态下完全伸膝时锁定膝关节	带有内侧缆索的单外侧支条，重量轻 需要全膝伸展才能进行锁定，尽管支条外部轮廓可以容纳多达10°的膝关节屈曲挛缩
UTX	Becker Orthopedic	机械	在支撑末期解锁踝关节背屈，从而在摆动相可使膝关节自由屈曲	踝关节需要至少5°的移动性 需要至少3/5的髋关节屈曲和伸展力量，以安全有效地使用。不适合内翻>10°
Swing Prase Lock 2	Fillauer Chattanooga，Tenn.	机械	带有加权爪锁定的重力启动摆动系统 加权爪在摆动末期髋关节曲时使膝关节锁定。大腿先于身体移动，准备在支撑后期进行初次触地。大腿位于身体后部，加权爪移动到解锁位置	双直立式，侧面支条带有SC重力系统 控制/辅助摆动相膝关节伸展的摆动控制弹簧可以纳入内侧膝关节组件 没有缆索或推杆 楼梯、斜坡、地面不平坦时无效 四种设置由遥控器按钮控制 开关：手动锁定，手动解锁，自动，或自由摆动
E-knee	Becker	微芯片	具有压力感应台板的机电系统，将信息反馈到微处理器，以接合/解除锁定机构	双支条 可与热塑性和层压材料一起使用 锂电池必须每天充电 在初始着地时，膝关节屈曲任何角度都提供增加8°并锁定 无最小力量或ROM要求
Load Response	Becker	机械	螺旋扭力弹簧设计，在承重反应期间模拟减震	在初始着地时，膝关节锁定机制响应在0°～18° 对于固化了的膝关节屈曲挛缩以及外翻>15°的患者无效
GX-knee	Becker	机械和气动力	侧向气动弹簧在摆动相协助膝关节伸展	不能在支撑相提供机械稳定性 需要4/5髋关节屈曲和伸展的强度才能安全使用
Full-Stride	Becker	机械	缆索驱动系统	需要全膝关节伸展才能锁定，尽管支条外部轮廓可以适应膝关节<10°的屈曲挛缩 需要5°踝关节运动才能实现必要的缆索偏移操作锁定机构
Satety Stride	Becker Orthopedic	机械	缆索驱动系统	无论膝关节角度如何，在支撑相都能够抵抗膝关节屈曲 无最小力量或ROM要求 可以并入GX摆动辅助系统
Sensor Walk	OttoBock Healthcare	机电	单向包装弹簧离合器制动 通过脚跟和前脚掌的压力传感器和在膝关节的运动传感器	重型定制KAFO 容纳15°的膝关节屈曲挛缩 由锂离子电池供电 当脚踏板提示绊倒时锁定膝关节

注：AFO，踝足矫形器；KAFO，膝踝足矫形器；ROM，关节活动度；SC，姿态控制。根据德国奥托博克的E-Mag和Free Walk矫形器的操作说明。可在：http://www.ottobock.com/cps/rde/xbcr/ob_com_en/im_646a214_gb_free_walk.pdf；Stance Control Dverview Guide Ⅱ，Becker Orthopedic Troy，Mich. http://www.beckerorthopedic.com/assets/pdf/stance：control.pdf；MO25-SPL Manual，Fillauer，Chattanooga Tenn.可获得：http://www.fillauer.com/Orthotics/SPL2.html；Yakimovich T，Lemaire ED，Kofman J. Engineering Design设计(Design) review of stance-control knee-ankle-foot orthoses. *J Rehabil Res Dev*. 2009;46(2):257-267.

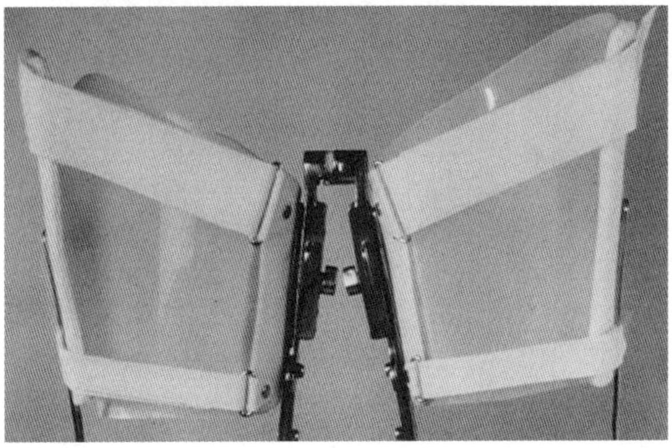

图9-27 行走器由一对传统热塑性膝踝足矫形器相连组成，在内侧支条的近端边缘附着有单轴关节(经允许引自 Middleton JW, Yeo JD, Blanch L, Vare V, Peterson K, Brigden K. Clinical evaluation of a new orthosis, the "Walkabout", for restoration of functional standing and short distance mobility in spinal paralysed individual spinal Cord. 1997;35: 574-579)。

于缓慢，斜坡的处理没有解决，以及平衡处理的表现也不那么有效。此外，穿戴这两套装置3个月以上的SCI患者表示，这两者都对站立能力有帮助，内侧铰链式KAFO就交互步态方面，于HKAFO相比在移动能力上并没有功能优势。混合系统由内侧铰链式KAFO和功能性电刺激(functional electrical stimulation, FES)组成，也用来作为SCI患者提高步行能力的方法。

膝踝足矫形器的交付和功能训练

一旦制造完成后，矫形器师检查KAFO以确保选定的组件如同预期一样发挥作用，成品的塑料边缘和金属组件都优化，位置和轮廓贴合患者肢体，矫正踝关节和膝关节的轴线与关节的解剖轴相匹配。初步的适配过程不仅确定了矫形器在预期的功能性直立和承重位置上的适合性，还应仔细检查皮肤脆弱区域软组织刺激的可能性。支条的长度以及位置和组件的对线需仔细检查。目标是有舒适的站立姿势，无不适或皮肤刺激。如果发现了小问题，矫形器师往往在功能训练前简单地调整贴合度和对线状况，然后评估矫形器达到矫形处方功能性目标的能力。

如果团队认为适配可以接受，矫正的目标(结合保护关节、结构的稳定性，特别是在站立位和功能移动性)已经达到，然后开始功能训练。在大多数情况下，特别是如果患者刚开始使用矫形器，应根据其特殊需要和身体状况制定穿戴时间表，使患者逐渐增加穿戴时间，一直到长时间佩戴。

无论矫形器是传统KAFO设计或是SC-KAFO，物理治疗方案应包括：

- 加强控制髋关节、膝关节和核心(躯干)(向心、离心和等长收缩)肌群的训练，以最大限度地使用设备；
- 练习穿脱装置；
- 站起和返回坐姿；
- 促进预期和姿势控制(postural control)及平衡的运动；
- 在平衡杆内训练步态(强调支撑相初期的承重，支撑相中期单腿支撑的稳定性，以及摆动相足廓清)，进展到地面上活动，以及(对SC-KAFO)在跑步机上训练提高步行速度和步态运动学；
- 在楼梯、凹凸不平的地面和斜坡上练习；
- 在开放的环境中进行功能活动，患者可以调整速度，避免障碍物(其他在相同空间内活动的人)；

步行速度是检验物理治疗干预是否恰当的有力的结果指标。

训练还应着重于让佩戴者明确了解矫形器在肢体上的适应性，适当调整固定的绑带，合适的鞋和膝关节组件的锁定机制和功能。佩戴者和其照料者需了解矫形器保养与维护的相关知识，因为此类带有运动部件的机械装置，需要定期清洗和润滑。

何时适用髋膝踝足矫形器

相较于如何选择AFO和KAFO，HKAFO的处方开具和选择的指南在临床研究文献中很少有证据指导。因为HKAFO包容髋关节、骨盆，有时候还会包绕躯干，因此与AFO和KAFO相比，使用起来更为笨重累赘，穿脱往往有更大的挑战，制造更昂贵，而且需要更多的维护。HKAFO只能恢复部分功能性移动，通常需要较高的能量消耗。关节运动的额外控制可以通过近端髋关节、骨盆带的运动或腰骶部矫形器实现，但这必须和佩戴者使用装置时将面临实际的挑战相平衡。

这些因站位和移动受限而使用HKAFO的患者与使用KAFO或者AFO的患者相比，他们有更多的神经运动系统障碍。此类矫形器经常用于儿童脊髓脊膜膨出及脊髓损伤患者，也可以适当用于进行性神经肌肉疾病；实际上对任何一个有站立能力者而言，不仅可以提高一些功能性任务的能力，也有助于骨骼健康、皮肤的完整性、消化功能的效能、泌尿和肠道系统的健康、呼吸能力、心血管适应能力和运动反应，还

案例 3 脊髓灰质炎致残患者

T. C. 是一位 63 岁从急性脊髓灰质炎疾病中恢复的患者，患病时年仅 7 岁，自患病后右下肢长期萎缩和无力。直到最近，他使用带有落锁的传统 KAFO 在站立位维持膝关节的稳定性。他用右下肢的划圈运动和左下肢的跳跃实现右下肢的肢体摆动廓清。在家中平坦的表面，无辅助装置也能移动，偶尔通过扶住家具或墙面提供额外的稳定性。直到最近他开始感觉到背部疼痛，对于长距离的户外移动，他使用直拐或单前臂(洛氏拐)手杖。他最近了解到 SC-KAFOs，为了确定这是否是一个合适的选择，他还预约了附近的康复中心矫形诊所。他有两个目标：①提高自己移动的质量和距离；②减少行走时的背部疼痛。

检查显示他是一名相当健康和活跃的男性，但大腿前部和小腿肌肉有明显的萎缩。使用托马斯测试(Thomas test)发现双侧髋关节存在屈曲 5°挛缩，站立位轻度的腰椎前凸。膝关节活动度没有受到限制，所有的膝关节韧带都完好无损，但有轻度外翻，而且在站立位有中度的膝过伸，无明显旋转或扭转畸形出现。踝背屈(0°～7°)和跖屈(0°～10°)受限，是由长期软组织紧张导致。

右下肢肌肉性能的肌力测试(MMT)如下：

髋关节屈曲和旋转：3+/5

髋伸展和外展：4/5

伸膝(股四头肌)：2/5

膝关节屈曲(腘绳肌)：4/5

背屈：3+/5

跖屈：2+/5

感觉：感受外部刺激和振动觉(vibration)几乎完整

问题思考

- 传统锁定膝关节 KAFO 与 SC-KAFO 主要优势和劣势是什么?
- 患者要使用可以购买的各种 SC-KAFO 对于肌肉强度、活动度和下肢力线的最低要求是什么?
- T. C. 适合使用 SC-KAFO 吗? 为什么? 哪种 SC 关节最适合他? 为什么要推荐?
- T. C. 过去一直使用传统锁膝 KAFO，在使用 SC-KAFO 时他将会面临怎样的挑战? 他学会了使用 SC-KAFO 之后移动性可以得到改善吗? 你如何进行物理治疗训练以及功能训练干预，可以帮助他很快学会信任和有效地使用新矫形器?

案例 4 L_1 水平创伤性脊髓损伤患者

K. G. 是一名 19 岁的女孩，3 个月前由于机动车事故造成完全性脊髓损伤。她接受了 T_{10} 到 L_2 脊柱融合术，并穿戴胸腰椎矫形器已 8 周。目前，她已经完成了住院康复，不再需要佩戴脊柱矫形器，并且在室内使用固定框架轮椅可达到功能独立，在坡道和路沿只需要少量的辅助。在继续门诊康复的基础上，她想“尝试步行”。她前往康复中心的步态及矫形器门诊进行临床评估。

目前，K. G. 的右侧髋关节屈肌力量为 3/5，左侧髋关节屈肌力量为 2/5。膝和踝反射未引出的弛缓性瘫痪，L_1 神经水平以下感觉完全丧失。她双侧髋关节和膝关节屈曲挛缩 10°左右。皮肤完好，虽然曾有 3 度骶骨压疮溃疡但最近已愈合。上肢和上半身的力量和灵活性足以使用适当的辅助装置行走。

问题思考

- 为了 K. G. 能选择到适合的矫形器，临床团队还需要采集哪些额外信息? 还有什么重要的额外测试和措施?
- 结合她目前的功能水平，以及她下运动神经元 SCI，可能会为 K. G. 考虑哪些矫形器?
- 如果团队选择了 KAFO，你会推荐使用哪种 KAFO 设计：传统的热塑性塑料膝踝足矫形器，有或没有电刺激、一对 SC-KAFOs，一双 Craig-Scott 矫形器、一套铰链式矫形器如步行器，或是传统的髋膝踝足矫形器、助行器或髋关节导引矫形器(hip guidance orthosis)? 每款的优势或劣势是什么? 你为什么选择所推荐的矫形器?
- 除了学习使用矫形器步行，K. G. 还需要掌握什么额外运动的任务才能使用它们?
- 在她熟练使用它们时，团队将如何评估矫形器的有效性和 K. G. 穿矫形器时行走能力的效率?

包括与同龄人交往时从站立位中获得心理上的正向作用。儿童凭借其较低的重心，并不非常关心跌倒的后果，但对成年人来说，使用 HKAFO 站立可能更具挑战性，但要担心潜在的跌倒、受伤的风险或者无法回到站立位。

髋膝踝足矫形器的设计方案

AFO、KAFO、HKAFO 可以用许多不同材料制作（如金属、塑料、碳纤维复合材料）和不同的矫正踝、膝、髋关节组件。从历史上看，80 年代中期到晚期脊髓灰质炎流行，矫形器师（orthotists）制作 HKAFO 时在传统 KAFO 上增加髋关节和骨盆带。为了更好地满足儿童的发育和脊髓脊膜膨出（spinal bifida）儿童发育和接受教育的需求，传统设计 HKAFO 设计演变成站立架、侧足（parapodium）和旋转助行器（swivel walkers）。在此基础上，一批专门设计的以促进交互步态的 HKAFO 得到了发展，其能更好地贴合脊髓损伤患者的需求。

传统髋膝踝足矫形器

图 9－28 举例说明传统的 HKAFO 结构。这些装置的设计是使双下肢在站立时保持稳定的伸展；佩戴者穿戴矫形器后，通过使用助行器后跳跃步态或使用双拐后的摆动步态进行移动。少数情况下，简单的 HKAFO 可用于神经肌肉或骨骼损伤影响下肢的患者。

即使掺入轻量的热塑性塑料或碳复合材料后，使用传统 HKAFO 步行能量消耗依然很明显，而往往功能不尽如人意。除了极少数个例，HKAFO 用于平衡杆内训练，或双侧拐杖或坚实的框架或（非旋转）助行器在平坦的地面移动。

HKAFO 最远端的组件通常是固踝，或辅助背屈铰链式的踝足矫形器。这些通常是设定在几度背屈的角度让胫骨足够前倾，当使用拐杖三脚站立时，重力线落在膝关节前方和髋关节后方。传统上膝关节矫形器锁定在伸直位，虽然不完全脊髓损伤的患者能恢复交互步态，仍可能会考虑使用姿态控制膝关节。热塑性塑料大腿腿箍能有效对抗扭转外力，否则将在站立时作用于下肢。

各种市面上出售的膝关节组件包括各种单轴设计，它可以锁定位置，也可以解锁进行自由运动，或者让运动只能在有限的范围内（图 9－29）。矫正髋关节的运动轴（中心）必须靠近大转子的近端和前方，得以和髋关节运动解剖轴达到最佳匹配。因为髋关节组件固定在骨盆带，并位于大腿组件外侧支条上，他们

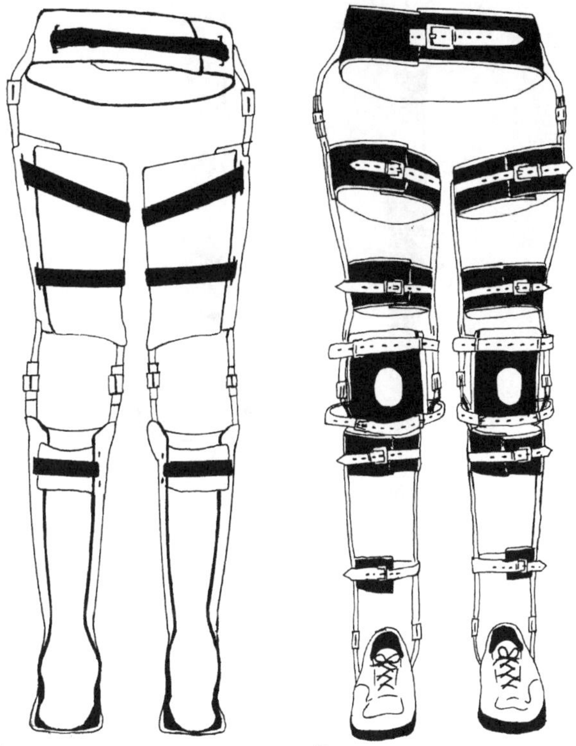

A　　　　B

图 9－28　A. 以传统的金属和皮革 HKAFO 为例，有骨盆带、髋关节矫形器和锁扣，近端和远端大腿绑带，膝关节矫形器和稳定垫，近端和远端小腿带，踝关节和马镫；B. 热塑性塑料 HKAFO，重量较传统 HKAFO 更轻，通常也有骨盆带和髋关节和膝关节矫形器。因为他们外力分布在较宽的大腿和小腿带上，膝前稳定垫可能不是必要的。许多都包括一个固定踝关节或铰链式 AFO 设计，安装在鞋内而不是外部马镫。

能有效地限制肢体的外展/内收以及旋转。单轴髋关节满足大多数人使用 HKAFO 站立和走动的需要。也有几种类型的双轴髋关节与单独的机械系统控制屈/伸和外展/内收等。近端骨盆带位于大转子和髂嵴之间。骨盆带为髂前上棘（ASIS）的稍内侧到前上方以及围绕骨盆的后方提供可靠的支撑。骨盆带由金属制作，叠层组件或厚的热塑性材料，常见的是由带魔术贴的皮带或织带在前部闭合。

为了达到站立的稳定性，人通常站立在成三脚架的位置，拐杖尖端位于前方 30 cm（12～18 in）和轻度的腰椎前凸。这个位置可以确保个人的重心（weight line）（重力线）落于髋关节后部，髋关节处产生伸展力矩，通过对线调整达到稳定。为了实现向前运动，使用肩关节支点的“头臀”原则（图 9－30）。当通过辅助装置的手柄向下推动将下肢从地面抬离时伴有一个快速有力的“屈体”（收下巴和躯干向前倾斜）。紧接着是头部、颈部和背部伸展，以“将”下肢向前抛出，以便下一次触地。当足部接触地面时，迅速向前移动拐

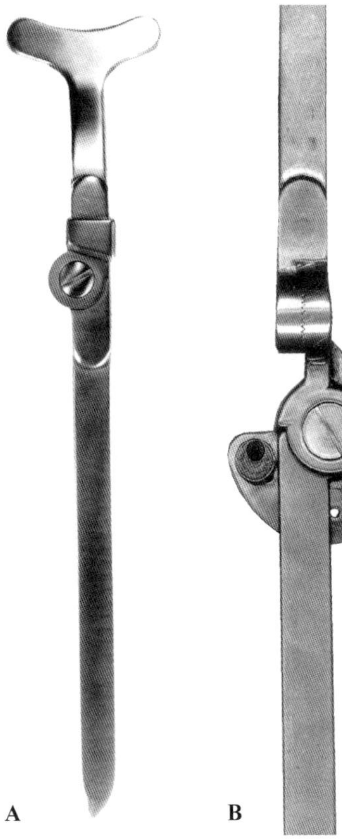

图 9-29 A. 单轴关节示例。落锁保持髋关节在站立时伸展，但当上拉解锁时髋关节可自由屈曲，方便坐下。B. 髋关节可在有限的运动范围内控制屈曲和伸展，同时限制外展/内收和旋转。

杖再次到达稳定的"三脚架"位置。

为了有效地使用 HKAFO，下肢的髋关节和膝关节必须足够灵活，能够放置在伸展位。虽然过度的腰椎前凸可补偿轻度髋关节屈曲挛缩进而达到直立位置，但是随着时间的推移和重复强有力的摆动承重，脊柱前凸可能会导致致残性腰痛。屈曲挛缩或畸形髋关节和膝关节的预防是物理治疗干预的一个关键组成部分，尤其是对发育中的脊髓脊膜膨出儿童。

站立支架(parapodiums)①、站立架、Swivel 助行器

这一类 HKAFO 是为了满足患有脊髓脑脊髓膜和脑瘫儿童的发育需要。作为同一种类型，此类设备可以让幼儿保持直立站立的姿势，为家庭和课堂使用能提供有限的移动。许多包括对线和控制胸椎的组件。大多数都可以不用移动辅助设备(例如：助行器或者拐杖)，并且患者在活动中可以使用他们的手。费用可能低于传统的 HKAFO，因为许多产品都可以从商用的组件和装备中制造。

这类中最简单的矫形器是站立架。前倾式站立架主要支持身体的前面，并可以安置抵住柜台或桌面，这样孩子就可以使用上肢进行功能性活动(图 9-31A)。一些站立架带有轮子，孩子们可以用它来实现移动功能。完全直立的站立架(图 9-31B)在膝前部和骨盆后部有限制带，并提供对躯干环绕的支撑。控制杆用来解锁设备的膝关节和髋关节组件，由此患者可以从站立位转换为坐位。

站立架用于那些尚未发育达到步行阶段的儿童，以及有过损伤缺陷而且因为这些缺陷不太可能步行的儿童。配发的站立架通常可使有严重活动障碍的儿童参加学校和家庭的活动。一些儿童可能害怕摔倒，不愿意使用完全直立的站立架。站立架的常规使用似乎降低了髋膝关节屈曲挛缩的严重程度，并降低转移和日常生活活动所需的辅助或有困难的水平。站立架为患有移动障碍的儿童提供了一个机会，使他们能够在同一视线平面上与同龄人进行交流，让他们更充分地参与到学校和社会活动中去。

站立架(standing frames)也已经改进和发展，患有神经肌肉损伤的成年人也能使用，如 SCI、严重卒中、创伤性脑损伤以及其他损害运动控制的疾病，此类疾病使其不再可能独立站立。成年使用者所获得的益处与儿童一致：身体结构和系统的生理功能更好，执行站立姿势的能力更强，足够高度的直立所带来的心理好处。一些专门的轮椅(包括手动的和自动的)都有一个内置的站立功能。

然而，在决定是否使用站立架时，需要考虑以下因素：①进入或离开站立架可能需要相当大的辅助；②站立架可能不容易移动，所以在进入之前就要进行预先准备；③在儿童成长期，框架可能需要调整或更换；④框架、机械液压组件可能需要维护，或者更换磨损的皮带和锁定装置。

在 20 世纪 80 年代首次问世的 Parapodium(多伦多安大略省残疾儿童中心)和 Swivel 助行器(英国奥斯威斯特的矫形器研究和运动评估部门)，本质上是将可移动的框架连接到坚固的基底上(图 9-32)。有限的灵活性是通过重量转移结合手臂摆动来实现的。虽然这两种都有可用于成人的尺寸，但它们主要用于小儿脊髓灰质炎和脑瘫儿童的早期辅助站立和移动。

交互步态式髋膝踝足矫形器

许多 HKAFO 系统是专为高位(超过 T_{10} 神经水

① 译者注：parapodiums 和 standing frames 在外观上无重大区别，多为带有轮子的辅助站立装置。

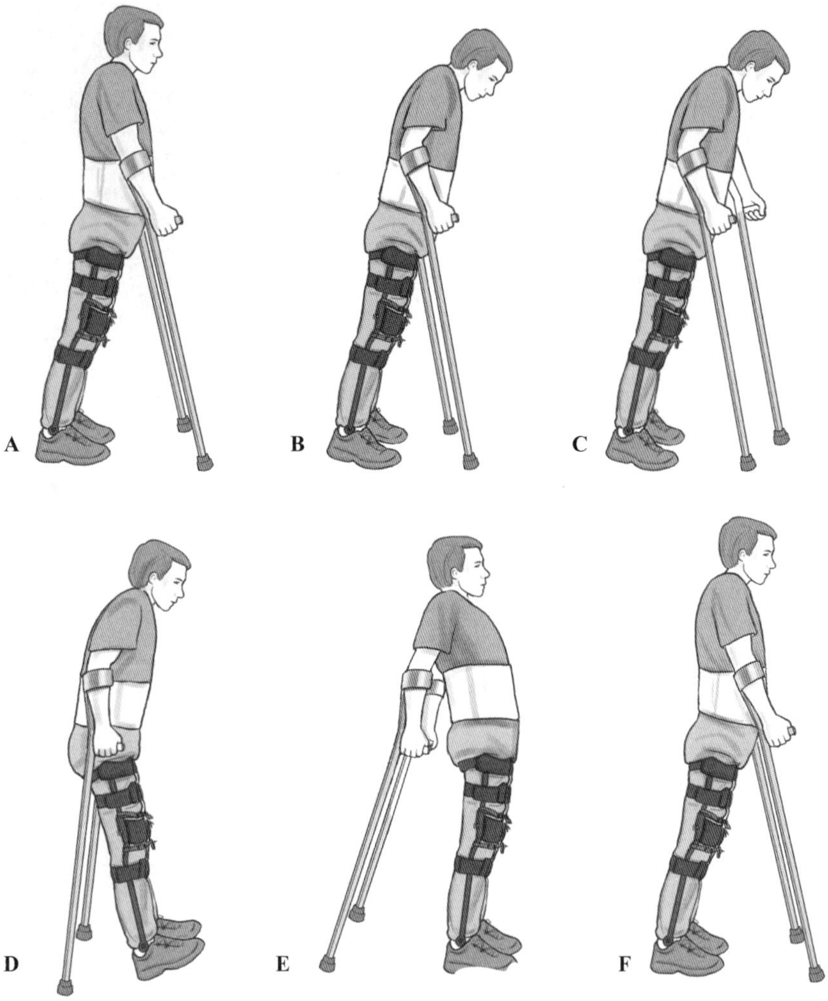

图 9-30　通过步态摆动相的头臀原则使用双侧 KAFO 和洛氏拐，以肩关节作为运动支点的示例。A. 休息位是稳定的髋部在前，肩关节在后的姿势，由足部和拐杖支撑的三脚架；B. 移动是始于快速有力的下巴内收；C. 结合经由拐杖向下的压力，使双脚不受重量的影响；D. 向后的头部运动推动身体向前；E. 髋部向前和肩向后，再回到稳定的倒三角架位置；F. 迅速地将拐杖向前推进，将其移动到稳定起始位置的前方（来自 Sisto SA，et al. Spinal Cord Injuries：Management and Rehabilitation，St. Louis：Mosby，2009，p. 388）。

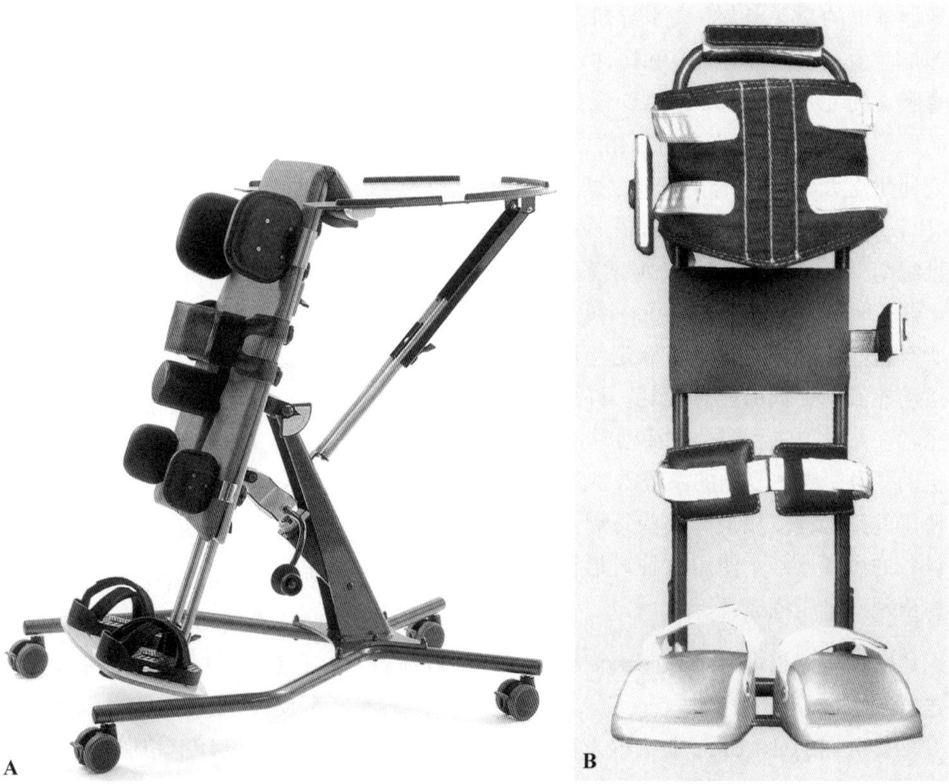

图 9-31　A. 可调整倾角的前倾式站立架的示例。该设备支撑身体的前表面，可使儿童在柜台或桌子上工作，安全背带将骨盆和大腿与前支撑保持在一处；B. Gillette 儿童医院的站立架矫形设备改良型，管状框架有髋关节和膝关节，可使儿童转移到设备中，然后提升到站立位置。用来确保髋关节伸展三力系统的支点是宽阔的后骨盆垫（在中心，没有 Velcro 带），由前胸紧身衣和前方护膝提供反作用力（A 图感谢 Rifton Equipment，纽约 Rifton）。

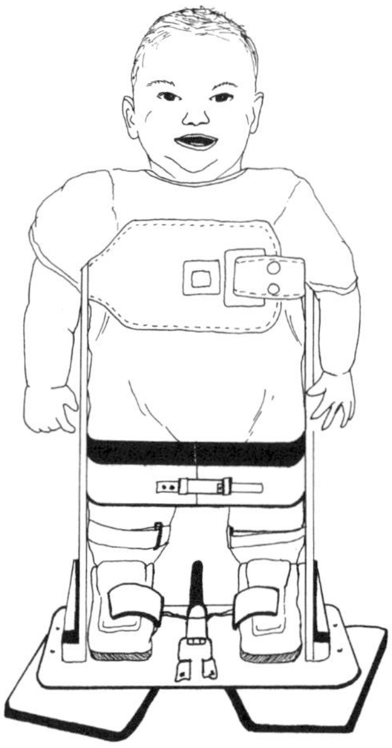

图 9-32 患有脊髓脊膜膨出的小年龄儿童，在矫形器研究和运动评估所（ORLAU）开发的旋转助行器内站立。脚踝踩实足踏板并处于中立，通过前面的衬垫条使膝关节伸展，通过一条较宽的骨盆绑带使髋关节伸展，躯干由一条较宽的胸带支撑。有些款式带有矫正膝关节和髋关节可以让儿童坐下来，但当其辅助站立时可以锁住。从而儿童学会利用手臂的交替运动将重量从一边转移到另一边，用踏板下的旋转垫交互前进。

平）脊髓功能障碍（先天性和创伤）的患者开发，他们大多没有髋关节甚至更高水平的运动。使用横向重量转移（即从一侧肢体转移到另一侧）为基础达到矫形器辅助的交互步态。髋引导矫形器（HGO）诞生于苏格兰爱丁堡矫形器研究和运动评估所，为患有脊髓脊膜炎的儿童开发。ORLAU 截瘫步行器采用类似的原理，使 SCI 成年患者可以用之步行。美国路易斯安那州立大学开发的交替（往复、交互）步态矫形器（RGO），使用双缆索驱动的矫形系统辅助行走。20 世纪 90 年代开发了带简化缆索系统的预交互步态行走器（the advance reciprocating gait orthosis，ARGO）。所有这些矫形器的基本目标是使用步态模式典型的摆动能实现更低的能量消耗。许多穿戴这些装置的患者在站立位进行锻炼或活动时，会发现轮椅更适合机动任务。这些复杂的系统需要经常调节和修理，与使用的频繁程度相关。那些每周至少使用几次这种设备的患者比停止使用这种矫形器的同龄人更不容易出现严重压疮或骨折。

髋引导矫形器（hip guidance orthosis）与截瘫行走器

HGO 和 ORLEAU 截瘫行走器允许肌肉功能受

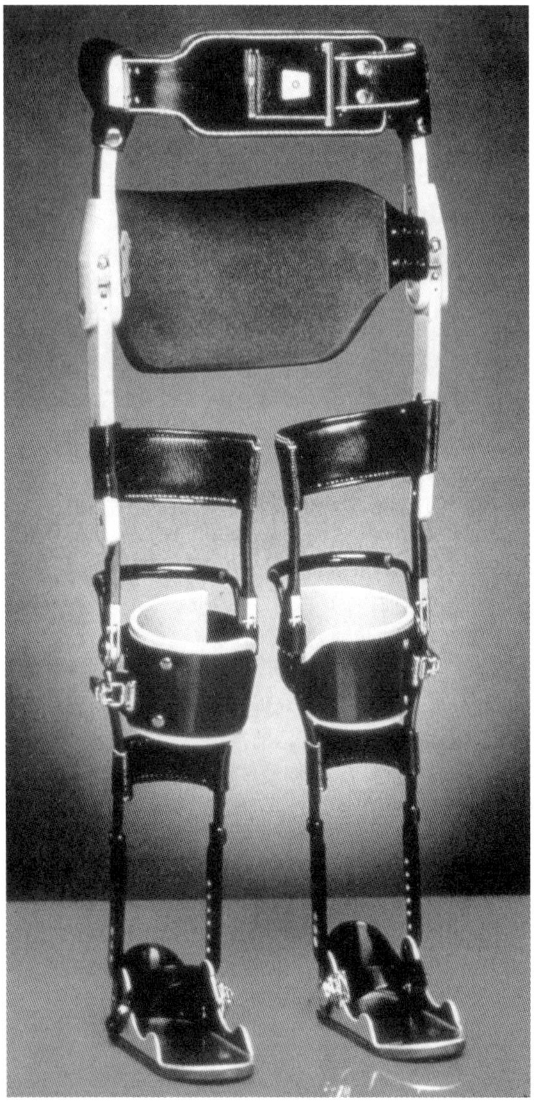

图 9-33 髋引导矫形器，通常穿在衣服外边，为下肢站立提供了坚固的支撑系统。当患者倾斜或向承重肢体移动时，摆动的肢体就会向前移动。

损的患者（那些使用拐杖在步态模式时无法在摆动时完成抬离身体的患者）使用拐杖以横向重量转移来“行走”（图 9-33）。HGO 和截瘫行走器需要使用一种移动辅助设备；开始通常在平行杠内进行训练，进而可以通过旋转助行器或双侧洛氏拐在地面上前进。当重量在站立位通过下肢承重时，HGO 矫正髋关节是稳定的，但它可以使非承重的肢体在摆动相足廓清。这是因为 HGO 在单下肢站立时可以提供刚性支撑，使四肢平行于冠状平面，从而在对侧肢体前进时提高摆动肢体的足廓清。在为脊髓脊膜膨出儿童开具 HGO 处方的最初评估中，长时间无支持（无手部支撑）坐位的能力是成功使用 HGO 的最佳预测指标。在设计上相似的截瘫行走器提供了对胸腔和躯

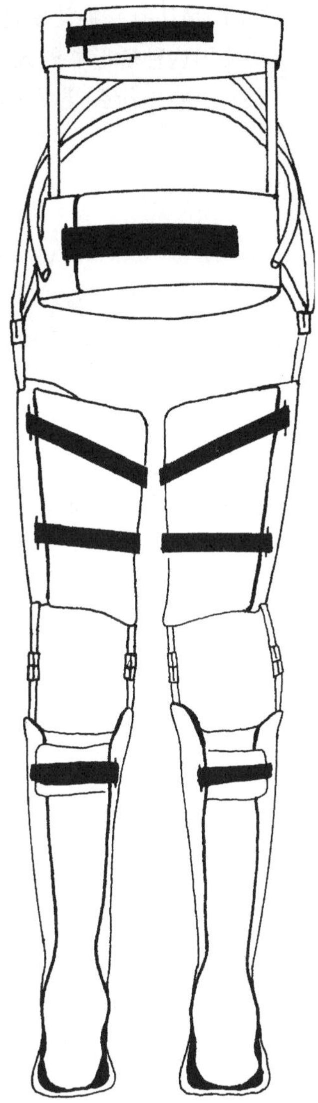

图9-34　交互性步态矫形器使用双缆索系统，将一个屈曲的髋关节和另一个伸展的髋关节相连接。这种耦合有助于摆动肢体的向前行进，同时确保支撑肢体的稳定性。

干的近端支持(使其更加坚硬)，并使用一个较小的髋关节矫形器。由于其较高的近端剪裁线，截瘫行走器可用于高位胸段水平SCI患者站立和有限的移动(例如：治疗性步行)。

交互步态矫形器(reciprocal gait orthoses)

LSU RGO最初是为患有脊髓脊膜膨出的儿童而设计的，现在用于治疗创伤性SCI的成年人，它将一对热塑性KAFO向上延伸到骨盆和胸带(图9-34)，为站立提供刚性的稳定性，使用缆索连接系统为摆动相提供髋关节的关节运动。它的双缆索系统是通过加强支撑下肢的伸展来实现的，当通过横向重量转移时，摆动肢体向前屈曲。这种交替双缆索以阻止双侧髋关节同时屈曲减少了在行走过程中“折叠(jack-knifing)”的风险。

就像HGO和截瘫行走器一样，RGO要求人们使用辅助设备(旋转助行器、双侧洛氏拐、双侧拐杖)，依靠上肢运动控制及肌肉性能在很大程度上来操作系统。ARGO是设计的一种适应性改变，使用单索，并在设计上允许单侧或没有上肢支撑的情况下站立。可调节AGRO的原型已经描述；这将为ARGO在他们康复期间的行走提供机会，帮助他们在ARGO制造之前学习使用该设备的能力。有证据表明，神经肌肉条件相似的患者中，一直使用RGO或ARGO进行治疗步行的患者与那些不使用的患者相比，不太可能产生严重的继发性并发症(如：挛缩、压疮溃疡和/或脊柱侧凸)。

混合矫形器：功能性电刺激(functional electrical stimulation)

最近对上运动神经元SCI的交互矫形器的研究已经在HGO/截瘫行走器和RGO/ARGO的设计中增加了FES。“SC膝关节(knee joints)矫形器”(在“KAFO”相关章节已介绍)也被纳入了混合的RGO-FES系统，以提供更自然的“摆动肢体”前行模式。混合动力RGO-FES的主要优点是：它的系统似乎覆盖范围更大，能源成本(以生理成本指数衡量)更低，而且步行速度稍快一些。值得注意的是，虽然这种混合系统很有效果，但它们并不能完全恢复到受伤前的行走能力。据报道，混合动力装置的行走速度在0.20～0.45 m/s之间，当行走速度超过0.6 m/s时，行走速度受限，而健康成年人的正常行走速度则为1.0～1.3 m/s，但与人的身高相关。

对康复的影响

当康复团队考虑矫形器是否适用于改善瘫痪患者的交互步行时，成本和收益需要仔细权衡。患者个人和/或其照料者必须清楚地认识到，这些设备不能使患者本人在社会层面完全恢复步行能力。他们必须探索和接受治疗性步行的治疗目标：增强骨骼健康、心血管健康运行、消化系统和泌尿系统健康等等。对于许多人来说，拥有安全使用设备所需的动作技能可能需要花费大量的时间和精力。据统计报道表明：训练次数在1周到1个月间高达45～80个小时。他们必须坚持伸展拉伸，以确保在髋膝踝关节有足够的活动范围，只有如此，设备才能理想的穿戴和操作。他们必须准备好改善肌肉性能和躯干和上肢的姿势控制，这样才可以最有效地使用矫形器。必须愿意维持稳定的体重，使得矫形器在数月或数年内都适用。必须有必要的姿势控制以便在没有外界援助的情况下穿脱矫形器。当维护、调整或维修时，必须了解矫形器的设计，充分认识到各个组件的作用功能。我们必须承认，明智的做法是让有兴趣使用这样矫形器的人和那些已经成功使用这种矫形器的人进行互动，使他们清楚地了解所需要的是什么，潜在的结果和风险是什么。

案例5 患有脊髓脊膜膨出的儿童

J. B. 是一名18个月大的女孩，在 L_1 水平有脊髓脊膜膨出。她在出生后1天接受脊柱外科手术修复缺陷。2月龄时实施控制脑积水的脑室-腹腔分流术。刚出生，她在离她家2小时路程的当地儿童医院脊柱裂门诊随访，自出生后就参加了基于家庭的"0～3岁"计划。

目前，她双下肢均没有肌肉的主动收缩，没有证据表明在 L_1 平面及以下的皮肤和肌节在疼痛刺激下有退缩反应。J. B. 一直用夜间夹板固定以防止踝关节发生跖屈挛缩。14个月龄，她在和其兄弟在地板上玩耍时股骨中段骨折，用人字石膏固定6周。之后出现软组织紧张，使得下肢髋关节有些外展外旋。她的膝关节活动范围足以保持坐位和支撑站立。

在她和兄弟及同龄人玩耍时，J. B. 行动的主要方式是通过上肢提供动力来爬行，就像突击队员匍匐前进那样。长距离移动时，她需要坐在推车里由一个家庭成员推着。最近，她的行为显示：她对不能拉着东西站立和不能自由行动感到沮丧。家人和治疗师再一次回到脊柱裂门诊，去评估她的情况是否适合介入矫正干预，使她能站起来步行。

问题思考

- 为了 J. B. 能选择到适合的矫形器，临床团队还需要采集哪些额外信息？还有什么额外重要的测试和措施？
- 根据她目前的功能和下运动神经元缺陷，哪款矫形器是团队可能考虑的：KAFO 还是 HKAFO？为什么？
- 如果团队选择 HKAFO，你会推荐怎样的设计：热塑性 HKAFO、站立架、parapodium、swivel 助行器还是为交互步态设计的 HKAFO？每款的好处或劣势是什么？你为什么会为 J. B. 做这样的选择？
- 除了学习站立或许还有利用 HKAFO 的移动，还有什么是她和家人功能性使用 HKAFO 必须掌握的？

案例6 创伤性脊髓损伤的成年人

L. F. 是一名20岁腹部有多处枪伤的患者，那些枪伤是他在便利店打工期间，持枪抢劫者打伤的。他被空运到地区一级创伤中心进行首次评估。接受了几次修复内脏的手术，包括脾脏切除，介入融合术来稳定 T_9～T_{11} 椎体的爆裂骨折。情况稳定后，L. F. 被转移到康复中心，穿戴 TLSO 住院治疗4周。他现在住在家里，已经不需要 TLSO 的协助。L. F. 在过去的3个月里，继续在门诊进行康复训练。他可以在水平道路、坡道和路沿上使用轮椅独立移动。在过去的2个月，他一直积极参与 FES 计划，使用 ERGYS 周期测力计。他已经表示有兴趣参加步行这类的心血管健身运动，或许可以将矫形器和 FES 结合起来。

目前，T_9 水平以下没有明显的神经肌肉或感觉功能。膝关节深部腱反射为+3，踝关节为+4，下肢偶尔存在痉挛，有典型的膀胱感染或皮肤刺激症状。膝踝关节的活动在正常范围内，但双侧髋关节屈曲挛缩10°。

问题思考

- 为了 L. F. 能选择到适合的矫形器，临床团队还需要采集哪些额外信息？还有什么额外重要的测试和措施？
- 根据 L. F. 目前的功能和上运动神经元的缺陷，哪款矫形器是团队可能考虑的：KAFO 还是 HKAFO？为什么？
- 如果团队选择 HKAFO，你会推荐哪种设计：传统热塑性锁定髋膝关节 HKAFO，还是可进行交互步态的 HKAFO？每款的好处或劣势是什么？你为什么会为他做这样的选择？
- 除了学习使用 HKAFO 来站立和步行外，L. F. 还必须掌握什么运动技能来功能性使用矫形器？
- 当 L. F. 变得更善于使用矫形器时，团队将如何评估有效性和效率？

矫形器康复的效果评价

医护团队、使用矫形器的患者及其照料者、健康管理系统的支付者们，如何判定下肢矫形器的成功使用，是不是像以下情况一样简单？轻度双瘫儿童使用的插入式UCBL、成年人使用的AFO、脊髓灰质炎后综合征患者使用的SC-KAFO或者SCI患者使用的ARGO？最初考虑的标准可能包括：

- 患者能自己独立穿戴吗？
- 他是否了解矫形器怎样贴合肢体，当贴合度不佳时，患者是否能够识别症状（特别是对于发育中的儿童和患有外周或中枢感觉障碍的成年人）？
- 他从坐位转移到站立位，然后再回到坐位的过程是否安全、独立或合理的用力？
- 他是否有使用设备足够的控制能力，不仅是在水平稳定的表面（如地砖或木地板）还有其他表面（如地毯、草地、斜坡、楼梯），这些日常生活中会碰到的场景？
- 儿童经常在地板上玩，成年人往往很担心如果他们跌倒后无法起来。他能在付出小小的努力后独立地从地板上站起来吗？如果不能，人们可以直接提供帮助吗？
- 他是否知道当要跌倒的时候如何控制其身体和辅助设备？
- 他是否了解设备的维护与保养要求？

这些问题能确保个人能够安全地使用矫形器，但没有充分解决矫形器在提高个人步行能力方面的有效性问题。虽然观察性步态分析可以使矫形器师和物理治疗师在步态周期每个子阶段评估矫形器效果的变化，但并没有足够的证据用这种步行质量的描述，可以证明矫形器的干预效果。如功能性独立量表（FIM）等独立移动距离标准的测试，其存在天花板效应和较差的效度。各种效果评价必须被用来解决矫形器和物理治疗干预的效果，并促进使用。

步行速度

衡量步行能力最有力的指标可能是步行（步态）速度。虽然如运动分析与GAITRite系统可以提供步行速度的精确数据，但使用秒表可以迅速容易地捕获在一段已知距离的步行速度。对于大多数医疗诊断来说，在步行速度（测量超过10 m和4 m的距离）的有效性、可靠性和反应性方面会有明确的证据，还包括典型步行性能值的相关信息，限制/完全社区移动能力标准，通过这些可能会开具下肢矫形器处方（脑卒中、SCI、脑瘫、创伤性脑损伤及其他）。在交付矫形器时，每隔一段时间记录穿戴或不穿戴矫形器的步行速度，在物理治疗过程中，依据以年龄基础和疾病相关所发生步行速度变化方面进行讨论，为干预效果提供强有力的信息。

步行时的耐力

持续步行一段时间的能力也是观察矫形器和物理治疗干预结果的关键。衡量耐力（endurance）最常用的测试是：6分钟步行试验（6MW），即在6分钟里测量行走（包括必要的休息）的距离。这最初的开发是用于充血性心力衰竭而无法进行跑步机或自行车测力实验的患者，现在6MW已经被用于许多配置矫形器的患者群体。6MW临床评价也用于卒中、SCI、脑瘫、创伤性脑损伤、脊髓脊膜膨出和慢性脊髓灰质炎患者。

在临床研究中广泛应用的一项自我感觉体能活动消耗指标是自感劳累分级（rating of perceived exertion，RPE）。在Borg最初的研究中，他提出了从6（没有努力）～20（最大努力）的范围；其改良版可能更适合于患者，即使用1～10的分度（成人），或采用彩色编码的脸部图片（针对儿童和认知功能障碍的患者）。使用RPE量表的问题是："矫形器是否减少了患者感知用于步行的工作（努力）？"RPE量表已被用于评估脑卒中、脑损伤、SCI和脑瘫患者治疗性干预的疗效。

步行时的移动和平衡

在不同平面上改变方向和转移的能力（如坐-站转移）也是成功使用下肢矫形器的一个关键方面。起立-行走计时测试（TUG），先从坐位上站起来，走到10 m远的地方，转身，走回座椅边，然后坐回到座位上。可以按照通常的速度，或者是安全且最快的速度。因为大多数情况下下肢矫形器会限制关节运动，许多使用者都患有神经肌肉损伤，从而使他们有摔倒的危险，TUG或许可以提供使用矫形器步行时动态姿势控制的情景。TUG已成功用于评估脑卒中患者、儿童脑瘫患者、脑损伤和脊髓脊膜膨出以及SCI患者的功能状态评估和预测结果。

总结

本章探讨了下肢矫形器的生物力学设计和组件选择，以此促进各种神经肌肉损伤的患者，以及在不同年龄和生命周期的发育阶段的行走能力。我们发现没有一款矫形器是可以使人"正常"步行的，虽然一款合适的矫形器可以让人有更好的步行功能、消耗更少的能量。我们现在可以评估矫形器将如何影响支撑相各个滚轴阶段，以及在摆动相足廓清的能力。我们现在有了一些关于鞋子的想法，比如一双运动鞋，它提供了缓冲垫和船底，如果矫形器在支撑相限制向前越过足部的过程，就可以用它来进行代偿。我们已经发现，选择合适的矫形器需要康复团队许多成员的参与，而不仅仅是穿戴矫形器的患者和其照料者。我们已经肯定地认识到，在选择矫形器时没有"一刀切"，矫形器的处方需要深思熟虑功能的利弊，以及设备的成本。我们也认识到，有效地使用矫形器的方法不仅仅是把它戴上，还必须有足够的时间来进行适当的训练，以便能够建立运动技能、姿势控制和所需的耐力，从而可以进行功能性行走。最后，对于需要AFO、KAFO或HKAFO来实现移动目标的患者，我们开始考虑用什么策略去评估矫形器和物理治疗干预的疗效。

致谢

作者在此鸣谢同事Robert S. Lin，CPO（儿科临床服务和学术项目主任，哈特福德康涅狄格州儿童医疗中心）；Thomas V. DiBello，BS，CO（会长，得克萨斯州休斯敦动态矫形和假肢有限公司）；James H. Campbell，博士，CO（研究与开发部主任，密歇根州特洛伊贝克整形外科工程和技术服务公司），其精彩的章节——踝足矫形、膝踝足矫形、髋膝踝足矫形，前版的此章节为这一综合章节提供了坚实的基础。

第10章
神经和神经肌肉疾病的矫正策略

Orthotic Decision Making in Neurological and Neuromuscular Disease

Michelle M. Lusardi and Donna M. Bowers

学习目标

1. 概述中枢神经系统(central nervous system, CNS)和周围神经系统(peripheral nervous system, PNS)的主要组成部分在功能性、目标导向性运动中的作用。
2. 概述中枢神经系统和周围神经系统在病理学产生的影响,其影响通常发生在物理治疗(physical therapy)和矫正训练(othotic practice)有关功能性、目标导向性运动方面。
3. 阐述肌张力(muscle tone)和肌肉性能(muscle performance)的统一以及它们对功能性、目标导向性运动的相互影响。
4. 概述物理治疗及矫正训练中肌张力的特征,这通常与中枢神经系统和周围神经系统病理相关,同时也阐述了变化的张力是如何影响功能性运动的。
5. 概述各种中枢神经系统和周围神经系统的组成部分对有效姿势控制的作用,以及有效姿势控制的关键决定性因素。
6. 概述在功能性训练中,各种中枢神经系统的组成部分对有效姿势控制的作用,以及有效姿势控制的关键决定性因素。
7. 讨论在高张性(hypertonicity)管理中,各种骨科和神经外科手术、作用于中枢和外周的药物以及各种矫正策略(othotic option)的作用。
8. 概述康复专业人员所使用的策略,可以降低高张性患者发生继发性肌肉骨骼损伤的风险。
9. 针对中枢神经系统和周围神经系统功能障碍的人群,规划进行检查和评估的策略,以确定其对于矫形器或适应性设备(adaptive equipment)的需求。
10. 阐述为神经性和神经肌肉性病症的患者选择合适矫形器的临床策略。

神经和神经肌肉病理学中的运动障碍

神经肌肉系统病症有时会出现大量令人困惑的临床体征和症状。为了选择最恰当的治疗干预用来促进神经可塑性和康复的练习、功能训练,或使用各种矫形器和辅助设备以适应身体系统或结构的损伤,临床医生必须做出决策,即通过观察到的缺陷和功能限制来"分类"运动障碍。临床医生不但要熟悉疾病的预后和潜在发展进程,而且要了解生活方式和随时间推移会出现功能受限,以及继发性损害的危险因素(即使疾病是"非进行性"的),并说明其对于个体生长发育的影响。

医疗专业人员使用若干组织策略作为框架来为患有神经肌肉性功能障碍疾病的患者在康复中做决定。许多神经疾病学家用医疗鉴别诊断定位病灶,以确定是发生在中枢神经系统或周围神经系统,抑或肌肉本身。鉴别诊断的手段是凭借通过检查张力和深部腱反射、观察各种运动和姿势控制和寻找特殊类型的非随意运动所收集的综合证据。也可以是解读特殊检查的结果,如神经传导研究、肌电图(electromyography, EMG),计算机断层摄影(computed tomography, CT)和核磁共振(magnetic resonance imaging, MRI)。此类检查可以精确地定位去神经支配、局部缺血或脱髓鞘作用的区域,并帮助医疗专业人员得出医学诊断。

康复专业人员最感兴趣的是与各种神经运动状况相关的功能性结果。方法可以是检查异常张力(高张性——过度张力;低张性——张力不足;肌肉松弛——缺乏张力),因其会影响移动和定位、姿势控制、移动过程中动作计划和控制,协调性(错误控制),

以及功能活动中的肌肉性能(muscle performance)。康复专业人员不仅关心目前的功能,还考虑了神经运动障碍对患者关节和姿势的长期影响,特别是那些伴随异常张力和异常姿势的发育期儿童。

本章考虑了中枢神经系统和周围神经系统的关键组成部分对功能性运动的影响,探讨肌张力和肌肉性能的概念,考虑它们的相互作用如何影响患者的移动能力。同时研究中枢神经系统和周围神经系统病理如何导致异常张力。我们考虑了姿势控制和协调的决定因素以及中枢神经系统和周围神经系统病理可能导致的平衡和运动障碍。通过概述常见的中枢神经系统疾病影响肌张力、肌肉功能、姿势控制、移动和协调的方式,来理解矫形器或自适应性设备如何改善患者行走能力,以及帮助提高其参与有意义的活动和角色的能力。我们考虑物理治疗的检查是如何决定患者对于矫形器或自适应性设备的需求。此外,通过询问诸如关于矫形器是如何帮助(或阻碍)功能的这类关键问题,来探索临床决策过程。最后,从临床角度分析5个矫形器处方案例。

鉴别诊断:问题在哪里

大多数的神经和神经肌肉疾病会影响中枢神经系统或周围神经系统二者其一。只有少数疾病,如肌萎缩侧索硬化症(amyotrophic lateral sclerosis),同时影响中枢神经系统和周围神经系统。中枢神经系统和周围神经系统的疾病可能导致运动或感觉损伤,然而功能障碍的模式和特征是独一无二的。当治疗师、矫形器师、康复小组成员、患者和患者家属了解正常的功能以及受影响的神经系统子系统随之产生的疾病进程,选择合适的矫形器,座椅/轮椅系统,或辅助设备是有帮助的。

中枢神经系统

中枢神经系统是一个复杂、动态和交互式的子系统,它可以调节有目的的运动、姿势控制、重要的自主营养、生理功能,以及所有类型的学习。鼓励读者们参考最近的神经解剖学或神经病理学教科书来更新对中枢神经系统结构和功能的理解。当为神经肌肉功能障碍的患者选择矫形器时,了解各种中枢神经系统结构的作用及其相互影响(用于感知、解决问题、动作计划和协调)是所做决策的临床基础。

有一些疾病影响单一的中枢神经系统或中心[例如:帕金森病(Parkinson's disease)会影响基底神经节调节主动肌/拮抗肌的活动;内囊内的腔隙性卒中(stroke)可能阻断仅在锥体/皮质脊髓通道内的传导]导致该系统或中心一系列特征性的症状和体征。而另外一些疾病的病理变化损伤了多个系统的功能:近端左侧大脑中动脉栓塞性卒中可能会影响右侧躯体的随意运动(volitional movement)和感觉,以及沟通和视觉功能。多发性硬化(multiple sclerosis, MS)的数次恶化,可能在大脑脚/锥体系(pyramidal system),小脑上脚/错误控制系统,小脑下脚/平衡系统,以及薄束/下肢感觉部位形成斑块。在这种情况下,必须对各种类型的损伤进行分类以便为患者选择最合适的治疗或矫正治疗,这可能是一种挑战。

锥体系

锥体系负责发起随意运动,在技能和操控性活动的发展中起着主要的作用。锥体神经元的细胞体位于中央后回/初级运动皮质(motor cortex)。左脑半球的运动皮质主要影响右侧躯体(颜面、躯干和四肢);右侧皮质则对左侧躯体产生影响。锥体神经元的轴突形成了皮质延髓束和皮质脊髓束,在颅神经核和脊髓前角向α运动神经元投射。这些轴突下行通过内囊的膝部和后肢、大脑脚、脑桥基底部、延髓锥体,最后到达脊髓外侧索。在锥体系任何一点上的病变都有可能影响随意运动。影响的程度取决于结构破坏的程度和功能,可以表现为轻度无力(麻痹),也可以表现为不能自主运动和控制运动(瘫痪)。

在锥体系的损伤或损害后,随之进入神经源性休克(neurogenic shock)期,肌张力可能会大幅减弱或者深部腱反射(deep tendon reflexes)减弱或消失。随着最初损伤引起的炎症慢慢消退,严重受损的神经元会退化,并重新吸收。而那些轻微损伤的神经元可以自我修复并恢复功能。当锥体系和锥体外系(extrapyramidal system)输入平衡改变的信息,被破坏的神经元越多,高张性也将会随着时间的推移而不断发展。恢复期持续时,一旦出现随意运动,患者就会有异常协同运动模式。当损伤比较轻微时,可能最终会恢复一些或全部的运动控制。对系统的损害越大,就越有可能残留运动障碍。

锥体外系

锥体外系由多个皮质子系统组成,这些子系统影响肌张力、诸多潜在运动策略中运动的组织模式,也会影响在功能任务的执行过程同时进行的前馈调整(预期运动)和精炼反馈调整(作为对运动产生的感觉的应答)。运动计划子系统是一系列的神经回路,额叶前运动区和副运动皮质(中央前回、中央旁小叶),

功能性基底核(尾状核、壳核、苍白球、黑质体、下丘脑)以及数个丘脑(thalamus)神经核团之间相互连接。对前运动区和副运动皮质的损伤导致了失用症,即无法有效地对功能任务的组件进行排序,无法理解任务的本质,以及如何在任务的执行中使用工具。如果尾状核和壳核(也称纹状体)受损,那么可能会产生潜在的肌张力起伏不定[手足徐动(athetosis)]和不自主的舞蹈动作[舞蹈症(chorea)]。对丘脑底核的损害可能导致四肢强力的不随意运动(颤搐),通常是破坏性的,从而打断有目的的活动。对黑质体的损害会导致静止性震颤、中轴肌和四肢肌的僵硬(全面的高张性),以及运动迟缓(启动困难,在功能任务中有限制的缓慢运动),这些在帕金森病患者中最为常见。由于损伤腹前核和相关丘脑核而造成的运动能力损伤的认识仍有限,目前认为可能会导致低效的动作计划,特别是当个体在学习或执行新的任务时。

锥体外系的结构影响肌张力以及运动的启动。运动的启动是通过脑干(brainstem)的各运动中枢网状互连实现的。起源于下脑桥和延髓的网状脊髓束,通过作用于 γ 运动神经元和其相关的肌梭来影响张力。网状脊髓束在平衡抗重力位置的刚度和在功能活动中四肢运动所需的灵活性方面扮演着重要的角色,很可能是紧张性后脑反射(tonic hindbrain reflexes)的效应器。同样也起源于脑桥和延髓的前庭脊髓束,影响运动准备中的预期姿势调整和运动发生时的反应性姿势调整(reactionary postural adjustments)。这些传导束被认为是体位控制和平衡的"效应器"。起源于中脑背侧丘核的顶盖脊髓束,影响头部和四肢(特别是手臂和手)之间的联系,使视觉和听觉系统能够有效地在需要视觉(眼手)和听觉(耳手)指导的任务中定位头部和身体。

协调系统

错误控制,或称协调子系统,有一些相互影响的成分。来自前脑运动皮质的前馈信息(运动是如何发生的)是经由丘脑通过小脑中脚(脑桥臂)向小脑深核传递。运动产生的反馈信息从肌梭和脊髓前角通过小脑下脚(绳状体)。此外,静态和动态前庭受体的感觉信息(头部位置和空间运动)以及脑干中的前庭神经核也经由相同的传导途径。通过在小脑皮质浦肯野细胞和小脑深部核神经元之间的相互作用,小脑判断这些不同类型的信息是如何同步的(本质上的问题:"运动是否按照计划进行?运动的结果是否如预期的那样?"),并提出更精确和更协调的运动改进。这些调整通过小脑上脚传递到中脑红核,然后被反馈回丘脑和运动皮质,并通过红核脊髓束传到脊髓。红核脊髓束认为对方向的改进和校正以及运动控制是必不可少的。

躯体感觉和感知系统

躯体感觉系统(somatosensory system)由一组上行传导通路组成,特定的感觉通道从脊髓和脑干传导到丘脑、大脑皮质的中央后回、网状结构或小脑。前外侧(脊髓丘脑)系统由监控保护感觉的机械性感受器传递外部传感器信息(如疼痛、温度、对皮肤和软组织的刺激)。这一通道源于脊髓后角(胶状质)和三叉神经脊束核,通过轴索中线在脊髓的外侧索上传到对侧腹后丘脑,继续上行到中央后回。背索和内侧丘系传递的信息来自监控身体状态和运动的感受器。这一通道从脊髓向上延伸至脑干髓质的薄束核和楔状束,然后穿过中线,上传到对侧腹后丘脑移至中央后回。中央后回(躯体感觉皮质)与身体各部分的关系犹如"人"形。下肢感觉(腰骶部脊髓)区域位于靠近大脑纵沟脑回的顶端。向下移动至外侧裂的区域为躯干(胸部脊髓),然后是上肢和头部(颈部脊髓),最后在侧裂上方为颜面、嘴和食管(三叉神经核)的感觉区域。诸如多发性硬化斑块的此类疾病,在某条上行通路的损伤可能导致离散区域的外感受器或在身体某个部位意识本体感受的丧失;躯体感觉皮质的损伤可能会造成对侧躯体更重度、更多形式的损害。

尽管感觉信息记录在中央后回,但躯体感觉皮质的定位,信息的解读和整合都发生在顶叶联合区域的躯体感觉系统中,它位于右半球的特定区域。这些联合区域为人们在环境中移动和运动而产生的感觉赋予意义。这就是人们理解他们各种肢体和躯干(身体图示)之间关系的地方,以及它们在我们物理环境中的关系和位置。顶叶(parietal lobe)损伤导致的症状可以是左—右混淆,也可以发展至无法识别和监控身体部位的状况(忽略、失认症),这取决于所累及联合区域的多寡。

视觉和视觉感知系统

视觉系统(visual system)首先处理后房视网膜多层特定神经元内的视杆细胞和视锥细胞所收集的信息。视网膜神经节细胞的轴突聚集到视神经上,它将信息从眼睛传递到大脑。视觉信息在视交叉处重组,这样所有来自左视野的信息(从双眼)在右视束继续,来自右视野的信息在左视束继续上传。此信息的传递通过丘脑外侧膝状体,经由视放射到达位于正中矢状面枕叶的距状裂两侧的初级视觉皮质。视网膜或视神经的损伤会导致眼睛丧失视力。视交叉损伤通常会导致边缘视野变窄(双颞侧偏盲);一侧视束或辐射的病变会导致部分或完全相反的视觉区域的丧失(同侧偏盲)。视觉皮质的损伤会导致皮质性盲,即视觉反射可能是完好的但视觉受损。

视觉信息是在位于枕叶其他部分的视觉联合区解读。左半球的视觉联合区对符号和沟通信息的理解尤其重要,而右半球则更关注于空间关系。关于环境的具体细节,特别是在相对静止的环境中,或相对自我和个体移动物体的速度和方向,这是功能性运动和技能发展的重要因素。顶叶和枕骨联合区之间的相互联系用来整合视觉、躯体/运动觉,并为动作计划和运动技能学习系统提供重要的输入。

有效的视觉信息处理是建立在三个互动维度上的:视觉空间定位、视觉分析能力和视觉运动技能。视觉空间定位包括用于理解环境、身体,以及身体和环境之间相互作用的空间概念,这些是功能性活动的一部分(如确定自己的位置和方向以及人们在环境中遇到的其他物体或人)。视觉分析能力可使人们辨别和分析视觉呈现的信息,识别并关注人们所看到的关键特征或特性,使用心理意象和视觉记忆,并在面对典型局部时能对整体作出反应或感知。视觉运动系统将眼睛所看到的、头部和身体的动作联系起来,使人们能够在熟练的、有目的的活动中使用视觉信息处理技能。它还为需要手眼协调能力的精细操控技巧提供基础。

执行功能和动机

解决问题的能力、考虑备选方案、计划和组织、理解概念关系、多任务、设定优先顺序、延迟满足,以及学习的初始组成部分是前脑额叶联合区的功能。认知功能的这些维度通常用“高级执行功能”来描述。定量分析和其他分析技能主要集中在大脑左半球额叶联合区,而直觉性理解和创造力更多地集中在大脑右半球。大多数人在日常生活中同时利用两个半球的可用资源(通过胼胝体的相互连接),尽管有时也许会落在一侧或者另一侧的分析直观连续体。获得性脑损伤(brain injury)累及到额叶的患者,通常在复杂环境以及高任务需求条件下的功能表现出不足,这些领域的困难肯定会影响到工作效率和生活质量。

动机体系(motivational system)的神经解剖学结构包括大脑边缘系统核团和神经束,前额叶皮质和颞叶。所有这些都在管理情绪、注意力、学习和记忆方面起着重要的作用。动机体系不仅对行为的情绪方面有重要影响,还会影响到自主/生理功能、学习效力、感觉理解,以及对运动的准备(图 10-1)。边缘功能的维度影响动机、管理挑战和挫折的能力,包括身体图示、自我概念以及与社会角色和期望相关的自我价值,以及在活动或情境中感知到的相关性或重要性(基于奖励或威胁)。“中央集”是用来描述边缘系统作用的词语,它是记忆的动力和随时准备移动或行动的存储库。中央集帮助人们从过去的经验中预测与既定情况或事件相关的运动需求(考虑到他们所处环境的物质维度和情感维度)。

知觉和稳态

在复杂的环境中能够保持警觉和定向能力是知觉系统(consciousness system)的功能范围,也是脑干网状结构、丘脑核过滤系统,以及发生思想和问题解决的大脑联合区(尤其在额叶)相互作用的功能。下中脑和脑干上脑桥的网状激动系统是睡眠—觉醒和大脑警觉水平的所在地。丘脑和网状结构帮助人们习惯于重复的感官刺激同时专注于与手头任务最密切相关的感官信息。额叶联合区给意识添加内容:处理在日常生活中所遇到挑战的推理能力和适应能力。在能力、意识水平和行为水平的变化是中枢神经系统损伤进展的指标。颅内压增高是创伤或缺血后病灶扩大或炎症反应的结果,最初可能表现为意识模糊或焦躁不安;发展为嗜睡、恍惚或无反应(昏迷)状态,这表明中枢神经系统结构的恶化。

稳态(homeostasis)和生理应激反应能力是自主神经系统的功能。下丘脑的核团投射至脑干内副交感颅神经核、胸段脊髓侧角交感神经中枢、腰骶脊髓副交感神经中枢,以此作为副交感神经和交感神经系统活动的指挥中心。下丘脑与边缘系统有广泛的联系,连接行为和活动方面的生理和情感/心理。下丘脑还通过与脑垂体的互联来整合神经内分泌功能。显然,这一相对较小的前脑区域在人体的生理功能中起着重要的综合作用。因此,这一区域的损伤或功能障碍对生理稳定性和应激反应有重要影响。

周围神经系统

周围神经系统提供两个主要功能:收集有关身体和环境的信息,并在功能活动中激活肌肉。传入神经元(afferent neurons)从分布在体内的各种感觉感受器收集信息,并将这些信息传送到脊髓和脑干(感觉颅神经),以便中枢神经系统的中枢和结构对其进行初步的解读和分配,这些中枢神经系统的中枢和结

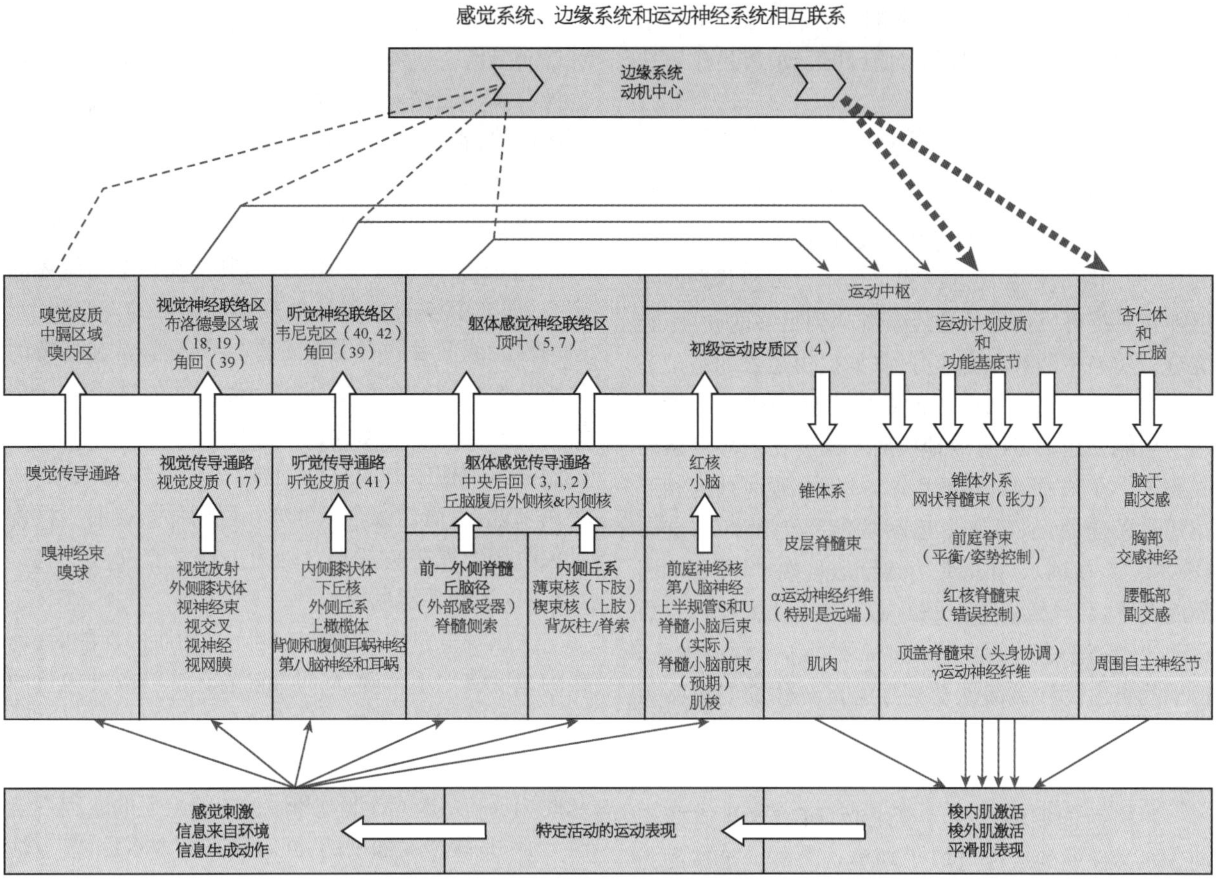

图 10－1　影响功能运动的感觉、边缘和运动系统之间相互作用和相互联系的概念模型。

构在各种特定功能活动中使用感官信息。当感觉信息被传送到最终目的地中枢神经系统时，解读过程可能会直接影响脊髓水平的运动行为（如深部腱反射），或影响随后上行通路的任何突触点（如翻正平衡反应）。传出神经元（efferent neurons）（即下运动神经元，更具体地说是 α 和 γ 运动神经元）将信号从锥体系（随意运动）和锥体外系（不随意运动）传至梭外肌纤维/横纹肌纤维和梭内肌纤维（在肌梭内），以此通过制订中枢神经系统运动计划而引导功能性运动。

α 和 γ 运动神经元的细胞体存在于脊髓前角和颅神经体运动核中。在脊髓中，α 和 γ 轴突通过脊神经前根传出，聚集到脊神经的运动区，（在颈段和腰骶段）在到达作为周围神经一部分的靶肌肉之前于神经丛内重组。在脑干部位，α 和 γ 轴突通过运动颅神经（动眼神经，Ⅲ；滑车神经，Ⅳ；三叉神经，Ⅴ；外展神经，Ⅵ；面神经，Ⅶ；舌咽神经，Ⅸ；副神经，Ⅺ；舌下神经，Ⅻ）投射到靶肌肉。当 α 和 γ 轴突到达靶肌肉纤维（运动单位），一个专门的突触——神经肌肉接头——触发肌肉收缩。

周围神经系统的病理可通过两个因素进行分类：影响的形式（感觉、运动、感觉和运动）以及病变所处的解剖学位置（感觉感受器水平、神经元、背根神经节、前角、神经肌肉接头、肌肉本身）。脊髓灰质炎是前角细胞病的典型例子；吉兰-巴雷综合征（Guillain-Barré syndrome）是脱髓鞘性自身感染性免疫神经病，损害电信号在运动神经节和感觉神经节上的传导。糖尿病性多发性神经病（影响运动、感觉和自主神经纤维）是代谢性神经病的典型例子。神经根病（如坐骨神经痛）由神经根受压或刺激所致，而神经卡压综合征（如腕管）都是更远端周围神经受压的病变。重症肌无力、破伤风和肉毒杆菌在神经肌肉接头处改变功能。肌病和肌营养不良症是原发性肌肉疾病。

有效运动的影响因素

无论是神经抑或是神经肌肉疾病，康复专业人员应努力理解个体基础肌张力、运动控制（启动、引导、维持和终止运动的能力）、肌肉性能（力量、功率、耐力、速度、准确性、流畅性）、姿势控制和平衡（保持直立的能力，预测在运动过程中如何做出姿势调整，以及应对意外的干扰）产生的影响，从而在日常生活中那些必要的目标导向性和功能性运动中更有效地活动。

肌张力和肌肉性能

运动的有效性取决于基础肌张力和肌肉性能的相互作用。肌张力可以定义为受中枢神经系统的影响，肌肉的顺应性和硬度的相互作用。理想状态的中枢神经系统可以使运动神经系统达到足够的硬度，在抗重力功能中调整和支撑身体（如提供足够的基础姿势张力），同时四肢和躯干的顺应性能够进行连续协调的功能性运动，且有效地应对不断变化的环境条件或要求。在张力连续区的中心，硬度和顺应性的相互作用是最佳的，从而使得运动功能得到很好的支持（图10－2，横轴）。在低张力连续区一端，低硬度和高顺应性区，会导致姿势控制的不足和无法支持抗重力运动。在高张力连续区一端，高硬度和低顺应性区，运动的自由度和灵活性受到损害。个体的姿势张力是随意识水平、活动或疲劳程度，以及所参与的任务的重要性（显著性）而变化。

肌肉性能能满足任务要求时，可以产生有效运动。肌肉性能的组成有以下功能：①产生足够的力（力量）；②任务所需的收缩速度（速度和力量）；③维持必要的向心收缩、等张/等长收缩、离心收缩，满足任务需求（肌耐力）；④根据任务要求增加或抑制力的产生（精确度）；⑤协调移动和稳定躯体各部分以完成任务（流畅性）。肌肉性能也可以定义为最优控制的中心部分和控制较差的两端连成一体：在一端为运动功能减退（很少运动），另一端为运动功能亢进（过度运动）（图10－2，纵轴）。

当肌张力和肌肉性能成为运动的显著促成因素时，它们必定是相互作用的。若其落在每个连续体的中心，那么个体的运动是最有效且高效的。肌张力、肌肉性能或两者同时出现问题，会导致异常和低效的运动。如果同时存在低张力和运动功能减退的肌肉性能会发生什么？患者会在力的产生、功率以及离心控制和等距控制方面存在困难，运动范围就会减小。举例来说，患唐氏综合征的婴儿（低张力）在肘支撑俯卧位时努力保持头部直立是为了视觉交互或拿到一个玩具（运动功能减退）。

在出现低张力和运动功能亢进的肌肉性能时，动作的速度快但不精确，同时伴随着无法持续的力量的爆发。举个例子，患唐氏综合征的婴儿（低张力）开始走路时采用快速和不协调的步伐（运动功能亢进）。与此相反，在出现高张力和运动功能减退的肌肉性能时，动作是缓慢而僵硬的，同时伴有发力不足、节段性乏力、受损的离心控制（难以放手），范围受限。举例来说，帕金森病患者走路时采取短步伐且手臂几乎没有摆动。

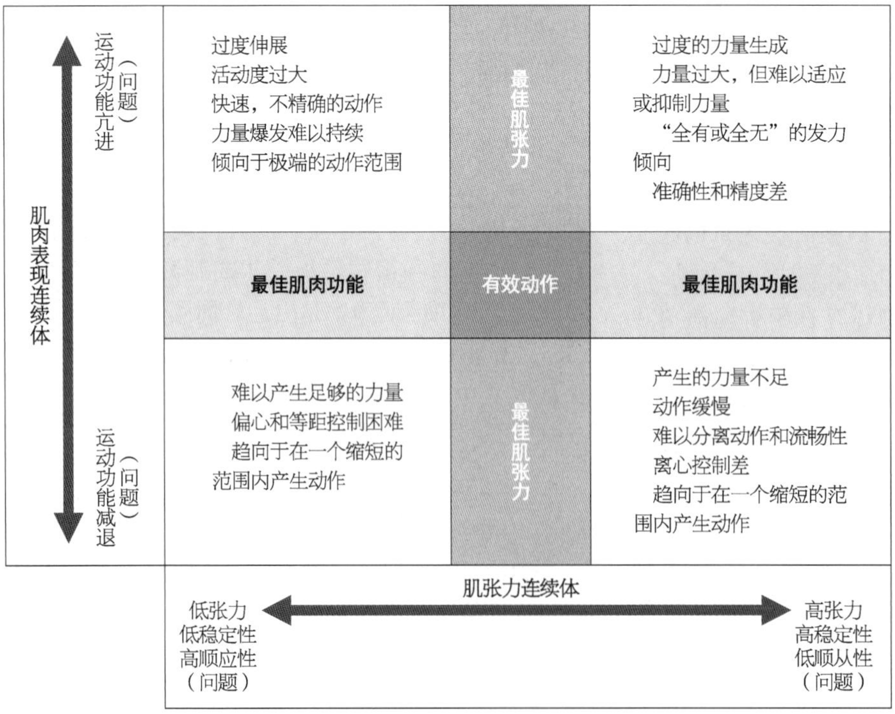

图10－2 肌张力和肌肉性能相互关系的概念模型，它们相互作用，影响功能能力。肌张力从过分顺应（在被动运动中很容易伸展）到过度僵硬（被动运动中有抵抗）。肌肉性能连续从运动减退（在任务活动中表现出最小的运动）到运动亢进（在任务活动中表现出过度和控制不佳的运动）。运动在最优肌张力和最优肌肉性能的交叉点上是最有效的。

在出现高张力和运动功能亢进的肌肉性能时，往往是“全或无”的力产生，在极端的范围内有一些冲击运动和不精确运动。例如，一个四肢痉挛型脑瘫患儿从坐位转换至站立位时经常采用快速且较大幅度的伸展（下肢和躯干），抑制屈曲运动，以便有效地转换体位；此外，孩子也很难不倒地坐下来。虽然肌肉性能（特别是产生力量的能力）随着年龄的增长会下降，但静止不动的影响更为深远；肌肉性能的所有方面都可以通过适当的训练来改进，即使是在老年期。

习惯上，一个人的肌张力在临床上描述为张力亢进或痉挛、僵硬、张力减退或低下、弛缓、波动。

肌张力过高

肌张力过高是用来描述肌肉过于僵硬或过度负荷抗重力作用时的术语。痉挛状态（spasticity）是肌张力过高的一种类型，一般出现在锥体运动系内单个或多个中枢神经系统结构的损伤，并认为是许多神经肌肉疾病的表现之一。锥体系受损患者的基础张力和肌肉性能的衰减，最常见的是去皮质模式：上肢通常倾向于屈曲，这样肢体可以很容易地进行屈曲而不易伸展（屈肌顺应性下降）。下肢趋于伸展，因此伸肌顺应性改变会使得屈曲困难（图 10－3）。严重脑损伤患者的全身可能趋于伸展，这种状态或姿势称为去大脑模式痉挛状态（Sherrington 最初描述这一现象为去大脑强直）。无论是去皮质或去大脑状态在性质上是单向的；一组肌肉（主动肌）僵硬程度和抗被动牵伸（顺应性受损）增加，而相对肌肉群（拮抗肌）的功能则正常。

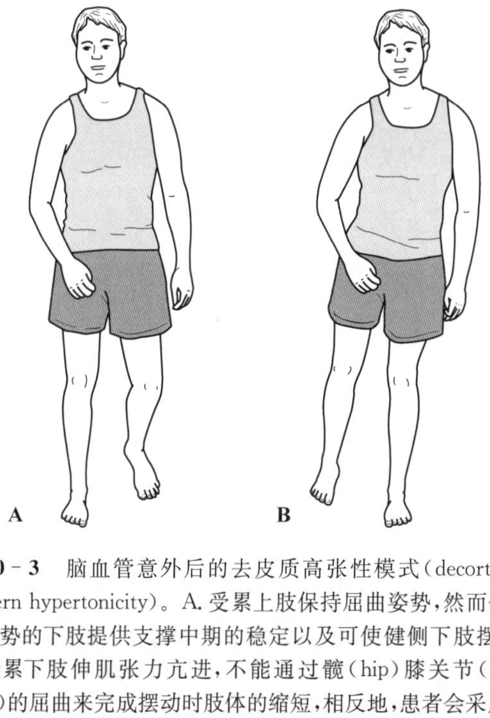

图 10－3　脑血管意外后的去皮质高张性模式（decorticate pattern hypertonicity）。A. 受累上肢保持屈曲姿势，然而伸肌占优势的下肢提供支撑中期的稳定以及可使健侧下肢摆动。B. 受累下肢伸肌张力亢进，不能通过髋（hip）膝关节（keen joint）的屈曲来完成摆动时肢体的缩短，相反地，患者会采用不正常的策略，如骨盆（pelvis）的后缩和髋上提，以促进相关肢体的移动。

痉挛状态是一种速度相关现象。在快速被动牵伸情况下，痉挛肌肉群用增加强直进行“反击”，其结果导致深部腱反射亢进（图 10－4）。折刀样痉挛，即被动“活动”痉挛肢体时，在运动的初始阶段，为了抵抗肢体打开会有如同折刀样的较大阻力，而随着肢体打开接近终末位置时，其顺应性会逐步提高。越来越多的证据表明被动运动时遇到的僵硬，既有神经系统（痉挛状态），也有肌肉骨骼（肌肉和相关软组织的变化）的影响，从而增加挛缩发生的风险。

鉴于严重的肌张力过高的单向性质，对于重度张力过高的患者而言，逐渐伴有姿势异常是很常见的。四肢或部分躯体呈现肢体通常不应呈现的末端位置（如严重脑损伤患者有明显旋后的马蹄内翻足，脑性瘫痪患儿有明显内旋的马蹄内翻足）。如果这些固定姿势持续存在，将与继发性挛缩的发生有很大的关联。

高张性也与肌肉性能的缺陷有关，最显著的是削弱了肌力，削弱了产生做功的能力（迅速生成力），削弱了四肢和躯体的分离能力，减少了关节内运动［也就是，在有限的关节活动度（range of motion，ROM）内运动］，通过改变收缩产生的力量或时间来满足任务需求的变化（流畅性）的效率低下。肌肉性能缺陷可能会使关节周围的力量失衡，导致习惯性异常运动模式。这些习惯往往在生物力学上是无能的，随时间的推移，会促进继发性肌肉骨骼损伤的产生，例如，肌肉的自适应缩短或延长，以及关节错位。即使有高张性的存在，加强锻炼仍可以对功能有积极的影响。

强直

帕金森病患者以及相关的神经疾病经常表现出不同程度的强直：双向的、共同收缩的高张性存在于抵抗被动运动的主动肌群和拮抗肌群。四肢和躯干屈肌和伸肌的共同收缩产生双向僵硬，妨碍功能运动。强直常伴有缓慢的动作启动（运动迟缓），主动关节活动度减小，以及改变四肢和躯干的静止姿势（图 10－5）。帕金森病的强直可以在某些环境条件下改变：中度至重度疾病患者如果意识到自己或所爱的人有危险时，可能会突然奔跑起来；一旦这种原始的脑边缘系统反应消失，则会回到屈身强直的姿势，同

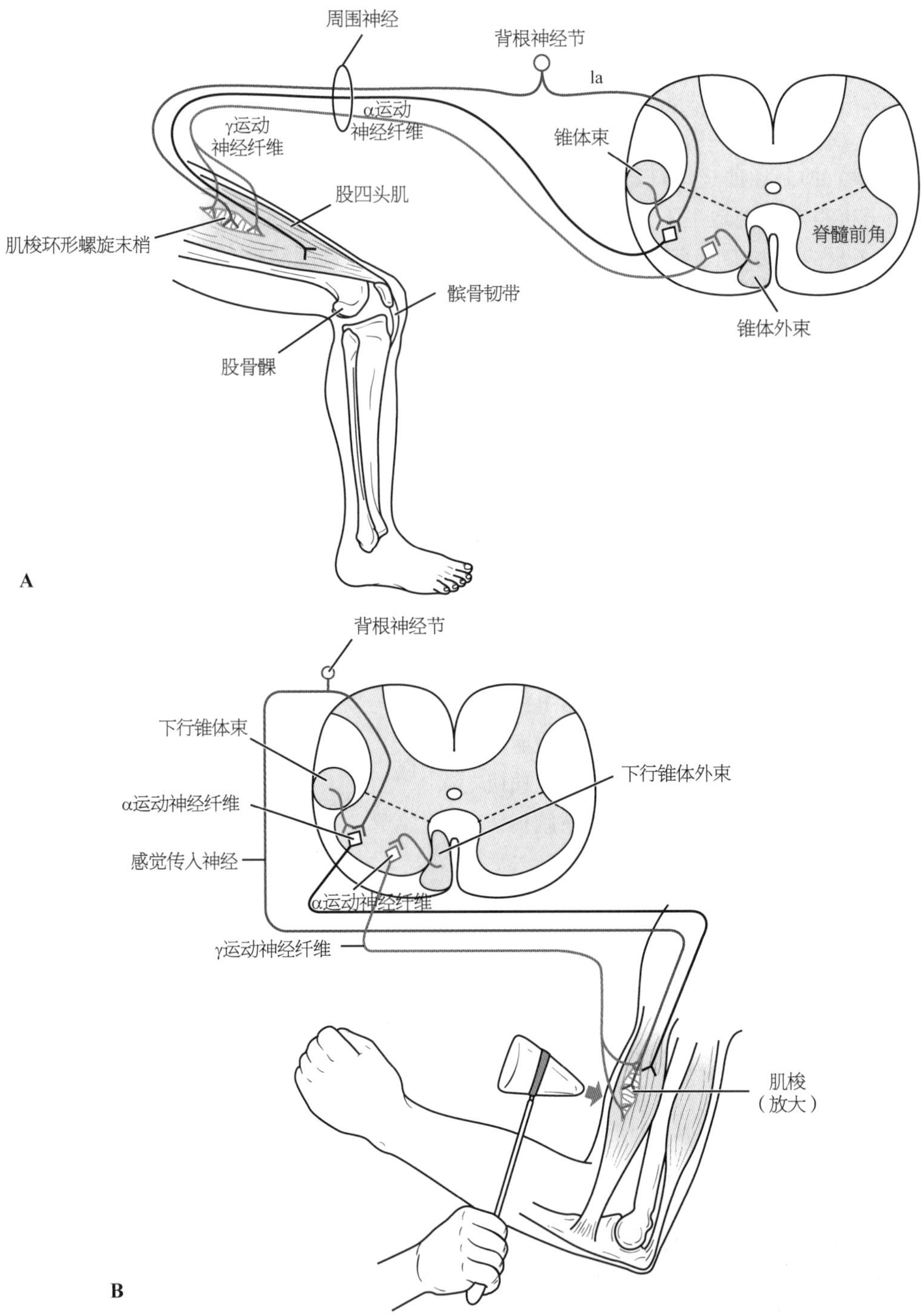

图 10－4 深部腱反射回路图：刺激在股四头肌（A）和肱二头肌（B）（通过用叩诊锤“轻敲”）肌梭中的神经细胞，激活了感觉传入神经，继而激活了脊髓前角的运动神经元，这些运动神经元投射到股四头肌的梭外肌纤维上，可见收缩的反射反应。肌肉肌梭的敏感度（刺激阈值）受锥体外系输入的影响，到达前角的 γ 运动神经元，投射到肌梭内部的肌肉纤维中。

时伴有启动随意运动困难、主动关节活动度受限以及动作迟缓。因为强直造成躯干和四肢的过度稳定，通常在帕金森病患者护理计划中不会使用矫形器。

肌张力减退

肌张力减退（低肌张力）是指肌肉刚度的减少，不能有效地支持抗重力直立姿势或在收缩时产生力；因此低张肌肉比僵硬的肌肉顺应性更高。对于儿童而言，张力减退可因中枢神经系统功能异常而引起（大约 75％），或因外周系统问题而导致（周围神经和运动单位、神经肌肉接头、肌肉本身或未知病因）。张

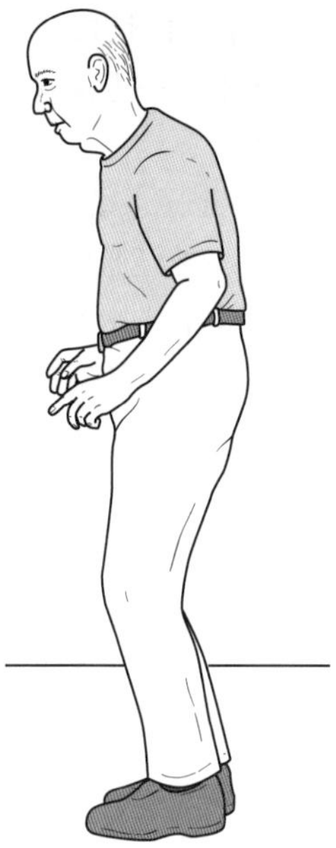

图 10－5　帕金森病的典型站立姿势，头向前伸，脊柱后凸，躯干向前屈曲，髋关节（hip joint）和膝关节屈曲，上肢经常是长时间保持在屈曲位置，身体重心发生改变，当伴有僵硬和动作迟缓就显著降低了在移动时预期的姿势反应效果，以及对干扰的反应。

力减退可能是先天的（视为“软瘫”儿）、短暂的（如早产儿），以及部分脑性瘫痪患儿、唐氏综合征、其他遗传疾病和自闭症谱系障碍的临床表现。

与那些具有高张力/痉挛状态的典型张力肌肉相比，低张力肌肉在快速被动牵伸顺应性更高（也就是，对被动牵伸的抵抗力弱）。低张性患者在呈现和支撑抗重力状态方面存在困难，因为他们的姿势肌肉不够稳定。为了弥补他们姿势张力的减少，低张性患者可以依靠关节囊和肌肉中的韧带和结缔组织来保持直立姿势（图 10－6）。由于对韧带极限范围的过度依靠，关节结构会进一步发生退化。

除了姿势控制障碍，张力减退的患者经常在协调动作中出现困难。这可能是由肌梭在运动执行过程中所收集到传入信息的效能下降所致。张力减退的儿童往往在位于肌肉长度中段的运动控制会出现损伤，这表明在整个运动能力受损期间，肌肉运动觉信息没有被有效地用于指导运动或调节力的产生。在这两种情况下，肌肉性能有效性明显降低，特别表现在需要离心控制的活动中（如控制身体从站立位转移到在地板上的坐位）。张力减退的患者在调节力的产生和调节主动肌和拮抗肌之间的协作方面也存在困难。

急性中枢神经系统损伤或损伤后通常会立即出

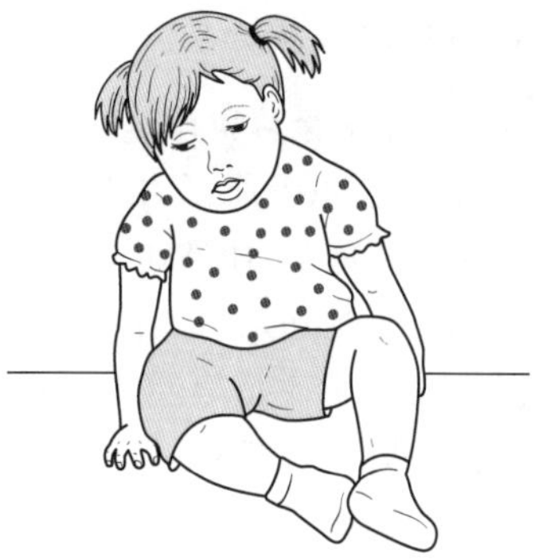

图 10－6　姿势控制在张力减退或低张力的儿童（和成人）中经常较低效，图中 10 月龄的儿童没有足够的肌肉张力维持头部和躯干的直立姿势，而是用上肢去接触或操纵，视觉上追踪环境中的物体，或者安全地过渡到坐的位置（经允许引自 Stokes M. Physical Management in Neurological Rehabilitation. Edinburgh：Mosby，2004. p. 322）。

现神经源性休克，以至运动系统暂时休眠，表现为明显的自主运动丧失（瘫痪），深部腱反射反应明显减退或缺失。这种现象发生在颈髓或胸髓的脊髓损伤（spinal cord injury）后和早期严重卒中之后。在这一时期中，极度张力减退的患者有时（错误地）描述为弛缓性瘫痪。大多数急性中枢神经系统功能障碍患者在几天或几周内开始表现出一些恢复肌张力的迹象；随着时间的推移，深部腱反射测试和其他高张性指征开始出现过度反应。

松弛

松弛（flaccidity）这一术语最好用来描述因为下运动神经元（lower motor neurons）和其所支配肌肉之间的传输或连接中断而无法被激活的肌肉状态。真正的松弛是伴随着肌肉组织的严重萎缩，与肌肉不活动相比，萎缩而导致的肌肉质量丧失更多；这是由于作为肌肉健康基石的下运动神经元失去了张力作用的结果。

松弛性瘫痪出现于脊髓脊膜膨出（脊柱裂）患者，因为在胚胎期（受孕后不久）神经管闭合不全阻碍原始脊髓和相邻体节之间的相互连接，最终影响到四肢肌肉。在马尾神经脊髓损伤患者中观察到的松弛性瘫痪是由 α 和 γ 运动神经元的轴突损伤导致的，α 和 γ 运动神经元的轴突共同组成脊神经前根，而后从脊柱相应的椎间孔穿出形成脊神经。急性脊髓灰质炎后，肌肉下运动神经元的一部分丧失将导致明显的无力；大多数肌肉下运动神经元的丧失会导致松弛性瘫痪。吉兰-巴雷综合征早期的松弛性瘫痪是神经元轴突向周围神经肌肉传导时脱髓鞘的结果。肉毒毒素注射后，由于毒素干扰神经肌肉接头突触前成分的递质释放，肌张力和肌力受损。

波动性张力：手足徐动和舞蹈症

手足徐动描述了患者肌张力不可预知的波动。手足徐动的特点是姿势张力的随机变化，变化从张力增高到张力减退。手足徐动虽然比痉挛型脑性瘫痪较不常见，但是对日常生活有重大影响（甚至更显著）。虽然手足徐动的病因还不是很清楚，但最常描述为与胆红素毒性或明显的围生期缺氧相关的基底节或丘脑功能障碍。手足徐动患者通常表现出躯干肌张力低下，并伴随抗重力肌肉和四肢肌肉的高张力波动。对于部分患者来说，除去对张力的影响，运动似乎有着舞蹈的才能（舞蹈手足徐动症）。部分患者可以依靠关节在功能活动时的机械稳定性来假定末端位置，以此代偿姿势不稳。虽然与长期高张性患者相比，手足徐动患者很少发生关节挛缩，但是他们更容易产生继发性肌肉骨骼并发症，导致关节稳定性的损害，这是由于极端的姿势、关节结构力量的不平衡，以及需要稳定的习惯性姿势对线模式。

姿势控制

姿势控制有三个关键方面：①静态姿势控制（static postural control）定义为在静止时维持抗重力姿势的能力；②动态预期姿势控制（dynamic anticipatory postural control）是在重心转移（内部扰动）的过程中，保持姿势的能力；③动态姿势控制（dynamic reactionary postural control）是能承受外力作用或从外力作用下恢复，从而不失去平衡。个人拥有的功能性姿势控制，是指在许多任务条件和环境条件下，重心可以保持在个人的支撑平面上。这需要在静态、预期和动态控制三个层面上有一定程度的能力。

姿势控制关键的中枢神经系统包括锥体外系和锥体系、视觉和视觉感知系统、有意识（背柱/内侧丘系）和无意识的（脊髓小脑）躯体感觉系统（somatosensory system）、前庭系统，以及小脑反馈/前馈系统。静态姿势控制效果评估的临床措施包括坐位或站立位活动时间，以及安静站立位时重心移动轨迹。感觉统合和平衡的临床测试梳理了视觉、前庭觉和本体觉对平衡的作用，以及个人在这些系统中收集到相矛盾的信息时，选择最相关感官输入的能力。

预期姿势控制的实施取决于个体能够将重心移向其摆动躯体边缘的距离。临床上，预期姿势控制通常通过在各种姿势下达到的距离来量化。测试动态姿势控制考虑个体对突如其来外力的反应（如被外力推动或移动时，或高环境要求条件下绊倒/滑倒时）。虽然姿势控制的这三个方面是相互关联的，但其中一方面的能力表现突出并不一定能保证其他方面也能反应有效。

中枢神经系统的各个子系统对于有效姿势控制和平衡是非常必需的，许多神经肌肉疾病患者显示出单个或多个子系统的无效率或中断。伴有轻度至中度高张性或痉挛状态的患者通常对预期和动态姿势控制有困难，特别是在复杂或不可预知的开放环境的高任务需求情况。肌肉性能异常（例如，力产生控制障碍或作用于关节部位的力的不平衡）可能在功能性任务准备中，限制预期姿势控制（如伸手或跨步）。躯干肢体分离能力或单独控制肢体关节能力受损可能影响个体对外力做出及时或一致的反应方式。

另一方面，张力减退患者往往难以在抗重力姿势（如坐位和站立位）中维持有效的姿势调整。他们可能表现出不良姿势，如过度的腰椎前凸和胸椎后凸。由于产生肌肉力量困难（尤其在运动中段），张力减退的患者在预期运动控制中也存在困难。运动控制的灵活性缺乏导致患者在姿势稳定极限内移动困难；出现长时间保持一种姿势的倾向，在任务中很少出现位置的改变。动态控制也可能累及，特别是在平衡反应的使用和保护反应的可靠性方面。张力减退的患者难以化解小幅度的外力；与肌肉张力正常的人相比，会更频繁地使用平衡反应或平衡策略。此外，张力和韧带松弛会引起关节稳定性的不足，导致在失去平衡的过程中，当身体将要接触到一个表面时，无法安全地停止加速的身体部位。

运动和协调

许多功能活动要求我们在空间中移动或传送整个身体[如移动性（mobility）和运动]或身体的某个部位（用自己的上肢把一个杯子端到嘴边喝水）。在康复训练中备受关注的运动任务是双足步行能力。所谓完全功能的能力，个体必须能够管理各种额外的运动任务：跑、小步跳、跳跃、单脚跳。为了充分了解患者的功能能力，康复治疗师和矫形器师还必须考虑移动发生的环境状况。个体行走或穿越的表面，其物理特性是什么？是否平坦、不能预期的不平坦、摩擦或光滑、结构不稳定？移动任务是在光线足够进行视觉数据收集的环境条件下发生的吗？它涉及某种类型对象（便携式辅助器具、书包、购物袋、手提箱）的操作吗？它发生在熟悉和可预测的环境（如家中）或在一个不可预测和更具有挑战性的开放环境（如学校、超市、购物中心或其他公共场所）吗？复杂环境中运动的任务要求对运动控制(知觉运动功能、运动计划、小脑错误控制)的中枢神经系统结构提出了更高的要求。此外,还需要肌肉骨骼效应(肌肉、肌腱、关节、韧带和骨骼)来制订运动计划,其成功完成依靠身体传送的任务。存在与肌张力、肌肉性能和姿势控制有关的神经和神经肌肉系统问题的患者通常效率较低,适应性较差,走路时更容易跌倒,尤其在执行竞争性任务,或在复杂和具有挑战性的环境中。

肢体节段的使用取决于任务的性质和动作的执行情况。上肢功能任务可涉及一个或多个组成部分:伸手、抓握、释放、操作或任意组合这四个活动。上肢的任务也取决于运动所要完成的功能:梳洗、穿衣、做饭、自我护理或书写。许多上肢的移动性任务建立在有效的姿势控制上(如在投掷、提升、放下或捕捉物体时,做出类似重心转移的适当预期姿势调整)。复杂的移动任务需要肢体的共同运动和分离运动(如向门走去的同时手伸向门把手,在足球或棒球比赛中跑步时掷球或接球)。对于神经系统和神经肌肉系统功能障碍者,由于肌张力异常、肌肉性能受损以及姿势控制欠佳,因此安全和有效地执行复杂的移动性任务的能力往往受到损害。

协调可以认为是执行完成任务所必需的动作效能。协调良好的运动需要有效地同时控制运动的多个维度:运动方向和轨迹的精确性;肌肉激活的时间、顺序和精确度;力量产生的速度和幅度;主动肌群和拮抗肌群的相互作用;选择和使用任务所需的收缩类型(向心、等长或离心)的能力;在运动过程中对环境需求的预测和反应能力。协调可以通对个体启动运动的能力,在任务或活动中保持运动的能力以及根据任务要求终止运动的能力来进行检查。

由于运动和协调活动是功能性的,因此个体必须具有灵活的肌肉性能以适应不同的需求。移动性或转移任务不能独立(安全地)执行,除非个体能够:①转变初始位置(如从地板上站起来,从椅子上站起来);②启动或开始运动(如起步);③维持活动(如重复步伐控制前进);④随着环境条件的变化而改变方向(如跨过或避开障碍物);⑤随着环境条件的需要调节速度(如过马路时提高步速);⑥安全有效地停止或终止运动,回到初始状态或位置(安静的站立位,回到坐位)。

对于伴有肌肉性能障碍、异常基础张力或姿势控制不当的神经肌肉疾病患者来说运动功能协调可以通过一些方式达到折中。为了接近和完成一项运动任务,患者可能需要通过依赖额外精力和能量消耗进行异常的运动方式。许多高张性患者以强烈的肌肉收缩开始运动但难以维持肌肉活动,也很难用完整关节活动度所需的收缩力来进行功能运动。肌肉收缩时间和收缩顺序的缺陷,以及四肢和躯干的分离障碍会导致执行功能任务的困难。一位患有脑血管意外的偏瘫成年患者,可能能够启动朝向目标的触摸运动,但不能伸手摸到目标。这些患者可能在时间选择和分离方面有困难,导致在到达目标之前无法打开手部以抓住目标。脑性瘫痪儿童的肌肉性能损害是由于当主动肌和拮抗肌的激活同时发生,肌肉收缩顺序不恰当。与此相反,伴有稳定困难的张力减退患者常表现为低准确性和低协调的快速运动。

下表概述了包括发病率/患病率、病因及危险因素、临床表现、对肌张力、肌肉性能姿势控制的影响,包括矫形器使用在内的最常见病症的运动:卒中(表 10-1)、脑性瘫痪(表 10-2)、脊柱裂(表 10-3)、多发性硬化(表 10-4),以及脊髓损伤(表 10-5)。

为神经或神经肌肉功能障碍患者制作上肢/下肢矫形器或座椅系统来支撑躯干时,治疗师和矫形器师

表 10-1　卒中

又称	脑卒中、脑血管意外(CVA)	**出血性卒中(12%)**	
发病率	在美国每年大约 610 000 人*	颅内出血	未控制性高血压、破裂的脑动脉血管瘤
患病率	美国总人口中有 2.6%的人群曾经卒中 在 65 岁以上的美国人中,有8.1%的人群曾经卒中	**卒中综合征(经动脉)**	
病因和危险因素		大脑中动脉(最常见)	对侧轻偏瘫/偏瘫,下面部,上肢>下肢 对侧下面部感觉损伤,上肢>下肢 对侧同向偏盲(视神经束) 构音障碍、吞咽困难可能 右半球:视觉空间或躯体知觉障碍 左半球:交流障碍(各种失语症)
缺血性卒中(88%)			
血栓	高血压、高血脂、糖尿病和代谢综合征、超重和肥胖、吸烟、久坐不动的生活方式		
栓塞	心房颤动、颈动脉/椎动脉系统粥样硬化、栓塞性卒中史	Lenticulo-striate(腔隙性 MCA)	对侧轻偏瘫/偏瘫,下面部,上肢=下肢 皮质功能(知觉、交流)完好无损

（续表）

大脑前动脉	对侧轻偏瘫/偏瘫，下肢>上肢 感觉通常是完整的或者只是轻微地受损（对侧） 尿失禁 “外星人手”综合征（无意识的运动） 运动（非流利/Broca's）性失语可能发生
大脑后动脉	对侧的同侧偏盲（视神经辐射） 视觉注意力不集中 左半球：失读症（无法阅读），书写能力存在
丘脑膝状体动脉（腔隙性 PCA）	对侧感觉缺失，通常是严重的 感觉性共济失调（由缺乏本体感觉而引起的不协调运动） 疼痛和痛觉过敏综合征
基底部（complete）	意识丧失、昏迷 高死亡率
小脑上动脉	身体同侧的共济失调，累及损伤侧 意向震颤 身体的对侧痛温觉缺失 对侧的本体感觉缺失 同侧的霍纳（Horner's）综合征（瞳孔缩小、眼睑下垂、无汗症）
小脑前下动脉	同侧面瘫（上面部和下面部） 同侧的全部面部痛温度觉缺失 对侧身体痛温度觉缺失 味觉缺失、角膜反射缺失、同侧的听觉缺失、眼球震颤、眩晕、恶心 肢体运动共济失调和不协调 同侧的霍纳综合征（瞳孔缩小、眼睑下垂、无汗症）
椎动脉	对侧身体的痛温觉缺失
小脑后下动脉（瓦伦堡综合征）（侧髓综合征）	同侧面部的痛温觉缺失 同侧的霍纳综合征（瞳孔缩小、眼睑下垂、无汗症） 发音困难、吞咽困难、构音困难、咽反射减弱 眼球震颤、复视、眩晕、恶心 交互下降（朝向损伤侧）、不协调、共济失调
预后	缺血性：严重程度取决于动脉树内闭塞的部位以及无血流区域的大小 栓塞：复发的风险高于血栓形成的风险；栓塞部位出血风险 出血性：高发病率和高死亡率 静态事件，初始损伤数周/数月之后症状的进展，取决于初期的炎症反应和随后的组织重建/愈合
肌张力	早期张力减退（有时看起来松弛）是由于神经源性休克。一些患者保持低张状态，大部分患者在发病后的数周或数月里发展为不同级别的张力增高。深部腱反射亢进并随着时间的推移而发展
肌肉性能	上肢往往屈肌占优势，下肢伸肌占优势 力量的产生，速度和力量，偏角/等距控制，精确度和流利度受损
姿势控制	通常受损，尤其是当病变包括右半球的灰质，会伴有知觉功能障碍
移动性和协调	在功能上使用躯干和四肢的不对称性。活动；倾向于在不正常的“协同作用”下移动（上肢屈曲，下肢伸展）。经常需要 AFO 和移动的设备

表 10-2 脑性瘫痪

发病率	每年约有 11 500 例新确诊病例*
患病率	美国有 764 000 名儿童和成人；3.3/1 000*
病因学	在大多数情况下未知
危险因素	早产、高危妊娠、低出生体重、围产期或新生儿呼吸窘迫/缺氧、母亲在妊娠期间滥用药物
脑性瘫痪分型	
痉挛型（85%～93%）*,†	四肢瘫：前脑灰质和白质结构的大范围损伤 有些个案伴随认知障碍和癫痫 双瘫：通常由于内囊/放射冠的白质损伤，对运动和感觉系统的影响比知觉更大 偏瘫：可能是由于脑出血或缺血影响一侧半脑
不随意运动型（5%～10%）*,†	可能与围产期基底核的损伤有关 不可预测的头/颈、躯干和四肢的波动张力；可能与围产期胆红素毒性有关
共济失调型/小脑（5%）	可能与围产期小脑皮质、小脑核或小脑脚的损伤有关
预后	静态事件在出生时或前后发生，体征和症状在生命的最初 2 年里出现，一般表现为运动发育迟缓。由于在生长期间的异常张力和肌肉不平衡对运动造成的重复性影响，导致继发性肌肉骨骼畸形的高风险。伤残等级往往会由于儿童从童年中期、青春期和成年期增加的身长和体重而变得更为明显
肌张力	
痉挛型	早产儿和低出生体重儿的早期表现通常是张力减退。随着时间的推移肌张力增高；张力增高的严重程度取决于中枢神经系统的损伤程度。在生长过程中，或者在兴奋和紧张的时候，张力增高可能会加重。深部腱反射亢进，伴有异常的紧张性发育反射

（续表）

不随意运动型	不可预测波动的肌张力（从非常低的张力到显著的张力增高），影响四肢、中轴骨、呼吸和发音的肌肉。通常表现为躯干和肢体的扭动动作，对腱反射的反应因张力的变化而变化
共济失调型	低张力的四肢和中轴关节过度灵活，在运动和静态姿势中，习惯性或长期性的过度灵活性有可能导致继发性过度使用损伤，通常深部腱反射不稳定
肌肉性能	
痉挛型	可能是调节力的功能减退（小偏移的运动）或者动能亢进（大偏移的运动），产生的力量会很大（强力收缩）或者很小（无力维持功能性运动），等张和等长控制困难，准确性和精密性的运动表现差
不随意运动型	可能是功能减退（慢速和小限度的运动），或者功能亢进（不随意的运动或无目的的重复运动），收缩的力量、速度、时间与任务要求不匹配，精确度低
共济失调型	可能是功能减退或亢进；准确性要求更高的任务会导致更快更大的偏离和非常差的准确性，准确性要求不高的任务会导致速度较慢，准确性尚可和较少的偏离，主动肌和拮抗肌的排序时间受损
姿势控制	
痉挛型	经常受损。由于持续的紧张性反射的影响，以及在躯干和受累及的肢体中矫正反应和平衡反应的效率较低造成的
不随意运动型	可能会显著地受损，波动的张力挑战在空间中获得和保持位置或动态移动的能力
共济失调型	由于不充分的抗重力姿势控制，坐姿和站立姿势可能是“松软”的，因为儿童依赖于肌肉骨骼系统的软组织结构来支撑直立的姿势
移动性和协调	
痉挛型	经常采用非典型的、较少改变的模式/协同效应的移动策略；随着时间的推移，由于占优势的异常姿势/运动模式和高张力，可能会出现下肢的旋转变形和关节挛缩。移动通常需要踝足矫形器（ankle-foot orthosis）、辅助器具或轮椅。那些躯干和上肢受到严重影响的患者可能需要自适应设备帮助进食、交流和进行日常生活活动。矫形器或休息位夹板可以用来治疗异常的张力，减少肌肉骨骼畸形的风险，或者在矫形外科手术后矫正畸形
不随意运动型	通常在功能任务和移动过程中依赖外部支持来维持稳定，可受益于使用移动设备、自适应设备、座椅系统，或上下肢矫形器。
共济失调型	根据损伤的严重程度，可能会在功能性活动中使用上肢（日常生活活动）和下肢（行走）时难以保持躯干稳定。可以使用踝足矫形器在功能任务中提供外部支撑

[*] Centers for Disease Control and Prevention: Cerebral Palsy http://www.cdc.gov/ncbddd. Accessed 8/11/11.

[†] Kirby RS, Wingate MS, Van Naarden Braun K. Prevalence and functioning of children with cerebral palsy in four areas of the United States in 2006: a report from the Autism and Developmental Disabilities Monitoring Network. *Res Dev Disabil*. 2011,32(2): 462－469.

表 10－3　脊柱裂

发病率	0.05 每 1 000 活产儿；在美国每年大约有 3 000 人[*†‡]
患病率	在美国，每 10 000 个 0～19 岁儿童中有 1.9～3.1 个患儿[a, b, c]
病因学	未知
危险因素[§¶]	叶酸缺乏 高龄产妇 遗传性或家族成员脊柱裂 服用控制癫痫的药物：丙戊酸或卡马西平 妊娠早期有发热史
脊柱裂的分型[‖]	
隐性	腰椎或骶椎结构异常，完好的脊髓和脊髓神经，以及完好的皮肤覆盖。在童年后期至成年期功能逐渐退化
脊膜膨出	脊椎缺损，如脊膜和脑脊液突出，但脊髓、马尾和脊髓神经仍在脊柱内，脊椎缺陷可能/不能被皮肤覆盖。通常表现为轻微的运动和感觉功能损伤
脊髓脊膜膨出	缺损，如脊膜和不完全封闭的脊髓突出；损伤平面以下的下运动神经元功能障碍（弛缓性瘫痪）和完全的感觉缺失，可能有损伤平面邻近的脊髓神经支配的肌肉痉挛，通常大小便失禁，神经性损伤和下肢骨质疏松高风险
预后	妊娠早期神经管闭合不全而引起。导致在损伤平面下方弛缓性瘫痪和完全的感觉损伤。可能与脑积水并发，常由脑室腹腔分流进行管理 静态的，非进行性状态。然而，随着儿童进入儿童中期、青春期和成年

（续表）

	期，由于体重和身高的增加，残疾的程度往往会变得更加明显 由于运动和感觉结合性损伤，导致高风险的继发性肌肉骨骼畸形(例如，骨质疏松、骨折、挛缩) 根据损伤程度的不同，膀胱和肠道的自主控制也可能会受损或缺失
肌张力	典型的弛缓性瘫痪，深部腱反射缺失，可能有邻近病变水平神经根支配的肌张力亢进
肌肉功能	在损伤平面以下没有肌肉活动
姿势控制	损伤平面上方矫正反应和平衡反应正常，在损伤平面以下躯干和四肢的矫正反应和平衡反应缺失，坐位的姿势控制受躯干和骨盆(pelvis)的支配，损伤平面周围的脊柱会有运动过度的危险性
移动性和协调	损伤和功能限制与损伤程度成比例，那些骶骨或低位腰椎水平损伤的患者可以用踝足矫形器来行走，用或者不用辅助器具。那些中至高位腰椎损伤的患者可用膝踝足矫形器(knee-ankle-foot orthosis)或者髋膝踝足矫形器(hip-knee-ankle-foot orthosis)来限制移动。随着时间的推移，许多腰椎和高水平损伤的患者会选择座椅和轮椅系统来进行功能性移动，矫形器和夹板可用于骨折修复或矫正畸形的骨科手术之后

Shin M, Besser LM, Siffel C, et al. Prevalence of spina bifida among children and adolescents in 10 regions in the United States. Pediatrics. 2010,126(2): 274–279.

†Boulet SL, Gambrell D, Shin M, Honein MA, Matthews TJ. Racial/ethnic differences in the birth prevalence of spina bifida—United States, 1995–2005. JAMA. 2009,301(21): 2203–2204.

‡Racial/ethnic differences in the birth prevalence of spina bifida—United States, 1995–2005. MMWR Morb Mortal Wkly Rep. 2009,57(53): 1409–1413.

§ Bowman RM, Boshnjaku V, McLone DG. The changing incidence of myelomeningocele and its impact on pediatric neurosurgery: a review from the Children's Memorial Hospital. Child Nervous Syst. 2009,25(7): 801–806.

¶ http://www.spinabifidaassociation.org/site/c.liKWL7PLLrF/b.2738091/k.9A71/Risk_Factor.

|| http://www.ninds.nih.gov/disorders/spina_bifida/detail_spina_bifida.htm#183133258. Accessed 8/11/11.

表 10-4 多发性硬化

发病率	在美国每年有 10 000 例新病例被诊断为多发性硬化[*]
患病率	350 000 至 400 000 人患多发性硬化(MS)；750 个人中有 1 例，90/100 000[*†]
病因学	未知；中枢神经系统脱髓鞘疾病影响中枢神经系统
危险因素	可能是接触慢病毒、环境毒素、可能的自身免疫成分。在兄弟姐妹中风险更高，女性比男性更常见，在北纬地区更常见；在白种人中较为常见。通常在幼年到成年中期诊断
多发性硬化的分型[‡]	
类 MS	个体经历临床孤立综合征(CIS)：持续至少 24 小时的单次神经系统发作，并且由中枢神经系统的单个或多个部位的炎症/脱髓鞘引起，特别是如果在 MRI 显示病变
复发—缓解型(85%)	在部分完全恢复后出现恶化循环(新迹象/症状)，其中疾病进程没有明显恶化
进展型	从诊断时的症状逐渐恶化，在恶化之间不完全恢复
预后	位于中枢神经系统内的通路，其周围髓磷脂的炎症和破坏导致了病情不可预期的恶化 残余损害是由通过终板的神经冲动传导速度减缓，打断了中枢神经系统的连接所造成的 可能影响中枢神经系统(CNS)中的任何子系统(自主运动、姿势控制、协调、记忆、知觉、感觉) 如果病程中有 2 次发作和 2 个独立病灶的临床证据，就能作出明确的诊断 病程多变，在反复恶化过程中发生不同类型的病损 典型的初期症状出现在青年和中年期，经常是通过排除诊断而确诊的。即神经体征/症状不能归因于其他疾病的过程
肌张力	不同，取决于残斑的位置和大小，部分患者可能表现出正常的张力和深反射，在知觉、姿势或协调方面受损害，另一些个案会在各种肌肉群表现出张力过高和反射亢进，其他一些可能会有张力减退和肌肉功能损害
肌肉性能	不同，取决于多发性硬化斑块的位置，如果位于锥体系统(pyramidal system)，可能表现为无力、肌肉耐力受损、离心控制差等。如果位于小脑系统，可能会表现出共济失调、意向性震颤等

（续表）

姿势控制	姿势控制和平衡反应可能损伤，这归因于椎体系和（或）椎体外系运动系统损伤，感觉或躯体感觉损伤，脊髓或视觉通路，或累及如胼胝体或内侧纵束的联合结构
移动性和协调	移动性和协调可能会受到损伤，同时影响姿势控制，这取决于病变的位置。一些肌肉功能受损的个案，表现为无力或高张力，可得益于踝足矫形器（支持和下肢步态的定位）。许多人选择使用助行器和辅助器具以获得功能和保证安全，一些具有严重多系统损伤的个体可以从座位轮椅移动系统中获益

AFO，ankle-foot orthosis；CNS，central nervous system；MRI，magnetic resonance imaging；MS，multiple sclerosis.

[*] Rumrill PD. Multiple sclerosis：medical and psychosocial aspects，etiology，incidence，and prevalence. J Vocat Rehabil. 2009,31(2)：75－78.

[†] http://www.clevelandclinicmeded.com/medicalpubs/diseasemanagement/neurology/multiple_sclerosis/#s0015.

[‡] National MS Society. About MS. Available at：http://www.nationalmssociety.org/about-multiple-sclerosis/index.aspx. Accessed 3/9/12.

表 10－5　脊髓损伤

发病率	美国每年有 11 000 例新病例[*]，每 100 000 人中有 4.5 例[†]
患病率	美国有近 250 000 人患有脊髓损伤（SCI）[*]
病因学	通常是外伤，有时是传染性（如横贯性脊髓炎）或缺血性（如腹腔动脉瘤修复的并发症）
危险因素	青年，男性，醉酒驾驶，参加极限运动，所有地形交通事故，军事伤害
脊髓损伤综合征	
完全型上运动神经元损伤（UMN）	伴有痉挛性瘫痪的四肢瘫（颈髓损伤）或截瘫（胸腰段损伤），是在跌倒、碰撞、潜水、枪伤或其他高冲击事件中，脊椎骨折或脱臼的结果，导致脊髓压迫、凝缩或缺血的后果 由此引发的炎症过程进一步恶化 病变水平以下的脊髓仍然存在，但是从脑和脑干支配中脱离，仅能够反射性操作（如神经源性膀胱和肠功能）
不完全型损伤（>60%）[‡]	类似的损伤机制，但在脊髓的一个或多个区域残留一些随意运动功能和感觉，同时伴有典型的上运动神经元（对于颈椎和胸椎椎体损伤）或下运动神经元损伤（腰骶椎体病变）（例如，脊髓中心压迫综合征；上肢受累>下肢参与，通常具有保留的膀胱和肠道功能） 对新伤员的紧急护理情况更为普遍
完全型下运动神经元损伤（LMN）	截瘫的后果是压迫，腰骶神经根（马尾）挫伤在下椎管内，导致病变水平以下松弛性麻痹和感觉损失
预后	不完全的损伤通常得益于改善的急诊和急性医疗管理，并有不同程度的功能恢复和痉挛性麻痹
肌张力	
完全型上运动神经元损伤	神经源性休克的最初期间呈低张力，损伤后几个月里，许多人发展出显著的高张力；有些肌肉痉挛需要药物干预。此外，静息状态下突然增加的张力，可能是由未被发现的皮肤刺激，膀胱扩张或感染，或肠道刺痛而引起。由于长期不正常的张力和限制的移动性，有继发性肌肉骨骼畸形（挛缩）的风险
不完全型损伤	也可能在损伤后的几天内表现出低张力，早期可能有明显的随意运动的肌肉功能；随着时间的推移，其他肌肉的痉挛状态可能发展，肌肉痉挛与完全型上运动神经元损伤相似
完全型下运动神经元损伤	通常认为是下运动神经元损伤伴有松弛性麻痹，并且在病变水平以下不存在深部腱反射
肌肉性能	
完全型上运动神经元损伤（UMN）	受损及不足，仅有反射性功能
不完全型损伤	保留神经支配的肌肉通常起初很弱，对于增强力量输出，肌肉耐力，力量的干预措施有应答
完全型下运动神经元损伤	损伤平面以下没有肌肉功能和反射
姿势控制	
完全型上运动神经元损伤（UMN）	在损伤平面以下切断了下运动神经元的联系，导致丧失随意运动和自动的姿势反应，而且张力增高，深部腱反射亢进，有时导致持续性阵挛
不完全型损伤	根据损伤的位置和程度不同，从严重受损到最低程度受损
完全型下运动神经元损伤	尽管下肢弛缓性瘫痪在没有额外矫形器的支持下，限制了站立的稳定性，但是躯干的姿势控制完好
移动性和协调	
所有类型	可能会暂时使用脊柱矫形器（CO，CTO，TLSO）直到手术稳定的椎骨骨折愈合。通常需要座位和轮椅系统来进行移动

（续表）

	颈位损伤的患者日常生活活动可能需要上肢夹板(splints)和适合的设备，或静态夹板或矫形器来处理异常的张力和防止挛缩	完全型下运动神经元损伤	下位胸椎和腰骶平面损伤的患者可用 AFO，KAFO，或者 HKAFO 和辅助器具(助行器、拐杖)一起来进行移动，可作为康复或健身计划的一部分。社区里步行的能量消耗往往高到不切实际

CO，cervical orthosis；CTO，cervical thoracic orthosis；TLSO，thoraco-lumbo-sacral orthosis；HKAFO，hip-ankle-foot orthosis；KAFO，knee-ankle-foot orthosis.

[*] Sipski ML，Richards S. Spinal cord injury rehabilitation. Am J Phys Med Rehabil. 2006,85(4)：310－342.

[†]Hirtz D，Thurman DJ，Gwinn-Hardy K，et al. How common are the "common" neurologic disorders? Neurology. 2007,68(5)：326－337.

[‡]Wyndaele M，Wyndaele J. Incidence，prevalence and epidemiology of spinal cord injury：what learns a worldwide literature survey? J Spinal Cord. 2006,44(9)：523－529.

必须清楚地定义出他们所希望的矫形器目的(如管理异常张力、在肌肉性能或运动控制受损的情况下为肢段提供稳定性，或加强姿势控制使功能和运动更有效)。他们还必须考虑矫形器对姿势的控制、整体移动能力和环境适应能力的影响。没有可以解决所有运动功能障碍的完美矫形器；总是需要权衡利弊来取舍。

神经肌肉损伤的管理

对继发于神经和神经肌肉疾病的运动功能障碍患者，其有效护理需要来自多学科医务人员的协作：神经科医师、骨科医师、康复医师、物理治疗师、作业治疗师、矫形器师和其他人员。

内科医师和外科医师通过药物和手术来控制痉挛状态和矫正畸形。护士也参与了健康护理、药物和手术治疗(surgical management)。康复专业人员帮助疾病急性发作后的功能恢复，为神经和神经肌肉疾病患者提供功能训练和术后康复。矫形器师利用他们对矫形器的知识来提高患者的步态和功能。多学科合作大大提高了护理的满意度，并减少所制作矫形器和辅助器具的报废风险。

药物和手术治疗

中枢神经系统功能障碍的药物管理通常包括处方药物。内科医师可以为具有严重高张性的患者选择一系列主要抑制张力的药物(如巴氯芬)，或选择合适的药物作用于干预下运动神经元、周围神经或肌肉。针对多发性硬化的患者，已经有大量的药物可以减少其病情加重、延缓疾病进展和控制疲劳。许多患有中枢神经系统疾病的患者也必须针对癫痫进行治疗；然而许多抗癫痫药物会影响张力、觉醒度和学习能力。了解神经活性药物对患者注意力、学习能力、整体健康状况和神经运动控制的潜在影响对物理治疗师和矫形器师来说是相当重要的。表 10－6 总结

表 10－6　神经系统和神经肌肉系统损伤的药物治疗

商品名	通用名(类)	用药方式	适应证	不良反应
肌张力异常和中枢神经系统相关的痉挛的处理				
肉毒毒素制剂 肉毒杆菌	肉毒菌 B 型毒素 (神经毒素)	肌内注射	面肌痉挛，痉挛型斜颈，眼睑痉挛	注射部位疼痛，眼睑下垂，颈部肌力下降，吞咽困难，口干，胃灼热
对高肌张力、阵挛和抽搐症的处理				
保妥适 丽舒妥	肉毒菌 A 型毒素 (神经毒素)	肌内注射或周围神经注射，神经髓鞘内的	慢性严重痉挛或者肌张力异常	注射部位疼痛或者出现淤青，肌力下降，劳累，嗜睡，恶心，焦虑
可乐定	可乐亭 (降压药)	口服或经皮给药	多发性硬化的痉挛	口干，胃肠道激惹，疲劳，头痛，焦躁，失眠，皮肤刺激(经皮给药)
Ceberclon 氯硝西泮 利福全 Valpax	氯硝西泮 (苯二氮)	口服	脑瘫的痉挛，肌张力异常，舞蹈症，失静症(同样适用于癫痫，惊恐发作)	昏睡，头晕，步态不稳，动作不协调，记忆障碍、肌肉或关节痛，视觉模糊，尿频
硝苯呋海因	丹曲林钠 (骨骼肌松弛剂)	口服或注射	下运动神经元损伤导致的慢性严重痉挛	嗜睡，头晕，全身无力，萎靡不振，疲惫，焦躁，头痛
乙醇	乙醇 (神经毒素)	经皮给药或周围神经注射	严重痉挛状态，系列石膏的后续治疗伴有严重痉挛	神经炎，感觉过敏或麻木

（续表）

商品名	通用名(类)	用药方式	适应证	不良反应
力奥来素	巴氯芬 （骨骼肌松弛药）	口服，注射或鞘内给药	脊髓损伤，多发性硬化的慢性严重痉挛，但对脑瘫效果不明显	昏睡，神志不清，低血压，头晕，共济失调，头痛，意向震颤，眼球震颤，感觉异常，出汗，肌肉疼痛或无力，失眠，行为改变
加巴喷丁	加巴喷丁	口服	脊髓损伤和多发性硬化的其他抗痉挛辅助药物	困倦，头晕，共济失调，疲乏，眼球震颤，神经质，意向震颤，复视，记忆损害
苯酚	苯酚	肌内注射或周围神经注射	严重的下肢痉挛（系列石膏后续治疗）疼痛控制	损伤其他神经结构
氨甲酸愈甘醚酯	美索巴莫	口服或注射	短期缓解肌肉痉挛或强直	镇静，嗜睡，头晕，疲乏眼花，恶心，躁动
安定	地西泮	口服或注射	短期缓解肌肉痉挛或强直	镇静，嗜睡，疲劳，共济失调，意识模糊，抑郁，复视，构音障碍，意向震颤
盐酸替扎尼定 松得乐	替托尼定 （骨骼肌松弛）	口服	多发性硬化或脊髓损伤引起的痉挛	镇静，嗜睡，疲劳，头晕，轻度无力，恶心，低血压，胃肠道刺激
多发性硬化症的管理：急性加剧期				
去炎松 曲安西龙片剂 康宁克	氟羟氢化泼尼松 （皮质类固醇）	口服	急性恶化	电解质紊乱，充血性心力衰竭，低钾血症，无力，肌病，骨质疏松症，癫痫，视神经乳头水肿，眩晕，头痛
地塞米松 甲氟烯索 地塞米松 美沙酮	地塞米松 （皮质类固醇）	口服，注射或静脉注射	急性恶化	电解质紊乱，无力，肌萎缩，骨质疏松，癫痫，颅内高压，眩晕，头痛，库欣综合征
甲基强的松龙 甲强龙	甲泼尼龙 地塞米松 （皮质类固醇）	口服，注射或静脉注射	急性恶化	库欣综合征，高血压，意识模糊，肌肉萎缩，失眠，精神病，胃肠道刺激，骨质疏松，伤口延迟愈合
强的松	泼尼松 （皮质类固醇）	口服	急性恶化	电解质紊乱，充血性心力衰竭，无力，肌萎缩，跟腱断裂，骨质疏松，视神经乳头水肿，眩晕，头痛
强的松龙	泼尼松龙	静脉注射	急性恶化	电解质不平衡，充血性心力衰竭，无力，肌萎缩，跟腱断裂，骨质疏松，视神经乳头水肿，眩晕，头痛
地卡特隆 甲基强的松龙	地塞米松 （皮质类固醇）	口服	急性恶化	胃肠道紊乱，头痛，头晕，失眠，坐立不安，萎靡不振或焦虑，易瘀伤
多发性硬化症的管理：管理疾病进展				
干扰素 γ-1 干扰素 β-1a 粉针剂 重组干扰素 β-1 Extavia 利比	β-1a 干扰素 β-1b 干扰素	注射，每 2～7 天注射一次	减少复发缓解型多发性硬化症病情恶化的频率和严重程度	注射部位反应，焦虑，抽搐，癫痫
硫唑嘌呤 硝基咪唑硫嘌呤	硫唑嘌呤 （化疗）	口服	当其他药物没有效果的时候，此药使用一段时间可以减缓病程的发展	恶心，呕吐，腹泻，肌肉痛，咳嗽，口腔溃疡，疲劳，食欲不振，胃肠道紊乱，黄疸，类似流感症状，视觉模糊
醋酸格拉替雷	格拉默	每日注射	减少复发缓解型多发性硬化症病情恶化的频率和严重程度	注射时：面部潮红，胸痛，心悸，心动过速，呼吸困难 注射后：恶心，水肿，昏厥，头痛，意向震颤，发汗，肌张力低下，关节痛，癫痫

（续表）

商品名	通用名(类)	用药方式	适应证	不良反应
环磷酰胺 CTX 环磷酰胺注射剂	环磷酰胺 （化疗）	口服或注射	当其他药物没有效果的时候，此药使用一段时间可以减缓病程的发展	食欲不振或者体重增加，皮肤颜色改变，疲劳，头晕，发冷，呼吸短促，水肿，恶心，呕吐，胃肠道或者尿道出血
环孢霉素 新山地明 山地明 环孢素口服溶液	环孢菌素改性 （免疫抑制剂）	口服	随着时间的推移减缓疾病进展	头痛，胃肠道紊乱，意向震颤，肌肉或者关节疼痛，麻木，失眠，肾毒性，高血压，停药后病情恶化
免疫球蛋白 Gammar-P Ⅳ Gaminune N 免疫球蛋白粉针剂 Panglobulin 免疫球蛋白冻干粉 Venoglobulin	静脉注射 免疫球蛋白 （抗体）	静脉注射	当其他药物无效时，随着时间推移减缓疾病进展	输液后立即出现流感症状，头痛
芬戈莫德	芬戈莫德 （免疫抑制剂）	口服	降低复发/缓解型多发性硬化症发作的频率和恶化严重程度	心动过缓，头痛，高血压，无力，后背痛，感觉异常，沮丧，疲乏，头晕，胸痛，恶心，呕吐，食欲不振，黄疸
克拉立平 Mylinax 2-CdA	克拉屈滨 （化学治疗剂）	静脉注射	当其他药物没有效果时，减缓疾病进展	胃肠道紊乱，食欲不振，肌肉或关节痛，头痛，失眠，疲惫
MTX 甲氨蝶呤胶囊剂 甲氨蝶呤	甲氨蝶呤 （化学治疗剂）	口服	当其他药物无效时，随着时间推移减缓疾病进展	头晕，困倦，头痛，食欲不振，视力模糊，抽搐，混乱，无力
诺消灵	米托蒽醌 （化学治疗剂）	静脉注射，每3个月一次	严重晚期多发性硬化症	心室功能不全，骨髓抑制（白血病的风险）
那他珠单抗	那他珠单抗 （免疫抑制剂）	静脉注射，每月一次	当其他药物无效时，随着时间推移减缓疾病进展	头痛，尿路感染，肌肉和关节痛，胃肠道紊乱，乏力，抑郁，过敏反应，肝功能障碍，进行性多灶性白质脑病的风险
无环鸟苷	无环鸟苷 （抗病毒物质）	口服	降低复发/缓解型多发性硬化症发作的频率和严重程度	肠胃功能紊乱，头晕，乏力，烦乱，关节痛，视力改变
多发性硬化症：神经性疼痛的治疗				
卡马西平 卡马西平片剂 痛痉宁	卡马西平	口服	三叉神经痛，骨盆痛，剧烈发作/撕裂痛/灼痛/针刺痛，夹压，感觉异常的四肢疼痛，强直性痉挛，其他神经源性疼痛，夜间痉挛	见癫痫药物
苯妥英钠	苯妥英			
加巴喷丁	加巴喷丁			
唑尼沙胺	唑尼沙胺			
盐酸地昔帕明	地昔帕明 （抗癫痫药）			
盐酸多虑平 多虑平 Triadapin Zonalon	凯舒	口服	慢性神经源性疼痛（例如，感觉迟钝的肢体疼痛，如灼痛、刺痛）	困倦，视力模糊，胃肠道和泌尿系统功能紊乱，心动过速，低血压，体重增加，疲乏，头痛
盐酸阿米替林 Imavate 盐酸丙米嗪	阿密曲替林 丙咪嗪			

（续表）

商品名	通用名(类)	用药方式	适应证	不良反应
盐酸丙咪嗪 普鲁替林	普罗替林 (三环抗抑郁药)			
多发性硬化症：疲乏的管理				
金刚烷胺 盐酸金刚烷胺	金刚烷胺 (病毒物质，帕金森综合征)	口服	治疗与慢性多发性硬化症有关的疲乏，以及药物引起的锥体外系症状	神经质，心神不宁，意向震颤，头晕，癫痫，头痛，视力模糊，胃肠道紊乱，水肿，口干，发汗
1-金刚烷胺 Topharmin				
莫达非尼	莫达非尼 (中枢兴奋剂)	口服	治疗与慢性多发性硬化症有关的疲乏	依赖风险，过敏反应，沮丧和焦虑，幻觉，攻击性，心律失常，呼吸困难，背痛，胃肠道紊乱
癫痫的管理				
阿米妥	异戊巴比妥 (巴比土酸盐)	静脉注射	癫痫持续状态	镇静，眼球震颤，共济失调，维生素 K 和叶酸缺乏
络艾塞半	劳拉西泮 (苯二氮䓬类)	静脉注射	癫痫持续状态	镇静，共济失调，行为改变
卡马西平片剂 Convline	卡马西平 (亚氨基芪)	口服	复杂部分性发作，强直-阵挛，癫痫发作，三叉神经痛，双相性紊乱	共济失调，复视，困倦，疲乏，头晕，眩晕，意向震颤，头痛，恶心，口干，厌食，焦虑，光敏性皮疹，心力衰竭
卡马西平片剂 Macrepan 痛痉宁				
锡朗丁	甲琥胺 (琥珀酰亚胺)	口服	替代乙琥胺治疗失神发作	恶心，呕吐，头痛，头晕，疲乏，昏睡，运动障碍，动作迟缓
磷苯妥英制剂	磷苯妥英 (乙)	静脉注射	癫痫持续状态	胃肠道刺激，混乱，镇静，头晕，头痛，眼球震颤，共济失调，构音障碍
丙戊酸钠注射剂	丙戊酸钠(羧酸)	口服或注射	癫痫的所有类型	共济失调，意向震颤，镇静，恶心，呕吐，多动，不协调，肝中毒风险
德巴金	丙戊酸 (羧酸)	口服	失神发作，作为其他癫痫发作类型的辅助药物	恶心，镇静，头痛，眼球震颤共济失调，复视，扑翼样震颤，构音障碍，头晕，不协调，抑郁，多动，虚弱，肝中毒风险
双丙戊酸钠	双丙戊酸钠 (羧酸)	口服	复杂部分性癫痫发作，失神发作，作为其他癫痫发作类型的辅助药物	头痛，无力，恶心，嗜睡，意向震颤，头晕，复视，肝中毒风险
乙酰唑胺	乙酰唑胺 (磺胺类)	口服	失神发作，肌阵挛癫痫发作	嗜睡，头晕
苯妥英钠 盐酸苯海拉明 苯妥英钠 苯妥英 Phenytex	苯妥英 (乙内酰脲)	口服或注射	癫痫持续状态，强直阵挛性癫痫，简单复杂的癫痫发作	共济失调，言语不清，混乱，失眠，神经过敏，低血压，眼球震颤，复视，恶心，呕吐
非尔氨酯制剂	非氨酯 (第二代)	口服	部分性发作，失神发作 用于对其他药物无反应的严重癫痫	再生障碍性贫血，肝功能衰竭，失眠，头痛，头晕，食欲不振，恶心，呕吐
盐酸噻加宾	噻加宾 (第二代)	口服	部分发作	全身虚弱，头晕，疲劳，神经过敏，意向震颤，注意力分散，情绪不稳定
开浦兰	左乙拉西坦 (第二代)	口服	成人癫痫部分性发作的辅助药物	镇静，头晕，全身虚弱

（续表）

商品名	通用名(类)	用药方式	适应证	不良反应
氯硝西泮制剂 氯硝安定	氯硝西泮 （苯二氮䓬类）	口服或注射	肌阵挛发作，失神发作，运动性癫痫发作	困倦，头晕，共济失调，运动障碍，兴奋，协调紊乱，口齿不清，复视，眼球震颤，口渴
拉莫三嗪	拉莫三嗪 （第二代）	口服	部分性发作，强直性阵挛癫痫发作	头晕，头痛，共济失调，困倦，不协调，失眠，意向震颤，抑郁，焦虑，复视，视力模糊，胃肠道紊乱，激动，混乱，冲动
发光氨 苯巴比妥制剂	苯巴比妥 （巴比妥类）	口服或注射	癫痫持续状态，除失神发作外的所有癫痫发作类型	困倦，昏睡，激动，混乱，共济失调 幻觉，心动过缓，低血压，恶心
甲苯比妥	戊巴比妥 （巴比妥类）	口服	强直阵挛性癫痫发作，单纯和复杂部分性发作	困倦，镇静，眼球震颤，共济失调，叶酸和维生素 K 缺乏
美芬妥英	美芬妥英 （乙内酰脲）	口服	部分性发作，地仑丁使用无效的强直阵挛性癫痫发作	类似于地仑丁，毒性更强
苯琥胺	米隆丁 （琥珀酰亚胺）	口服	失神发作治疗药物乙琥胺的替代	恶心，呕吐，头痛，头晕，疲乏，昏睡，运动迟缓，运动障碍
麦苏林	扑米酮 （巴比妥类）	口服	除失神癫痫发作外的所有类型，重要的震颤	共济失调，眩晕，困倦，沮丧，注意力分散，头痛，恶心，视力障碍
戊巴比妥钠	戊巴比妥钠 （巴比妥类）	静脉注射	强直阵挛性癫痫发作，简单而复杂的部分性癫痫发作	镇静，眼球震颤，共济失调，维生素 K 和叶酸缺乏
加巴喷丁	加巴喷丁 （第二代）	口服	成人和 3 岁以上儿童部分癫痫发作，神经性疼痛	困倦，头晕，共济失调，疲乏，眼球震颤，神经质，震颤，复视，记忆力减退
乙苯妥英	乙基苯妥英 （乙内酰脲）	口服	强直阵挛性癫痫发作；使用大仑丁无效的	类似于大仑丁，但更有毒性
速可眠	司可巴比妥 （巴比妥类）	静脉注射	强直阵挛性癫痫发作；部分性发作	镇静，眼球震颤，维生素 K 和叶酸缺乏
妥泰	托吡酯 （第二代）	口服	部分性发作，强直阵挛性癫痫发作的辅助药物	共济失调，混乱，头晕，疲乏，感觉异常，情绪不稳定，混乱，复视，恶心
Thosutin 乙琥胺	乙琥胺 （琥珀酰亚胺）	口服	失神发作	困倦，头痛，疲乏，头晕，共济失调，欣快症，沮丧，近视，恶心，厌食
氯䓬酸钾	氯氮䓬 （苯二氮䓬类）	口服	部分性发作的辅助药物	镇静，共济失调，行为改变
曲莱	奥卡西平 （亚氨基芪）	口服	部分性发作，强直阵挛性癫痫发作	共济失调，困倦，恶心，头晕，头痛 激动，记忆力损伤，无力，失调，混乱，意向震颤，眼球震颤
安定 安定制剂	地西泮 （苯二氮䓬类）	注射	癫痫持续状态，反复严重发作	困倦，疲乏，共济失调，混乱，沮丧，构音障碍，晕厥，意向震颤，眩晕
唑尼沙胺	唑尼沙胺 （第二代）	口服	成年人的部分性发作辅助药物	镇静，共济失调，食欲不振，疲乏

了应用于治疗中枢神经系统疾病导致的高张性、多发性硬化和癫痫的药物。

此外，医师会推荐各种神经外科手术和矫形外科手术来纠正畸形、增强灵活性或降低异常张力，从而达到提高移动性和功能任务表现的目标。例如，神经切除术和神经切断术可用于治疗卒中患者和脑性瘫痪儿童的严重马蹄内翻足和上肢痉挛状态。选择性脊神经后根切断术能有效地降低脑性瘫痪儿童的高张性问题，但并不能减少畸形发展的风险，这些畸形仍需矫形外科手术。鞘内注射巴氯芬泵已作为一种有效的方法来治疗外伤性脑损伤、卒中、脊髓损伤和脑性瘫痪患者的严重痉挛。

尽管有药物和肢体摆位的干预治疗，肌肉骨骼畸形仍然会进展，特别是对于成长中的儿童。外科手术是用于纠正脊柱和四肢肌肉骨骼的缺陷、调节关节达到更好的力学优势、提高护理和卫生管理的方便性、改善外形、减少和防止疼痛。肌腱延长术通常用于改善挛缩和提供更大的功能性关节活动度，以此提高脑性瘫痪儿童的步行能力。旋转截骨术是另一种选择用来改善或矫正畸形，并能提高脑性瘫痪儿童的步行能力的手术。伴有严重高张性的脑性瘫痪和脑损伤儿童，他们存在发展性神经肌肉性脊柱侧弯的风险，因此各种脊柱手术用来纠正脊柱的力线和减少骨盆倾斜，以此来改善生理和日常功能，同时减轻照顾者的负担。与其让脑性瘫痪儿童进行多次手术，不如在同一时间执行多个手术。为了获得最大的疗效，术后康复是必不可少的。

具有严重痉挛状态的患者通常用这些方案的组合来治疗，能够最有效地减少损害，提高功能能力，并帮助他们参与对他们来说非常重要的活动。步态分析(gait analysis)越来越多地作为临床决定的依据，为具有继发于神经肌肉疾病的功能障碍和损伤的患者选择最恰当的干预或联合干预措施。

康复

康复专业人员使用不同的检查策略来确定与特定的病理状态相关的，累及各个系统的功能障碍的性质和程度(表 10-7)。物理治疗师评估这些信息是为了：①确定恰当的运动相关物理治疗诊断；②预测潜在结果(预后)；③制订适当的护理计划。

表 10-7　准备系列石膏矫形或者适配夹板或者矫形器，物理治疗师所需评估和测试内容

组成	维度	检查策略
主诉	来进行物理治疗主要的运动问题是什么?	询问患者或其照顾者
现病史，既往史	运动问题是如何发展或演变的： 产生这个问题的持续时间 之前及现在进行了哪些药物处理 之前及现在进行了哪些矫形或者神经外科的处理 之前骨科医师做过哪些处理 现阶段的健康状况 合并症及其处理	查阅药物使用记录 询问患者和其照顾者 咨询临床医师
生物力学评估	关节活动度	量角器测量
	柔韧度(特别是跨多关节的肌肉)	肌肉长度的评估(如托马斯测试，直腿抬高试验)
	关节活动末端感觉	在关节活动的终末处轻轻按压进行感受
	韧带及其他支持结构的完整性	相关关节的特殊测试(如 ACL/PCL 抽屉试验)
	关节，骨盆，脊柱的力线排列	影像学资料，量角器，倾角计
	髋关节，腓骨，胫骨的旋转畸形	影像学资料，骨科的特殊测试
	坐位和站立位的身体力线	头，上躯干，肢带，躯干中段，下躯干/骨盆带，肢体的对称性
	人体测量学特征	身高，体重，肢体长度，肢体围长，身体质量
神经运动状态	肌张力 (顺应 vs 僵硬)	不同速度下的被动运动肢体所产生的阻力 触诊 肌张力 测试量表(如改良的 Ashworth 量表) 描述性的分类(痉挛，强直，低张力，徐动型，软瘫)
	深部腱反射测试	反应幅度(反射消失/0；减弱/+1；正常/+2；亢进/3；阵挛/+4；持续阵挛+5) 反应模式(从远端到近端) 身体两侧反应强度的对比(左—右)
	不同姿势下肌张力	异常发育性反射的出现(如非对称性紧张性颈反射，阳性支持反应)
	抗重力硬度/姿势张力	评估肌肉的张力程度能否在不同的抗重力姿势下支撑住躯干及身体节段
	不随意运动	在休息或者运动时进行观察 描述性分类(如舞蹈症，手足徐动症，意向震颤，抽搐)

（续表）

组成	维度	检 查 策 略
	肌肉功能	观察抗重力的动作 徒手肌力测试 测力计
	肌力	等速测试
	动作的速度或者爆发力 精准性 肌肉发生收缩的时序 动作的流利性 肌耐力	描述：运动功能减退，功能性运动，运动功能亢进
动作控制	姿势控制	静态平衡测试（如单腿站立期的时长） 预期平衡测试（如伸手够摸的距离，转变方向的能力） 反应平衡测试：干扰
	募集/适应性收缩	在做功能性活动的时候能够使肌肉在向心收缩、离心收缩和等长收缩之间自由转换 能够启动、保持、结束收缩或者动作的能力
	为了能够高效率地完成任务而采取分离动作的能力	观察个体在做功能性任务时的动作表现 异常的协同动作或者异常反射对个体完成动作的影响
	在不同任务需求下采用恰当运动策略的能力	观察在合适时间产生合适收缩力量和收缩类型的能力
	在不同环境下采用恰当运动策略的能力	观察在暗光，不同材质的地板，斜坡，台阶，封闭环境，开放（分心，提醒）环境下的动作
	拮抗肌和协同肌的关系	在做功能性活动时能够根据活动的需要恰当地转变拮抗肌或协同肌
	灵巧度，协调性，敏捷性	在功能性活动时活动表现的观察 特殊测试 发育性量表
功能性运动能力(function movement ability)	日常生活活动（ADL）	任务动作的观察 患者或者照顾者的陈述 各种日常生活活动评估量表 穿脱辅具的能力
	转移的能力 垫上转移 坐站转移 如厕转移 上下车	观察 动作策略 辅助的需求 难度分级 任务分析识别运动困难的地方及导致因素
	移动能力	观察穿戴/不穿戴矫形器时的步态 步行的速度，其他运动学测量方法 辅具的适配 需要辅助的程度 实验室步态动力学分析（力矩，转矩，通过视频、力台和肌电图分析肌肉活动）
	上肢功能和手功能	观察各种各样活动时上肢的精细和粗大动作
	心肺耐力	心率，血压，运动时的血氧饱和度 在活动时测试个案的自感劳累分级 6 分钟步行测试 疲劳量表
	环境评估（家庭，工作，学校，娱乐）	环境安全检查表 就必须活动的环境特点询问患者和照顾者
皮肤完整性	皮肤状况	观察有无神经病变，缺血或者伤口 记录老茧和瘢痕 记录压力敏感处 记录有保护性感觉的区域和无感觉的承受重力区域
感觉的组织和处理	感觉统合	视觉的完整性（视力，周边视觉，追踪，视野缺损） 统合外来刺激和本体感觉信息的能力 记录感觉消失的地方，尤其是手和脚的部分 记录感觉异常和感觉迟钝

（续表）

组成	维度	检查策略
	感知功能 视觉空间认知 空间位置的认知 身体部位的认知	观察功能性活动时的动作特点 发育性测试 特殊的知觉测试，测量
	感觉统合 对刺激的适应性 对于相冲突的感觉信息处理的能力	观察个体在完成不断增加感觉需求的功能性任务时的动作
认知功能	沟通交流	有足够的听力及听觉处理能力 理解语言的能力 用语言交流的能力 构音困难 不同位置声音的影响
	学习和记忆的能力	老师的反馈和神经心理学测试报告
	解决问题的能力	观察当有困难产生的时候，个体的反应 神经心理学测试的结果
	动机	观察 患者，照顾者的陈述
	集中注意力的能力	观察 患者，照顾者，老师的陈述 神经心理学测试的结果
	控制挫败心情的能力，以及处理令人无把握局面的能力	观察 患者，照顾者，老师的陈述
心理社会因素	家人和照顾者	矫形器的合适度和可用性
	学校或者工作相关的活动	典型活动和角色扮演：需求和遇到的困难
	休闲娱乐或玩游戏	典型活动和角色扮演：需求和遇到的困难

ACL，膝前交叉韧带；ATNR，非对称性颈紧张反射；EMG，肌电图；PCL，膝后交叉韧带；ROM，关节活动度；UE，上肢。

物理治疗师使用适应性设备、矫形器、座椅作为运动神经/感觉神经系统功能障碍者有效护理计划的关键组成部分。矫形器用于：

（1）对线或摆位肢体节段，增强肢体运动和改善功能（如踝足矫形器用于提供步态摆动相中足的预定位和支撑相中的稳定性）。

（2）影响异常张力（张力抑制设计）。

（3）为睡眠、进食、旅行、工作或玩耍提供各种舒适和安全的姿势。

（4）促进关节对线，减少挛缩发展和其他继发性肌肉骨骼后遗症的风险（特别是生长中儿童）。

（5）在纠正畸形或不稳定状态的矫形外科手术后保护肢体。

（6）加强肉毒杆菌毒素药物干预后的疗效。

（7）提供移动性的替代方法。

继发性肌肉骨骼损伤的风险会因高张性而提高。单纯的被动牵伸治疗通常对减少挛缩发展的风险是无效的。一天几小时的被动牵伸运动是拉伸的重要辅助因素。自适应性设备可用于长时间的结构调整，以保持肌肉的伸展性，减少跨关节肌肉不平衡的影响，并提供姿势支持。例如，一个自适应座椅系统可以为坐位提供直立姿势的支撑；维持脊柱对线和骨盆位置；提供最佳的髋、膝和踝的位置；促进上肢功能的最佳位置。支持站立的定位装置经常用于保持肌肉的延伸性，通过负重提高骨密度，以及促进肌肉骨骼发展（如生长中高张性儿童的髋臼深度）（图 10－7）。定位装置的其他例子包括俯卧位、仰卧位和侧卧位系统，洗澡和如厕座椅系统，以及多种移动性替代品（如助行器）。虽然有许多可供选择的适应性设备用来协助神经和神经肌肉功能障碍者的功能和护理，但是对于选择项目的了解程度和资金限制阻碍了更多可能受益于此类设备的人群。

系列矫形石膏一直以来都作为对严重高张力患者进行长时间软组织拉伸的主要干预措施。它们增加了收缩肌肉和其支持组织的长度，并重新调整了牵张反射的阈值。一些夹板或动态矫形器主要用于在夜间定期提供 8 小时以上的拉伸；另一些则可以在日常活动中穿戴，以提供更长的牵拉时间（图 10－8）。最近，系列石膏和动态夹板已用于结合药物干预治疗重度高张性儿童和成人的痉挛状态（图 10－9）。虽然

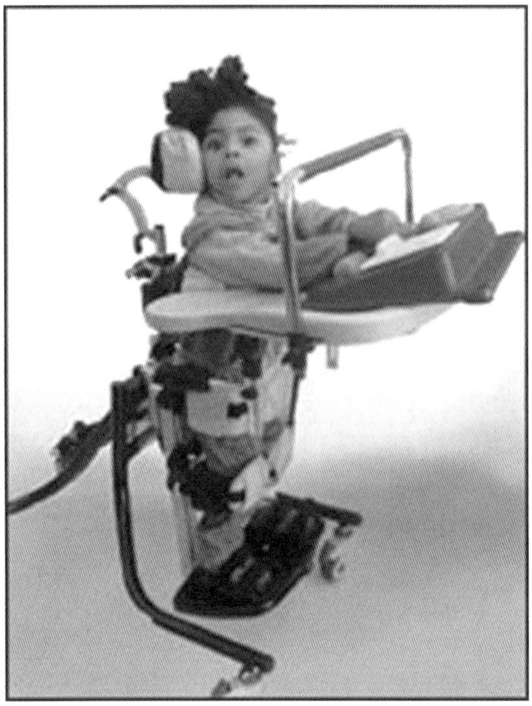

图 10-7 当儿童存在肌张力异常、肌肉性能缺损、姿势控制欠佳或者动作和协调性低下的情况时，我们可使用合适的辅具（如站立架）帮他们摆到合适的力线上，处于功能位置（经允许引自 http://www.rehabpub.com/issues/articles/2008-10_04.aspth.）。

药物可以降低高张肌肉痉挛状态的程度，并改变神经系统的影响。但必须同时处理肌肉和肌腱的缩短，也应考虑肌肉性能和运动控制的其他方面存在的缺陷。例如，痉挛型双瘫的脑性瘫痪幼儿可以用腓肠肌和比目鱼肌的肉毒杆菌注射来替代早期矫形外科手术，以减少痉挛状态的严重程度。

选择合适的矫形器

康复专业人员在决定哪种类型的矫形器最适合神经肌肉受损患者时起着积极的作用。许多因素有助于决策过程；包括物理和作业治疗师、矫形器师、医师、家庭成员，还包括从矫正干预中受益的患者在内的集体智慧，对适当且有效的支具或矫正干预是必须的。

矫形器处方的首要目标是根据患者现阶段和预期的病理和预后、期望活动和参与需求的情况，选择最能改善功能的设计和部件。为了做到这一点，石膏、夹板或矫形器能够提供外部支持，控制或限制关节活动度、优化肢体功能、减少继发肌肉骨骼并发症的风险、为使用提高功能的适应性设备提供基础。有什么证据能支持矫正处方的临床决策？尽管许多专家依靠多年治疗神经运动障碍患者的临床经验，但是越来越多对特定患者人群的康复矫形器设计的文章

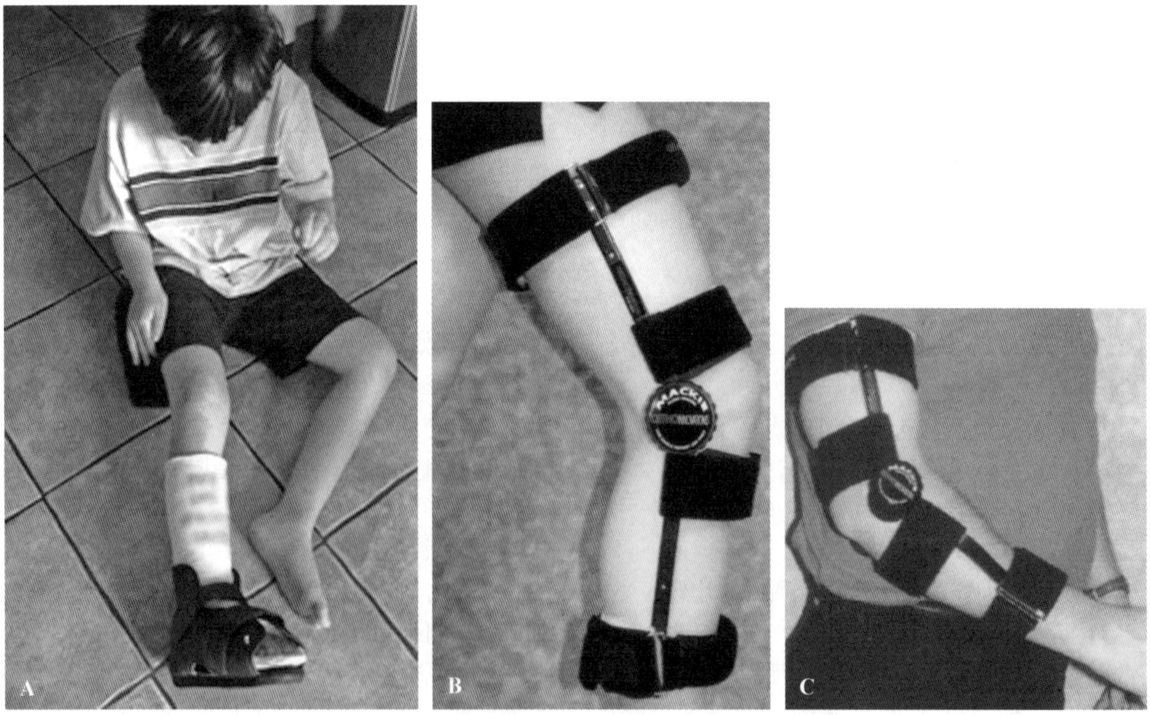

图 10-8 系列石膏（A）可为痉挛性脑性瘫痪儿童的跟腱和足提供持续的牵拉，动态矫形器可为膝关节挛缩的组织结构提供长时间的牵拉（B）肘部（C）。系列石膏和动态矫形器对骨骼肌肉和神经肌肉问题导致的关节挛缩有效果，并可用作手术治疗和药物控制高肌张力的辅助手段（B 和 C 感谢 Ortho Innovations，Rochester，Minn）。

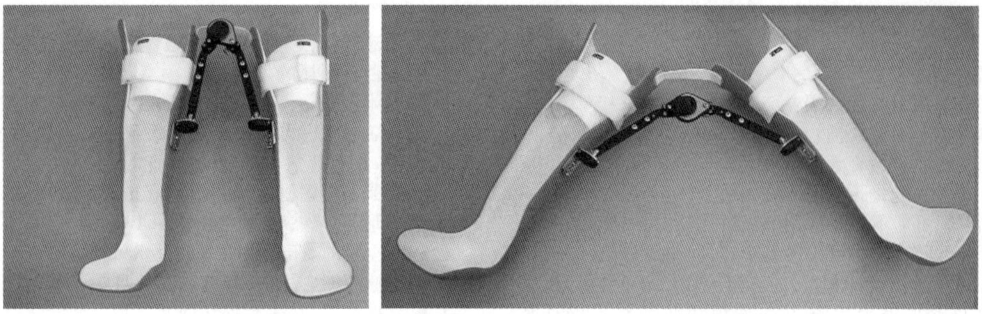

图10-9 术后立即穿戴定制矫形器，而后仅在夜间睡觉穿戴，配合A型肉毒杆菌的注射可增加关节的活动度。定制矫形器的目的是减轻痉挛型脑性瘫痪儿童的肌张力并延后整形外科手术的时间。（感谢Ultraflex Systems Inc.，Downingtown，Pa.）

和矫形器研究文献可用于指导矫形器处方，不仅是针对高张性患者，还包括脊髓损伤、脊髓脊膜膨出和肌营养不良症患者。

如果矫正干预的主要目标是提高移动时的安全和功能，那么必须确定步态周期中的异常张力或受损的肌肉性能（请参考第5章对各相步态的关键点，以及关于研究步态检查策略的详细信息）。系统地考虑一系列问题有助于识别步态周期（包括支撑相和摆动相）的问题所在。

康复专业人员必须认识到没有任何一款矫形器能够帮助步履艰难的神经系统疾病患者恢复正常步态。当外部设备穿戴在肢体上时，它可能能够解决一个问题，但同时会引发肢体功能的其他限制。开具矫形处方阶段，治疗师、矫形器师和患者共同解决相关问题。优先考虑患者步态中的困难，然后选择使患者在行走时最大功能化的设计和组件，并且对其他移动性和功能任务产生最少的额外约束。

兰乔洛杉矶阿米瓦斯国家康复中心（Rancho Los Amigos National Rehabilitation Center）的康复团队开发了一个计算程序，对指导临床决策和为神经运动障碍患者整理可能的矫形方案特别有用（ROADMAP：矫形评估、决策和处方的建议）。为行走困难者进行矫形干预时，团队建议考虑以下问题：

（1）下肢是否有足够的关节活动度在每个步态阶段适当地调整和定位肢体吗？

（2）患者是否有必要的动机和认知来努力实现步行？

（3）患者有足够的耐力（心血管和心肺功能）达到功能性移动吗？如果耐力目前还不够，是否可以通过现行训练来改进？

（4）患者的上肢、躯干和下肢是否有足够的力量、能力、运动控制和步行姿势控制（是否需要配备适当地辅助设备）？如果这些运动方面目前还不足够，是否可以通过现行的康复干预进行提高？

（5）是否有足够的下肢意识（本体觉、肌肉运动知觉）在步态中控制前进过程？如果不能，是否可以选择其他感官来学习或替代肢体位置感？

如果这些问题的大部分答案是“是的”，患者可作为矫形干预的候选人。下一个决定因素是膝关节控制和力量：如果患者的伸膝功能达到抗重力并可抵抗部分阻力[徒手肌力测试（MMT）3+级]，即使受累肢体的本体感觉受损，踝足矫形器仍适用。如果有力量或本体感觉障碍（或两者都存在障碍），那么团队更可能推荐膝踝足矫形器。框10-1是一个指导组件的选择决策树。

框10-1 矫形器选择的决策树

膝踝足矫形器（KAFO）是否适用？

- 两侧的股四头肌肌力是否达到3+/5级？
- 两侧的本体感觉是否完整？

如果是：继续评估是否适用AFO

如果否：KAFO的适配可以改善步态，并跟踪评估

哪些膝踝足矫形器组件是最合适的？

- 是否至少有一侧下肢的肌力达到3+级？
- 是否有至少一侧下肢的本体感觉完整？

如果否：考虑适配双侧膝踝足矫形器或者交替式步态辅具

如果是：建议使用单侧的膝踝足矫形器，并继续评估确定膝关节锁定机制（locking mechanism）是否有必要

在步行支撑相膝关节是否能在无痛的状态下完全伸直？

如果否：考虑带有膝关节锁定的膝踝足矫形器

如果是：考虑膝关节可动的膝踝足矫形器，并继续跟踪评估

在步行支撑相时对膝关节伸直是否有有效的主动控制？

如果否：考虑支撑相控制膝关节装置

如果是：考虑可动膝关节装置

继续使用合适踝足矫形器的决策树确定合适的踝关节

控制策略

踝足矫形器是否适用?

- 踝关节的肌力有无缺损?
- 本体感觉是否有缺损?
- 跖屈肌的肌张力有无异常升高?
- 以上这些问题是否同时存在?

如果否：则可能不需要适用下肢矫形器

如果是：下肢矫形器可以改善步态，并跟踪评估

哪种踝足矫形器设计和组件是最合适的?

- 肌力的不足是否影响了支撑相和摆动相足的摆放位置?
- 本体感觉的障碍是否影响了支撑相和摆动相足的摆放位置?
- 肌张力高/痉挛状态是否影响了支撑相和摆动相足的摆放位置?

如果否：考虑踝关节可调节的踝足矫形器[允许踝关节在全关节活动范围内背屈(DF)跖屈(PF)]

如果是：考虑限制或固定踝关节活动的踝足矫形器，并跟踪评估

静态和动态姿势控制在支撑相是否超过轻度的受损?

- 是否有明显的痉挛?
- 本体感觉是否有明显的缺失?

如果否：考虑可调节的踝足矫形器并将踝关节保持在跖屈的位置，跟踪评估

如果是：考虑固定踝关节的踝足矫形器或者完全锁定的可调节矫形器(考虑使用船底鞋)

- 站立位时，跖屈肌肌力是否≤MMT4 级?
- 支撑相时，是否呈现膝屈曲并且踝背屈的状态?
- 支撑相时，是否有踝跖屈并且膝过伸的状态?

如果否：考虑带 PF 控制的可调节踝足矫形器，并跟踪评估

如果是：考虑带 PF 控制可调式关节踝关节，和有限的背屈，并继续评估

- 站立位时，背屈肌肌力是否≤4 级?

如果否：考虑带 PF 控制可调试关节踝关节，站立时有限的背屈移动，不需要背屈辅助

如果是：考虑带 PF 控制的可调节矫形器，限制背屈，摆动相辅助背屈

特别重要的是，使用矫形器的患者和照顾者需要积极参与决策的过程。为了做出明智的决定，需要矫形器的患者必须了解矫形器设计和部件所带来的优势和限制。必须了解矫形器的选择范围，此外还有药物/手术干预和其他可能影响其行走能力的康复干预措施。整个团队必须考虑到穿戴矫形器的患者想要完成什么，以及在易于穿脱方面、穿戴时间表、设备美观方面的喜好。以一个试验性矫形器开始，也许是预制或可调版本，这在矫形处方确定前非常有帮助，尤其是如果还不清楚是否最终能步行。当然，大多数因神经肌肉问题而损害步行能力的患者，常伴有一系列的损伤，可以从佩戴矫形器行走的经验中获益。有些患者也许会决定使用一整天的矫形器和适当的辅助设备来实现功能性步行，以此满足他们的移动性需求。另一些可能因为使用膝踝足矫形器或髋膝踝足矫形器步行产生能耗，所以选择使用轮椅作为主要的移动方式，而在进行心血管耐力训练时会使用矫形器。最后，还有一些会认为矫正干预不能满足他们的需求，并寻求其他途径来解决移动性和耐久性问题。

总结

本章回顾了中枢和外周神经系统的结构和功能，损害或疾病过程中可能发生的特定结构或系统损伤，张力和运动控制的异常影响患者的步行能力，并有可能继发肌肉骨骼损伤，以及随着时间发展，需要一些处方药物和手术选择能够控制高张性和矫正畸形。确定各种运动神经障碍患者在步态周期中最可能存在的困难，从而确定最能解决患者所面临障碍的矫形方案。本章为物理治疗检查和评估提供了坚实的基础。接下来，读者应关心物理治疗介入，治疗的重点应放在穿戴、使用和保养适配的矫形器。包括：①当新的助行器(矫形器和/或辅助器具)引入时，提高运动学习的方法；②在各种环境条件下使用设备(平面、障碍物、环境中移动)；③矫形器和辅助器具在舒适步态速度行走以外的功能活动中的应用。

案例 1　双下肢痉挛型脑瘫患儿

T. H. 4 岁早产儿，在妊娠 32 周出生，10 月龄诊断为双下肢痉挛型脑瘫。因为伸肌张力特别高，随着成长可能会限制她移动能力的发育，所以通过评估考虑可以注射 A 型肉毒杆菌来降低肌张力。现在她在接受学前教育，双下肢穿着限制跖屈的可调节踝足矫形器和后置式带轮助行器进行移动。在家更喜欢以四点爬的方式进行移动，可调节式踝足矫形器可背屈。由于髋和膝伸肌力量不足，她难以从半跪位转移至立位。肌肉耐力受损，导致蹲伏步态，特别是在一整天的活动后。当她试图跑步时，会经常跌倒。她在当地儿童医院的脑瘫诊所进行指导，团队担心她下肢的扭转畸形在发展，以及长期的高张性引起的踝关节跖屈挛缩和前足畸形。

问题思考

- 当 T. H. 在没有矫形器的情况下步行时，步态周期的哪个阶段功能或安全性受损?

- T. H. 的高张性以什么方式导致她地面移动和步行困难？
- T. H. 的肌肉性能差的何种表现导致她地面移动和行走困难？鉴于她的诊断为痉挛性双瘫，肌肉性能的损害最有可能是怎样的？
- T. H. 受损的姿势控制在什么方面导致她的运动/行走困难？鉴于她诊断为痉挛性双瘫，在姿势控制方面的损伤最有可能是什么？
- 在行走过程中是否存在影响她功能和安全性的原发或继发性肌肉骨骼损伤？她的年龄和未来生长是否有继发性损伤的风险？
- 鉴于她的一系列损害，T. H. 可能用来达到移动任务的补偿策略是什么？
- T. H. 预期或观察到的损害中哪些是可以治疗的？哪些是需要适应的？
- 什么矫形选项（设计、组件）可用于解决 T. H. 运动障碍和相关功能限制？其利弊是什么？
- 什么替代或同时进行的医学（外科/药理学）干预可能有助于改善 T. H. 的安全性和功能？
- 什么额外的康复干预可能有助于改善 T. H. 的功能和安全性？
- 随着 T. H. 的生长发育，你如何预期矫正需求的改变？
- 什么方法可以用于评估 T. H. 治疗效果，包括矫形器、治疗、药理学或外科手术？

案例2　痉挛型四肢瘫脑瘫患儿

J. T. 是一名 11 岁的男孩，痉挛性四肢瘫，正处于青春期前的快速发育阶段，他目前使用配有定制座位系统的电动轮椅，可以在学校和社区自己操作进行移动。最近，他在摸索转过拐角时差点从座椅上跌落。在家里，他有时候坐在椅子上，有时候在地板上滚动/爬行。J. T. 的妈妈说，由于上肢屈肌紧张，髋关节和膝关节挛缩，踝关节跖屈紧张，导致协助他移动进入家庭的运动型多用途车，和帮助他进行自我护理活动变得越来越困难。

此外，仰卧时，J. T. 的休息位置变得越来越明显的“风吹样改变”，右髋外旋过度和左髋内旋过度，导致骨盆倾斜。他每星期在学校进行数次物理治疗，以帮助他在课堂和校园内的功能活动，另外，门诊治疗重点是改善姿势控制和肌肉性能，他的治疗师都在担心其 ROM 受限逐步加重，以及随着生长发育，旋转畸形和髋关节功能障碍的风险也随之增加。门诊治疗师陪同 J. T. 和母亲在当地儿童医疗中心的脑瘫矫形诊所寻找功能性支具或动态矫形器或两者并用的可能性，以管理由于痉挛发展而发生的肌肉骨骼并发症，他们也有关于手术和药物干预的问题。

问题思考

- J. T. 的高张性在什么方面导致他行动/运动和其他功能活动困难？
- J. T. 受损的肌肉性能在什么方面对功能活动有困难？
- J. T. 的受损姿势控制在什么方面影响其运动/行走困难？鉴于痉挛性四肢瘫痪症状，他姿势控制受损最有可能表现是什么？
- 是否有任何原发或继发肌肉骨骼损伤影响 J. T. 在移动和转移任务中的功能和安全性？
- 鉴于他的障碍，J. T. 有可能用来完成在学校和家里的功能性任务的代偿性策略是什么？
- J. T. 预期或观察到的损害中哪些是可以治疗的？哪些是需要适应的？
- 什么矫形选项（设计、组件）可用于解决 J. T. 的损伤和相关功能限制？其利弊是什么？
- 鉴于骨盆倾斜，什么继发肌肉骨骼并发症需要在他成长过程中进行监测？这些问题如何通过座椅系统来解决？
- 什么替代或同时进行的医学（外科/药理学）干预可能有助于改善 J. T. 的安全性和功能？
- 什么额外的康复干预可能有助于改善 J. T. 的功能和安全性？
- 随着他的生长发育，你如何预期 J. T. 矫正需求的改变？
- 什么方法可以用于评估 J. T. 治疗效果，包括评估矫形器、治疗、药理学或外科手术？

案例3　去大脑强直型获得性脑损伤年轻人

P. G. 是一名 17 岁的女孩，3 周前在机动车辆事故中遭受严重的闭合性头部损伤，她本周初在当地康复医院脑外科入院治疗。目前 Rancho Los Amigos 认知功能 5 级（混淆和不适当），当 P. G. 试图随意运动时，表现出了明显的去皮质强直（右侧较左侧明显），肘、腕关节被动关节活动度明显受限，并有马蹄内翻足表现，这两者都限制了站立和有效推动轮椅的能力。坐位时，当试图向治疗师扔球时会跌倒。步态的特点是支撑相时大范围地使用伸肌推力，阻碍前进。参与以行动为导向的活动时，对干预的专注力和反应性很好。目前，她因肌张力过高正在口服巴氯芬(Lioresal)治疗。然而，她的治疗师担心挛缩继续发展，在康复过程中，康复医师、神经病学家和治疗师同意应该在她的方案中尝试系列石膏治疗，以促进康复。

问题思考

- 当 G. P. 试图行走时，步态周期的哪个阶段功能或安全性受损？
- G. P. 的高张性以什么方式影响她的运动/行走困难？
- G. P. 的肌肉性能损伤以什么方式影响其运动/行走困难？鉴于她获得性脑损伤的诊断，肌肉性能受损最有可能是什么？
- G. P. 的受损姿势控制在什么方面影响她运动/行走困难？鉴于她获得性脑损伤的诊断，她在运动控制方面的损伤最有可能是什么？
- 是否有任何原发或继发肌肉骨骼损伤影响她行动过程中的功能和安全？当她从头部受伤中恢复时，你认为可能会有什么样的发展？
- 鉴于她一系列的损害，G. P. 可能用来达成移动任务的代偿策略是什么？
- G. P. 预期或观察到的损害中哪些是可以治疗的？哪些是需要适应的？
- 什么矫形选项(设计、组件)可用于解决 G. P. 的损伤和相关功能限制？其利弊是什么？
- 什么替代或同时进行的医学(外科/药理学)干预可能有助于改善 G. P. 的安全性和功能？
- 什么额外的康复干预可能有助于改善 G. P. 的功能和安全性？
- 在接下来一年的恢复中，您如何预期 G. P. 矫正需求的改变？
- 什么方法可以用于评估 G. P. 治疗效果，包括矫形器、治疗、药理学或外科手术？

案例 4　2 个新发卒中个案

您在当地三级医院的短期康复病房工作。本周，有 2 名从 3 天前卒中/脑损伤中恢复的男性患者被收治入病房，为出院回家做准备。两者都表明，他们此时的主要目标是能够在家中进行功能性距离行走，能爬楼梯以方便进出房屋，并能进入二楼的卧室。您预计他们将接受强化康复服务 5～8 天，出院后随访家庭护理。

M. O.，73 岁，有高血压病史，轻度慢性阻塞性肺疾病，2 年前心肌梗死无合并症，已诊断为内囊左后支的腔隙性梗死。被动活动时，右上肢改良 Ashworth 3 级，右下肢为 2 级，当仰卧时，表现出屈膝困难，当他能开始移动时，踝、膝和髋以共同屈曲模式移动，无法分离肢体运动。要求其慢慢地将腿放在床上时，他"迸发出"完全的下肢协同模式。从坐位转到站立位时，需要口语和触觉提示，而且有些不对称，依靠其左侧肢体更多。一旦站直，可以将其重心转移到中线，并保持有效的直立姿势，但是当偏离中线到右侧时稳定性欠佳。若给予鼓励和帮助，可以向右侧移动身体，为左下肢的向前摆动做准备，他很高兴在平行杆内移动了几小步。在梗死之前，他是狂热的高尔夫球手，并喜欢打保龄球。他害怕将永远无法恢复这些活动。

E. B.，64 岁，一名最近退休的汽车修理工，有 8 年的糖尿病病史，以前由饮食和口服药物来控制血糖。但自从卒中后需要胰岛素治疗。MRI 显示大脑中动脉右后叶分支可能闭塞，顶叶缺血和炎症。由于 E. B. 一直害怕就医，症状开始时抵制寻求医疗护理，所以偏瘫发生后 12 个小时才到达急诊室。目前，左上肢表现为沉重、低张性、轻度水肿。

他非常不关心有卒中的事实，并告诉你当他回到熟悉的环境时，应该能够很好地活动。体格检查时，表现出同侧偏盲症，特别是左下角的视野，以及其左肢的运动感觉受损。你观察到当他用右腿推进时，没有意识到上肢从轮椅的托盘桌上滑落，也没有意识到他的手指被缠绕在车轮的轮辐上；在协助站立在平行杆内时，他似乎没有准确地意识到其直立姿势，需要适度的援助以防止倒落在左侧；当被要求尝试向前走几步时，即使在提示考虑左下肢的位置和活动的时候，他也会反复推进右下肢。

问题思考

- 这两位患者在什么方面有相似或不同的卒中相关障碍？你如何解释存在的差异？
- 当这两位男性患者都试图行走时，步态周期的哪个阶段功能或安全性受到损害？

- 两位男性患者的异常张力以什么方式影响他的运动/行走困难？
- 每位男性患者的受损肌肉性能在哪些方面会对运动/行走造成困扰？鉴于他的病因和卒中的位置，每个人肌肉性能最有可能的损伤是什么？
- 每位男性患者受损的姿势控制在什么方面导致他的运动/行动困难？考虑到卒中的病因和位置，每个人的姿势控制损害最大可能的维度是多少？
- 是否有任何原发或继发肌肉骨骼障碍影响每个人在行动中的功能和安全性？每个人的年龄和伴随的医疗条件如何影响他发展继发性损伤的风险？
- 鉴于每位男性患者的一系列损害，他们可能用来达成移动任务的补偿策略各是什么？
- 两位男性患者分别预期或观察到的损害中哪些是可以治疗的？哪些是需要适应的？
- 每位男性患者的运动障碍和相关的功能限制都有哪些矫正方案？其利弊是什么？
- 什么替代或同时进行的医学(外科/药理学)干预可能有助于提高每个人的安全性和功能？
- 什么额外的康复干预可能有助于改善 M. O. 和 E. B. 的功能和安全性？
- 您如何预期随着中枢神经系统损伤的恢复，患者矫形器需求的改变？
- 什么方法可以用于评估每个人的治疗效果，包括矫形器、治疗、药理学或外科手术？

案例 5　不完全性脊髓损伤的年轻人

Z. C. 一名 23 岁的男子，3 周前在一场当地滑雪胜地的单板 U 型场地滑雪比赛期间的杂技特技失控，导致了不完全的 C7 脊髓损伤。在现场稳定后，迅速空运到当地的脊髓损伤/创伤中心，损伤后 1.5 小时内使用甲泼尼龙，损伤后第二天通过融合术(C5 至 T1)修复颈椎骨折，他现在佩戴迈阿密 J 颈部矫形器。5 天前入住康复中心，没有表现出双侧肱三头肌的活动，但是报告 C7 和 C8 支配节段皮肤感觉迟钝，可以指出左侧示指，知道在空间中的下肢位置，并且可以以 2+/5 级的肌力活动趾屈肌和伸肌，跖屈肌，膝伸肌，髋部屈肌和外展肌。双侧跟腱的深反射增强，而下肢的近端反射减弱，双侧 Babinski 征阳性。肱二头肌和腕伸肌腱反射最初减弱，现在维持 2+ 水平；三头肌反射最初减弱，现在相当亢进。他需要 1 级的辅助从仰卧转移到坐位，可以保持静态坐位姿势，当进行前后或左右重心转移时，表现稳定极限内移动受限，他需要 1 度的辅助从轮椅坐位到平衡双杠内的站立位。他决心预计在 3 周多的康复之后，能出院“走出”机构。

问题思考

- 鉴于 Z. C. 的脊髓损伤恢复的历史和现状，关于他的功能表现和行动能力的预期是什么？
- 当 Z. C. 尝试行走时，步态周期的哪些阶段功能或安全性可能会受到影响？
- Z. C. 的异常张力以什么方式影响他的运动/行走困难？哪些策略对于记录/评估他的异常张力的严重程度和类型是有效的？
- Z. C. 受损的肌肉性能在哪些方面会对运动/行走造成困扰？鉴于患者的病因和损伤程度，肌肉性能的损伤最有可能是什么？
- Z. C. 受损的姿势控制在什么方面导致他的运动/行动困难？鉴于病因和损伤程度，Z. C. 在姿势控制中的损伤最有可能的维度是什么？
- 是否有任何原发或继发肌肉骨骼损伤可能影响 Z. C. 在行走过程中的功能和安全性？Z. C. 的年龄和伴随的医疗条件如何影响他发展继发性损伤的风险？
- 鉴于 Z. C. 的一系列损伤，他有可能采用什么补偿策略来完成移动的任务？
- Z. C. 被预期或观察到的损害中哪些是可以治疗的？哪些是需要适应的？
- 什么矫形选项(设计、组件)可用于解决 Z. C. 的运动困难和相关功能限制？其利弊是什么？
- 什么替代或同时进行的医学(外科/药理学)干预可能有助于改善 Z. C. 的安全性和功能？
- 什么额外的康复干预可能有助于提高 Z. C. 的功能和安全性？
- 您如何预期 Z. C. 的矫正需求可能会因脊髓损伤恢复而改变？
- 什么方法可以用于评估 Z. C. 治疗效果，包括矫形器、治疗、药理学或外科手术？

第11章 膝关节矫形器

Orthoses for Knee Dysfunction

Anthony E. "Toby" Kinney, Ellen Wetherbee

学习目标

1. 描述胫股关节(tibiofemoral joint)和髌股关节(patellofemoral joint)的正常解剖结构及生物力学功能(运动学和动力学)。
2. 重视膝关节的解剖结构在提供关节内稳定性的作用。
3. 阐述膝关节损伤最常见的机制,同时了解膝关节和下肢力学的病理改变对生物力学的影响。
4. 描述膝关节矫形器(knee orthoses)的各种分类系统。
5. 比较和对比康复类、功能类和预防类膝关节矫形器的康复目的、适应证和局限性。
6. 确定控制膝关节运动的力矢量来设计各种膝关节矫形器。
7. 熟悉目前的研究证据,这些证据将寻求支具干预的依据,从而推动临床决策。
8. 利用各种膝关节矫形器的疗效证据来选择对膝关节损伤最合适的策略。
9. 提供利用支具来干预膝关节损伤的临床依据。

膝关节支具已用来作为膝关节保护与稳定的一种常见干预方法,以减少疼痛,并改善其功能和娱乐活动(图11-1)。任何人去药房或药店购买类似于氯丁橡胶套筒的护膝,已成为司空见惯的事(图11-2)。然而,有关它在提供关节稳定性和最优髌股关节轨迹的有效性方面一直存在争议。

1984年,美国矫形外科医师协会(American Academy of Orthopaedic Surgeons)开发的分类系统,通过预期功能来归类膝关节矫形器:预防性、康复性和功能性膝关节支具。目前,髌股关节支具和减负荷膝关节支具是另外的分类类别。减负荷支具在仅仅是功能性骨关节炎(osteoarthritis, OA)支具这一论点上存在争议。预防性膝关节矫形器(prophylatic knee orthoes)的设计是为了那些从事"高危"活动的人,特别是有膝关节功能不全病史的患者,减少膝关节损伤的风险。康复性膝关节矫形器(rehabilitive knee orthoes)用于保护受损或手术修复后的膝关节,直到组织完全愈合。当韧带无法在日常活动中提供生物力学稳定性时,功能性膝关节矫形器(functional knee orthoses, FKOs)将提供帮助。髌股关节膝关节支具(patellofemoral knee braces)旨在优化髌骨(patella)的轨迹和减少膝关节前部的疼痛。减负荷

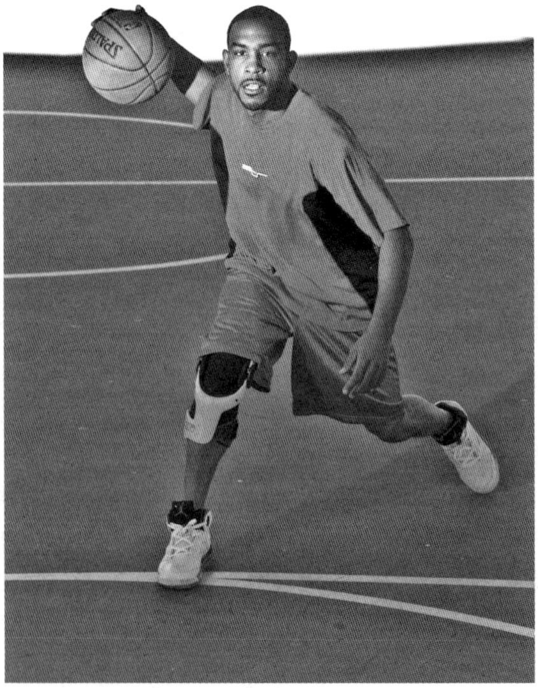

图11-1 篮球运动员在活动中使用膝关节矫形器的示例(经允许引自 Hanger Orthopedic Group, Inc., Jacksonville Beach FL)。

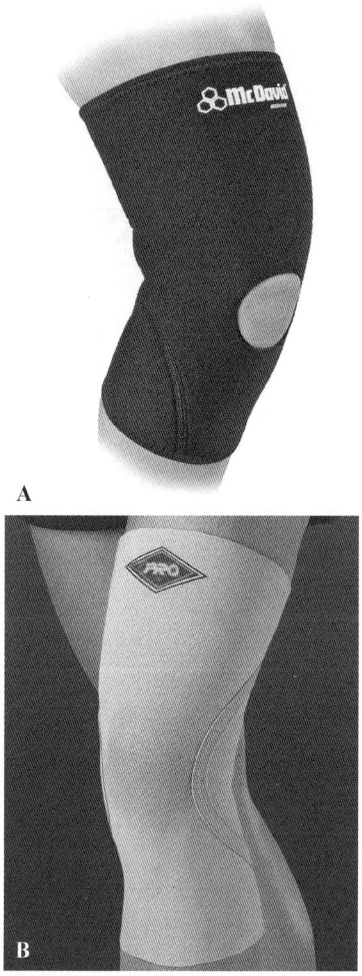

图 11－2　用于膝关节疼痛和保护的氯丁橡胶套管。A. ＃402 膝关节支持，迈克达威从髌骨处打开；B. PRO Orthopedic ＃100 Deluxe 膝关节支持套（A 经允许引自 McDavid Inc.，Woodridge，IL；B 经允许引自 PRO Orthopedic Devices Inc.，Tucson，AZ.）。

膝关节支具（unloader knee braces）是为了减少胫股关节的压力，并且减少膝关节炎的疼痛。此功能分类系统持续帮助那些对膝关节功能障碍患者提供卫生保健的医护人员。

在临床决策过程中，临床医师必须使用以患者为中心的方法，同时结合最好的科学研究和临床经验。患者的目标、功能、偏好和损伤应该是决定使用膝关节矫形器类型的因素。例如，一位有前交叉韧带（anterior cruciate ligament，ACL）损伤的患者与内侧膝关节骨关节炎的患者将使用不同的支具。在任何情况下，重要的是要了解膝关节的解剖和生物力学机制，以及为患者提供膝关节矫形器后会产生的膝关节功能障碍。

为了能够帮助患者选择合适的膝关节矫形器，临床医师需要掌握正常的膝关节结构和功能。本章回顾了膝关节和髌股关节的解剖结构和生物力学稳定性，以及胫股关节和髌股关节的生理学和被动运动。讨论了膝关节病理学对膝关节生物力学的影响，并对设计、预设功能目标和定制的膝关节矫形器进行检查。还讨论了在常见膝关节损伤和功能障碍治疗中膝关节矫形器的适应证。最后，本章通过讨论推断出临床决策策略，用于为活动期患者和膝关节韧带不稳定的运动员选择合适的膝关节矫形器。

膝关节解剖学

胫股关节和髌股关节组成了膝关节复合体。掌握每个独立关节的解剖和生物力学对于了解发生在膝关节复合体病变的潜在应力和膝关节病理改变是非常关键的。

胫股关节

膝关节是一个在股骨内外侧髁和胫骨内外侧平台之间的铰链关节（图 11－3）。由于髁的形状和不对称性，膝关节屈/伸运动的瞬时轴通过运动弧改变。当膝关节由伸展至屈曲时，瞬时中心向后移动。进行开链运动（非负重运动）时，胫骨围绕股骨髁旋转。进行闭链运动（负重运动）时，由于较长的股骨内侧髁在胫骨关节面内侧旋转，在伸展的终末出现解剖型锁定机制。因此，如果瞬时中心发生改变，则最佳的关节力学会产生变化，从而导致膝关节压力异常。内收的股骨相对于竖直的胫骨之间的对线，容易在许多负重活动中产生外翻应力。膝关节囊依靠富含胶原蛋白的内外侧韧带加固。内外侧半月板位于胫骨平台。

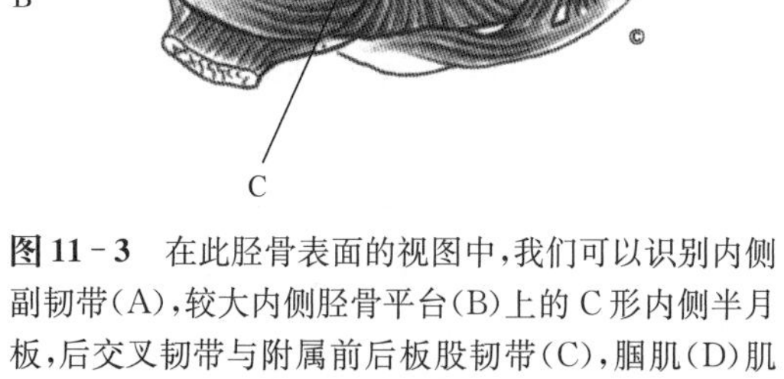

图 11－3　在此胫骨表面的视图中，我们可以识别内侧副韧带（A），较大内侧胫骨平台（B）上的 C 形内侧半月板，后交叉韧带与附属前后板股韧带（C），腘肌（D）肌腱，较小的外侧胫骨平台（E）上的圆形外侧半月板，前交叉韧带向外侧股骨髁（F）的内侧弯曲，横韧带（G）（经允许引自 Greenfield BH. Rehabilitation of the Knee：A Problem Solving Approach. Philadelphia：FA Davis；1993）。

它们是纤维软骨,近似环形圆盘样,弹性附着于胫骨平台的边缘(图 11-3)。半月板增加了胫骨关节面的凹陷,提高了与股骨髁的结合,以此促进在步态和其他负重活动中膝关节的正常滑动,同时能分散负重。半月板在膝关节的营养和关节面的润滑方面也起着重要的作用。

胫股关节的稳定是由韧带组合提供的。内侧(胫骨)副韧带和外侧(腓骨)副韧带为外韧带。侧副韧带减轻作用于膝关节的内外翻力量。此外,胫骨关节的两条固定韧带,即前交叉韧带和后交叉韧带,抑制了胫骨相对于股骨的平移力。膝关节在正常运动范围的特定位置,所附着的位置使每条韧带最高效。此外,股四头肌收缩和膝屈肌群产生的收缩力,有助于膝关节的稳定。髋部和小腿的肌肉分别对股骨和胫骨的力学产生影响,从而影响膝关节运动。

内侧副韧带

内侧(胫骨)副韧带(medial collateral ligament, MCL)是一种结实的扁平膜带,覆盖在内侧关节囊中部(图 11-4)。当膝关节从稍微屈曲至充分伸展时,它最有效地对抗外翻压力。它大约 8～10 cm 长,起始于股骨内上髁,附着于胫骨平台内侧面。内侧副韧带可分为一组后斜纤维和一组前平行纤维。

板胫韧带,也称后斜韧带(posterior obique ligament),走行至内侧副韧带深处,起自股骨,至内侧半月板边缘并向胫骨延伸。这些纤维连接胫骨内侧半月板,并帮助形成膝关节内侧半膜肌角。此外,内侧髌韧带的纤维也起到加强作用。

外侧副韧带和髂胫束

外侧(腓骨)副韧带(lateral collateral ligament, LCL)对抗胫骨的内翻压力和横向旋转,当膝关节稍弯曲时最有效。外侧副韧带起自股骨外侧髁(股骨外结节的后部)止于腓骨头近端的外侧(图 11-4)。腘肌肌腱、关节外血管和神经从韧带下穿过。

另一个作用于膝关节复合体的外侧结构是髂胫束(iliotibial band, ITB)。髂胫束位于外侧副韧带稍前的位置,在所有的膝关节运动范围内处于紧绷状态。虽然髂胫束的位置可使其如同外侧副韧带一样,稳定抗内翻力,但它也似乎协助前交叉韧带阻止膝伸展时的胫骨后移。

前交叉韧带

前交叉韧带(anterior cruciate ligament, ACL)在膝关节关节面之间成斜角,防止当膝关节伸展时胫骨前移和过度内旋(图 11-5)。前交叉韧带附着于胫骨

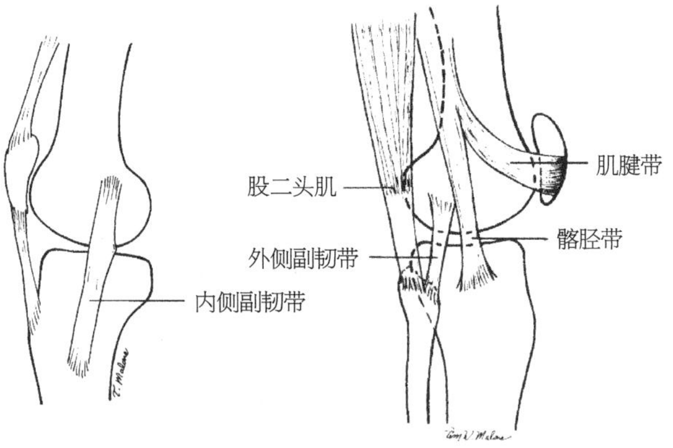

图 11-4 A. 右侧膝关节的内侧视图显示为右膝提供内侧支持的结构;B. 右膝关节的外侧视图显示给膝关节提供外侧支持的结构(经允许引自 Levangie, PK, Norkin CC. The knee complex. In Joint Structure and Function: A Comprehensive Analysis, 3rd ed. Philadelphia: FA DAVIS; 2001)。

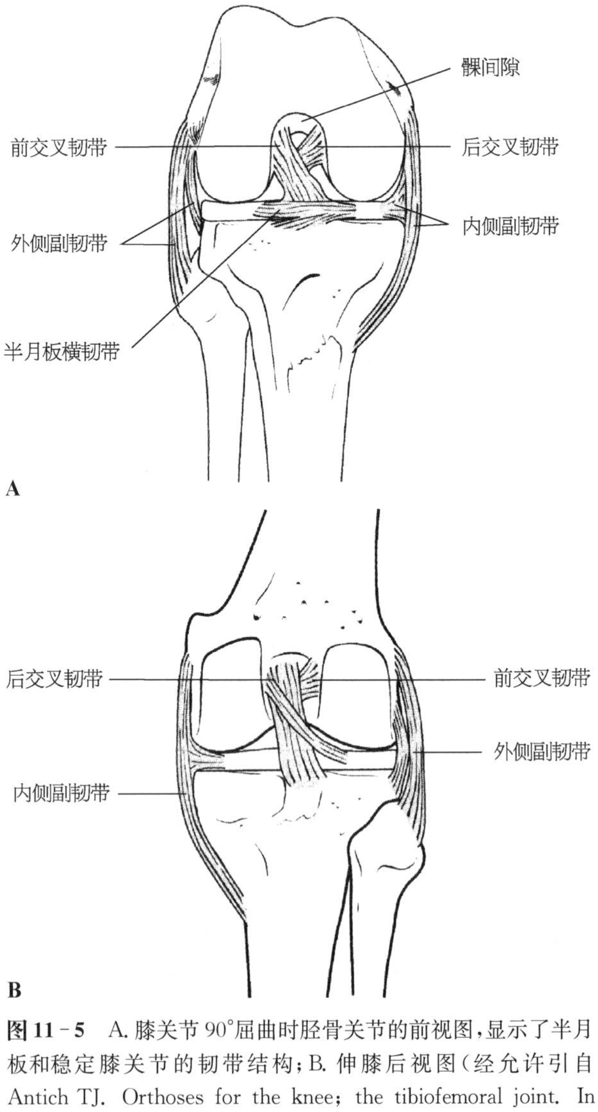

图 11-5 A. 膝关节 90°屈曲时胫骨关节的前视图,显示了半月板和稳定膝关节的韧带结构;B. 伸膝后视图(经允许引自 Antich TJ. Orthoses for the knee; the tibiofemoral joint. In Nawoczenski DA, Epler ME [eds], Orthotics in Functional Rehabilitation of the Lower Limb. Philadelphia: Saunders, 1997. p.59)。

前窝，侧行于胫骨前嵴，止于股骨外侧髁的内侧面窝。它在胫骨附着点比起股骨附着点更宽更坚固。有些学者将宽大而扁平的前交叉韧带分成两个或三个不同的束。韧带的前内侧束(起于胫骨前内侧止于股骨近端附着处)屈曲时最紧张，伸展时相对松弛。后外侧束(PLB)(始于胫骨后外侧附着处)伸展时最紧张，屈曲时相对松弛。前内侧束和后交叉韧带之间的中间过渡纤维束在膝关节运动中期时趋向紧张。这种纤维的排列确保了前交叉韧带在整个膝关节运动中的张力。当膝关节屈曲，股骨相对于胫骨内旋时，或当足在负重活动固定在地上时，前交叉韧带最容易受到损伤。

后交叉韧带

后交叉韧带(posterior cruciate ligament，PCL)抑制胫骨对于股骨面的后移位，尤其是当膝关节向完全伸展的方向活动时。它比前交叉韧带短且倾斜度小；它是膝关节最强壮最有抵抗力的韧带。后交叉韧带起于胫骨后关节面轻度凹陷处，止于股骨内侧髁后外侧(图 11－3，图 11－5)。如同前交叉韧带，后交叉韧带分为前束和后束。较大的前内侧束在膝屈曲至 80°～90°之间最紧张，伸展时则相对松弛。较小的后外侧束稍斜穿过关节，当膝关节伸展时变紧张。后交叉韧带在膝关节的锁定机制中起作用，因为韧带张力使胫骨在膝关伸展终末端时，使胫骨相对于股骨向外侧旋转。当膝关节内翻或外翻时，后交叉韧带也能协助副韧带。

同内侧副韧带并行的纤维是板股韧带，它位于外侧半月板后角和股骨内侧髁外侧表面之间。板股韧带有时描述为第三交叉韧带。板股前韧带(Humphry韧带)起于后交叉韧带内侧前表面，可达到其表面 1/3 直径处。板股后韧带(Wrisberg 韧带)位于后交叉韧带后部，可能到达其一半直径处。当承重的膝关节屈曲时，板股韧带将外侧半月板向前拉，以此维持股骨外侧髁尽可能多的关节协调一致性。

膝关节后外侧角

由于膝关节后外侧角(posterolateral corner of knee)的解剖结构，使得外侧半月板比内侧半月板更具有可移动性。弓状复合体和后外侧角起于腓骨茎突，在股骨和胫骨的后部并入后斜韧带。弓状韧带牢固地附着在腘肌及其肌腱。腘肌肌腱将深部关节囊与外侧半月板边缘分开。

髌股关节

髌骨(patella)(包埋于股四头肌肌腱的籽骨)是膝关节伸肌结构的主要部分。髌骨起着解剖滑轮的作用，增加股四头肌收缩引起的伸膝力矩可高达50%。它还对股四头肌对髌韧带产生的力进行引导，保护更深层的膝关节解剖结构，同时保护股四头肌腱免受摩擦力，并增加伸肌结构所能承受的压缩力。

虽然髌骨的前表面为凸面，但其后表面有三个不同的解剖区域：外侧面、内侧面、不规则面。外侧面和内侧面由垂直的脊隔开。不规则面在膝关节伸展的末期与内侧髁贴合(图 11－6)。髌骨后表面除外远端顶点(其粗糙表面附着髌腱)，均覆盖着透明关节软骨。当膝关节屈曲时，髌骨和股骨滑车沟之间的压力大幅度增加。屈膝时，髌骨在复杂但一致的三维模式中活动，屈/伸旋转、内/外侧旋转、内/外侧倾斜(也称为摇摆)和相对于股骨内/外侧移位。这些运动在 X、Y、Z 轴上都产生了生物力学作用。

髌骨稳定性来自髌股关节的静态结构特征和动态(肌肉)控制。髌骨解剖结构、髁间沟深度、突出和较长的股骨外侧髁决定了静态稳定性。由髁部的倾斜边缘构成的滑车沟角通常在 114°～120°，然而它会

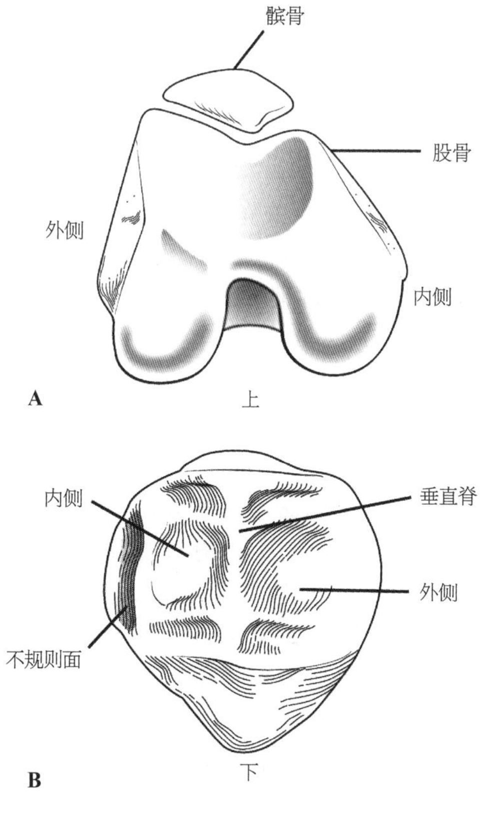

图 11－6　A. 髌骨在股骨远端髁间沟的正常位置；B. 髌骨内侧面的 3 个面和垂直嵴[经允许引自 Belyea BC. Orthoses for the knee：The patellofemoral joint. In Nawoczenski DA，Epler ME (eds)，Orthotics in Functional Rehabilitation of the Lower Limb. Philadelphia：Saunders，1997. pp. 32－33]。

表 11－1 髌骨类型分类，从稳定到不稳定

髌骨类型	描　述
Ⅰ	同样大小的内、外侧面，均略微呈凹面
Ⅱ	小内侧面，两面都略呈凹面
Ⅱ/Ⅲ	小的，平的内侧面
Ⅲ	小的，略微凹的内侧面
Ⅳ	非常小，伴有中间嵴的陡峭倾斜的内侧面
Ⅴ(Jagerhut)	无内侧面，无中间嵴

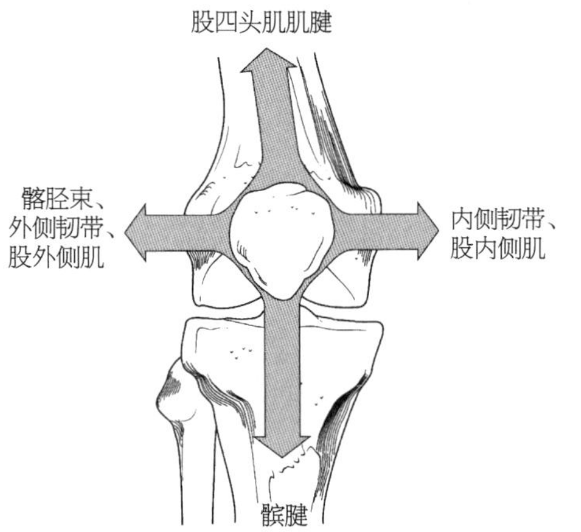

图 11－7 作用于髌骨的结构示意图(经允许引自 Neumann DA. Kinesiology of the Musculoskeletal System: Foundations for Rehabilitation, 2nd ed. St. Louis: Mosby Elsevier, 2010)。

因人而异。Wiberg 根据关节面的大小和形状将髌股关节分为 6 个类型(表 11－1)。髌骨滑车的深度和平面模式是髌骨稳定性的重要方面。

髌股关节的动态稳定性主要来自股四头肌的活动和髌韧带的拉伸性能(图 11－7)。股四头肌的四个组成部分共同作用使髌骨沿着股骨轴向上倾斜，髌骨韧带沿着小腿的解剖轴几乎笔直地向下锚定。胫骨结节通常位于股骨 Y 轴外侧至少 6°。

由于髌股关节的结构和肌肉/韧带作用于髌骨的力是复杂的，髌骨动力学涉及的不仅仅是在膝关节屈曲和伸展时简单的头尾定位。Van Kampen 和 Huiskes 将髌骨的三维运动描述为屈曲旋转、内侧旋转、摆动倾斜和侧移。所有这些髌骨运动(除了屈曲)都会被胫骨旋转和作用于髌骨肌肉的动态稳定所影响。

膝关节运动的生物力学

虽然全面介绍膝关节运动的生物力学超出了本书内容范围，但为了了解膝关节矫形器作为病理干预手法的使用，掌握膝关节生物力学基础是十分重要的。评估和处理膝关节损伤需要深入了解膝关节生物力学特性。膝关节运动学(kinematics)描述其运动的类型、位置、大小和方向。膝关节动力学描述作用于膝并引起运动的力。动力分为作用于身体的外力(如重力)，身体产生的内部力(如摩擦力、软组织结构的抗张强度、肌肉收缩力)。

通过将运动分为生理运动和附属运动，能更好地理解胫股关节运动。生理运动能够有意识地控制，通常是由肌肉自主收缩完成。骨运动学(骨的运动)和关节运动学(关节面运动)是生理运动的例子。附属运动不受意识控制且不能自主产生。在关节检查时由被动运动引起的关节活动即附属运动。附属运动的强度和类型可能取决于关节的特性和其周围组织的性质。胫股关节的关节运动学根据下肢是否处于承重或负重位置而有所不同。例如，随着胫股伸展，胫骨相对于股骨朝前方移动；随着股骨相对于胫骨伸展，股骨髁由前至后滑动，并伴由后向前滚动。

胫股关节的一个重要附属组成运动是其锁扣结构(screco home)或锁定机制。在膝关节伸展的终末，胫骨在股骨内侧髁的大关节面周围继续旋转。这种运动不能通过意志去阻止或者改变；完全由关节面结构决定。当膝关节屈曲大于或等于 90°时，无论如何，有意识激活的肌肉可以产生生理性的(骨运动学)胫骨外侧或内侧相对于股骨的旋转。

胫股关节可能出现三种骨运动。膝关节屈/伸是以额状面(x 轴)为轴的矢状面运动。胫骨对于股骨的内/外旋(反之亦然)以纵向(y 轴)为轴的横截面运动。外展和内收是以水平(z 轴)为轴的额状面运动。胫股关节的关节面运动包括滚动、滑动和滑移(图 11－8)。需要注意的是，滚动-滑动比率在胫股关节运动中并不是一个恒定值：屈曲初期大约为 1∶2，屈曲末期则变为近 1∶4。滚动和滑动主要发生在股骨髁后部。在屈曲的前 15°～20°，股骨髁真正的滚动运动发生在胫骨平台。随着屈曲幅度的增加，股骨开始在胫骨上向后滑动。随着屈曲的增加，滑动变得更为显著。

从运动学的角度，前交叉韧带和后交叉韧带作为一个真正的齿轮机制来控制胫股关节的滚动-滑动运动。随着任一或全部交叉韧带的断裂，齿轮机制则失效，而且关节运动会改变。膝关节的前交叉韧带存在缺陷时，股骨能够滚动至胫骨平台的后半部，从而增加了内侧半月板或外侧半月板后角损伤或撕裂的可能性。

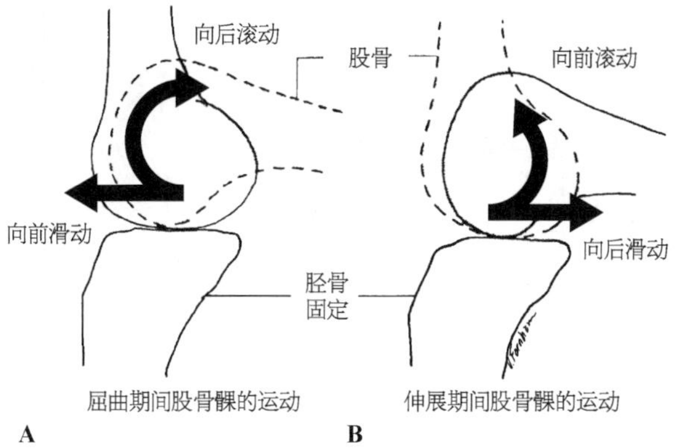

图 11-8 固定胫骨上的股骨运动图解。A. 当膝关节屈曲时，股骨髁向后滚动（弯箭头），同时向前滑移（直箭头）；B. 当膝关节伸展时，股骨髁向前滚动（弯箭头），同时向后滑动（直箭头）[经允许引自 Hartigan E, Lewek M, Snyder-Mackler L. The knee. In Levangie PK, Norkin CC (eds), Joint Structure and Function: A Comprehensive Analysis, 5th ed. Philadelphia: Davis, 2011. p.355]。

因为膝关节同时有铰链关节和滑动关节的特点，每个运动平面（矢状面、额/冠状面、横截面）可以发生两种类型的运动，即平移和旋转。因此，膝关节运动具有六个自由度。膝关节的三个平移（translatory motion）包括 5～10 mm 的前后平移，1～2 mm 的内外侧平移，2～5 mm 的压缩—牵引运动。三种旋转运动分别发生于屈/伸、内翻/外翻，以及内旋/外旋。矫形器的铰链设计对于控制这些运动的帮助将会在本章节之后进行讨论。不符合 A/P 转换（或旋后）和关节旋转的单、双或多铰链矫形器会产生不利的力学效果。

膝关节矫形器

如前讨论，膝关节矫形器有许多不同的分类。表 11-2 中列举了医疗专业人员可商购的不同膝关节矫形器样品。临床人员需要注意支具名字可能发生改变。有些矫形器设计是用在诸如韧带或半月板损伤或撕裂修复术后急性期的愈合期间固定膝关节的，然而其他的膝关节矫形器是为了提高膝关节生物力学功效和/或防止受伤。康复类矫形器的设计是为了保护膝关节，并且在康复阶段进行性地提高主动关节活动度。功能类膝关节矫形器在康复完成后提供附加保护，可以使患者恢复正常的活动状态。预防类膝关节矫形器是为了预防在比赛中有受伤风险的运动员发生损伤（或者至少能够减少受伤的程度）。髌股膝关节支具可以提高在膝关节运动中对髌骨的跟踪，而减负荷膝关节支具减弱了施加在胫股关节内/外翻的力。当尝试设计膝关节矫形器时，使它能在多维平面提供支持、保护以及稳定膝关节，还能具备和自身生理运动相同的功效，由于膝关节的复杂性（屈/伸的多中心轴旋转运动、不同的内外侧结构、肌肉和韧带连接附着点的排列），使膝关节矫形器的设计充满了挑战。

康复类膝关节矫形器

对于那些在软骨、韧带或骨损伤修复术后需要谨慎控制膝关节运动，以及需要减少在愈合组织上过多承重的患者，适用术后和早期康复的矫形器（图 11-9，图 11-10）。虽然在市场上有许多康复类膝关节矫形器，但有效的矫形器应该具有一些重要的特质。矫形器必须能进行调节，可以适应因水肿或萎缩而改变的四肢围长。它必须在站立位和坐位都能够保持肢体在一个理想的功能位置。必须是舒适的、方便穿戴和脱卸、耐用并且经济适用。许多医师要求膝关节装置是可调节的，当组织愈合以及患者情况改善时，能够逐步增加主动活动度。同时也能严格地控制活动度以改善韧带的强度。同时，也能使与屈曲挛缩畸形相关的髁间切迹处瘢痕形成的风险最小化。

功能类膝关节矫形器

膝关节矫形器作为功能性支具使用，与运动医学共同发展于 20 世纪 70 年代早期。在 1970 年前，对于有功能性不稳定膝关节的受伤运动员而言，为神经肌肉障碍患者设计的矫形器满足了他们的需求。但是，这种适应类矫形器非常笨重，并且严重影响了运动员的表现。为了帮助专业运动员能够迅速并安全地返回赛场，运动医学团队开发了交互矫形器治疗的方法来处理不稳定的膝关节。功能类膝关节矫形器的发展替代了手术（手术常常需要迫使运动员退出比赛相当长的时间），而更受到运动员的欢迎。

第一种功能类膝关节矫形器是 Lenox Hill 旋转矫正膝关节支具，这种支具是由 Lenox Hill 医院的 Nicholas 和 Castiglia 在 1970 年发明的，为了保护橄榄球四分位 Joe Namath 长期不稳定的膝关节。Lenox Hill 矫形器的设计直到 20 世纪 70 年代后期才在商业上使用。原始矫形器具有保持内侧和外侧的支条，单轴膝关节带有内侧支点垫，一个较宽的有弹性的大腿和小腿腿箍/带子用来保持矫形器在固定的位置，和一组旋转矫正带来控制胫骨相对于股骨的运动。其目的是控制内外两侧的不稳定，旋转的不稳定，以及多韧带损伤。Lenox Hill 矫形器的后续版本具有标准、轻便、超轻不同版本，并有双开扣选择用来

表 11－2 膝关节矫形器的几种制造商和类别

制造商	康复类膝关节矫形器	功能类 ACL/PCL	功能类骨关节炎	预防类	髌股类
Bauerfeind USA Kennesaw，Ga. (800) 423－3405 www. bauerfeindusa. com		Softech Genu Secutech Genu	Softtech OA		Genutrain P3
Bledsoe by Medical Technology Grand Prairie，Texas (888)253－3763 www. bledsoebrace. com	Extender Plus Leverlock Revolution 3	Ultimate Dynamic U^2CI Kneecage Forcelite	Thruster RLF Aligner ESE		20. 50 Patella-femoral
Brace International Atlanta，Ga. (800)545－1161 www. braceint. com					FLUK Infrapatellar Strap
Cropper Medical，Inc. /Bio Skin Ashland， Ore. (800)541－2455 www. bioskin. com	Gladiator Sport			Standard Knee Skin	Q Lok Patella Stabilizer Q Baby
dj Orthopedics，Inc. Vista，Calif. (800)336－6569 www. djortho. com	IROM Telescoping IROM Bilateral with Shells	Defiance Ⅲ Armor Legend 4titude	OA Defiance OA Full Force OA Assist	Protective-Knee Guard Playmaker	TruPull Wraparound H-Buttress
Generation Ⅱ USA，Inc. /Ossur Bothell，Wash. (800)462－7252 www. gen2. com		Generation Ⅱ 3DX Matrix Extreme Select GⅡ Trainers	Unloader Select Unloader Adj Unloader Spirit Unloader Bi-Com		Patellar Stabilizer PS1
Innovation Sports，Inc. Irvine，Calif. (800)222－4284 www. isports. com	Sentry Knee MD Quicklock Option	CTi Edge C180 XCI Aspire CTi^2	CTi^2 OA		Powerflex Donut Stabilizer Lateral J Stabiliz
McDavid Sports/Medical Products Woodridge，Ill. (800)237－8254 www. mcdavidusa. com				428R McDavid Level 3 Knee Brace with Polycentric Hinges	419R McDavid Level 2 Knee Support

（续表）

制造商	康复类膝关节矫形器	功能类 ACL/PCL	功能类骨关节炎	预防类	髌股类
Pro Orthopedic Devices，Inc Tuscon，Ariz. (800)523－5611 www. proorthopedic. com	PRO 190 Hinged Stabilizing Knee Brace				PRO 105 Spiral Knee Support Sleeve Patellar Strap PRO 135
Townsend Design Bakersfield，Calif. (800)700－2722 www. townsenddesign. com	ROM-SS EZ-Pads	Premier Series Rebel Series Sports Series	RelieverOne		

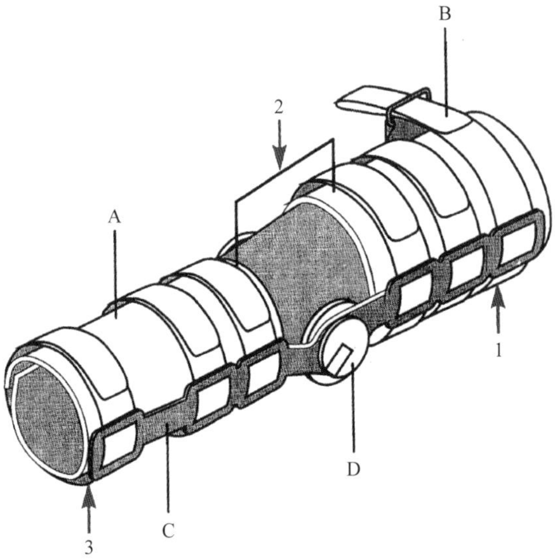

图 11-9　大多数市售的康复类膝关节矫形器组件包括可以包绕小腿和大腿(A)开孔的泡沫表面，可以闭合的非弹性可调节的魔术贴带(B)；轻质金属，复合材料或塑料侧杆(C)；可以锁定或调整以进行或限制在治疗性运动范围内运动的单轴或多中心铰链(D)。此类矫形器的作用力系统在近侧大腿后部(1)和远端小腿后部(3)处施加一对向前的力，抵抗施加在髌骨两侧或之上的向后的力(2)。外翻和外翻的力由侧杆抵消[经允许引自 Trautman P. Lower limb orthoses. In Redford JB, Basma jian JV, Trautman P (eds), Orthotics: Clinical Practice and Rehabilitation Technology. New York: Churchill Livingstone, 1995. pp. 195: 230]。

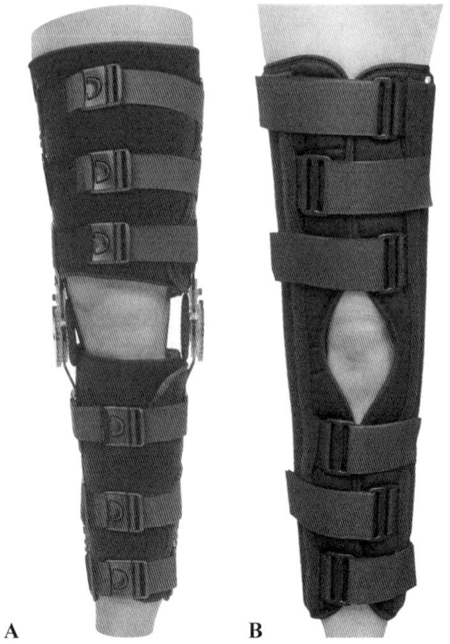

图 11-10　A. Townsend 全壳垫膝关节支具通常用于膝关节术后；B. Dssür 2 膝关节固定器(A 经允许引自 Townsend Design, Bakersfield, CA. B 经允许引自 Ossür Americas, Foothills Ranch, CA.)。

调整关节活动度和保护性的内袖和袖套(图 11-11)。

原版设计有了很大的改进：当今运动医疗市场已有 30 多种功能性支具(见表 11-2 举例说明)，大多是基于用碳复合材料或者钛合金制造的超轻硬表壳。许多会使用可调节的弹性带或者使用粘扣带来固定 4 点稳定力，并维持矫形器在肢体上的位置。其中一些会带有多中心膝关节装置；而另一些可有不同程度的屈曲控制或者协助伸展。市场上可购买到的功能类膝关节矫形器的基本设计和组件在图 11-12 中展示。

根据 DeCoster 和 Vailas 对骨外科专业医师进行的调查，87%的外科医师会让前交叉韧带重建术后的患者使用支具。另外，DeCoster 和 Vailas 发现，与前交叉韧带重建术后的患者相比，外科医师常常会把“现货供应”的支具给前交叉韧带功能不全的患者使用。

不幸的是，对于功能类膝关节矫形器功效的系统化评估没能跟上新设计的发展步伐；只有少量的临床和实验科学研究定义使用这些功能性支具的适应证、作用或者使用结果。

功能类膝关节矫形器和性能

目前已有的文献通过两种主要方法来比较穿戴支具和无支具的效能：①最大效能测试，被测试对象在最大的强度下执行，并使用标准规范测试来检测整体性能，如单足跳跃的距离，或者测试跑一段特定距离的时间；②匹配效能测试，被测试对象在极限强度下执行，并使用标准规范测试来检测特定的变量，如通过肌电图来确定肌肉的活动模式，或者通过测力板测定地面的反作用力。Nemeth 和同事对 6 名持续前交叉韧带损伤的专业速降滑雪者进行了研究。表面电极与八通道遥测肌电系统共同使用来收集记录双侧股内侧肌、股二头肌、半膜肌、半腱肌，以及腓肠肌内侧肌肉的肌电图。不使用支具，所有肌肉的活动水平肌电图在膝关节屈曲时都有明显增加。使用支具，在蹲起时的重量转移过程中，肌电图活动逐渐增加，且其峰值出现于近膝关节屈曲的中期。笔者提出支

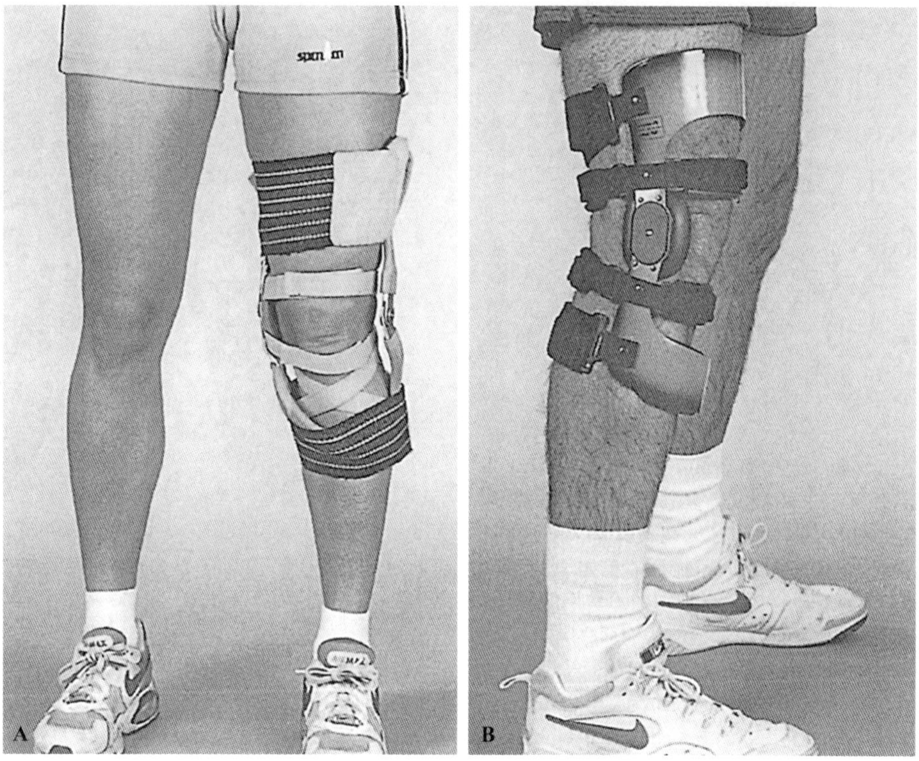

图11-11 原始(A)和当前(B)Lenox Hill Hill Rerotation矫形器的比较[经允许引自Nawoczenski DA, Epler ME (eds), Orthotics in Functional Rehabilitation of the Lower Limb. Philadelphia: Saunders, 1997]。

具会产生并增加来自本体觉的传入,导致运动控制模式的适应性改变,从而改变了肌电图的活动和时间。研究调查同时显示使用功能性膝关节支具可以保护前交叉韧带免受负重/非负重状态下来自矢状面的剪切力,以及非负重状态下的内扭矩。但是,研究也发现,与未穿戴支具的膝关节比较,穿戴支具的膝关节并不能够减少负重/非负重状态下的外扭矩以及内外翻的压力。

另外,Sterett和同事也发现前交叉韧带重建之后,那些在滑雪过程中不使用功能性支具的滑雪者,很大比例会在滑雪时再次受伤。

许多研究者调查了功能性支具对于没有受伤和曾经受伤运动员在表现和持久力方面的影响。Stephens发现对于未受伤的大学篮球运动员,在直线跑步(从底线跑到罚球线,围绕全场跑)过程中,穿戴两个功能性支具与不带支具相比较,在跑步的速度上没有影响。虽然这些结果是乐观的,但是与整场篮球赛相比,用于研究的穿戴支具的时间和活动种类有着很大程度上的不同。

Highgenboten和同事发现,穿戴功能性支具在跑步机上稳定跑步时,代谢消耗会增加3%~6%。研究对象穿戴支具运动时会感知到更高的用力程度。这些影响归因于支具的重量。另外,Wojtys和同事的研究显示大多数支具会减慢大腿后侧腘绳肌在主动活动水平的反应时间。这些最大效能和匹配效能的表现测试证据证明使用功能类膝关节矫形器是没有优势的。

大多功能类膝关节支具的重量近1磅。尽管使用了对不同作用力有弹性的轻便材料,长时间使用支具也会引起疲劳,或身体其他部位为了代偿矫形器带来的额外重量而受伤。这也许可以解释在Grace和同事报告所提出的:穿支具的运动员在足和踝关节处的损伤有所增加。Styf和同事通过研究在休息时、训练中和训练后小腿前间隔肌内压的变化来比较三种矫形器。研究对象穿戴任意一款矫形器,休息时的肌内压和训练时肌肉松弛压力变得更高。为了评估远端捆扎是否会造成压力增加,移除远端捆扎带,并对研究对象重新测试;肌内压和肌肉松弛压会回到与无支具相似的水平。此研究表明,矫形器对肌肉功能造成的损伤存在微妙而潜在的重要影响。大腿和小腿绑带处的外部压力提高了肌内压。局部的肌肉血液循环将被增加的肌内压所影响,可能会导致氧张力(oxygentention)的减少以及肌肉功能受损。这很可能是不同个体在穿戴膝关节支具实验研究报道中

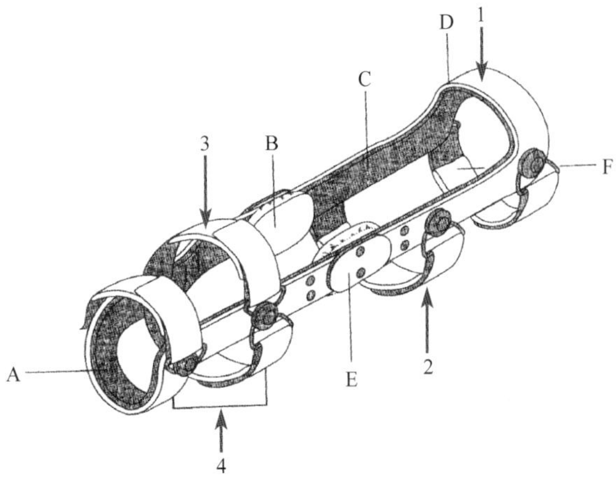

图 11-12 当代大多数功能类膝关节矫形器组成部分包括能闭合的小腿部/腿箍(A);内侧或外侧髁垫(B);内侧和外侧支条(C);能闭合的大腿部/腿箍(D);可调式膝关节铰链(E);以及大腿带(F)。通常由矫形器施加的稳定力包括:①向后的力作用于大腿近端的前面;②向前的力作用于股骨远端的后面;③向后的力作用于胫骨近端的前面;④向前的力作用于胫骨后面的中段[经允许引自 Trautman P. Lower limb orthoses. In Redford JB, Basma jian JV, Trautman P(eds), Orthotics: Clinical Practice and Rehabilitation Technology. New York: Churchill Livingstone, 1995. p.31]。

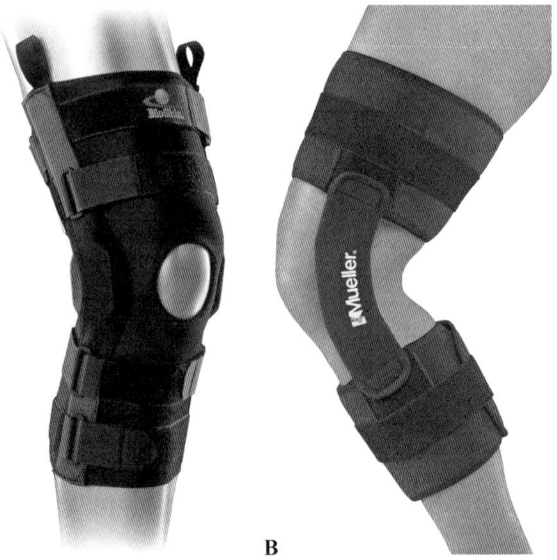

A　　B

图 11-13 预防类膝关节矫形器的示例,旨在降低运动员在练习和竞争情况下膝关节损伤的风险。A. BioSkin's Gladiator Sport 用于膝盖韧带保护;B. Pro Level Mueller Hinge 2100,用于保护 MCL(A 经允许引自 Cropper Medical, Inc/Bioskin, Ashland, OR; B 经允许引自 Mueller Sports Medicine, Inc., Prairie du Sac, WI.)。

出现肌肉过早疲劳的原因。

在随机多中心研究的实验中,McDevitt 和同事把在 6 个月中每天穿戴成品膝关节支具参与高水平活动的患者和术后 3 周不穿任何支具的患者作比较,作者发现这两组在不同结果测试中没有显著差异,包括膝关节活动度、膝关节稳定性和功能。

预防类膝关节矫形器

20 世纪 90 年代,最大的争议存在于矫形器潜在的优势或者矫形器的功效是为了防止膝关节受伤,或者说为了减少在高危活动中运动员受伤的程度。穿戴预防类膝关节矫形器是为了给软组织提供保护从而限制膝关节。通常,易遭受横向冲击的运动员会穿戴这些支具。

横向冲击会造成内侧副韧带和交叉韧带的损伤。预防类矫形器是为了保护膝内侧结构的完整性而设计的。大多数预防性设计都有一个横向铰接框架,使用一组腿箍或者绑带固定在大腿和小腿处。横向铰接框架可以是单轴、双轴或者多轴;许多设计也会附加过伸限制,从而更好地保护运动员膝关节免受严重的过伸损伤(图 11-13)。还有些设计会使用一个有内外侧立柱和多中心铰链的塑料外壳。

使用预防类膝关节矫形器患者建议

预防类膝关节矫形器有现成设计或者可以根据不同运动员模塑定制。临床运用和实验研究中没有解决预防性矫形器的效能问题。以下这一系列的问题仍然存在争议,包括关于矫形器的生物力学和膝关节解剖学之间的关联,矫形器对于外翻负荷的反应,矫形器对于持续运动(步行或跑步)的影响,以及矫形器根据设计目的在活动过程中防止损伤发生的能力。

预防类膝关节矫形器生物力学性能

在许多研究中,使用了尸体标本的膝关节或者机械替代模型来研究预防性支具的生物力学性能。大部分研究得出了对于内侧副韧带保护的不确定性,同时得出充其量只有边缘保护效果的结论。许多提供健康医疗的服务人员关注到矫形器可能会在内侧副韧带正常生理负荷上增加前负荷。我们对于矫形器和膝关节组织之间相互作用的认识是基于在静态和动态负载情况下人体组织的特性和支具材料的基础。

制造商报告称:支具侧方的高阻压力直接影响负荷;但是这些观点的研究设计和方法的理论依据有待仔细考证。

案例1 高中橄榄球运动员

C.K.是一名16岁的高中橄榄球四分卫，他父亲来到您的物理治疗诊所，就足球比赛和练习中穿戴膝关节支具的潜在优势进行咨询。C.K.是他所在高中橄榄球队重点招聘的四分卫。他未曾有影响其玩耍或练习橄榄球的受伤病史，他和爸爸都明白由于比赛的性质，橄榄球运动员容易受到膝关节韧带的损伤。C.K.的父亲担心的是如果儿子膝关节受伤，参加大学橄榄球的机会会受到影响，他想知道穿戴预防类膝关节支具(PKO)是否能降低C.K.遭受严重膝关节损伤的可能性。

问题思考

- 鉴于C.K.的病史和现状，哪些额外的测试和措施将为您的评估过程提供有用的信息？
- 您给C.K.的运动功能障碍相关的诊断是什么？
- C.K.的康复预后是什么？他的干预目标是什么？您的康复目标是什么？您认为需要多长时间才能实现您和C.K.达成一致的任何目标？
- 目前在临床研究文献中有关PKO有效降低发病率和大学生橄榄球运动员膝关节严重损伤的证据是什么？
- 穿戴PKO对运动表现有什么影响？运动竞赛期间穿戴PKO有什么风险？
- 根据C.K.的目标和期望，您对橄榄球运动员的损伤风险的了解，以及临床研究文献中可用的证据，在这个关键时刻您会做什么建议干预？您建议这位高中运动员穿戴PKO的证据是否足够令人信服？
- 怎样的PKO设计可能最适合这个准大学生橄榄球运动员？
- 您将如何评估C.K.的目标是否达成？
- 您会为C.K.推荐什么类型的随访？

在一些病例中，与膝关节本身的解剖结构相比，支具的确不那么坚硬，在负载时容易出现问题。前置膝关节矫形器在屈曲时保护主要韧带不遭受伤害的能力仍然不能确定。另一种顾虑是在支具变形的过程中接缝间隙的状态。从理论角度上来说，预防性支具的设计是为了传送在膝关节上的外翻负荷，使其在最大可能的区域内有效地分散这些压力，使压力远离易受伤的韧带。矫形器的铰链在接缝处呈桥型；附着点最好尽可能放置在靠近股骨近端和胫骨远端。在铰链和自身关节之间必须有足够间隙。铰链和关节相连，在关节中心形成3点偏转系统，不经意间会给内侧副韧带施加前负荷。

预防类膝关节矫形器的疗效依据

许多研究直接肯定了使用预防类膝关节矫形器能有效预防橄榄球运动员韧带受伤。1987年，Teitz和同事们收集了来自NCAA Division Ⅰ大学的橄榄球运动员在1984年和1985年的数据资料，显示穿戴预防类膝关节矫形器的运动员比不穿戴这些支具的运动员更容易受伤。但是此研究没有控制运动员膝关节早前受伤的病史这一变量。1986年，Hewson和同事发表了持续8年研究Arizona大学橄榄球运动员所得到的发现。在研究中，比较了穿戴预防类膝关节矫形器与4年前不穿戴矫形器的运动员在4年中的受伤记录。在研究中，对于处于极大受伤风险的运动员，如后卫球员、防守线卫和边锋，穿戴预防性矫形器是强制性的，并会配备人员监督检查。这份研究调查显示，在比较穿戴矫形器运动员和不穿戴的运动员中，受伤的数量、频率和运动员持续膝关节受伤的种类上并没有减少。

Albright和同事提出，他们3年来针对NCAA Division Ⅰ大学十大联盟的橄榄球运动员的研究结果有些许不同。研究人员发现与不穿戴的运动员相比，穿戴预防类膝关节矫形器降低了内侧副韧带受伤的概率。只有将遭受损伤时的影响因素[如运动员的站位、技能水平和受伤的阶段(比赛或练习中的)]在分析时列入考虑范围，这些趋势才是明显的。前锋球员和那些后卫球员、防守线卫和边锋的替补球员在练习和比赛中的受伤率比较低。后卫、接球员和踢球员在比赛中穿戴预防性矫形器后，其受伤率较高。

在Sitler和同事的研究中也提出了使用预防类膝关节矫形器的优势和球员位置有关联的推论。在这个研究中的研究对象包括了1986年和1987年间在西点军校参加校内橄榄球项目的年轻男子。诸如运动员的运动鞋、比赛场地、膝关节受伤史、支具种类和受伤评估以及记录，这些变量都有所控制。在防守组，穿戴预防类膝关节矫形器者，膝关节受伤的发生率明显小于不穿戴矫形器的同组队员。各个参数在进攻组中的运动员没有显著差异。

研究人员和运动员仍关注在比赛中穿戴矫形器

而引起肢体其余部分受伤的风险。为期两个季度对于预防性支具潜在防护效果的前瞻性研究，样本为580名高中橄榄球运动员，Grace和同事指出，在穿戴矫形器的运动员中脚踝和足受伤的数量有明显的增加。相反，Sitler和同事发现在穿戴膝关节支具组和对照组的军校学员之间脚踝受伤的发生率并没有显著差别。另外，使用单侧双轴预防类膝关节矫形器并未减少膝关节内侧副韧带和前交叉韧带的损伤。

对于高中和大学运动员穿戴预防类膝关节矫形器的需求很难做出无可争辩的陈述。这一问题的研究是困惑的，因为数据收集考虑不到每年教练指导技术的不同，或完全控制所有参与调查研究学校的收集数据方法。此外，在这些研究中对于损伤的诊断没有统一标准。这对比较这些研究结果造成了困难。许多研究存在方法论的问题以及样本大小的限制，使得论述他们的发现具有挑战性。尽管有不一致的研究方法和发现，France和Paulos认为有足够的证据表明支具可以有效地缓解来自对膝关节持续且直接的横向冲击，从而减少对内侧副韧带造成的伤害，特别是当膝关节近乎完全伸直的状态。他们建议正确穿戴预防类膝关节矫形器才能够在运动过程中使铰链保持在外侧接缝的位置，矫形器才能在受到冲击时在接缝处提供足够的间隙，并且在支具结构中使用的材料能够充分地控制转移到膝关节的巨大冲击力。文献没有提供足够的信息来确定支具是否能够同时保护膝关节其他软组织。

在一个由Deppen和Landfried设计的关于高中橄榄球运动员的研究中指出，和没有穿戴支具的橄榄球运动员相比，穿戴防护性膝关节支具的橄榄球运动员并没有显著减少膝关节的损伤。

关于使用预防类膝关节矫形器的另一项关注点在于：它是否会削弱运动员的表现。Greene和同事指出在橄榄球运动员中，预防类膝关节矫形器没有明显地减少40码短跑的速度或者是在绕锥冲刺训练(4锥)中的敏捷性。Sforzo和同事发现在大学橄榄球运动员中使用预防性支具没有降低他们的表现，然而，在女子曲棍球运动员中，预防性支具对于运动员的表现有着负面影响。在健康的大学生研究对象中，Borsa和同事发现在使用预防性支具的过程中，研究对象在等速肌力测试中峰值扭矩和扭矩加速能量有所降低，同时冲刺速度变慢。Liggett和同事发现，健康男女在穿戴预防类膝关节矫形器跑步时，其步态并没有发生显著改变。在“科学报道：年轻运动员使用膝关节支具”中，美国儿科协会指出“没有足够的有效证据可以建议年轻运动员穿戴预防类膝关节矫形器”。

在一个有关流行病学研究中，Sanders和同事发现，与不穿戴支具的机车手相比，穿戴预防类膝关节矫形器的越野机车手膝关节韧带受伤的发生率有所降低。

如果预防性支具的主要目的是保护或者降低损伤程度的话，那么临床医师和支具制造商必须有责任对这些设备做出批判性评估，并且给出更好的建议来确定合适的使用方法和结果。临床医师必须要求供应商对其产品负责，要求完善的设计和清楚的定量研究来支持他们在市场营销手册上关于设计标准的陈述。最后，临床医师必须和患者讨论他们的目标和如何使用支具来帮助他们达到目标。

临床知情决策

由于目前在市场上销售的功能类膝关节矫形器数量庞大，所以在研究支持并不总是可行的情况下，评估市场文献中公布的信息，对临床医师和外科医师是非常具有挑战性的，而且常常不甚满意。矫形器设计不断地修改和改进，这对临床医师保持获取可用的信息是一个挑战。要做出一个既能够达到最好的稳定性，又能满足患者个人活动需求的全面性决策是一项艰巨的任务，而且这全面性的选择不能基于哪个销售代表最近共享的信息或哪个矫形器当前是最受欢迎的。临床医师应该要熟悉所有市售支具。患者可能会寻求功能性矫形器来保护他们的膝关节或者提高表现，但是他们不具有相关知识或者资源渠道去了解每一个矫形器的细节和特征。为了做出最明智的决定，临床医师必须考虑患者的具体损伤情况、不稳定性、现有和预期的力量、他们受损膝关节周围的肌肉体积，以及在患者喜欢的活动中可能导致再次受伤的活动和身体机制。关于矫形器选择的决定必须要审慎地经过包括患者、物理治疗师或者运动教练、矫形器修配师、支具制造商以及医师的讨论。没有经过仔细评估矫形器设计是否符合患者需求而仓促选择的功能类膝关节矫形器会让所有参与者感到挫败和失望。

在已出版文献中提及有关膝关节矫形器评估信息时，医疗健康专家应该关注于研究设计和方法，同时应评估来自研究结果的临床相关性。值得思考的问题如下：

(1) 研究哪一种类的支具？

(2) 对患者使用了何种统计学方法来评估膝关节矫形器的功效?

(3) 研究中矫形器的评估是在静态条件下还是在动态使用过程中进行的?

(4) 在评估矫形器性能的研究中,是使用尸体模型还是具有生理活性的关节?

(5) 在使用膝关节矫形器的研究中,是否测试了膝关节前交叉韧带重建?

(6) 采用了什么评定方法来确定正向结果?

许多频繁引用的关于在静态情况下对支具性能进行评估的研究,通过标准化临床测试来评定韧带不稳定性的手段(如 Lachman 试验、移轴试验、Losee 试验),检测特定矫形器抑制胫骨相对于股骨前移的作用。有些研究使用电子和机械仪表在控制动态条件的静止状态下对矫形器性能进行更加精确的评估。虽然许多研究表明膝关节矫形器在静止状态下限制过度前移的有效性,但是将这些静态下得到的结果运用到膝关节前交叉韧带功能不全患者的动态活动中则过于草率。因为一个矫形器能够在静止状态下提供一定程度的膝关节稳定性,这并不能保证它在高要求、多平面的活动中同样能够稳定膝关节。在静态或者尸体模型中施加于膝关节韧带低负载水平,不能够准确地反应在功能性活动和运动项目中的负载水平。根据这种类型的研究不足以用来选择特定的矫形器。

由第三方保险指定消费者从哪里或是从哪个供应商获得矫形器,同时也由他们指定是定制款或是现成的矫形器,这使得如今对功能性支具的选择更具有困难。这限制了可选择性和支具的种类,并把患者置于了所有病症选择同一种支具的情况。

临床医师面临的另一个困境是目前正在使用的前交叉韧带重建较为激进的康复条款,它显示在 3～6 个月患者可恢复至正常范围关节活动度和力量。患者根据康复条款进行诸如跳跃、单脚跳、转身或者旋转等活动,而这些活动是一个基于许多因素的复杂决策。这些因素包括前交叉韧带移植物的力量、植入物的稳固性和已知影响愈合的生物学因素。一个由坚固等距移植入物所固定的膝关节,有着健康组织细胞进行修复的能力,并且通过一个可控的康复项目,并不需要功能性支具。物理康复和/或手术对于患者来说是能让他们回到正常活动/工作最重要的部分。

铰链设计

膝关节矫形器铰链的选择范围可从简单的单轴(单中心)设计到复杂的四杆多中心设计。大多市售现成的功能性膝关节支具的铰链有 3 种:①单轴铰链;② 后偏置铰链;或 ③ 多中心或膝中心铰链(Genucentric hinge)。

所有单轴/单中心铰链均作为简单的铰链使用;由于膝关节的转动瞬时轴随着活动度的变化而改变,所以一个单中心铰链不能和解剖学关节运动轴相协调。后偏置的设计目的是在随着膝屈曲运动,提高矫形器和通过大约在股骨髁矢状曲率半径位置的解剖轴线相匹配的程度。多中心的设计理念是使用两个齿轮表面将机械地运动限制到特定路径,以此复制解剖膝关节的瞬时旋转轴。理论上,随着膝关节的屈曲和伸展,多中心或膝中心铰链比单中心铰链设计能够更好地匹配胫股关节的滚动和滑动。这更接近于生理运动,也意味着减少了在活动期间矫形器在肢体上的活塞运动、不适和滑动。

当选择铰链设计时,要考虑在矫形器和骨骼之间的膝关节软组织,考虑它在膝关节运动学方面对任何铰链的影响。铰链最重要的特点是其在活动过程中传递负荷的能力。设计不合理的铰链或由柔软或易弯曲的材料制成的铰链不能有效地完成这一任务,并且不能很好地控制异常的平移和旋转。Lew 和同事在特定的活动中比较三种矫形器,得出特殊的关节设计对活塞运动约束力比交叉设计变化更大。

Regalbuto 和同事在三个健康受试者中评估适合定制膝关节矫形器的四种铰链设计的性能。受试者穿戴矫形器进行深蹲、20 cm(8 in)台阶测试、站起坐下的活动和开链膝关节伸展训练。研究人员发现,与铰链运动学相比,准确的铰链位置对功能和舒适性的影响更为重要。由于支具腿箍和膝关节骨骼之间软组织的顺应性,掩盖了四种设计之间的运动学差异。

针对前交叉韧带功能不全的功能类矫形器

物理治疗师经常参与前交叉韧带功能不全患者的保守治疗和术后康复。30 多年来,功能性膝关节支具已用于预防前交叉韧带功能不全患者的股骨胫骨向前半脱位。演化出许多用于部分前交叉韧带撕裂或完全前交叉韧带断裂的设计(图 11-14)。

功能类膝关节矫形器对前交叉韧带功能不全的生物力学性能

对于患有前交叉韧带撕裂和/或缺陷的患者,使用支具的主要目标之一是控制胫骨过度的前抽屉运

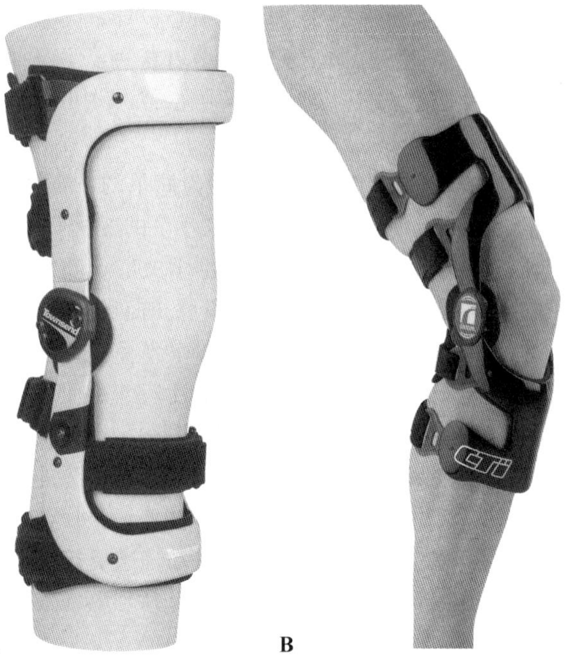

图 11－14 市场销售的定制功能类膝关节矫形器示例。A. The Townsend Design Premier 系列作为定制功能性膝盖支架和预防性支架销售。B. CTi（A 经允许引自 from Townsend Design，Bakersfield，CA.；B 经允许引自 Ossür Americas，Foothills Ranch，CA.）。

动。一些研究试图评估这些矫形器是否能有效地控制胫骨运动。我们的策略是使用尸体解剖模型来评估功能类膝关节矫形器对于保护前交叉韧带的效能。但是这类研究的主要不足在于活体和尸体细胞组织的不同。因为肌肉主动收缩和正常的软组织顺应性作用于前交叉韧带上，所以缺少了主动的肌肉和在膝关节周围软组织的顺应性的改变，从而限制了应用尸体的研究结果。类似的还有，肌肉收缩的数量和顺序会改变支具和腿部软组织的硬度。在尸体实验中重新塑造动态关系是不可能的。

另一种方法是对研究对象在穿戴和不穿戴支具时，使用膝关节不稳定性临床测试进行评估，比较胫骨相对于股骨向前的滑动。Wojtys 和同事进行了两个实验研究，在研究对象坐姿处于坐骨支撑的状态下，测试穿戴支具和不穿戴支具时胫骨过度前移的情况。在测试过程中，让患者处于放松的状态，保持胫骨受到向前的压力。穿戴支具时，腘绳肌肌腱、股四头肌和腓肠肌对于最初受到压力的反射性收缩相较于不穿戴支具的情况下要更快。但是，在患者需要在察觉压力后尽可能快地主动抵抗时，穿戴支具的状态下这些肌肉反应更慢。Beynnon 和同事发现在坐位接受测试时，穿戴支具的研究对象胫骨被动过度往前移动的能力没有发生重大改进。此外，前交叉韧带功能不全的患者使用功能性膝关节支具可以促进腘绳肌腱反射，但是在肌肉活动疲劳时并非如此。

在 Birmingham 和同事做的随机对照临床试验中，比较了在前交叉韧带重建后使用氯丁橡胶套和功能性膝关节支具的情况。在患者术后 6 个星期后回访，患者接受了氯丁橡胶套或功能性膝关节支具。作者发现在生活质量（ACL-QOL）和行动表现方面，KT－1000 关节测定器的结果，或单侧肢体的对称性方面没有显著的差异。笔者总结，在前交叉韧带修复术后使用功能性膝关节支具并没有比使用氯丁橡胶套得出更好的结果。但是，在前交叉韧带重建术后使用功能性膝关节支具对于本体感觉的恢复有着积极的影响。

鉴于这些研究结果的相互矛盾，对于前交叉韧带损伤的膝关节，使用支具对胫骨前移的影响很难得出临床结论。尽管这项研究似乎表明受试者被动感知胫骨向前运动的能力没有改善，但是必须考虑到的是个体在无功能性表现、无负重和动态情况下的不同表现。此外，静态测试与在体育活动中实际的生理负荷之间的关系尚未得到很好的关联。Noyes 和同事已经证明徒手检查不能模拟在活动过程中存在的力量大小。

对前交叉韧带功能不全的患者使用功能类膝关节矫形器的功效做出批判性评估的第一步是静态和尸体研究，但在活体上进行的研究是最具有参考价值的。因为静态和尸体研究不能复制膝关节在活动期间所发生的真实的生理负荷，所以这一点是特别重要的。

Soma 和同事发现，定制支具在预防胫骨前移时比现成的功能性膝关节支具更有效。

对于临床研究人员的下一个挑战是开发在功能性活动时穿戴功能类膝关节矫形器进行评估的方法。

功能类膝关节矫形器对前交叉韧带功能不全有效性的证据

1997 年，Kramer 及其同事发表了在 1982～1992 年期间进行研究的综述，总结了关于功能类膝关节矫形器在动态性能方面的应用。总而言之，这些研究没有提供压倒性的证据来支持或驳斥患有膝关节前交叉韧带功能不全者使用功能类膝关节矫形器的情况。该综述引用了 16 项最大性能实验情况，其中记录了穿戴支具和不穿戴支具在单腿跳测试、八字跑、爬楼梯、冲刺和敏捷性测试中研究对象的表现。研究结果不一：功能类膝关节矫形器要么改善功能，要么有阻碍作用，要么对性能没有影响。

Kramer 和同事的综述中也总结了测量生物力学变量的几项匹配测试结果。在这些研究中评估的变量包括地面反作用力、活动度、肌电图、关节力矩和功率。因为没有测量变量的变化是如何影响整体表现，所以这些研究很难解释功能类膝关节矫形器是给穿戴者提供了优势抑或是劣势。三项匹配性能研究表明，研究对象在测试中穿戴支具在能量消耗上产生了不利影响。总的来说，这篇文献综述指出，其中五项研究表明，许多研究对象在穿戴功能类膝关节矫形器时感觉更稳定。鉴于这些研究的结果不一，对于前交叉韧带功能不全患者是否应该期望穿戴功能类膝关节矫形器提高功能难以确定。

Ramsey 和同事检查了研究对象在功能测试期间控制胫骨前移的能力。这项研究表明，当患者进行水平单腿跳跃时，穿戴支具和无支具的条件下减小胫骨前抽屉运动的程度可以忽略不计。

另一个策略是在前交叉韧带功能不全的研究对象使用功能类膝关节矫形器时评估其肌肉功能。Branch 和同事发现使用支具和无支具之间的肌电图放电模式几乎没有差异。由于肌肉活动在两种情况下减少的程度相似（参考了前交叉韧带完整的肢体），研究人员认为功能类膝关节矫形器对肌肉功能没有明显的本体感觉影响。Wu 和同事研究了 31 名接受单侧前交叉韧带重建术后患者穿戴三种支具的情况，其中包括：①标准成品支具；②机械类安慰性支具；③无支具。使用等速肌力测试来测量特定的膝关节角度和峰值扭矩后发现：膝关节支具可以改善静态本体感觉而不是肌肉功能。标准成品和机械安慰性支具组表现优于无支具组。膝关节支具的本体感觉的明显改善，并不是由于支具的机械约束作用。其他研究显示在进行功能相关任务时，测量前交叉韧带重建膝关节的本体感觉改善情况时，得出了类似的结果。

Nemeth 和同事研究了 6 名速降滑雪者穿戴支具或不穿戴支具的效果，这些滑雪者都在连续速降滑雪运动中有前交叉韧带功能不全。将表面电极放置在股内外侧肌、腓肠肌内侧、股二头肌和半膜肌和半腱肌肌肉的肌腹，以记录这些肌肉在滑雪期间的活动，并确定穿戴支具和无支具之间的肌电图放电模式是否存在差异。数据统计分析显示在这些情况下，研究对象的肌肉反应之间没有显著差异。然而，他们发现，与膝关节不稳定性较低的研究对象相比，在穿戴支具时膝关节不稳定性程度较高的受试者，在膝关节屈曲期间腘绳肌活动水平增加。理论上，这种肌肉激活可能有助于控制胫骨平台的过度前外侧移位，从而使患者感受到更好的下肢稳定性。尽管在本研究中缺乏明确的结果，但所有穿戴功能类膝关节矫形器的研究对象在滑雪活动期间感觉更安全和稳定。

Ramsey 和同事进行的另一项检测单脚跳跃活动的研究，四名膝关节前交叉韧带缺陷的个体在穿戴支具和无支具的情况下股直肌、半腱肌、股二头肌和腓肠肌外侧头的肌电图放电模式。他们在测试时还测量了胫骨前移的情况。有趣的是，他们的研究结果显示穿戴支具的研究对象腘绳肌活动水平降低且股四头肌肌肉活动水平升高。穿戴支具导致两名受试者小幅度地减少了前移，一名无变化，一名受试者的平移程度有小幅增加。

Cook 和同事在前交叉韧带（$n = 14$）缺失的研究对象中所进行的比较，在穿戴和不穿戴市售矫形器的情况下运动跑步和制动能力。穿戴矫形器者客观和主观上都表现得更好。在一个类似的研究中，比较了前交叉韧带功能不全的研究对象使用不同矫形器的表现，Marans 和同事指出在 6 种矫形器评估中有两种帮助研究对象提高了其表现。许多研究使用矫形器的动态分析检验了代谢消耗来测试功能性膝关节支具作用于前交叉韧带功能不全膝关节的信度和效度。小幅度增加的能量需求是否会抵消在穿戴矫形器时提供保护和提高功能还不得而知。

作者在这些研究中检验了支具对膝关节前交叉韧带功能不全在动态测试状态的效能，表明了来自膝关节本体感觉和支具—皮肤—骨骼的接触面感觉可能会传入到中枢神经系统。这种神经传导可能会使穿戴支具的患者在功能活动时激活代偿运动反应。因为研究对象样本数量在这些研究中都小于 10，使得单独考虑每一个研究都很难得出结果。但是综合来看，每一个研究类似的研究结果也许能够帮助物理治疗师构想出一个关于膝关节前交叉韧带功能不全患者使用支具的优劣势概念。

训练在前交叉韧带康复中的作用

有文献支持这种假设：腘绳肌和腓肠肌协助来稳定存在前交叉韧带功能不全的膝关节，并且有证据表明膝关节存在前交叉韧带功能不全的患者受益于闭链运动训练和干扰训练。如果患者在参与康复方案后认为功能类膝关节矫形器是必需的，那么治疗师可以指导患者选用支具，同时告诫患者必须继续进行

案例 2　ACL 撕裂史个案

B. J. 是一名 23 岁的女性高山滑雪赛手，6 个月前接受了 ACL 重建，将髌韧带移植到左侧膝关节。B. J. 在术后康复表现非常努力，她无疼痛，但敏捷性和爆发力仍然受限。

B. J. 急于返回滑雪场并恢复滑雪比赛，您和她的骨外科医师进行交流，他建议：只有穿戴膝关节支具，B. J. 才能返回滑雪。B. J. 问您支具有什么好处？因为她联想到听过有关膝关节支具是否有益的相互矛盾的信息。B. J. 想知道一个特制的膝关节支具是否可以帮助她在高山滑雪比赛期间保持膝关节的稳定性。此外，她担心膝关节支具额外的重量会使她在斜坡上减缓速度，希望从物理治疗师那里得到此类支具的参考意见。

治疗师想要找到证据来支持 B. J. 是否应该购买 FKO 支具以增强膝关节的稳定性，临床问题将引导综述所提供的证据是："针对 ACL 功能不全患者的支具是否会在休闲活动期间增强膝关节的控制和稳定性？"

问题思考

- 鉴于此位患者的既往史和现状，还有哪些额外的测试和措施将为您的评估过程提供有用的信息？
- 您给 B. J. 的运动功能障碍相关的诊断是什么？
- B. J. 的预后是什么？
- 您的康复目标是什么？
- 您认为需要多长时间才能实现您和 B. J. 达成一致的目标？
- 运动和/或 FKO 在像 B. J. 这类 ACL 重建术后患者的管理中有什么作用？
- 临床研究文献中有哪些证据可用于证明 FKO 用在保护 ACL 重建术后完整性的功效？
- 基于 B. J. 的目标和期望，您对潜在疾病过程的了解以及临床研究文献的证据，您将在此时间点给予哪些建议？
- 鉴于 B. J. 表现出的损伤程度和预后，您建议她在休闲活动中购买 FKO 的证据是否充足？
- 您会推荐一个成品的还是定制的 FKO？
- 在各种可用的 FKO 设计中，哪个可能最适合 B. J. 在 ACL 重建术后以及加速康复？
- 您将如何评估 B. J. 的康复目标是否实现？
- 您会为这个患者推荐什么类型的随访？

前交叉韧带重建后患者的建议

在回顾病史后，物理治疗师与 B. J. 讨论发现的情况，支持或驳斥使用 FKO 的研究是不明确的。有证据表明，一些患者穿戴支具时感觉更稳定，但不知道患者的增强稳定性的感受是否由穿戴 FKO 引起的生物力学或神经肌肉的改变。具体到滑雪者，有证据表明使用 FKO 可能有助于降低再次受伤的风险。治疗师建议，B. J. 在她考虑回到高山滑雪比赛之前，通过参与一个动态的专业运动计划来康复膝关节。

家庭强化训练。

骨关节炎矫形器

对于许多成年人来说，膝内侧间室或外侧间室狭窄是不适和疼痛的常见原因。骨关节炎是关节软骨胶原纤维受损的一种状态。内侧或外侧关节软骨的破坏会导致负荷力的不均匀分布。目前骨关节炎的一般管理方法有五种：

- 药物
- 手术：单髁或全膝置换术（TKA）
- 足部矫形器
- 注射
- 使用外翻或内翻膝关节矫形器

外翻/内翻膝关节支具是由 20 世纪 90 年代早期的理论进化而来，通过减轻内/外侧间室的负重，疼痛可能改变，并足以避免手术和延长骨关节炎患者膝关节的功能。

大多数患有膝骨关节炎的患者表现出功能损失，并且当膝关节在步态支撑相（开始于脚跟着地，止于脚趾离地）负重时会产生疼痛。健康受试者的生物力学分析显示，膝关节在站立位时内侧的负重为 62%，外侧为 38%；那些伴有内侧关节骨关节炎的内翻畸形患者，在这一步态阶段，内侧室负重可增加至膝关节总负重的 100%。基于这一前提，治疗这些患者的保守策略和手术策略是为了减少关节内侧的负荷，由此减轻患者所存在的疼痛症状。

外翻（减负荷）矫形器（图 11－15）设计用来减轻有退行性改变的膝关节内侧室的负荷，并且提供类似于韧带重建截骨术的优势。这些矫形器通过调节跨

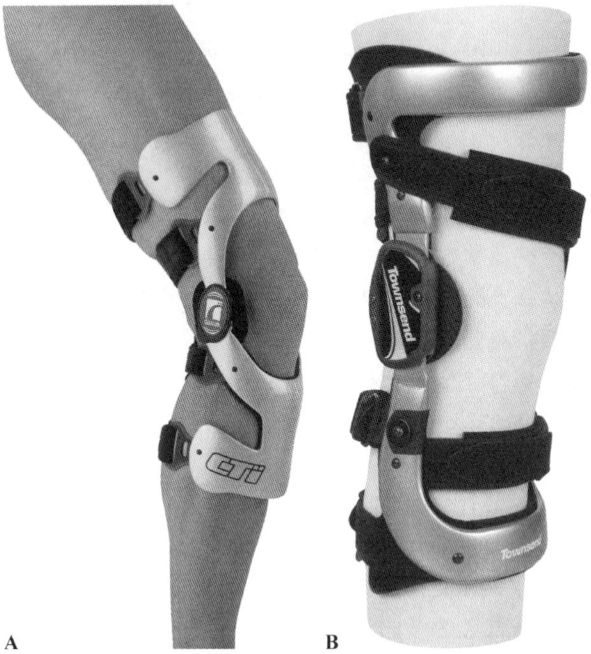

图 11-15　设计用于减轻患有疼痛性骨关节炎(OA)者的内侧室负荷的膝关节矫形器示例。A. 来自 Ossur 2 的 CTi OA 支架;B. 来自 Townsend 设计的 Single Upright Premier 系列 OA 膝关节支具(A 和 B 经允许引自 Ossür Americas, Foothills Ranch, CA.)。

膝关节外侧的张力带、外侧髁垫或铰链系统(固定在小腿和大腿的支撑外壳),来减轻膝内侧室的负荷。

外翻/减负荷矫形器的疗效证据

过去 10 年的研究试图证明制造商所宣称的：外翻/内翻支具将显著减少关节受累区域的疼痛和肿胀。Pollo 调查了 9 个案例(年龄 46±11 岁),其内翻机械角度调整为 0°～10°。测试每个案例使用和不使用商售支具的步态。通过使用一个带有 6 台相机拍摄视频的运动分析系统和两台 Bertec 力学平台来记录运动学和动力学(kinetics)数据。将初始测试与 3 个月随访测试进行比较,在使用商售支具时,随着膝关节内翻力矩的降低,疼痛和功能发生明显的改善。其他学者在单髁骨关节炎患者中也发现了类似的结果,提供给患者的外翻支具改善了其功能。

Katsuragawa 和其同事进行的一项研究表明胫骨外侧髁的骨密度增长比起内侧髁更为明显,这是由于在使用外翻矫形器后膝关节所受的力由内侧转移至外侧。Horlick 和同事研究表明当穿戴外翻支具时疼痛会明显减少,但并没有在功能状态或通过 X 线片观察股胫角和关节间隙中发现改变。

Self 和同事研究 5 例证实患有内侧间室膝关节病的患者,检查膝外翻支具在其步态水平对膝关节内翻力矩的影响。内翻力矩对内侧室产生较大负荷,并且可能是形成内侧膝关节病患者疼痛的主要原因。研究人员收集实验案例穿戴和不穿戴矫形器行走的动态数据。外翻支具的使用减少了膝内侧室承担最大负荷时的净内翻力矩。Lindenfeld 和同事对确诊为内侧间室膝关节病并且在步行过程中持续疼痛的患者进行研究,检查其疼痛的强度和功能评分。希望确定外翻支具是否能够改变膝关节负荷。大多数穿戴处方支具的患者在增强功能和减少疼痛方面都有着良好的临床反应,并且在放射线检查下显示出内侧室的负载减轻。

对于内侧间室膝骨关节炎患者,Birmingham 和同事发现当使用合适的定制支具时,患者的本体感觉会得到提高。然而,患者在姿势控制上并未显示出显著的改善。

最后,Hewett 和同事研究了一组 19 名由于慢性内侧膝关节疼痛而被限制参与体育运动或日常生活活动能力的患者,检验外翻支具对他们的影响。研究的参与者分别在穿戴矫形器 9 周和 1 年后进行评估,以此来确定他们的症状和功能是否发生变化。18 名受试者中的 15 人在 9 周后的评估报告中显示出疼痛症状减少和/或步行耐受力增加。13 例患者平均穿戴支具一年,其中 10 人在穿戴支具后感受到疼痛或功能发生改善。最明显的是参与者在疼痛发作之前,能够步行的时间有了改善。穿戴矫形器对参与者恢复体育活动并未能有太大的影响。尽管许多患者的症状和功能有所改善,但是步态分析并没显示出在内翻力矩负荷方面有任何改变,或者在穿戴支具时任何的步态改善。

此外,Nadaud 和同事针对 5 个受试对象进行体内研究,检验 5 个商售功能性膝关节支具的影响,发现支具内内侧髁分离平均量之间存在差异的,但发现步态中脚跟着地时膝关节持续减荷,同时支撑中期的减荷能力降低。

此类独立回顾性研究的研究对象相对较少。然而,所有关于患者穿戴外翻支具来控制内侧胫骨关节炎所带来的有害影响的研究结论是相似的。如果内侧间室关节炎的疼痛与膝关节的内翻负荷有关,则外翻支具可以有效地控制一些与这种病理学相关的疼痛症状。

外翻支具对功能和步态运动学的影响尚不清楚。尽管存在关于这些支具对步态运动学和关节负荷影响相互矛盾的证据,但似乎有证据表明,如果患者不

案例3 膝关节炎患者

R. P.，55岁男性，已完成8周的物理治疗(PT)，目的是控制他右膝关节疼痛。骨外科医师诊断R. P.为"退行性关节病"，R. P.右膝的放射照片显示内侧室胫股骨OA，他近1年膝关节疼痛加重，集中在内侧关节线周围。症状恶化到他的ADL能力受累，R. P.既往史如下：膝关节疼痛4年，曾接受右膝关节内侧半月板部分切除术。

功能方面，R. P.描述说他不能站立超过10分钟或步行超过30分钟，他的目标是能在平地行走60分钟，锻炼或者站立45分钟。R. P.每周到物理治疗诊所三次；他的训练计划是强化股四头肌力量和维持膝关节的活动度(ROM)的练习，在4周的治疗结束时，R. P.认为他的功能几乎没有改变。咨询医师推荐手术，因为R. P.的症状没有改变。然而，根据术后康复的长度和强度，R. P.不想考虑手术。他问是否有任何其他可能考虑的治疗膝关节疼痛的干预措施。

问题思考

- 鉴于R. P.的既往史和现状，什么额外的测试和措施将为您的评估过程提供有用的信息？
- 您给R. P.的运动功能障碍相关的诊断是什么？
- R. P.的预后是什么？
- R. P.的物理治疗目标是什么？
- 您认为需要多长时间才能实现您和R. P.一致的目标？
- 基于B. J.的目标和期望，您对潜在疾病过程的了解以及临床研究文献的证据，您将在此时间点给予哪些建议？临床研究文献有什么证据支持您的建议？为什么您选择和/或优先考虑这些可能干预措施？
- 您如何评估患者和康复目标是否得到完成？
- 您会为这个患者推荐什么类型的随访？

对膝关节骨性关节炎患者的建议

在回顾病史后，鉴于R. P.的干预目标，物理治疗师建议穿戴外翻支具可能会减少R. P.的膝关节疼痛并改善其功能活动，例如站立和行走。R. P.和他的物理治疗师咨询矫形器师，如何选择最合适的矫形器。物理治疗师和矫形器师提醒R. P.，很少有证据表明穿戴这种支具的潜在积极作用将持续有多久。物理治疗师鼓励R. P.继续定期进行锻炼，因为有明确的证据表明，股四头肌肌无力与膝关节骨关节病有关。物理治疗师和R. P.就家庭训练计划达成一致，包括关节活动、有氧运动和股四头肌抗阻锻炼，并讨论适当的强度。物理治疗师帮助R. P.理解的是：支具穿戴和运动不应引起疼痛增加或肿胀或功能丧失，并指导他返回其医师或矫形器师进行随访。

想把手术作为一个直接的选择，患者可能会从穿戴外翻支具中获益，以减轻疼痛和增加功能。

有明显的证据表明，股四头肌肌无力与膝关节骨关节炎有关。Ramsey及其同事发现，在内侧间室骨关节炎肌肉减少的研究对象中，在使用减负荷支具时股外侧肌和外侧腘绳肌共同收缩可以减少疼痛。在对膝关节骨关节炎治疗指南相关的研究综述中，Hochberg及其同事列举了患者需要参与四头肌强化、关节活动度训练以及有氧训练。在文献综述中，Raja和Dewan引用了缺乏一致性的研究，分析膝关节支具在骨关节炎中的运用，没有确切证据支持膝关节支具使用。然而，作者确实提到，使用膝关节支具和足部矫形器可能证实比起其他干预措施成本更低。

Divine和Hewett建议临床医师根据试验依据指定一款膝关节支具，以提供下肢生物力学变化来减轻疼痛。

髌股关节功能障碍矫形器

正如支持预防类和功能类矫形器用于胫股关节不稳定的证据不足，对髌股关节绑带和支具效果也缺乏研究支持。然而，髌股关节功能障碍的矫正治疗在热爱运动和不喜运动的实践环境已经普遍存在。精心设计临床研究的需求紧迫。

髌股关节应激综合征(patellofemoral stress syndrome，PFSS)患者的物理治疗干预措施最常针对髌股关节力学的优化，同时缓解症状。干预可包括缓解疼痛的方法，诸如离子电渗疗法和超声透入疗法、髌股带和软组织拉伸，动员加强髌骨内侧滑动，以及沿着髌骨外侧牵伸软组织。以患者耐受为指导的练习计划通常侧重于恢复适当的组织长度和柔韧度，并加强股四头肌肌群的练习(特别是离心训练)。

髌股矫形器(图11－16)通常作为练习的辅助方法以达到：

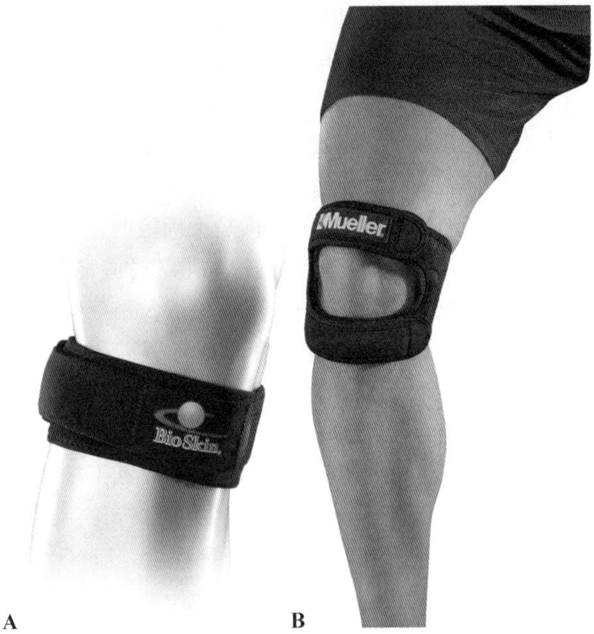

图 11 - 16　用于髌股关节应激综合征和/或髌骨位移问题的矫形器示例。A. 来自 BioSkin 的 Q Baby 髌骨肌腱髌下膝带；B. The Mueller ＃6479 Max 膝带（A 经允许引自 Cropper Medical，Inc/Bioskin，Ashland，OR.；B 经允许引自 Mueller Sports Medicine，Prairie du Sac，WI.）。

（1）帮助髌股关节疼痛综合征患者缓解疼痛和改善功能。

（2）为髌骨位移问题的患者预防或控制髌骨半脱位或脱位。

（3）对股四头肌或髌韧带有炎症的患者（如髌骨腱炎或胫骨粗隆骨软骨病）缓解疼痛，并支持组织愈合。

（4）对软骨软化和其他髌股关节退行性关节改变的患者进行管理。

有各种各样的膝关节矫形器用于控制与 PFSS 相关的疼痛。这些支具通常由穿在膝关节的弹性套或氯丁橡胶套组成(图 11 - 2，图 11 - 16)。大部分都有一个圆形的开口以容纳髌骨，一个缝合到位或由魔术贴封闭的半圆形月牙支撑物，另有加强绑带。支撑物和绑带的目的是在膝关节运动期间，髌骨在髁内凹槽中滑动时稳定其位置。PFSS 矫形器的目标是控制危险因素，其中髌骨过度的横向运动是引起 PFSS 的根本原因。其中一些支具带有铰链系统，其理论上能抵抗膝关节伸展，从而减少膝关节伸展和髌骨外侧偏移的不利耦合效应。其他支具可使支撑物位于髌骨周围的多个位置，这取决于患者所表现的髌骨不正常的类型。另一种设计使用弧形乙烯基制的皮带，紧贴在髌骨肌腱上，可以支撑和提高髌骨活动期间更有效的位移。从理论上说，标准化位移可以使关节面上异常压缩力最小化，减少进一步退行性改变的可能性，并减轻症状。

髌股矫形器的生物力学机制

引起 PFSS 患者的疼痛机制尚不清楚。各种理论认为，可以因为髌骨错位，周围软组织的紧张度，和/或股四头肌各方面不太理想的启动而引起疼痛。基于这些假设，几项研究检查了髌股关节矫形器对髌股关节生物力学功能的影响。Powers 和同事研究了 10 名具有髌骨 12 个症状的女性研究对象，他们都使用磁共振成像（MRI）记录了膝关节横向半脱位的运动过程。在 MRI 期间，研究对象抵抗膝关节的伸展，在穿戴支具和不穿戴支具的条件下记录了髌骨运动。本研究中使用的髌股矫形器对于膝关节屈曲 0°～45°的髌骨轨迹（即髌骨倾斜或内侧/侧向位移）无明显影响。该研究显示髌骨骶沟角的微小髌骨位置变化，使得当膝关节被支撑时，髌骨移动到滑车沟的较浅部分。

Timm 使用保护型矫形器（protonics orthosis），一个可以在研究对象进行功能活动（如步行）时提供对膝关节屈肌和伸肌肌群抵抗力的支具。尽可能多地穿戴支具 4 周的患者，其髌股关节疼痛减轻并且一致性得到改善。2003 年，Dhondt 及其同事的系统综述结论是：有力支持使用髌股矫形器科学证据有限。笔者指出，在开出膝关节矫形器处方时，必须考虑到临床医师的临床专业知识和患者偏好。

套筒式和包裹式支具已证实可以在髌股关节区域产生积极变化。

髌股矫形器功效的证据

已经有一些研究验证了此类支具的有效性。由于使用的支具不同，而且在这些研究中测量结果也有所不同，因此难以进行比较。

在对 25 例单侧髌后疼痛综合征患者的纵向研究中，Reikeras 发现髌股支具对症状缓解和恢复功能活动疗效甚微。与之相反，使用髌股关节支具对于髌骨软化症和使用急性症状管理进行髌股关节疼痛分级的综合保守治疗，柔韧性和力量的练习，偏心控制和肌肉耐力的维持练习，以及恢复活动，可以对 77%～82%的患者有效。Crocker 和 Stauber 的初步报道表明，使用髌骨稳定支具，使得 5 位研究对象中的 4 位能够在动力学测试期间产生正常的强度曲线和力量增强。本研究中的研究对象在穿戴髌股支具时，功能性和体育活动的表现也有所改善。在一项大型研究中，在穿戴髌股支具后，62 例髌骨半脱位、髌股关节炎或胫骨粗隆骨软骨病诊断的患者中，有 59 例能够进行通常会引起症状的功能活动（旋转、跑步、爬楼梯和长距离步行）。

Powers 和同事发现，使用髌股膝关节矫形器改善了髌股关节的接触面积，并减轻了 PFSS 女性患者的疼痛。在尸体研究中，Bohnsack 及其同事发现使用髌骨支具可以减少髌股关节接触面积并降低髌下组织的压力。此外，Selfe 及其同事发现使用髌股支具可以减少冠状面的改变和扭转角度。

虽然其中一些结果令人鼓舞，但是使用髌股关节支具作为髌股关节疼痛患者的主要干预措施还没有得到很好的支持。具有确定功效的保守管理策略包括运动调整，非甾体抗炎药物的限制使用，以及强化练习和柔韧性训练。进一步的临床研究证明，谨慎评估髌股关节支具在保守治疗髌股关节功能障碍中的额外益处是必要的。

有关管理 PFSS 适当康复方案的文献是缺乏一致性的。Crossley 及其同事的一项系统综述报告显示了这一观点，该评估报道了许多非药物和非手术物理干预对 PFSS 的疗效。作者根据本次研究报道所提供的证据提出的建议是，包括离心运动在内的伸展练习，患者教育和股四头肌强化应纳入物理治疗计划。然而，支持这些方案的证据是不确定的。

Finestone 及其同事们的一项研究报道显示，与没有任何支具的对照组相比，具有髌股关节疼痛的陆军新兵通过使用简单的弹性套筒或具有硅酮髌骨环的弹性套管减轻了症状。然而，在 2 个月的随访中，80%没有收到支具的新兵发现是无症状的。在 Greenwald 及其同事的一项研究中，穿戴氯丁橡胶和限制伸展的塑料外壳支具的研究对象宣告使用这种支具显著降低了疼痛的频率和严重程度。BenGal 及其同事证实，可能有一些证据支持使用膝关节支具来预防膝前疼痛。

加强髌股关节的近端和远端关节已证明能减少疼痛、改变 PFSS 的功能和生物力学。

案例 4　髌股关节应激综合征患者

B. G. 是一名 25 岁的女性，转诊至物理治疗师，诊断为左侧 PFSS。她在 4 个月前开始接受马拉松训练，并且在最近 2 个月，左前髌骨周围存在弥漫性疼痛。她逐渐增加了里程至每周 4 次跑步 4.8～11.3 km(3～7 mi)，经过 1 个月的训练，B. G. 在慢跑后就会左膝关节疼痛。在停止活动后约 1 小时内疼痛缓解，B. G. 继续慢跑，但注意到疼痛在接下来的 2 个月内逐渐恶化。目前，B. G. 口述说，如果她膝关节弯曲地坐着维持 45 分钟以上，当上下楼梯时，当她跑步超过 1.6 km(1 mi)时，左膝关节就会疼痛。

检查显示 B. G. 左髌骨的后外侧部位触诊有疼痛，Ely 测试阳性，即股直肌紧张度评估。视诊发现髌骨方向某些异常排列。膝关节屈曲度为 20°时，B. G. 的髌骨相对于内侧股骨髁，距离外侧股骨髁更近 10 mm。当 B. G. 位于仰卧位，膝关节伸展时，髌骨的内侧边界高于外侧边界。这些髌骨对位模式异常可能引发 PFSS 的症状。

问题思考

- 鉴于患者的既往史和现状，什么额外的测试和措施将为您的评估过程提供有用的信息？
- 您给这位患者的运动功能障碍相关的诊断是什么？
- 该患者的预后可能是什么？患者的干预目标是什么？您的康复目标是什么？您认为实现您和患者同意的一致目标需要多长时间？
- 基于患者的目标和期望，您对潜在疾病过程的了解，您将在此时间点给予哪些干预建议？
- 您如何评估患者和康复目标是否得到完成？
- 您会为这个患者推荐什么类型的随访？

对髌股关节应激综合征患者的建议

B. G. 说她的疗程结束后疼痛减轻了。她可以耐受更久的坐姿，可以无痛地上下楼梯，并恢复跑步。不过，她每周跑 4 天，每次跑 4.8 km(3 mi)，跑步结束时，感到轻度不适，但 30 分钟后就缓解了。B. G. 的目标是将她的慢跑距离增加至原定运动计划；然而，她担心她的症状会再次发生，她问治疗师在运动中穿戴膝关节矫形器是否有益，治疗师推荐了带有外侧支撑的髌股关节支具用于长距离跑步，这种矫形器将有助于最小化 B. G. 过度的髌骨外侧位移，并希望减少她的疼痛。治疗师还强烈建议，B. G. 继续练习软组织的功能，强化她的髋部外展肌、外旋肌和股四头肌，即使她的运动时间和距离增加了。

总结

本章回顾了胫股关节和髌股关节的正常结构和功能，特别关注膝关节的关节动力学和骨运动学。膝关节矫形器的不同类别是康复类矫形器、功能类矫形器、预防类矫形器、减负荷矫形器和髌股矫形器。研究文献的回顾为膝关节矫形器的使用提供了一些支持。然而，许多支具的设计似乎与它们的功效证据之间存在差距。本章确定了膝关节矫形器研究中最常用的研究策略并讨论了研究的设计和方法，以及参与动态活动的患者和运动员的普遍适用性。髌骨矫形器在运动医学和康复中也考虑存在类似的问题。对于临床医师来说重要的是要意识到，虽然膝关节矫形器的使用缺乏明确的一致性，但膝关节矫形器应考虑对患有膝关节疼痛的患者进行干预。尽管基于证据的数据之间缺乏共识，但患者的主观报告总是能够给出关于膝关节矫形器是否有益的最重要信息。

本章旨在让医疗专业人员能够更好地评估膝关节矫形器的目的和设计，并要求从支具设计师和制造商获得临床适用的疗效证据。本章还旨在鼓励临床医师通过参与临床研究来了解膝关节矫形器对康复和长期治疗韧带不稳定患者的功效。

第12章 应用于骨科护理和创伤的矫形器

Orthoses in Orthopedic Care and Trauma

Michelle M. Lusardi, William J. Barringer, Melvin L. Stills, Joshua L. Carter, Mark Charlson

学习目标

1. 概述人的一生中各个不同时期最常见的肌肉骨骼损伤。
2. 描述先天性以及与生长(growth)相关的骨骼肌肉损伤方面的矫形干预。
3. 根据类型和严重程度分类骨折，并阐述骨科医师和矫形外科医师根据骨折类型最常使用的干预措施。
4. 描述健康护理团队成员在先天性和获得性肌骨骼损伤患者康复和矫正治疗中的作用。

在具有许多不同类型肌肉骨骼病理和损伤患者的矫形与康复护理中，矫形器起着重要的作用。肌肉骨骼系统(musculoskeletal system)的功能障碍可能是先天性疾病或发育障碍的结果，或是由过度使用导致损伤，或是全身性疾病、感染、肿瘤或生命中的任何创伤而产生的。本章重点介绍使用矫形器来管理儿童先天性和发育性肌肉骨骼问题以及下肢长骨骨折问题。

掌握肌肉骨骼组织(骨骼、软骨、韧带、半月板、肌肉及其肌腱或腱膜)的发育和生理学知识，包括这些组织之间的运动关系，以及对这些组织如何在物理应激物(力)作用下重塑的理解。这些都是了解矫形器如何对肌肉骨骼损伤患者进行帮助的基础。本章从骨骼解剖概述开篇，包括其生长和重塑以及骨骼疾病患者的康复(检查和干预)原理。然后，作者就髋关节和四肢骨折障碍的矫形器/矫形策略做了具体的阐述。

骨结构与功能

在人体解剖课程中，学生了解到，成年人的骨架由206块骨骼(bones)组成(图12-1)，包括四肢的长骨、脊柱的块状椎骨、保护性包绕的肋骨和颅骨，以及使手和足能够进行功能活动的腕、踝、腕骨和跗骨。在发育过程中，当确定了肌腱起点和附着点时，肌肉的收缩力导致形成骨性隆起。学生仔细观察关节表面，从而了解关节的运动方式，在活动过程中思索

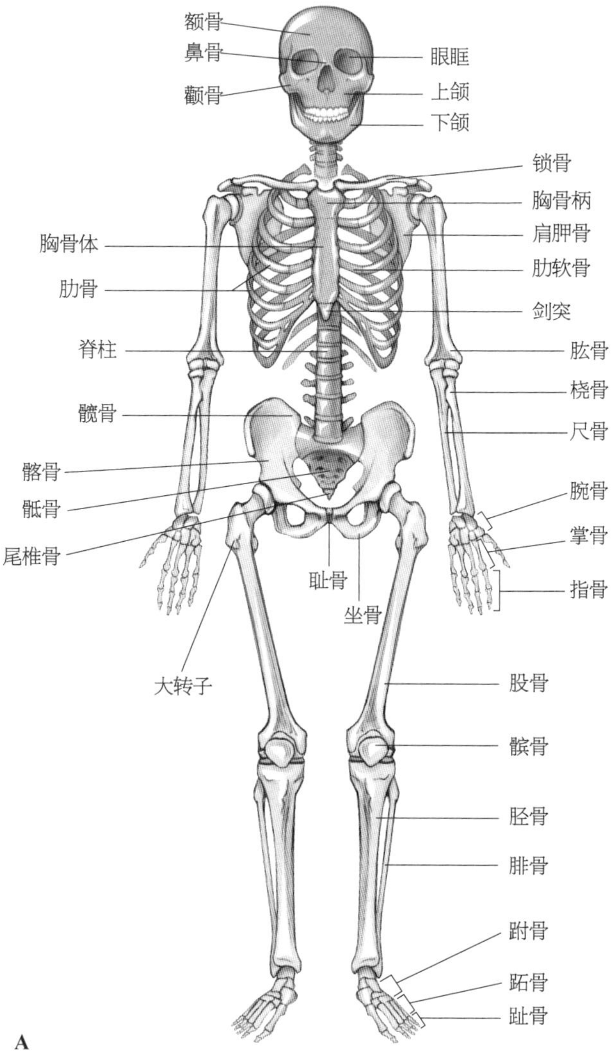

图12-1 人体骨骼。A. 前视图。

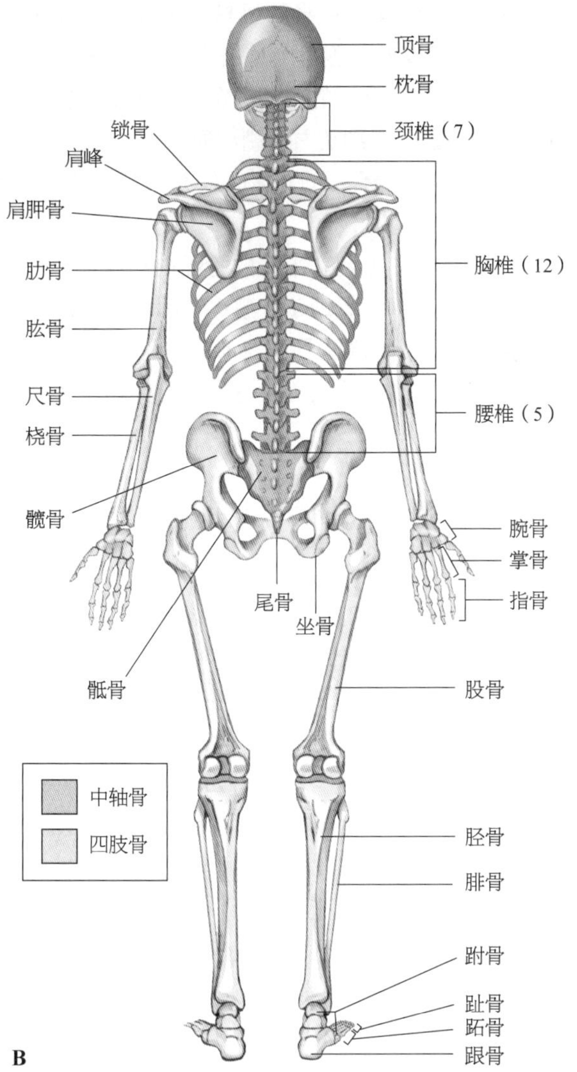

图 12－1(续)　B. 后视图(经允许引自 Thibodeau GA, Patton KT. *Anatomy and Physiology*)。

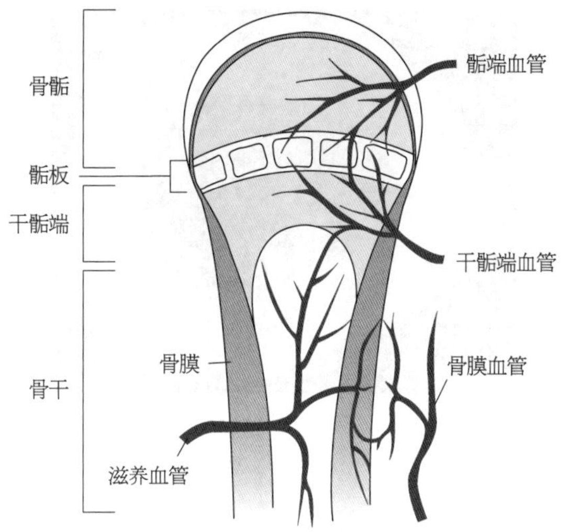

图 12－2　长骨的区域(骨骺、骺板、干骺端、骨干)和动脉血管供应图(改允许引自 Lundon K. *Orthopedic Rehabilitation Science, Principles for Clinical Management of Bone*. Boston: Butterworth Heinemann, 2000)。

透明软骨如何保护关节避免受到重复负荷和剪切力，并学习检查维持正常关节功能的韧带。从解剖实验室中骨骼模型或骨标本的检查，并不能直观地了解到活体骨是动态和代谢活性的组织，可用于多种目的和生理作用。它包括钙、磷酸盐、镁、钠和碳酸盐的储存和体内平衡(通过与肾脏功能相关的持续成骨和破骨细胞活动)；在骨髓中产生红细胞、粒状白细胞和血小板；身体生长和发育(通过对垂体激素在骺板的应答)；为胸部和腹部器官提供保护和功能性的结构(没有肋骨人们将如何呼吸?)；以及身体在功能活动期静止或运动时给予的体重支撑。

骨是来自胚胎中胚层的致密、规则的结缔组织。它包含矿物质基质(70%)、蛋白质(22%)和水(8%)的特殊细胞[成骨细胞(osteoblasts)、骨细胞、破骨细胞(osteoclasts)]组合。人体的许多骨骼可以描述为长或短的管状骨[如股骨(femur)、胫骨(tibia)、跖骨、趾骨]，扁骨(如骨盆或颅骨)，不规则骨(如腕骨和跗骨)，嵌入在肌腱的籽骨(如髌骨)或附骨(如中耳听、小骨)。此外，也可以基于其成分的密度和排列，分为骨皮质(密质)或骨松质(骨小梁)。长骨划分为各个区域，每个区域都有自己的血液供应(图 12－2)。骨干(diaphysis)(轴)由一个或多个穿透骨皮质层的营养动脉供应，在骨髓腔内分为中央纵向动脉。喇叭状的干骺端作为骨皮质(cortical bone)至骨松质(cancellous bone)的过渡区，由独立的滋养小动脉供应。骨骺是具有支撑小梁作用骨松质的代谢活性区域，分布来自骨骺动脉的广泛毛细血管网。在生命活动期间，由于负重和肌肉收缩，骨骺的重塑很活跃。在童年和青春期，即骨骼成熟之前，骨干骺端和骨骺通过软骨骺(生长)板连接，在发育的各个时期不断进行钙化和融合。骨膜(periosteum)是一层不甚致密的血管化结缔组织，其覆盖并保护所有骨的外表面，并且容纳骨沉积和生长所必需的成骨细胞。骨关节囊内，骨膜被关节(透明)软骨所替代。骨内膜(endosteum)，长骨髓腔内的薄层结缔组织，以及髓隙骨松质的内部空间也容纳成骨细胞。这两种组织在骨生长和骨骼愈合的过程中有积极的作用。

骨皮质是身体长骨中轴(骨干)中矿化程度最高的骨骼，是干骺端和管状骨骨骺的外保护层，也是扁骨、不规则骨和籽骨的外层。人体骨架的大部分骨骼(80%～85%)主要是在干骺端和骨骺区骨松质/骨小梁。

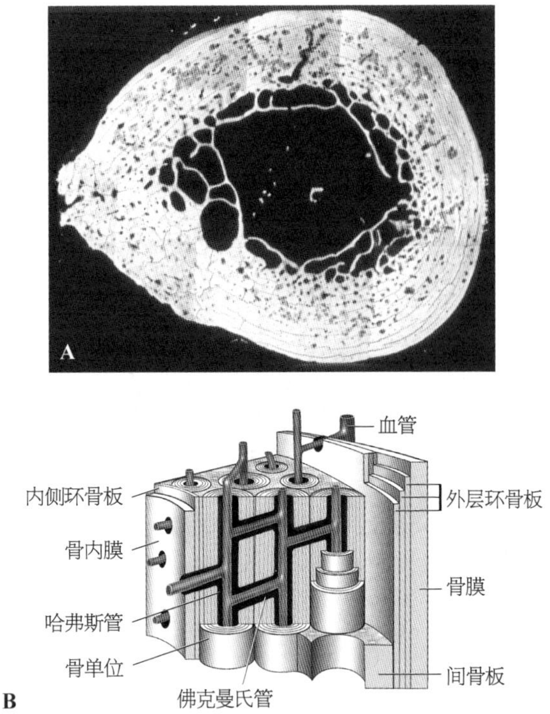

图 12-3 A. 长骨骨干横截面示，外骨膜层，中间哈弗斯/皮层，内部骨内膜层，骨髓腔；B. 通过长骨骨干的横截面示意图解（经允许引自 Lundon K. *Orthopedic Rehabilitation Science: Principles for Clinical Management of Bone*. Boston: Butterworth-Heinemann, 2000）。

管状长骨的横截面显示了骨皮质的三层结构：内层，即邻近骨髓腔的骨内膜区域；中间层为代谢性皮质或哈氏区，内有同心圆样结构（骨单位）环绕的哈氏管，和富含网状毛细血管网的福尔克曼管垂直连接；还有一层为致密外骨膜区（图 12-3）。

具有蜂窝状或海绵状外观的骨松质（骨小梁）比骨皮质更具代谢活性，更不易矿化。骨松质由分枝针状的骨结构（小梁）相互连接组成骨板，形成承重框架（图 12-4A）。例如，在椎体中，小梁纵横交错网状排列，朝垂直于承重应力线方向盒状生长（图 12-4B）。相比之下，股骨近端的小梁形成拱形结构，以支撑髋关节和股骨轴之间的承重力（图 12-4C）。在活骨骨骼中，小梁之间的空洞充满骨髓。

三种类型的细胞嵌入骨的不同部位。成骨细胞是骨构建细胞，合成和分泌骨基质（类骨），在骨骼成熟发育期间以此矿化。它们位于骨膜和骨内膜下，并且活跃在骨生长和修复期间。星状胶质细胞（ostrocytes）是成熟且无活性的成骨细胞，其已经嵌入在骨基质内。星状胶质细胞经过长树突，通过骨基质内的小管（小通道）与活性成骨细胞连接。成骨细胞和星状胶质细胞都对血循环中的生长激素、生长因子、细胞因子，以及骨自身的机械应力和液体流量产生应答。星状胶质细胞参与矿物交换、应变和疲劳检测，以及机械诱导重塑的控制。源自骨髓中前体细胞的破骨细胞是巨噬细胞样细胞，通过在骨内移动可以吸收从基质中释放的矿物质，并去除受损的骨组织。

长骨、椎骨和大型扁平骨的骨骺内有痛觉感受器和机械感受器，以及有助于外感（主要是疼痛）通路的传入感觉神经元网络。骨膜具有特别丰富的神经网络，其中分支继续随着滋养动脉经由哈弗斯管渗透入骨干。

生命周期中的骨生长和重塑

在儿童和青少年时期，通过重塑过程不断生长，增加了骨骼的长度和直径，并塑形直到骺板钙化且骨骼成熟（通常在女性的青春中期和男性成年早期）。在成年期，通过不间断的重塑过程维持骨骼健康，新生骨骼的成骨细胞沉积与现有骨的破骨细胞再吸收之间存在平衡和耦合。这种持续的成骨和破骨过程意味着活性骨的内部结构重建很活跃，骨皮质以每年约 5%的速度被替代，骨松质则每年高达 20%。骨骼的形成、吸收和转换的速度受到以下物质影响：体内激素和其他物质（如甲状旁腺激素、降钙素、来自肾脏的维生素 D、生长激素、肾上腺皮质激素、雌激素、孕酮、雄激素）；局部细胞衍生的生长因子；以及可用的必需营养素（钙、氟、维生素 A、维生素 D 和维生素 E）。这些物质和骨重吸收过程中转化和代谢的产物（即血、尿中特定生化酶的水平），共同作为生物标记物的监控手段，以此跟踪与骨高吸收率相关骨疾病的进展（例如，佩吉特病、骨质疏松症、甲状旁腺功能亢进症），并确定医疗药物干预对这些疾病的疗效。

在胎儿期和婴儿期，颅骨类扁骨发育是随着胚胎间充质细胞形成骨膜，而后骨化（膜内成骨）。大多数的长骨以及椎骨和骨盆都是从软骨支架或模板发展形成的。在软骨内成骨过程中，软骨细胞成熟，最终骨化。儿童期和青春期时，骨骼长度和直径都增长，并且朝其成熟构型动态地塑型。在青春期，骨质的堆积加速；在青春期结束时，成熟骨质量达到 90%以上。对于骨骼发育异常的儿童，矫形器试图利用动态建模过程，应用外力来影响骨的形状和长度。青春期后约 15 年，长骨骺骨板闭合后，骨量仍将继续增加——这一过程称为加固。骨密度峰值的性别差异已经有很好的记载：女性的平均峰值骨量比男性低

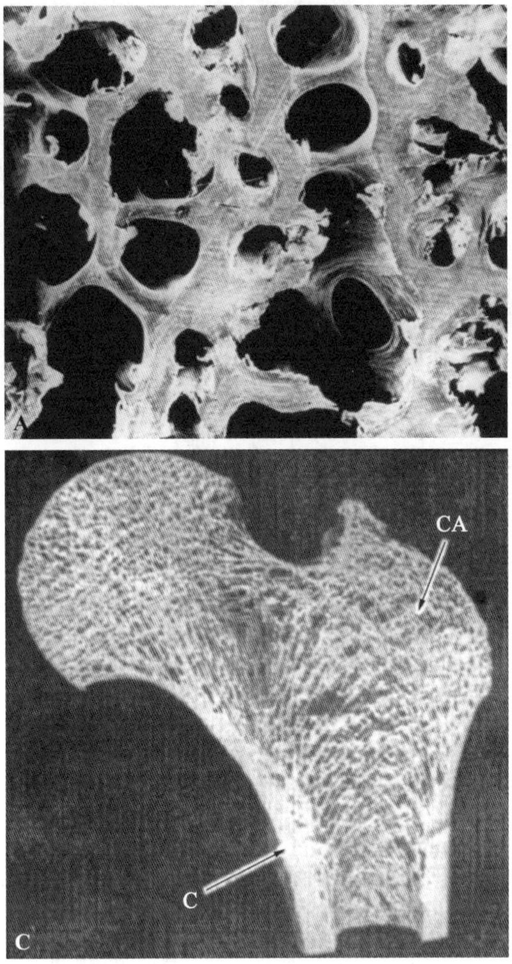

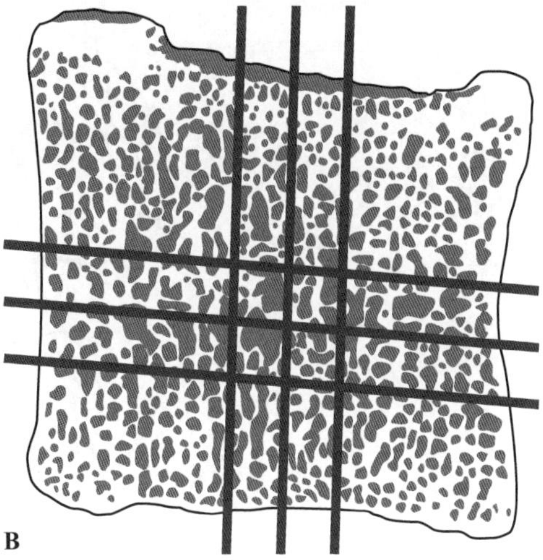

图 12-4　A. 电子显微镜扫描视图的骨松质及骨小梁；B. 健康腰椎骨小梁模型，显示在直立活动期间，骨组织对垂直和水平应力的反应；C. 通过近端股骨横断面的拱形桥状小梁模式证明形状和功能之间的关系（经允许引自 Lundon K. Orthopedic Rehabilitation Science: Principles for Clinical Management of Bone. Boston: Butterworth Heinemann, 2000）。

约 20%。在中年初期，男性和女性都进入软骨内化骨逐渐丢失的时期，这似乎是遗传决定的；骨丢失率也受激素状态、营养、吸烟和饮酒以及活动水平的影响。据估计，男性在其一生中将丢失 15%～40% 的骨松质量和 5%～15% 的骨皮质量。对于女性，更年期加速了骨丢失的速度；减少的量可能高达峰值骨松质的 50%，骨皮质量减少 30%。骨折脆性增加与骨量的显著丢失有关，特别是绝经后妇女。

髋关节功能障碍的矫形管理

髋关节矫形器对于治疗婴幼儿髋关节疾病以及儿童和成人的术后护理方面非常重要。了解各种髋关节矫形器的设计和适应证，对于从事骨盆、髋关节或股骨近端骨科治疗的医师和康复专业人员来说至关重要。对于髋关节发育不良（developmental dysplasia of hip，DDH）或股骨头骨骺骨软骨病（累-卡-佩病，Legg-Calve-Perthes disease，LCPD）的儿童，髋关节矫形器是预防畸形和残疾的主要干预措施。对那些肌肉骨骼和神经肌肉状况进行骨骼畸形或软组织挛缩手术干预的儿童而言，髋关节矫形器是术后护理（postoperative care）和康复计划的重要组成部分。髋关节矫形器也可以是接受了创伤修复术或复杂的全髋关节置换（total hip arthroplasty）术的成年人主要的术后干预措施。矫形器干预的功效受到患者和护理者依从性的影响，例如，成功使用这些矫形器的关键是明确的，医师、治疗师、矫形师和家庭成员之间关于矫形器的主要目标能进行开放式沟通，适当地应用和佩戴时间表，以及可能遇到的困难。积极的医疗结果、幸福的患者和家庭取决于医疗保健团队的沟通。

使用髋关节矫形器的时机

大多数非创伤性髋关节功能障碍或病理改变发生在儿童期或成年后期，并且经常与以下四个因素中的一个或多个相关：

(1) 婴幼儿髋臼（acetabulum）和股骨头发育不良或无效。

(2) 儿童股骨头缺血性坏死伴血供不足。

(3) 与骨关节炎相关的软骨流失和异常骨沉积。

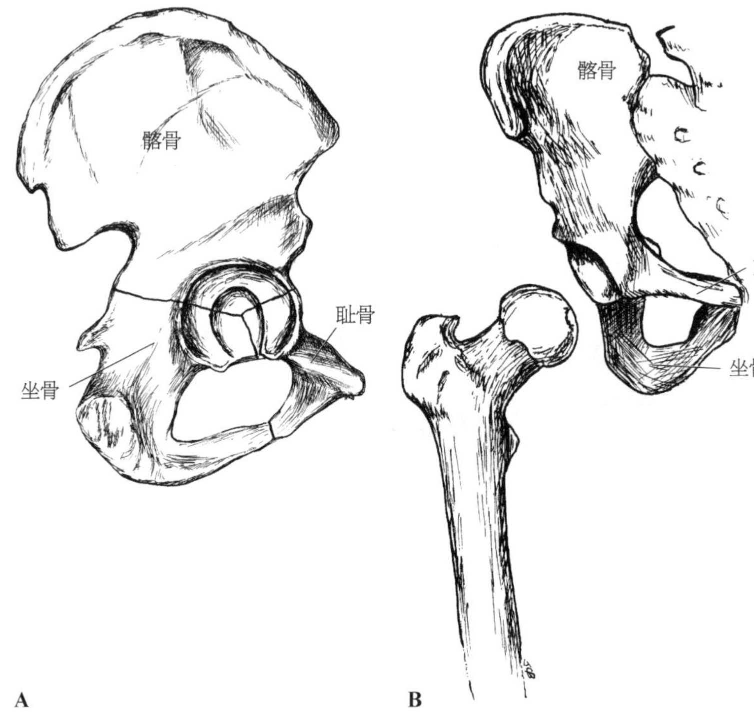

图 12-5 髋关节解剖。A. 窝样髋臼的关节面，由透明软骨覆盖的马蹄形区域延伸为髋臼唇；B. 股骨近端成角，将股骨头最佳地置于髋臼内，以支撑上半身和传递负重到下肢。

(4) 骨质疏松症中骨强度和密度的丢失。

矫形干预是许多以上病症骨科治疗中重要的组成部分。最常见的是，髋关节矫形器可通过限制在适当范围内的屈曲/伸展或外展/内收运动来保护或摆放髋关节。重要的是要注意，仅仅使用髋关节矫形器在控制髋关节内/外旋转方面是无效的。如果需要精确的旋转控制，则必须使用髋膝踝足矫形器（hip-knee-ankle foot orthoses，HKAFO）。

髋关节的结构和功能

髋关节（髋股）是由骨盆的凹窝式髋臼和股骨圆形球状头形成的滑膜关节（图 12-5）。由于髋关节独特的骨骼结构，运动可能发生在所有三个运动平面中：矢状面的屈曲/伸展，冠状面的外展/内收，以及横截面的内/外旋转。大多数功能活动融合了股骨相对于骨盆（或骨盆相对于股骨）所有三个平面上的运动。

髋关节有两个重要功能。第一，在功能活动（如直立坐姿、站立、步行、跑步、爬楼梯、日常生活活动的转移运动）中，必须支撑头部、手臂和躯干的重量。第二，在静态站立，步态和其他闭链活动中，必须有效地将力量从骨盆传递至下肢。

髋臼在耻骨、坐骨和髂骨的会聚处形成。其主要方向是垂直方向和横向方向，但也具有轻微的下倾斜度和前倾，或前对向倾斜。在发育上，髋臼的深度通过腿部运动和重量承载期间股骨头部的运动而动态地形成。髋臼直到青春期后期或成年初期才完全骨化。髋臼的关节表面呈马蹄形，其前、上、后边缘围绕透明软骨。沿着下边缘称为髋臼切迹的空间是非关节性的，没有软骨覆盖，并且被横向髋臼韧带所跨越。髋臼唇是纤维软骨环，环绕髋臼的外周，增加关节深度和凹度。髋臼中心为髋臼窝，包含纤维弹性脂肪和韧带，并被滑膜所覆盖。

髋关节的股骨部分包括股骨头、股骨颈和大小粗隆。股骨头球形关节面覆盖有透明软骨。因为股骨头比髋臼更大且有不同的形状，其关节表面的某些部分不能完全被髋关节所覆盖。在屈曲、外展和外旋的体位，股骨和髋臼最为一致。近端股骨主要由骨小梁构成，承受最大负荷，同时还可进行最大范围的活动。相对于股骨的中轴线，股骨头和股骨颈在额状面中的角度称为颈干角（图 12-6）。

在婴儿期，颈干角可能高达 150°，但在正常发育期间减小，到成年中期大约 125°，之后降低到 120°。在横截面上，股骨近端相对于中轴线和股骨髁的角度称为前倾角，也是髋关节功能的关键决定因素（图 12-7）。出生时前倾角可能高达 40°，在正常发育期间直至成年期减小到约 15°。这两个角度决定了股骨头在髋臼内的位置，以及髋关节生物力学的稳定性。髋关节的功能稳定性由强纤维关节囊和髂股、坐骨、耻股韧带支撑。关节囊和韧带的纤维略微倾斜，当髋关节处于伸展位置时，纤维变得最紧张。

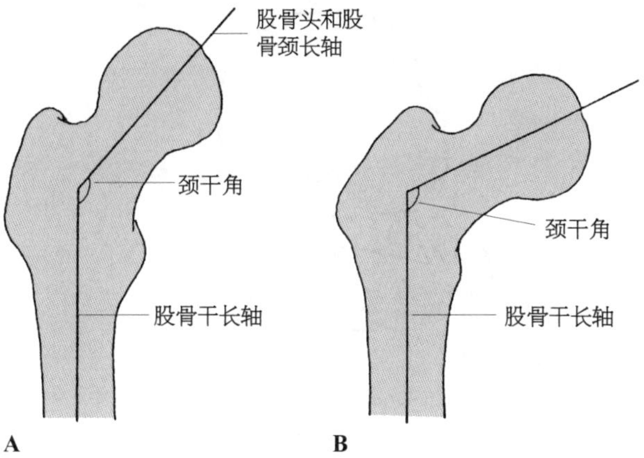

图 12－6　A. 成人正常的颈干角是 125°，颈干角的病理增大称为髋外翻，并且颈干角(B)的病理学减小称为髋内翻[经允许引自 The hip complex. In Norkin CC，Levangie PK（eds），*Joint Structure and Function*：*A Comprehensive Analysis*，2nd ed. Philadelphia：FA Davis，1992. p. 305]。

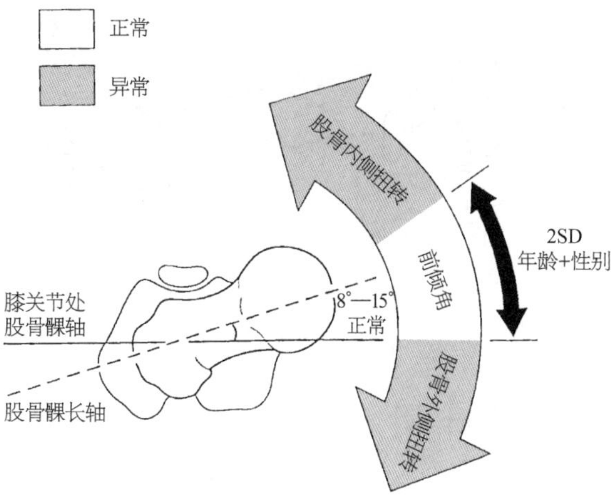

图 12－7　股骨颈的长轴与股骨髁间的轴线(就像向下看着股骨轴的中心)之间的正常关系是 8°—15°。过度的前倾导致内侧(内部)股骨扭转。过度的后倾导致外侧(外部)股骨扭转(经允许引自 Staheli LT. Medical Femoral Torsion. *Orthop Clin North Am*. 1980；11：40)。

婴幼儿髋关节发育不良

髋关节发育不良(developmental dysplasia of hip，DDH)以前称为先天性髋关节脱位。这个新术语包括了各种先天性髋关节病变，包括发育不良、半脱位和脱位。首选此术语，因为除了那些能立即鉴定为具有髋关节病理的婴儿之外，它包括出生时体格检查(physical examination)正常，后来发现有髋关节半脱位或脱位的婴儿。

髋关节发育不良的发生率和病因

由于 DDH 引起的髋关节不稳定在每 1 000 例活产婴儿中发生 11.7 例，其中大多数为髋关节半脱位(9.2/1 000)，其次为真性脱位(1.3/1 000)和髋关节发育不良(1.2/1 000)。髋关节脱位女孩(70%)比男孩更常见，新生儿中白种人比黑种人更常见。大约 20%的髋关节脱位与臀位产相关，尽管正常人群中臀位产的发生率仅约为 4%。同时还发现了家族性倾向：当年长同胞患有先天性半脱位或脱位时，DDH 更有可能发生。发育不良的风险随着任何类型的子宫异常位置而增加，导致髋关节的极度屈曲和内收。当孕母的腹部或子宫肌肉很紧张，或当婴儿相当大，抑或当羊水不足限制宫内运动时，此类风险在首次怀孕期间更普遍。在其他肌肉骨骼异常的新生儿中也发现 DDH 的发生率更高，包括斜颈、跖内翻、马蹄足或其他罕见的综合征。

在出生时，髋臼很浅，覆盖不到股骨头的一半。另外，关节囊松弛且具有弹性。这两个因素使得新生儿髋关节相对不稳定，并且易于半脱位和脱位。髋关节在出生后第一年的正常发育有赖于运动期间施加于股骨头和髋臼上的应力和张力。在半脱位或脱位的情况下，髋臼和股骨头的塑形受到损害。DDH 的最常见的临床症状是髋关节外展受限。在临床检查中，新生儿或婴儿屈曲外展髋关节时(图 12－8)，大转子水平上施加向上的压力，可感觉到奥尔托拉尼征(Ortolani sign)样"撞击"感，表明脱位的髋关节已人工复位。发育性异常中矫形器管理的目标是实现股骨头在髋臼内部的最佳位置，同时可进行踢腿运动帮助髋臼和股骨头的塑形，从而稳定髋关节。让孩子的髋关节经常处于屈曲外展位，这是最好的办法。如果早期识别出 DDH，并且开始适当地干预，髋关节可能正常发育。如果未被识别且未经治疗，随着孩子的成长，DDH 通常会引起髋关节的显著畸形，这将导致移动功能受损和其他功能限制。

髋关节发育不良的早期矫形管理：出生至 6 个月

1958 年，捷克斯洛伐克的 Arnold Pavlik 教授描述了矫形器治疗髋关节发育不良、半脱位和脱位。他开发的矫形器—帕氏吊带(Pavlik harness)，髋关节置于屈曲和外展，以稳定有可能发育异常的髋关节。虽然历史上已经使用大量的护具和矫形器来治疗髋关节不稳，包括髋人字石膏、Craig 夹板、Ilfeld 夹板和 Rosen 夹板。但是帕氏吊带已经广泛接受，作为出生

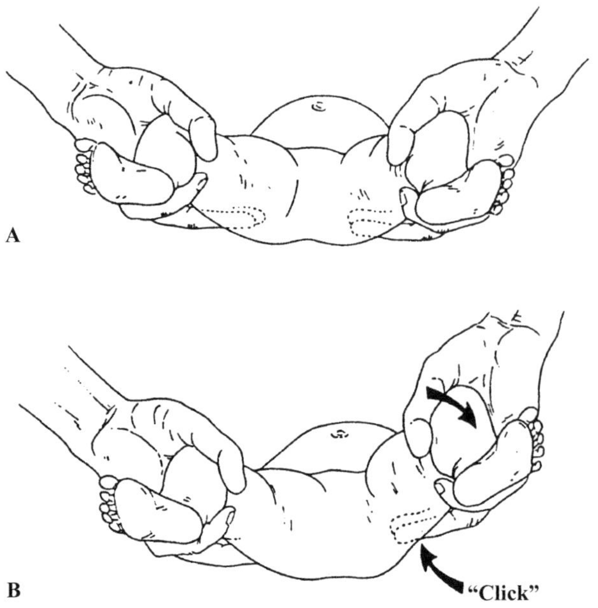

图 12－8 新生儿髋关节发育异常的检查位置。A. 髋关节转为屈曲，内收和内旋。B. 在大转子上施加向上压力时的"咔哒感"表明脱位程度已经减少（经允许引自 Magee DJ. Orthopedic Physical Assessment. 3rd ed. Philadelphia：Saunders，1997. p. 477）。

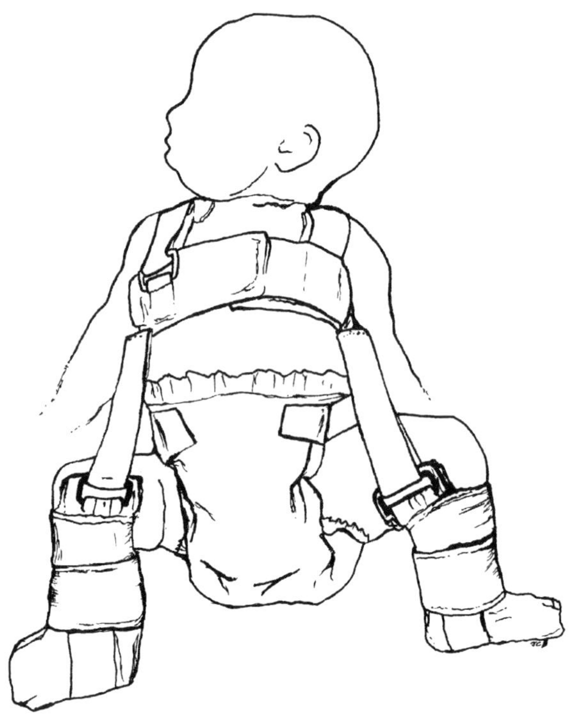

图 12－9 帕氏吊带将婴儿的下肢置于髋关节屈曲和外展位，以将股骨头最佳地定位在髋臼内，帮助髋关节的正常骨骼发育。前腿带可进行髋关节屈曲但限制髋伸展；后瓣可外展但限制内收。

到 6 个月龄婴儿髋关节不稳初步治疗的主要手段。

乍看之下，帕氏吊带似乎是一个混乱的由织带、钩环材料、衬垫和带子组成的集合。实际上，这种动态矫形器（图 12－9）有三个主要部分：

（1）肩部和胸部吊带，为装置提供近端的锚。

（2）一双短靴和马镫作为远端附件。

（3）胸带和臀围之间的前后腿带用来定位最佳的髋关节位置。

前带可屈曲但限制伸展，而后带可外展但限制内收。孩子可以自由地进行屈曲和外展，这个动作是在出生后数月内最有可能帮助髋臼进行功能性塑形的。然而为了达到有效性，必须对生长中的婴儿进行准确的调整，并且矫形器必须正确地运用。当新生儿正在使用帕氏吊带时，家庭照顾者必须参与强化教育。与新生儿一起的护士、物理和作业治疗师、儿科医师和骨科医师也需要了解这种重要矫形器的功能和适应性。合适的帕氏吊带的准则包括以下要点：

（1）在背部交叉的肩带以防止矫形器从婴儿的肩膀上滑落。

（2）胸带安装在婴儿胸部乳头连线水平。

（3）靴子上的近端腓侧带安装在膝关节远端。

（4）前腿带在腋前线位置附着于胸带上。

（5）后腿带紧贴婴儿肩胛骨上的胸带。

正如医师的评估和推荐所提示，一个正确安装的矫形器，下肢髋关节屈曲 100°～120°。肢体摆放为 30°～40°的髋关节外展。婴儿大腿之间的距离（当髋关节被动地进行内收时）应不超过 8～10 cm。一个良好的矫形器，伸展和内收是有限的，而屈曲和外展是可自由活动的：婴儿穿着矫形器时，能在限制范围内灵活地踢腿。这种位置和运动促使挛缩的内收肌伸长，这反过来有助于髋关节复位并增强髋臼发育。以下三个常见的问题提示吊带的安装需要调整：

（1）如果腿带调整得过紧，婴儿不能灵活地踢腿。

（2）如果前带置于胸带内侧太远，则肢体处于过度的内收而不是期望的外展。

（3）如果小腿带位于小腿远端太远，则不能将肢体放置在所需的髋关节屈曲角度中。

使用帕氏吊带对不稳定髋关节进行早期积极的干预，与患有 DDH 婴儿的最佳预后相关。家庭和保健专业人员必须找到适当的矫形护理，以避免误诊和误治。最常见的误诊之一是错把脱臼诊断为半脱位，并实施三重或双重尿布的干预策略。虽然这种策略确实将婴儿髋关节定位于某种程度的屈曲和外展，但是只有笨重的尿布不足以减少脱位。

最初，大多数婴儿每天 24 小时穿戴帕氏吊带。在骨科医师指导下，父母可去除吊带以进行洗浴。重要的是，特别是在治疗早期，矫形器的匹配程度和功能必须经常重新评估，以确保肢体在矫形器内的正确位置。帕氏吊带的许多绑带可能会让多数家庭的护理感到困惑。正确的穿脱顺序应该对家庭进行详细的解释和展示。应鼓励更多策略以加强最佳的髋关节复位，如俯卧位睡眠等。

必须指导家庭如何对穿戴矫形器的新生儿或婴儿进行适当的皮肤护理和洗浴。最初，他们可能建议在矫形器下使用尿布，但不要穿任何类型的内衣。应该对父母或照顾者重点强调，必须定期预约进行髋关节位置有效性的检测，以及随着婴儿长大而修改矫形器的重要性。未能定期的随访通常导致股骨头相对于髋臼的最佳位置并不理想，早期干预的结果不太令人满意，随着孩子的生长会需要更多的侵入性治疗项目。

在一般情况下，吊带治疗的时长等于该儿童达到稳定的髋关节复位时的年龄，再加上额外的3个月。因此，如果在4个月龄时实现了稳定的复位，总治疗时间将为7个月。随着时间的推移，当髋关节发育达到预期，穿戴可以减少到夜晚和午睡时间进行。如果X射线、超声波和体格检查显示出预期的骨骼发育，那么往往希望穿戴时间可以在3个月龄的时候开始。当骨科医师根据放射片和超声检查确定髋关节正常，并且对临床检查结果满意时，可以停止继续使用矫形器。如果髋关节发育缓慢或婴儿快速地生长，建议继续使用为较年长和较大婴儿设计的另一种类型的髋关节外展矫形器进行治疗，以保持更长时间的屈曲和外展位。

髋关节发育不良的治疗：6个月及以上

对于年龄较大的婴儿和幼儿(6～18个月)，若其DDH在婴儿期早期未识别或管理不足，干预措施往往更具侵略性，可能包括外展支架、牵引、切开或闭合复位术，以及髋人字石膏。对于正在快速生长或其骨骼发育缓慢的婴儿，需要使用帕氏吊带的替代方案。6个月龄后，特别是随着婴儿开始站立以准备走路时，帕氏吊带已经不能再提供复位所需的定位了。而且婴儿太大，也无法佩戴吊带。在这个时候，符合吊带应用和佩戴的家庭已经发生改变，并准备好采用其他形式的干预。

定制的预制热塑性髋关节外展矫形器通常是DDH在矫形器管理的续阶策略。该矫形器由带有腰部和大腿套箍的塑料框架，防水泡沫衬垫和魔术贴材质的闭合门襟组成。静态样式的矫形器固定髋关节于屈曲90°和外展120°的位置(图12-10)。可以调整关节纳入到外展杆中；不管怎样，髋关节屈曲度应保持在90°。这种矫形器看上去是固定的，但是孩子的大腿部分能够活动，同时保持髋关节位置在安全区域的持续管理。

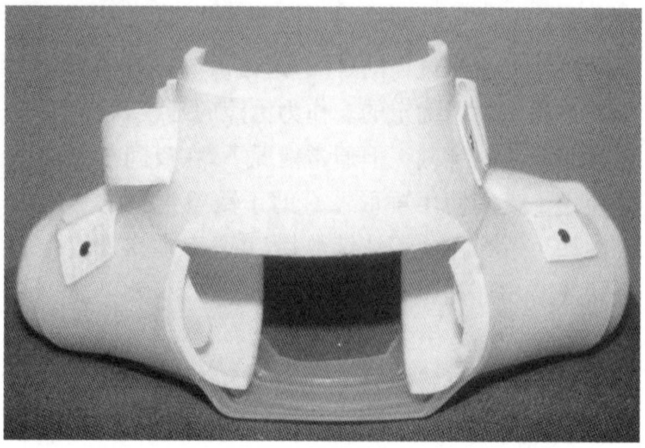

图12-10 静态髋外展矫形器(hip abduction orthoses)的后视图，其将婴儿定位在髋部90°屈曲和120°外展。

许多家庭将髋关节外展矫形器视为对帕氏吊带的改进：护理人员和婴儿不需要处理麻烦的绑带，矫形器可以方便穿脱以进行尿布的更换和保持卫生，矫形器本身也是防水的，更容易保持清洁。父母和照顾者可以在不用绑带的情况下抚养婴儿，婴儿能够舒适地坐着喂养和玩耍。

因为大多数髋外展矫形器(hip abduction orthoses)是预制的，所以矫形师的知识和技能是必要的，以确保定制产品是适合每个孩子的。为了确定必要的改制，矫形师评估以下3个方面内容：

(1) 大腿套箍的长度。套箍边缘修剪至邻近腘窝，如果孩子喜欢仰卧位睡觉，那么太长的大腿套箍可能会导致神经血管的损害，因为存在套箍远端边缘压迫下肢的风险。

(2) 腰段前部开口的宽度。虽然塑料是柔软的，但是对于体重较重或体格较大的婴儿来说，开口可能需要扩大。

(3) 大腿和腰部组件的泡沫填充。所有边缘必须光滑，以避免皮肤刺激或破裂，并且填充物的周长应合适，而不要过于紧身。

改制可能需要对塑料或泡沫填料进行加热或修整。此类安装通常在矫形器师的办公室或诊所中进行，在这些环境中可以使用必要的工具。一旦对儿童进行适当的评估和修改，父母或照顾者就应被指导如何进行适当的穿脱和矫形护理。

静态髋外展矫形器(static hip abduction orthoses)

以两者其一的方式使用。第一，矫形器可能是由帕氏吊带所建立治疗过程的延续，这是由矫形器师对儿童髋关节的评估而确定的。作为治疗的延续，矫形器可以日间和夜间穿戴。但通常情况下，在夜间孩子睡眠时使用。夜间使用矫形器有助于髋臼生长软骨的发育。如果矫形器使用持续数月，并且存在有效复位和重建关节的证据，那么当孩子长大时，不太可能再采取更激进的治疗方式。

髋关节外展矫形器的第二种应用是对接受矫形外科干预的 DDH 儿童进行后续管理，如牵引、手术复位或石膏治疗。在这种情况下，矫形器在术后几周和几个月内能为髋关节提供外部稳定性，在此期间婴儿恢复运动范围，继续生长发育，并在运动发育阶段取得进步。这种额外的稳定性减少了父母和医师对脱位和矫形手术其他不良结果的担忧。

静态髋外展矫形器具有优于石膏或合成髋关节人字形石膏的明显优点，包括尿布卫生和洗浴更加容易，并且作为积极治疗的后续治疗经常受到家庭的欢迎。装配时需要有熟练掌握有关装配技术和技能的矫形器师以及孩子的家人，因为家人能安抚刚刚摆脱限制性髋人字石膏可能易怒的孩子。

髋关节发育不良儿童的矫形干预目标

为了干预的有效性，DDH 的矫形干预必须有一系列描述清晰且可被测量的治疗目标。DDH 儿童的有效矫形干预措施包括以下组成部分：

(1) 为孩子的家人或照顾者提供清晰的口头、动作技能和书面指示，另一个目标是尽可能在紧张的情况下减轻压力。

(2) 关于矫形器的适当使用和潜在危险，医疗保健小组成员之间应进行有效的沟通。这通常包括矫形器师提供的矫形器宣教，仔细监测家属的依从性，并由团队的所有成员（矫形器师、骨科医师、儿科医师、治疗师、护士和其他可能参与该病的医疗专业人员）共同应对。

(3) 安全有效的髋关节复位，可以减少更具侵入性的石膏或手术的必要性。这需要适当的矫形装配和调整，并按照时间表穿戴。

最终目标是促进髋关节的正常发育，给予孩子无痛、稳定、功能性的髋关节，且持续一生。

髋关节发育不良矫形治疗的并发症

在大多数情况下，随着儿童的成长，帕氏吊带之后也许随之采用外展夹板，这是一种对 DDH 的成功干预。只有一小部分使用帕氏吊带治疗 DDH 的婴儿发生并发症（<8%），其中最严重的是股骨头的缺血性坏死，这可能是因为后绑带捆扎过紧，强制保持外展位置导致的。患有并发症的儿童与那些没有并发症的儿童有许多不同之处。他们在 X 线或超声检查中，髋臼角大于 35°，股骨头的总覆盖度小于 20%，在矫形干预开始时具有难复性脱位，延迟诊断和干预（年龄超过 3 个月），并且在 X 线或超声波上未显示前骨化核。

累-卡-佩病的矫形管理

LCPD 是一种髋关节病变，主要影响健康的学龄儿童。LCPD 的临床体征和症状与其他涉及髋关节的结核病有所不同，由 Arthur T. Legg 于 1910 年首次描述，其病因不明确，诊疗和矫形治疗仍然存在争议。LCPD 的标志是股骨头的扁平化是缺血性坏死的结果。如未经治疗，LCPD 会导致成年髋关节永久性畸形和成年的骨关节炎。通常在 4～8 岁年龄段，这种疾病男孩的发病率是女孩的 4 倍，然而女孩的结果往往不那么令人满意。LCPD 一般只涉及一侧髋关节；只有约 12% 的病例是双侧的。在黑人中发病稀少。LCPD 矫形治疗的几种选择逐步发展，所有这些都旨在帮助维持球形股骨头和正常髋臼。

累-卡-佩病的病因学

在首次描述之后的一百多年，LCPD 的病因学仍然存在争议。大多数研究人员认为，LCPD 是由于存在流向股骨头的血流受到损害，从而导致缺血性坏死的情况造成的。触发此损害的确切机制是未知的。一些理论认为是由于损伤股骨头血管系统的急性创伤，而另一些理论则认为，反复发作的暂时性滑膜炎可能会影响血流。另一个理论表明，LCPD 的儿童存在血栓溶解异常。还有人提出，骨龄延迟的遗传倾向使血管通过软骨到骨的顶端时暴露于高压缩率状态。虽然 LCPD 的确切病因仍然是一个谜，但它与股骨头缺血性坏死有着必然联系。干预 LCPD 儿童的目的是协助股骨头血运重建，恢复正常的解剖形状和髋关节的对齐。

累-卡-佩病的评估和干预

患有 LCPD 的儿童应怀疑有以下一种或多种体征或症状：

(1) 明显的跛行，常伴有特伦德伦伯征（Trendelenburg Sign）阳性。

(2) 髋关节、腹股沟、膝关节或这些部位的组合存在疼痛。

(3) 髋关节活动度的丧失。

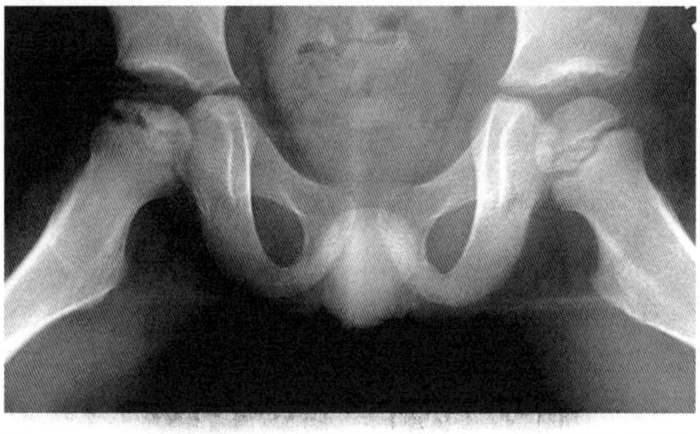

图 12-11　累-卡-佩三氏病患儿的 X 线片，比较股骨头的形状和密度，以及正常（图像右侧）和受影响（图像左侧）右髋部的骨骺。

当存在这些症状时，使用髋关节的 X 线、超声或磁共振成像来区分 LCPD（图 12-11）和其他髋关节疾病（如股骨头骨骺滑脱、骨折、风湿性疾病、感染）。这些检查骨科医师用来确定疾病的严重性和进展，明确疾病的阶段、股骨头形状、与髋臼的匹配程度，以及股骨颈的长度和角度。目前已经开发了各种分类系统来评估病情的严重程度。Catterall 系统根据累及的部位分为四组类型，并确定了骨科医师或放射科医师在解读 X 线片时关注的四个"高风险股骨头"的征象。对 Catterall 系统信度和效度的研究并不都是肯定的。Salter-Thompson 系统根据可能在疾病进程早期观察到的软骨下骨折的位置和程度来评估累及的严重程度。Herring 系统检查股骨头侧柱的影像。有关分类的更多信息，请参阅儿科骨科疾病的文章。

LCPD 是一个自限性的过程，通常在 1～3 年内痊愈。疾病进展分为三个阶段：

（1）坏死期：缺血性坏死。

（2）破碎阶段：受损骨质吸收。

（3）治疗/修复阶段：血运重建，再骨化和骨骼重塑。

影响该疾病最终转归的因素包括发病年龄、股骨头和骨骺的严重程度以及髋臼和股骨头的匹配度。

由于疾病过程是自限性的，因此最佳干预策略存在争议。三种最常用的 LCPD 治疗方式是观察、外科手术和保守的矫形器管理。关于治疗的选择通常由孩子的年龄、股骨头畸形的程度以及股骨头和髋臼之间匹配度的严重程度来决定。最新数据表明，疾病发病时年龄小于 6 岁的患者最好通过非手术进行治疗，而 8 岁以上患者的治疗可能涉及手术，然而并不确定。

对于具有轻度骨性畸形的儿童，观察和训练可能是最适当的干预措施。因为孩子有可能继续跛行直到充分的血运重建和重塑（可能需要几年），父母可能会不安，宁愿选择更为积极的干预。密切的临床随访能使家长放心，通过 X 线定期评估复查以监测疾病进展情况。

手术干预是基于控制原则，将股骨头最佳地定位在髋臼内。近端股骨旋转截骨术（femoral derotation osteotomy）用于减压并使股骨头在髋臼内保持中心位，以此在伸展位中有更多功能性负重。当股骨头显著扩大或关节半脱位不能通过股骨旋转截骨术有效地复位时，需要采用耻骨切开术（pelvic osteotomy）重新在股骨头上复位髋臼。髋臼造盖成形术（arthroplasty）也用作干预手段，使髋臼更好地容纳股骨头。手术结果对于术前具有全髋关节活动范围的儿童可能是最积极的。父母必须了解外科手术的目标和风险，必须积极参与术后康复工作。

LCPD 保守矫形器管理的目标与手术干预的目标相似：在疾病进程的活跃阶段使髋臼覆盖股骨头，以便产生最佳的重塑。关于手术或矫形干预哪一个最有效的问题，已经有很多争论。如果两者都是可行的治疗方法，最终结果应该是一致的：良好形态的股骨头和无痛的髋关节。比较 LCPD 手术和矫形管理的功效是具有挑战性的，因为发病率相对较低，同时受到不同的研究设计和控制变量定义的影响，如发病年龄、疾病持续时间、性别和分类系统的不同，观察者可靠性等因素。虽然 1992 年发表的两份报告质疑矫形治疗的功效，但其他的研究，即便是在严重的疾病病例中也提倡矫形治疗。因为研究报道了所有三种类型干预的成功以及不成功（非覆盖/观察、手术和使用矫形器），LCPD 的最佳治疗手段尚未明确。

累-卡-佩病的矫形管理

目前 LCPD 非手术治疗中最常用的矫形器是亚特兰/苏格兰髋关节外展矫形器（Atlanta/Scottish-Rite hip abduction orthosis）（图 12-12）。这种矫形器的设计可使孩子行走并参与其他功能活动，同时在髋关节外展时髋臼能将股骨头包裹在内。亚特兰/苏格兰髋关节外展矫形器有三个部分：骨盆带（pelvic band），一对单轴髋关节和一对大腿套箍。也可以附加外展杆，通过球窝关节作为接口连接两侧大腿套箍。此类矫形器将每侧髋关节保持在大约 45°的髋外展位，允许髋关节的屈曲和伸展，并且可以穿戴在衣服外面。当穿戴矫形器时，髋关节外展并屈曲，但患者膝关节的运动范围没有限制，因此可以毫无困难地坐或行走。矫形器不是设计用来控制髋关节的内旋。

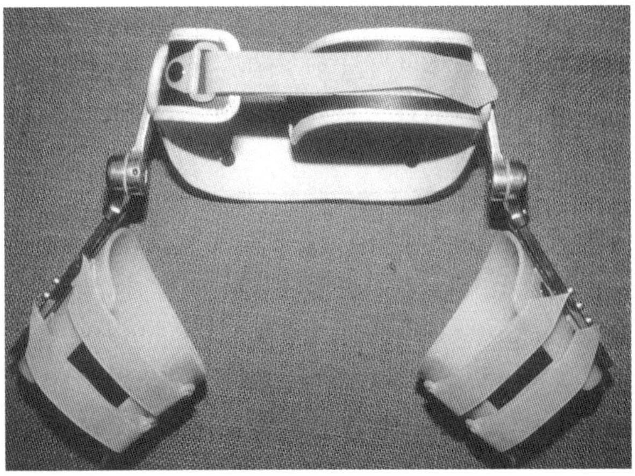

图 12 - 12 亚特兰/苏格兰髋关节外展矫形器(前视图),用于保守治疗累-卡-佩病。这种矫形器有三个部分:骨盆带,可自由运动的髋关节和大腿套箍。可以在大腿套箍之间放置外展杆,以在 45°髋外展理想的位置提供额外的稳定性。

如果孩子穿戴矫形器后,其髋关节接近正常的关节活动度,则这种矫形器是最有效。活动度的局限性导致孩子在矫形器中不对称站立,这大大减少了股骨头外展和覆盖的量。

历史上(在 20 世纪 60 年代和 70 年代),根据股骨头覆盖原理开发了其他一些矫形器。多伦多矫形器(Toronto orthosis)(图 12 - 13A)和纽因顿矫形器(Newington orthoses)(图 12 - 13B)将双下肢保持在 45°外展位且伴有内旋,但与亚特兰/苏格兰髋关节外展矫形器不同的是需要使用拐杖来安全移动。这两个矫形器的穿戴都很麻烦,并且显著影响日常功能的舒适性。由于亚特兰/苏格兰髋关节外展矫形器的疗效与多伦多和纽因顿矫形器相同甚至更好,所以后两种矫形器并不常用于 LCPD 儿童的现行管理。此外,另一种可以强化髋关节外展的非手术治疗方法是像“A 框架”这样的矫形器,在数周 Petie 石膏治疗之后使用。

如果在疾病发展过程中,髋关节进一步丧失关节活动度,可能是矫形器师首先认识到这个问题。因为大腿套箍变得不舒服,父母可能会把孩子带到诊所进行矫形调整。如果家长或正在与孩子一起工作的治疗师注意到关节活动度进一步的损失,则需要立即转诊到矫形诊所或医师。亚特兰/苏格兰髋关节外展矫形器并不是为了增加活动度;其主要功能是在外展位中舒适地控制髋关节。使用矫形器来恢复活动度,这与矫形器的设计目的背道而驰,并折中治疗原则。

骨科医师、矫形器师、治疗师和家庭之间的沟通至关重要。父母必须明白,这是一种苛刻的治疗方式。通常,矫形器需持续穿戴 12～18 个月。一旦看到股骨头复位的影像学证据,矫形器穿戴的时间才能逐渐减少。

绝对遵守佩戴计划是疗效最大化所必需的:精心设计和良好装配的矫形器只有在使用时才能产生作用。穿戴矫形器的头几天和几周对父母和孩子来说往往压力很大。在髋关节保持在外展位时,包括步行在内的日常活动可能需要他人帮助,直到孩子学习了有效的适应性策略。物理治疗师可以帮助孩子学习使用拐杖辅助步行的技术,包括在水平的表面、楼梯、斜坡和崎岖的表面上活动。他们可以提出适应家庭和学校环境的建议,以便在坐位或从地板、座椅及站立位快速的转移变得跟更容易控制。如果家庭

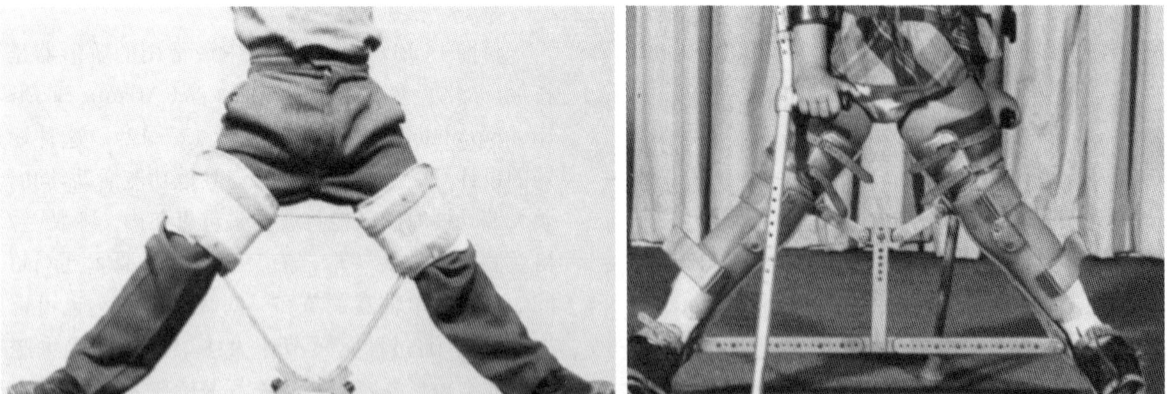

图 12 - 13 早期设计用于管理累-卡-佩病的髋关节外展膝踝足矫形器。多伦多髋膝踝足矫形器(hip-knee-ankle foot orthosis)(A)和纽顿顿矫形器(B)比亚特兰/苏格兰髋关节外展矫形器在穿戴和功能上更加烦琐[经允许引自 Goldberg B, Hsu JH (eds), Atlas of Orthotics and Assistive Devices. 3rd ed. St. Louis: Mosby, 1997]。

教育和支持工作有效，使家长和儿童能够在矫形器管理初始阶段中忍受困难，那么在干预剩余的月份中遵守的可能性明显增强。

儿科术后的护理

除了 LCPD 和发育不良之外，许多肌肉骨骼和神经肌肉症状可能需要对髋关节和下肢功能障碍或畸形的儿童进行手术干预。控制髋关节和腿部位置的矫形器，作为传统石膏绷带(plaster casts)的替代方法或作为移除石膏之后的后续策略，通常在手术后的数周和数月内使用。石膏可以应用于手术室内以便立即进行术后护理，而矫形器通常不久之后就可以装配，有效地缩短了孩子石膏治疗的时间。当长时间需要固定和支持，或出现并发症时，抑或儿童有特殊使用需求时，会使用髋关节矫形器。

矫形器(与石膏绷带相比)的主要优势之一是卫生，特别是对于尚未建立膀胱和肠道控制的儿童。术后髋关节矫形器的其他优势包括：

(1) 比传统石膏轻，髋关节矫形器可以减轻父母和护理人员的照护负担，因为他们必须抱起或转移孩子。

(2) 可以脱下髋关节矫形器，以检查手术伤口、沐浴和护肤。

(3) 可以脱下髋关节矫形器进行物理治疗、活动度、松动法、强化或其他适当的干预措施。

(4) 热塑性矫形器防水；因此，汗水或尿液的残留物可以使用温和的肥皂水较容易地清洁和消毒。

(5) 合适的矫形器不太可能导致皮肤刺激或破裂，与石膏不同，它通常可以调整受压区域。

(6) 外展的位置和度数可以很容易地调整。

(7) 可以为需求复杂的患者定制髋关节矫形器，特别是那些接受了多个外科手术的患者。

术后髋关节矫形器

儿童的术后矫形器有两种基本设计。第一种是由佩戴于膝关节和髋关节之间的大腿套箍、外展杆和闭合钩环材料组成(图 12 - 14)。这种矫形器可以由术前进行的测量数据进行制作，一旦石膏移除即可装配，没有延迟。如果外科小手术或需要髋关节的静态定位时，也可以适用于石膏的代替。这种类型的矫形器通常用于内收肌松解，或内翻截骨术伴内收肌松解，或用于化脓性髋关节的管理。术后髋关节矫形器最常用于夜间长时间的佩戴，但在某些情况下也可以在日间穿戴。在许多诊所中，这种矫形器用于脑性瘫痪儿童的髋关节术后。

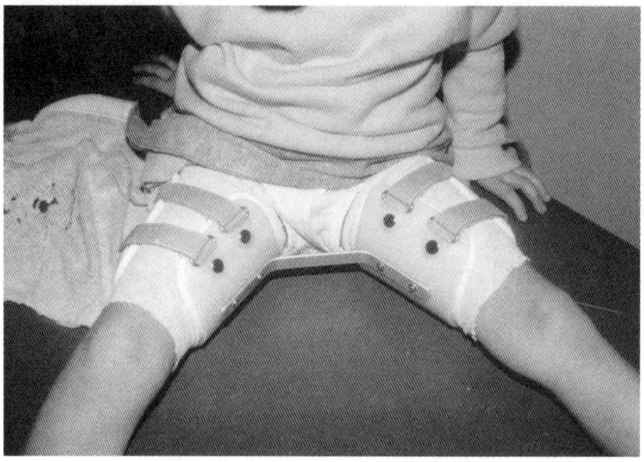

图 12 - 14　术后髋关节外展矫形器包含两个部件：一对由外展杆固定在一起的大腿套箍。

父母和照顾者发现术后髋关节矫形器能使他们从石膏中解脱。尽管外观简单，但还是应该给家庭提供关于矫形器如何佩戴和护理的特殊说明。如果需要的话，它可以穿在衣服或睡衣外，或紧贴皮肤。但不应在髋关节两侧引起皮肤刺激或不适。如果患者有任何髋关节疼痛，矫形器师应咨询整形外科医师，以确定外展角度是否可以安全调整。过度尝试外展髋关节可能会导致疼痛并降低依从性。有时候，这种矫形器可能难以保持在适当的位置，即使它已经适当的装配。这时可以添加一个简单的悬挂带，以确保最佳定位。

术后护理的第二个选择是改良式膝踝足矫形器。这种矫形器由两个不含膝部关节的热塑性膝踝足矫形器组成，但含有外展杆和闭合钩环材料(图 12 - 15)。这种矫形器的制造需要采取石膏印模：简单的长度和圆周测量不足以确保适当的装配。理想情况下，这些印模应在首次术后石膏修型时进行。然后制作矫形器，并在下一次临床预约期间进行装配。在手术前取模是不可取的。手术后，每个关节将处于一个新的角度，根据术前的印模佩戴矫形器会有危害。对于在髋关节周围有骨性手术以及广泛的软组织手术(如腘绳肌或跟腱松解)的患者，这种类型的矫形器是建议使用的，以此在愈合的早期阶段进行保护。在我们的诊所，这种矫形器最常用于脑性瘫痪或脊髓脊膜膨出的儿童。在某些情况下，当需要更精确地控制髋关节时，矫正器可以向上延伸以包裹骨盆。

由于这款矫形器的贴合性，对父母和护理人员必须进行关于适当的装配和清洁的宣教。特别重要的是仔细检查跟骨后侧：该区域容易受到长期压力导致皮肤破溃，而且这也可能是在皮肤检查中容易忽略的重点。因为泡沫衬里和热塑性材料不透气，汗水不

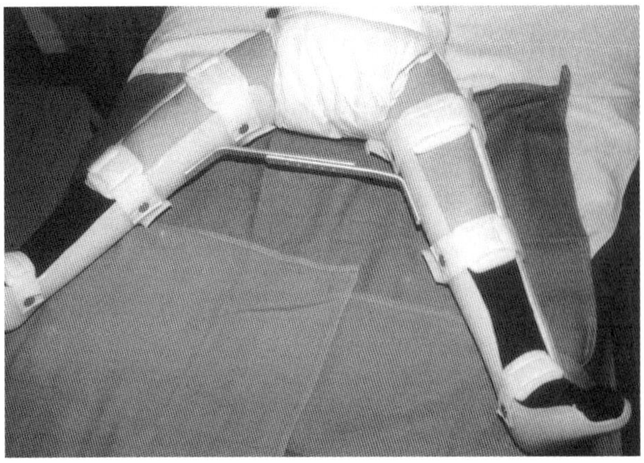

图 12-15 对于经过广泛的骨和软组织手术后的儿童的术后管理，经常使用附加外展杆的膝踝足矫形器来固定。髋关节的旋转由包括脚踝复合体在内的矫形器的紧密配合很好地控制。当必须严格控制髋关节时，术后也可以使用包围骨盆的髋关节外展矫形器。

能有效蒸发。所以应定期取下矫形器进行清洁，以尽量减少皮肤浸渍(skin maceration)或因在温暖湿润环境中繁殖的微生物而感染的风险。

术后矫形器已证明可用于肌肉骨骼或神经肌肉疾病儿童的整体骨科治疗。矫形器是厚重石膏的有效替代品，特别是存在皮肤刺激和尿失禁问题时。术后髋关节矫形器有助于确保最佳关节位置的愈合，并减少外科手术干预引起畸形复发的可能性。

成人髋关节的管理

成人的髋关节矫形治疗是有限的，重点关注两组患者。髋关节矫形器最常用于成年患者的术后和石膏后期护理，这些患者因创伤性事件(如机动车事故，工业事故或坠落)而持续忍受复杂性髋关节或股骨近端骨折。在某些情况下，老年患者在全髋关节手术，全髋关节翻修或与全髋关节成形术(total hip arthroplasty)相关的骨折之后，可以使用髋关节矫形器。虽然影响髋关节的损伤可能发生在生命周期的任何时间点，但大多数使用髋关节矫形器管理的外伤性骨折的患者都是年轻人和中年人，而许多正在进行新式或改良全髋关节成形术的患者均为65岁或以上。随着美国老年人口数量的增加，髋关节骨折的数量也随之增加。一项统计预测，到2040年，美国将会发生多达512 000例髋关节骨折。

在这两种情况下，骨科创伤的稳定和康复计划是重要的问题。患有这种髋关节损伤的患者通常需要综合的物理治疗方案。临床医师必须了解与年龄相关的病理生理变化，这会影响肌肉骨系统的愈合，还应该了解长时间卧床休息的影响和不利之处，以及将矫形器整合到整体治疗计划中的最佳时机。

全髋关节成形术

虽然髋关节矫形器通常不是单纯性、选择性全髋关节成形术的适应证，但在某些情况下，这种矫形器可以帮助愈合和康复。髋关节矫形器可用在全关节手术或因创伤而需要紧急全关节手术期间发生股骨骨折的重度骨质疏松症患者。髋关节矫形器也用于由于复发性脱位或股骨部分无菌性松动而正在进行全髋关节置换的患者。如果需要控制旋转，可以使用HKAFO为愈合结构提供额外的支持和保护。

大多数HKAFO都有骨盆带和腰带以及可调节的髋关节(可以锁定，或允许在特定范围内自由运动或限制运动)(图12-16)。如果在外科手术过程中发生骨折，或需要额外的保护，可以在大腿部分加入可调节的前板，根据患者的需要，膝关节也可以被锁定，自由运动或针对特定运动范围进行调节。踝足矫形器组件是必需的，可以最大限度地控制髋关节不必要的旋转。

通常情况下，HKAFO是根据患者下肢的印模所定制的。这增加了最佳适配的可能性，并使定制矫形器以满足患者的特定需要。如果这种方法不适合某些医疗保健环境，预制的量身定制HKAFO和髋关节矫形器可作为取模定制矫形器的替代品。这些矫形器由根据患者的肢体测量进行定制的组件制成。大多数术后髋关节矫形器设计用于限制髋关节的屈曲和内收(图12-17)，试图通过在安全运动范围内保持髋关节的最佳位置，以及通过在患者试图超出这些范围时提供动觉提醒来防止脱位。许多可商购的预制髋关节矫形器不包含足部，因此不能提供对于旋转的最大控制。需要仔细评估患者以确定哪种替代方案是最合适的。在这两种方案里，无论当患者离床或是在某些情况下，患者躺在床上时，都需要佩戴矫形器。矫形器通常在全髋关节复位后至少穿戴8周。

因为下肢矫形器会增加已经受损下肢的重量，所以矫形器必须选择轻质材料和部件。老年患者尤其如此，因为心脏或呼吸系统疾病导致他们的耐力有限。虽然最初的矫形器可能会限制关节活动，为易受伤的髋关节提供外部稳定性，但是随着康复计划的进行，矫形器的髋关节、膝关节和踝关节可以进行调整，以满足患者的需要。髋关节矫形器和HKAFO可能是用以下方式为康复提供重要辅助。

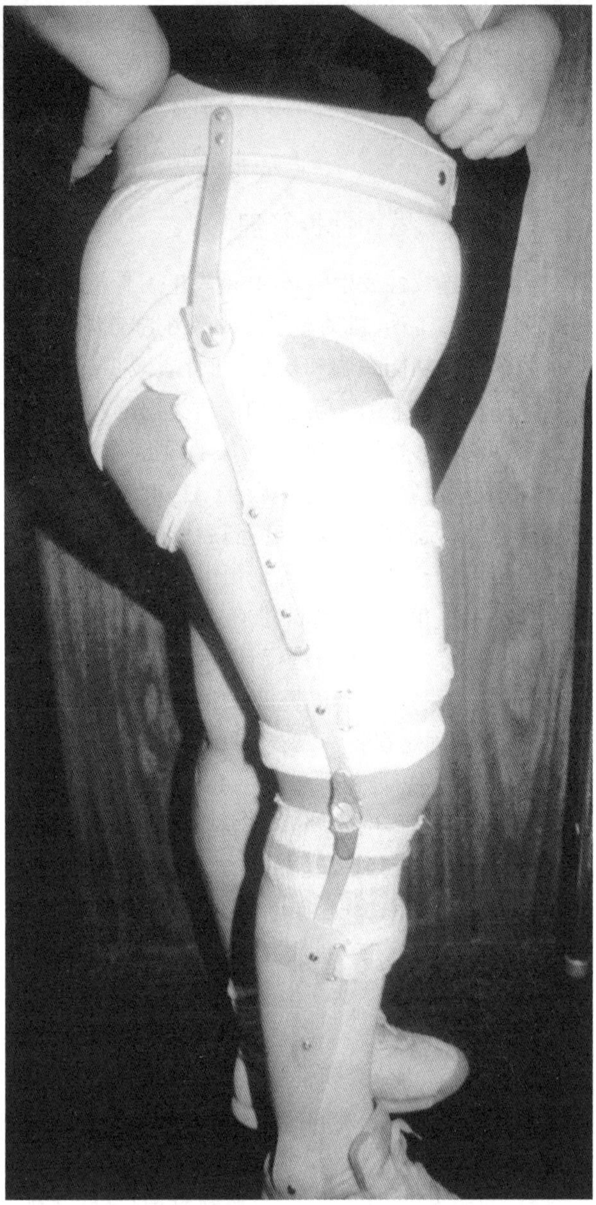

图 12-16　髋膝踝足矫形器(hip-knee-ankle-foot orthosis)的侧视图,复杂性全髋关节置换后的术后管理。注意骨盆带,自由活动的髋关节,支撑性大腿套箍和自由活动的膝关节,踝足矫形器的部件是有效控制通过股骨和髋关节的旋转力所必需的。

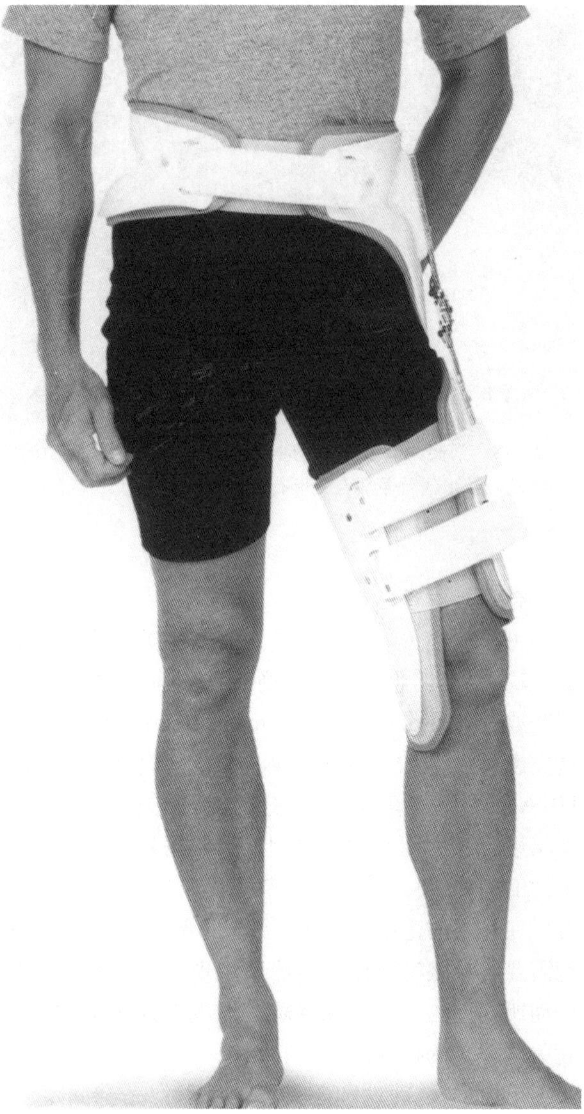

图 12-17　术后髋关节外展矫形器包括三个部分。近端组件是有衬垫的骨盆带,侧向延伸至前方闭合,紧贴在上骨盆周围,远端组件是大腿套箍,内侧延伸超过膝关节内侧。这两个部件通过立柱和可调节的髋关节连接,朝向髋外展方向倾斜,并调节以限制髋部屈曲或伸展[经允许引自 Orthomerica Newport. JPO 1995;7(1): advertisement on front cover]。

(1) 对于那些有脱位倾向的患者,合适的髋关节矫形器可以为预防脱位提供保护。

(2) 髋关节矫形器可以保护和支持骨折愈合部位,而且与其他方式相比,通常可进行更早的移动和步态训练。

(3) 可以让脱位或骨折的老年患者早期安全地负重,降低了卧床休息或制动继发相关并发症的风险。

(4) 矫形器的髋关节、膝关节和踝关节可以进行调整,以限制或允许运动,以匹配患者在初始装配时的具体需求以及治疗方案的进展。

在骨折手术或全髋关节成形术后,康复计划的重点转移到移动、力量、灵活性和耐力训练。推荐髋关节矫形器的决定是个性化的,会受到肌肉骨骼问题的严重程度,患者的特殊情况以及参与术后护理的卫生专业人员的经验和偏好的影响。关于髋关节矫形器在髋关节骨折或关节置换术后管理中的疗效,没有确切的指导方针或文件可用。矫形器最好用于增强实现康复目标,包括恢复到术前行走状态,在日常生活活动期间安全和保护性负重,促进骨折部位的愈合,最终恢复到术前的社会独立性和自我照料独立性。

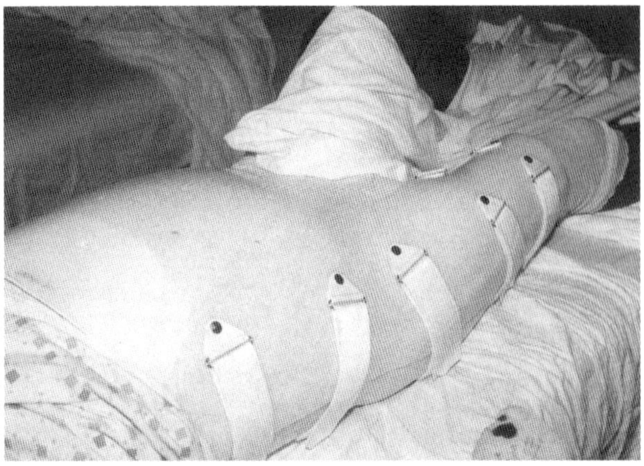

图12-18 当髋关节需要固定时，有时使用术后取模定制的髋关节矫形器，来代替髋部人字形石膏。

创伤后护理

可能从髋关节矫形器受益的另一类患者是由机动车辆事故、工业事故或从高处跌落而导致股骨、髋关节或骨盆外伤性骨折(traumatic fractures)的患者。这类患者大多数在内固定骨折稳定后装配矫形器。HKAFO在设计上与在髋关节骨折或关节置换术后老年患者所使用的矫形器相似。根据外部支撑和稳定性的需要，可以固定髋关节以防止屈曲和伸展，或者可在有限的范围内运动。对于一部分患者而言，可能需要结合腰骶脊柱矫形器以实现对骨盆和髋关节运动所期望的控制。踝足矫形器组件提供横截面中髋关节旋转的控制。

下段脊柱、骨盆和髋关节骨科创伤完全固定后，可以制造取模定制的热塑型髋关节人字形矫形器(图12-18)。这种髋关节矫形器具有前部和后部组件，从中至下胸部延伸到骨折肢体的股骨髁上方和全部的腹股沟。该设计提供最大的稳定性，可用于代替石膏或石膏拆除后使用。下肢在矫形器内的位置取决于手术修复的类型和程度。当患者处于仰卧位时，可以去除前部组件以进行皮肤检查和个人护理。类似地，当患者俯卧时可以去除后部组件。这对于具有开放性伤口或难以控制二便的患者是有利的，这尤其受到诸如需要长期固定患者的欢迎。

许多正在从累及骨盆和髋关节肌肉骨骼创伤中恢复的患者，需要对手术后的步态和移动进行物理治疗，并进行强化康复计划使损伤肌肉重新获得力量、运动范围和功能状态。矫形外科医师和治疗师以及患者和家属必须清楚地了解术后髋关节矫形器所提供的优点，以及移动限制。最佳的矫形器不仅可以帮助康复，还能制造轻便且耐用的组件，可以随着患者疾病的进程进行调整，同时满足患者对髋关节稳定性或支持移动性的需求。合适的髋关节矫形器还增强早期移动性和保护性负重，减少与卧床休息和去适应性相关的功能丧失风险。

骨折管理

当骨的连续性发生毁坏时，就发生了骨折。骨折是跌倒、运动、工伤、机动车事故或暴力造成创伤的常见后果。许多功能失调和疾病[如骨质减少、营养不良、卒中、骨质疏松症、药物(如皮质类固醇)]以及骨质原发性或转移性恶性肿瘤，增加了骨折风险。习惯性活动水平、健康习惯(例如吸烟)、性别和年龄(如骨密度和绝经状态)影响骨密度，随后影响日常活动期间的骨折风险。骨折的骨科干预由骨折的严重程度和病因决定。单纯性骨折，指有小断裂或移位的骨折，通常采用封闭减压法进行管理，在石膏或玻璃纤维夹板中进行初始管理以提供稳定性，同时预留肿胀的空间，接着固定在石膏、玻璃纤维夹板、定制或预制的骨折矫形器中，直到骨愈合。更复杂的骨折，指有多处断裂或明显移位的骨折，通常需要通过带有内部固定(钢板、螺钉或金属丝)的开放复位内固定(open reduction with internal fixation，ORIF)、假体置换(关节成形术)，或稳定的外部索具或固定器直到骨骼愈合为止。

对骨折恢复期患者提供的护理是建立在充分理解损伤机制，骨折分类和骨骼修复以及愈合过程的基础之上。矫形外科医师和矫形器师可以从各种石膏、石膏支具、夹板和骨折矫形器(fracture orthoses)中进行选择，依据骨折类型和位置、复位程度、皮肤状况、移动需求，以及依从性为基础，为每位患者提供最有效的骨折治疗策略。地域和个人偏好的设计、设备选择和治疗方案都会影响骨折管理策略的选择，此外，医疗专业人员的培训和经验也会对其有所影响。固定策略很少能够提供100%的刚性固定。绝对固定只能通过直接的骨骼附着产生。各种因素影响装配质量，以及任意石膏、石膏支具、夹板或骨折矫形器的功能。只有在恰当使用时，每个设备才能有潜力发挥最大的疗效，并且需要每个治疗团队成员完全关注到各个细节。

骨折愈合机制

发生生理性骨折愈合的三个不同阶段：炎症、修复和重塑。骨折破坏骨骼、骨膜、营养血管、骨髓，以及周围的软组织和肌肉。血管供应的破坏导致骨细

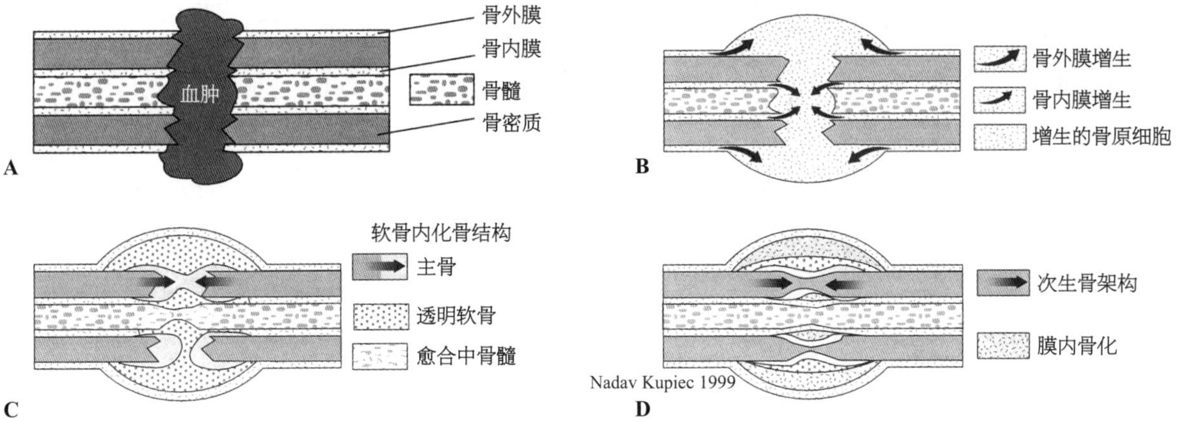

图 12-19　长骨骨折的愈合和修复。A. 损伤时骨骼、骨髓、骨膜和周围组织的血管破裂导致骨折部位的血液外渗和血肿形成。B. 骨痂组织的起始和发展。C. 注意骨折部位不同区域软骨形成，软骨内骨化和骨膜内骨化是同时发生。D. 长骨骨折愈合（经允许引自 Lundon K. *Orthopedic Rehabilitation Science：Principles for Clinical Management of Bone*. Boston：Butterworth-Heinemann，2000）。

胞和其他受伤组织的缺血和坏死。这些损伤的组织将炎症介质释放到细胞内，引发炎症反应：血浆从毛细血管向细胞内转移导致明显的水肿。多形核白细胞、巨噬细胞和淋巴细胞向受伤区域的转移是清除坏死的第一步。在长骨轴上的单纯无位移骨折(nondisplaced fractures)中，血肿的形成提供了骨折边缘初始的重新连接（图 12-19A）。在更复杂的骨折中，齐骨碎片的骨折复位过程进一步地刺激组织，增加炎症反应，这是骨折愈合的第一个必要步骤。根据损伤的严重程度和组织破坏程度，这种对骨折的初始炎症反应可以持续 5 天或更久。

愈合的下一个阶段是修复阶段，细胞转移、增殖和肉芽形成。由受损骨所释放的趋化因子和骨基质蛋白共同在炎症期间触发骨修复的开始。血肿组织成为纤维蛋白"支架"，血肿内的细胞开始释放生长因子和其他蛋白质，而后触发来自骨膜和骨内膜成骨细胞的迁移和增殖，以及用于骨修复的骨痂基质的合成（图 12-19B 和 C）。最初，断裂周围区域的 pH 为酸性，骨痂主要为软骨。当修复阶段进行时，pH 趋于碱性，产生增强碱性磷酸酶活性的环境，随后将骨痂的软骨矿化成编织骨组织（图 12-19D）。新软骨在骨痂内的沉积伴随着软骨和骨膜骨化。修复阶段骨折的临床愈合可以在损伤后持续长达 3 个月之久（因此需要长时间的固定）。

愈合的最后阶段是重塑阶段，在此期间，骨痂内的新骨被重塑成长骨较成熟的骨板，过量的骨痂被吸收。在此阶段，破骨细胞活跃，沿着负重力线的方向重塑骨小梁和骨板。无论是通过石膏还是开放复位内固定(open reduction with internal fixation，ORIF)进行治疗，骨痂成熟成为完全修复骨骼的过程可以持续一年或更长时间，特别是在复杂的骨折中。影响重塑期的因素包括年龄、损伤严重程度、营养状况，是否并发慢性疾病和药物的使用（特别是皮质类固醇）。

骨折分类

基于骨折是否与外界之间存在通过破坏软组织和皮肤的开放通道，被分类为开放或闭合的损伤。在闭合骨折中，骨折部位周围肌肉和皮肤软组织包膜完全完整。尽管骨折部位周围的肌肉可能受到显著的损伤，但完整的皮肤为受伤的肌肉或骨骼提供了防止细菌侵入的屏障。当发生开放性或复合型骨折(compound fractures)时，软组织包膜已被侵犯：伤口使肌肉和骨折骨开放在环境中，容易并发感染。在许多情况下，骨骼实际上可能穿过皮肤。开放型损伤是骨科紧急情况；急救人员在手术室为患者进行清创和骨折处理。严重损伤或污染的组织被去除，并且小心地清洁伤口以避免感染并提供治愈的最佳环境。然后用石膏或手术植入物稳定骨折。

Gustilo 和 Anderson 已经开发了一套在术中应用的分类系统，以评估开放型或复合型骨折的严重程度。最轻是Ⅰ型损伤，其具有轻度软组织损伤（1 cm）的小伤口与骨折连通。Ⅱ型骨折中的伤口通常在 1～12 cm，并且在伤口或伤口下面可能存在明显的软组织损伤。在更严重的Ⅲ型损伤中，伤口直径通常大于12 cm，存在大面积的骨膜剥离，并且几乎没有足够的肌肉或皮肤以充分覆盖受伤或骨折的骨骼。根据软组织是否能够覆盖骨骼，以及是否存在与开放性骨折相关的神经系统或血管受累，Ⅲ型开放性骨折(open fractures)

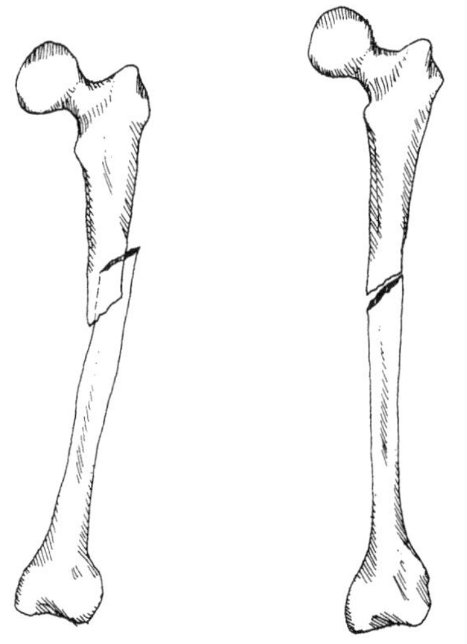

图 12-20 股骨骨干移位和非移位骨折图(经允许引自 Gustilo RB. *The Fracture Classification Manual*. St. Louis: Mosby, 1991)。

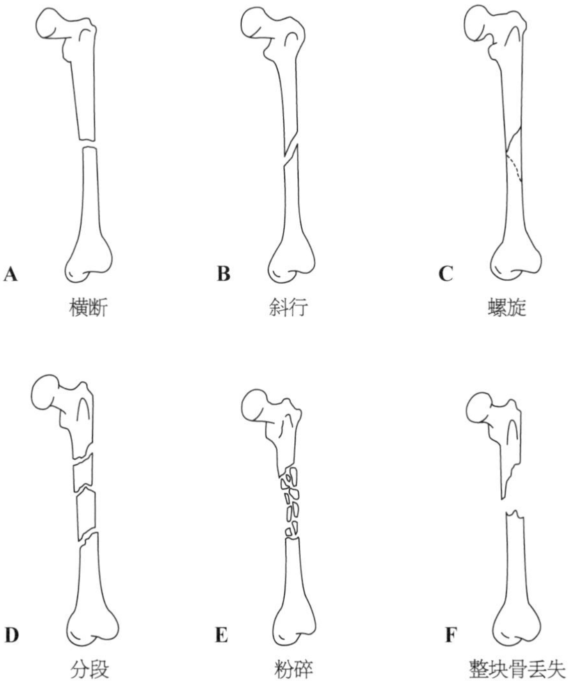

图 12-21 长骨骨折类型的例子如图所示,在股骨骨干中:横向骨折(A)主要垂直于骨的长轴,而斜向骨折(B)对角地横切骨,螺旋骨折(C)是受伤期间旋转力的结果,分段骨折(D)具有一个或多个非连续片段,而粉碎性骨折(E)具有多个小碎片,在重大创伤的情况下,骨质物质实际上可能会丧失(F)(经允许引自 Gustilo RB. *The Fracture Classification Manual*. St. Louis: Mosby, 1991)。

被再细分为 A、B 和 C 三类。应指出,比皮肤缺损面积更重要的是对软组织和骨膜的损伤,以此确定分型。因此,压碎和粉碎性骨折(comminuted fractures)中即便只有 1 cm 的开放孔,也可能被分类为Ⅲ型。

骨折发生的特定位置和类型决定了骨折是否稳定,可以用石膏或支具进行有效的管理;若是不稳定的骨折,则需要手术干预。伴有并发关节脱位的骨折是极不稳定的病症,需要手术治疗骨折/脱位和长期康复。

根据在放射片上观察到的错位或重叠程度,骨折(无论是闭合还是开放)被定义为移位或无移位(图 12-20)。分类为完全或不完全骨折是取决于骨骼是否完全横断。在儿童中,青枝骨折是斜行或螺旋形不完全骨折,骨折线仅穿过部分骨。骨折的发生位置也很重要:长骨的骨干或干骺端骨折是关节外的(图 12-21),而关节囊内骨骺是关节内的。关节内骨折(intraarticular fractures),特别伴有移位时,可能引起创伤后关节炎,并常需要手术重建关节表面。

关节外骨折(extraarticular fractures)可以横行(主要垂直于骨的轴线)、斜行(与骨的轴线对角)或螺旋形(通常是扭转力的结果),这取决于产生损伤时力的方向和骨骼形态变化的结果。当在 X 线片上看到一个或多个实质碎片时,则骨折是分段的;如果有多个小碎片,则骨折是粉碎性的。有足够骨破坏的复杂骨折中,在高冲击下,骨的长度或实质会丧失。干骺端骨折被分类为非移位或移位、单纯、压缩或粉碎(图 12-22)。在青春期之前和期间(骨骼快速生长期间),通过软骨骺板从干骺端向近端或远端骨骺移行(图 12-23)。股骨近端骨骺特别脆弱。

关节内骨折分为线形骨折、粉碎性骨折、嵌入骨折或有一定百分比的骨丢失(图 12-24);复杂的关节内骨折涉及关节的近端和远端部分(图 12-25),通常需要切开矫正并内固定术(open reduction with internal fixation, ORIF)。

在股骨近端的干骺端骨折称为转子间骨折(囊外、直线或斜行、通过转子或转子之间)或股骨颈骨折(囊内穿过股骨颈部)或粉碎性骨折(具有多个颈部和/或转子碎片)(图 12-26)。这些骨折都属于髋关节骨折,通常需要切开复位内固定术,或股骨假体置换术(人工股骨头置换术),甚至进行全髋关节成形术(图 12-27)。髋臼骨折是通过股骨作用于骨盆的纵向力或通过大转子的斜向上的横向力作用的结果;如果髋关节发生损伤时恰巧是内收状态,则可能导致后脱位(图 12-28)。

骨盆骨折根据骨盆周围完整性的破坏程度(图 12-29),分为稳定或不稳定两类。不稳定性骨盆

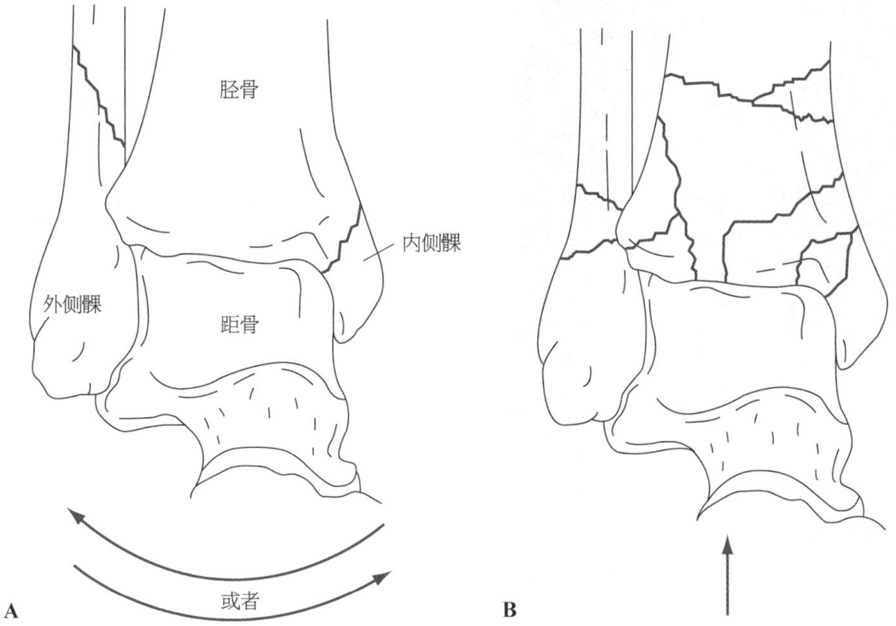

图 12－22　A. 胫骨和腓骨骺端的关节外骨折常是旋转性损伤的结果；B. 踝关节的关节内骨折（也称为平台或门型骨折）是由高能压力损伤造成的[经允许引自 Clark CR, Bonfiglio M (eds), *Orthopaedics: Essentials of Diagnosis and Treatment*. Philadelphia: Churchill Livingstone, 1994]。

骨折的患者会面临危及生命的出血危险，以及残留的泌尿生殖器或神经系统并发症，同时也应考虑在骨盆内的血管、神经、肌肉和器官。

不规则形状的骨骼如跗骨和椎骨的骨折往往分为三类。应力性骨折（stress fractures）由骨的重复负荷导致的，通常无移位，并且可能破坏骨松质的内部支架或骨皮质的外壳。单纯的应力性骨折通常通过固定都能良好愈合；更复杂的应力性骨折可能需要手术复位。当存在损害骨密度或新陈代谢的潜在疾病（如骨质疏松症、Charcot 骨病、肿瘤）时，会发生病理性骨折（pathological fractures）。在病理性骨折中，骨小梁被施加在骨骼上巨大的力所破坏，骨骼压缩或断裂成碎片。病理性骨折的治疗可能具有挑战性，因为骨的愈合常常受到潜在疾病的影响。外伤性骨折经

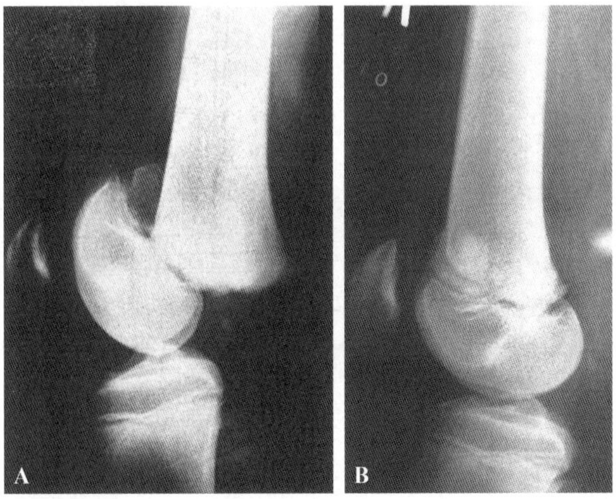

图 12－23　股骨远端髁撕脱闭合复位(A)前(B)后的侧视图[经允许引自 Clark CR, Bonfiglio M (eds), *Orthopaedics: Essentials of Diagnosis and Treatment*. Philadelphia: Churchill Livingstone, 1994]。

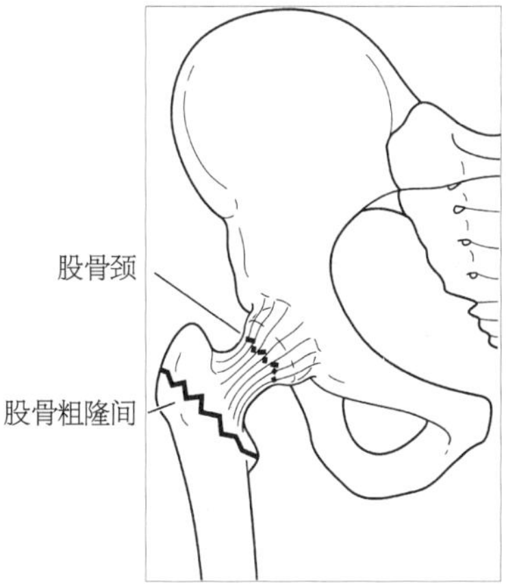

图 12－24　股骨颈骨折是囊内的，并且有可能中断血液供应通向股骨头，股骨粗隆间骨折有分支供血，但是固定失败的风险更大[经允许引自 Clark CR, Bonfiglio M (eds), *Orthopaedics: Essentials of Diagnosis and Treatment*. Philadelphia: Churchill Livingstone, 1994]。

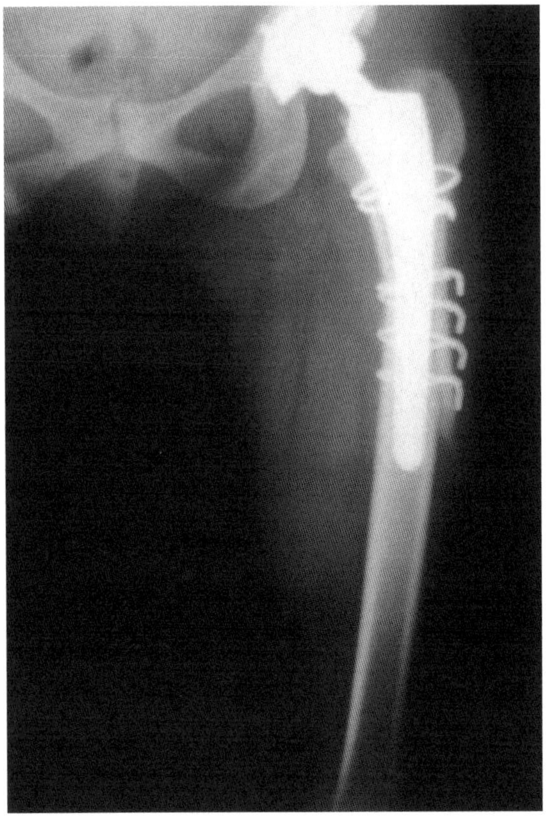

图 12-25 股骨近端复合性骨折修复的 X 线片，带有假体的全髋关节置换和开放复位内固定，环绕包裹线，稳定股骨近端骨干的螺旋骨折。

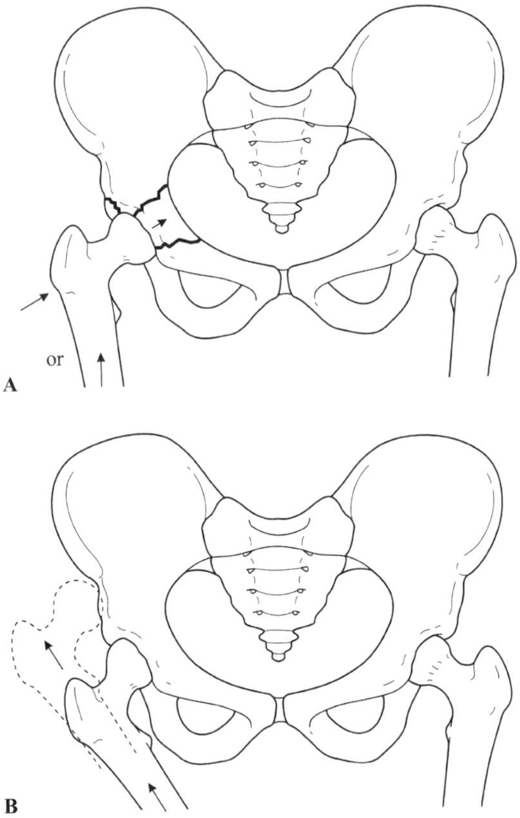

图 12-26 A. 在大转子的侧向撞击或在股骨长轴上向近端传递力的作用下会发生髋臼骨折；B. 如果肢体损伤时，髋关节处于内收和屈曲位，则可能发生髋关节后脱位[经允许引自 Clark CR，Bonfiglio M（eds），*Orthopaedics：Essentials of Diagnosis and Treatment*. Philadelphia：Churchill Livingstone，1994]。

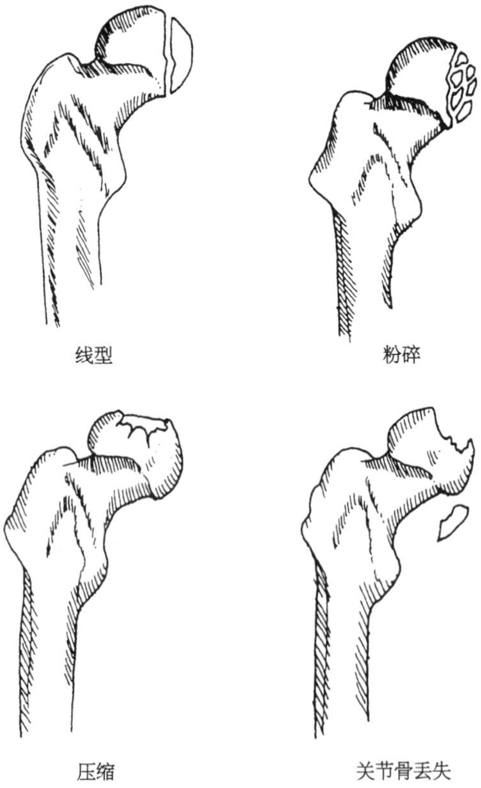

图 12-27 股骨头示例的关节内骨折类型（经允许引自 Gustilo RB. *The Fracture Classification Manual*. St. Louis：Mosby，1991）。

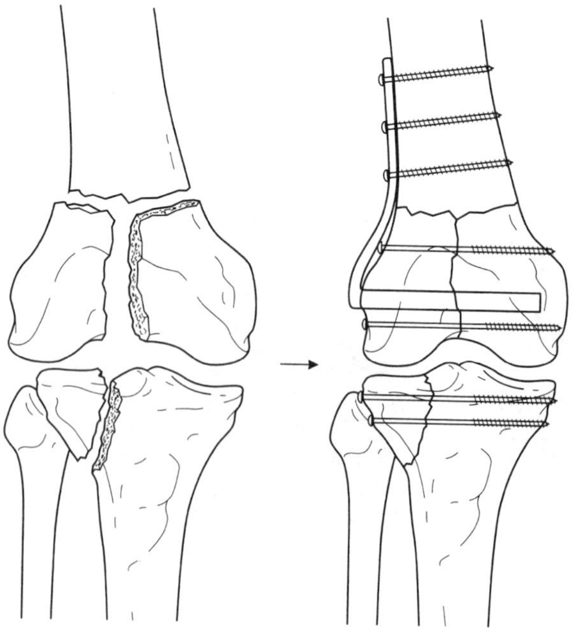

图 12-28 大部分远端股骨和近端胫骨的关节内骨折典型的治疗方法是使用骨螺钉或钉子和外部板组合的开放复位内固定术进行治疗[经允许引自 Clark CR，Bonfiglio M（eds），*Orthopaedics：Essentials of Diagnosis and Treatment*. Philadelphia：Churchill Livingstone，1994]。

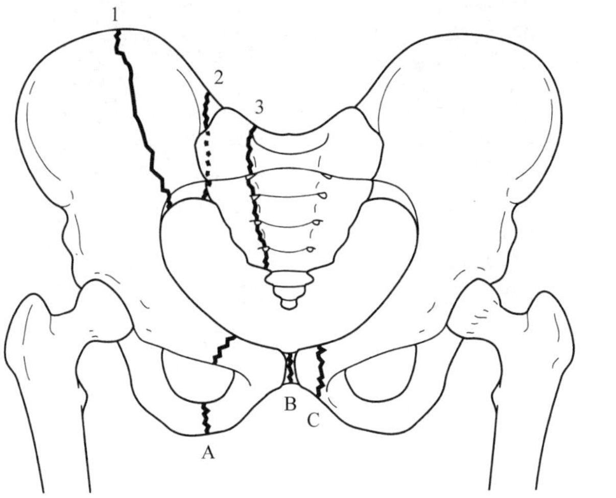

图 12－29　当耻骨支骨折(A),耻骨联合破裂(B)或耻骨体骨折(C)连同有髂骨翼骨折(1),骶髂关节骨折(2)或骶骨骨折(3)时,会发生不稳定的骨盆骨折[经允许引自 Clark CR, Bonfiglio M (eds), *Orthopaedics: Essentials of Diagnosis and Treatment*. Philadelphia: Churchill Livingstone, 1994]。

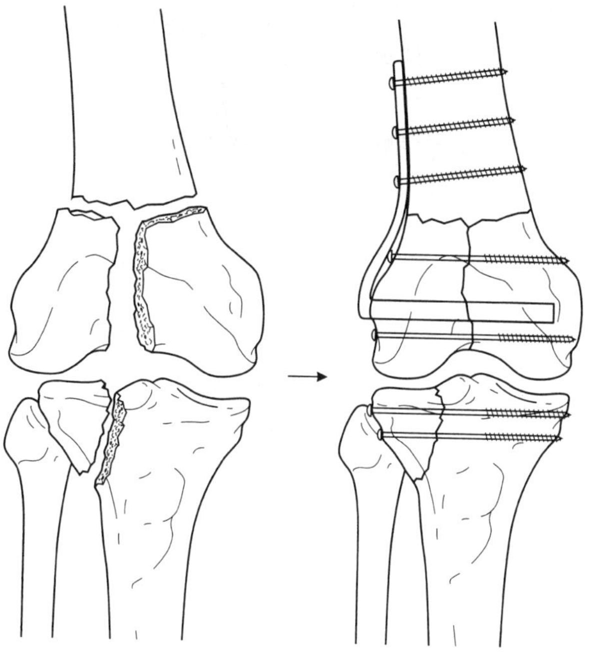

图 12－30　胫骨轴的开放性骨折通常需要开放内固定术来维持骨骼的稳定,以及软组织的修复[经允许引自 Clark CR, Bonfiglio M (eds), *Orthopaedics: Essentials of Diagnosis and Treatment*. Philadelphia: Churchill Livingstone, 1994]。

常是粉碎性的;根据严重程度,可以通过石膏或矫形器固定、开放复位内固定术或者放置外部固定装置进行管理(图 12－30)。

石膏和夹板

骨折治疗的主要目的是恢复受伤肢体的肌肉骨骼功能,使其具有最佳的解剖对位、功能性肌肉力量、感觉功能和无痛关节活动度。最常用于固定闭合性骨折(closed fractures)的方法包括石膏、夹板、骨折矫形器或混合型矫形器。开放性骨折在 ORIF 后也可使用固定。

在为骨折患者选择适当的固定策略时,骨科医师应考虑几个问题。首先是骨折部位的稳定性,以及该设备如何能够维持骨折复位并达到理想的解剖位置。皮肤和软组织状况也是重要的考虑因素,特别是如果存在必须进行适当护理的伤口。必须评估肢体的体积,特别是如果存在或将会出现水肿时:肢体尺寸会随着时间的推移如何变化?固定的时间长短也有所不同:设计的设备是为解决短期问题,还是长时间保护肢体?当进行个人卫生或伤口护理时,该设备是否需要去处理?在睡觉或者不行走时,肢体能不受保护吗?可用性(应用时间)也可能影响决策。石膏和石膏支具可以快速应用。定制矫形器需要额外的制作和装配时间;因此在制造设备时通常需要另一种保护手段。

还必须考虑到患者的依从性和严格遵守负重限制和骨折管理的其他方面的能力。诸如认知能力、情绪状态、动机和身体能力,以及援助和环境需求的可用性等因素,这些都影响了提供额外外部支持的决定。对具有足够力量和平衡功能的患者而言,如果他们对愈合过程(healing process)有清晰的了解,那么由 ORIF 治疗的不稳定骨折可能不需要提供更多的支持。如果患有骨折的个体不能理解累及的肢体需要保护免于过度负荷,或者力所不能及时,则需要额外的外部支持。如果依从性有问题,选择的设备通常是不可移动的石膏或石膏支具。

为了有效地稳定骨折,必须固定断裂部位上方和下方的关节。固定时间随断裂严重程度和位置而变化;在大多数情况下,石膏固定患处 6～8 周,或者直到 X 线片显示骨骼愈合到足以安全负重并达到功能时。对于儿童来说,由于其快速的愈合反应,固定时间通常较少。虽然固定对于有效的骨愈合至关重要,但也对其他组织有显著的影响:使用石膏时患者可能出现明显的关节僵硬(挛缩)无力。一旦移除了石膏,康复专业人员需帮助患者重新获得伤前肌肉的表现、灵活性和活动度。

石膏是硬质的外部装置,为受伤的身体部位提供包围性支持。石膏固定身体部位以保持最佳的骨骼对位(图 12－31,图 12－32)。一旦使用了石膏,可以

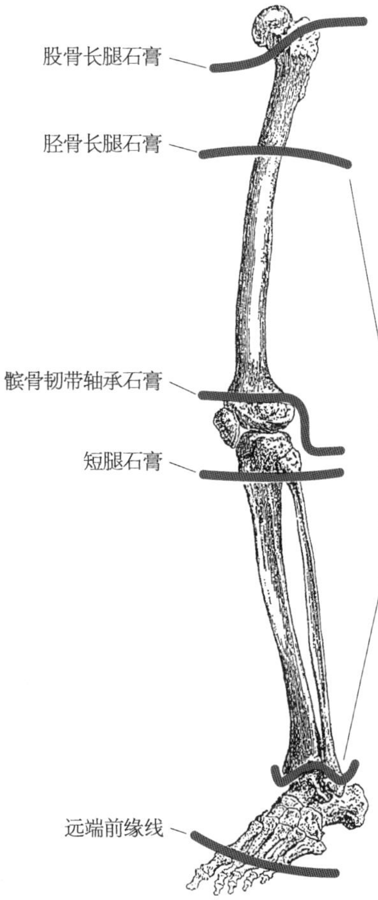

图 12-31 用于标准下肢的近端和远端前缘线石膏。通常在骨折部位上方和下方的关节是固定的，可以扩展前缘线以提供更好的控制和稳定(patella tendon bearing cast：髌腱负荷石膏)。

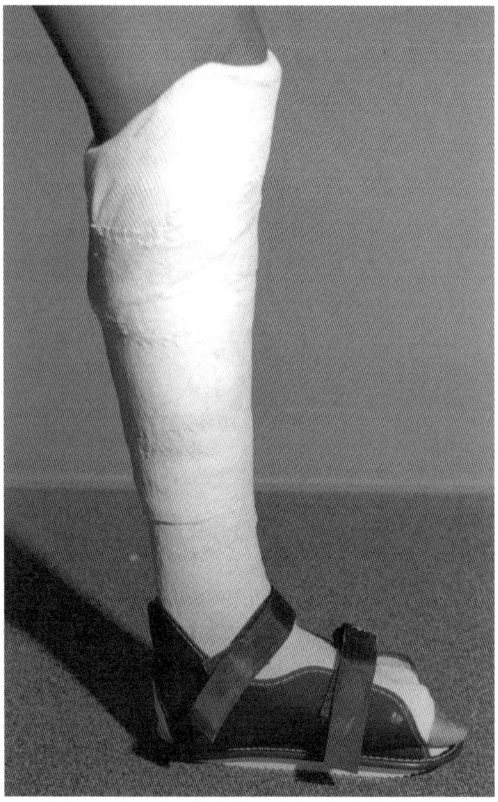

图 12-32 髌腱负荷短腿石膏的内侧视图。石膏近端前部区域在髌骨韧带水平处朝内按压模塑，石膏近端后部区域模塑至腓肠肌上部，然后修整使膝关节屈曲[经允许引自 Moore TJ. Functional bracing of lower extremity fractures. In Goldberg B, Hsu JD (eds), *Atlas of Orthoses and Assistive Devices*. St. Louis: Mosby; 1997]。

使用 X 线片来评估骨骼对位的有效性。石膏可能需要修改、楔入或更换以改善对位。

夹板是临时支持装置，通常由硬质材料制成，通过绷带或绑带固定在骨折肢体的位置。夹板可以在石膏或手术稳定之前临时固定。在等待肿胀缓解、骨折水肿消除或提供舒适度时，能维持骨折复位。最常用的夹板包括糖钳夹板(长 U 形，带垫料的石膏前臂夹板，因为与拾取方糖的工具相似而被命名)、短腿或长腿夹板、拇指夹板、尺骨或桡骨沟夹板和接合夹板。

石膏和夹板材料

在 19 世纪前，骨折石膏由亚麻绷带制成，浸在打浑的蛋清和石灰中。据 Eaton 报告，现代骨折护理开始于 1798 年的土耳其帝国，首次使用发现的熟石膏(硫酸钙)。19 世纪早期，熟石膏在欧洲使用，Flemish 的外科医师(Mathijsen)使用的熟石膏和布绷带的组合，形成了 1852 年以后治疗骨折的石膏。

当石膏受热脱水时，会产生熟石膏。将水添加到熟石膏粉末中时，脱水过程逆行，再次形成石膏晶体。新的晶体在化学放热(发热)过程中相互锁定。虽然在工艺过程中使用的过剩水分蒸发掉之前，石膏依旧保持湿润，但是当热量不再产生时，设定的工艺过程实际上已经完成。直到石膏完全干燥才能达到最大的石膏强度。干燥时间随着石膏的厚度、环境湿度和使用石膏的类型而变化。在大多数情况下，在大约 24 小时内达到最大的石膏强度。

各种类型的熟石膏具有不同的工作特性。制造商可以在材料中添加催化剂以缩短凝固时间：在石膏凝结时，肢体保持短时间的制动。虽然当将石膏应用于易焦虑孩子的肢体，或施加在不稳定骨折时，催化剂可能是有利的，但这也意味着只有较少的工作时间可用于操纵肢体，达到最佳地塑造形状。如果使用冷水，凝固时间可以稍微延长一些。如果使用温水或热水来减少凝固时间，则必须注意防止肢体在塑形过程中受到可能产生的较高热量伤害。水温高达 40 ℃时，浇注温度将高达 68.5 ℃；如果浇注温度在 44 ℃保持 6 小时以上，则可能发生烧伤。为了尽可能减少应用石膏或夹板出现的灼伤现象，建议使用与室温温度相同的水(24 ℃)。如果使用较高的水温，则不得将新浇注的肢体放置在可能保留或反射热量的靠垫或其他类型的支架上。当熟石膏和皮肤表面之间填充不足时，也可能发生烧伤。如果遵循简单的程序，则可以避免烧伤。

石膏强度由三种因素决定：所用石膏材料的类型、石膏的厚度以及石膏材料层之间的层压效应。作为熟石膏的载体，布网材料为石膏提供了较小的强度。石膏模型必须保持绝对干燥，以防止其变软而无法有效地进行固定。

使用熟石膏的相关困难引起了关于更新和改进石膏材料的开发。高分子石膏绷带由于其良好的硬度、重量轻、凝固时间更短、使用更清洁、低放热反应，故而得到广泛普及。聚氨酯石膏(polyurethane casts)也是X线可透的，可使肢体包裹在石膏中对骨折部位的愈合情况进行X线评估。

聚氨酯是可以浸渍到织物基材中的塑料材料。尽管聚氨酯将基底层黏合在一起，实际上它决定了石膏的硬度。各种基础材料都可利用。织物决定了石膏应用过程中材料的弹性，以及石膏在浇注时的硬度。棉、聚酯纤维、玻璃纤维、聚丙烯以及这些材料和其他材料的混合物都可用于合成石膏绷带。

将合成石膏胶带浸入室温水中10秒后，就开始放热反应，材料开始变硬(聚合)。大多数合成石膏材料的浇注在5～10分钟内完成。由于其短暂的凝固时间，绷带材料卷直在准备好作为石膏使用时才能打开。应用过程需要技巧，并且必须快速移动以确保足够的成型时间。与熟石膏不同，塑料绷带不需要按压来确保材料层之间的叠层。也不像熟石膏，可以很容易从手或衣物上清洗掉，聚氨酯则不容易去除。患者肢体周围必须放置足够的保护性填充物，并戴上防护手套以保护使用者的手。天然状态的聚氨酯树脂是黏胶状态。添加剂可以加入到石膏带中以降低其黏性。在某些情况下，制造商提供带有抗黏添加剂的特殊手套进一步减少黏性。聚氨酯树脂放热聚合过程产生的热量比熟石膏更少(40 ℃水中44.9 ℃)。此外，其热量迅速消散，从而在使用合成材料时，不太可能发生灼伤。为了进一步降低灼伤的风险，建议将石膏带浸入室温水中(24 ℃)。

石膏应用

在添加任何垫料之前，弹力织物是石膏应用于皮肤上的第一层。最常见的原料是棉。可以选择合成材料如聚酯或聚丙烯或Gore-Tex代替棉，它们不像棉能保持水分。弹力织物还有助于将敷料置于伤口上，并为石膏内的软组织提供额外的包绕控制。弹力织物包裹在近端和远端边缘，那么石膏就完成了(并防止由不负责任的患者或儿童无意中移除石膏衬垫)。

接下来，石膏垫料添加到弹力织物上。各种材料都可用于作石膏衬垫。各种形式的棉片，作为石膏硬壳和皮肤表面之间的隔离层。一些石膏材料已经弹性化处理以便于使用和塑形。其他石膏材料则需要采用更多的技术以确保能完全贴合身体部位。

虽然合成石膏带不受水的影响，但是石膏衬垫或弹力织物会保留水分。如果石膏内部长时间处于潮湿状态，则存在皮肤浸渍和破溃的风险。据报道，一些制造商出售的石膏绷带垫可暴露在水中；但必须仔细遵守制造商的建议。

石膏绷带垫的厚度各有不同，0.3～0.6 cm(1/8～1/4 in)足以满足大多数人的需求。目标是保护骨骼突起和软组织免受石膏刚性壁的影响，同时有效地固定骨折部位。软组织通常被薄且均匀的两层或三层包裹较好的保护。可以添加额外的填充以平整和保护骨突起周围的不规则表面。过多的衬垫会降低石膏提供充分固定的能力。精确沿着肢体解剖学轮廓的成型石膏可使用较少的衬垫。石膏绷带垫还提供了屏障作用，使得当需要更换或不再需要使用时，石膏可以更容易移除。

下肢石膏

短腿石膏(short leg casts)用于治疗的骨折包括远端胫骨或腓骨，或两者兼有，踝关节、后足或中足。足部位于功能性中立位(90°)或轻微背屈。这种体位可以在去除石膏时防止发展为跖屈挛缩。足部也可以用石膏固定为跖屈位以适应跟腱断裂的修复。近端修剪线落在胫骨结节的水平处；远端前缘线通常包围跖骨头。腓骨头周围的区域通过添加额外的石膏绷带垫来保护，尽量减少压迫腓神经的风险。如果允许负重，则应使用石膏鞋来保护底部。

对于胫骨中轴骨折的患者，可以应用髌韧带负重(PTB)石膏(patellar tendon-bearing casts)。这种设计包括一个髌韧带棒，将肢体的一部分负荷力引导到石膏外壳，从而保护胫骨的整个长度不受弯曲力矩的影响(图12-32)。然而，这种类型的石膏在减少胫骨或后足的轴向负荷方面是无效的。当患者可进行某种程度的负重活动时，通常使用PTB提供额外的稳定性。使用石膏时，踝关节保持在中立位或稍背屈位，尽可能减少支撑期膝关节潜在的过伸力矩。类似于用于 PTB 胫骨假肢接受腔的前缘线(trimlines)：在髌骨中部(或有时是髌骨上部)的前方，修整并稍微外展以使膝关节能屈曲至少 90°。在近关节处，这种石膏在胫骨的内侧喇叭状区域以及髌骨周围应该良好塑形，同时必须小心确保腓神经不受到压迫。

膝关节骨折或修复手术后，膝关节必须完全伸展固定，通常应用膝关节管型石膏。为了确保膝关节必要的稳定性，近端前缘线包含大腿的 2/3，远端前缘线为整个胫骨段直到足踝上方。可以使用熟石膏或合成石膏带。为了限制穿戴石膏的患者站立或走路时活塞运动的风险，石膏须精心地模塑，以贴合内侧股骨髁的轮廓。

对于上胫骨、膝关节或下股骨的闭合性骨折，长腿石膏(long leg casts)为愈合提供必要的稳定性。根据断裂部位及其相对的稳定性，肢体固定在几乎完全伸展或屈曲的膝关节位置。直膝石膏通常将膝关节置于轻度(5°)屈曲角度，以提高患者的舒适度。选择使用屈膝石膏通常是在行走时必须确保不负重或帮助控制胫骨旋转。由于股骨周围软组织的排列有相对的移动性，所以提供足够的固定是具有挑战性的，特别是对于那些异常健壮或超重的患者。因此，运用长腿石膏来控制通过股骨的旋转力是有问题的。如果石膏用于稳定胫骨，则近端前缘线在股骨中线和近端 1/3 的交界处。如果石膏用于稳定股骨远端，则近端前缘线在大转子水平。而石膏远端则固定至脚踝，并延伸到刚刚超过跖骨头的位置。腓骨头应包裹于石膏内垫料之中，以减少腓神经受压的危险。

髋人字石膏，除了包绕下肢外还包住髋关节和骨盆，能有效控制股骨近端和髋关节部位的骨折(图 12－33)。髋关节人字石膏是治疗 5 岁以下儿童股骨骨折的主要方法。此外，当预制髋关节矫形器不合适时，也可运用于成人。髋关节人字石膏有几种变体可用。在单个髋关节人字石膏中，石膏或合成石膏材料环绕固定整个骨盆和下部躯干，但仅固定所累及侧的髋关节和膝关节，对侧肢体的髋关节可自由运动。在 1½髋关节人字石膏中，石膏包裹整个患侧下肢，以及未累及侧的躯干下部，骨盆和大腿。通常患侧膝关节被完全固定；无论如何，在特定情况下更如此，如人工膝关节。在大多数情况下，患侧肢体的髋关节被固定在 30°屈曲位和 30°外展位，并且会阴边缘修剪可进行个人护理和卫生。膝关节通常位于 30°屈曲位。根据所需的脊柱固定要求，近端石膏包围下部至中部躯干(沿肋缘或乳头线的水平)。

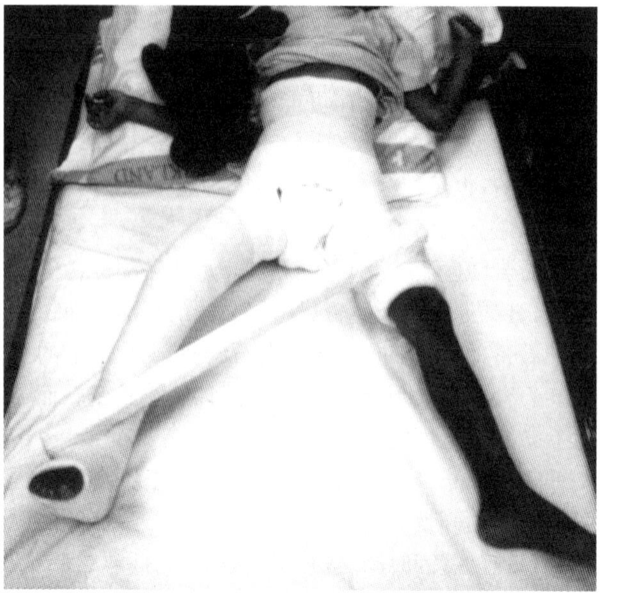

图 12－33 使用 1½髋关节人字石膏的儿童，以稳定股骨近端骨折。请注意进行个人卫生的开口和附加固定在石膏短段和长段之间的对角支撑棒。

1½髋关节人字石膏通常在短肢段和长肢段之间附加轻质的对角线棒。可步行，但通常具有相当的挑战性，需要强大的上身力量来管理所需的适应性拐杖步态，而石膏的位置显得尤为必要。

石膏移除

在移除石膏时，使用带有振动盘的石膏切割器或竖锯进行切割。现代石膏切割刀片在任一方向往复运动约 0.3 cm(1/8 in)。振动叶片容易切割硬质材料，例如金属、木材、石膏或合成石膏材料，但不会穿透弹性或流动性的材料。如果使用正确，石膏切割器不会割伤皮肤。不正确或不适当地使用石膏刀具会严重切割或灼伤患者。为了减少受伤的风险，刀片不应该直接接触患者的皮肤。刀片和石膏之间的摩擦力会使刀片过热，存在造成灼伤的可能。锋利的新刀片比变钝或磨损的刀片具有较少灼伤患者的可能性。对于儿童或其他特别焦虑的患者来说，切割器的噪音可能相当可怕。石膏切割器的工作情况应仔细解释和演示，这是石膏移除过程的第一步。

为了安全地取下石膏，切割时采用重复进出运动，以逐渐打开石膏，而不是通过石膏滑动刀片。这种策略降低患者皮肤被切割或灼伤的风险。安全带可以在使用时融入石膏，以确保一个安全路径使锯片

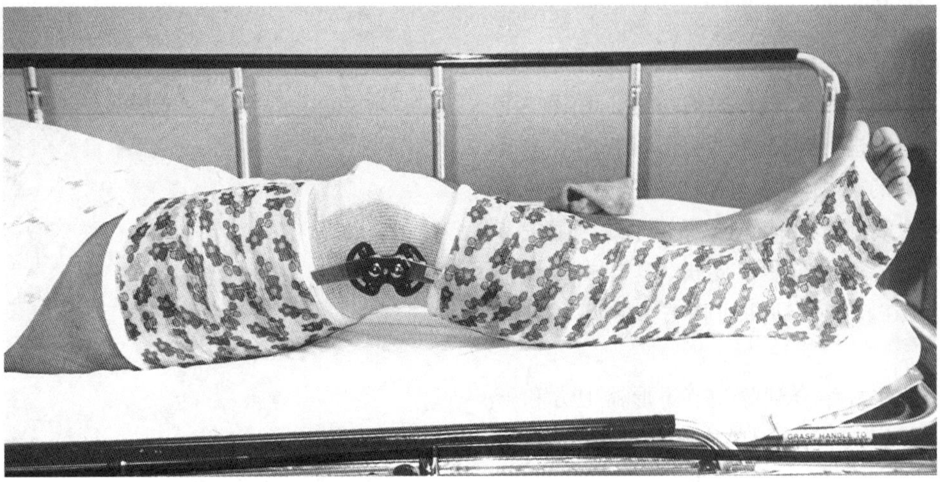

图 12－34　胫骨石膏支具，具有多中心可调范围的运动铰链。患者在胫骨平台骨折后接受了开放式减压内固定手术。请注意：合成石膏绷带有各种颜色和图案可供选用。

穿透石膏时不会损坏皮肤。当使用像戈尔-特克斯(Gore-tex)这样的易碎衬垫时，这些安全带就显得特别重要。安全技术包括当通过手腕向下施压力时，操作者的拇指作为支点置于石膏上。拇指也控制着刀片的深度。注意避免将切割刀定位在皮肤易受伤害的区域：骨突处，出现明显的水肿或脆弱的愈合皮肤。当刀片穿过石膏内壁时，会产生向下压力阻力的降低以及声音变化的感觉。一旦某个石膏区域被切割，刀片将沿着石膏重新定位，并重复该过程直到石膏完全打开。绷带剪用来剪开衬垫和弹力织物，然后将肢体从石膏中取出。对于肢体较小的婴儿和儿童而言，可以使用替代策略：通过浸泡在水中的方式去除熟石膏。这种方法尤其适合将矫正马蹄内翻足石膏从婴儿肢体上移除。

混合石膏支具

混合石膏支具(hybrid cast braces)首次发展是在第一次世界大战之后，作为膝关节附近的近端胫骨和远端股骨骨折的管理方法，直到 1960 年代中期之前停止使用(图 12－34)。在一些医疗中心，石膏支具是管理无移位胫骨平台骨折的首选方法。石膏支具经常为膝关节附近的骨折或已采用外部固定 ORIF 手术后的股骨提供额外的支撑(图 12－35)。该方法也用于控制膝关节韧带损伤或重建后的运动。

石膏支具(braces)将矫正部件(如铰链接头、活动范围锁)纳入石膏或合成石膏中，以努力为愈合肢体提供额外的稳定性。石膏支具可以使用熟石膏或合成石膏材料。根据骨折的性质及其稳定性，可以选择带有不同膝关节矫形器的石膏支具，可以提供限制的、可控的或完全的膝关节活动度。因为膝关节的解剖中心是围绕股骨髁的圆弧运动，所以机械关节必须仔细地与解剖膝关节贴合，以减少在关节和骨折部位发生的异常应力。

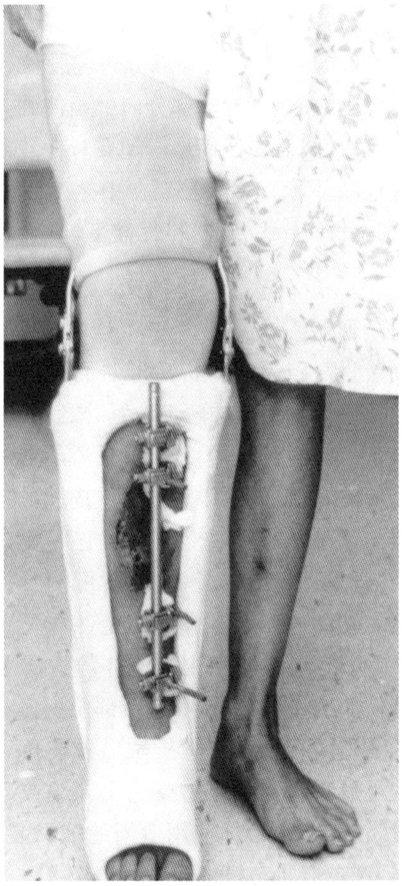

图 12－35　这种石膏支具为 3 级粉碎性开放式胫骨骨折提供内侧/外侧向稳定性，胫骨的长度由外部固定装置维持，患者还伴有闭合的股骨骨折，这已由髓内钉固定支撑。因为石膏的近端部分不能在断裂线附近终止，石膏的股骨部分延伸到转子的水平面以避免股骨固定处的压力。

许多矫形师和矫形外科医师选择多中心膝关节矫形器,因为其运动更接近于遵循解剖运动,并减少由单轴机械关节引起与扭矩有关的应力。对膝关节近期有外伤的患者进行髁突触诊是困难的;髌骨中部是一个不太准确的替代标记。正确放置的多中心金属接头将在接合线附近,并且稍微靠近中线。膝关节矫形器位置靠近但不是很贴近皮肤。这在内侧部分特别重要,因为在功能活动期间膝关节之间很可能接触。

内侧和外侧立柱结合到膝关节矫形器上方和下方的石膏中,可以防止不必要的内翻和外翻压力,并有助于控制胫骨或股骨的前后位移。

远端胫骨石膏将踝部保持在中立位,并向远端延伸以包围跖骨头。胫骨石膏的近端前缘线通常位于胫骨结节处,和股骨石膏的远端前缘线距髌骨中部的距离相等。其次,胫骨和股骨石膏修整以允许至少90°的膝关节屈曲。如果有需要,可以在石膏支具应用时施加轻微的内翻或外翻压力,或者可以增加内翻/外翻带以帮助去除膝关节腔的负荷。对于胫骨上部和膝关节骨折的患者,近端部分包裹股骨下部2/3。如果骨折发生在股骨,近端部分向上延伸到大转子水平。为了有效性,需要仔细地模塑石膏在转子和内侧壁周围的近端部分。对于发生在中至上段股骨的骨折,必须加上髋关节矫形器和骨盆带,以确保对位和稳定性。

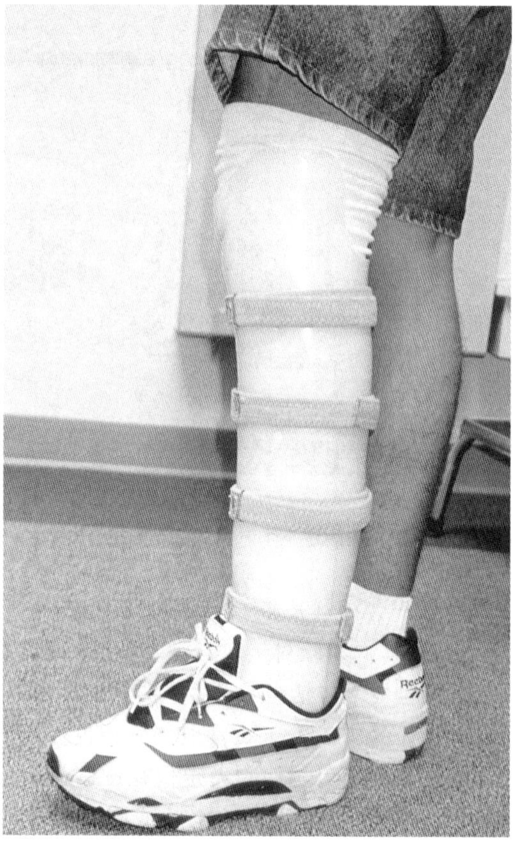

图12-36 具有髌骨韧带承重设计的踝足骨折矫形器,用于在承重时保护胫骨弯曲,该患者最初是用外部固定装置进行管理的,在骨折愈合完全之前,骨针松动而后将之去除。请注意,鞋子已经用缓冲鞋跟和船底鞋修改,以代偿脚踝位置的固定,并且在步态的支撑阶段改善前进进程。

骨折矫形器

定制或量身定制的骨折矫形器的设计是为了能将身体部位保持在最佳的解剖位置,限制关节运动和卸载负重力。与石膏支具相比,骨折矫形器的主要优点是可以摘除矫形器,便于对伤口或皮肤的护理。骨折矫形器由高温热塑性材料制成。它们旨在提供全面接触,对骨折进行径向控制,同时可使骨折愈合期的患者具有功能移动性。骨折稳定性从两个方面进行增强:矫形器刚性壁产生的流体静力压力压缩软组织和肢体肌肉,以及通过在骨折部位上方和下方延伸产生的矫形器杠杆臂。骨折矫形器在负重时不能完全卸载下肢负荷。如果需要完全卸载或减少负载以保护骨折部位,则必须使用适当的辅助装置(拐杖或步行器)和单肢步态模式。

有两种类型的骨折矫形器可供选择:①由患者肢体的模具定制制造的骨折矫形器;②根据患者的需要,量身定制预制矫形器。由于患者之间解剖特征的差异很大,并不总是可以使用预制矫形器。同样,由于人体骨骼的解剖学有相似之处,并不总是需要制造定制装置。在某些情况下,矫形器必须精确装配以提供所需的骨折稳定性;在某些情况下,矫形器必须大量填充,那么精确装配则没那么重要。矫形处方必须明确指定要允许和控制的运动,施加的矫正力,以及对骨折的精确诊断和描述。

骨折矫形器类型

骨折矫形器由它们包围的关节及其被设计用于控制的运动命名。使用带有前壳的踝足矫形器(AFO)来控制踝关节和远端胫骨运动(图12-36)。它完全包裹受伤的肢体,限制胫骨远端或腓骨骨折患者的足部或踝关节运动。AFO骨折矫形器有两个优点:可以脱卸进行伤口护理和卫生,并且如果可以负重时,可以穿着标准的系带鞋。在鞋上可能需要使用后跟垫和圆弧鞋底,得以在步态期间补偿受限的脚跟、脚踝和脚趾的滚轴运动。因为全接触是必要的,所以这种热塑性矫形器在患者肢体的阳模上进行真

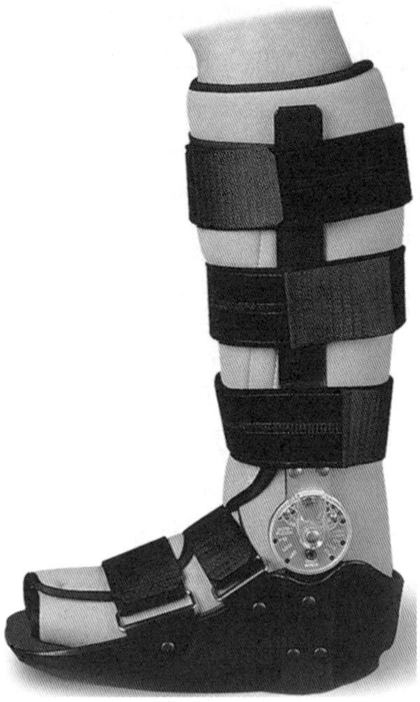

图 12-37　具有船底的市售短腿步行器的示例，其可用于跟腱修复、远端胫骨/腓骨、脚踝或足部骨折愈合的稳定或严重脚踝扭伤者，这个特殊的步行器有带有矫正踝关节，可以预设为限制或进行踝关节的运动（经允许引自 DJ Orthopedics, Vista, CA.）。

空制模。前壳可以衬有软密度泡沫以适应骨质变形或软组织不足。穿孔热塑性材料通常用于前部，作为一种透气手段让患者感到舒适。近端前缘线是在胫骨结节处，必须为腓骨头和腓神经提供足够的间隙。远端的后部通常延伸到刚好超出足底表面的跖骨头部，而前部仅在近侧修整。穿着长袜或薄袜来保护皮肤并提供舒适度。前部用一系列钩环材料带固定在适当位置。如果需要负重，必须穿着鞋子。

许多预制的短腿助行器（short leg walkers）也可以商购；这些装置设计成替代短腿石膏并且旨在由患者自己移除。它们有厚厚的衬垫，如果适当装配，可以为远端胫骨、脚踝、后脚和前足提供极好的固定（图 12-37）。各种设计都是类似的，但应遵循制造商的指示，得以最大限度地发挥其功效。短腿助行器的优点是可以脱卸来进行伤口和皮肤护理。其缺点可能是缺少有效的固定。脚踝定位在中立位（90°）。一些设计具有可调节的矫形踝关节，可控制或限制部分活动度，以帮助行走期间的推进过程。短腿助行器的部件包括附接到一对金属或热塑性立柱的硬质的足部部件，以及有助于悬挂泡沫衬垫的近端腿箍。短腿助行器制造成各种款式和尺寸。为了确保合适地装配，必须仔细遵守制造商的建议。

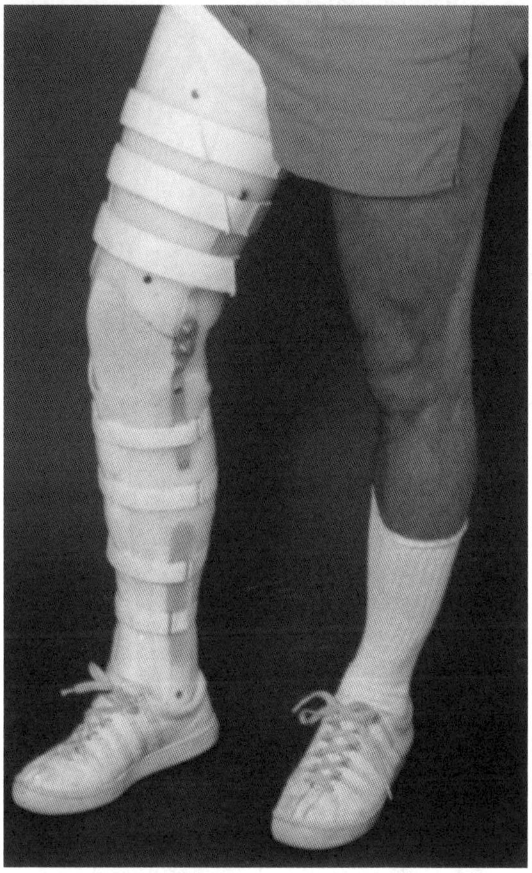

图 12-38　必须定期调整预制的功能性骨折矫形器，以确保软组织的合适压力，从而保持骨折处的稳定性和对位［经允许引自 Moore TJ：Functional bracing of lower extremity fractures. In Goldberg B, Hsu JD (eds), *Atlas of Orthoses and Assistive Devices*. St. Louis：Mosby, 1997］。

PTB 骨折矫形器是 PTB 石膏的可拆卸版本，在负重活动期间为胫骨的弯曲和旋转力矩提供了显著的保护。这种热塑性矫形器最常在患者肢体的阳模上真空模制，以获得最佳的全接触装配。矫形器内的踝关节位置常常轻微背屈，再一次在步态的支撑期最大限度地减少膝关节过度伸展的力矩。前缘线类似于带有前壳 AFO 的前缘线，其近侧前缘线在前方，中间和侧面向近端延伸到髌骨的近端极。后前缘线应可使膝关节自由屈曲超过 90°。钩环材料带将前部和后部固定在一起。前部和后部可以在近侧边缘铰接以改善前后控制。

膝踝足骨折矫形器的目的是为远段至中段股骨骨折或膝关节骨折提供长期保护（图 12-38）。这种矫形器通常替代用于已经患有近端胫骨、膝关节或远端股骨骨折的 ORIF 的混合石膏支具。矫形器在不需要保护时，可以脱卸以便伤口护理和个人卫生。根据骨折的位置，矫形器可以设计成限制活动范围或膝

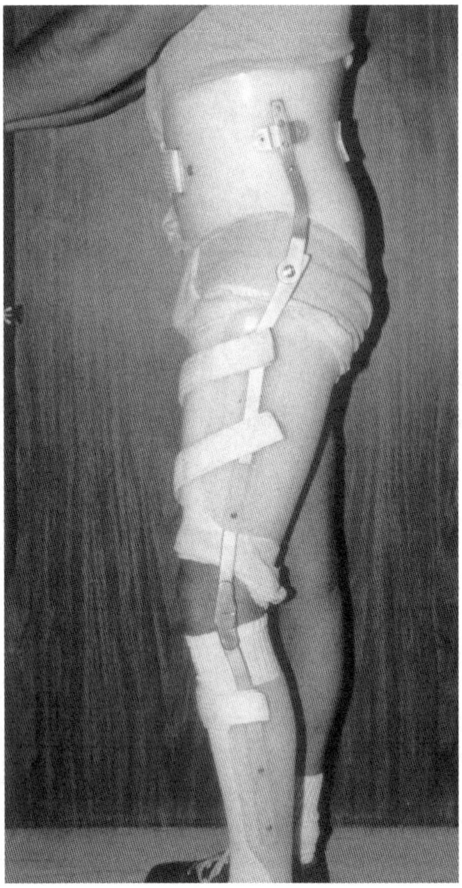

图 12-39 当股骨近端骨折愈合时，在膝踝足矫形器中添加了具有矫正髋关节的腰部骶骨矫形器，以便更好地控制髋外展/内收和旋转。在行走期间，侧方立柱限制股骨愈合组织的角度，承重状态由医师根据骨折的严重程度和复位的稳定性决定。

关节全范围运动。在移动过程中，可以使用扣锁来使膝盖完全伸展。矫形器的设计还可以保护膝关节在移动步行过程中免受过度内外侧和前后的剪切应力。如果需要最大的稳定性，可以加入固定足踝的设计；如果需要足踝的移动性，则可以使用具有适当运动停止装置的关节式踝关节。矫形器需要在股骨和胫骨部分完全接触。近端前缘线沿着股骨近端的解剖轮廓直至大转子，可以为股骨提供保护。为了稳定膝关节或胫骨近端，包裹股骨下部 2/3 就足够了。仅使用矫形器不能有效地减轻股骨、胫骨或足的负荷：如果需要减轻轴向负荷，则必须使用适当的辅助装置（拐杖或步行器）。

对于近端股骨骨折的患者，通常将髋关节和骨盆带囊括到全膝关节踝足矫形器中，以控制通过股骨的运动和旋转力（图 12-39）。根据患者的具体需要，髋关节屈曲/伸展运动可以被限制或自由运动；外展/内收通常受到限制。在大多数成年人中，矫形髋关节的放置位于大转子前端大约 1 cm 与中轴线近1 cm相交界处。考虑到骨折的位置和稳定性，膝关节和踝关节运动可以是自由的或被限制。可以并入各种单轴或多中心矫形髋关节。骨盆带用于将矫形髋关节保持在适当的功能位置。腰带应装配在髂骨顶部和大转子之间的中间位置。

外部固定装置

外部固定装置主要是为了对复杂开放性或严重粉碎性不稳定性骨折进行初始管理，此类骨折通常是由高能量损伤或多发创伤引起的（图 12-30，图 12-35）。外固定特别用于严重干骺端骨折，严重关节内骨折，如果发生骨不连，用同种异体骨移植造成大量骨丢失，以及骨质疏松症，采用外固定。当骨折破坏骨盆稳定性时，外部固定装置特别有用。

骨针将置于任意一侧的骨折骨骼中，然后在外部框架中的轻型杆上夹紧。外部框架可以是单杆、穿过关节轴的铰接杆组、环向铰接杆或这些选项的组合。目标是提供最佳的骨骼对位，同时对愈合皮肤和肌肉提供视觉通路。外固定器可进行在骨折上方和下方关节的主动活动。当软组织已经充分愈合并且 X 线片显示骨折愈合时，它可去除。石膏或矫形器可在固定器移除后提供固定，以支撑和保护骨折部位，直到愈合完成。

骨折后管理和潜在并发症

经治医师和康复团队所关注的骨折后问题和并发症包括血管损伤（vascular injury）、骨筋膜室综合征（compartment syndrome）、合适的负重状态（weight-bearing status）、移位、延迟愈合或不愈合、感染、移植失败（implant failure）（ORIF）、压迫性神经病（compression neuropathy）和皮肤破溃。每个出现在急诊的骨折患者必须通过仔细的身体检查评估潜在的血管损伤和骨筋膜室综合征风险。无论是选择使用夹板、石膏、手术 ORIF 或外置固定器来稳定骨折，必须由医师、康复专业人员、患者和家庭照顾者仔细监测肢体状况。

关节周围的骨折或脱位可能伴有动脉损伤（arterial injury），会瘀伤或动脉完全断裂，危及或完全中断骨折部位以外的血液。这造成了严重的情况：医师有至多 6～8 小时的时间窗，在重要的组织坏死发生之前恢复远端肌肉和骨骼的血液供应和营养。缺血时间越长，愈合越延迟，感染和坏死的可能性越大。

出血或炎症超过骨折肢体的半硬性肌肉或软组

织解剖空间(隔室)的扩张能力时,则发生骨筋膜室综合征。一旦间质压力超过临界水平,血管和肌肉压缩,肌肉的氧气供应就会受到严重影响。如果骨筋膜室综合征持续超过 6~8 小时,就会发生不可逆的肌肉或神经损伤。呈现的体征和症状包括极度疼痛,以及极度肿胀的肢体末端皮肤紧绷。手指或脚趾的被动运动会引起剧痛。骨筋膜室综合征被认为是医疗紧急情况:必须立即通知经治医师,以便进行筋膜切开术以减轻过度的隔室压力。参与治疗肢体创伤的所有医疗专业人员应了解骨筋膜室综合征的体征和症状。如果未识别和未经治疗,骨筋膜室综合征具有毁灭性的结果。

下肢骨折最重要的注意事项之一是负重状态。患者的负重状态(全重负重、可容许负重、部分负重、脚尖负重或无重量负重)由医师根据骨折的稳定性和使用过的固定方式进行确定。一旦患者在术后或应用石膏后,经过稳定且妥善安置,康复专业人员将与患者和家人一起在移动性和步态训练中共同努力。考虑到患者的身体和认知状态以及他/她常处生活环境的特点,康复专业人员为患者的负重状态选择适当的辅助装置。与转诊医师快速沟通任何可能使骨折部位处于危险中的并发症和依从性差的迹象都很重要。

骨折的移位是严重的并发症,无论是否使用夹板、石膏、ORIF 或外固定器来重新调整和稳定肢体,都可能会发生。进行性成角畸形或肢体异常位置表明移位,必须迅速向经治医师报告。即使复位合适,夹板或石膏内固定不充分也可导致延迟愈合,不愈合(非愈合)或畸形(在异常位置愈合)。

任何持续开放性骨折的患者都有发生皮肤、深部组织和肌肉甚至骨骼感染的风险。静脉和局部注射抗生素均在急诊部和手术室使用进行治疗,以尽量减少受伤时持续感染的可能性。感染(infections)也可能是医源性的。感染是严重的并发症,需要积极的抗生素治疗或清创,或两者同时使用。如果 ORIF 发生感染,则可能需要移除植入物并应用外固定装置。对于使用外部固定的患者,骨针可作为感染途径将传染性生物体直接传播入骨骼。适当的伤口和针头护理对于尽量减少感染的机会至关重要。骨髓炎或骨骼感染是严重的情况,可以导致畸形、关节破坏,在某些情况下甚至截肢。

接受 ORIF 的患者如果重复负荷可导致疲劳,若最终超过植入物材料和设计的强度,则会面临植入失败(implant failure)的风险。植入的螺钉、钢板或其他装置的松动或断裂也可能是骨折部位过度运动的结果,并增加延迟愈合或不愈合的风险。必须认真评估和监测患者是否在由医师确定的负重限度内的功能能力,以降低种植入失败的风险。

石膏管理的骨折患者也会发生并发症。在石膏使用前记录患者的神经血管功能,并在石膏就位时仔细监测。在远端下肢,腓神经容易受到腓骨头周围压力的长期压迫(压迫性腓总神经麻痹)。

边缘压力或脚趾被挤压可以通过修改石膏来解决;然而,石膏内的过大压力和不适常常需要拆卸和重新打石膏。在初次使用时,石膏设计为具有贴合性,但不紧密。远端血管损害的迹象,例如,在按压甲床时毛细血管再充盈延迟,表明石膏可能过紧。随着时间的推移,由于以下几个因素而产生的石膏装配松动并不罕见:初期水肿消退、压缩力改变软组织的组成、萎缩的发生,并且随着时间推移石膏衬垫被压缩。随着时间的推移,装配必须经过仔细的监控:松散的石膏对骨骼缺少控制,骨折可能会移位。松动的石膏在肢体上进行的活塞运动很可能导致皮肤破裂和在骨突出部位的剪切力。

在患者处于麻醉状态时,术后应用的石膏通常是单裂片的(拆下前)以适应术后肿胀。过度肿胀常伴有明显的疼痛。抬高肢体是防止过度肿胀和疼痛的第一防御措施;另外,石膏可以进一步打开或者两瓣,缓解极限压力。必须考虑骨筋膜室综合征的风险:如果患者在被动运动中感到手指或脚趾显著疼痛,必须立即联系医师。不能识别和适当治疗的骨筋膜室综合征会导致肌肉坏死和失去肢体的可能。

有时,可以在石膏上切出一个窗口来检查伤口或减轻压力区域。如果肢体水肿,则软组织很可能会通过窗口开始突出,导致皮肤刺激和损坏。因此,任何移除以制作窗口的石膏片,在进行修改后必须重新应用,并将其固定在石膏上。

足部疼痛患者尝试在石膏内重新放置脚,使其更舒适。石膏内不适当的跖屈会对足后跟和足背部产生过大的压力。如果患者能够轻轻向下推动舒适的脚,同时也能向上提起石膏,就可以减轻不适,就好像拉起靴子一样。如果这样做不能缓解压力,则必须拆除并重新打上石膏。

进入石膏的异物是造成不适和压力的最常见原因。为了缓解皮肤干燥引起的瘙痒,患者有时会试图将外套衣架、尺子、棍子、笔和类似的物品伸入石膏中以挠抓瘙痒区域。这种做法通常会导致石膏衬垫移位,从而必会在光滑表面接触处产生肿块和凸块。物体也可能在石膏内折断或卡住。舒缓瘙痒的最好办法就是轻轻敲击或吹入凉爽的空气。

另一个常见的并发症是皮肤浸渍，这是石膏内长时间处在水中或潮湿环境中的结果。虽然理想情况下，石膏会保持完全干燥，但在使用后某个时间段，大部分都会变得潮湿。变潮湿的石膏绷带会失去重要的稳定性，必须更换。合成石膏尽可能用毛巾干燥，然后使用鼓风机或吹风机上的凉风模式进一步干燥。

总结

在本章中，读者已经了解到，矫形器在创伤性（如骨折）和发育性（如 DDH、LCPD）肌肉骨骼病症的管理中起重要作用。跨学科康复团队中的每个成员都有助于对患有肌肉骨系统病理学的患者进行护理，并且共同负责监测功能和潜在并发症的变化。虽然许多预制矫形器是可用的，但矫形器的适当装配、设计和动力学的知识是必不可少的，使得该装置将最紧密地匹配干预的意图。关于矫形器目标的精确沟通（如完全固定肢体或可在有限范围内的关节运动），佩戴计划（如所有时间或特定活动期间）以及使用矫形器时的负重状态对矫正干预的疗效有重大影响。所有团队成员共同参与关于矫形器目的、维护和清洁的患者和家庭宣教、指出问题的迹象，以及出现问题的策略。

第13章 脊柱功能障碍的矫形器

Orthoses for Spinal Dysfunction

Jeff Coppage, S. Elizabeth Ames

学习目标

1. 了解脊柱矫形器的命名方法。
2. 概述脊柱的基本结构、功能解剖及其定位。
3. 讨论涉及脊柱创伤,有关于脊柱稳定性的三柱概念。
4. 根据损伤和病理,确定使用脊柱矫形器的类型。
5. 脊柱矫形器不同类型和功能应用的列表。
6. 概述使用脊柱矫形器的潜在并发症及其预防措施。
7. 评估脊柱不同部位的承重。
8. 探讨脊柱矫形器的适应证和禁忌证。
9. 概述脊柱侧弯的基本病理生理及其意义。
10. 了解常用支具在脊柱侧弯治疗中的应用。
11. 探讨脊柱矫形器的处方流程。
12. 重视多学科小组治疗脊柱疾病的重要性。

外部矫形器用于治疗各种脊柱疾病。矫形器的通常目的是限制脊柱活动范围,减少作用在该部位的负荷。矫形器最常用于:脊柱受压可能导致畸形(如治疗不稳定性骨折);脊柱受损需要额外的支持治疗(如术后管理或骨质疏松症);通过限制活动或增加腹部支持可以缓解的患者下背痛;或存在脊柱畸形(如脊柱侧弯),脊柱矫形器的另一个主要功能是在限制躯干和颈部运动时提供心理暗示,或者至少是提示患者要谨慎的移动。

根据脊柱的情况,矫形器作为外部设备(装备)用于身体或脊柱的特定部位,从而限制身体活动。1973年,采取了美国矫形外科医师学会标准命名法概述脊柱矫形器的管理,将他们大致分为五类(表13-1)。

- 骶髂关节
- 腰骶部
- 胸腰骶
- 颈胸部
- 颈椎

矫形器也可以根据其硬度(如刚性、半刚性及柔韧性)或者材料的组成;或者是成品的还是定制的来进行分类。从历史角度看,矫形器根据发明者或发明地来命名。本章概述了矫形器作用时的脊柱的解剖学和生物力学;强调最佳的适配和如何避免并发症;并讨论了三个主要脊柱节段的矫形器的管理和使用,以及矫形器在每个节段的各种病理性治疗的使用。本章描述常见的脊柱矫形器,按部位分类(颈椎、胸椎和腰骶),并描述最常使用脊柱矫形器的临床症状。

表13-1 脊柱矫形器的命名

编写	名　称
硬热塑性塑料或金属矫形器,或两者兼具	
SIO	骶髂关节矫形器
LSO	腰骶矫形器
TLSO	胸腰骶矫形器
CTLSO	颈胸腰骶矫形器
CTO	颈胸矫形器
CO	颈椎矫形器
软支具	
SI belt	骶髂关节带
LS corset	束腰
DL corset	背腰部的紧身胸衣
Soft collar	由泡沫或低弹性模量材料制作的无钢筋颈托

管理一个适合佩戴脊柱矫形器的患者需要一个跨学科团队，以确保医护人员、患者和护理人员在开处方和使用矫形器时都能理解其基本原理、局限性和预期结果，在患者、医师、矫形器师、护士、物理治疗师和其他康复人员之间进行直接沟通是必需的。在使用脊柱矫形器时，为避免并发症和确保最佳护理，有一些特定的方法去配合矫正治疗。康复专业人员负责制定治疗干预措施，仔细研究脊柱矫正患者的预防措施和治疗目标以提高功能。理解矫形器的设计和基本原理对于整个项目的成功至关重要。

解剖学和生物力学

脊柱由 7 个颈椎、12 个胸椎、5 个腰椎、5 个骶椎、3～4 个尾骨段组成。负荷主要在颈、胸、腰椎节段相邻椎骨间的椎间盘上；在骶尾区，部分已经融合。两个相邻的椎体和椎间盘定义为脊柱功能单元（functional spinal unit，FSU）。多个脊柱功能单元组合在一起可以进行侧屈、前屈、后伸和环转。不同节段的脊柱，在脊柱整体运动范围中参与程度各不相同。颈椎矢状面上的大多数运动（屈伸）在寰枢椎-颈 2，颈 4－5 和颈 5－6（图 13－1）。由于寰枢关节独特的解剖结构，使大部分的轴向旋转发生在寰枢椎水平。上颈椎的侧弯幅度也比其他区域略大一点。胸椎的矢状运动由头向尾方向增加。在上段，每个水平的运动幅度大约为 4°；下段大约为 6°；在胸腰椎交界处，每个水平的运动幅度增加到 12°。轴向旋转在上胸椎最大，尾部逐渐减小。侧弯幅度在胸椎节段分布相当均匀。腰椎的屈伸幅度更大（图 13－2），但轴向旋转功能明显减少。这些运动的区域差异与胸椎和腰椎的解剖差异，主要是关节突关节的方向有关。在脊柱运动中，脊柱的韧带结构发挥了重要作用，在增强整体脊柱稳定性的同时又保持了灵活性。

正常脊柱在冠状面上应该是垂直的，但在矢状面上表现为四个弯曲。脊柱后凸（kyphosis）和前凸是用来描述矢状面的术语。脊柱后凸是指在矢状面上有后部凸起（向前弯曲）的曲线。胸椎和骶椎为脊柱后凸。胸椎后凸的正常范围在 20°～50°。前凸这一术语描述了在矢状面上有前部凸起（后弯）的曲线。颈椎和腰椎为脊柱前凸。颈椎平均前凸 35°～40°。正常的腰椎前凸范围为 20°～60°。虽然脊柱存在多个弯曲，但仍保持整体矢状面平衡（图 13－3）。脊柱的矢状面平衡可以用垂直线或重力线来评估。正常保持平衡的脊柱，矢状面铅垂线从颈 7 中心延伸到骶

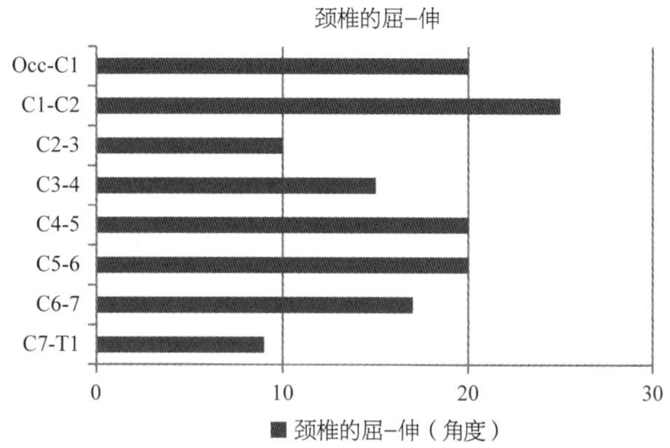

图 13－1 颈椎的屈-伸（经允许引自 White AA. Panjabi MM. *Clinical Biomechanics of the Spine*. 2nd ed. Philadelphia：JB Lippincott. 1990.）。

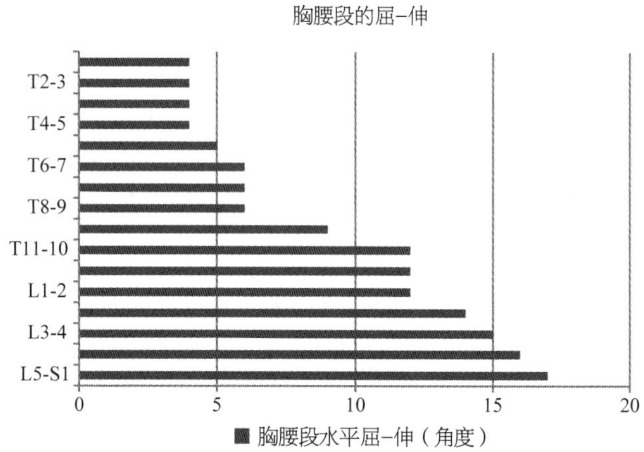

图 13－2 胸腰段的屈-伸（经允许引自 White AA. Panjabi MM. *Clinical Biomechanics of the Spine*. 2nd ed. Philadelphia：JB Lippincott. 1990）。

骨岬，偏离幅度在 ±2 cm（图 13－3）。这些曲线，使脊柱在冠状面和矢状面保持适宜的平衡，可以增加灵活性和减震能力，同时也保持必要的刚度和稳定性。

正常生理条件下，脊柱的主要负荷是轴向负荷。轴向负荷导致脊柱和其功能单位压缩。脊柱的自然后凸和前凸随着脊柱曲度的增大，脊柱和功能单元（椎骨和椎间盘）因压缩而轻微变形。软组织（韧带和肌肉组织）以及骨结构的作用限制了脊柱整体结构变形的程度，脊柱和椎间盘固有的特性抵消了挤压作用的影响。除了轴向负荷外，脊柱必须抵抗拉力和剪切力。脊柱的性能符合沃尔夫定律（Wolff's law），这一定律体现了“功能决定形式”。脊柱的研究表明，脊柱作为一个整体，相比张力和剪切力，可以抵抗更多的压缩负荷。此外，有发现在活体的脊柱节段，可以承受更大的压缩负荷。生物力学研究表明，脊柱承重的能力自头及尾的方向逐步增加，到了腰椎，它就必须

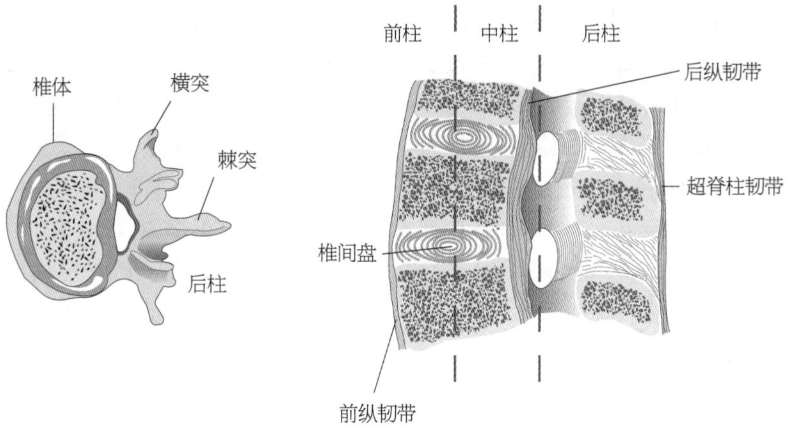

图 13-3　三柱。

承受其平面上方所有躯体的重量，具有最大的抗压强度。椎体（前柱和中柱的前面部分）提供了大部分的抗压能力，这意味着在椎体骨折中，整体稳定性会提高，也可能就不需要固定支具。这种结构与功能的关系对于理解背部疼痛、脊柱畸形或脊柱损伤的支具和其他治疗方法的基础是至关重要的。

三柱结构的概念

在理解支具和各种矫形器作用时，对脊柱损伤和稳定性的了解是至关重要的。三柱脊柱的概念最初是由 Denis 于 1984 年提出的，并广泛用于辅助定义脊柱稳定性的概念。Denis 使用三柱模型作为外伤性脊柱损伤分类的基础。三柱是前、中、后柱（图 13-3）。前柱由椎体前部、纤维环前部和前纵韧带组成。中柱包括后纵韧带、纤维环后部和椎体后侧面。后柱包括椎体根和棘上韧带、棘间韧带、关节突关节、黄韧带。讨论后柱或中柱的损伤是否是导致胸腰椎骨折不稳定的主要因素仍有争议。然而，两者的结合会导致脊柱非常的不稳定。压缩性骨折和爆裂性骨折是应用矫形器最常见的临床类型。Denis 用三柱的概念来定义这些类型的骨折（框 13-1）。

压缩性骨折是指前柱发生楔形破坏，产生轴向力并伴有以中轴为支点的脊柱屈曲。中柱未受累及，可以提供稳定并防止骨折碎片突入椎管。由于最初强迫屈曲产生的张力，可能会在后方韧带组织出现一定程度的局部破坏。根据前柱断裂的程度，一些压缩性骨折可能发生渐进性塌陷，导致创伤后后凸畸形（驼背）增加。椎体高度减少>50%的压缩性骨折由于相关后方韧带受累更可能引发不稳定，这可能会引起渐进性损伤，以及由直立位姿势下的压力导致脊柱后凸畸形。

爆裂性骨折由于轴向应力有或没有附加力矩，通常累及前柱和中柱的破坏，这取决于骨折的类型。虽然这些骨折被定义为是两个柱的累及，但 Holdsworth

框 13-1　胸腰椎外伤性骨折分类系统

压缩性骨折（Denis 1 型）
损伤机制：脊柱屈曲伴压缩
分型：Ⅰ-A　单纯的前部骨折
　　　Ⅰ-B　前部骨折伴横向结构破坏（侧向分力）

爆裂性骨折（Denis 2 型）
损伤机制：脊柱压缩伴屈曲
分型：Ⅱ-A　上下终板或是后壁骨折，或是两者皆累及，后壁为游离骨折片
　　　Ⅱ-B　上终板断裂，后壁偶有游离骨折片
　　　Ⅱ-C　下终板断裂
　　　Ⅱ-D　爆裂骨折伴旋转损伤
　　　Ⅱ-E　爆裂骨折伴侧向屈曲损伤

安全带型损伤（Denis 3 型）
损伤机制：脊柱屈曲伴牵张
分型：Ⅲ-A　（chance 骨折）单节段，后柱或中柱开放
　　　Ⅲ-B　（螺旋骨折）单节段，后、中柱通过软组织和骨组织开放
　　　Ⅲ-C　两个节段，后柱和中柱通过软组织和骨组织开放
　　　Ⅲ-D　两个节段，后柱和中柱仅通过软组织开放

骨折脱位（Denis 4 型）
损伤机制：平移、屈曲、旋转伴剪切
分型：Ⅳ-A　屈曲和旋转损伤伴有骨或椎间盘两者其一或两者都破坏。
　　　Ⅳ-B　由剪切力（前后型或后前型）导致的小关节（关节突关节）骨折脱位
　　　Ⅳ-C　后、中柱韧带损伤，伴前柱的显著不稳定
　　　Ⅳ-D　斜向剪切力导致受累节段（骨或椎间盘）显著不稳定

发现了和椎板(后柱)相关的青枝骨折。这些损伤称为三柱爆裂骨折。中柱的累及是显著的特点,因为它可能会导致在椎管内骨折碎片后移而造成脊髓损伤。对于哪些爆裂性骨折是“稳定的”,哪些是需要支具固定的,哪些是需要手术治疗的,目前仍有争议。最近一项关于过伸性石膏(hyperextension casting)的支具管理与手术管理相比较的随机试验显示:手术治疗的患者比那些进行固定的患者更快地改善了功能,但就畸形、慢性疼痛和神经学状况而言,远期疗效相当。

脊柱矫形器的适配与功能

所有的脊柱矫形器在所治疗的脊柱区域有一些共同的作用。脊柱矫形器的主要作用是减少整体脊柱运动,所达到的程度取决于它们的材料和设计。次要作用包括稳定个体的脊柱功能单元,减少一个椎体相对于另一个椎体的运动范围。脊柱矫形器也适用于进行闭链运动,提供变形力的反作用力,如使易屈曲骨折部位过伸。最后,他们通过防止特定的运动,如防止屈曲和扭转来减轻外科植入物的压力,从而减少脊柱本身的负荷。基于脊柱主要的运动、负荷、解剖特征和身体状况,它的每个区域都有特定的需求。

脊柱矫形器的形状,就像脊柱的自然形状,与预期的功能紧密联系。支具通常有助于恢复或增强自然的脊柱构造。胸腰段椎体石膏在临床实践中较为常见,患者采用仰卧位在石膏床上,腰椎下部有一条腰带,使其处于伸展的位置上进行铸型。这种过伸(过度脊柱前凸)已经用于许多类型的支具(如Jewett和CASH),因为它消除或减少屈曲的幅度,从而减少了骨折椎体的压缩力,限制了后突牵张的力量。过伸性支具采用三点模型达到预期的定位。三点模型是指施加力的三个点:一个向后的力,两个向前的力,两个向前的力的反作用力水平分别位于头、尾部。这个概念就好比是:有人试图将两只手的拇指放在中间,手指放在两端去折断一支铅笔。三点模型效验了这个折断的结果。预期的结果是:预防明显压缩及爆裂骨折相关联的渐进性后凸畸形。另一个三点模型的例子是用于脊柱侧凸的矫形支具,但施力于冠状面而不是矢状面。必须确保支具的外形和贴合度能促进脊柱的正确对线,避免由于长时间强制穿戴在身上而发生可能的并发症。

矫形器必须要和骨突处紧密贴合才能发挥作用。矫正脊柱本身的生物力学原理可以从这些方面去理解;然而在现实中,使用矫形器来治疗患者的疾病是受其他因素影响的。对支具的依赖性和心理作用包括对矫形器产生心理依赖可能是一个重要问题。费用也是一个巨大的经济负担,从32美元到超过5 000美元。特别是越来越多的肥胖人群,身体的问题也在显现出来。发挥支具最佳的矫治作用,不管是达到稳定作用还是矫正作用,都取决于它对脊柱所起到的作用。这实际上取决于和脊柱相接触区域周围的软组织。通过软组织产生的压力太大或太小,会造成严重的并发症,包括皮肤破损、复位或脊柱对线的丢失,由于支具固定造成的疼痛,制动肌肉肌力的减退和软组织的挛缩。脊柱矫形器的使用处方应制订合适的评估系统和康复方案。矫形器应该进行定期修正,它和皮肤之间舒适的贴合度是预防皮肤问题和确保发挥作用的关键。

支具穿着的依从性也是一个重要的临床问题,特别是当矫形器专门设计用以限制运动时,如果它的贴合度差,就不能让人有舒适的治疗体验。对青少年脊柱侧凸患者佩戴“轻便支具”进行穿戴时间跟踪的研究表明,依从率为9%~30%;类似的研究还没有用于其他情况的矫形器。在目前的医疗环境中,大多数有明显脊柱问题的患者是在家中康复,而不是在具有康复设备的地方进行康复。如果患者没有日常监督和辅助,设计矫形器时增加穿脱矫形器的难度,会降低患者有效使用支具的能力。仅有玻璃纤维支具是能保证依从性的矫形器,但当下很少使用。

特定矫形器

颈椎

颈椎是使用支具最方便直接的部位,可以在枕骨、下颚骨、胸骨、锁骨的骨突处提供适当的支撑结构。遗憾的是,事实上由于下颚和锁骨在其正常运动过程中可接触到的表面区域是有限的,所以这种优势也被抵消了。颈部软组织比较复杂,包括血管、气管、食道,其缺点是不能在无明显内脏效应的同时将力有效地直接作用于脊柱。颈椎矫形器可以限制下颈椎本身——就像气囊一样,围在脖子上,沿着枕部、下颚骨、胸锁结构,或者可以向近端或远端延伸(头胸背心),或者延伸到胸廓起到支撑控制作用[颈椎矫形器(CTO)]。

圆柱形颈椎支具根据设计而限制了不同程度的运动,主要提供本体感觉反馈作为提醒,以限制颈部的活动度。可用的选择很多,此列表并不详尽;常用的选择包括软颈托,Stifneck颈托(Laerdal, Armonk, NY),Philadelphia颈托(Philadelphia Cervial Collar,

Thorofare，NJ）和迈阿密 J 颈托（Össer，Foothill Ranch，CA)(图 13 - 4)。

软颈托可能是用起来感觉最舒适的颈椎支具，但是只能提供颈椎很小的稳定性力量。这种颈托是由软质泡沫橡胶覆盖针织织物或其他的软质织物，用尼龙搭扣进行紧固。这些颈托能对所有平面的颈椎活动产生约 10%的限制。相反，Miller 等人观察未佩戴颈托，佩戴软颈托和硬质颈托三组执行 15 个不同的日常生活活动情况*，进而分析颈椎的运动功能差异。作者发现，佩戴软质和硬质颈托在 15 项日常生活活动测试中的 13 项，限制颈椎矢状面运动范围方面无显著差异（在倒车和坐在椅子上两项有显著差异）。在侧弯时无显著差异；仅仅在倒车时，旋转活动受限的差异显著。软颈托主要是用来适当提醒患者，避免患者做出过大的颈部运动，对于轻度的颈椎屈伸、颈椎病，或作为稳定脊柱的术后辅助物是起作用。对于不稳定的颈椎来说，软颈托是不合适的。

脊柱稳定性损伤的患者需要更多的支撑。这也促进了加强型颈托这一商业化生产的发展，这类矫形器将软颈托内一些柔软的材料和半硬性材料相结合，外部框架由成型的塑料材质组成。有许多不同类型的加强型颈托可选用：如 Philadephia 颈托，Aspen 颈托（Aspen Medical Products，Irvine，CA），Miami J 颈托，NecLoc 颈托（Össur，Foothill Ranch，CA）和 Stifneck。大多数加强型颈托的前壳和后壳都带有内垫，贴合颈部轮廓剪裁，用尼龙搭扣系牢。颈托的轮廓就像这样，紧靠胸骨、锁骨、斜方肌、上胸椎下方，下颌及枕骨上，这种形状提供了一定程度的端点控制的力量。大多数在前部有开口，可以容纳呼吸管和呼吸机设备。

虽然不同的颈托之间有许多相似之处，但研究发现不同的颈托在限制颈椎运动的程度上有显著差异。颈托保护颈椎稳定性的作用是非常重要的，颈椎损伤后有 3%～25%的患者会发生脊髓损伤。多项研究评估了各种加强型颈托的颈部稳定性和避免并发症的能力。Askins 和 Eismont 对健康志愿者进行了五款普通加强型颈托的研究，采用前后位和侧位 X 线片评估正常颈椎的运动。他们发现 NecLoc 型具有明显的优势，它在所有的平面上都具有较好的限制颈椎活动的能力，其次是 Miami J 型颈托，最后是 Philadephia 型和 Aspen 型颈托。Kaufman 和同事们

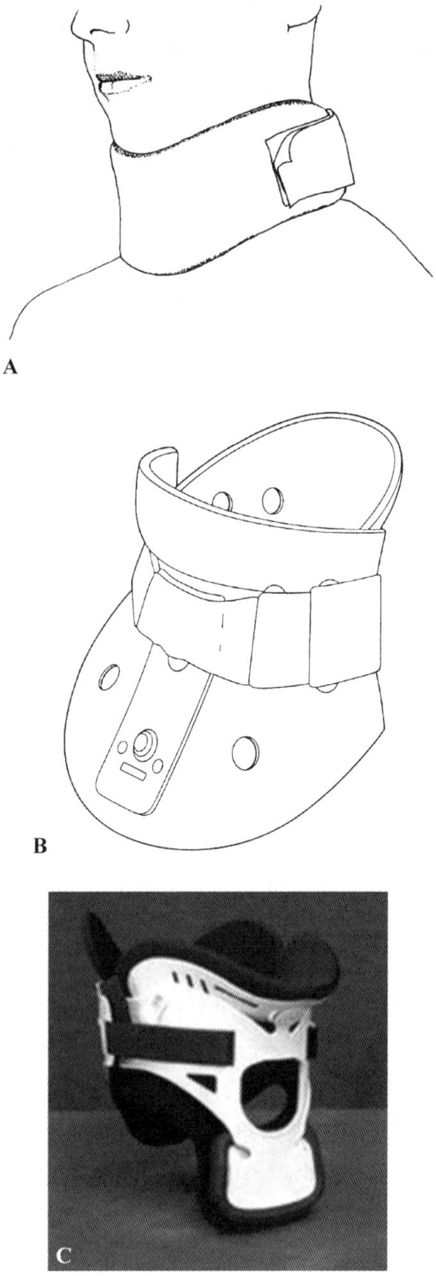

图 13 - 4　A. 软颈托；B. 费城颈托；C. 迈阿密 J 型颈托。

发现，相对于 Philadephia 型颈托和软颈托，NecLoc 型颈托能更好地限制运动。Ducker 发现 NecLoc 型和 Miami J 型颈托比 Stifneck、Philadephia 和软颈托更具有统计学意义。

治疗师在选择加强型颈托时，除了选择能够提供足够稳定性的颈托外，还必须考虑到佩戴的舒适性和皮肤的防护。Fisher 研究了合适的颈部矫形器的重

* 日常生活活动测试包括：坐站转移、倒车、穿袜、系鞋带、阅读放在膝上的杂志、用刀叉切食物、把食物送到嘴里、从坐位站起、站着洗手、剃胡须（男性）/化妆（女性）、洗头发、从地板上捡起物体（弯腰的能力）、从地板上捡起物体（下蹲的能力）、走路、上楼梯、下楼梯。

要性，他发现一个不适合的颈托相当于完全没有穿戴任何颈托。Bell 和同事分析了不合适的 Miami J 型颈托对颈椎运动受限程度的影响。他们发现，在屈伸时，太大和太小的支具都会增加运动，但是只有在使用太大的支具时，允许的伸展活动度会明显增加。太大和太小的支具都会明显增加左右旋转运动。太大和太小的支具会明显增加向右侧侧弯的运动，但只有太小的支具会显著增加左侧侧弯运动。Plaisier 和同事评估普通的颈托对颅面部组织毛细血管内压的影响。通过放在颈托和皮肤之间的电动气动传感器测量颈托皮肤接触面的压力。这个测量值和 32 mmHg 值进行比较，这是 Berne 和同事定义的毛细血管内压值。他们发现在组织上施加压力的颈托之间有很大的差别。Stifneck 型颈托在大多数颈托-皮肤组织接触面之间产生的压力会超出毛细血管内压，而 Miami J 型颈托施加的压力低于毛细血管内压。

固定枕颈脊柱的支具需要固定颅骨和明显的旋转控制。最常用的示例是头胸背心 halo vest（表 13－5）。Frank Bloom 医学博士在第二次世界大战期间开发了一种用颅骨环牵引的面部骨折固定术，用于治疗面部骨折和严重烧伤的飞行员。该装置随后由 Vernon Nickel 博士进行改造，并于 1959 年首次报道。主要的特点是将环状物用骨骼铆钉固定在颅骨，通过四垂直立柱连接到躯干夹克衣上。材料设计的变化和塑料技术的进步，使头胸背心这一模塑热塑夹克有重大改变，透亮环形和立柱，环形结构从后部打开后，患者可舒适地仰卧，通过连接机制可进行多向调整，但固定原则仍然是相同的。6～8 个经颅骨钉提供安全的近端固定（终点控制），并在胸部和躯干充分接触和支持，提供远端固定。

头胸背心上的圆环安装在眉毛和耳朵尖上 1 cm，注意应使圆环远离皮肤表面。用 6～8 lb 的扭矩将四个骨钉插入颅骨外板。为了避免碰到额窦、眶上和滑车上神经以及颞肌，前面的骨钉放置在眉毛外侧 1/3 上方的颅骨最突出。后面的骨钉放置在前面骨钉对角线耳部外侧 1～2 cm 处。这样就可以保证在屈曲/伸展和平移的过程中，能够提供安全的固定。

头胸背心原本是石膏制成的，穿戴于躯干部位，其剪裁线位于略高于第 12 肋下缘的上部。材料的进步使头胸背心可以做成双层热塑性外壳，这使得患者在仰卧位时可以保持卫生，还有些设计是羊毛衬里的。带有四垫的头胸背心可以避免限制肩胛运动的肩带将负荷转移到颈部。连接杆两个在前，两个在后，通过一系列连接器将背心连接到圆环上。现代化的连接器可在多个平面上进行转换，一旦达到复位，就可以锁定位置。

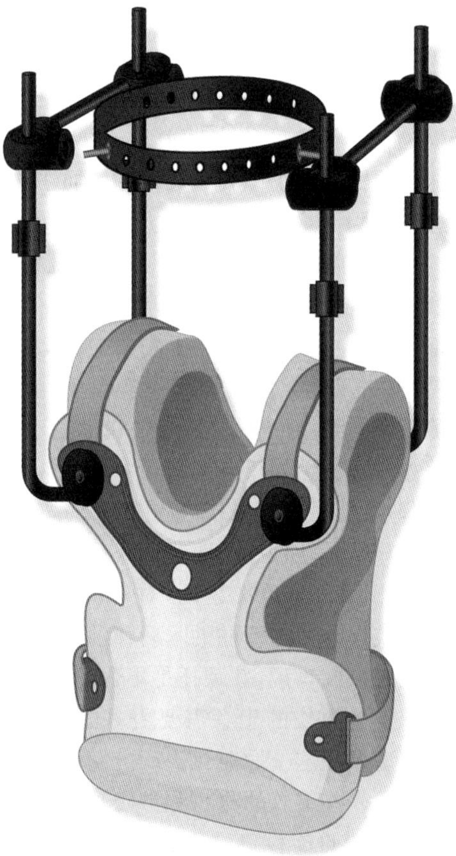

图 13－5 头胸背心。

使用头胸背心可能会导致一些并发症，包括压疮，移位（特别涉及后部的损伤），骨钉感染和松动。老年患者并发症发生率较高。在对 53 例平均年龄为 79.8 岁的患者进行的一项研究中，Horn 和同事记录了 22 名患者的 31 个并发症。严重的并发症包括呼吸窘迫和吞咽困难，8 例在治疗期间死亡的患者中，有 6 例的死亡原因与头胸背心治疗有关。现代化的头胸背心总是有一个扳手附在背心的前面，以便在心脏紧急情况时可以迅速移除。

关于限制运动的能力，头胸背心和其他类型的颈椎支具研究比较有不同的结果。Johnson 等人发现，使用头胸背心仅能进行 4％的正常矢状运动范围，1％的正常旋转运动范围，4％的正常受试者侧弯范围。对模拟齿状突骨折的尸体研究表明：在所有平面上，头胸背心都优于 Miami J 型颈托、Minerva 支具和软颈托。在比较不同的位置和运动的体内实验研究显示，矢状运动最多减少仅 30％。Benzel 等人对受伤患者的研究表明，矛盾的问题在于，相比于

Minerva 支具，运用头胸背心时受伤平面的运动会增加，他们认为这是由于颈部肌肉的拉力试图让僵硬的头屈曲或伸展。Ivancic 和 Telles 在人体模型和模拟假人头之间使用尸体的颈椎，分别使用普通以及宽松的头胸背心，在仰卧位和俯卧位进行颈部运动的研究。结果表明，宽松背心相对于普通背心的运动明显增加。作者认为，这样的运动可能会导致颈椎骨折延迟愈合和骨折不愈合。

头胸背心对于临时性减少创伤或寰枕关节失稳的情况是有用的，可以给这些患者在术后提供附加支撑力。最好将其用于减少脊柱近端和远端脊柱骨折的成角和平移畸形。有研究表明，头胸背心实际上是增加了对受伤脊柱在中部的承压。它通常用于 C1 和 C2 处复杂的外科手术重建、非固定融合手术后或布线构造后提供额外的稳定支持，也可用于骨质量较差或严重不稳定的情况，如骨质疏松症或类风湿性关节炎患者，作为固定融合术的补充。由于脊柱内固定装置的进步，头胸背心也不再经常用于 C3～C7 的颈椎外伤。但它仍然认为是治疗某些骨折类型的首选方法，如 Hangman 骨折和一些屈曲压缩骨折。枢椎齿突状骨折是老年人的常见损伤，习惯性常用头胸背心进行治疗。目前对于这些患者的最佳治疗仍是争论的话题，一些学者报告说，与简单的颈托固定结果是相同的。与用颈托进行治疗相比，老年患者用头胸背心治疗的死亡率显著增高。Daentzer 和同事对 29 例患者进行了回顾性研究，按年龄分为小于或大于 65 岁两组，研究发现，临床和影像学结果组间均等时，愈合时间和并发症发生率在 65 岁以上年龄组更高。

用头胸背心为患者进行康复是具有挑战性的。固定的头部位置会产生不同的视觉提示功能，背心的重量和头部的位置结合起来会改变患者的重心。穿着头胸背心移动的患者可能会表现出前屈姿势来适应这种情况；当穿戴头胸背心时，可能需要手杖或步行器。同样，在去除头胸背心之后，作为康复策略的一部分，需要有一个调整期进行姿势再教育。

颈胸段和胸椎

颈胸矫形器可分为两类：一类是使用胸椎支持治疗下颈椎、上胸椎问题；另一类是脊柱上部的支持治疗。例如：第一类包括将胸廓扩展附加到一个圆柱形的颈椎矫形器(即扩展的 Miami J 矫形器)；或者是利用下巴和枕部衬垫将四根刚性立柱或环形支持连接到躯干的矫形器(即 Minerva)。Minerva 支具

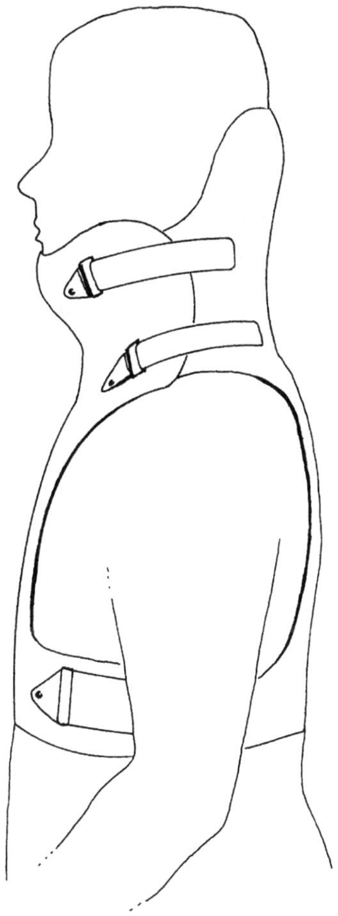

图 13-6　Minerva 支具。

(图 13-6)是支撑固定寰枢椎最有效的方法，并已经证明限制屈伸大约为 79%，轴向旋转 88%，侧弯 51%。颈胸区是一个特别具有挑战性的区域，它是一个位于活动度较大的前凸颈椎和后凸胸段之间的脊柱过渡区。关于固定上胸椎的文献资料很少；对于那些不需要手术的情况，可以使用延伸型颈椎矫形器。Minerva 支具，SOMI 支具(图 13-7)，或定制的颈胸矫形器可以用于延伸到骶尾部。一般来说，增加矫形器的长度会增加躯干的能力。

影响胸椎的最常见的情况是椎体压缩性骨折(VCF)。每年发生约 700 000 椎体压缩性骨折，据统计，25%的美国妇女在她们的一生中至少会经历一次椎体压缩骨折。大多数患者都会有良性的病程，但高达 30%的患者有明显症状，他们为了短期或长期的功能限制来就医。一项对多个椎体压缩性骨折患者的研究发现，其躯干伸肌力矩、脊柱运动、功能范围、移动技能、步行距离和正常同龄人群相比有显著下降。压缩性骨折治疗的目的是缓解疼痛，而不是像其他类型骨折管理那样进行骨折治疗。其主要目标是

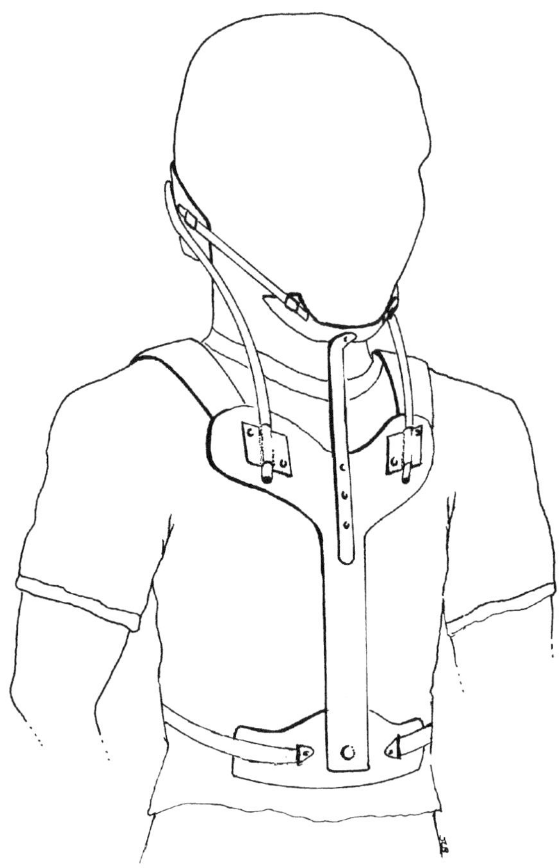

图 13-7 SOMI 支具。

改善生活质量和减轻疼痛。

疼痛性骨折的治疗可能需要短时间的卧床休息，然后逐渐活动。在最开始的6～8周直到急性疼痛缓解，用矫形器支具是有益的。不幸的是，支具的耐受性通常较差。固定椎体压缩性骨折的支具效果尚不明确。一项研究表明，一般而言，对于骨质疏松的女性，强制佩戴 TL 矫形器进行 6 个月的姿势控制，可以改善背部伸肌力量、腹部屈肌力量，减少驼背，减少疼痛，并能提高生活质量和减少限制。一项研究表明，椎体压缩性骨折患者佩戴这种矫形器是有效的，而且其耐受性比其他支具更好。需要进一步研究的是，需要概括出在这一群体中使用脊柱矫形器进行最优管理的策略。通常情况下一位需要支具的有型症状患者试用伸展型颈椎矫形器，过伸展的胸腰矫形器(CASH 或 Jewett，见下文)，或依据累及不同节段的颈胸矫形器。如果没有帮助的，那就放弃选择。

胸腰椎

胸腰段是创伤性骨折影响脊柱最常见的部位，也是手术治疗脊柱后，最有可能通过矫形器获得支持的部位。椎体的完整性对抵抗压缩力和轴向载荷起着至关重要的作用，这一区域是过渡区，应该是在中立位对齐成一直线。累及前柱的骨折极大地降低了脊柱承受压缩载荷的能力，并且容易塌陷或驼背，特别是当脊柱的后柱也累及时(即爆裂性骨折)。这会导致患者的矢状面平衡失调、脊柱畸形、疼痛以及神经功能缺损这样最严重的情况。该区域骨折可以用矫形器或手术治疗，并在文献中对椎体严重粉碎，有神经功能缺损，或者最初的骨折不能对位时的情况进行手术治疗达成共识。随着脊柱内固定技术的进步，如椎间支持，提高了外科医师防止脊柱后凸的能力水平。但在胸腰椎交界处，这需要通过胸腹腔结合胸腰椎手术的方法，而且它具有较高的发病率。在这些情况下，外科医师通常会选择单独使用后路椎管内固定。后路内固定防止脊柱后凸畸形方面效果最差，因此，使用减少胸腰段后凸的力量的矫形器，可以用来加强和弥补内固定技术。

当矫形器用于胸腰椎骨折的治疗时，也适用同样的原则。优化管理包括抵抗前屈从而避免后凸畸形的策略。虽然某些类型的矫形器可调节控制到 T8，但它们最好是用于 T10～L2 的骨折。几款胸腰椎过伸矫形器是卸载前柱的设计。最常见的类型是 Jewett 支具(图 13-8A)和十字形前路脊柱过伸支具(CASH)(见图 13-8B)。这两款支具都可以从不同的厂家预制样式。Jewett 支具前部是铝架，固定在耻骨和胸骨，躯干侧中线紧靠后垫。框架有开口，特别适用于腹部外伤或肥胖的患者。躯干屈曲受限于单一的三点压力系统，作用于胸骨朝后方向的力，通过后垫作用于耻骨朝前方向的反作用力。因此禁忌证是胸骨骨折或不能忍受来自后垫直接压力的患者。Jewett 支具的目标是防止屈曲，同时仍然允许主动过伸展。CASH 支具运用同样的三点压力系统。它有一个可调节长度的前十字架、在垂直杆的末端带有胸骨垫和骨盆垫，侧垫在水平杆上。它还通过后腰带提供朝前方向的作用力。对不能耐受模塑热塑性塑料胸腰骶矫形器(thermoplast thoracolumbosacral orthosis，TLSO)产生紧压感的患者来说，无论是 Jewett 支具还是 CASH 支具都可以选择使用。但禁忌证包括明显的三柱不稳，如胸腰椎爆裂性骨折。

胸腰骶矫形器是胸腰椎连接处严重骨折时所推荐的保守治疗方法。胸腰骶矫形器可以用来管理 T6～L4 的骨折。模塑的胸腰骶矫形器运用整体接触设计限制所有平面的运动范围。一项研究指出，定制模塑热塑性塑料胸腰骶矫形器可使腰椎侧弯受限 94%，屈-伸受限 69%。胸椎屈曲-伸展受限 49%，侧弯受

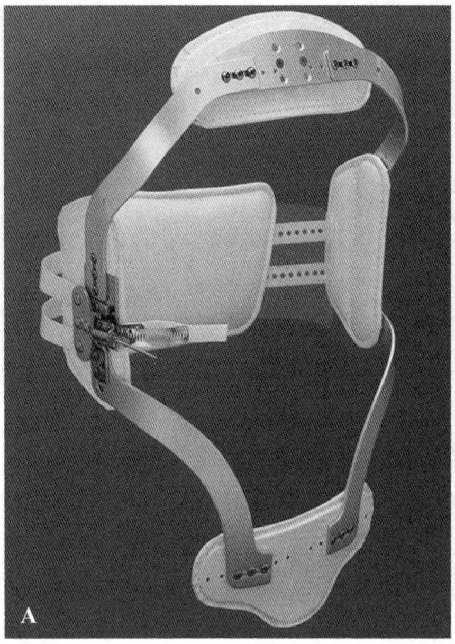

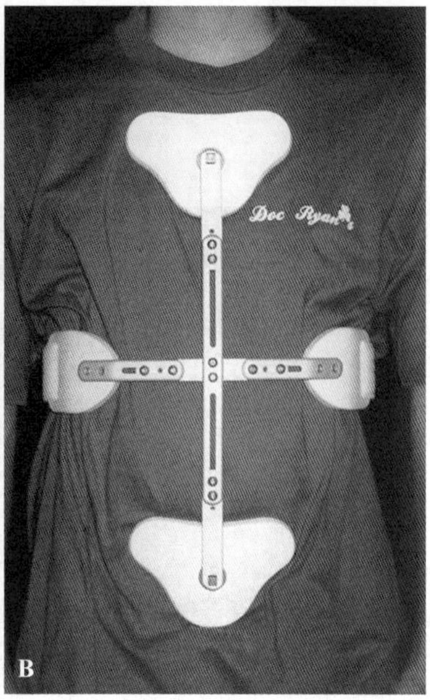

图 13-8　A. Jewett 支具；B. CASH 支具。

限 38%。胸椎通常也可以旋转，但总旋转幅度减少了 60%。胸腰骶矫形器上部边缘位于胸骨切迹，前下边缘位于腹股沟；他们精心塑造包绕骨盆，前侧面稍拱起可适应坐位时腿部的位置，在骶尾连接的后部修剪的位置较低。后上边缘线刚好低于肩胛骨脊柱区。定制模具由透气的热塑性塑料制成，可以内衬闭孔泡沫增加舒适度。为了方便穿脱，设计为双瓣壳侧封，同时为了舒适和卫生，一般都穿在轻便的 T 恤外。特别是如果选择半软质或预制部件的模具，在肩上的背带可以增加硬度。胸腰骶矫形器也可以是预制模具，但是为了最大程度控制运动，仍首选定制模具。至于预制矫形器在装配和功能上和定制的是否一致仍有争议。

腰骶部

对腰骶段的脊柱进行固定是一系列独特的挑战。这是很容易移动的腰椎前凸和固定的骶骨骨盆结构之间的过渡区域；可以进行最大幅度的屈-伸运动；同时也承受了脊柱区域的最大负荷。硬质腰骶矫形器，即前面描述的胸腰骶矫形器的较短版本，适合支撑骨折部位在 L2、L3 和 L4 的情况。但是，在 L4～5 和 L5～S1 节段的脊柱功能单位则需要进行特殊治疗。Fidler 和 Flasmans 发现进行单侧大腿伸展运动必须应有效地固定 L4～5 和 L5～S1。一般是附着在腿箍上两个纵向支柱实现大腿伸展，纵向支柱用铰链相连，它可以允许患者在如厕和坐位时髋关节有一定角度的屈曲，一般来说，最大屈曲角度在 20°～30°。在支具内所允许运动的平均百分比为：L4～5 是 32%，L5～S1（无延伸的支具）是 70%；支具的延伸会导致额外减少 15%～30%的运动。最好的情况是在 L5～S1 水平限制时仍可以进行 40%正常范围的活动。因此，如果治疗师希望患者在愈合期间可以活动，那么这些水平的骨折最好用手术治疗（如果必要的话，术后使用矫形器支持）。

直到最近几年，腰骶矫形器才在术后使用。随着椎弓根螺钉内固定植骨技术的出现，脊柱内固定的研究进展使得许多患者在术后不需要支具支持。椎弓根螺钉通过中柱（图 13-9）连接脊柱前承重部位和后方结构，这样可以比以前的钩/杆结构提供更好的运动限制和负荷分担。植骨技术就是经腹腔入路或从脊柱后部经椎间盘的混合入路，在椎体间放置一块骨头。放置在中柱和前柱中的骨块能促进愈合，因为增加的表面积和良好的生物力学条件使得移植骨能够承受压缩力。最近的一项随机临床试验，评估患者在腰椎融合术后穿束腹带 8 周的疗效，在愈合率和患者舒适度方面没有发现明显的优势和劣势。如今，术后支具仍可推荐给觉得给予支撑（束腹带）更舒适的患者，或骨质量差，或影响愈合的技术问题，或由内固定提供稳定的患者。

急性下腰痛患者发现束腹带提供的额外支持以及姿势提醒功能可以减少疼痛。束腹带一般是半硬质或软质的支具（图 13-9A）。它们的功能是通过向腰椎传递三点压力系统来减少整体躯干运动和增加腹腔内的压力。其目的是在中立的矢状面对线支持

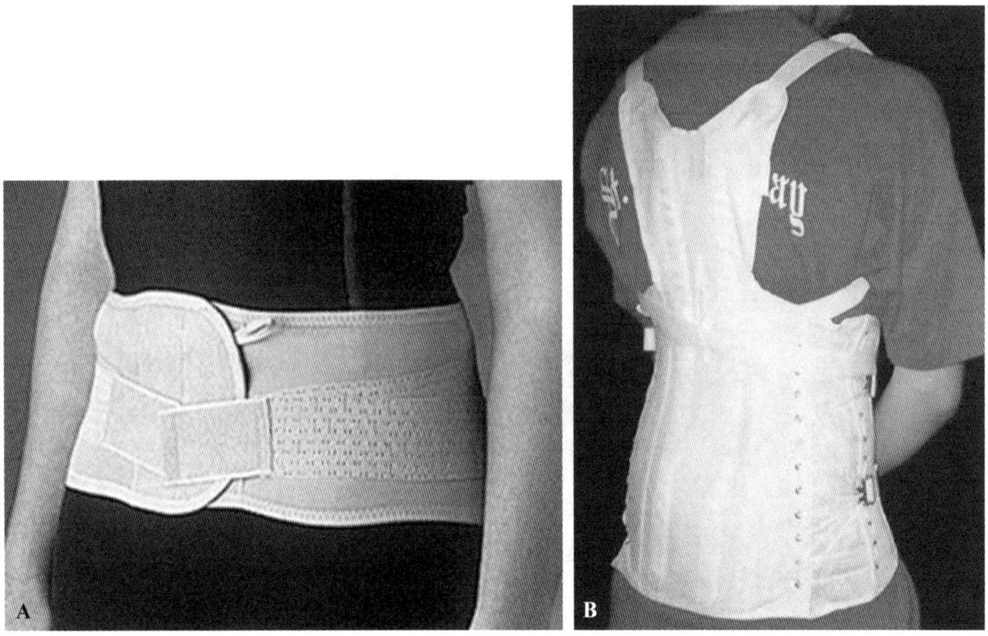

图 13-9 A. 束腹带；B. 椅背矫形器。

躯干，同时提供肌肉运动知觉提示以限制运动。束腹带在坐和站的整体运动过程中阻力较小。通常情况，束腹带前部的边界在耻骨联合上缘至剑突下缘。后部的边界延伸至骨盆的骶尾部交界处和肩胛骨下角之间，有些也包含了肩带。椅背矫形器（图 13-9B）是通过脊柱旁带将胸部和骨盆带相连接的腰骶部紧身胸衣，可以达到最佳的矢状面控制。也可以附加一对侧杆增加冠状面的控制能力（骑士矫形器）。

关于紧身胸衣有效性的一些文献是相互矛盾的。在 2001 年综述回顾随机和非随机对照试验表明，没有证据表明脊柱矫形器对下腰痛的预防和管理是有效的。矫形器应该与康复计划结合使用，重点在于强化和稳定患者的核心力量。

脊柱矫形器具有使椎旁肌和躯干稳定性失调的作用。肌电图研究已经发现了相互矛盾的结果，一些论证显示使用支具时肌肉活动明显减少，但也有其他人发现肌肉活动是不变的或者是活动增加的。当临床情况允许时应坚持运动方案，尽早停止使用矫形器。

脊柱侧凸

脊柱侧凸是广义的术语，它指的是三维脊柱畸形，其特征是椎体在重力轴冠状面的移位，再加上异常的脊椎旋转。有许多类型的脊柱侧凸以及许多病因。目前，特发性脊柱侧弯是唯一一类需要脊柱矫形器管理的脊柱侧凸类型。青少年特发性脊柱侧凸（adolescent idiopathic scoliosis，AIS）是指脊柱的曲度和旋转随着发育而发展。它可以在上胸、胸、胸腰或腰椎发生，或者这些部位的组合。通常有一个主弯曲（异常生长曲线）和一个代偿弯曲，为使头部保持与身体中心线趋于一致，脊柱产生第二个弯曲（代偿性弯曲），这是脊柱第二个弯曲区域。孩子的年龄、发育的年龄、曲线模式对预后都有影响。

患病率和自然历史

特发性脊柱侧凸已报道多年，在学龄儿童中保持一致的发病率，为 1%～2%。90%的儿童在青春期发病，尽管这一数字可能错误地估高，因为年龄较小的儿童没有得到常规评估。度数＜20°时不需要治疗，患病率是每 1 000 人中 20～30 人；中等程度的度数（20°～30°）时适合使用支具，患病率是每 1 000 人中 3～5 人；可能需要继续手术治疗的度数较大的患病率是每 1 000 人中 2～3 人。女性侧弯的发病率较高，特别是在相对于度数在 20°以上（女性：男性为 6.4：1）。单右胸弯是最常见的模式。影响进展变化的可能是反映骨骼成熟度最重要的一些因素：年龄、初潮状况、在骨盆或手部 X 线片（Risser 征）成熟生长中心的出现。进展的可能性决定治疗的需要；那些确诊时年龄较小的患者风险较高，侧弯出现在月经来临前，双弯模式，在 6 个月的时间间隔内记录的度数变化超过 5°。度数的大小和旋转都与增加的进展率有关。建议度数大于 50°的发育期儿童接受手术治疗。

生物力学

在生长过程中，随着负荷和其他激素和发育因素的变化，度数也会发生变化。就像是一根笔直而柔韧的柱子，一端固定在底座上，另一游离端受轴向力的作用而屈曲，在脊柱中产生的作用是弯曲和旋转的组合。这些过程中发生的负荷与脊柱的长度和刚度有关。青少年生长突增导致脊柱长度显著增加，并可能导致柔韧性增加，这会导致青少年时期常见的度数进展急剧增加。随着度数的进展，会产生前馈循环。即当度数进展时，脊柱受到越来越异常的作用力向量，因需抵抗这种负荷，脊柱则越来越偏离正常的解剖排列。脊柱侧凸的支具设计用来中断这种前馈循环。

矫形器对脊柱发育的影响主要有三种机制：终点控制、曲度修正和横向载荷。终点控制是矫形器对脊柱的约束能力。终点控制的一个例子是 Milwaukee 支具近端的颈环，它可以控制上胸椎相对于骨盆的位置。校正度数有最大的影响，因为它使脊柱变得刚度增加以及减少度数，这反过来降低了脊柱的负荷，减慢了变形的速率。顶端横向载荷是现代矫形器矫正的主要方式，但随着度数变大，开始失去效用。需要重点注意的是，支具治疗通常不能显著校正现存的度数，而是防止它在生长过程中不断增大。支具内应达到一定程度的度数校正（最好是 50%或更多），因为一旦拆除支具，度数就会回到原来的大小。总的概念就是要阻止度数发展。

评估

评估脊柱侧弯儿童的第一步是一份完整的骨科病史，包括年龄、生长方式、脊柱问题的家族史、发现侧弯的年龄以及迄今为止使用的任何治疗方法。矫形器在治疗脊柱侧凸畸形的主要目标是控制剩余的脊柱生长，当脊柱达到成熟时有一个可接受的曲率。使用矫形器预防脊柱侧凸没有作用，矫形器使度数最终变小的能力是有限的。脊柱侧弯随着脊柱的生长而发展，所以在脊柱发育末期的青少年几乎没有进展的危险，而且对于已经达到手术指征大小的度数来说，没有支撑的作用。因此，及早发现儿童脊柱侧凸至关重要。为此，许多国家采用了国家筛查计划。

体格检查和 X 线片用来测量脊柱度数的大小、柔韧性和各脊柱曲度的影响。脊柱侧凸研究会采用了一系列术语和定义来描述脊柱侧凸，以及描述导致脊柱侧凸的多种脊柱疾病。侧弯可以通过结构变化的病因（框 13－2）或弯曲的解剖顶点的脊柱水平来描述。在颈椎侧凸中，弯曲的顶点位于 C1 和 C6 椎体之间。在颈胸段侧凸中，顶点在 C7、C8 或 T1。胸部侧凸的顶点在 T2 和 T11 之间。胸腰椎侧凸的顶点在 T12 或 L1 椎体。腰椎侧凸发生在 L2、L3 或 L4，而腰骶侧凸在 L5 或 S1 处达到顶点位置。许多描述性术语也用于脊柱侧凸的诊断、评估和治疗（表 13－2）。这些标准和定义贯穿本章。

框 13－2　特发性和神经肌肉结构性脊柱侧凸分类系统

特发性
婴儿(0～3 岁)
解决
进展性

少年(3～10 岁)

青少年(10 岁以上)神经性

神经肌肉性
上运动神经元
　脑性瘫痪
　脊髓小脑变性
　Friedreich 共济失调
　进行性神经性腓骨肌萎缩症（Charcot-Marie-Tooth 病）
　Roassy-Lévy 病（家族性运动失调）
　脊髓空洞症
　脊髓肿瘤
　脊髓损伤
　其他
下运动神经元
　脊髓灰质炎
　　其他病毒性脊髓炎
　　创伤
　　脊肌萎缩症
　Werdnig-Hoffmann 病
　　Kugelberg-Welander 病
　脊髓脊膜突出（瘫痪）
　　自主神经功能障碍（Riley-Day 综合征）

其他
肌病
关节挛缩
肌营养不良症
　杜氏（假性肥大）
　肢带型
　纤维型不均衡
先天性肌张力低下
强直性肌营养不良
其他

表 13-2　脊柱侧凸的术语和定义

术语	定义
青少年脊柱侧凸	脊柱弯曲出现于或大约在青春期开始和成熟之前
成人脊柱侧凸	骨骼成熟后发展的脊柱弯曲
胸椎角	肋骨后凸处的水平面与倾斜面之间的夹角，当躯干在髋关节屈曲 90°时进行评估
顶椎	曲线上旋转最明显的椎体；最偏离脊椎的垂直轴
身体对线	1. 枕骨中点与骶骨形成的平面和肩与臀形成的平面在同一垂直平面 2. 在X线片上，脊柱在一个方向上的角度偏差之和等于另一个方向上的角度偏差之和(也称为平衡或补偿)
咖啡牛奶斑	浅棕色，皮肤色素沉着不规则区域；如果数量较多，边缘光滑，则提示神经纤维瘤病
Cobb 角或方法	在X线片上，确定曲线的最上端和最下端的椎骨；从椎骨的横轴上画一条垂线(曲线测量)，其交点形成的角度(Cobb 角)代表严重程度；如果椎板不清晰，可以用一条穿过椎弓根底部或顶部的线
代偿弯曲	可以是结构性弯曲，在主弯曲的上方或下方，保持正常的身体对线
先天性脊柱侧凸	先天性脊椎发育异常引起的脊柱侧凸
双主弯脊柱侧凸	两个结构性弯曲的脊柱侧凸
双胸弯	胸椎范围两处结构性弯曲
尾椎	1. 曲线最上面的椎体，它的上表面最大限度地朝向曲线的凹面 2. 最尾端的椎体，它的下表面最大限度地朝向曲线的凹面
部分弯	不完全代偿弯，因为它可返回直立位，唯一的水平椎是近尾部或头部
全弯	弯中只有顶椎是水平的
驼背	明显有角度的驼背
后凸	胸椎矢状位对线大于正常脊柱后凸(驼背)
次后凸畸形(hypokyphosis)	胸椎矢状位对线排列小于正常脊柱后凸，但没有前凸
癔病性脊柱侧凸	脊柱的无结构性畸形，是转换反应的表现形式
特发性脊柱侧凸	无病因的结构性脊柱弯曲
髂骨骨骺或骨突	髂骨翼骨骺
倾角仪	胸部或肋骨倾角的测量仪
婴幼儿脊柱侧凸	3 岁以内发展的脊柱弯曲
青少年脊柱侧凸	在 3 岁至青春期开始(10 岁)之间发展的脊柱弯曲

(续表)

术语	定义
驼背	脊柱在矢状面上的排列方式的改变，后凸增加成角；异常增加的脊柱后凸畸形
脊柱侧后凸畸形	真正的脊柱侧凸合并后凸；仅表现为脊柱后凸的旋转畸形不应该用这个术语来描述
后凸脊柱侧凸	有明显旋转的脊柱侧凸，就像脊柱后凸一样脊柱旋转时伴侧弯
脊柱前凸	与脊柱侧凸关联的在矢状面上异常形成的前角
主弯	用于说明最大的结构性弯曲的术语
次弯	用于说明最小的曲线，它总是比主弯更柔韧
非结构弯曲	没有结构性成分的弯曲，在侧卧位片上可矫正或过度矫正
骨盆倾斜	骨盆在额状面的偏斜；固定骨盆倾角可以导致上或下骨盆的挛缩
原发弯曲	第一或最先出现的几处弯曲，如果可以识别的话
Risser 征	根据髂骨骨骺骨化程度指示骨成熟度的评分系统
旋转突出	在向前弯曲的位置，一侧的胸椎突出，通常是由于脊椎旋转引起肋骨突出；在腰椎，突出部位通常是由于腰椎旋转引起的
骨骼年龄(骨龄)	比较左手正位片和 G-P 图谱法手腕骨龄标准了解骨龄
结构曲性弯曲	脊柱节段侧凸，缺乏正常的柔韧性；影像学上，通过仰卧位片完全缺乏曲度所识别，或者通过侧位片来能展现出完整的节段移动来识别
椎体终板	椎体毗邻椎间盘的皮质骨的上、下板
椎体生长板	覆盖在椎体顶部和底部的软骨表面，负责脊椎的线性生长
椎环突起	脊柱不成熟的最可靠指标，最好在侧位片或腰椎侧弯的前后视图观察

脊柱侧凸也可以用病因来描述。正常发育的儿童或青少年发现侧凸，称为特发性脊柱侧凸。有神经系统或肌肉疾病继发并发症的脊柱侧凸患者诊断为神经肌肉性侧弯。临床检查包括对患者姿势的评估，注意躯干对线、肩高、肩胛骨突出和骨盆旋转的不对称性。特别注意胸椎后凸和腰椎前凸的程度，以及躯干向右侧或左侧移位的任何趋势(脊柱失代偿)(图 13-10)。Adams 脊柱侧弯试验(the Adams forward bending test)通过突出部位顶部倾斜角度的测量，评估每个弯曲的旋转度，患者屈身向前弯曲时进行侧屈，评估其柔韧度(图 13-11)。还应进行完整的神

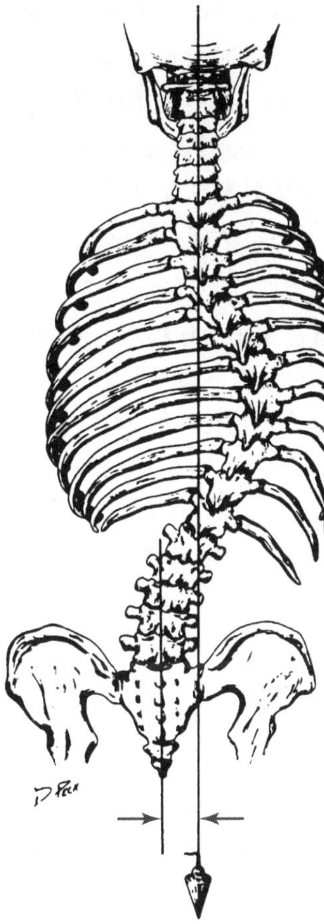

图 13 - 10　躯干偏移。

经、皮肤和心脏检查。

矫正治疗的时机是决定疗效的重要因素。不管使用的矫形器如何，原则都保持不变。

首先，当骨骼还在持续生长时，治疗应在骨骼成熟之前开始，因为支具只对发育中的儿童有效；角度小于 20°的患者一般进行观察，但是一旦角度大于 20°和/或角度表现出明显进展就要进行支具支持。其次，支具应穿戴充分的时间，Blount 定义为每天 23 小时，最近 meta 分析研究证实。再次，支具应穿戴到骨骼成熟为止。最后，一旦骨骼达到成熟应该有一个过渡期，实施一些重建肌肉力量的康复方案。

支具类型

Milwaukee 支具

1944 年，Milwaukee 支具由 Blount 和 Schmidt 开发。Milwaukee 支具是颈胸腰骶矫形器，最初是术后进行使用的，但很快就发现了它更重要的作用。自 1954 年以来，用于特发性脊柱侧凸的非手术治疗。支具由骨盆部分和连接的“上部结构”组成，骨盆部分有助于减少腰椎前凸，上部结构由三个金属立柱组

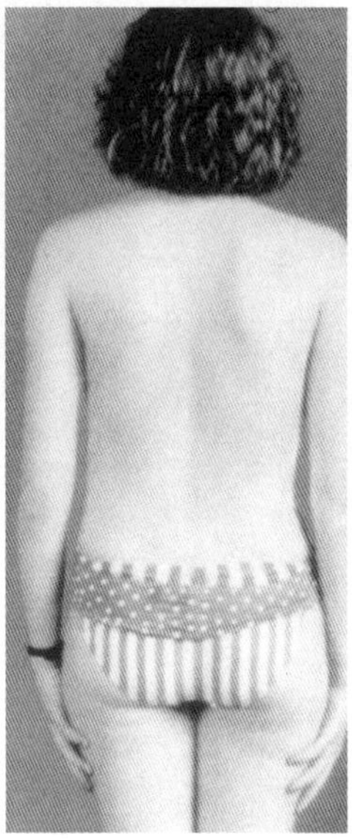

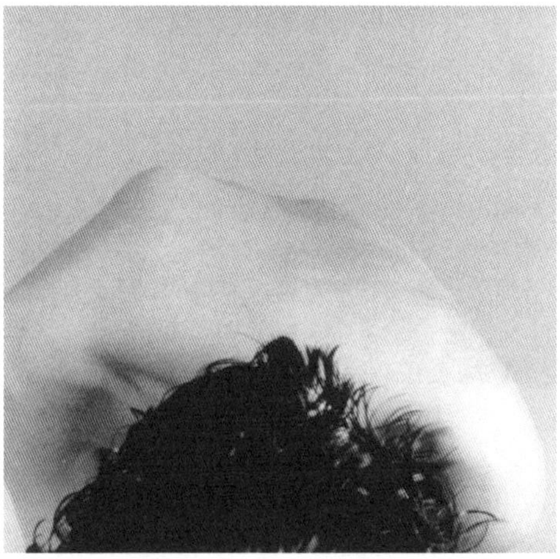

图 13 - 11　Adams 脊柱前屈试验。

成，它们附在上部的颈环上。提供了控制的端点，使脊柱结构更加坚固，更好地对线，而且可以使脊柱垫附着于上（图 13 - 12）。这种款式是一类日夜型支具，应该每天穿戴 23 个小时。最初的设计结合了牵引，但是由于下颌咬合不正的问题改良了。继 Milwaukee 支具之后，开发了各种低剖面的胸腰骶矫形器。大多数这些脊柱矫形器用开发者所在城市命名（如 Boston 矫形支具、Miami 矫形器、Wilmington 支具、Lyon 支具）。这些脊柱矫形器的共同特点在于，所有的矫形器控制胸腰段脊柱的对线，但没有上部结构。这里提到的 Milwaukee 支具最具有历史意义。它仍然是上胸椎弯曲最有效的支具，但需要患者和家属完全遵守其使用规范。

Boston 胸腰骶矫形器

1972 年，Hall 创造了一款更加低剖面、组合式的

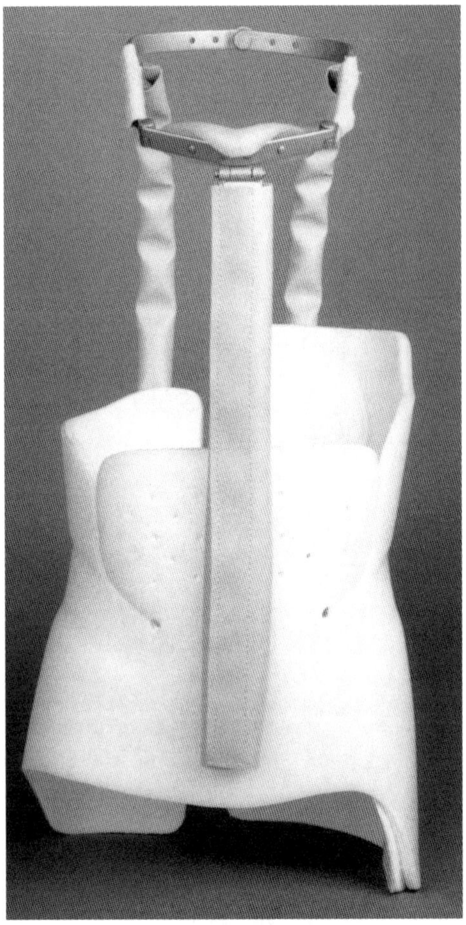

图 13-12 Milwaukee 支具。

胸腰骶椎矫形器，称为 Boston 矫形支具，主要针对患者关心的 Milwaukee 支具的笨重和颈部支撑环。1977 年，Watts 和 Hall 报道了 Boston 矫形支具。Boston 矫形支具是一个硬质的腋下胸腰骶矫形器，它已成为最普遍使用的矫形器，有各种各样的改良。最初的 Boston 矫形支具由多个不同尺寸的组件构成，它可以进行自定义安装，不需要太多的时间或具备像矫形器修配师一样的专业知识。一些研究已经证明 Boston 矫形支具或相关产品与 Milwaukee 支具的使用相比，效果相当，除了对高位胸部弯曲的作用可能例外。Boston 矫形支具由于其低剖面和局部开放式设计而备受欢迎，它让使用者感到舒适并具有良好的耐受性。

Charleston 夜间支具

1979 年，Reed 和 Hooper 开发了 Charleston 夜间支具。这款制作的矫形器在患者睡觉时角度得到最大限度的纠正。矫正作用很明显，因此在直立位置时不是很舒服。Price 和同事报告了角度的防治进展，66%的患者角度小于 49°，其余的显著增长。在 Boston 和 Charleston 矫形器之间的一项比较研究表明，Boston 矫形器对所有的弯曲模式更有效，但是 Charleston 矫形器在 25°～35°的单胸腰椎弯曲中具有同等疗效。Charleston 矫形器在身体形象和社会化问题方面的理论优势是直观的，但在严谨的研究中还未显示出来，同样，依从性问题也与其他支具相似。

SpineCor 支具

传统上，既往用于治疗和纠正青少年和青少年脊柱侧凸的脊柱矫形器一直是硬质或半硬质的设备。硬质矫形器已证明对青少年特发性脊柱侧凸患者是有效的，它的缺陷在于美观问题和身体的不适，产生了患者是否有足够依从性方面的问题。在 20 世纪 90 年代早期，Coillard 和 Rivard 开发了 SpineCor 支具。SpineCor 支具是一个动态的支具系统，采用非硬质材料，像给马套轭具一样把矫正力施加到患者的躯干上。支具的组成部分包括骨盆底，两条大腿绑带，两条裆带，一件棉外套，四条可安装在不同配置中的矫正松紧带，这取决于需要治疗的特定畸形。骨盆底是一条包含三块软质热塑性材料的带状物。使用辅助计算机软件系统按步骤地将支具装配至患者身上，并为供应商提供适当的装配技术培训课程。

SpineCor 支具的开发人员 Coillard 和 Rivard，在 2003 年发表了初步临床结果。他们报道了 195 例患者的治疗结果，年龄在 6～14 岁，特发性脊柱侧凸角度在 15°～50°，Risser 征在 0～3 级。在他们的研究中，将"有效"定义为校正或稳定度在 ± 5°或以上。"无效"的定义为角度恶化超过 5°。作者在 2 年的随访中发现，55%的患者达到 5°以上的整体矫正，38%的患者角度稳定，7%的患者恶化超过 5°。这相当于 2 年内达到 93%的成功率。在 4 年的随访中，成功率为 0.88～0.92。Coillard 和 Rivard 运用脊柱侧凸研究协会脊柱侧凸研究纳入标准，在 2007 年再次发表了相同的前瞻性队列研究结果。170 名患者被纳入研究。作者报道说，59.4%的患者在停止使用支具时取得了成功，22.9%的患者在治疗期间需要融合术，1.2%的患者在成熟时角度超过 45°。这些由 SpineCor 支具开发人员报道的初步结果是有保证前景的；然而，独立调查人员的进一步研究却得出了一些相互矛盾的结果。

Weiss 和 Weiss 发表了一项 SpineCor 支具和胸腰骶矫形器对比治疗的小型研究结果。作者比较了 12 例使用 SpineCor 支具的患者和 15 例使用胸腰骶矫形器的患者，发现使用 SpineCor 支具的患者初始

Cobb 角 21°，经过 21 个月的治疗，平均进展了 10°；而使用胸腰骶矫形器患者初始 Cobb 角 33°，进展只有 0.2°。Wong 和同事们比较 22 例使用 SpineCor 支具的患者和 21 例使用胸腰骶矫形器的患者的结果显示，和使用胸腰骶矫形器的 95% 患者相比，使用 SpineCor 支具的只有 68% 患者保持曲线进展小于或等于 5°。Gammon 和同事们比较了 35 例用胸腰骶矫形器治疗的患者和 32 例用 SpineCor 支具治疗的患者，发现度数进展小于或等于 5°的（用胸腰骶矫形器的有 60%，用 SpineCor 支具的有 53%）或成功避免度数进展超过 45°（用胸腰骶矫形器的有 80% 和用 SpineCor 支具的有 72%），这两个结果之间没有显著差异。

任何支具使用的一个重要方面是身体舒适度和美观考虑。关于 SpineCor 支具与胸腰骶矫形器疗效的文献记载，SpineCor 支具在舒适度和美观度方面的文献记录是不足的。在他们比较 SpineCor 支具与胸腰骶矫形器的 2008 项研究中，Wong 和同事在治疗的 3、9 和 18 个月进行了问卷调查，获得关于患者接受使用支具的信息。唯一显著的差异，指出了问题在于如厕（使用 SpineCor 支具组问题更突出）和穿脱矫形器（使用胸腰骶矫形器组更突出）。

矫治处方

矫形器应该首先改善弯曲的幅度。矫形器矫正的理论在于可以降低椎体发展的负荷，增加长期控制畸形的可能性。随着时间的推移，矫形器应该能够防止长时间内的度数发展，直到患者达到骨骼成熟。最后，矫形器应该设计成良好的耐受性，并能正常的社会和身体发展；即使如此，穿戴支具的依从性是青少年的一个重要问题。矫形器的有效性被证明与花费在穿戴支具上的时间直接相关，因此患者佩戴支具的意愿至关重要。通过“轻便支具”测量依从性已经证明，即使是最良好依从性的患者在支具上花费的时间比实际处方规定的要少得多。

处方医师应根据畸形、治疗目标以及对依从性的评估，确定矫形器的特殊要求。支具的确切类型，普通的颈胸腰骶矫形器或胸腰骶矫形器，带有胸腰椎垫的放置规格，是否需要腋窝吊索、前角撑板、转子的延伸、脊柱后凸垫等，均取决于畸形治疗的类型。每个衬垫需要指定位置、内外侧定位和放置说明。颈胸腰骶和胸腰骶矫形器之间的选择取决于侧凸的位置，前者对高胸段侧凸的治疗最有效。胸腰骶矫形器的轮廓更低，这样有更令人满意的社会接受度。矫形器可以预制并调整以适应需要，或根据患者额外的适应需要进行定制成型。

佩戴矫形器的时间在几个星期里缓慢增加，然后由处方医师进行身体和影像学评估。由于这些患者处于脊柱快速生长期，所以可能需要定期进行压力点减压和矫正垫调整。对于最年轻的患者，在生长结束之前，可能会需要多个支具。

并发症

脊柱侧凸矫形器的并发症从物理角度来看通常都很轻微。腹腔脏器压迫可导致胃内压力增加，引起胃食管反流，并可能发生食管炎。已经发现轻度和中度的肾功能和肺容量下降，但两者都没有发现有严重的长期后果。青春期的支具治疗已经发现会产生心理障碍，并在成年生活中可展现。最后，成功地使用支具需要一个支持且积极的家庭，以及医师和青少年之间的融洽关系。

展望未来

脊柱侧凸治疗的关键是确定哪些儿童有可能会进展，避免治疗那些不进行任何干预，在生长过程中仍保持在 25°～35°范围内的患者。流行病学研究和骨骼成熟度指标传统上用于此目的，并将继续加以改进。最近，已经明确是基因控制了脊柱侧凸度数的增长。这个新的信息与传统的方法相结合，可以预测哪些儿童将有确定的高风险，会发展为明显的弯曲。利用脊椎不对称生长的外科治疗方法也是可行的。在必须佩戴支具前这种技术的组合允许介入。

总结

脊柱矫形器用于治疗各种脊柱疾病的患者，从腰痛到复杂的脊柱外伤及畸形。为特定患者选择合适的矫形器是基于许多因素的，如使用支具及其严重程度的指标，患者的年龄和身体素质，愿意并有能力承诺坚持进行潜在的长期且艰难的治疗过程，对矫形器治疗和其他方式治疗权衡利弊。这些具有挑战性的处理决定，最好是由多学科团队包括经治医师、矫形器师、物理和作业治疗师，以及患者和其个人支持系统组成。治疗团队的所有成员进行频繁的随访和密切的沟通对于保证全面的患者和家属教育是必要的，以确保佩戴适合的矫形器，评估治疗效果，监测并发症，以及为患者提供心理支持。充分解决所有围绕在脊髓疾病矫形治疗的问题要求了解如下内容：病理学的自然史，使用支具和特定支具的适应证，矫形器的作用机理，治疗的潜在后果，潜在的并发症和减少这些问题的方法。比较研究，远期疗效分析，以及生物力学研究有助于促进理解和恰当有效地使用脊柱矫形器。尽管在这些方面有庞大的知识体系，但仍有许多未知领域围绕在脊柱矫形器及它们对治疗脊柱疾病的作用方面。本章简要概述脊柱的基本功能解剖，脊柱创伤和脊柱侧凸的基本原理，各种类型的支具及其作用机制和适应证，以及潜在的并发症。全面了解这些内容才能具备安全有效地使用脊柱矫形器的能力。

第14章
手功能障碍的矫形器管理

Orthoses in the Management of Hand Dysfunction

Noelle M. Austin, MaryLynn Jacobs

学习目标

1. 固定式矫形器、活动式矫形器和限制性矫形器的定义，并对每个种类的矫形器进行举例说明。
2. 详细阐述静态、动态、系列静态和牵伸式矫形器之间的不同，讨论伤口愈合的三个时期，以及每个时期最适宜的矫形器。
3. 确定手部的三个弓以及掌纹，并讨论它们的意义。
4. 证明90°的拉力以及解释它在力应用的重要性。
5. 描述热塑性材料的各种处理方法及其物理特征，并讨论它们对矫形器制作的影响。
6. 阐述对矫形器正确穿戴、保管和预防等对患者教育的重要性。

用手干活的，是工人；用手又用脑干活的，是工匠；而用手用脑又用心干活的，才是艺术家。

未知因素

手是人体作用于周围环境的工具。即使手部邻近的关节和肌肉的功能是正常的，但由于疾病或损伤也会在很大程度上使手部功能受损。治疗师的职责是提供临床介入手段，能积极有效地使用手部并提高整体功能。治疗师干预手段之一是矫形器的介入。依据诊断，在组织愈合的特殊时期合理使用矫形器，将是传统治疗技术恢复肢体功能的有效补充。治疗方案的拟定必须综合考虑理论、临床经验以及患者的特定信息，包括其诊断、基础用药情况以及物理治疗师的处方。临床医师也需要熟悉有关矫形器制作和设计的原理。

这个章节重点在于阐述上肢远端以及手部矫形器的制作，包括其相关术语、材料、机制和解剖原理，并提供矫形器介入的案例学习，同时强调了批判性思维的重要性。

术语

在医学文献中，夹板、支具、支撑物以及矫形器这几个术语有很相似的定义。这常常使医师、治疗师、学生、保险公司，甚至此类装置的制作者都感到困惑。夹板是由治疗师制作的吗？矫形器是由矫形器师制作的吗？1989年，美国手治疗师协会（American Society of Hand Therapists，ASHT）组织了一个工作组以解决诸如合适的命名法和矫形器的重新定义等问题，目的是提高这些术语在各个学科中的交流。工作组开发了夹板分类系统（splint classification system，SCS），并阐明了夹板、支具、支撑物和矫形器这些术语定义的相似点（图14－1）。工作组进行回顾性研究已证实这些术语本质上很相近，以至于在手治疗文献中它们可以互相替换。工作组面临的一个重要的挑战是如何来进行矫形器的定义才能达到普遍的理解和认可。目前，为了和医疗保险中心和医疗保险服务指南中支付和报销条款保持一致，将夹板替换为矫形器。因此，矫形器这个词将会贯穿这个章节，同时必须在临床和支付文件中采用。

矫形器习惯依据它们的外形来描述（如拇指人字形夹板、腕上翘夹板、尺槽夹板）。然而，这种以外形为基础的命名法经常会导致对实际矫形器需求的误解。为此夹板分类系统煞费苦心地想用更加通俗易懂的命名法，即根据矫形器的特定功能来命名（如拇指固定夹板、手腕/手部伸展运动夹板）。这种以功能为依据的命名法将会给临床医师留下清晰的概念，即这种矫形器应该是什么样的以及它的作用是什么。这种由夹板分类系统规定的特定分类参见图14－1。

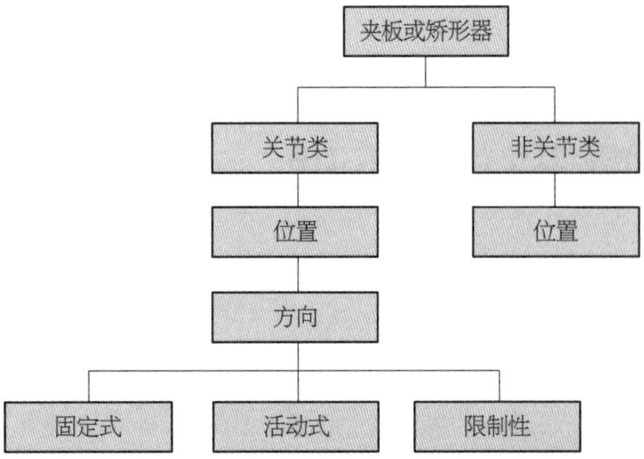

图 14－1 美国手治疗师协会(ASHT)夹板分类系统。

关节和非关节矫形器

矫形器分为两大类：关节类和非关节类。

关节类矫形器(articular orthoses)是预制式矫形器中最常见的，这种类型的矫形器通常跨越单个关节或一系列关节。例如，有手腕固定式矫形器、相邻指间关节伸展活动式矫形器和肘关节屈曲限制性矫形器。关节这个词一般会隐含在矫形器说明书中，没有必要在矫形器名称中体现。

非关节类矫形器没有跨越关节；相反，它能固定其所运用到的身体部位。美国手治疗师协会介绍说临床医师在矫形器说明书出来前在其名称里是包含非关节类这个词汇的。用来固定肱骨的矫形器称为非关节类肱骨矫形器。设计仅用来固定手掌的矫形器称为非关节类手掌矫形器。如果名称不这样体现，矫形器设计师可能不清楚在设计的过程中是应该包含还是应该排除邻近或远端的关节。

位置

位置(location)是指需要佩戴矫形器特定的身体部位或关节平面(joint levels)。首要的关节是目标关节。次要的关节包括一些用来保护、固定以及增加舒适感的关节。当首要关节累及多个关节时(如手的粉碎性骨折)，对这类矫形器的说明可以简单地归纳为所有关节的组合，如手矫形器(hand orthosis)或手指矫形器。

方向

方向(direction)是指当矫形器穿上时受力的主要方向。包括屈曲、伸展、桡偏、尺偏、旋后、旋前、外展和内收。关于方向的信息是非常有必要的，因为它能告诉临床医师所预期的关节定位。当制作活动式矫形器时，方向的注释也是至关重要的；受力方向的准确运用对实现关节和软组织活动的目标必不可少。

矫形器的目的

矫形器的目的或意图是其说明书中最重要的部分。矫形器的目的可能有：①固定某个结构；②活动某块组织；③限制某方面的关节活动。

固定式矫形器

固定式矫形器的目的比较简单，一般是使某块组织保持在它的解剖位置或者是更舒适的休息位。固定式矫形器可能是最常见也是最简单的形式，而且它还可以用于复杂型外伤。这类矫形器可以固定住它们所跨越的关节。

活动式矫形器

活动式矫形器指的是移动或伸展特定的软组织或关节使其发生变化。大量的文献已报道过活动式矫形器作为物理治疗手段的优点。这类矫形器的有效性不在于它使组织做伸展性运动，而是在于它有利于组织细胞生长。挛缩组织的活体细胞受到刺激(通过施力)会生长，从而使靶目标组织延长。当矫形器运用于特定组织一段时间以后，恒定的张力会刺激细胞生长。活体细胞感受到施加的张力，沿着张力的方向使陈旧的胶原细胞更容易被吸收，同时被新的胶原细胞所取代。有些地区的特殊风俗：拉长某一特定身体部位(如耳垂和嘴唇)，就很好地诠释了组织细胞的生长。在一些风俗习惯中，常使用木钉来连续增加靶组织的直径，使其逐步扩大，适应新的张力及直径大小。在牙科领域中使用的矫形器和托槽是一个更为常见的例子。依据动员组织的设计原理矫形器可分为三种：系列静态、牵伸式和动态矫形器。

限制式矫形器

限制式矫形器限制或阻碍关节在某一平面的运动。这类矫形器的运用起到限制运动的作用。因为限制式矫形器能够使关节的部分运动受限，而相反方向的运动却不受限，所以治疗师能够构想出静态矫形器、动态矫形器以及各种形式的绑带变化为各款限制式矫形器。

示例

图 14－2 说明“固定式、活动式以及限制式”在描述矫形器时重要的作用。PIP 固定式矫形器(图 14－2A)，PIP 关节固定在舒适的休息位从而使受累的结构充分愈合，当 PIP 韧带扭伤时通常会使用。PIP 屈曲活动式矫形器将 PIP 关节牵拉至屈曲位来解决 PIP 伸展挛缩(使用牵伸的方法)(图 14－2B)。PIP 伸展限制式矫形器使 PIP 关节无法完全伸展，但可以

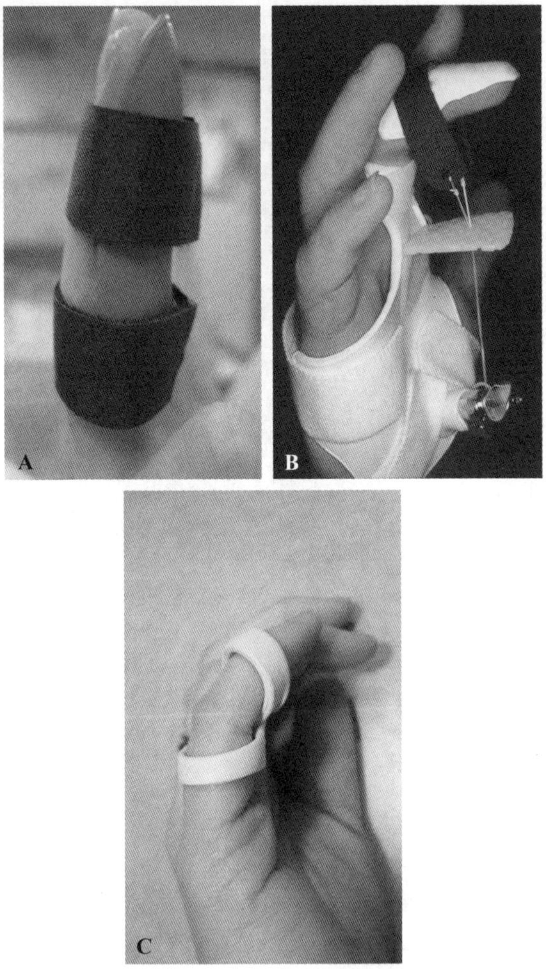

图 14－2　三种不同的近端指间关节(proximal interphalangeal，PIP)矫形器。A. PIP 固定式矫形器；B. PIP屈曲活动式矫形器；C. PIP 伸展限制式矫形器。

做全范围的屈曲运动，这常常使用在鹅颈指畸形时 PIP 关节处于过伸状态(图 14－2C)。

设计说明

设计说明是用于详细解释矫形器的特定要求并提供细节，以符合医师和保险赔偿的需要。这种设计说明并非夹板分类系统命名法，但是在手功能治疗和外科群体中经常使用。最常使用的说明归纳在框 14－1。

框 14－1　矫形器的设计说明

基于指间关节：	源于指尖关节，可掌指关节活动
基于手：	源于手关节，可腕关节活动
基于拇指关节：	源于大鱼际或拇指，包含一个或多个拇指关节
基于前臂：	源于前臂，可肘关节全关节范围运动
全包式：	包含受累肢体或身体部位的整个周长
沟槽式：	仅包含半径或手臂的尺骨部分
半包式：	包含手臂的半径部分
尺骨式：	包含手臂的尺骨部分
背侧式：	贯穿手或前臂的背侧(后部)部分
掌侧式：	贯穿手或前臂的掌侧(掌中、前部)部分
前部：	横贯身体部位的前部
后部：	横贯身体部位的后部

矫形器设计的选择

矫形器设计的选择包含常见的术语：静态、系列静态、动态和牵伸式矫形器。矫形器的设计必须满足其要达到的目标，即对某一特定组织的固定、活动或限制。

静态矫形器

静态矫形器带有坚实的底部，固定住所跨越的关节(图 14－3)。静态矫形器可以稳定、保护和支撑身体的某个部位，如肘、腕或手指。这可能是最常制作的一类矫形器。它可作为一种治疗的辅助工具和训练装置，能通过限制远端或近端关节，从而增加其他关节或肌腱的活动。

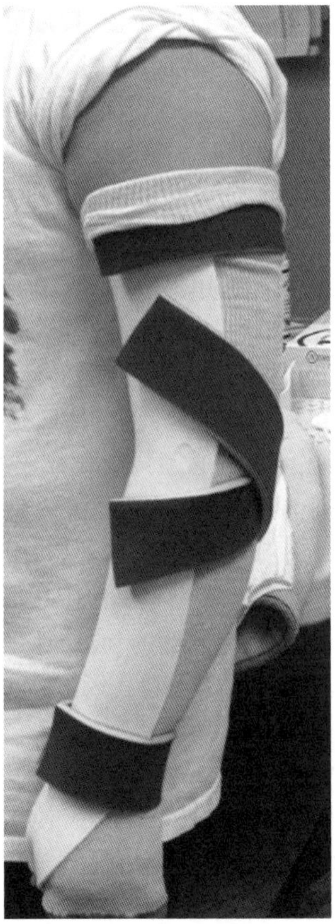

图 14－3　肘关节前部活动式矫形器，包含腕关节，防止前臂旋转。

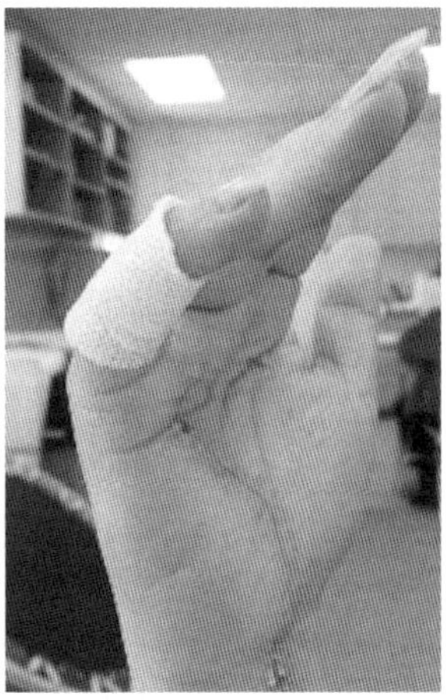

图 14-4 近端指间伸展活动式矫形器，是用于解决屈曲挛缩而设计的一款系列静态矫形器。

系列静态矫形器

系列静态矫形器或石膏是应用在关节、软组织或肌腱单元，使它们处于拉伸位置（接近可拉伸的最大值），并且要持续穿戴一段时间（图 14-4）。这些保持在关节牵伸末端的组织必须适应和维持通过拉伸所达到预期矫正力的方向。在治疗和练习期间经常会摘下系列静态矫形器，以便于临床医师和患者对受累的结构组织进行诸如热疗、超声波、关节活动和关节活动度的训练。接着，用重塑的矫形器或石膏来保持在训练期间所获得的进步。如此的设计可以增加患者的依从性，从而确保组织能保持持续的紧张度，同时没有因脱卸矫形器出现回弹（即回到原来缩短状态）的危险。当矫形器必须持续穿戴数天，有的治疗师会采用系列静态矫形器的方法，然后在治疗时移除。在另一些病例中，这些矫形器常在夜间使用，这是为了维持日间通过练习和拉伸所获得的进步。对低龄儿童、有认知行为问题的、波动性张力以及痉挛的患者来说，非脱卸的系列静态矫形器也许是一种更好的选择。

动态矫形器

动态矫形器（dynamic orthoses）使用带有弹性的材料来活动特定组织以达到增加关节活动度的目的（图 14-5）。大部分动态矫形器带有基底部，使其能够附着舷外支架和其他部件。应用动态矫形器所产生的动态拉力在特性上是有弹性的（伸展性），如橡胶、绷带、弹簧或有弹性的绳索。即使该组织已经达到其弹性范围的临界，只要弹性部件收缩，所产生的动态拉力将始终持续存在。

牵伸式矫形器

牵伸式矫形器可以长时间将低负荷的力在一个方向上作用于组织的末端范围，从而能够激活组织（图 14-6）。其目的在于组织最终将承载在目标位置。牵伸式矫形器的制作与动态矫形器类似，但是应用的力是静态的或是无弹性的。这类可调节的拉力一般可以使用固定拉绳、无弹性的绑带材料、铰链、带扣和各种各样无弹性的胶带。当关节已获得合适的位置，并设置好牵伸性部件所产生的张力，矫形器在它的弹性限度之外将不会对组织产生持续性压强。患者或治疗师可以通过牵伸式调节器调整拉力的大小。有些患者对牵伸式矫形器的耐受性比动态矫形器强。其原因在于关节位置始终处于恒定状态，组织是逐步渐进地承载压强，而不受重力和运动的影响。

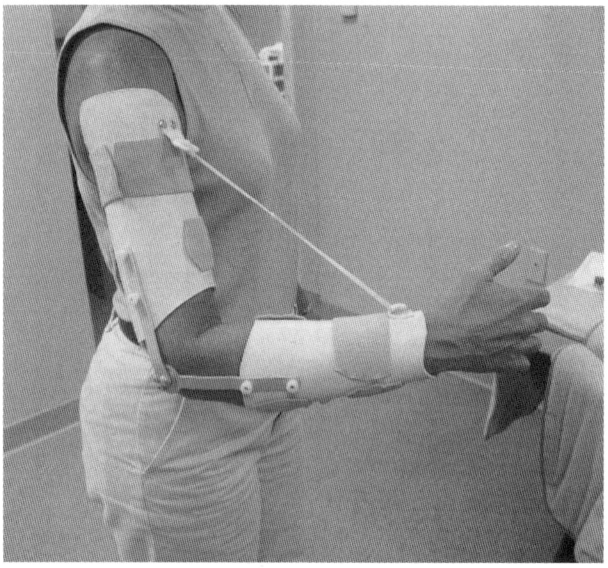

图 14-5 此肘关节屈曲活动式矫形器使用橡胶绑带来产生动力。

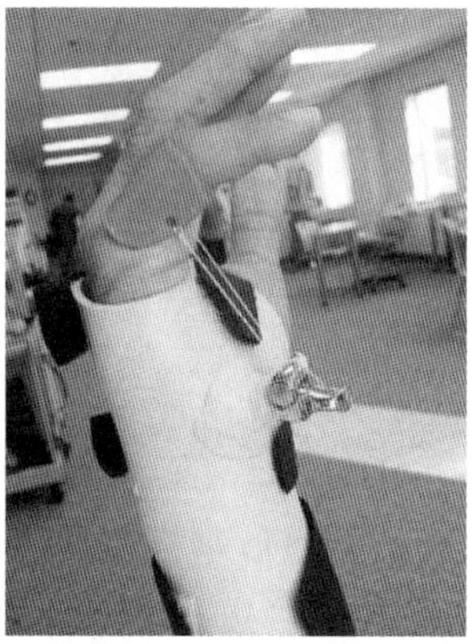

图 14-6 掌指关节弯曲屈曲活动式矫形器使用固定拉绳和部件产生牵伸力。

矫形器介入的目的

矫形器的主要目的可能并不简单明了。矫形器介入的目的多种多样，如在治疗风湿性关节炎时，使用手腕和手固定式矫形器(让手处于休息位的矫形器)。矫形器可用于关节炎症期的固定,也可以使掌指(MP)关节处于伸展位和放射状的位置上,使其最大程度地减少尺偏和关节畸形。在矫形器制作过程中,批判性思维是非常有必要的;多重损伤、伤口状态、年龄和生活方式是必须考虑的几个关键因素。越来越多的有经验的临床医师认识到,一个矫形器可以有多种用途。因此,在制作矫形器时,必须使用创造性思维来解决更复杂的损伤。

固定式矫形器

维持和固定关节或肢体的矫形器有以下作用:

- 缓解症状
- 保护和固定水肿组织
- 有助于使组织功能最大化
- 维持组织的长度
- 保护愈合组织和外科手术创口
- 为软组织愈合提供支撑和保护
- 维持和保护骨折复位
- 改善并保持关节对位
- 阻断和转移肌肉和肌腱的拉力
- 影响痉挛的肌肉
- 防止挛缩的发展

活动式矫形器

改变或活动动员组织结构的矫形器有以下作用:

- 重塑长久、致密、陈旧的瘢痕
- 拉伸挛缩、粘连的软组织,降低肌肉紧张度
- 增加关节被动活动度
- 重塑和维持关节及韧带的外形
- 替代无力或运动不到位
- 通过保持关节活动,以保护和减少关节内骨折的发生
- 提供运动阻力

限制式矫形器

限制或减少运动的矫形器有以下作用:

- 限制神经损伤或修复后的运动
- 限制肌腱损伤或修复后的运动
- 限制骨骼或韧带损伤或修复后的运动
- 提供并改善关节稳定性和对位
- 辅助手功能的运用

相关解剖原理

治疗上肢的治疗师需要非常清楚地理解手和手臂的复杂解剖特征,以便有效地管理患者。无论是疾病还是创伤,都可能导致骨骼、肌肉、神经和软组织之间的功能紊乱。对正常解剖特征以及病理状况的了解对治疗干预是很重要的。

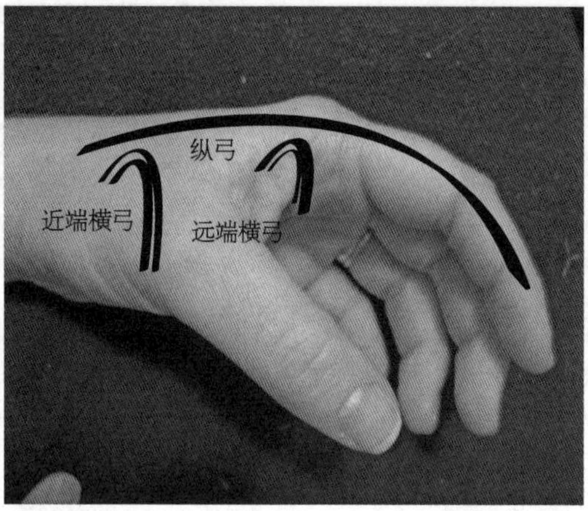

图 14-7　固定的近端横弓,灵活的远端横弓,以及手的活动纵弓。

手的弓形结构

手部的骨骼结构及其附属的肌肉和韧带的张力,共同构建了一个弓形系统,包括近端横弓、远端横弓和纵弓(图 14-7)。这个弓形系统对于手掌正常的抓握功能至关重要。将这些弓形结合在一个矫形系统中,从而使手发挥最大功能并能提高手部舒适度。这些弓形结构也可防止矫形器在远端肢体上移动。

固定的近端横弓是由腕骨远端和绷紧的手掌腕侧骨韧带形成。此区域也称为腕管,长屈肌和正中神经通过此部位延伸到手部。这个固定结构使屈肌的屈曲更容易,使抓取功能最大化。

可活动的远端横弓(distal transverse arch)位于掌骨头水平。由尺侧第四腕骨、第五腕掌关节(CMC)和运动活动度较大的拇指腕掌关节组成。增加了辅助器具手指末端的活动范围,使其获得最优抓取能力。

纵弓(longitudinal arch)是从近端掌指骨跨越到远端指骨的范围。这种弓形结构的破坏发生在尺骨神经损伤导致肌肉功能丧失的患者。在此情况下,手部会呈现出掌指关节过度伸展,近端指间关节和远端指间关节屈曲(即爪状畸形),手部处于固有的位置。

掌纹

在手掌表面很容易看到按照固定顺序排列的掌纹(图 14-8)。厚厚的手掌皮肤通过纤维结构附着于皮下结构,从而形成掌纹。治疗师需要研究这些掌纹

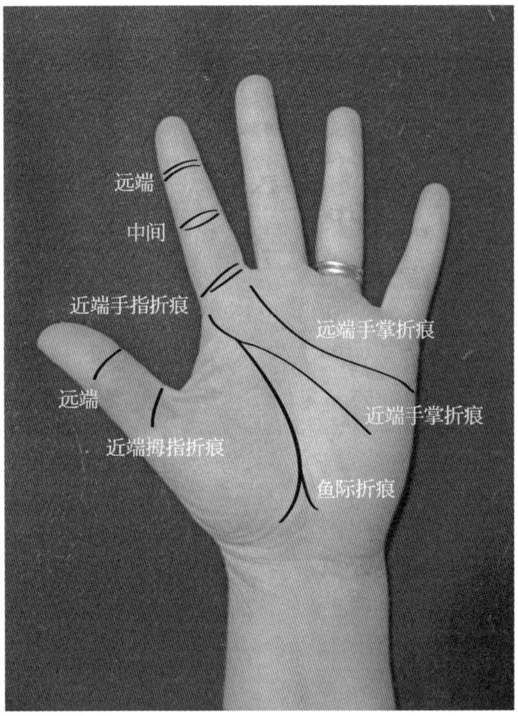

图 14-8 掌纹可以在矫形器具的制作过程中提供有用的标志。

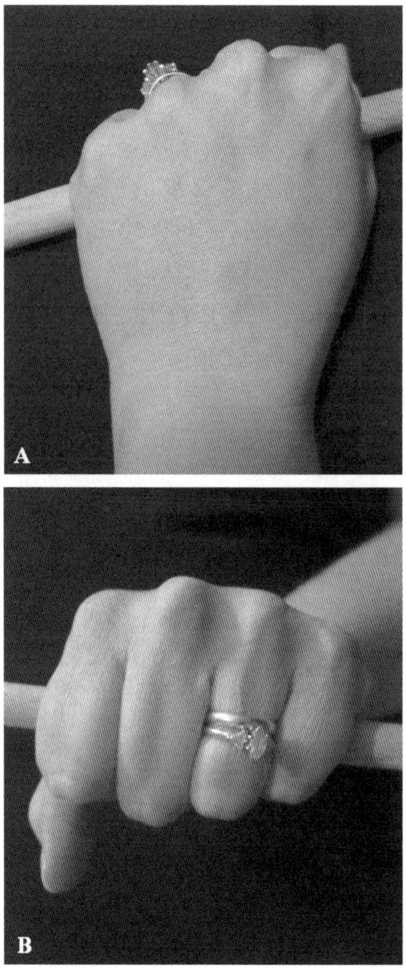

图 14-9 手部手双倾角，从手背侧（A）和横向横断面（B）角度。

的位置以及它们如何与手掌内部的解剖结构联系起来。一般来说，这些掌纹是治疗师制作矫形器时的解剖学指南。例如，在制作手腕固定式矫形器时，远端手掌折痕和近端手掌折痕必须完全清除抚平，以使在MP关节产生不受限制的活动范围。然而，由于矫形器的机械优势可能会受到不利的影响，所以必须注意掌纹抚平不要太过。

掌长和可动性（metacarpal length/mobility）

双倾角（dual obliquity of the hand）是与腕掌骨关节解剖有关的概念。由于掌骨的长度不同（桡侧比尺侧长），当手握住一个物体时，与桡骨和尺骨远端（图14-9A）形成一个斜角。另外，该物体的角度在与远端横弓及尺骨掌骨上移动的成角相一致（图14-9B）。在矫形器制作时应考虑到双倾角的倾斜度，提供一种舒适的、功能实用的矫形器，以抵抗由于手掌横弓的合并而造成的迁移。

手部的摆位

当决定如何在矫形器内进行手部摆位时，必须考虑许多因素，包括患者的诊断、愈合的时间期限和干预目标。在矫形器中恰当的摆位可以预防关节的变化和软组织挛缩。文献中描述的两个最常见的位置是功能位和休息位。图14-10为各位置通常所摆放的关节角度。

抗畸形摆位（antideformity position）需要考虑掌指关节和近端指间关节特殊的解剖学特征。在掌指关节中，不同的侧副韧带的长度是随着掌指关节位置的变化而改变的（图14-11）。侧副韧带松弛使掌指关节伸展，而侧副韧带紧张则掌指关节屈曲。在矫形器内把关节置于屈曲位有助于防止掌指关节伸展挛缩（有限屈曲）。如果把关节置于伸展位则会导致掌指关节挛缩，纵弓的破坏将严重影响抓握功能。

同样，在近端指间关节面，手掌放置为PIP关节伸展位，因为PIP关节的屈曲会导致手掌的短缩（图14-11A和B）。短缩的手掌可能导致PIP关节屈曲挛缩，这将显著影响抓握功能，尤其是释放手中物体的能力。因此，准确定位掌指关节处于伸展位（禁忌证除外）对于保持手掌的长度是至关重要的。

软组织预防措施

上肢中有许多区域存在骨突（bony protuberances）

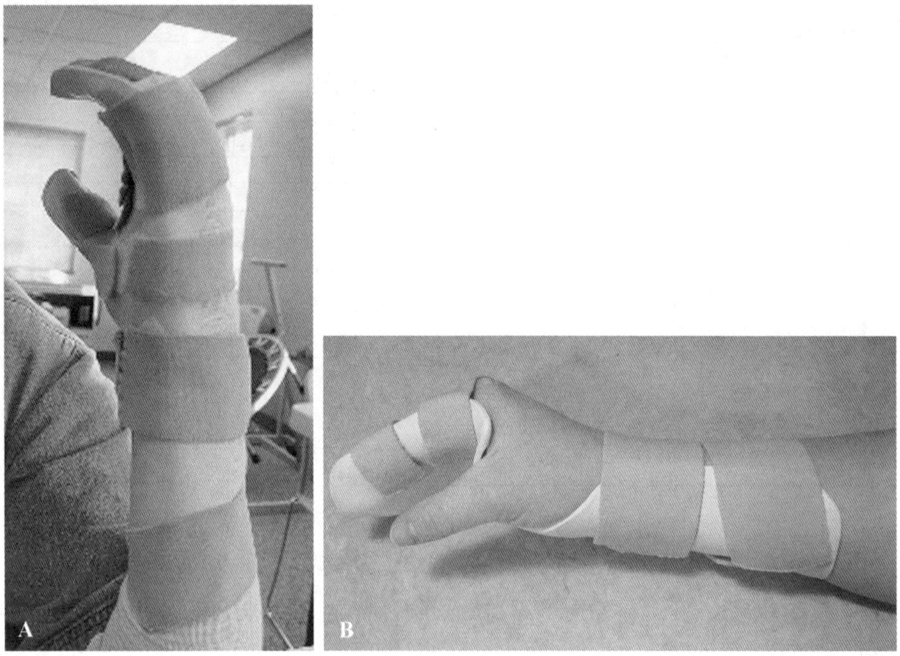

图14-10　手的功能位(functional position of the hand)(A)将手腕置于20°~30°伸展位,掌指关节(MP)在35°~45°屈曲,近端指间关节(PIP)45°屈曲,远端指间关节放松屈曲,拇指掌侧外展。抗畸形手部摆位(antideformity position of the hand)(B)将腕关节置于30°~40°的伸展范围,同时掌指关节屈曲在60°~90°,指间关节和远端指间关节处于伸展位,以及拇指掌侧外展。

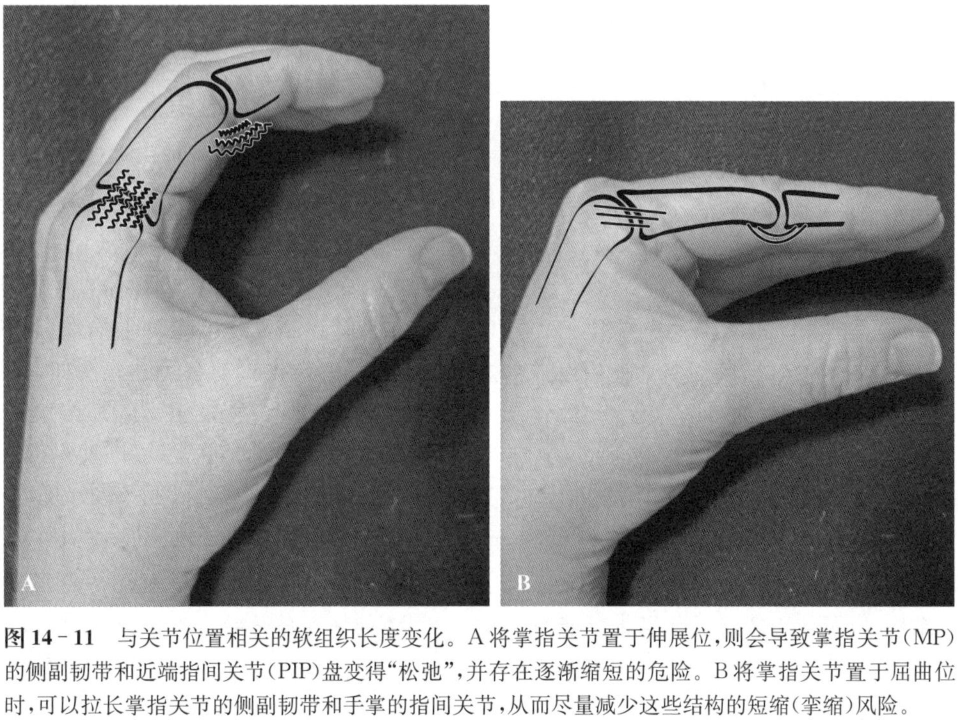

图14-11　与关节位置相关的软组织长度变化。A将掌指关节置于伸展位,则会导致掌指关节(MP)的侧副韧带和近端指间关节(PIP)盘变得"松弛",并存在逐渐缩短的危险。B将掌指关节置于屈曲位时,可以拉长掌指关节的侧副韧带和手掌的指间关节,从而尽量减少这些结构的短缩(挛缩)风险。

或表浅神经(superficial nerves)极易受矫形器压迫(框14-2)。如果在矫形器制作过程中没有考虑这些区域,可能会让患者感到不适以至于可能不能穿戴,尤其是有感觉障碍的患者(包括周围神经损伤、神经病、神经根受压或中枢神经紊乱患者)。这些感觉功能受限或丧失的患者没有正常的感知觉或检测压力的能力;相反,他们必须依靠视觉来确定皮肤和软组织的完整性。

由于骨突表层软组织覆盖极少,因此容易受到压迫。过多的外部压力可能会使组织缺血甚至坏死。

框 14-2 易受压力的表面结构

骨突
- 肘部的鹰嘴
- 肱骨外侧和内侧髁
- 腕部的尺骨和桡骨茎突
- 第一个掌骨根部
- 拇指背侧、掌指关节和指间关节
- 豌豆骨

表浅神经
- 肱骨桡骨沟的桡神经
- 肘管内的尺神经
- 尺骨和桡神经在前臂远端的浅部分支
- 腕管内的正中神经
- 手指掌面的手指神经

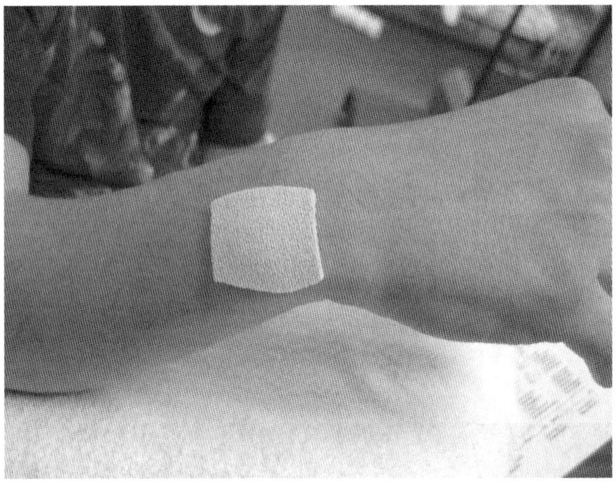

图 14-12 骨突处的垫料(padding)，如尺骨茎突，在矫形器成型之前加入垫料，可以减少突起区域的压力以及皮肤刺激或破损的可能性。

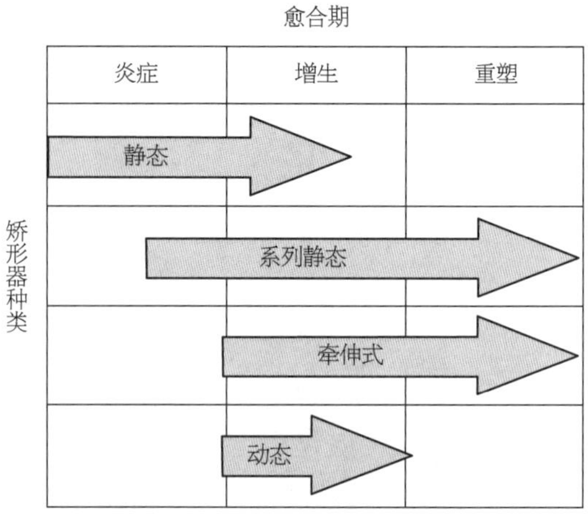

图 14-13 根据愈合阶段使用不同类型的矫形器。

老年患者可能面临更大的风险，因为通常他们皮下脂肪更薄，皮肤更脆弱，使骨突更加明显。患者可能在这些区域会出现疼痛、红肿和刺激。为了防止出现此类情况，矫形器内这些高危区域在塑形过程中可以使用泡沫/凝胶进行衬垫或隔离(图 14-12)。

治疗师也必须了解表面(浅)神经(peripheral nerve)的解剖结构，以及使用矫形器和绑带可能对这些神经位置相对表浅的区域产生压力，从而可能导致神经压迫。患者可能会有疼痛、发红、感觉异常(刺痛)以及神经支配区域麻木等症状。及时调整矫形器对于防止长期的神经刺激是很有必要的。针对如何解决这个问题，可使用凝胶或使用更宽的绷带来分散压力是非常有用的。

另外，当矫形器磨损或使用弹力线损坏的产品时，血管可能受到压迫。血管损伤的症状包括搏动、颜色变化、温度变化和疼痛，遇到这类问题时应当立即处理。在重建血管结构手术后，这些症状的报告尤为重要。宽肩带和悬带可以最大程度地分散压力，恰当地同弹性材料共同使用可以防止这些问题的出现。更重要的是，指导患者对骨、神经以及血管这些潜在症状和体征的正确认识，是防止由于长期佩戴矫形器而产生这些问题的关键。

组织愈合

组织愈合的特定阶段(如骨骼、神经、肌腱、韧带)可以指导矫形器的选择、制作和穿戴时间。关于矫形器在每个阶段中起什么作用，我们需要采用批判性思维(如要知道什么时候让组织休息和运动)。临床医师必须要认识到，虽然组织的愈合阶段按时间顺序发展，但它们的发生可能会重叠。例如，一个除雪机损伤的患者并遭受了软组织、骨、肌腱和神经损伤。根据这些损伤部位的严重程度，即使是同一只手，每个特定组织的愈合程度也可能不同。随着愈合阶段的叠加，也可以在不同时期使用特定设计的矫形器。

组织愈合阶段

治疗师必须了解每个特定的损伤对周围组织的影响。例如，固定式矫形器的使用可能贯穿整个愈合过程，但在炎症阶段是最常用的。组织愈合的三个主要阶段是炎症、增生(纤维增生)和重塑(成熟)阶段(图 14-13)。

在炎症愈合期(inflammatory phase)，白细胞的大量涌入会清除并净化该区域(水肿)。临床上，会感到组织松软、肿胀易凹陷，易活动(mobilize)。这个阶段通常持续 1 个星期或更少。在炎症期，休息通常比运动更重要，因此在组织损伤或手术后的头几天内，适宜使用固定式矫形器。

在愈合增生期（proliferative phase），胶原蛋白增生，伤口逐渐愈合。临床医师可以看到并且感觉到更多的组织增生（瘢痕依从性附着），尽管组织仍然松弛，可活动。这个阶段持续 1～6 周。在此时期使用活动式矫形器可以有效地使组织伸展。它们提供轻微的压力，可以促进组织生长，增加组织的长度。

组织愈合的最后一个阶段称为重塑阶段（remodeling phase）。在这个阶段，胶原蛋白被调动起来，并沿着压力线重塑组织，组织的抗拉强度提高。临床上，累及的组织手感致密、坚硬、缺乏弹性。由于弹性的减少，组织实际上可能会缩短；因此，拉伸是解决不必要挛缩的重要方法。此阶段，表面的瘢痕也开始软化。重塑阶段最早在 6 周时开始，会持续 12～24 个月。在此阶段使用系列静态和牵伸式矫形器（或两者结合日夜交替使用）使组织运动是最合适的。

影响组织愈合因素

组织愈合（tissue healing）受多种因素的影响。例如，缺氧环境会使组织需要更长的恢复时间，并且影响矫形器的穿戴时间。治疗师必须详尽地了解患者的病史和生活习惯来确定任何可能会推迟或损害组织愈合的因素。例如，烟草（尼古丁）会降低身体的愈合能力、减少血流量和组织营养。过量饮酒会损害免疫系统，导致营养不良和肝损伤。影响组织愈合的多种因素（框 14－3）。

框 14－3　影响组织愈合的因素

常见因素
- 年龄
- 营养状况
- 吸烟
- 糖尿病
- 水肿
- 感染
- 类风湿性关节炎

不常见因素
- 饮酒/使用酒精
- 镰状细胞病
- 类固醇
- 放射治疗
- 周围性血管疾病
- 雷诺氏病
- 系统性红斑狼疮

机械原理

在制作矫形器之前，治疗师需要了解基本的机械原理，并能将这些信息整合到矫形器的设计和制作过程。这部分简要回顾了需要考虑的基本原则。详细关注以下原则将会改善矫形器的制造、功能和使用。

杠杆

杠杆（levers）是刚性结构，所施加的力通过它可以产生单个固定轴的旋转运动。杠杆系统是由支点或固定轴和两臂（力臂和阻力臂）组成。施力臂，也称为力臂，是支点和作用力之间的距离，可以稳定或调动某个结构。在矫形器的设计中，受损关节的解剖轴相对应的是支点，力臂是矫形器中提供作用力的部分，同时对抗作用力的局部肢体是阻力臂。理想情况下，作用力和抵抗力协同工作，以达到对立的力矩产生相对于支点的反向力矩。但是由于受到疾病或损伤的影响（如骨折、类风湿性关节炎）会出现旋转轴（支点）。

大多数矫形器归类为第一类杠杆，支点在力臂和阻力臂之间（图 14－14）。第一类杠杆最常见的例子是跷跷板、剪刀或钳子。矫形器的设计目标是创造最有效的工作。阻力臂的长度极大影响了所施加力的机械优势。矫形器的力臂也可以通过对身体部位的塑造来影响机械优势。

力臂和阻力臂应该严谨地组合起来，融合弓形设计以消除掌纹，并可有足够的表面积来实现最大的压力分布。当力持续影响某个关节时，肯定会发生平衡-失衡效应。如果反作用力（力臂）没有很好地被远端力（阻力臂）完全抵消，则矫形器可能不会与身体部位平齐。这可能产生高压区域、剪切应力（shear stress）以及无效应用力（unproductive application of force）。临床医师在塑模过程中仔细应用矫形器的塑形原则并关注细节，就可以产生“杠杆的机械优势”。临床上，良好塑形的矫形器往往是最舒适的，它的长度和深度也都是合适的。短、窄、浅的矫形器会导致局部压力增加和全身的不适感。

压力

压力可以以各种形式出现。与矫形器应用直接相关最常见的类型是压迫、剪切、拉伸、弯曲和扭转。抗压应力（compressive stress）（也称为压强）定义为单位面积上的力。在制作和规划一个矫形器设计的

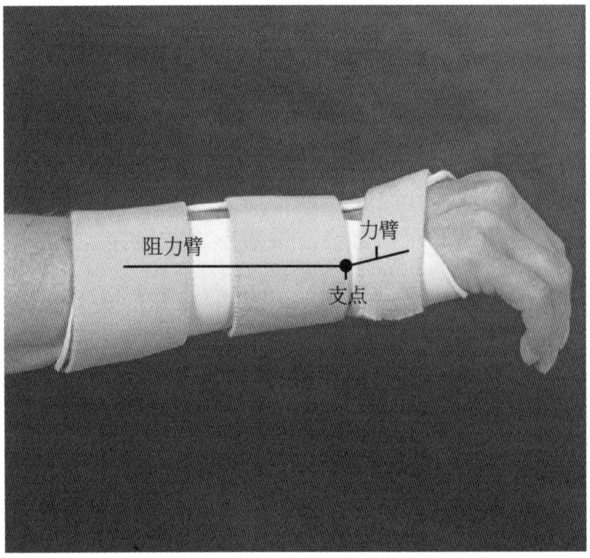

图 14－14 矫形器的支点位于关节运动的轴线上。阻力臂由矫形器的近端部分组成，力臂是矫形器的远端部分。

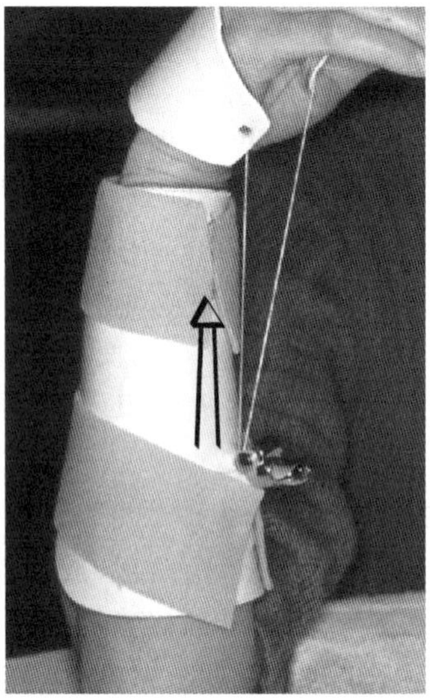

图 14－15 当张力应用于手腕屈曲活动式矫形器时，随着近端矫形器向前臂远端移动产生剪切力。

过程时，治疗师必须了解由矫形器外形所产生的各种形式的压力，而这些压力可以通过矫形器的外部施力产生。例如，减少压强可以通过增加表面积（设计更宽和长的矫形器底座）来使压力最小化，在这个范围内，力可以最大程度地分散。对身体部位的形状进行材料一致性优化，可以使压强最小。

一些因素会导致高压区域。捆扎带的宽度，特别是“窄”的矫形器，会对软组织产生很高的压力。矫形器边界应与环形绑带穿过的皮肤表面齐平。绑带不应桥样连接矫形器的两个边界，而是应与皮肤接触。

在活动式矫形器中使用的吊索是另一种可使用的抗压力（compression stress）材料来源，特别是患者的肢体上有明显的水肿或神经血管问题时应予以考虑。通过几种技术的整合，可以避免手指的侧向、背侧或掌侧方面的压迫。矫形器的轮廓线可以附着在吊索的一侧（两条线），然后通过滑轮连接。该设计有效防止一条线穿过吊索两端时产生圆周压力。或者将定制的热塑性“底盘”放在吊索下作为支撑。手指底盘通过吊索可以提拉矫形器的边缘远离皮肤，同时还能增加施力面积，从而分散压缩力（图 14－2B）。

剪切力由作用于表面的平行力产生，并产生使物体在表面上变形或滑动的趋势。在制作活动式矫形器时，活动的力作用于矫形器底座近端，通常跨越矫形器的长轴，并终止于身体末端部分。如果矫形器的近端部（底座）没有固定在肢体上，那么当作用力施加于远端时，将会产生不良的牵拉或拖拽，近端底座产生剪切力并剪切压迫皮肤（图 14－15）。注意将手部的弓形考虑在内，塑造出良好的轮廓有助于防止牵拉。在某些情况下，防滑材料如 Dycem（英国布里斯托尔 Dycem 科技有限公司）或泡沫胶带也可以帮助保持肢体矫形器的稳定。

施力的角度

施力的角度（angle of force application）是否正确是设计和制作矫形器的关键。理想状态，在调动身体某个部位时，应施加 90°的力（图 14－16），从而最大限度地发挥施力的治疗效果。对身体某个部位施加固定方向的 90°力，这个力几乎没有向任何其他方向传播（压缩或分散）。然而，如果角度不是 90°，力的一部分就会消耗在别处，从而减少现有的治疗效果并会造成潜在压迫或剪切力损伤。

在临床上，使用定制或预制直线导轨或滑轮有助于实现 90°的施力。治疗师必须从各个角度观察矫形器，以确保在所有设计中应用的线条都是直接集中在各个部件上，且各个平面方向都是正确的。使用活动式矫形器提高手指的屈曲能力，应根据手的解剖结构，使力线收敛到舟骨。

若在矫形器的设计中未考虑到方向性，手指关节会因过度的压力而造成不适和潜在损伤。有时会产生桡骨或尺骨方向的施力，如掌指关节置换术后或矢状带修复。除这些特殊情况以外，矫形器施力的力线应集中在使之活动骨骼的纵轴上。

力的应用

使用弹性力来活动僵硬肢体时，治疗师必须考虑

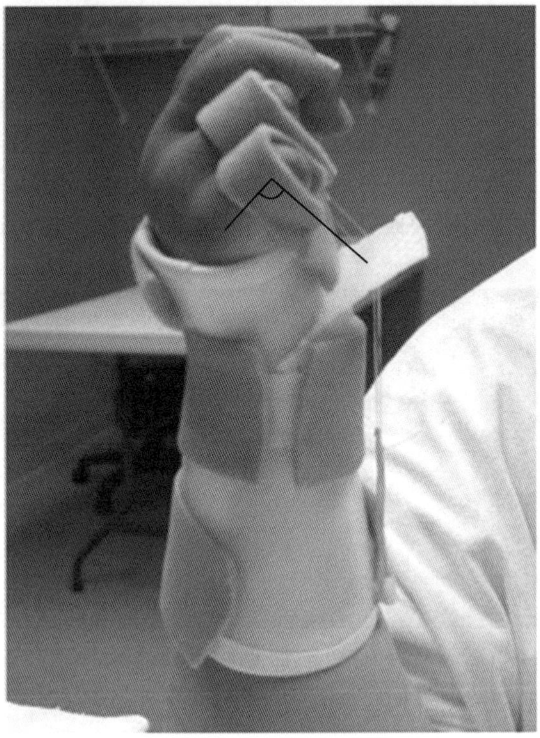

图 14－16　在掌指屈曲活动式矫形器中标示由近端指骨和单丝线形成最佳的 90°。

其治疗目标。在 MP 关节置换术后，其目标是活动某个成熟而紧张的挛缩关节，还是稳定掌指关节的伸展功能？这两种情况可能都需要弹性力；然而，实现这些目标的作用力和材料都有很大差异。调动各种组织所需力量的大小取决于以下因素：如个体的承受力或耐受力、诊断、组织愈合阶段、慢性疾病、挛缩的严重度、挛缩的密度（末端感觉）、年龄、吸烟、饮酒和其他与健康有关的因素。建议使用 100～300 g 范围的力活动手部小关节，而更大的结构建议用较高的参数（350＋g）。这 300 g 的力仅基于皮肤表面每单位面积的耐受性，不包括组织张力的耐受性。在大多数情况下，皮肤耐受力是确定适当张力的限制因素，而不是特定组织的损伤风险。治疗师可以完全依赖组织对张力的反应来确定活动力量的有效性。压力过大的体征有水肿、皮肤变热、血管改变和疼痛。施加力的时间是制作矫形器另一个需要考虑的因素。总的来说，施力的原则是长时间低负荷。

材料和设备

许多公司和零售市场都提供矫形器（框 14－4），包括各类型的热塑性材料（thermoplastic material）、捆带、零部件和设备。想要了解市场上的情况，最好

框 14－4　矫形器制作经销商

AliMed
297 High Street, Dedham, MA
02026 Phone: 800-225-2610
Fax: 800-437-2966
www.alimed.com

DeRoyal
200 DeBusk Lane, Powell, TN
37849 Phone: 800-251-9864
Fax: 800-543-2182
www.deroyal.com

North Coast Medical
18305 Sutter Blvd, Morgan Hill, CA
95037 Phone: 800-821-9319
Fax: 877-213-9300
www.ncmedical.com

Orfit Industries America
350 Jericho Turnpike, Suite 101, Jericho, NY
11753 Phone: 888-673-4887
Fax: 877-935-8505
www.orfit.com

Patterson Medical (Sammons Preston Rolyan)
1000 Remington Boulevard, Bolingbrook, IL
60440 Phone: 800-323-5547
Fax: 800-547-4333
www.pattersonmedical.com

UE Tech
PO Box 2145, Edwards, CO
81632 Phone: 800-736-1894
Fax: 970-926-8870
www.uetech.com

WFR Corporation
30 Lawlins Park, Wyckoff, NJ
07481 Phone: 800-526-5274
Fax: 800-831-8174
www.reveals.com

3-Point Products
1610 Pincay Court, Stevensville, MD
21666 Phone: 888-378-7763
Fax: 410-604-6398
www.3pointproducts.com

的方法就是花时间审查浏览目录/网站，联系当地销售代表索要样品。此外，参观矫形器制造间和参加手部治疗会议可以获得在临床应用的知识和实践技能。

热塑性材料

低温热塑性塑料是治疗师制作矫形器最常使用的材料，矫形器零售店里以片状或者预先切割好的形状出售。在直接使用于肢体之前，应在温水中软化材料。一旦放置在身体部位上，材料将在冷却后变硬成型。治疗师可以从各种各样的热塑性材料中挑选适合特定患者使用的材料，这可能让新手们备受困扰。矫形器制造商必须综合考量并做出明智的决定，必须对这些材料的差异给予合理的解释，以便能知情决

策，同时也应考虑到矫形器的制作目的和患者的详细诊断。除了要考虑患者的需求，治疗师还要考虑其他的因素包括制作矫形器的经验水平，材料利用的有效性以及成本限制。

很少有探讨热塑性材料特性，并将它们按差异归类的研究。然而，熟知如何处理热塑性材料、热塑性材料物理特性以及对不同种类的热塑性材料有所了解有助于治疗师做出明智的选择。

处理特点

处理特点是指在材料成型过程中使用的方法。处理矫形器材料的过程中必须考虑的三个最重要的特点，包括顺应性和抗拉伸性、记忆功能，以及粘连（粘接）特征。

顺应性和抗拉伸性

材料与身体部位相符程度与它的拉伸阻力水平有关（图 14－17）。根据拉伸程度对热塑性材料进行分类是比较实用的（表 14－1）。具有最小拉伸阻力和高度顺应性的材料可能不是矫形器制造初学者的最佳选择。在制造过程中尽量减少改变加工，因为这种材料不需要辅助很容易成形。在成形过程中，重力辅助定位是必不可少的。这些材料适用于不耐受动手操作的疼痛程度较高的患者，此类材质制成的矫形器与身体部位密切吻合，可以实现最大化的舒适度。一些小型的矫形器，如手指或手部矫形器，可以使用这

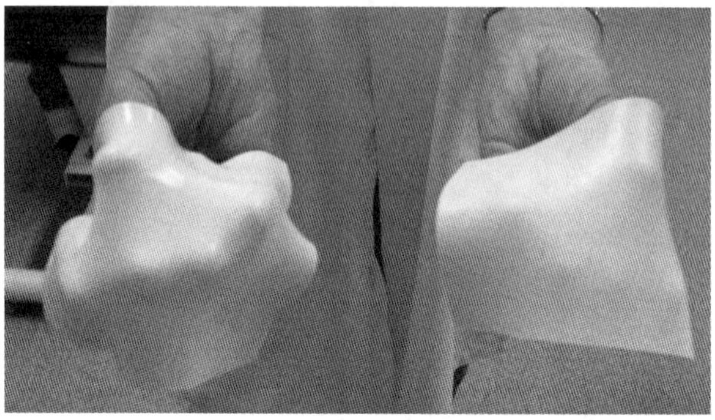

图 14－17 材料的悬垂轮廓，放置在图左边的手是低抗拉伸材料，而右边的手是不可塑抗拉伸（stretch resistant material）材料。

表 14－1 热塑性材料特性表

公司名称	拉伸阻力		
	最小的	中度的	最大的
AliMed	Polyform Multiform Multiform Clear	Orthoplast Ⅱ Polyflex Ⅱ	Ezeform Orthoplast
DeRoyal	LMB Drape	LMB Blend LMB Flex	LMB Royal
North Coast Medical	NCM Clinic	Encore NCM Preferred NCM Vanilla NCM Spectrum Prism	Omega Max Solaris Omega Plus NCM Classic Orthoplast
Orfit Industries	Orfit Drape Orfilight Orfit Classic Soft Soft Fit Orfit Soft	Orfit Natural Colors	Bluelight Orfit Ease Orfit Classic Orfit Ortho
Patterson Medical	Polyform Aquaplast ProDrape	Polyflex Ⅱ Kay-Splint Ⅱ Aquaplast Watercolors ProPlast Tailorsplint Kay-Splint Ⅲ Orthoplast Ⅱ	Ezeform Aquaplast Resilient Synergy San Splint Orthoplast
WFR Corporation	Reveals XS	Reveals Reveals Colors	Reveals LS

些顺应性较高的材料。

拉伸阻力较大的材料，其顺应性较小，要从制造商处获得理想而舒适的矫形器，则需要很多的实践操作。那些能够称为矫形器制作专家的治疗师可能在处理这些材料时做得更好，因为他们能够更有效地处理材料。这些材料在制造较大的矫形器如肘关节矫形器时较为合适，但若制造抗重力的矫形器就不是一种合适的选择(如在轮椅或床上的患者)。因为这种材料没有精确的轮廓，所以适用于伤口需要换敷料的患者，因为每次换敷料穿戴尺寸都会改变，所以它可能是最好的选择。

记忆功能

记忆功能是指某些材料加热后能恢复原始形状的能力，记忆范围从 0～100%。对于需要经常重塑的矫形器，具有这种性质的材料是很好的选择。例如，当制作一款系列静态矫形器时，随着 ROM 逐渐增大，其主体部分需要再加热及再塑形。需要注意的是，当从身体部位移除成型矫形器时，要确保材料完全冷却，否则材料可能会缩小，矫形器内部的大小也会发生变化。此外，不建议对这种材料进行点加热，因为有可能改变邻近区域的形状。

黏结(bonding)

黏结是材料受到充分加热后保持本身性能而发生自身粘连的能力，材料外保护层的存在防止了这种情况的发生。该涂层可以使两块材料在矫形器成型后能分拆开来，这在处理诸如拇指周围环状设计(图 14-18)应用时是很有帮助的。该保护层必须用一些溶剂或通过刮擦表面使之可以附着，通常需要附着活动性组件。该涂层可使矫形器更容易清洁。如果没有涂层，这种材料可能附着在伤口敷料、患者的体毛或身体上。当使用没有涂层材料时，需要在材料之间涂上一层屏障，如湿纸巾或洗手液、护手霜，以防止粘连。

物理特性

物理特性在视觉检查中是非常明显的。最相关的包括材料的厚度(thickness)、是否存在孔眼(perforation)和材料的颜色。

厚度

低温热塑性塑料可以制作成各种厚度，包括 1/16、3/32、1/8 英寸。适合矫形器的厚度取决于身体部位、诊断以及所需要矫形器的硬度。例如，一位肘关节骨折的患者，在接受手术固定后配置的肘关节固定式矫形器，最好选择厚 1/8 英寸的刚性材料支撑

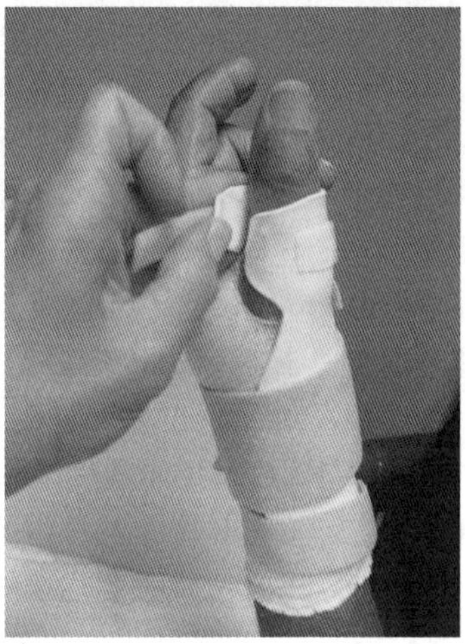

图 14-18　材料的表面涂上保护层使环绕拇指的部分在冷却后可以拉开，在腕关节拇指矫形器上形成一个类似“门”的开关以便调节矫形器。

其肘关节。而对于患有关节炎的老年患者来说，配置的拇指矫形器最好用更薄的 1/16 英寸厚度的矫形器以获得小而轻的支撑。我们的目标应该是尽可能为患者提供体积小、重量轻的矫形器，并且能达到预期效果。较薄的材料通常比较厚的材料更容易加热和硬化。

孔眼

具有孔眼的热塑性塑料(perforations in thermoplastics)材料与固体材料相比，可以使身体与空气接触进行气体交换，而且与固体材料相比更轻便。具有高密度孔眼的材料可制作成较为柔韧的(不太硬)的矫形器，这可能不适合于某些特定诊断的患者。需要注意的是，必须保证矫形器的边缘以及穿孔处的平滑，以防止刺激患者的皮肤。

颜色

有各种各样的颜色可供选择，使得制作过程更加有创意。热塑性材料和胶带(strap)多种颜色的选择能使患儿佩戴矫形器的配合度提高。选择除白色以外的绑带矫形器可以帮助患者避免与床单被套出现色觉失调。一定要询问患者的要求，让他们觉得参与了制作矫形器的过程，这样有希望提高他们对穿戴矫形器的接受程度。

矫形器材料的分类

热塑性材料可根据其化学成分进行分类。这一成分决定了材料在制作矫形器过程中的形成方式，同时会影响成品矫形器的功能。热塑性材料可以是塑料(例如，Polyform [Patterson Medical, Bolingbrook, Ill.]，或 Multiform [AliMed, Dedham, Mass.])，橡

胶或橡胶类材料(例如,Ezeform [Patterson] 或 Orthoplast [AliMed])、结合塑料和橡胶的材料(例如,Tailorsplint, PolyFlex Ⅱ [Patterson],或 Encore [North Coast Medical, Morgan Hill, Calif.])和弹性材料(例如 Aquaplast [Patterson] 或 Reveal [WFR Corporation, Wyckoff, N. J.])

塑料材料通常具有很低的抗伸阻性(resistance to stretch),需要很高的制造工艺才能制成矫形器。橡胶或橡皮状的材料高度耐拉伸,但在制造过程中需要更高的制造工艺。塑料和橡胶类材料的结合显示了两者最完美的特点以及成型过程的可控性。弹性材料具有记忆性,适合矫形器制作的初学者,制作者必要时重塑矫形器也是一个不错的选择。

矫形器还需要其他材料。这些材料包括内衬材料(例如, RolyanAirThru [Patterson], silon-LTS [Patterson]),或 Multiform Soft [Alimed],丝网材料(例如,X-lite[Patterson]),石膏材料[例如,帕里斯石膏或熔模铸造(quickcast)[Patterson]),以及柔性材料(例如,氯丁橡胶或运动胶带[Patterson])。

绑带

许多不同的绑带(strapping)系统是通过分销商提供的。选择适当的捆扎方法取决于患者的诊断、矫形器的设计和可用性以及选择恰当的热塑性材料。把矫形器固定到身体上进行捆扎是必不可少的。如果捆扎不合适,矫形器可能会使患者不舒服或无法实现其预期的目标。一般来说,黏合钩环材料(如 Velcro, Velcro USA, Manchester, Manchester, N. H.)应用于矫形器的基底部分,而绑带材料可以在一定范围内把身体部位固定在矫形器内。最常见的绑带材料包括传统圆环、泡沫、氯丁橡胶,或者松紧带。在黏合钩可能不断脱落的小区域,用铆钉可永久性地将环形材料固定到热塑性塑料上(图 14-19)。

绑带的其他附属品包括 D 型环,它适用于那些有严重水肿的患者,能够很容易地调整肩带或环形弹性绷带的张力。肩带应该是宽的,并且能够最大限度地分配压力,但是不要太宽,否则会抑制相邻关节的活动范围。患者应接受良好的宣教,对如何应用足够的绷带确保矫正器的位置,同时不损害神经血管系统方面的知识有所了解。

垫料和衬里

垫料和衬里的产品有各种各样的厚度、纹理和材料。治疗师可以在矫形器具的制作过程中使用这些

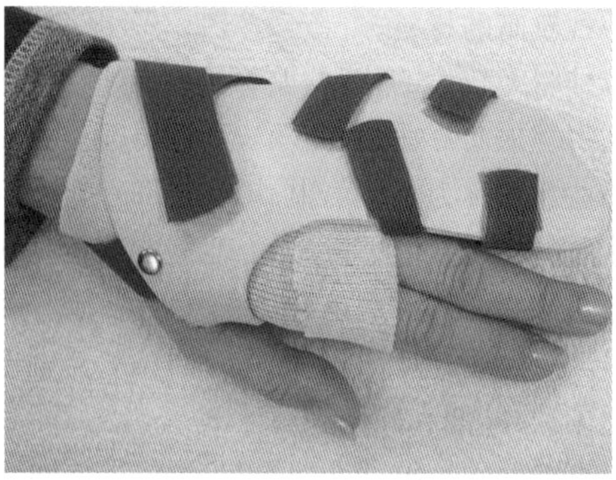

图 14-19 可使用铆钉永久安全的固定矫形器,通过在热塑性材料和带孔的皮带上形成孔洞,用钳子把铆钉固定在合适的位置。

材料填充在矫形器中,以适应特定部位的骨突处或表面(浅)神经。理想情况下,在矫形器成型之前,衬垫应该应用到目标区域,使矫形器可以符合目标部位轮廓的比例。在矫形器成型后垫料可能会导致压力分布的改变,并存在高压区域的问题。在特定位置上还可以使用泡沫填充,以改善关节位置,限制其在矫形器内的移动。

在矫形器内使用胶黏制品做衬里很少见,一些罕见的情况,如患者皮肤非常脆弱时可使用。应谨慎运用这些胶带和垫料,尽可能减少使用,因为存在清洁问题;污渍不容易清洗或去除。还有另一种选择是在身体部位使用一次性的垫料,通过在皮肤和塑料之间放置一道屏障来提高矫形器的舒适度(图 14-19)。棉质的或有弹性的织物是最常用的。

组件

组件(components)系统是活动式矫形器的一个重要元素。康复目录可以帮助治疗师了解什么是可用的信息。总的来说,支腿系统用于为肢体提供最佳强度的支持。理想情况下,这些设备高度灵活可调,使治疗师达到维持重要的 90°力量的目的。如果经济条件不允许,治疗师可以用金属丝和废旧的热塑性材料自制简易支架。支腿系统的四个基本部件用于数字化活动式矫形器:近端连接装置、附加动力、滑轮系统、手指吊索或吊环(图 14-20)。

近端连接装置提供了确保附加动力传递到矫形器的方法。附加动力,无论是静态线固定拉绳(牵伸方法)或弹性线(动态方法),都需要通过滑轮系统保持使用 90°的力。远端的力施加于患部,在本例中的手指,是通过吊索或是吊环实现固定的。

附加动力活动式矫形器对刚入门的治疗师来说

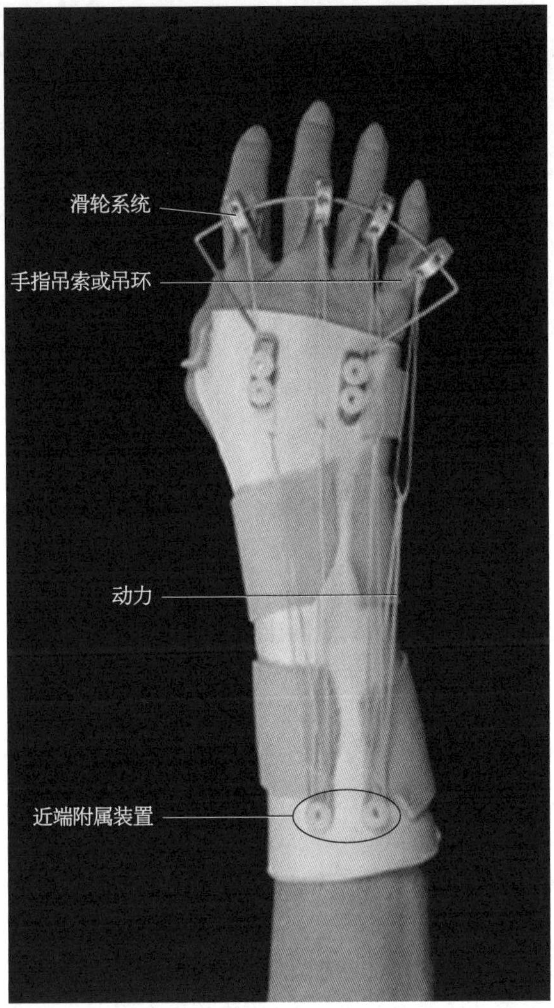

图 14－20　以前臂为基底的臂指骨掌指关节伸展活动式矫形器的元素包括一个近端连接附属装置以及通过滑轮系统的附加动力，以及手指吊环。

是很有挑战性的。通过练习并从经验丰富的同事那里获得反馈是提高技能的重要途径。因为组织对压力的反应也会发生变化，矫形器需要频繁调整。所以为了得到最佳的治疗效果，患者需要定期在诊所接受随访以评估和修改矫形器。

设备

高质量的工具可以使治疗师制造矫形器的过程更加容易。锋利的剪刀专门用于热塑性材料，这是至关重要的；如果剪刀用于所有产品，尤其是胶黏剂产品，刀片上残留粘性材料，使剪刀难以完全切割热塑性材料。在切割黏胶产品时应使用不粘涂层的剪刀，在切割带有黏胶底布的产品时非常有效。钝剪刀不能干净有效的切割材料，从而导致材料顿挫，不能制作出美观的矫形器。其他有帮助的工具包括钻孔机和钝尖嘴钳，用于装置铆钉。手钻可用于钻孔，热枪可做微调。

矫形器制作过程概述

医师的综合处方对于正确的矫正和治疗干预是至关重要的。除患者的姓名外，必须包含下列信息：

- 诊断，还包括使用的外科手术步骤
- 受伤和手术日期
- 必须遵循的预防措施
- 矫正目标，包括目的、关节位置和佩戴时间表

X线片和患者的手术报告可以帮助治疗师更清晰地了解受损组织。通常与医师进行良好的沟通是收集和分享患者信息的关键。

在获得有关患者诊断和医师医嘱的所有信息后，治疗师应进行综合检查。首先，从与患者的访谈中收集主观信息，然后继续进行系统的检查和详细的体检。治疗师综合患者的病史、检查之后形成临床诊断和运动功能障碍的诊断，这其中将包括一系列的问题障碍。从这些问题障碍中，治疗师确定了改善预后功能的目标并制订适当的护理计划。

为了准备综合的治疗方案，治疗师必须使用批判性思维将所有已知的知识与来自医师和患者的信息结合起来。治疗师有许多方法可以用来治疗患者，其中之一就是矫形器的适配。并不是所有的患者都适合矫形器；判断患者是否合适和什么时候需要矫形器是对治疗师的考验。有些患者可能在最开始就需要矫形器，而其他一些患者可能在康复后才需要。个案化的方法对于解决患者的独特需求是非常必要的。

如果治疗师认为矫形器是合适的，患者必须接受关于矫形器使用的充分培训。培训必须包括一份书面大纲，特别是关于穿戴、护理和预防措施的细节，大纲应包括以下几点：

- 使用矫形器的目的，明确到患者的诊断
- 可能出现问题的关键指标，以及解决方案
- 佩戴矫形器可能导致的任何功能限制，以及如何补偿这种限制的建议
- 穿戴计划
- 清洁矫形器的方法
- 用文字或者图表显示如何正确地穿戴脱卸矫形器（如果适用的话）
- 与患者诊断和组织耐受性有关的预防措施（神经细胞的损伤或骨质刺激的症状和体征）

案例 1 腕掌关节(carpometacarpal joint)炎患者

M. F. 向手外科医师描述的症状是进行性拇指疼痛。疼痛和紧张感在做诸如转动钥匙、打开罐子、看书和写作等活动时会加重。第一腕掌关节(拇指腕掌)常常发生关节半脱位和骨关节炎(OA),从而导致畸形(图 14-21)。患者研磨试验阳性:第一掌骨垂直加压至大多角骨(当测试时出现疼痛和咯吱声,则提示腕掌骨关节炎呈阳性)。M. F. 接受在关节间隙注射类固醇的治疗,以减少局部炎症并有一个物理治疗处方。

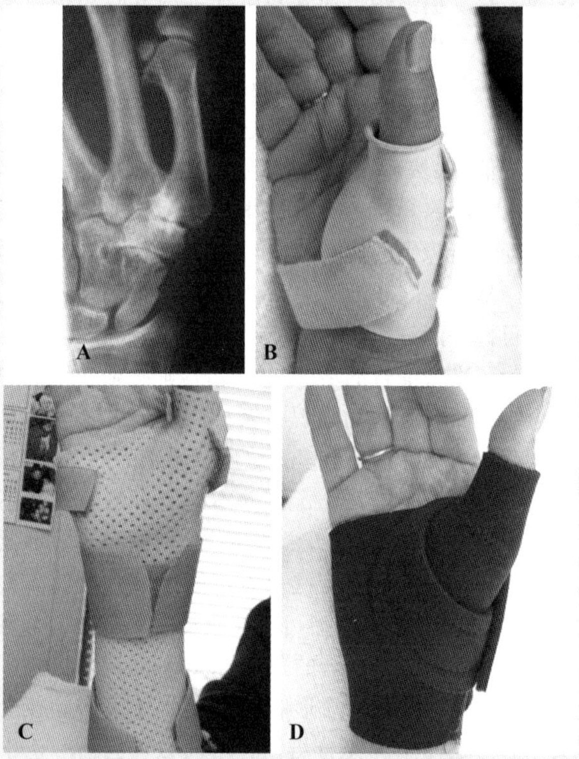

图 14-21 A. X线显示骨性关节炎发生在拇指的腕掌关节;B. 设计的拇指矫形器是为了减轻腕掌(CMC)关节在日常生活活动中的压力;C. 韧带重建和关节置换术后,在愈合阶段使用以前臂为基底的腕(wrist)和拇指固定矫形器;D. 当腕掌关节开始愈合和固定时,患者可将矫形器更换为氯丁橡胶材料。

问题思考

- 鉴于此患者目前的症状,在评估过程中,可能需要哪些测试和措施?
- 此患者的运动功能障碍相关诊断是什么?
- 您认为对此患者的预后如何?患者的干预目标是什么?您的康复目标是什么?您认为需要多长时间才能达到您和患者共同制订的康复目标?
- 基于患者的目标和期望以及您对潜在疾病过程的了解,您会提出什么建议来及时干预?临床研究中有哪些证据支持您的建议?您从这些可能的干预措施中选择或优先考虑的是什么?
- 您推荐什么样的后续治疗?当患者处于组织愈合阶段时,目标和干预措施会发生什么变化?您如何评估您的干预措施的结果?

腕掌关节骨关节炎患者的康复治疗建议

定制的拇指矫形器由轻质热塑性材料制成(厚度:1/16 in)(图 14-21B)。M. F. 使用矫形器后减少了关节在日常生活活动中的压力。他还接受了如何在活动中减轻和保护关节的培训,其中的一些方法包括避免腕掌关节用力、重复和持续的挤压,如使用更大手柄的笔和厨房用具。

尽管有这些干预措施,M. F. 还是出现一些症状并再次和治疗师讨论她的治疗方案。M. F. 进行了肌腱关节成形术重建韧带,包括切除大多角骨以及一条位于舟骨和第一掌骨之间的桡侧腕屈肌。首次手术后 3 周,在炎症愈合期(inflammatory phase of healing)用石膏固定,让组织保持静止不动是非常重要的。第 3 周进入愈合过程的增殖期,患者开始穿戴以前臂为基底的可脱卸手腕/前臂拇指固定式矫形器,以消除经常发生的关节活动(图 14-21C)。

大约在手术 6 周后,愈合继续进行,患者使用预制的氯丁橡胶拇指矫形器帮助其从刚性热塑性矫形器进行过渡(图 14-21D)。氯丁橡胶材料的使用限制了关节的活动,而且其柔软和保暖的特性保证了关节在日常生活中的活动。第 12 周,M. F. 停止使用矫形器,他的关节恢复正常,疼痛消失。

案例 2 腕部骨折患者

V. A. 摔伤了手被送到手外科医师的办公室。X 线片显示粉碎性腕关节骨折,需要手术固定。外科医师使用钢板和螺丝钉,进行了切开复位内固定手术(图 14-22)。术后第 5 天,患者使用保护性矫形器保护下,开始早期提高关节活动度的训练。

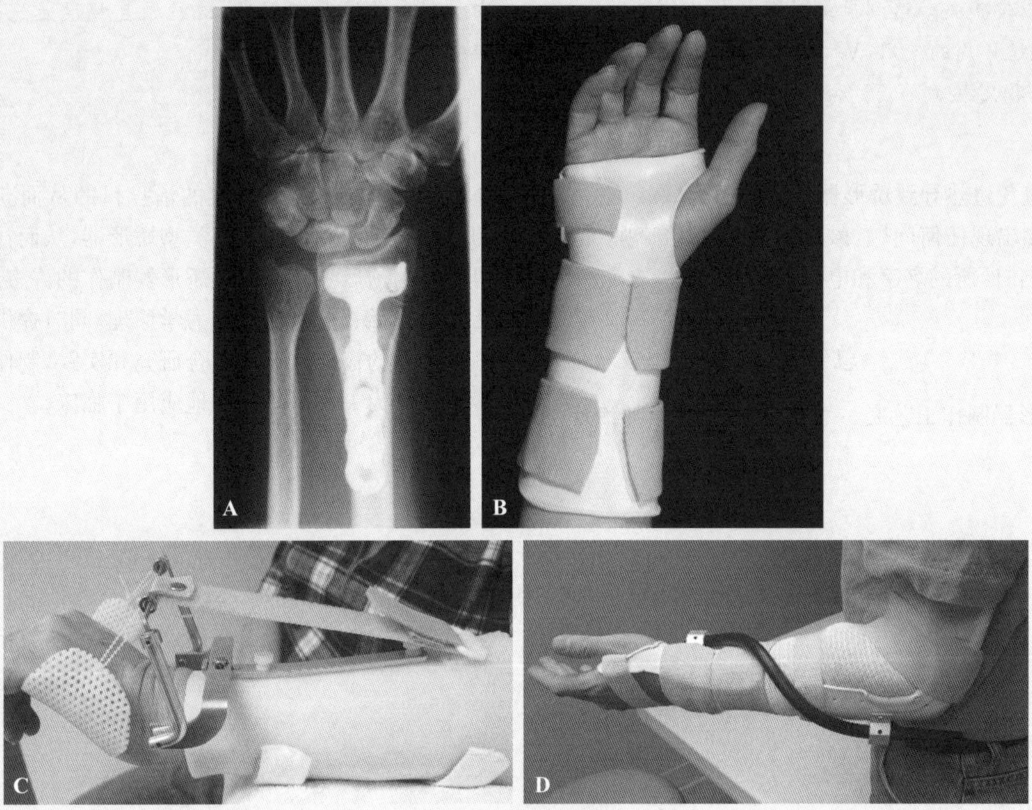

图 14－22　A. 腕关节粉碎性骨折切开复位内固定术的影像学；B. 在康复的初始阶段，使用以前臂为基底的腕关节固定式矫形器固定。康复一段时间后，开始使用腕关节背伸矫形器(C)和前臂旋后活动式矫形器(D)帮助提高运动功能范围。

问题思考

- 鉴于患者目前的陈述，在评估过程中，还有哪些其他重要的测试和措施？
- 您对此患者的运动功能障碍相关的诊断是什么？
- 您认为此患者的预后如何？患者的干预目标是什么？康复目标是什么？您认为需要多长时间才能使患者达到您的康复目标？
- 基于患者的目标和期望以及对潜在疾病过程的了解，您会提出什么建议来及时干预？临床研究中有哪些证据支持您的建议？您从这些可能的干预措施中选择或优先考虑的是什么？
- 您会推荐怎样的后续治疗？患者在组织愈合阶段的目标和干预措施会发生什么变化？您如何评估您的干预措施的结果？

腕关节骨折切开复位内固定手术患者的建议

前臂为基底的腕关节固定式矫形器是由1/8 in的材料做成的刚性支架，通常在愈合增生期使用(图14－22B)。患者要求每天取下矫形器 6 次，以便小范围活动手腕和手指关节。正如预期的那样，所有腕关节运动都明显受限。鼓励患者在锻炼间隙经常活动固定在矫形器里面的手指，并在轻体力和日常生活活动中频繁地运动矫形器内的手指。

在手术 4 周以后，X 线显示钢板及螺钉提供的稳定固定已愈合，腕矫形器停止使用(除了有压力的活动时)，同时逐步进行扩大被动运动范围训练，治疗有了新的进展。除了背伸腕关节和前臂旋后的被动运动受到很大限制以外，所有腕关节活动有了提高。在第 6 周，这些限制问题继续存在，医师推荐使用腕关节背伸活动式矫形器(图 14－22C)和前臂旋后活动式矫形器(图 14－22D)。

腕关节背伸活动式矫形器是用标准的钩环材料制作的，以牵伸的方式提供动力。这是因为手腕僵硬程度较高而选择的方式。旋后活动式矫形器是用管状装置提供拉伸力。患者要求每天佩戴 4 次矫形器，每次 30 分钟，以增加对组织的被动伸展耐受性。先前的手腕关节固定式矫形器仍被继续使用，在夜间作为系列静态矫形器使用，通过日夜的矫形器使用，可以使腕关节达到持续时间最长的伸展。

经过4周的使用，V. A.腕关节的背伸和前臂旋后开始稳定达到在55°和70°，可进行功能性运动。由于其受伤的严重程度，这种康复程度是完全可以接受的。

- 避免过热导致矫形器外形的影响
- 如出现任何问题，鼓励患者联系治疗师（治疗师的姓名、诊所的名字和电话号码）

总结

矫形器制作工艺是一种临床医师治疗师治疗上肢常用的方法。为了特定的治疗目的从而获得最佳的治疗效果而制作的不同类型矫形器，从而让患者获得最好的预后。本章回顾矫形器制作的许多方面，包括命名、组织愈合、解剖和力学原理，同时提供市场上各种产品的概述。通过综合研究和实践，制作的矫形器可以作为一种工具成功地应用于临床。

第15章 烧伤管理中的疗法：夹板疗法、矫形器疗法和假肢

Splinting, Orthoses, and Prostheses in the Management of Burns

R. Scott Ward

学习目标

1. 鉴别烧伤的成因，这将有助于决定将选用夹板疗法、矫形器疗法或假肢进行治疗。
2. 描述各种创伤护理对夹板疗法、矫形器疗法和假肢进行治疗的影响。
3. 讨论各种康复干预对夹板疗法、矫形器疗法和假肢三种疗法的影响和帮助。
4. 描述夹板疗法、矫形器疗法对治疗烧伤患者的帮助。
5. 描述在治疗烧伤截肢手术患者中假肢的应用。

烧伤患者的康复训练都围绕着恢复因烧伤引起的功能障碍。治疗师就使用的治疗策略提出了5条重要的目标。

(1) 通过减少伤口感染来改善和促进伤口愈合程度。

(2) 预防和减少畸形的可能性。

(3) 增加移动性和力量性训练来取得最大的功能恢复。

(4) 减少增生性瘢痕带来的影响。

(5) 对患者进行关于康复的教育。

烧伤中心针对患者的康复训练包括以下几个方面：伤口护理、摆位训练、活动度训练、夹板疗法、力量练习、耐力和功能性训练、步态训练和瘢痕控制。为了取得最大的临床效果，一个综合团队对于烧伤护理是很重要的。

烧伤

在美国，每年正在或即将治疗烧伤的患者高达450 000～500 000人，预计其中3 500人将会死于烧伤。预计因烧伤住院人数每年达45 000人。美国烧伤协会关于如何鉴定烧伤程度提出了以下标准：烧伤原因、烧伤深度、烧伤总体表面积、烧伤部位和患者年龄。对于年幼儿和年长者而言，任何面积大小的烧伤后果会更为严重。烧伤程度越深，病情越为严重。如果面部、眼睛、耳朵、阴部、手部和脚部受伤，则会更加危险。如果患者伴有创伤、烟雾吸入性损伤或者旧伤没有得到很好的恢复都会增加伤害的严重程度。适当地了解有关于烧伤的性质、部位和深度，可以对患者在预期康复中可能出现的问题能更好地理解和预防。

烧伤的原因

引起烧伤的原因包括火焰、烫伤、闪光(辐射热爆炸)、接触、化学、电和其他烧伤(如辐射和放射性)。烧伤常见的原因是烫伤和火焰烧伤。学龄前儿童是烫伤的高发人群，而其他年龄段人群烧伤的主要原因是火焰伤。化学和电引起的烧伤和其他烧伤的表现形式不同。化学药剂引起的烧伤需要识别药剂，这样就可以适当地中和化学物质。对于化学灼伤程度的评估一开始是困难的，但是这些伤口的程度是可以预见的。电引起的烧伤可能会导致大面积的烧伤，然而，这些烧伤常常与闪光灼伤也有联系。当电流进出身体的时候，小又深的伤口是很多见的。电烧伤康复中主要的并发症是肌肉骨骼坏死，其中很大一部分患者需要截肢。

烧伤程度

Thomsen研究了大约公元前600年的印度文书，

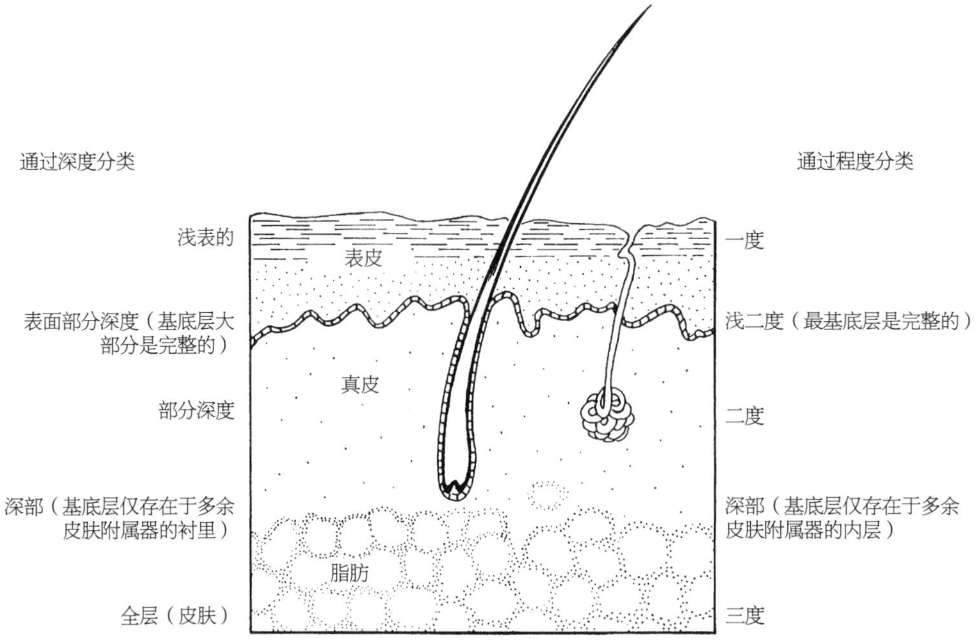

图 15-1 烧伤的程度，参考当代的厚度分类，更多的是传统级别术语[经允许引自 Ward RS. The rehabilitation of burn patients. *CRC Crit Rev Phys Med Rehabil* 1991;2(3): 121-138]。

描述了 4 个水平或等级的烧伤程度，并指出深度烧伤愈合缓慢且会留疤。书中记录了 2 种描述烧伤程度的方法：一是通过等级(一度，二度或三度)，二是通过深度(浅层烧伤，中层烧伤，全层烧伤)。深度是临床中使用最多的鉴定方法。浅层烧伤相当于一度烧伤，中层烧伤相当于二度烧伤，全层烧伤相当于三度烧伤(图 15-1)。

临床特征与受伤深度相结合将有助于鉴别烧伤的程度。浅层烧伤(一度)是仅有表皮受伤。多数伴有疼痛、红斑和轻微水肿。浅层受伤通常 3～7 天就能痊愈，而且很少会遗留瘢痕。浅二度烧伤(浅二度)是表皮和上层真皮的烧伤。这类烧伤是非常疼痛且红，常有水疱或伤口渗液。浅二度烧伤通常需要 14～21 天治愈，很少一部分人会遗留瘢痕。在深二度烧伤(深二度)是更深层次的真皮损伤。伤口不一定会疼，可能呈现樱桃红或者是苍白的，皮肤还是很柔韧的。深二度烧伤需要至少 21 天来愈合并且会遗留瘢痕。在全层烧伤(三度烧伤)中，全层皮肤全部烧伤，创面会呈黄褐色或者棕色，具有坚韧的质地。全层烧伤是无痛的，如果没有手术治疗，需要几周时间来康复。深二度烧伤大部分需要植皮，全层烧伤则必须植皮。烧伤程度越深，通常损伤的程度也随之增加。

烧伤外科治疗

较小的烧伤伤疤可以切除并且大部分都能愈合，然而大多数烧伤创面会需要切除并植皮覆盖。烧伤伤疤的切除通常采取正切方式，即切除烧伤累及的薄层直到活体组织。自体移植(厚片植皮)是移植身体其他未受损的皮肤到切除口。将皮肤移植放置于切除的创面已证实具有长期的功能性疗效。全层烧伤也可以使用皮肤移植。值得注意的是，中层烧伤的移植后产生的伤疤比全层烧伤产生的还要多。

皮肤替代物和培养的皮肤覆盖于切除烧伤处已经取得了进展。这种方式治疗的区域很脆弱，很容易坏死。用培养的上皮来治疗伤口虽然不会留下明显的伤疤，但是关于这类治疗方法的康复干预的信息却很少。

烧伤面积

烧伤面积按照损伤总体表面积的百分比计算。Lund 和 Browder 发明了估计总体表面积百分比的方法，发育中身体各个部分的变化以及个体解剖部位的不同比例都将作为估算的一部分。九分法是另一种估计成人烧伤面积的方法，通过将身体分为 11 个不同的区域，每个区域占 9%，剩下的生殖器区域占 1%。烧伤总体表面积的百分比越大，烧伤也就越严重。大面积烧伤通常需要更长时间的恢复期，增加了患者需要康复的概率。

烧伤位置

如果脸部、会阴、手部或者脚部受伤会产生特殊的问题。脸部烧伤非常痛苦，因为这有可能会导致毁

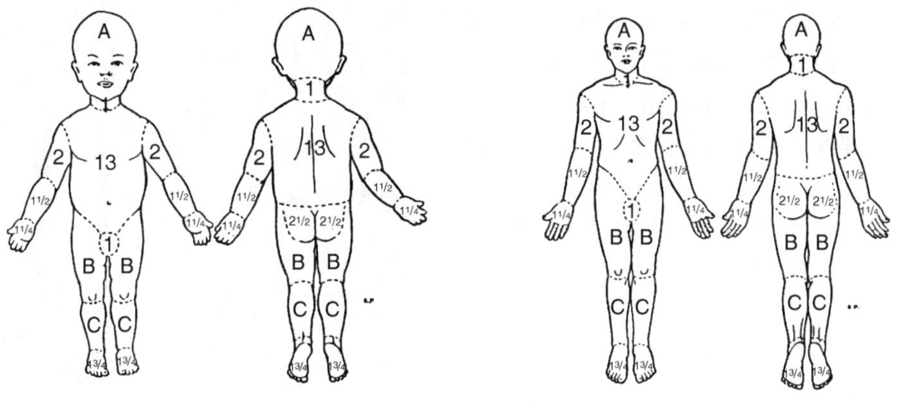

生长发育影响各部位的相对百分比

面积	年龄 0	1	5
A = 1/2 of 头	9 1/2	8 1/2	6 1/2
B = 1/2 of 1侧大腿	2 3/4	3 1/4	4
C = 1/2 of 1侧下肢	2 1/2	2 1/2	2 3/4

面积	年龄 10	15	成人
A = 1/2 of 头	5 1/2	4 1/2	3 1/2
B = 1/2 of 侧大腿	4 1/4	4 1/2	4 3/4
C = 1/2 of 侧下肢	3	3 1/4	3 1/2

图 15-2　最初由 Lund 和 Browder 表总结后使用的方法，用以确定烧伤的总体表面积

（来自 Lund CC，Browder NC. The estimation of areas of burns. Surg Gynecol Obstet 1944；79：352-358）。

容、视觉障碍，或破坏营养（饮食的摄入）。脸部烧伤常常会导致吸入性损伤。双手和双脚有许多重要的功能，在烧伤后影响显著。当烧伤累及手或是脚的全部区域，那么损伤的严重程度将会进一步放大。如果烧伤累及关节，将会增加其功能性和康复的难度。

伤口护理

烧伤伤口的愈合时间直接取决于烧伤的深度。伤口越表浅，愈合速度越快。例如，植皮的手术干预，常常是用来减少伤口愈合的时间。伤口感染将会明显延长愈合时间，并且会导致瘢痕的生成。

局部用药和伤口敷料

皮肤表皮的最外层（角质层）比较干燥，不利于微生物的繁殖，可以作为有效的屏障去阻挡微生物。因此，如果没有伤口，皮肤一般不会感染。由于这层保护的屏障在烧伤中被损伤或者毁坏，感染的机会将会增加。在治疗烧伤患者时，个人防护用品，特别是手套、长外衣和口罩必须携带。在每次清洗和清理伤口后，可以使用局部用药以预防或控制感染。局部用药对于局部缺血的伤口特别重要，因为这种伤口抵御感染天然的全身给药途径被损坏。适用性好的敷料可以减少不适感，并且可以允许身体活动。

温和的洗剂有助于缓解愈合伤口的干燥和瘙痒。使用保湿剂可以防止伤口在愈合中破裂和裂开。因为乙醇对皮肤来说是一种干燥剂，会加剧皮肤干燥，因此不能使用含有乙醇的洗剂。大多数过敏反应都是由香味引起的，推荐使用无香味的保湿剂。当使用夹板疗法、矫形器或假肢时，保湿剂也会对患者的烧伤愈合创面和瘢痕有益，因为他们可以保护皮肤免受干燥和剪切力的伤害。

康复人员经常在烧伤患者的伤口护理中扮演积极的角色。参与伤口护理能更好地理解患者不适的原因。在门诊治疗中，熟悉伤口护理程序通常是必要的。治疗计划通常会根据康复过程中的伤口愈合和患者的忍耐力做出必要的调整。当使用夹板疗法、矫形器、假肢或其他外部设备被使用时，应考虑到压力、剪切力和摩擦力对愈合伤口或刚愈合伤口的影响，对于脆弱的皮肤尤为重要。

烧伤心理学

严重的烧伤会造成心理的痛苦。在治疗烧伤的整个过程中也常常会产生压力、焦虑的心理创伤。成人烧伤后的心理创伤包括抑郁、创伤后应激障碍、绝望、恐惧、焦虑和作为幸存者产生的内疚。孩子们经常会感到内疚，并失去玩耍的兴趣、难以预测的悲伤、逃避和退化。

在烧伤后的早期阶段，心理适应包括否认（通常表现为一种平静的感觉），以及对预后、疼痛、个人问题的关心，还有对医务人员的依赖（抑郁）。那些积极参与康复和自我护理的患者往往对未来更有信心和持有乐观的心态。

康复专业人员可以通过多种方式促进烧伤患者的心理功能和康复。通过让他们尽可能多地决定治疗程序来鼓励独立，这有助于他们专注于康复，并在一定程度上赋予他们力量。如果患者在痛苦的治疗之余可以与照顾人之间彼此了解，他们将会相处得更加融洽。支持和理解能够表达关怀之心。诚实机智地回答关于预后、整容和功能结局这些问题来建立信任。为了帮助患者对康复效果做出符合现实的预期，对患者进行康复过程的介绍是必不可少的。

康复干预

早期的外科手术干预、充足的营养以及药物的改进大大提高了烧伤的存活率，美国烧伤协会公布，从2000年到2009年，烧伤的存活率已经达到了94.8%。由于烧伤患者的护理、治疗和存活率的改善，将会有更多的物理治疗师作为除了医院烧伤中心(门诊部、社区医院等)以外负责康复这些患者的医疗人员。

这一改进增加了对烧伤患者康复的重视和需要。物理治疗师和作业治疗师是烧伤护理团队重要的成员。

经过检查和评估，团队建立目标和计划并实施适当的护理计划。在《物理治疗师实践指南》中提出关于烧伤患者重要的康复目标可能包括以下内容：①促进伤口和软组织的愈合；②降低感染和并发症的风险；③降低继发性损伤的风险；④取得最大的ROM；⑤恢复受伤以前的心血管耐力水平；⑥达到良好-正常的力量；⑦实现独立移动；⑧提高日常生活活动(ADLs)的独立功能性；⑨最小化瘢痕的形成；⑩增加患者、家庭和护理人员对预期、目标和结果的理解；⑪增加有氧能力；⑫改善症状的自我控制。

烧伤患者的康复干预，强调恢复达到最大独立功能。

伤口愈合和瘢痕形成

未愈合的烧伤伤口会对康复带来难度。在烧伤康复过程中遇到最多的问题是由未愈合烧伤伤痕的肥厚和持续挛缩引起的。瘢痕挛缩会使累及的身体部位产生明显的外观变形，尤其是脸部和手。跨关节的瘢痕导致功能限制很普遍。瘢痕的收缩通常与一种称为肌纤维母细胞相关，这种纤维母细胞具有收缩性。

烧伤创面愈合分为三个阶段：炎症期、增生期和成熟期(重塑期)。炎症期的特征是第一道抗感染防线——新生血管的形成，加之纤维细胞和上皮细胞向损伤区的迁移。治疗主要是通过伤口的适当护理来刺激血管重建和防止伤口的污染。增生期的标志是成纤维细胞加速生成胶原蛋白和表皮再生，从而使得血管持续再生、重建和伤口愈合。治疗是为了促进上皮形成和促进同心排列胶原纤维的沉淀。在成熟期，活跃的成纤维细胞产生的胶原纤维长期沉积，使得伤口进一步愈合。成熟期中，压力拉长瘢痕，使患者恢复烧伤前的功能。活动和康复干预的目的是为了使伤口和瘢痕松软，同时有关愈合各个阶段的治疗过程的教育也是至关重要的。

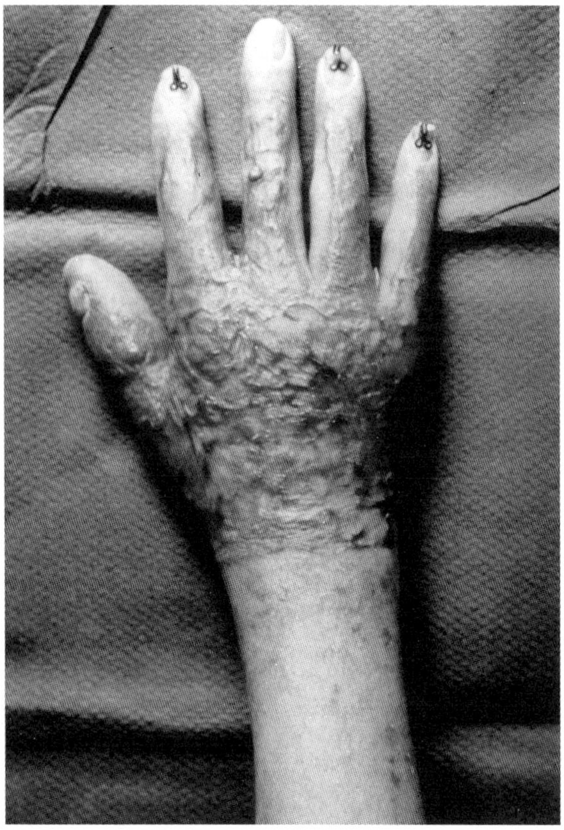

图15-3 患者的手背出现增生性瘢痕(烧伤后增生性瘢痕的控制：历史和回顾)[经允许引自 Ward RS. Pressure therapy for the control of hypertrophic scar formation after burn injury: a history and review. *J Burn Care Rehabil* 1991; 12(3): 257-262]。

成纤维细胞在增生期沉积胶原，巨噬细胞和内皮细胞释放降解胶原的酶。因此，瘢痕形成的严重程度取决于胶原合成和降解之间的平衡：胶原沉积超过其分解程度越多，形成瘢痕的可能性就越大。增生性瘢痕在皮肤的表面(图15-3)。当瘢痕延伸超过伤口的初始界限时就会形成瘢痕疙瘩。

形成中的瘢痕凸起，呈红色、皮革状、僵硬。瘢痕形成后变得苍白、相对柔软、扁平以及更加易缩。伤口闭合后，瘢痕愈合需要6～18个月。瘢痕形成过程中会收缩。瘢痕形成的早期几个月中收缩很明显，但之后也会贯穿整个重塑的过程。

浅层和部分深层（深Ⅱ度）烧伤通常不会遗留瘢痕，但是全层烧伤往往会留疤。全层烧伤中类似的伤口，自行愈合产生的瘢痕会比植皮产生的瘢痕大很多。皮肤非常黑或皮肤白皙的人和有瘢痕体质家族史的人更容易形成增生性瘢痕。烧伤面积越大，越有可能留下瘢痕。部分或是变形缩短的瘢痕变得僵硬或半僵硬时，挛缩就会发生。腋下、肘、膝、手、脸以及颈部瘢痕挛缩的形成很常见，也是最棘手的。烧伤康复的重要目标之一是防止、抵消和最大化减少瘢痕收缩产生的不良影响。

瘢痕手术治疗

手术是用来矫正瘢痕挛缩所带来的功能缺陷或畸形。外科手术技术用来缓解瘢痕挛缩，包括分层或全层的皮肤移植、皮瓣、Z 形整形术和软组织扩张术。大多数手术在烧伤后至少 6 个月或者瘢痕形成后才能实施。虽然手术缓解了挛缩相关的一系列问题，但是会形成一个新的伤口，以固有的瘢痕成熟顺序愈合。大部分重建术后需要再次进行康复以避免收缩的影响。

瘢痕非手术治疗

非手术治疗肥厚性瘢痕最常使用的是压力治疗和硅凝胶片。持续的压力来治疗瘢痕在 1971 年就有记录。压力治疗也可以减轻其他烧伤伤口带来的强烈不适，如瘙痒和灼热。尽管患者穿上压力衣，会感到有压缩感（特别是刚开始的时候），但是活动度并没有很明显的妨碍。

当愈合期超过 14 天或进行皮肤移植时，就需要进行压力治疗。烧伤瘢痕的评估有多种策略。温哥华瘢痕量表（Vancouver scar scale）由 Sullivan 和同事开发，通过对瘢痕组织的色泽、血管分布、柔软度和厚度的评级，评估瘢痕的严重程度（框 15－1）。

早期压力治疗是用来控制伤口水肿的，即使伤口不一定有瘢痕形成。伤口早期治疗和愈合最常使用的弹性材料是弹性绷带、Coban 自粘带（3M 医疗，圣保罗，Minn.）或弹力棉管状绷带如 Tubigrip（Sepro 医疗公司，蒙哥马利维尔，Pa.）。当患者等待定制服时，这些材料是很有用的，可以防止瘢痕形成。

在愈合成熟期，有瘢痕的患者常常会穿着定制的压力服。作为防止烧伤伤疤的定制衣，可以从以下几家制造商购买，如 Bio-Concepts（凤凰城，亚利桑那州），Barton-Carey Medical Products（佩里斯堡，俄亥俄州），Gottfried Medical（托莱多，俄亥俄州）和 Medical Z（圣安东尼奥市，得克萨斯州）。尽管制造商进行的测量程序多种多样，必要的测量包括沿着每个肢体 2.5～3.8 cm（1～1.5 in）进行测量，以及对于躯干、脸及手部位特殊指导方案的测量。定制的衣服几乎可以适应身体任何部位，包括面部、躯干、上肢、手和下肢。一些烧伤中心制作的刚性或半刚性的面罩（基本矫形器），试图与面部轮廓获得更好的贴合。

穿戴的压力衣和各种设备将参与整个瘢痕的形成过程，直至瘢痕成熟后才会停止使用。按时地重新评估压力可以达到更好的治疗效果。定期的走访可以给患者机会，共同讨论烧伤康复中出现的问题。

硅凝胶片或垫片可以用于成熟瘢痕。硅凝胶片一般适用于很难提供足够压力的小面积区域或瘢痕。硅凝胶对瘢痕作用的作用机制尚不清楚。

烧伤康复干预

虽然在烧伤患者康复时，有许多不同种类的康复干预，但是在接下来几个部分中，重点描述这些康复干预中有关于夹板、矫形器和假肢的内容。

框 15－1　温哥华瘢痕评分评定烧伤瘢痕

色泽
0＝正常（瘢痕的颜色与身体的其他部分非常相似）
1＝色素减退
2＝色素沉着

柔软度
0＝正常
1＝柔软的（最小阻力下皮肤能变形）
2＝可缩性（顺应压力）
3＝硬的（僵化的，不易移动，抵抗徒手压力）
4＝弯曲（绳状组织，瘢痕伸展时会发白）
5＝挛缩（永久性瘢痕短缩，产生畸形或变形）

血管分布
0＝正常（瘢痕的颜色与身体的其他部分非常相似）
1＝肤色粉红色
2＝肤色偏红
3＝肤色呈紫色

厚度
0＝正常（平）
1＝凸起<2 mm
2＝凸起<5 mm
3＝凸起>5 mm

运动治疗

通过移动性和功能性运动可以使烧伤带来的后遗症及瘢痕形成最小化。尽管运动对烧伤康复既重要又有效，但是一些患者还是不情愿去运动(一些治疗师也许不愿鼓励患者运动)，因为他们害怕运动会损伤刚愈合的组织，并因此带来疼痛和焦虑。烧伤患者的运动训练主要是针对烧伤瘢痕挛缩以及静止和废用带来的不良反应，如关节囊和关节囊周围结构渐进性挛缩、肌肉萎缩及挛缩、破坏关节软骨，还有可能降低骨骼强度。在康复训练中，运动对烧伤患者的健康促进和残疾预防都有很大的作用。

根据烧伤位置及深度的评估，可以确定发生烧伤瘢痕挛缩最大风险的区域。同时，评估亦能指导运动计划的制订，从而提高移动能力、体力和功能状态。既往和目前的身体状况会对康复预期产生影响，既往的骨科创伤也有可能减小特定关节的活动度。此外，伴随着的吸入性损伤也限制了运动的耐力。

主动运动

在烧伤后，由于水肿、疼痛(特别是中深层烧伤区域)、烧伤组织皮肤弹性的丧失以及伤口收缩，给康复运动带来了困难。在早期，水肿是关节僵硬的主要原因；积极运动能明显减轻水肿。除了运动以外，摆位以及加压包扎或者仪器也可以用于消除水肿。个体忍受疼痛的程度也是不一样的。尽管主动运动会带来痛苦，但是治疗师还是要让患者了解到主动运动的重要性。在数个运动周期结束后，许多患者都感到疼痛减轻和僵硬缓解，这将有助于他们完成后面的训练。当患者了解到运动的好处后，可以传授和鼓励刚受伤的患者或者训练有困难的患者坚持下去。

在瘢痕形成过程中，由于皮肤弹性减少和伤口收缩带来的僵硬是很常见的，特别是那些肥厚性瘢痕的患者。在初次评估中确定那些最易形成瘢痕部位的运动治疗，必须在入院后尽早开始。早期的运动治疗可以帮助水肿控制，减轻僵硬，防止力量和活动度的丧失。早期对患者就主动运动的重要性进行强调，可以使患者将日常运动训练纳入全面康复的重要内容。对烧伤患者来说，主动运动治疗会带来广泛的好处，因此烧伤患者的活动度训练是首选的。一项对物理和作业治疗师的调查显示，96%的人在急性烧伤中心入院 24 小时内进行了活动度训练。

鼓励患者进行日常生活活动。烧伤后，独立生活的能力很重要，这样可以增强患者的自信心。似乎患者做得越多，特别指导他们运动治疗时依从性就越好。因此，独立生活对从烧伤中恢复过来的人来说是很重要的一个目标。

急性烧伤患者主动运动的首要目标是挛缩组织的牵伸及力量训练。若患者烧伤部位跨过肘窝，且肱二头肌肌力减弱，锻炼的重点是保持肘伸展的关节活动度和肌肉力量。如果患者烧伤累及下肢和踝关节，会表现出小腿三头肌的无力和萎缩，可以进行适当的力量训练，但不应该牺牲踝关节的主动活动度。

体能训练可用来改善患者的心血管状况。在患者计划重返工作岗位时，特定的职业培训计划可能成为长期康复计划的一部分。这种类型的活动可以针对一个或几个特定的功能，也可以包含传统的工作强化项目(work-hardening program)。

步态训练

对于烧伤累及下肢的患者，功能性步行是重要的运动。步态训练可以控制水肿并有利于下肢所有关节的活动度及力量。步行也有助于其他生理系统的功能，如心血管、肠胃和肾脏系统。烧伤累及下肢的患者，由于受损的关节功能，如在摆动早期髋关节和膝关节不完全的屈曲以及在摆动末期膝关节不完全的伸展，导致了步态的异常。初次触地由足跟改变为全足(足部)着地。可能会由于缺乏跖屈活动度或缓冲时不受控制的膝关节屈曲而使承重反应受到影响。支撑中期膝关节过度屈曲，缺乏或没有脚跟离地和立位的重心转移。此外，摆动前膝关节屈曲不足往往存在。步态各周期个体步态异常的差异通常基于烧伤部位、大小和深度的变化以及疼痛程度。对下肢装有假肢的烧伤患者，任何因烧伤引起的步态异常都可能强化警惕性步态训练的必要性。运动是步态训练的一个重要辅助因素，因为它可以解决下肢的特定运动限制。

被动运动和牵伸

当患者无法自主移动或者不能主动完成正常的关节活动时，被动运动应包括在治疗方案中。被动关节活动度训练和缓慢且温和的牵伸拉长了需治疗的软组织，从而保护和改善关节活动度。84%的物理和作业治疗师建议在烧伤中心住院后的最初 24 小时内启动与被动关节活动度相关的牵伸。瘢痕的苍白程度提示了拉伸的最适承受度。尽管瘢痕应该拉伸到最大承受度，但关节运动不应在存在组织损伤和异位骨化的可能性时强行进行。

摆位或夹板用于维持拉伸后所达到的关节活动度。合适的拉伸位置也必须考虑到交叉分布着多个关节的瘢痕，这些位置会影响到广泛的运动链。

大多数在康复中心内的运动设备适用于烧伤患者。所以治疗师必须决定什么时候、哪些设备是最有益的，并将这种资源的使用纳入护理计划中。在文献中介绍了一些简易设备的例子，比如用乳胶橡胶管加强力量，以及用悬空交互滑轮增加关节活动度。无论是上或下肢的自行车测力计都能协助运动、提供阻力，并进行一些心血管锻炼。

物理因子治疗

由于对烧伤康复至关重要的治疗目标各有不同，许多不同类型的治疗方法可能只会用于适当的治疗。例如，水疗、功能性电刺激（神经肌肉电刺激）、经皮电神经刺激、超声波、持续被动运动（CPM），以及蜡疗等是报道在烧伤治疗中使用的物理因子治疗。水疗法最常用于伤口护理但也可以用于换药和锻炼。如果选择水疗法作为一种热方式，那么类似于任何开放伤口护理的预防措施都是为了减少交叉感染的可能性。

功能性电刺激已经成功地用于治疗那些在常规治疗收效不大的手部。在某些情况下，电刺激减轻了烧伤的疼痛。超声也已用于治疗烧伤患者的疼痛和活动关节损伤。然而超声波在减轻疼痛或改善运动方面的功效仍然是一个饱含争议的问题。另外，持续被动活动也已成功地用于手部及下肢膝关节烧伤。石蜡的温和加热功能以及石蜡中矿物油中潜在的皮肤软化功能也可能是在烧伤护理中使用这种方式的原因之一。

愈合中的皮肤和刚愈合的皮肤通常很敏感。瘢痕组织有不同程度的感觉缺失。所以，热、冷、耦合剂和电极黏接剂都可能会导致皮肤破裂。因此，在应用任何治疗形式时都要小心谨慎；另外，对现场进行彻底的预处理和后处理检查也很必要。

摆位

摆位是烧伤康复计划的重要组成部分。摆位用于急性烧伤和术后水肿控制，并可预防或治疗瘢痕挛缩。最初的烧伤治疗评估确定了发生挛缩的危险部位，适当的反向摆位成为治疗计划的一部分。当摆位和运动计划在烧伤治疗中越早应用时，预防挛缩就会越成功。

运动后的摆位会提高治疗的效果。同时，摆位对于那些不能移动或运动的患者来说同样重要。人造摆位设备，如附在床侧的手臂板，可以帮助正确摆放四肢。摆位不需要昂贵、复杂的设备。避免使用枕头是一种减少颈部屈曲的简单方法，这可以促进头部和颈部的中线对齐。放置在胳膊下面的枕头或几块折叠的毯子也可以有效地抬起烧焦的四肢，可以保持肘关节伸展并可给予手部支撑。肩部至少有一些水平屈曲，这是为了最大程度地减少臂丛的长时间伸展。在手掌上放置毛巾或纱布，有助于保持手在功能位正确摆放。枕头、高脚网球鞋、毛巾、毯子和脚板可以帮助足部保持足踝中立状态。烧伤患者的烧伤部位的摆位位置见框 15－2。

夹板和矫形器

Hippocrates 将烧伤瘢痕描述为“强直”，Wilhelm Fabry 曾展示过一种用于治疗过度扩张瘢痕挛缩的夹板。在 20 世纪早期到 20 世纪中期，烧伤患者在入院时立即放置在夹板上，以有效防止挛缩；仅在进行伤口护理时夹板被短时间移除。在受伤至少 5 周后，大部分烧伤处才能进行皮肤移植。20 世纪中期时外科切除和移植的出现，缩短了烧伤治疗的时间。因此，预防性夹板变得不那么常见了，在 20 世纪 70 年代末和 80 年代早期，主动训练成为治疗师在治疗烧伤患者时使用的主要治疗方法。然而，夹板的使用已经成为运动和摆位烧伤患者一个重要的辅助措施。“夹板”这个词在烧伤治疗中使用的频率比矫正器要多，尽管它们所代表的术语和设备几乎是同义的。

框 15－2　烧伤患者的治疗位置

颈部	可伸展，不能旋转
肩关节	外展（90°）
	外旋
	水平屈曲（10°）
肘及前臂	旋前伸展
腕关节	中立位或轻微的伸展
手	功能性位置（背部烧伤）
	手指和拇指的伸展
	（手掌烧伤）
躯干	姿势对位呈直线
髋关节	中立位伸展
	中立位旋转
	轻度外展
膝关节	伸展
踝关节	中立位或轻度背屈
	不能内翻
	脚趾中立位伸展

夹板可以有多种用途。它通常用于保护脆弱的伤口或新移植的烧伤伤口，也可以用来固定关节保持关节活动度，或作为动态装置保持长时间的小范围伸展以增加关节的活动度。夹板不能取代主动训练；如果患者经常被固定在一个特定的位置，即使是在正确的姿势下，挛缩也会形成。静态夹板设计成通过固定关节来保持所选择的位置。动态夹板则是用来锻炼或活动关节。夹板也可以通过压力支持来增强对瘢痕的压力。如果出现不寻常的疼痛（除了轻度的组织延伸或拉伸以外）、感觉损伤，或伤口浸渍发生在夹板的部位，那么必须移除并且适应调整。

夹板需要最大程度地减少摩擦伤害或压力点的皮肤破裂，所以它的制作应该是适当的、安全的。就像是骨凸起，它的压力点特别脆弱。大面积的表面接触区域能更好地分散压力，减少与压力有关的组织损伤的可能性。夹板只有当它不会妨碍患者的功能活动或必要的运动时，才会使用。通常在休息期间和晚上患者睡觉时佩戴。夹板的四角和边缘都是圆的，有时会附加衬垫以避免剪切力。夹板的设计也需要尽可能适应外科骨针或静脉注射部位，应该尽可能的方便使用和移除，以提高工作人员和家庭成员的依从性，否则他们在使用夹板时可能会有困难。在任何临床病例中，应仔细考虑使用夹板的基本原理。

用于制造夹板的材料包括热塑性塑料、石膏和弹性体化合物。热塑性材料公司包括 Orthoplast（约翰逊和约翰逊、新步伦瑞克、NJ）、Orfit（Orfit 工业、杰利克、纽约）、Supracor（Supracor 公司、加州圣何塞）和 Hexalite（锐步国际、广州、马萨诸塞州）等。蜂巢和石膏通常用来做临时的夹板。热塑性材料可用于调整适应，使之成为烧伤患者理想的夹板材料。所使用的材料总量是由测量面积和夹板的设计决定的。然后这些材料也适用于个人定制的夹板。当夹板的材料已设定或硬化时，应对夹板进行检查，以避免出现压力和与剪切力有关的问题。夹板通常用纱布或任何可用的衬垫或泡沫材料填充。对于脆弱的损伤皮肤，泡沫是一种柔软的夹板材料。然而它并没有像其他刚性材料一样提供相同的阻力来维持固定形状。框 15-3 中总结了治疗用夹板和烧伤护理的优缺点以及适应证和禁忌证。虽然许多夹板的设计适合各个部位，但这些夹板选择通常是基于临床适应证而不是基于证据。

框 15-3 烧伤护理及治疗用夹板的优缺点、适应证和禁忌证

优点
- 保持或增加（系列或动态）关节位置
- 在治疗的任何阶段都可以使用
- 个人定制
- 可调节
- 可以保护组织（如暴露的组织，如肌腱或关节囊，或压力区皮肤）

缺点
- 潜在的皮肤破裂
- 如果不适合或固定越过关节，可能会发生变形
- 对非治疗师来说可能很难操作

适应证
- 需要特定的关节位置
- 伤口或瘢痕的收缩
- 关节活动度减小
- 维持解剖结构的需要
- 符合形成瘢痕组织的需要
- 沉默寡言或反应迟钝的患者

禁忌证
- 直接应用于脆弱组织
- 固定或包扎过紧

颈部

颈前部的烧伤可能导致包括屈曲挛缩、面部变形、颈部的表面轮廓丧失以及咀嚼困难等后果。一种成型的颈部前夹板有助于防止颈部屈曲挛缩并对形成的瘢痕进行压型。这种夹板是一种矩形低温热塑性碎片材料，它被切割后用于沿下巴线从耳到耳的距离以及从下唇到胸锁骨的位置。在加热后，夹板会直接在患者的颈部上成型。为了保护易受伤害的区域，增加了衬垫并设有钩环绑在颈部的后面以固定夹板。因为这种夹板是咬合的并且覆盖了许多骨凸，所以夹板必须经常移开，检查受伤皮肤是否有被刺激或破裂的部位。

对于未累及下颚的伤口，柔软的颈圈能够成功地提供定位、承压及塑造轮廓。虽然柔软的颈圈更舒适，但它们不能在延伸至下颚以增加阻力臂。从商业角度看，Philadelphia 项圈可能是另一种选择。Watusi 夹板也可以用来帮助颈部瘢痕和保持颈部的位置。

腋窝和肩膀

累及腋窝和肩膀在内的烧伤都有可能导致内收挛缩和腋窝褶皱的形成。这种畸形造成了伸手取物和手臂上举过头等许多功能活动的困难。一种定制的塑形夹板通常用来抑制挛缩和褶皱的恶化。治疗腋窝烧伤的塑形夹板可以支撑整个手臂，从手腕到腋窝，并沿躯干延伸至至少腰部。夹板包裹着从肚脐到脊椎的躯干部分，1/3 的胸围，在腋窝周围的腋窝处，

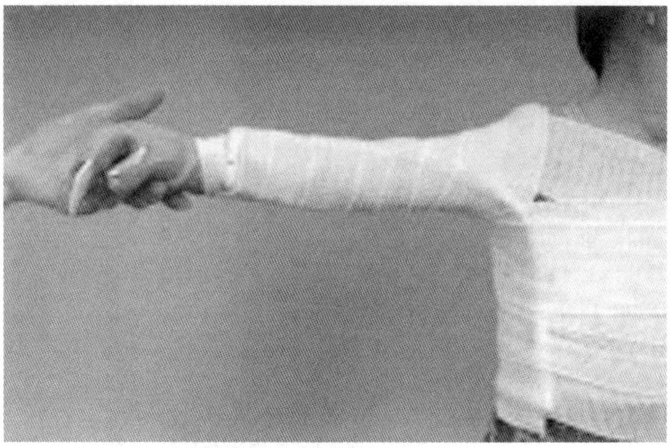

图 15-4　热塑性飞机式夹板，用于减少烧伤愈合的腋窝挛缩形成（经允许引自 shriners hospitals for children，cincinnati burn hospital，cincinnati，ohio）。

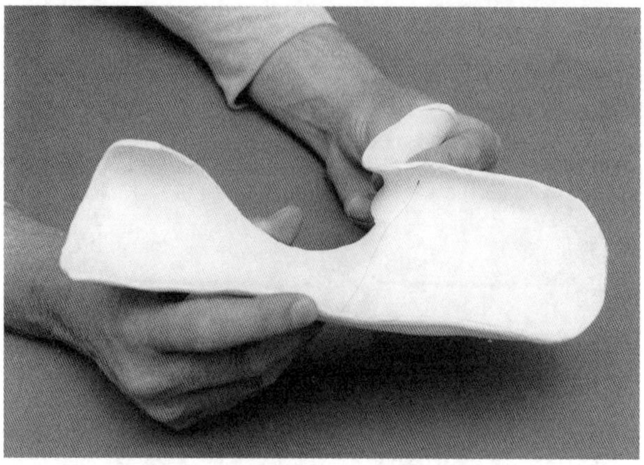

图 15-6　热塑性的平底夹板，在功能位置上用以支撑手腕，手指完全伸展。

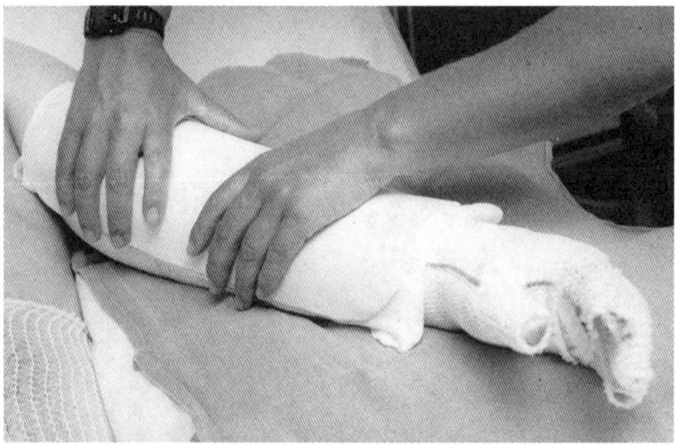

图 15-5　适合于肘窝烧伤患者定制的一种热塑性前侧肘沟夹板。

以及臂部、肘和腕部的半个手臂周长。夹板直接在患者身上塑形（喇叭状的髂嵴可能是必要的），并应用适当的填充物。在躯干、肩膀、手臂和手腕处则用钩环材料或其他包裹固定住夹板。更传统的飞机夹板也可以用来处理肩膀上的问题（图 15-4）。锁骨肩带或软泡沫也可用于帮助保持腋窝的形状。

肘部及前臂

由肘和前臂烧伤引起的最常见的畸形是肘屈曲和旋前挛缩。肘关节处最常适配的是前侧或后侧沟槽塑形夹板。适配的夹板从肱骨的近 1/3 到前臂的远端 1/3。在近端、远端和肘部处进行部分周长测量，然后夹板会直接在患者身上塑形，最后加上填充物。应该在肘部的骨突处呈喇叭状或泡泡状。由钩环材料带或圆形纱布或弹性包裹固定在适当位置。也可以使用商业上的三点扩展或空气夹板。

腕部及手部

根据烧伤部位的位置，腕部的烧伤可能会导致伸展、屈曲、尺偏或桡偏。防止手和手指的屈曲或伸展挛缩是很有必要的，同样有必要的是保持拇指处的虎口。医学上存在许多不同的腕部和手部夹板的设计；对于患者来说，最好的选择是基于关节或关节复合体的反挛缩位置。

手腕部位最常用是防止变形的夹板。此类夹板将手腕和手放在功能位置上。改进后的夹板，即平底夹板，将所有的手指关节置于伸展位（图 15-6）。对拇指、指蹼空间和食指塑形的夹板可以帮助保持指蹼空间。当腕被烧伤但手部未损伤时，可以使用背伸功能位和掌伸功能位夹板，它可以是定制的，也可以商购。钩形指夹或槽夹用于治疗单个手指，基于同样的原则，也可以适用于肘部塑形夹板。

另一种很容易制作的夹板是三明治夹板，当手指的多个关节烧伤时，可以用来减轻屈曲或伸展挛缩的形成。泡沫垫附着在两块夹板上，材料切得足够大，可以盖住手。烧伤的手如同三明治样，夹在这两种衬垫之间，并由环状带缠绕固定住（图 15-7）。

躯干与骨盆

烧伤累及躯干的患者有发展为脊柱后凸的危险。锁骨的肩带设计成“8”字形，用来调整肩膀至后缩的姿势，以抵消在治疗上部躯干烧伤时的屈曲力。如果患者受到瘢痕挛缩的影响，商购的紧身胸衣或胸腰椎矫正器可以用来帮助保持中下部躯干烧伤患者的正确姿势。

对于骨盆、腹股沟和臀部的烧伤，可能出现屈髋和内收挛缩的问题。对于一些患者来说，带有外展棒或前髋部人字形夹板，可以用来加固髋部外展夹板。

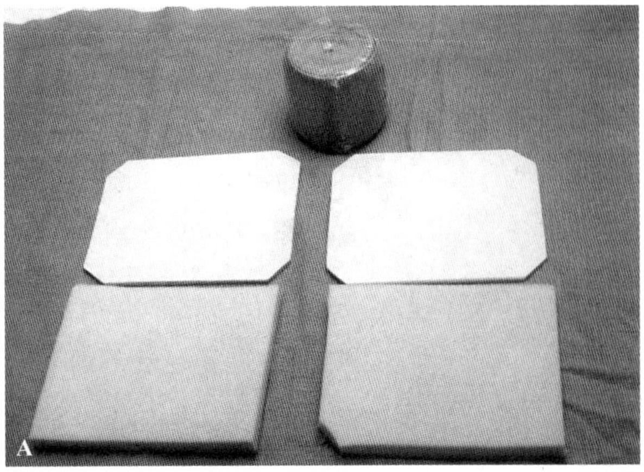

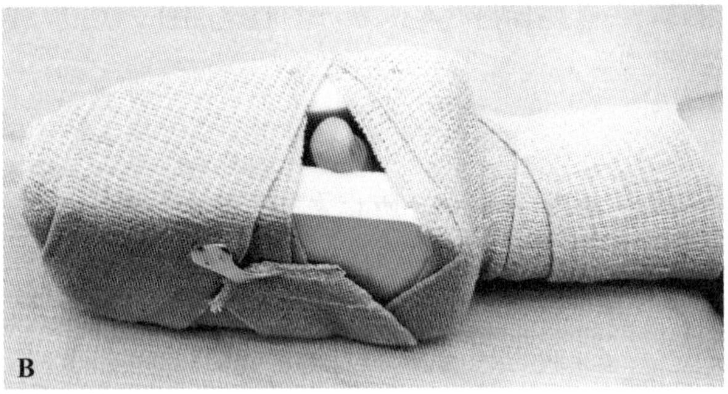

图 15－7 A. 三明治夹板的材料包括热塑性夹板材料，泡沫，以及加压包裹；B. 用于烧伤的手部三明治夹板。

下肢

膝关节的屈曲挛缩是一个很重要的问题。膝关节的夹板与肘关节相似，调整后可以适应下肢较长的部分。虽然膝关节烧伤患者通常选用膝关节塑形夹板，但是当烧伤的瘢痕成熟时，也可以使用三点扩展夹板或空气夹板来减少屈曲挛缩的风险。

由于结构和关节运动学的复杂性，踝关节和足部的烧伤经常会让类似于腕部和手部夹板的使用有些难度。无论是在跖屈还是背屈方向（或者两者都有），烧伤的位置决定了患者是否有可能出现挛缩的风险。后足下垂夹板、前或后踝夹板是最常见的踝关节夹板。从脚趾到小腿的距离是需要测量的，而肢体半周长则决定了夹板的宽度。在热塑性材料切割后，夹板需直接在患者身上塑形。衬垫的使用变得很有必要，并且在踝骨和后脚跟处的夹板如喇叭状张开。所以，足背部的烧伤治疗很难成功。

另一个重要的原因是考虑到对其他解剖区域的夹板设计并不能应用到足部烧伤。2001 年，协会发布了一份申请，有各种用于手背烧伤的夹板设计，而用于治疗足背部烧伤的仅有一种夹板设计。这个夹板有一个底座和一个贴合脚趾的背部热塑性塑料片，它用钩环材料带固定。此夹板是为了在瘢痕成熟过程中减少或防止足背的挛缩。“兔靴”和其他商购的足下垂夹板也可以用来摆位烧伤的足踝。塑型的皮鞋可以很好地摆位累及的足踝和脚趾。高帮的运动鞋提供了一种更便宜但也类似功能的脚夹板。脚趾塑型夹板作用于足背表面，以防止脚趾的伸展挛缩。

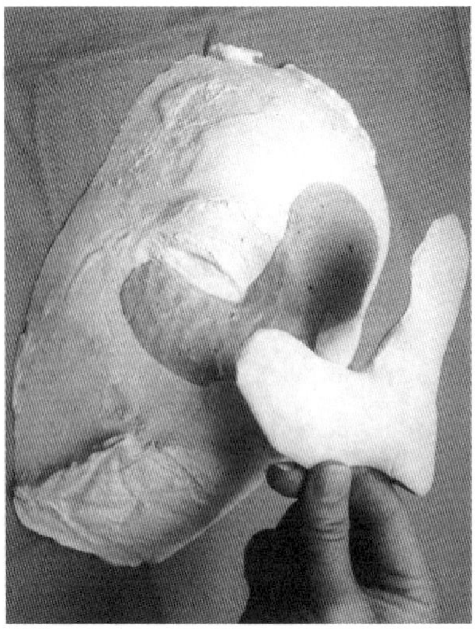

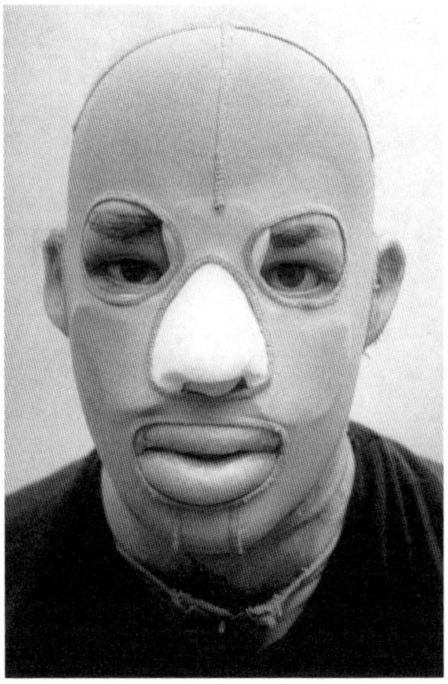

图 15－8 A. 该患者鼻和脸颊的弹性体模具将用刚性热塑性材料加固；B. 当穿在压力服下时，垫片会比压缩衣服更有效地将压力传递到脸部区域。夹板可能有助于减少下眼睑的外翻（外翻）。两者都会在愈合的成熟期佩戴，以防止过度挛缩和增生性瘢痕。

面部和嘴

面部的烧伤会影响眼睛和眼睑，面部的轮廓以及嘴周围的软组织。其中，口腔挛缩（小口畸形）特别麻烦，因为它妨碍进食（以及获取营养）、说话和口腔护理。为支持面部特定区域的功能轮廓而设计的夹板制作较为多见（图 15－8）。这种类型的夹板有助于减

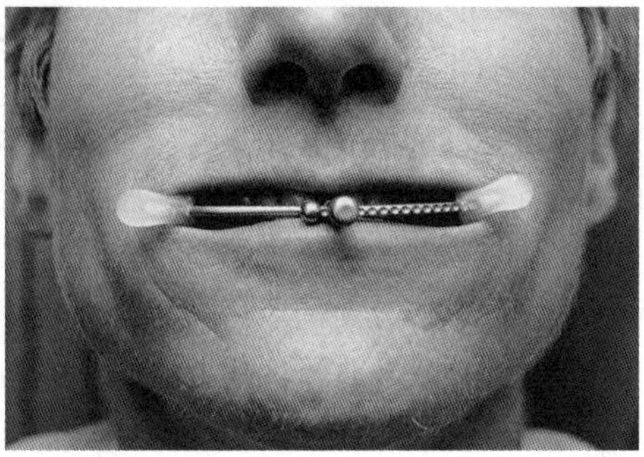

图 15-9　小口畸形的预防器具，用于保持嘴巴张开。

少瘢痕肥大，减少或防止下眼睑和嘴唇的外翻（外翻）畸形。

小口畸形预防夹板用于施压或延伸至口肌连接和纤维肌处，可在市场上购入或定制（图 15-9）。当患者没有进食或接受口腔护理或说话时，这种器械或夹板需要一直佩戴。在挛缩影响嘴巴张开的情况下，使用热塑性材料的锥形夹板可以逐渐增加嘴巴的张开度。在口腔张开后，牙锥放置在牙齿之间。当嘴可以张开更大的范围时，锥形狭窄的一部分会被切除，患者会适应更宽部分的夹板，以扩大嘴巴的开口。

注意事项

一些简单的材料，如在各种关节上用纱布包裹的压舌板也可称为夹板。弹性包裹如同动态夹板样，也用来增加关节活动度。这些方式只可以作为临时设备使用，并不是更稳定夹板材料有效的替代品。

挛缩患者经常使用系列夹板来帮助拉伸变形处。石膏模型、热塑性材料和动态夹板（动态夹板系统公司，马里兰州 Severna Park）已经成功地应用。个体定制的动态夹板也对烧伤后出现挛缩的患者有帮助。

在开放伤口上佩戴的任何夹板都有可能造成烧伤部位的微生物感染。事实上，在装有夹板一半时间内，都有可能从夹板表面培养出微生物。所以，清洁烧伤夹板的有效策略是必需的。简单地清洗和干燥夹板在清除所有微生物方面并不总是有效的。季胺化合物（每加仑 1 盎司水）的使用已发现是 100%有效的清洁剂，并且是推荐的夹板清洗处理策略。

在烧伤后，一些特殊的康复并发症会偶尔发生，特别见于那些深度烫伤或电击伤的患者。最常见的并发症是伴有运动或感觉缺陷的暴露的肌腱和周围神经病变。夹板保护或支持这些区域是很有用的。暴露的肌腱必须保持湿润，而这就需要使用带油膏基底的纱布或生物敷料。在肌腱松弛的部位，肢体会固定住以避免运动。特发性神经病变最常发生于烧伤表面积在 20%及以上的患者。继发性神经病变可能是由外周神经的过度牵拉或压迫引起的；这样的问题在深度烧伤后可能更常见，可以通过仔细和系统地监测患者的体位、敷料的紧密度和夹板的贴合度来预防。夹板也可以用来克服暂时性的或长期的神经系统缺陷，如足下垂。

案例 1　一例双上肢烧伤患者

M. J. 是一位 17 岁的女孩，3 周前在一场火灾中受伤，她的面部和双上肢有 11%体表总面积的烧伤。面部为Ⅱ度烧伤，并在 2 周内自然愈合。烧伤累及双臂，从手臂中间以下的双前臂和两个手背为全层烧伤，需要进行创面闭合植皮术。皮肤移植手术在住院的前 2 周完成，共进行了 3 次手术。

问题思考

- 哪些测试和措施最适合用来记录和随访 M. J. 的关节活动度、力量、耐力和功能状态的变化？对于她烧伤的严重程度该如何调整和适应？
- 对她面部 2 度烧伤，以及上肢的全层烧伤，移植在疼痛控制、瘢痕形成的可能性和伤口护理的情况是相似还是不同？哪些因素会影响她烧伤瘢痕的成熟？
- 在这个时候，她主要康复目标是什么？康复目标如何在治疗的各个阶段（炎症、增殖和成熟）进行转变？
- 在愈合早期，哪些关节最易发生挛缩？什么姿势最能减少挛缩发展的风险？在这种状况下，您可以推荐什么类型的矫形器？在伤口愈合阶段的进展中，还有哪些重要的干预措施值得考虑？
- 您会建议哪些被动和主动训练策略去提高关节活动度、愈合组织的柔韧性、力量和耐力？
- 怎样的教育和支持策略可能是必要的？
- 您会希望 M. J. 参与多久的康复活动？您将如何评估您的干预是否达到了康复目标？

干预和结果

当 M. J. 在术后制动期过后，她进行的治疗方案包括上肢灵活性练习、强化练习和有氧运动锻炼计划。早期的关节活动度通常会因为水肿和伤口收缩而轻度受限。皮肤移植手术后，所有受影响关节的ROM均有改善,除了左肘关节伸展和左手掌指关节(从2到5手指)屈曲下降。左手臂需要制作一个前肘塑形夹板,左手需要制作一个约40°的掌指屈曲功能位夹板进行固定。这两个夹板都是由热塑性材料制成的,并用钩环材料捆扎固定。这些夹板在休息期间、午睡以及夜间使用,以防止关节活动度进一步的减小。M. J. 在清醒时对所有受影响的关节进行被动伸展和主动训练的治疗训练和家庭康复,左肘和手是重点,康复难度较大。夹板的使用在2周后停止,因为关节活动度已经改善到正常。

在烧伤康复治疗中截肢和假肢

电烧伤的损伤比其他类型的烧伤更容易导致截肢。当电流通过神经组织、血管组织和其他深层结构时,会造成严重的损害。电流会导致细胞的破坏、组织的凝结、血管的血栓形成、神经病变和组织坏死。而其他类型的烧伤和冻伤只在伤口很深或者有组织损伤的情况下,才可能需要截肢。然而,一些截肢手术也可能是严重感染的结果。

烧伤患者截肢后可能会有并发症,如因多处伤口或瘢痕部位而延迟了假肢的安装和训练,在残肢上的皮肤移植,反复的外科手术(不一定与残肢有关),以及燃烧产生的代谢性萎缩。烧伤患者也容易受到新截肢患者所面临相同的术后并发症的影响:水肿、幻痛、神经瘤或骨刺的形成。因电击伤而截肢的患者可能会对骨刺的形成很敏感。另外,异位骨形成在烧伤人群中似乎并不普遍。烧伤后的水肿通常是短期的问题,很少会造成假肢训练长期的延误。但并没有报道显示,截肢患者比其他截肢患者更有可能出现幻肢疼痛。

任何这些并发症都可能会加重不适感,或者是延长进行假肢训练所需的工作量和时间,这可能是受限使用或拒绝假肢的原因。尽管存在这些担忧,但与烧伤相关的截肢患者还是能通过正确的治疗成功恢复健康的。

皮肤状况

对于那些在残肢上有皮肤移植的患者来说,皮肤的脆弱(它对压力和剪切力的忍耐力)是一个很重要的问题。在步态训练中,由于作用于残肢的压力,在皮肤移植或脆弱的瘢痕会导致皮肤上的损伤,伤口会出现水疱或小开创。在新的伤口完全愈合之前,假肢的使用通常要停止。与假肢相关部位的伤口或皮肤移植,例如,在上肢假肢的肩部或肩胛骨上,可能会面临出现伤口破裂同样的初始问题。尽管皮肤移植或脆弱的瘢痕可能会延迟或延长假肢的训练,但大多数与烧伤相关的截肢患者最终成功地在进行皮肤移植后的肢体上使用假肢。新的"抗剪"假体支架和内衬材料可能对与烧伤相关的截肢患者特别有帮助。

挛缩

烧伤患者典型的截肢术后挛缩是由肌肉和软组织缩短引起的。这种挛缩与受影响的肢体减少的力矩有关。当在残肢关节或移植部位处有成熟的烧伤瘢痕时,挛缩的风险会显著增加(图15-10)。这样的挛缩可能会随着收缩瘢痕组织的增加而迅速形成(图15-11)。在截肢后,为避免关节挛缩,需要警惕摆位和牵拉,小腿截肢患者需使用膝关节伸展夹板。

延迟安装

对于有大面积烧伤的患者,反复的外科皮肤移植手术来覆盖烧伤的伤口通常是必要的。反复的外科手术通常会推迟假肢的安装和训练。患者需要在术后卧床休息7天以确保移植部位的初步愈合。为了保护新的移植部位并促进其愈合,假肢可能暂时不太会被使用。治疗师的持续监测以及对残肢的谨慎包裹,可以帮助克服连续手术带来的一些问题。

稳定的体重

由于代谢过度,烧伤的患者通常会体重减轻。大面积的烧伤会使身体的新陈代谢需求增加一倍。虽然有严重烧伤的人会得到营养补充,但这通常是减缓而并不能避免分解代谢而致的体重丢失。大多数人需要一系列的修正或重新调整才能重获分解代谢过程中所失去的体重,直到体重稳定才能够适配永久的假肢。

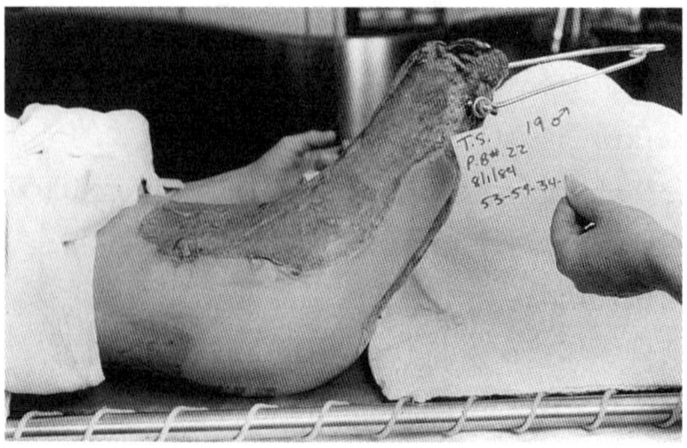

图15-10 本例烧伤相关的截肢,由于髋关节前表面植骨瘢痕引起的屈曲挛缩风险增加。

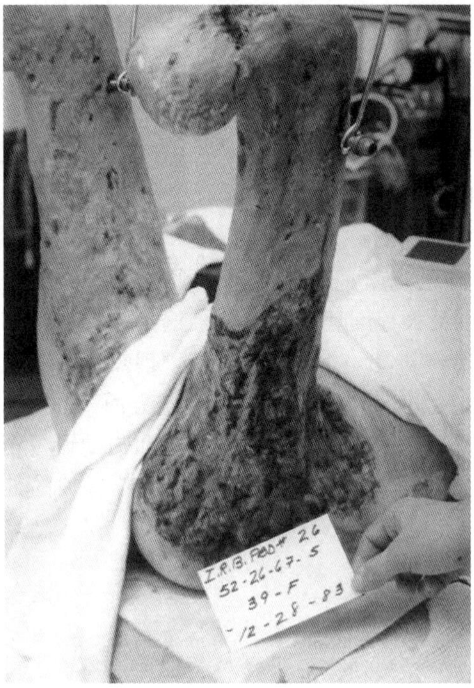

图 15-11　由于严重烧伤，患者需双侧膝下截肢。因为她烧伤护理所需的体位以及大面积移植部位不可避免的收缩和瘢痕，有严重的膝关节屈曲挛缩的危险。在远端残肢的皮肤移植区域可能最初不能耐受与假肢使用有关的压力和剪切力，导致假肢安装和训练的延迟。

案例 2　电击伤截肢患者

C. T. 是一位 32 岁的男性，他用金属梯子修剪树枝时，与架空电线接触而受伤，累及面部、躯干、双上肢（包括右腋下），以及他的右小腿 35% 的总体表面积。由于电流对组织的显著损伤，必须进行右侧肱骨和右小腿截肢。烧伤后第三天进行截肢，残肢的截肢部位需要多次修整。截肢后第六天，两个残肢成功地覆盖植皮。

问题思考

- 记录和随访 C. T. 的关节活动度、力量、耐力和功能状态的变化，用哪些测试和措施最合适？根据烧伤的严重程度，他们需要如何修改或调整？
- 鉴于他烧伤的原因，有关伤口愈合、挛缩的形成以及假肢适配前的护理的问题，哪些可能会影响您的临床决策？在早期的康复阶段，考虑到他的烧伤和截肢，最迫切的康复目标是什么？在未来的几个月？
- 与烫伤植皮术患者相比，像 C. T. 这样电击后截肢的患者，他的疼痛管理和伤口愈合会是怎样的？
- 哪些因素会影响 C. T. 小腿和肱骨假肢安装的意愿？C. T. 在小腿和经肱骨水平使用假肢的预后是什么？皮肤移植的问题如何影响假肢专家对假肢接受腔类型和悬吊的推荐？随着时间的推移，残肢的成熟和体重的变化会如何影响假肢的适应和功能？
- 对 C. T. 的残肢，在假肢适配前护理计划的关键是什么？组织愈合如何通过假肢训练影响他的进展？您建议哪种被动和主动训练能增强关节活动度、愈合组织的柔韧性、力量和耐力？
- 对于这位严重烧伤和截肢的年轻人来说，怎样的训练和支持策略是必要的？
- 您期望 C. T. 会参与多久的康复活动？您将如何评估您的干预是否达到了康复目标？

干预结果

虽然 C. T. 在植皮术后 3 周内安装了小腿假肢，由于右侧上肢剩余烧伤创面愈合所需的时间（6 周），C. T. 初期的上肢假肢安装必须推迟。考虑到他的烧伤程度，肌电（外部驱动）假肢的信号位点很难识别；因此，C. T. 装配了传统自身动力的肱骨假肢，带有钩环作为终端的设备（见第 30 章和第 31 章，了解上肢截肢患者的假肢选择和康复的更多信息）。因为新愈合的皮肤不能耐受假肢，所以肩部和左侧躯干的深度烧伤再延迟（10 周）安装假肢。

虽然压力的易感性需要特殊的抗剪压布衬，但是 C. T. 迅速适应了他的小腿假肢功能（更多膝下截肢患者的假肢选择与康复信息见第 23 章和第 26 章）。在他的经肱骨假肢适配和训练延期过程中，针对他的右上肢，开展了积极的治疗计划，包括机动锻炼和强化锻炼。残肢用加压包裹和接受腔塑形。其他受影响的部位也进行了类似的机动和强化（运动和力量）练习，还进行了旨在提高耐力的有氧运动计划。

伤后 12 周，该是适配并开始正式训练假肢（双控制缆索系统）的时间了。在左侧肩胛骨下方有一处皮肤破裂。这个部位用厚实的泡沫敷料和垫片。这样就可以预防皮肤的进一步破损。C. T. 在受伤 15 周后停止截肢相关的物理治疗。

在他的康复护理和假肢训练期间，由于其他烧伤有关的护理，特别是处于重要解剖区域的部位，C. T. 几次延迟了截肢管理。聚焦在准备包括经胫骨残肢在内加之假肢的功能性使用，以及准备经肱骨残肢与对侧手臂“8”字形线束和控制系统的功能性使用也很重要。C. T. 的许多康复护理主要集中在ROM运动能力和力量(尤其是上肢和肩胛带)和耐力训练。

培训

烧伤患者是烧伤康复治疗团队中最重要的一员。家庭成员和其他院外的护理人员必须尽早了解烧伤康复和康复的过程。培训的有效性体现在个人和护理人员对康复计划知识的掌握程度和理解能力方面。皮肤护理、运动项目、使用压力支持、摆位技术和夹板使用原则是需要教给患者最重要的东西。强化、推理和保证则是在计划培训教学时记住的关键字。

总结

从烧伤中恢复的最佳护理需要利用许多不同的健康护理者的知识和技能。康复专业人员积极参与烧伤后护理的许多方面，如伤口护理和外科移植手术，关于烧伤康复过程的培训，以及预防性的护理，从而可以最大程度地减少肥厚性瘢痕、挛缩、畸形和后续残疾等风险。烧伤后的康复护理需要有相关的技术和专业知识，如夹板设计和制造方面、训练处方(拉伸和灵活性、力量、耐力)，自适应和辅助设备帮助步行和日常生活活动，通常还需与假肢有关的处方和训练。

第16章
自调节座椅在管理神经肌肉与肌肉骨骼损伤中的应用

Adaptive Seating in the Management of Neuromuscular and Musculoskeletal Impairment

Barbara Crane

学习目标

1. 阐述使用轮椅和自调节座位(wheelchairs and adaptive seating)的适应人群。
2. 掌握轮椅和自调节座位的基本组成部分。
3. 列出自调节座位和移动性干预的潜在成果。
4. 总结与自调节座位和轮椅相关的生物力学原则。
5. 将主要的轮椅技术类型按技术先进性由低到高排序。
6. 论述使用轮椅的脊髓损伤患者形成压疮(pressure ulcers)的各种相关因素。
7. 详述关于管理脑瘫患者的严重痉挛,现今哪项轮椅技术对姿势的控制可能最有效。
8. 为发生脑血管意外后的患者推荐合适的轮椅及自调节座椅系统。

神经肌肉和肌肉骨骼损伤经常会限制个人步态的潜在功能。当上述损伤发生时,自调节座位支持和轮椅干预对个人恢复到最大功能性独立水平是必要的。他们每天使用轮椅设备的时间很长,使用轮式移动设备[轮椅(wheelchairs)或者动力车(scooters)]来达到其部分或者全部移动活动的人,经常需要自调节座椅的支持。而且,使用轮式移动设备的人在日常生活中的其他活动上经常需要帮助,或是在坐位姿势下需要姿势和平衡支持。伴神经肌肉损伤的患者通常需要专业的座位支持,以达到功能性独立、舒适、安全及生活质量等方面的最大水平。伴肌肉骨骼损伤而无神经缺损的患者因其长时间处于坐位姿势下或不能站立或行走,也可能需要姿势性的支持。

使用轮椅和自调节座位系统人群的年龄和种族各不相同。他们因很多不同的环境或原因而使用轮椅。一些人因为不能站立或全天地行走而使用轮椅。有些人则为了增加其移动性每天部分时间使用,如远距离或在不平地面上移动。有些人短期使用轮椅,因其疾病可在数星期或数月内恢复,如下肢骨折或关节置换术。其他人则因永久的失能情况而长期使用轮椅。

在美国大约有170万社区居民使用轮椅或动力车(powered scooters)来帮助移动。其中,大约150万人使用手动轮椅(manual wheelchairs),155 000人使用电动轮椅,142 000人使用电动力车。除这些长期使用者外,不包括居住在慈善机构中的人,在美国,在某特定时间,部分时间或暂时的轮椅设备使用者很可能有几百万人。1987年实施的国家医疗开支统计调查表明:有250万人居住在长期护理机构中,其中超过50%的人们使用轮椅来移动。使用轮椅者的范围包括,从未获取行走能力的幼儿到因各种致残疾病而丧失行走能力的老人。

在全部年龄组中,与轮椅使用者相关的疾病最主要是脑血管疾病,在18~64岁人群中,则是多发性硬化病。一般与轮椅使用者相关的其他疾病包括骨性和类风湿性关节炎、认知缺损和下肢截肢、四肢瘫痪和截瘫、心肺疾病(如肺气肿)、耐力有限、脑瘫、糖尿病及下肢骨科损伤。

使用自调节座椅和轮椅的人们生活在不同的环境中。很多人独立或辅助支持下居住在社区环境中。

另一些则长期居住在护理机构或支持性环境中。人们于家、学校、工作及户外环境中使用轮椅。依赖轮式移动设备以使其工作、学习、娱乐、自理以及实现个人目标。所以对轮式移动设备和座位支持系统的评估及推荐是一份重要的职责，通常由受过专业训练人员组成的团队来承担。

轮椅

轮椅，又称轮式移动设备，是一种复杂的辅助性科技。除提供一种移动方式外，此设备还为其他功能即日常生活活动提供了基础，如洗澡和穿衣、工作活动、娱乐等。为完成上述活动，轮式移动设备的几个相关组成部分必须同时运作以满足使用者的个人需求。轮椅的三个主要组成部分为座位系统(姿势支持部分)、轮椅框架(支持性结构)及驱动轮(图 16-1)。这三个部分分别提供不同的功能，但必须组成一个整体，以达到有效和安全的轮式移动。对轮椅使用者的功能而言，成功的整合极其重要。

座位系统

座位系统，又称调节式座位部分，在轮式移动设备中主要为轮椅使用者或操作者提供支持或摆位(positioning)。此部分可认为是轮式移动处方中的一种矫正性干预。

调节式座位是用来提高姿势性支持和摆位，以让使用者达到最佳功能。为完成上述功能，它必须符合下列 5 个目标：

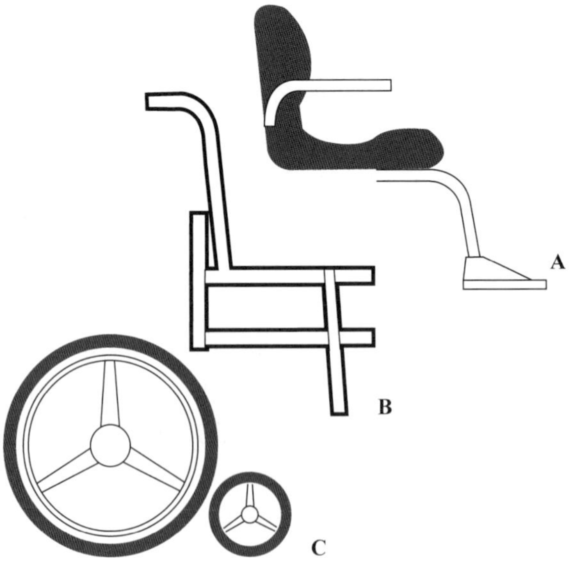

图 16-1 轮椅三部分组件：姿势支持(A)、支撑架(B)、驱动轮(C)。

(1) 为骨盆、躯干、下肢、有时包括四肢或头部提供有效的姿势性支持和摆位。

(2) 通过压力(pressure)再分配提供最佳的软组织(soft-tissue)负重，以将形成压疮的风险最小化。

(3) 为可以长时间耐受座位系统提供最佳的舒适性。

(4) 通过给使用者提供稳定的支持面以利于远端肢体功能。

(5) 使轮椅的移动性连接部分有最佳的接口(如手动轮椅的轮缘或电动轮椅的电动控制器)。

尽管上述目标对任何轮式移动设备的最佳功能都很重要，但是必须优先考虑每个使用者的个人需求。例如，整体姿势良好但感觉功能缺损的脊髓损伤患者使用轮式移动设备时，目的是需要更多地强调压力管理而不是姿势支持。

座位系统通常分为几个部分，每一部分负责支持不同的身体节段。表 16-1 总结了每个类型的座位组成部分的适应证。

支持框架和移动组件

支持框架与座位部分相整合，与驱动结构联系最紧密。支持框架最主要的目的是为座位支持系统提供流畅的整合或连接，并提供轮式驱动设备的移动组件。很多类型的框架都是可选择的；有些提供专业用途，如倾斜、斜倚或站立框架，但是大部分配置允许自调节座位系统的连接，以及使用者方便触及移动性结构。

轮椅移动底座，或称前驱结构，由驱动轮、脚轮、轮胎及各种用户界面组件所构成。移动底座的目标着重于使用者在环境内移动的便利性，可包括以下几点：

(1) 使用者在所在环境内的独立性移动。

(2) 安全移动及防止损伤，如过度使用或继发性损伤等。

(3) 移动效率最大化。

(4) 在个人环境中促进整体功能。

在 Cook 和 Hussey 的人类活动辅助技术模型中，轮式移动设备和座位系统定义为“外部驱动者”。这些设备方便或允许使用者执行多种功能。座位支持系统则描述为“通用外部驱动者”，因为其为使用者提供了许多不同的功能，如自我照顾、娱乐及移动。轮式移动设备则是“特定目的外部驱动”，意味着它允许使用者可在特定的环境中移动。

表16-1 姿势性支持部分和适应证

姿势性支持部分	适应证
坐垫	使用轮椅的任何时间内[表16-6可见关于坐垫(seat cushions)类型的详细描述]
solid座位支持	使用轮椅的任何时间内,尤其是有悬吊椅套座位的折叠轮椅
硬质背部支持	每天使用轮椅4小时或以上 坐位平衡或躯干控制受损 脊柱侧凸或需要对脊柱外侧及后侧的任何支持
胸部外侧支持	坐位平衡或躯干控制受损 柔韧性和僵硬性脊柱侧凸 需要为日常生活的安全或有效活动(如开车)增加额外的外侧支持
骨盆外侧支持	骨盆和躯干下部控制损伤 柔韧或僵硬性脊柱侧凸 膝关节内侧支持 坐位时下肢内收 下肢肌张力过高(痉挛) 下肢风吹样畸形
膝锁装置	在轮椅上骨盆前方稳定性不足 如果患者经常滑出轮椅 下肢伸肌严重痉挛
头部支持	由无力或肌张力异常影响头部控制
骨盆前侧支持	坐位下骨盆前方或后方不稳(如变成骨盆后倾或过度骨盆前倾、滑出轮椅)
躯干前侧支持	躯干前方不稳 需要为安全或有效功能活动(如轮椅推进、在高低不平的地面上移动、开车活动以及交通需求)增加额外的支持

座位及移动评估

座位及移动评估是涉及多方面的评价及测试的一个高度复杂过程。座位及移动评估与物理治疗评估有很多的相似之处,前者仅限于患者的座位及轮式移动需求。传统的物理治疗评估与座位及移动评估在结果上的主要不同点为干预方法。座位及移动评估的干预计划包括特定的轮式移动设备与自调节座位系统。对于任何治疗性的介入,第一步均是对患者的评估。这种评估使治疗师可以收集到全部信息,从而评价患者的需求并决定最合适的干预计划。

评估团队成员

受过专业训练的临床医师组建成团队结构,他们通常负责座位及移动的评估。团队可有受过轮椅座位及移动方面、专业训练的物理及作业治疗师、医

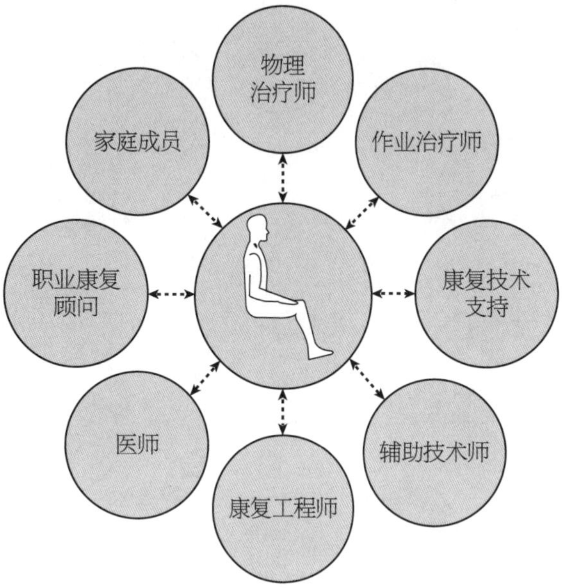

图16-2 以患者为中心跨学科的座位和移动评估团队是最成功的。

师、康复技术供应商、矫形器师及其他卫生保健专业人员。康复技术供应商是最终负责给患者提供设备的团队成员。他们参与评估过程,编辑设备报价和花费预算,从制造商订购设备,向设备资金来源处提交理由及账单信息,装配元件以为轮式移动系统的交货做准备。当有座位及移动问题的人们转诊到此团队,包括评估、处方和训练的多步骤过程就开始了(图16-3)。团队必须仔细记录其调查结果和推荐建议。

病史

跟大多治疗性评估相同,详细的病史是座位和移动评估的一项必要部分。病史通常包括以下相关方面的信息:诊断、失能状况的性质、相关健康问题、过去及现在辅助技术的使用、家庭环境及会用到设备的其他环境的描述、患者的交通需求以及设备的资金来源信息。上述要素对选择一种合适的座位及轮式移动辅具都至关重要。

患者的诊断是病史的重要组成部分——特别是与为什么多年来需要轮式移动设备有关的诊断。如果患者有残疾步态,必须描述其失能的原因以评估最有效的干预方法和向基金来源组织证明设备的必要性。需问的重要问题包括以下几点:

(1) 失能是什么时候发生的?

(2) 是急性的还是慢性的?

(3) 失能是进行性的还是非进行性的?

除了主要诊断之外,相关健康问题信息也很重要。相关健康问题可能包括呼吸问题、心血管及循环

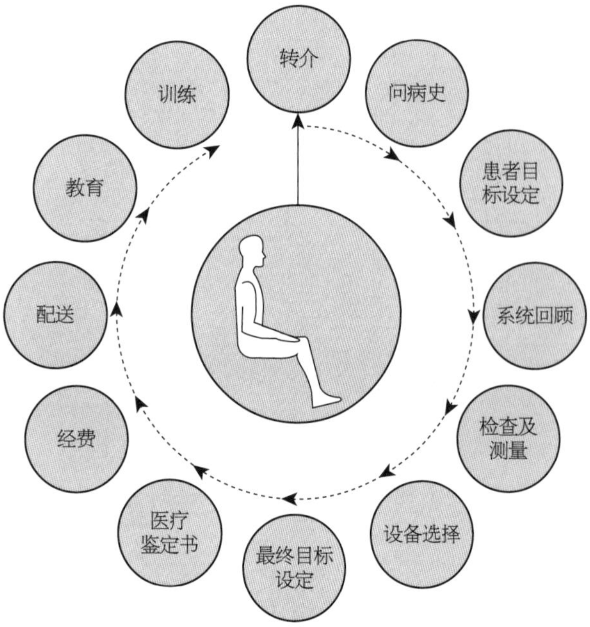

图 16-3 当患者转诊到团队时，其流程的第一步涉及收集相关信息和检查，包括特殊测试和测量（test and measures）。团队使用此信息并基于预后和患者的功能性需要来选择合适的元件。一旦设备元件预订及交货，团队则着手于患者的移动、安全及维修问题。

系统问题、癫痫、肠与膀胱管理问题、营养和消化、患者服用的药物、曾接受过或计划的手术、骨科有关的问题如髋关节或肩关节半脱位或脱位、骨质疏松症、其他矫形介入（包括任何腿和足部矫形器或躯干矫形器）、皮肤状况或相关感觉问题、疼痛问题、视力缺损、听力缺损以及认知和行为问题。诊断性信息和相关健康问题对合适设备的选择有着直接的影响。

病史必须包括与患者的设备使用和环境需求的相关因素。收集过去和目前辅具使用的信息是重要的。了解患者曾尝试过的干预措施及其效果可以帮助避免重复错误。此外，了解过去使用过的辅助技术与现存设备来连接新的设备（如可替代通信系统），也是很重要的。了解交通的模式（如汽车、改造式货车、公共交通、学校提供的交通）也很重要。因为所选择的设备必须满足这些交通需求。必须了解患者的家庭环境和将使用设备其他环境的需求，包括学校或工作环境及娱乐性活动。最后，但却至关重要的是必须考量其基金来源。不同的基金来源对证据记录有着不同的要求，此证据记录包括支持患者需求、选择设备的益处和医疗必要性，以证明设备可报销。

系统回顾

一旦收集好详细的病史，治疗师可能会着手于系统回顾（system review）。系统回顾包括影响辅助设备选择的主要系统（表 16-2），包括心肺系统（pulmonary system）、皮肤系统（integumentary system）、肌肉骨骼系统、神经肌肉系统以及个人交流和认知能力。在系统回顾中，可能会出现患者相关病史的追加问题，尤其是过去设备的使用，这些问题应与其余评估信息整合，包括以往的病史记录内容。

表 16-2 有关座位和轮椅评估的系统回顾内容

系统	评估内容
肌肉骨骼	关节活动度
	全部的肌力
	姿势不对称
	骨盆倾斜（侧向）
	骨盆旋转
	骨盆倾斜（前倾或后倾）
	脊柱侧弯
	脊柱过度后凸
	脊柱前凸
	任何可注意到的非对称的活动性
皮肤	皮肤破损史
	手术史
	皮肤检查以确定现存问题
	压力缓解能力
	压力管理设备状况
	使用过的成功或失败技术
神经	动作控制
	肌张力异常
	原始反射异常
心血管	心率
	血压（休息及活动）
	水肿
肺	呼吸频率
	气短（呼吸困难）
	血氧浓度（脉搏血氧仪）
	活动时呼吸状态的改变
	维持姿势时呼吸状态的改变
交流	言语性及非言语性
	代替或增强系统的使用（辅助沟通设备）
	交流有效性
	与家人或熟悉的人
	与不认识或不熟悉的人
认知状态	目前认知损伤的类型
	发育迟缓
	进行性痴呆
	全面的心理健康和评价
	学习能力
	对轮式移动功能的理解

如果患者已经在使用轮式移动设备，系统回顾必须包括患者现使用设备的评估。应记录现在使用任何设备的型号，以及设备的尺寸及现有状态。除了设

备的状况，也应注意患者在使用设备的姿势和功能。确定患者为什么需要新设备，对此进行评估极其重要。讨论的问题包括下列：

1. 患者是否因长大而导致与设备尺寸不符合或设备超出其预期寿命？

2. 患者是否因疾病状况或功能状态的改变而使需求改变？

了解目前设备是如何使用的具体细节及这样使用是否合适和有效，有助于设定目标及决定未来最有效的设备介入方法。

座位和轮式移动评估的原因经常转化为推荐此设备的理由，所以在评估中弄清此信息是至关重要的。如果患者过去都没有使用过任何设备，为什么现在需要此设备？在回顾中，也需要确定与轮式移动设备相关的具体的、以患者为中心及功能性的目标。在收集所有的资料及做出评估后，这些目标也要纳入干预方法内。

心血管和肺功能的评估，包括血压、心率、脉搏血氧测量、呼吸频率及水肿也同样重要。必须评估患者的皮肤状况，尤其是所有与座位接触区域。也应评估患者整体肌肉骨骼状态并记录其身高和体重。并且应该对患者现今使用的轮式移动系统的功能和移动能力进行整体评估，同时评估患者的交流技巧、能力及认知(cognition)水平。

测试和测量在座位和移动评估中的应用

系统回顾以特殊测试和测量形式帮助决定哪些区域需要更多综合性的评估，其测试和测量包括坐位和仰卧位垫上评估(mat evaluation)、座位模拟(simulation)、设备模拟以及压力测绘。如果患者有心血管疾病如姿势性低血压，在垫上评估和座位模拟过程中，不同座位姿势下稍大强度的测试和介入应该同时进行密切的血压监测追踪变化。很多监测和测量用于座位和轮式移动的评估过程中。有些测试对需要自调节座位的所有患者都是必要的，有些测试则仅用于特殊案例。关于自调节座位和移动介入的测试和测量可以根据姿势性、技术性、工具需求如软垫或座位模拟来进行分类。

垫上评估

许多使用的测试和测量纳入了垫上评估，包括患者在坐位及仰卧位两个体位下的评估。在坐垫评估期间，治疗师测量或明确患者的非支持坐位姿势、姿势不对称、坐位平衡、关节活动性(尤其是脊柱和骨盆)以及转移和坐位功能下的功能性活动，如伸手够物能力。仰卧位垫上评估对测量关节活动度、肌力、协调、肌张力异常和反射异常是必要的。必须特别关注实际

表 16-3　在座位和轮椅评估中使用的测试及测量

评估内容	测量或任务分析
坐位垫上评估	非支持性坐位姿势 坐位平衡 姿势灵活性 功能性能力 转移 伸手够物 日常生活模拟活动
仰卧位垫上评估	座位的角度 大腿至躯干角度 实际髋关节屈曲活动度 大腿至小腿角度 腘绳肌紧张度 小腿至足角度 骨盆灵活性 异常肌张力 移动技巧和能力 仰卧位与坐位间的转换
垫上(手)模拟(hand simulation)	需要支持的姿势 需要力的大小 减少活动性不对称的能力
座位模拟测试	合理的座位尺寸 合理的座位角度 座位倾斜或定向 背部支持座位 需要双侧的背部支持 其他模拟支撑和效果 外侧骨盆支持 外侧躯干支持 手臂支持(arm supports) 腿和足部支持(foot supports) 头部支持
设备模拟	曾使用的设备 模型中移动评估的结果 患者舒适度 模拟系统中达到目标的能力 含证明文件的照片
压力测绘(pressure mapping)	测试中注意使用的垫子 垫子测试的结果 压力分配模式 患者教育 使用合适坐垫的重要性 最佳压力释放办法
其他	自定义成型模型 脉搏血氧仪 循环功能测试 功能性轮椅推进测试

髋关节活动度、骨骼畸形如骨盆不对称、髋关节半脱位或脱位以及脊柱姿势的灵活性。由于重力对身体作用的改变，仰卧位垫上评估在确定姿势性畸形的灵活性方面至关重要。如果姿势性畸形在坐位评估时出现但在仰卧位垫上评估时消失，则此畸形的性质是“灵活的”，且可能在自调节座位系统中被矫正。另一方面，无论尝试任何复位术，姿势性畸形在坐位及仰卧位姿势时均存在，则这种不对称描述为“固定”姿势。

模拟技术和设备

座位及移动评估的其他测试和测量一般是使用模拟技术或设备来进行的。一般使用三种主要模拟技术：手仿真、商业座位模拟器模拟、商业座位和类似于可能选择的那些移动产品的模拟。

手仿真(hand simulation)通常是患者处于垫上座位时进行。模拟时治疗师使用其手部来模拟或模仿自调节座位系统各个组成部分所施加的力。这种方法治疗师可以明确外部支持是否能够给患者的姿势提供期望的效果，且可明确患者需要多大的力或身体上哪个部位是最佳施力点。

继手仿真，座位模拟(seating simulator)常用于验证手动数据。座位模拟是带有很多可互换组件高度可调节的轮椅框架。此设备首先是预设为能提供期望的支持；然后患者坐进此设备，治疗师可以确定设置实际上是否提供了理想的姿势性或功能性结果。

第三种模拟方法是将实际的商品配件装配到一个类似的评估系统中。如果其他类型商业模拟不能作为额外的组件可用时，可进行此操作。最后的模拟结果为在座位和移动评估时实际产品满足期望目标的效果提供了证据，且可能是为基金来源方提供关于为什么推荐该设备信息的极好方式。

座位和移动评估(seating and mobility assessment)使用的其他测试和测量包括压力测绘(图 16-4)、个性化轮廓座位模拟、模拟脉搏血氧测定、模拟具体的循环功能评估以及功能性轮椅推进测试。这些具体的测试可能不适用于所有的座位和移动评估，但可以根据患者的需求综合及匹配地使用。所有的测试及测量为治疗师评估与决定最终设备的选择提供了必要的信息。

护理计划与设备处方评估

所有评估会形成一个与患者功能水平和针对已确定的特定自调节座位及轮式移动设备需求计划相关的诊断(表 16-4)。医师和患者为在各种环境下使用设备设定具体的目标。座位和轮式移动的实际评

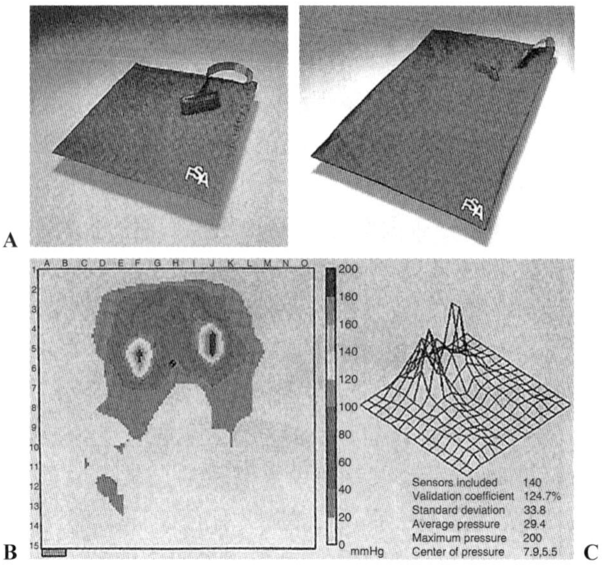

图 16-4 压力测量系统示例。患者所坐的压力敏感(pressure-sensitive)坐垫与电脑相连接(A)。电脑生成一个二维(B)或三维(C)的座位压力显示[经允许引自 Cook AM, Hussey SM (eds). Assistive Technologies: Principles and Practice, vol 1, 2nd ed. St. Louis: Mosby, 2002. p. 196]。

表 16-4 最终推荐组件

类别	详细
轮椅推动能力	距离 速度 安全性 推荐轮椅 更便宜的选择
最终设备选择	移动基础 获得方法 姿势性支持组件
座位系统目标	基于患者陈述的目标 客观性 可测量性 与推荐设备相关
轮椅和座位匹配及交货需求	是否初步匹配所需要？ 必需的访视次数？ 预计交货所需时间
训练和教育计划	训练何时开始？ 谁来进行此项训练？ 推荐额外的训练？ 需提供的书面材料 产品手册 管理和保养说明 安全建议和注意事项 合适及有效使用指南
后续管理计划	什么时候开始后续管理？ 按时访视或按需访视？ 再评估的频率？

估过程经常称为设备推荐或设备处方。此过程中将选择一个特定的移动基座及指定自调节座位系统。

自调节座位和移动介入的其他主要组成包含协调、交流和鉴定书(documentation)。物理和作业治疗师通常主要负责协调座位团队以保证达到患者的目标。此过程中所有团队成员的交流是必需的。所有团队成员必须知道评估的结果及涉及的最终目标。每位团队成员在此过程中均有相应职责;比如康复技术供应商主要负责根据设备需求来提供特定的制造商说明。这些说明将会在准备医疗鉴定书(letter of medical justification)时使用。除了一般的病史证明文件和物理评估外,在介入关于自调节座位的案例时,治疗师也需要负责准备医疗鉴定书。此证明极其重要,因为就座位和轮式移动系统而言,这是与涉及必要资金获得的所有资金来源方沟通的主要方法。

证明文件:医疗鉴定书

医疗鉴定书的目的是,为资金来源方提供失能患者的详细描述以及所推荐的设备,且着重于为什么需要开特定设备的处方。此文件需包含几个要素。引言段需对失能个人进行描述,包括诊断、发病日期、预后、病史总结及系统回顾。

然后,需提供在评估所使用的特定测试和测量方法以及评估的结果。包括但不仅限于以下信息:个人的功能状态、肌力、关节活动度、骨科畸形、运动协调性、异常肌张力和反射表现以及设备模拟结果。这些信息可以标准化的形式书写和报告,也可以以叙述的形式报告。

对于自调节座位及轮式移动系统的特定、可测量性及功能性目标需详细说明。必须包括选择设备的所有说明,有效证明个人需要此设备中每个特定部件(框 16-1)的理由。资金来源方有时也需要对其他可选择的低价设备说明,并说明这些选择对患者无效的理由。最终,应提供患者的信息总结以及主要治疗师和处方医师的联系信息,以便于资金来源方在回顾过程中出现任何问题时可联系到上述人员。

是否细致准备医疗鉴定书可能意味着,座位和移动系统的有效资金支持与冗长审查过程之间的差别,且可能使设备延迟交货数月。

座位和移动系统何时交货

在资金来源方批准后,订购并获得自调节座位设备,康复技术供应商通知治疗师,座位和移动系统准备交货。患者回到诊所,自调节座位和移动设备交货并调整以确保适合有效的功能。轮椅和座位系统的交货是介入过程的一个重要成分,且直接影响设备使用效果。

正常设备交货通常在评估和处方过程的几个月后完成。治疗师负责确认患者当时的状态和需求与初次座位和移动评估后相比较未改变。如果需求改变,则此时必须详细说明设备的修改建议。必须证实设备能确保满足所有的建议要求。最后,设备必须经过适当的调整,必须为患者进行安全使用、适应、保养和护理等方面的培训。

患者应有机会在最初交货中检查及使用设备以确保能够有效达到评估中所设定的目标。门诊患者或住院患者的生活环境可能需要一段时间的训练及更进一步的康复干预。此外,应指导患者与护理人员对设备的日常保养和清洗,可以通过口头指导、示范以及书面形式(如设备制造商提供的手册回顾)。患者和护理人员也需要学习何时应该返回诊所进行设备的调整或修改。

座位和移动结果的评估

自调节座位评估最后一项重要环节就是再评估,或追踪和随访。自调节座位设备需要定期调整。固定矫正畸形可能改变或进展,且功能水平经常变化。当设备不再能满足患者的需求时,必须再评估对设备的要求。这个可能会发生在如设备老化、年久失修或患者的功能性或身体状况随时间而改变时。大多自调节座位设备可使用的寿命是 3～5 年。如果个人活动量特别大或设备经常用于恶劣及苛刻的环境中,则设备功能性的寿命可能会更短。设备和患者需求的定期再评估对最佳功能的维持是必要的。尽管计划再评估预约很重要,但患者也需要理解何时及为何要联系治疗师,在定期访视期间要求再评估可能是必要的。因为患者是最了解关于设备的适用性及设备是否能达到目标的人。

座位和移动的生物力学原则

对使用轮椅的人们而言,自调节座位涉及力学原理应用从而为最佳功能提供姿势性支持和稳定性。在此方面所有力的应用均受物理定律所支配且在生物力学领域内描述,其中生物力学是关于身体姿势和运动的一门研究。所有自调节座位部件对身体施加力或扭矩(torques),最终造成姿势和静态或动态平衡的改变。不恰当的应力或不合适的配合部件可能会导致一系列座位和移动问题。表 16-5 总结了最常遇到的问题。

框 16-1 自调节座位和轮式移动干预方法和目标的实例

例 1

推荐原因：家中频繁摔倒

评估发现：仅能步行 6 m(20 ft)且不稳；摔倒风险高

目标：功能性距离安全且独立移动，室内环境至少可移动 60 m(200 ft)

设备特点：手动(manual)、电动辅助(power assist)或电动轮式移动设备

理由：患者能在其所处环境的功能性距离下安全且独立操控所选择的轮式移动设备

例 2

推荐原因：在轮椅上直腰坐困难；易倒向左边且驱动轮椅困难

评估发现：垫上评估时发现坐位平衡较差，躯干肌肉力量薄弱致使躯干控制力弱，无坐位平衡保护反应

目标：能够维持直立坐位姿势及进行所有的功能性活动，且无跌倒，如轮椅操控、日常生活活动

设备特点：硬质坐垫和背部支持，如果模拟现实在这些姿势下稳定性增高，而不影响功能，则可能需要躯干的侧方支持，将座位向后倾斜或打开座椅背角

理由：患者能在骨盆和脊柱有足够的支持下坐直，以允许日常生活活动或其他功能性活动时上肢有最大化的功能

例 3

推荐原因：耐力受损；易疲劳及无法走进社区

评估发现：操控轮椅不能超过 30 m(100 ft)且在室内手驱动时，即使是在轻型轮椅上，呼吸也会变得相当短促

目标：在家中或社区，能够在各种期望环境耐受功能性距离移动

设备特点：电动轮椅或动力车

理由：患者在家庭环境中可用所选设备独立地进行功能性距离移动

例 4

推荐原因：左侧坐骨结节下压疮

评估发现：垫上评估皮肤检查发现左侧坐骨结节下 2 级压疮；坐位时骨盆倾斜下出现，仰卧位时消失(活动性)

目标：改善压力分布，矫正骨盆倾斜以降低左侧坐骨结节下压力；为轮椅提供有效减压设备及训练

设备特点：保护皮肤和坐垫摆位以重新分布压力，使坐骨结节下压力最小化，支持骨盆处于中立位；可能也需要增加躯干支持，可能的侧方支持以矫正骨盆倾斜姿势

理由：设备将提供间隔长达 4 小时的安全坐位，而不会增加压力。有助于促进目前压疮的恢复，将矫正骨盆倾斜和使左侧坐骨结节的负重最小化，已通过压力测绘证明

例 5

推荐原因：右肩疼痛和无力，转移和手动轮椅推进困难

评估发现：右肩肩袖撕裂致使疼痛及肌无力

目标：使右肩疼痛最小化和减少压力的同时使功能性活动最大化

设备特点：电动轮椅的介入能最小化右肩压力；滑板和转移训练使右肩压力最小化

理由：患者可在右侧上肢疼痛最小化时功能独立且可在所有移动和转移活动中独立

表 16-5 在支撑或改进中不当的生物力学所导致的潜在性问题

支撑或使用问题	可能造成的生物力学问题	设备可行的解决方案
座位太长	骨盆后倾 滑出轮椅	缩短座位或提供额外的背部支撑(有效缩短座位)
座位太短	压疮，股骨下缺少支持 滑出座位	增加轮椅座位深度或加入更长的含固体支持的坐垫
座位太宽	坐位时骨盆侧移 骨盆倾斜 躯干侧凸 不稳定感	缩窄轮椅座位或增加骨盆外侧支持使骨盆重心适当的维持在轮椅中
座位太窄	(股骨)大转子处压疮 移入和移出轮椅时转出困难	加宽轮椅座位
靠背太宽	柔韧性脊柱侧凸 躯干侧倾 骨盆倾斜 不稳定感	缩窄靠背 支撑胸部外侧 支撑骨盆外侧

（续表）

支撑或使用问题	可能造成的生物力学问题	设备可行的解决方案
靠背太窄	缺乏功能活动所需的运动能力 躯干外侧皮肤破损 不适感致使无法移动	加宽轮椅靠背
靠背太低	躯干上部的不稳定性；功能活动受限 胸椎过度后凸 骨盆后倾	加高靠背 固定的靠背（如果现在靠背是悬吊类的）
靠背太高	在轮椅上易向前倾 不能很好地驱动轮椅	降低靠背高度 缩窄靠背上部以增加肩胛骨移动性
后轮太靠后	肩部疼痛；冲击力 不能很好地驱动轮椅	向前移动后轮
后轮太靠前	轮椅向后倾斜；使用者无法控制	框架上向后移动后轮

轮式移动设备的推进，尤其是手动推进，取决于使用者所施加的力和扭矩。必须理解这些力，因为它们可能会对身体有长期的影响；轮椅使用者有重复性动作和过度使用损伤（overuse injuries）的风险。理解基本的生物力学原则以及它们如何影响自调节座位和轮式移动的设计，对力的策略性应用以使轮式移动设备使用者的功能最大化且使损伤风险最小化是关键。

对每位轮椅使用者来说，没有单个策略或即使是一小系列的策略都是起作用的。每个轮椅使用者都是独特的，且都有个性化的一系列问题和目标，因此每个人需要自调节座位的个性化方案。许多生物力学和人体工程学的原理支配着自调节座位中力的应用，但是都以如 Engstrom 所述的基本原则为中心。此类原则包括如下：

（1）为骨盆提供了稳定的支持基础。

（2）提供足够的压力分布。

（3）允许患者转成主动体位（如前倾）。

（4）允许体位变化。

（5）为背部提供支持。

（6）允许有可能的足部及腿的自由运动。

（7）给使用者提供安全、保障及舒适的感觉。

提供满足上述所有需求的自调节座位常常极具挑战性。

骨盆的稳定性

坐姿的基础挑战是获得骨盆稳定性（pelvic stability）。尽管坐较站而言，支持面更大且身体的重心更低，但是实际骨盆在坐位下更不稳定。站立时，韧带张力和平衡的肌肉活动致使骨盆稳定。坐位时，许多韧带松弛，且髋关节的屈曲姿势改变了力线及髋关节周围肌肉的效率。另外，如果患者处于坐位时表现为腘绳肌缺乏弹性（缩短或变紧），骨盆后旋和脊柱较站立位时更加屈曲的姿势（图 16－5）。这种屈曲的姿势则表示肌肉疲劳或异常高的椎间压力，上述均导致了长时间坐位的不适和疼痛。

施加于自调节座位系统上的力必须克服这些自然的趋势，以及由异常高肌张力和其他与失能相关的损伤所导致的任何姿势不对称。为了达到上述要求，必须尽可能将力有效地应用于身体，同时考虑杠杆力臂及力将应用的表面区域。

当应用的力矩控制或影响身体的姿势时，则所需的力与杠杆力臂、身体旋转轴心与力的作用点的距离成反比。当到旋转点的距离增加时，达到预期效果的所需要的力则减小。此原则对于自调节座位系统非常重要，因为在处理应用于身体表面的力时，减少所需要的力对于个人能够承受此施力是至关重要的。完成此目的的一种方法是与尽可能合理地将施力远离其身体控制压力与施力直接相关，但是与力所分布

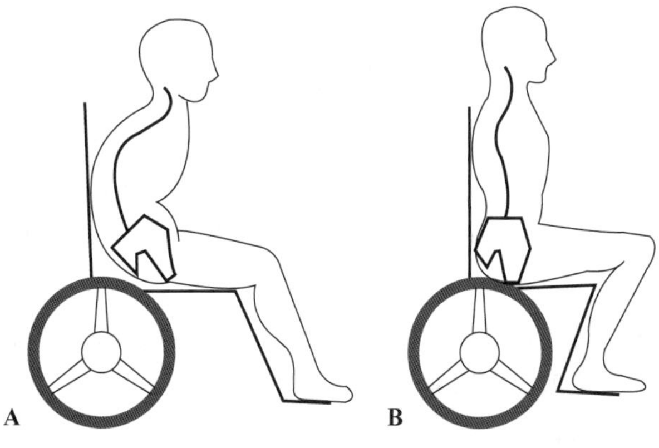

图 16－5　A. 当腘绳肌紧张时，如果膝关节也相对过伸，则骨盆呈后倾位，并造成腰椎前凸减少、胸椎后凸增加以及颈椎前凸的增加；B. 当腘绳肌紧张时骨盆及脊柱达到最佳矫正的一种方式是缩短座位深度和（将足部）摆位于座位下稍后方。

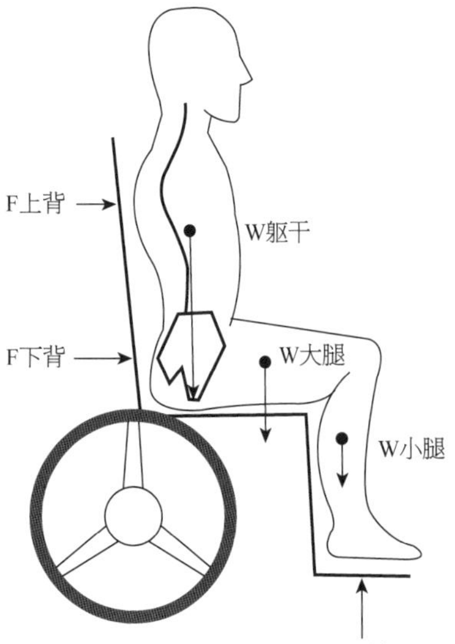

图 16－6 身体每个节段都有其重心（W HAT，W 大腿，W 小腿）。这些向下的力必须被来自支持面的反作用力所抵消（座位、上背部、骶部、足部）。W，重力＝作用于重心的地心引力；F，反作用力。

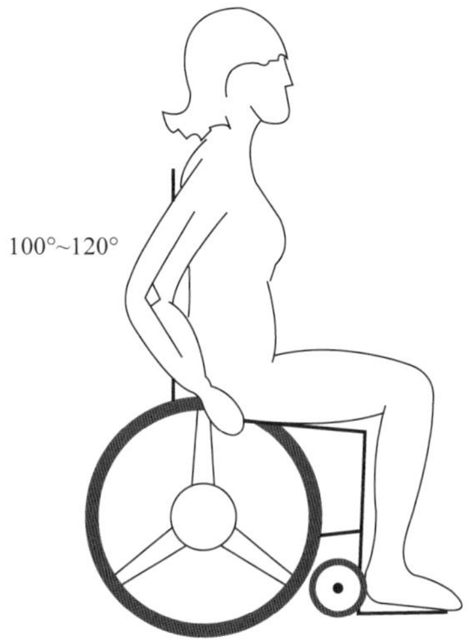

图 16－7 为使手动轮椅推进的生物力学效率最大化，当使用者的手放置于推进轮辋顶端时肘关节应可屈曲 100°～120°。

的面积成反比。意味着如果需要很大的力以达到期望效果，提供更大的接触面积会减少施加于身体上的压力。尽可能将力应用于更大的区域对避免压力相关的皮肤压疮以及增加轮椅使用者的舒适度及耐受度都是至关重要的。

理解并应用这两种生物力学原理，协助临床医师设计合适的座位系统，达到姿势稳定和功能定位的目标，同时让患者感到舒适及耐受。

自调节座位系统必须平衡的主要力量之一是重力（图 16－6）。重力是恒定的施加在身体上的力，且每个人必须抗重力以维持其直立位姿势。自调节座位组成部分必须提供足够的外力支持，并与轮椅使用者应用的肌力相结合，以达到个人理想的姿势来维持长时间的坐位且进行期望的功能活动。这点可能会相当有挑战性，这取决于轮椅使用者产生与重力相拮抗的肌肉力量的能力。如果患者肌无力或肌肉疲劳，则身体摆位应允许重力促进所需要的姿势或功能。这常常是使用倾斜或斜倚式座位系统的主要原因。这些系统允许人的身体能够在空间中再定位，能使重力促进达到需要的姿势或功能，而不是需要患者一直产生肌力来抵抗重力。

驱动

生物力学原则对手动轮椅的驱动也极其重要。手动轮椅的使用者存在许多肩关节和腕关节疼痛及损伤的相关问题。理解轮椅推动的生物力学、了解轮椅构造的重要性以及轮椅推动训练，对最小化或防止这些过度使用的损伤是很关键的。轮椅使用者的重量应该被分布在后面（带有与后轮相关的座位移动式靠背）以减少滚动的阻力并使轮椅更容易被推动。这点也将会使轮椅更容易向后方倾翻，所以必须要仔细考虑使用者控制这种向后倾翻的技巧。

座位表面应该要足够低，以允许当使用者的手放在轮辋顶端时肘关节可屈曲 100°～120°（图 16－7）。这种姿势会尽量减少对肩关节的影响，最大限度地提高推动力。

使用手动轮椅者必须熟练及持续性使用合适的推动技术。长而连贯的动作限制了对上肢关节和软组织过度受力，降低了推动轮上的载荷。相反地，短而起伏的推动则与更高的能量消耗和重复使用综合征的发生有关。手能在“恢复”过程中落在轮缘的下面，或者非推进部分的动作，有助于形成连贯性的动作，保护肩关节免受损伤。

座位分类和材料

近 20 年来，已经发展了许多新的轮椅和自调节座位技术。技术性的发展帮助满足了两个主要的轮椅座位的目标：姿势性支持和压力的管理。神经肌肉损伤患者，使用轮椅成为他们日常生活的重要部分，因其需要极其重要的支持以维持最适宜的姿势，从而使功能最大化、使疲劳和不适最小化，虽然也可能会造成压力积聚使局部软组织受损的问题。

座位支持面，通常也称作“轮椅坐垫”，实际上要复杂得多。座位组成可通过许多不同的方式分类，如

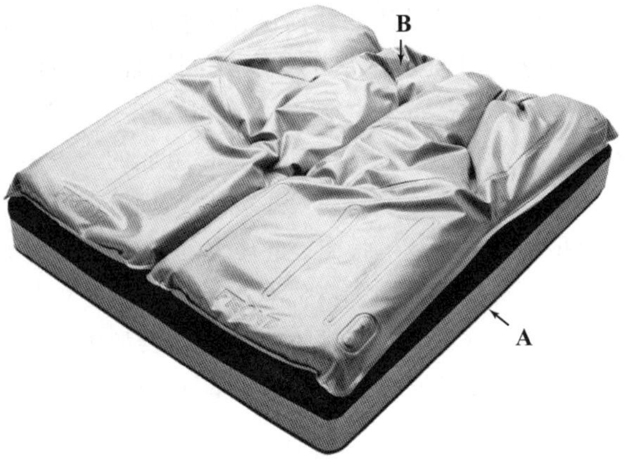

图 16-8　J2 坐垫是一个有两种目的的被动坐垫。其坚固的、海绵状的底座提供姿势性的支持(A)，且其充满液体的囊状物提供了增大的接触面积从而可以减轻负重压力(B)(经允许引自 Sunrise Medical，Longmont，CO.)。

形状、轮廓以及材料。Garber 将轮椅座位分为两个基础的类别：支持型座位和压力管理型座位。许多患者需要座位发挥最优化的姿势和压力管理。尽管此分类可以帮助我们了解轮椅产品的基本功能性部分，但是对大多数座位设备来说此分类过于简单。许多座位支持面设计为可以同时处理摆位和压力管理需求，尤其是患有神经肌肉损伤的患者(图 16-8)。那些仅部分时间使用轮椅的人通常不需要依赖外部的姿势支持，且可能会使用"通用"泡沫坐垫以增加舒适性。

被动和主动座位系统

座位表面也可以根据主动或被动设备来描述或分类。本章所描述的大多数支持面在本质上都是被动的；其对施加于身体上的压力作出反应，但并不主动施加或改变任何力。然而近来，主动坐垫技术使多种压力管理设备发展起来。这些坐垫有主动的(机械性)结构，如电池供能的泵系统，实际上会使气垫以某种方式发生改变，从而系统地改变了压力分布。尽管主动坐垫对特定患者的压力管理可能是高度有效的，但是其价格非常昂贵，而且依赖泵系统及电池装置，其比普通坐垫更重。它们也易发生故障且需要更多的保养以维持效果。

非轮廓面和轮廓面座位系统

不管坐垫的具体用途，座位表面可根据其形状或轮廓来进行分类。大多数基础座位表面都是平面或非等高的。这些平面最易制造，也最容易因患者需求的发展或其他改变而进行调整。非等高座位表面的弊端是不能容纳实际不平的身体面；导致与身体接触面区域不是最适宜的，从而造成与座位表面接触的骨性突起和软组织区域的相对高压。为了增加接触面积及更好地分布压力，增加表面的轮廓以利于更紧密地与身体形状相配是必要的。

非等高面存在两个水平：波状(通用轮廓面)座位表面和定制-波状面座位表面。波状座位表面是围绕一般的模具设计的，其目的是与曲面组件相比更精确地匹配身体形状。许多产品都有多种尺寸。波状表面可设计出更好地符合骨盆形状的座位组件，以及更好地符合脊柱对线的躯干支持部件(图 16-9)。这些表面对姿势支持和压力管理两方面的效果都是取决于合适的精准度。临床医师在最初评估和处方时决定合适的位置。

表 16-6　轮椅坐垫优点和缺点

坐垫的主要目的	坐垫特点	常见问题解决
一般使用(舒适)	由泡沫、软性材料、空气、液体、凝胶或者复合材料组合而成	一般轮椅使用：每天少于 4 小时 可能是暂时性或间歇性的使用 个人具有保护性意识 个人具有良好姿势和坐位平衡
压力管理	可包括泡沫、软性材料、空气、液体、凝胶等两种或两种以上材料组成 负重超过一般使用坐垫时加深轮廓 设计必须增加压力的再分布	每天使用轮椅超过 4 小时 个人感觉受限 个人转移或再定位能力受限 个人皮肤破损风险性高
姿势性支持和摆位	由与保护皮肤的相同材料组成；包括额外的姿势性支持，其可能会包括坐骨支(方向推进垫)、骨盆外侧、大腿内侧和大腿外侧支持	每天使用轮椅超过 4 小时 使用者肌张力异常 使用者有可变动的姿势不对称 使用者坐位平衡较差或坐位时骨盆或下肢控制能力差
压力管理，姿势性支持和摆位	结合上述皮肤保护和姿势性支持坐垫的特征发现	每天在轮椅上超过 4 小时 使用者感觉障碍或皮肤破损风险性高 使用者有上述所列的姿势性支持需求

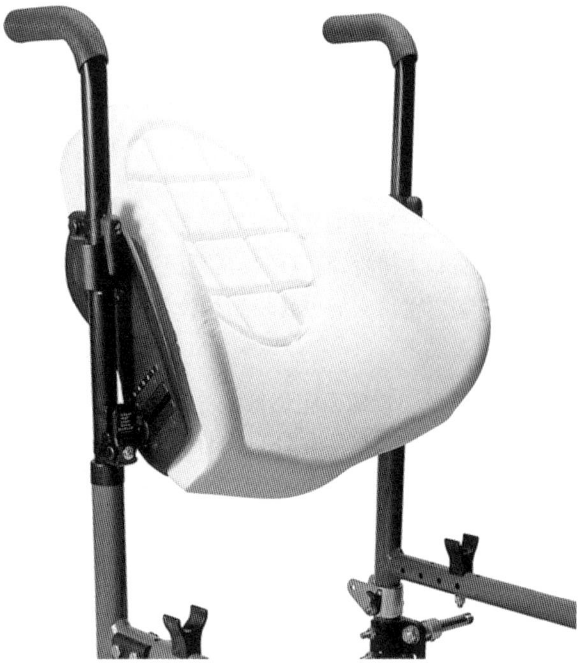

图 16-9 Jay Care Back 是波状面背部支持的示例。此靠背可以按需求来倾斜，网状泡沫使压力从有明显胸椎后凸患者的棘突处分散（经允许引自 Sunrise Medical，Longmont，CO.）。

定制波状表面是直接根据患者的身体形状来制造的。可通过许多技术来帮助定制座位表面的测量，包括手工成形泡沫、计算机辅助设计或计算机辅助制造系统、“发泡”技术等。这些系统都有一个相同的目的：尽可能准确地记录个人身体的形状以制造出准确的符合个人轮廓的支持表面。

材料

坐垫或其他姿势性支持的另一种分类方法是根据支持设备所包括的组成材料。各种各样的材料应用于姿势性支持设备的制造中。最常使用的材料包括各种泡沫、空气、凝胶材料、水基性材料或者这些材料的组合。在选择座位系统时必须仔细考虑每种材料的属性和特征（包括优点和缺点），以最好地满足患者的座位需求以及使压疮发生的主要风险因素最小化，包括骨性突起处的压力、剪切和摩擦力、温度以及湿度。

泡沫是制造支持性表面最常使用的材料。现有两种主要的泡沫：弹性（闭合孔及开放孔材料）和黏弹性。两种类型都有优点使其很好地适用于姿势性支持的使用中，但同时也需考虑其缺点。弹性泡沫根据应用的负载按比例变形，此方法可以帮助减少骨性突起处的最高压力。然而，它们不能提供良好的包裹，且往往会不易散热。黏弹性泡沫对温度较为敏感，意味着其在更高的温度下会变得更柔软和更有弹性。这种特性可以帮助其提供比弹性泡沫而言更好的压力分布，但是其取决于身体摆位接触的热效应。

充液坐垫常常是由空气、水或包含在一个或多个容器中有大有小的黏性液体等材料组成的。大多数产品坐垫提供了更多的浸入式缓冲，从而分散身体更大面积的压力并减少骨突处的压力（图 16-8）。坐垫使用的材料类型影响了身体与支持表面接触处的皮肤温度和水分积聚。了解不同的材料类型可帮助临床医师选择轮椅座位中合适的坐垫，以进行压力管理和摆位支持。

覆盖材料对姿势性支持设备的功能而言是很重要的，尤其是坐垫和背部靠垫。不管支持本身的材料是什么，还是覆盖材料改变了支持的性能特点。例如，刚性的覆盖材料阻止了坐垫给使用者提供最佳的包裹。同时，如果高摩擦力系数的覆盖材料封闭了低摩擦力系数的材料的选择。覆盖材料也需要是有弹性的、容易清理的，防水及美观以使使用者感到舒适。

移动部件的使用

轮椅使用者如果想要在其所处环境中独立移动，他们必须能够完成一些动作，即为轮式移动的基础。这些动作称轮式移动使用方法。此方法可以是完全手动、完全电动或者电动辅助式手动。手动推动轮椅的使用方法与电动轮椅的需求是不同的。表 16-7 总结了各种轮式技术的优缺点以及指南。最好的使用方法和框架特征允许轮椅使用者获得最有效的移动（图 16-10）。

无论是手动轮椅还是电动轮椅，团队必须仔细考虑患者的背部支持、四肢支持需求以及锁定机制类型，以最符合每位患者的需求。表 16-8 提供了不同肢体支持和锁定机制的优缺点概要。

手动轮椅

手动轮椅通常有一对较大的轮子，通常为后轮，推动轮子时轮椅可以移动。后轮有时也称为驱动轮。其直径通常在 50～66 cm（20～26 in）。常用直径稍微小一点的推动缘来装备后轮，连接到后轮外部。手轮圈，而不是轮子，是大多数手动轮椅使用者的使用点。使用者通过手轮圈推动车轮，可以同时控制轮椅的速度和方向。

驱动轮轴心位置和手轮圈顶点位置对使用者使用及手动推进下的最大效率是极其重要的。标准的轮椅没有可调节的车轴附着点，因此使移动效率达到

表 16－7　各种轮式移动技术的优缺点及应用探讨

轮式移动设备	优点	缺点	应用探讨
半调节式手动轮椅（轻型）	使用简单 可折叠方便携带	非定制 缺乏轴可调性，可能会限制使用者的手动推进	暂时或临时使用 环境允许的话可以在室内应用
	比标准轮椅重量轻 部分可调节 易推动 耐用 可提供定制座位	对许多使用者来说仍太重	
可折叠式完全调节性手动轮椅（超轻型）	框架非常轻 最大可调节性，尤其是后轮车轴位置	很多可调节或可拆卸部件 设计太复杂，需要更多的耐力	永久失能的轮椅使用者全天使用 使用者可放于后备箱携带
	个人定制	折叠框架存在会损失一些推进能量	可在不平地形的环境下使用
	提供定制座位 因良好弹性可用于不同地形 可对侧折叠以方便携带		
刚性框架完全调节式手动轮椅（超轻型）	框架非常轻	不能像框架折叠式轮椅般易于在不平地面上使用	永久失能的轮椅使用者全天使用
	最大可调节性，尤其是后轴位置	用后备箱运输携带可能会更困难（折叠时的体积不够小）	使用者需要最有效的推进系统
	个人定制		可于大多室内或不平地面的室内使用
	较折叠式框架轮椅的可拆卸或可调节部分少 提供定制座位		
电动辅助式手动轮椅	框架轻	较无电动辅助式轮椅更重	耐力或肩关节受限的轻型手动轮椅使用者
	操纵类似于手动轮椅	携带时难以拆卸	有长距离行走需求或独立进行室外步行困难的手动轮椅使用者
	使肩处压力最小化		
空间倾斜框架轮椅	允许空间旋转便于压力管理或其他便利	框架通常很重或体积庞大	轮椅使用者以便于压力管理或其他医疗原因，如呼吸道疾病，需要空间旋转
	可同时手动及电动驱动轮椅	携带时通常不能折叠 如果为手动轮椅，通常有小的后轮，推进时需要帮助	
倾斜框架轮椅	可调节座椅靠背角度，经常为完全仰卧姿势	框架通常很重或体积庞大	在需座椅靠背角度改变时使用
	可同时手动及电动驱动轮椅	倾斜姿势时需将后轮设置足够远以提供更大的支持面	压力管理时使用
		使用手动轮椅时推进困难	可用于轮椅上的自我护理 可在需要仰卧位床上转移时使用 常于最初的康复中训练坐位耐受能力时使用
动力车	易学的动力移动 良好的户外活动	只有一种操作方法 较大的转弯半径；大多数家中使用困难	用于耐力有限的人 通常用于户外移动
	易于转移的旋转坐垫	不能定制座位；几乎没有座位支持选择	
	便于功能活动的篮筐或其他附件，如购物		

（续表）

轮式移动设备	优点	缺点	应用探讨
电动轮椅	室内和室外使用时都能达到完全的动力移动	重	个人无法有效地推进手动轮椅
	可有多种操作方法	携带需要厢式车	室内及室外长距离移动时使用
	提供定制座位支持	较手动轮椅操作性少	手动轮椅使用者可在工作或学校环境中部分时间应用
	提供电动座位选择，如倾斜或斜倚	需要更多的初始训练以使安全和功能最佳	

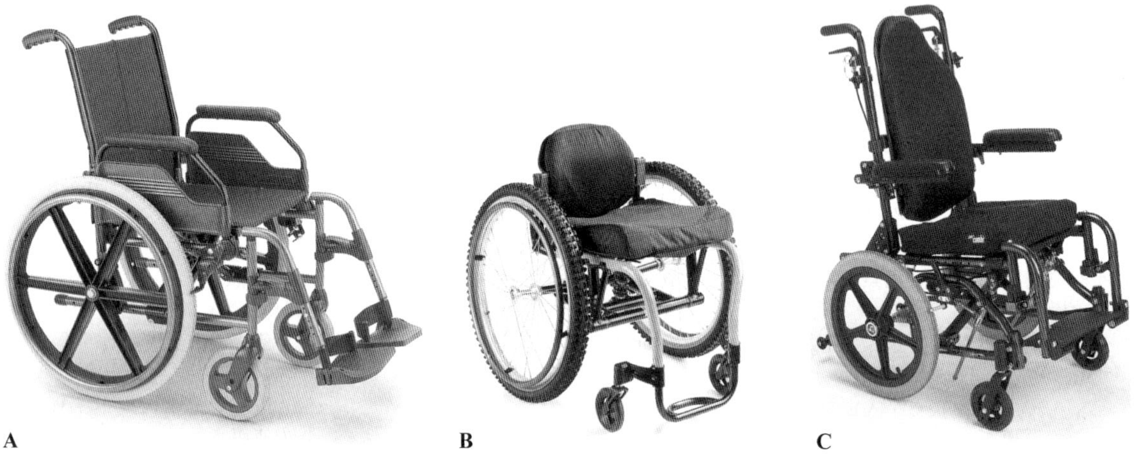

A B C

图 16－10 轮椅支持结构和移动基础选择的示例。A. 带扶手和收放脚托的标准轻便部分调节式轮椅；B. 刚性框架、波浪状座位、背部支持以及减震机制的超轻质轮椅；C. 带倾斜靠背和波浪状座位系统的儿童轮椅（经允许引自 Sunrise Medical，Longmont，CO.）。

最佳是相当困难的。许多超轻质和最大可调节式轮椅可以调节车轴位置，从而允许使用者根据需求来调节轮椅（图 16－11）。

尽管大多数（90％）手动轮椅使用者是利用双上肢以一种传统的手轮圈推进方式来推动轮椅的。但这不是轮椅推动的唯一方法，且可能不是最好的解决重复性劳损问题的方法。一些轮椅使用者仅有一侧功能性的上肢或一侧功能性的上下肢，通常是身体的同侧（如偏瘫患者）。更甚，其他人可能有严重的上肢无力，但是下肢颇为强健。对于不同人群，可以用其他方式替代手动轮椅。

仅有一侧强健上肢的轮椅使用者可能会使用轮椅上的一个把手驱动或控制杆驱动系统。这些系统同时连接了两个驱动轮的车轴（无论是双推动缘或是控制杆系统），因此使用者可以同时控制两个轮子并通过轮椅的一边来达到有效的方向性控制。有一侧功能性上下肢的使用者通常使用的推动方式是，推动一侧轮缘并将下肢放于地面以协助方向控制并增加推动的速度或力量。同样地，有较强健下肢和较弱上肢的轮椅使用者通常用双下肢置于地面的方式来“足部驱动”轮椅。不是通过常见的手轮圈操作，而是通过与地面的接触并间接使轮子对这些力作出反应，来控制轮椅的运动。

无论手动轮椅的使用推进方法如何，对功能性活动来说效率最大化是至关重要的。当上肢肌肉不能提供身体的移动，且不能通过科技来获得此能力，手动推动可能让使用者带来极大的压力和疲劳。大多数轮椅使用者必须进行功能活动的环境更加适用于两足步行，对于丧失行走能力而将轮式移动作为能满足要求的替代方式的人们来说，则会变得更加困难。

很多风险和手动轮椅使用相关。通过其他治疗干预（训练）或技术修整，其中一些风险是可控的。其他问题则更为严重，在为患者开具使用手动移动系统时必须谨慎考虑。对于不能完全控制轮椅平衡的新手来说，短期的风险因素是潜在的损伤，在斜坡或者路沿操纵时，也许会导致轮椅翻倒（通常是向后倒）。其他常见的损伤包括手指和手抓住轮辐或轮锁不当而致损伤、下肢不能提供支撑而受伤、在推进过程中

表 16-8　各种轮椅组件的优缺点

轮椅组件	选项	优点	缺点
下肢和足部支持	摆动式脚踏板	轻便 提供下肢支撑 转移时可拆卸	增加了轮椅重量(与平台对比) 需要日常维护 需要轮椅使用者管理
	翻转式足部踏板	轻便 很少有可移动的部件 非常稳定	可调节性很小 双下肢只能维持在相同角度 不适用于中度或重度的踝关节挛缩
		常能增加膝关节屈曲角度;对使用者而言更舒适和简洁	不能拆卸;可能会影响某些使用者的转移
	手动升降式腿支托	可多种腿部放置方式 可以预防某些依赖性水肿(真性水肿的管理也需要斜倚或倾斜以抬高下肢,超过心脏水平)	比标准型下肢支持系统更重 有许多可移动和可调节部件;日常维护需求更高
		可增加下肢舒适度	操作时需要更大的力量的敏捷度
上肢支持	后翻式扶手	稳定的上肢支持	多种可移动部件需要日常维护以保证正常运作
		通常较轻	需要保养使其使用流畅
		易于管理	并非对所有人都有充分的可调节性
	管状摆动式扶手	极轻便 轮椅使用者易于管理 对手部灵敏度和力量的要求较小	使用者可能觉得不稳定 不能承受极度或重复的压力 连接的硬件需要日常维护
	可拆卸、高度可调式扶手	多种姿势下支持上肢 转移时可拆卸	很重 可移动部件更多;日常维护的要求更高 使用者在管理方面可能会有困难;尤其是轮椅上的替换零件
	桌式扶手	使轮椅使用者靠近桌子、洗碗槽和书桌来改善功能	转移时可能不能提供足够的支持
		重量方面比一体式要轻	不能提供整个上肢的支持
	一体式扶手	提供整个上肢支持 车转移期间提供良好支持	比桌式扶手更重 无法靠近桌子、洗碗槽和课桌
轮椅锁	拉动式锁	转移时更接近表面 从轮椅上离开手不会被推进力打到	上锁时可能更困难
	推动式锁	容易上锁且安全	可能会妨碍推进 可能会阻碍转移
	座椅下锁或剪刀锁	推进时手可以完全腾空	上锁及开锁时需要明显更好的平衡和协调
		转移时无阻碍	更难调整

肢体失去支撑而损伤。在训练初期,大多数的风险都可以通过适合的练习和附加于轮椅的安全机制而使其最小化。最常用的策略是使用后轮防倾倒管,直至新手可以有足够的力量和姿势控制以掌握“车轮”的操纵和上陡峭的斜坡或台阶。

其他与手动轮椅驱动相关的危险因素不太好理解,但却是现今许多研究的焦点。包括手动轮椅使用者重复性劳损的长期风险,导致肩关节和上肢的功能受损或疼痛。关注的两个主要区域是肩关节(如肩袖撕裂)和腕关节(腕管综合征)。这些因素可能比以往所认为的更危险,尤其是长期依赖使用轮式移动的人。因为各个类型失能者的寿命在增加,他们在 20 年或更长时间内都依赖手动轮式移动,所以这些损伤变得更普遍,并影响其长期自理能力。

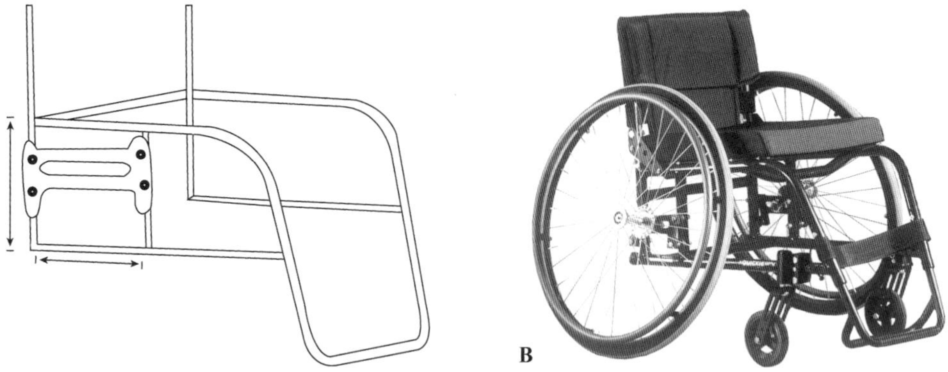
A B

图 16-11 在轮椅框架可调节的最大范围内，可以通过轮轴位置的前后向滑动和垂直姿势的调整，来改变车轮位置以满足使用者特定需求。A. 可以将轮椅托架按需求置于刚性框架上；B. 实际的轮椅（经允许引自 Sunrise Medical，Longmont，CO）。

何时使用电动轮椅是恰当的?

选择手动或电动移动对许多轮椅使用者来说很容易。例如，上肢仅有些许运动的四肢瘫患者从电动移动中受益最多。同样地，仅有轻微的躯干和上肢损伤的人明显是手动轮椅更适合。当不能明确判定个人一些特定活动的技能或能力，或不论个人手推移动设备的基本能力如何，其所处环境要求其需要电动移动使用时，何时使用电动轮椅这个问题则突显。

对于任何轮椅使用者来说，最重要的决定就是手动还是电动移动。两种移动方式都有优缺点，且这一基础选择会极大地影响整体功能。通常表明需要电动移动的条件和障碍常包括下列：

（1）严重的上肢或躯干上部无力致使不能驱动任何类型的手动轮椅。

（2）上肢运动共济失调或不协调。

（3）因肌肉或心肺系统损伤所致的耐力受限。

（4）可能导致上肢力量丧失或耐力差的进行性疾病（特别是进展迅速的进行性疾病）。

（5）上肢关节的骨性问题（如关节炎或陈旧性肩袖或腕管损伤）。

（6）需要定期长距离移动或需跨越不平地形时。

一旦决定需要使用电动移动设备，之后的考虑因素之一就是控制设备的操作方式。如果电动移动设备是电动车，则操作不复杂；摇杆式控制器最有效，并且可行。然而，如果考虑的设备是电动轮椅（图 16-12），那么可行的方法就变得更加复杂。电动轮椅操作方式包括标准的摇杆式控制器、开关控制器、吹吸系统和头控系统等控制器。这些选择可为各种明显损伤和功能受限的电动轮椅使用者设计出有效的控制系统。然而，作出这项决定的过程，对于必须评估和协助选择使用方法的临床医师来说会更加困难。

电动轮椅使用的最佳方式是允许轮椅使用者在长期使用中达到最佳的控制和功能。有时最简单的学习方法可能最终不会成为使用者长期使用的最佳方式。有些操控方法，如头部控制系统，需要较长的训练时间，但是与较简单的操纵杆系统相比，使用者的最终功能可能会更好。在选择最适当的使用方法前，可能需要缜密评估，多次训练，为了选择合适的电动操作方式和有效地训练轮椅使用者正确使用这些设备，临床医师必须了解各种不用类型的设备和每个设备如何启动或停止工作、转向或改变方向、锁定或解锁以及改变移动速度。理想情况下，临床医师必须了解如何调整控制机制从而让使用者达到最佳效果。这些技巧可能需要经过多年的培训才能掌握，大多数临床工作者需定期与有高度复杂操作需求的人一同

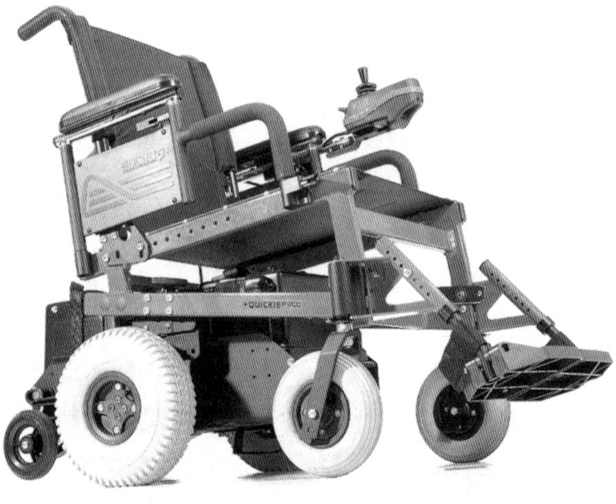

图 16-12 在此电动轮椅中，用包括轴距和操纵杆（或者其他操作方式）的移动部件来控制轮椅的移动。可以注意到前后轴距尺寸较长，是为了适应电池的重量及轮椅的运动（经允许引自 Sunrise Medical，Longmont，CO.）。

工作学习。

训练策略

无论所选轮椅或采用方法的类型如何，使用轮椅者的集中训练都是必要的。随时间推移和环境变化，训练交互进行。通常在患者康复期间介入学习轮椅技巧，但是无论是家中还是门诊机构中训练通常会一直持续，直至新的使用者独立掌握其高级的功能。最初的训练实际上可能是使用租借或临时的设备来完成，用这些设备来评估已有选项和设计，以在最终定下轮椅处方前获得最佳的移动。当交付轮椅和相关设备后，额外的训练通常是必要的。

培训功能性手动轮椅使用者有关设备的安全使用，从而使他们有能力且有效地克服家庭及社区环境中（工作和休闲机构）的障碍，能够执行或监督设备的基础保养（包括清洗程序和维护移动部件），并了解如果轮椅出现异常，该联系何人。

电动轮椅使用者较手动轮椅使用者经常需要更多的时间来集中训练以达到最佳的移动性和功能。训练必须包括对室内地形和障碍物的管理，如狭小空间转弯、门框和地板表面间的转移，以及克服其他的室内障碍物，如电梯。训练也应该包括室外的地形和障碍物，如斜坡、路沿、边坡、草地、砾石路以及拥挤人行道上的安全操作或穿过街道。如果开具了电动座位系统的处方，则必须培训使用者学习有关此电动座位系统的正确和安全使用，包括使用的频率及不能正确运转时该联系何人。

尽管轮椅的评估和处方通常在专业机构进行，设备交付后的功能性训练通常由门诊或家庭护理服务来提供。对于患者学习使用特定设备部分的问题，治疗师应该联系机构临床工作者，来制订最有效的训练方案。

压力管理座位系统

当处理轮椅使用者的多数或全部移动问题时，轮式移动设备本身的组件选择只是其中的一部分。座位系统或姿势支持系统与轮式移动底座和操作方式一样重要。座位系统对个人和轮椅移动系统的整合是重要的，且选择时必须考虑一些主要问题。

许多轮椅使用者的一个主要问题就是压力管理，任何人每天保持坐位超过 4 小时，其皮肤的压力相关损伤的风险都会增加。此风险会因许多因素而加剧，包括感觉障碍、皮肤周围温度升高或湿气积聚、营养不良或水合状态以及肌肉组织萎缩导致的软组织对骨性突起的保护减少。

长期持续的压力造成的主要问题是皮肤破损。30 多年来，此问题一直是许多研究的焦点，虽然较过去而言有更多的了解，但仍然是个未解之谜。就皮肤破损、造成原因及预防办法而言，个人和压力的相互影响、摩擦力和剪切力是近期研究的焦点。对许多轮椅使用者而言皮肤破损是一种极其高代价和容易导致衰弱的问题。皮肤破损的治疗经常涉及高价的手术介入和长期住院。皮肤破损也可能最终导致使用轮椅移动残疾人的生命预期降低。

主动和被动策略

许多技术已经发展到可提供压力管理。要知道长期承受的较小压力和短期承受的较大压力对皮肤来说都可能是有危险的。压力管理技术提供两种选择，其一是尽可能地加宽表面区域从而分散压力，另一种是改变姿势从而使施加于承重表面的力可以随时间变化。大多数依靠良好的用户培训和系统的使用来达到最好的功能和效果；如果使用不当或不持续，则任何的压力管理系统都不能完全预防皮肤破损。

可根据是主动、回转还是被动策略来提供压力释放，将压力管理技术分为三种常规类别。主动技术，如主动或动力坐垫，设计用来定期释放区域的高压力。动力坐垫通常分为一系列间隔的腔室。电动泵腔中的空气或液体轻柔持续地改变支撑面的结构（如医院病床上为不能改变姿势的患者使用的气垫床）。回转座位系统包括电动倾斜或斜倚装置、手动倾斜或斜倚系统或站立系统（图 16－13）。压力管理的被动技术着重于增加座位表面面积，通常是通过增加座位表面的包覆物或兼容性，或是通过将传统上高风险区域的压力转移到低风险区域，如将坐骨结节处的压力分布至股骨远端。一些被动技术可完全分散如坐骨结节等区域的压力，其他的则仅仅致力于减少这些区域的压力，通过在坐垫的特定区域使用更加兼容的材料（图 16－8）。

一些支持可能会导致皮肤“吊床效应”即当对坐骨结节区域减压时，其他部位（如尾骨）皮肤和软组织在骨表面伸展，此效应即使在无直接外部组织施压时也可能造成皮肤破损。

大小和设置

除了管理压力的产品技术发展外，临床医师通过学习大量座位干预方法来尽可能有效地管理压力。

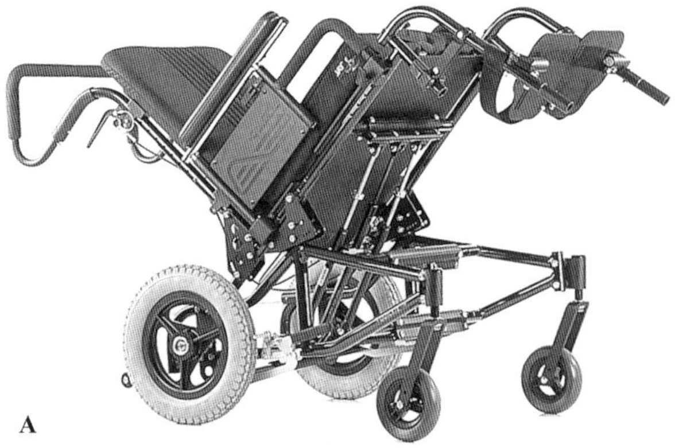

A

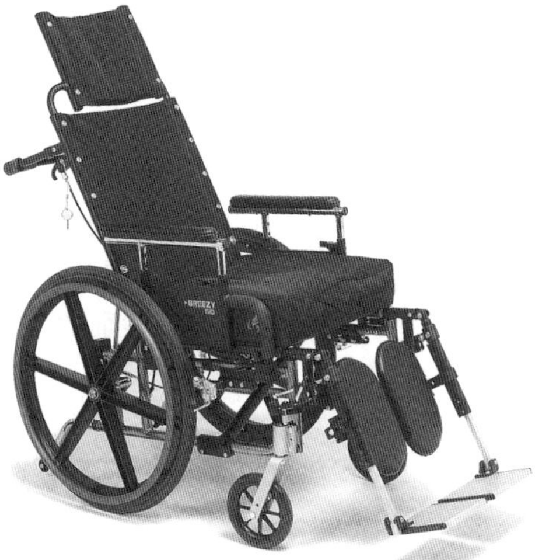

B

图 16-13 循环压力管理策略包括髋关节角度不改变的倾斜式(A)和髋关节角度伸展(髋关节伸展增加)的斜倚式(B)。循环压力管理系统现有手动和电动轮椅两种(经允许引自Sunrise Medical, Longmont, CO.)。

轮椅合适的尺寸和结构常常对恰当的管理压力很重要。有策略地使用波状表面、不同类型材料和覆盖物,合理布局移动系统以及选择有效座位,如倾斜或斜倚式座位系统(亦称为回转系统),都必须整合成一个整体以防止轮椅使用者皮肤破损。

训练

除了减压技术的选择外,轮椅使用者必须适当地训练和教育对此技术的有效应用。大多数技术的效应依赖于合适的使用,无论是轮椅上正确的摆位还是使用者合理的保养、调节及规划。有时一种特定技术的明显错误,更多的是与如何使用有关,或与不同技术相结合使用有关,而不是技术本身的实际错误。

座位的功能和舒适性

尽管座位的压力管理在研究和技术发展中占主导位置,最大的功能性和最佳的舒适度也同样重要。当座位可能不能达到其最佳功能时,轮椅使用者则无法达到最佳功能或可能变得不适。个体对座位的不适也会导致对其设备的满意度出现问题,可能会导致丢弃设备。为了达到最佳功能,个体在其座位系统中必须舒适且安全。

座位系统的优先性取决于评估过程中明确的问题和目标。如果患者有感觉缺损和皮肤破损史的问题,则压力管理座位将可能是最优先的。然而,使用设备时如果发现问题集中于最佳功能的缺失或感觉的不适,则增加功能和舒适度的目标可能更为重要。对于上述三种问题都需要考虑的患者,则必须仔细选择能平衡所有需求的设备,并使个体满足座位的所有目标。

明确这些优先性常常是相当有挑战性的。对于一个医疗护理团队,主要的医疗关注点可能是压力管理或提高舒适度,但是使用者可能更着重于特定的功能目标,且他们相信此目标较压力管理而言更加重要。有时,设备选择变得困难是因为一些要求可能为了更好地满足其他的需求而妥协。例如,医疗团队可能提供气液垫以期望达到最佳的压力管理,但是轮椅使用者可能会觉得不稳定、不舒适或功能不好。

当必须做出妥协时,可能会发生医疗护理团队或座位团队和轮椅使用者间的冲突。解决冲突的最好方法是找到一个能满足所有陈述需求的技术介入办法。如果此方法不可行,则必须恰当地对轮椅使用者进行有关选择设备的风险和益处的宣教,最终做出明智的选择。医疗专家应该记住使用者是唯一一个可以决定什么是对使用者环境最好的人。对个人的强迫性决定常常有很消极的结果,如设备的放弃或不当地使用,并且也可能消极地影响个人对提供过程和设备的满意度。最好的解决办法是最大可能范围地满足使用者所有的需求并带来最佳的顾客满意度。

总结

有关失能人群自调节座位和移动的科学仍处于初期。这一领域的重要研究仅开始于20世纪60年代,且此研究的重要发展仅在近10～20年间出现。近期的研究着重于能使个体参加不同娱乐和竞技体育活动的轮式移动发展(图16-14)。除此之外,一些关于轮椅座位和移动的重要研究发现现在正开始应用于轮椅移动座位的实践中。

大量研究为国际和国内座位和轮椅标准的发展作出了贡献。北美康复工程和辅助技术协会自1979年来一直积极致力于轮椅座位标准的发展研究。这

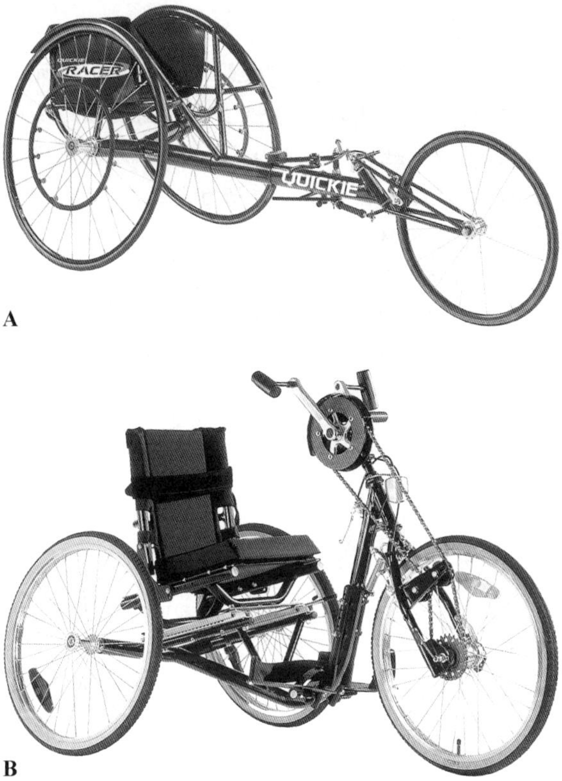

图 16－14　设计用于轮椅竞赛(A)和上肢电动自行车(B)的轮椅(经允许引自 Sunrise Medical，Longmont，CO.)。

些标准旨在为顾客提供关于轮椅安全和性能的客观信息。除此之外，轮椅标准为轮式移动设备质量和性能的提高提供了便利。标准的发展也为有关轮椅特性的研究提供了平台，并以此有机会为客户提供基于最终成本效益的高质量产品。现今有关姿势性支持设备的力量、功效和安全的轮椅座位标准正在发展中，为有关自适应座位产品的发展和研究提供许多同样地效益。

除了标准领域的研究在进行外，还存在大量关于轮椅座位和移动实践的兴趣和研究。尽管许多临床医师以基于证据的模型来进行临床实践，但是无论是关于使用的介入过程还是处方设备，很少有支持其功效的研究。一些研究者在发展和证实所测量的成果以便于此领域内循证实践的发展。一旦发展出恰当的座位和轮式移动测量成果，将这些成果应用于临床和研究设置和证据建立，那么此领域的极度需求将成为可能。少有关于评估座位和移动介入功效的随机化、临床对照试验。此类研究主要关注点在压疮预防，仍需更多关于轮椅座位和干预介入其他可能性成果的研究。

案例 1　C5/C6 完全性脊髓损伤患者

J. J. 24 岁，男性。8 周前于摩托车事故中脊柱 C5 水平遭受了创伤。其右侧 C5 神经根平面以下和左侧 C6 神经根平面以下运动功能完全丧失。在住院康复后，转诊至门诊以进行其第一次轮椅评估。

J. J. 肩关节平面以下的感觉严重受损，尽管他还有一些能力能感知其身体的局部区域。在来座位门诊的时候，他使用了颈部支具以稳定其手术修复的颈椎脊髓节段，接受了包括 C4～T1 椎体的脊柱融合手术。他将回到家与妻子和两岁大的儿子一起生活。他是一名建筑师，于离家约 32 km(20 mi)的地方工作，其工作职责包括巡视其设计工程相关的建筑场所。

在康复过程中，J. J. 使用的是一个完全自调节式手动轮椅，带有特殊的轮椅推进手套和塑料外套轮缘。一段时期内，能在室内地面上驱动轮椅 91 m(300 ft)但仍有疲劳和颈部疼痛等问题。他在室外地面和上下斜坡时需要帮助。J. J. 生活的家门口有 3 级台阶，但是他的邻居正在给他搭建斜坡，将会在他回家的时候完成。除了厨房和浴室，他家地板上铺有地毯。

以下列出了 J. J. 的目标：

1. 家中和工作场所尽可能独立。
2. 能够由轮椅转移到汽车上。
3. 尽可能快地回归工作。
4. 帮忙照顾两岁大的儿子和家庭。
5. 提高其耐力和减少颈部水平的疼痛从而可以全天坐起来和工作。
6. 维持皮肤完整性。

问题思考

1. 结合病史和目标，则系统回顾应该包括什么？
2. 检查中将可能使用什么特定测试和测量？
3. 根据他现在的功能状态和预后对恢复或损伤调节及相关功能限制影响，可能还需要哪些评估？

评估和预后

J. J. 的下肢或躯干都没有主动活动。他左侧肘部屈曲力量很好，右侧则较差，两侧肩部力量良好，但是任一侧都没有肱三头肌活动迹象。其关节活动度都是正常的，除了颈部范围（因颈椎支具而不能测量）。其有意识的感觉不稳定，且臀部区域无感觉。他全部转移、其他移动和日常生活活动如洗澡和穿衣都需要帮助。J. J. 在其尾椎区域有过已经治愈的压疮，是在急性期住院期间发生并已治愈。他可以每天坐6～8小时，使用的是超轻量、折叠框架手动轮椅以及泡沫和凝胶坐垫。

问题思考

1. 对于J. J. 座位和移动系统，团队的优先考虑是什么？这些优先性与J. J. 自己的需求相似还是不同？什么样的折中方案可能是必要的？

2. 在座位系统（非波状、波状或定制型）方面可能会为J. J. 考虑哪些选择？支持框架（轻重量、重型）方面？移动部分（手动或电动轮椅）方面？

3. 应该就J. J. 的压力管理座位系统有什么建议（主动、回转、斜倚或被动）？为什么？

建议

J. J. 的总体建议包括加有电动辅助部分的手动轮椅，以能使他更加独立地移动和进入所有的环境中，同时使其肩部和颈部的压力最小并且达到其能够转移至车上的目标。座位将由波状型凝胶和泡沫坐垫组成以符合他臀部的形状并尽可能地处理压力分布。J. J. 需要一个带有一般的轮廓和角度可调节坚固的背部支持，从而可维持合适的直立姿势，使其功能性和平衡最大化且使脊柱畸形的发展风险最小。塑料轮缘外套和特定手套会使与轮缘的接触最大，也能帮助其最佳的推进。

案例2 脑瘫患者

S. W. 是一名35岁的女性，脑瘫所致的痉挛型四肢瘫患者。大多数生活中她一直很好地使用完全可调节式手动轮椅。现在的轮椅已经用10年了，据她说这个轮椅快散架了（她的康复技术提供者证实了这个轮椅的大量修复史）。为了替换轮椅和座位系统的评估来到座位门诊。

S. W. 的下肢没有任何功能性的活动且双下肢都有严重的伸肌张力。其上肢的运动控制受损，她能够推进手动轮椅，但伴有些许困难。她可以由他人帮助拆卸座位和折叠轮椅以方便携带的情况下将轮椅转移至汽车内。她躯干和上肢的肌张力是波动的，但是她有明显的间歇性伸肌张力。

S. W. 作为一名行政助理独立地在事务所工作。轮椅可进入她的家，且事务所不需要长距离地驱动推进。当她去购物或是去商场时，朋友会协助她移动或从超市帮她借一辆动力车。

下列是S. W. 的目标：

1. 维持或提高她现在的移动水平

2. 提高她于轮椅中姿势稳定的感知能力

3. 较现在而言能够无困难地将轮椅转移至车内

4. 拥有易于管理和保养的轮椅（移动部分损坏较少）

问题思考

1. 结合病史和目标，则系统回顾应该包括什么？

2. 检查中将可能使用什么特定测试和测量？

3. 她现在的功能状态和神经肌肉状态的预后性质可能是怎样的（加上老化过程），及其相关的损伤和功能限制是怎样影响其评估需求的？

评估和预后

S. W. 的下肢和躯干有严重的力量受损，或较差的无支持坐位平衡、双下肢严重伸肌痉挛、髋关节屈曲受限于100°的骨盆-大腿角度、上肢中度无力伴运动控制不良以及波动的肌张力。S. W. 伴有严重的脊柱侧弯和骨盆旋转和骨盆倾斜。由于中等的躯干支持，她能够功能性地使用上肢并感到安全。

问题思考

1. 对于S. W. 座位和移动系统团队的优先选项是什么？这些优先性与S. W. 自己的期望相似还是不同？什么样的折中方案可能是合适的？

2. 在座位系统（非波状、波状或定制型）方面可能会为S. W. 考虑哪些选择？支持框架？（轻重量、重型）移动部分（手动或电动轮椅）？

3. 应该就S. W. 的压力管理座位系统（主动、回转、斜倚或被动）做出什么样的建议？为什么？

建议

S. W. 的总体建议可能包括新的定制型手动轮椅、带有折叠钛制框架、针对她特殊需求的僵硬姿势的详细说明、定制波状型坐垫和后背靠垫来给她支持和摆位、带有下肢升降腿支托的弹簧脚踏板、有按钮和特殊环圈的骨盆带可供她系紧和保护髋关节周围以及来稳定其上半身的勾环材料的胸带。定制非等高型座位与她可以束紧自己的前支持设备结合将提高她稳定的感觉和轮椅座位的整体适应。轮椅因为有较少的可移动部分，所以将会更耐用并能满足其移动需求。

案例 3　脑血管意外患者

M. L. 是一名 80 岁的老年女性，由于最近行走能力下降，她被转介进行轮式移动能力评估。10 年前，M. L. 突发中风，左侧身体功能受损。虽然她恢复了步行的能力，并且可以走路。目前使用四点拐杖，她很容易摔倒，严重受限的是她的移动障碍。她只能走 3 m(10 ft)的距离，而且必须有人的帮助下才能安全地走。因为这个限制，她大部分时间都坐在客厅的躺椅上，变得非常沮丧。她一直是一个很活跃的女人，希望能够在家以外的地方活动，以及她能自己在家周围移动。

问题思考

- 考虑到她的病史和她所陈述的目标，系统评估应该包括什么?
- 应该使用哪些具体的测试和评估?
- 她目前的功能状态和神经肌肉状况的表现(加上衰老过程)，以及相关的缺陷和功能限制，会如何影响对她所需的评估?
- 团队为 M. L. 的座位和移动系统首要任务是什么? 团队的优先考虑与 M. L. 的优先考虑有何相似或不同? 需要哪些必要的折中?
- 在座位系统(无轮廓、轮廓或定制)方面，M. L. 的团队应该考虑哪些选项? 支架(轻型、重型)? 移动组件(手动或电动座椅)?
- 对于 M. L. 坐位系统管理中的压力，应该提出什么建议?(主动、旋转、倾斜或被动)? 为什么?

建议

M. L. 在坐位和移动能力诊所接受评估。团队安排她借用一辆半调节的轻便手动轮椅和一辆电动轮椅一个星期，这样就可以评估哪种轮椅最能满足她的需求。她只能在光滑的室内地面上推动手动轮椅，而且很难把轮椅推上斜坡。她能完全独立地操作电动轮椅，但因轮椅体积太大而感到气馁。

康复技术供应商提供了一种更小的、可移动的电动轮椅，在整体尺寸和形状上更接近于手动轮椅。M. L. 在她的家庭环境中对这台轮椅进行了试用，并让她越来越独立，能够接触到家里的所有区域和直接的户外环境感到高兴。对于座椅，M. L. 采用了一般形状的泡沫坐垫和坚固的、可调节的靠背支撑。有了这个设备，她的姿势得到了改善，感到舒适和安全。

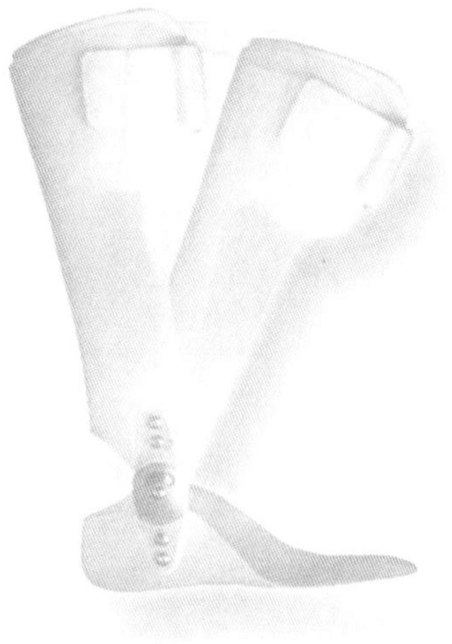

第 3 部分

假肢康复

Prostheses in Rehabilitation

第17章 截肢病因学

Etiology of Amputation

Caroline C. Nielsen，Milagros Jorge

学习目标

1. 阐述非创伤性、创伤性和先天性截肢的流行病学。
2. 比较截肢的主要原因。
3. 阐述血管/神经病理相关性截肢主要危险因素间的相互联系。
4. 解释不同种族和民族群体间截肢危险因素的差异。
5. 描述预防血管不良性疾病的健康促进措施。
6. 明确康复团队照顾截肢老人时所考虑的关键问题。

贯穿医学史，截肢已成为一个相对频繁采用的医疗手段，也经常是四肢复杂性骨折或感染唯一的选择。最先开始接受截肢通常是为了挽救生命；然而，其结果常常是不成功的——很多手术中幸存下来的人最终死亡，由失血导致的昏迷或感染及败血症发作。在这些早期的截肢中，尽快地清除受累的肢体节段是必要的。19世纪中期，伴随着防腐、无菌和麻醉的出现，医师越来越多地关注外科手术和组织的保护。现代医学治疗的发展提高了截肢的选择性。现今，当需要截肢时，手术将会在考虑残余肢体的功能性方面下进行。本章报道了截肢的流行病学；截肢原因的回顾；描述肢体病理导致截肢人群的期望结果；以及讨论肢体缺失人群的康复方法。

截肢流行病学

美国因为国家数据库没有统计关于特定截肢人群的数据，所以关于肢体缺失人群的监测数据有限。截肢人群的信息是从包括医院出院诊断信息的各种资源得到的。1996年，国家健康访问调查（National Health Interview Survey）得到了关于截肢和肢体缺失人群最全面的数据。约有160万的美国人有肢体缺失。在美国，每年估计有185 000人失去肢体。肢体缺失有各种各样的原因，包括血管损伤疾病、外伤、癌症和先天性异常（图17－1，图17－2）。2008年，Ziegler-Graham和同事进行了流行病学研究，并估计了美国2005～2050年这段时期的肢体缺失流行率。以2005年美国肢体缺失人们的数量为160万这一

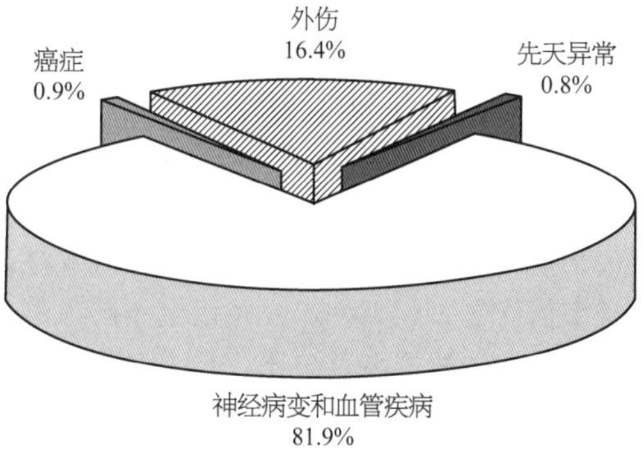

图17－1 截肢原因的比例。大多数截肢是由疾病过程导致。

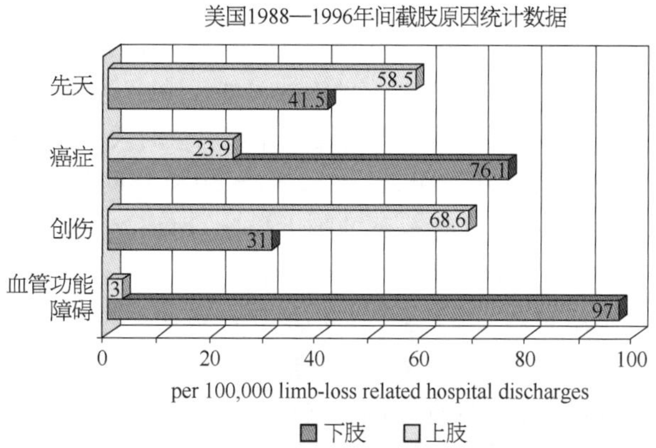

图17－2 在美国截肢原因的统计数据，1988—1996年，每100 000由美国截肢者联盟报道截肢原因（来自 http://www.amputee-coalition.org/fact_sheets/amp_stats_cause.html.）。

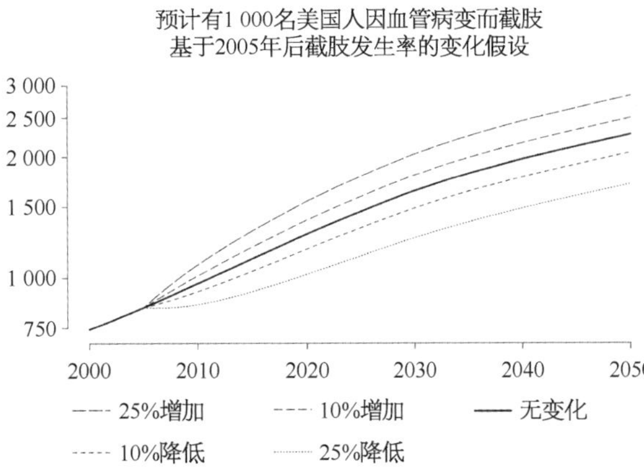

图 17-3 从 2000 年到 2050 年因血管疾病继发性截肢的美国人预计统计(对数刻度)(经允许引自 Ziegler-Graham K, MacKenzie EJ, Ephraim PL, et al. Estimating the prevalence of limb loss in the United States: 2005 to 2050. *Arch Phys Med Rehabil*. 2008;89: 426)。

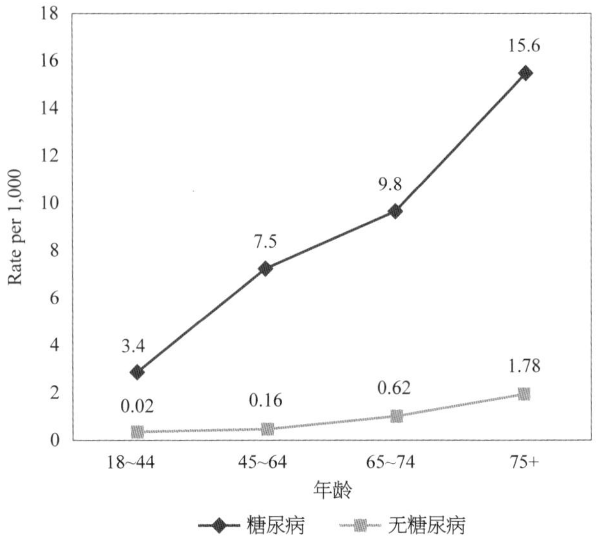

图 17-4 从 1988 年至 2006 年在美国非创伤性下肢截肢的糖尿病患者的出院率(经允许引自 http://www.ahrq.gov/data/hcup/highlight1/high1fig2.htm)。

数字为基础根据统计学分析,到 2050 年美国肢体缺失的人数估计将增加到 360 万。在接下来的 45 年截肢的人数预期将会超过双倍。肢体缺失的数量增加,平均寿命的增加和健康相关的年龄因素将扮演显著的角色。

截肢的主要原因是血管性疾病。截肢的易感因素包括糖尿病、高血压和血脂异常。影响血管健康疾病如周围血管疾病(PVD)、周围动脉疾病(PAD)和糖尿病是截肢的主要原因。血管性疾病大约占全部肢体缺失出院的 82%。1988～1996 年间,血管性截肢的增长率估计是 27%,为 65 岁及以上年龄人群发生疾病相关性截肢的最高百分比。其大多数是下肢截肢,为上肢截肢的 11 倍。男性比女性发生更多截肢,且截肢率(amputation rates)随年龄急剧上升。最常与截肢相关的疾病是血管不良性疾病包括伴有神经病变的 PVD 和 PAD。尽管 PVD 和神经病变更常与 2 型糖尿病联系在一起,血管疾病可以独立于糖尿病而发生。PVD 截肢频率的增加可能反映出老年人口的增长。这种增加很可能继续伴随现今的人口预测。45～64 岁的年龄组人口在 2002～2020 年间预测会增加 23.8%,且有截肢的极大风险,而那些 65～85 岁或更大的年龄组人口则预测会增加 71%。超过 85 岁年龄的人口预测会以最高的比例增加。因为血管性疾病的发病率随年龄而增加,这些人口统计学的改变很可能对将要进行血管重建和截肢患者的总人数产生巨大的影响。

糖尿病和吸烟是 PAD 形成的最强危险因素。其他众所周知的危险因素是高龄、高血压和高脂血症。肢体缺失患糖尿病的美国人口数量将继续增长,因为不断有报道称糖尿病是整个国家健康问题。2007 年,在 20 岁或更高年龄大约有 160 万诊断为糖尿病人的新案例。如果现在的趋势继续,3 个美国人就有 1 个将在其生命的某个时间发展糖尿病。糖尿病在成人中是非创伤性下肢截肢的主要原因(图 17-4)。糖尿病作为列出诊断的非创伤性下肢截肢(lower-extremity amputation)的出院人数从 1991 年的 45 000 人增加至 1996 年的 86 000 人。从 1988 年到 2006 年,患糖尿病的截肢患者出院的数量增加了 20%。

截肢的第二个主要原因是创伤。创伤性截肢(traumatic amputation)在年轻成人年龄群(20～29 岁)中最常见。创伤相关截肢的主要原因是损伤,包括机械(40.1%)、电动工具和器具(27.8%)、火器(8.5%)和机动车辆事故(8%)。创伤相关的主要截肢发生率随时间持续在降低。创伤截肢的减少是由于新的安全规章制度的实施、更安全的农场和工业机械的发展、工作环境安全性的提高以及抢救创伤肢体技术的医疗进步。每当重大武装冲突期间,有创伤截肢的老兵数量就会增加。美国和阿富汗及伊拉克的交战,导致了超过 1 000 名的军人遭受创伤性截肢。

肢体缺失的第三个原因是相关癌症。根据美国国家卫生统计中心,1988—1996 年医疗和利用计划汇编的数据,由癌症导致的肢体缺失在此期间表现出明显的减少，从 1988 年的每 100 000 人 0.62 个减少至 1996 年的每 100 000 人 0.35 个。截肢最常见的肿瘤是骨肉瘤（osteosarcoma），主要影响 11 至 20 岁年龄群的儿童和青少年。现今截肢已不再是骨肉瘤的主要介入方法，且此疾病现今的截肢率低于 1%。随着包括骨移植和关节置换的新手术技术的发展，以及化疗和放疗的进步，因骨肉瘤所导致的截肢发生率已显著降低。

先天性肢体缺失（limb deficiencies）或使用截肢术来调整或矫正则相对而言较少见，且先天性肢体缺失的出生患病率几乎不随时间而改变。有报道其比例范围为每 10 000 新生儿 3.8 人到每 10 000 新生儿 5.3 人。此比例保持相对稳定且占全部截肢中低于 1%。

截肢水平

截肢可以通过关节离断或通过长骨的横断来执行。截肢的平面通常是由所做截肢的关节或通过的主要骨骼来命名（表 17－1）。涉及下肢的截肢可以影响个人的站立和行走能力，需要使用假肢且常需要移动辅助设备。涉及上肢的假肢可以影响其日常生活活动，如进食、修饰、穿衣以及许多需要控制技巧的活动。由于手功能的复杂本质，上肢截肢的假肢代替物不能典型地恢复功能至下肢假肢所能达到的相同水平。

截肢手术平面在今天最常用的包括膝以下（包括小腿、足、趾截肢），为所有血管功能障碍肢体缺失出院总计的 97%（表 17－2）。这一比例很高，反映了下肢血管性疾病的患病率。经股截肢在血管功能障碍截肢中占约 26%。

表 17－1　用术语来描述下肢截肢的部位的术语

部位	术　语
足趾	跖骨
前足	激光切除术（一个或多个完整跖骨）
	经跖骨（穿过跖骨轴）
中足	部分足（例如 Chopart、Boyd、Pirogoff）
在足踝	Syme
膝下	小腿（长、标准、短）
在膝处	膝关节离断（knee disarticulation）
膝以上	股（长、标准、短）
在髋关节	髋关节离断术
在骨盆	半骨盆切除术

表 17－2　下肢截肢的发生率：1988～1996 年，出院患者的下肢截肢的年平均数和百分比

截肢平面	数目	百分比（%）
足趾	338 288	33.11
足和踝关节	116 302	11.38
小腿	287 295	28.12
膝关节离断	5 291	0.52
经股	266 465	26.08
髋关节和骨盆	6 588	0.64
双侧截肢	1 504	0.15
总计	1 021 733	100

一般情况下，下肢截肢相对于上肢截肢的比例在增加。这最有可能反映出下肢截肢老年人数量的增加而不是上肢截者肢数量的实际减少。

因为血管功能障碍疾病通常影响双下肢，很多人最终需双下肢截肢。大约 50%糖尿病相关截肢的患者将在 3～5 年内需对侧肢体截肢。25%～45%的截肢患者有双下肢截肢，最常发生在双下肢小腿平面，或一侧下肢的小腿截肢（transtibial amputation）和另一侧的经股截肢（transfemoral amputation）两者结合。

现今，大多数小腿和经股截肢是在了解伤口愈合、功能性需求和假肢拟合限制下进行的，所以康复效果通常都是积极的。其他的截肢平面，尽管是不常采用的手段，但仍继续对假肢适配和康复中的外科医师、假肢师、物理治疗师和患者带来挑战。

截肢原因

现今最有可能截肢的原因是糖尿病相关的伤口愈合不良和血管功能障碍疾病、创伤或癌症。患先天性肢体缺失的儿童是一个特殊的人群且可能需要手术的修正，在其显著长高期间或期后，或者是在对假肢适配功能水平的转变后。

糖尿病和外周动脉疾病

糖尿病足溃疡是糖尿病的常见并发症且常导致下肢截肢。糖尿病相关的血糖升高损害了血管、神经纤维和血液循环。神经损伤导致周围神经病变（peripheral neuropathy），足部感觉缺失的状况。足部保护性感觉的缺失使个人不能对鞋内如砾石或砂砾等外来物质保持警惕。这种感觉的缺乏可能会导致水疱或其他较小的损伤。一旦皮肤破损，足部的伤口可能会因为血液循环差不能愈合。疾病控制中心证

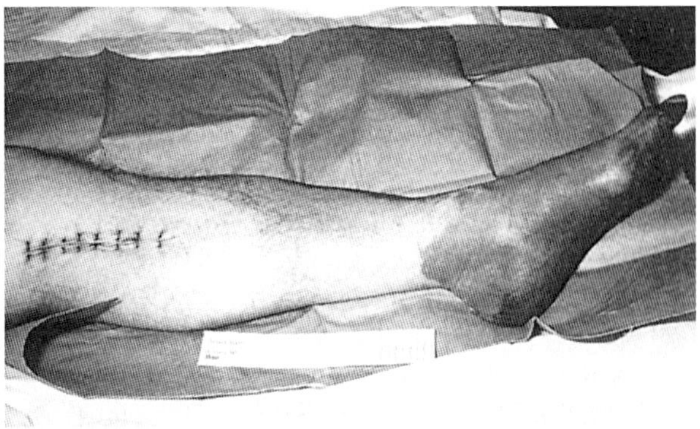

图 17-5 患者患有动脉硬化闭塞症行股骨远端动脉旁路尝试换足部血管以增加心脏的血液循环。踝关节和足部缺血的分界清楚。血运重建不成功时，膝下截肢是必要的[经允许引自 Robinson KP. The dilemma: amputation or revascularization. In Murdock G, Wilson AB (eds), *Amputation: Surgical Practice and Patient Management*. Oxford, UK: Butterworth-Heinemann, 1996. p. 169]。

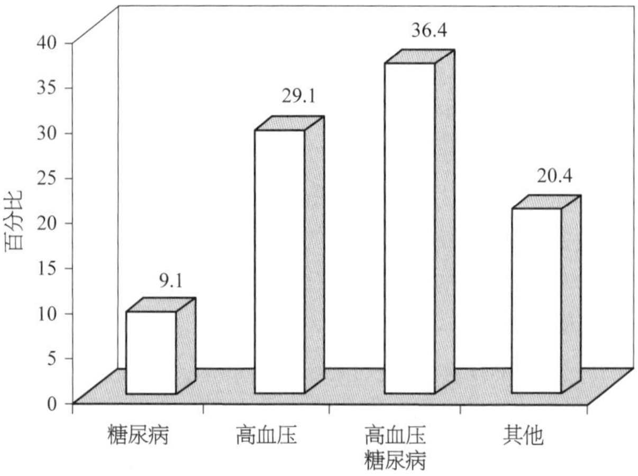

图 17-6 下肢截肢的发病诱因分类。高血压，尤其是在糖尿病的存在下，是一个强大的危险因素。"其他"包括复合性的风险因素为种族、性别、吸烟和既往血管手术史[经允许引自 Lee CS, Sariego J, Matsumoto T. Changing patterns in the predisposition for amputation of the lower extremities. *Am Surg*. 1992;5(8): 474-477]。

实了神经病变是糖尿病性截肢的主要促成因素。

糖尿病患者的 PAD 患病率是无糖尿病患者的 4 倍。血管功能障碍疾病是下肢截肢最常见的因素。在流行病学的研究中，两种症状是血管功能障碍的经典指标：①间歇性跛行；②单下肢或双下肢的动脉搏动消失。间歇性跛行是一种不可忽视的痛性痉挛，通常发生在小腿腓部，由步行或其他长时间肌肉收缩导致，且短时间的休息后减轻。在动脉硬化闭塞症中，至少一条主要的动脉搏动(踝部的足背动脉、膝部的腘动脉或腹股沟部的股动脉)时常消失或明显受损(图 17-5)。PAD 发展的主要危险因素与心血管和心脑血管疾病相同，大多数高血压的显著管理不足、高血清胆固醇和三酰甘油水平以及烟草使用和吸烟史。周围神经病变和 PAD 是糖尿病患者下肢截肢的主要易感因素。

根据美国国立医院出院调查(National Hospital Discharge Survey)，1988 年到 1996 年间，列出为截肢和糖尿病诊断的出院人数增加了 27%。无论是男性还是女性，糖尿病人群中的 PAD 患病率明显大于未患糖尿病人群。Framingham 心脏研究发现糖尿病人的间歇性跛行相关风险为 4～5 倍，即使是控制血压、胆固醇和吸烟等因素。美国糖尿病人群的年龄调整下肢截肢率约为无糖尿病人群的 28 倍。在美国超过 50%的下肢截肢与糖尿病有关，尽管现今诊断为糖尿病的人仅占人口的 3%。尽管在无创诊断、血管成形术程序和伤口愈合技术上已有较大的提升，但是仍有 2%～5%的患 PAD 且无糖尿病人以及 6%～25%的患 PAD 和糖尿病人最终面临截肢。

下肢截肢的三个最常见易感因素是：①同时患有糖尿病和高血压；②患高血压但无糖尿病；③患糖尿病但无高血压(图 17-6)。其他易感因素包括种族、性别、吸烟史和先前心血管手术史。患糖尿病人群的下肢截肢发生率男性比女性高差不多 50%。糖尿病人群截肢最常见的适应证为坏疽、感染、不愈合的神经病理性溃疡、严重的缺血性疼痛、脉搏缺失或减弱、局部坏死、骨髓炎、全身性中毒、急性栓塞性疾病和严重的静脉血栓。

在糖尿病人群中，血管功能障碍的患病率和严重程度随年龄和糖尿病病程显著增加，尤其是男性患者。最初的截肢可能包括脚趾或足；随后是小腿或经股水平，其可能会随着潜在疾病的进展而发生。在糖尿病人群中，血管功能障碍疾病增加了发生不愈合性神经病理溃疡、感染和坏疽的风险，而这些都将增加截肢的可能性。20%～50%的患者将会在 1～3 年内经历对侧腿的截肢。65 岁或更大年龄的糖尿病患者占了糖尿病相关下肢截肢的大多数。1996 年估计的截肢比例，65 岁到 74 岁的糖尿病患者截肢比例是 0～64 岁的 1.4 倍，75 岁或以上的糖尿病患者则是其 2.4 倍。

周围神经病变是糖尿病的常见并发症。神经病变是一种重要且强大的血管功能障碍疾病，是下肢截肢的易感因素。当下列一项或多项临床征兆出现时则应怀疑周围神经病变：感觉缺损(跟腱和髌骨反射的消失、震动觉减退、保护性感觉消失)、运动损伤(足内肌无力或萎缩），或自主神经功能紊乱（不足或异常的血流动力学机制、皮肤的热性改变以及脱发）。由此造成的热、痛和保护性感觉缺失会使足部对急性、高压性、重复性和低压性创伤的易受伤性增加。患者可能也会感到足部或下肢明显的麻木或疼痛性的感觉异常。患周围神经病变的患者可能不会意识到较小的创伤、不合适鞋子对足部边缘和顶部的压力，或增厚的足底愈伤组织处的压力，这些都将导致患溃疡、感染和坏疽的风险。运动神经病变（motor neuropathy）和相关的无力和萎缩会导致足部骨畸形的发展。与足部畸形相关的骨性突起和对线不良会改变行走时的负重压力动态，进一步则会增加患溃疡的风险。周围神经病变是足部溃疡最重要的关键前兆之一，尤其是存在血管不良疾病。约85%的患糖尿病人群非创伤性下肢截肢之前，会患不愈合或感染性的神经病理性溃疡。

下肢截肢持续成为糖尿病人群的一个主要健康问题。对于此群体的患者，截肢与明显的疾病、功能性受限和失能、致命性以及高额的健康照顾花费相关。在美国每年大约有185 000人经历截肢。截肢患者的每次住院平均花费约为30 000美元。美国糖尿病联合会估计每年患慢性疾病如糖尿病和PAD人群的健康照顾花费为1 740亿美元。根据美国公共卫生服务，就生活质量和控制健康照顾花费方面而言，减少糖尿病人下肢截肢发生率是卫生保健的关键目标。按现今有160万人肢体缺失的患病率估计，到2050年将会有超过其两倍即360万人有肢体缺失。但愿促进健康计划的努力能减少糖尿病和截肢的风险，使风险因素的影响最小化且通过多学科健康护理团队增强医疗服务。

案例1　血管功能障碍疾病相关截肢患者

T. S. 是一名67岁的非裔美国人，患有10年的2型糖尿病史。直至2年前，他每天抽一包烟，但是在急性心肌梗死并行冠状动脉旁路移植术（X4）后戒烟。在发生急性心肌梗死并行冠状动脉旁路移植术的同时，他开始需要依赖胰岛素。共病的医疗问题包括高血压，通过β受体阻滞剂来管理，并因继发于糖尿病的视网膜病变而有中度的视觉缺失。

T. S. 在6个月前经历左足经跖骨的完全性截肢（transmetatarsal amputation），因其第二、三跖骨头下不愈合的足底溃疡并发展成骨髓炎。3周前，右小腿的间歇性跛行变得很严重以至于需要医疗照顾。经过评估，通过骨探测，发现T. S. 的第一跖骨头有神经病理性的溃疡。单相多普勒研究提示愈合的血管供应不足。造影显示其足部的远端动脉血流显著减少，但是胫骨中段水平有足够的动脉供应。他尝试通过支架置入术来重建血运功能但是失败了。

在跨学科的会议后，包括内科医师（帮助管理他的糖尿病）、心脏病科医师（帮助管理其高血压和心脏疾病）、血管外科医师（监督他的评估）、物理治疗师和假肢师（解释服务和给截肢提供支持）以及家人。T. S. 同意了投票决定的小腿截肢的建议。其手术在2周前完成，目前他焦急地等着其伤口充分愈合以开始其假肢训练。

问题思考

- 有哪些可能导致此患者肢体缺失的医学和生理学因素？
- 就最终的结果和此照顾阶段，他现在的健康状态和共病状态将对其康复预后产生何种影响？
- 您会提出什么计划来完成其假肢前的康复阶段？
- 应用于T. S. 的国际功能分类（ICF）失能框架是怎样的？

截肢的比例（amputation rates）、种族及族裔人口

有证据表明特定种族和族裔人群下肢截肢的风险在增加。这种增加似乎与更高的并发PAD的糖尿病患病率相联系。糖尿病发生率最高和下肢截肢风险性最高的少数人群是美国土著人、非裔美国人和西班牙裔美国人。美国土著人可能经历下肢截肢的概率相对应地是非西班牙裔白人的3.5倍。非裔美国人由于糖尿病并发症可能失去肢体是白人的2～4倍。西班牙裔美国人诊断为糖尿病的概率是白人的2倍，截肢的概率可能是其1.5倍。

美国土著人糖尿病发病率是美国全部人口2～5倍。这个高流行率直接导致了截肢率的增加。美国土著人的截肢率是一般人群的3～4倍。在患糖尿病的皮马印第安人中，其截肢率是患糖尿病其他人群的3.7倍。这些人群有如此显著的高下肢截肢率的原因尚不清楚。潜在的促成因素包括糖尿病的基因或家族遗传背景、高血压和吸烟的高盛行率或是上述均有。针对此高风险人群的健康促进和教育努力（包括针对糖尿病有效管理的项目、其他风险因素的最小化以及神经病理和创伤性病变早期发现的特别足部护理项目)是减少截肢可能性的有效策略。需要更深入的研究以更好地理解种族间截肢率不同的原因,以及明确和提升健康倡议以减少在少数人群中的过高风险。

血管功能障碍疾病结局和截肢

与系统性疾病如糖尿病和血管疾病相关的发病率和死亡率在截肢后扩大。所以,截肢后几年间死亡并非罕见。糖尿病人最初下肢截肢的3年存活率仅约为50%;不同研究中5年存活率的区间是39%~68%。因为神经病变和PVD以对称分布形式发生,所以对侧下肢随后截肢的风险是很高的。即使是主要截肢部位的成功愈合,仍有50%的患者在2~5年内会经历对侧肢体部分截肢。截肢死亡患者最主要的原因包括糖尿病并发症、心血管疾病和肾脏疾病。

越来越多的证据表明糖尿病患者下肢截肢的发生率可以通过特定种类的预防保健显著降低。大型临床中心证明了其对糖尿病人群早期介入的效果,通过使用跨学科团队的方法来预防保健。预防神经病变和PVD介入方法的主要是减少吸烟,同时结合饮食、锻炼和药物介入,以达到高血压、高血脂和高血糖的更好控制。这些易感因素的减少可能进一步地减少糖尿病患者截肢、心脏疾病和卒中的发生率。对于已存在糖尿病性神经病变或PVD的患者,集中的足部照顾应该着重于溃疡的预防,以及早期介入以预防其微小局部的发展、感染和坏疽。如果他们以团队设置的方式发展和着重于患者宣教,则足部照顾将是最有效的。患慢性足部溃疡患者进行血管成形术是为了防止截肢。血管成形术包括血管旁路重建、血管成形术、支架植入术和终末截肢等方式。

决定接受截肢常常是经过长期的艰苦努力,足部护理仍失败之后,其照顾者常为患者、家人和健康照顾提供者。在这种情况下,患者和家人常能认识到选择性的截肢对更加积极和更少压力的生活来说是积极的一步。跨学科团队的方法最好地强调了糖尿病患者的个人复杂需求,包括临床评估、风险状态的决定、病患教育、鞋类的选择、做出关于截肢的决定以及手术后的康复。

创伤性截肢

创伤性截肢的定义为肢体的损伤导致了肢体的立即分离或者因事故或损伤将导致肢体的缺失。肢体的创伤性缺失是截肢的第二个主要原因,最常发生在车辆或工作相关的事故中,如子弹或战争等暴力造成的结果或是继严重的烧伤或触电后(图17-7)。创伤相关性的截肢最常发生在年轻的成年男性,但任何年龄或女性也可能发生。因为创伤性截肢损伤的机制是相当有变化性的,所以此类型的截肢通常根据组织损伤的严重性来分类或归类。对肌肉骨骼系统损伤的程度取决于三种互相影响的因素:①造成损伤物体的运动;②能矢量的方向、大小和速度;③涉及的特定身体组织。

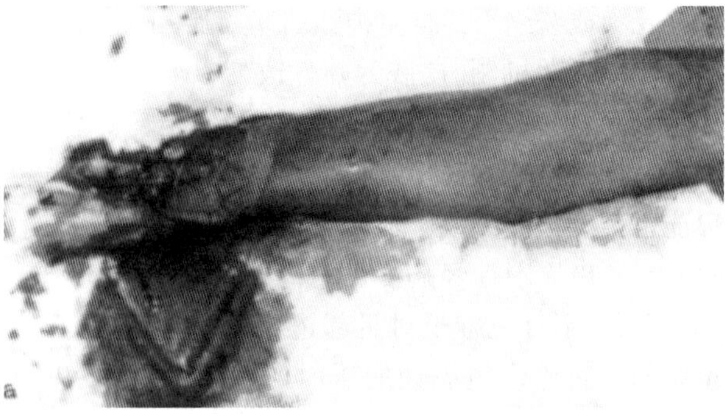

图17-7 当踩埋地雷时患者左脚和胫骨远端遭受创伤性截肢[经允许引自Coupland RM, Korver A. Injuries from antipersonnel mines: the experience of the International Committee of the Red Cross. *BMJ*. 1999;303(14): 1509. Reprinted with permission from the BMJ Publishing Group]。

部分创伤性截肢中,至少损伤肢体直径的一半是断裂或明显受损的。这种损伤可能会导致广泛出血,因为所有涉及的血管可能不再具有收缩能力。创伤性截肢的第二种类型发生在肢体变成完全地与身体分离时。在动脉痉挛和血管收缩之前,可能会流失多达1 L的血液。

为了最佳的结果,手术介入通常需要在事故发生后的12小时内进行,以进行血运重建或截肢区域的治疗。手术团队为下肢截肢患者主要努力的目标之一是保留在可能愈合范围内的肢体长度。再植(replantation)是将已截除的部分身体重新连接的一种手术形式。当考虑再植时,其手术窗非常窄。做出再植决定本身就很难,且会受到患者的年龄和整体健康状态、肢体损伤的水平以及被截除部分状态的影响。再植在上肢末端是最容易成功的。上肢再植的目的是提供功能性抓握的机制而不是仅为了肢体的美容性修复。再植后的恢复和康复期常明显比截肢后的长。

创伤相关截肢的患者在经历极大生理学改变的同时,也经历了心理的创伤。身体一部分的突然缺失,患者可能会经历长时间的悲伤。注重患者心理学需求和身体需求对最佳的结果来说很重要。跨学科团队的康复方法是注重因创伤意外地失去肢体患者的全面性需求的最有效办法。

案例2 创伤性截肢患者

C.J. 曾是一名与国民警卫队一起在阿富汗服役的20岁女性。当火箭推进式手榴弹被扔进其所在的车队时，其双下肢遭受了明显的炮弹碎片损伤。在地面的紧急救治后，考虑到C.J. 的情况严重需要立即转移到德国的一家军队医院。中心的创伤外科医师确定她的伤势严重到需要进行右侧下肢小腿中长度截肢和左侧下肢的经股截肢。由于弹片和碎片产生的伤口污染和由此造成的高感染风险，C.J. 的手术伤口最初从左侧开始（缝合），同时局部和静脉给予抗菌药物。在多天的护理后，C.J. 因进行残肢的修整和闭合再次回到手术室。由于缝合线中间小面积的伤口裂开，现在其右下肢严重水肿及渗液。虽然左侧的残肢不像右侧一样水肿，但是由于其大腿前侧和外侧有超过一打由弹片碎片导致的愈合性刺穿伤口，其缝合线发炎且有红肿。当其生命体征稳定时，C.J. 将迁移至美国的军事康复医院进行假肢前的护理和康复。

问题思考

- 根据这些创伤性截肢的情况，此患者预后较先前血管不良神经病理性截肢患者（案例1）的预后有何不同？
- 就最终的结果和护理持续时间而言，此患者的康复与先前血管功能障碍神经病理性截肢患者的康复是可能相似还是不同？
- 您将会实施怎样的促进伤口愈合的护理计划？

癌症

骨和关节的癌症是癌症的一种罕见形式。据美国国家癌症研究检测所，1988年到2001年的流行病学和最终结果数据报道的4 062例骨与关节的癌症，27%的病例发生在0～9岁的儿童。骨肿瘤有三种典型的组织学类型：①骨肉瘤；②软骨肉瘤；③尤因肉瘤。癌症的发生从长骨（骨肉瘤）、软骨（软骨肉瘤）和轴向骨骼（尤因肉瘤）的生长端开始。肢体呈现的癌症是肉瘤和软骨肉瘤。63%的癌症诊断为骨肉瘤，

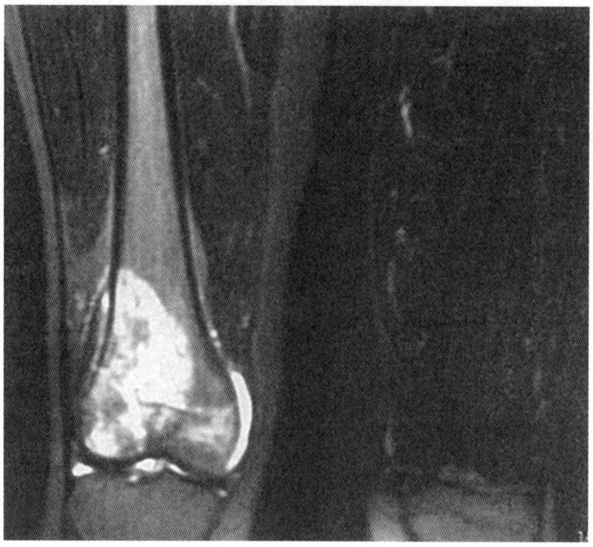

图17－8 骨和骨髓管伴有骨肉瘤患者的股骨远端的磁共振图像。骨外的明亮信号表明周围软组织的侵袭（经允许引自Lundon K. *Orthopedic Rehabilitation Science: Principles for Clinical Management of Bone*. Boston: Butterworth-Heinemann, 2000. p. 147.）。

54%为软骨肉瘤。原发性癌症导致的截肢一般是由于成骨肉瘤（骨肉瘤）（图17－8）。这种类型的癌症主要发生在童年后期、青春期或成年早期。年轻男性比女性发生率略高。骨肉瘤通常发生在或近于快速增长期间的长骨骨骺处，尤其是股骨远端、胫骨近端或肱骨近端。大多数患者有不断恶化、日益渐增的刻骨疼痛史，有时还伴有局部的肿胀。骨肉瘤的儿童极易遭受病理性骨折，提示预后不良。自20世纪90年代初期，由于早期检测的发展、成像技术的改善、更加有效的化疗药物以及更好的肢体离断和抢救手段，骨肉瘤截肢的必要性大大减少。肿瘤切除术后的肢体重建可提供功能性下肢。在康复的早期负重受限且下肢受矫形器保护。一旦愈合令人满意，则可恢复完全性的肢体负重和接近正常的活动。随着新技术的发展，骨肉瘤患者的5年生存率大约从20世纪70年代的20%增加至90年代的80%。横纹肌肉瘤是一种发生在四肢并主要影响儿童的罕见恶性肿瘤。化疗和放射治疗往往是最主要的医疗管理方法。有时在化疗和放疗的同时进行截肢。

案例3 骨肉瘤患者

R.K. 是一名16岁的高中男生，因在国家足球冠军季后赛期间的碰撞经历了股骨远端的意外骨折。他在骨折前4周持续伴有膝关节外侧日益增

加的疼痛，但是并未告诉其教练和父母，因为担心这样就可能不能参加比赛。急诊科的检查显示股骨远端和膝关节肿胀和压痛。X线显示骨折刚好在股骨内侧髁辐射密度病灶的近端，包括膝关节的关节面。磁共振成像显示肿瘤扩展至后方，接近于腘窝的神经血管束。活检证实为骨肉瘤。骨科和肿瘤科医师向R. K. 和其父母分析了肢体保留和截肢的两种选择并建议截肢，因为肿瘤的位置排除了内部假体的膝关节置换术或尸体同种异体移植抢救策略所需的膝关节宽而开阔的余地。术前进行化疗过程和通过进一步测试评估转移到肺的可能性期间，其骨折肢体被固定于膝矫形器中。一旦完成最初的化疗过程，将进行小腿中段截肢的肿瘤切除术，并随后进行第二阶段的化疗过程。7年前经历经股截肢的骨肉瘤幸存者且现成为国家和残奥会级的竞赛性跑步者的到访，使R. K. 和他的家人受到了鼓舞。

问题思考

- 对医学上必要截肢的年轻患者，严重癌症的诊断是如何影响其康复的？
- 必须考虑什么心理因素？
- 必须考虑什么生理因素？
- 就最终结果和护理持续时间而言，癌症相关截肢患者的预后和护理计划与先前血管功能障碍神经病变性和创伤相关性病因截肢患者的比较有哪些相同点和不同点？

先天性肢体缺失

先天性肢体缺失的发生率随时间推移保持相对稳定，仅约占所有肢体缺失相关出院0.8%。1996年的比率为每100 000新生儿中有25.64例。据报道，肢体缺失的发生率男性稍高，且新生儿肢体缺失中上肢缺失的发生率略高。由于缺乏一个共同的定义和报告机制，先天性肢体缺失的实际发生率很难确定。六种类别的肢体缺失已被确认：

(1) 肢体发育不全，指肢体发育不完全或部分停止。

(2) 部分分化或分离失败，基础结构已发育但是最终外形未完成。

(3) 部分重复，如多趾。

(4) 骨骼过度生长，也称为巨人症(gigantism)(不要与由青春期生长激素过度分泌所导致的综合征所混淆)。

(5) 先天性束带综合征，以束带为特征，可能会危及远端部分的循环。

(6) 广义的骨骼异常。

表17-3 纵向先天性肢体缺陷分类

肢体段	上肢骨段	下肢骨端
近端	肱骨	股骨
远端	径向的	胫骨的
	中央的	中央的
	腕骨	跗骨
	掌骨	跖骨
	指骨	指骨
联合(由剩余的骨段表示)	部分或全部 特别是腕骨、腕或剩余指骨	部分或全部 特别是腕骨、腕或剩余指骨

可能是局部，也可能是完全。

经允许引自Modified from May BJ. *Amputations and Prosthetics: A Case Study Approach*. Philadelphia: Davis, 1996. p. 221.

儿童的上肢缺失变化小至手指的异常或大到主要肢体的缺失。上肢的胚胎分化最快发生在妊娠后的5～8周，经常在确认或证实妊娠之前。此期间上肢特别易变畸形。

肢体畸形的病因尚不清楚。研究文献中提出的潜在促成因素包括：①暴露于化学试剂或药品；②胎儿的位置或抑制；③内分泌失调；④暴露于辐射；⑤免疫反应；⑥隐匿性感染或其他疾病；⑦单基因疾病；⑧染色体异常；⑨未知原因的其他疾病。对许多孩子而言，上肢缺失是他们唯一的异常。然而，多达12%的这些儿童有共存的非肢体性畸形。

出生时存在的肢体缺失是根据基于骨骼元素的国际标准来分类的(表17-3)。这些缺失可称为横向或纵向。横向的缺失是以肢体终止节段来描述的。纵向缺失，是发生在肢体长轴的减少或缺失，但是受影响骨骼末端存在正常的骨骼部分(图17-9)。

假肢的使用是先天性肢体缺失儿童常见的干预措施。有时手术也是必要的，为假肢的最有效使用给现有肢体做准备，尤其是快速生长期后。儿童假肢训练的目标应该要加强肢体功能并提供缺少肢体的装饰性替代物。康复工作应根据儿童的认知、运动和内心的心理发展来设计。

截肢患者的康复问题

有些因素影响了截肢后康复的成功。这些因素

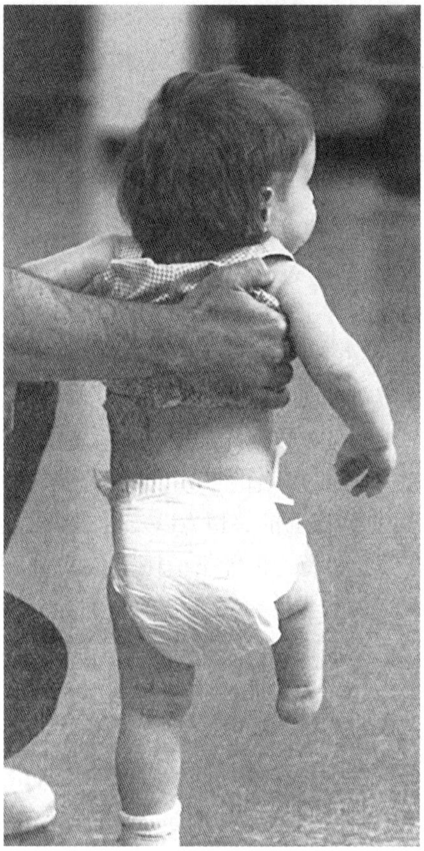

图17-9 先天右下肢单侧近端局灶性缺损儿童。为了便于假肢的使用，她在足踝部接受了一次择期性截肢手术。注意纱布线附近的腿弯部皱褶的位置，表明她的膝关节处[来自Campbell SK, Vanderlinden DW, Palisano RJ (eds). *Physical Therapy for Children*, 2nd ed. Philadelphia: Saunders, 2000. p. 380]。

包括年龄、健康状态、认知状态、失能发生的顺序、并发疾病和共病及截肢的平面。随着人口中老年人的预期增长，以及慢性血管功能障碍疾病的存在，美国老年人口的截肢将可能增加一倍，即从每年的28 000人增加到2030年的58 000人。肢体缺失生活的人数将增加超过一倍，即从2005年的160万人增加至2050年的360万人。假肢、物理治疗和健康护理需求将增加以确保持续性的独立、生活质量和日常生活活动的参与。肢体缺失患者将需要可考虑的康复资源。

截肢患者的物理康复过程发生在不同的阶段，开始于术后急性期。此阶段需进行摆位、皮肤感觉保护和本体感觉训练、关节活动度、肌肉强化将与一般状态活动相结合，从而导向独立移动的功能性训练，包括转移技巧、平衡训练、轮椅移动和佩戴辅具行走等延续到康复的亚急性阶段。假肢适配前期主要为残肢的管理，包括伤口护理(wound care)、水肿控制、成形、脱敏及增加关节和肌肉的灵活性。对假肢使用而言，躯干力量的加强与四肢一样重要。传统上，物理治疗师着重于进行功能性活动的能力，如行走、转弯、跨越坡道和其他不平或不可预测的地面，且能在安全、独立、有效和不佩戴假肢情况下进行。物理治疗师协助医师和假肢师决定患者对假肢拟合准备，并经常涉及假肢部件的决定。最初拟合后，物理治疗师协助假肢师训练，并要咨询假肢师如果发现假肢对线问题。一旦掌握了这些基本的移动活动，治疗师可以作为一名顾问来帮助截肢患者回归截肢前的工作和娱乐生活中。治疗项目、结果预测和成功或失败的措施常常取决于这些功能性活动。

在一项患者截肢后康复的进展研究中(n=459)，有85%～89%的下肢截肢患者在手术后的第2周掌握了基本的功能性活动，如床上移动、仰卧位至坐位转换、坐位平衡。65%～75%的截肢患者在术后第3～5周表现出上下肢在穿衣和转移上的独立。虽然穿脱假肢和在室内外行走的能力在术后5～12周就已稳定地获得，但是此研究中仅有1/3的人在此时间范围内达到独立。截肢患者是有能力达到最佳的康复结果和最高的功能水平，需要跨学科康复团队持续地接触和支持。

多达70%的下肢截肢患者称在全部时间基础上使用其假肢：清晨时穿上，穿一整天，晚上再脱下。有限的使用或不使用通常列出的两个主要原因是：佩戴假肢行走时身体上的不适以及心理不适。膝关节下截肢佩戴假肢进行功能性行走成功的较大变异性似乎与年龄和并发疾病有关。愈合时间，即手术与第一次假肢适配之间的时间，与年龄相关，但是与截肢的原因无关。年龄较截肢的病因而言在预测康复的整个时间长度和功能性行走的获得也更加重要：较年长的截肢成年人似乎需要更长的康复时间来完成与较年轻人群相同的步行状态。尽管大多数从截肢中恢复的人们都达到一定直立行走能力，但是较因创伤或骨肉瘤截肢的年轻人群，有并发慢性疾病的老年人中只有较少比例能成为功能性的步行者。

初次下肢截肢的典型年龄是51～69岁；因此必须要考虑老年患者的特殊康复需求。进行过截肢的老年人康复时的问题复杂性常常因共病、无力的社会支持和有限的资源变得更加严重。血管功能障碍疾病的患者，伴发脑血管疾病可能会有更加复杂的康复过程。截肢前的卒中史或康复过程中再发生卒中并不少见。同样地，脑血管疾病可能会限制耐力和运动耐量；耐力训练是截肢后、假肢适配前康复项目的一

表 17－4 成员和多学科团队的截肢后康复的作用

团队成员	角色
医师	通常作为团队协调员 评估需要截肢手术，执行，监控缝合线愈合 监控和管理病人的整体医疗卫生状况 监控外周血管疾病（PVD），神经病变，或糖尿病的残肢患者的健康状况
物理治疗师	提供有关在单肢移动的康复过程、指导术前教育 设计和管理假肢适配前康复计划，重点是转移及其假肢训练准备 评估患者对假肢的准备情况；可以提出假肢装配的建议 设计并管理以功能性步行和假肢管理为重点的假肢训练计划 监测 PVD、神经病变或糖尿病患者的残肢情况
假肢师	设计、制造，以及适配假肢 使假肢适应个体，调整对线，必要时修理/更换部件 假肢的适合度、功能和舒适度 监测 PVD、神经病变或糖尿病患者的残肢情况
作业治疗师	评估和治疗患者上肢截肢，监测准备假肢配件，建议组件 协助患有上肢或下肢截肢问题的患者的日常生活活动能力的解决 就环境改造和辅助/自适应设备提出建议，以促进功能独立
社会工作者	提供财务咨询和协调支持服务 充当与第三方付款人和社区机构的联络人 协助病人和家庭的社会、心理和财务问题
营养师	评估营养状况，并提供营养咨询，特别是对糖尿病或心脏病患者或正在接受化疗或正在康复的患者
护士/护师	在康复期间监控患者的健康和功能状态 为进行性患者提供长期健康问题方面的教育 监测心血管疾病、神经病变或糖尿病患者的肢体状况
职业顾问	评估患者的就业状况和潜力 辅助教育、培训及安置

个重要部分。最佳的康复护理是从手术前咨询和与患者及其家属的宣教开始的。专业的跨学科团队最能有效地提供这些术前和围手术期护理（表 17－4）。团队成员常包括外科医师、物理治疗师、执业假肢师、作业治疗师、护士或开业护士、娱乐治疗师、心理学家和社会工作者。患者和家庭成员也是这个团队积极和必需的成员。有效的沟通团队提供了必需的信息以制订出截肢到出院回家期间暂定的治疗计划。

有了专业的治疗团队和新型轻重量和动态假肢设计产品的使用，过去 10 年内老年患者的康复潜力显著增加。进行手术时，要特别考虑到最优水平的截肢，这对老年患者来说尤其重要。手术截肢水平的选择可能是进行截肢患者决定的最重要问题之一。下肢假肢理想上可以成为完全的身体承受设备。但是，骨性突起、缝合线瘢痕的粘连、脆弱的皮肤和手术区域、皮肤和窝臼界面的剪切力以及出汗都可能使功能恶化。必须考虑行走的能量消耗，尤其是有明显长期或共病状态的老年患者。截肢的平面越高，关节、长骨长度和肌肉起止点损失得越多，则正常的运动机制损失越大。这会导致假肢控制和功能性行走时的能量消耗增加和功能限制及失能的可能性更大。

膝关节的保留似乎是决定功能性行走潜力和成功康复结果的重要决定因素。小腿截肢的患者，即有完整的解剖上的膝关节，表现出更加节能型的假肢步态模式和姿势性回应，并更有可能在无额外辅具的情况下行走（助行器、拐杖或手杖）。他们较经股截肢的患者更有可能成为全时间的假肢穿戴者。膝关节保留的益处，尤其是在老年人中，是如此至关重要以至于即使在愈合不足的风险下仍需尝试小腿截肢；这可能需要后来修正到更高的截肢水平。

双侧经股截肢的患者面临着额外的康复挑战。能量消耗需求的显著增加可能会妨碍长距离步行。许多老年患者，同双侧经股截肢的年轻患者一样，可能会选择轮椅移动来作为更加节能和有效的移动方式。行走的潜力取决于心脏功能、力量、平衡和耐力。

过去 20 年内老年截肢患者的假肢部件可选择性出人意料地增加。为其选择最合适的部件需要完整康复团队的投入，以及与患者和家庭成员紧密的沟通。

康复环境

传统上，假肢适配前和早期假肢项目发生在急性护理医院的康复科。在此环境中，护理可能或不能专门为了截肢的老年人。特定截肢后康复治疗团队最能够处理此人群患者的复杂需求。但是在现今的康复治疗环境，截肢的老年人接受住院强化康复训练直到其准备进行假肢试穿是不大可能的，对于有多重医学并发症的患者，康复可能会在亚急性机构或专业的护理院中继续。对于无并发症和有强大社会支持网络的患者，门诊康复形式可能更好。这项计划允许他们融入家庭和社区的同时保持治疗师团队提供的支持。截肢患者最有效的护理和康复需要完整治疗团队熟练和持续的支持。

总结

尽管截肢后的康复过程对患者、其家属和涉及其护理的专业人员而言仍存在很多挑战，但是它也产生了许多成功和回报的机会。了解截肢的风险因素和共病及年龄对康复过程的影响是重要的。截肢后最佳结果是通过以患者为中心、跨学科健康护理团队的相互作用达到。有了有效的物理康复和假肢护理，大多数截肢患者都能回归类似于截肢前状态的活动和生活水平。

第18章
高危足的伤口护理

Wound Care for Vulnerable Feet

Edward Mahoney, Carolyn B. Kelly

学习目标

1. 阐述糖尿病和足部溃疡之间的关系。
2. 明确导致高风险足部溃疡的相互影响因素。
3. 描述有效高风险足部检查的组成部分。
4. 阐述详尽的伤口检查每部分的重要性。
5. 比较在降低压力以促进溃疡愈合和预防中最常用选择的功效和弊端。
6. 明确哪种伤口将从另外的治疗方式中获益。
7. 制订管理易损足的全面治疗计划,包括有开放性伤口足。

失去肢体是一个人将面临最可怕的事情之一。对于大多数人,这可能会让人想起某种形式的灾难性事件,以至于当作不可能发生的事情抛之脑后。不幸的是,有高风险足的人在可预见的将来面临着失去肢体具有非常真实的可能性。高风险足有潜在的疾病过程,使组织处于破损的高风险中。在美国有高风险足最多的人群是糖尿病人群。2006年,大约65 700例截肢手术是糖尿病患者,占该年所有非创伤性截肢手术的60%。也就是说,截肢可能分成创伤性截肢和非创伤性截肢。创伤可导致广泛的组织受损并常因感染和伤口异物而复杂,但是当此类因素纠正,通常会正常愈合。非创伤性的原因不是直接导致截肢,不像创伤性伤口,在非创伤性伤口中并不能明确某个独立的原因造成。在许多案例中,伤口是潜在疾病的结果,如糖尿病或将对伤口愈合产生负面影响的疾病。对于这些患者,有效治疗的关键常常是早期介入。本章是为了帮助读者明确有溃疡风险足部和执行全面的检查和治疗策略以预防或使截肢的需求最低。

正常的伤口愈合

为了全面地鉴别不同疾病状态对伤口愈合的影响,有必要从理解正常的伤口愈合过程开始。伤口愈合包括三个阶段的协调相互作用:炎症期、增生期和再生期。尽管这些期在某种程度上有重叠,但是为了清楚每一期将分别进行讨论。炎症期身体对损伤最先的应答是阻止损伤区域出血,通过我们所了解的止血过程。在对损伤的应答中血小板,即在骨髓中形成并在血管系统中流动的物质,将吸引至损伤区域。血小板也会被激活,能使它们从圆形变成黏稠状以促使其向损伤区域聚集。血小板栓可能足以阻止轻微损伤部位的出血,或者其可能因凝血级联增加而形成更大的血块。对凝血级联的深入讨论超出了本章的范围。就伤口愈合来说,凝血仅是血小板角色的一个小功能。其第二个对伤口愈合至关重要的角色是大量生长因子和细胞因子的分泌,从而为伤口愈合的下一阶段提供平台。

最先到达损伤区域以应答凝血级联的细胞是粒细胞,即白细胞的一种。中性粒细胞是最多的粒细胞且在损伤后24小时内就能发现。这些细胞分为非特异性和吞噬性,对该区域受损细胞的处理至关重要。其他包括吞噬性嗜酸性粒细胞和嗜碱性粒细胞释放组胺。接下来应答的白细胞是单核细胞,在损伤区域变成巨噬细胞。巨噬细胞属于吞噬性细胞,但是也可认为是生长因子工厂,因其在生产生长因子以指导愈合过程中扮演重要角色。

对于炎症反应的后期阶段,伤口已经进入愈合的增殖期。此阶段的目标是以一层可再生的上皮细胞覆盖伤口。因此,创面上形成了良好的血管真皮基质。为了达成此目标,形成了新的血管(新生血管),

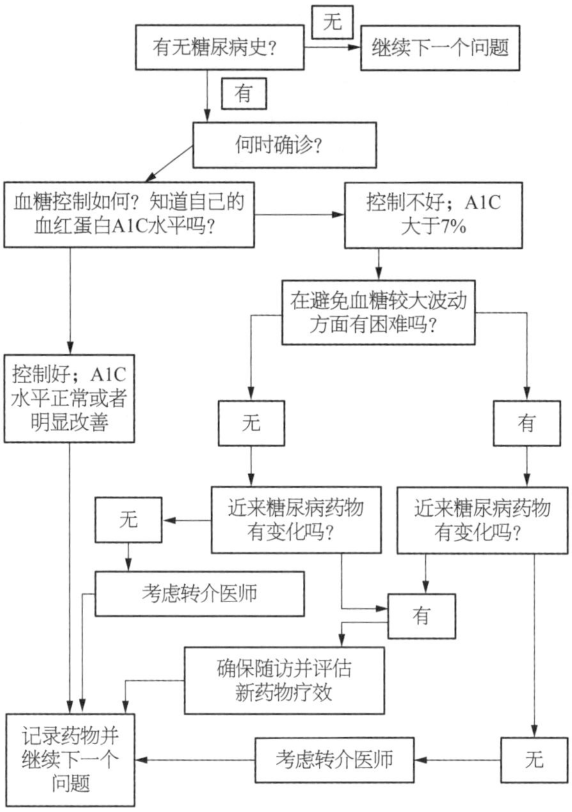

图 18-1　糖尿病评估的流程。

成纤维细胞(纤维组织增生)产生了胶原蛋白。同时,上皮细胞再生的过程中形成新的皮肤,伤口发生收缩,这些有助于伤口边缘的结合,使产生的瘢痕变小。此阶段的持续时间大致影响了伤口的大小,但是一般认为要持续几周。不管伤口闭合与否,愈合过程仍没结束,如组织继续再生重塑。实际上,再生阶段到目前为止时间最长,且从伤口闭合直到组织达到其最大量能持续一年多。即使在伤口完全重塑后,其也不能恢复到未损伤组织所拥有的力量,将继续需要密切监测和保护以防止再溃疡。

高风险足的评估

根据疾病控制中心的最新数据,2006 年所有的非创伤性下肢截肢约有 60%是由于糖尿病。考虑到这点,对评估患者糖尿病状态尤其重要(图 18-1)。

缜密的系统回顾后,应该进行足部快速且仔细的客观检查。检查应包括血管、感觉、运动和自主神经系统,以及移动评估和鞋类的检查。

血管评估

全面的血管评估可以说是高风险足部评估最重要的方面。血流量减少不仅是溃疡发展的诱因,而且

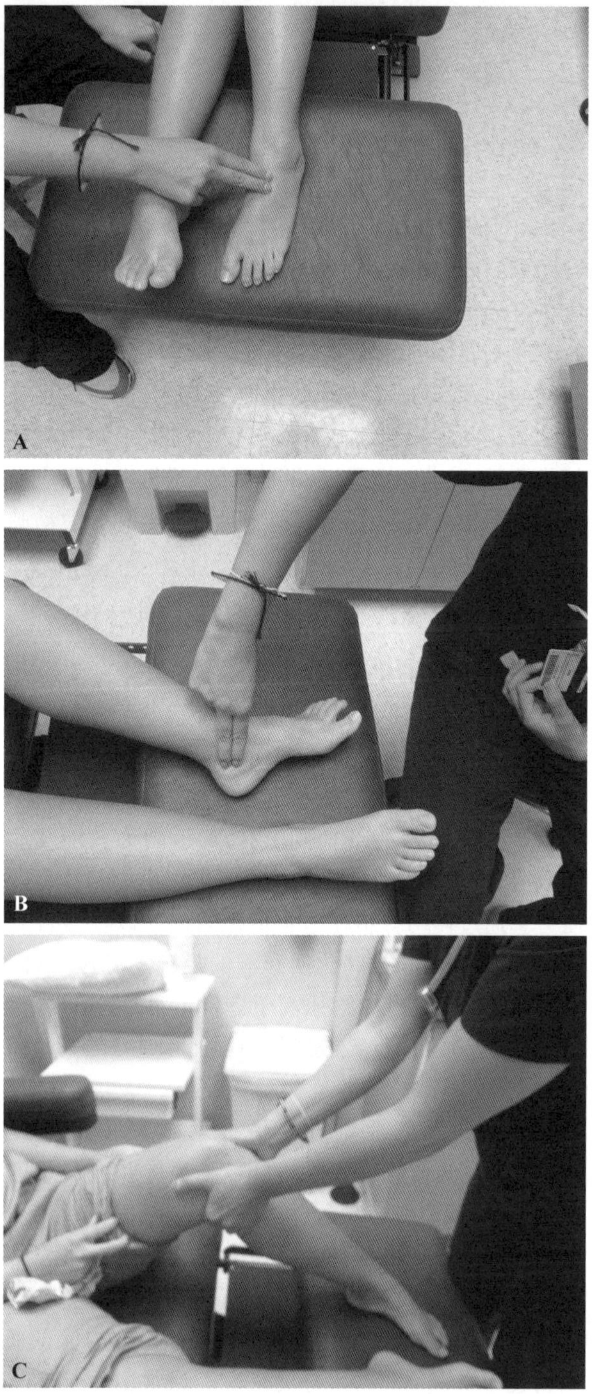

图 18-2　足部动脉搏动触诊。A. 足背动脉搏动;B. 胫后动脉搏动;C. 腘动脉搏动。

会影响溃疡的愈合,而与病因无关。可以快速地进行临床血管检查,并帮助临床医师决定循环是否良好,或更进一步需要更多高级检查。评估应从足部脉搏(足背动脉与胫后动脉)检查开始。脉搏记录为存在或无,或者可以在更定性的基础上分级(图 18-2)。

0 = 无法触诊

1+ = 几乎不能察觉

2+=微弱

3+=正常

4+=洪脉;可能是 Charcot 关节或动脉瘤

单独使用脉搏的评估不能决定动脉受损的程度,应与其他临床检查体征相结合。可触诊脉搏的缺失(0 级)对周围动脉疾病的发现不敏感。在 Collins 和其同事的研究中,超过 2/3 诊断为周围动脉疾病的肢体仍可触诊到脉搏。脉搏触诊可能检测对比左侧和右侧两侧肢体的异常最有用。如果肢体的动脉状态有任何问题,则应检查踝肱指数(ABI)。ABI 是足部动脉和肱动脉收缩期血压的比较。需记录两侧手臂的收缩压,除非有禁忌证(淋巴水肿、透析端),且应使用两组中较高值。对于足部,则足背动脉和胫后动脉都需评估并使用最高值(图 18-3)。

ABI = 最高踝部收缩压 / 最高肱部收缩压

正常 ABI 的值是 1.0,表示正常动脉血流至足部。如果 ABI 值低于 0.8,则有必要转诊至血管专科医师以进行进一步的检查。在长期糖尿病患者的案例中,ABI 值可能会超过 1.2,由于下肢血管的钙化。如果是这种案例,ABI 值则没有意义,因为其涉及动脉血流,且需要更进一步的检查。可以进行测试足趾压力。通过使用特制能适合足趾的袖口以及多普勒血流计,测量较少被钙化所影响的足趾动脉压力(图 18-4)。一般足趾收缩压高于 50 mmHg 是正常;该压力低于 30 mmHg 截肢风险的增加和愈合的失败与此相关。

另一种无创性血管评估技术是经皮氧分压($TcPO_2$)。低经皮氧分压测量是一种皮肤血流量的测定,并可预测溃疡和愈合。1999 年,美国糖尿病协会于糖尿病足伤口护理的共识发展会议推荐了异常的足趾收缩压和经皮氧分压测量来预测不良结果。通常,没有单一的无创性检查可以提供足够的信息来做出关于血管性介入治疗的决定。通常由血管专家来进行分析解读组合测试结果。

如果动脉供血不足的迹象存在及患者有足部损伤,或者患者没有典型的缺血症状,但尽管适当地控制了感染及外部压力仍有未愈合的伤口,则应进行更进一步的血管评估。许多患者有显著的动脉疾病但临床症状却很少,如疼痛或开放性伤口,则应有涉及侵入性血管过程的风险。他们应得到关于足部护理和穿合适鞋子的宣教。因为良好的循环对开放性伤口的愈合与保持皮肤完整性相比可能更加必要,动脉

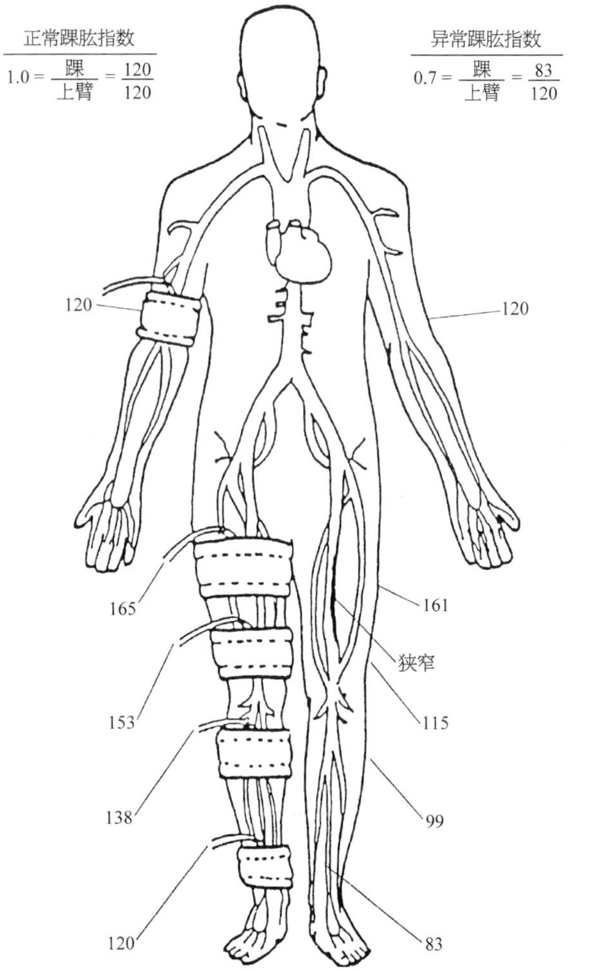

图 18-3 左侧显示出正常的节段性收缩压。右侧踝肱指数 0.7 表示血流量减少。另外需注意两个相邻的大腿袖袋之间的压力减少大于 30 mmHg,这表明节段性的狭窄或闭塞[经允许引自 Hoffman AF. Evaluation of arterial blood flow in the lower extremity. In Robbins J (ed), *Clinics in Podiatric Medicine, Surgery, and Peripheral Vascular Disease*. Philadelphia: Saunders, 1999. p. 42]。

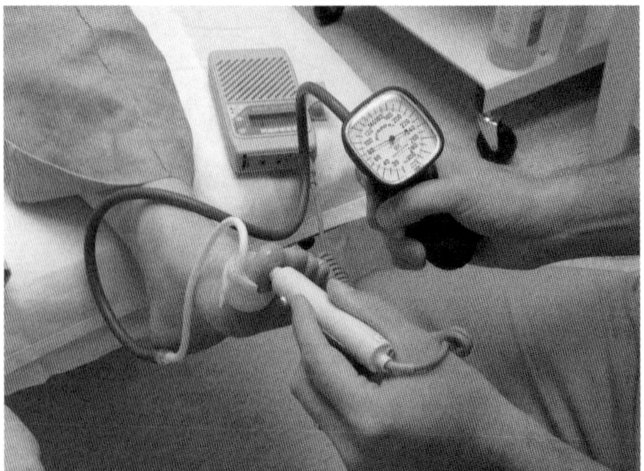

图 18-4 趾袖评估远端血流。

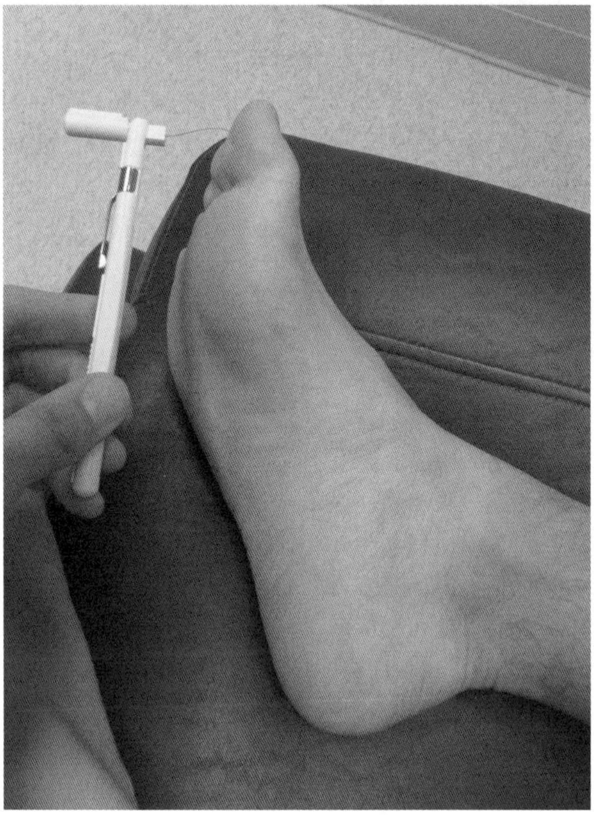

图 18－5　Semmes-Weinstein 尼龙丝。

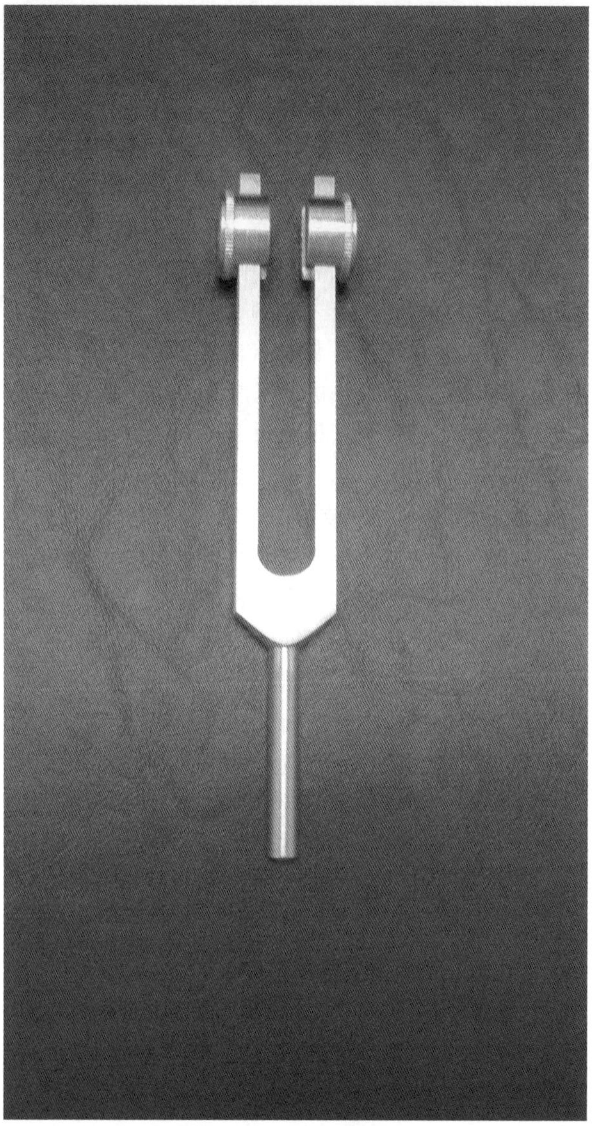

图 18－6　神经病理评估用音叉。

供血不足患者的目标是要防止足部损伤的发生。

感觉评估

不同机构中有许多不同诊断的患者，可能存在感觉受损。糖尿病是感觉受损最常见的原因，但是也可能是慢性酒精中毒、梅毒、韩森病（以前的麻风病）、脊髓损伤和周围神经损伤。无论其原因，当感知外界刺激的能力降低时，则会增加溃疡的风险。如果患者有糖尿病，保护性感觉缺失是足部溃疡的主要原因。简单地说，如果患者感觉不到不适，则不会改变体位。例如，鞋子或支具磨脚时，正常感觉的人会因不适停下来调整，而感觉受损的人可能不知道此磨脚直到脱掉鞋子及看见袜子上的血迹。

在临床可以用多种不同的方法来评估保护性感觉，且不需要很多特殊设备。两种最简单的方法是 Semmes-Weinstein 单丝和音叉。以 10 g 的垂直力弯曲 5.07 尼龙丝，是临床使用范围最广的评估保护性感觉的工具（图 18－5）。

让患者闭上眼睛并将尼龙丝垂直作用于其皮肤表面，并施加足够的压力使其弯曲。不能感觉到尼龙丝则是阳性，表明保护性感觉丧失。必须注意避免在较厚的愈合组织处测试，因测试结果无效。另外，音叉可以用于振动测试。Oyer 和同事研究发现将振动的 128-Hz 音叉放在足趾上，对神经病理学改变的发生较尼龙丝测试更敏感。测试过程是将振动的音叉放在要测试的地方并保持直到受试者不再能感受到振动。然后快速将音叉移动到受试者或检查者已知有正常感觉区域。如果在此区域仍能感受到振动，则测试为阳性表明振动感觉丧失。其他研究发现使用不同频率音叉的类似方法也发现了相似的结果，如 512 Hz 可能更加方便，因 512 Hz 的音叉比较小。

运动评估

详尽的肌肉骨骼评估对确定特定患者患溃疡的可能性是必要的。畸形和异常的生物力学常常会改变足部的压力分布并可能导致不适、老茧并最终导致溃疡。临床医师从患者坐位时可以开始评估其运动损伤。穿鞋的模式以及足上老茧的存在，可以确定最终可能会导致溃疡形成的潜在病症。接下来是足部和鞋子的视诊，也应该进行反射、肌力和关节活动度的肌肉骨骼检查。尤其要注意足趾伸展和背屈的关节活动度，因为上述任一活动度的受限都将大大增加步态支撑末期通过前足的承重力。如果患者有糖尿病，则评估此点变得更加重要。因为在糖尿病人群中大部分记录有背屈的缺失。如果患者可步行，则步态评估应该是高风险足评估标准的一部分。严重的异常步态模式可以通过快速的视诊来评估。例如，腓总神经损伤的患者足廓清困难并且有较短的承重反应期，而增加了前足压力。另外，由于背屈关节活动度受限，结果患者可能在支撑末期前足压力增大。动作中轻微的受限可能会导致早期的足跟上提，而更严重的受限可能引起膝关节过度屈曲，为在步态摆动相时廓清。静态足部评估，则可能两者都明显增加了前足的压力，但是原因未知，因此不能选择最佳干预的方案。通过仔细的步态分析，临床医师可以鉴别压力的原因并选择适当的介入方法，如第一种情况中用圆弧底鞋来代替中足滚轴或是第二种情况中用矫形器辅助背屈。第 5 章提供了步态评估的详细概述。

许多因运动神经病变发生的畸形比上述情况更加难以察觉。由于神经病变的进展，内在肌萎缩并变得更无力，导致肌肉失衡并改变关节对线。当这些关节周围的组织负重时，它们无法承受相等的压力并开始损坏。如足背侧的伸展肌力大于跖侧的屈曲肌时，净结果是跖趾关节伸展，从而增加足跖侧跖骨头(MTH)的压力。此情况在同时有爪状和锤状趾畸形时发生；其不同是爪状趾的特点是全部的趾间(IP)关节屈曲，而锤状趾是近侧趾间关节屈曲但远侧趾间关节伸展。必须注意保护足趾的远端和趾间关节的背侧，因为这些区域易被鞋子磨足而受伤。有运动病变的糖尿病患者可能会发生高风险足，通常称之为“内小足”(intrinsic minus)，因其足部小肌肉功能的损伤造成，表现为弓形足(高足弓)畸形并伴有跖骨头突起。使情况更复杂的是跖骨脂肪垫的远端因肌肉失衡迁移到足趾沟。现在跖骨区域由于足的形状增加了压力，而且跖骨头脂肪垫的缺失通常会增加负重区域的总表面积。

部分足部截肢是另一个改变足底压力分布的畸形。因为承载身体重力的表面区域变小，则残余结构上的压力增加。研究发现大足趾截肢的糖尿病患者其足底压力增加，且截肢后新畸形和溃疡的发生增加。由于足的部分缺失，足的力学改变，将应力转移到有潜在性溃疡的新区域。

足底溃疡和下肢周围神经病变与过度的足底压力有关。足部软组织压力与三个变量相关：作用于足部力的大小、力作用区域的总面积和力的持续时间。因为治疗和预防足部溃疡的重点是减少压力，则必须理解这三个压力变量之间的关系。应考虑以下公式：

$$压力 = 力 / 面积$$

如上所示，任何能增加足部作用力大小或减少作用力面积都会增加压力并使组织损伤。在小面积上施加极高的力可能会发生直接损伤，就像患者踩到一根钉子或一块玻璃。由于超过皮肤抗拉强度的巨大压力而造成损伤。当在小面积反复施加中等强度的力时足部压力也可能变得过度——当骨性畸形导致小面积的负重或当部分足部截肢减少患者负重面积时。作用于足的力(体重)基本上保持不变，但是因为受力面积的减少，组织的实际压力变得更大。糖尿病患者如关节活动受限、结构性畸形和先前截肢等因素可能导致力的增加或受力面积的减少。所有这些都与足底压力和溃疡相关。

进一步使局面更复杂的是时间因素。在观察组织缺血和由此产生的溃疡时，Kosiak 发现组织压力量和压力持续时间呈反比关系。长时间持续的低压力导致组织坏死。这是在卧床和低移动性患者发生压疮时组织损伤的机制。当患者穿太紧的鞋子时，在足的内侧或外侧或锤状趾的顶端也会发生组织坏死。Kosiak 发现随着压力的增加，导致损伤的必要时间减少。

神经病理性足部皮肤破损的最常见原因是每天步行中中等压力的反复发生。Brand 博士通过对大鼠足垫麻醉并反复施加中等压力来论证了这一事实。反复来回的中等压力导致炎症改变，且随着不断重复，炎症进展成溃疡。对于照顾有糖尿病足问题患者的卫生专业人员来说，这项研究的两个事实具有特殊意义。第一，当炎症改变(热和肿胀)开始持续，阻断重复性的应力可以防止组织破损。第二，也可以通过减少每次重复的压力大小或降低重复次数来防止破损。Brand 和 Kosiak 的发现表明力、面积、时间和重复性等变量会导致组织破损，且在高风险足患者的治疗计划中应考虑这些变量的一个或多个的变化。

自主神经评估

自主神经改变代表与神经病理改变相关的第三种类别。由于包括调节水分和血流、控制头发和指甲生长及整体皮肤完整性的作用，自主神经系统对足健康至关重要。足部的裂缝和裂痕以及指甲的病变会使人易患溃疡或感染。由于这些都是自主神经功能障碍的最终产物，需教育患者如何防止其发生。自主神经功能障碍患者，最常见于糖尿病，应教育他们经常湿润其足部以避免皮肤干燥和开裂。应在足和腿部使用丰富的乳液或无酒精成分的润肤露，但是应避免足趾间的区域，因为过度的湿气可能会导致真菌感染。湿润的皮肤不仅更舒适、更强壮，其发展易导致感染的裂缝和裂痕的可能性也较小。如果指甲太厚以至于不能在家用普通的指甲钳来安全修剪，则应鼓励患者寻求专业指甲护理的帮助。

与自主神经系统功能障碍相关且最具破坏性结果之一的是糖尿病神经病理性骨关节炎，也称为夏科足。这种破坏性的过程可以显著改变足的骨性结构，如果未能检查到则可能导致过度的足底压力和继发性溃疡(图 18－7)。此过程是由 Jean-Martin Charcot 19 世纪在梅毒患者中第一次发现。虽然包括梅毒和韩森病在内的一些神经病理疾病可以导致夏科骨关节炎，但是最常见于糖尿病患者中。夏科足是一种会导致足部关节脱位、骨折和畸形的渐进性疾病。

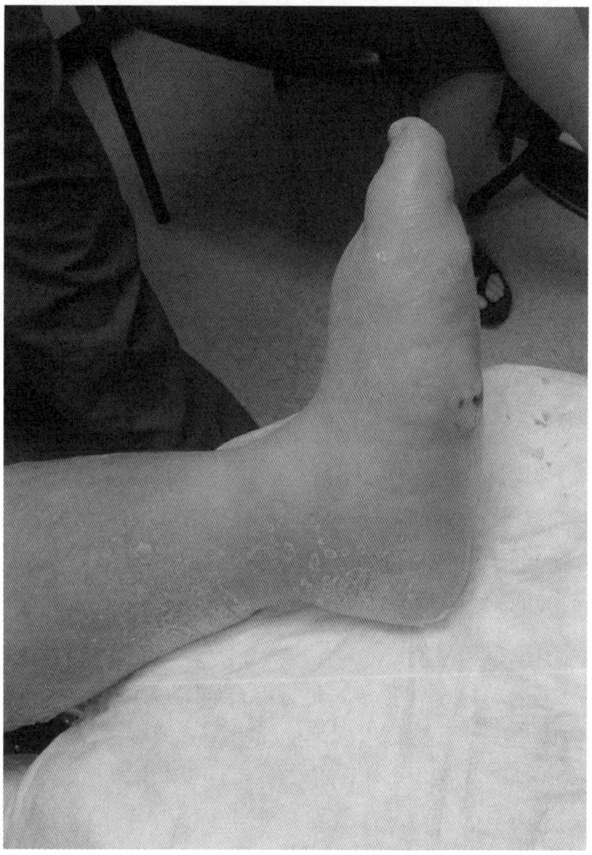

图 18－7　中足足底溃疡的夏科足。

夏科足推测当自主神经系统的正常功能受到疾病损害时，会导致流向骨的血流增加，继而导致骨的吸收。随着时间的推移，这成为所谓的神经血管理论。第二个理论指出夏科足的发展与无感觉足的创伤有关。因为感觉的缺乏及没有创伤的知觉，所以没有调节方式来代偿。如果关节继续负重，其将持续发炎并最终损坏。这成为神经创伤性理论。在大多数专家的意见中，夏科足的原因可能是这两种理论的某些结合。这两种理论的共性是夏科足是由无感觉足开始的。因此，有感觉神经病变、充足血液流动和有创伤史的人最有可能发生夏科足，不论其是否能意识到这一点。临床检查中，足部呈现为红斑、水肿、皮肤温度升高和指示过度血液流动的脉搏跳动。

如果未能及早认识到并限制此疾病特征性的底部畸形发展，夏科足可能会变得易损伤。夏科足经常被误诊因为没有单一的诊断性测试可以证实其存在。病史、临床表现和影像学检查都必须考虑。不幸的是，红色、发热和肿胀足的临床表现经常导致诊断为蜂窝织炎，并用抗生素来治疗。在用抗生素治疗患者不存在的感染时，他们因步行继续损害其双足。急性期拍摄的 X 线对神经病理性骨折不敏感，且骨扫描不能区分夏科足与骨髓炎。另一方面，MRI 能够识别完全骨折前的骨损伤。但 MRI 成本高昂，因此病史和体格检查变得更加重要。

如果有神经病变的患者在不存在开放性伤口情况下突发局部肿胀、热度和红斑时，则应怀疑有夏科足。应该启动夏科足适当的治疗直到在进一步检查中此状况被排除。急性的夏科关节病变期间，可以通过完全接触式石膏固定来使关节破坏最小化，并避免负重直到有明显的愈合迹象(温度降低、肿胀减轻和影像学发现改善)。不遵循非负重和使用矫形设备来代替石膏固定，两者都表现出愈合时间延长。当石膏固定停止时，应考虑在回到承重的初期使用矫形设备以持续性地保护。

发生在足部的结构性改变次发于在高压区神经病理性骨关节病变的结果。因此，随着固定和限制承重后，必须提供有夏科足病史的患者合适的鞋子以稳定足部和减小足底压力。不稳定或严重错位性骨折或脱位时可能需要手术干预，因其会导致复发性溃疡、鞋子适合性、步行能力以及顽固溃疡等方面的问题。其中一些过程需要数月的固定和避免负重，可能对许多糖尿病和神经病变患者来说较困难。这种手术一般仅在非手术管理失败时提倡。

鞋子评估

高风险足的分析实际在患者坐到检查台之前就开始了。他们所穿鞋子的类型和外观可以给出对其病理原因的见解。不合脚或过度磨损的鞋子都会引起水泡、老茧和伤口等问题。另一方面，拒绝穿鞋子是无用的。

高风险足合适鞋子的特点包括：

(1) 紧贴足跟以防止足跟的活塞运动(上下移动)。

(2) 宽足趾区以适应如踇囊炎和踇趾外翻的畸形。

(3) 深足趾区以适应爪/锤状趾及模具的嵌入。

(4) 足够时尚使患者愿意穿。

建议人们在中午或下午的时候买新鞋以确保最合适。因为足的尺寸一整天都在变化，早上买的适合足的鞋子到傍晚可能会变得太小，而相反的晚上买的鞋可能到早上又会变得太大。

步态和平衡

运动神经病变导致足部和踝部肌力减退可能会造成步态的异常而引起足底压力模式改变或不稳定。感觉神经损伤也会影响步态和平衡，因其导致不能感知足在空间的位置。踝足矫形器或改装鞋的使用可能会帮助重获更加正常的步态、稳定的关节或提高平衡。研究发现继发于糖尿病的周围神经病变患者其步态和姿势性稳定存在问题。在高风险足的检查时，物理治疗师不仅必须注重足的问题，也要关注其整体的功能性状态。为了减少跌倒相关的风险，治疗计划中应该包括着重于安全和功能的建议。

伤口评估

尽管预防截肢最有效方法首先是避免受伤，但这未必总能做到。当伤口发生时，不管病因如何，彻底的伤口评估成为必要。全面的伤口评估是从详尽了解患者病史开始，帮助临床医师不仅能够更好地了解伤口的原因，也能更准确地预测伤口的愈合率。有关患者病史的更多信息，请参阅前一节的风险因素评估。通常在了解伤口前获取患者全部病史是有益的，因为一旦只关注了可见的伤口也许会忘记其他可能重要的因素。

一旦回顾了患者的病史，就可以仔细地了解伤口。除了已讨论过的高风险足的评估部分，评估还要包括对当前伤口和伤口周围皮肤的检查。应评估伤口的位置、颜色、气味、大小/深浅、引流类型和数量，当有任何异常时，还应评估伤口周围组织(图 18-8)。

主观评估：

疼痛：　　　　上一次换药：

结论：

客观评估：

到达方式：

辅具：

是否使用处方敷料或者鞋子？

伤口位置：

如有其他：

伤口期：

伤口颜色：

颜色	前-清创	后-清创
	%	%
	%	%
	%	%

水肿：

感觉：

波动：　(左)　(右)

舒张压		
凝血		
腘动脉		
踝肱指数		

活动度：

特殊检查：　　结果：

图 18-8　伤口评估流程图。

气味：

大小：　　cm^2

长：　　　　宽：　　　　深：

引流量：

引流类型：

伤口周围：

指甲：

结论：

治疗：

伤口清洗

是否清创?　　　　　　　　清创类型：

物理治疗：

敷料：　　　　　　　　　　引流：

结论：

评估：

治疗耐受：

结论：

计划：

结论：

随访：

指甲：

水肿：

感觉：

脉搏：　　　（左）　　　（右）

舒张压		
凝血		
腘动脉		
踝肱指数		

活动度：

特殊检查：　　　结果：

图 18－8(续)

位置

如果采集了详细的病史，检查者可能甚至在看到伤口前就对伤口的原因有了很好的假设。客观检查可以证实或推翻这个假设。最先应记录的客观结果之一是伤口的位置。尽管创伤性伤口可以发生在任何部位，许多常见的伤口病因趋向于在某些区域最频繁发生。糖尿病足(神经病理性)溃疡在足趾和跖骨头的足底面最常见，尤其是大足趾和第一跖骨头，但是也可能发生在任何高压区域。继发于神经病变的溃疡在足趾背面和骨突处也很常见，如第一和第五跖骨头的外侧以及第五跖骨的底部，以及任何可能与鞋或支具摩擦的地方。继发于血管功能不全的伤口可能发生在任何有血流障碍的位置，但是足趾、足的背侧和外侧以及侧腿处最常见。相比之下，静脉源的伤口通常位于“绑腿”区，就在内踝附近。应注意的是，这些都是一般准则，可能不能仅仅基于位置来作出准确的诊断。在描述伤口位置时，临床医师应尽可能精确，常使用骨性标志来作为描述词。当多处伤口存在时，这点变得更加重要。

伤口颜色

伤口颜色用红-黄-黑分期系统简明标注，此分期于 1988 年首次在美国发表且在此之前已在欧洲使用。红色伤口通常是健康的、血液循环良好且处于正常愈合阶段。红色的外观是由于高血管化胶原蛋白的沉积，称为肉芽组织。这种组织脆弱，且可能会因过度的力或摩擦流血。最小压力就能使之流血或外观黑黝的肉芽组织称为脆性，应进一步检查，因为这通常是伤口存在感染的迹象。黄色的伤口表示存在纤维腐肉或感染。腐肉具有黏性和黏附性特征并可以通过各种方法清除，本章后面将讨论此点(通过消除炎症或感染源来清洁创面)。伤口也可能呈现黑色的外观，这表示结痂的存在。痂摸起来一般较硬，但是如果有大量液体存在则可以变得柔软或松软。在大多数情况下去除痂是有益的，因为坏死组织会促进细菌的增殖。不建议去除的几个情况是后跟处未受损的痂和在清创术后无法愈合的血管伤口。除了着重于真皮的红-黄-黑系统外，临床医师必须知道创面较深结构可能也会显现。真皮下最先接触的组织为皮下组织或脂肪组织。健康者此组织应有淡黄色、潮湿的外观，失活的为干燥和黑暗。健康的肌肉是亮红色的，且常常可见组织里的条纹。受损肌肉的外观则暗灰色，且质地不柔韧。较深创面将接触的其余结构是韧带、肌腱和骨，如果血管化良好则都是白色。如果这些组织破坏，将呈现昏暗的黄色外观，且随着损伤的进行继续变暗。

出于记录目的，使用百分比有助于描述伤口颜色。例如，伤口可能 80%是红色，20%是牢固黏附的黄色纤维蛋白。如果伤口外观出现了任何明显变化，则建议在治疗前后都应该记录该百分比。

气味

从患者的角度来看，伤口最麻烦之一就是气味。当去除敷料时，大多数伤口都会有一些气味。作为临床医师，重要的是知道气味是否由感染引起，或只是因为敷料长期在一个位置的原因。在做出决定之前，应去除敷料并用无菌或生理盐水冲洗伤口。敷料引流可根除气味。此类情况尤其适用于闭塞性敷料，如胶体。如果清洁伤口不能消除异味，则更有可能是由坏死或感染的组织造成。具有难闻气味的伤口通常含有厌氧和有氧菌，称为多种菌；厌氧菌通过释放包括腐胺和尸胺化合物产生气味。这些气味非常强烈，并经常描述为刺鼻气味。有氧细菌也能产生臭味。因为气味的强度是主观的，所以建议使用如甜、腥、坏死和腐烂等描述，且类似的也应包括在气味的评估中。当先前无气味的伤口产生异味时则应考虑感染，但是也应指出有些感染根本不会产生任何异味。

大小

伤口的大小应例行记录，因为这是一个监测伤口愈合进展的简单方法。对于大多数伤口，除非它们完全对称，直径甚至长度和宽度都不能精确地描述伤口的真实大小。当使用长度和宽度时，则记录的是最大长度，且宽度是垂直于长度的。尽管这些数字减少时可以看到改善，但是很难精确计算伤口的总表面积或减少面积，因为伤口形状不规则。其他方法包括用透明胶片在伤口上照相、用透明胶片描摹伤口和数码相机可以计算伤口的面积。所有的这些选择都能使临床医师能够计算表面积和缩小百分比(图 18-9，图 18-10)。

不管用什么方法计算伤口大小，伤口的方向应该标准化以确保随后的测量评估在相同的维度。虽然骨性标志可以用于此目的，但最常见的是以头尾(头到足趾)方式和垂直于其宽度来描述长度。遗憾的是，大部分伤口的最大尺寸不会沿头尾和垂直平面的轴线完全吻合。因此许多临床医师用钟面描述伤口方位，12 点为头部和 6 点为尾。使用这个系统，伤口可以描述为 10 点到 4 点的 6 cm 长和 1 点到 7 点的 3 cm

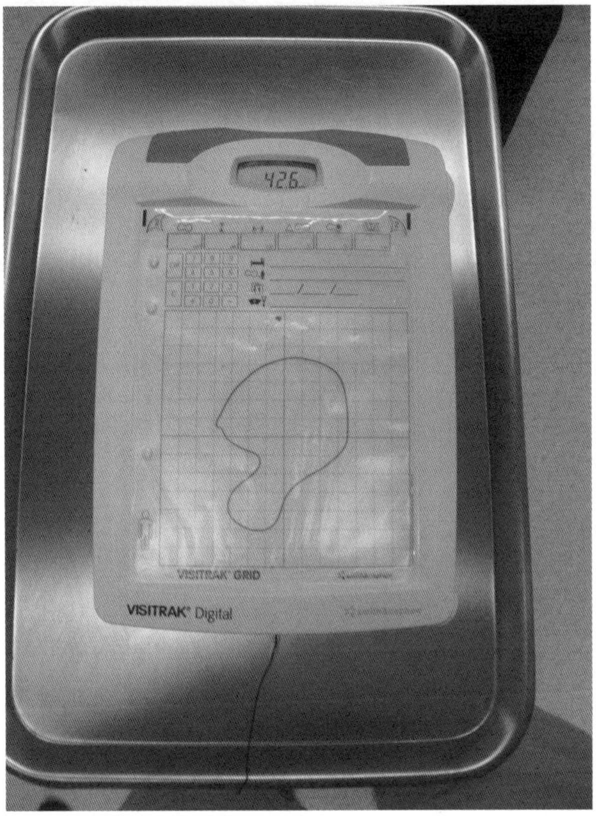

图 18－9　VISITRAK 伤口测量系统(经允许引自 Smith & Nephew, Hull, United Kingdom)。

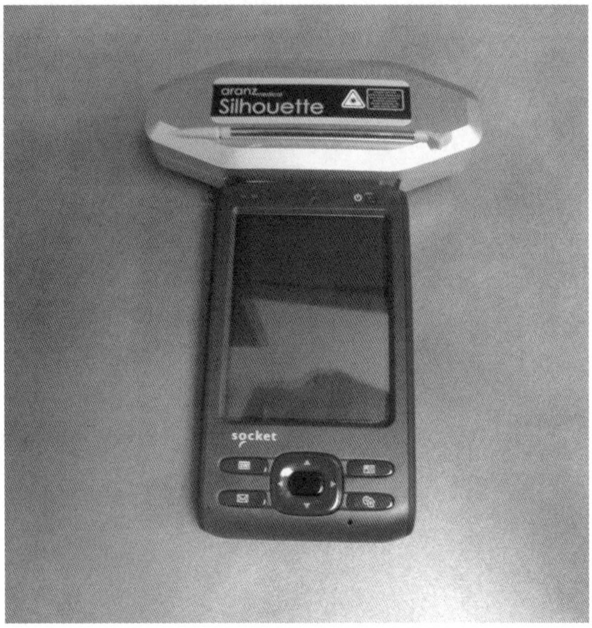

图 18－10　ARANZ 医学剪影伤口成像设备(经允许引自 ARANZ Medical, Christchurch, New Zealand)。

宽。腐蚀、窦道或任何异常的伤口也可以用钟面描述,这将有助于测量的一致性,特别是如果由不同的临床医师测量伤口。

深度

深入了解解剖学对伤口的准确分期是必需的。反之,准确的伤口分期依赖于能够正确地评估伤口深度。在测量深度之前,伤口必须没有不能存活的组织,这样伤口的基底才能可视化或探测。然后用垂直于皮肤表面的无菌探针来探查伤口。由于伤口并非都有统一的贯穿深度,应测量最深点,并记录测量所处的位置。在获取测量深度后,根据病因,伤口可以按多种方式分类。表 18－1 列举了基于伤口深度作为部分分类标准的不同伤口分类系统。

引流

理想的伤口会有足够的水分来防止伤口创面干燥,但又不会导致先前伤口组织的破裂。伤口引流的特点会因多种因素而异,包括伤口位置、血管状态和感染的存在。引流应按总量和类型进行分类,以准确描述伤口状况。

表 18－1　伤口分类系统

分类系统	病因	分级	结论
瓦格纳(Wagner)	糖尿病足	0＝完整皮肤 1＝浅表溃疡 2＝深溃疡(到达真皮) 3＝感染 4＝部分足坏疽 5＝全部足坏疽	
得克萨斯大学(unversity of Texas)	糖尿病足	A0＝溃疡前或溃疡后病变 AⅠ＝浅表伤口 AⅡ＝涉及肌腱或关节囊 AⅢ＝涉及骨或关节	字母级变化如下: B＝感染 C＝缺血 D＝感染和缺血

（续表）

分类系统	病因	分级	结论
部分/全部	所有伤口	部分 = 累及表皮和真皮层的部分 全部 = 涉及深入真皮结构	
烧伤	烧伤	浅 = 只有表皮 浅表部分 = 涉及真皮浅层 深的部分 = 涉及真皮深层 全厚度 = 涉及皮下组织 真皮下 = 涉及肌肉，肌腱，骨骼	一些专家不作全厚度和真皮下烧伤的区别，因都需要手术治疗
美国国家压疮顾问小组	压疮	Ⅰ = 皮肤发白，或颜色异常；皮肤完好 Ⅱ = 真皮部分缺失 Ⅲ = 筋膜以下，但不过筋膜 Ⅳ = 筋膜下组织损伤（肌肉、肌腱损伤，韧带，关节囊，骨） 不明确分期 = 未能见伤口创面 可疑深部组织损伤 = 紫色或栗色的变色皮肤区域；可能迅速进展到深、开放性的溃疡	不能调转的阶段——Ⅳ期溃疡不会变成Ⅲ期溃疡，此为一种愈合的Ⅳ期

评估引流的总量有些主观，因其难以测量，或者在许多案例中甚至可能称为伤口渗出量。相反，临床医师描述连续的渗出量，如下：

无 → 很少 → 少量 → 中度 → 重度 → 丰富

这可能很难量化，特别是对于缺乏经验的临床医师，因为不同的敷料会吸收大量不同的液体使伤口大量引流而显得干燥，或反之亦然。动脉功能不全的伤口往往是干燥的，因为血液循环较少进入伤口创面，而在有静脉伤口的患者必然经常因水肿的存在而需大量引流。如果引流量增加，且与治疗的改变没有明显的关系（如手术干预增加血流量、停止压迫治疗或在休息位），则有可能存在感染。感染的存在使伤口保持在伤口愈合的炎症阶段，这导致引流增加。感染伤口经常会出现脓性引流，呈现黄色、绿色、褐色，甚至是奶油状或絮状。此类伤口通常需要结合局部和全身用药来控制感染。除了脓性引流，引流也可以是浆液性（淡的）、多血质（血色的）或血清血液（粉色或浅红色，淡的）。

伤周皮肤

在伤口周围的区域，称为伤周皮肤，应仔细评估，因其能提供关于伤口状态的线索。通过快速视诊和触诊伤周皮肤可以找到过度压力、过量湿气、血供降低和感染存在的证据。表 18－2 列出了伤周症状及其意义。

除了表 18－2 中列出的因素外，也可以评估突出区域软组织量。与作为对照组的不患糖尿病的人相

表 18－2　伤周皮肤评估

外观	描述	意义
老茧	通常在高压反应下，皮肤产生过度角化	经常与神经病变和/或骨畸形相关。表明此区域容易破损
水疱	表皮和真皮分离充满液体的区域	鞋摩擦、支具、床等的剪切力，也可能由皮肤上的黏合敷料引起的
红斑	发红	表明由局部应力或感染引起的炎症；伤周皮肤在急性期发红是正常的，但过度发红或在应力去除 30～60 分钟后仍存在则需要干预；红斑与感染常边界清楚；如果有红色条纹（淋巴管炎），是感染扩散的迹象，应咨询医师
浸渍	过度潮湿造成组织变化	可能导致皮肤破裂；可能由于过度出汗、严重的伤口引流、尿失禁或不适当的敷料
硬结	因水肿产生硬化的组织	慢性水肿影响伤口愈合；硬结常合并感染或静脉疾病
含铁血黄素	伤口周围皮肤的褐色变色。与血管外组织血红蛋白沉积有关	通常与静脉疾病有关
抓痕	磨损皮肤	表明创伤面积；往往会浸渍和/或起疱
瘢痕	瘢痕是以前损伤的最终结果	有助于了解慢性问题以及在该区域的破坏程度

（续表）

外观	描述	意义
温度	可用红外温度计测量或者评估；通常会对相邻区域或对侧进行比较	炎症反应的非特异性指标；有助于监测“热点”，有破损风险，或为演变为 Charcot 病症状
水肿	组织肿胀	双侧水肿提示系统性问题；单侧水肿显示局域问题；可发生感染、发炎、静脉功能不全与淋巴水肿，如果无感觉可考虑夏科足
其他变化	紧绷、发亮、无毛、开裂的皮肤	紧绷，皮肤光泽与毛发脱落表明血液循环受损；皮肤开裂与年龄有关，糖尿病，或血管疾病。重要的是皮肤湿润

比，发现糖尿病性神经病变患者软组织量减少。随着软组织的减少，突出区域的峰值增加，从而增加了溃疡的可能性。

伤口管理

在过去几十年里，创伤管理领域发生了令人难以置信的巨大变化。对于缺乏经验的临床医师来说可能更需要巨大努力，因为市场上物理治疗、敷料和设备不断推陈出新。更复杂的事情是两种治疗相比较时经常会有冲突。这使得临床医师很难为特定的人制订最佳的治疗方案，因为在很多情况下都没有治疗金标准。幸运的是，伤口愈合的基本理念基本上没有改变，且实践性的方法仍然有效。成功的伤口愈合干预可以分为几个简单步骤，这个将详细讨论。这些重要步骤是：

（1）通过消除炎症或感染来准备伤口创面。

（2）提供最佳的伤口愈合环境。

（3）减少伤口的进一步创伤。

（4）最后，一旦伤口闭合保持伤口愈合并防止新的溃疡形成。

通过消除炎症或感染来准备伤口创面

目前最广泛使用的感染模型涉及宿主反应与创面细菌数量的相互作用。正如此模型所描述，有健康免疫应答的患者较免疫应答受损的患者能够耐受更高的细菌量，而不出现感染症状。伤口细菌数量通常描述为从无菌到全身感染。无菌伤口没有细菌，而全身感染的伤口已被细菌淹没，并引起全身免疫反应。中间期包括受污染的伤口，特点是细菌存在，但不侵入组织；尽管细菌入侵但伤口仍然能愈合；且严重的入侵细菌会占领免疫系统，并发生局部反应。在入侵和严重入侵伤口中，以及与全身用药结合的感染伤口，选择性清创、物理治疗和外用敷料最有助于优化创面环境。

减少炎症和感染风险的一个非常有效的方法是去除可能藏有细菌的组织，称为清创。有多种方法可以进行清创，且除了外科清创它们都属于物理治疗师的实践范围内。因为外科清创可能涉及活性和失活组织的切除以确保所有坏死或感染组织从该区域移除，称为非选择性清创。创伤较轻微的称利器清创。出于这个原因，利器清创又称为选择性清创。尽管广泛接受，或可能因为它作为一种护理标准广泛接受，但是关于利器或手术清创有效性的证据较有限。用锋利仪器清创是去除不良组织最快的方法，但是也是最危险的方法，且最好由经验丰富的临床医师进行。使用适当的设备可以使风险最小化，且对患者进行彻底评估以确保患者没有任何表 18－1 中所列出的禁忌证和慎用。

除了利器和外科清创外，机械、声学、酶、微生物和自溶性清创也是可行的选择。其中，除了机械清创外均被归类为选择性清创。机械清创可采用多种方法进行，包括磨损、湿-干性敷料和旋涡式。所有这些方法都能去除失活组织，但是对健康组织是有害的，且如果使用，应该限于伤口的大多数都是失活的患者。

以往，旋涡式通常包括在患者伤口治疗计划中。优点推荐是因温水增加该区域的血液流动，以及可以去除敷料和坏死组织。旋涡式也有很多缺点，如伤口护理方式，包括感染交叉的风险、伤口处不可调的压力、坠积性水肿的恶化和过度的浸渍。所以，搏动性负压灌洗（PLWS）已在很大程度上取代了旋涡式作为伤口管理的水疗选择。使用吸入式波动灌洗没有绝对的禁忌证，但是必须注意周围暴露的血管、重要器官和瘘管。必须注意减少交叉感染的风险，包括使用私人的保护性设备、在隔离房间内治疗、使用防止向后溅水的挡板和正确处理一次性使用部件（图 18－11，

框 18－1 利器和手术清创的禁忌证和慎用

病情不稳定患者（外科手术）
干性坏疽或伤口愈合缺乏血管供应
足跟上有完整的干痂
凝血机制受损或抗凝剂
坏疽性脓皮病
缺乏解剖知识将淘汰的临床医师

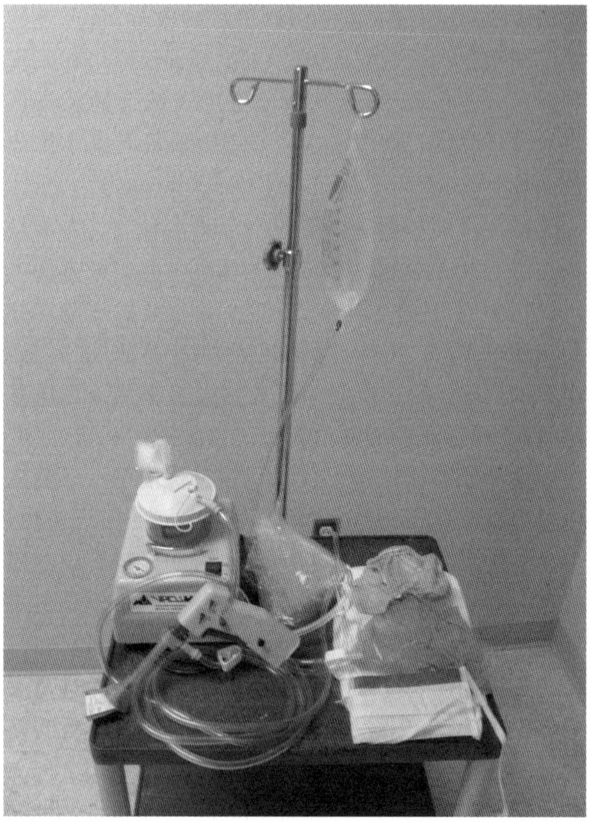

图 18-11 搏动负压灌洗。

表 18-3 感染搏动负压灌洗建议

压力	12～15 P
吸力	60～100 mmHg
冲洗量	取决于伤口大小
频率	如果可能的话至少每天一次
地点	个人封闭式治疗室

经允许引自 Albangh K, Loehne H. Wound bed preparation/debridement. In McCulloch JM, Kloth LC(eds), Wound Healing: Evidence-Based Management, 4th ed. Philadelphia: Davis, 2010. pp. 155-179; and Bukowski EL, Nolan TP. Hydrotherapy: the use of water as a therapeutic agent. In Michlovitz SZ, Bellew JW, Nolan TP(eds), Modalities for Therapeutic Intervention, 5th ed. Philadelphia: Davis, 2011. pp. 109-134.

表 18-3)。

搏动负压灌洗(PLWS)提供流动冲洗解决方案,可以直接清理作业区域的腐肉并减少伤口上的细菌量。随着用于冲洗的量增加,灌洗效果明显提高。且搏动负压灌洗可以控制水压,并可以在 4～15 P 的安全范围内调节,有效去除失活组织而不损伤健康组织。为了减少细菌水平,建议使用更高的末端范围压力,如 15 P 时近 85%的细菌可以从伤口中去除。应该注意的是尽管搏动负压灌洗似乎减少伤口的细菌数,但是一些研究相信其效果可能与机械清创术不一样,且更多是抽吸部件施加的负压作用。

声学、超声波或能量是进入伤口护理竞技场最新的清创形式。近期,市面上有几种超声波清创装置能够进行选择性清创。这些设备可以分类为低频(赫兹范围,相对于常规超声波的兆赫)和高频超声设备。研究表明,此类装置在很多案例中增加纤溶、改善伤口血流、减少细菌数,传闻似乎比利器清创快等效果。尽管能够产生极快的清创和减少细菌,超声波清创术的使用对诊所来说成本高昂,不专门用于伤口愈合。出于这个原因,超声波清创术的深入讨论将不包括在此章内。

其余形式的清创术往往较慢,但对健康组织的危害较少。微生物疗法涉及使用无菌蛆分泌酶来液化坏死组织,且对肉芽组织无不良影响。同样,酶清创即在伤口表面应用酶。酶使创面上坏死组织的蛋白质变性。过去,木瓜蛋白酶产品经常在没有美国食品和药品管理局(FDA)的批准下用作清创剂。由于 FDA 分别在 2008 年末和 2009 年初禁止制造和分发未经批准的外用木瓜蛋白酶产品,不再可用。由于没有得到 FDA 的批准,所以目前市面上没有木瓜蛋白酶产品。唯一可用的酶制剂是硫酸檀香酯,它是一种胶原酶,因此分解了伤口不需要的胶原蛋白。最后一种清创术形式是自溶式清创,其最有选择性但也最慢。自溶性式或自清创,使用保湿敷料提供允许人体天然酶来清理坏死组织的环境。这是进行清创的最简单方式,但也需要仔细监测感染,主要是因为这种方法的缓慢特性。这些清创策略不应相互独立。例如,利器清创常常与酶或自溶式清创联合进行。所有的清创形式都通过去除细菌的能量来源而有助于减少感染风险。也有专门针对细菌的干预措施,而不是坏死组织。

在过去的 10 年,为减少伤口细菌而研制的敷料数量显著增加。包括各种各样的敷料,如含银、亚甲蓝、龙胆紫、亚胍、碘或蜂蜜。这些敷料已证实在减少细菌方面优于无抗菌性敷料,但是在促进伤口愈合方面抗菌敷料优于无抗菌的证据不足。这些敷料可在吸收能力范围内广泛使用,黏合与非黏合、无定型与块状的及其他,且可几乎用于任何伤口类型。最重要的是要记住,这些敷料都不能取代全身抗生素来使用。

通常联合使用局部抗菌敷料和全身用药,尤其是在动脉功能不全时。例如,糖尿病足溃疡患者可能会有足趾感染,且血管性能较差。此情况下,全身抗生素进入感染区的数量可能有限,而可能会从外用剂中获益以降低表面细菌程度。抗菌敷料的持续使用有几个问题，即成本和对发展阻力的关注。因为它们是用抗菌剂浸渍，这些敷料较类似的非抗菌性敷料而言更贵，且在伤口愈合期间并不打算使用。同样地，伤口护理界对过度使用含银敷料有些关注，因其可能会导致细菌的耐药菌株发展，与广泛使用抗生素的情况相似。

除了抗菌敷料和已经讨论过的介入方法，在感染管理方面有强有力证据支持使用的两种治疗方式是电刺激和紫外线灯。大多数物理治疗诊所都有可能发现电刺激在增加力量和减轻疼痛中的使用效果。伤口愈合中最常见的电刺激波形是高压脉冲电流和低强度直流电流(或电流)。这两种电流都是单相的，即电流只会流向一个方向。因此，带电粒子将被引向相反的带电电极，并从同电荷电极上排斥，就像磁铁上的正极和负极会黏在一起，连接正极则将互推分开。这个概念称为向电性，是组织愈合中使用电刺激的基础。当目标是治疗感染，则负极(阴极)应使用在伤口部位，而正极(阳极)可放置在距其 15～30 cm 处。应用阴极刺激伤口，可吸收能够攻击现存细菌的活化中性粒细胞。治疗电极可直接放在伤周皮肤处，或直接放在伤口处。如果刺激直接应用于伤口，则伤口必须用水凝胶或盐水浸湿纱布填充。治疗通常持续到感染迹象不再存在或直到暂停进展，或到极性逆转跳至开始愈合时(表 18－4)。

紫外线 C 光(UVC)是治疗感染的另一种有效方式，尽管它在许多诊所可能不容易提供。紫外线 A 和 B 光的致癌作用是众所周知的，但是似乎不足以成为紫外线的问题，因为光被表皮吸收，且那些可能被破坏的细胞不断脱落。通过体外紫外线和动物实验证明了其能完全根除细菌。在人体中，紫外线是非常有效的治疗入侵伤口的方法；然而，如果伤口严重感染，或者太深以至于不能适当地应用紫外线，结果就不那么有效了，尽管在小案例中已经显示了积极的结果。如果使用任何形式的紫外线，必须小心佩戴防护眼镜、用毛巾覆盖治疗区周围区域，或涂一层厚的凡士林阻止紫外线的穿透以防止患者和临床医师受伤(表 18－5)。

表 18－4　电刺激治疗感染建议

波形	LIDC 或者 HVPC
极性	负极
持续时间	60 分钟
频率	每天
强度	100～800 μA (LIDC)或 75～150 V (HVPC)

HVPC，高压脉冲电流；LIDC，低强度直流电。

经允许引自 Kloth LC，Zhao M，Endogenous and exogenous electrical fields for wound healing. In McCulloch JM，Kloth LC (eds)，Wound Healing：Evidence-Based Management，4th ed. Philadelphia：Davis，2010. pp. 450－513.

表 18－5　紫外线 C 治疗感染建议

波长	UVC (200～290 nm)
时间	180 秒
距离伤口	2.5 cm(1 in)
频率	在短短的一个治疗期内降低细菌

经允许引自 Thai TP，Houghton PE，Keast DH. Ultraviolet light C in the treatment of chronic wounds with MRSA：a case study. Ostomy Wound Manage. 2002；48(11)：52－60；and Kloth LC. Physical modalities in wound management：UVC，therapeutic healing，and electrical stimulation. Ostomy Wound Manage. 1995；41(5)：18－27.

提供最佳的伤口愈合环境

如前所述，人为将伤口愈合过程打破划分为不同的阶段是因为有很多重复部分。早期伤口愈合过程的主要目标可能是清除失活组织，如前一节中提到的，但是如果不采取同步步骤来优化伤口愈合环境，选择性清创将毫无用处。一旦控制伤口处的细菌并保证足够的血供，治疗的重点则可以转移到湿性的伤口愈合。湿性伤口愈合包括使用敷料，在某些情况下，压力治疗创建一个既不太湿(浸润)又不太干(干燥)的伤口创面以适合于伤口愈合。通常用对沙滩的比喻来帮助解释这个概念，即最佳的伤口环境是湿沙，而次于最佳的环境是水下或是干燥的陆地。

为了创造湿润的伤口创面，临床医师必须对伤口病理有很好的了解，且熟悉护理伤口所用敷料。某些伤口，如与感染、静脉功能不全和淋巴水肿相关的伤口，倾向于有大量引流而需要吸收性敷料，而没有足够血液供应的伤口往往是干燥的并常常需要增加水分。适当使用清洁剂、保护伤周皮肤并选择合适的敷料，可以积极促进伤口愈合。如果患者在家进行伤口清洁的话，教患者关于合适清洁剂的选用特别重要。应该教育患者不要擦洗伤口和避免使用刺激性的化学品，如漂白剂、碘、过氧化氢、乙醇或外科日常清洁的擦洗刷，除非是严重入侵伤口，需要特别处方管理。虽然一些化学物质可以非常有效地控制细菌，但是它们具有细胞毒性并可能会阻止伤口愈合。“如果你不把它放在眼睛上，就不要把它放在伤口上”的一般经验法则效果很好。对于健康的肉芽伤口，生理盐水和无菌水是有效的轻度清洁且能去除可能存在黏附在敷料上的小颗粒。一些伤口的细菌附着在表面并形成基质，称为生物膜。在这些情况下，非细胞毒性的伤口表面活性剂是更好的选择。

伤口清洁后，则考虑可以转移到伤周区域。此处皮肤容易受到黏胶敷料或多余伤口引流的伤害，但是可以使用皮肤保护剂来限制或防止伤害。市场上有数以百计的敷料，紧跟所有市场上的产品可能是不切实际的。对每类敷料有大致的了解后，临床医师应该能够选择不仅安全，且能有效管理伤口的敷料。表18-6概述了一些最常用敷料分类的特点。

没有单一的敷料可以用于治疗伤口愈合的所有阶段。也不是每个有相同诊断的患者都将得到一样的处理。每次患者来访都要必须再评估伤口特点，以确保使用的敷料仍然是最好的选择。如易用性、患者能否独立更换敷料、多久需要更换、与敷料变化有关的不适程度和成本等因素都需要考虑。例如，胶体类敷料易应用，但对每天需要更换两次的伤口可能不合算，而透明的薄膜便宜而易于使用，但对伤周皮肤完整性差的患者不合适。

表 18-6　常见的伤口护理敷料

症状	敷料剂类型	禁忌证	结论
吸收	海藻酸钠	过分干燥的伤口 全层烧伤	次级敷料要求
	亲水性纤维 泡沫	无 过度干伤口	次级敷料要求 胶黏剂与非胶黏剂品种 不同品牌的吸收能力不同
活动性出血	藻酸盐	过度干伤口 全层烧伤	次级敷料要求
	硝酸银	皮肤过敏	有效作用于超米粒组织
增加湿度	水凝胶	中度到重度渗出物	凝胶或垫形式
保持湿度	凝胶	局部或全身性感染 脆弱的皮肤谨慎	在敷料去除时增加了伤口气味
	透明薄膜	创腔 伤口窦道，底蚀，感染 过多分泌物	可以减少不必要的换药，因为伤口可视
易损伤皮肤	硅	无	减少瘢痕 可用于防止吸收性次级敷料黏附
抗菌	银质	避免使用酶解	大多数敷料分类有一个银质版
	蜂蜜	无	需要次级敷料
	盐酸聚六亚甲基胍双胍	避免在暴露的神经、血管和肌腱上使用纱布	重要的是保持纱布湿润以避免黏附伤口
	亚甲蓝/龙胆紫	全层烧伤	需用无菌水或生理盐水进行预湿润 需要次级敷料
	卡地姆碘	碘的敏感性 桥本甲状腺炎 毒性结节性甲状腺肿大 格雷夫斯病 孕妇或哺乳期妇女	可用垫和凝胶形式 需要次级敷料
清创术	水状胶质	局部或全身性感染 慎用易受伤皮肤	在去除敷料时可能会增加伤口气味
	透明薄膜	创腔 伤口窦道、底蚀 感染 过多分泌物	无吸收能力
	胶原酶	过敏症，胶原酶 不使用银质	需日常应用 需次级敷料
	纱布	直接用于健康肉芽组织 暴露的神经、血管、肌腱	不推荐湿干性敷料；如果使用，应限用在坏死伤口 作为次级敷料有效

表 18－7　适应证和禁忌证/与组织愈合相关的预防措施形式

形式	与组织愈合有关的适应证	禁忌证/预防措施
电刺激	促进血液循环	伤口区域的恶性肿瘤
	促进上皮形成	骨髓炎
	促进血管生成	装有起搏器或者去纤颤器
	刺激胶原蛋白的合成	妊娠
	阻碍细菌生长	活动性出血
		颈动脉窦
		眼睛和生殖腺
间歇压迫	静脉功能不全	动脉损伤(ABI<0.8)
	动脉不足(时间短,高压泵)	急性感染
	预防深静脉血栓形成	深静脉血栓形成
	淋巴水肿(需要专业泵)	失代偿性充血性心力衰竭
负压伤口治疗	压疮	暴露的重要器官
	创伤伤口	未处理的骨髓炎或脓毒症的伤口坏死组织
	糖尿病溃疡	坏死组织和结痂
	皮瓣/移植	不恰当地去除伤口
	腹部伤口	未经处理的凝血障碍或抗凝剂
	裂开的伤口	药物
	筋膜切开术	伤口处恶性肿瘤
	动脉和静脉溃疡	未知的瘘管
		活跃性出血
		暴露的血管
超声波	加速炎症阶段	癌症
	刺激毛细血管和血管形成	妊娠或过度增生组织
		血液循环障碍
		儿童骺板
		植入物
		感染
		暴露的神经组织
激光	纤维素增生	癌症
	胶原蛋白合成	眼睛处
	提高免疫反应	妊娠
		甲状腺处

ABI,踝肱指数;DVT,深静脉血栓形成。

经允许引自 Kavros SJ, Delis KT, Turner NS, et al. Improving limb salvage in critical ischemia with intermittent pneumatic compression: a controlled study with 18-month follow-up. J Vasc Surg. 2008;47(3):543－549.

如果敷料使用适当,不同健康个体急性损伤的愈合可能并无困难。慢性损伤或创伤愈合潜能受损患者,使用某些方式可以促进伤口愈合。电刺激、气压收缩、负压伤口治疗、超声和激光都证明对伤口的管理有效。对这些模式的深入讨论超出了本章的范围。表 18－7 列出了每种方法的适应证和禁忌证;然而,读者应该查阅其他能更详细解释的资源。

减少伤口的进一步创伤

即使使用先进的伤口护理敷料,伤口也无法愈合,此时需保护伤口防止其进一步的扩大。大多数情况下,创伤来自承重形式。对卧床患者来说,使用动态空气床垫和吊床来分散压力,而这反过来可以减少伤口部位的压力并使其愈合。对更加活跃的人来说,减负可能是一种挑战,因为需要满足维持功能和提供伤口压力释放之间的平衡。例如,足下垂患者的足踝矫形器造成其第五跖骨头跖侧的伤口。患者需要继续佩戴矫形器行走,但是如果患者这样做,伤口将继续恶化。临床医师的挑战是给足部减压使伤口能尽快愈合,并使患者恢复正常的活动。

对于糖尿病很多足部减压策略都取得了进展。2007～2011 年,美国患糖尿病的人数从 200 万以上增至 2 580 万(8.3%或每 12 人中有 1 人患糖尿病)。由于先前讨论过的神经病理性和动脉改变,许多糖尿病人会发展足部溃疡并将需要减压。大多这类伤口会对几个星期的完全卧床休息有很好的反应,因为所有的负重力都不复存在。然而,这对大多数患者都是不切实际的,或即使是可能的,也是有风险的,其风险因素有血栓、失用和压疮。在家保持不负重也是大多数患者的主要挑战。当患者经历足部骨折时,疼痛作为负反馈防止患者负重。存在神经病理的情况下,疼痛的感觉减少所以把足放在地板上的威慑因素消失。虽然通过辅助设备鼓励患者不承重或部分承重,但是应谨慎地设定设备并且不能一直使用,且如果开始发生负重时要保护好足部。

全接触式石膏

神经病理性足减压的"金标准"一直以来都是全接触式石膏(total contact casting, TCC)(图 18－12)。最初用于管理韩森氏病(原麻风病),TCC 最早是由布兰德博士引入美国。用简单的等式,压力＝力/面积,很明显可以通过减少通过伤口的重量(力)和增加患者体重分布的总面积来减少压力。TCC 除伤口部位外,与整个足底密切接触,有助于增加承重面积并减少通过伤口的压力。此外,固定踝关节于中立位置阻止背屈和步态支撑后期重心的向前转移。TCC 减少了作用于足部垂直力和剪切力。

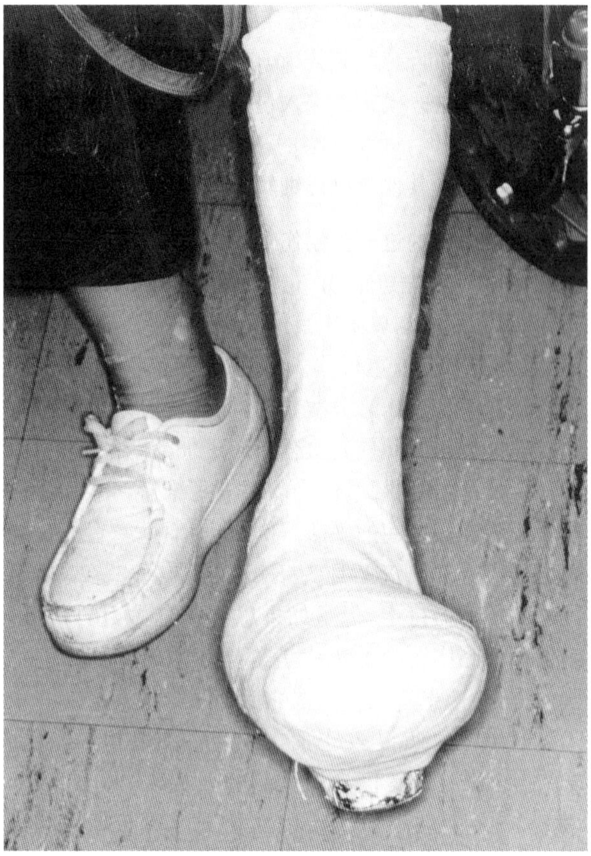

图 18-12 全接触式石膏。

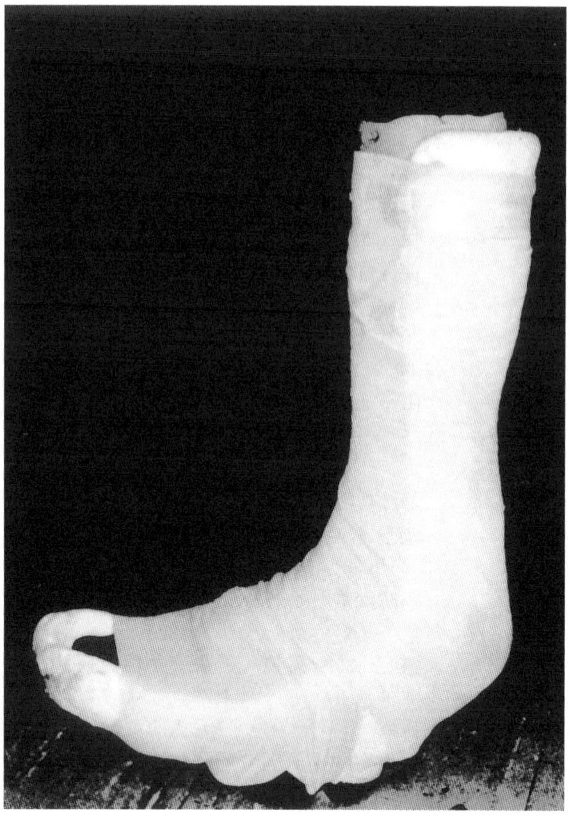

图 18-13 弹性绷带固定的后方步行夹板。

大量的研究报道了使用 TCC 治疗糖尿病足溃疡的良好效果。特别有趣的是 Mueller 和同事进行前瞻性随机对照临床试验比较了全接触式石膏和用减少负重的传统治疗方法(清创术、每天更换敷料、穿推荐的鞋子和使用辅助设备避免承重的指导)间的效果。使用 TCC 组的 21 名溃疡者有 19 名愈合,对比与传统治疗方法组里的 19 名溃疡者 6 名愈合。使用全接触式石膏治疗溃疡愈合的时间为 42±29 天,而传统治疗溃疡的为 65±29 天。传统治疗组 19 名患者中有 5 名因感染需要住院,而 TCC 组中则无。

一项研究表明虽然一些可移动的石膏助行器在缓解溃疡部位处的压力与 TCC 一样有效,但是 TCC 仍然在较短的时间内治愈了更多的足部溃疡。传统的 TCC 是用石膏材料制成,需要患者至少 24 小时不负重。现在许多诊所做了石膏与玻璃纤维结合或者全部使用玻璃纤维,可使患者更快地恢复承重。最初的 TCC 也与整个足部接触,包括伤口。从那时起,伤口部位隔离的改进方法证明能比真正"完全接触"的方法更能明显地减少压力。

尽管 TCC 在减负方面表现出了优越性,但它并不适用于所有情况。不能用于过度引流、血管供应不足、感染、波动性水肿和伤口的深度较宽度大等情况。因为当足部被封闭在石膏中时不能监测其状况,患者必须能够识别需要更换石膏的警示信号。这些信号包括腿部过度肿胀导致石膏变得太紧、石膏变松使得足部和腿部可以在石膏内活动、体温或血糖水平突然增高可能提示感染、来自石膏的污染或引流、强烈的气味、新的疼痛主诉和石膏的破坏。

后方步行夹板

可替代 TCC 的是后方步行夹板(图 18-13)。步行夹板的制作与 TCC 非常相似;然而随着前部的移除,夹板需要更多向后方加强。使用弹性绷带来稳定足部和腿。夹板还使足跖侧全接触并且固定踝部。与 TCC 相比夹板有几个优点。最明显的益处是其可以取下以清洁腿部、检查皮肤和更换敷料。当石膏治疗是禁忌证的大多情况下夹板是很好的选择。另一个益处是它能降低伤口愈合的费用,因为不需要在每次就诊时再次制作石膏。反之,夹板也不是没有缺点。它需要同样的技能和通常比石膏更多的时间来制作,

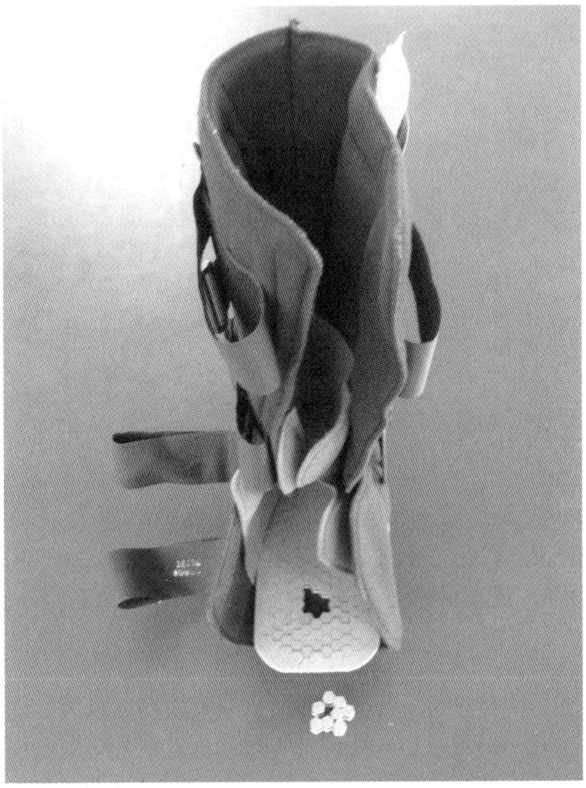

图 18－14　DH 减压步行器(移除了挂钩)(经允许引自 Ossur North America，Aliso Viejo，CA)。

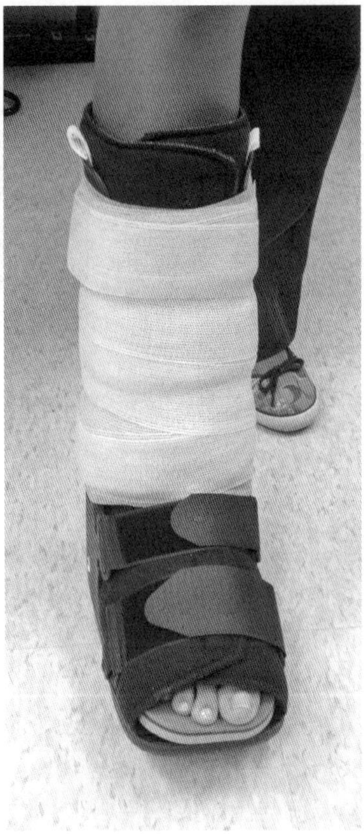

图 18－15　应用玻璃纤维于可拆卸的助行器制造的即时全接触式石膏。

并也可能会更麻烦。最重要的临床缺点是它可以卸下的事实，所以不能保证伤口在任何时候都像在石膏里那样能受到保护。

可拆卸式石膏步行器

尽管 TCC 是神经病理性足减压的“金标准”，由于对医源性并发症的担心和临床医师经验的缺乏，其也未能广泛使用。因此，可拆卸式石膏步行器(removable cast walker)成为足部减压最广泛的使用方法。可拆卸式石膏步行器是一种矫形设备，有双立柱固定与相对于圆弧底成 90°角(图 18－14)。与 TCC 和步行夹板相同，踝关节的固定位置防止前足的推进，即最大压力倾向于发生的地方。可拆卸式石膏步行器可从多个制造商处获得。因为它们并非为每位患者量体定制，安装设备时必须小心来确保它能适应患者足踝的轮廓，特别是竖直的区域。对于大多数品牌的步行器可以加入定制型的插件。可拆卸式石膏步行器的一种变形——DH 压力释放步行器(Ossur North America，Aliso Viejo，CA)，有可拆卸的、多密度衬垫式鞋垫组成了个人插件。此鞋垫可以去除插件来修改以创造溃疡部位的释放区域。研究表明，这种步行器在降低足底压力方面较其他减压设备更加有效。

即时全接触式石膏

TCC 较可拆卸式步行器主要的优点是承受压力，因为患者不能取下石膏。因此它能保证伤口 24 小时的减压。几项研究显示了可拆卸式石膏步行器与 TCC 在压力减少方面相当。然而，其他调查人员报道了 TCC 较可拆卸式石膏步行器有更快的愈合时间。假设看似矛盾的数据是去除凸轮步行器的功能，研究人员设计比较了 TCC 和可拆卸石膏步行器，以及用一层不可拆的玻璃纤维包裹的石膏助行器(图 18－15)。这些不可拆的石膏步行器命名为即时全接触式石膏(instant total contact cast，iTCCs)。一项研究结果发现 iTCCs 与 TCC 在 12 周内愈合伤口的比例是相等的，第二项研究发现 iTCCs 的愈合率与先前研究的传统 TCC 愈合率是相当的，但优于可拆卸式石膏步行器。基于可获得的证据，iTCCs 似乎是神经病理性伤口的可实施选择，特别是对于应用未受过训练的或没有时间去应用 TCC 的临床医师。

伤口愈合鞋

石膏、夹板和凸轮步行器应考虑为减压神经病理性溃疡的选择。使用较少限制的设备更吸引人，因为

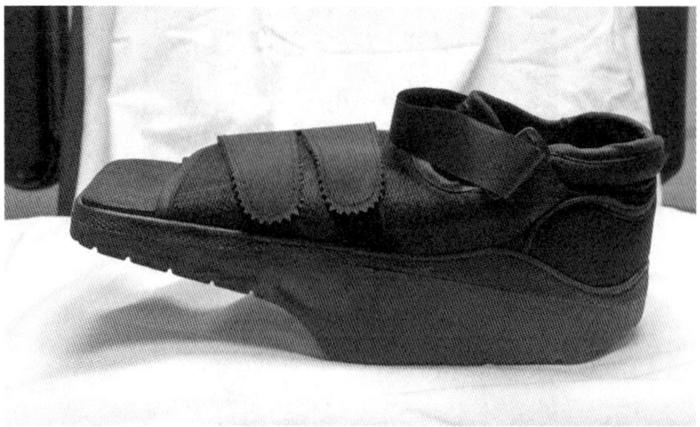

图 18－16 Ortho 楔形鞋(感谢 of Darco International, Huntington, WV)。

遮盖腿部的设备对患者来说看起来不方便。对大多数患者,把它们放进不是最佳效果的设备中是对其的伤害。在石膏禁忌证或腿不能适应凸轮步行器的某些情况下,设备只要与足踝一样高就可能是有用的。如楔形鞋,它抬高了相对于后跟的足趾部分,来使前足减压(图 18－16)。楔形鞋将体重转移至后跟,减少了前足的力,虽然与将体重转移到腿上的设备不是同一程度。为了减少压力,减压的区域必须远离鞋子的支点。为了最大地减少压力,应指导患者的对侧腿迈短步。这样能保证患者不过度推进楔形物而导致鞋子远端与地面接触。根据临床经验,患者常常难以做到此点,一走进诊室就能经常听到他们穿上楔形鞋发出的"咔哒"声。当患者跨足够大的一步来使鞋的前部撞击地面,前足的压力会增加,但是可能仍然小于患者穿常规鞋子步行的压力,因为楔形鞋鞋底的坚硬度。这种坚硬度能帮助减少通常发生在支撑末期转移至前足的重量,但是并不与包括前足其余部分的风险区域分离。在减压区加入定制模件对处理这个问题表明有效。

楔形鞋和所有鞋类减压设备的遵循原则,仍然是一个问题。一方面,认为楔形鞋不够笨重,所以更容易磨损;另一方面它们容易取下,更有可能使足部不受保护。另一个问题是楔形鞋因限制跖屈对患者来说很难穿,且如果患者有关节活动度受限可能实际上增加了前足压力。穿楔形鞋走路感到非常不自然因为产生了功能性的腿长差异。这对患者管理平衡问题带来困难,可能也会造成背部不适。楔形鞋的最后一个缺点是它不能用于双侧减压,因此会过度将患者体重转移到后方。

楔形鞋的另一种替代鞋类是有矫正鞋垫的鞋子。其中之一是由 Royce 发明的 DH 鞋。这个鞋子可取下小块部分的鞋垫且能够快速取下来释放风险区的压力(图 18－17)。这种鞋类较楔形鞋的优势包括能够减压足的任何部分而不仅仅是前足,扁平的鞋底对有平衡问题的人更安全,且能够同时对双侧足进行减压。此类鞋子的缺点是活动性的鞋垫使足趾在步态周期中形成一个足趾触地瞬间(toe break),从而使体重向前方转移。

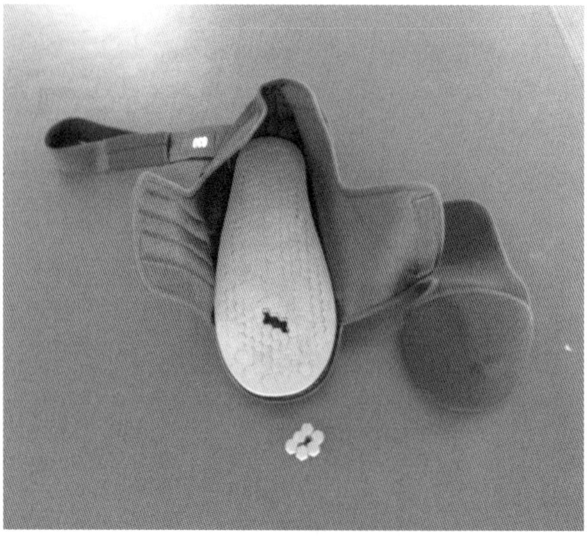

图 18－17 DH 鞋子,取下钉子的伤口愈合鞋(经允许引自 Ossur North America, Aliso Viejo, CA)。

其他压力释放选择

当上述选择都不能获得或不能令人满意的情况下,有几个可以直接应用于足部的暂时性减压选择。第一个选择是胶黏剂毡制泡沫垫(图 18－18)。定制 6 mm(1/4 in)的毡制泡沫附着在足底面。在泡沫中切割 U 形的孔以减少溃疡周围的压力。将孔的边缘靠近伤口边缘但不与其重叠,远端延伸至伤口。在应用泡沫垫之前必须检查足的整个足底表面以确定所有需要调节的易损点。对于前足溃疡,将泡沫垫延伸到中足的近端以增加此区域的体重转移。泡沫垫所有的边缘都应该是斜面,以使由于边缘压力而造成皮肤破损的机会最小化。当骨性畸形特别突出时,可使用另一层泡沫来充分缓解溃疡区域的压力。将薄的敷料平放在溃疡上。使用愈合鞋来进行移动。如果该区域是有溃疡史或姿势造成的,可以穿额外深的鞋子。毡制泡沫垫是暂时性的,因为泡沫垫提供的减压在第 4 天显著降低。因此,每 3 或 4 天更换泡沫垫可能比较好。

毡制泡沫垫通常能被患者所接受。因为此方法比 TCC 或步行夹板更容易移动,患者往往会走得更

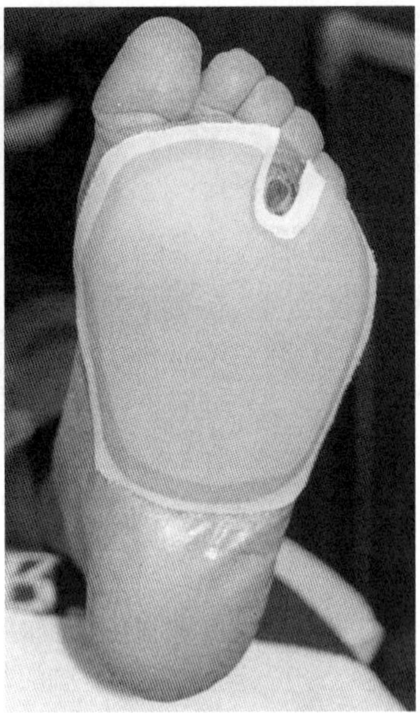

图 18-18　毡制的泡沫减压垫，泡沫的边缘已经磨平。

多。考虑到可能的累积压力影响，这可能不可取。除了会走得更多，患者使用毡制泡沫垫作为一种减压方法似乎对治疗的反应很好，据伤口愈合百分比和治愈时间的多少所衡量。毡制泡沫垫的主要好处是无过大体积的连续穿戴时间，且对即使指导不要赤足走路却喜欢的患者似乎是很好的选择。

暂时性减压的第二种形式是足球敷料。首次提出足球敷料的是 Rader 和 Barry，作为神经病理性溃疡全接触式石膏的简易替代选择。足球敷料包括三层石膏垫：第一层扇状包裹足趾，第二层圆周状包裹足周，第三层覆盖至腿的下三分之一。然后用一层纱布并用塑料包绕。尽管支持使用足球敷料的数据有限，但是根据德州大学糖尿病足分类系统就跨谱伤口管理与 TCC 和 iTCC 已发表数据对比的回顾性分析，发现该敷料的使用与它们有可比较的效果。一些临床医师已经成功结合使用足球敷料与可拆卸式凸轮行走器，以确保即使取下凸轮步行器也对足有一定程度的保护。

防止溃疡或再溃疡

治疗伤口最简单和最经济的方式首先是避免造成伤口。通过风险识别、患者教育、适应合适鞋子、跟进日常护理来最好地完成。能够根据患者患溃疡的风险进行分类对每个患者的恰当管理是重要的。使用最广泛的风险分类之一是由糖尿病足的国际工作组(IWGDF)制定的(表 18-8)。这个分类系统已证明可以预测足部的并发症(表 18-8)。

表 18-8　糖尿病足风险评估

风险种类	定　义
0	没有神经病变
1	有神经病变，无畸形或周围血管疾病
2	有神经病变，并有畸形和周围血管疾病
3	溃疡或截肢史

表 18-9　得克萨斯足风险评估

风险评估小组	特　征
0	无神经病或动脉疾病
1	神经病变存在
2	动脉疾病存在
3	溃疡的历史
4	截肢的历史

经允许引自 Lavery LA, Peters EJ, Williams JR, et al. Reevaluating the way we classify the diabetic foot: Restructuring the diabetic foot risk classification system of the International Working Group on the Diabetic Foot. DAIABETS CARE. 2008;31(1):154-156.

2008 年，Lavery 和同事出版了 IWGDF 分类系统的修正版。在新模型中，风险类别 2 分为两组，分别标为 2A 和 2B。2A 组包括感觉神经病变和畸形患者，而 2B 组则包括周围动脉闭塞性疾病患者。3 组分为溃疡史(3A)和截肢史(3B)。当他们将这个新的分类系统应用于 1 666 名糖尿病患者时，他们发现"B"组的足部并发症明显多于"A"组。另外，他们发现 1 和 2A 组之间的临床差异不大，并认为这两组可以合并。这些改变促进了得克萨斯足风险分类的发展(表 18-9)。

一旦确定患者的危险因素，就可以根据患者的需要调整宣教。患者可获取并带回家的列出对他们来说什么是安全或不安全的小册子或传单通常是有益的。综合教育手册应包括皮肤护理、皮肤检查和鞋类指南，如框 18-2 所示。应根据患者的个人需要调整建议。例如，对于有血管损害或难以够到或看到其足部的患者不应该建议其在家进行指甲护理。

在确定患者最合适的鞋类时，风险分类也很重要。风险分类 0 的患者通常不需要特殊的鞋子，但是应教育其选择合适的鞋子。合适的鞋子应该匹配足的外形，并应在购买时穿着舒适(期间无破损)。高风险患者每次买新鞋子的时候都应该测量他们足的宽度和长度。获取鞋测量设备来处理高风险足对每个诊所来说也是明智的投资(图 18-19)，因为穿合适的鞋子可以避免很多问题。宽度应在前足最宽的部分

框 18-2 预防性足部护理指南

皮肤护理

做
- 每天洗脚。擦干，尤其是足趾之间
- 每天涂抹一层薄薄的保湿霜，避免足趾间的接触
- 洗完脚后要修剪足趾甲
- 剪足趾甲后，用金刚砂板打磨任何锋利的边缘
- 要有足病医生处理任何增厚或嵌甲
- 厚薄鸡眼或胼胝轻轻用浮石或专业护理
- 在洗澡前用温度计或手肘检查水温
- 如果足冷，晚上穿袜子
- 夏天时，在足的顶部使用防晒霜
- 在每次随访时要求健康护理人员检查足

不做
- 泡足。这可以使它们干燥并引起开裂
- 足趾之间使用保湿产品。足趾间的水分使细菌生长
- 鸡眼和老茧
- 使用化学药剂、玉米膏剂、强力防腐剂或足上的胶带，因为其会伤害皮肤
- 使用热水瓶或加热垫，因为容易烫伤足

足部自检

做
- 每天检查足部的所有表面（包括足趾间）受伤迹象的区域、水疱、伤口、裂缝或溃疡
- 立即向健康护理人员报告任何伤害
- 感受温度升高的区域
- 检查足底部的柔软区域
- 如果需要的话，可以用镜子观察足底
- 有家庭成员，朋友，或健康护理专业人员在必要时检查足

不做
- 等待向健康护理人员报告问题。早期的注意往往能预防小问题变成大问题

鞋子

做
- 穿适合脚尺寸和形状的鞋，留出必要的鞋垫空间
- 请健康护理人员推荐正确的鞋子类型
- 慢慢地穿新鞋，经常检查足是否有刺激迹象。向卫生保健提供者报告刺激的迹象
- 保持鞋子和鞋垫完好无损
- 每天都要穿袜子或长袜，穿一双干净的袜子
- 在穿鞋子之前，检查一下粗糙的地方，破损的衬里，或者是会伤害脚的东西

不做
- 赤脚走路（在夜间使用拖鞋，特殊的鞋子或沙滩凉鞋）
- 穿过于宽松的或有孔或突出缝线的袜子
- 穿顶部收缩的短袜子或长筒袜
- 足趾间带有夹趾的凉鞋

测量，通常是患者站立时通过跖骨头测量。对于鞋子长度需要进行两项测量：一个是足跟到足趾的长度，另一个是足跟到足弓的长度。这个额外的测量可以帮助确保鞋子中的足趾与跖骨头在一条线上。如果足跟到足趾和足跟到足弓的长度是相同的，则是正确的鞋子长度。如果长度是不同的，则患者应该适合两者中较大的尺寸。应指导患者在中午或傍晚试穿新鞋，在他们一天的大部分时间足部活动后。如果他们

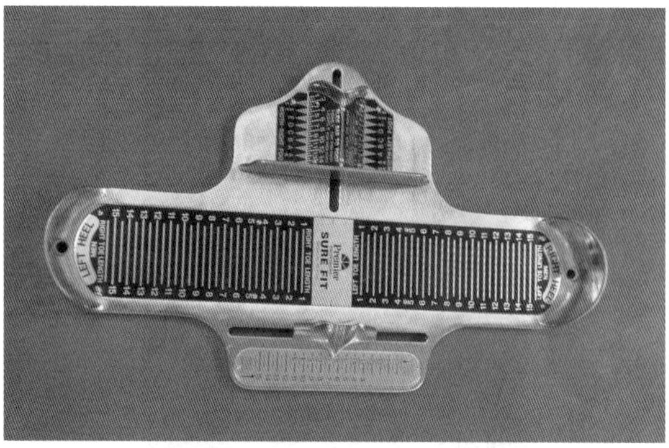

图 18-19 Brannock 足测量设备（经允许引自 The Brannock Device Co.，Liverpool，NY）。

在早上买鞋，则有晚上过紧的风险，而如果他们在晚上购买，则早上鞋子可能会过大。合脚的鞋子应在最长足趾和鞋的末端间有大约一个拇指的宽度，且如果鞋不是太窄或太浅则鞋背侧的材料应可收缩。有感觉缺失但无其他风险因素的患者（原版 IWGDF 的类别 1）也不需要保护性的鞋子，但可能会受益于鞋中软的无模型插件。教育患者需注意鞋子的什么方面是很重要的。高跟鞋增加前足压力、足趾处窄的鞋子挤压足部、人字拖会刺激足趾间，且不能很好地着地而滑倒。支持性的鞋子能在保持放松时维持合适的生物力线。跑步鞋对低风险人群是最佳选择，因为相对于皮鞋其可减少压力。

对于较高风险人群，需要包括定制鞋垫和额外深度或标准型的特殊鞋类。定制插件是足部的模具并减少足跟和前足的压力，而扁平鞋垫是在较大的区域扩散承重力。理想的插件能达到耐久性和减震之间的完美平衡。没有发现任何单一的材料能有效地完成这两个目标，所以大多数矫形器是用几种不同的材料制作的。对矫形器材料的一个关注是其失去对压缩的快速抵抗。一些材料，如分散压力的物料，在反复的压缩后有一定的反弹能力，但是这些较软的材料需要频繁更换。在一次调查中发现，Poron、Plastazote#2、Spenco 和 Microcel Puff Lite 的联合使用是最有效的。尽管这些多强度的鞋垫似乎能在支持和减压之间取得平衡，但是它们比扁平鞋垫厚且需要额外加深的鞋子。定制模型式鞋垫结合额外加深的鞋子可以有效预防糖尿病复发性溃疡（图 18-20）。

伤口愈合过程中最困难的时期之一是从“治疗性”鞋类到日常鞋类的过渡。这些患者包括得克萨斯足风险分类的第 3 组。由于大多数糖尿病足溃疡的人将回归穿日常鞋子作为目标，所以一旦伤口完全上皮形成，患者和临床医师往往会急于进行这一过程。

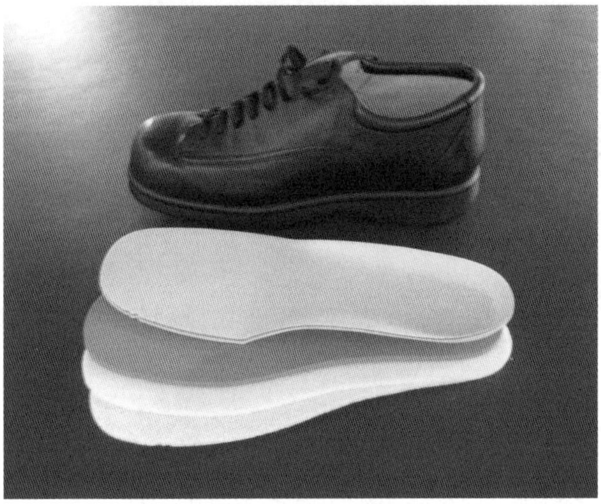

图 18－20　带活动鞋垫额外加深鞋。

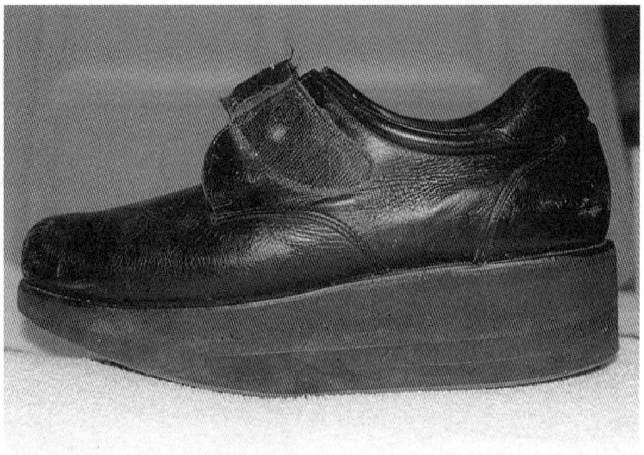

图 18－21　坚硬圆弧底鞋。

在愈合过程这点上，伤口可能不够成熟，无法处理从治疗鞋转化到普通鞋而发生的压力增加。作为中间物，本章先前提到过的一些鞋类减压设备可以作为治疗性设备固定踝关节以及到穿永久性的鞋子过渡的桥梁。根据畸形程度，此类风险人群中的个人需要适应定制鞋垫和额外加深或定制模型式鞋子。为了增加压力释放，溃疡周围区域可以用更坚硬的材料制造，以转移重量远离成熟的组织。为了减少由剪切力引起水泡的风险，应该对鞋垫底面进行任何调整以使足和光滑表面保持接触。

更激进的鞋类修改可以用于那些需要减少压力，但超出鞋内修改可以达到的程度。这类修改中最有效的是在鞋底面加一个圆弧底（图 18－21）。模型插件和圆弧底糖尿病性鞋类减少足跟和前足的压力，同时增加中足压力，而通常中足不易受到伤害。Cavanagh 报告的系统回顾中混合了与圆弧底效果相关的结果，但注意到这些研究中的几个主要缺陷，认为它们是无效的。在许多研究中，与圆弧底相关的减压已证明具有临床意义，因为较穿自己鞋子的患者降低了复发率，尽管这些研究中没有一个是随机对照试验。为了使圆弧底有效，鞋底必须是坚硬的而使鞋子可以取代中足轴，通常会向前转移重量到足趾。另一个考虑的因素是圆弧底轴的位置。为了最大限度地减轻足趾压力，圆弧底的轴需要向前移动至鞋长的 65％处。为了减少跖骨头压力，当轴放置在鞋长 55％和 60％之间时，能最大减压。

很多用于患者在溃疡后过渡到永久性鞋类的策略，可以应用于得克萨斯足风险分类的第四组，或更简单地说，那些截肢术后的人群。减压仍然是关键且圆弧底能有效限制重量向前转移，但是也有一些与经后跗骨截肢有关的特殊并发症。根据截肢部位，趾长伸肌可能损伤或放在机械性不利点，相对于附着于足后跟的完整跖屈肌。这种失衡的结果是马蹄足畸形，增加足部远端的压力。在 11 例大足趾和部分跖骨截肢的小样本研究中，发现与对侧足相比，跖骨头和残余足趾的峰值压力显著增高。第二个问题是合适鞋子的选择。适合截肢的短鞋可以减少足部远端的压力，但也增加对侧足的压力；然而，因为美观性短鞋并没有受到患者欢迎。外观可能看起来对预防溃疡复发微不足道，但是忽视外观就太无知了。如果患者特别不喜欢而不会穿，它们则毫无用处。根据同样的道理，不仅需要教育患者关于在外面穿鞋重要性，而且要教育其在家要经常脱下。如果这不可行，一些其他形式的减压，如定制凉鞋可能有助于增加减压的依从性。相反，全长的鞋子更加美观使人愉悦，但是可能会由于足在鞋内滑动而增加剪切力。当全长的鞋子与坚硬的圆弧底和定制模型式插件相结合时，相较于足趾填充物的常规鞋，包括足和对侧足的前足压力都会减少。经过一个月的调整期，相较于足趾填充物的常规鞋，患者使用这种组合也有更快的步行速度和身体性能测试分数。根据此类发现，风险类别 4 的最佳选择是全长、有圆弧底和定制模型式插件的鞋子。

总结

在美国，拥有高风险足的最大人群是糖尿病患者。随着越来越多的人诊断为糖尿病，临床医师能够识别危险因素以减少未来的并发症变得越来越重要。本章回顾了高危足的评估和综合性的创伤评估。根据治疗目标提供和组织了相应的干预措施以协助制订成功的治疗计划。最后，讨论了基于风险分类的鞋类推荐，以确保患者有最好的机会回归日常活动且无溃疡的形成或复发。

第19章
下肢截肢手术

Amputation Surgeries for the Lower Limb

Michelle M. Lusardi, Judith L. Pepe

学习目标

1. 通过对比评估来确定对患有血管功能障碍/神经病变、创伤、肿瘤或先天性肢体缺陷的患者进行截肢手术的需求和最优截肢平面。
2. 描述下肢截肢患者在围手术期所面临的主要担忧和问题(例如:并发症、水肿/营养、疼痛管理、呼吸状况、因截肢病因所出现的并发症)。
3. 为每个截肢手术提供的最常用的手术方法概述(包括肌固定术、引流管位置、组织操作、手术缝合)。
4. 应用手术方式和组织愈合的生物力学方法了解对结痂期和愈合期残肢的护理。

什么时候截肢是必要的

截肢是一件真正改变生活的事情,它能影响整个人的生理、机能和心理状态。截肢的决定不会轻易做出。它是针对那些受到严重创伤、感染、外周动脉疾病和某些情况下的骨肉瘤影响而做出的一个拯救生命的措施。截肢对于生活的改善难以置信,尤其是对易损的神经性或缺血伴疼痛足的护理非常困难且不再必要时。意外的创伤性截肢,尤其是在年轻有活力的人群中,它会导致术后和康复期的明显抑郁。

虽然外科手术是截肢成功的关键因素之一,但其他因素包括:患者及其家属对于截肢选择的理解和接受度;在围手术期对并发症的有效关注及管理,以及避免术后并发症,如肺炎和伤口感染;和由患者、家属、手术团队和康复小组共同商讨同意的及时实施的康复计划也同样重要。

本章提供了策略性的概述,来确定有血管性/神经性疾病的患者、下肢持续严重创伤患者、诊断为骨或软组织(soft tissue)肿瘤患者和先天性肢体缺陷儿童是否有截肢的必要。然后,我们列举了最常用的下肢截肢手术技术,并讨论了其在康复中的影响,目标是帮助康复专业人士了解到在手术过程中软组织和骨发生了什么,并使用这些知识更好地把创伤愈合和成熟的原则以及那些需要经历截肢手术的安装假肢前和假肢的护理相结合。

基本原则

无论是与严重肢体缺血(critical limb ischemia)、神经性的伤口感染、外伤或肿瘤有关的截肢,都是在仔细考虑过术后存活和成功康复的基础上而做出的决定。合适的截肢程度是在两个原则的指导下而确定的。首先,必须有充分的循环,以确保切口和手术的成功愈合。除了身体检查(外周脉搏、皮肤颜色、皮肤状况和皮肤温度的评估)之外,外科医师还会考虑患者的踝肱指数(ankle-brachial index)、经皮血氧饱和度和血管成像的结果,如核磁共振动脉造影(arteriography)术。第二个原则是保存尽可能多的解剖关节,有一个完整的膝关节通常会带来更好的功能。

有时这些原则之间会发生矛盾。对患有足底神经性溃疡和骨髓炎的患者来说,例如,经跖骨截肢术(transmetatarsal amputation)有保存踝关节的潜力并在没有假肢的情况下也能保证功能性步行,所以这在心理上并不难接受。然而,伤口是否延迟愈合或不愈,与活动受限和必要的卧床休息(例如,心血管进行性退化、肺炎、深静脉血栓、压疮)以及对更近端水平进行手术矫正所必需的重复麻醉有关的并发症,都值得关注。在这些情况下,在胫骨水平的初次手术能提高最佳康复效果。

对于胫骨近端粉碎性骨折但膝关节完整的患者来说,尽管保留了解剖膝关节,但一个非常短的小腿残肢实际上可能比较长的股骨残肢更难管理:较短的胫腓骨残肢在假肢接受腔内可负重面积的减少增加了其对残肢皮肤和软组织的压力，从而缩短了假肢功能性穿戴时间。

血管功能障碍和神经病变疾病

据统计在美国，40～49 岁的外周动脉疾病(peripheral arterial disease, PAD)的患病率约为 2%，超过 80 岁的患病率约为 20%或者更高。PAD 的比率因种族和性别的不同而不同，例如，非裔美国男性的患病率证实比白人男性高出 2～3 倍，而女性患病率证实比同种族男性低(表 19-1)。截肢的可能性随着个体患有 PAD 的危险因素的增加而增加。危险因素包括吸烟史(特别是持续吸烟)；未经治疗或控制不良的高胆固醇血症；未经治疗或控制不良的高血压、肥胖(体重指数>30)；糖尿病，肾功能不全(肾小球滤过率<60 ml/min)和慢性炎症反应(高敏性 C-反应蛋白升高>30 mg/L)。与 PAD 有关的发病率和死亡率很高：预计 1/4 的 PAD 患者经历了某种形式的截肢，而 1/3 的患者可能会在确诊后的 5 年内死亡，只有 1/4 的患者会在确诊后生存超过 10 年。在与 PAD 相关的截肢术后一年内出现并发症会增加死亡率，包括充血性心力衰竭、肾功能衰竭和肝脏疾病，以及术后全身败血症。PAD 是一个重要的医疗保健问题，不仅影响个人的生活质量，而且还有不断增加的医疗费用。

有三种潜在的疾病导致患者需要血管重建或下肢截肢：①令人关注的，通常是急性的闭塞性神经病变或糖尿病；②没有严重的血管疾病，但患有会导致骨髓炎的神经性伤口；③患有合并血管疾病和感觉、运动及自主神经病变的糖尿病。每一种的管理和预后都有些许不同。血管搭桥手术，经皮血管内支架或溶栓治疗(thrombolytic therapy)的应用，可以保护无神经病变但有大血管病变的肢体。近期报道表明，自体骨髓细胞的肌内注射可能会减少那些不适合进行血运重建手术或手术未成功的严重肢体缺血患者截肢的风险。同时患有糖尿病和血管疾病的人是最有可能需要截肢；但高龄和多种合并症(如心脑血管疾病、肾脏疾病、视力障碍)给术后康复，截肢后早期建立移动功能，以及假肢康复过程提供了更大的挑战。

通过全接触式石膏或黏性泡沫材料的保守治疗可能足以治愈神经性溃疡(在没有骨髓炎征象的情况下)，而且动踝矫形器和防护鞋能保护足趾面神经伤口的愈合。高压氧治疗和负压伤口治疗也已作为消除神经性创伤，减少慢性肢体缺血和糖尿病患者截肢风险的重要治疗手段。当神经性或血管性足部伤口很明显已经受到感染或存在骨髓炎的时候，保守治疗具有风险性，而截肢可能变成必须的选择。

由于血管疾病和神经性疾病分布通常具有对称性，在这类群体中的所有患者都有双下肢受累的风险。截除一侧肢体后，仔细监测血管和皮肤状况以及

表 19-1　年龄和性别分类的外周动脉疾病患病率

性别	种族	年龄类别，%(CI)				
		40～49	50～59	60～69	70～79	≥80
男	NHW	1.4(0.3～2.5)	1.9(0.9～2.9)	5.4(3.9～6.9)	9.2(7.9～10.5)	22.6(18.6～26.3)
	AA	1.2(0.0～2.5)	5.0(2.6～7.3)	13.2(10.0～16.3)	24.4(20.3～28.6)	59.0(45.6～68.6)
	HS	0.2(−0.4～0.8)	3.4(1.3～5.4)	4.3(2.1～6.5)	9.6(6.0～13.2)	22.5(9.4～34.5)
	AS	1.2(−1.1～3.5)	0.9(−0.6～2.3)	3.5(0.7～6.4)	9.8(8.7～11.0)	21.5(18.8～24.0)
	AI	2.6(1.3～4.0)	4.5(2.9～6.1)	6.1(3.8～8.4)	11.7(5.5～17.8)	28.7(24.2～32.6)*
女	NHW	1.9(0.7～3.2)	4.3(2.9～5.7)	5.1(3.7～6.4)	7.9(6.9～9.0)	18.2(15.2～21.2)
	AA	3.0(1.2～4.7)	3.4(1.7～5.1)	8.9(6.6～11.1)	20.0(16.8～23.2)	35.1(27.0～43.2)
	HS	0.3(0.3～1.0)	0.4(0.2～3.0)	3.1(1.3～4.9)	6.9(3.7～10.2)	18.2(7.6～28.8)
	AS	0.0(0.0～0.0)	1.4(0.2～3.0)	0.7(0.5～2.0)	7.9(3.4～12.4)	18.2(3.1～33.3)*
	AI	3.2(1.9～4.5)	3.9(2.7～5.1)	8.6(6.4～10.8)	14.7(9.5～19.9)	33.8(30.1～37.4)*

AA，非洲裔美国人；AI，美洲印第安人；AS，亚裔美国人；CI，可信区间；HS，西班牙裔，NHW，非西班牙裔白人；OTH，其他。
结果采用 95%可信区间(95% CI)。
* 推算。
经允许引自 Allison MA, Ho E, Denenberg JO, et al. Ethnic-specific prevalence of peripheral arterial disease in the United States. *Am J Prev Med*. 2007;32(4): 328-333; Table 2, p. 330.

对健侧肢体和足部做适当的保守治疗是必不可少的。这在术后安装假体前用辅具进行单肢行走时期尤其需要如此，在首次截肢几个月或几年后也是一样。

对这类人来说，临床决策必须仔细评估以下几方面来确定：①通过评估血管情况来确定是否需要血管重建术或截肢；②通过评估心血管和心肺功能来确定最适合在手术期间使用的麻醉类型；③通过评估患者认知和心理状态来保证围手术期和术后正确的护理以及患者的教育。

对患有外周循环障碍的评估始于一份谨慎和详细的病史、危险因素的排查，继续于定期的体检和血常规报告，然后根据需要进行额外的测试或措施。认知和心理状态最初是通过面谈来评估的，并且是神经系统检查的一部分，在需要时可进行更正式的测试。血管状态最初是使用无创性检查，如踝肱指数（ABI）检查；如果该值小于 0.9 建议考虑 PAD 的可能性。对血管功能障碍的任何怀疑都应采用多普勒超声（Doppler ultrasound），磁共振动脉造影（MRA），或 CT 动脉造影（CTA）进一步检查。如果是需要立即检查、药物或手术干预等的急性问题（例如，血管搭桥术或截肢），或是需要保守治疗的慢性问题（表 19－2），那么医师的鉴别诊断过程着重于确定哪个循环系统部分（如动脉、静脉或淋巴）受累。

表 19－2　常见的外周血管疾病

系统	急性疾病	慢性疾病
动脉	动脉血栓 血栓闭塞 血管痉挛性疾病（雷诺病）	1. 动脉粥样硬化闭塞症 2. 血栓闭塞性脉管炎 3. Buerger 病 4. 糖尿病性血管病变
静脉	静脉血栓栓塞症	静脉曲张 慢性静脉功能不全
淋巴	淋巴管炎	原发性淋巴水肿（congenital）（先天） 继发性淋巴水肿（acquired）（后天）

血管性疼痛

慢性动脉血管功能不全最常见的症状之一是间歇性跛行（intermittent claudication）。这种与血管有关的疼痛描述为深部疼痛，痉挛、肌肉疲劳，或与在体力活动过程中加剧、休息后缓解的密切相关表现。虽然间歇性跛行最常见于小腿后侧（腓肠肌和比目鱼肌），但也可能出现在任何血液供应受累的肌肉，包括大腿和臀部的肌肉。间歇性跛行是肌肉收缩时无氧代谢产物——乳酸积累的结果。几种策略用于分类 PAD 和间歇性跛行的严重程度。1954 年，Fontaine 第一个在临床症状和严重程度的基础上定义了 PAD 的四个阶段（表 19－3）。2007 年，跨大西洋国际社会共识小组根据位置、长度和从影像学研究中获得的狭窄的严重程度为间接性跛行发表的分类系统（TASC Ⅱ），并作出适当的干预建议[有无支架的血管成形术（Angioplasty），与开放式动脉内膜切除术或搭桥术]。PAD 的严重程度可以通过 3.2 km/h（2 mile/h）的速度开始而后每 2 分钟提高 2%速度的平板运动试验来量化，注意跛行发生和最严重的的时间。在症状出现之前，个体能够行走的总距离的变化（例如，城市街道数或实际测量距离）是另一种追踪动脉血管损伤进展的方法。一个在休息时需要阿片类药物来缓解血管疼痛，或其足或脚趾（toes）有干性坏疽（dry gangrene）的动脉溃疡的患者，就归类为严重肢体缺血，而且如果血管重建失败或无法进行时就有很高的截肢风险。

当动脉血管急性或突发性闭塞（例如，侧支循环没有足够的时间来形成）时，会出现一种不同的疼痛模式。休息后不会缓解，这种疼痛是持续的，不会减弱，可能伴随着刺痛感、麻木，或受下肢周围神经缺血的影响导致冰冷感。虽然慢性动脉供血不足的肢体会出现弥漫性红肿，但急性肢体动脉损伤闭塞部位的远端皮肤很可能会是苍白或浮肿的（图 19－1）。急性闭塞往往是一种紧急情况，它需要药物或手术干预来恢复四肢血液循环，并常常伴随长期抗凝治疗。

检查：皮肤和软组织

评估从目测下肢和足开始，集中在皮肤的情况，体毛存在与否和指甲状况。开放性伤口的愈合组织、瘀斑、干性坏死和其他皮肤损伤，以及区域性红斑（发红）、色斑和色素沉着的改变都要记录在身体检测图上。在足底或负重的足部之下或周边的圆形伤口，最有可能成为神经性溃疡（图 19－2A）。在指甲和脚趾之间的伤口脱水、变黑，或湿性坏疽可能是血管供血不足的迹象（图 19－2B）。虽然“健康”的伤口往往表现清晰的水疱界面，但任何浓稠、淡黄，或从伤口处散发出恶臭的分泌物提示软组织或骨感染。

踝关节周围的开放性伤口或下肢远端的色素沉着通常是慢性静脉阻滞的结果。采用渐进性的测量方法来记录因静脉或淋巴功能不全、局部感染，或作为肾脏、心肺系统疾病的一部分而引起的凹陷性水肿或非凹陷性水肿。皮肤温度是主观的评估（使用周遭

表 19-3　外周动脉疾病严重程度分类(注：在所有类别中踝肱指数均<0.9)

	阶段				
调查结果	Ⅰ：无主要临床症状的动脉粥样硬化	ⅡA：伴跛行的动脉粥样硬化	ⅡB：伴跛行的动脉粥样硬化	Ⅲ：伴静息痛的动脉粥样硬化；严重肢体缺血	Ⅳ：伴危险因素的动脉粥样硬化；严重肢体缺血
预后	无直接危害	周边组织的危险 内科或外科干预	有直接的危害 血运重建后可改善	不可逆的神经损伤 血运重建后可改善 中度截肢风险	血运重建已不能挽救肢体 高度截肢风险
血管检查	足脉搏正常到缺失 杂音听诊 动脉和静脉 多普勒频谱(动脉无三相波) 体积描记法中血管流量峰值减少	足脉搏缺失 杂音听诊 听不到动脉多普勒，可听见静脉多普勒 体积描记法中血管流量峰值减少	足脉搏缺失 听不到动脉多普勒，可听见静脉多普勒 血黏度、纤维蛋白原和血小板功能略微升高	趾节压<30 mmHg 踝关节节段血压<50 mmHg 经皮氧分压下降 动脉和静脉多普勒无声	所有检查结果都明显异常
疼痛/跛行	远端感觉异常	行走>200 m 后有疼痛，休息缓解	步行<200 m 即有疼痛，休息可缓解	静息痛，尤其是夜间(或下肢抬高)，肢体依赖性减缓	静息痛，尤其是在夜间，需要阿片类药物缓解
感觉损伤	最轻微；全足感知觉正常	某些(脚趾)远端保护性感觉减弱	中度(脚趾和脚掌) 保护性感觉减弱至消失	感觉神经标志，测试感觉缺失	感觉缺失
运动损伤	无	深层肌肉无力 形成“爪趾”	趾伸肌中度无力，踝关节背屈	足踝无力的标志	足踝明显无力
软组织	完整的皮肤 自感四肢冰冷	脚趾和脚掌脱皮 皮肤“薄”	脱皮 如果出现神经性溃疡，则创口愈后较差，不可能愈后	指甲周围的皮肤，足部、小腿营养改变，足底神经性溃疡可能不能愈合	甲床和足背处有干性坏疽的创口，高危感染 足底神经性溃疡可能不能愈合

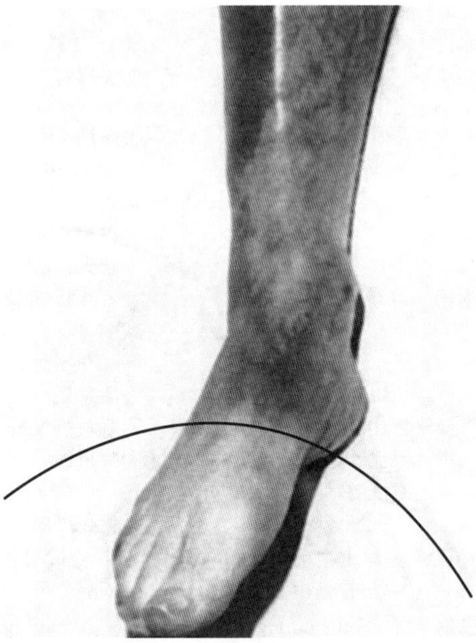

图 19-1　慢性肢体缺血表现出小腿远端的红肿和苍白的足趾提示前足急性缺血(经允许引自 Carolyn Kelly, Center for Wound Healing and Hyperbaric Medicine, Hartford Hospital, Hartford, Conn.)。

空间或测试者的手背)或客观地使用表面温度计评估。在寒冷地区一般会减缓动脉血流，而当其温度升高时(特别是如果伴随着红斑和肿胀)往往表明潜在的感染。

在糖尿病和其他神经性疾病出现时，往往会出现足部肌肉萎缩及肌力减退，并伴随着明显的爪或槌状趾畸形。保护性感觉(由 5.07/10 g Semmes-Weinstein 单尼龙丝测量)包含触觉、压力、振动和位置感都有可能受损或左右不一致。此外，自主神经系统的损伤往往会导致皮肤的干燥、紧绷、光亮、易开裂，以及足部骨骼的血液流向改变，增加 Charcot 关节病变的风险。

血管检查：无创策略

用于评估远端肢体血供是否充足的创伤性最小和最简单的评估方法是远端下肢足背和胫后动脉，膝关节后方腘动脉，以及腹股沟的股动脉的触诊。每个地方的脉搏强度记录为缺乏(0/4)，弱(1/4)，正常(2/4)，充分(3/4)，或洪脉(4/4)。如果所有的脉搏都可以触及，表明有足够的血液循环来治疗神经性溃疡。

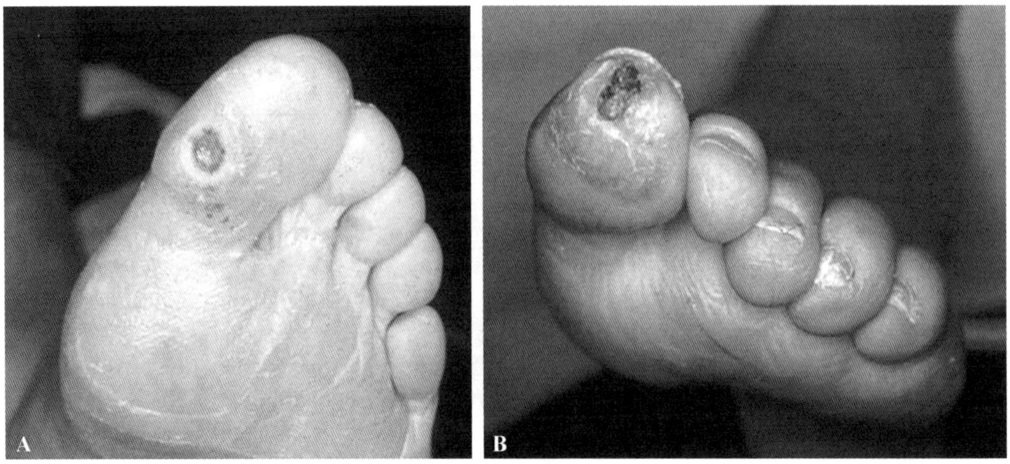

图 19－2 神经性和血管性足病变比较：典型的圆型神经性病变伤口(A)糖尿病神经病变和缺血性改变(干性坏疽)患者趾底面愈伤组织(B)与外周动脉疾病患者的踇趾尖(经允许引自 Carolyn Kelly，Center for wound healing and hyyperbaric medicine，Hartford Hospital，Hartford Conn)。

然而，没有远端足部搏动并不能说明血管供血不足；据估计，在一般人群中，有 10％的人没有明显的足部搏动。

当足部搏动无法触及的时候，需要进一步评估包括毛细血管和静脉充盈时间(capillary refill time)定位试验、超声多普勒检查、踝肱指数、下肢节段血压、经皮血氧饱和度(血氧饱和度)、脉冲量、磁共振血管成像、计算机断层扫描血管造影，或双层扫描(参见第 18 章非侵入性评估策略的详细描述)。表 19－4 为列出无创性检查的参考范围。

高分辨率 B 超结合彩色多普勒及实时光谱分析，使得实时双相扫描成为目前最广泛用于评估动脉疾病的无创性的方法之一。双相扫描从主动脉水平到踝关节的水平都能准确地评估动脉疾病的位置和程度。它为体检提供了准确、客观的补充信息。这种方式的缺点是对整个肢体进行精确检查需要耗费较长的时间。动脉疾病的筛查是通过比较周围动脉(arterial disorders)网络各个部位的信号和测量在狭窄点的流经速度并与非狭窄点作比较。当速度比＞2 时，这个速度比与 50％的直径缩小有关。当速度比＞4 时，相应的动脉收缩率大于 75％。在狭窄部位的峰值速度也可以用来估计变窄的程度。这个试验的灵敏度和特异性为 90％或更大。尽管一些外科医师可能仅仅依靠双相扫描来进行术前的外周动脉搭桥手术，但许多人更倾向于使用其他的成像选择来更直接地勾勒出动脉解剖的轮廓。

另外两个可以成功地勾勒出特定的动脉解剖的方法是 MRA 和 CTA(图 19－3)。核磁共振成像(MRI)检测由强磁体中的质子发出的高频信号；通过这种质

表 19－4 外周动脉循环的无创性检查的参考价值

测试/测量	正常值	异常表现
毛细血管再充盈时间	肢体抬高维持 20 秒后返回原来位置 在趾或指甲上施压直至苍白，然后在 1～2 秒内再充盈	再充盈延迟或持续性苍白 周围皮肤发红
闭塞后再充盈	大腿的血压袖带充气 5 分钟 然后放松，脚趾在 10 秒内恢复到正常皮肤颜色	＞10 秒：动脉灌注受损
静脉再充盈时间	肢体抬高 2 分钟 返回原来位置 足背静脉 10 秒内充盈	＞10 秒：动脉灌注受损 ＜10 秒：静脉瓣膜闭锁不全
多普勒超声	听诊三相波	双相：轻度血管损伤 单相：明显损害 缺失：完全闭塞
踝肱指数	0.9～1	＜0.9 动脉血流减弱 ＜0.5 远端伤口不能愈后
节段性血压	相邻部位间(腹股沟，大腿，膝下，踝关节)收缩压差距＜15 mmHg	降低＞20 mmHg：闭塞可能 ＞10 mmHg：血管钙化可能
脉搏记录	每个记录位置的峰值左右侧相似	平台记录：闭塞性疾病
经皮氧分压	＞40 mmHg 可能提示溃疡或手术切口愈合	＜20 mmHg 预测溃疡或手术切口未愈合
双层扫描	低流速比；图像颜色和强度的常数、恒度、对比	速度比＞4 或峰值速度＞400 cm/s 提示＞75％的狭窄

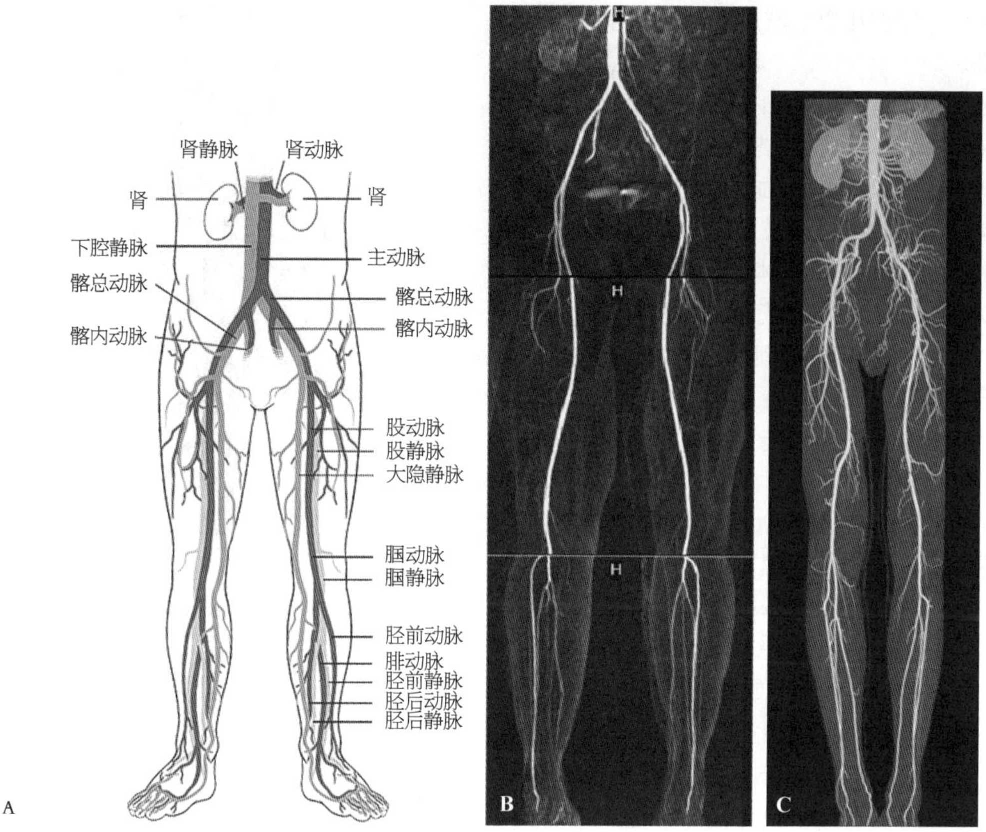

图 19－3　用于评价动脉血管网在下肢成像技术示例。A. 供参考动脉和静脉循环；B. 完整循环的 MRA 结果；C. 完整的循环中 CTA 的结果（A 摘自 http://my.clevelandclinic.org/heart/disorders/vascular/circulationlegs.aspx；B 经允许引自 Blackwell G, Wann S, Kadekar S 许可. Clinical applications of cardiovascular magnetic resonance methods. 2006;1[3]: 125－136；C 经允许引自 http://drugster.info/img/AIL/1190_1197_2.JPG）。

子在体内各结构中产生可检测的回波运动来成像。如向外周静脉注射钆造影剂大大提高了从图像中获得的信息。有钆造影剂的 MRA 检测是高度特异性并且对需要干预的动脉病变的识别 100% 敏感。MRA 对有多个层面的远端动脉网径流闭塞细节远远优于常规血管造影看到的，但是，它在图像的空间分辨率比通过侵入性数字减影血管造影术（digital subtraction arteriography, DSA）要低得多。血钙值会影响手术计划，在 MRA 中却看不到。其他缺点如有起搏器、除颤器和可能迁移的金属碎片的患者不能使用。

螺旋 CT 扫描仪的出现使 CT 技术能够应用于诊断周围动脉异常，因为扫描所需的时间明显缩短。这种技术仅需 20 或 30 秒即可完成大面积的身体扫描。有一种碘造影剂是通过周围静脉注射的。这避免了动脉注射所致的潜在并发症，但并不排除诱发肾功能衰竭的风险。虽然浓度较低的造影剂也可用于 CTA，但所需量仍大于常规血管造影。CT 平扫和增强的图像都能接受。CTA 与 MRA 相比，其优点是通过 CTA 能更好地显示血管壁的钙沉积。但如果有过多的钙沉积，这些区域就会与造影剂注射后的区域难以区分。临床上应用 CTA 评价下肢动脉的情况越来越多。然而，它的空间分辨率小使得对于外周小动脉的可视化不如数字减影动脉造影术。

血管检查：创伤性策略

常规造影和数字减影动脉造影术归入为有创检查方式，因为这两种方法都涉及局部手术将导管植入腹股沟内股动脉中（或者可替代的，腋窝延线处锁骨下动脉或主动脉），然后是造影剂进入动脉网及造影照射。

用于观察血管结构而避免骨骼及软组织显影的数字减影动脉造影术计算机辅助 X 线成像法。计算机减去注入造影剂后得到的最初的 X 线图像，从而分离出四肢动脉。造影剂（染料）注入动脉网后，通常在腹股沟处进入股动脉，以此来评估远端血管通畅性和通透性。如果动脉注射部位存在疾病，如在穿刺部位的动脉粥样化斑块中存在胆固醇栓塞的风险；此外，很多造影剂有肾毒性。尽管存在这些风险，但与其他微创成像方法相比数字减影动脉造影术仍被认为是金标准。

由于创伤性手术相关的风险，传统的动脉造影是最常用于传统的血管重建术（搭桥或溶栓治疗）之前，以确定具体位置的截肢手术、血管阻塞的严重性和侧支循环的程度。它也可以用来代替 MRA，对有金属植入物，如起搏器和全关节假体患者进行检查。由于用于动脉 X 线摄影造影剂的肾毒性，这个方法不适合肾功能障碍的患者；对于胆固醇栓塞综合征或含有碘过敏物质者禁用。

创伤性血管造影一次可能需要 90 分钟或更多，这取决于成像度和图像数量。在此过程中，穿刺部位首先要注射局部麻醉剂。如果患者特别焦虑，医师也可以在术前或术中让其口服镇静剂。在此区域充分麻醉后，将一个 18 口径、2.75 cm 长的套管针插入动脉，针头上有中空的薄壁外套管以及一根尖的斜面的内部导管插入动脉。一旦刺入动脉，去除针管并更换导丝，小心地将它移至血管远端深处的指定位置；然后将造影剂注入导管。导管外径可以小到 1 mm（3F），但更常用的是 4F 或 5F 外径分别是 1.32 mm 和 1.65 mm 的导管。一次 40～120 ml 的造影剂注射、导管会用肝素（heparin）生理盐水冲洗以降低血栓形成的风险。逐步或连续的视频影像记录造影剂通过肢体的动脉网的进程图（图 19-4）。当导管从股动脉取出后，在微创口用手按压数分钟，同时患者卧床休息至少 4 小时。为了确保穿刺动脉的愈合，造影结束的数小时至一天后开始身体活动（包括康复干预）。

决策制定：溶栓治疗，血管成形术，还是截肢

溶栓性血管内静脉输注剂用于以下几种情况：①急性血栓形成；②经皮血管成形术后；③一侧肢体的外科搭桥术后；④动脉病变引起的急性血栓形成后。最常用的溶栓药物有链激酶（streptokinaes）、尿激酶（urokinase）、组织纤溶酶原激活物（tissue plasminogen activator）。链激酶和尿激酶都是一种非特异性的纤维蛋白药物，都能够将血纤维蛋白溶酶原不停转化成能分解血栓的主要成分之一纤维蛋白的血纤维蛋白溶酶。组织纤溶酶原激活物是一种纤维蛋白选择性药剂，通过激活血纤维蛋白溶酶原的特定部位使之成为血纤维蛋白溶酶，从而分解血栓中的纤维蛋白。这些药物一般是通过最初插入点穿过动脉网的导管直接在血栓（或尽可能接近）的部位释放。输液可能需要几天，输液完成后开始积极的康复治疗。

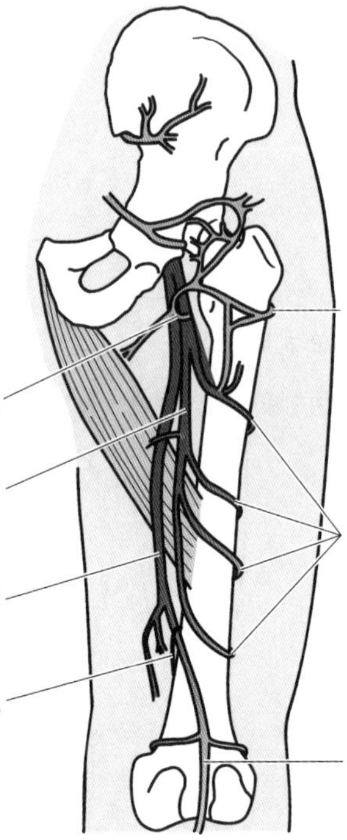

图 19-4 骨盆和股骨动脉血管图（后视图），可通过 MRA 或动脉造影显示。

动脉灌注的溶栓治疗通常伴随全身静脉注射肝素或口服华法林（Waifarin）治疗。对搭桥术后的患者来说，长期使用华法林治疗可以降低移植物堵塞的风险。肝素是一种与抗凝血酶Ⅲ相结合从而起到抗凝作用的药物。华法林能抑制依赖于维生素 K 产生的凝血联合反应。这对正在进行积极康复治疗的患者是有影响的，因为这些药剂增加了并发出血的风险，特别是在术后 7～10 天对伤口进行处理时。

在术后恢复期间，如果在进行抗凝治疗的患者在旁路部位或截肢后残留肢体突发急性和疼痛加重时，必须快速排除局部出血的可能性。手术部位出血的外在现象，如肿胀、瘀斑、血肿或活动性出血，不是很明显时，出血可能发生在筋膜层。突然出现的伤口或肢体上的疼痛，以及肢体缺血的复发，可能预示着在任何平面的截肢后，在原血管内的移植物或疾病的恶化。尽早发现移植失败的迹象很重要，因为如前所说，尽快开始动脉内溶栓治疗以挽救肢体。

对于患有血管性或神经性疾病患者来说，当动脉旁路堵塞或者疾病的严重程度已经到了旁路不能解决不可逆的缺血和坏疽组织，以及复杂医疗条件造成高风险手术和并发症的时候，截肢往往是最好的选择。只要没有直接感染（湿性坏疽）并且患者的动脉解剖有利于旁路嫁接，旁路术或溶栓治疗可能是截肢的辅助，使截肢能够施行在更远端的平面。在这些情况下，截肢仅切除失去活性的部分肢体，而旁路或溶栓治疗可以增加远端部位愈合的几率。

多重感染导致的足部广泛的坏疽，是预示（无争议）远端小腿截肢的一个标志。时间是留给通过抗生素和开放性手术的局部伤口护理来控制感染。常规的小腿或经股截肢后还需要用标准闭合技术对残肢进行矫正。

外伤

在美国，创伤性截肢是在工业性和农业性意外事故、机动车交通事故，或高危运动和休闲活动中损伤的结果。在当前或最近发生武装冲突的地区，创伤性截肢更可能是简易爆炸装置、地雷和手榴弹、弹片或炮火直击的结果。在伊拉克和阿富汗的冲突中，很多受伤的美国军方人员都需要保肢或截肢。在大多数创伤性损伤中，伤口可能会受到武器碎片和有机材料（污垢、道路碎片、衣物碎片、植被）的污染，受损的骨骼和软组织也一样。在这种情况下，由环境微生物引起的感染，血管损伤引起的局部缺血和直接损伤引起的组织坏死的可能性很高。此外，还可能出现大量失血、低血性休克、颅脑损伤、胸腹部损伤和其他骨折。

在急救护理中首要的任务是稳定病情：维持呼吸道畅通、支持呼吸，确保心脏和大脑有充足的血液供应。随后，仔细针对残肢进行清洗和清创，再开始注射系统预防性抗生素“鸡尾酒”（如青霉素、头孢菌素、庆大霉素），再注射破伤风疫苗。接下来，创伤团队必须决定这个肢体是否可以保留或再植。该小组做出这个艰难的决定会考虑很多因素，包括骨折的严重程度和软组织损伤，骨折愈合的可能性，动脉供血的充足性，肢体的运动和感觉功能水平，假肢使用的可能性，恢复时间，以及预期的长期功能状态及生活质量。尽管有很多决策模型可用，当必须要做出这样一个艰难的决定时，大家试图量化这些维度（例如，预测挽救指数、肢体损伤严重程度评分，保肢指数，Hanover 骨折量表），大多数在决定截肢的必要性方面更有效；很少能准确地预测保肢后有积极结果的可能性。

保肢

保肢和再植与高昂的医疗费用有关，因为连续手术、多次并发症和延迟愈合的可能性增加，而且如果保肢失败，则会导致继发性截肢。随着显微外科技术的提高，早期切断术和成功的保肢及重建相比，长期的结果（例如，返回工作岗位、本体感觉健康状况）是很相似的；然而，残余障碍、功能限制和残疾对两组的生活质量有重要影响。对任何严重的下肢创伤来说，无论是抢救还是截肢都是影响日后生活的选择。

总的来说，如果有高能量的损伤，Gustillo 分类ⅢC 或更高的开放性粉碎性骨折，骨膜剥离，伴随有长期热缺血时间的动脉损伤，或胫神经完全断裂，以上情况下尝试保肢最有可能表现出延迟愈合或面临二次截肢。患者自己或其家庭医疗代理人必须知晓保肢和截肢的利弊，包括感染和失败的风险，康复的强度和时间框架，以及回到损伤前的功能水平的可能性。

如果患者决定进行保肢，就会从急诊室转移到手术室。动脉造影（血管造影）可用于确定动脉灌注的范围。下一步是对受损肢体进行彻底的清创手术，外科医师必须确保所有受损的骨、肌肉和软组织切除，以减少术后感染、坏死或后期异位骨化的发生。对于皮质骨活性来说是一项挑战；而松质骨更容易恢复血液供应。为了维护尽可能多的生物力学效应而保留骨长度必须考虑到患骨髓炎或延迟愈合的风险。另外，骨折碎片用适当的内固定、髓内针或外固定架固定。

在骨缺损处注入抗生素骨水泥珠，从而能进一步降低感染的风险，并为以后的骨移植物留下空间。当外伤受损区域可以暂时用生物敷料封闭时，切开的肢体区域就会缝合或钉合。重建的肢体需密切监测，并在术后早期 24～72 小时内对任何失活组织进行利器清创，根据最初损伤的伤口感染程度，直至伤口创面床形成，并持续维持创面清洁，保肢后患者返回手术室为了完成外科手术的最终闭合（最好在 1 周内）。这可通过延迟一期缝合，皮肤移植、局部皮瓣移植，或者在某些情况下，血管移植。成功闭合后，患者还可能返回手术室进行植骨、移植或牵拉骨生成技术以解决骨缺损和肢体长度差异问题。

创伤截肢护理

如果肢体损伤太重而不能进行抢救，可以采取截肢术来切除受损的组织并恢复止血。如果伤口有严重的感染，手术切口可以保持开放（皮肤不缝合），直至创伤小组确定没有感染发生。一旦患者的病情稳定，伤口清洁，就可以进行彻底的截肢手术。严重创伤后的截肢可能需要皮肤移植或大网膜带蒂移植以达到合适的皮肤缝合。无论何种移植术后，在后期佩戴假肢的康复过程中皮肤压力耐受性均可能出现问题。

外伤截肢最可能在原本健康的年轻人和中年人中发生。一旦损伤的组织切除，伤口愈合，血液循环就能够成功建立。然而，由于这种意外损伤，又突然截肢，患者在术后可能更容易出现抑郁。身体形象的丧失和改变使创伤性截肢比肢体有疾病而“选择”截肢的老年人更难以接受。同样，对于那些处于保肢过程中的患者来说，由于长时间可能处于活动受限的状态及肢体外观的改变，抑郁症的风险也很大。

肿瘤

软组织和骨的各种肿瘤从缓慢生长的局限性肿瘤变成扩散性和侵袭性的肿瘤(框 19－1)。症状和体征包括无痛肿大的肢体、持续性疼痛和病理性骨折。患者骨和软组织肿瘤的发病率表现为两个年龄高峰：第一个发生在青少年和青年人(尤其是骨肉瘤)，第二个高峰出现在中老年人(尤其是转移性肿瘤)。

骨骼系统最常诊断的肿瘤是转移性肿瘤，通常原发于乳腺、前列腺、肺或结肠。骨转移肿瘤最常见的部位是脊柱和四肢长骨。转移细胞破坏并改变了骨细胞内的成骨细胞和破骨细胞活性的平衡，导致骨质吸收和溶解率升高。转移性骨疾病最常见的表现是休息和活动期间出现深部的疼痛，并增加了病理性骨折的风险。骨转移通常的治疗是放疗和化疗相结合，同时服用非甾体类抗炎药或阿片类药物来缓解疼痛和增强骨功能，而双磷酸盐类药物的治疗是用来减少与骨骼相关问题的发生和复发的可能性。一些转移性肿瘤可能需要矫形手术干预，比如为了保留或恢复功能而放置内假体，特别是如果伴有神经肌肉损伤的病理性骨折。

与其他系统肿瘤相比，涉及骨和软组织的原发性恶性肿瘤的发病率较低。正因如此，原发性骨肿瘤的治疗已成为一种专业实践流程，即大多刚确诊的患者会送到肿瘤中心，在国家指南指导下确保了护理的一致性。虽然由于肿瘤而截肢的数量显著低于血管性/神经性疾病导致的截肢，但由于肿瘤截肢更可能发生在近端平面，包括髋关节离断(hip disarticulation)。除了创伤外，肿瘤是儿童和青少年截肢的主要原因。

框 19－1　骨与软组织肿瘤

骨转移瘤	
原发部位：	乳腺 前列腺 肺 肾 黑色素瘤 甲状腺
最常见的部位：	胸腔 脊柱 骨盆 四肢长骨 颅骨
体征和症状：	疼痛 高钙血症 贫血 病理性骨折
软骨或骨的原发性良性肿瘤	
骨软骨瘤(外生骨疣、骨质增生)	
软骨瘤	
软骨母细胞瘤	
软骨黏液样纤维瘤	
骨瘤	
骨巨细胞瘤	
症状和体征：	无，除非出现非病理性骨折
原发恶性骨、软骨或骨髓肿瘤	
软骨肉瘤	
骨肉瘤	
尤因肉瘤	
淋巴瘤	
骨髓瘤	
症状和体征：	疼痛，无外伤史 四肢隐匿，不对称
骨肉瘤	成骨性在X线片上表现
软骨肉瘤	溶骨性病变和钙化灶

决策制定：保肢术还是截肢

直到20世纪90年代，大多数骨肿瘤都是通过截肢、辅助放疗和化疗来治疗。目前，主要应用根治性局部切除手术、内置假体、关节置换或旋转成形术，结合多种药物化疗，隔离肢体与肿瘤性坏死因子相结合，并予以放疗。这些方法明显降低了每年因肿瘤截肢的发生率。如果肉瘤较大、多病灶、高分化、定位在近侧，尤其是伴随着病理性骨折或神经血管结构参与以及肿瘤存在化学抵抗性，截肢就是必要的。保肢术(limb salvage)后局部复发时也可进行截肢。

考虑到并发症和化疗，保肢常需要多次手术干预。此外，由于化疗产生的免疫功能抑制增加了内置假体术后感染的风险；如感染无法控制，即可能截肢。对于原发性骨或软组织肉瘤患者，尽管与无肉瘤的同龄人相比，生活质量可能会受到影响，但截肢或保肢和重建手术后的存活率和康复效果非常接近。

当怀疑有骨或软组织肿瘤时，初步检查方式可包括X线片、骨扫描、CT扫描或磁共振成像。有过癌症史并伴随有骨痛患者，放射图上在骨溶解和成骨细胞活性反应的示范区会呈现骨内部有“虫蛀”区域，边缘或界限不清晰(图 19－5)全身骨扫描可用于确定

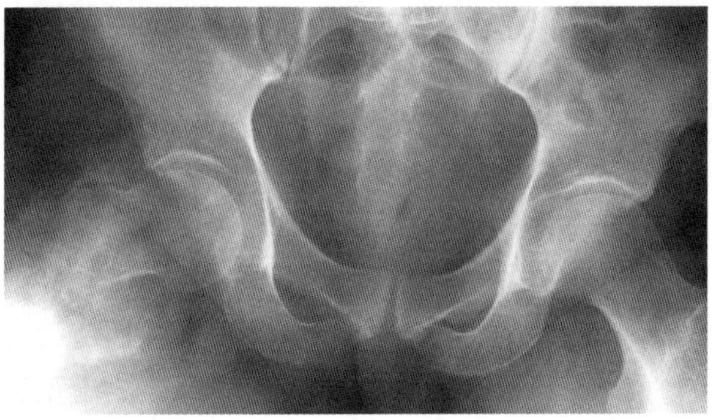

图 19-5　右侧股骨颈和大转子转移性病变患者髋关节和骨盆的 X 线。注意转移性肿瘤界线边缘的异常和左、右股骨出现的区别差异[经允许引自 Davis AM. Bone neoplasm. In Lundon K (ed), Orthopedic Rehabilitation Science: Principles for Clinical Management of Bone. Boston: Butterworth-Heinemann, 2000]。

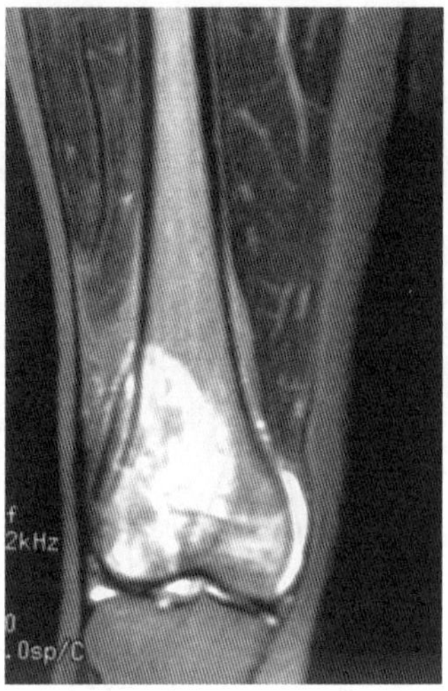

图 19-6　股骨远端髁上骨肉瘤浸润通过骨髓和周围软组织的核磁共振扫描成像[经允许引自 Davis AM. Bone neoplasm. In Lundon K (ed), Orthopedic Rehabilitation Science: Principles for Clinical Management of Bone. Boston: Butterworth-Heinemann, 2000. p. 147]。

是否有多处转移。CT 扫描可用于检查骨的三维结构完整性和骨质含量。

MRI 能确定骨髓、骨和软组织内肿瘤组织的参与程度，换而言之，对于原发性骨或软组织恶性肿瘤的外科干预手术是特别具有参考意义(图 19-6)。实验室测试包括血液检测，测试血沉、C-反应蛋白水平、血清电泳、碱性和酸性磷酸盐水平、血钙水平、血糖水平和血红蛋白浓度。对于原发性骨肿瘤患者，活检用于确定肿瘤细胞类型，并有助于肿瘤的病理分期。根据肿瘤的位置，外科医师可以使用开放式冷冻切口，用空心钻，或细针穿刺获得的活检样本。对于先前患有乳腺癌、肺癌、骨癌或结肠癌的患者，活检并不是必要的。

原发性骨肿瘤一旦归类和分期，就可开始进行适当的干预。无痛的局部良性肿瘤通常不需要手术干预，但需要持续观察肿瘤进展。有症状的良性肿瘤(即有疼痛或影响功能的肿瘤)可以通过骨移植或骨水泥填充来治疗骨缺损。采用切除和功能重建方法处理局限性恶性肿瘤。患有骨肉瘤或者尤文氏肉瘤的患者几乎都在术前和术后进行化疗，以此尽可能减少复发的可能性，而软骨肉瘤可能不需要这样的干预。

为了确保保肢术的成功，外科医师首先必须彻底切除肿瘤，使病灶处的骨上方和下方有宽阔干净的边缘。在不包括骨骺的长骨中间的肿瘤往往是整块切除并用同种异体移植物或可膨胀假体来替换。而穿过骨骺或延伸到关节间隙的肿瘤也会整块切除，并进行一次全关节置换术来恢复肢体的功能。当肢体肿瘤较大，高分化且侵入其他软组织时，截肢可能是最合适的策略。

保肢或截肢手术后，需要进行适当的康复干预。包括通过运动来提高肌力、关节活动度和耐力；节能策略；在步态训练期间用适当的辅具进行保护性负重；假肢康复(对于截肢患者)；对体位转移和日常生活活动能力的功能训练；疼痛管理(尤其是转移性疾病)；患者及家属的教育。治疗师对重建或截肢手术中的生物力学和组织操作的理解对于适当的运动处方和训练计划是必不可少的。治疗师还必须意识到化疗和放射治疗对软组织和骨愈合、外周感觉、训练和活动时的生理反应，以及患者的整体健康状况、免疫反应、预后和代谢水平方面的影响。最佳的康复计划是个性化的，并能适应任何由并发的辅助肿瘤干预措施所造成的不良反应。刚诊断出骨癌的患者通常会在与那些先前因切除或截肢手术后康复的患者的交流中获得巨大的支持。

先天性肢体缺陷

先天性肢体缺陷儿童的出生最初带给新父母的痛苦和破坏性比婴儿更大。儿童的身体图示和个性的发展受父母和照顾者的态度和期望以及其成长的社会文化环境等方面的显著影响。对肢体缺陷的儿童进行康复，假肢和最终的选择性外科治疗，与适合年龄的发展状况相关，其目的是提高功能、减少畸形。读者可参考第 29 章对矫正术前和术后的日常活动和适当功能发展的更深入的讲解，并讨论在辅导和教育家长和儿童的康复及选择假肢时治疗师和假肢矫形

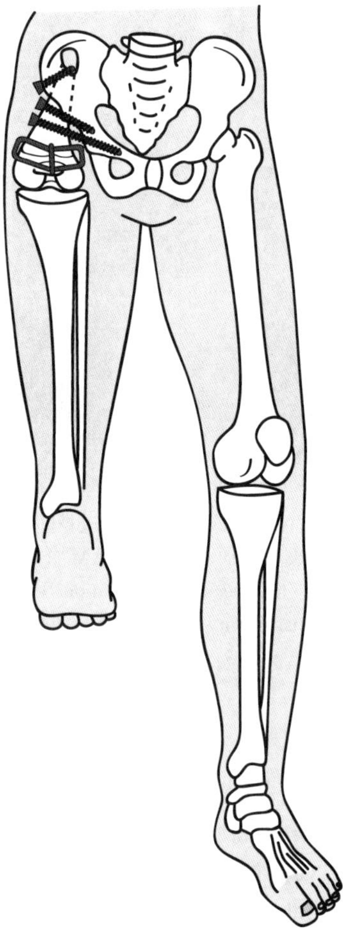

图 19-7 图为离断手术完成图，旋转股骨关节固定术（改良 Van Ness 法）用来为有严重的先天性近端股骨缺陷孩子重建可以适配假肢的功能性残肢［经允许引自 Brown KL. Resection, rotation-plasty, and femoropelvic arthrodesis in severe congenital femoral deficiency. A report of the surgical technique and three cases. *J Bone Joint Surg Am*. 2001;83-A(1): 81］。

师所发挥的作用。

先天性肢体残疾儿童的矫形术和外科治疗主要是为了加强残肢的适当生长，保持相对等长的肢体长度，增强关节功能，并确保合适的假肢适配。这可能包括定制适合矫形器或制作假肢增高鞋、骨延长和牵张手术、旋转截骨术、对残肢形状进行的最简单的外科手术修复、对末端过度生长的手术矫正，以及当残缺较为复杂时，将其转变为常规的截肢或关节离断术用来提高假肢的使用功能。伴有股骨部分纵向缺陷（股骨近端局部缺损）的学龄儿童可用 Van Ness 法治疗，这是一种旋转截骨术，胫骨重新定位旋转 180°和残余股骨（如果有的话）或骨盆融合，使足承担膝关节的功能（图 19-7），或是不旋转的截骨术，加上踝关节离断术成为类似于传统经股残肢可承重的肢端。随后，踝关节离断术，以达到与传统的经股残肢相似的负重残肢。根据腓骨或胫骨的缺陷严重程度和造成的畸形，可以通过定制的矫形鞋和增高鞋，骶骨干固定术，踝关节重建或离断，变成传统的经胫骨截肢与假肢装配、旋转截骨术、肢体延长术等方法来管理。

足及踝部截肢

对于一个或多个脚趾（指、趾骨）甚至是部分足的截肢是老年人常做的手术，通常继发于无法愈合的，反复感染的神经性足底溃疡。患有足底溃疡的患者通常伴有感觉障碍（保护性感觉缺失）、自主神经功能障碍（干燥而脆弱的皮肤）、足畸形导致足内在肌无力；虽然受损的血液循环能够维持一个完整的肢体，但不足以治愈。在这种情况下，尤其重要的是要确定（截肢前）能成功愈合残肢的有足够血液循环的位置。

因长期卧床造成的身体退化（特别是老年人的问题）以及与多次外科矫正术相关的系统性并发症可能性的增加（在有心脏和肺部疾病的患者中），可以大幅危害康复过程和潜在的积极结果。严重挤压伤、地雷爆炸、弹片伤或类似急性创伤的脚伤也可能导致截肢。环境碎片和微生物造成伤口污染的可能性增加了感染风险，这可能需要两个阶段的手术。并不是所有足趾截肢的患者都需要接受物理治疗和假肢康复，除非他们想要获得负重或受保护移动的指导。而部分足部截肢的患者可能需要功能鞋、鞋填料、固定的假体或合适的足部矫形器，也可用合适的辅助装置来进行步态训练的物理治疗。

足趾截肢

当发生血管功能障碍造成脚趾局部干性坏疽迹象，或对跖趾表面上的神经性溃疡进行保守治疗未控制，或有感染或骨髓炎时，就会采用趾骨（趾）截除术。在远端、中端或近端指间关节处或移除趾骨头时可以进行截肢手术。手术伤口愈合处的良好的血液循环是在远端进行截肢手术的先决条件。根据患者的年龄、并发症及当前的医疗条件，可以用踝部阻滞、硬膜外麻醉、脊椎麻醉或全身麻醉来进行趾骨截除手术。用消毒液彻底清洗前足，特别是脚趾之间，以此来减少术后感染的风险。手术开始时，可以将止血带放置在小腿周围，使其加压至约 50 mmHg，以减少手术过程中的出血。

对于足趾切除的人，通常使用矢状皮瓣（图 19-8A）。如果还要切除跖骨头，外科医师会选择使用

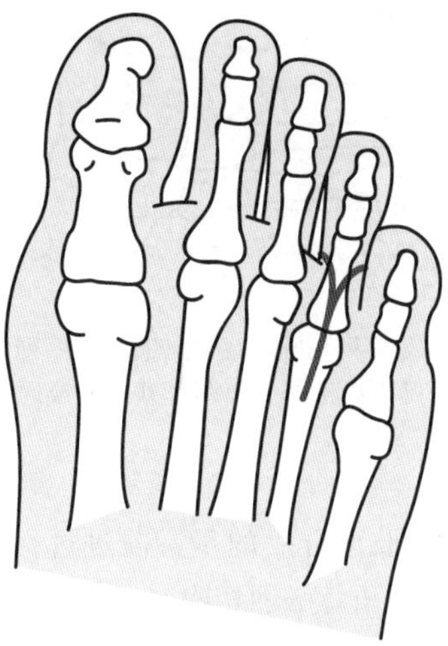

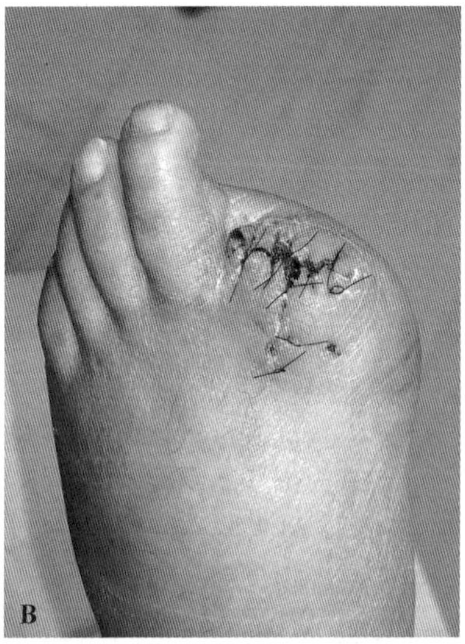

图 19－8　A. 跖趾关节离断的第四趾皮肤切口；B. 趾截肢足术后外观（经允许引自 Michael Z. Fein，DPM，Bethel Podiatry，Bethel，Conn.）。

"球拍"切口。使用骨刀或摆锯通过关节间离断或在趾轴横切来移除足趾。由于软骨的无血管性质会影响伤口愈合，切断趾骨是首选方法。远端神经和肌腱切断后张力下降（缩短 5～10 mm）并被动缩入足部。如果有籽骨存在也将会切除，尤其是当跖骨头切除（metatarsal head resection）时。

该节段截肢后，止血带收缩重建止血；外科医师可以根据需要结扎或电灼闭合出血血管。下一步，手术部位用无菌生理盐水或抗生素溶液冲洗以在闭合之前去除所有组织碎片。可吸收缝合线用于闭合软组织的内部层，然后用缝合线（如单趾）或钛钉（用切除跖骨头等较大的切口）缝合外部皮肤（图 19－8B）。非黏附性敷料（如 Adaptic 或 Xeroform）包裹缝合线，再用几个折叠成 4 gauze×4 gauze 的纱布垫用轻微的压力施加在手术伤口和邻近脚趾上。Kerlix 或 ACE 绷带用八字法从远端向近端缠绕，其余的脚趾用于监控血液循环是否良好。

最初的敷料通常使用 5 天，除非有感染的迹象（局部疼痛，超量或脓性引流，发烧，糖尿病无法控制）。患者会要求使用适当的辅助装置（通常是助行器或拐杖），在水平面、斜坡和楼梯上进行非负重行走。鼓励患者尽可能地保持肢体抬高：教育其避免肢体回流延长（如坐时抬高肢体）是很重要的。

如果伤口愈合良好，许多外科医师在手术后大约 10 天内允许进行部分负重行走。大多数患者在术后 2～3 周取出缝线或钛钉，在此之后才鼓励承重或全负重。许多人术后穿康复鞋保护足数周或数月，然后才恢复穿正常的鞋。血管性和神经性疾病患者通过定制适应性矫形器，使足底压力分散并减少了残趾和跖骨头足底面出现神经性溃疡风险。

跖骨头切除

跖骨头切除（metatarsal head resection）术通常在足底溃疡未愈合时进行，特别是跖骨骨髓炎，只要有截肢后足够伤口愈合的血循环。相邻的单趾作为鞋内的间隔可以保留，并尽量减少后续的脚畸形的风险。麻醉和术前准备与足趾截肢术相似。可用止血带尽量减少手术中的出血。

沿跖骨纵轴切开（图 19－9A）。从跖骨头周围仔细地把软组织结构分离出来。在跖骨的背面使用摆动锯切断其头部，使跖骨头与第一指骨分离。止血带收缩以止血，出血血管结扎或烧灼，而伤口用无菌生理盐水或抗生素溶液冲洗。皮下组织层用可吸收线缝合，而皮肤缝合用钛钉或间隔细单丝缝合线完成（图 19－9B）。软组织愈合后，瘢痕会形成假关节以取代解剖结构上的跖骨头。一个非黏附性敷料（如 Telfa 垫）和几个 4 gauze×4 gauze 纱布垫放在背侧切口。

接下来，外科医师转向足底，以切除任何肥厚性的老茧，并将可能出现的任何足底溃疡清除干净，用纱布浸泡在盐水或抗生素溶液中，并覆盖上纱布。为了减少前足压力，减少复发或转移溃疡的风险，外科医师可能会选择同时延长跟腱。从远端向近端方向把脚用 Kerlix 纱布和 Ace 绑带包裹。由于任何足底伤口都需要监测和重新包扎，敷料通常也会每天更换。手术后应尽早使用适当的辅助装置进行无负重步行指导及患者宣教，避免长期依赖肢体。缝线或钛钉通常保留至术后 2 周。必须提供适当的后续护理。

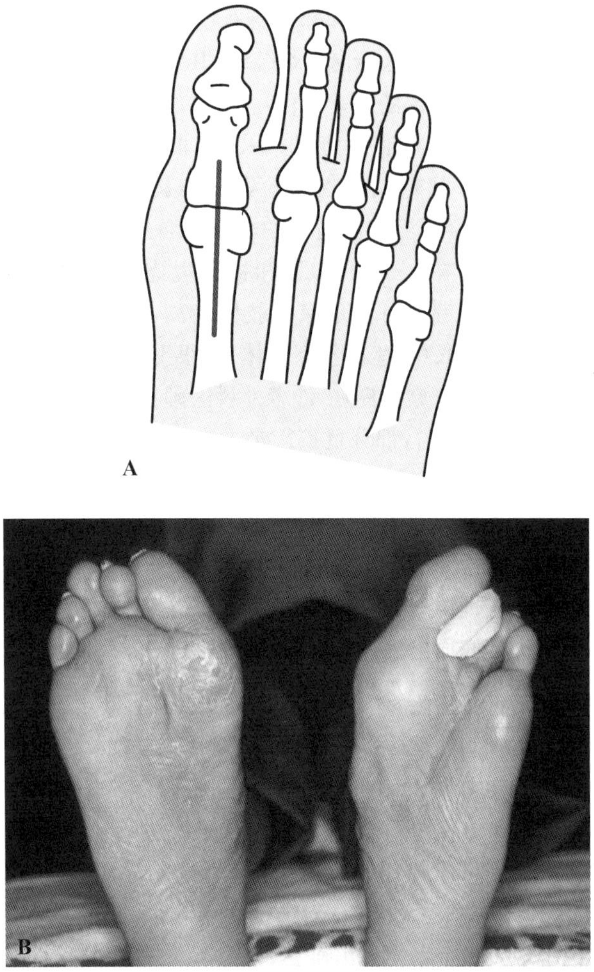

图 19－9 A. 当计划保留完整的踇趾时，第一跖骨头的皮肤切口。软组织瘢痕最终将形成一个假关节，在步态的支持末期不会影响脚尖向前迈步。B. 右脚第二跖骨头，左脚第二、第四趾及跖骨切除术后完全愈合的足底面（经允许引自 Carolyn Kelly, Center for Wound Healing and Hyperbaric Medicine, Hartford Hospital, Hartford, Conn.）。

通常包括可调节的矫形器来重新分配足底压力，以避免残余跖骨头底部发生转移性神经性溃疡。

序列切除术

当血管疾病、神经性溃疡或骨髓炎已经累及前足的一条或多条“序列”，并且血循环受损的严重程度至远端伤口无法愈合时，就可进行序列切除术。在这个手术中，50％或更多的跖骨，以及其相连的单趾也会去掉（图 19－9B，图 19－10）。残余的跖骨（如果有）会切成斜 30°～45°角，这样远端跖面愈合后步行末期体重压在残余肢体上时锋利边缘不会损伤组织。如果多序列切除，伤口缝合处可能需要植皮。

序列切除术可能是第四和第五跖骨序列出现问题而选择的外科手术：只要第一至第三跖骨序列是完整的，在残肢愈合后的步行前进过程中损伤较少。当第一和第二跖骨必须切除时，在有严重干扰负重行走能力和高风险溃疡的情况下；完整的经跖骨截肢术（transmetatarsal amputation）需加上有圆弧形底部的定制鞋获得功能，效果才能优于维持骨完整性的第三到第五跖骨序列切除术。

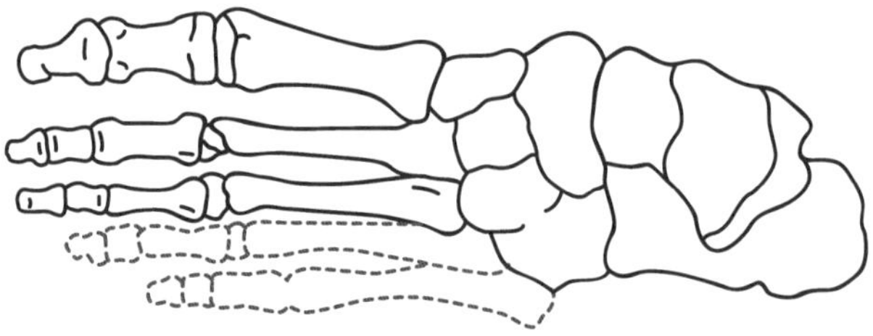

图 19－10 图为序列切除术后，第四、第五序列（跖骨和趾骨）已切除。外科医师可以选择分离跖骨基底面或通过离断跖跗关节来横切跖骨轴。

麻醉和术中护理的步骤与足趾截肢和跖骨切除术相似。为了监测伤口，在手术室里的软敷料通常应每天更换，尤其是如果有皮肤移植或植皮溃疡的情况下。在伤口愈合良好的情况下，使用步行器或拐杖指导患者进行非负重移动；非负重状态一直持续到缝合线或钛钉移除为止。当多序列切除而导致畸形时，可能需要一个可调节的矫形器或鞋内的假体填充物，以及自适应或定制的鞋，以保护残肢在前进以及步行的摆动过程中免受由生物力学改变带来的高压力。

经跖骨截肢术

完整的经跖骨截肢术（TMA），本质上是指五个跖骨的近端到跖骨头全部做足线切除。在这个手术中，其目的是保存尽可能多的跖骨轴长度和健康的足底皮肤，由此产生的残肢将在步行迈步过程中拥有足够的长度成为一个有效的生物力学杠杆，并且在步态的支撑末期留存足够的跖面，分散缩短后前脚受到较高的剪切力和压力，减少影响皮肤状况。

糖尿病和严重肢体缺血患者在 TMA 后很难预测其是否有可能出现一期愈合。据报道 TMA 后的愈合成功率（直接和延迟至 8 个月内）为 60％～70％；有 15％需要进行更短的 TMA，15％小腿截肢，术后 6 个月内的死亡率为 5％～10％。愈合不良的危险因素包括并发肾功能不全、吸烟史和并发心血管疾病。虽然最佳的愈合预测方法是可触摸到足动脉搏动，但除非 ABI 指数＞0.9，否则就不是有效指标。无创性多普勒血管评估可能有助于确定一期愈合的动脉供应是否充足。

如果医师确定 TMA 是必要的，那么为了手术该

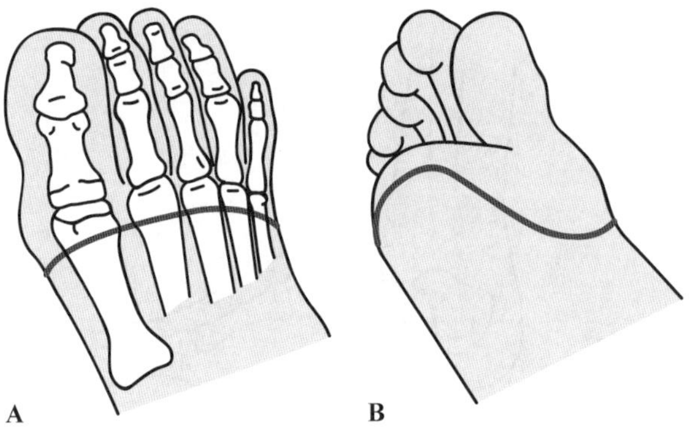

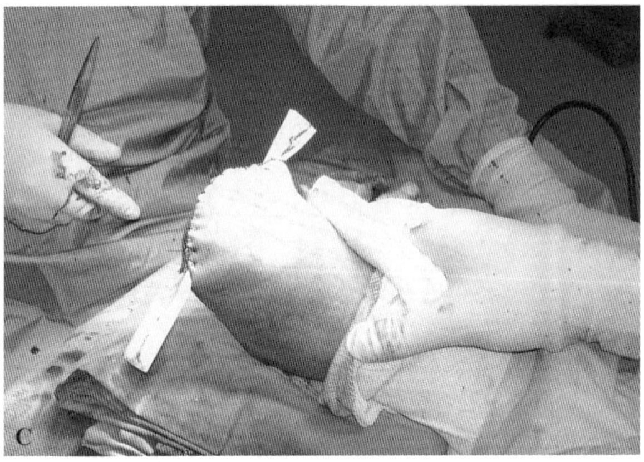

图 19－11　背侧(A)和足底(B)切口完整的足底跖骨截肢术。每个跖骨切断至靠近其头部的近端，以保存尽可能多的足部长度，足底长皮瓣将被向上拉起以缝合伤口。C. 经跖骨截肢术术后外科引流示例(经允许引自 Michael Z. Fein, DPM, Bethel Podiatry, Bethel, Conn.)。

肢体会仔细清洁并抬高，止血带用来减少远端血流量，并在足背跖骨近端沿足底面几乎到脚趾的根部以曲线弧作连续指标标记(图 19－11)。这种类型的切口形成了一个长长的后部皮瓣，在切除骨和软组织后会被缝合。应用摆锯对每一个跖骨进行检查，然后脚趾屈曲，可对软组织进行仔细的解剖，这些软组织将用来作为从骨结构中的后皮瓣移除。足外肌的肌腱和腱鞘，以及内肌的远端附着物都被切断；残余跖骨面切成斜角或圆角(为了使在步行时远端足底压力不高的情况下翻转)；任何远端神经在轻微的张力下切除并使其缩回残肢内。为了得到一个平滑的闭合伤口，会修整后侧皮瓣、以使其适应背侧切口与其吻合。已横断的血管会被打结或烧灼，放松止血带，恢复止血。在闭合之前，手术伤口会用生理盐水和抗生素进行彻底冲洗，抗生素药珠被用来进一步降低感染的风险。对止血谨慎的关注将避免放置引流管的需求；如果确定必须引流，那么首选安置一个深入到表层的闭合引流管。后侧皮瓣向上延伸至足背表面伤口的边缘。皮下深筋膜缝合，随后是缝合钉和皮肤缝合。

当经跖骨术后残肢长度缩短，背屈肌和跖屈肌间的不平衡增加，导致患者已经很脆弱的短残肢向马蹄内翻足畸形发展的风险。肌腱转移或加固钢钉或钢针的矫形可用于恢复经跖骨术后残余肢体平衡。跟腱延长术可作为一种手段，提供踝关节更大的灵活性，最终减少 TMA 残肢远端的足底压力。

一旦伤口缝合后，非黏性敷料(如复合树脂充填材料或塞罗仿)放在缝线/钛钉上，并在前足周围放置大量纱布。数卷纱布绷带轻轻包裹住整个足和踝关节，并使用 ACE 带提供温和的压缩力(远端向近端分级)减少术后肿胀。敷料会放置 3～5 天，除非有感染迹象或明显的局部疼痛。有限的运动和非负重步行或拐杖行走通常在第一次换药后就开始，而如果在卧床或术后早期保持肢体抬高，可以提高治愈率。术后 2～3 周内通常保留钛钉和缝合线。一旦外科医师确定伤口已经达到愈合，患者可以穿着愈合凉鞋和使用部分负重的方式开始步行。

借助辅助装置(步行器、拐杖、单手杖)的全负重步行逐渐转换为无辅助装置的独立步行，这取决于残肢的皮肤状况和个人以前的步态、姿势控制和功能水平。许多人从穿有前足填充物的运动鞋或牛筋鞋中获益，圆弧底运用到鞋底上使支撑末期消除远端足底残肢受到更高的负重压力，那些有较短跖骨残肢患者为了在步行的摆动期抵消因肌肉的不平衡导致的马蹄内翻以及确保在着地初期有效的足跟着地和向前迈进可能需要定制可以包住脚踝的鞋或者定制的热塑性踝足矫形器。那些患有多神经病变的患者应该告知其不要光脚，即使在自己家庭环境中：他们发现自己足部(或足背部)表面抗损伤的能力会严重损害。在经跖骨残肢上的感染或无法愈合的开放性伤口(神经源性或创伤性)通常会导致小腿截肢水平的截肢。

中足截肢和离断

最常用的两种中足(midfoot)截肢是跗跖骨关节离断(tarsometatarsal disarticulation)(Lisfranc 术)和跗骨关节离断(midtarsal disarticulation)(Chopart 术)(图 19－12，或图 22－3)。两个手术的手术途径和术后护理与 TMA 相似。手术切入口更接近于在足背部，在手术伤口闭合时创建一个长形足底皮瓣以包裹足背侧切口。在 Lisfranc 术中，通过跖跗关节将前足从中足切除，为了保持足横弓，通常会留下第二跖骨的“拱心石”。为了中足和后足之间保持结构的完整性，跗骨间关节可能会手术融合。

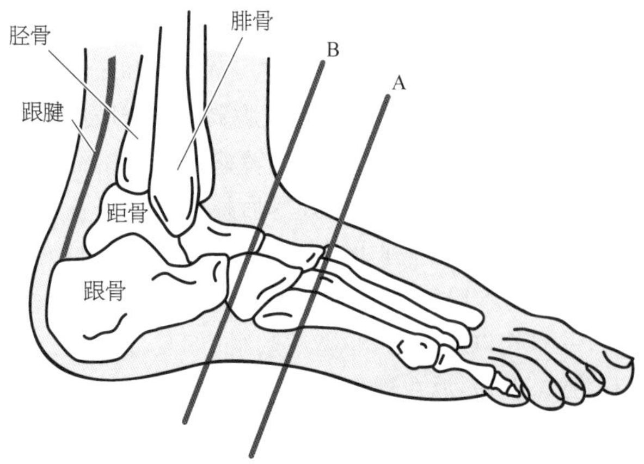

图 19－12 截肢或关节离断术的层面在跗跖骨关节的 Lisfranc 术(A)和在跗骨间关节(距舟、跟骰)的 Chopart 术(B)。在这两种手术中，较长的足底皮瓣留在原处，并用于缝合伤口。

为了恢复步行期间控制背屈/跖屈肌肉群以及足内翻/外翻的休息位之间某种程度的平衡(力量)，腓骨短肌、腓骨长肌和胫前肌的远端附着点在手术时可能需修整。Chopart 术会在距骨和舟骨、跟骨和骰骨关节处离断。为了确保在步态的支撑期向摆动期转换时得到充分的足背屈，两种方法几乎都会延长跟腱。之后手术室会用 ACE 绷带或轻度背伸石膏的较大敷料。在手术后几天内，用助行器或拐杖进行非负重移动，一旦伤口闭合到一定程度，缝线和钛钉移除，开始保护性负重。

Lisfranc 和 Chopart 手术可以用于有严重创伤性损伤、骨或软组织外伤肿瘤的患者；很少用于肢体血管性或神经性疾病的患者。虽然这两种方法通过跟骨保存来承受足负重，却具有更大的风险发展成马蹄内翻畸形，并且假肢装配也很有挑战性。足弓水平的残肢通常需要定制的鞋和矫形器，以在功能活动中保护残肢和确保生物力学的健全及安全的移动。那些在移动过程中有疼痛和组织损伤的严重马蹄内翻足患者在残肢成熟后可选择再次手术，通过对残肢进行手术矫正和融合残肢的距下关节，以获得更舒适、更实用的步行能力。

Syme 截肢

最常见的截肢手术是 Syme 截肢(Syme amputation)，它是一种踝关节断离术，建立一个平坦的负重表面，并重新定位在胫骨和腓骨远端的脂肪垫和软组织。虽然 Syme 截肢因为跟骨、距骨移除而缩短了小腿的长度，但痊愈的残肢远端耐压较好，可配合假肢移动，必要时还可进行短距离无假肢移动(例如，紧急情况、晚上如厕)。Syme 截肢的变化在于保留跟骨的承重

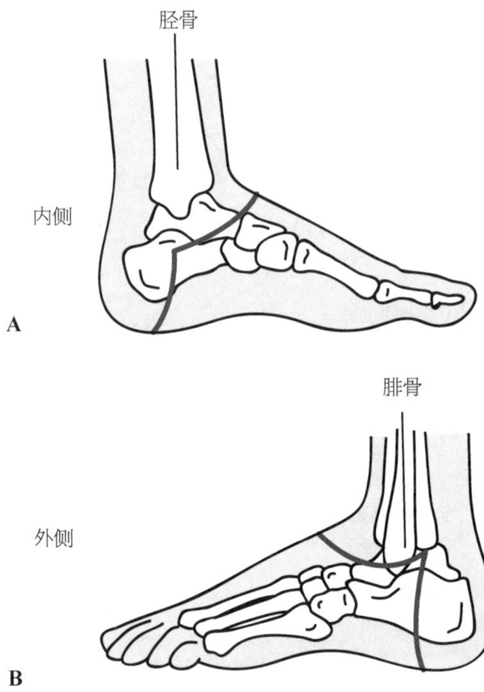

图 19－13 为 Syme 踝关节离断术内侧(A)和外侧(B)切口的示意图。从其接口处将距骨切除后，对踝关节远端点修整创建平坦的表面，跟骨垫上提闭合伤口。

部分，并将其与胫腓骨远端融合。

当肢体消毒、术前准备完成且止血带到位后，切口方向从外踝后侧向内经过后足(跟骨后部)背到内踝并以此画出残肢跟骨垫轮廓(图 19－13)。经过皮肤及皮下组织锐性切开，趾伸肌和背屈肌肌腱切断后暴露踝关节囊。足以被动跖屈的体位以便于找到和打开内外侧关节囊(注意保留将成为残肢垫的胫后动脉周围组织)并离断距骨。分离关节囊后部、胫后肌腱和拇长屈肌腱。谨慎剥离和保存跟骨骨膜，用于在术后期将后侧皮瓣/脂肪垫附着在胫骨上。从跟骨切开跟腱和足底软组织，然后彻底截除足部。从后瓣/脂肪垫切除足底肌腱和任何剩余的内层肌肉组织。使用摆锯去除踝关节内外侧远端，达到胫骨关节水平面。为了建立小球根状的残肢，修整扩大踝关节并使其平行于胫骨和腓骨长轴。

止血带放气，血管结扎或烧灼以恢复止血。用无菌盐水抗生素溶液冲洗外科伤口。在胫骨和腓骨的内侧和前边缘钻几个倾斜的孔，作为固定留存的骨膜和后瓣/脂肪垫的锚栓。为了最大限度地减少骨和后瓣术后血肿的风险，引流管通过前外侧皮肤放置，在愈合的过程中引流伤口。将皮瓣固定就位，将保存好的骨膜缝合至骨，然后缝合皮下组织，再钉住皮肤。伤口缝合后，在缝合线上放置非黏性敷料，接着把纱

布从肢体远端向近端至膝盖厚厚的缠绕包裹。取决于外科医师的偏好，肢体可以用 ACE 绷带轻压包扎；Unna 糊一种干后呈半刚性的敷料；或巴黎式石膏。

引流管通常在术后第 2 天取出，把敷料留在原位。除非有感染或坏死的临床症状，第一次换药可能要等到术后 5～7 天，以帮助脂肪垫附着于胫骨和腓骨远端。术后 2～3 天开始利用助行器或拐杖进行非负重行走，持续 8 周。这种非负重状态是确保脂肪垫在完全愈合之前不会被破坏的必要条件。一般是 3 周后取出钛钉，并开始用 ACE 绷带或弹力衣。根据残肢的情况，在截肢术后 6～8 周内，患者可进行初步的假肢装配。最初的假肢训练必须小心地用适当的辅助装置进行部分负重，并经常检查远端垫的完整和正确位置。在接下来的几周里，进展到全负重。

Syme 截肢术成功愈合通常是外伤者；患有 PAD（外周动脉疾病）的患者接受 Syme 截肢通常愈合期较长，接近一半的人需经胫骨平面截肢。

小腿截肢

因具有足够的循环让残肢愈合，小腿截肢通常有较好的手术和康复预后。从 20 世纪 60 年代中期开始，为了从残余胫骨处获得有效的伸膝力量来控制假肢，理想的小腿手术会保留约 15 cm(6 in)，在当时普遍使用热固性硬接受腔让不适和皮肤问题最小化。残余胫骨长度减小至胫骨结节，膝关节屈肌肌力优于伸膝肌，难以伸展的膝关节能够向前摆动假肢以及在支撑相早期控制（离心）膝关节的稳定性（图 19－14）。

由于接受腔的负重面积随残肢长度减小而缩减，肢体长度、不适的可能性以及皮肤刺激感会造成小腿假肢使用受限增加。相反，残肢较长，较大的总面积分散了接受腔的压力和较长的杠杆臂可能增强假肢控制性，虽存在慢性皮肤刺激和远端胫骨脊锐角边缘不适的风险。近年来在假肢材料和设计上的新进展，在某种程度上，可以适应长残肢（即超过原胫骨长度 66％）或短残肢（即保留原有的胫骨长度的 33％或更少）在生物力学和假肢装配之间的挑战。当截肢的程度保持在胫骨的 40％～50％之间，假肢的舒适性、步态质量和步行的能量消耗似乎达到最佳平衡。

选择小腿截肢手术麻醉的类型是由个人的整体健康和合并疾病状况决定的，并要考虑到每种方法可能带来的潜在不良后果。包括全麻、脊髓或硬膜外麻醉、局部神经阻滞和在某些情况下切口和皮下组织的局部麻醉。在老年人中，发生术后精神紊乱的可能性

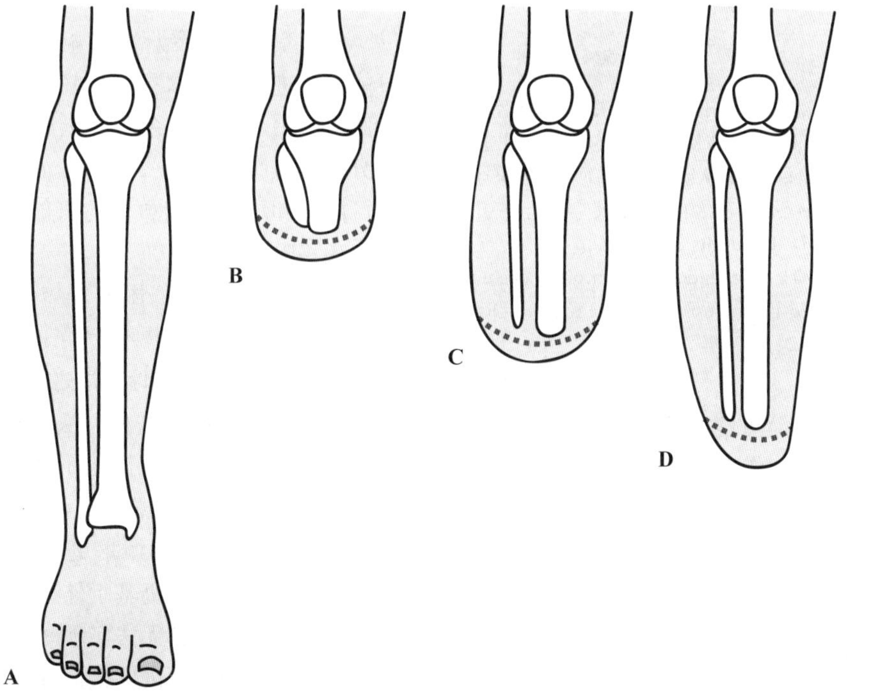

图 19－14　小腿截肢后胫腓骨解剖图(A)及短的(B)、中等标准长度(C)和长的(D)残肢。虚线表示后瓣入路缝合线。

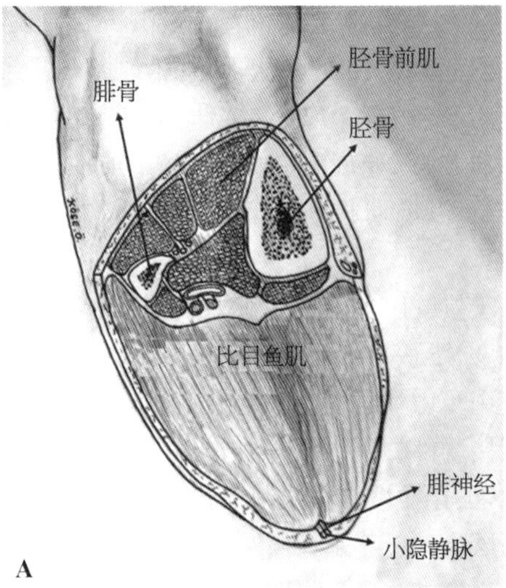

A

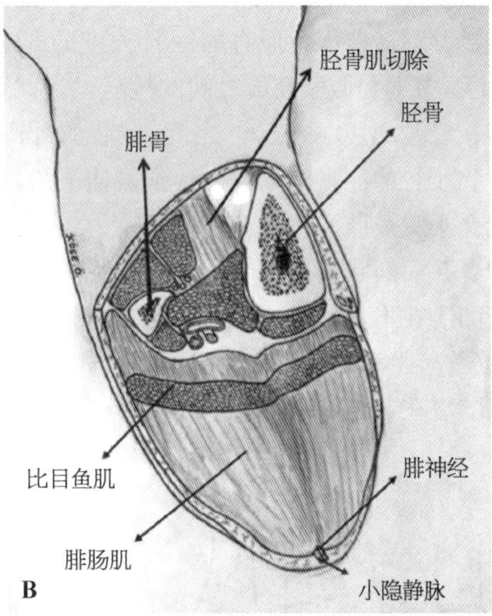

B

图 19-15 (A)保留残肢肌肉和闭合截肢后瓣的传统后瓣小腿截肢(Burgess 法)和(B)由 Brückner 提出的切除超出胫骨远端所有胫骨前肌和比目鱼肌，从而减少术后肌肉组织坏死可能性的改良 Burgess 法两者之间的比较[经允许引自 Yurttas Y, Kurklu M, Demiralp B, Atesalp A. A novel technique for transtibial amputation in chronic occlusive arterial disease: modified Burgess procedure. Prosthet Orthot Int. 2009;33(1): 25-32]。

和并发心脏疾病的风险可能会让麻醉师使用脊髓或局部麻醉。在多发性创伤患者中，全麻可使术中获得最佳的生理控制。

外科医师会根据皮肤和软组织的状况及导致截肢的原因，从多种手术方法中选择一种。直到最近，最常用的方法是在 20 世纪 60 年代的 Burgess 描述的后侧长(肌)皮瓣：这种技术高度保存腓肠肌血管以及所有超出剩余胫骨的胫前肌，使皮瓣向前上方，穿过胫骨切割面下方的残肢远端的位置缝合(图 19-15A)。

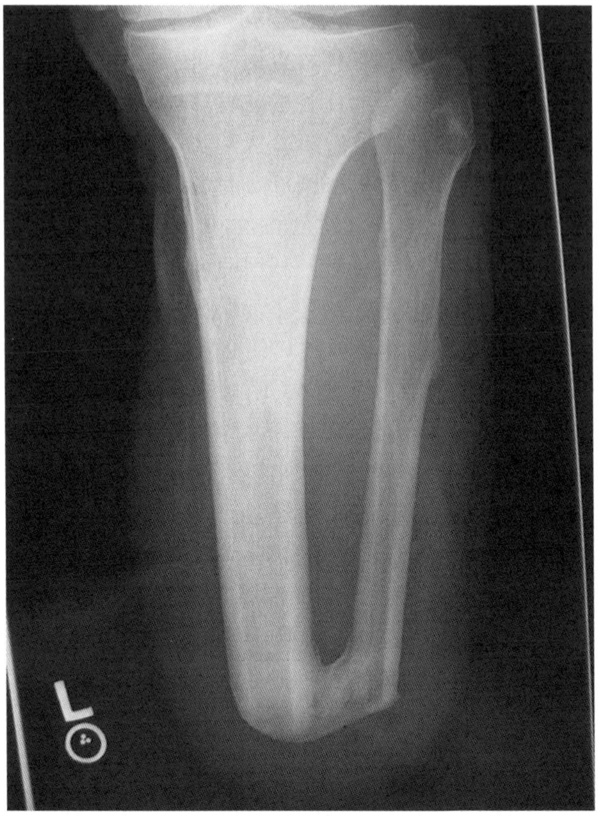

图 19-16 采用 Ertl 法小腿截肢几个月后显示愈合的骨桥(胫骨腓骨骨性联合)X 线摄片[经允许引自 Dionne CP, Ertl WJ, Day JD. Rehabilitation for those with transtibial osteomyoplastic amputation. J Prosthet Orthot: 2009;21(1): 64-70]。

前腔室肌肉易受坏疽影响，导致愈合延迟，甚至可能需要进行更高水平面的矫形。Bruckner 描述的后侧皮瓣手术移除残余胫骨上所有的胫骨前肌和大部分比目鱼肌(图 19-15B)，从而减少肌肉组织坏死的可能性和增加一期愈合的可能性。Bruckner 法改良版还移除了腓骨。

第三种方法，由 Ertl 在 1949 年第一次提出，一种胫腓骨连接骨成形截肢术，为了获得稳定性保留了更多的残肢长度，和胫腓骨远端之间采用骨桥融合的方式(图 19-16)。虽然这种方法不经常使用在血管性疾病的患者身上，但应用于创伤性和军事相关的下肢损伤。虽然有一些证据表明，Bruckner 和 Ertl 法比传统的 Burgess 后侧皮瓣术更容易成功治愈(无须修订)，采用的手术技术仍基于外科医师的偏好。

当一个后侧皮瓣无法实现时，外科医师可以在残肢的底部创造一个从内侧横向外侧的 U 形切口得到前-后均等的皮瓣，或从前方横向后方的 U 形切口形成内-外侧均等的皮瓣(图 19-17)。外科医师甚至可以使用一个内侧长皮瓣或外侧长皮瓣，使切口位于肢

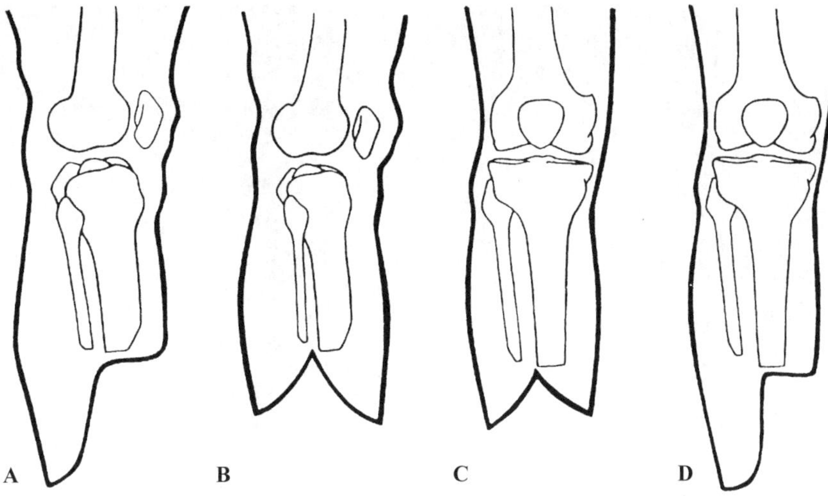

图 19－17　小腿截肢术示例：A. 传统的小腿后瓣截肢后残肢缝合线侧视图。Bruckner 法的皮瓣不足是由切除胫前肌和对比目鱼肌近侧的修整导致。在这两种方法中，缝合线经胫骨远端的残肢。B. 此侧视图中，由于前后皮瓣均等造成缝合线在额状面上，由内侧横向穿过残肢的远端。C. 当使用内外侧相等的内矢状面皮瓣时，缝合线位于矢状面，从前向后穿过残肢远端。D. 当使用后侧长皮瓣时，缝合线将位于残肢的远端内侧（经允许引自 Singer JM. Hershey Board Certification Review Outline Study Guide. Camp Hill，PA：Philadelphia College of Podiatric Medicine，1993. p. 640）。

体的远端对面。在所有的方法中，外科医师都希望保留足够的软组织使闭合切口较少或没有张力，但又不使多余的皮肤和组织对假肢适配的构成挑战。

改良 Burgess 后皮瓣术（modified Burgess posterior flap surgery）

肢体消毒，术前准备，铺巾，并把止血带用在大腿中部的水平。以胫骨长度为标尺，在小腿上画出前侧入路环绕形成后侧皮瓣。经前侧皮肤切开，然后固定胫骨骨膜上的软组织和皮下血管。其次，将前侧的部分肌肉切开以便于识别、切断和结扎胫前动脉、静脉和腓深神经。小心地将软组织从腓骨周围移出大约 2 cm(3/4 in)，使其短于残留胫骨。用摆动锯或双功能骨刀来横切腓骨。然后医师用摆动锯以近似斜 45°角横断并重新定位横向平面，控制钳取出楔骨。皮肤和皮下切口形成后侧皮瓣。

上提横断的胫腓骨远端并穿过隔间结构，小心地在斜后方面切开从而重建后侧皮瓣。一旦切除需截肢肢体，后方的胫腓动脉和静脉止血钳夹住。在最靠近近端处切断轻微牵拉的主要神经，并让其缩回至残肢里。从腓肠肌的内侧和外侧头处切断比目鱼肌，压实后侧皮瓣截断点使伤口适合缝合。固定，切断和结扎后方和侧面的血管。胫、腓浅、和腓深神经横断后在牵拉下使其远离残肢端并向上回缩，以减少后续神经瘤(neuroma)形成的风险。止血带放气后，对所有出血的小血管进行电灼或缝合便于恢复止血。用锉机打磨胫骨残端斜角使其光滑。手术部位用无菌的盐水和抗生素溶液进行冲洗，为伤口缝合做准备（图 19－15A）。

如残肢过短，就会过多地失去胫骨和腓骨之间的韧带连接。外科医师会选择使用一种成骨方式在切断骨之前尽可能努力地保留骨膜。从理论上说，这在随后的活动和假肢使用中最大限度地减少了腓骨头脱位的可能性。对于中等和较长的残肢，闭合首先将深筋膜和腓肠肌腱的后侧皮瓣前室筋膜缝合。封闭式负压引流管可以放在后侧皮瓣切口上方的腿部内侧以减少残肢内血肿形成的危险。然后再用生理盐水和抗生素冲洗肢体，接着用钛钉或缝合线闭合伤口，注意使切口处张力均匀。

非贴性敷料沿着切口敷设，覆盖厚厚的敷料纱布，然后纱布结合绷带从远端到近端“8”字形均匀缠绕。在此之上，医师在残肢上可能会使用轻微加压的 ACE 绷带，用 Unna 绷带建立半刚性术后敷料，用预制可调节的热塑性硬质敷料，或用石膏或玻璃纤维模具（膝关节伸直情况下）。读者可以参考第 20 章进一步讨论对各种术后包扎的适应证和局限性。

引流通常在术后 24～48 小时内移除。手术敷料会保持 3～5 天，除非有明显感染迹象才会提前换药（图 19－18）。在术后第一天，第一次进行小腿截肢的患者会鼓励他保持残肢的膝关节完全伸直；垫枕头会导致髋关节和膝关节屈曲挛缩，给之后的康复留下隐患。要求患者在术后第 2 天或第 3 天开始进行康复训练，可以通过下床活动、转移和单肢步行或拐杖行走来进行。床边便桶和可拆卸扶手的轮椅有助于患者自理、移动，降低跌倒的风险。

钛钉或缝线通常保持 3 周；如果有延迟愈合的迹象，医师可能会选择使第二或第三个缝钉保留更长时间，当缝钉移除时用免缝胶带加固切口。轻柔松动软组织可以阻止切口瘢痕粘连于皮下筋膜和骨。仅在外科伤口充分闭合、小腿残肢远侧和近端的周长几乎

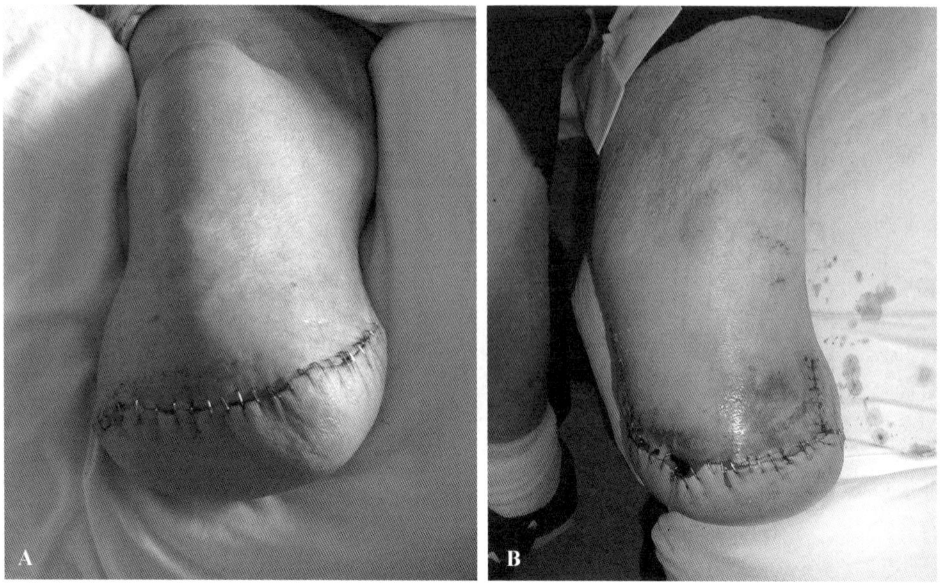

图 19－18 A. 小腿残肢后侧皮瓣前视图，术后 5 天，愈合良好但有隆起状；B. 血管重建失败后小腿残肢修整术后 3 天皮瓣前视图。注意从以前切口的旁路重建新的后瓣，因为内侧水肿引流而在胫骨结节横向产生的瘀斑（经允许引自 Algis Maciunas, CPO, FAAOP, Hanger Orthotics and Prosthetics, Wethersfield, Conn.）。

相等时，开始适配初始假肢。对一些人来说，可能在 3 周内完成；对于其他人来说，可能需要几个月。

改良 Bruckner 术

改良 Bruckner 术（modified Bruckner procedure）的基本前提是患者身患严重外周动脉疾病，如果在手术中肌肉最容易缺血的部分移除后肌肉坏死的风险会降至最低。由于这个原因，前、外侧室肌肉以及腓肠肌外侧都会被切除。此外，为了减少术后血栓形成的风险，比目鱼肌和其大静脉丛也会移除。特别是如果残肢较短，为了使肢体对假肢接受腔的耐受力更高，腓骨也会移除。

止血带和皮肤切口处的肢体术前准备与传统的后侧皮瓣术基本相同。胫骨远端沿膝关节线横断 10～12 cm，然后边缘切成斜角并打磨光滑。腓骨离断并完全去除。前、外侧室肌肉从其附着点中分离并取出。完全切除比目鱼肌后如果有必要达到完全覆盖，分离腓肠肌内、外侧部分作为后侧皮瓣。在传统的后侧皮瓣术中动脉和静脉结扎，神经切除。外科引流管放置在腓骨截除的空间中，手术切口就像传统后皮瓣手术一样闭合（图 19－15B）。

改良 Ertl 术

创伤性截肢的棘手并发症是异位骨化的形成；改良 Ertl 术（modified Ertl procedure）理论上可以通过关闭髓腔、给胫腓骨之间的骨间膜提供合适的张力支持并稳定腓骨位置，减少此类并发症的可能性。通过在腓骨长段骨切除前用胫骨骨膜瓣支撑腓骨截骨块来实现。在许多情况下，可以保留更多的骨长度，从而重建圆柱形的残肢，在使用假肢时其具有一定的末端承重能力。这一方法最常用于希望假肢可以参与更多活动的年轻、健康人，特别是在军队服役的对象。

肢体术前准备与后侧皮瓣手术相似。在皮肤切开后，胫骨骨膜从骨的内侧和外侧表面取出，并准备成“吊带”，用来支撑随后的骨移植。然后用锯切断长骨。从切断的腓骨处截取一块骨头，用来填充连接残肢胫腓骨之间的间隙。胫骨和腓骨内侧缘缺口可以使骨桥牢固地固定在它们之间。骨桥可以有很多固定方式；例如使用加压螺钉，或用“钢丝”（Anthrex Inc, Naples FL）通过腓骨钻孔，然后穿过骨桥的长轴，再穿过胫骨上钻孔，使其相互连接。保留的胫骨骨膜从下方包裹骨桥并固定在腓骨骨膜上。松开止血带，止血通过动脉和静脉结扎完成。神经（胫骨、腓浅、腓深、隐静脉和腓神经）注入麻醉剂，在处于低张力情况下切除并使其缩回残肢。在残肢的末端、胫骨前方、靠近骨桥的地方固定并上提后侧皮瓣（图 19－16）。用不可吸收缝线缝合肌肉皮瓣的前室筋膜，然后皮下和皮肤表层用丝线或钛钉闭合。即刻术后护理，专注于疼痛和水肿的管理，与改良 Burgess 后皮瓣术（modified Burgess posterior flap surgery）及改良 Bruckner 术相同。

由于需要大范围的切割，本手术比改良的 Burgess 术及改良的 Bruckner 术需要更多的手术时间（更多的时间用在麻醉和止血带的放置）。因此，对于多种合并症或身体虚弱的人来说，可能不适合选择这种手术。如果在骨骼成熟之前进行手术，胫骨有发展为进行性内翻畸形的风险，可能需要手术矫正并使用功能性假肢。

经髁及膝截肢

在过去的几个世纪里，在手术麻醉和抗生素应用之前，简单的膝关节离断术往往比小腿截肢结局更好。因为这种手术不用切除主要的肌肉群，它可以在更短的时间内完成并且失血量明显少于小腿或经股截肢。此外，通过简单的膝关节离断仅破坏关节组织间隙，使术后筋膜、肌肉或骨受到感染的可能性大大降低。股骨髁和覆盖软骨可以承受负重、整个股骨的保留为假肢使用提供机械性能。

残肢可以不需要很多的治疗，需要更少地接受腔更替或者早期的修整，在比标准的小腿或股骨残肢可以在更短的时间内适应假肢装配。此外，这种手术保留了远端骨骺生长板，对胫骨肿瘤或外伤性损伤的儿童而言很重要。对于重度双侧血管病变术前长期不能行走的患者，股骨的额外长度在坐位提供了较大的支撑基础从而增强姿势控制。

一个完整连接股骨髁的股骨长度和结构，对于假肢的适配性、功能选择和膝关节假肢的位置来说是重要的挑战，从而影响假肢成本和步态。那些接受简单的膝关节离断的球根状残肢骨也有和假肢穿脱相关的挑战(图 19－19)。Mazet 和 Hennessy 在 20 世纪 60 年代开发了一种切除髌骨和修剪内外侧髁面的外科技术，解决了相关的球根远端解剖有关的问题。1977 年，Burgess 提出切除 1.5～2 cm 的远端髁，以使新开发的四连杆假膝关节更接近膝关节解剖轴线的位置。一些外科医师主张修整髌骨，然后将其融合到股骨髁间切迹以形成平坦的负重面。

目前许多经髁手术把这两种方法结合起来形成一个类似于长股骨残肢(图 19－20)。通常采用均等的矢状皮瓣或长后侧皮瓣来给远端残肢负重提供额外的“缓冲垫”。支持无股骨远端修整的单纯膝关节离断的人认为，结合降低感染率的方法，能够达到更好的愈合，更大的负重表面区域，并在技术进步下使假肢设计取得更好的功能结果和更高的假肢利用率。

膝离断或经髁截肢与小腿截肢的术前准备相似。麻醉师根据患者离断术前的健康和生理条件选择脊髓、硬膜外或全身麻醉的其中一种。应用止血带后，外科医师画出约一半膝关节前后径长度的均等内外侧皮瓣切口引导线(图 19－21)；一些医师更喜欢小腿长后侧皮瓣手术的尝试方法(见“小腿截肢”)。小心切开皮肤及皮下组织并掀开皮层后，外科医师切断在

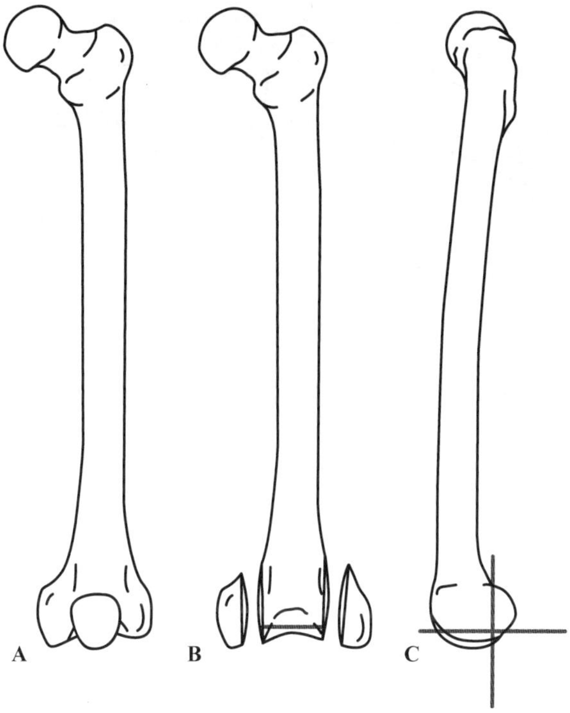

图 19－19　A. 简单的、无修整髌骨或股骨的膝关节离断后残骨结构；B. 前视图；C. 经髁截肢侧视图，残余股骨的形状像长股骨残肢。

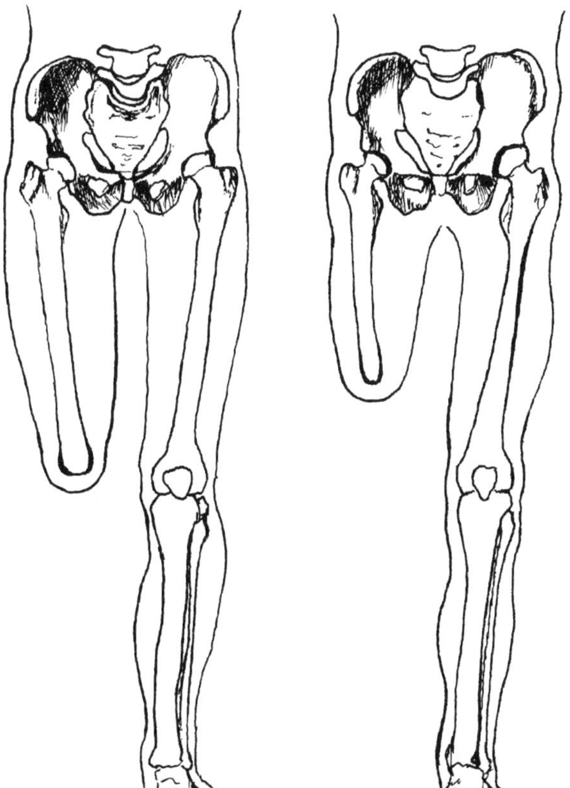

图 19－20　比较经股截肢。A. 修整股骨末端及髁的膝关节离断术，膝关节横断。B. 传统胫股截肢保留 50%～66%股骨长度。长股骨残肢(>股骨长度的 66%)、膝关节离断为假肢使用提供机械优势，但假膝远端整体适配易造成美观问题。另一种是短股骨肢(<股骨长度的 50%)对假肢适配和悬吊有困难。

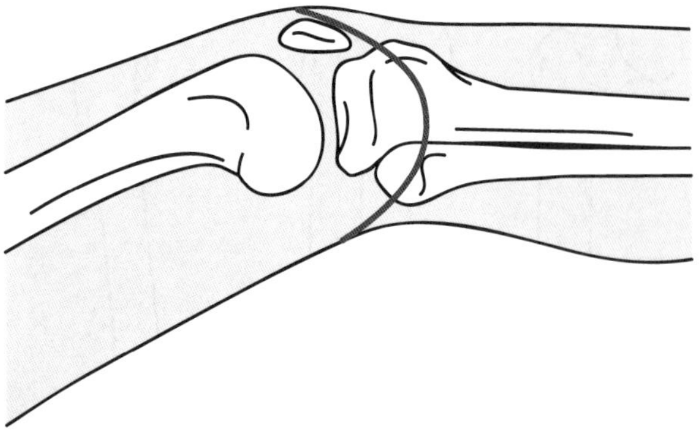

图 19－21 重建膝关节离断术中内外侧均等皮瓣的切口示意侧视图。

胫骨结节处的髌韧带，以及半月板上方的内外侧副韧带。下一步，微屈膝部，髌下皱襞切开，由此可连接交叉韧带，从而可以使其从胫骨附着处释放出来。然后小心地切开关节囊，注意保持囊内神经血管结构完整的同时露出腓肠肌的股骨附着点。夹紧并结扎腘动脉、腘静脉和大隐静脉，在牵引下切断内侧腓总神经和隐神经并使其缩回到残肢内。之后在切口的远端切断腓肠肌，截除小腿。

简单的关节离断术中伤口会用生理盐水、抗生素冲洗和准备在此点闭合伤口。进行改良经髁术时，在冲洗前用摆动锯来对股骨髁做进一步修整。移除止血带并恢复止血。在准备闭合前，将髌韧带与前、后韧带缝合，腓肠肌切口边缘缝合至前关节囊（肌形成术）。腘绳肌肌腱在较高处切断并使其回缩。股二头肌的外侧肌腱和髂胫束为了在伤口闭合时提供肌肉稳定性而需较低位的横断和修整。内外侧皮瓣定位于接近边缘，随后皮下组织缝合。最后，皮肤外层用钛钉或缝线闭合。

在伤口的边缘放置一块非黏性纱布，然后用一层绒毛纱布“8”字法缠绕。外科医师可以选择用 ACE 绷带、Unna 绷带，定制的可调节可拆卸的刚性敷料，或石膏、玻璃纤维模具作为最后一层绷带。除非有感染的迹象，否则敷料通常在第 5 天更换。移动训练从术后第 1 天开始，第 2 天用拐杖或助行器进行单下肢行走。床头柜和轮椅可以让首次离断术的患者能够更好地自我护理。根据切口情况，在 2～3 周内拆除部分或所有的钛钉或外缝线。通常在术后 3～8 周，根据创口愈合情况准备训练用假肢。

大腿截肢

当近端胫骨和膝关节处有明显的外伤、胫骨近端或远端股骨髁有不能移植或全关节置换的肿瘤、小腿截肢后感染或治疗失败伴随着下肢血管重建失败，或全膝关节置换术带来的难以处理的感染时就会选择大腿截肢。对于身患外周动脉疾病的人来说（如果血液循环良好可以让伤口愈合），就会选择小腿层面的截肢，因为当膝关节保留时，功能性假肢行走时是最有可能的；然而有些人存在严重动脉循环障碍，这时候就有必要进行大腿截肢。在同时患有糖尿病和外周动脉疾病的中老年人中，大腿截肢术的发病率和死亡率很高。

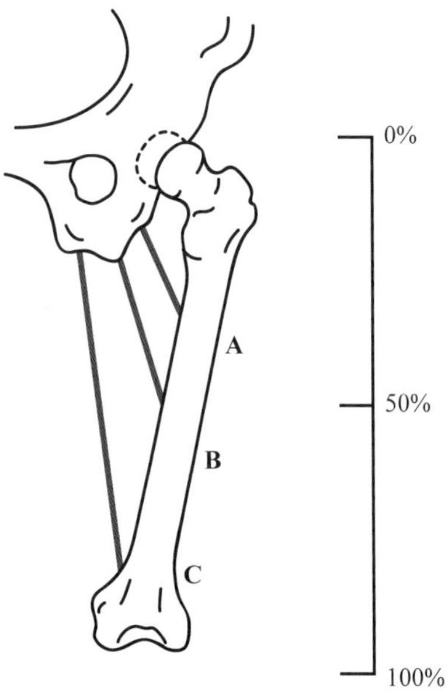

图 19－22 （A）短收肌、（B）长收肌和（C）大收肌，它们与股骨长度的附着点和走行示意图。随着残余股骨长度的减小，内收肌群力量和效率越来越弱。

不仅要考虑血管的状况，还要考虑残肢的肌肉附着和其步态的生物力学，这些在决定残余股骨确切长度上很重要。对于那些必要的经股手术，随着残余股骨长度的增加，功能和假肢控制也得到改善。短收肌、长收肌特别是大收肌的保存或复位为残肢维持内收稳定提供足够的力量，以便在假肢步态中，外展肌可以保持骨盆水平（图 19－22）。

保留股骨长度和通过肌肉成形术或固定术保留肌群，比起将肌腹三等分，能使残肢更强壮、更容易适应假肢并具有更好的控制能力。它还可以减少在患者康复和余生中髋关节外展和屈曲挛缩的风险。外科医师必须重建皮肤表面使其尽可能光滑、大腿组织肌肉力量均衡，并保留足够长的杠杆使髋关节伸肌能够控制假膝关节的稳定性和姿态性残肢。

传统经股手术

手术患者处于侧卧位，被截肢体在上。根据截肢的病因，外科医师可选择使不使用止血带。外科医师可以从闭合端处在对侧肢体近似的对应表面选择使用同位前后皮瓣，内外侧皮瓣，或长瓣（图 19－23）。根据选择的皮瓣类型切开皮肤，其次是皮下组织。离断小腿并为后续修整提供相对简单的手术区。尽可能在较远端横断股四头肌和内收肌筋膜、肌肉，并达到理想的大腿截肢水平。掀开并上翻骨膜并在之后的肌成形术中使用。用摆动锯切开股骨并向前方回缩（拉）远端骨，使外科医师可以靠近后侧结构。腘绳肌和阔筋膜张肌切开后尽可能将其分离。主要血管夹紧，然后缝合或结扎。坐骨神经缝合或结扎，牵引下切开，并让其缩入腘绳肌组织内。股骨残肢远端锋利的边缘可以用锉刀或锉机打磨平滑。用无菌生理盐水和抗生素冲洗伤口，释放止血带并恢复血液循环。根据外科医师的决定，引流管像残余组织一样放置在伤口愈合的位置。

一些外科医师会进行多层肌成形术来闭合切口，将内侧和外侧软组织与肌肉组织缝合在一起作为深层的第一层，前、后侧软组织和肌肉组织作为第二层，最后闭合外层皮肤（图 19－24）。有些人更喜欢肌肉固定术，在用钛钉或可拆缝线闭合皮肤前先从股骨远端内侧向外牵拉大收肌并缝合到股骨的外表面，然后从股骨远端由前向后方向牵拉四头肌缝合到附着在股骨后表面的内收肌上。另一种缝合方式是使用单股缝合线多次穿过深处后侧皮下组织，通过大腿前、后肌，骨膜，最后到达前侧皮下组织，然后用钛钉缝合皮肤。这样做的目的是重建一个少有“凹痕”或多余组织的圆锥形残肢。

在缝合线上放一层非黏性敷料，接着把纱布和一字纱布绷带用“8”字法缠绕。在关节处可放一层微孔胶带，以保持伤口清洁，减少尿液或粪便污染的危险。外层可以用 ACE 绷带或半刚性敷料的 Unna 绷带。术后 3～5 天进行第一次换药，除非有感染或出血的迹象。如果放置引流管，通常会在第一次换药时移除（图 19－25）。

运动训练和假肢适配前定位练习（鼓励残肢髋关节伸直、内收定位）最好在手术后的第一天开始：当患者能够耐受更多的活动时用合适的辅助装置进行单肢步态训练。必须设置减少跌倒危险的环境并用定制的、热塑性、可调节、可移动的刚性敷料保护愈合残肢。持续轻柔压缩包裹软组织的方式是尽早使用由松紧弹力织物构成、最后会“收缩”的 ACE 绷带。外部钛钉或缝合线放置 3 周或更长时间，也可能阶段性拆除确认完全闭合的部分伤口。和所有其他水平

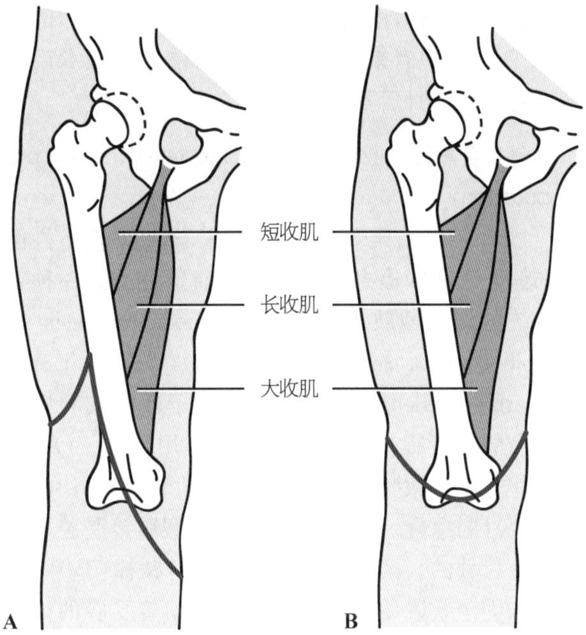

图 19－23　经股截肢术（A）长内侧皮瓣及（B）同位前后皮瓣切口图解。需要注意的是两种都尽可能多地保留大内收肌便于伤口闭合后进行肌成形术或固定术。

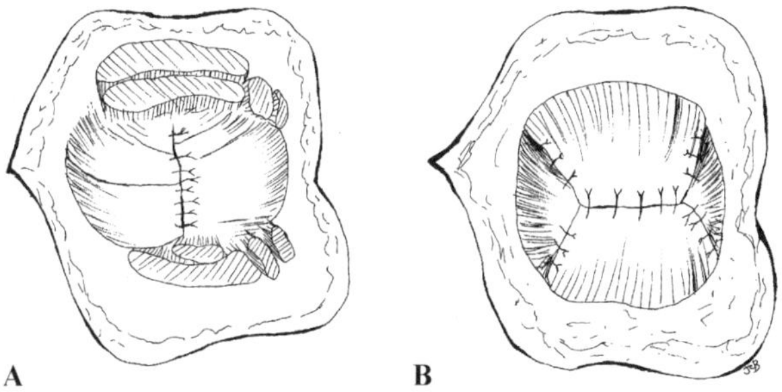

图 19－24　经股截肢术后采用肌固定术固定大腿软组织。初始层（A）连接内侧内收肌和股外侧肌及髂胫束。第二层（B）连接股四头肌前方肌肉到腘绳肌，覆盖第一层。最后，将两层缝合在一起形成经残肢底部以维持稳定的肌肉吊带。

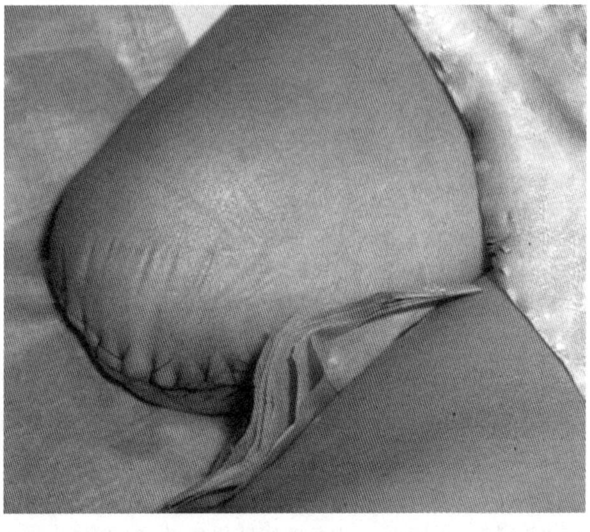

图 19－25　图为经股术后残肢包扎前。残肢额状面手术切口处使用同位前后皮瓣闭合方法（经允许引自 Algis Maciunas，CPO，FAAOP，Hanger Prosthetics and Orthotics，Wethersfield，Conn.）。

的截肢手术一样，由缝合线的情况决定初始假体的适配，对于一些患者来说，这种情况可能发生在术后三四周甚至几个月后不等。

骨整合单侧经股截肢(osseo-integrated transfemoral amputation)

1990 年由瑞典 Sahlgrenska 大学医院的外科医师和假肢工程师提出外伤或骨肉瘤患者的另一种替代传统的经股截肢术[osseointegrated prosthesis for rehabilitation of amputees (OPRA), Inegrum AB, Goeborg, Sweden]。这种方法给由于外伤或肿瘤需要截肢的患者提供根管植入物的应用形式。OPRA 的操作方法是截肢时用钛固定插入股骨柄，并让伤口在 6 个月内愈合。与此同时，传统的假肢接受腔通常是同一尺寸的。第二次手术会把螺钉钛棒(基)经皮肤插入固定装置(图 19-26)。在无须接受腔的情况下，让假肢直接附着在残肢提供了一种方法。第二次术后 6 周，一旦有足够的软组织愈合，开始限制性、保护性负重站立康复，然后同时进行带假肢移动。在接下来的 6 个月中，患者逐渐增加负重和活动强度。该方式的总体目标是提供一个舒适有效的残肢-假肢接触面，以提高假肢的整体功能水平。

据报道，这种植入方式有两个问题：在干-骨界面的骨破坏导致疼痛、假体的松动，以及骨折和感染的可能(发生率为 5%～18%)。感染源通常是正常的皮肤菌群；如果有效治疗，这类感染通常不需要移除植入物。定性和定量的研究表明对于那些精心挑选的患者来说，提供骨植入假体这种选择可以提高生活质量和功能水平。这种方法已扩展到英国和美国。

髋关节断离术(hip disarticulation)和半骨盆切除(hemipelvectomy amputation)

髋关节和骨盆水平截肢是为了在严重感染或近端结构损伤时挽救生命下进行的极限手术：瘫痪患

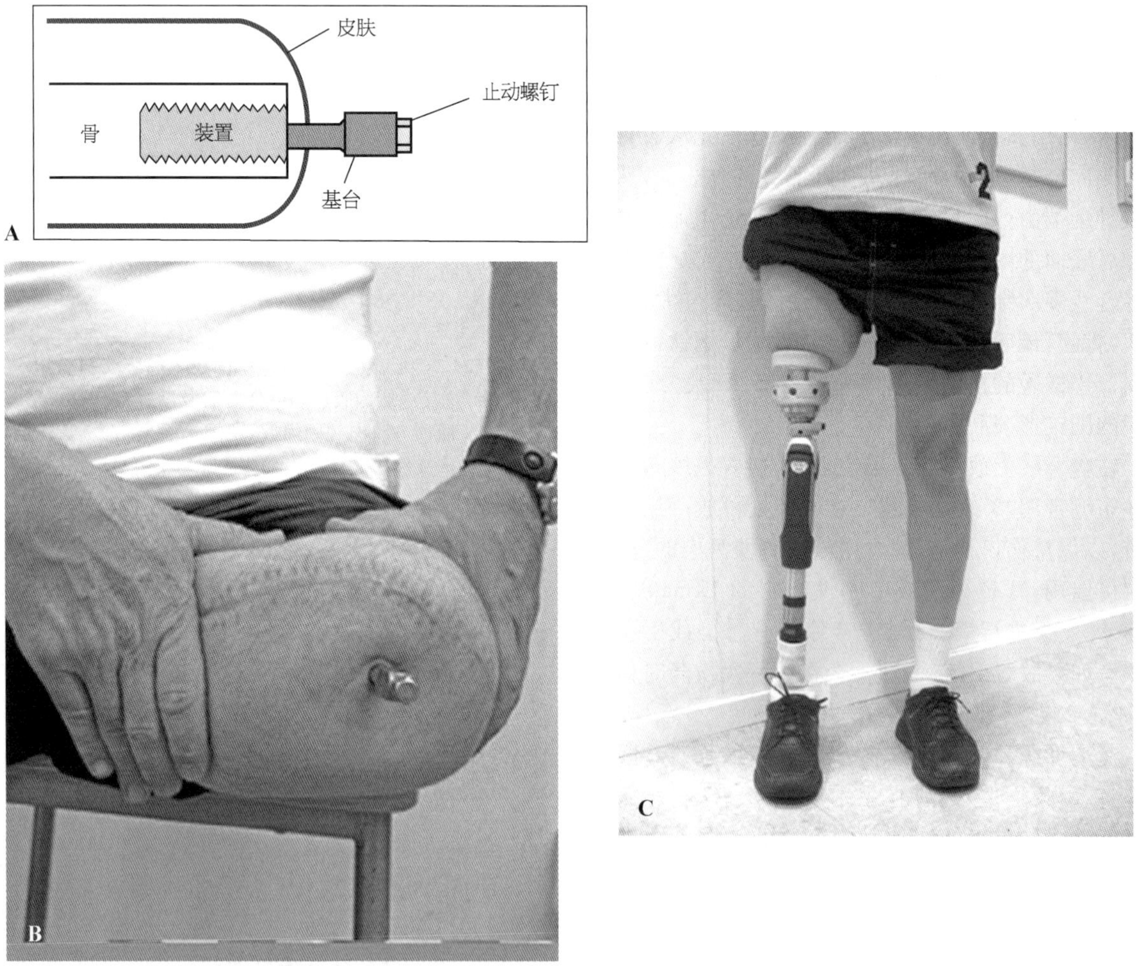

图 19-26 A. 植入股骨钛内固定突出于残肢皮肤示例；B. 含有可以直接连接到假肢的钛固定与完全愈合的股残肢示例；C. 连接支架和螺钉，假肢平面可支撑残肢组织站立(经允许引自 Hagberg K, Branemark R. One hundred patients treated with osseointegrated transfemoral prostheses — rehabilitation perspective. J Rehabil Res Dev. 2009;46: 331-344)。

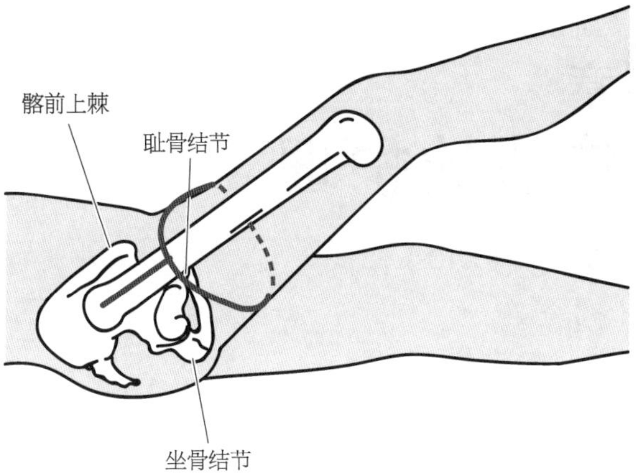

图 19－27　图为伤口闭合后成为后侧皮瓣的髋关节断离术使用的切口位置。

者复发性深层压疮、湿性坏疽下伤口坏死和全身性败血症的危险，严重挤压伤或弹片损伤腹股沟血管却不能进行血运重建时，或近端股骨或骨盆浸润性肿瘤而不可能保肢的情况下进行。通过这些手术，切除大部分的躯体就会有大量失血的可能性；所以必须在手术期间和术后即刻仔细监测水和电解质。最好是在术前、围手术期和术后让有经验的跨学科团队合作下进行此类复杂的手术。

在手术室，患者处于侧卧位，截肢的部位朝上。手术准备就绪后，在皮肤上画出球拍形的切口线，目的是重建一个伤口闭合时含有皮肤、皮下组织和臀肌肉的后侧皮瓣(图 19－27)。在髂前上棘内侧缘切开，沿腹股沟韧带至坐骨结节和臀横纹下方，然后向上绕过股骨大转子与股前回到髂前上棘。外科医师必须仔细分离并维持在腹股沟区神经血管结构的稳定，同时又要把每一个经髋关节的表层和深层肌肉分解，让前方和内侧的肌群移向侧后方。

将臀肌从大转子上分离，但仍将其保留在骨盆内，作为后瓣的一部分。从髋臼上脱离股骨头。伤口用生理盐水和抗生素冲洗，并止血。伤口开始缝合时，拮抗肌群可以通过肌成形术缝合在一起或固定在骨盆骨膜上。在后皮瓣伤口的前侧、内侧或外侧边缘放置引流管，并在皮下闭合时用一列缝合线固定，钛钉封闭皮肤。

伤口用一层非黏性纱布；然后绒布；再用薄纱布和弹性绷带人字形包裹，使软组织从后到前的内侧方向与后皮瓣线一致。敷料每 3 天更换一次，如果有明显的引流则需多次更换。在术后的一段时间内，有相当大的风险健侧下肢静脉血栓形成；低剂量肝素或香豆素(华法林)可作为预防药物使用。只要患者病情稳定，能够承受越来越高的活动水平，在手术后 2—3 天内，就让患者开始定时进行坐位、移动、转移和使用助行器或拐杖的行走训练。要特别注意避免向后倾斜形成“骶坐”位置的坐姿以保证皮肤的完整性。术后 2—3 周内保留钛钉或缝合线。必须教育患者和家属包括在运动和日常生活活动中尽量小心保护手术部位。在手术后 1 周内定制早期热塑性可活动刚性敷料制作的假肢。在所有其他水平的截肢手术中，对于初始假肢的装配，取决于手术部位愈合的速度和充分性。

半骨盆切除(半骨盆截肢)是一个更极端的手术，使患者身体的一侧在无骨的情况下支持腹腔内容物。术后有明显发展为肠梗阻的风险；许多半骨盆截肢的患者需要在术后早期胃管和限量饮食。移动和转移训练可能需要推迟到患者足够健康，营养足够支撑活动量增加的时候。通常，假肢对软组织及腹腔内容物的支持对于功能性坐位很有必要。

总结

本章介绍了用于检查血管损害或创伤后下肢的方法，论述外科医师决定肢体血管成形、溶栓干预，保肢，离断或截肢的评估策略。必须仔细考虑以下几个因素：手术成功治愈的可能性；对踝关节和膝关节的保护(如果可能的话)尽量减少对步态消耗和姿势控制的影响；并重建适当的皮肤表面(耐压力)、长度(杠杆)和符合假肢装配及功能性的残肢。讨论了每一级截肢手术最常用的方法，以便使康复专业人员能够了解到组织和术后伤口愈合过程的操作。作者探讨了截肢的常见原因和不同之处，包括血管性/神经性疾病、骨感染、下肢外伤、肿瘤，或先天性肢体残疾儿童康复。作者希望读者对外科医师和康复团队在接受截肢手术时所面临的复杂性和挑战有一个认识。

第20章 术后及安装假肢前的护理

Postoperative and Preprosthetic Care

Michelle M. Lusardi

学习目标

1. 为新近下肢截肢患者制订全面检查，选择适当的检查方法和记录策略。
2. 利用检查中收集的信息，临床研究文献的证据，以及术后护理的知识来评价新近下肢截肢患者的个人状况。
3. 根据新近下肢截肢患者运动功能障碍物理治疗(PT)诊断和预后。
4. 为新近下肢截肢患者制订相应的短期目标和长期目标，预估术后安装假肢前康复训练的持续时间，频率和强度。
5. 为单肢移动、残肢护理、伤口愈合和假肢适配前康复制订合适的PT护理计划。
6. 在假肢适配前的康复期监测进展并适当调整和推进护理计划。
7. 阐述术后及假肢适配前康复效果的评估策略。

截肢后患者管理

新截肢患者

在术后早期，新截肢者很可能会经历外科手术后的疼痛，并且可能会对失去肢体感到悲痛。暂时疼痛和失肢感可能会使其很难认识到积极康复的潜力。对于血管或神经性病变肢体缺失的老年人，因长期足部血液循环不良或神经性溃疡存在，在身体和心理上有时间准备接受截肢，与年轻人创伤性事故或其他医疗急救突然失去部分肢体相比可能少了一些关于自身肢体损失的苦恼。然而，不管什么情况导致的截肢，肢体的缺失都需要进行心理上的大量调整。尽早指导康复和讨论患者的最终目标是极其重要的。

以患者为中心的护理和多学科团队

针对在职军人创伤性截肢和退伍军人血管性截肢的人数，国防和退伍军人事务部门对于截肢的人采取了跨学科、以患者为中心的护理等康复的理想模式。物理治疗师和假肢师，作为团队成员，将与医生、患者和家属一起，决定相关手术平面，术后的护理计划，对使用假肢的潜力，和假肢康复计划。面对因为血管病而选择截肢的人，一段时间的手术前PT干预可以对预后产生积极的影响。

在截肢后初期，这种初始阶段的早期护理和早期康复为最终恢复功能性移动、重返价值性活动的能力以及参与家庭和社会角色的关键奠定了基础。虽然跨学科团队的每个成员的直接目标各不相同，但最终都会影响新截肢者的独立自主，并回到其喜欢的生活方式。为此，团队必须采用整体而综合的方法来解决患者的疾病负担、心理和发展需要，以及其长期功能、职业和休闲目标。团队的外科和医疗人员最关心的是伤口的愈合及整体健康状况，特别是对于那些血管功能障碍和截肢后有感染风险的患者。护理专业人员提供一般医疗和伤口愈合的护理，并对疼痛进行药物管理。注册营养师评估患者伤口愈合和锻炼需求相关的营养需要。物理和作业治疗师侧重于提高患者早期的单肢活动能力、自我护理能力、评估假肢使用潜力、水肿控制和疼痛处理、改善穿戴假肢后残肢的最佳外观和预防继发并发症。

假肢师可以制作术后临时、早期用假肢或半刚性敷料，以及根据个人的特点和功能需求开始考虑最合适的永久性假肢部件和悬吊系统。新截肢的患者和其家人通常最关心的是疼痛的处理以及失去肢体的生活会是什么样子。需要心理医生、社会工作者、职业顾问或学校辅导员协助心理调适，并组织长期康复护理或社区资源以备出院。对于新截肢的患者、家庭

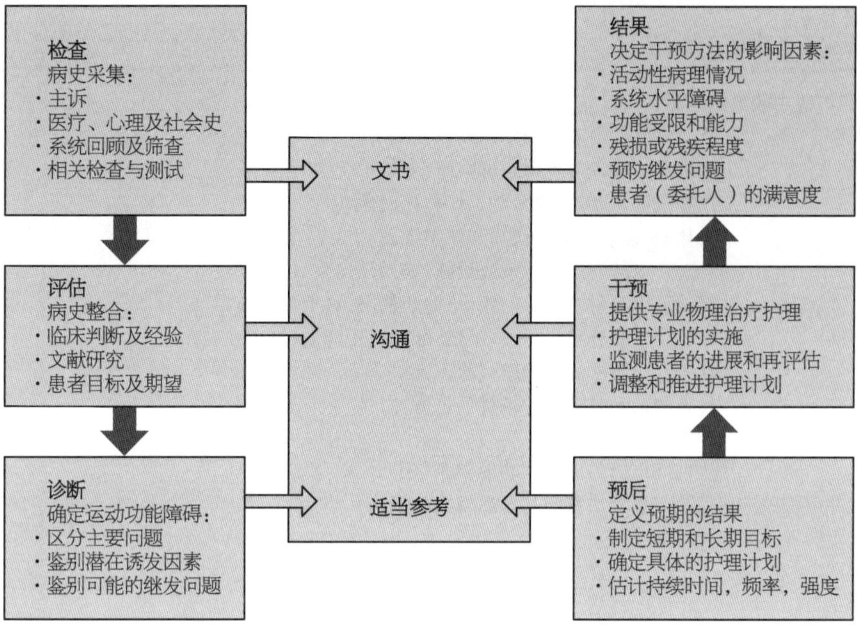

图 20－1　系统及有效的患者-委托人管理流程(经允许引自 American Physical Therapy Association. Who are Physical Therapists? Guide to Physical Therapist Practice. Alexandria, VA：American Physical Therapy Association. http：//guidetoptpractice. apta. org)。

和团队来说，牧师也是很有价值的资源。

虽然多学科的团队可以根据患者的需要和实际环境而有所不同，但中心成员仍是新截肢患者和其照顾者。在康复过程中，术后早期与假肢适配前期时所有团队成员之间的沟通，特别是让患者和家庭成员提问和表达的机会，比假肢处方和后期训练时期更重要。此阶段为截肢患者的期望，以及最终的成功，奠定了基础。

每个团队成员在协作过程中独有的训练、临床专门知识和个人角色，都为最能满足需求并优化失去肢体患者潜力的康复计划之制定做出贡献。小组必须就具体康复干预措施的时机和优先次序达成一致，以满足每个患者具体的目标。执行大多数截肢和康复团队的外科、骨科或创伤团队之间有效的沟通和牢固的关系，能大幅提高患者护理质量并协助康复过程。

康复专业人员会在术后几天和几周内与新截肢患者合作，本章重点介绍他们的作用。探讨了外科疼痛和幻肢的管理，术后水肿的控制策略，以及患者对准备假肢装配的评估。干预措施确实有助于新截肢患者获得单肢活动能力并为假肢的成功使用打下基础。在美国物理治疗协会指导下物理治疗师实行患者管理的策略都是围绕这个模式进行(图 20－1)。

检查

理论上，康复团队将在术前与那些正在接受“计划”或“择期”截肢的患者和护理人员会面，开始收集用于指导干预和提供康复过程的信息。在某些情况下，创伤外科医生寻求康复专业人员的帮助，以帮助患者和家属在肢体严重损伤而截肢时作出明智的决定。术前合作并非总是起作用的，特别是截肢后发生血运重建失败、急性和严重肢体缺血、严重感染，以及非军事或与战伤有关的急性创伤。如果术前不能进行评估，术后应尽快转诊到康复科，如果拖延转诊，常导致挛缩的形成，进一步的心血管和肌肉骨骼失调，假肢装配和训练延迟、更大的依赖性风险，和较高再截肢风险，甚至是死亡。框 20－1 对下肢截肢患者综合评价具体项目概述。

每当第一次与患者和家庭接触时，康复团队会从收集基本信息开始，以便于在实施康复过程进行指导和规划。基本信息包括三个方面：患者完整的病史，识别生理系统下会影响康复进程的重要合并症，并使用适当的检查和测试解决在康复护理计划中识别障碍和功能局限。指导假肢康复计划所需的信息量和复杂性意味着信息收集是一个持续不断的过程，必须结合早期移动性训练，使患者脱离急性期监护病房。在急性监护期的检查可能集中于以下四个先决条件：手术部位的初始愈合，残肢的疼痛管理和水肿控制，床上移动和转移，以及单肢行走的准备。在假肢适配前的复查(在门诊、家庭护理、或亚急性病房)会添加更多的细节，以确定假肢处方的潜力。

框 20-1 对下肢截瘫患者的综合评估

病史(从图表回顾和访谈中收集的信息)	
个人基本信息	年龄,性别,语言,种族/民族
社会史	家庭和护理人员资源,其他社会支持系统
职业史	工作或退休状态,通常的工作和休闲活动
发育状况	身体的/运动,知觉,认知和情绪维度
生活环境	"家"环境的特点和无障碍设施,或预计出院目的地
现状	转诊原因,当前关注/需要,早期药物/外科干预措施
既往病史	曾经住院和外科手术史;吸烟、酗酒或用药史(过去和现在)
家族史	血管和心脏疾病的健康风险因素
药物史	针对当前和其他医疗条件的处方药 非处方药的使用
功能状态	当前和以前的能力和功能限制(ADLs/IADLs)
系统回顾(并发/合并症相关的疾病及与康复的参与和预后相关的损伤)	
心脏和心血管系统	
内分泌和代谢系统	
肌肉骨骼系统	
神经肌肉系统	
胃肠道和泌尿生殖系统	
检查和测试(专科检查)	
疼痛	患肢感觉和疼痛的存在 术后疼痛和疼痛管理策略 与运动模式的改变有关的肌肉酸痛 与运动或合并关节炎等有关的关节疼痛
拟人化特征	残肢长度(骨长度,软组织长度) 残肢周长,多余的组织("狗耳朵",内收肌卷) 残肢形状(球状、圆柱形、圆锥状) 水肿的类型和严重程度的评估 使用水肿控制策略的有效性 总体身高、体重、身体组成
皮肤/外皮	外科伤口愈合评估 对粘连和现有瘢痕组织的评估/管理 其他的皮肤问题(其他的切口、移植、银屑病、囊肿等) 残足/肢体的完整性,尤其是截肢的病因是否包括神经病变和血管性疾病
循环	下肢脉搏、残肢和健侧肢体的听诊/触诊 残肢和健侧肢的皮肤温度和现有营养状况 残肢和健侧肢的皮肤颜色和对高度或依赖性位置的反应 跛行时间和距离,对功能的影响
关节活动度/肌肉长度	关节活动度,软组织长度和关节挛缩
关节的完整性	韧带的完整性或关节的不稳定性 结构排列或关节畸形 完整性或滑膜炎、黏液囊炎、软骨炎
肌肉性能	上肢、躯干、下肢的肌肉力量 功能活动的肌肉力量 功能性活动的肌肉耐力 潜力改善
运动功能	运动控制,包括灵巧,协调,敏捷,语调 运动学习,包括以前使用的移动辅助设备,假肢
上肢功能	上肢和躯干的能力和力量 在功能活动中使用上肢的能力
有氧能力	血压、心率、呼吸(休息时,活动期间及活动后) 在功能性活动中感知到的运动,呼吸困难,心绞痛 身体健康和功能能力的总体水平

检查和测试(专科检查)	
注意/认知/情感	意识水平，睡眠模式 学习和喜欢学习的能力 认知功能障碍筛查(谵妄、抑郁、痴呆) 动机，注意力/注意力分散，学习风格
感觉统合	残肢的保护性感觉 表面感觉：轻触，强烈/迟钝，压力，温度 本体感觉：运动觉、方位感
移动	床上体位改变(翻身，移动，到坐)
姿势控制	在功能活动中，坐位及立位静态的，自动态，他动态的平衡
转移	能够在床上，卫生间，轮椅，垫子，盆浴/淋浴间互相转换
辅助/自适应设备	目前正在使用的辅助设备/自适应设备
移动和运动	能够安全的使用辅助设备进行单肢步行的能力 安全的使用轮椅的能力 适应患者生活环境所必需的适应/设备
步态和平衡	在静态站立，到达，停止/开始，转向，在行走时改变速度的姿势控制的评估 在休息或者活动时对非预期干扰做出的反应 观察性的步态评估，异常步态的识别 运动步态评估(如步速，步长，节奏等) 运动/步行的能量消耗或效率，感知到的运动和呼吸困难 处理不平坦的地形、楼梯、斜坡等的能力/安全性
姿势	坐位，立位和其他体位的静态姿势 由于肢体部分缺失而造成的姿势改变
自我照料	执行基本 ADLs 的能力 执行 IADLs 的能力 提供协助和护理人员的准备
重返社会/工作	角色/活动/任务分析 功能分析，基本功能的确定 环境分析，安全评估 适应需求评估
假肢的需求	功能性假肢使用的潜力 准备假肢配件/处方 适当的假肢设计，组件，悬架

ADLs, activities of daily living; IADLs, instrumental activities of daily living.
经允许引自 Phys Ther 2001;77(11): 1354 - 1367.

病史采集

康复专业人员使用几种方法收集患者病史信息。在急性护理室，这个过程通常是从个人目前的病历或检查报告以及先前的医疗记录(如果有的话)开始的。检查报告提供了个人健康、合并症、当前药物、先前和当前功能状态的概述，以及手术过程的详细信息。医疗团队的其他成员在其检查和评估过程中产生的与 PT 有关的数据，不仅避免了冗余的检查也能制定在随后与个人和家庭照顾者访谈和讨论必须收集的额外信息。

面谈过程得到的关于患者个人优先关注事项的关键信息能够适当地融入护理计划中。特别是当个人的情况特殊或复杂时，物理治疗师也可以选择从临床研究文献收集补充信息，以协助随后关于预后、计划或护理的进程。

人口和社会文化信息

收集的病史信息往往从基本的人口统计数据开始，如年龄、性别、种族/族裔、基础语言和受教育程度。这些数据帮助我们在与刚截肢的患者互动过程中进行适当的目的性沟通。了解患者的社会文化史，包括信仰、期望和目标、偏好、家庭和照顾者的资源，以及非正式和正式辅助系统的获取和质量也同样重要。这些每一项都对参与康复进程的患者产生了潜在的重要影响。康复专业人员还收集有关患者的就业状况和职务要求的信息，在家庭中的角色和职责，休闲兴趣和爱好，以及先前社区参与活动和偏好(参与、交通工具和关键活动)。此外，有关吸烟、饮酒和其他以前的药物使用/滥用的信息，以及患者的应对方式和首选的应对策略，有助于团队更好地了解其在术后的行为。这一信息对于制定预后和护理计划非常重要，有助于康复专业人员更好地确定康复的长期目标和预期结果。

发育状况

另一部分信息，就是要提供给患者和其照顾者一份适当的包含身体、认知、感知和心理发展状况的康复护理计划，并取得他们和家庭成员对此的理解。当检查的是儿童时，发育状况的关联性更加明显，但对于任何年龄段的截肢患者来说最有价值的是对生命发展的理解性观点。影响患者在之后的生活中参与康复的因素包括姿势控制、运动能力、感知能力、冒险意愿、解决问题的能力、应对方式和策略以及肢体偏侧优势。在面谈过程中观察和交换治疗师帮助其确定发育现状是否需要进一步的临床检查。

生活环境

康复专业人员要收集有关患者生活环境特征的信息。询问进出房子的方式（比如房子离汽车有多远？从汽车到房子会遇到什么样的路面？入口有台阶和栏杆吗？主要生活区域之间驾车情况下的距离是多少？需要使用导航吗？在家中的主要居住区域是否易于使用移动辅助设备或轮椅移动的？如果必要的话，有可能修改房子吗？拥有哪些自助设备？经常用到的辅助设备是什么？对于个人和家庭，什么样的设备是可以接受的？）。

询问个人的驾车能力、使用公共交通出行的能力、从急性护理室离开后计划的代步工具是很重要的。这可能决定需要哪些服务，以及要去哪些地方申请。患者出院后是否会回到自己的家庭环境中？如果是，他或她是否需要家庭护理，或者是否有交通工具便于进行随访医疗和门诊康复？若答案是否定的，患者是否会在另一个医疗机构临时停留，以便进一步康复？这些信息将有助于确定康复优先事项，并开始出院规划工作。

健康、情绪和认知状态

在面谈过程中，康复专业人员对患者健康状况的印象最初是在翻阅报告期间开始的。康复专业人员提出问题，以确定患者如何看待自己的健康、其自我护理的能力以及家庭或社会的角色。他们评估患者对当前状况和预后的了解，以及对康复过程的期望。以及探究患者的应对方式和对压力的反应，以及首选的应对技巧和策略。这样的面谈还提供了患者当前情绪状态、学习能力、认知能力和记忆状态。

因为康复需要体力，所以了解新截肢患者通常的活动水平和健康程度以及是否愿意参加运动是很重要的。截肢前是否常规参加体育活动？手术前是否有长时间的不活动？吸烟、饮酒或其他物质的使用等额外的健康习惯，是否会影响个人从事体力劳动和学习或适应的能力？

医疗史、外科及家族史

可能会影响术后/假肢适配前康复的重要的潜在的健康状况，包括糖尿病、心血管疾病、脑血管疾病、肥胖症、神经病变、肾脏疾病、充血性心力衰竭、未控制的高血压，和已有的神经肌肉或肌肉骨骼疾病或损伤，如卒中和骨质疏松症。这些都对创伤愈合、功能活动和康复期间的运动耐受性有潜在影响。愈合和感染的风险也受免疫系统功能的影响，无论是如人类免疫缺陷病毒（HIV）/获得性免疫缺陷综合征（AIDS）的相关疾病、移植药物、参与化疗或近期干细胞移植，还是使用激素。目前正在接受化疗或放射治疗癌症患者可能存在伤口愈合、皮肤状况和耐力问题。

对患者过去的外科病史的回顾提供了很多的信息，帮助康复专业人员预测个人对体力活动的反应可能是什么样的。患者是否植入了心脏起搏器或除颤器？以前是否有足趾或足部截肢抑或是“完整”肢体的首次截肢？是否有近期的手术疤痕（如截肢前的血运重建）？是否有全关节置换或下肢骨折可能影响康复活动和假体零件的选择？

以上所说的合并症的“清单”和先前手术检查单的复阅并不一定意味着患者健康状况不佳。许多人可以有效地控制慢性疾病，尽管他们的功能储备比没有病理疾病的人少，但他们有可能获得积极的康复结果。

物理治疗师还必须了解其他团队成员为了检查和诊断所进行的一部分诊断过程和测试结果。可能包括术前心脏和外周血管的研究，心电图（ECG）、压力测试、肺功能检查、X线片、CT、MRI、尿检和血液的各种成分的实验室测试（如血红蛋白、细胞计数、培养）。患者测试结果与既定标准的比较，提供了整体健康状况和可承受活动水平的指数。监测实验室测试值（例如，白细胞[WBC]、血细胞比容[HCT]、血红蛋白[Hb]、血小板、国际标准化比值[INR]、部分凝血酶原时间[PPT]、糖化血红蛋白[HbA1c]和血糖水平）和氧饱和度水平提供基本的健康状况和运动/活动耐受持续的信息，可使治疗师适当干预患者潜在变化情况。

因为许多用于治疗术后疼痛的药物会影响思维和学习，了解疼痛管理策略，以及通常何时服药很重要。考虑到血管疾病和糖尿病老年人与心血管共病的可能性，了解心脏药物的使用情况以及这些药物对身体活动和体位变化的影响也很重要。对于不动或卧床休息的人来说，体位性低血压的危险并不少见，特别是当他们服用药物来治疗高血压的时候。此外，考虑到手术和医院环境的压力，特别是在全身麻醉下截肢时，有可能出现术后短暂谵妄或学习记忆困难。如果观察到认知混乱，通过与家人和照顾者交谈来了解术前认知状态是很重要的。

目前状况

手术室的医疗记录报告提供了手术操作、引流放置、闭合方法、术后伤口计划和肢体体积控制策略(第 19 章提供了在小腿和经股水平最常见的手术过程的概述)。上述这些再加上疼痛应对策略和患者个人信息对术后早期/假肢适配前护理有指导意义。物理治疗师利用这些信息来识别和治疗潜在的问题，确定首次截肢患者的教育需求，残肢早期定位的发展方向，确定影响假肢康复潜在的问题，并为残肢佩戴假肢进行准备工作。确定共存症和损伤如何积极管理也很重要，因为这些影响了早期移动能力、学习和记忆的意愿。患者的心理状态、恐惧和期望影响早期康复开始的基线水平。

系统性回顾

在急性护理环境中，作为术前检查(或创伤性损伤的紧急护理)的组成部分，可能对生理系统进行了相当全面的回顾。康复专业人员在病历中的医生记录和住院表格中找到这些检查结果。如果记录中的信息与功能状态和对增加的活动和锻炼的反应有关，记录中的信息不够深入或详细，治疗师可以选择更详细地筛选或评估。查阅病史必须包括解剖和生理状态对心血管、肺、皮肤、骨骼、神经和肌肉系统，以及交流、情感、认知、语言和学习方式。

康复过程中持续的筛查将有助于确定是否需要医疗干预或团队其他成员关注的继发性问题和术后并发症的发生。老年人在一个相对短的时间内，认知状态恶化或出现新的意识混乱尤其重要，因为它往往是脱水、药物不良反应或感染的第一个症状(如肺炎、尿路感染、外科感染)。

检查和测试

在术后到假肢适配前期，物理治疗师根据各种客观的检查和测试值来判断损伤和功能缺陷的严重程度，并建立一个基线，将用来确定 PT 运动相关的诊断、判断预后的措施，并评估康复过程的结果。表 20－1

表 20－1　在术后及假肢适配前期重要的检查和测试示例

类型	检查和测试策略示例
疼痛	对疼痛类型和性质的描述 疼痛强度的视觉模拟量表 疼痛部位位置图 增加/减少不适因素的描述
人体测量特征	残肢长度 残肢周长 水肿类型和位置的描述
皮肤的完整性	切口的条件 引流的性质和范围 “完整”肢体的条件 肤色、肿胀和温度
循环	外周脉冲的触诊 皮肤温度
觉醒、注意力、认知	简易精神状态认知检查 谵妄量表 抑郁量表(如老年抑郁症量表、流行病学研究抑郁量表)
感觉统合	保护性感觉(感觉功能评估) 本体感觉和运动觉 视觉敏感度、图形、光/暗调节 位置改变时的前庭功能 听力障碍(灵敏度、对背景噪声的敏感度)
有氧代谢能力，耐力	静息时的心率，在活动中可达到的最大值 臂力测量，单臂功率车测试，结合上/下肢肌力测量 在活动期间及休息时的呼吸率 自感用力度及呼吸困难的程度
移动	床上活动的观察(如：翻身) 体位转换的观察(如：仰卧位-坐位) 对协助水平描述的观察，提示需要转移(各种地面、高度)
平衡	静态姿势控制(各种功能位) 在功能活动中对预期姿势的控制 对干扰的反应 特殊的平衡测试(如：Berg、Functional Reach)
步态和运动	使用辅助设备 独立水平、给予提示或帮助的需求 时间和距离参数(速度、节奏、步幅) 模式和对称性 自感用力度和呼吸困难
关节完整性和灵活性	韧带完整性的触诊 骨畸形的记录
神经运动功能	活动中运动控制质量的观察 运动计划效率的观察 通过新的或适应性任务来确定运动学习阶段 肌肉张力 反射的完整性

（续表）

类型	检查和测试策略示例
肌肉性能	强度：徒手肌力测试、手持测力器 力量：等速测量仪，通过各种速度收缩的徒手抗阻 耐力：最大 10 次重复，或最大次数收缩、疲劳时间
关节活动度/肌肉长度	测角术 功能测试（如：Thomas 测试、直腿抬高试验）
自我护理及家庭管理	BADLs 和 IADLs 的观察 BADL 和 IADL 评定量表

缩写：BADLs，日常生活基础活动；IADLs，日常生活工具活动。

列举了术后/假肢安装前主要的测试和评估。虽然大多数的策略是类似于常规性 PT 的做法，有些可能需要残肢适应假肢接受腔条件或长度（例如，小腿截肢后应用在徒手肌力测试中加阻力伸膝）。然而，当测量技术发生变化时，收集到的数据的可靠性和有效性可能会受到质疑，数据的精度也会降低。治疗师往往在损伤水平开始测试，然后进入功能评估。

术后急性疼痛的评估

新截肢的患者很可能会面对严重的急性术后疼痛，并且可能因截肢后感觉肢体仍然存在（幻肢觉）而感到苦恼。疼痛是一种主观感觉，每个人都有其耐受程度。物理治疗师有许多方法可以记录疼痛的性质、疼痛的部位以及患者正在经历的不适强度。包括用于术后患者根据疼痛量表描述新截肢产生的疼痛词汇、身体图示、视觉模拟评分、激发试验或特定的疼痛指数或问卷（图 20-2）。评估疼痛对功能的严重影响，哪些活动或因素增加疼痛，以及哪些姿势或策略有助于治疗术后疼痛也同样重要。记录疼痛管理策略也很重要：麻醉药品和阿片类药物可能影响注意力、学习能力以及在运动、平衡活动中的反应时间。

幻肢觉和幻肢痛

一般来说，新截肢的人都有一种感觉，即手术后几天和几周内截去的肢体仍然存在。研究报告表明，54%～99%的新截肢者有明显的幻肢觉（phantom limb sensation）。幻肢觉，通常描述为一种麻木感、刺痛、瘙痒或缺失肢体部位的压迫感，有些则会抱怨在足部或小腿的脚趾发痒或轻度肌肉痉挛。与此相反，幻肢痛（phantom pain）描述为枪击疼痛、严重的绞痛或一种痛苦的烧灼感，可能局限于截肢部位或存在于整个失去肢体的一侧。截肢患者经历幻肢痛的比例较小（46%～63%）。幸运的是，只有不到 15%的人认为是严重的或持续的幻肢痛；大多数为短暂的轻微到中度的不适经历，不影响日常活动。相比那些术前长期和严重的血管性疾病造成疼痛，幻肢痛更大可能发生在那些严重外伤导致的截肢术后。

在大多数情况下，如果患者报告有明显的幻肢觉或幻肢痛，仔细检查残肢有助于排除其他潜在的疼痛来源，如神经瘤或外科伤口发炎或感染。幻肢觉和幻肢痛会随着时间消退，无论是血管性、神经性或外伤造成的下肢截肢。各种药物（如阿米替林、曲马朵、卡马西平、氯胺酮、吗啡）可用于治疗幻肢痛，但疗效较差。使用硬膜外麻醉的手术方式和（或）术后几天的局部神经麻醉输液可能有助于减少幻肢痛的发生。尽管已经提出了一些幻肢觉和幻肢痛的理论模型，但对这种现象的基础神经生理学机制还不清楚。

截肢术前和术后几天内，必须与患者和家属讨论术后幻肢觉的可能性。幻肢觉相当具体，它逼真的特质对那些刚刚截肢的人来说可能是令人不安和可怕。对幻肢觉的提前心理预期准备，有助于减少患者的焦虑和悲伤，还提醒患者在术后即可产生的安全问题。半夜从睡梦中醒来，在半清醒状态下幻肢觉会让刚截肢的患者认为四肢都完好无损并试图站着走到浴室，这时就会有严重的跌倒危险。跌倒造成的瘀斑或伤口裂开可导致康复和假肢装配延迟；一些与跌倒有关的受伤需要再次手术修整或闭合。

残肢长度和体积评估

残肢的长度和体积是准备使用假肢，以及假肢接受腔和零件设计选择的重要决定因素。初次测量可以在第一次换药时进行。在使用假肢前康复期经常重复测量追踪肢体体积变化。

残肢长度（residual limb length）由两部分组成，残余胫骨或残余股骨的实际长度以及包括软组织在内的残肢总长度。从长骨末端容易触诊辨认的骨性标志、切口线或软组织末端测量。小腿残肢最常见的测量起点是在膝关节内侧关节线；另一种是在胫骨结节处（图 20-3A）。大腿残肢可以在坐骨结节或大转子作为测量起点（图 20-3B）。必须对初始测量所使用的近端和远端标志进行清晰的记录，以确保后续测量过程的一致性。表 20-2 对于残肢长度的分类模式进行描述。

残肢体积（Residual limb volume）通常用卷尺围绕残肢测量周长。对于小腿截肢，在胫骨平台内侧或胫骨结节开始直至残肢末端等距离重复测量周长（图 20-4）。对于大腿截肢，从坐骨结节或大转子开始直

第一部分：哪里疼痛？

请在下面的图纸上标出你感到疼痛的地方。

如果疼痛在表面就标“E”

如果疼痛在内部就标“I”

如果疼痛是内外都存在的就画“EI”

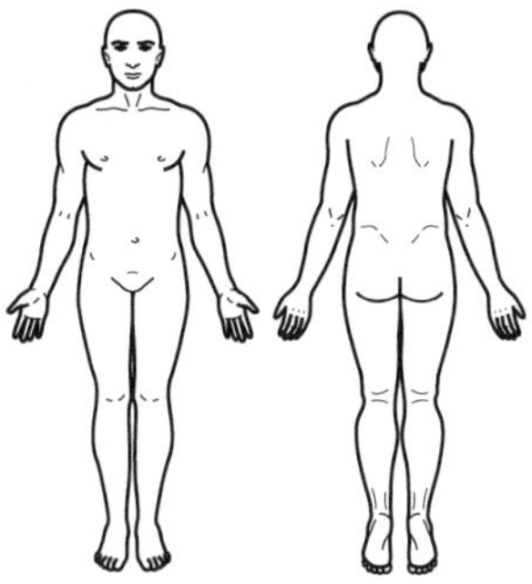

第二部分：你的疼痛是什么感觉？

下面一些文字描述了你现在的疼痛。圈出那些最能描述你疼痛的词。排除任何不合适的描述。在适当的描述中只选择一个词——最合适的词。

1	2	3	4
阵痛	跳痛	刺痛	锐痛
颤抖痛	闪痛	烦痛	切割痛
搏动痛	射击样痛	钻痛	撕裂痛
抽痛		锐痛	
敲击痛		撕裂痛	
重击痛			

5	6	7	8
捏痛	牵拉痛	热痛	刺痛
压迫痛	拉扯痛	烧灼痛	痒痛
咬痛	绞痛痛	灼痛	刺痛
抽筋		炙痛	
破碎痛			

9	10	11	12
钝痛	柔和的	令人疲倦的	令人作呕
剧痛	绷紧的	精疲力竭的	令人窒息的
伤痛	令人焦躁的		
酸痛			

13	14	15	16
可怕的	艰难的	可怜的	恼人的
毛骨悚然的	激烈的	崩溃的	烦恼的
恐怖的	残忍的		悲惨的
	凶猛的		强烈的
	致命的		难以忍受的

17	18	19	20
传染的	箍紧的	凉爽的	不得安宁的
辐射的	麻木的	寒冷的	令人恶心的
敏锐的	拉伸的	冰冻的	痛苦的
锐利的	挤压的		可怕的
	撕裂的		折磨人的

第三部分：疼痛如何随时间而改变？

1. 你会用哪个词或哪些词来描述你的疼痛？

1	2	3
连续的	有节律的	短暂的
不变的	周期性的	片刻的
始终如一的	间断的	瞬间的

2. 什么东西能减轻你的痛苦？
3. 什么样的事情会增加你的痛苦？

第四部分：你的疼痛有多强烈？

通常一致认为以下五个字代表了增加强度的痛苦。

即

1	2	3	4	5
中等的	不适的	痛苦的	可怕的	剧痛的

回答下面的每个问题，在问题的旁边写下最合适的单词的数量。

1. 哪个词描述了你现在的痛苦？ ____________
2. 哪个词描述了你最严重的痛苦？ ____________
3. 哪个词描述了最不严重的痛苦？ ____________
4. 哪个词描述了你最严重的牙痛？ ____________
5. 哪个词描述了你最严重的头痛？ ____________
6. 哪个词描述了你最严重的胃痛？ ____________

A

没有痛苦 |————————————————| 最严重的痛苦

100 mm

B

图 20-2　疼痛及不适的检查记录表。A. McGill 疼痛问卷，描述：感觉（1～10），情感（11～15），评估（16）和其他（17～20）［经允许引自 Melzack R. The McGill pain questionnaire: major properties and scoring methods. Pain. 1975;1(3): 280-281］；B. 视觉模拟量表［引自 Bijur PE, Silver W, Gallagher EJ. Reliability of the visual analog scale for measurement of acute pain. Acad Emerg Med. 2001;8(12): 1153-1157］。

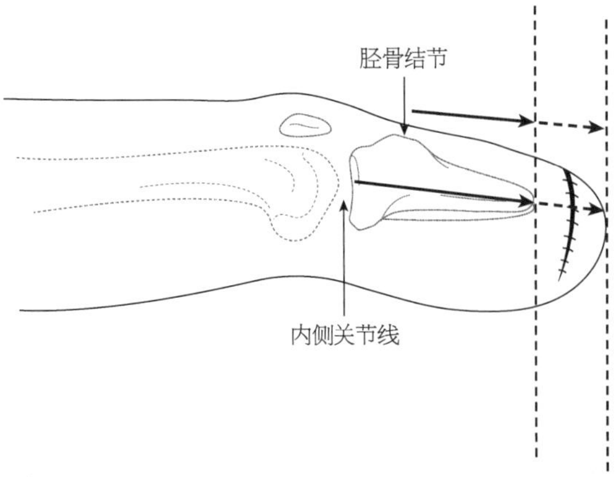

A

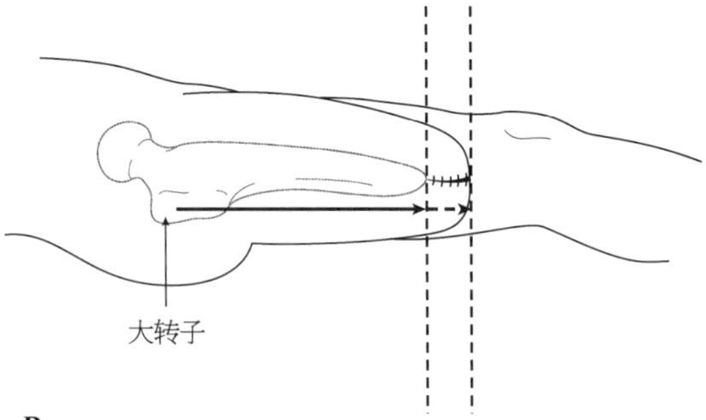

B

图 20-3 A. 左小腿残肢内侧图。肢体长度测量从骨性标志（如内侧关节（MJ）线或胫骨结节（TT））到胫骨的末端（实心箭头）和软组织的末端（虚线箭头）。B. 右大腿残肢侧面图。肢体长度测量从大转子（GT）或坐骨结节到股骨末端（实心箭头）和软组织末端（虚线箭头）。

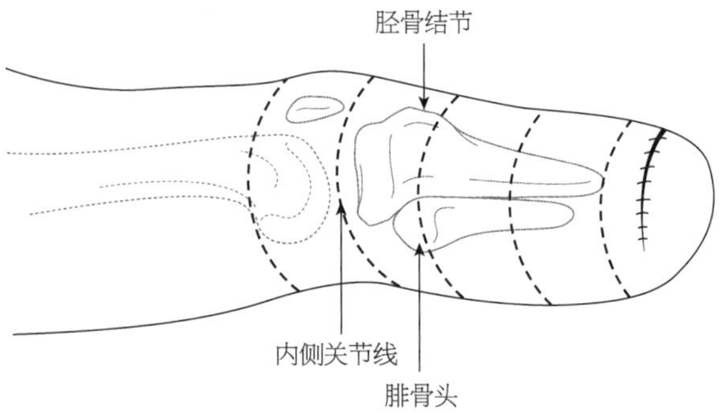

图 20-4 小腿残肢体积和形状是用多次的周长测量（虚线）得出，从骨性标志如内侧关节线（MJL）到缝合线。

到残肢末端也等距点重复测量。为了之后测量的可靠性和一致性，应清楚地记录测量间隔（即每 5 cm 或每英寸）。假肢使用多种体积测量的技术方法数字化捕捉残肢拟人化的特征来指导接受腔的制作。

准备假肢装配的决定因素是肢体近端和远端周长的差距。通常，当远端肢体测量周长等于或不超过近端肢体周长 0.6 cm（1/4 in）时建议装备接受腔。理想的情况是，随着水肿和压缩的有效控制，小腿残肢会定形成圆柱锥形，并且远端周长小于近端周长。大腿残肢通常定型为圆锥状，远端周长明显小于近端周长。当穿戴和使用假肢时软组织的最小剪切力取决于最小的远端周长。

评估皮肤的完整性和伤口愈合度

需要评估患者双下肢的皮肤状况和血管、感觉和

表 20-2 残肢体长度和相关的假肢影响

分段	水平	保存	英寸(in)	厘米(cm)	功能影响
成人胫骨	完整	100%	14.5±1.2	36.9±3.0	有效的步行能力
小腿残肢	短	<35%	<5 特别是如果<3	<12.7 特别是如果<7.6	用于控制假肢的不充分的伸膝强度和力量；假肢接受腔对皮肤和软组织的负重压力不耐受
	标准	35%~50%	5~7	12.7~17.8	有效的对安全且高效的步态的假肢控制；相对合适的假肢
	长	>50%	>7	>18	在坐位以及摆动肢体时，在残肢和假肢接口远端前出现与假肢接受腔内高压力有关的不适和皮肤刺激
成人股骨	完整	100%	17.1±1.1	43.5±2.8	有效的步行能力
股骨残肢	短	<35%	<5	<15.2	当使用假体时，髋部的扩张和外伸力量及其控制能力不足
	标准	35%~50%	5~8.5	15.2~21.8	有效的对安全且高效的步态的假肢控制；相对合适的假肢
	长	>50%	>8.5	>21.8	长杠杆增强了站立位假肢控制；但是可能会限制假膝组件选择（如果残肢的长度和膝组件的长度超过了健侧肢体的股骨长度）

运动状态。在评估过程中,向新截肢的患者和家庭介绍可能用于术后压迫/水肿控制的策略。指导患者和家人正确定位残肢也是很重要的,同时需要保持膝关节伸展和髋关节中立位,以尽量减少软组织绷紧和关节挛缩。

在大多数情况下,进行截肢手术的外科医生在第一次换药时评估手术部位的情况。使用软敷料和弹性绷带时在术后第一天评估,或者如果残肢硬敷料固定时,评估在术后第三天进行。在进行初步评估后,护士或医生在每次换药时都评估手术伤口的状况。在某些情况下,物理治疗师负责监测切口愈合程度和残肢形状、长度、整体感觉和体积;治疗师与外科医生合作术后伤口处理并协同决定假肢安装的时机。

每次换药时,仔细检查伤口,并记录伤口引流量和性质。最初排出的都是含血物(主要是血液);通常情况下,在接下来的几天由于手术伤口开始愈合,排出物从血清血浆并最终过渡到浆液性渗出物。这种早期引出的大部分物质都被伤口敷料吸收了。大量鲜红动脉血(出血)或深静脉血(血肿引流物)应报告给外科医生作进一步评估。虽然术前、围手术期和术后的抗生素治疗已成为护理的标准,但截肢后切口感染的发生率相对较高:每 4 例患者中就有 1 例感染伤口。排液量的增多、增厚、变色,可能是伤口感染的信号,必须立即报告给医生,特别是那些免疫功能低下的患者或在污染环境中受到创伤的肢体。感染可明显让愈合延迟,增加急性护理的时间甚至再次手术修整或再到更近端平面截肢的需要,延长卧床休息时间发展成机体失调及挛缩的风险,危及康复效果。

术后最初几天,在手术中发生的组织创伤在缝线处可能继发炎症(红斑、水肿和周围组织温度升高)。伤口的边缘应接近有效愈合时;任何伤口区域的分离(裂开)、痂或焦痂形成,瘀斑或其他组织破损或消退的可能性都必须仔细地记录和监控。临床医生观察伤口表面上皮增生的迹象,即沿着切口周围愈合嵴的形成,胶原沉积信号标志其进入伤口愈合的增殖阶段。长时间的水肿会延迟伤口的愈合,因为相关的压力会影响血管生成,而反过来又增加了伤口缺血、组织坏死、感染的风险,甚至需要进行更高水平的修整。截肢后数周和数月内,愈合延迟和残端持续存在的疼痛,应怀疑残肢骨髓炎的风险。有近期或当前吸烟史的患者截肢后更容易发生明显的延迟愈合。

许多有外伤或其他非血管性截肢并在 2 周内已经取得了足够愈合度和肢体体积控制的患者可以使用预制的可调式假肢或取模他们最初的(准备、培训)假肢(图 20-5)。那些因血管疾病而截肢的患者通常需要 4 到 8 周或更长时间才能获得足够的愈合和肢体塑形,从而使用成形假肢;这与术后即刻水肿的治疗有很大的关系。手术后 10～14 天,外科医生可以开始从切口处取出缝线或钛钉。最初,每隔一个或隔三个缝合线处/钛钉可以留在适当位置以防止伤口裂开,剩余缝线或钛钉在接下来几天内陆续移除。在假肢适配前期活动和早期假肢训练期间当缝合线或钛钉移除后常用创可贴保护切口减少剪切力。在已经移除缝线和钛钉处该创口贴可以保护肢体 2 或 2 周以上。如果发现明显的初期愈合的证据,或者伤口愈合缓慢时可用几条缝合线来保护切口附近区域,在外科医生批准的情况下,假肢的步态训练应该谨慎地开始。

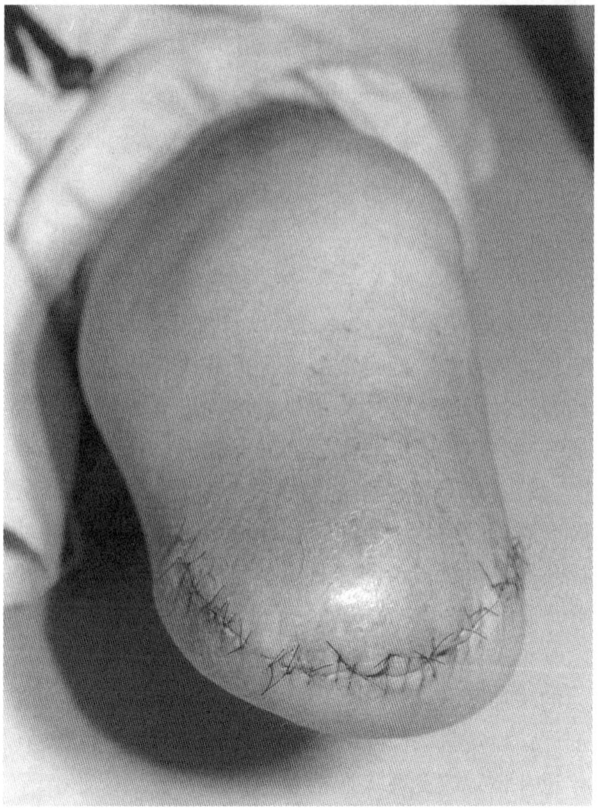

图 20-5　小腿截肢后 14 天残肢端前后皮瓣愈合良好。虽然缝合线处有几个小痂形成,伤口边缘接近完全愈合。控制水肿和初始肢体成形的策略也取得了成功;这种圆柱形残肢,几乎没有多余的组织存在。

外科伤口的延迟愈合可能延缓假肢的使用。患有糖尿病和血管功能不全的老年人,以及吸烟的人,尤其容易延迟愈合。在手术后几天或几周内愈合过程也可能因感染、免疫抑制或持续性外伤损伤或跌倒而延迟。在术后早期和假肢适配前期的营养状况是伤口愈合的另一个重要的决定因素;营养状况不良的患者更容易伤口延迟愈合，术后感染的风险更大，以及心肺功能和感染性并发症更多。严密监测经皮氧和二氧化碳情况下，小切口愈合者(1 cm×1 cm)在适配假肢前可以安全地使用气动假肢维持/改进移动性和耐力。

循环评估

因为很多截肢联合血管功能不全和多发性神经疾病，检验和监测残肢(完整)以及血管状态和皮肤完整性尤为重要。确定截肢平面的一个标准是手术结构愈合的可能性。外科医生检测血管性截肢的患者通常同时使用无创和侵入性实验来确认外周循环状态；然而，即使经过术前评估，缝合线愈合延迟甚至失败有时仍会发生。在截肢术后的几天和几周内，团队成员监测血管损伤迹象，这可能会威胁到手术伤口充分愈合。

由于截肢术后单肢移动性增加造成生物力学压力的增加，使得残肢皮肤和软组织容易受到损伤。无创评估血流量(详见 18 章)包括皮肤温度和肿胀、在休息和位置改变时皮肤颜色、触诊或听诊腘动脉、节段性血压和踝肱指数的计算。通过基线评估使团队能够识别和应对任何可能随着康复继续发展而出现的循环问题。

活动度和肌肉长度评估

残肢剩余关节活动度接近正常(ROM)是有效使用假肢的必要条件。新截肢的患者在假肢适配前期关节近端存在软组织挛缩的风险。髋关节和膝关节屈曲挛缩的风险与截肢术前后长期坐在轮椅或卧床休息有关。形成屈曲挛缩风险的其他因素包括由于下肢疼痛而保护性屈曲回缩模式，远端附着点的缺失造成肌肉失衡，以及足底负重时张力感觉输入的消失。由于下肢 ROM 的限制可以对假肢步态的质量和能量效率产生重大影响，因此必须对 ROM 进行评估和监控。同样重要的是在术后早期，假肢适配前期尽可能实施防止或减少挛缩的康复策略。

对小腿截肢患者来说，髋关节 ROM 的精准测量可能就是使用标准的测角技术。特别是面对短残肢时，由于踝关节这个远端参考点的缺失，伸膝的 ROM 精确测量是具有挑战性的(图 20－6)。治疗师对胫骨正常解剖结构的熟悉度提高了量角器移动臂的定位和测量精度。对于小腿和大腿截肢的患者来说，Tomas 试验是确定髋关节屈曲挛缩畸形严重程度的有效工具(图 20－7)。髋关节的充分伸展是使用大腿假肢行走时假膝关节稳定性的关键。由于残肢长度

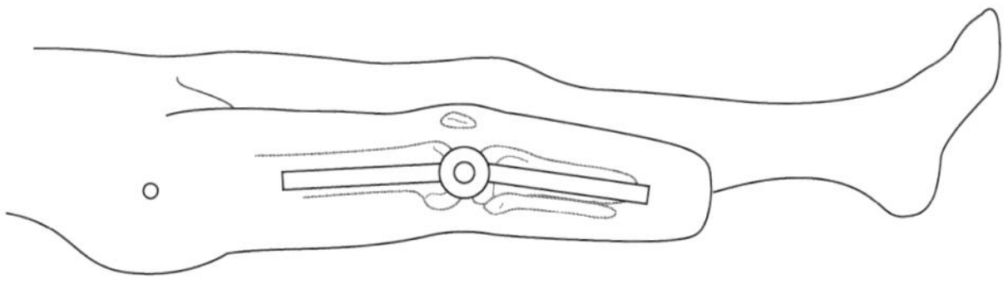

图 20－6 测量小腿截肢患者伸膝活动度需要了解胫骨正常解剖结构来弥补量角器移动臂参考点远端踝关节的损失。

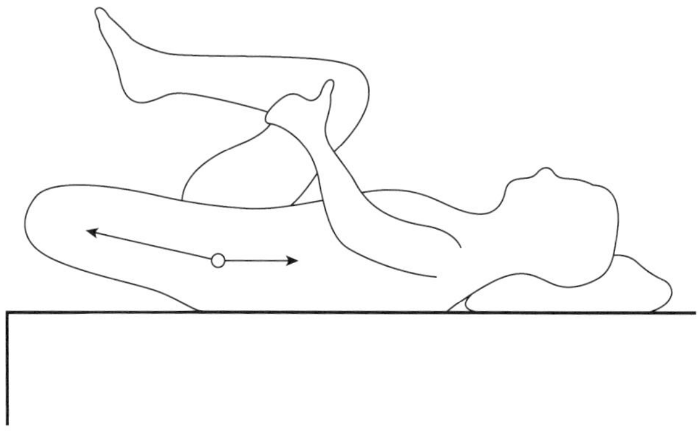

图 20－7 Tomas 试验用于评估小腿和大腿残肢患者髋关节屈肌紧张或者挛缩。患者取仰卧位，双下肢屈曲向胸部靠拢并且骨盆稍后倾，对侧肢体支撑，残肢向支撑面慢慢下降。髋关节屈肌紧张或者挛缩会使骨盆在肢体完全落下前向前方倾斜。

减小，髋关节内收外展测量角度的正常范围也随之减小。没有评估大腿残肢旋转的有效方法。

在康复过程中使用假肢站立和行走时髋屈肌的紧张很可能导致腰椎前凸增加。在髋关节屈曲挛缩的情况下，为了实现佩戴假肢站立的目的，随着时间的推移，可能会导致腰骶部过度活动，出现假肢行走时的腰痛。双侧小腿截肢，以及那些穿戴大腿假肢的患者，会有以下问题发生的较大风险：继发性脊髓功能障碍和比原来的截肢更严重的下背部疼痛。关注在假肢适配前早期接近正常关节活动度和软组织活动度的重要性将极大地影响假肢长期使用效率。

当坐或躺在床上时，自然的趋势是下肢向外伸展，稍微屈曲、外展外旋的位置。髋关节的活动度是很重要的评估；外旋的紧张度被髋关节外展肌和屈肌紧绷掩盖。跨关节肌肉的功能长度也很重要。适当的腘绳肌长度对于近期小腿截肢患者坐着时能够保持膝关节的完全伸直是必需的。如果膝关节有硬敷料或热塑夹板固定住，腘绳肌的紧绷会使骨盆明显向后倾斜。腘绳肌紧张的患者坐位下重量转移到骶骨后凸的位置而不是坐骨结节上。这个代偿性姿势的变化会增加脊髓功能障碍的风险和对皮肤的刺激和压疮溃疡形成。股直肌、缝匠肌、阔筋膜张肌的紧张会干扰高级移动技能，如从地板上跪立转移的能力。

关节的完整性和流畅度评估

以小腿残肢为例，膝关节力线和韧带的完整性对于接受腔的设计、悬吊策略以及最终假肢的动态调整来说是一个重要的决定因素。对残肢关节功能评估经常推迟到手术部位已经完成一期愈合的假肢适配前期；然而，以前的韧带损伤或半月板撕裂的和并发关节退行性病变或存在骨性畸形史（例如膝过伸、膝外翻、膝内翻）应在首次评估中标明。

截肢患者膝关节功能评估的特殊测试与评估肌肉骨骼功能障碍患者四肢关节完整性的方法相同。测试包括关节内活动，评估副韧带完整性的内外侧间隙测试，评估交叉韧带完整性的前后抽屉试验，以及半月板撕裂的各种测试。然而，这些测试必须考虑到残肢的长度，足部的失去意味着检查者远端固定参考点向上移动到腿部，生物力学的代偿影响了检测者测试的准确性。首先测试者两手放在健侧肢体膝关节的传统参考点，以获得个人的基线水平，然后远端的手向上移动放置在残肢适当的位置，这样可能有助于取得参考点。比较健侧肢体的远端和近端测试结果为后续测试残肢膝关节提供了参考框架。

评估肌肉性能和运动控制

虽然肌肉力量和功能的评估是假肢适配前和假肢康复的关键组成部分，但接近截肢端关节的最终自主、无阻力抗重力强度评估通常推迟到手术部位愈合后，从而保护新鲜切口远离测试相关的剪切力。在最接近关节点的关键性肌群力量可以用标准的人工肌肉测试或徒手肌力评估。由于时间的限制，在首次评估中治疗师可以选择抗重力下功能活动来筛查残肢和躯干的肌力和耐力，如果发现功能问题再具体测试特定肌肉的强度。

对于经胫骨截肢患者，直到医生确认伤口愈合后，观察膝关节的屈曲伸展活动强度，以确定是否至少存在 3/5 级完全抗重力的肌力。对于经股截肢者，测试髋关节肌力是否达到足够抗重力也必须推迟到切口愈合以后。

一旦外科医生和康复团队确定切口足够的愈合，不会受到外部施加阻力的损害，可以在截肢近端关节实现最终的肌力评估。由于残肢的长度，检查者必须在其近端位置施加阻力，而不是标准肌肉测试技术规定位置。随着手掌接触位置的改变，测试者的机械优势降低了，主观感受到的肌肉力量等级可能有点言过其实。这种变化的力点应用会影响测试结果的效度。许多治疗师试图通过使用标准技术首先测试健侧肢

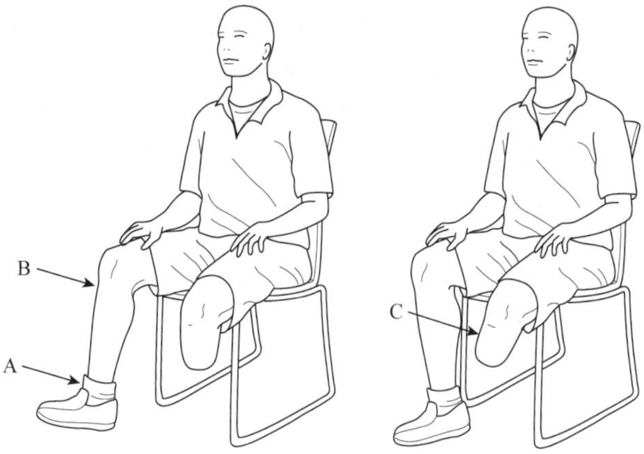

图 20－8 对于提高徒手肌力测定（MMT）小腿残肢伸膝肌力精准度的建议施力点。A. 健侧肢体标准 MMT 测试位置。B. 在健侧肢体向近端移动施力提供了一个用于残肢后续测试的参考（C）点。

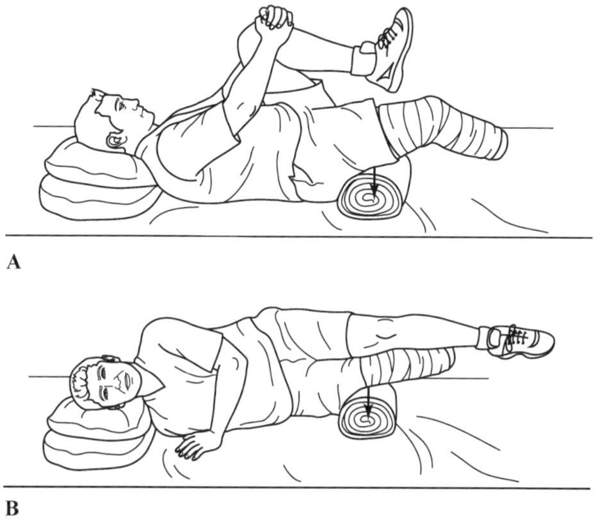

图 20－9 小腿截肢患者对髋关节伸肌功能（A）和髋外展肌肌力（B）的测试方法。在髋部远端放置一个小垫衬或毛巾卷，让患者尝试上抬骨盆。大腿截肢的患者，手术部位愈合后就可以进行。这些位置可以用于后续肌力练习，抗重力模式下向心（上举）、等长（保持）和离心（控制下降）。

体再测试残肢获取肌肉等级的最大效度（假设患者的四肢之间的强度相似）（图 20－8A）。然后再手动定位模拟健侧肢体更近端的位置为残肢测试的位置（图 20－8B）。作为参考点的肌力等级再给残肢测试（图 20－8C）。对小腿截肢的人，髋关节伸肌功能强度的评估可以通过让患者仰卧位平躺，小垫衬或毛巾卷放置残肢和健侧肢体的大腿下，健侧肢体向躯干方向屈曲（图 20－9A）。通过下推支撑物提起骨盆（桥）的能力表明了髋伸肌功能性的力量。同样，髋外展可以在侧卧位支持下进行测试（残肢在下方），要求患者下推支撑面抬高骨盆（图 20－9B）这些位置也可以用来作

为加强力量性训练的方法，向心方向多次抗重力上抬、(在顶端)保持和(控制下降低)离心收缩。

因为小腿缝线在肌力测试和肌力训练受到阻力时易损伤，抗阻伸膝应该只适用于监测缝合线下进行。在假肢适配前期训练的前几周阻力不能通过软敷料或压缩带。除非愈合延迟，大多数外科医生考虑在缝合线拆除后几天开始进行保守的抗阻运动。外科医生的偏好、组织的完整性，以及患者的心血管状况必须考虑进行评估强度和强化运动计划。患者可以产生的功能性(标准的徒手肌力测定)不仅取决于最大力量，也取决于速度和效率，个体才能产生力量(动力)；患者在(持续的)活动时的级别和维持一个有效收缩的能力和控制肌肉长度在向心(缩短)、等长(持续)和离心(伸长)的收缩力。对功能性活动的观察可以识别各种肌肉功能的类型是否有损伤。更具体的功率测试可以通过设置不同速度的动力装置，或者要求以不同的速度抵抗徒手阻力来完成移动。

对肌肉收缩类型转换能力的评估可以通过提供手动抗阻来完成，同时要求个人对关键肌肉群"收缩""保持"和"慢慢放松"。这种重要控制类型的关键性功能活动测试例子就是从坐到站立，然后返回到坐位。许多人可以使用健侧下肢产生足够的力量站起来，但他们回坐位难以控制使其呈"扑通"状回到坐位。对于那些懒惰的或长期卧床休息的人来说，情况尤其如此。

如果有任何迹象表明以前或现在神经肌肉功能障碍，张力和运动控制评估就很重要。肌张力评估包括深反射(DTR)、肢体被动运动的反应(张力低或高、强度等)、位置和下落试验、协调和精细运动测试(例如，快速交替运动；精细、快速敲击或鼓掌)，以及任何异常的协同模式、震颤或不自主运动的观测。对患者在功能活动期间启动、维持和终止运动的能力进行定性评估，将有助于治疗师确定是否有运动控制问题作为治疗计划的一部分加以解决的。

上肢功能评定

因为大多数人使用助行器(例如四轮助行器、标准助行器、拐杖)作为单肢行走直到他们准备假肢训练的工具，对于筛查畸形或其他肌肉骨骼或神经损伤是否会累及上肢就很重要。许多血管性、神经性的足部截肢都存在老年性退行性关节病，导致使用助行器或拐杖就会成为挑战。对稳定肩部和肘部肌肉功能性肌力和耐力筛查来确保患者受益于通过针对上肢的渐进抗阻力训练计划提高转移以及走动能力的耐力。

"袜子—手套"分布的多发性神经病变，是在经历了下肢截肢的糖尿病患者身上最常见的神经肌肉损害。糖尿病多发性神经病不仅影响手足末端的感觉，而且影响自主运动和自主神经系统。为此，在假肢适配前期筛查上肢远端感觉缺失，手部内在肌的衰退，以及自主神经功能障碍(例如体位性低血压)是很重要的。上肢感觉和功能性力量的损伤可能会影响用于移动的辅助装置的类型；残肢的加压策略；甚至是假肢悬吊策略的选择。

有氧代谢能力和耐力评估

确定(安静状态下)生命体征的基线(如脉搏、血压、呼吸频率、血氧饱和度)是评估有氧代谢能力及耐力的第一步。检查体位性(姿势)低血压对持续一段时间修养和卧床休息的任一患者是很重要的，特别是如果患者年龄较大，有药物导致的血压反应迟钝，或有外周或系统病理导致的自主神经功能障碍者。在转移或早期运动训练中的生命体征的变化和返回安静状态基线值的时间提供了对运动反应的信息。重要的是，术后一段时间内，在活动中疼痛或受伤风险导致的焦虑可能在生理上产生"战斗或逃逸"反应，从而影响生命体征。治疗师谨慎和专注的态度，以及对即将发生的事情以及评估的原因进行解释和教育，可以帮助新截肢患者更好地处理恐惧和担忧。

自觉用力评分和呼吸困难评分常用于术后/假肢适配前期的评估策略，以评估首次截肢患者对主动活动的耐受性，帮助患者制定适当的活动水平。上肢功率测试、单腿踏车测试或结合上下肢功率测试等，如果有明确的指标显示用于那些新截肢者的有氧能力指标。

由于外周血管、心血管疾病和脑血管疾病的病因和影响的相似性，许多血管性截肢者可能导致患病风险增加，甚至已经存在心脏病(心肌梗死[MI])或脑卒中(中风)。康复团队必须警惕新截肢患者开始转移和单肢运动训练患者的早期心脏损害的症状和体征。那些以前有过心肌梗死后的心脏病康复、血管成形术或冠状动脉旁路术病史的患者可以更能理解健身运动作为其假肢适配前期计划一部分的重要性。如果有卒中史，运动控制和张力的质量评估是很重要的。

注意力和认知评估

急性护理单元评估认知状况的最常用的工具就是简易精神状态检查量表(MMSE)(图 20－10)。通

简易认知状态检查量表

患者 ________ 检查者 ________ 检查日期________

最高分值	得分	**定向力**
5	（ ）	什么年份什么季节什么日期什么月份？
5	（ ）	哪个省哪个县哪个镇哪个医院？
		记忆力
3	（ ）	三个项目：每个展示一秒。然后询问患者。每个正确答案一分。 然后重复直到都学会。记数并记录。 总计 ________
		注意力和计算力
5	（ ）	100－7=？：每个正确答案一分。连续5次后停止。 或者随后拼写“world”。
		回忆能力
3	（ ）	询问上述三个项目，每个正确答案给予一分。
		语言能力
2	（ ）	命名一支笔和一个手表。
1	（ ）	复述下列“没有如果，和，或但是”
3	（ ）	三步命令： “拿一张纸在手上，把它对折，放在地板上”
1	（ ）	阅读并执行：**闭上你的眼睛**
1	（ ）	写一句完整的句子。
1	（ ）	描摹下列图案。

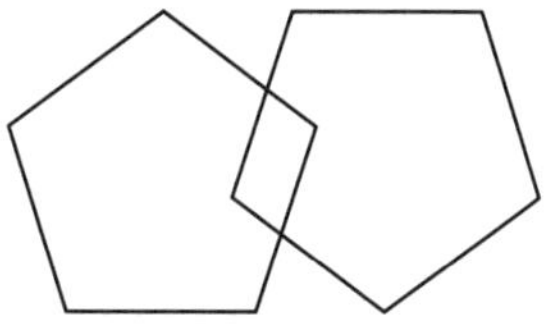

总分

在一个连续评估中意识水平________

警戒状态　呆滞的　恍惚　昏迷

图 20－10　简易精神状态检查[经允许引自 Folstein MF，Folstein SE，McHugh. “Mini-mental state.” A practical method for grading the cognitive state of patients for the clinician. J Psychiatr Res. 1975；12(3)：189－198]。

常，24 分～30 分或更少的分数表明某种形式的认知障碍；然而，MMSE 并不能识别认知功能障碍的病因或类型。老年人认知功能障碍的最常见的形式通常是生理压力问题导致的暂时和可逆的一种精神错乱（例如，从麻醉、麻醉镇痛类药物中脱离时、留院、脱水、感染）。表 20－3 通过危险因素、症状和体征筛查和确认精神错乱的严重程度的措施。

认知和学习能力也可能因丧失肢体的悲痛而受影响。截肢后有明显抑郁倾向的人，以及那些把截肢当做灾难性事件的人，对急性手术疼痛和幻肢痛的感知性增加。创伤性截肢的患者（与事故有关的、与战争有关的或与工作有关的），通常也与严重的焦虑、愤怒或创伤后应激障碍抗争，并且可能需要精神病学科介入以减轻创伤后应激障碍阻碍康复进程的情况。在假肢适配前期常用来评价抑郁程度的包括老年抑郁量表、Beck 抑郁量表和流行病学研究中心抑郁量表。使用医院焦虑抑郁量表和老年焦虑量表可以评估截肢后的焦虑程度。中度到高度的谵妄、抑郁或焦虑的分值，应立即转介到精神卫生服务部门作进一步的评估和干预。参与康复常常会降低抑郁和焦虑的程度；追踪一段时间内的分数变化比单个值的现象更为有用。

值得注意的是，对于那些由于血管性问题的截肢来说，外周动脉疾病（PAD）、心血管疾病和脑血管疾

表 20-3 精神错乱的风险因素、症状和体征、筛查工具

精神错乱的风险因素	与患者相关的诱因	高龄
		痴呆
		先前的卒中或头部损伤
		帕金森病
		多种共存的疾病
		视力和/或听力受损(不使用标准眼镜或助听器)
		酒精或其他物质滥用史
		功能障碍
		男性
	与患者相关的促成因素	脱水、电解质失衡、低或高血糖、其他代谢异常
		急性病问题,特别是感染(肺炎、尿道感染)
		慢性病问题恶化
		败血症
		复方用药(3 种药物)和药物不良反应
		近期手术和麻醉
		非鸦片类药物或麻醉药物的疼痛
		严重疾病
		睡眠不足
		导尿管的使用
		便秘或大便嵌塞
		营养不良
		肝或肾功能障碍
		创伤
		头部损伤
		酒精或其他物质戒断
		低热或高热
		恐惧,丧失自主,改变自尊
	环境相关因素	过渡到新的或不熟悉的环境
		缺乏隐私
		噪音(类型、响度)和照明的差别
		隔离
		物理/化学的限制使用
精神错乱的症状和体征	活动减退和极度活跃的行为	在几个小时或几天内的认知的改变
		混淆或迷失方向
		难以集中注意力、缺乏注意力、注意力分散
		知觉的改变(幻觉、错觉、视觉和听觉幻觉)
		无法进行多任务或同时进行
		学习和记忆受损
		不遵守干预
		无逻辑的话语(杂乱无章或口齿不清)
		情绪不稳
		偏执
		睡眠障碍(日落综合征)
		恐惧
		攻击性或愤怒
		交替嗜睡或多动症
精神错乱的诊断措施	认知筛选	简易精神评估量表(MMSE)
		简易认知评估量表
	精神错乱的特性	谵妄评估方法(CAM)
		每日波动量
		谵妄指数
		香槟混乱规模
		NEECHAM 筛查量表
		谵妄评定量表(DSR)
		记忆错乱评估量表

病的发病机制是相同的;在人口研究中,重度 PAD 往往比没有的患者存在更多的认知障碍。认知水平(如记忆、执行功能、解决问题的能力)与用假肢行走的能力、截肢后的调整和生活质量之间存在正比的关系。认知功能障碍不应阻碍术后康复和假肢处方:在监督下使用动态辅助装置和最终假肢可提高自主活动的安全性,并降低全面护理的负担。

读者可以参考 Resnik 和 Avers《老年物理治疗》(*Geriatric Physical Therapy*)中关于促进患者教育和动机的章节,并以此作为参考评估学习方式和改变健康行为的准备(以及促进学习)。

感觉统合评估

在术后早期,如果加强必要的沟通方式,以及如果有足够的"数据采集"的机制来监控手术伤口情况,感官功能(视觉、听觉、和躯体感觉)筛查的目的是检查残肢状况和为了进行功能性活动而查看环境做准备。感觉统合也是影响假肢部件选择和悬吊方法的一个因素。

由于年龄和那些因血管和神经性病的常见并发症引发的截肢手术,很可能在本组存在某种程度的视觉障碍(框 20-2)。如果患者每天戴眼镜,常规检查时应戴眼镜,在后续干预中同样如此。简单的措施来减少眩光,增加对比度(例如助行器加手柄),增强锐度(例如大的、简单的粗体提示)在术后/假肢适配前期间可以用来帮助那些常见的与年龄有关的视觉损伤获取更多的功能。

同样,与新截肢的老年人互动时注意因年龄增长累积的听觉系统结构、生理、功能的变化(见图 20-2)。听和理解声音的专注力的检查特别重要,在术后并发谵妄或后天创伤性脑损伤导致的神志混乱的患者可能有注意力受损。用来提高听觉能力简单的方法包括：降低说话声音的音阶；说慢一点，不呼喊，重读音；保持直接的目光接触；在尽可能安静的环境下交流；增加所说的具有指导意义词语的手势，简单的图表，或用大号铅字打印简短的书面指令。在访谈和患者/家庭教育中确保助听器到位和功能尤为重要。重要的是，助听器通常会放大所有的声音；必须注意音量和背景噪声的复杂性。

在检查躯体感觉时，治疗师需检查那些感觉减退的区域，以及在残肢表面和残留肢体上的过度敏感或感觉异常的区域。框 20-4 也总结了感觉随年龄和病理相关变化。对于那些神经血管病变，对承受重复荷载行走的健侧单肢确定是否有足够的保护性感觉特别重要（分辨 5.07 SemmesWeinstein 尼龙丝的能力）。标准感觉测试规定轻触、局部和广泛的按压（我在触摸你吗？是/否）、区域化的能力（我在接触你哪里?）、温度辨别（热/冷）使用并且经常记录在身体检查表上。这些信息用于指导患者及家属进行皮肤检查和伤口护理的教育，以及决定合适的假肢接受腔。完整关节的本体感觉和肌肉运动觉的筛查提供的信息将用于设计干预控制姿势以及最终的假肢步态训练。

感官测试要求个体能够集中注意力并专注，以便在出现刺激时做出反应。错乱或谵妄的患者或者检查者在测试过程中使用持续的（可预见的）模式或节奏，感觉测试的可靠性就会减少。在每个测试部位多次

框 20-2　在生活中感官系统与年龄相关的病理状态

视觉系统

年龄相关的改变

视敏度下降
在近/远视目标之间适应能力减弱
延迟的暗光适应，尤其是照明的突然变化
对比灵敏度和图形-背景辨别能力降低
颜色辨别能力降低
深知觉和视觉空间灵敏度降低
瞳孔对光反射减退
角膜反射减弱
眼的聚焦功能减弱
目光向上/向下的能力降低
外围视野减少
上眼睑下垂的可能性增加
前庭反射效率降低

功能性结果

对光敏感
对强烈对比的需求增加（在文本样式和颜色中）
难以识别和应对视觉环境中的细微变化
需要从暗到光的环境逐步过渡
需要在眼睛水平上保持方向标示
使用双聚焦/三聚焦来提高近/远距离的视觉清晰度

影响视觉系统的疾病

白内障
老年性黄斑病变、黄斑变性
糖尿病性视网膜病变
青光眼
脑血管意外导致的同侧偏盲

听觉系统

年龄相关的改变

逐渐的双耳听力损失，从高频开始
对低音量声音的敏感度降低
纯音听觉阈值增加
屏蔽背景噪声的能力减弱
语音识别能力的减弱
单词和句子识别的减少
适应快速口语的能力下降
对声音和情感暗示的声音/敏感性的扭曲

功能性结果

低效率的倾听，特别是在嘈杂的环境中
通过观察面部表情和嘴巴的动作来补偿
需要适应学习/倾听环境：
　较低的语气讲话
　说话的速度较慢
　无大喊大叫的高音量（响度）
助听器的使用（最有效的是传导性听力损失）

影响听觉系统的疾病

外耳道耳垢的积聚
暴露于过度嘈杂的声音的创伤性听力损失
听神经瘤
脑干听觉系统的血管功能不全
影响听觉皮层功能的脑血管意外
耳毒性的药物

感觉系统

与年龄相关改变

辨识性接触的受体数量和分布的减少
周围神经的传入神经纤维的丢失
脊柱的退行性变化（中央感官的辨识途径）
感官刺激的延迟（传导速度降低）
刺激阈值增加和敏感性降低
　定位觉
　震动（脚趾、脚踝＞上肢）
　两点辨别觉
　皮肤疼痛
　温度检测
　被动运动/关节位置感觉（下肢＞上肢）

功能性改变

监测环境条件的能力降低
低效姿势反应
在低负荷、重复条件下组织损伤的风险增加

影响感觉系统的疾病

糖尿病性神经病
神经嵌压（如腕管综合征）
中毒性神经病变（如慢性酒精中毒）
脑血管意外引起的感觉和知觉障碍

检测，随机和不定时间，记录准确的反应与多次刺激的数量(例如，0/3，1/3，2/3 或 3/3)，可能有助于减少那些怀疑的感觉障碍部位“幸运猜测”的可能性。

注意新截肢的患者如何感知残肢也是很重要的，患者愿意观察残肢，在更换敷料时观察它、触摸它或者自由地移动它吗？在假肢适配前期的一个挑战是协助这个“不同”的肢体融入患者的身体图式和自我认知中。伴有缺血性神经性疾病的患者依旧认为其肢体是脆弱的，需要保护。那些创伤性截肢的患者在面对失去肢体的现状时可能会变得悲观和情绪化。这些情况可能影响佩戴的意愿和使用假肢的有效性。意识到患者对其身体的情绪反应，指导治疗师进行病患教育和干预活动，以完成对有效使用假肢所必需的身体形象的适应。

移动性、运动性和平衡评估

新截肢的患者可能会发现简单的运动(翻身、仰卧坐起、从坐位到站立转换)手术后比预期要困难。下肢截肢导致体重减轻，例如，患者的功能性重心(COM)稍向上移动到身体的另一侧；移位的程度和截肢手术切除的重量直接相关。这种体重的改变往往伴随着卧床休息导致失调，运动任务表现就下降。记录基础的功能状态是很重要的，要辨别体重的改变、肌肉性能改变、甚至害怕疼痛或跌倒可能会导致运动困难。重心的改变可能需要手术前姿势控制的调整策略；大多数截肢患者可以通过对要求的姿势进行预测或反应的实践活动来有效地适应其姿势控制机制。

术前评估最重要的功能之一是确定新截肢患者的常规(先前)和当前(术后)移动状态。治疗师需要确认患者使用辅助设备的熟悉程度(例如，助行器、拐杖、手杖)，步行时辅助站立需求、术前日常行走的距离、步行耗能(能量消耗)、步频，任何其他因素或合并症造成的步行限制和日常的步行环境等，患者急性护理单元出院后最容易遇到的状况(例如室内、室外、楼梯和坡道)。对步态的自评和直接观察提供了这一信息。截肢前的行走状态对术后假肢使用是一个非常强大的功能性预测指标。

在康复的早期阶段，优先考虑的是步行的安全性和功能性，而不是步态模式的质量和精确性。精细的观察步态分析通常推迟到开始假肢训练时。定量运动学参数(如步频、步速、步长或步幅)和自觉用力评分可以用来建立术后早期基线水平，作为出院前准备和之后进展的参照。新截肢的患者必须能够使用助行器或拐杖在最少量限制活动中通过蹒跚或摇摆步态提供足够的稳定性和能源效率。

在急性护理单元环境中，步态的初步检查和训练可以在相对封闭的可预测的地面环境中观察。在各种层面活动的控制能力和监测开放环境下的护理进展；从急性护理室离开；在假肢适配前期持续在家、在亚急性护理部门或在门诊部康复。使用单肢移动辅助设备的截肢患者必须能够向前、侧、向后、转向和转弯，除此之外还要掌握楼梯和斜坡，以便于家庭环境中获得安全和实用性。对假肢适配前期的患者和家庭照顾者来说，熟练掌握轮椅推进和操纵很重要。

确定患者姿势控制的能力也很重要。这包括在静坐和站立的稳定性；从坐姿到站立的预备性姿势调整及其过程中的转换；和姿势调整时意外晃动或者对不可预测环境条件的反应(例如在湿滑地板上、踩到滑动中的地毯)。虽然测试流程比如功能性伸展、Tinetti 定向移动评估(Tinetti performance oriented mobility assessment)、平衡信心测试在临床上用于新截肢患者，但其信度、效度和安全或损害程度没有在研究文献中得到规范性的证明。体位控制的主观评价(差、正常、好、优秀)受治疗师经验和舒适程度的影响，应使患者在稳定极限下进行。截肢者的移动性预测(图 20-11)可能是来划分假肢适配前期平衡和行走能力的基础水平线的有用工具，以及假肢适配前期康复预后的测量。截肢者移动性预测表中最小的可检测的变化值为 3.5 点。患者使用适当辅助装置进行从坐到站立和移动练习时，该表格给治疗师发现平衡和姿势控制的潜在问题提供了便利。这也有助于患者在残肢愈合和等待假肢时期的移动可能性提供了预期。

姿势、人体工程学和身体力线评估

坐位和站立力线的对称性评估对于从固定、偏移和畸形姿势中辨别习惯或偏好很重要。这可以通过观察新截肢的患者在不同的功能活动时是否能保持特定的姿势方向，以及在这种情况下改变位置或力线来完成。定量评估通过记录异常的姿态，力线——包括使用铅垂线和网格平面上用固定臂、定点和活动臂角度变化的评估，以及被动活动。

考虑到神经性-缺血性病因导致的截肢年龄段，特别是如果有脊柱的病理性压缩骨折史的患者可能继发伴有骨质疏松的脊柱后凸畸形。如果有挛缩存在，在站立和到达站立过程中的腰椎健康功能评估(包括腘绳肌活动性，髋屈肌和内收肌的弹性)对于使

截肢移动预测评估工具——AMPnoPRO

说明：测试对象坐在一个 40～50 cm 高的硬椅子上。下面的动作是在无假肢的情况下进行。在执行每一个任务或一系列任务前给予一些建议。在测试过程中，请避免不必要的讨论，如果测试人员不确定是否安全则不执行该项任务。每个项目只能尝试一次。最长两天内必须完成此评估。

右下肢：□PF　□TT　□KD　□TF　□HD　□完整　左下肢：□PF　□TT　□KD　□TF　□HD　□完整

姓名　　　　评估者　　　　日期　　　　时间

1. 坐位平衡 坐在没有靠背的椅子上，双臂保持交叉胸前 60 秒。	不能独立坐直保持 60 s 能独立坐直保持 60 s	=0 =1	备注
2. 坐位伸手 坐位前伸用惯用手抓住尺子（评估者将尺放置在双臂中线距离胸骨 26 cm 处，或靠墙，或双脚中线处。）	不敢尝试 无法抓握或需要手臂支持 可到达并成功抓握	=0 =1 =2	
3. 两椅子间 90°转移 椅子高度为 40～50 cm，可使用辅助但不能使用扶手	无法做到或需要躯体上的帮助 可完成但不稳定或需要接触性保护 独立完成	=0 =1 =2	
4. 努力从椅子单向坐位至站起 椅子高度在 40～50 cm，评估者嘱患者双手环抱胸前；如果无法完成，可以使用上肢或辅助器具	没有帮助无法完成 使用上肢或辅助器具后完成 没有上肢帮助可独立完成	=0 =1 =2	
5. 努力从椅子的方向坐位至站起 椅子高度在 40～50 cm 之间，无害地努力从各方向站起	没有帮助无法完成 多次尝试后才能完成 一次尝试就能完成	=0 =1 =2	
6. 即刻立位平衡（5 s） 单腿站立，在髋关节刚刚伸展时就开始计时	无法完成 完成，但是需要上肢支持 没有上肢支持也能完成	=0 =1 =2	
7. 立位平衡：30 s 初次尝试不用上肢支持，如果不能，二次尝试可以用上肢支持	无法完成 完成，但是需要上肢支持 没有上肢支持也能完成	=0 =1 =2	
8. （amypro only）			
9. 立位平衡：原地摸高 伸手并抓住手臂中点与胸骨前 26 cm 处的尺子，或靠墙	无法完成 完成，但是需要上肢支持 没有上肢支持也能完成	=0 =1 =2	
10. 立位平衡：轻推试验 单腿站立，评估者用手掌轻轻地推患者胸骨处三次（只在确保安全下进行）	开始即摔倒，需要辅助 需上肢支持下稳住自身 稳定，脚趾出现平衡反应	=0 =1 =2	
11. 立位平衡：闭眼保持 30 s	不稳或需要上肢支持 没有上肢支持依旧稳定	=0 =1	
12. 立位平衡：从地板上拾起物品 物品放置于患者正前方 30 cm 处	无法完成 完成，但是需要上肢支持 没有上肢支持也能完成	=0 =1 =2	
13. 从立位转至坐位 患者需双手环抱胸前坐到椅子上。如果不能，可以使用上肢	无法完成或摔倒在椅子上 完成，但是需要上肢支持 没有上肢支持也能完成	=0 =1 =2	
14. 起始步态 要求患者在帮助下步行，并观察是否犹豫	犹豫，或多次尝试 没有犹豫	=0 =1	
15. 跳跃步行 8 m a 步长 b 廓清（防止异常，环形、滑行或拽步）	a 每步跳跃不足 30 cm 每步跳跃至少达 30 cm b 没有帮助足无法廓清 每一步都有足廓清	=0 =1 =0 =1	
16. 连续步行	步行时停顿或不连贯 连续步行	=0 =1	
17. 转身 转身 180°并坐到椅子上	没有帮助下无法转身 没有帮助，需要 4 步及以上完成转身 没有帮助，3 步或更少完成转身	=0 =1 =2	
18. 不同节奏 要求患者步行 4 m，重复 4 次。速度变化由慢、快、快再到慢。（只在确保安全下进行）	无法改变节奏 可以改变节奏，但步长不对称或打破平衡 步长对称并保持平衡下完成	=0 =1 =2	

图 20－11　截肢患者移动性预测表［经允许引自 Gailey RS, Roah KE, Applegate EB, et al. The Amputee Mobility Predictor: an instrument to assess determinants of the lower limb amputee's abilty to ambulate. Arch Phys Med Rehabil. 2002;83(5): 613－627］。

用假肢诱发腰痛的可能性是必要的。这对大腿或双侧水平截肢的患者尤其重要。为了在假肢适配前期尽早恢复健康，值得花费时间和精力进行促进健康/健身的活动计划。还需要注意的是，随着时间的推移，截肢的残肢可能发生骨量减少或骨质疏松症，以至于那些大年龄段大腿截肢后增加了病理骨折的风险。

自我护理和环境障碍评估

在急性护理室和许多急性康复中心都会用功能独立性评定(FIM)判定首次截肢患者进行自理、如厕、转移、运动，以及与认知相关的任务需要的辅助量(表20-4)。在FIM每个项目等级从1(完全依赖)到7(完全独立)；FIM得分范围18到126分之间，得分较低表明需要较多辅助。需要注意的是FIM旨在衡量住院护理量，许多用来表明独立的移动性项目标准不一定代表社区生活所需的功能水平。在术后早期、假肢适配前期，使用FIM是合适的；在随后的假肢适配前期护理或假肢护理期，很可能会有一个天花板效应，使其对功能状态的变化不敏感。对于已经达到相对独立的活动水平患者来说，FIM评分可能不是特别有用的指征，尤其是在活动和移动分量表。

是否使用FIM或其他功能性量表，比如患者从厕所转移的能力，走出淋浴或浴缸，并进出汽车、公交车或地铁；上下楼梯、电梯和自动扶梯；并从地面站起来(防止跌落)应作为假肢适配前期检查康复进展的能力指征，是返回家庭环境的准备，或决定继续康复必要性评估一部分。康复团队还必须考虑患者进行自我照顾和穿衣、洗漱活动、检查其剩残肢残余功能、准备常用食物的能力和日常生活活动(ADL)相关其他各方面。

团队也要对家庭照料者在家庭中提供适当和有效协助的能力进行评估，如患者需要帮助或在功能活动中需要监护时。接受假肢之前关于工作和休闲活动的讨论对于回家后执行重要的任务和角色是很重要的，比如适当的适应性设备的选择指南和必要的适应活动策略。

最后，关于患者生活环境的信息收集，以确定在假肢适配前期单肢移动回家是否可行。治疗师可能会要求家庭成员测量门的宽度，确定轮椅的移动是否有足够的空间，并考虑使用无障碍坡道让进入/离开家更简便和安全。读者可以参考35章：M. Cameron和L. Monroe(主编)的《环境评估：家庭，社区和公司》《身体康复：基于检查、诊断、干预的证据》，St. Louis, MO：Elsevier Saunders，2007年提供的更多信息。

表20-4 功能独立性测量量表(FIM)

自我照顾子量表(8～56分)	1. 进食
	2. 修饰
	3. 洗漱
	4. 穿上衣
	5. 穿裤子
	6. 如厕
	7. 膀胱管理
	8. 肠道管理
移动子量表(5～35分)	9. 转移：床到椅子或轮椅
	10. 转移：进出卫生间
	11. 进出浴缸或淋浴间
	12. 运动：行走或轮椅推进
	13. 上下楼梯
认知子量表(5～35分)	14. 沟通：理解(听觉和视觉)
	15. 沟通：表达(口头及非口头)
	16. 社会交往
	17. 解决问题
	18. 记忆
FIM总分	18～126分

注：FIM是用于医疗康复的统一数据系统的专有测量工具(270 Northpointe Parkway, Suite 300, Amherst, NY 14228, www.info@udsmr.org)。鼓励读者联系UDSMR，获取关于管理、评分和解释工具的详细信息。

术后并发症监测

许多截肢患者，无论是否有感染性糖尿病足部伤口、外周血管疾病或外伤，都存在高共病负担。在术后，假肢适配前的重要时期，并发症的存在延缓康复，有威胁生命的可能性。截肢后院内死亡率估计为7.5%～12.5%。在此脆弱时期死亡的可能因素包括：肾脏疾病、慢性阻塞性肺病和充血性心力衰竭(CHF)、既往心梗或缺血性卒中、肝功能不全、年龄在75岁或以上。在手术期间或手术后需要输血的患者往往术后并发症较多，死亡率更高。

在术后即刻也有很高的发病率。外科手术的压力可能会导致糖尿病患者存在血糖升高的问题和对胰岛素的需求，即使是那些以前不需要胰岛素的人也是如此。糖尿病、PAD(外周动脉疾病)和冠状动脉疾病患者术后的心脏并发症包括心律失常(伴有脑栓塞的危险)、CHF(心力衰竭)的恶化、新的心梗或卒中。卧床休息和不活动状态有深静脉血栓形成的风险和相关的肺栓塞的风险，患肺炎的风险，和卧位下健侧肢体或骶骨足跟处(压力)发生褥疮溃疡风险相关。放置收集尿液的导尿管增加尿路感染的风险。据报道由于缺血性疾病导致的手术切口感染发生率在10%和26%之间，而外伤截肢为34%。肺炎、泌尿道感染或伤口的感染可能发展成败血症和最终多器官功能衰竭。

案例 1 严重动脉闭塞性疾病的 89 岁老年女性右脚面临小腿截肢“选择”

N. H. 是一个瘦小但精力充沛的女性，她将参与到你的跨学科团队进行术前检查和制定小腿截肢后的康复训练和宣教计划中。她身高 157 cm (5 ft 2 in)，有轻度驼背，体重 46 kg(101 lb)。她通过轮椅(社区移动工具)扶手边缘起身站立，然后来回摇晃几次来掌握稳定。她告诉你，她每天都在读《纽约时报》，给孙子孙女写信，还有几个老朋友，做饭(帮助准备食材，把东西放进、拿出烤箱)，还和她教会中其他一直在家的人通话。N. H. 住在她最小儿子的家里，今年 67 岁，最近接受了四联冠状动脉旁路移植术，从脑栓塞恢复但有轻度左侧偏瘫。孙辈和曾孙经常来看望她。根据她的自述表，N. H. 患有由β-受体阻断剂控制的高血压，15 年前曾有轻度心梗，从未吸过烟，晚餐习惯享用一杯酒。她因双侧白内障有晶状体植入，但仍然戴着眼镜看书。在过去的一年，跛行已成为一个日益严重的问题，她从她牧场式住宅一端的卧室到达厨房和另一个家庭活动室有些困难。在血管重建术和截肢术之间选择时，她决定从长远看，宁愿接受脊髓麻醉的截肢手术，而不是全身麻醉的旁路血管移植术。因为她的行走受到了缺血性疼痛的限制，而担心自己的身体“变形”。她有一个好朋友的丈夫在剪草机事故中失去了腿后用了多年的小腿假肢；这就使她更加确信，一旦手术愈合后适配假肢可以让她得到充足的移动性和功能性。她告诉你在漫长的生活中经历了很多困难的时期，虽然失去腿的景象会让她悲伤，但她鼓起决心重新站起来，期待着无跛行疼痛的行走。

问题思考

- 您希望从病历中收集哪些额外的信息以了解她目前的病情和医疗预后？
- 在你与 N. H. 和她的儿子会谈并着手于她的 PT 诊断和护理计划时，你要问的最重要的问题是什么？
- 考虑到她的年龄和一般的健康状况，在手术前对生理系统进行哪些额外的检查是很重要的？你为什么选择这些系统？它们可能会如何影响她部分理想康复的能力？
- 在体格检查中针对损伤程度上，有什么具体的检查和措施是很重要的？你认为评估可能需要多长时间？如果你和 N. H. 在一起的时间有限，你如何优先考虑？你选择策略的可靠性如何？你在术前会谈时收集的信息需要的精确度？
- 她的手术之前你会选择评估什么功能活动？你会用什么方法测试和记录其功能状态？
- 在她手术后的最初几天、在结束急性护理出院前，以及直到准备为她制作初始假肢前，你会分别与 N. H. 和她的儿子分享什么重要的信息？
- 鉴于目前信息有限，你对她的术后护理有什么概念或期望？如果她伴有 2 型糖尿病，这会有什么不同呢？

案例 2 因施工事故导致双侧创伤性小腿截肢的 25 岁年轻人

P. G. 是一名建筑工人，走在两车的挡泥板之间时一货车司机倒车时 P. G. 被卡在中间。胫骨和腓骨中段严重粉碎及开放性骨折，对软组织及神经血管结构造成严重损伤。911 电话后急救医疗技术员把止血带对相应肢体加压止血。在急诊科，创伤外科医生认为 P. G. 的两侧肢体都没有达到保肢的标准。由于肢体被从施工现场的灰尘和碎片污染，外科医生进行双侧开放性小腿截肢以便于充分检查伤口并静脉注射抗生素。手术后三天，两侧肢体都没有感染迹象。他明天将进行修整和闭合残肢术，两侧都使用等位前后翼瓣闭合，留大约 13 cm (5 in)的胫骨残余长度。计划用可调的聚丙烯、可移动、半刚性的敷料收紧和保护术后伤口。

回顾体检记录表明，P. G. 在受伤前身体状况总体良好，尽管从高中开始他一直抽烟至今。在他受伤之前 193 cm(6 ft 4 in)高，重 95 kg(210 lb)。他唯一一次住院是在 17 岁时，在摩托车事故中导致右股骨中段骨折后切开内固定复位。P. G. 结婚超过 1 年，妻子已怀孕 7 个月。他们住在少数民族街区内的三户家庭住宅的第三层。大家庭成员在事故发生后一直在医院里守夜，以支持 P. G. 和他的妻子。当不工作时，P. G. 是一个狂热的四轮摩托车骑手，参与本地速度和距离比赛竞争。他还是市内成人篮球联赛成员。

通过吗啡泵治疗疼痛，即使如此，P. G. 报告典型 10 级疼痛水平在 5～6 之间，并在换药过程中程度增加。当你与他讨论术后康复时，他在床上呈半躺位置，双下肢处于髋关节外展外旋，膝关节屈曲 20°位置。他对形势感到焦虑和愤怒，说“不敢相信这已经发生”和“不想一直坐在轮椅上”无法工作。唯一知晓的截肢印象是糖尿病控制不佳造成血管供血不足而连续多脚趾截肢的叔叔，后来因为神经创伤骨髓炎进行经跖骨截肢，然后因为延迟愈合而小腿截肢。一周后的小腿截肢让 P. G. 叔叔的康复变得复杂，而且尽管他佩戴假肢，行动不便仍使其宅在家。

问题思考

- 您希望从病历中收集哪些额外的数据，以建立您对 P. G. 目前病情和医疗预后的理解？
- 在与 P. G. 及其家人会谈时，关于建立 PT 诊断和护理计划需要问他什么重要问题？
- 在手术前对生理系统进行哪些额外的检查是很重要的？你为什么选择这些系统？它们如何影响他参与康复的能力？
- 在体格检查中针对损伤程度，有什么重要的具体的检查和措施？你认为评估可能需要多长时间？如果你和 P. G. 在一起的时间有限，你如何优先考虑？你选择策略的可靠性如何？你在术前会谈时收集的信息需要的精确度？
- 在他手术前，你会选择评估哪些功能性活动？您将使用哪些测试和措施来记录他的功能状态？
- 在手术后的最初几天、在结束急性护理出院前，以及直到准备为他制作初始假肢前，你会分别与 P. G. 和其家人分享什么重要的信息？
- 鉴于目前给你的有限信息，你对他的术后护理有什么概念或期望？P. G. 关心的与他叔叔和前一个案例中的患者有什么相同或不同？

评估、诊断和预后过程

通过卫生专业人员的临床专长和判断以及临床研究文献的证据了解患者的康复需要，收集和整合基线数据。作为评估过程的一部分，团队权衡可能影响康复计划的因素，并开始制订护理计划，以解决患者的具体需要。作为康复计划的一部分，团队需要识别解决的关键问题，做出 PT(康复)运动功能障碍的诊断，估计可能达到的功能水平和达到时间和为此必要的干预强度，制订目标用于判断随时间变化的进展，和进行优先干预的措施。读者可以参考《物理治疗师实践指南》*Guide to Physical Therapist Practice* 关于患者管理流程和适用新截肢患者 PT 护理实践模式的详细描述(http://www.apta.org/guide/)(框 20-3)。

框 20-3　指导物理治疗师针对截肢患者相关的实践模式

肌肉骨骼系统

运动功能障碍、肌肉性能、关节活动度、步态、移动以及与截肢相关的平衡。

神经肌肉系统

与急性或慢性多发性神经病变有关的运动功能和感觉统合障碍

心血管/心肺系统

一级预防/降低心血管/肺功能障碍风险

与退化相关的有氧运动能力/耐力障碍

皮肤系统

一级预防/降低皮肤疾病的风险

与皮肤延伸到筋膜、肌肉、骨和瘢痕形成相关皮肤完整性受损

物理治疗诊断

PT 诊断反映了刚截肢患者由于手术使健康状况受到影响后身体结构、功能(损伤)和活动(功能限制)的问题。不同于医疗诊断关注的是系统层面上，因为 PT 诊断更注重的是患者整体水平的功能结果。

根据世界卫生组织(WHO)国际分类功能、残疾和健康分类(ICF)使用的模式支持设计脱离残疾发展的康复过程。这些模式提供了一种组织患者访谈和检查过程中收集信息的方法，以促进 PT 运动诊断、预后和目标以及护理计划的发展。ICF 模式可能有助于学生和新的治疗师列出所有相关疾病/疾病描述、身体结构和功能的障碍和资源、需要在治疗护理期间处理参与活动和程度问题的基础上完成(表 20-5)。表中每列中的条目可以优化，并标记出哪些问题有可能改进或更改，哪一些将需要辅助设备或替代策略。对特定的患者在护理期间的 PT 诊断陈述是从优先进活动列表开始，其次避免引起身体结构损伤或导致患者组织病理性兴奋和合并症的活动。以这种方式制定的 PT 诊断能明确指导目标的建立和适当的干预措施。

护理计划：预后

预测 PT 护理的时间、假肢和康复的潜力是具有挑战性的。决策必须依据的几个因素如下：

(1) 患者整体的健康、认知和截肢后功能状态。

表 20 - 5 世界卫生组织国际功能分类应用、残疾和健康模型(ICF),术后,案例 1: N. H.,89 岁患者,因患有严重的外周动脉疾病而选择小腿截肢术。

	总体健康状况	身体结构与功能(生理系统)	活动(整体功能状态)	参与(参与社会角色的能力)	缓冲及混淆因素
资源(术前)	术前对慢性疾病有效的管理 完整的认知状态和有效的执行功能 自评健康是“良好”而不是跛行	有效的视觉和听觉 有效的交流 积极性高:决定最终回归家庭	之前使用的助行器和轮椅 能够独立地使用辅助设备(在家中)的距离进行移动 自我选择的步行速度,术前 85 m/s 独立的自我护理(卫生保健、用浴缸洗澡、手持淋浴、穿衣) 独立用扶手上下楼	积极参与社区活动(教会) 能够用最少的帮助来管理食物的准备和清理工作	朋友成功使用假肢的知识 了解康复过程:以前参与心脏康复 住在一楼,入口有斜坡 大量家庭护理人员提供的重要情感和工具支持
现存问题(检查结果)	医学诊断: 外周动脉疾病伴有严重肢体缺血 右侧小腿截肢术后,后侧皮瓣(2/15/12) 可移除刚性敷料 2″方形血肿缝合线 在缝线中间处适度的引流 术后疼痛(吗啡泵) 并发症情况 高血压(β-受体阻滞药) 心肌梗死后状态(1997) 白内障(晶状体植入 6/12/07) 院内浴室于近期跌倒史(2/17/12) 轻度术后谵妄症 应力性尿失禁 骨质疏松可能 肌肉减少症可能	术后疼痛(4/10 VAS) 幻肢觉(痛性痉挛) 因手术部位跌倒损伤而愈合延迟 术后水肿 右膝屈曲和髋外展受限 伸膝,伸髋,髋外展时肌肉力量<3/5 核心肌力和上肢肌力减弱 肌耐力受限 心血管耐力受限 短期记忆受限和注意力分散(MMSE 术前 28/30,术后 18/30) 触觉超敏性和缝合线处压力过大 前足保护感觉不足 单肢支持(静态和动态)的姿势控制不良	转移困难 需要努力,但能进行功能性转移 在床上向上移动较少的帮助(难以维持“桥式”位置) 用最小协助从坐位/仰卧位在定向提示下 需要中等帮助才能由坐转至站,在定向提示下 需要最大的帮助才能由站立位转至坐位,在上下肢的不良控制下 无法功能性步行 适度的帮助 1,跳到平行杠模式,需要持续的提示 步长 15 cm(6 in),自感用力度 7/10,3 m(10 ft)距离 运动和活动耐受减少 如厕、修饰、穿衣和其他自我护理困难 当遇到转移和自我照顾困难时,容易会变得沮丧和焦虑 从一个话题转移到另一个话题可能出现困难,直到妄语清除 残肢和残肢的自我监测困难	在与家人的互动中无法正常发挥作用 无法在与她的社区成员(教会、朋友、大家庭)的互动中发挥作用	左下肢的跛行可能会限制活动

物理治疗诊断:N. H 功能性活动困难(活动和转移、移动、自我护理)继发于术后身体结构和系统(短暂性认知障碍、疼痛、肌力及运动控制损害、耐力减退、下肢主要关节活动度受限、姿势控制障碍),与近期小腿截肢、术后谵妄及各种并发症相关。

(2) 截肢对假肢控制和步行能量消耗的影响。

(3) 患者或照顾者协助并管理日常功能上,使用假肢执行 ADLs 的基处和作用的可能性。

(4) 在整个康复过程中可供患者使用的资源(金钱和工具)。

(5) 对截肢患者住院期间提供的常见护理时间的了解(如急救、住院康复、亚急性护理、家庭护理或门诊护理)。

手术之前几个月的病前因素(即康复潜力)包括功能步行距离的能力,身体素质的整体水平,并且能够在无帮助下维持单腿站立的能力,往往用来预测假肢成功使用的可能性及 ADLs 帮助的需求。高龄者往往需要较长时间的康复才最终能成为功能性假肢使用者。伤口愈合延迟(延迟假肢适配),以及膝关节和髋关节屈曲挛缩,将会减少假肢成功使用的可能性。过去一系列慢性疾病并不能预测不良的康复潜力:约75%的截肢患者能够恢复独立生活,有效地控制多种慢性病,成为高功能的假肢使用者。使假肢使用较少(比值比>2)的术前不良健康状况包括中度至重度痴呆、终末期肾脏疾病以及晚期冠状动脉疾病。体重较轻(体重过轻)的人可能比那些超重和肥胖的人具有更大的假肢行走和功能独立性。髋关节伸肌力量对小腿和大腿截肢患者的假肢整体功能都有着重要作用。学习困难比抑郁或焦虑更影响术后和假肢适配前状况。患者越早适应假肢,并越早开始康复,就越有可能成为功能性假肢使用者。

截肢后长期功能和生存结果更难以预测:截肢患者继发血管疾病的发病率和死亡率相对较高。除非有明确的证据表明不可能步行移动,以及提供假肢并不能改善患者的活动性(例如,减少转移所需的协助量),否则应该而且必须考虑置换假肢。

预后(*Prognosis*)的一个重要组成部分是描述发作的频率、强度和护理的持续时间。在急性监护室,简单截肢的住院时间可能是4至7天,PT可以进行30～45分钟,每天一次或两次。对于体弱或长期患病的老年人,应对多种合并症,住院时间通常会增加到21天或更长时间。对于因创伤影响多个系统而截肢的患者,住院时间取决于所有系统损伤的严重程度,因此护理的时间可能更长。住院急性照护期进行康复(约55%)、亚急性康复(约21%)或出院回家进行家庭护理和康复转介服务(约24%)。出院地点由整体健康状况和照顾者的需要、照顾者的可得性和能力、在该地区可提供的康复设置或护理的类型、以及保险和财务考虑等因素决定。在亚健康环境下,对于那些接受医疗保险的人来说,物理治疗通常每天两次,每天有一个小时的物理治疗和作业治疗,而且进行更高频度的护理,这样的康复治疗可能持续一个月或更长时间。在家里和诊所提供的护理可能不那么紧密,每周三次,每次一个小时或更多,但肯定是家庭计划的积极性补充。

案例 2B 为 P.G.双侧小腿截肢后的修整制定物理治疗诊断

你查看病历记录、会谈和简短的初步检查中收集了以下信息:

- 手术:接受双侧开放性截肢,前、后侧皮瓣闭合2天后进行修整和封闭(麻醉);左胫骨残余13 cm(5.25 in)、右胫骨残余12 cm(4.75 in)。在膝盖使用厚重的敷料和ACE包裹并收紧,然后双侧可调预制半刚性敷料使其完全伸直并保护手术构建。首次换药注意适度渗出引流。伤口边缘轻微红肿,与手术创伤一致,无裂纹。双侧近端关节圆周线为26 cm(10.25 in),远侧右侧残肢圆周线28.6 cm(11.25 in),左侧残肢28 cm(11 in)。
- 术后健康:术后体温升高,双侧肺底后部呼吸音减弱。胸片提示早期肺炎、干咳。
- 认知/情感:术后恢复有激惹和痛苦的现象,使用温和的镇静剂缓解疼痛和镇静。目前昏昏欲睡,有些注意力涣散,检查期间需要反复的提醒才能完成任务。
- 疼痛/幻肢觉:术后疼痛7/10 VAS。主诉右下肢幻痛,左下肢幻痒让他很苦恼。目前每3小时注射一次止痛药。
- ROM/肌肉长度:当床头上升到长坐位时,膝盖后侧有"牵拉"感。要求缩短半刚性敷料时间允许膝关节屈曲使其更舒适。
- 肌肉性能/运动控制:能够主动伸展两膝距离完全伸直大约相差10°,因为膝后侧的"牵拉"而受限。
- 上肢功能和转移:能够通过床边椅子"推动"抬高身体,并使用滑板转移,其间需要接触性保护/最小辅助。
- 有氧代谢能力/耐力:10次中有超过6次感觉运用能力超过所及。转移后10次中超过5次立即出现呼吸困难。
- 独立坐起:从侧卧以最小援助下能坐起。
- 姿势控制:保持床边2分钟静态坐位平衡。双侧能够到周围18 cm(7 in)以内,侧向25 cm(10 in)以上,但因为不适不愿转身到后侧。通过轻微和适度的前后左右扰动能产生相应的姿势反应。

问题思考

- 列出所有会影响P.G.术后护理/假肢适配前的疾病和并发症。
- 列出并按照优先排列包括生理系统和心理角度,应该在他的康复计划中直接讨论或考虑的损伤。
- 列出和优先考虑在急性护理期间需要处理的功

能限制。建议其他的功能限制等到家中、亚急性或康复中心的康复进程中再处理。

- 列出和优先考虑 P. G. 可能关心的残疾问题，康复小组将尽力减少其护理进程。
- 在 P. G. 残疾模式的基础上，明确 PT 诊断。
- 为 P. G. 制定康复预后并解释或阐述预估。
- 在未来的 2 周院内急性护理单元为 P. G. 制定优先目标清单。如果出院后会继续在康复中心、家中或门诊会继续康复护理时，扩大此目标。他康复疗程的频率、持续时间和强度是多少？你如何判断他是否朝着实现这些目标前进？

护理计划：确定合适的目标

在特定护理期间目标的达成受护理环境的影响。虽然在假肢适配前期的总体目标是训练患者适应假肢装配，但其在急性护理期的具体目标是通过有效的加压方式实现一期闭合伤口，并在住院的几天或几周内实现监督或最小辅助下运用轮椅或水平面的动态装置转移和移动。在随后的亚急性、家庭护理、门诊阶段等一个较长的干预期内，目标扩大涵盖：强化关键核心肌群；确保假肢使用的适当 ROM；改善心血管健康；实现更先进的日常生活活动（ADL）、工具性日常生活活动（IADLs）功能以及移动技能。一个有效的目标在 PT 诊断方面是与障碍和功能限制直接联系的，并且为术后护理和假肢前期间的评估进展做可衡量的说明陈述（框 20－4）。

框 20－4　案例 1A 的急性护理目标

N. H. 是一名 89 岁的老人，由于继发外周动脉疾病而在最近进行截肢手术。在这护理期间（预计 4～5 天），她需做到以下几点：

- 积极参与检查手术伤口的变化和残肢。
- 描述并识别在其切口部位及炎症或发育神经病变或血管溃烂的情况下，炎症、开裂、瘀斑及感染的迹象。
- 直接护理人员能适当的应用压缩敷料并去除固定敷料。
- 在不需要帮助的情况下，安全地进行翻身和桥式运动，有效的床上移动时可感知的用力不超过十分之三。
- 在仰卧位和坐位上表现为全膝关节的主动伸膝。
- 对膝关节伸展和髋关节伸展在多个功能位置的正确拉伸和灵活性的理解。
- 安全地从坐位标准扶手椅或轮椅上站起至返回，只需少量的援助和偶尔的口头提示，用力度可达到十分之四。
- 在一对一的保护及偶尔的提示下，可以使用标准的助行器步行 7.6 m(25 ft)，如果用力度的十分之四可认为努力。
- 指导护理人员在洗漱和其他自我保健活动中辅助她进行厕所的转移和服装管理。

新截肢的患者进行的干预措施

截肢手术后，康复重点转移到使用假肢的准备上。实施水肿控制、疼痛管理和促进伤口愈合的措施。新截肢的患者和其照顾者需要接受宣教和尝试使用适当辅助装置练习单肢移动能力的机会。对于因缺血性疾病或糖尿病导致截肢的患者，残足必须在严密监测下开始单肢运动训练。在残肢处理期间的换药和皮肤检查，以及持续使用加压设备，有助于使残肢增加对假肢使用的准备度。加强残端和残肢关键肌肉群的运动，并辅助有效的姿势反应，以实现辅助功能和假肢步态的准备。在急性护理单元开始自我护理和转移的功能训练，并在家庭护理、亚急性或门诊阶段中进行随访。治疗师可以运用手法治疗、运动治疗、促通技术、物理、机械或电刺激的方式来帮助控制疼痛、促进愈合、减少软组织挛缩的风险，增强移动性。刚性敷料或临时接受腔可以在残肢愈合时起保护或适应作用。

术后疼痛管理

除了减少急性不适之外，有效的术后疼痛管理也是重要的。疼痛是影响体内平衡以及患者集中学习能力的重要生理应激物。在术后早期，刚完成截肢的患者面临着学习如何照顾新残肢的问题，包括监测感染的迹象、使用控制水肿的方法，以及适当的以尽量减少挛缩形成风险的位置。他们还必须学习各种新的运动技能，包括维持肌力和 ROM 的运动，以及用残肢拄拐杖或助行器移动时如何保护愈合的缝合端。如果术后的不适和疼痛保持在最低限度，他们可以更好地学习和记住这些新的知识和运动技能。

疼痛也会造成疲劳和沮丧；显著疼痛的患者可能不愿意全身心参与活动性康复进程，因为他们担心运动只会增加痛苦。当有明显疼痛患者的主要目标是找到方法来规避自己的不适感时，可能错误被当成动力不足或不愿配合。重要的是，虽然某些止痛药（阿片类药物和麻醉性镇痛药）能有效缓解疼痛，但可能会损害认知功能或增加体位性低血压的风险。治疗师必须意识到所使用的止痛药的作用和副作用。

在截肢后几天内的目标是尽量减少术后急性疼痛的严重程度。因为预防比减少严重疼痛更有效，所以鼓励新近截肢患者在疼痛变得严重前使用止痛药。术前和术中疼痛的处理也会影响术后疼痛：术前接受硬膜外镇痛的血管功能不全患者截肢后，不太可能

表 20－6 科克伦对治疗中重度的幻肢疼痛和副作用的处方药物的检查结果

药物	类别	主要和次要作用	不良反应报告
口服或静脉注射吗啡	阿片样物质	疼痛强度的短期降低 更好的睡眠 不影响情绪 口服比静脉滴注的满意度更高	镇静、疲劳、眩晕、便秘、出汗、排尿困难、瘙痒、呼吸困难
氯胺酮或右美沙芬	n－甲基－d(门冬氨酸)受体拮抗剂	疼痛强度的短期降低 更好的睡眠 感觉舒适 对功能状态没有影响	镇静、幻觉、意识丧失、听力障碍、平衡问题、头脑不清醒
加巴喷丁	抗惊厥类	疼痛强度短期有下降趋势 不影响心情 对功能状态没有影响 不影响睡眠	嗜睡、头晕、头痛、恶心
阿米替林	三环类抗抑郁药	对疼痛强度没有影响 不影响心情 对功能状态没有影响 对睡眠产生负面影响	口干、嗜睡、视力模糊、头晕、便秘、改变睡眠，恶心、呕吐、腹泻、耳鸣、尿潴留
降钙素注入	多肽激素	对新截肢者减少了其幻肢疼痛的强度和频率	面部潮红，恶心，镇静，眩晕
利多卡因；布比卡因	麻醉剂	同吗啡	注射部位刺痛

主要结果：幻肢疼痛强度的改变；可能的继发性结果：情绪变化(抑郁)、功能状态、睡眠质量、患者对干预的满意度、不良反应的严重程度。
经允许引自 Alviar MJ，Hale T，Dungca M. Pharmacologic 的治疗幻肢疼痛的干预措施。科克伦数据库 2011 年；(12)：CD006380

出现幻肢痛。术后水肿的有效处理也是控制术后疼痛的重要因素。

幻肢觉与幻肢痛的处理

虽然幻肢痛的管理往往让所有参与其中的团队成员感到挑战和令人沮丧，但各种药物和非药物干预措施仍用于有幻肢觉或幻肢痛。表 20－6 总结 Cochrane 系统评价下在幻肢疼痛的药物治疗最新结果。由于研究方法和设计的差异、缺乏对照组，以及急性与慢性疼痛的区别，当前取得最佳方案的证据有限。鼓励读者跟踪未来的随机对照药理性药物试验在幻肢痛管理发展的证据。在术后即刻持续输入镇痛药控制患肢疼痛程度的方案用来控制术后幻肢痛的发展；这种干预的成功性与药物作用和给药率成正比。在尚未研究出更保守的方法前，脉冲射频消融和注射 A 型肉毒素作为可能的干预措施治疗严重的长期幻肢痛。交感神经阻滞在短期内(1 周)减轻疼痛强度，但长期无效(长达 8 周)。脊髓刺激器植入术已尝试用于严重、难治性幻肢疼痛，然而结果模棱两可，并且有令人担忧的植入并发症。

术后幻肢痛的物理治疗

术后疼痛管理的有效性影响了早期康复治疗的结果，因此，物理治疗师必须了解正在使用的药物、参与到疼痛管理方法效果的评估以及其对患者的学习功能的影响度。当手术或术后即刻使用硬膜外麻醉时，在转移训练和单肢移动活动开始之前，必须仔细评估患者的认知、自主神经、感觉和运动功能。在提供 PT 护理的任何阶段中，重要的是按时给药，以便在 PT 活动中疼痛控制。如果患者经历了幻肢觉或幻肢痛，物理治疗师在教育患者和家人理解这些感觉方面起着重要的作用。无创替代方式，如放松技术、意向、脱敏、催眠或治疗性抚触可能是有效的药物干预辅助措施，旨在减轻疼痛。

经皮神经电刺激(TENS)对于急性术后疼痛是一种有效的辅助性疼痛治疗手段。TENS 在术后即刻产生的幻肢觉或幻肢痛的处理中也可能起到一定的作用，然而，它在预防或治疗幻肢痛方面的功效在临床研究文献中没有得到很好的证实。

另外的用于术后疼痛治疗的物理因子干预，包括机械刺激(推拿、震动、叩击)和表面热或冷(超声、热敷、冷疗)，虽然有短期疼痛缓解的临床报告，但客观评估其疗效的研究很少。在术后/假肢适配前期进行任何 PT 干预，都要注意伤口的愈合状况：伤口缝合必须不受任何干扰。

基于医学的能量疗法(例如身心连接的方法、治疗性抚触、眼动脱敏和运动想象)可能是急性和慢性幻肢疼痛治疗的选择性方法，但是很少研究其疗效的良性设计和良好控制。镜像疗法正在作为一种尽量减少截肢后幻肢痛发展和严重程度的方法。这种方法试图通过镜像神经元、感觉神经元系统和大脑前额叶皮层来促进皮质的功能重组。最常用的方式是截肢者在移动健侧肢体运动的同时观察其反射图像时，试图移动他们的"缺失"肢体。尽管初步的证据提示，这种策略可能是有用的，但需要更谨慎的随机对照研究，才能为临床广泛采用。镜像疗法并不是没有不良反应：有些人在治疗中经历了眩晕和迷失、残肢的刺激感或不能忍受干预治疗，特别是如果镜像疗法与传统的假肢训练同时进行时。

肢体体积、整形和术后水肿

术后水肿管理的重要性有四个因素：水肿控制策略是控制疼痛的重要组成部分、促进伤口愈合、功能活动时保护切口，并通过残肢的塑形和脱敏辅助置换假肢。有多种有效的术后换药和水肿的控制策略。这些策略包括有无 ACE 绷带加压的软敷料、半刚性敷料，软敷料外包裹的各种可拆除刚性敷料(RRDs)或在手术室应用的刚性石膏敷料。早期术后假肢(Early postoperative prosthesis)(IPOP 或 EPOP)是一种带有假肢立柱支撑附件的刚性敷料。早期术后假肢(EPOP)也可用于早期下床活动。每一种方法都有助于控制疼痛、促进愈合和保护伤口，并能以不同的方式为假肢的使用做准备。策略的选择取决于截肢的病因和水平，皮肤的状况，患者的医疗和功能状态，得到的假肢会诊和护理信息，外科医生的偏好和经验，以及既定的机构协议。表 20-7 列出了最常用的术后/假肢适配前期水肿控制策略特性比较。

表 20-7　对新小腿截肢术后残肢管理方案的比较

策略	结果							
	价格	便于应用	伤口愈合	创口保护	术后水肿程度	术后疼痛	膝关节屈曲挛缩畸形的风险	首次假肢装配时间
无 Ace 软纱布敷料	低成本	易用	对一期性或二期愈合影响不大	无	严重	经常非常严重	非常高	时间长
Ace 软纱布敷料	低成本	8 字形缠绕需要技巧，经常重复使用	对一期或二期愈合影响不大	无	严重	经常非常严重	非常高	时间长
"收缩衣"	中低成本	需要上肢力量和技巧	一期愈合后使用	极小	中等	少	非常高	稍微短时间
硬敷料(膝上)	低成本	需要培训；MD 或 CP	减少一期愈合的时间	极好	极小	最小化	极低	缩短
RRD(膝下)石膏/定制	低到中等成本	需要培训；PT 或 CP	减少一期愈合的时间	非常好	极小	最小化	中等	缩短
RRD 预制(大腿水平)	中等成本	需 CP 定制合适的	减少一期愈合的时间	非常好	极小的如果坚持穿戴	最小化如果坚持穿戴	极低	缩短
IPOP 刚性敷料石膏/定制	低到高成本	CP 在 OR 或组装时应用	如果只保护 WtB 就会减少一期愈合的时间	当穿着时非常好，只保护 WtB	如果坚持穿就会减少	如果坚持穿就会最小化	如果坚持穿就很低	缩短
IPOP：气动式	中到高成本	PT 用作康复的一部分	关于愈合影响的证据较少	当穿着时非常好，只保护 WtB	如果 IPOP 与收缩衣同时使用会减少	取决于选择 IPOP 的位置	中等的如果不是在大腿之间使用 RRD	缩短

CP，认证假肢师；IPOP，术后即刻假肢；MD，医师；OR，手术室；PT，物理治疗师；UE，上肢；ROM，关节活动度；RRD，可拆除刚性敷料；WtB，负重。

经允许引自 Nawijn SE，van der Linde H，Emmelot CH，Hofstad CJ。小腿截肢后残端管理：系统综述 Prosthet Orthot Int 2005;29(1)：13-26；Smith DG，McFarland LV，Sangeorzan BJ，等。附录 1：对小腿截肢患者的术后换药和管理策略：文献评价。J Prosthet Orthot. 2004(S3)：15-25；Walsh TL. 定制可拆卸术后假肢。J Prosthet Orthot. 2003;15(4)：31-33。

软敷料与加压

传统的术后水肿控制和伤口策略是使用有无加压绷带的软敷料。在缝合线处使用非黏性敷料，再以无菌脱脂绒毛纱布覆盖，然后用纱布以八字法轻柔地缠绕在残肢上。然后用压缩 ACE 绷带包扎可以控制一些术后水肿。虽然这种方法是大腿截肢患者术后最常用的即刻项目，但当有伤口引流和感染的高风险的存在时，包含 ACE 绷带的软敷料对于术后限制水肿是无效的。软敷料不能保护愈合切口在活动过程中的碰撞、擦伤或剪切、或与跌倒有关的损伤。弹力绷带加压残肢的其他实用性缺点是需要经常更换：日常活动的运动期间迅速松开绷带，以免影响加压效果。大多数康复专业人士提示，ACE 绷带每 4～6 小时应拆除并重新包扎，未包裹状态不要超过 12 小时。

ACE 绷带的有效应用需要实践、手的灵活性和注意远端向近端压力梯度的细节来实现。对于视力受限、手腕部关节炎、躯干活动受限或体位控制不当的患者来说，独立控制水肿可能较为困难。护士、住院医师、外科医生、治疗师、假肢师和家庭成员（和其他任何可以取下软敷料护理伤口的人）如果想要实现最大程度的控制水肿，必须持续和有效的使用 ACE 绷带。无效应用弹性绷带可导致形成球状、不规则的残肢，这可能会延迟假肢装配。过紧的环状包扎会严重影响血液流动，影响切口愈合，甚至导致皮肤破裂。

一些球状残肢或对压力敏感的患者不能接受 ACE 加压包裹。为这类患者，以及灵活性受限的患者，提供一种弹性针织布料或 Tubigrip 袜（Seton Health Care Group TLC，Oldham，England）。这两种材料都有不同程度的弹性；根据患者的压力承受能力，可以达到最大显著压缩。以双层方式开始并谨慎地用一长条弹性针织或 Tubigrip 从小腿残肢包裹到大腿水平（图 20－14）。弹性针织或 Tubigrip 的剩余长度扭转 180°（以尽量减少新切口压力）并向上覆盖残肢作为第二层压缩带。肢体体积减小，四肢变得更耐压外，逐渐变窄的 stockinet 或 Tubigrip 直径同样用来增加压缩力和辅助肢体收缩和成熟。这些材料相对便宜，但他们没有市售的弹性收缩袜耐用。

压力衣："收缩器"

一旦切口充分愈合，许多假肢师和治疗师推荐无论是否穿戴假肢时都穿商业化生产的弹性"收缩"压力衣（图 20－15）。这些服装设计远近端分级压缩力

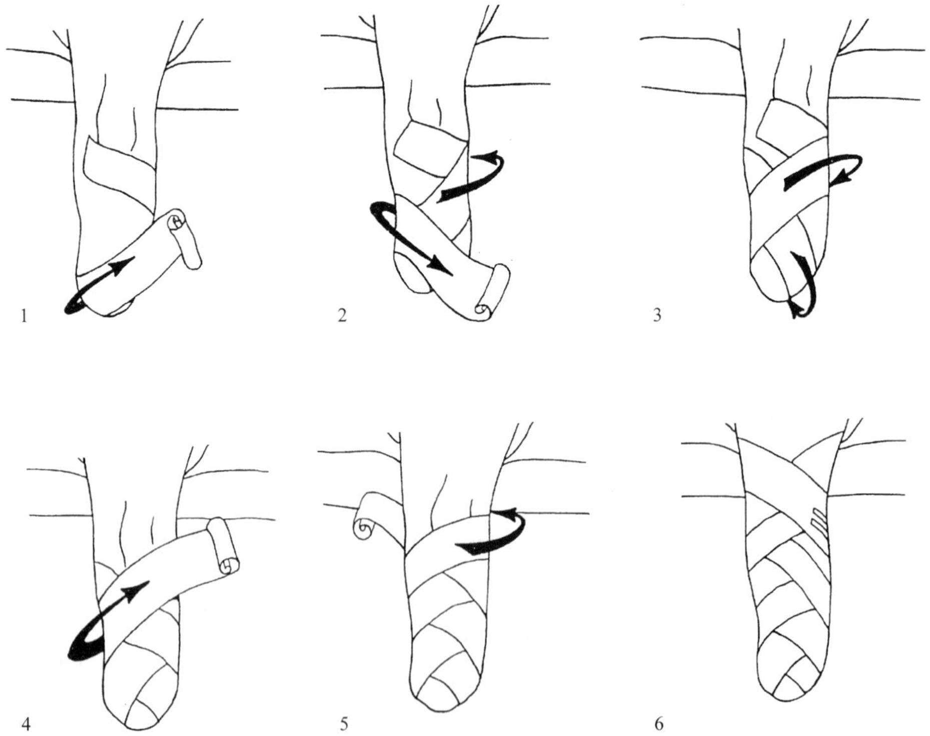

图 20－12 小腿残肢有效的应用 ACE 绷带包扎，使用连续斜向八字方式在远端残肢与大腿之间建立远端向近端的压力梯度，形成一个远端到近端，逐渐变薄，远端软组织最少的圆柱状残肢（经允许引自 Karacollof LA，Hammersley CS，Schneider FJ. Lower Extremity Amputation. Gaithersburg，MD：Aspen，1992. pp. 16－17）。

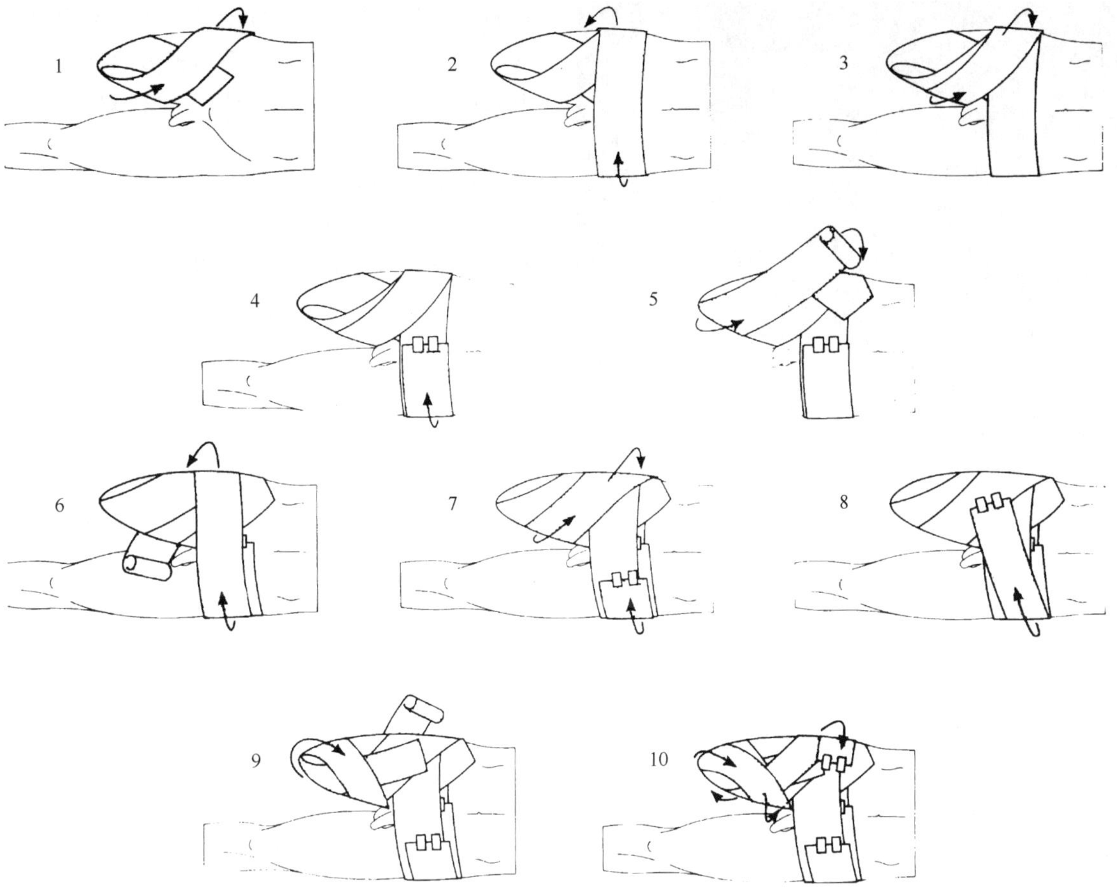

图 20-13　应用 Ace 绷带有效缠绕大腿残肢创建一个远端向近端压力梯度的改良八字模式图。对于大腿截肢患者，绷带固定在骨盆并施加使髋关节向臀部伸展并内收的拉力。注意 ACE 绷带包裹的软组织在腹股沟高处的重要性，减少软组织层面在内收肌延展堆积的风险（经允许引自 May BJ. Amputation and Prosthetics: A Case Study Approach. Philadelphia, PA: F. A. Davis, 1996. p. 84）。

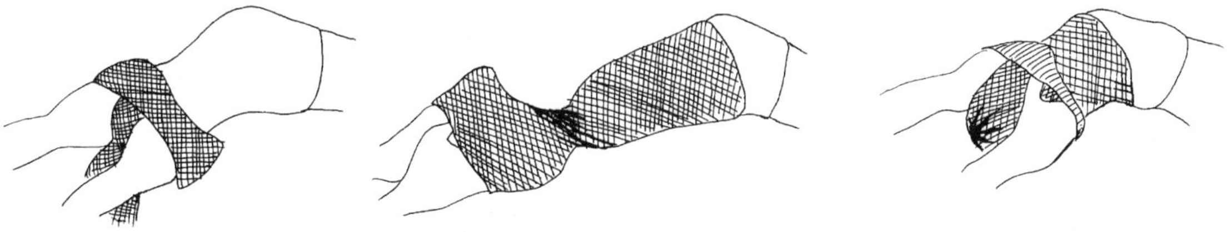

图 20-14　控制水肿和管理肢体容积的方式：采用双层弹性针织或 tubigrip 在残肢端施加压缩力。初始层(A)已顺利应用后，在肢体末端弹力物扭转封闭(B)让其多余弹力物(C)作为第二层压缩应用。

应用于残肢，可供手部灵巧度差或上肢力量欠缺的患者使用。新截肢者必须谨慎应用“压力衣”，以减少或避免过度的剪切力聚集在切口处。虽然收缩衣对控制水肿和肢体体积是有效的，但不可能让残肢骨突处或压力耐受弱地区变得“缓压”。与其他敷料一样，“收缩衣”不能在日常活动或摔倒时保护残肢端。所以无论患者佩不佩戴假肢，截肢后 6 个月到一年内继续使用收缩衣控制肢体容积的并不少见。

虽然小腿截肢者有一些的水肿控制策略可供选择，但对于大腿残肢者的选择就比较少了。商业化生产的收缩衣比繁重的 ACE 绷带更易于穿，也更易于长时佩戴，但选择此策略必须小心避免收缩力使位于腹股沟高处的所有软组织向内收肌延展并堆积，多余的组织可能使假肢的安装更具有挑战性。大腿截肢者另一种选择是定制适合的 Jobst 压力衣。Jobst 衣可以制作成五分裤或全长裤；连衣裤获得更一致的悬浮性和压缩力，尤其是针对肥胖患者。Jobst 压力衣可能是唯一有效治疗较短大腿截肢的选择。

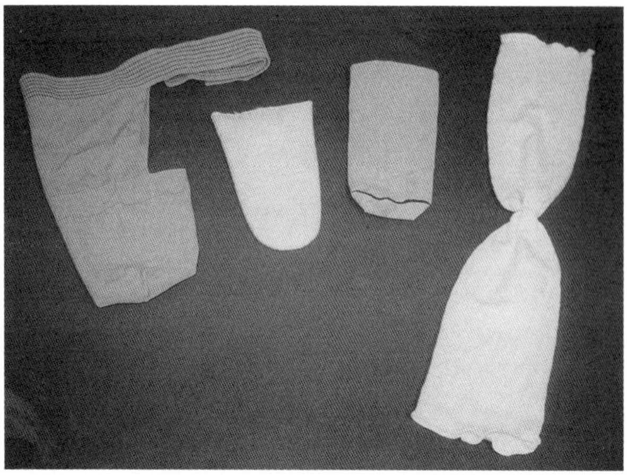

图 20-15 市售用于控制水肿和塑型的大腿(左)和小腿残肢收缩衣示例。

因为收缩衣、Tubigrip 和假肢袜具有渗透性，穿在愈合中的残肢上会从皮肤吸收汗水，以及从缝合线渗出的任何组织液。为此，必须每天用温水和中性肥皂洗涤。棉花、羊毛或弹性材料不能经受高温和干衣机涡轮；大多数假肢师建议收缩衣和袜子在平滑的平面晾干。患者必须穿适当号码的收缩衣，以便在残端周围施加适当的压力。

不可拆卸式硬质敷料

许多外科医生选择截肢后立即在小腿残肢端使用圆柱形石膏或玻璃纤维(图 20-16)。刚性敷料可达到三个非常重要的术后目标：(a)对术后水肿控制(继而减少术后疼痛)；(b)保护脆弱新生的缝合处避免残肢在床上移动、转移和单肢行走时的意外创伤；(c)预防术后膝关节屈曲挛缩。所有这三个目标均有助于缩短初始假肢装配时间。

刚性敷料是一种简单的术后模具，与固定胫骨近端或股骨远端骨折的石膏相同。新缝合手术的构建是在残肢敷上纱布，和棉毛混纺织物或 Tubigrip“袜”拉至残肢上。一层弹力织物组成的石膏绷带垫，作为额外的缓冲保护髌骨与股骨髁。膝放置在尽可能接近完全伸展的位置，快速干燥熟石膏或玻璃纤维材料

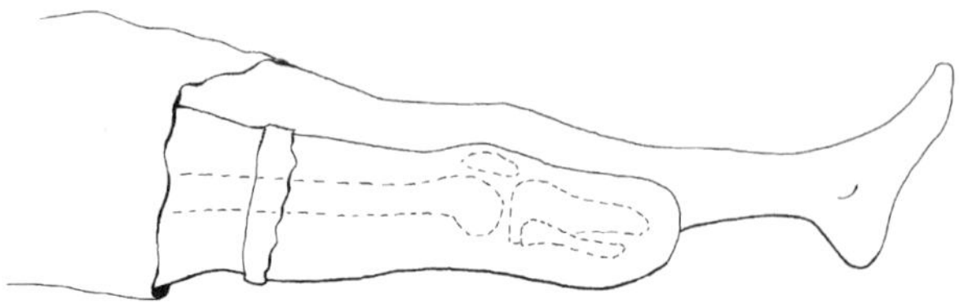

图 20-16 石膏或玻璃纤维，在手术室截肢后立即应用，是一种防治水肿、保护残肢、和预防膝关节屈曲挛缩的有效方法。

包裹在残肢端至少到大腿上的部位(会阴以下 5～10 cm(2～4 in)的地方)。然后弹力织物折叠后用于刚制作的模具近侧边缘，并加入一个或两个铸型材料绷带完成模具的近端边缘。

对模具进行定型或干燥时的修整，如将其紧密贴合在股骨髁上，以辅助悬吊。一条织带可以粘合在模具前表面上，以系腰带的方式进一步有助于悬吊。如果模具作为术后即刻假肢的基础(在下面更详细的讨论)，假肢师会对髌韧带轴承窝进行修改以保证承重力控制在肢体容忍压力区内，从而能很好地保护骨突和缝合处。

根据患者的情况和外科医生的喜好，术后 2～5 天(或更多)内的初始刚性敷料固定在残肢上。拆除模具后，仔细检查伤口的状况。如果伤口愈合良好，医生可能会选择额外增加一段时间的模具固定，根据不同的原则，在 5 和 21 天之间。如果伤口的状况可疑或感染风险高，必须使用另一种控制水肿的方法，以便更经常地进行伤口检查和护理。一些医生选择不管伤口的状态，拆除第一次模具后用包裹到大腿的可拆卸式刚性敷料取代。

刚性模具的应用，尤其是如果作为术后假肢的基础(下面讨论)需要注意解剖结构整齐，娴熟的手工技能，并清楚地了解修复原则。不合适或悬吊不足的刚性敷料会导致骨突部皮肤擦伤或压力相关的溃疡，从而延缓假肢装配直到伤口愈合。对残肢刚性敷料的活动或旋转将分散缝合线处的剪切力，影响愈合和增加红肿或破裂的风险。

大腿水平固定式刚性敷料的主要缺点是该模具阻止了肉眼观察、新手术伤口的监测和限制伤口护理的程度。因为此原因，不可拆卸的硬质敷料可能不适合那些有感染的风险，尤其是如果因外伤性所致的伤口有潜在感染可能时。伤口状态只能靠间接监测，使用体温、白细胞计数、模具污渍、引流的数量和颜色、患者主诉不适和疼痛的增加作为感染发生的指标。

医生和假肢师需要权衡愈合时提供的保护和固定式刚性敷料其他优点的若干策略。一种是双壳模具，它可以在短时间内拆卸以便于伤口护理(图 20-17)。假肢师也可以为新截肢者定制适合的预制刚性敷料。

可拆卸刚性敷料

RRD 是一种内层包裹软布或加压敷料的“帽子”(图 20-18)。这种水肿控制策略有效地保护了残肢，有助于限制水肿的发展。RRD 将会应用在以下三种

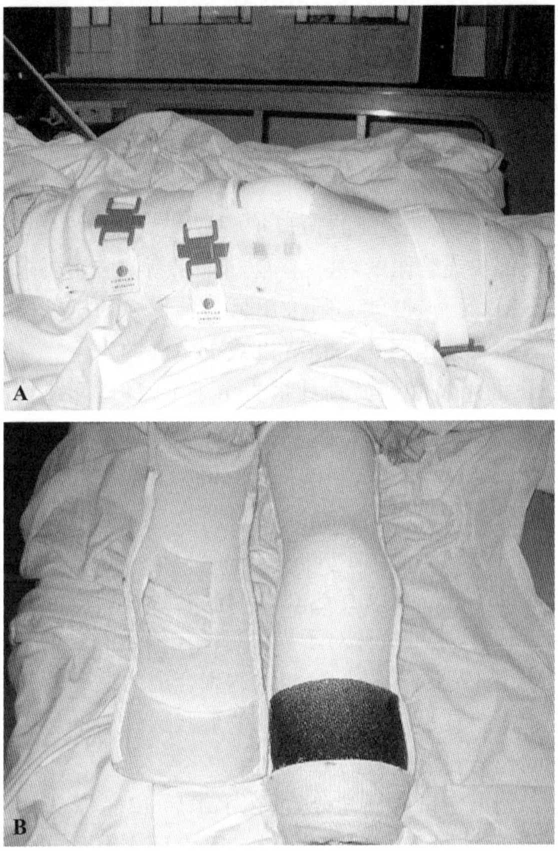

图 20－17　图为术后即刻使用的定制、可拆卸、通过魔术贴条闭拢的(A)双瓣壳，首次换药前的样子。B 术后即刻使用凝胶垫保护胫骨远端和髌骨的内侧面[经允许引自 Walsh TL. Custom removable immediate postoperative prosthesis. J Prosthet Orthot. 2003;15(4)：160]。

情况。手术室中应用固定式刚性敷料管理的患者，下一步为了控制术后水肿就可能制作 RRD。此外 RRD 可以取代圆柱形模具应用在手术室。RRD 也可以在手术后最初使用软敷料和弹力绷带的残肢上使用。物理治疗师可以与外科医生、外科护士或假肢师合作，负责制作 RRD。

它的主要优点之一，与圆柱形模型相比，RRD 能够快速和简便地脱下(移除)和穿上(使用)从而达到伤口愈合的监测和提供日常伤口的护理。使用 RRD 也能辅助残肢定型收缩；戴 RRDS 往往比软敷料或单一 ACE 绷带管理的患者更迅速地完成装配假肢的准备工作。因为 RRD 能限制水肿的发展，是术后疼痛管理的重要辅助手段。这种保护帽限制了从截肢手术中恢复的患者在床上或治疗期间走动时切口部位的剪切力，因此这种软组织的固定有助于伤口愈合。

RRD 与 ACE 压缩绷带相比是不可能在活动时容易移位或脱落。轻松穿戴和脱卸意味着新截肢者可以很快掌握此技能从而护理其残肢。因为 RRD 能够一天几次因为伤口护理而脱下和重新穿上，残肢很快变得抗敏和耐压，这有助于为适应穿戴假肢的过渡。制作和使用 RRD 提供对假肢不熟悉的患者进行使用预备假肢相关制作宣教的机会，使用假肢袜获取和维持接受腔的适配性。

RRD 最适合小腿截肢的患者切口开始愈合的治疗初始阶段。虽然伤口可能由于手术创伤继发炎症，

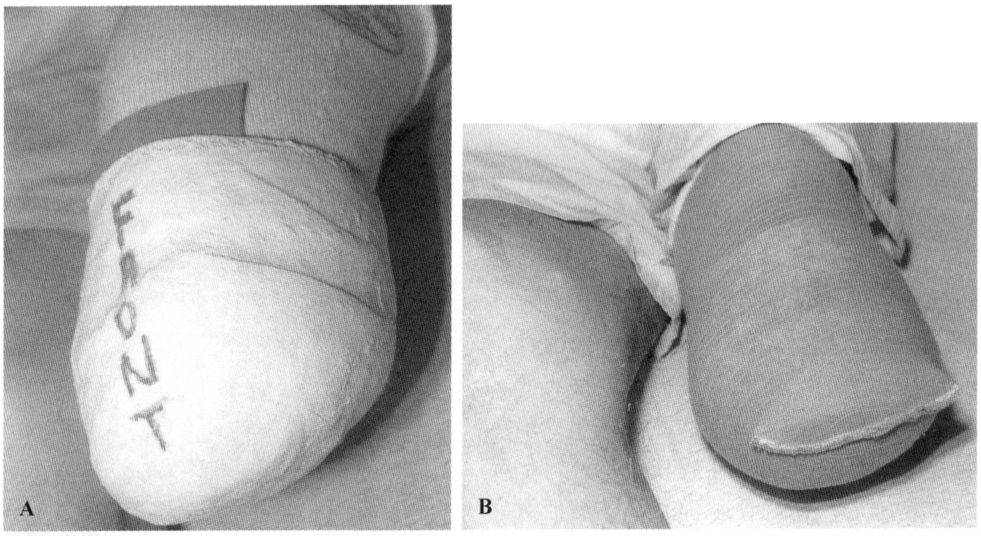

图 20－18　A. 穿戴尼龙护套和五层羊毛袜的可拆卸刚性敷料，并在近端前缘附有额外的泡沫垫给皮肤提供舒适性和保护度。模具体前中线的标记确保其将处于最佳的对线上。B. 可拆卸刚性敷料确保肢体应用 tubigrip 的松紧度，缝合并封闭末端，大腿水平牵拉并套筒悬挂。用魔术贴闭拢热塑性或编织髁上带应用于套筒，以确保悬吊。

但只要没有感染的迹象、瘀斑或大面积的伤口裂开就可以使用RRD。因手术伤口大量引流而需要较多的软敷料和频繁换药者不适合使用RRD;放置厚重敷料的残肢远端难以容纳入RRD的外壳。继发于充血性心力衰竭或透析的波动性水肿通过RRD治疗,如果装配时肢体体积过大:穿上RRD之前分层假肢袜的厚度就应对应肢体的体积减小量。如果远端与近端周长相比不大于1.25 cm(0.5 in)的残肢就是RRD最好的使用者。压缩敷料可能更适合接近球根状残肢的患者。

该残肢是为铸模而准备,首先在缝合线上放置一层绒纱保护层,可以给残肢松松的裹上保鲜膜以帮助铸模后移除完整的RRD。其次,由弹力棉针织或Tubigrip制成的"袜子"施加在下肢,特别注意避免剪到缝合线。一片Webril或类似的填充材料在肢体周围为骨突处(胫骨嵴、腓骨、胫骨远端)和腘绳肌腱与RRD之间创造了缓冲层。当远端残肢的周长较大时,近端额外添加填充物确保RRD成为圆柱形并易于穿戴。常规棉针织制成的长袜子仔细的包裹住衬垫;成为完成的RRD内层。在弹力针织垫上髌骨的轮廓将作为铸模干透后修整线的标志。通常,两卷快凝石膏模型材料足够制成RRD。残肢的膝关节完全伸直支撑下,打磨石膏层使其光滑,前侧髌骨正中部建立修整线,而后修整线稍低,让膝关节屈曲时软组织不至于相互挤压。

接着将棉料弹力针织袜越过膝盖铸模处折叠,和一些额外圆周石膏层用来完成和加强近端模具边缘(确保可以承受随后的RRD反复穿脱)。在石膏凝固期间ACE绷带可用于提供额外的压缩力。一旦RRD充分变硬,嘱患者膝关节略弯曲并从残肢小心地移除模具。拉出额外的Webril或填充材料,从缝隙中检查内表面容易成为潜在问题的粗糙区域或脊状突起。因为RRD几乎是圆柱形的,在模型正前方标记以确保其正确穿上。

在RRD完全成型前,放一个或两个纱布垫在缝合线上保护伤口。无论是假肢袜、Tubigrip、弹力针织袜或商业化生产的"收缩衣"都以缝合线上最小的剪切力为前提小心穿戴。附加一层假肢袜是用来确保RRD贴身舒适。少量的Webril或其他蓬松衬垫放置在残肢远端前侧以保护胫骨远端缝合线;然后对准髌骨和最佳匹配的标记小心套上RRD(图20-18A)。小的泡沫填充物或衬垫可以放置在RRD边缘和残肢之间以减少活动中摩擦风险。最外层用tubigrip或针织悬挂套管包裹住RRD直到大腿,股骨髁上固定绑带,并用袜子反折回去以减少悬吊滑落的风险。初始配置RRD后必须在60~90分钟内对皮肤进行检查并评估皮肤的完整性,以甄别潜在的压力相关问题。如果没有发生皮肤问题,常规流程是每次进行伤口护理时检查创面。

RRD除了常规的伤口护理或洗澡移除外,其余时间都要连续佩戴,甚至睡觉。如果新截肢者要求去除RRD几分钟,就必须采用另一种形式的压缩模式如收缩衣或几层Tubigrip以减少水肿的发生。穿着RRD的患者必须鼓励其报告由于RRD适配或功能的潜在问题造成的任何局部疼痛或不适迹象。附加几层假肢袜,随着时间的推移,如同给残肢"收缩衣"。有一些证据表明在可移除的刚性敷料内穿聚合物凝胶袜可有助于控制水肿和疼痛,并减少等待装配合适假肢的时间。在没有达到近端过度膨松到不能穿上套筒管时,末端短袜对于提供远端压缩是必要的。连续使用12至15层压缩袜以达到合适的适配性通常提示需要较小的RRD。残肢的形状或结构的显著变化同样需要更换新的RRD。

如果伤口愈合充分,可在手术后12~17天内进行预备性(预备或训练)假肢。手术后6个月许多人只要不戴假肢就会继续使用RRD辅助收缩控制水肿和保护肢体。

可拆卸聚乙烯半刚性敷料

一种替代石膏RRD的可拆除聚乙烯半刚性敷料(SRD;图20-19)。与RRD类似,SRD是控制水肿,保护愈合切口及残肢塑形的有效策略。然而,不同于RRD,SRD需要一定的假肢师制作技巧。假肢师可以在手术室或术后第三或第四天当刚性敷料拆除时为患者残肢取阴模。阳模是在阴模上构建并为释放

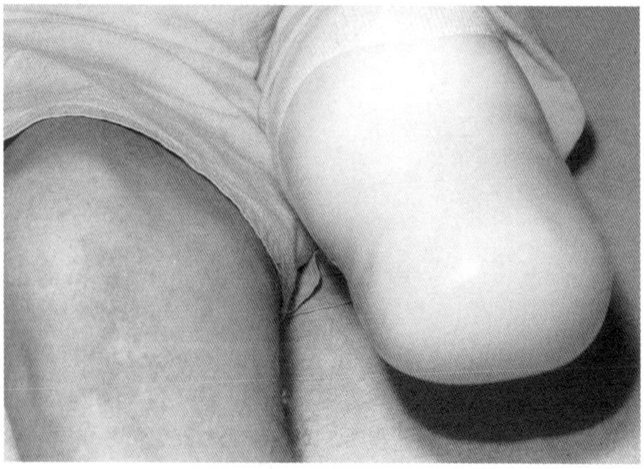

图20-19 假肢师为患者残肢制作的柔韧的聚乙烯半硬敷料的阳性模具。确保了贴合及适配性,能有效控制水肿,保护愈合切口(Incision),和成为新残肢的最佳"塑形"。

残肢非压力耐受区而作修整。加热聚乙烯并抽空阳模使之成型，再以同样的方式制作热塑性孔窝。聚乙烯 SRD 通常是在准备取模后的 2 天或 3 天交货。当患者最初在手术室中残肢在放置石膏或玻璃纤维浇注模型前即浇注聚乙烯 SRD，可在刚性石膏敷料去除的当天交货。

与 RRD 煅石膏相比，聚乙烯 SRD 有以下几个优点。首先，聚乙烯容易清洁；因此，可以改善残肢的卫生程度。聚乙烯 SRD 比石膏 RRD 更轻便更耐用；如果接触到液体也不会融化。材料的柔软度使得它比硬石膏 RRD 更容易穿戴和脱卸。由于聚乙烯 SRD 酷似小腿接受腔，与假肢袜适度配合可能使较大的残肢更好适应最初的（预备的、临时的或者培训）假肢接受腔。

聚乙烯 SRD 的一个主要缺点是铸造和加工相关的成本。因为大部分的残肢截肢后会在几周到几个月内逐渐变小成熟，可能需要制作肢体收缩后几个更小的 SRD。在某些情况下使用石膏 RRD 直到初次装配假肢，除了假肢接受腔外使用聚乙烯 SRD 制作训练用假肢。一些公司现在提供了一种带有魔术贴搭扣的预制可调式 SRD，作为定制的成型聚乙烯 SRD 的替代品。

氧化锌浸渍半刚性敷料

另一个术后策略是制造采用氧化锌浸渍 Unna 绷带（Zinc oxide impregnated Unna bandage）包裹的 SRD。Unna 是最常用来治疗慢性静脉淤滞性溃疡的方法（Unna 靴），因为可能促进愈合，小腿截肢后也用来作为控制水肿和促进愈合的方法。当 Unna 敷料（Unna dressing）干透后，为残肢提供无弹性的外部支持，防止水肿发展。Unna 敷料，基本上是一卷由氧化锌、甘油三酯、炉甘石和明胶浸渍组成的纱布。这种膏质敷料易于皮肤上附着，在 24 小时内完全干燥到半硬皮革质地。通常情况下，在手术室伤口缝合后残肢应立即应用 Unna 敷料。虽然在硬度和保护度上不如 RRD 和 SRD，但 Unna 敷料在限制术后水肿方面比软敷料和 ACE 包裹更有效。Unna 型 SRD 可以保持 5 至 7 天；如果需要更经常的检查伤口，用绷带剪可以轻松去除。虽然 Unna 敷料能够维持较长的一段时间，但与 RRD 和聚乙烯 SRD 相比，在肢体脱敏的作用和让患者接受容腔适配的训练有限。

早期活动的气动压缩

与静息相关的去功能化在术后和假肢适配前期特别关注。然而，对疾病合并症很重的人来说，单肢行走可能是相当困难的。虽然气动压缩（如用于急性期骨折固定的充气夹板）是相对便宜、能快速脱卸和重新检查伤口，但因压缩趋势参差不齐，在残肢定型方面没有其他方法有效。如果配戴超过 20～30 分钟夹板会热得让患者会感到难受。它的主要优点是能够在早期保护承重下的残肢，特别有益于身体或功能

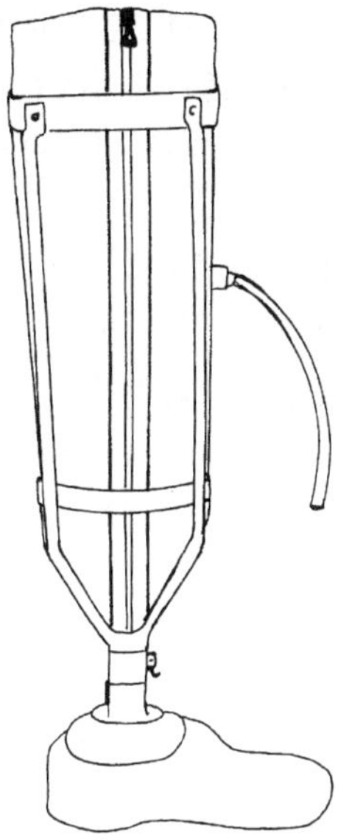

A

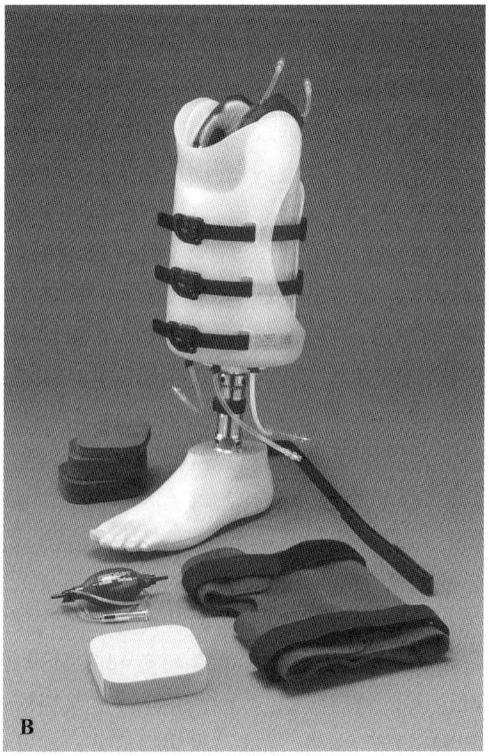

B

图 20－20　A. 充气夹板和假肢框架可以为不能借助辅助装置完成单肢步态行走的患者提供有限步行能力。框架内夹板气压在 35～40 mmHg，使得脚趾接触部分负重，对切口愈合的风险最小。B. 市面有售的自定义气动型术后即刻充气模具假肢实物图（经允许引自 Aircast Inc.，Summit，N. J.）。

差的患者。充气夹板为不能离床的患者提供了有限的活动，也是评估假肢康复潜力的有用手段。在术后和假肢适配前期的有几种充气加压假体可供选择(图20-20)。

当穿上气动压缩装置进行早期下床活动前，缝合处覆盖光滑的纱布垫以保护伤口。在充气夹板充气前，先给残肢穿上假肢袜、弹力针织垫或 Tubigrip。充气垫充气后，放置在残肢软敷料上的触觉垫，或在耐压区(胫骨内侧髁和髌韧带)的收缩衣在增压的同时也能保护压力敏感区(胫骨嵴和腓骨头)。在充气前穿上套筒环绕残肢扣上搭扣，让残肢位于正确位置。用手或脚踏泵充气，内部空气压力为 35～40 mmHg。这种低压力既维持脚趾只承受部分重量，而不影响愈合中的缝合处毛细血管血流量。最近，各种预制术后即时气动假体，内部附有充气气囊的可调式封闭性聚乙烯“接受腔”已经可选。

术后即刻假肢基础：刚性敷料

当采用不可拆卸的硬质敷料作为 IPOP，假肢师加入手术团队在手术室内制作用于联合髌韧带承重接受腔和附加立柱功能的模具(图 20-21)。把一些触觉垫或凝胶垫直接放在肢体上，以更有效地将承重力直接分散到压力耐受区(如胫骨内侧髁、前侧肌筋膜间隔、髌韧带)。然后用几层弹性或非弹性熟石膏或玻璃纤维材料以支持残肢膝伸展。模具的近端边缘接近大腿[距会阴 5～10 cm(2～4 in)]的水平。处于帮助悬吊或作为 IPOP 而对模具(作为底托)进行修整，确保承重力能够控制在耐压区。施加在正常股骨解剖位股骨髁的模具外侧的压力从上方形成髁上悬吊。作为一种 IPOP，假肢师会联合髌韧带条为胫骨内侧平台设立宽的“架子”，和腘窝等因结构压迫凸起的区域给予稳定支撑等因素涵盖起来适配模具。假肢师还需要为后续附加立柱和假肢足涵盖一个附着点和到远端的准线。最后，假肢师或外科医生可以为模具添加从近端前表面连接到腰带的悬挂连接。

为新截肢者提供 IPOP 的早期移动应用将是很重要的，否则将无法使用助行器或拐杖实现单肢行走，尤其是那些有着显著的功能下降风险，生理失调，或因为长期卧床不动而导致的肺萎缩和继发性肺炎。虽然 IPOP 和立柱假足能代替断肢，但限制和保护性负重在术后早期仍是必不可少：大多数医生建议足尖可难受负重或部分负重。IPOP 中的残肢在过度的重心转移和重复负重中产生的剪切力，将会导致伤口愈合受损或延迟。因此类风险，对于限制性负重不信任多疑或困惑的患者可能不适合 IPOP。许多 IPOP 支持者建议逐步加强对机械应力的控制应用，在使用假肢行走时促进组织或者说辅助组织建立对机械应力更好的耐受性。虽然机械应力早期应用因伤口足够的血供而产生较好的耐受性，但缺血性伤口只能在愈合阶段承受最小的压力。

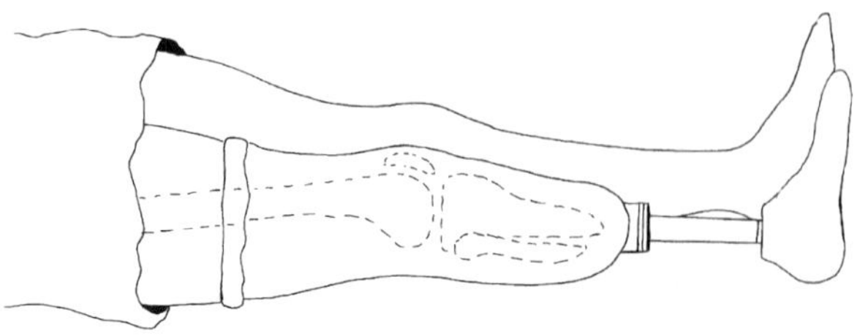

图 20-21 在术后即刻假肢(IPOP)使用髌腱承重结合立柱特点的接受腔可以促进患者早期活动。

选择合适的加压策略

在决定哪种水肿控制和肢体塑形策略最合适时，康复小组应考虑以下问题：

(1) 患者是否可以独自穿/脱？如果不是，能否有家庭成员辅助？

(2) 考虑到患者身体特征和可能的活动水平，设备是否会安全地固定在残肢上？

(3) 该装置的应用能否提供足够的加压力从而有效促进肢体收缩？

(4) 该装置是否能对残肢形成足够的均衡性压缩力？

(5) 在日常活动中，该装置是否能保护皮肤和愈合缝线，使用该装置是否有任何皮肤刺激或破裂风险？

(6) 装备是否适合患者长期使用或佩戴，以有效控制水肿和肢体塑形？

(7) 装置在制作、修整和更换方面是否相对具有成本效益？

在选择控制水肿的方法时，尤其是在截肢后的最初几天和几周内，监测组织的耐受性和潜在的压力区域是非常重要的。虽然刚性敷料、IPOPs、Unna 绷带可维持较长时间使用，但每种控制肢体水肿和塑型的方法至少应该每天三次脱下监测并再穿上，以保证在治疗急性期适当的贴合度和组织耐受性。当移除刚性模具或 IPOP 时，它必须迅速用另一种压缩装置替换以确保肢体体积会不大幅增加。新截肢者必须始终佩戴压缩装置，除非穿戴假肢进行训练行走(即使脱去压缩装备洗澡的时间应尽可能短)。大多数人发现术后 6 个月到 1 年后持续穿戴压缩装置以维持所需的肢体体积是必要的。一些残肢成熟的患者，由于医疗条件的原因，体积有波动，所以在术后第一年依旧需要压缩。

许多截肢患者存在淋浴或沐浴后出现残肢体积的短暂增加的经历；他们常选择晚上洗澡，这样体积的变化不会影响假肢的使用。那些喜欢早晨洗澡的患者可能需要在洗澡后立即使用压缩装置，以达到假肢适配和悬吊的最佳状态，特别是吸入式悬吊（需要一致的肢体容积）。那些使用假肢袜的患者在洗澡后可能需要少穿几层袜子，但是随着肢体体积的减少，需要在几小时后再增加几层袜子。

皮肤护理与瘢痕管理

重要的是，愈合期间切口愈合不会贴合深部组织或骨。在愈合时皮肤和表层软组织之间必须足够的顺滑平整，这样在穿上假肢并功能性行走时，剪切力很小。胫骨远端粘连性瘢痕可能会有问题：如果沿着切口出现瘢痕粘连，组织的移动性就会受损。由此产生的摩擦力和剪切力很可能导致不适、皮肤刺激，并且经常伴随使用假肢而发生软组织的反复破损。一旦一期愈合已经形成，新截肢者学会使用轻柔的手法按摩来增强组织移动性，为使用假肢做准备。首先，在切口的上方和下方按摩，但不要横贯切口，以使其裂开的风险降到最低。

当伤口闭合良好，美敷贴对于切口的支持和保护不再必要，开始轻柔地对瘢痕手动活动。在对肢体软组织松动和按摩不仅最大限度地减少粘连的形成，也有助于截肢术后患者适应其身体形象，与准备使用假肢的感官经验。

刚截肢的患者可能有血管搭桥或静脉取血的冠状动脉搭桥手术的瘢痕。这可能需要小心地使用软组织松动或按摩来避免粘连，以恢复皮肤的活动性。那些烧伤、热损伤或电烧伤等创伤性截肢手术的患者可能存在愈合皮肤的移植或擦伤。在这种情况下，伤口护理和清创术是假肢前康复的重要组成部分。对于治疗烧伤或皮肤移植的患者，适当的压缩服或收缩装置帮助皮肌愈合和成熟，控制术后水肿和残肢塑形。

一旦拆线，建立正常洗浴和日常皮肤护理常规。大多数医生和治疗师、假肢师推荐用温和的中性皂对残肢进行日常清洁。用毛绒巾轻拍或轻轻擦拭肢体至完全干燥也有助于脱敏而为假肢做制备。如果残肢皮肤干燥或片状，可以使用少量的保湿霜或护肤霜。柔软、健康、弹性的皮肤比僵硬、干燥、易发炎的皮肤更容易适应假肢。新截肢的患者和其照顾者需仔细检查整个残肢的皮肤，必要时用镜子来观察难以看到的区域。可能会承受接受腔内的高压区骨突起部位的评估尤其重要。

截肢的患者可能有其他皮肤病，如湿疹或牛皮癣。一旦假肢穿戴摩擦，刺激多毛的肢端或容易发炎的皮肤增加毛囊炎和类似皮肤炎症的风险。早期有效的治疗皮肤刺激或其他皮肤问题是重要的：严重的皮肤刺激或感染禁止使用假肢，直到良好愈合。一些新截肢者错误地认为用某些物品来“强化”皮肤以准备使用假肢。他们可能会选择用酒精、醋、盐水或甚至是汽油来擦皮肤，错误地认为这样会使皮肤更厚，耐受更大压力。事实上，这些“治疗”会损伤皮肤，使它对受到的压力有关问题更敏感。在术后早期/假肢适配前期，对患者和家庭指导如何有效的清洁和护肤策略是必不可少的。

活动度和灵活度

小腿截肢的患者都有严重的膝关节和髋关节发生屈曲挛缩的风险。大腿截肢者髋关节发生屈曲、外旋挛缩的可能较大。这种挛缩引发假肢校准适配的实质性问题，以及假肢行走的效率。对跨关节肌肉伸展功能障碍，如腘绳肌和股直肌，当患者坐位时可能不是很明显，但可能穿着时的舒适感在假肢功能活动时有深刻影响。因此，正确定位是假肢适配前期康复的一个关键组成部分。

长期依赖残肢膝关节屈曲的坐位支撑会导致远端水肿发生，进而使假肢装配准备延迟。小腿截肢的患者必须尽可能多的保持膝伸展，无论是在床上、坐在轮椅或躺椅上、或在锻炼和活动时。虽然或坐或躺在床上时把枕头放在膝盖下可能会觉得舒服，但更有效的策略是把小毛巾卷放置残肢体远端后下方的位置以促进伸膝（图 20－22）。在截肢侧使用腿部可升降休息式轮椅有助于使残肢保持在伸展的位置，尽管对于残肢短的人来说，可能需要在座椅和小腿支撑之间形成一个“桥”。治疗师制作一些低温热塑性材料的后槽夹板，该夹板的设置支持新截肢者在床上休息或坐在轮椅上时膝关节伸展。

如果患者能够转换为俯位卧，上肢的重量可以用来辅助膝关节后侧腿部肌肉和软组织伸展（图 20－23）。把小毛巾卷放在髌骨上方，能有效地将肢体延长。虽然在研究文献中很少有刚下肢截肢挛缩管理的确凿证据，从全膝关节置换术后对软组织挛缩研究证据表明对膝及以下截肢延长伸展、动态夹板和手法治疗可能是有效的。伸展运动对老年人步态的质量

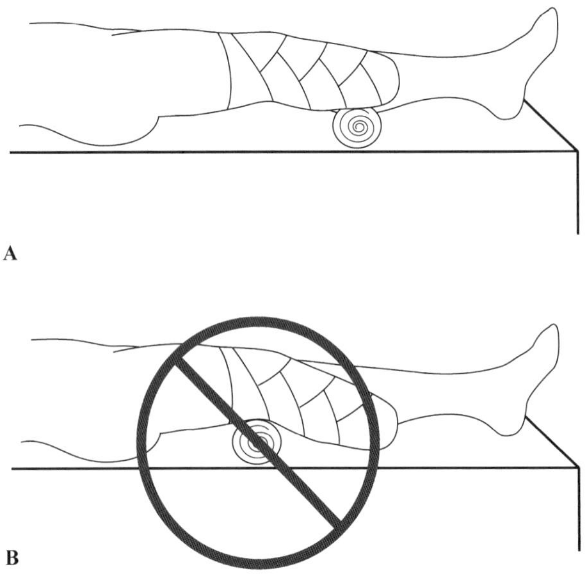

图 20－22 小腿截肢患者的最佳位置是膝关节完全伸直。A. 一个小毛巾卷，支撑物或枕头放置在残肢远端后侧位以促进膝关节伸展；B. 在膝盖下的支撑使膝关节更可能发生屈曲挛缩。

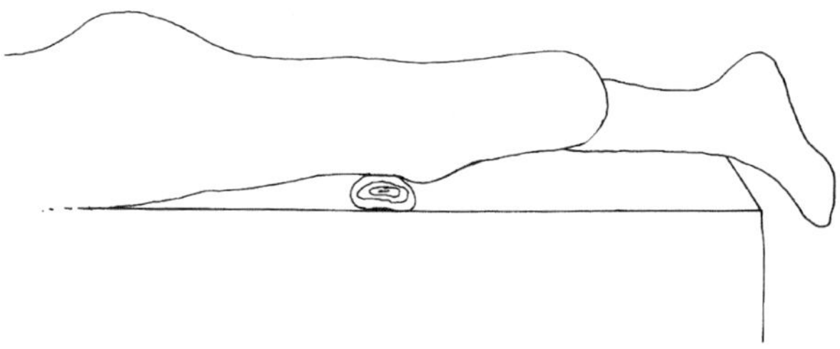

图 20－23 俯卧位下牵伸后侧软组织以及预防膝关节屈曲挛缩。将小毛巾卷放在髌骨上方，将残肢从垫子或床的表面抬高。治疗师可以使用固定-放松或压缩-放松技术，或患者主动收缩股四头肌以达到辅助腘绳肌和臀部软组织伸展的作用。

和效率也有积极的影响。目前尚不十分清楚的是，如果伸展是为了防止或尽量减少挛缩的形成，必要的强度值是多少，特别是如果证实有中枢神经系统功能障碍存在时。干预策略目前用于目标关节 ROM 和灵活性，包括本体感觉神经肌肉促进术、固定-放松或收缩放松和肌筋膜松解。虽然下肢截肢术后关于临床研究伸展和柔韧性干预证据的效度低，但不考虑挛缩发生风险的后果却是相当严重的。专家大力支持推广的趋势是，针对预防或减少挛缩的干预在术后/假肢适配前期是必不可少的。读者可以参考 *Stretching and Strengthening for Lower Extremity Amputees*（Miami，FL：Advanced Rehabilitation Therapy Inc.）*Facilitated Stretching*（Champaign，IL：Human Kinetics），用于设计伸展和柔韧性锻炼计划的更详细信息。

新截肢者应接受指导如何进行训练（住院期间或门诊在家期间），目的是拉长肌肉和软组织以避免紧张，特别是双关节肌肉。独立进行、让家人辅助或被动完成一天几次的牵伸训练是与在假肢前和假肢康复期间的个性化 PT 计划一样的重要。

严重的髋关节屈曲挛缩可使大腿截肢的患者无法控制假膝装置和假肢行走。新大腿截肢者坐下时倾向于将其残肢斜向外，无意识、自动地增加他们坐位支撑基底面以提高姿势的稳定性。如果长时间的坐位，容易引起髋关节屈曲、外展和外旋紧张。PT 干预延长软组织，包括被动拉伸、积极锻炼和功能性姿势训练，用来抵消此类发展趋势。俯卧休息时在远端残肢前放置毛巾卷能够长时间伸展过于紧张的髋屈肌。然而，必须注意保持俯卧时骨盆的中立或轻微后倾。过度的髋屈肌紧张将会导致腰骶前凸。

肌肉效能

强化方案有两个目标：a. 修复测试中发现的具体弱点；b. 整体力量和肌肉耐力最大化以达到安全、节能的假肢步态。因为功能活动需要肌肉不同长度和各种收缩类型，假肢适配前期有效的运动项目包括向心、等长（等距）、离心和协同收缩等各种状态和肌肉长度的活动。在术后即刻进行具体的强化方案，通常是在近截肢关节处限制性 ROM，包含等长和主动等张运动的结合。这种方式可以在最大限度地减少切口处压力和张力的同时保持和改善关键肌肉群的力量，包括强化健侧肢体（未截肢肢体）的运动同样重要。核心稳定性也需要加强。

等长收缩时的相关呼吸控制能最大限度地减少心脏功能和血压与 Valsalva 动作的风险。对小腿截肢的人，要加强膝关节伸展训练，在截肢后的第一周开始包括在仰卧位“股四头肌活动 quad sets”或在仰卧位或坐位进行“短弧股四头肌”活动。对于大腿截肢者，在俯卧或仰卧位进行“glut sets 臀大肌活动”或在无重力位置进行“短弧”髋关节伸展和外旋活动。Gailey 建议：10 秒的肌肉收缩，然后 5～10 秒的休息，重复 10 次为一组，是很易学和生理上无损的一种慢性、稳定和可控的运动策略。随着伤口愈合的完成，可以通过较大的运动弧、主动的抗阻练习（使用重量或徒手抗阻）或等速训练来进行练习。在功能活动中应用徒手抗阻，比如本体感觉神经肌肉促进法，使治疗师能够提供适当的阻力，使肌肉力量在整个活动 ROM 期间变化的同时为患者提供更清晰和更强的感觉反馈。渐进式的力量锻炼（低重复高负荷）以及肌肉耐力(多重复低负荷)也应包括在训练内。读者可以参考《ACSM's Exercise Management for Persons with Chronic Disease and disability》(Champaign, IL: Human Kinetics, 2002),《Therapeutic Exercise: Foundations and Techniques》(Philadelphia, PA: F. A. Davis, 2007)和《Essentials of Strength Training and Conditioning》(Champaign, IL: Human Kinetics, 2008)关于设计足够的强度和持续时间的渐进式抗阻训练方案信息。

等速运动,包括向心和离心收缩,可增强肌肉力量和控制不同的运动速度,并对功能性能力有显著的促进作用。等速运动,如果谨遵医嘱,老年人也有很好的耐受性,即使是以每秒 180°角度变化的速度。

对小腿截肢者,股四头肌和腘绳肌通常具有较完整的附件,在假肢适配前期加强锻炼,强化膝关节的控制,以及髋关节伸肌和外展肌的力量,可以获得良好的支撑稳定。有证据表明,老年男性无法使伸膝力量达到 1.13 Nm/kg 以上(手持等速测力仪非减重下测定)和老年女性无法达到伸膝力量 1.01 Nm/kg 以上就会有功能下降,发病率和死亡率增高的风险。这些强度值可能代表了日常功能的最低标准,可以作为小腿截肢(双侧)和大腿截肢(残肢)患者功能的康复目标。小腿截肢也可能伴发有髋关节周围肌肉效能降低的可能,如接受全膝关节置换术后必须要进行康复训练一样;强化策略包括髋外展肌(用于站立支撑期的稳定性)和髋关节伸肌。

大腿截肢的患者必须进行髋关节伸展能力的强化来控制假膝关节。如果站立时要保持骨盆水平,也必须有一定的髋外展力量。在大腿手术(患者短残肢)中区分经肌固定术或与肌成形术或切除后的腘绳肌、股直肌、缝匠肌、阔筋膜张肌、髂胫束、长收肌和大收肌的远端附着点很重要。肌肉变化和缺失综合造成的力线变化常常会造成臀部肌肉活动的不平衡。臀大肌、臀中肌、髂腰肌和完整的远端附着点,较内收肌群对决定臀部静息位置的作用更强。如果阔筋膜张肌、髂胫束和臀大肌进一步缩短,内收肌群功能更会受损。因为这种不平衡,包括加强残余髋内收肌以及髋伸肌和外展肌的训练就很重要,同时也为患者坐、站有效的姿势控制以及假肢步态的支撑期稳定性做准备。读者可以参考《Stretching and Strengthening for Lower Extremity Amputees》(Miami, FL: Advanced Rehabilitation Therapy)获取假肢适配前期更多的强化训练方案。

强化躯干和上肢运动也是一种有效的假肢适配前期训练计划的重要组成部分。背伸肌和腹肌的力量在姿势调整和姿势控制中发挥重要作用。涉及躯干旋转或对角运动时,激发躯干和腰腹部肌肉的功能模式,解决功能性活动所需的力量和灵活度并加强手臂摆动和步态中的骨盆控制。加强上肢肌肉,减轻肩胛和肘关节屈伸肌的压力,提高患者使用辅助设备在装配假肢前单肢行走的能力。

耐力

许多缺血性截肢的老年人由于并存心肺疾病,并因闲养和卧床休息,受损的心肺耐力会影响康复的进展。针对严重外周血管疾病而截肢的患者,提高耐力的训练(6 分钟步行距离)和身体功能(SF-36 健康状况调查简表)。虽然跑步机训练在假肢适配前期不合适,其他策略如健侧肢体驱动踏车、上肢功率车或四肢联动训练仪(例如, NuStep Inc, Ann Arbor, MI)(图 20-24)可以安全成功地用于下肢截肢患者。耐力和体能用来预测假肢使用:能用假肢功能性行走(100 m)的截肢患者和那些无法做到的运动能力值或年龄-预测摄氧量 50%以上的不同。穿戴假肢后步行能量消耗因肢体长度减小而增加,耐力训练对大腿截肢患者尤为重要。截肢患者能大幅度提高健康水平(VO_{2max}最大摄氧量),因此其可能增强体能和假肢使用潜力。读者可以参考《ACSM's Guidelines for Exercise Testing and Prescription》,第八版(Philadelphia, PA: Wolters Kluwer, Lippincott Williams & amp; Wilkins, 2009)和《ACSM's Exercise Management for Persons with Chronic Disease and Disabilities》,第三版(Champaign, IL: Human Kinetics, 2009)中关于运动试验和运动处方的额外信息。

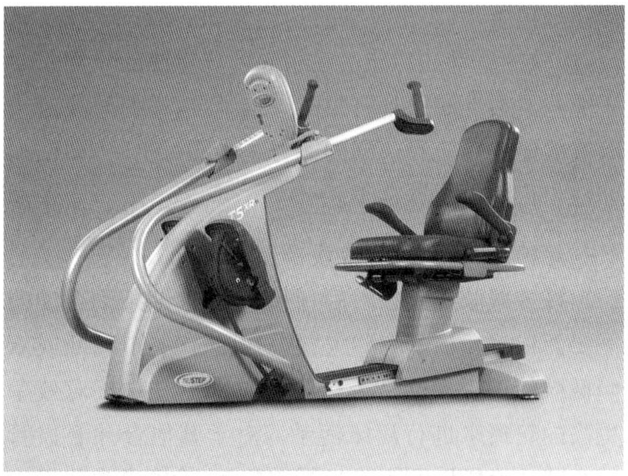

图 20-24　为截肢患者假肢适配前期进行耐力运动的四肢联动训练仪示例(感谢 NuStep Inc., Ann Arbor, MI.)。

姿势控制

肢体的缺失会改变身体COM(身体重心)的位置,向上、向后移动,并偏向残肢或健侧肢体;这种转变的大小取决于肢体缺失的程度。部分足或Syme截肢术后这种转变对姿势控制和患者功能能力的影响可能相对较小。然而,对于小腿、大腿截肢或髋关节离断后在坐位平衡、坐姿与站姿之间的过渡产生重大影响。有效的假肢适配前期的计划包括,要求患者提高核心稳定性、姿势控制和平衡反应,学习如何有效控制在基底支撑改变的情况下定位COM。在坐位,可以通过使用各种各样的任务来达成,包括向前伸展,越过对角线和远离中线,向下伸展到一个较低的表面或物体,到达和远离中心,然后转身到达其后方。预期和姿势反应也可以通过需要自主重心转移的投掷和捕捉游戏来实现。任务的难度可以逐步远离患者躯干中线变换捕获或抛球位置;交替位置从一边到另一边,或向上或向下;提高活动的速度;增加正在使用物体或球的重量;或在不稳定的支撑面上进行活动(例如,Theraball、大摇枕或充气平衡垫)。类似的活动可以在单肢站立的情况下实施,最初是在平行杆防护以确保安全。这种单肢姿势下预期性练习和反应性姿势控制的机会,为辅助装置下单肢步行,以及最终的假肢使用奠定了必要的基础。读者可以参考《Balance, Agility and Coordination for Lower Extremity Amputees》(Miami, FL: Advanced Rehabilitation Therapy)中可以用来提高姿势控制的更多运动。

姿势反应的有效性受到体感系统和视觉系统(Visual system)效率的影响,还有躯干腰腹部的灵活度和力度,以及残肢的长度和力量。假肢为缺失的肢体在坐位上增加了支撑的功能基础;对于一些人来说,假肢的重量在功能活动中起到稳定锚的作用。对于那些灵活性和力量有限的人来说,这样的替换对于有效的姿势反应和达到的能力是必不可少的,即使功能性步行的可能性很小。

轮椅、座椅和自适应设备

许多截肢患者在术后,假肢适配前期某刻行动的需要而依赖轮椅。有些大腿短残肢、髋关节离断或双侧截肢的患者无论是否穿戴假肢都更喜欢相对效率更高的轮椅来进行离床活动。对于其他合并心血管或心肺功能障碍而不能步行的患者,轮椅成为他们主要的移动方式。截肢后COM的变化对轮椅的选择有重要意义。

许多标准或传统轮椅的设计都是基于"正常"的成年男性完整下肢的拟人化特征。随着肢体的缺失,COM向后和横向移动;当患者坐在轮椅上时,这会使COM更靠近轮椅轮子的旋转轴。如果下肢截肢患者在功能性活动中转身或后倾,COM甚至会向轮轴方向更进一步移动,甚至超越轮轴,而椅子就可能向后倾斜。简单的非顶级设备规定在功能性活动中降低了后倾的风险。对于那些大腿或双侧截肢,推荐带有后倾滚轮的轮椅。新截肢者必须意识到当其坐在轮椅上向前移动时,身体的动力学变化:向前移动时,健侧肢体在轮椅踏板上的下压力量很可能导致前倾。

对于所有将使用轮椅作为其主要运动和机动性手段的患者,需要对轮椅进行具体评估和处方(见第16章)。为患者评估和处方的流程确保轮椅将增加座椅的稳定性——达到为大腿提供足够的支持,分散压力确保合适的缓冲效果,以及提供轮椅轻松移动的配置组件。

新截肢者和其照顾者逐渐掌握轮椅技巧,包括在地毯和不平坦地面上平稳、有效的推进;转向和后退;安全地在床、卫生间、浴缸、家具和车边与轮椅定位和转移;上、下门槛,路沿和坡道,以及让轮椅进出的家用厢式车。除此之外,下蹲和起立练习以及控制性摔倒训练(低姿位倒地)可以减轻对摔倒后果的担忧。读者可以参考有关脊髓损伤康复的书籍,其中包含关于轮椅技能的章节,能够应用于截肢患者。

与轮椅一起,许多新截肢者通过为其家中提供适应设备(例如,浴盆长凳、抓杆、厕所框架、马桶座、手持淋浴适配器)和安装临时(或永久)坡道到家门而受益。还必须考虑进入浴池,以及使用绝缘体覆盖裸露的热水管和排水管。在某些情况下,如果患者很可能长期使用轮椅作为移动的主要手段,则建议对家庭的功能和安全性进行改进。虽然这些问题在住院和亚急性康复环境中的患者身上更为典型,但是许多新截肢者决定出院后在伤口充分愈合前在家开始假肢适配前期的康复。如果没有足够的时间在住院期间解决轮椅上移动性和可操作性,进行急性护理的治疗师必须考虑为转诊到家庭护理做准备。再次重申,脊髓损伤的书籍是有关持久性医疗设备和家庭改造的良好信息来源。

床上移动和转移

在急性护理环境中,床边PT的介入包括对残肢的最佳摆位和活动的指导,以帮助患者改变床位和从坐位或移动至坐位。早期的移动和活动明降低肺不张、肺炎和发展为生理失调的风险。然而,治疗师必须意识到体位性低血压和术后并发症,包括深静脉血栓形成和肺栓塞的危险。推荐在床上活动和下床活动开始前评估和监测患者的生命体征(脉搏、呼吸、血压、脉搏血氧饱和度)。还必须注意在活动、运动或转移过程中尽量减少刚截肢肢体的创伤风险。

许新截肢者可以从仰卧位或俯卧位毫无困难地翻身,虽然大腿截肢后占主导地位的肢体可能需要重建适合的运动模式或序列。过渡到坐姿的方法与术前首选的方式没有实质性的区别,然而,体位反应的效率可能受到截肢后身体重心改变而降低。在截肢术几天和几周前就卧床的患者会产生去适应作用,而床栏杆、吊架、床梯或其他装置有助于早期康复。在床旁放置床边桌或步行器,提醒可能在夜间起床去洗手间(不完全清醒)的截肢患者,减少跌倒的危险。

术后假肢适配前康复的一个重要目标是培养座椅间的移动能力或自主而安全地从坐到站立的可能性。在急性护理环境中,新截肢者的大部分跌倒发生在轮椅和床或厕所之间的自我转移过程中。根据患者截肢的活动水平、座椅之间的转移可能需要一定程度的辅助或使用自适应设备让动作的完成可以比较顺利和简洁。那些失正常机能或曾经有过神经肌肉相关的姿势障碍的患者在术后早期可能需要更多的机械援助,多人援助或某种程度的援助。另一些患者可能会使用体位转移板,即在使用残肢进行转移能力训练时,给他们一个转移的支点。

有些人需要助行器或拐杖在他们的轴心转移期间为单肢支撑提供额外的稳定性。还有一些人很快掌握坐位拖退前进并以残肢为支点完成独立转移。单侧截肢的患者最初倾向于健侧向残肢端转移,但应鼓励其掌握任意方向的移动。双侧肢体缺失或损伤的患者不能残肢负重,可以通过滑板进行床到轮椅或马桶上的转移。双侧大腿截肢(或双侧小腿截肢、有足够的腘绳肌收缩的患者)更喜欢地对地的稳定性,使可调节轮椅的座椅整个前缘紧靠床边,让他们能够直接溜向前。有些在没有穿戴假肢时需要大量辅助下进行转移,当穿戴假肢后仍然能完成接近独立的单轴转移:感官反馈,提供给在接受腔内的残肢对于假脚和地板接触之间增强了滑板或轴心转移时平衡感。大腿截肢的患者必须意识到,他们虽然可以坐着穿戴假肢,但不能保证假肢转移期间的稳定性。读者可以参考《Patient Care Skills》,第六版(Upper Saddle River, NJ: Prentice-Hall, 2010)关于加强床上活动、转移、辅助设备下的离床活动的干预建议。

无论患者是否穿戴假肢,截肢术后掌握单肢或非负重转移是功能性转移的基础。将来某刻,由于假肢的机械问题、残肢皮肤问题或医疗问题(例如,充血性心力衰竭或肾衰竭)可能影响接受腔的适配性而暂时无法使用假肢。在术后假肢适配前期为患者提供不同层面的转换实践机会(例如,从轮椅到凳子再到地板)是十分重要的,特别是如果预计假肢装配将会延迟时。

行走和运动

用合适的辅助装置进行单肢行走为加强姿势控制、增加肌力和心血管耐力提供了机会,除此之外还可使刚截肢的患者进行短距离移动。许多因素(如安全、平衡和姿势控制、耐力、下肢肌力、跌倒恐惧)必须作为因素纳入推荐辅助设备的考量中。尽管使用标准或滚动式助行器可能在最初的 PT 计划中是适当的,许多新截肢者很快掌握拐杖两或三点摆动模式在水平面行走,并准备在不平坦的表面上练习更高级的步态技能,如斜坡和楼梯。有些人害怕使用拐杖,更喜欢助行器提供的稳定性支撑。助行器可能适用于耐力有限、平衡障碍以及局限在使用轮椅的患者。然而,治疗师必须意识到助行器强化的步态模式可能存在长期局限性:蹒跚、跳跃步态阻碍了 COM 的进展。在接受假肢之前,适应这种运动模式的患者可能很难发展成为流畅的交替步态,或者一旦使用假肢后没有支持性移动辅助时变得不安。助行器也更难在斜坡上使用,在楼梯上使用也很危险。要尽可能地鼓励患者使用拐杖。表 20-8 总结假肢适配前期康复的单肢移动技能进展。

在掌握助行器和拐杖的双臂所必需的移动和运动技能信心之前,耐力有限或平衡能力差的患者需花大量的时间在双杠前练习跳跃或摆动步态。重要的是,使用辅助设备的单肢行走往往比用假肢行走更耗能。达到功能性单肢行走不是假肢装配的前提,应鼓励所有可以站立和使用辅助设备行走的患者尽可能多的走动,即使作为有氧运动,而不是完成一个功能性任务。对于单侧截肢,轮椅应作为长距离移动方式,除非在医学上来看不能移动。轮椅适合双侧截肢患者;自主推进提供一些有氧调节,以及一种节能的运动方式。

表 20－8 截肢后准备和掌握单肢移动的渐进策略

阶段	目的	目标	活动进展示例
准备	强化		所有活动：同轴，保持，离心收缩
			所有活动：健侧肢体和残肢
		伸髋肌	桥式；同平面，对角线抗重力，抗阻
		髋内外旋肌	臀肌运动
			俯卧位及立位下髋关节伸展，增加阻力，开链，闭链
		髋外展肌	侧卧位及立位下髋关节外展，增加阻力，开链，闭链
		伸膝肌	股四头肌运动，短弧股四头肌运动
			在不同的高度下由坐到站
			渐进式抗阻训练
			低负荷，高重复（耐力）
			高负荷，低重复（力量）
		踝背屈肌	站立时脚趾抬高
			主动运动下的手动抗阻
	灵活性	髋屈肌紧张	持续被动牵伸，抗重力位
		屈膝肌紧张	Thomas 试验体位或俯卧位
		阔筋膜张肌、髂胫束	本体感觉神经肌肉易化术：保持-放松/收缩-放松然后在新的关节活动范围内向心性运动
		跖屈紧张	在不同体位主动伸展
支撑稳定	站起到站立位	在转换过程中 COM 控制	从局部到整体的练习，逐渐发展到由坐位到站立位的连续转换
			快速从座位表面边缘离开
			躯干伸展前倾（重心前移）
			重量转移至脚
			伸展至站立位
			获得站立位稳定
			控制下降至坐位
			不同速度下实践练习
			为感觉反馈和/或巩固增加合适的阻力
			从高座椅到底座椅的实践练习
			各种座椅表面的操作练习（办公软座椅、马桶座圈、浴缸座椅）
			进出车的实践练习
	单腿站立的姿势控制	发现稳定极限	静态：双杠内站立 双侧上肢支持，单侧上肢支持，无上肢支持
		姿势控制的发展	预期：定向到达
			向前，对角线站姿，对角线远离站姿
			投掷活动：轻到重的重量球；向对角线方向前进；不同距离
			反应：轻微的意外干扰；捕捉活动；轻到重的重量球；朝向身体中心，远离身体中心；各种速度和距离
			所有活动：最初在坚固的表面，渐进至软的表面

（续表）

阶段	目的	目标	活动进展示例
移动	步行	连续前进转向侧向行走	在双杠内用适当的辅助设备
			在简单(瓷砖)表面至具挑战性(地毯,草等)表面
			在封闭(可预测)的环境中,至开放(不可预测)环境
			过水平面,斜坡(上升和下降)
		阶梯管理	双侧栏杆,至一侧栏杆和拐杖
			低至标准高度台阶
			为家庭照料者提供实习监护的机会
		管理环境的挑战	开门：远离自身方向,朝向自身方向,平衡门,旋转门
			门槛管理
			障碍物管理
			环境扫描：在行走路径上避开障碍物
			家居安全评估
			有时从人行道横过马路
		跌倒管理	至少：演示/观察从椅子到地板,从站立到地板的转移
			从轮椅、站立、楼梯上跌倒的危险因素探讨
			制定当跌倒发生时的行动计划
			在受控的情况下练习椅子到地板和从站立到地板的转换

患者及家庭宣教：残肢护理

患者和家庭的宣教在最初的访谈过程中开始,并在整个急性住院期间继续进行,如前面讨论的摆位、残肢护理、残肢/健侧肢体护理以及提高运动效能和功能性的训练。

向患者宣教关于压疮溃疡和减少此类风险的策略,也是术后早期护理的重要组成部分。有血管疾病和神经病变的患者因其足跟和足外侧边缘最脆弱,而尤其危险。伴血管疾病的肢体血循环仅仅足以支持健侧肢体或者未损伤足的健康软组织;一旦发生破损,循环可能不足以使组织愈合。肢体的开放性伤口会妨碍单肢行走,增加术后并发症的风险,使假肢康复更具挑战性。与压力有关的伤口会显著延迟康复进程,增加残疾可能性,并加大截肢患者的医疗费用。伴有感觉障碍的脆弱部位承压增加;受损部位机械特性改变、钙化或疤痕组织增生;血循状态差;皮肤微创伤;以及(与这些因素相结合)高龄。对于那些改变位置能力受限的,采用压力分散垫和精心设计、谨慎使用的足跟保护器可以减少压疮形成的风险。日常经常的体位改变、重心转移和减少负重压力的常规运动能够促进脆弱组织部位的循环。

出院前,康复团队必须确认患者如何达到近似于功能独立的方式和照顾者在患者进行各种各样的自理活动、移动和运动及假肢适配前期锻炼中所需能力(图 20－25)。随着计划的进展,患者和家庭在这些方面的能力是决定出院准备和安置的关键因素(家庭护理、门诊随访、康复或亚急性设备)。

假肢适配前的评估结果

目前的健康护理实践模式(以及费用报销)要求对干预的有效性进行评估,通常是通过对最初和出院时检查的评估信息进行比较。一系列的工具和措施可以用来评估在假肢适配前期介入结果;表 20－9 提供评估示例。从可用的工具中选择最合适的是很有挑战性的。首先要考虑的是,判定该工具设计和有效"群体"。一些评估措施用于住院老年人,另一些措施专门用于下肢截肢患者。其次是工具评估相关的领域：评估身体结构和功能水平(如伤口愈合、肢体体积);活动能力或限制(例如步行能力、完成日常生活活动);或参与程度(如生活质量、参与有意义的社会角色的能力)得到的结果。了解工具的测量水平也是很重要的,以便能够对结果做阐述。各种量表和工具可以提供描述性/诊断性信息(例如医学功能分级)、序数信息(例如排序、严重程度、FIM 评分)或抗差

活动	指征
伤口检查	——患者或照顾者能够独立检查切口和残肢的状态。 ——患者或照顾者能够描述炎症、感染、脱水、出血或瘀斑需与卫生专业人员接触或面谈。 ——患者或照顾者能够有效地检查和护理健侧肢体。 ——卫生专业人员监督或协助对于伤口检查和护理残肢或健侧肢体是必要的。
残肢护理	——患者或照顾者能够有效地换伤口敷料，保持清洁的环境。 ——患者或照顾者能够适当地清洗和护理残肢。 ——患者或照顾者能够安全有效地在切口部位周围进行自我处理。 ——患者或照顾者能够应用适当的压缩策略(圆形：Ace 材料，RRD 或者 SRD，收缩衣或其他)。 ——小腿截肢者能够保持伸膝状态。
转移	——患者可以根据需要在床边走动。 辅助水平________ 设备使用________ ——患者能够从仰卧转到坐然后返回。 辅助水平________ 设备使用________ ——患者可以从床上或椅子上转移到轮椅上并返回。 辅助水平________ 设备使用________ ——患者可以转移到单肢站立和返回。 辅助水平________ 设备使用________ ——患者可以转到厕所并返回。 辅助水平________ 设备使用________ ——患者可以转移到淋浴或浴缸，并返回。 辅助水平________ 设备使用________
移动	——患者可以使用适当的辅助设备在平面上行走。 辅助水平________ 辅助/移动设备使用________ 步态模式________ 距离________ 自感用力度________ ——患者可以使用栏杆和适当的辅助装置上/下楼梯。 辅助水平________ 辅助/移动设备使用________ 步态模式________ 步数________ 自感用力度________ ——患者可以在斜坡和室外地面行走。 辅助水平________ 辅助/移动设备使用________ 步态模式________ 距离________ 自感用力度________ ——患者可以在斜坡和室外地面行走。 辅助水平________ 辅助/移动设备使用________ 步态模式________ 距离________ 自感用力度________

图 20-25 下肢截肢术后患者和家庭关键知识和技能检查表

——患者/看护者能够安全地推进轮椅的功能距离。
辅助水平___________
距离___________
自感用力度___________

自我照顾　——ADL：患者可以穿衣及管理。
辅助水平___________
位置___________
自适应设备需求___________
自感用力度___________

——患者能够管理洗澡和梳洗活动。
辅助水平___________
位置___________
自适应设备需求___________
自感用力度___________

——患者能够管理关键的 IADL 活动。
辅助水平___________
活动类型___________
自适应设备需求___________
自感用力度___________

——有足够安全的交通工具。
移动类型___________
辅助水平___________
需要帮助___________
自感用力度___________

运动项目　——患者和照顾者掌握拉伸/灵活性活动。
位置和活动___________
辅助需求___________
设备使用___________
重复和频率___________

——患者和照顾者能掌握加强活动的组成部分。
位置和活动___________
辅助需求___________
设备使用___________
重复和频率___________

——患者和照顾者可对活动的有氧调节。
位置和活动___________
援助需求___________
设备使用___________
重复和频率___________

——患者和照顾者可掌握平衡/协调活动的组成部分。
位置和活动___________
辅助需求___________
设备使用___________
重复和频率___________

后续护理　——为术后恢复外科医生的计划已就位。
——继续进行康复治疗的计划已就位。
——适当的额外服务已就位。
护理___________
营养师___________
咨询服务___________
家庭护理___________
其他___________

图 20 - 25(续)

案例 1b 89 岁老年女性的“选择性”小腿截肢 N.H. 的干预

N. H. 现在是术后 4 天，目前其神志清晰。她正以她特有的幽默感与家人和工作人员交谈。昨天拆除纤维刚性敷料模具；手术伤口处引流出常量的血清液；边缘连续。当脱卸模具时，注意到胫骨前侧远端有与压力相关的磨损和炎症区域；肉芽组织现在已经很明显。N. H. 可以在一个人的适度帮助下转移到床边的椅子上，并注意避免姿势控制造成的损伤。N. H. 不能坚持在床边的椅子上坐 45 分钟。她除换药时术后疼痛值为 4/10 VAS，换药时增加到至 6/10。她心情还算愉快，但担心其足背的轻微抽筋感，这一感觉持续时间不长，想要向背屈方向牵拉脚和脚趾以缓解这种不适。她有点不愿意看或触摸她的残肢，但不介意护士、医生或物理治疗师在换药或功能活动时触碰它。在身旁人的适度帮助下，用助行器从坐转移到站立位，但抱怨站了 1 分钟后出现头晕，并要求返回坐位。她告诉你她已经“准备好进行下一阶段”，并想尽快坐轮椅回到自己家里。

问题思考

- 鉴于她的术后疼痛和幻肢觉，N. H. 此时采取什么 PT 干预措施合适？为什么在可用选项中这些项目最合适？这些项目在注意、记忆和学习能力方面各有哪些利弊？
- 鉴于残肢的伤口和状态，你推荐什么治疗水肿和肢体塑形的策略？在选择压缩和残肢保护方法时，你考虑了哪些优点和缺点？为什么你认为你选择的方案是最合适的？如果她截肢水平在大腿端，策略将有如何相似或不同？
- 你会为 N. H. 的皮肤护理和瘢痕管理实施什么干预策略和患者-家庭教育？哪些问题或因素会帮助或抑制她对皮肤护理管理能力？
- 针对 N. H. 的关节活动度和灵活性，你推荐什么具体的干预策略和患者-家庭教育？你特别担忧 N. H. 什么样的损伤或功能限制？你会以什么活动引起其参与兴趣？用什么姿势？在什么时期？用什么辅助设备？如果她截肢是在大腿水平强调的重点是什么？哪些问题或因素将有助于或抑制她为了使用假肢所需要足够 ROM 和灵活性而进行锻炼的能力？
- 你为 N. H. 改善肌肉性能而推荐什么具体的干预策略和患者-家庭教育？如何处理肢体和躯干关键肌肉群的强化？你如何锻炼肌肉力量和耐力？如何处理向心、等长和离心的控制力和行动力？在急性护理期间，关于运动耐受性、强度、频率和持续时间应考虑哪些问题或因素？你将如何解决她对远端水平的有氧健身和适配性的忧虑？
- 针对改善静态、动态和功能活动中的反应性姿势控制，你会推荐给 N. H. 哪些具体的干预策略和患者-家庭教育？哪种活动中的姿势控制最有可能出现问题？会用什么器械、设备和活动来辅助她的姿势控制？
- 你对 N. H. 的坐位和轮椅机动性有什么担心？标准轮椅能满足她的需要吗？她能推动她的轮椅吗？如果轮椅成为其假肢前期的主要移动方式，她需进行什么样的首要训练？
- 哪些类型的床上活动和转移活动对 N. H. 是重要的，以及她的家庭照顾者需要掌握的？你会使用什么具体的干预和患者-家庭教育策略来帮助她在床上活动和转移活动中向安全、有独立可能表现的方向进步？你将如何改变环境条件和任务要求，以确保她能适应的方法和技能？
- 你会采取什么样的干预策略和患者-家庭教育来帮助她起床和步行？你觉得什么样的辅助或移动装置最合适？为什么在可用的选项中选择了这个特定的设备？她将采用什么步态模式？你会为 N. H. 提供其他方面或移动技能（除了向前走）指导和练习机会？会怎么处理她在假肢适配前期活动的某一点的失败？什么是 N. H. 和她家人移动的“功能性距离”？
- 在 N. H. 术后、假肢适配前期康复中是否有任何额外的适当干预？
- 你将如何确定她已经准备好进行假肢装配？

案例 2c 在建筑事故中刚进行双下肢截肢的患者 P.G. 的干预

现在是术后第 3 天，P. G. 开始为出院回家做准备而进行康复，直到有足够的愈合度进行假肢适配和假肢训练。疼痛仍然是一个严重的问题，一般视觉模拟评分报告为 5～6/10。尽管 P. G. 的妻子主诉他比平时更情绪化，她担心可能存在抑郁症，但术后焦虑已经消除了。仍然存在低烧，但白细胞计数在正常范围内。P. G. 可以积极地屈曲和伸展两膝在 10°以内的全关节活动，当卸下其 SRD 更换敷药和检查伤口时在膝盖后方有"紧拉的感觉"。虽然他说感觉"像婴儿一样虚弱"并且很快疲劳，但 P. G. 可以用上肢和身体的力量来使用防滑板，并从床上转移到床边的椅子上。在坐位和卧位之间的转移很是费力和疲劳，但 P. G. 通过临时辅助装备可以完成这些转换。他以前参与了当地基督教青年会(YMCA)的有氧和强化运动，但现在因为失去了下肢，不知道该如何使用负重设备。正在打算暂时搬到父母家，在一楼的三室户房子(虽然门廊和入口前有 6 个台阶)，但比起他三楼的无电梯公寓来说更容易。与此同时，家人和朋友都在寻找住房，这将在未来的几个月内降低 P. G. 面临的挑战度。P. G. 的主要目标是在孩子出生前用轮椅实现独立的移动能力。

问题思考

- 鉴于他术后疼痛和幻肢觉，P. G. 此时采取什么 PT 干预措施比较合适？为什么在可用选项中这些项目最合适？这些项目在注意、记忆和学习能力方面各有哪些利弊？
- 考虑到他残肢的伤口和状态，你推荐什么治疗水肿和塑形的策略？在选择压缩和残肢保护选项时，你考虑了哪些优点和缺点？为什么你认为你选择的方案是最合适的？如果他的截肢水平在大腿，这些策略将如何变化？
- 对于 P. G. 的皮肤护理和疤痕管理，你会采取什么干预和患者-家庭教育的策略？哪些问题或因素会帮助或抑制他对皮肤护理负责的能力？
- 针对 P. G. 的 ROM 和灵活度，你推荐什么具体的干预策略和患者-家庭教育？你特别担忧 P. G. 什么样的损伤或功能限制？你会以什么活动引起其参与兴趣？什么姿势？什么时期？配备什么辅助设备？如果截肢水平在大腿，这些将有哪些相似或不同？哪些问题或因素将有助于或抑制他为使用假肢所需要足够 ROM 和灵活性而进行锻炼的能力？
- 为了改善肌肉的表现，你会推荐给 P. G. 什么具体的干预策略和患者-家庭教育？如何处理才能增强肢体和躯干关键肌肉群的力量？你如何锻炼肌肉的力量和耐力？如何处理向心、等长和离心的控制力和行动力？如果截肢水平在大腿，这些策略将如何相似或不同？在急性护理期间，关于运动耐受性、强度、频率和持续时间应考虑哪些问题或因素？将如何解决他对远端水平的有氧健身和适配性的忧虑？
- 在功能活动中，针对改善静态、动态和反应性姿势控制，你会推荐给 P. G. 哪些具体的干预策略和患者-家庭教育？姿势控制中哪种活动最有可能出现问题？可以用什么器材、设备和活动来帮助他的姿势控制？
- 你对 P. G. 的坐位和轮椅的移动性有什么忧虑？标准轮椅能满足他的需要吗？他能推动轮子吗？如果轮椅将会是假肢适配前期的主要移动方式，他需要进行什么样的首要任务？
- 哪些类型的床上活动和转移活动对 P. G 是重要的，以及他的家庭照顾者需要掌握的？你会使用什么具体的干预和患者-家庭教育策略来帮助他在床上活动和转移活动中向安全、有独立可能表现的方向进步？将如何改变环境条件和任务要求，以确保他能适应他的战略和技能？
- 你会怎么处理他在假肢适配前期活动的某一点的失败？
- 在 P. G. 术后、假肢适配前期康复中是否有任何额外的适当干预？
- 你将如何确定他准备好进行假肢装配？

表 20－9　针对假肢适配前康复评估示例

工具	目的	评估水平	注释
急性护理后期活动测量(AM-PAC)	评估三个 ICF 活动领域的局限性： 1. 身体和运动 2. 个人护理和工具 3. 应用认知	序数(原始分数) 间隔(标准化分数) 纸张和计算机仪器可用	身体运动和个人护理和工具分量表与功能独立性评定相比较具有最小的天花板效应

（续表）

工具	目的	评估水平	注释
截肢者移动预测-无假肢(AMP-noPro)	坐位平衡，转移，站立平衡，步态，楼梯，辅助器械的使用	等级量表 6个领域中的21项 得分范围：0～42 基于表现 MDD＝3.4	预测假肢使用的可能性；也用于假肢适配前期的评定结果
Barthel指数(BI)	日常生活活动	依序 10项；加权评分 0～100分 基于表现或面谈(自我报告)	最初为患有神经系统疾病的人设计；可用于截肢患者 天花板效应可能随着康复一起进展
功能独立性评定(FIM)	护理负担、日常生活活动	依序 6类18项 得分范围：18～126 基于表现或面谈(自我报告)	明显的天花板效应；不反映社区功能。可能更适合急性护理，而不是强化康复
人口共识和调查量表(OPCs)	WHO国际分类对残损、残疾、残障基于功能的能力评定	依序 超过13类残疾类别108项 加权整体"残疾分数"(需要计算机)	用于评估社区残疾人生活；有益于住院康复
患者主观评分指数(PGI)	截肢(或其他医疗事件)对生活质量的影响	依序 受访者确定了截肢影响的5项活动，严重程度和影响生活质量的重要因素 总得分(0～10)数学推导 患者特定功能量表：现有能力等级	对患者理解具有挑战性
患者特定功能量表(PSFS)	截肢(或其他医疗事件)对重要活动功能表现的影响	依序 受访者确定截肢影响的3至5个活动，然后评估他们的执行能力(0～10) 所测项目的平均值作为PSFS得分 MDD：每个项目3到4.5	针对患者的有效评估变化
截肢者的假肢剖面(PPA)	评估最终假肢使用的易感因素、有利因素和促进因素	标称和依序数据 6部分38个问题 自我报告或面谈 需要训练得分(计算机)	单侧截肢成人 推荐用于研究，而不是临床
运动指数(RMI)	执行活动的能力	依序 15个项目 迫选式 自我报告或面谈	在假肢适配前期、假肢康复后的天花板效应
简易表36或简易表12	健康相关生活质量	依序 超过2个领域8个分量表(生理和心理功能) 自我报告或面谈 SF-36健康MDD：17.1 SF-36躯体功能MDD：34.2 SF-36躯体角色MDD：26.3	为一般人群设计；不是专门用于截肢患者的评估
老年人功能和残疾量表功能组成(LLFDI)	社区老年人的功能与残疾	依序 面试或自我报告 32个问题：1～5等级 如果经常使用辅助设备，附加8个问题 原始分数转化为标准分(0～100) 整体功能评分 上肢分量表 基础下肢分量表 高级下肢分量表	高分＝更好的功能 已用于各种条件和保健设施，但没有充分评估截肢的人
步行速度(自选和/或快速)	地上移动 代表整体健康/功能状态	连续 基于表现 MDD范围：大多数医疗诊断为0.1～0.2 m/s	最简设备：秒表和走廊 测试期间使用辅助设备可能在4 m有效行走法(6～8 m的总距离)与10 m(20 m总距离) 健康成人按10岁进制和性别提供的标准

(续表)

工具	目的	评估水平	注释
2 分钟步行测试(Brooks)	心血管耐力	连续 基于表现 在 2 分钟内的行走距离	为 CHF 患者进行运动压力测试而开发;适用于各种医学诊断
轮椅技能测试版 4.1	手动轮椅使用性能和安全性评估	依序 性能或问卷 32 个项目 室内使用 社区使用 高级技能 评分:性能:通过/失败 安全性:安全/不安全	用于评估手动轮椅、照顾者和电动轮椅使用者的能力

连续数据(例如行走速度、肢体周径、功能达到的距离)。如何收集信息也是一个因素:工具可以基于自我报告、观察表现或者需要使用精确的测量工具。考虑到所有测量方面的情况,在假肢适配前期的康复护理没有一个显而易见"完美"的测量结果;相反,康复小组应选择最符合患者需要、治疗目标和实践环境期望的措施。虽然非常好的是对数据的类型和范围应该定期收集这点存在专业共识,但事实是我们有很多成长中的数据要收集,尽管康复评估不在婴儿期,但至少在青少年期更是如此!

什么是假肢适配前期康复良好的评估结果?评估的选择应根据提供护理的首要设置目标和具体以患者为中心所定的目标进行:需要评估什么样的概念、功能或特性?在选择测量工具的结果时,我们寻找以下相关证据:

• 信度:我们能信任工具提供的数字吗?随着时间的推移,工具在测量方面仍然能保持一致吗?不同的测试者给同一人测试往往会有类似的成绩吗?"分数"中可能存在多少测量误差?

• 效度:如何衡量工具它所测试的内容?它是为我们需测试的患者设计的吗?测量分数如何区分患者是否存在测量者试图检验的问题?

• 灵敏度:测试如何捕捉变化?它能在状态或功能测出的最小变化是什么(最小可检测差异或最小可检测的变化)?我们如何理解这种临床上有意义的变化?

读者可以参考 Portney LG, Watkins MP 的《Clinical Research: Applications to Practice》,第三版(Upper Saddle River, NJ: Prentice Hall, 2009)对测量过程的更多信息,以及 Stokes EK 的《Rehabilitation Outcome Measures》(Philadelphia, PA: Elsevier/Churchill Livingstone, 2011)作为评价和选择测试结果的措评估资源。

总结

在术后假肢适配前期的早期康复为假肢康复奠定了基础。最初的重点放在假肢使用的必要前提——伤口愈合和水肿控制上。在此过程中,新截肢者和家庭照顾者积极参与康复过程和决策制定,承担肢体压缩、皮肤护理和脱敏的责任。治疗师在早期活动开始时就要对术后的并发症保持警惕,如体位性低血压或深静脉血栓的形成。治疗师执行策略来防止继发损伤和功能上的限制,如进一步失调及挛缩的形成。在急性或亚急性环境下开始强化性运动,残肢定位和整体适配性,并持续作为一种积极的为患者的假肢训练作准备而进行的家庭计划。鼓励新截肢者尽可能独立地进行转移、单肢行走和轮椅移动,而这取决于他们的医疗状况和功能能力。在伤口愈合、水肿消退方面,新截肢者、家庭照顾者、治疗师、假肢师和医生展开对未来假肢康复的探讨。术后,假肢适配前期是一个过渡时期,许多人在此时为失去肢体悲痛,质疑他们的未来将面临的挑战并通过人工肢体置换所提供的可能性中得到鼓励。如果一致认为假肢装配不可行,那么随着康复的继续,重点转移到轮椅移动技能的训练和患者对环境的适应上。如果一致认为假肢装配可行,那么这段时期康复工作将着重于建立身体和心理的建设,以确保新截肢者可以成为一个成功的假肢使用者。

第21章
认 识 假 脚

Understanding Prosthetic Feet

Kevin Carroll, John Rheinstein, Elicia Pollard

学习目标

1. 定义医疗保险功能水平(Medicare functional levels)。
2. 阐述开具假脚处方时关键因素分析。
3. 同类型假脚(prosthetic feet)的基本特征。
4. 根据病人的需要,推荐假脚制定处方。

就像每个人都是独一无二的一样,每个截肢者都呈现出不同的特征,因此在选择假脚时应该考虑这一点。如果假脚与病人不相配,安全性、性能和患者的满意度会受到影响,所以做这个选择更应该小心谨慎。为了在假肢制造商提供的众多选择中做出一个有效的选择使假脚与适合的接受者成功匹配,充分考虑每个人的当前、潜在的能力和需求就很重要。康复小组应该仔细检查病人的病史和假肢史,同时还要记住可用假脚的性能特点、规格和外观。过去的研究提供了关于假脚的性能和病人偏好的数据,但是研究还没有提供基于临床证据成功选择假脚的途径。

提供假脚的目的是最大限度地提高每个病人的康复潜能,使他们能够回归日常生活活动中,并且达到与同龄人相当的水平。理想情况下,假脚的功能应该与解剖学中人类的足部功能相匹配。它应该能够适应不平坦的地形、在适当的时候提供减震、推进和缩短步态周期,所有的这些设备都要重量轻、低维护成本。事实上,目前没有任何假脚能够与人类的足相匹配。最后总是选择一个折中的办法,因为没有任何假脚对所有的活动和条件都是最佳的。选择最适合用户的独特需求的假肢才是最合适的假脚。

一旦选定了一个特定的足部设计,就必须要求满足每个人的体重和活动水平。如果患者经历了身体或生活方式的改变,假脚应更换,以适应其新的功能需求。例如,体重增加 20 lb 或者更多、运动或负荷增加,可能会导致假脚结构部件的毁灭性故障。假肢系统的所有组成部分,尤其是足部,应该定期检查损耗程度,如果有裂缝或者出现其他故障的迹象时应立即更换。由于用户数量过多以及他们的使用方式不同,很难预测一只假脚的使用寿命。

选择假脚的因素

当与患者一起设计一款合适的假肢时,康复团队(康复医师、外科医生、初级保健医师、物理治疗师和假肢师)应评估并考虑影响假肢组件选择的一系列因素。另外,对使用者解释其功能和特性,以及为什么要选择这种假肢,这样可以提高他们的满意度。

功能水平

• 医疗保险指南描述了所有下肢截肢患者的功能水平并被大多数人广泛接受。这个分类系统决定了对假肢组件的医疗需求,比如足部和其他假肢,并且是基于病人当前和潜在的功能。

医疗保险政策规定,"当患者符合以下情况可以保险支付:①在合理的时间内可以达到或者维持一个已定的功能状态;②主动步行。"对患者康复潜力的临床评估必须基于以下分类等级:

0 级:在有或没有帮助下都没有能力或潜能去进行安全地移动或转移,并且假肢无法改善他们的生活质量以及移动性。

1 级:有能力或潜能去使用假肢,以便在固定的水平面上以固定的节奏进行移动或转移。典型的有限制和无限制性的居家式移动。

2 级:有或潜在的移动能力去跨过低水平的环境障碍,如路沿、楼梯和不平坦的表面。典型的有限的社区内移动。

3级：具有可变节奏的移动能力和潜力。典型的社区移动者，他们有能力跨越大多数环境障碍，除了简单的运动外，还要求使用假肢来实现工作、治疗或者运动训练(exercise)。

4级：有能力或者潜能进行假肢的移动，而且超过了基本的移动技能，表现出高度的载荷力、应力或者能量水平。儿童、成人或者运动员对假肢的典型需求。

注：有双侧截肢者并没有严格按照功能等级分类要求。

潜在的功能能力是基于假肢师对其的合理期望，康复医师的考虑因素包括但不限于以下几个方面：

• 病人的既往病史(包括以前假肢使用的情况)；
• 病人的现病史，包括残肢的状况和其他医学性质的问题；
• 病人想要移动的意愿。

理想情况下，康复小组检查和访谈病人并就每个病人最有可能达到的潜在功能水平达成共识。做出这样一个决定的关键字是"潜能"，这是在团队根据过去的表现和其他未知因素来向预估的未来成就挑战。这一决定对患者的实际影响是有意义的，因为它决定了他们将接受什么类型的假脚。因此，如果康复小组相信一个目前在K2水平的人在将来的某一天会达到K3水平，那么患者将会立即收到一个K3水平的假肢。这不仅可以让患者用合适的假脚来实现K3的水平，而且还可以通过避免两次购买来节约成本(cost)。除了下面提到的因素，设计用来测量下肢截肢者的移动潜力的截肢机动预测仪(amputee mobility predictor instrument)，也可以用来帮助确定患者未来的潜力。

日常生活活动能力(ADLs)和工作需求能力

没有一个假脚能在所有情况中满足一个人的所有需求。通过确定最常用和最重要的活动可以获得一个性能特点的平衡(balance)。例如，在办公室工作的人，周末也要打高尔夫球的人，应该配备多轴的足踝，以适应不平坦的地形。

患者体重

对于从婴儿到体重超过226 kg(500 lb)(图21-1)的成年人来说，大小和强度都是可以实现的。应记录每个患者的体重，以确保假脚与患者的匹配程度。超级重的病人不能安装假肢的假设已经不再成立。因为越来越多的病人超重，制造商也为较重的病人

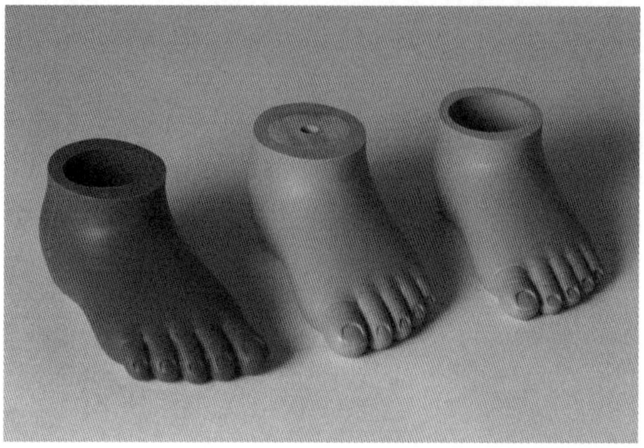

图21-1 婴幼儿假脚(感谢 of Hanger Clinic，Austin，TX.)

提供适合的假脚。为了增加强度和耐用性，必须特别制作能支撑更重体重的假脚；因此，假脚的体积更大，重量也更大，因为足、立柱和接受腔都有额外的材料。

肥胖使患者对假肢的适应更加困难；然而，超重的人所获得的结果非常鼓舞人心。即使患者体重超过136 kg(300 lb)，也不应放弃希望。虽然最初仅限于疗养院床边，与超重患者一起工作的康复小组可以给他们配上假肢，帮助站立，并开始治疗，在几个月之内，初时同样的卧床患者，他们自己就能进出假肢师的办公室。对于功能处于K1水平的患者来说通过适当的护理及治疗而达到K2水平并不罕见。患者经训练可以减轻导致其截肢的疾病程度，并且只要有动力，就能取得很大的进步。

截肢水平和残肢特征

假脚的选择可以直接影响到患者残肢的健康。通过身体传导的地面反作用力可能会对其残肢、膝关节、臀部或者背部造成损害。选择顺应性足后跟运动的假脚可以减少此类冲击力。假肢足部和立柱也可以提供垂直的减震功能，以减少对残肢的影响。一般来说，短或疼痛性残肢适合那些柔软的假脚，以此来减弱地面作用力。为了从假肢足部中储存的反作用力获益，使用者必须以最小的速度行走，以便能量可以恢复。如果因为力量、关节活动度(ROM)或平衡的物理性限制而无法做到这一点，那么应该提供一个低功能的假脚。

并发症

足的动力学可以影响人的健康以及关节的状态。过度僵硬的足趾会导致膝过伸。也应该考虑到患侧过于柔软的足部假趾会对健侧产生更大的影响。

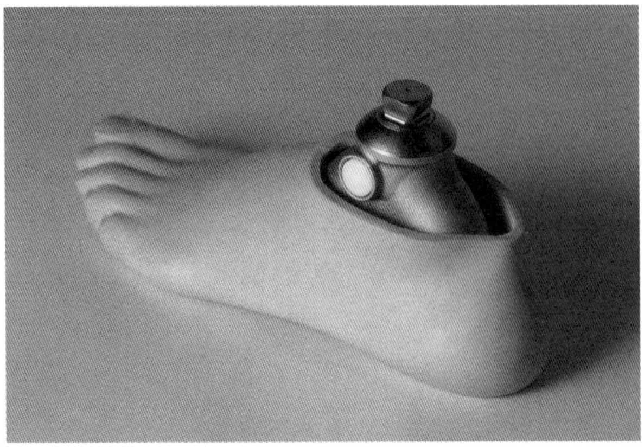

图 21-2 可调节鞋跟高度的假脚(感谢 of Hanger Clinic, Austin, TX.)。

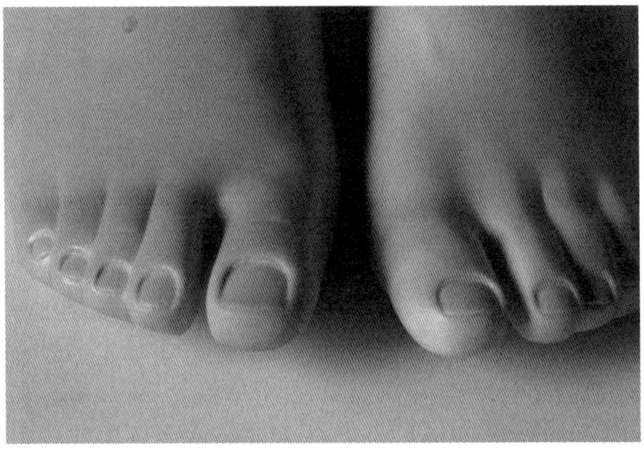

图 21-3 脚趾分离的假脚(感谢 of Hanger Clinic, Austin, TX.)。

环境压力和耐用性

暴露在极端环境(extreme environments)中的人需要在此类情况下不会恶化的假肢。如果情况非常严酷,那么就需要一个单独的假肢。任何假肢,在弄湿了之后没有适当的保养或者使其恢复干燥,都会过早的损坏。

鞋子的选择(鞋跟高度和鞋型)

鞋跟高度可调节的假脚(图 21-2)对于想要穿高跟鞋或者根据场合形式以及工作要求而要在不同的鞋跟高度鞋子(Shoes)之间转换的人来说,是有很大帮助的。

虽然鞋跟高度可调节的假肢可以光脚走,但如果没有鞋子的话,它很快就会磨损。季节性因素也很重要;秋天或冬天时,让大脚趾和其他脚趾之间分离可能并不重要,但在夏天当使用者想要穿人字拖时就会很明显(图 21-3)。

太宽的假脚可能很难进入鞋子,而太窄的假脚可能会在鞋子里滑动,导致不稳定。所以要求病人把他们想要穿的鞋子带到诊所,可以减少假脚大小和形状的不确定性。对于患有糖尿病足的患者来说应该鼓励他们只穿特定鞋。

与其他假肢部件的相互作用

足是闭合链的一部分,其中地面的反作用力通过假肢向上传递。假脚的特征会影响膝关节和髋关节对地面力量反应的方式。比如,足跟僵硬的假脚会在脚后跟被撞击的情况下使膝关节更加屈曲。

曾用假脚和步态习惯

那些多年来习惯旧假脚的病人可能很难适应新的假脚。如果改变是必要的,那么患者应该理解任何新的假脚都需要一段时间去适应。任何时候,只要提供新的假肢或者部件,就应该建议物理治疗。

心理影响和人格特质

与佩戴者的态度相比,他们的年龄与假肢的选择没有太大的关系。比如说,一个 80 岁的老人可能还在跑马拉松,然而一个缺乏决心的 45 岁患者可能需要坐着轮椅。不同之处在于他们的心境。在选择假脚的时候,应该考虑佩戴者的个人喜好、实际目标和远大理想。很多人一旦适应了可以使其改进活动范围的合适的假肢,就可以显著提高他们的能力以及积极性。

假肢肤色

这一章所描述的每一只假脚都有一个保护罩或脚壳,除了保护假脚的结构部件外,还能提供足部的外观。如今的脚壳比起从前,更加的自然和耐用。大多数脚壳都有脚趾,并且呈现出三种基本的自然肤色。另外还增加柔韧的皮肤从而使之更接近患者的肤色。

成本

假脚的选择可能受到医疗保险范围和患者支付能力的限制。一般来说,高功能假脚的成本更高。

在为患者缩小合适的假肢选择范围时,都应该考虑以上因素。重要的是要与病人彻底讨论他们所能选择的每个方面,并确保康复团队的每个人都能理解病人的意愿,以及他对未来或潜在的活动计划。每个人对什么东西于己最重要,都有不同的价值观。在理想情况下,可以尝试不同的假脚,以便个人可以根据实际性能和上面提到的注意事项来做出选择。

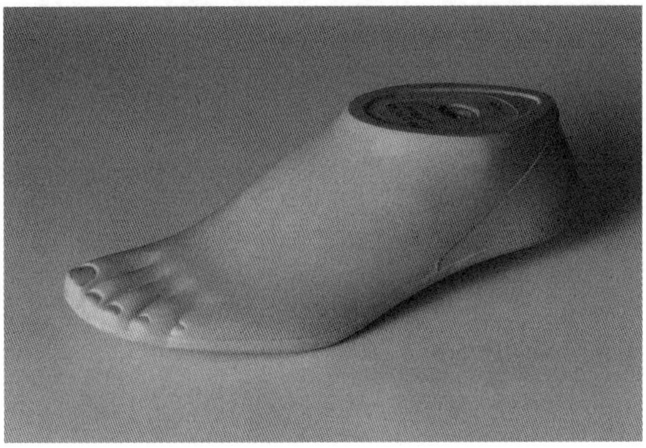

图21－4 K1水平的假脚：固踝足跟垫假脚（感谢Hanger Clinic，Austin，TX.）。

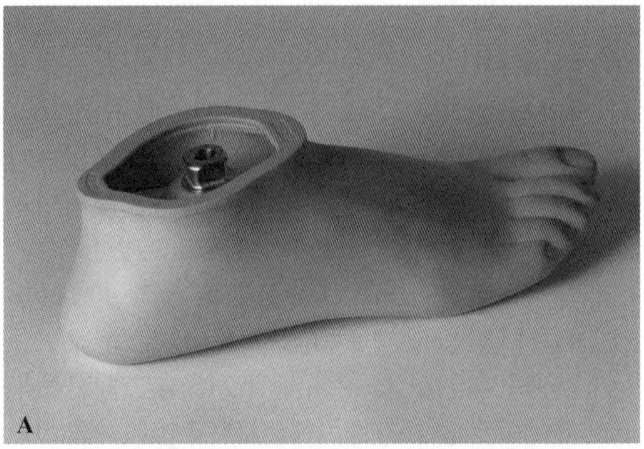

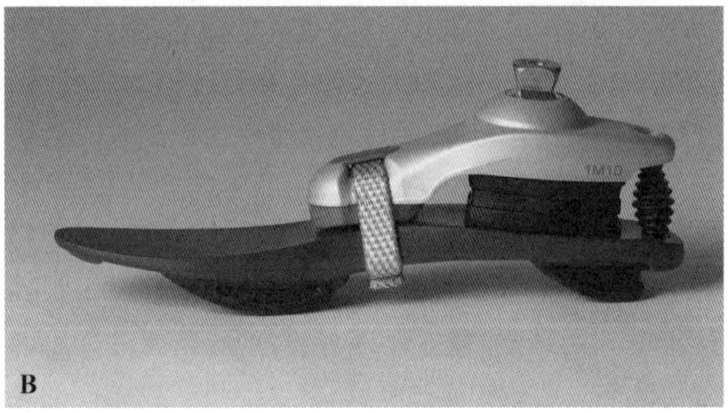

图21－5 K2功能水平假脚。A. 屈曲式K－2平衡假脚（Flex-Foot K－2 Balance）。B. Otto Bock 1M10式校准（Otto Bock 1M10 Adjust）（感谢Hanger Clinic，Austin，TX.）。

可用假脚的性能特点和外观：简洁指南

K1假脚

拥有固踝足跟垫（solid-ankle cushion-heel，（SACH））假脚（图21－4）是可用的最基本假脚。它只适用于那些具备有限功能但能行走的人。固踝足跟垫假脚主要用于转移和有限的移动。这种假脚的固定式脚踝和柔软足跟使它能够承受足跟撞击的冲击力，但提供的能量却很少。有许多制造商生产出一种固踝足跟垫假脚版本，它是由木质或塑料块制成，在鞋跟部分和橡胶脚趾下面有柔软的垫子。由于固踝足跟垫式假脚没有活动的部件，所以在它穿坏前很少需要维护，穿坏时直接更换。然而没有一种设备是坚不可摧的，而且随着越来越多超重的人，需要采取措施通过适当的重量类别来防止假脚的磨损和故障。如果固踝足跟垫式假脚不能足够强壮以支撑一个极度肥胖的病人，那么可能需要碳复合假脚（见下面的“K3假脚”）。

K2假脚

下面是一些运用于K2功能水平截肢患者的一些假脚：

- Ossur Flex-Foot K－2 Balance（图21－5，A）
- Otto Bock 1M10 Adjust（图21－5，B）
- Endolite Navigator
- Trulife Kinetic
- Dycor FMA
- College Park Celsus

这种不同组合的假脚适合于K2功能水平截肢的人，让患者能够在其家中和社区内缓慢行走。大多数K2假脚是轻量型的，有灵活的龙骨，多轴踝关节，并提供一些反作用能量。一个完整的足趾机制可以提供稳定性，同时可以提供从足跟顺利过渡到到足趾的重心转变。这些假脚上的泡沫橡胶垫使穿戴者通过柔性跖屈从足跟触地到支撑相中期（MSt）的重心过渡。假脚也允许横向旋转。在此类假脚上，脚踝的灵活性可以通过更换橡胶垫来软化或加强。但更多的特性和调整也意味着需要提供更多的关注和维护。K2功能水平的患者应该定期于康复小组重新评估，以确定他们是否能进展到K3功能水平。额外的治疗和激励可能将他们推向下一个水平。

K3假脚

下面是许多为在K3功能水平截肢患者提供假脚的制造商。在这一类别中，每种组合都提供了许多不同的假脚配置：

- 有储能动态响应的碳纤维复合足：
  - Ossur Flex-Foot
  - Otto Bock
  - Freedom Innovations
  - Ohio Willow Wood
  - Endolite
- 智能假脚（Microprocessor feet）：
  - Ossur

- Endolite
- Fillauer
- iWalk

K3 功能水平假脚适用于那些有能力或潜能进行所有日常活动并能以不同节奏步行的患者。由轻质的柔性碳纤维制成，这种纤维非常灵敏并且耐用。与固踝足跟垫足相比，减少了能量消耗；提供更多的脚踝运动；减轻了健侧负重；存储并恢复更多能量。在这个类别中有将近 100 种不同的设计，随着碳纤维形状的变化而变化，并且增加其他材料来吸收冲击和旋转力。也可以选择是否安装组合立柱式假脚(Integrated pylon foot)。因为没有设计活动部分，因此仅提供低维护服务，即每年检查一次以确定是否仍满足患者的需求。

组合立柱式假脚(图 21－6)是所有假脚中最轻的。由一个连续的碳纤维复合材料单元组成脚趾到连接支架的顶端，包括允许有效背屈/跖屈的鞋跟部分。其中一些假脚通过将脚、聚氨酯垫子或漂浮的鞋底纵向的分裂开，从而达到内翻/外翻和旋转。整合的能力在一定程度上被组合立柱式假肢(integrated pylon)所限制，因为必须在假肢立柱末端调整而不是在脚踝处进行。可以在脚上加上楔形物来弥补这个缺点。

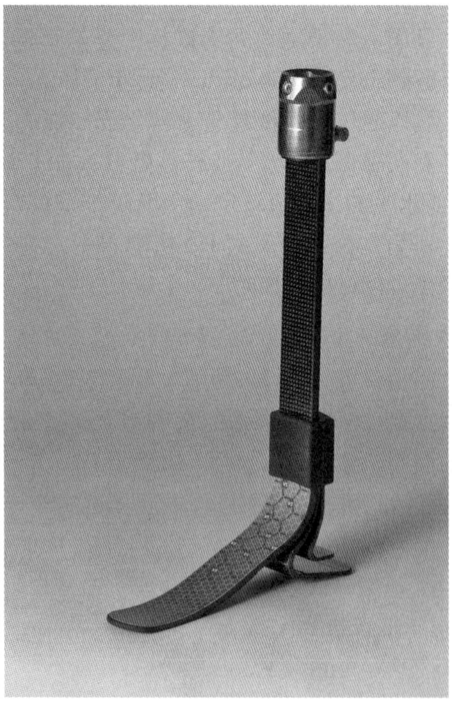

图 21－6 有组合立柱式假肢的 K3 水平假脚(Freedom Innovations Silhouette)(感谢 Hanger Clinic，Austin，TX.)。

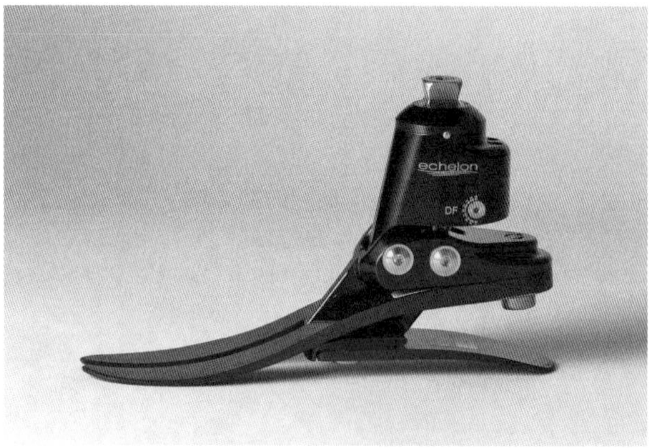

图 21－7 有液压式足踝 K3 假脚(K3 foot with hydraulic ankle)—Endolite Echelon(感谢 Hanger Clinic，Austin，TX.)。

无组合立柱式假肢的储能型假脚通过让假肢师在假脚的踝关节和单独的立柱连接处进行调整，也可以达到与上面描述相同的功能。这样得到了更大的灵活性；然而，它的重量比组合立柱式假肢更重一点。这些假脚也可以通过一个在假脚和立柱间灵活的连接装置，并与单独的踝关节相匹配，从而能够跖屈/背屈和外翻/旋转。虽然附加的踝关节增加了假肢的重量，并且需要定期的维护，但许多患者认为这是一个很小的代价，因为在他们走动时，脚踝的活动更加自然。

这种脚踝关节可以提供的另一个优势是，穿戴者可以调整自己的鞋跟高度(Heel height shoe)(图 21－7)。那些喜欢多功能鞋柜的患者按下在脚踝侧方一个装饰性覆盖住的按钮就能轻易地从一双网球鞋或者休闲鞋转换成高跟鞋。脚踝可以弯曲到想要的位置，然后安全锁住。在任何高度位置，脚仍然提供正常的步态和能量蓄积的能力。

其他有益的功能包括设计在假脚上或立柱上的减震和扭转吸收能力。这些性能对于活动量高和那些重复劳作的人来说尤其重要。通过允许这些动作在组件中而不是接受腔内发生，从而减少了传送到残肢(residual limb)的垂直而直接的作用力。液压阻尼是另一种脚踝附加物，可以增加矢状面运动的流畅性(图 21－8)。

智能假脚(图 21－9)是假肢技术的最新发展，为许多下肢截肢的人开辟了令人兴奋的新的可能性。相较于装饰性传统假脚，智能假脚可以主动对环境的变化做出反应。如果穿戴者走在斜坡上，智能假脚会自动提供更多的背屈，并且在走斜坡时持续如此。同样的，在下坡时足部自动地作出跖屈响应。Endolite Élan、Fillaurer Raize 和 Ossur Proprio 都可实现这些

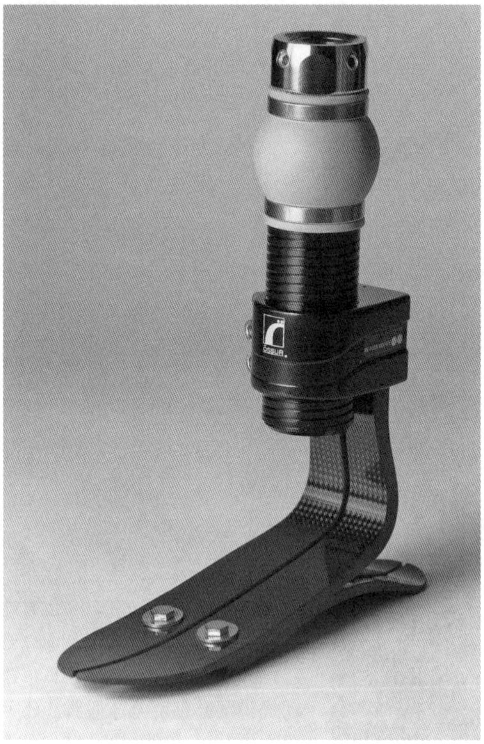

图21-8 具有减震和扭矩吸收立柱的及反射性旋转(Pylon-Flex-Foot Re-Flex Rotate)功能的 EVO 动态响应假脚(感谢 Hanger Clinic, Austin, TX.)。

功能。

新生产的 BiOM foot 设计用来代替腓肠肌和比目鱼肌的推进功能;其使用目的是让膝下截肢的患者拥有接近正常的步态。BiOM 在跖屈时产生动力推动假肢前进。第一份出版的研究报告显示其能量消耗显著降低,这使得截肢者可以省力和对称的步行。BiOM 通过使用微处理器、传感器、电动机和弹簧的组合来产生跖屈动力。它会实时地对速度和地形的变化作出反应。

智能假脚比传统的假脚更重。是由机载电池驱动的,需要夜间充电。到目前为止,智能假脚的运动范围仅限于此单轴能力,但未来可能会出现灵活的内翻和外翻。但智能假脚不能暴露在水、灰尘和极热的环境中。

K4 假脚:高级别活动

专业的假脚(图 21-10)可供运动员和业余跑步爱好者使用。短跑和跑步(running)有不同配置。短跑假脚以更硬、弹性更大为特点,是为了更大的爆发速度而设计,比如 100 m 或 200 m 跑。跑步的假脚刚

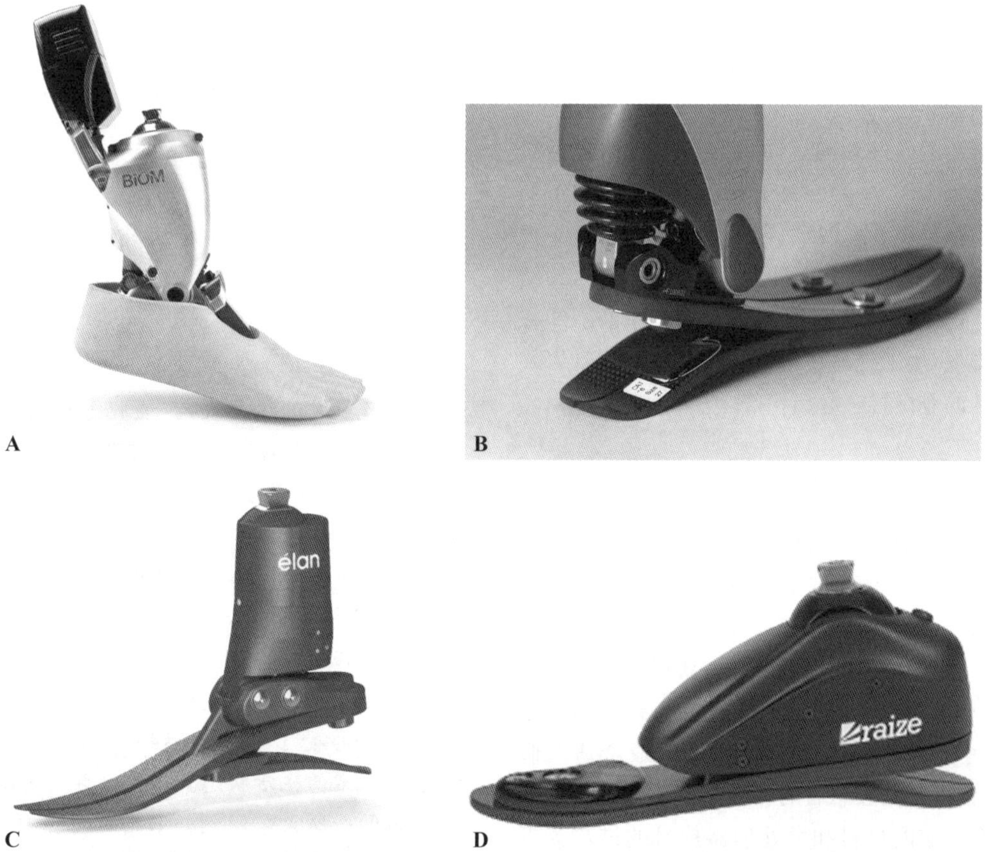

图21-9 智能假脚。A. BiOM。B. Ossur Proprio。C. Endolite Élan, Miamisburg, OH.。D. Fillaurer Raize, Chattanooga, TN.(感谢 Hanger Clinic, Austin, TX.)。

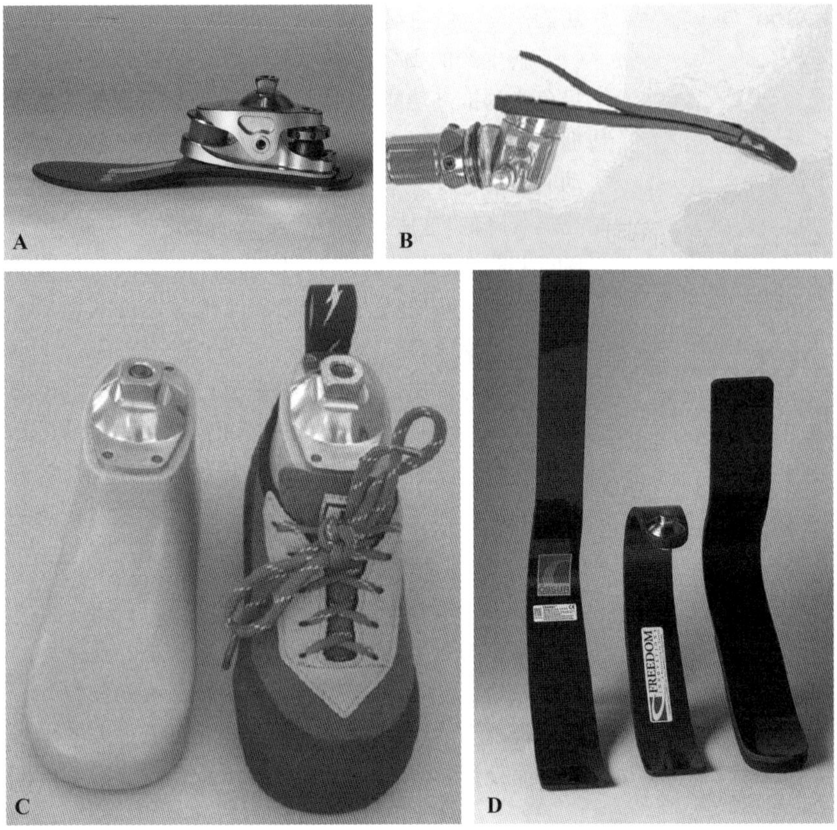

图 21-10 专业假脚。A. 有多轴关节和旋转功能的 K3 假脚（College Park Venture, Fraser, MI）。B. 可移动式脚踝并且可游泳假脚。C. 可用于爬山的成人假脚。D. 跑步假脚（A、B、D 感谢 Hanger Clinic, Austin, TX; C 感谢 TRS, Inc, Boulder, CO）。

度适中，可以作为马拉松或半程马拉松挑战的长距离跑步的假脚。设计的选择取决于病人的活动和特殊的兴趣。这种独特的设计使其适合跑步或短跑，但不建议患者每天穿。

提供给运动爱好者或运动员的专业活动式假脚（specialized activity feet）。对于穿越崎岖不平地形的高尔夫球手和徒步者来说，适合多轴式假脚。有一种游泳式假脚可以被锁定在跖屈位上，用来和游泳的鳍一起使用。提供额外灵活的可游泳式脚踝也添加在防水的假脚上，用来提高在水中的效率。短款攀岩式假脚与特殊的登山鞋一起出售。

总结

选择最合适的假脚可能是一个复杂的临床决断，因为许多因素，包括患者当前的和潜在的功能水平、他们的需求、广泛的可供选择的范围及其成本。在选择过程中，一个小的疏忽可以使病人获得成功的程度有很大的影响。专业的康复团队成员与患者的家庭成员和护理人员一起，应该分析和评估最合适的假肢，是为了让下肢截肢患者的移动具有功能性、有效、实用和安全。储能材料和微处理器技术的进步为下肢截肢的人提供了日常活动功能的改善，以及跑步、游泳、打高尔夫、骑自行车和徒步旅行等运动中的高活动表现。

案例 1　膝下截肢（Transtibial amputation）手术患者

A. J. 是一名前海军陆战队士兵，20 岁时因在驾驶机动车辆踩雷而遭受创伤性损伤。他是爆炸中三个幸存者之一。A. J. 空运到德国进行紧急手术，后来转移到华盛顿的军事医疗中心。他的左腿严重受伤，右耳膜受损，左拇指也失去了。经过多次手术及数月的康复之后，左腿骨感染，医生决定将对其进行膝下截肢。由于其伤势，他光荣地退伍了。出院后回到了自己的家乡，继续进行康复治疗。

在高中时，A. J. 曾经是田径队一名赛跑运动员，他的平均体重为 81.5 kg(180 lb)。在事故发生一年之后，这位身高 180 cm(5 ft 11 in)的前士兵体重为 93.5 kg(206 lb)，并能用小腿假肢独立行走。A. J. 已经接受了他的左腿缺失，并且已经准备好恢复到正常的生活状态。他决心再次跑步，并计划在当地的一所大学就读。目前和母亲住在农村社区的一所小房子里，自从事故发生后就没有开车。

问题思考

- A. J. 的年龄、身高、体重和生活方式会在多大的程度上对假肢的选择和维护有影响?
- 设计什么样的假脚最适合运动挑战?
- 在大学里他可能会受到什么样的环境挑战?在农村社区里他又会面临什么样的环境挑战?
- 假脚是如何模拟人脚功能特征的?
- 当他进入大学时,会面临什么样的社会问题?假脚会如何影响他的心理健康?
- 应该给出什么样具体的建议来满足他的需求及帮助他实现目标?

案例2 因受感染非治愈性神经病理性溃疡而截肢的老年人

R. T. 女士是一位79岁的老人,长期患有糖尿病和外周动脉疾病(peripheral arterial disease, PAD),在6个月前她右前足第一个跖骨处患了神经病理性溃疡。尽管尝试用保守的全接触方式来治疗伤口,以及随后的血管分流术来恢复远末端的血液循环,但是伤口没有愈合,并且继发了骨髓炎。2个月前,R. T. 女士接受了标准的膝下截肢(transtibial amputation)手术,术后用可移除的硬绷带(rigid dressing)来保护手术部位,并控制术后水肿(edema)。虽然外科手术的切口愈合缓慢,但她的外科医生已经确定,现在开始进行假肢训练是安全的,而且她已经被推荐使用假肢。

在发生神经性溃疡之前,她独居在小城市的老年社区的公寓二楼,每周至少三次会自己开车到附近的公园进行步行训练(exercise),并且在当地的高级中心参加许多活动。手术以后,她一直和女儿一起住在附近的郊区,用轮椅移动(自己驱动轮椅),并且接受家庭护理式物理治疗(physical therapy),以增强她的力量和耐力(endurance)。她说自己可以独立在床和轮椅间相互转移,但是需要帮助才能进出汽车。她迫切地想要一个假肢,但是想知道自己是否有能力在不需要辅助设备的情况下回到自己的社区步行。

R. T. 女士身高160 cm(5 ft 3 in),体重68 kg(150 lb)。她承认她的记忆"不是原来的样子",最近诊断为轻度认知障碍,但是她没有任何痴呆的临床症状。她的手指、手腕以及她的髋部都有严重的骨关节炎。

问题思考

- R. T. 女士的年龄、身高、体重和生活方式会在多大的程度上对假肢的选择和维护有影响?
- 什么K水平最能反映R. T. 女士的功能潜力?为什么?
- 对于R. T. 女士来说,设计什么样的假肢最适合作为她的第一个假肢?
- 如果她想重新开始她在溃疡前的活动,将面临什么样的环境挑战?在城市与郊区的社区中,这些挑战有哪些相似或者不同?
- 你选择的假脚是如何模拟人脚的功能特征的?
- 该假脚对步态有什么影响?在跑步和步行过程中,假脚的功能有何不同?
- 应该给出什么样具体的建议来满足R. T. 女士的需求以及帮助她实现目标?

第22章
半足和 Syme 截肢术后管理

Postsurgical Management of Partial Foot and the Syme Amputation

Edmond Ayyappa，Heather Worden

学习目标

1. 区分在前足(forefoot)、中足(midfoot)或后足(rearfoot)截肢时使用的不同的截肢离断手术方式。
2. 描述半足和 Syme(塞姆)截肢术后患者常见步态表现及其局限性。
3. 比较半足截肢术后患者假肢选择的优缺点。
4. 比较 Syme 截肢患者各类假肢设计的优缺点以及穿戴和耐压力。
5. 比较各类非铰链和动态响应 Syme 假足如何模仿步态支撑相的三个滚轴。
6. 阐述影响穿戴 Syme 或半足假肢患者步态的典型静态和动态对线变量或者问题。
7. 使用假肢选择的知识为半足和 Syme 截肢患者提供假肢处方和护理计划的建议。

半足和 Syme 水平截肢给患者和康复团队带来了优势和挑战。踝和足跟(半足截肢)和下肢大部分长度(Syme 截肢)的保存对远端负重能力有很重要的优势：必要时，半足和 Syme 截肢的患者往往能够不使用假肢也可以行走。但是，假肢可以给血管病变和神经病变患者脆弱的远端残肢提供保护。

残肢的长度和形状给半足或 Syme 截肢患者成功适配和假肢的训练提出了三个挑战：假肢在残肢上的悬吊、假肢内的负重分布和假足的装配(attachment)和对线。本章定义了最常见的半足和 Syme 截肢，并回顾了现有的假肢管理选择。列举了各种假肢设计的具体的适应证和禁忌证。

半足截肢

在抗生素的问世以前，通过足部关节离断相对于骨离断来说，前者减少了脓毒血症和休克的风险，并提高了愈合率。最早的半足截肢由希腊历史学家 Herodotus 记载于公元前 434 年，据记载有一个波斯勇士通过截断自己的脚在战场上死里逃生。他一瘸一拐地走了 48 km(30 mi)到附近的一个城镇，在那里得到长期护理，最终他为自己制作了一个假肢。后来他成了波斯军队的一个预言家，但最终被斯巴达俘虏并杀死。

目前，半足截肢包括各种序列切除、足趾(趾骨)截肢和跖骨横切(图 22 - 1)。中足截肢包括在 Chopart(跗骨间)关节和 Lisfranc(跖跗)关节水平的外科切除(图 22 - 2)。Chopart 关节离断包括距跟舟

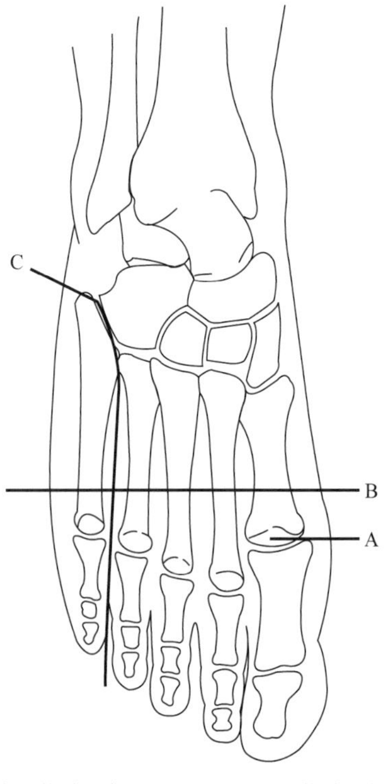

图 22 - 1 前足截肢示例。A. 足趾(趾骨)截肢包括跖趾关节离断。更远端足趾截肢移除远端趾骨或者中间和远端趾骨。B. 跖骨完全离断，且仅仅在接近五个跖骨头的位置切断。C. 序列切除是将一个或多个跖骨和其趾骨与相邻跗骨和跖骨离断。序列切除术通常需要植皮才能达到足够的组织闭合。

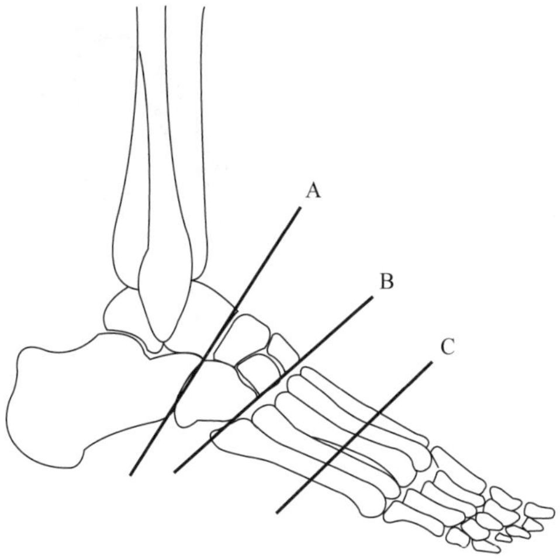

图 22-2　Chopart 截肢(A)在距骨和跟骨的水平将前足与中足离断。Lisfranc 截肢(B)将前足(跖骨)与中足(跗骨)离断。(C)经跖骨截肢,通常接近于跖骨头,改变一个或多个跖骨的长度。

跖骨以及跖蹒关节、跟骰关节的离断(图 22-2)。Lisfranc(跖跗)关节离断术将三个楔骨和骰骨与前足的五个跖骨离断。

后足截肢有三种,包括 Pirogoff 截肢、Boyd 截肢和 Syme 截肢。Pirogoff 截肢是将跟骨楔形离断,随后进行跟骨与已切除其他远端组织的胫骨远端骨性融合。Boyd 截肢,在与胫骨融合前,跟骨仍保持基本完整,而不是楔形离断。现在这些截肢很少在成人患者中实施。两种都很难与假肢适配。Boyd 截肢在治疗先天性肢体缺陷且截肢侧短于正常侧肢体的儿童治疗上取得积极的临床效果。在这种情况下,通常术后并发症较少,如疤痕和足跟垫转移,而且使常见于先天性肢体缺陷儿童中的骨过度生长易感性降低。Syme 截肢因为假肢管理方便而经常用于成年人(图 22-3)。由于 Pirogoff 和 Boyd 截肢后残肢的长度,在佩戴假肢时,附加的假足会使肢体延长。必须抬高对侧健全肢体的鞋跟,以抵消人工假肢的长度。

近端半足截肢往往导致马蹄足畸形,这是由于背屈肌的断裂和小腿三头肌的完好导致的肌力不平衡而引起的。尽管如此,许多有半足截肢患者的功能依旧很好。在一项调查中,医生和假肢师认为半足截肢患者功能优于 Syme 截肢患者。虽然外科医生和假肢师相对于 Lisfranc 截肢或 Chopart 截肢更偏爱 Syme 截肢,但是许多中足截肢患者可以实现高水平的功能。例如,Jack Dempsey,一个中足截肢的职业足球运动员,穿着定制的足球靴打破了好几项世界纪录。

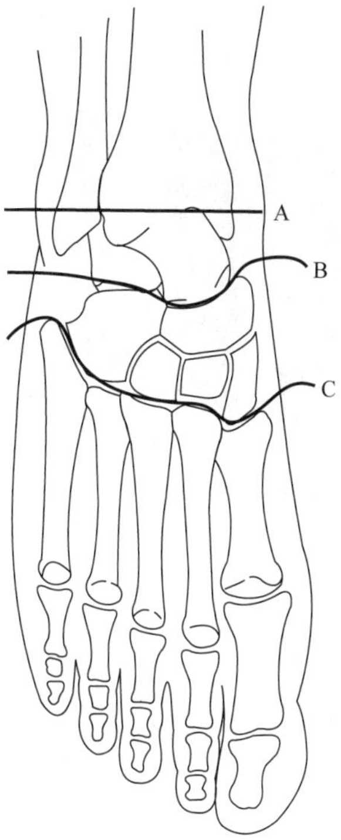

图 22-3　A. Syme 截肢包括去除胫骨和腓骨下端突起和远端骨性结构,同时保留足跟自然负重脂肪垫。B. Chopart 截肢保留距骨和跟骨。C. Lisfranc 截肢将跖骨从中足离断。

半足截肢术后的步态特征(Gait Characteristics)

半足截肢术后患者通常在 60～70 岁之间,会有血管功能障碍,也会有本体感觉、知觉的减退和下肢肌肉无力。Syme 或半足截肢后,患者可能会不使用假肢也可以步行,但是步行时由于前杠杆臂的缺失而呈现出低效、有些异常的步态。截肢后首要做的是保护容易受血管或神经疾病侵袭的剩余组织。在 Rancho Los Amigos 医疗中心开发的神经性助行器(neuropathic walker)将踝关节固定在定制模具、泡沫内衬的热塑性踝足矫形器(AFO)中(图 22-4)。船底轮廓可以替代步态的第二和第三期摆动以促进平滑的过渡,并且矫形器为无知觉残足提供最佳保护。对于有足够防护感觉的患者,组织破裂的危险性较低,定制型深鞋内托或矫形鞋通常能提供足够的保护。

回顾半足患者的步态显示单腿支撑时间的变化与半足的前足杠杆臂的减少直接相关,并且由于在支撑末期时集中在远端的压力增加,表现为截肢侧单腿支撑时间减少(图 22-5)。

足部完整,拥有充分完整的前足杠杆臂,可以保持支撑末期重心的高度。通过正常股四头肌肌力和离心控制,轻微的膝关节屈曲(15°～20°)可为支撑初期重量迅速转移至肢体时提供缓冲(图 22-6)。大多

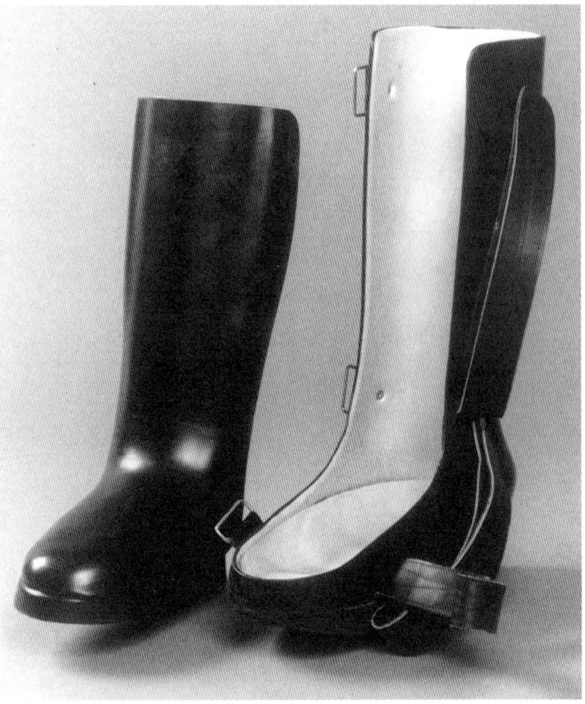

图 22-4 神经性助行器为有截肢风险失去神经控制的足部提供了最大保护。定制型的多硬度衬垫、中立位锁定踝和弧形底部的组合可以最小的足底压力和剪切力进行翻转。

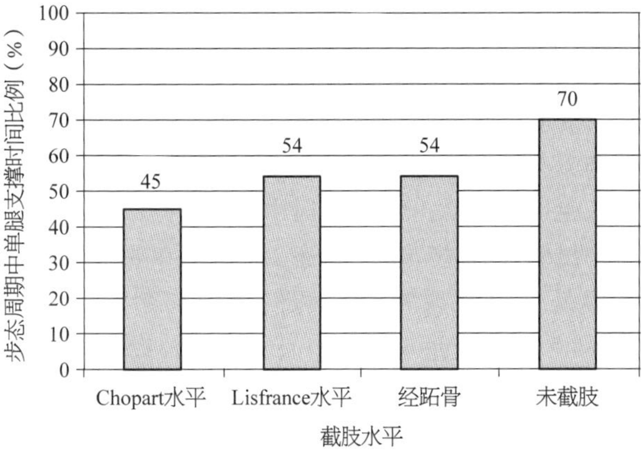

图 22-5 中足 Chopart、Lisfranc 或经跖骨截肢的患者步态周期中单腿支撑的百分比。双足健全的健康老年人，通常单腿支撑占步态周期的 65%至 75%。

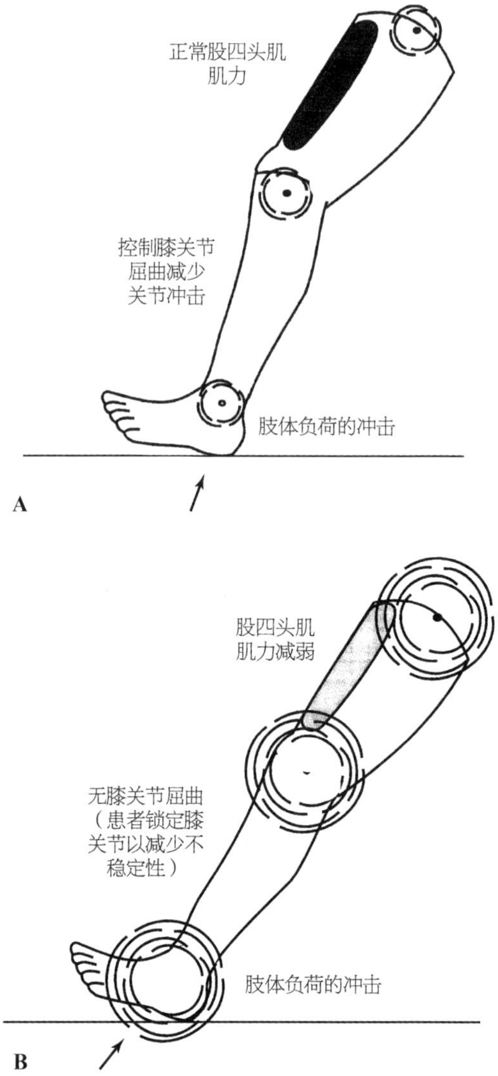

图 22-6 A. 在正常步态承重反应过程中，膝关节屈曲提供了显著的缓冲机制来保护近端关节。B. 肌力弱并伴有血管疾病的患者避免膝关节屈曲以增加稳定性，由于承受重复较高的冲击负荷，近端关节的损伤增加。

数血管异常半足和 Syme 截肢患者会有明显股四头肌无力的表现。这种功能性缺陷通常威胁到在支撑相初期膝关节屈曲角度时的离心控制。为了补偿，患者可能在支撑初期保持膝伸展。这样可以将地面反作用力向上转移到膝关节轴线前方的位置，从而减少了股四头肌的负担。虽然这种补偿策略增强了早期支撑期的稳定性，但它损失了膝关节和髋关节的缓冲机制，增加了两个关节积劳损伤的可能性(图 22-6B)。本体感觉和浅感觉的神经性损伤可能会使支撑相早期的膝关节控制更加复杂。此外，短缺的前足支撑增加了重心位移，导致更高的能量消耗。

最近一项关于半足截肢者步态的研究，包括 18 例经跖截肢患者，11 例单个或多个跖骨截肢患者，15 例序列切除术患者，余下 2 例是 Lisfranc 截肢和 Chopart 截肢。其中一项研究集中在残肢步态中滚轴的力学机制。部分由于前足滚轴的延迟，所有类型的半足截肢患者与具有健康完整脚的对照组相比，速度显著降低(图 22-7)。与健全脚相比，三种半足组踝背屈的峰值均明显延迟。虽然下肢健全的对照组踝背屈达到峰值在步态周期的 43%，但是半足截肢患者直到步态周期的 50%才达到背屈角的峰值(图 22-8)。

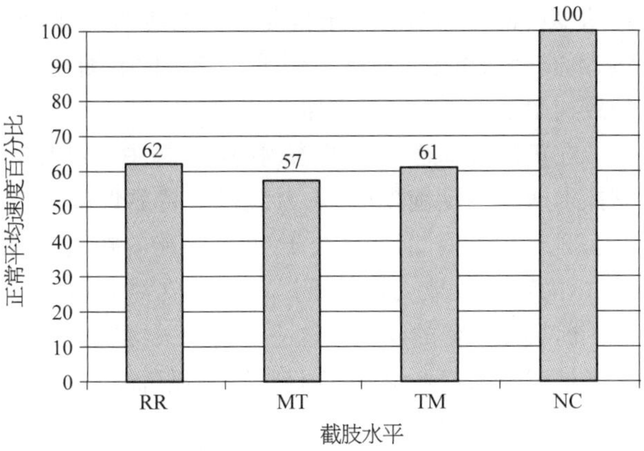

图 22-7 半足截肢患者步态速度降低。平均来说，患者以完整下肢对照受试者的 62% 步态速度步行。MT，1～4 跖骨截肢；NC，正常对照组；RR，序列切除；TM，完全经跖骨截肢。

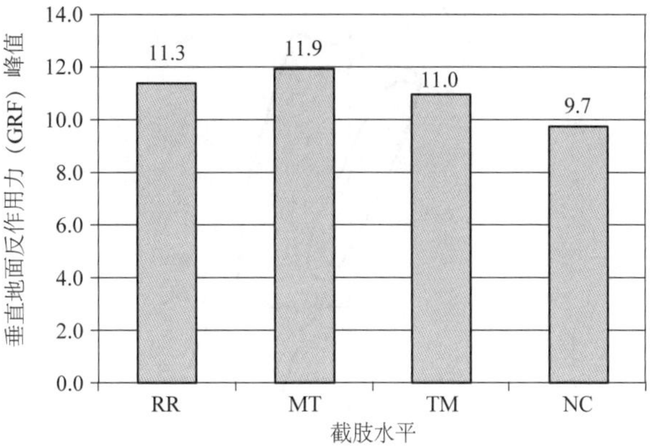

图 22-9 比较半足截肢患者的完整肢体和未截肢患者的垂直地面反作用力(GRF)，以牛顿除以步态周期的百分比表示。MT，1～4 跖骨截肢；NC，正常对照组；RR，序列切除；TM，完全经跖骨截肢。

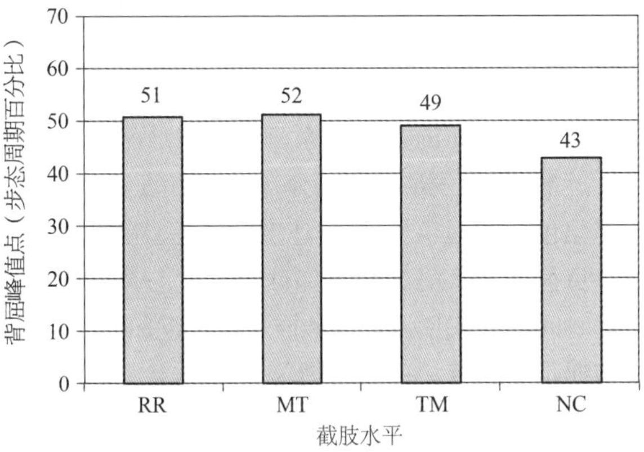

图 22-8 对于半足截肢的患者，最大背屈角在步态周期的支撑期延迟。虽然健足对照组在步态周期 43% 处实现最大背屈角，但是半足截肢的受试者在通过该周期的中点之前没有达到最大背屈角。这种延迟的后果是身体的重心和过渡到随后的双脚支撑时期的进程会缓慢。MT，1～4 跖骨截肢；NC，正常对照者；RR，序列切除；TM，完全经跖骨截肢。

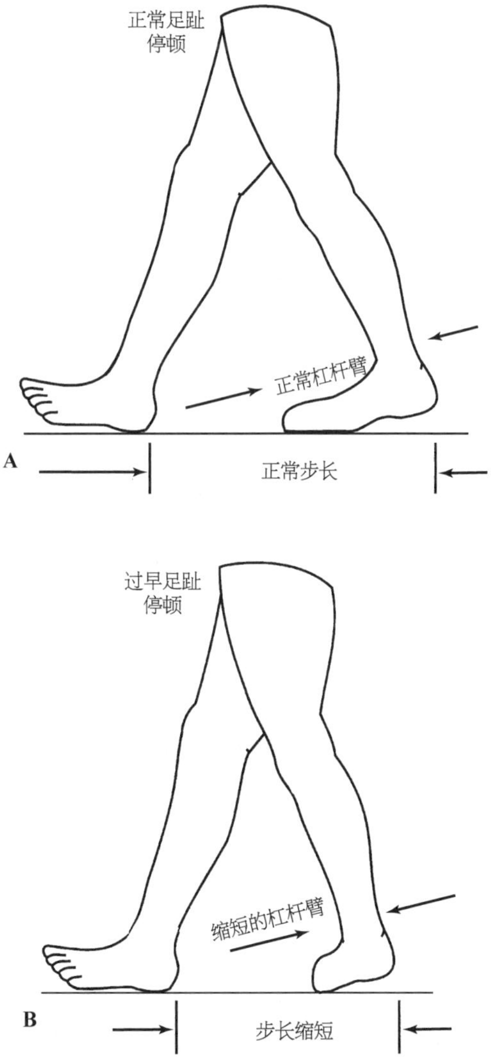

图 22-10 A. 正常前足杠杆臂(lever arm)产生正常的步长。B. 半足截肢后前足支撑减少导致对侧步长缩短。

这种背屈角峰值延迟会使接下来支撑相的缩短和向双支撑相的转换也进一步延迟。

垂直地面反作用力的上升率是在处于步态周期 1% 的力量，可以用牛顿除以步态周期的百分比表示。在控制速度变化后，与对照组相比，三个截肢组的垂直地面反作用力从支撑中期到支撑末期的上升率(当力的模式接近其 F2 峰值)显著降低(图 22-9)。健肢垂直地面反作用力的峰值明显高于患体，可能反映半足截肢肢体突然的承重中断。

前足杠杆臂(lever arm)提供前部的支撑，从而使支撑相末期有足够时间(图 22-10)。这就使摆动相获得适当的步长。相比之下，半足截肢的末端肢体前部支撑不充分减少了杠杆臂，从而导致过早的足趾触

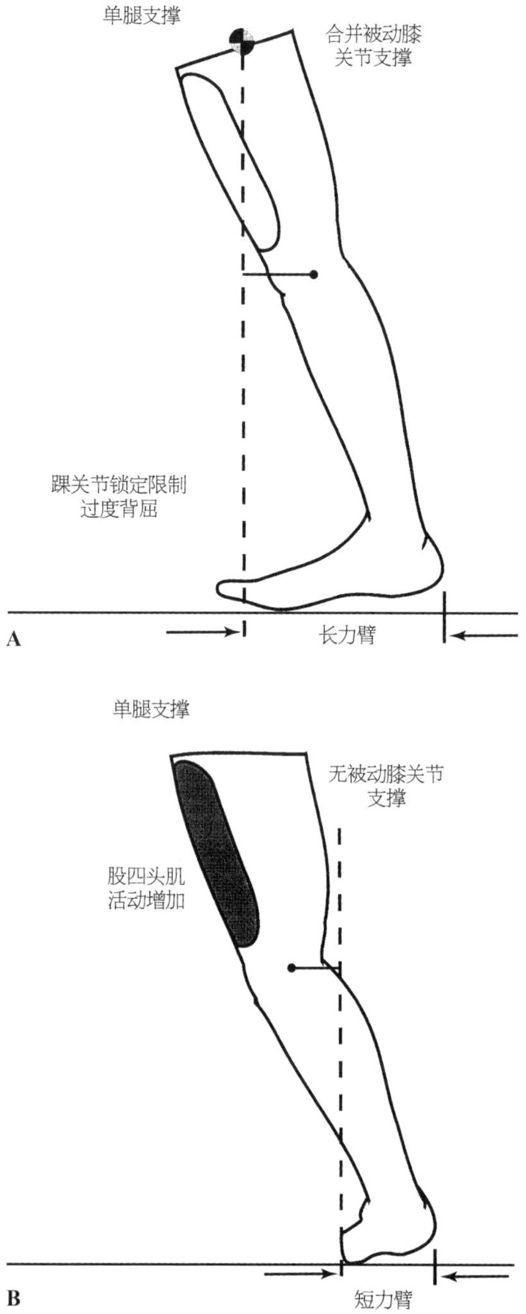

图 22－11 A. 在支撑后期，正常、高效、被动的膝关节支撑取决于限制了踝关节的进一步背屈的固定或刚性的前足和支撑站立后期将地面反作用力线保持在膝关节前面的正常前足的杠杆臂(lever arm)。B. 半足截肢后，缩短的前足力臂往往导致需要增加股四头肌活动来弥补减少的被动膝关节支持以及保证支撑后期的稳定性。

地和前足塌陷。摆动相步长可相对缩短(图 22－10B)。

在站立位足部承重时，表面积与压力峰值呈反比。这种关系对于半足截肢者在支撑末期尤为重要。随着前足支撑的足底面积的减少，压力会随之增加。缩短的前足杠杆臂会造成重心突然转移到对侧，导致步长、步频、速度减少。没有假肢的支撑，健侧肢体前进的步长也会缩短。由于截肢部位的压力增加，恐惧、不安全感和疼痛加剧，造成重心突然向健侧转移，导致初始垂直压力峰值增加。

在正常的步态中，当步态周期从支撑中期过渡至支撑末期及摆动前期时，重力线越来越靠近膝关节(图 22－11)。因此，下肢处于被动、高能的膝关节伸展位，能够有效地支撑体重以及提高支撑后期稳定性。前足杠杆臂的长度是这一支持的关键因素。对于半足截肢患者来说，足部杠杆臂的显著缩短，导致在支撑相结束时低效，过早失去支持。支撑后期，较短的杠杆使地面反作用力线置于膝关节附近或其后方(图 22－11B)。因为支撑后期正常前足杠杆提供的大部分被动稳定性不存在，所以股四头肌必须收缩以维持支撑期的稳定性，进而导致半足截肢患者的步行能耗增加。

Pinzur 和他的同事们描述了步速(velocity)与足部截肢平面之间的函数关系。随着截肢平面越来越接近近端(随着残足长度减少)，时间和动态步态特征的变化包括健侧步长缩短，速度降低，能耗增加，健侧垂直负荷增加。前足剩余部分的长度与截肢侧单腿支撑时间之间成反比。当截肢平面接近跖骨头时，支撑初期足中支持消失。可能需要矫形器“固定”来限制合并的外翻畸形。半足截肢患者常因肌肉不平衡而发生跖屈挛缩。任何跖屈挛缩都会使支撑末期残肢远端的压力增加，导致不适、疼痛和溃疡风险。对于患有汉森(Hansen)病或糖尿病神经病变的人来说，由于感觉缺失或减弱，挛缩更加成问题。穿着无替代缺失前足的假肢鞋子很容易损坏，在足趾中断处塌陷，进一步危及残肢的脆弱部位。步行时残肢最容易受到组织损伤的区域包括远端、第一和第五跖骨头、舟骨、踝关节和胫骨前嵴。定制鞋或假肢中，用于负荷的耐压区域有纵弓和横弓、足跟垫以及胫前肌腹区域。

假肢管理

在 19 世纪，足趾截肢会佩戴带有皮革踝扣带的木质或软木凉鞋。半足截肢者有时会佩戴接受腔和龙骨(a socket and keel)，龙骨由一根精心挑选的根材制成，其纹理沿着踝关节的曲线雕刻而成，称为自然弯曲技术(natural crook technique)。历史上另一个常见的设计采用钢骨皮革接受腔。

近几十年来，半足截肢患者有多种多样的假肢选择。处方医生和患者护理团队必须熟悉假肢组件和设计中可用的各种选项，以便处方考虑时可以最好地满足每位患者的特殊需求。由于截肢程度、残肢敏感度、并发足部畸形以及患者活动不同，任何假肢处方均适用于足部截肢患者。当截肢平面更接近近端，且残肢长度减小时，假肢更容易将踝以上包容或有更好的支撑。当患者活动水平增加时，更加验证了这个观点。通常使用的假肢方法包括在鞋内放置脚趾填料(toe fillers)，足矫形器或足弓支持，加利福尼亚大学生物力学实验室矫形器(University of California Biomechanics Laboratory, UCBL)控制足跟位置，以及由柔性聚氨酯树脂制成的靴子或拖鞋(Smooth-On, Easton, PA)。硅胶的美容修复和不同类型的踝足矫形器(AFO)也是常用的。

假肢前足的长度和灵活度影响前杠杆臂，从而影响足和踝的运动。生物力学目标是在失去跖骨的区域中提供前部支撑以及在支撑后期的第三滚轴(the third rocker)，足踝复杂的关节运动中心转到失去跖骨头的区域时，作为向前运动的控制支点。另外一个目标是最大限度地减少残肢远端在接受腔或鞋子中的压力。

脚趾填料(toe fillers)和改良鞋

如果开具简单的鞋撑处方，也应该在鞋底放置延长的钢柄或刚性弹簧钢带，从跟骨延伸到跖骨头。假肢师面临的挑战是为每位患者的需要匹配适当的前足灵活度。为了节能美观的步态，相对足底僵硬应该给予远端跖骨头至少15度的前足灵活度。加长的钢柄有助于代替足部失去的前支撑，提供有限的支撑力。用弹簧钢柄加固鞋底，增加了杠杆臂的支撑，但往往增加了残肢远端的附加压力。

对于具有更复杂的半足截肢的患者，圆弧鞋底将力量分散在更大的区域上并且能够更快速有效地提高站立能力。在鞋底跖面的弧形辊或组合促进小腿推进，同时使残肢远端的承重压力最小(图22-12)。为了达到最佳的功能，圆弧底部的足底轮廓应遵循以膝关节中心为半径，但是足趾触地(toe break)和滚轴(roll)出现在跖骨头远端。虽然圆弧底部有助于滚轴(roll)，但也会影响步态的对称性。它常常用于慢性疼痛的患者或与调节界面的定制模型配合用于再切断术的神经病变相关再截肢风险患者。超深度鞋鞋内在足底有6～8 mm或更多的空间，以容纳矫形嵌件或假肢，并且可用于足趾截肢或序列截肢(ray amputation)的患者。

定制型鞋子，当填料和柄一起使用时，可以改善舒适度，并降低许多血管异常截肢患者溃疡的风险。他们不会受到前足塌陷的影响，为易磨损的脚提供保护，并且可能比普通鞋使用寿命更长。

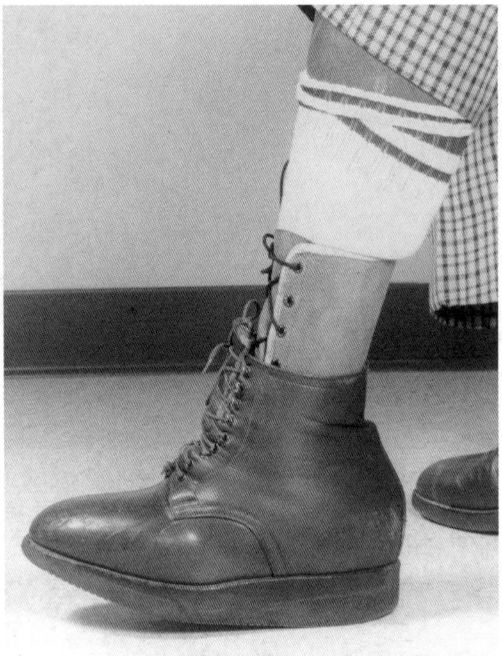

图22-12 踝上皮革扣带，穿在有脚趾撑和圆弧底部的超深鞋内，对于Chopart截肢患者是有效的假肢选择。

定制鞋嵌件和脚趾填料

定制型，软足底鞋嵌件是蹈趾或第1趾节(first ray)截肢患者的一个选择。这种矫正方法通常与超深度鞋组合使用。目的是提供一种柔软的向前延伸，以补偿丢失或缩短的第1趾节，以改善第三滚轴期，并在支撑后期和摆动前期模拟跖趾关节过伸支持和保护截肢位置。为跖骨头压力提供了部分缓解及足弓支持，并且可能有助于在支撑末期和摆动前期使地面反作用力模式趋于正常。它包含脚趾填料，以防止过早的前足鞋塌陷。脚趾填料用软泡沫材料，如室温硫化人造橡胶，填补了脚趾和鞋的空隙，使鞋的寿命延长并且有一定的美观作用。它们也作为间隔物，保持相邻的脚趾正确位置，并减少会导致溃疡的异常运动。脚趾填料单独提供有限的机械优势。鞋底内的弹簧钢柄从跟骨中部向前延伸至跖骨头，由此可进一步改善步态。弹簧钢柄的另一种选择是内置在软定制鞋垫中的纵向支撑。支撑装置必须止于跖骨头，以使跖趾关节能过度伸展。具有足弓和鞋撑的足部矫形器优于简单的鞋撑，因为它可以用于不同的鞋子，而且为已受损的承重表面提供足底支撑。定制鞋垫也可以由锯末和环氧树脂代替泡沫和热塑性塑料制成。

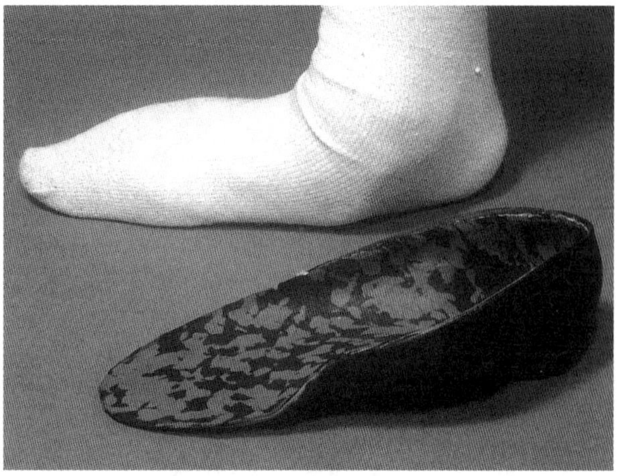

图 22-13 定制的加利福尼亚大学生物力学实验室(UCBL)矫形鞋垫置于跟骨部位,改善距下关节的对线。该患者大踇趾和第一跖骨序列切除。

UCBL 矫形器,囊括跟骨的足部矫形鞋垫,在 20 世纪 60 年代 UCBL 开发,并于 1969 年进行了全面报道。UCBL 矫形器相对于定制鞋内嵌件,它的设计为距下和前足位置有更好的控制,减少了运动,从而在跟骨、前足上紧密适配和置入。UCBL 矫形鞋垫设计可以有效地与定制矫形鞋垫和鞋撑组合用于半足截肢的患者。

美容脚套设计(Cosmetic Slipper Designs)

脚套,一种是弹性橡胶鞋套,是由半柔软的氨基甲酸乙酯人造橡胶制作而成。还有一种类似的硅胶脚套,如果没有在患者的鞋子里加上延长的钢柄(钎子尾)就无法提供足够的前足支撑。另一种相似的类型由有机硅胶(Dow Corning, Midland, MI)、聚酯树脂、

案例 1 单侧踇趾(hallux)截肢患者

B. B,49 岁,男,有 14 年的糖尿病病史,已经控制了自己的糖尿病,并且在患糖尿病之后从未有过任何并发症。B. B. 无意中踩到了一根大头钉,在事故发生后 3～4 天他就去除掉。他注意受伤处没有疼痛,但他确实发现,当活动踇趾时,甲床看起来与平常不同,稍有不适,皮肤与其他脚趾皮肤不一样。他没有接受其他治疗,只是在服用抗生素以治疗感染。事故发生 10 天之后,B. B. 接受了右足第一跖趾关节离断术,随后进行踇趾截肢(图 22-14)。

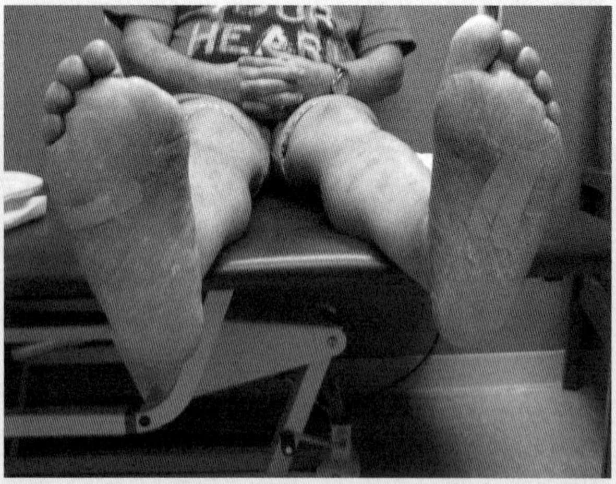

图 22-14 患者术后初次评估。患者在足病科就诊后来到诊所,在足病科他的脚接受检查、日常维护和护理。注意到脚跟双侧明显胼胝组织,以及在跖骨 2、3 和 5 的治疗(创可贴)。

问题思考

- 考虑到医疗状况和对糖尿病状况的认识,残足可能有什么担忧?足的哪一部分最容易受到日后的并发症的困扰?
- 对于任何足趾截肢的能量消耗增加的主要机制是什么,踇趾截肢需要特别关注什么?
- 他的脚缩短在每个步态阶段尤其是足的第三滚轴期,将对整个步态周期的发展有何影响?
- 最佳假肢推荐是什么?假肢的主要目标是什么?康复团队如何协助他护理新截肢以及预防未来近端截肢?

建议

在从 B. B. 和所有关于 B. B 的医疗资源获得所有其他信息之后,值得提出的是,他具有医学上重要的足跟的双侧胼胝以及 2、3 和 5 跖骨胼胝。他的左足有 Morton 脚趾,两侧有明显跟腱挛缩。穿着 11 码大的鞋,但实际尺码有 11.5 码。总的来说,他的右足相对于左足明显肿胀,在检查病情后,治疗组建议使用带有双侧定制足矫形鞋垫具有额外深度的糖尿病鞋。定制的足矫形鞋垫由一个有右侧踇趾填料,双侧的深后跟杯、左侧的跖骨板和双侧第二跖骨头的缓冲垫组成(图 22-15)。在穿上新鞋和足矫形鞋垫之后,他可在无任何疼痛或不适下步行。他自诉能够"比没穿矫形鞋垫之前走得更快",因为与没有足矫形鞋垫的步行相比,矫形处方提高了稳定性、定位性和舒适性。

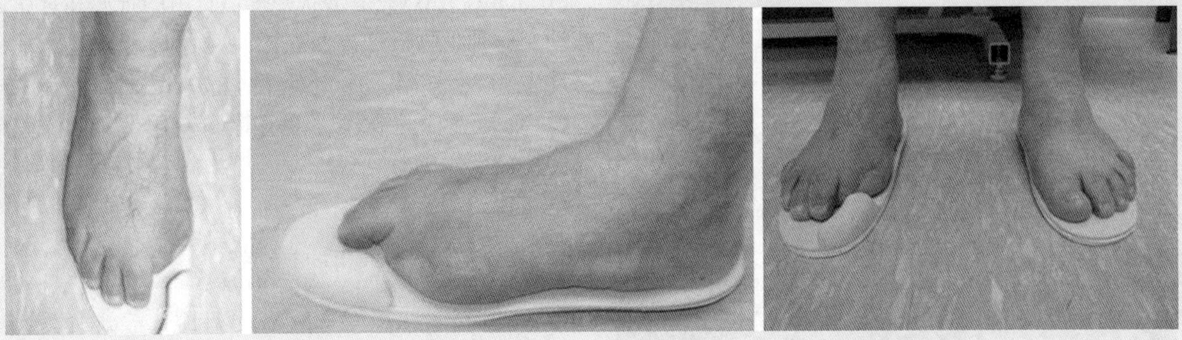

图22-15　有脚趾撑的足矫形鞋垫上面，外侧和双侧图像。患者能够无痛苦地行走，并声称使用足矫形鞋垫以及穿上适合的鞋子，能够"比没穿矫形鞋垫之前行走更快"。

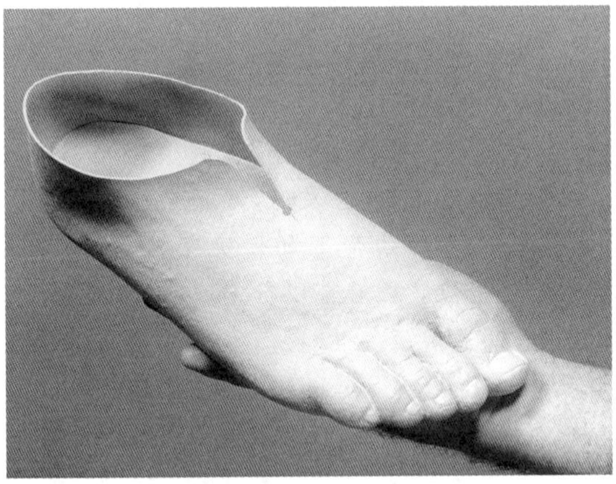

图22-16　假肢实体模型仅需很少或者无需生物力学帮助即可呈现良好的美容效果。硅胶假肢脚套在没有额外加固的情况下不能提供足够的前足支撑。

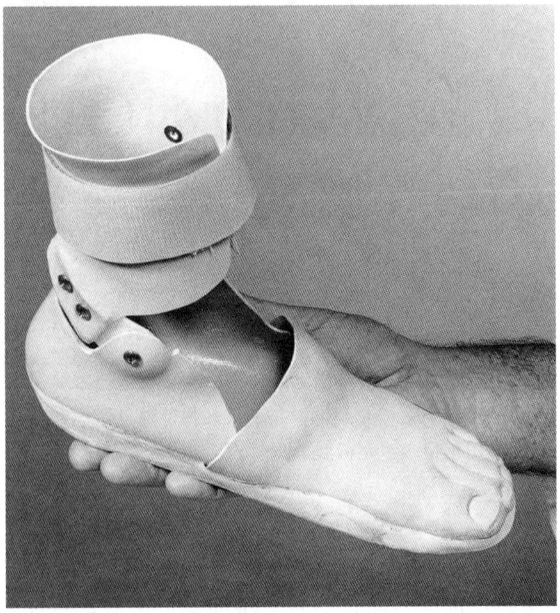

图22-17　矫形靴，适用于经跖骨水平截肢患者，由环氧改性丙烯酸树脂制作而成，踝上固定踝以下活动，单轴踝关节支具。若没有踝上环形固定，患者通常会在使用一天后有关节损伤症状。

人工泡沫（聚亚安酯）的混合物制作而成。这些设计在美国加州大学生物力学实验室设计的支具使用过程中，为其提供了很多支持和控制，并且看起来美观。它们适用于经跖骨截肢或关节离断术后的患者。因为这些类型的脚套防水、美观、戴上脚蹼可以与之相辅相成提供灵活有力的脚部摆动动作，故其是游泳与水上运动的理想选择。

有些美容修复的假肢脚套，以实体模型为模板用硅胶或乙烯基制成，或者是以人体模型的藻酸钠印模（alginate impression）制作而成（图22-16）。这些假肢专为那些美观至上的患者设计。这种定制假肢大部分生产于特殊的制造中心且经常需在运输上花费大量时间。假肢会有毛发、雀斑和各种各样的肤色；但是与完整的对侧脚相比较时还是不甚完美。患者经常会参与色块的选择。这种材料本身比较容易褪色而且在阳光下会变色。美容修复假肢虽然在步行时的优势较少，但是它提高了鞋的寿命。该假肢较适用于重视美观的经跖骨截肢术后患者。

矫形靴

矫形靴（prosthetic boots），是一种用绑带和魔术贴收紧脚踝口位置，将近端最大程度收紧从而减少远端活动和增加运动控制的矫形器（图22-17）。这种设计适用于Lisfranc截肢或经跖骨关节离断或截肢术后的患者。矫形靴的一种类型，芝加哥靴（the Chicago boot）或者Imler半足假肢，将热塑性塑料UCBL型鞋跟垫与柔性聚氨酯前足结合在一起。另一种设计是聚氨酯的改良实心脚踝，后跟软垫；有些是用皮革、压层塑料、合成硅胶、Plastazote泡棉（Bakelite Xylonite Ltd，London，UK）的混合物制作

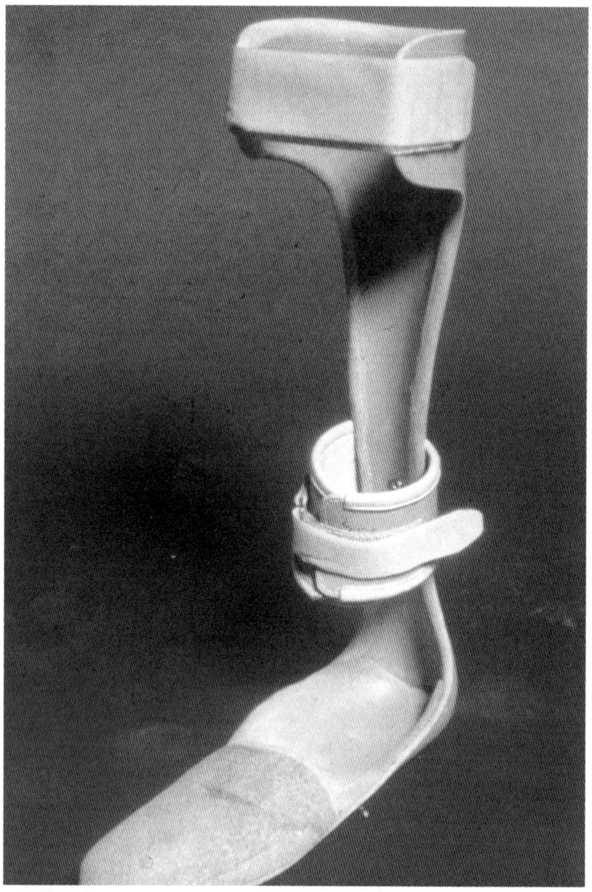

图 22 - 18 带有脚趾填料和前带的后叶弹性踝足矫形器 AFO，已成功应用于很多半足截肢的患者。

而成，作为靴子的嵌件；或者是外靴适应骨突的内部鞋撑。这种靴子通常会有一个前部或内侧的鞋舌和鞋带或者其他可以将靴子固定在脚踝上的物件。大部分中足截肢患者通常会选择此矫形靴。

踝足矫形器(ankle-foot orthoses，AFO)

AFO是半足截肢患者的另一个选择。AFO由聚丙烯或共聚物制作而成，用以支撑足底面，延续至足跟并向上延伸至腓肠肌腹(图 22 - 18)。AFO前部有环形固定带固定下肢。还有一种是用金属支撑替代附在鞋子上，但是有明显的外观缺陷。无论是塑料还是金属AFO，优势在于有足够的足弓支撑/UCBL矫形器、有最大包容的靴子、用于支撑和替代滚轴(rock)机制。因其有较高的近端固定带故AFO有更高的稳定性和控制力。AFO已经成为许多半足截肢患者的良方，可能也是 Chopart or Lisfranc(跗横关节和趾跗关节)截肢后活动量大的患者矫形器的首选。踝上热塑压板材会很好地适应 Tamarack (Blaine，MN)或 Gillette (Gillette Children's Specialty Healthcare，St. Paul，MN)关节形状并提供自由的趾屈和背屈运动。这种生物机械方法在中足截肢患者较高水平活动中广泛采用。在严重的踝关节损伤情况下，Chopart(跗横关节)截肢的患者可使用带有固踝关节的地面反作用力 AFO。

案例 2 双侧 Chopart 截肢

A. E.，男，64 岁，有 23 年周围血管病、糖尿病和习惯性足溃疡病史。7 年前曾行左下肢 Chopart 截肢手术且自那以后已穿破一只带有脚趾填料的矫形鞋。当需要长距离步行时，A. E. 会在右侧使用直手杖来减轻残肢远端的不适。12 个月前，他右足前脚掌神经性溃疡发作。尽管采取毡制泡沫和 Darco 足跟楔形鞋进行保守治疗，但是溃疡一直迁延不愈，最后感染发展成骨髓炎。之后接受 Chopart 截肢手术，愈合良好，无并发症，现在可以在不穿鞋或不用矫形器的情况下独站(图 22 - 19)。在使用假肢鞋后可以行走，但是步速显著降低且步长明显缩短。

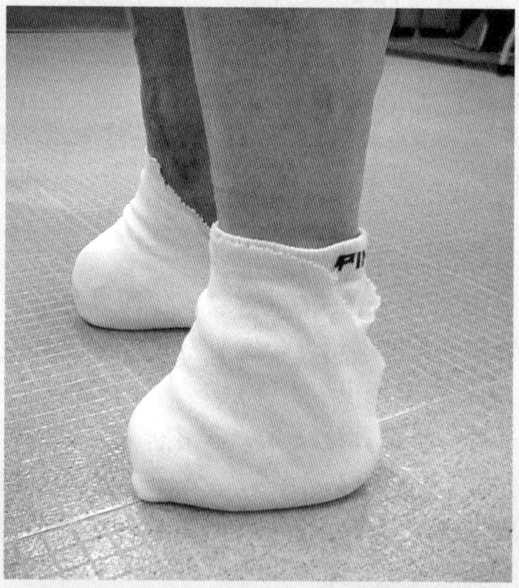

图 22 - 19 双侧 Chopart 截肢者可以稳定独站。然而，由于前足杠杆缩短，“摇摆的封套”维持动态姿势控制困难。如若存在足底屈曲挛缩，为了代偿增加稳定性，残肢足底远端表面的压力会增大。此图，患者在穿假肢前穿了好几层袜子。

问题思考

1. 考虑到他的病史，残足状况存在什么样的问题？在用 Chopart 残肢行走时哪个部位最容易在重复加载的压力下受伤？

2. 是否存在由于 Chopart 截肢导致的肌肉失衡而使他经历挛缩进行性发展的风险？该如何检查短足的关节偏移？评估中重要的肌肉指标是哪一项？该采取何种方法评估肌肉力量和功能？该如何处理任何障碍和损伤？

3. 他的短足会如何影响其步态周期进程？支撑腿在步态周期的以下环节中是否会有代偿？第一个环节是从足跟首次触底至支撑初期，第二是从支撑初期至支撑中期再到支撑末期，第三个是支撑末期至摆动前期。为什么会比对侧摆动腿步幅短？

4. 对于 A. E. 来说，假肢介入的首要目标是什么？应该提出哪些具体建议？为什么？他的功能性步行预后如何？是否应该推荐一款辅具长期使用？为什么或为什么不？怎样评估干预措施的疗效？

建议

团队在回顾了他的整体步态表现和讨论他的功能需求之后，推荐使用双侧圆弧底步行靴（图 22－20）（步行靴常用于单侧肢体 Chopart 截肢的患者）。在双侧适配了圆弧底步行靴后，通过矫形鞋步态中时间参数的显著改善。虽然两种状况下（鞋和靴）A. E. 有相同的节奏，但是在穿上圆弧底步行靴后，步长显著增加，单腿支撑变短。总的结果是步态速度显著提高。尽管他最初要在左侧使用直手杖来保持平衡和减轻新截肢肢体远端的压力，A. E. 现在已经可以在没有任何辅助器具的帮助下进行功能距离行走。手杖只有在人群中步行时“为自己获得较多空间”，防止被他人撞到或挤到才会使用。

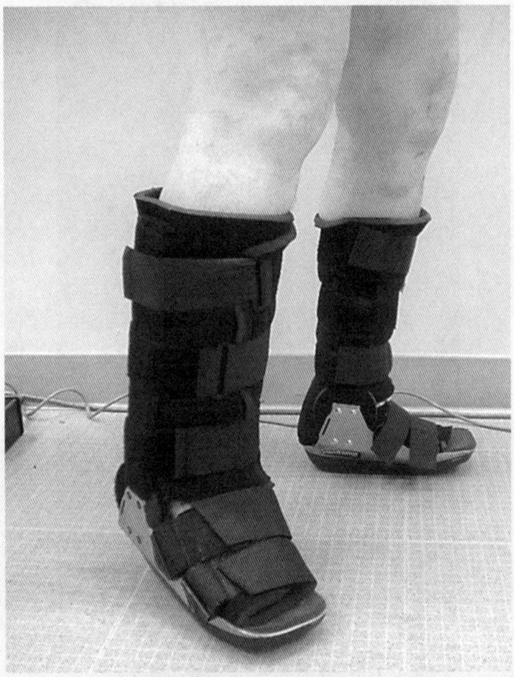

图 22－20　该双侧 Chopart 截肢的患者已经适应双侧圆弧 rocker 底步行靴。船底部模拟步态周期中第二和第三滚轴期，另外延长的前杠杆在步行中提供了额外的步态稳定。这些优点结合起来增加了步幅和步长，从而为使用者提高了功能灵活性，让其有一个更节能省力的步态。

Syme 截肢

1867 年，美国军医总监 E. D. Hudson 曾这样盛赞 Syme 截肢术：“任何下肢截肢术的价值都不能与 Syme 先生开创的踝关节截肢术相提并论。12 年各类手术经验让我确信它本身是一个完美的概念，而且它的共性上不可能更完善。”

Syme 或胫跗截肢是一种踝关节离断术。整个前足完全切除，但是后跟脂肪垫保存并固定于胫骨远端。这样可以让肢体远端在没有假肢的情况下可以在步行时承受一定程度的压力（图 22－21 和 22－3）。

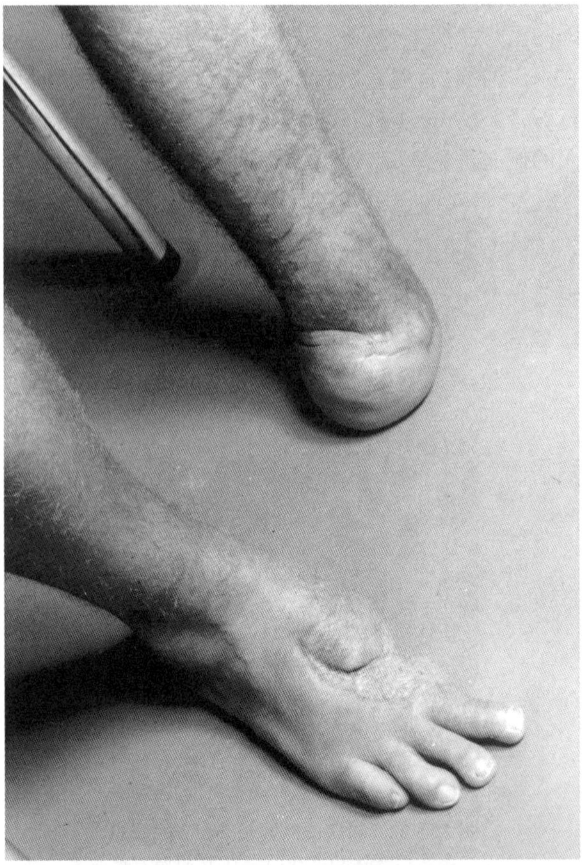

图 22－21　图示患者左下肢 Syme 水平截肢，右下肢趾切除术后。Syme 截肢后，假肢装配前，负重会加重后跟垫的转移，尽管转移主要是通过手术实现。

在 1800 年年底，这个手术得到了普及，主要是因为其术后存活率大大高于其他外科手术，由于骨头没有切断，脓毒症和休克的发生概率大大降低。

Syme 水平的截肢可能会存在的两个问题：远端足跟垫的滑动（这个可通过手术解决）和美观效果不佳（有时可通过去除踝关节解决一部分）。要想有更好的结果，血管供应必须充足以保证伤口愈合。现在 Syme 截肢术又重新得到普及是因为人们意识到该手术在步态中的能量效率比小腿水平截肢高，以及更高的血管评价技术和医疗程序使更远端初级伤口愈合率增加。另外，Syme 手术（有或无假肢）后的良好的负重潜力一直是公认的。Syme 残肢的压力敏感区包括胫骨嵴、胫骨平台外侧、腓骨小头和远端膨胀的骨突。耐压区包括髌腱中部、胫骨平台内侧和胫前肌。

术后护理：步行石膏

为了避免术后足跟垫的内侧移位，必须在假肢装配完成后才能进行步态训练和其他涉及负重的治疗。假肢设计用来保持踝关节和球状远端残肢。完全成熟的残肢不太可能产生移位。早期假肢装配包括永久性假肢或者临时带有底的步行石膏（图 22－22）。如果病人处于水肿、肥胖或其他预计体积会大幅度下降的医疗状况下，更适合使用临时的步行石膏。一般在术后两周内，缝合线拆除后，应立即使用最初的步行石膏。Syme 步行石膏的成功应用，首先需要有深入的假肢理论基础才能更好地理解与运用。步行石膏的应用应当由具有扎实假肢知识背景的临床医生完成。

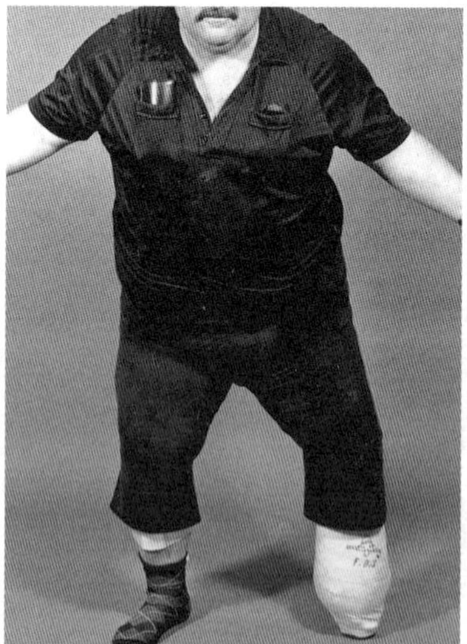

图 22－22 临床团队预估 Syme 截肢患者会有较大体积变化时会让其使用有底的步行石膏。

假肢管理

用于 Syme 截肢术后的假肢踝关节处要有足够强度来承受整个步态周期中胫骨杠杆臂产生的张力和压缩力，同时在脚踝球形膨胀部位有适当的美化作用。假肢设计力求紧密包裹住远端球部以上的胫骨部位但仍可以穿脱。虽然专为 Syme 截肢设计的假肢也适用于 Pirogoff 和 Boyd 截肢，但是使用此假肢时要求将对侧鞋垫高，以实现双侧肢体等长。

二战前，多数 Syme 截肢术后患者佩戴的是带有前系带的由沉重的内侧和横向的钢制侧边栏支撑起的木质或皮革凹槽。目前最常用的假肢包括加拿大式、内侧开口式、套筒悬吊式和柔性壁（囊状）式设计。

加拿大 Syme 假肢

加拿大 Syme 假肢于 1950 年传统钢铁材料的皮革第一次重大改进时提出设计（图 22－23）。从冠状面观察踝关节时，没有明显骨突、窗口或者其他附属

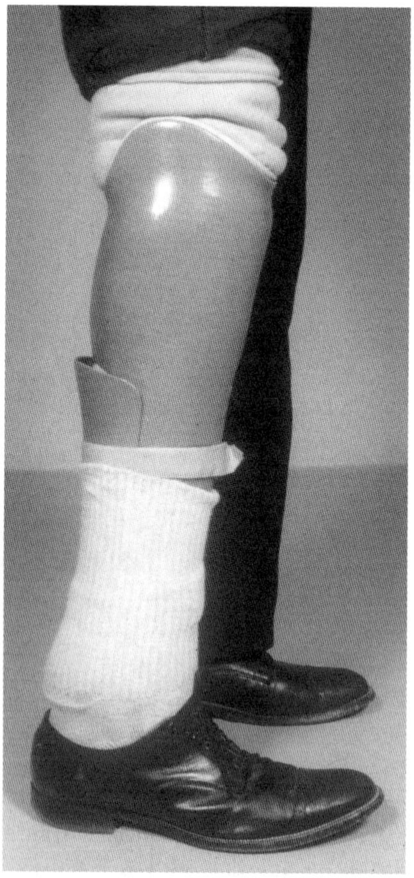

图 22－23 加拿大 Syme 假肢在其后方有打开的检修窗这会降低其踝关节强度，所以它可能不适用于重量级穿戴者。

结构增加踝关节的直径。加拿大 Syme 假肢有一个可拆卸的后板以方便穿脱。这个穿脱窗由踝关节远端膨大处的顶端向上延伸，移动端要尽量为球形端面提供间隙。其破损率高于其他类型的 Syme 假肢，因为这个设计在踝关节后方开有可拆卸窗，使得在步行中承受最大压缩力与张力的踝关节强度减低。现代碳纤维和丙烯酸复合材料技术有助于应对这一挑战。加拿大 Syme 假肢是一种相对美观的矫形器，但是近期更多的选择限制了它的使用。

内侧开放 Syme 假肢

内侧开放 Syme 假肢，也称为退伍军人管理局假肢中心 Syme 假肢。在加拿大 Syme 假肢之后提出设计。1959 年由纽约市退伍军人管理医疗中心（the New York City Veterans Administration Medical Center）开发，它带有一个可移动穿戴门，在下肢内侧，从踝关节远端膨大处向近端延伸至胫骨部大约 2/3 的水平（图 22－24）。与加拿大假肢的设计一样，内侧开放假肢在踝关节上相对美观，但其与加拿大的设计相比更为有利。穿戴板的内侧位置为假肢加强前后面稳固性提供了优势。在所有其他因素相同的情况下，这种设计比加拿大假肢更加稳固，也是广大 Syme 截肢术后患者的选择。

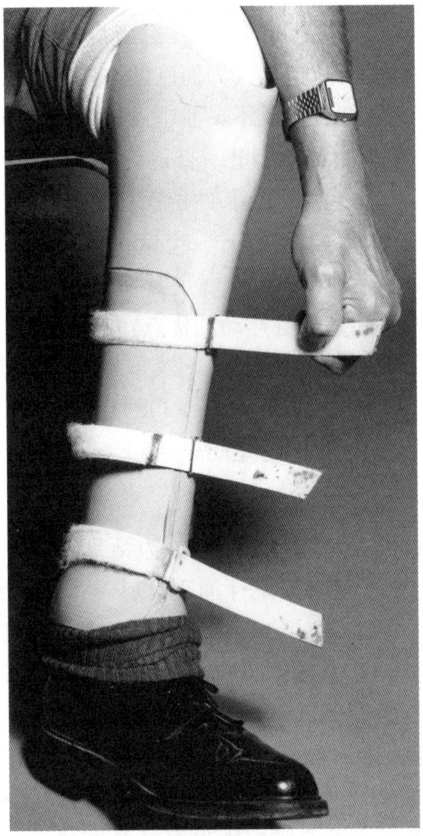

图 22－24　退伍军人管理局的假肢中心 Syme 假肢（the Veterans Administration Prosthetic Center Syme prosthesis）具有内侧开放窗，一直是 Syme 截肢术后患者的常用方法。

套筒悬吊式 Syme 假肢

套筒悬吊式 Syme 假肢因为它的可拆卸内胆的圆柱体外观，亦称为烟囱式假肢（图 22－25）。它由在近端至远端膨大处有填充物的内部弹性嵌件或套筒组成。在穿上外壳或接受腔之前，穿戴者要先穿上软的内接受腔。然后再将内胆套筒套进外面的假肢壳内。另一个版本，皮革或泡沫的内套不能覆盖整个残肢但是包裹在腿上而且填补了膨大上方的所有空隙。套筒悬吊式 Syme 假肢体积庞大且并不美观，但是因为没有可移动的穿戴板来造成结构上的缺陷，它的稳固性明显更好。它适用于肥胖或重量级穿戴者或者使用其他类型假肢经常损坏的患者。它比其他 Syme 假肢可调节性更强，适用范围更广，经常使用于主要

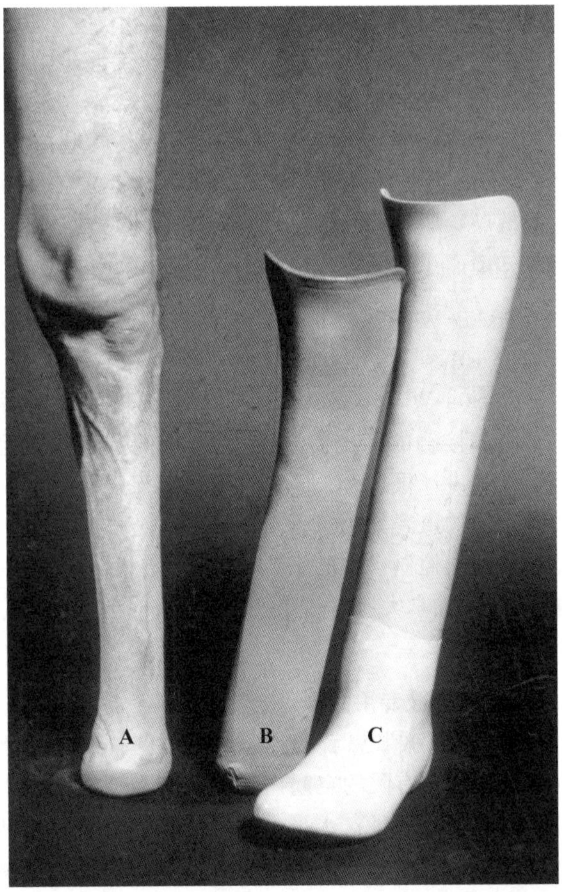

图 22－25　A：完整的 Syme 假肢。套筒悬吊式 Syme 假肢有一个全长的内胆（B）嵌入假肢接受腔（C）。本设计可调整性好。它牺牲了美观但是具有极好的稳固性，是肥胖和重量级穿戴者的优良选择。

安装问题有预期的情况下。

延展式假肢(Expandable Wall Prostheses)

柔韧、可延展、囊状 Syme 假肢有几种类型,可变形主要原因为材料本身的特性多于活动机制。所有的这些设计都基于一个概念,一个从近端至远端膨大的内接受腔,它有足够的弹性和可收缩性,使肢体穿入假肢,且穿入后依然能够对踝关节周围提供一定程度的约束力。这种设计通常需要双层假肢。最早的可伸缩 Syme 假肢,Marx 于 1969 年设计,在踝关节处利用柔性聚酯树脂获得可延展性。更近一点的 Rancho Syme 假肢使用由热固性树脂层压塑料框架或结构支撑的柔性接受腔。弹性热固性塑料和硅酮弹性体的可收缩接受腔内壁已经逐步消失,取而代之的是 Surlyn(沙林)树脂(Dupont, Wilmington, DE)和其他热塑材料的内衬。可延展式假肢因为需要一个弹性内接受腔和坚固的外部结构,所以稍显笨重且踝关节美观方面稍逊于加拿大或者内侧开放式 Syme 假肢。制作工艺更加复杂且弹性内接受腔的安装调整可能困难重重。制作硅酮弹性体或 Surlyn 树脂内接受腔,为了使穿脱舒服顺利就要弹性足够,这可能大大限制了它的耐久性。Syme 残肢在压力分布上给假肢师带来的挑战相较于其他类型下肢假肢更大。所有 Syme 假肢都特别需要一个检验性接受腔,因为这类假肢穿脱相对简单,所以它可能是上肢功能障碍和认知障碍患者的较好选择。

Tucker-Winnipeg Syme 假肢(Tucker-Winnipeg Syme Prostheses)

Tucker-Winnipeg Syme 假肢在美国较少见,忽略综合全面接触的传统需求,引进了外侧和内侧的穿槽。这种设计很适合儿童。严重血管疾病和其他易出现水肿的患者禁用。无全面接触也会影响本体感觉和假肢的控制。总的来说,这种假肢相对美观、易穿,不会像加拿大或内侧开放式假肢有时会因摩擦穿槽盖而产生噪音。

Syme 假肢专用假脚

为 Syme 截肢患者选择假肢配件的挑战之一是在残肢下非常有限的空间内安装假脚和踝螺栓并保持相同的腿长和骨盆水平。特例是双侧踝关节离断的情况;双侧 Syme 适配会有更多假脚的选择。单侧 Syme 截肢时,必须小心处理残肢远端与鞋的最小可用空间,这样对侧才不用垫高。

假肢廓清值(Clearance Value)**确定**

在确定一个特定 Syme 足是否适合患者时,可以用骨盆水平来测量残肢远端和地板之间的可用空间,并计算出解剖廓清值。大部分 Syme 足通过足螺栓从假脚跟下拧入 Syme 螺母(在接受腔内叠成的螺纹盘),固定在假肢接受腔上。这个螺母的形状接近于远端残肢的轮廓,大约有 1.59 cm(5/8 in)高,在制作假肢时必须考虑到这个高度。此外,典型的 Syme 足远端有个衬垫,它的厚度是 0.3～0.6 cm(⅛～¼ in)。为了确定特定脚对患者的适用性,足部脚跟底部和足部顶部之间的空间添加到 Syme 螺母和内衬及底垫厚度的高度。这个尺寸即为假肢的廓清值。

无铰链 Syme 脚(nonarticulating Syme feet)

许多用于膝下截肢的假脚已经适用于 Syme 截肢。第一个是固踝,定踝软跟脚(SACH),在 1863 年由 Marks 获得了专利,并在第二次世界大战之后在加州大学伯克利分校取得了进一步的发展。它在 20 世纪 50 年代引入作为加拿大 Syme 假肢的一个组成部分。Syme SACH 假肢主要是由 Kingsley (Kingsley, Costa Mesa, CA)在美国发售。它的脚跟有两种高度,一种和普通男鞋高度相同,一种和跑鞋跟高度相同。

SACH 脚(SACH foot)在患者踩过可压缩脚跟时模仿趾屈动作,但是因为僵硬的木质(通常为枫木)龙骨,它在支撑后期既不灵活也没有弹性。SACH 型 Syme 足在过去几十年里一直是 Syme 截肢患者的选择,现在依然是高度耐用、性价比高的假肢设计。

固踝软骨骼(SAFE) stationary-ankle flexible-endoskeletal (SAFE) Syme 足具有通过前足弹力提供适度的反转和外翻运动的优点,并且可用于不平坦的地面行走。不包括 Syme 螺母的厚度,SAFE Ⅱ (Campbell-Childs, White City, OR) Syme 足在骨盆水平、残肢远端和地板或鞋之间需要 3.5 cm(1⅜ in)的空间。

动态响应 Syme 足

在过去的十年中,为了更为活跃的 Syme 步行者,各种动态响应脚设计涌现。脉冲 Syme 足(Ohio Willow Wood, Mt. Sterling, OH)具有带有碳偏转脚趾弹簧板的 Kevlar (DuPont, Wilmington, DE)龙骨,重量限制在 250 lb(113 kg)。脚趾弹簧是一种碳环氧树脂复合材料。独特的制造技术使碳纤维最佳定向,避免起皱、弯曲和变形。此假脚最有趣的部分是线形调整。俄亥俄州的柳木镇也有一个 Carbon Copy Ⅱ Syme 足,两种足跟高度可用,所有脚趾具有抗性,标准尺码(non-Syme)具有中等足跟的 Carbon Copy Ⅱ,适用于体重高达 250 lb(113 kg)患者。

Steplite 足(Kingsley)提供了一种带有碳龙骨可压缩的脚跟设计。很耐用,适用于几乎所有 Syme 截肢患者,因为它只需要 4.1 cm(1⅝ in)的假肢廓清值。脚本身为 2.5 cm(1 in),螺母和套筒厚度为 1.6 cm(⅝ in)。低版本可适合普通男性的脚跟高度。"Strider"非常适合跑步鞋,"Flattie"是适合平跟女性的窄脚。Steplite 提供了具有记忆弹性前足,但像许多 Syme 足一样,它的脚跟压缩是有限的。

Ossur(liso Viejo, CA)为体重高达 285 lb(129 kg)的非常活跃的假肢佩戴者提供低剖面的碳 Syme 足版本。同样的脚可以被重量达到 365 lb(165.5 kg)的低活动量截肢者穿坏。Ossur 低剖面从地板到接受腔远端需要 5.0 cm(2 in)的间隙,并设计有灵活的双弹簧龙骨。它使用网状后跟,可以实现更大的压缩,从而达到缓冲的目的。上弹簧缓冲器(避震器)涂有特氟龙(DuPont),可以减少吱吱声,前足通常有一个以上龙骨。另一款 Syme 足是 Vari-Flex(Ossur),可供重达 500 lb(227 kg)的患者使用,其在接受腔下仅需要 4.4 cm(1¾ in)的空间,并使用环氧树脂填料和层压材料连接。

活跃人士的另一款动态弹性足选择是 Seattle Light 足(Seattle Orthopedic Group, Seattle, WA)。

几乎所有 Syme 假肢的假脚都有基本锁定的脚踝。这一特点使在支撑初期时,股四头肌在控制膝关节屈曲时的工作量增加。可调节关节跖屈的几种角度组合(有增加假肢重量的风险)可能会改善某些患者的功能。

对线问题

对于大多数假脚,远端残肢和地板之间的较小区域限制了假肢师在动态对线阶段中改善接受腔和脚之间的特殊关系的能力。可调节的定位装置,类似于那些小腿假肢,一直还不够紧凑,不足以符合在假脚和接受腔末端之间的可用空间。为了解决这个限制,引入了两个组件选项。

Ohio Willow Wood 生产的一种新型的可用于脉冲 Syme 的功能定位装置,可进行一定程度的动态对线,在装配过程中帮助假肢师调整足部角度位置。此脉冲 Syme 接受腔适配器套件(图 22-26)在动态对线阶段可以根据方向进行 4°~8°之间的角度调整。此外,0.3 cm(⅛ in)碳间距允许长度增加至 1.0 cm(⅜ in)。它与 2.5 cm(1 in) Syme"碟形"螺母配合使用,与肢体的远端相接。

SL Profile 和 Lo Rider Syme 足(Otto Bock, Minneapolis, MN)用锥形体提供角度调整。不利的是,

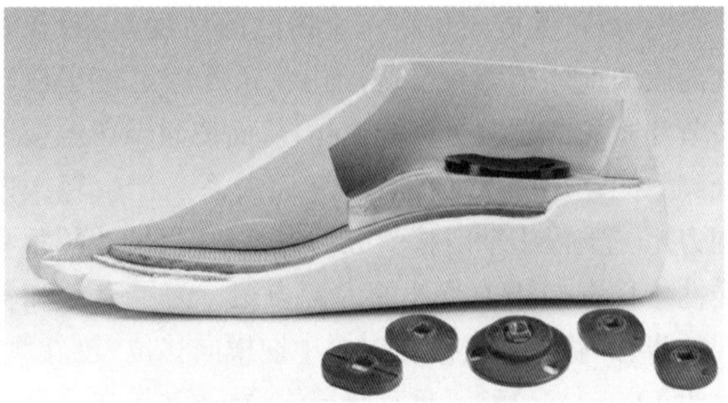

图 22-26　脉冲足是 Syme 假肢的动态响应足系统。当假肢廓清值有限时,这种脚特别有用。这种适应性设计使假肢师在动态对线过程中可以微调,从而实现节能和美观的步态模式(经允许引自 Ohio Willow-Wood, Inc., Mt. Sterling, Ohio)。

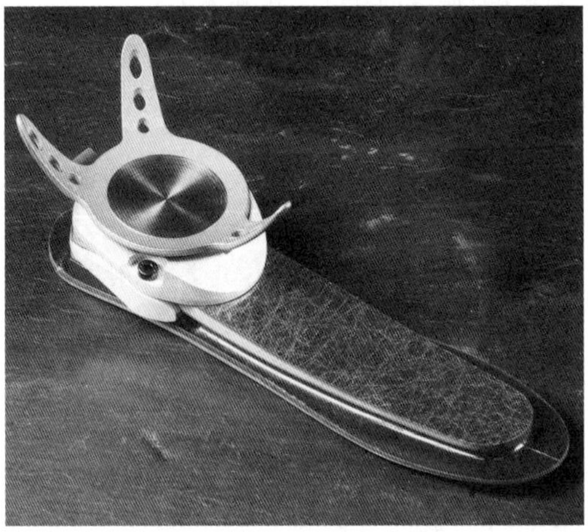

图 22-27　与脉冲相似的 IC20 Pro Symes,其对线调整不同。角度和线性对齐以及脚跟高度调整使其成为独特的选择(经允许引自 Otto Bock, Minneapolis, Minn)。

锥形体的高度可能会妨碍许多 Syme 截肢患者使用。最新的、非常有前景的是 1 C20 ProSyme's (Otto Bock),它适用于大多数患者,是一种中等动态的聚氨酯碳纤维脚,可用于重达 275 lb(125 kg)Syme 截肢者(图 22-27)。它有很大的对线调整以及鞋跟高度的变化范围。

将 Syme 足置于相对于胫骨轻微背屈的位置模仿正常步态模式,在支撑期鼓励流畅的外观和节能的转换,并优化接受腔轮廓的负重潜能。对于股四头肌无力的人,可以减少背屈角,以减少股四头肌的过度需求。过度需求的明显临床特征是支撑中期时膝颤抖。虽然早期的对线建议将最优初始背屈角度置于 12°~15°之间,但目前的做法是将脚设置在一个约为 5°的较小角度。长 Syme 残肢不容易在外观上或功能上适应于超过 5°的背屈。

当膝关节屈曲挛缩时,对线会受到明显的影响。为了防止前杠杆臂的断裂和过早磨损,小腿假脚上的接受腔前(线)位移的角度通常减少。

Syme接受腔定位在一个内收的角度，与胫骨解剖内收角度匹配。接受腔的内收角度应定位于使踝关节和膝关节过渡尽可能流畅，从而使假脚在地板上全脚掌滚动。冠状面的最佳空间关系是产生轻微内翻力矩。支撑中期时接受腔的内收角度、足外翻角和线性位移影响膝关节外的内翻力矩。为了有效和美观的步态，膝关节必须在支撑中期横向移位（至外侧）大约12 mm。位移不足意味着错位，通常是在一个不足的外翻角度。过度移位可能是膝关节错位或侧副韧带松弛造成的结果。治疗膝关节慢性负重溃疡的最成功的方法不是硅胶衬垫，或者解决侧支韧带的严重松弛，而是矫形器部件以外的附件（膝关节外部和大腿结合部）提供额外的支持和保护。

案例3 双侧血管功能障碍Syme截肢患者

H. P，56岁，男，糖尿病史18年，服用胰岛素控制。八年前，左趾序列切除术后未能愈合并感染，必须进行左Syme截肢。康复后，他可以熟练使用Syme假肢，在没有辅助设备的情况下可进行远距离功能性行走。1年前，在他右脚的第二至第四跖骨头下，出现了一个巨大的神经性溃疡。尽管进行了多次全接触石膏治疗，伤口仍未能愈合。H. P. 和其血管外科医生达成共识，右足Syme截肢手术可以改善他的功能状态，让他重返初中教师和棒球教练工作。在7个月前截肢，两侧残肢愈合良好。他使用SACH脚的Rancho式可延展式Syme假肢（图22-28）。他参加了一项锻炼计划，每天步行2 mi。以相对较高的速度（120 steps/min）行走，并且可以以该速度行走很长的距离（超过1 mi）。他的接受腔需要穿10层袜子。在脚上可以看到应力裂纹。研究小组同意，假肢设计和组件的改变将改善他的功能和满意度。

问题思考

- 考虑到他的病史，其残肢状况有什么问题？在使用Syme残肢行走过程中，哪些区域最容易受到重复加载的压力？
- 他的膝盖和髋关节的肌肉性能有哪些类型的评估比较重要？应该采用什么措施来评估肌肉的功能和力量？如何处理任何损伤？
- Syme截肢会如何影响全步态周期进程？假肢如何在步态周期以下环节中如何代偿？第一个环节是从足跟首次触地至支撑初期，第二是从支撑

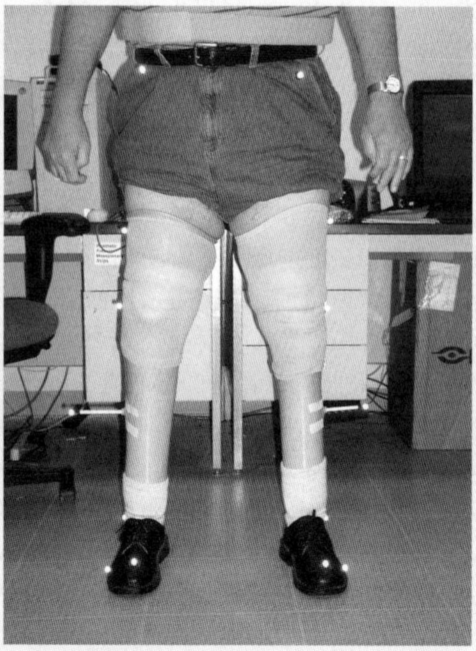

图22-28 患者穿着双侧的Rancho式Syme可延展式假肢，配有固踝、足跟脚垫。注意踝关节直径，在穿戴时需要容纳球形远端残肢。图中假肢在膝盖处装有髌腱承重设计，并将氯丁橡胶悬套作为辅助悬架。还注意到他通过增加支撑面，以提高静站时的稳定性。在骨盆、大转子、大腿外下侧、假肢外侧、外踝和鞋子上已经放置反射标记，以准备进行全面的步态分析。

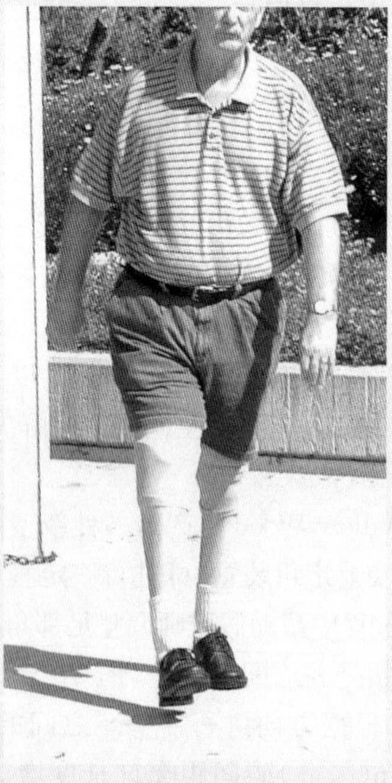

图22-29 与图22-28同一人，在穿上装有动态响应脚的新假肢后。在站立和行走时，脚跟之间的距离减少了，步幅也大幅度增加，在工作和休闲活动所需的长距离步行中，感到更舒适和轻松。

初期至支撑中期再到支撑末期，第三个是支撑末期至摆动前期。Syme 截肢如何影响对侧摆动肢体的步长和步幅？

- 对于 H. P. 来说，假肢干预的主要目标是什么？对于接受腔设计，悬架和假脚，应该提出什么具体建议？应该从这些选项中做出哪些选择？他的功能性步行预后如何？是否应该推荐一款辅具长期使用？为什么或为什么不？如何评估干预的效果？

建议

临床研究小组确定 H. P. 适合动态响应脚，该设计与其积极的生活方式一致。付费机构将要了解项目说明以及相关的医疗保险代码。例如，截肢者配备 Syme 假肢（L5050），检验接受腔（L5618），丙烯酸接受腔（L5629），内侧开放式穿窗（L5636），可延展式内壁（Rancho 式）（L5630），延展髌腱承重边缘设计接受腔（L5632），全接触（L5637），悬挂套筒（L5685），超轻板材（L5940），自由创新 Freedom InnovationFS－2000 低剖面足（L5981）和对线系统（L5910）以及每个肢体六只假肢袜（图 22－29）。装备假肢后，H. P. 反映其长距离行走立即得到改善。

总结

本章探讨了半足和 Syme 截肢患者的假肢管理选择。由于手术过程的多变性、残肢的状况以及步态中残肢生物力学的改变，对于假肢的设计没有单一最佳的选择。相反，每位患者的特征（体重、皮肤状况、期望的活动水平和残肢的长度）必须仔细考虑在假肢处方中。目标是从半足和 Syme 截肢的越来越多的假肢设计选项中找到个人状态和需求的最佳匹配。这就对医学专业人才的知识需求提出了越来越高的要求。比以往任何时候都更需要医生、理疗师和假肢师作为一个有凝聚力的团队来发挥作用，利用彼此的优势，为每一个患者实现最好的结果。

第23章 小腿假肢

Transtibial Prosthetics

David Knapp

学习目标

1. 描述当前小腿接受腔设计原理。
2. 讨论假肢悬吊系统各种选择的利弊。
3. 确定典型小腿残肢的关键承重和不耐压表面。
4. 确定小腿假肢对线的主要决定因素。
5. 认识和区分可能导致小腿假肢步态异常的各种因素。
6. 提出合适的策略来解决小腿假肢的异常步态。

假肢评估

在评估小腿假肢候选人时，必须进行一次全面体检，包括询问详细的病史。标准的体检包括：检查、触诊、评估肌肉性能——徒手肌力检测(MMT)；以及主动和被动的关节活动范围(ROM)测试——感觉测试和皮肤完整性评估。面试评估患者的认知水平、年龄、健康史、职业、爱好、家庭生活状况。这也是与患者和其他临床团队讨论康复目标的最佳时机。设定具有挑战性但为增加胜利提供机会的现实目标，这样可以大大有助于取得成功。临床团队的每一位成员——治疗师、医生、截肢患者和假肢师，他们的信息输入对于整个康复进程有着重要作用。最好的结果是所有团队成员共同努力获得。没有硬性的规定来决定康复的潜能，而是在个人的基础上来决定假肢的装配。

在确定候选资格时，个体的动机和信念是他们能够行走的决定性因素。康复过程需要身体和精神上的努力，有时涉及疼痛和不适。当截肢者有再次行走的欲望和动力时，团队几乎很难阻止他们。同样，如果这个人不相信步行是可能的话，那么加强恢复的努力可能是徒劳。将新截肢者纳入截肢者后援小组，或要求本地假肢者来访，可以提供一些灵感和鼓励，这些是治疗师、家庭成员或没有经历截肢的假肢专家根本无法提供的。来访者是具有相似年龄、性别和截肢平面的人，他们已经完成康复，并已成功地重新融入到对他们至关重要的社区(工作、休闲、社会)中。同样经历的人可以花时间与刚截肢的人分享他们的经验。互联网拥有各种各样的组织，为截肢者和假肢使用者提供支持和信息，这是寻找可能有益的当地群体的好资源。

由于截肢常常是外伤或疾病导致，常有合并症使截肢者的整体管理变得复杂。我们有各种方案来供假肢师选择提供良好功能的假肢，即使出现不理想的残肢也可以得到很好的解决。例如，轻中度的膝关节屈曲挛缩和无力可以通过改变假肢的对线来适应。并通过选择合适的接口材料来解决皮肤问题。如瘢痕粘连和湿疹，通过改变接受腔形状可以减轻皮肤和软组织在骨突出处的压力。还有为严重上肢功能障碍者提供的假肢选择，这使得患者能够独立地穿脱假肢。只有仔细考虑患者的完整资料，临床团队才能推荐最佳假肢的组件和设计。

临床分析包括选择最适合个人当前状态和预期的功能水平。最合适的假肢是适合个人要求的。同一尺寸不会适合所有人：一个人理想的假肢可能对另一个人完全没用。

假肢设计通常是重量与功能的折中。添加可能很少使用的功能将增加设备的重量和维护要求。重量增加会导致能量消耗增加和过早疲劳。另一方面，患者经常需要的功能以外的部件可能会导致肢体压力过度、部件过早的磨损或故障，以及无效步态。临床团队应该就独立的功能目标达成一致，以便能够

表 23-1 下肢截肢患者功能潜能分级

K-Level	医学功能水平分级
K_0	患者没有步行或转移的能力或潜力，在有或者无辅助下，并且假肢不能提高其生活质量或者移动能力。
K_1	患者有能力或潜力在同一节奏下使用假肢进行水平转移或步行。典型的受限与不受限的家庭范围内移动者。
K_2	患者具有移动或者在较低水平面跨越障碍的能力或潜力，诸如路沿，阶梯或凹凸不平的表面。典型的受限于社区内移动者。
K_3	患者具有可变节奏的行走能力或潜力。典型的具有跨越大多数环境障碍并且可能具有职业性，治疗或运动活动的社区内移动者，其需要除了简单的运动之外的假肢使用。
K_4	患者具有超过基本行走技能，表现高冲击力，压力或能量水平的假肢行走能力或潜力。典型假肢需求者，如孩子、活动量大的成年人或运动员。

经允许引自医疗保险和医疗补助服务中心。医疗保险区 C 耐用医疗设备假肢矫形供应商(DMEPOS)手册。哥伦比亚，SC：Palmetto GBA，2005。

表 23-2 截肢患者的康复阶段

阶段	特　征
1. 术前	医疗和身体状况评估，患者教育，外科水平讨论，功能预期，幻肢讨论
2. 截肢手术和伤口敷料	残肢长度测定，肌成形闭合，软组织覆盖，神经处理，刚性敷料应用，肢体重建
3. 急性手术	残肢修形，收缩，增加肌肉力量，恢复患者的控制觉
4. 假肢适配前	伤口愈合，疼痛控制，近端运动，情绪支持，幻肢讨论
5. 假肢处方和制作	团队对假肢处方的共识
6. 假肢训练	假肢管理和训练以增加佩戴时间和功能使用
7. 社区整合	恢复家庭和社区角色；重获情绪平衡；制定健康的应对策略，娱乐活动
8. 职业康复	对职业活动进行评估和培训，评估进一步的教育需求或工作变更
9. 随访	终身假肢，功能和医疗评估；情感支持

经允许引自 Esquenazi A，DiGiacomo RD. Rehabilitation after amputation J Am Podiatr Med Assoc。2001;91(1)：13-22.

设计成满足他们需求的假肢。在现有的材料和制造技术下，使用假肢可以走得更远，能量效率比以往更高。

一般来说，接受经胫截肢的人可能会恢复到先前的功能水平。在制定康复目标和预期功能水平时，需要特别考虑那些发生血管疾病的，或由于受伤或疾病而患有其它并发症的人。医学服务中心建立了一种分级制度，对下肢截肢者的功能潜力进行分类。这个系统称为“K-水平”，总结在表 23-1。注意，每个功能级别在描述中使用短语“具有能力或潜力”。这显著表明，在提供假肢和康复成功之前，患者不能充分发挥潜力。对于医疗保险范围内的某些福利，患者必须由其假肢师和医生通过匹配的 K 级认证。这是为了防止开出无法管理或有效使用的昂贵部件的假肢处方。

早期假肢管理

对经胫截肢者术后管理的目标包括：①维持髋和膝关节的完整 ROM；②促进缝合线快速愈合；③维持或改善心肺功能协调；④提高静态和动态平衡；⑤加强残余肌肉肌力。表 23-2 将截肢者的终生康复分为了九个不同阶段，并对每个阶段的目标进行总结。

经胫截肢手术的一个常见并发症是全膝关节伸展的丧失。当 ROM 恢复时，胫股关节不能得到充分伸展会导致假肢适配延误。如果没有膝关节足够伸展，永久性关节挛缩可以影响假肢的适配过程。临床团队通常使用刚性绷带至膝上方，使膝关节完全伸直。研究表明，用于控制术后水肿并为外科手术部位提供保护，刚性可拆卸敷料(RRD)提供比弹性绷带更好的效果。一些地方，新截肢者在手术室或术后即刻配备假肢(IPOP)。即刻术后假肢旨在与 RRD 具有相同的目的，具有允许负重以促进早期活动的特征。由于截肢后前几天预计会发生肢体的较大变化，IPOP 接受腔的设计是为了使部分负重力直接作用于胫骨内侧平台和髌腱，因为这些结构远离手术部位，不太可能受到手术后水肿的影响。需要注意的是，IPOP 中的承重力应处于脚趾触地这部分的重量水平：不承担全身重量，因为通常没有足够的空间来分散全身重量，使皮肤能够耐受长时间压力而不受损。通过 IPOP 全负重带来愈合手术部位损伤的风险，以及随后的延迟愈合和假肢装配。应使用辅助设备来鼓励部分负重，同时可使残余肌肉功能性使用。

肢体在整个早期康复过程中将迅速改变，假肢师和治疗师应密切监测 IPOP 的适应性和对线。向残肢添加额外的袜子层可以适应肢体体积的早期变化，

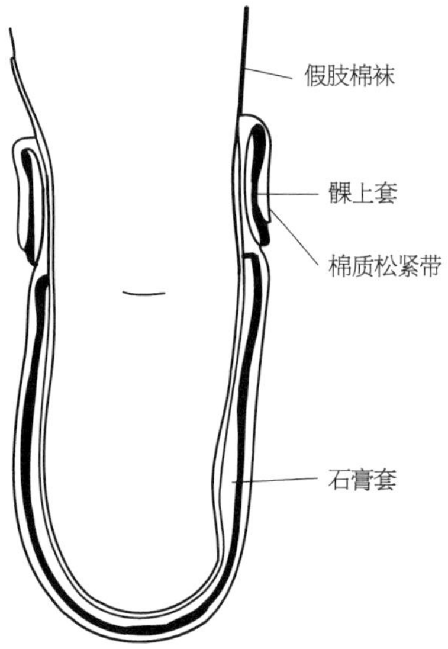

图 23－1 用于经胫截肢的刚性敷料的横截面图。将棉袜套在残肢上，将填充物放置在易受伤害的区域(即，缝合线，骨骼突起)处。然后将残肢用几层熟石膏浸渍的纱布包裹。可以使用刚性敷料，直到缝合线愈合。已证明可以减少术后并发症并加快康复过程(经允许引自 Below Knee Prosthetics, Prosthetic-Orthotics Program, University of Texas Southwestern Medical Center at Dallas, TX, 1988, p. 7－7)。

直至最终不再需要，并且需替换接受腔。即刻术后假肢已标准化生产组件，这样易于调整改变。

外科医生可能会认为，由于过度的软组织损伤或伤口愈合的延迟，IPOP 对于患者不是一个好的选择，应该使用 RRD。其中一个版本的 RRD 是有预制塑料圈的定制模塑石膏接受腔，它将患者的肢体从远端至大腿的约 2/3 处包裹。还有其他样式，包括可调节的完全预制的塑料接受腔或由肢体的数字扫描制成的定制模制塑料接受腔。尽管 RRD 的版本不同，但目标一致：RRD(a)使膝完全伸展以防止挛缩，(b)保护肢体免受外部创伤，(c)通过全面接触来控制水肿。该可移除装置穿在至少一层棉袜上，并用尼龙搭扣带保持在适当位置(图 23－1)。它也有孔透气和挥发水分。该装置可以每天 23 小时穿戴，并且容易移除以进行敷料更换和洗澡。

假肢处方

假肢处方是对所需完整假肢的所有特征的详细描述：①接受腔设计；②皮肤-接受腔接口；③悬吊策略；④附加模块组件。对于小腿假肢，组件限于足、减震器、力矩器、动态立柱。

接受腔是残肢和假肢之间的接口，步行中地面的所有作用力都通过接受腔传递到肢体。控制假肢运动所需肢体的所有力量都通过接受腔传递到假肢。在接受腔的设计和安装上要花费大量的时间和精力，因为不理想的适配会导致疼痛、损伤和功能丧失。接受腔设计、接口和悬吊系统需要一起考虑，因为它们的功能通常相互关联并相互依赖。例如，软衬垫既可以作为接口也可以作为假肢的悬吊系统。以同样的方式，不同设计的接受腔，应匹配相应选择的悬吊系统。考虑三个设计元素的整合可增加患者假肢舒适度和功能性。

接受腔设计

早期的小腿假肢通过挖空一段木头、连接金属单轴膝关节并套上皮革大腿束套而成。称为“插入式”接受腔，因为它们是开放式的，肢体套进腔中，如塞子塞住水管。连接的大腿束套利用大腿的圆锥形形状转移近端体重并传递来自于肢体远端中外侧力。虽然许多截肢者使用此系统功能很好，但残肢末端不能很好地贴合常导致该处水肿。另外，关节和束套增加了假肢体积和重量，并且限制了膝关节活动。

髌韧带承重式小腿接受腔

第二次世界大战后，在战斗中丧失肢体的大批退伍军人激励假肢师尝试新的材料和技术来改善假肢的舒适度和功能。1959 年，在加利福尼亚大学生物力学实验室(University of California Biomechanics Laboratory)举办了一次研讨会，促进了小腿接受腔的装配发展。其结果是设计出了髌韧带承重式小腿接受腔(patellar tendon-bearing, PTB)。这种设计在过去 50 年中已成功地用于更大压力的区域，即髌韧带和内侧胫骨平台，并且缓解组织在诸如胫骨顶部和腓骨头部的骨突起部位的压力。在大多数情况下，这消除了对近端负重的需求。

PTB 接受腔设计的主要目标是增加残肢表面可用于负重的区域，以消除对膝关节和大腿束套的需要。PTB 接受腔称为“全接触”，即假肢和接受腔之间不应有空隙或气穴。这种设计允许在任何可能载荷的区域负重。术语“髌腱承重”起源于髌骨和胫骨结节之间的髌韧带中心水平附着处的髌骨“棒”(图 23－2)。接受腔在膝关节屈曲约 5°时对线，这使髌骨棒作为接受腔内的承重面。后壁近侧修剪线位于髌骨棒的近侧，以使下肢前后方向保持稳定，并防止肢体向下滑入腔内。后侧修剪线应在内侧较低处，以适应膝关节屈曲时腘绳肌肌腱附着点。

PTB 接受腔中的另一个主要承重面是胫骨的内

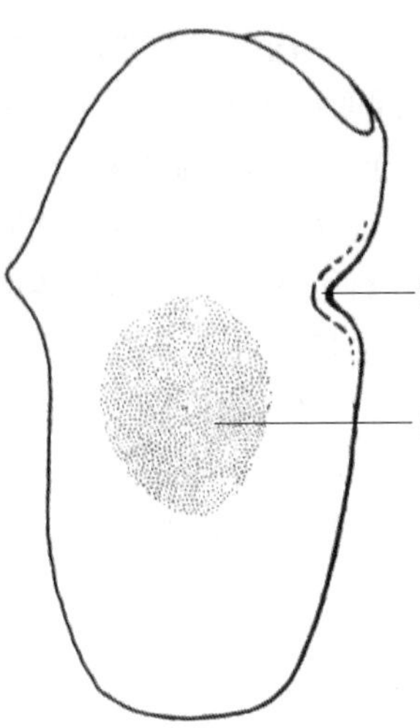

图23-2 髌骨棒和内侧胫骨平台是PTB接受腔内的主要承重区域;这种全接触腔的设计已使用60余年,用于经胫截肢者,有很好的舒适度(经允许引自 Below Knee Prosthetics Manual, Prosthetics-Orthotics Program, Texas Southwestern Medical Center at Dallas, TX, 1988, p.4-2)。

侧平台。胫骨的近端在内侧变宽,通过接受腔外侧壁的压力获得稳定,可以有效地负重。必须同时对同一水平的腓骨头留出足够的缓冲,以避免对骨结构施加任何压力。用兼容性泡沫材料填充接受腔的远端,在全负重时提供轻微的压力,这是控制远端水肿的必要条件。PTB接受腔内侧壁和外侧壁延伸到内收肌结节的水平面,以提供杠杆臂用于维持内侧稳定性。PTB技术今天仍然在广泛使用,许多现代化的适配技术至少包含了原始PTB设计的一些属性。

全接触式承重接受腔

全接触式承重(total surface-bearing, TSB)接受腔试着进一步分散在肢体整个表面上的载荷,即使传统上认为是不耐受压力的区域。软组织主要压力区域及减缓骨突出部位的压力是将更多的压力引导至肢体的其他区域,以及将较小的压力分布在皮肤易破损部位。设计TSB接受腔的目的是使肢体整个表面上压力均匀分布。然而,预期在步行中典型的是,任何位置的压力在摆动期间会由从负压变为高压力,如果持续,则会导致组织损伤。因为肢体的力量在整个步态周期中有相当大的变化,所以必须预计到这种动态模式,以便利用这些力来设计压力不耐受区域的缓冲;压力越大对组织的挤压越甚,就需要更大的缓冲。要考虑的另一个因素肢体的组织密度和结构。组织性质差异很大,也有时效;例如,肌肉组织在收缩和放松时完全不同。一旦适应,这些组织在接受腔内的相对位置必须得到保护;这不仅为组织提供了良好的环境,而且可以精确控制假肢。

为了完全适应在假肢接受腔内发生的动态组织负荷,假肢师必须考虑肢体的剪切力和法向力。剪切力平行于肢体表面,最好通过使用接受腔接口来缓解。界面材料,如袜子、护套、柔性里衬和凝胶衬垫,可使皮肤表面的剪切力减少。减少剪切力最好的材料是凝胶衬垫。法向力是指垂直于物体表面的力。接受腔壁应根据该区域中的组织类型和预期的负重模式进行轮廓调整。因为没有办法在不限制个人的活动情况下减少肢体上的力,所以减少压力的最好办法就是将力量分散在尽可能广的表面上。肢体上的实际力是剪切力和法向力的组合,它们以不同的比例同时出现。

步行是一种动态的运动,肢体上的力量在不断变化,因此假肢接受腔必须设计成在各种负重方式下起作用。接受腔必须设计和安装在符合预期用途的生理条件下。软组织挤压将随负重而变化;接受腔的轮廓必须反映预期的负载,以防止骨突处有过多的负荷。在整个步态周期中,接受腔和肢体上的力和力矩不断地变化。在支撑初期的屈曲力矩,在支撑中期的内翻力矩,在支撑末期的伸展力矩,然后接着的屈曲力矩(图23-3)。肢体上的力从体重的1.2倍的压力到在摆动阶段比假肢的重量略高的分散力。合适的

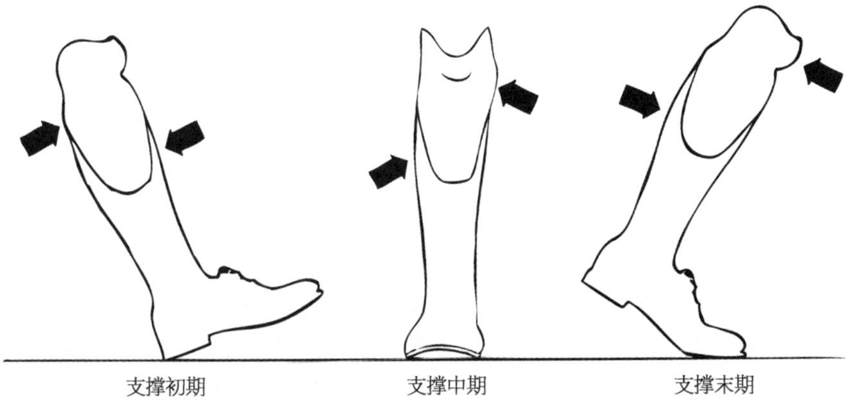

图23-3 接受腔内压力大小和方向在支撑期的变化,将压力集中在预测区域。在初始接触支撑初期支撑初期及支撑初期时,在膝关节近侧后部和残肢远端前侧具有一个向前力。在支撑中期,负重力来自于近端内侧和远侧。在支撑末期,前部压力移至膝关节近侧前部和残肢远端后侧(经允许引自 Below Knee Prosthetics Manual, Prosthetics-Orthotics Program, Texas Southwestern Medical Center at Dallas, TX, 1988, p.5)。

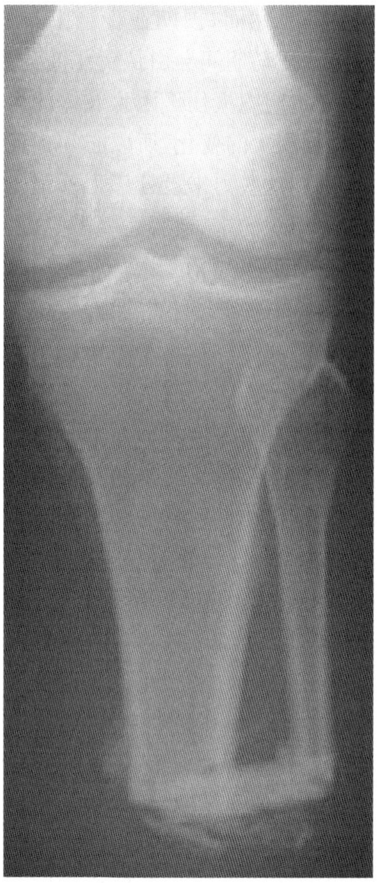

图 23-4 在 Ertl 手术(Ertl procedure)中，通过将胫骨和腓骨的远端与由一片腓骨构成的骨桥连接，构建了一种承重的经胫骨残肢。使用 Ertl 手术进行经胫截肢后数月，骨桥愈合(胫骨-腓骨连接)的 X 线照片[经允许引自 Dionne CP, Ertl WJ, Day JD. Rehabilitation for those with transtibial osteomyoplastic amputation. J Prosthet Orthot。2009;21(1): 64-70]。

假肢必须在所有这些变化的负荷条件下提供可承受的压力分布。软组织、肌肉组织和骨突处必须以特定的方式进行考虑以达到良好的适应性。软组织可以耐受中度的挤压，因此假肢者需预先收缩接受腔中的组织。肌肉可以耐受轻度挤压，但应鼓励每一步的肌肉收缩，这样可以减少预压缩。肌肉组织的形状在收缩时发生变化，弹性材料可以用于肌腹适应各种变化。最后，在接受腔内必须为骨突处留有额外的空间，使得当它们周围的组织在承重期挤压时，压力不会超过耐受范围。

肢体的承重能力也会受到截肢手术技术的影响。Ertl 手术(Ertl procedure)以 Janos Ertl Sr. 博士命名，是一种外科手术，包括在胫骨远端和腓骨之间建立骨桥，如图 23-4 所示(详见第 19 章)。此手术目的是重建更坚韧、更具耐受力的肢体。这种技术旨在解决的问题是神经卡压。经胫截肢者在小腿长骨之间容易受到神经压迫。接受腔内部的力将胫骨和腓骨压在一起，压缩两者之间的任何东西。如果胫神经卡在骨头之间，会导致疼痛。通过在远端将骨融合，它们之间的相对运动最小，从而保护位于它们之间的软组织。许多做过这种外科手术的人肢体远端可以直接负重。该末端承重能力使假肢者分散患者体重并且尽可能提供不会向近侧移位，这可以增加标准承重区域的舒适度，并增加患者可用的膝关节屈曲范围。然而，手术时间的增加和随后的感染风险增加是 Ertl 手术(Ertl procedure)的不利因素。

接口材料

将肢体与接受腔分开的材料作为接口(interface)。接口在下肢假肢中发挥重要作用。接口可以提供减震，可以模拟软组织，为骨突出处提供额外的缓冲层，可以帮助减轻肢体的剪切力。接口也影响假肢清洁，穿戴的容易性和维护的要求。随着新材料的不断研发，假肢师有很多接口选择；这里介绍了常用接口材料。

硬质接受腔

早期的假肢是由硬质材料制成，如木头，不能提供很好缓冲。截肢者使用棉质或羊毛袜层，在其肢体和硬质腔之间提供柔软的界面。此系统有以下优点：接受腔比较薄，所以很容易隐藏在衣服下面；每天可以使用干净的袜子，如果需要，可以随时更换；可以调整袜子的数量和层数，以适应全天的肢体体积波动；并且接受腔本身非常耐用。因为没有可压缩表面，贴合非常牢靠；它不会在强压力区被“压缩”。它无孔、易于清洁，并且相对来说免维护。袜子和袜子之间的摩擦系数与袜子和皮肤之间的摩擦系数比相对较低，因此也可以消除剪切力。此类型接受腔贴合问题是最具挑战性的，不推荐成熟肢体使用，它们在骨突处失去了大量的软组织保护。此外，它比其他类的接受腔更难调整。

袜子和护套

假肢袜可以由棉、尼龙、羊毛、莱卡、涤纶和氨纶的各种混合制成。近来，一些制造商开始在其袜子中使用银纤维，以增强袜子和护套的抗菌性能(图 23-5)。假肢袜提供减震，减少肢体上的剪切力，并吸收水分。为了进一步减少摩擦，通常推荐使用尼龙护套作为初始层，较厚的袜子将套在护套上。袜子还为患者提供了一种控制自身适配度的方法；随着残肢成熟和回缩，可能需要额外的袜子层以恢复接受腔适配度

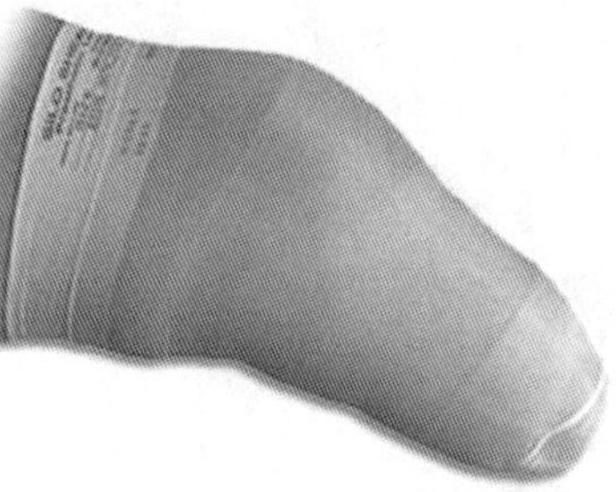

图 23 - 5　假肢护套是穿在皮肤和假肢袜子或腔衬里之间的非常薄的长袜样服饰，用于减少摩擦，吸收水分和抑制细菌生长(Reprinted with permission from Kingsley Manufacturing Co, Costa Mesa, CA)。

和舒适性。假肢袜具有各种厚度，以方便假肢佩戴者选择；例如，可以穿一个五层袜子，而不必穿五个单独的单层袜子。通常提供各种一、三、五层袜子给新的假肢使用者，让他们可以从中选择。袜子也可以一层一层叠起，以达到适当层数。

接受腔软衬套

因为闭孔泡沫塑料(closed cell foam)不吸收水分，可以在肢体模型上模制，以制作接受腔软衬套(soft inserts)。该衬套插入整个腔体，并在腔体修剪线附近终止(图 23 - 6)。为了增加保护，在接受腔的底部可以用一个额外的软材质的远端垫来缓冲胫骨远端。接受腔软衬套为缺乏足够软组织厚度的更成熟的肢体提供了额外的缓冲层。它们可以穿在尼龙护套上，尼龙护套是一种非常薄的尼龙长袜，类似于女袜，或超过任何数量的袜子层。由于肢体和接受腔之间的相对运动，将接受腔直接佩戴在皮肤上而没有袜子可能会导致过度的剪切力和皮肤破损。单层衬套提供均匀的压缩面，而由具有不同性质不同材料的层制成的多功能衬套可以利用每层的力改变特性。例如，具有高塑性变形的材料可以提供良好的减震性，但如果单独使用则会非常易磨损。与具有低抗压性的材料联合使用将会阻止塑性变形并延长衬套的使用寿命。在穿戴的过程中可能变形的接受腔软衬套可用于适应由于结构不规则不能直接滑入硬质接受腔者。例如，具有球状远端的肢体衬套可以在凸起上方的狭窄区域中变得更厚，使得成品接受腔的直径不会妨碍穿戴。另外，髁上悬吊所需的楔子；该楔形件可以作为接受腔软衬套的一部分进行合成，以方便穿戴。

软质内层接受腔

如果 PTB 理论是直接将体重控制在肢体的特定区域并远离其他部位，那么软质内层接受腔(flexible inner socket)是该想法的化身。使用该系统，内层接受腔在肢体的模型上由软质材料制成，该软质材料将在施加力时被拉伸。然后，对应于残肢需要承重的区域，围绕内部腔体构建刚性框架。其结果是在非耐压区域接受腔屈曲，但在耐力区域中保持一定硬度。因为刚性框架中的软质内层可以消除任何特定区域的压缩力，所以该系统适合具有特殊骨残留肢体和具有严重局部敏感的人。不建议有疤痕的残肢使用，因框架产生的压力差异会放大肢体上的剪切力。

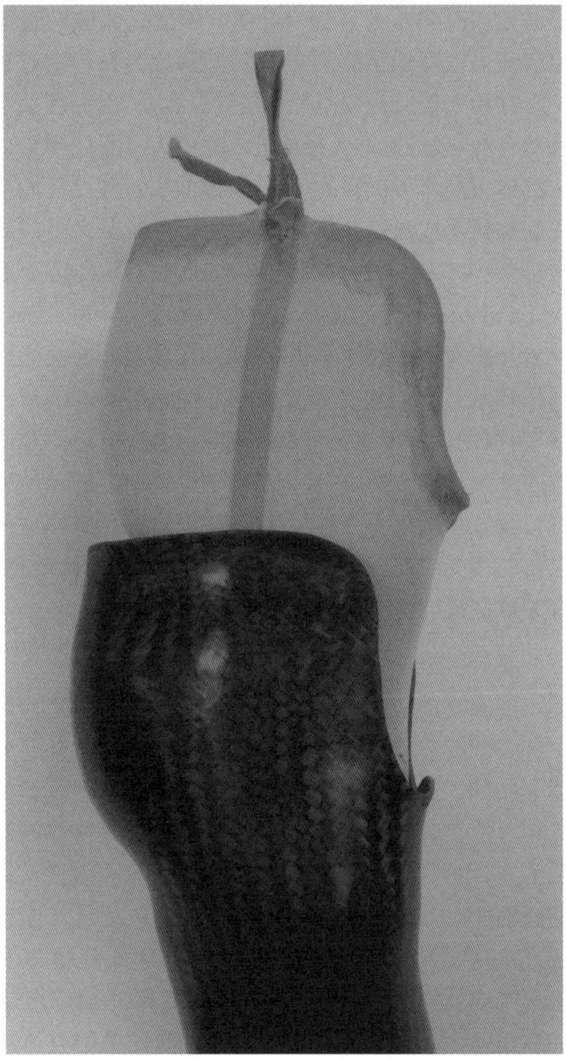

图 23 - 6　该接受腔软衬套部分从髌骨髁上接受腔移除。在内侧和外侧翼上安装有拉环，以帮助修补假肢。一旦插入到硬质接受腔中，接受腔的较厚部分锁定在股骨髁上并悬吊假肢。拆卸假肢，使用者必须向下拉接受腔，同时向下按压腔体(经允许引自 David A. Knapp, CPO, Hanger Prosthetics & Orthotics, Inc., North Haven, CT 提供)。

延展式接受腔

当截肢位于肢体踝关节处或下方时，由此产生的长肢残留对假肢者是一个有趣的挑战。假肢的近端修剪线可以降低至肢体更远的位置，因为在行走过程中存在用于假肢控制的长杠杆臂。然而，因为踝关节仍然存在，残肢远端直径比近端处更大。假肢师可以在腔体中制作可拆卸的内壁，通过使用特别设计的接受腔软衬套或通过制作可延展接受腔壁在穿戴假肢之后替换来适应较大的远端尺寸。延展式接受腔(expandable wall socket)由弹性材料制成，其足够的伸展让患者推动肢体承受重量，并在踝关节处收紧以提供悬吊。这类接受腔太灵活，不能将脚连接到一起，所以刚性框架在柔性接受腔之上制成，它们之间有一个很小的空间，在这个空间中可扩展。这是一种可自我悬吊的接受腔，可以给予人舒适感。制作这种风格的接受腔比较难，制作后更难以对其进行调整。有关这些设计的更多信息，请参见第22章。

凝胶衬垫

凝胶衬垫这个术语在此领域广泛使用，用来描述由具有凝胶性质材料制成的衬垫。这些衬里有三种基本品种：①在分子水平上高度交联的硅胶体；②具有相对低交联量的硅凝胶；③聚氨酯。这些材料的性质不同，而直接影响通过它们传递到残肢的力量。特别有趣的是凝胶衬垫具有某些特性，包括：摩擦系数、抗压刚度和剪切刚度。硅胶具有最低的抗压和剪切刚度值；它们有助于减少压缩载荷并消除肢体上的剪切力。较低的剪切刚度对骨骼较多的肢体有益，但可能通过在具有丰厚肌肉的肢体上产生过度运动而损害稳定性。硅胶具有最高的抗压刚度值，因此最适合承载而不变形。合成橡胶在具有高比例软组织肢体上使用更适合。聚氨酯是与皮肤摩擦系数最高的物质，可用于防止局部皮肤张力和剪切力。了解这些属性，假肢师选择与腔体设计互补的材料，并有效地利用材料的力传递特性抵抗肢体的软组织特征。

凝胶衬垫是TSB接受腔的关键组件。凝胶衬垫设计成直接穿戴在皮肤上或称为“衬里衬垫”的薄衬里上。衬里衬垫是具有银纤维的薄尼龙护套，其意在穿于皮肤和凝胶衬垫之间，以防止凝胶的温暖潮湿环境引起皮肤刺激。尽管为了消除肢体和腔体之间的相对运动做出了巨大的努力，但是少量的运动是不可避免的。凝胶衬垫在与肢体接触处有高摩擦的内表面，以及在与腔体接触时有摩擦低的外表面。这使在衬垫的外表面上存在少量的运动，并使衬里-皮肤界面处的运动最小。凝胶的胶体性质吸收剪切力，不

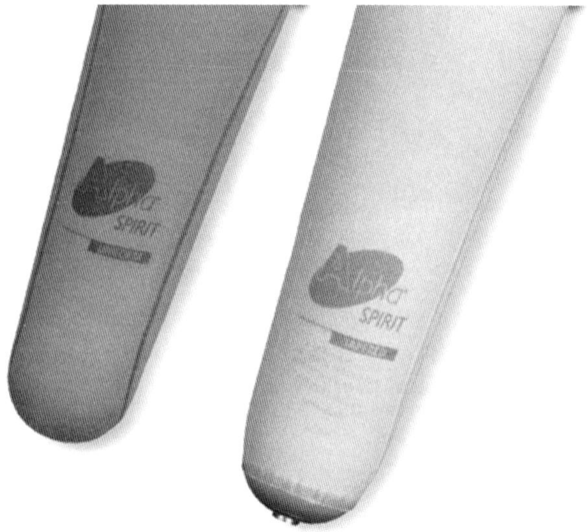

图23-7 缓冲衬垫(左侧)提供减震和低剪切界面，锁扣内套(右侧)上的远端连接器也增加了悬吊的功能(经允许引自Ohio Willow Wood Company, Mount Sterling, OH)。

会因为衬垫-腔体而消失，因此只有一小部分达到皮肤(图23-7)。

在凝胶衬垫的远端安装一个锁定销，使衬垫也可以用于悬吊。这种类型的衬垫被称为“锁扣衬垫(locking liner)”，而不是没有销的“缓冲衬垫”。销钉与内置于腔体中的锁定装置相连以悬吊假肢。

可卷式内套应紧贴，但不紧密。当衬垫拉伸时，在肢体上形成剪切面。更紧密的配合会产生更高的摩擦力，如果压力分布不均匀，皮肤上的摩擦力就会不均匀，导致水泡和皮肤问题。这可能会发生在非常瘦骨嶙峋的肢体上，除非衬垫是为个人定制的。定制的凝胶衬垫在残肢的模具上制成。针对异常形状的肢体，具有深凹的肢体，或需要特别设计缓冲。

悬吊

设计假肢时的另一个重要考虑因素是将假肢固定在肢体上的方式称为“悬吊”(suspension)。当假肢完全悬吊时，腔体和肢体之间没有相对运动。当悬吊系统故障或不适当而发生运动时，肢体受到完全不同的加载模式的影响，这种运动称为“活塞”，因为它与内燃机的气缸中活塞运动类似。活塞可导致疼痛、皮肤破裂，并降低对假肢的控制。应该非常谨慎最小化腔体内的运动。有几种悬吊策略，它们可以单独使用作为悬吊的主要模式，或者可以同时使用多种技术来提供辅助悬吊。

腰带

用弹性带连接到大腿束带的腰带用于悬吊早期

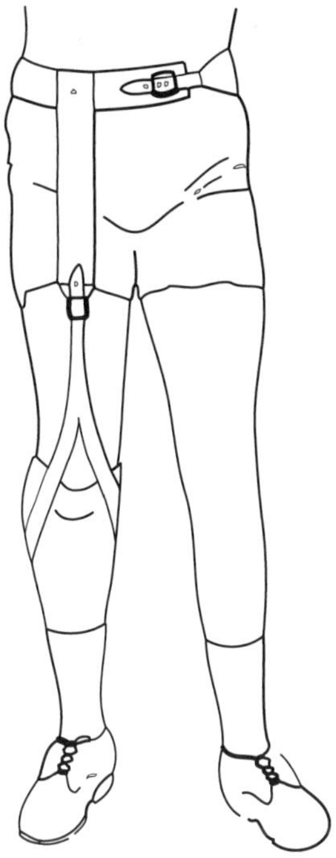

图 23-8　腰带和倒 Y 形带通过皮带和 Y 形带之间的弹性带中的张力悬吊假肢。带子适合在摆动期允许髋关节和膝关节屈曲。在摆动期带的弹性反冲辅助假肢的摆动带动肢体前进(经允许引自 Below Knee Prosthetics Manual, Prosthetics-Orthotics Program, University of Texas Southwestern Medical Center Dallas, TX, p. 5-15)。

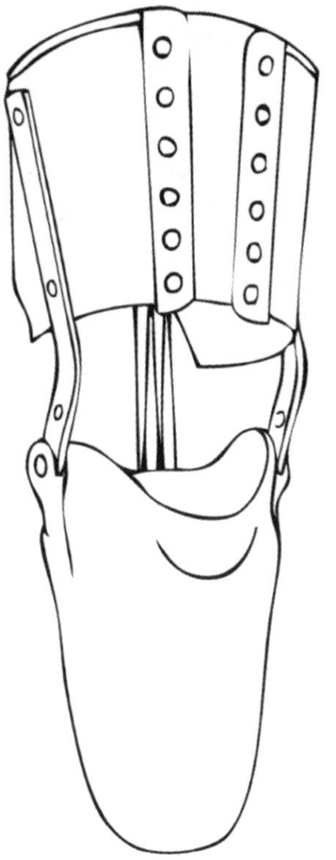

图 23-9　连带膝关节的大腿束紧衣(Thigh corset with knee joints)用于当残肢不能支撑患者的全部重量时,例如对于残肢极短,或者在传统承重面上有明显的疤痕或脆弱的皮肤者。也可用于继发于韧带功能不全的膝关节机械不稳定的人(经允许引自 Below Knee Prosthetics Manual, Prosthetics-Orthotics Program, University of Texas Southwestern Medical Center Dallas, TX, 1988, p. 4-7)。

的小腿接受腔。腰带包绕髂嵴和大转子之间的骨盆。这些可调节的腰带在前方有成对的倒 Y 型带搭扣连接到接受腔,这使得它们可以分开穿戴,然后连接在一起。由于该系统穿过髋关节和膝关节,这些关节的屈曲和伸展必须适应弹性组件。膝关节屈曲的进一步调节是通过倒 Y 形带完成的(图 23-8)。Y 型腕带安装在髌骨上,使得 Y 的两个臂在膝关节屈曲时向后移动以减少弹性带的伸长。使用者可以根据个人的舒适度调整表带的张力。腔中的活塞是可控的,弹性带的张力足够大。随着髋关节屈曲,弹带的张力减小,坐着时腰带松弛。髋关节伸展在弹带上产生张力,并且有助于肢体前进,对于髋关节屈曲有利。

关节和束套

如果大腿(thigh)束套(corset)正确地穿在股骨髁上,关节和束套功能(第一节中所讨论的接受腔设计)提供悬吊以及负重。设计精良的束套可以在靠近膝关节处,有更小的大腿周长。坚硬的皮革束套由皮带或蕾丝带制成,可以随着穿戴者脱去假肢而紧固。这使得肢体能够穿过束套,一旦收紧束套就将其安全地固定在适当位置。通常由钢制成的膝关节提供了与腔体的牢固连接。当髁突显现时,可以提供主要的悬吊方式而不需要腰带。由于假肢膝关节的位置位于解剖膝关节中心稍后方,膝关节屈曲时,围箍中的张力减小到髁上,从而提高坐姿舒适度(图 23-9)。关节和束套系统还可包括后方针扣,限制膝关节完全伸直。可用来消除在摆动相末期的冲击,并防止假肢膝关节的过度磨损。大腿围箍允许全范围的膝关节屈曲,但当膝关节屈曲超过约 110°,在关节凹陷处粘合。膝关节韧带不稳的人可能会不适合选择关节和束套。

环带

环带是一种柔韧的皮革带,它与假肢膝关节相连接点,即恰好在解剖膝关节中心的后方和近端处,连接到接受腔的内侧和外侧壁(图 23-10)。环带有一个可调节的拉带,完全包围髌骨近侧的大腿。脱掉腔

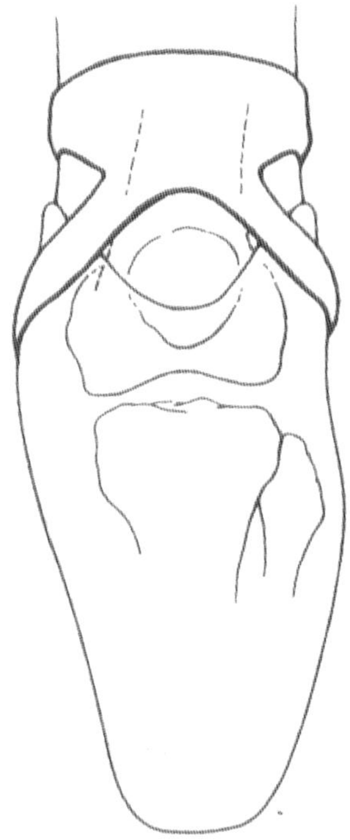

图 23－10 环带悬吊利用髌骨的近侧面以及股骨髁来实现假肢在残肢上的悬吊(经允许引自 Below Knee Prosthetics Manual, Prosthetics-Orthotics Program, University of Texas Southwestern Medical Center Dallas, TX, 1988, p. 4－7)。

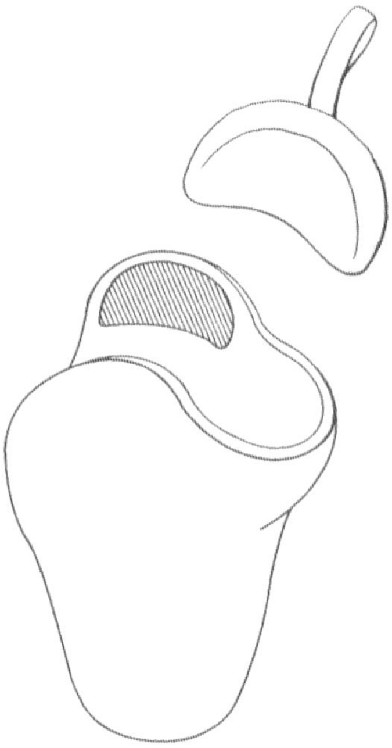

图 23－11 为使髁上或髁上/髌上接受腔容易穿戴,方法是将残肢推入腔内时,去除厚的内侧楔块。一旦肢体在腔内,该楔块就重新锁定。沿着近端楔形垫边缘的接受腔脊使其在行走过程中能固定在位(经允许引自 Below Knee Prosthetics Manual, Prosthetics-Orthotics Program, University of Texas Southwestern Medical Center Dallas, TX, 1988, p. 4－6)。

体后,将环带固定在适当的位置,以便在站立和行走时假肢能从环带中悬吊。提供悬吊的生理结构是髌骨和股骨髁。为了产生较大的抓力,接受腔的内侧壁和外侧壁需要低于标准高度;因为这减少了内侧稳定性,环带悬吊对于较短残肢的人并不适合。弹性部件可添加到髌骨上的拉带上以增加坐姿舒适度。该系统制作简单、快速,并为假肢提供了安全的悬吊处,同时适应膝关节的可屈曲角度。环带不提供任何负重或中外侧的稳定性。环带悬吊对于大腿肌肉或脂肪丰富的人来说可能是有问题的。

髁上悬吊装置

可以通过将股骨髁完全纳入刚性胫骨腔内来实现悬吊。通过将腔内侧和外侧修剪线延伸至内收肌结节近端约 2 cm,腔顶部的内-外侧尺寸可以做得比膝关节更窄;可以防止膝关节通过钳制股骨髁而向上移出腔体。髁上悬吊还通过增加靠近膝关节中心的杠杆臂长度明显地来增加假肢内-外侧面稳定性。此类技术与 PTB 型腔结合使用时统称为"PTB-SC"。

由于近端开口的宽度小于髁的宽度,所以这种类型的接受腔可能穿脱比较困难。这个问题可以通过以下两种方式加以说明:通过使内侧壁可拆卸,或者通过在肌肉附着点处使用髁上楔。第一种方法是将一根钢棒植入假肢内,假肢整个内侧壁连同钢棒可以进行穿脱。一旦肢体在接受腔中,则棒滑回到接受腔远端部分通道中,并通过滚珠锁定器锁定到位(图 23－11)。第二种方法使用弹性衬垫,其中内侧楔形件靠近内侧髁,刚性接受腔在衬垫上组装,使得腔的近端内-外侧尺寸等于膝的最宽尺寸。这可以首先穿弹性衬垫,然后轻轻压缩衬垫,肢体和衬垫一起滑入腔中,并通过压力和摩擦力锁定(图 23－12)。

需要在膝关节的内外径和靠近内收肌结节处的大腿的尺寸之间具有至少 1 cm 的差异,从而提供安全的髁上悬吊。在髁后方区拓展接受腔用于在膝关节屈曲 90°位置时松开髁上的手柄。需要注意的是,当膝关节屈曲时,这种高高的内侧和外侧壁类型的接受腔是很明显的。有些人可能会觉得难看而不能接受。

髁上/髌上

通过将 PTB-SC 接受腔前部修剪线延伸到内侧和外侧壁的水平面,髌骨的近端面也可用于辅助悬吊(图 23－13)。髌骨腱承重式髁上/髌上(PTB-SCSP)接受腔允许在髌骨上方形成四头肌"棒",提供悬吊并抵抗过度伸展。近侧边缘处的连续修剪线也增加了内侧壁和外侧壁的刚度,进一步加强了悬吊。这种变

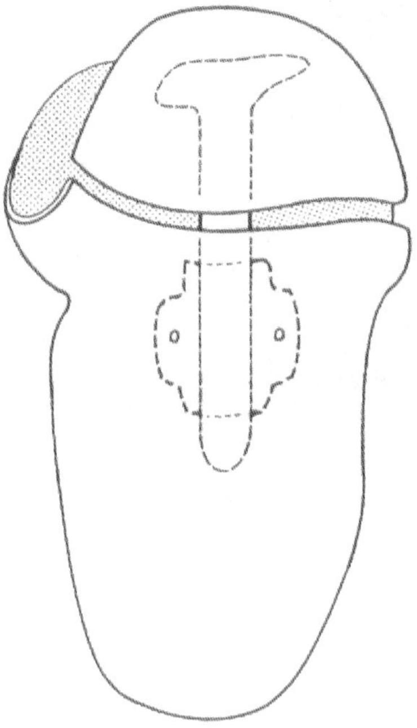

图23-12 另一种用于穿过髁上或髁上/髌上腔的选择是去除腔的内侧翼。这使宽的髁穿过腔的窄的近端尺寸。内侧翼在穿戴后重新定位;金属法兰将内侧翼固定到位,以实现用于股骨髁悬吊假肢的近端杠杆(经允许引自 Below Knee Prosthetics Manual, Prosthetics-Orthotics Program, University of Texas Southwestern Medical Center Dallas, TX, 1988, p. 4-6)。

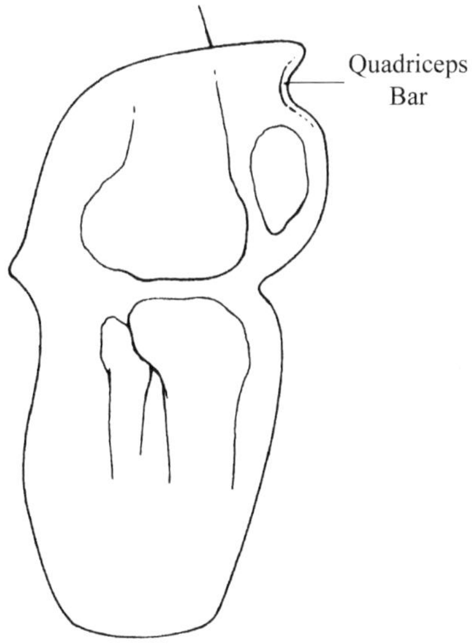

图23-13 髌韧带承重式-髁上/髌上接受腔四头肌棒抵抗膝关节过度伸展并加强悬吊。它还稳固了翼板,以增强对髁突的紧握(purchase over),进一步加强假肢在残肢上的悬吊(经允许引自 Below Knee Prosthetics Manual, Prosthetics-Orthotics Program, University of Texas Southwestern Medical Center Dallas, TX, 1988, p. 4-4)。

化的优点和缺点与 PTB-SC 的不同之处在于当膝关节屈曲时更加的明显。

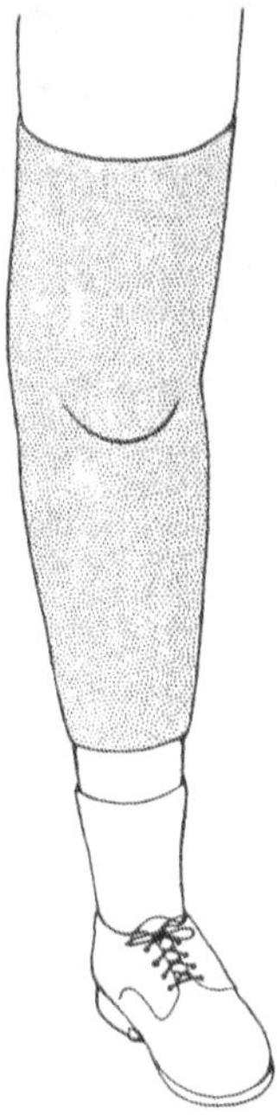

图23-14 膝关节套筒提供了相当美观,低调,多用途的悬吊方式。套筒使用向远侧假肢腔的外壳和近侧佩戴者的皮肤间的摩擦力将假肢悬吊在残肢上(经允许引自 Below Knee Prosthetics Manual, Prosthetics-Orthotics Program, University of Texas Southwestern Medical Center Dallas, TX, 1988, p. 4-9)。

套筒

假肢悬吊最常用的方法之一是用膝套筒。套筒悬吊系统通过两个生物力学原理提供悬吊:摩擦和真空。套筒在膝关节中心近端和远端延伸大约 20 cm,并且安装在假肢接受腔的近端(图 23-14)上。套筒应紧贴,但不妨碍循环。套筒可以由各种材料制成,取决于假肢设计的目的。氯丁橡胶和弹性织物是套筒的常用材料,因为它们很好地匹配解剖生理结构,并提供与皮肤的高摩擦系数。这些套筒只用于假肢悬吊,因为它们允许空气进出接受腔内,有助于挥散汗水并保持肢体冷却,但也会在接受腔和肢体之间发生不良的运动,随着时间的推移,可能会导致疼痛和皮肤破裂。套筒可以穿在袜子上,很卫生;但会影响套筒和肢体之间的摩擦系数,可能导致悬吊失效。套筒可使膝关节具有功能性 ROM,但是由于它们在腿弯曲凹陷处聚集,所以可以将膝关节屈曲度限制在大约 100°以上。

吸入式悬吊

现代套筒称为"气封套筒",因为它们由无孔材料制成,其将接受腔的近端密封抵靠皮肤,使得空气不能进出到接受腔中,由此产生吸入式悬吊。单向空气阀通常与气封套筒一起使用,以使得在穿戴期间进入的空气从接受腔逸出。气封套筒结合 TSB 接受腔提供优良悬吊系统。一旦接受腔密封，发生很少的活塞运动，因为肢体和腔之间没有空隙。为使套筒密封，套筒必须直接接触皮肤至少 5 cm 以上。皮肤必须在该区域没有较大疤痕或凹陷，因为它们将为空气进入套筒提供通路。由于气封套筒依靠气密密封功能起作用，所以它们极易受到泄漏的影响。即使套筒中的一个小孔也可以使空气流入腔内，打破真空环境并损坏悬吊。虽然套筒不是很耐用，但很容易更换。

残肢软组织像不可压缩的液体，为使肢体在密封的体积内移动，肢体本身的体积不得不改变。这只有在通过肢体的血流进入或离开肢体时才会发生，这种过程在摆动相间隔内太慢而无法实现。因此，支撑相压缩和摆动相张力之间的循环交替缓慢地将流体吸入肢体并将其推回，有助于正常循环。吸着式悬吊可提供改善肢体健康循环和控制肢体体积的方式。

锁扣衬层

第一次提及锁扣衬层涉及使用称为"冰岛走珠吸入式接受腔"（iceross）的走珠硅衬层。然而，对于这种类型的悬吊使用术语吸入式是不正确的。衬层主要因摩擦而固定，因为不可能在柔性结构内保持真空。如果通过使用润滑剂消除摩擦，则可以将衬层从肢体上拉出。将这种类型的悬吊描述为锁定器更为准确。走珠凝胶衬里包括在远端处的螺纹孔足够符合残肢的形状。该孔用作悬吊硬件的附件点。

硬件有三个基本选择：

（1）早期接受腔使用一个拧入衬层远端的环。当环穿过接受腔远端的特定开口时，假肢佩戴者可以将长条穿过环，使其可以缩回到接受腔中。该系统对于脱下假肢有困难的人来说仍然是有益的，因为它可以使其去除长条，然后双手推开接受腔。该系统在肢体下需要额外的间隙以适应环的直径和相关联的固定装置。闩也是一个单独的组件，所以它很容易丢失。应该指导患者将闩存放在假肢中，并在穿戴过程中将其取出。

（2）环的困难在于使用绑带通过接受腔远端的孔进入，然后固定到接受腔的外部（图 23 - 15）。绑带必须足够长以便在肢体进入腔之前能穿过孔。不需要在穿戴期间仔细对准套筒，因为肢体将通过绑带中的张力向下拉入腔中。它也减轻了推入接受腔的压力，因为肢体在张力下会伸长和缩小。由于在远端没有安装锁定器，因此不需要额外的间隙，为其他部件留下宝贵的空间。该系统的一个变型使用挂绳和特殊的锁定器将挂绳固定在接受腔的远端，挂绳永久地附接到锁定器，因此每次取下衬层时需要将其与衬层断开连接。

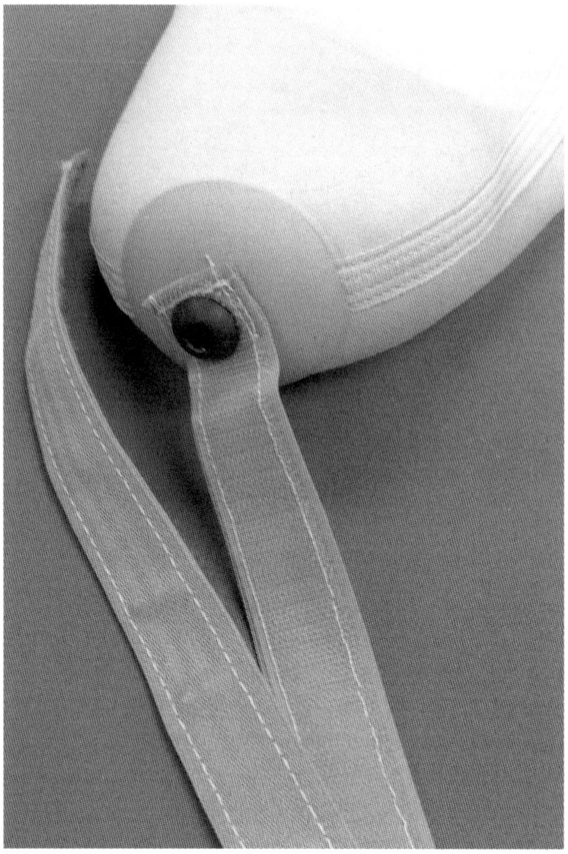

图 23 - 15 用于将肢体在其衬层内拉到接受腔中远端安装的绑带或挂绳示例（经允许引自 David A. Knapp，CPO，Hanger Prosthetics & Orthotics，Inc.，North Haven，CT 提供）。

（3）大多数现代接受腔都使用锁销装置（pin-and-lock mechanism）。该销的长度 3～10 cm 不等。当患者穿戴假肢时，它与内置在接受腔远端中的锁定器一起起作用。一些佩戴者对此感到沮丧，因为可能难以对齐销钉，使其与锁定器接合。脱下假肢时，假肢佩戴者必须手动地松开销钉，同时用另一只手推开接受腔。锁定器有几种变型：有些提供了可听见的"咔哒声"来表示销已经啮合，但只能锁定在特定的位置，其他则使用离合器或平滑的销钉，有更多的锁定位置。理想情况下，只需一个位置，即肢体正确放置在腔中。然而，由于个人的肢体体积全天均在变化，因此在假肢中花费更多时间负重的情况下，还需要另外"咔哒声"2 次（图 23 - 16）。

锁扣衬层会发生一些活塞运动。当残肢的远端存在疏松组织时，运动量可能非常大。在摆动相当肢体抬离地面，假肢的重量集中在销钉上，使衬垫和肢体长度拉长并周长收缩，此效应在远端最为明显。这

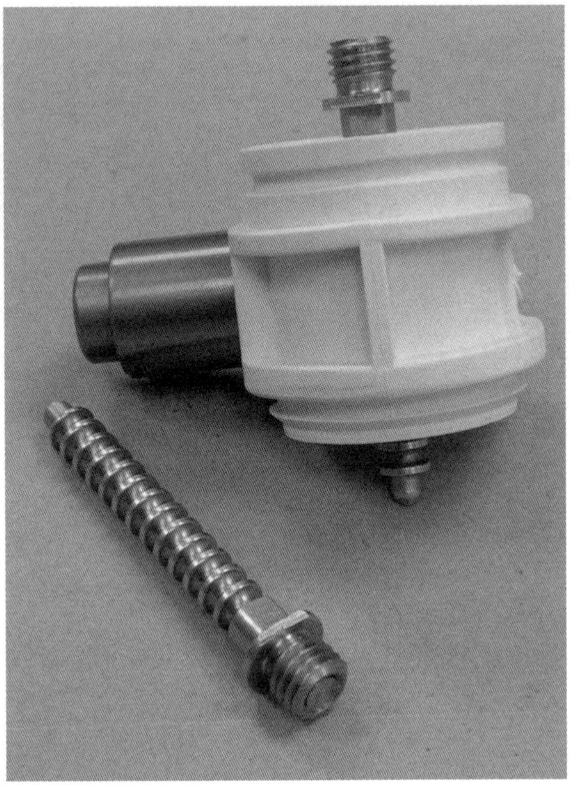

图23-16 连接到衬层的销钉，以及联合用锁扣悬吊系统将插座锁定入接受腔远端。锁扣非常受欢迎，因为它们的有效性和相对易用性（经允许引自 David A. Knapp, CPO, Hanger Prosthetics & Orthotics, Inc., North Haven, CT）。

种类似“挤奶”运动对肢体的远端造成不必要的压力，并且可能导致疼痛、水肿和皮肤破裂。尤其对于具有粘连瘢痕组织的四肢，因为衬垫会试图将组织拉离骨骼。这种悬吊不适合新截肢人群，因为远端未完全愈合。如果使用吸盘而不是销钉来将衬垫固定到腔壁上，则可以避免这个问题。

半刚性锁扣衬垫

半刚性锁扣衬垫（semirigid locking liners）用于结合锁扣衬垫的便利性和全吸入式悬吊的优点。患者首先穿上接口，即可以是假肢设计成适合的护套、袜子或凝胶衬垫，然后穿上薄的软定制接受腔，其上有锁扣衬层；最后进入刚性框架以激活锁定装置。锁扣衬层将肢体密封在柔性腔中，实际上消除了腔内肢体的活塞运动。由于锁扣衬层位于刚性框架之下而不是在其上拉伸，所以锁扣衬层的使用寿命大大延长。将接受腔置于衬垫下方可防止锁扣衬层的变形，从而实际上消除了活塞运动并且保护了远端组织。为了进一步增强该系统的吸着力，可将排出阀并入软腔中；这可以去除穿戴期间进入腔中的任何空气（图23-17）。该单向阀提供空气从腔内部移动到锁扣衬

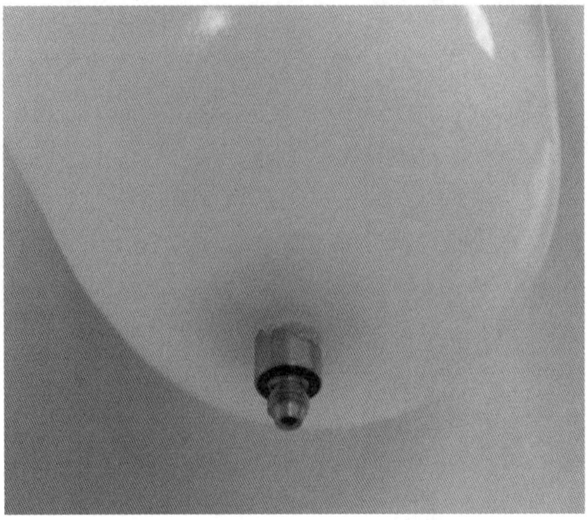

图23-17 半刚性锁扣衬层系统软腔末端的阀门。该系统利用了全吸着的优点和锁扣装置的便利性（经允许引自 David A. Knapp, CPO, Hanger Prosthetics & Orthotics, Inc., North Haven, CT）。

层的外部的路径。穿着具有织物外观的袜子或衬垫可以帮助任何残余的空气向阀门移出接受腔。

高真空

由于吸入式悬吊的优点在文献中有清楚的记载，所以使用外部真空泵来提高腔内的负压水平（降低压力）已经引起了极大的兴趣。这些系统称为“高真空”。泵可以是电动的（电池供电）或机械的。机械泵在站立时使用自然的压力循环，并且在步态摆动期间从腔中抽出空气。电动泵具有通过在预设阈值下打开和关闭来精确控制腔内真空度的额外优点（图23-18）。高真空通过防止在长时间承重期间发生的液体损失来维持肢体体积。腔内的高真空环境使相对运动减少，因此减少皮肤问题，改善假肢控制，更好的平衡和增强舒适度。研究表明，高真空接受腔具有比传统负压接受腔更低的峰值压力和更低的冲击力。为了达到高真空，需要气封套筒以防止空气从腔的近端进入。一旦空气从接受腔中排出，一些佩戴者报道膝关节屈曲减少；这可能是由于在整个膝关节处的气封套筒上的张力引起的。

印模技术（impression techniques）

生产一个适配接受腔的第一步是获得残肢的精确印模。可以用从石膏绷带到非接触式光学扫描仪等多种方法完成。每种技术都有自己的优点和缺点，没有适合每个肢体最好的方法。所有方法都有其共同的目标，即获取肢体模型，准确地展现肢体各个方面的位置和几何形状。获取肢体的静态印模相当简

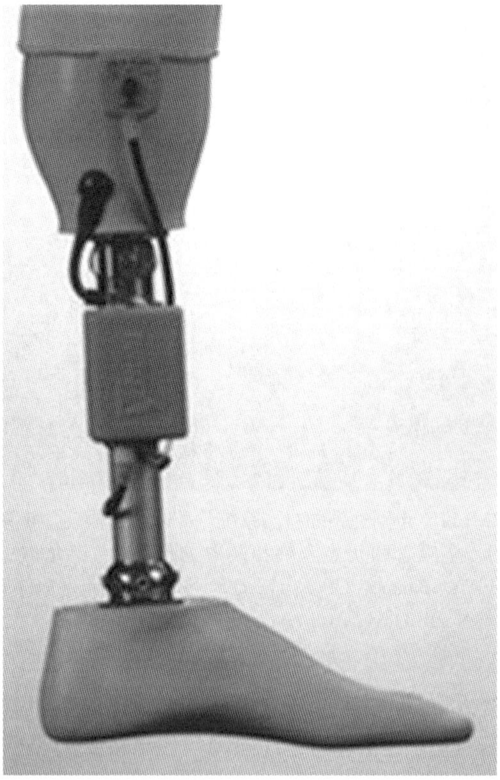

图 23－18 智能控制装置，其将空气从腔中抽出以保持用于将假肢有效悬吊在残肢上所需的高真空。电动真空泵相当可靠，可以准确地保持规定的真空度（经允许引自 Hanger Prosthetics & Orthotics，Inc，Austin，TX）。

单，如果能适当地完成任何方法均可。具有挑战性的任务是通过在制作过程中加压软组织来获取生物组织的动态特征，以模拟在承重期间肢体的情况。

手工取模

在手工取模期，肢体用石膏绷带轻轻地缠绕，假肢师在石膏成形时按压重要的承重区域。需要多少压力和压缩哪些部位基于假肢师的个人知识、技能和经验来确定。多级取模过程包括个体特定区域成形，然后在将成形的各个部分连接在一起。这使假肢师在取模期间将肢体定位在多个姿势中以获取其特征；例如：当膝关节屈曲时最突出的部位，模拟腘绳肌肌腱（图 23－19）。有关取模的更多细节，请参阅第 6 章。

压模（pressure casting）

预先压缩组织的另一种方法是使用加压技术。即在石膏安装时将肢体放入真空或压力室（图 23－20）。真空室通常是在湿模上拉动并密封在大腿上的乳胶囊中。连接到远端的真空泵去除了模和乳胶囊之间的所有空气；大气压力将肢体压缩至大约 14 psi。或者，压力室是附带有乳胶囊的透明圆筒套。将肢体

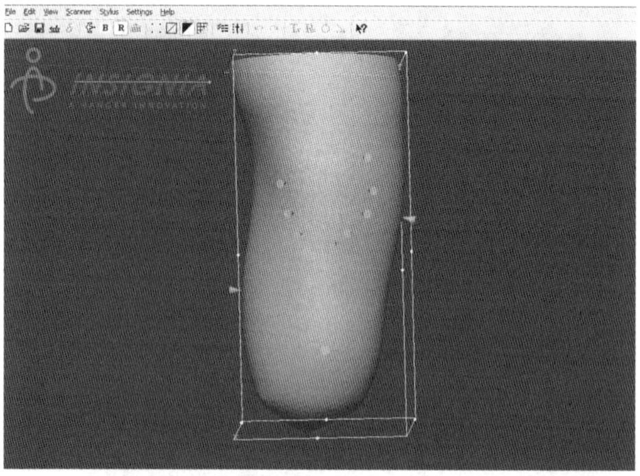

图 23－19 在假肢制作过程中用光学扫描仪获取的肢体三维图像。肢体表面计算机模型精确到 1 mm 以内（经允许引自 David A. Knapp，CPO，Hanger Prosthetics & Orthotics，Inc.，North Haven，CT 提供）。

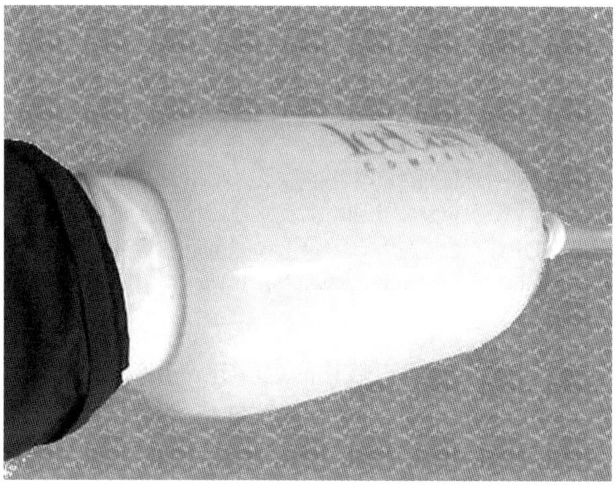

图 23－20 压模提供等压环境，以预压缩组织并实现最佳接受腔适配。该图显示了用于在加压取模期间的软压力室和泵（经允许引自 Ossur Americas，Foothill Ranch，CA）。

与未固定的石膏包裹物置于囊中，空气泵入筒套和囊之间的空隙；筒套中的压力可以增加到 30～40 psi，以提供额外的压力。在任一种方法中，肢体和环境之间的压差用在肢体整个表面施加均匀的压力，使最柔软区域压力最大和骨性区域压力最小。所需的压差量将随着个体重量而变化，并且假肢师会用最小压力达到最佳适配。一旦石膏硬化，就释放压力，并将肢体从腔室中取出。

光学扫描

光学扫描仪可用于获取肢体的三维图像，精确到 1 mm 以内（图 23－21）。在不可能取模或不切实际的情况下是非常有用的，例如即刻手术后或是在没有石膏模或变形石膏模情况下，不能移除石膏模的球状残

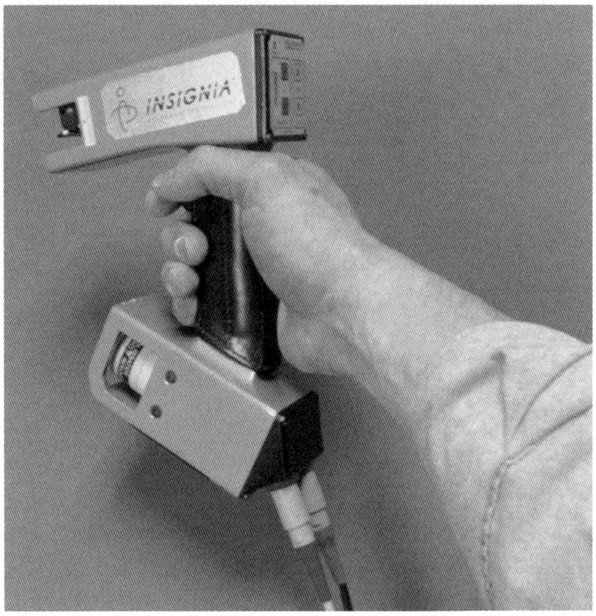

图23-21 非接触光学扫描仪，使用激光来获取肢体表面的三维图像。在禁止取模区域，它作用尤其大（经允许引自 David A. Knapp CPO, Hanger Prosthetics & Orthotics, Inc., North Haven, CT）。

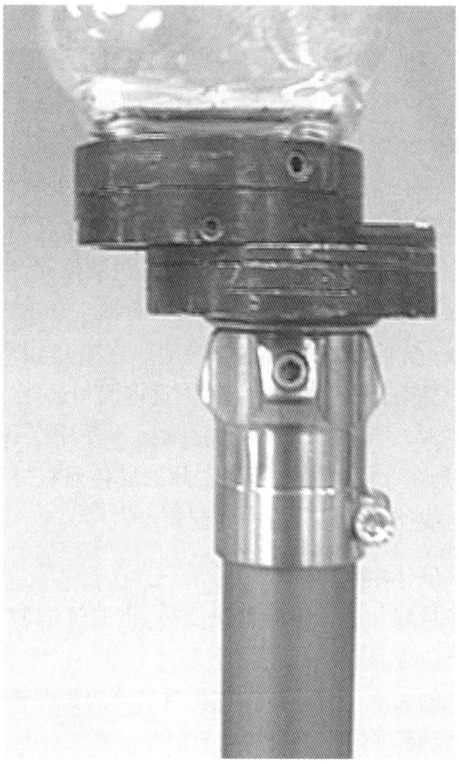

图23-22 接受腔下方的适配器使假肢师在动态对线期间相对于假肢的位置向前/向后和内侧/外侧滑动接受腔。该图的接受腔向前移动约1.5 cm（左）（经允许引自 David A. Knapp, CPO, Hanger Prosthetics & Orthotics, North Haven, CT）。

肢。数字化标记和对线可以附加到虚拟模型，以参考骨性标志物和压力敏感区域的位置。虽然在扫描时不可能用手压皮肤，因为手会阻挡表面视图，但是前面章节中描述的等压技术可以用于预压缩软组织。

对线

对线是指假肢接受腔相对于足的空间定向。该对线将影响整个步态周期地面反作用力的大小和方向。假肢对线有四个目标：①在初次接触时促进足跟离地；②在支撑相提供足够的单肢稳定性；③从早期到末期支撑相过渡期间，形成顺利的向前推进（滚动）；④确保足够的摆动相足趾廓清。这些目标通过假肢的动态对线来实现，在此期间，人们利用配备有可调节装置的假肢行走，该可调节装置需在三个平面的不同对线。虽然“正常”的步态不是目的，但现代组件确实能使许多进行经胫截肢（transtibial amputations）的人避免步态异常或偏差检测，除了最熟练的步态观察者。假肢对线也可以与接受腔适配联合使用，以解决接受腔内的压力问题。由于接受腔适配和动态对线须同时进行。有效的安装和对线需要反复进行，因为一部分改变会影响其他很多部分。最终的结果往往折中。例如，足可能需要过度背屈，以使人在摆动相能够有足够的廓清，即使这可能引起在触地期膝关节屈曲超过最佳角度。假肢师必须了解下肢和步态周期的生物力学，并能适当地权衡这些因素并作出最佳决策。

接受腔，立柱假肢和足的标准化组件可以让假肢师对线进行角度变化。接受腔屈曲或伸展是指分别在前后方向上向前或向后倾斜接受腔的近末端。接受腔外展将腔的近末端向内侧移动，同时接受腔内收使其移动到外侧。足踝对线可以用标准的解剖学术语来描述：内翻，外翻，跖屈和背屈。对线改变涉及接受腔相对于足的运动，反之亦然。例如，足背屈引起接受腔屈曲，同时，接受腔内收促使足跟发生同样的运动。

接受腔也可以在额状面上向内侧或者外侧移动并且在矢状面前或者后移动，这些称为线性变化。同样也是相对变化的；例如，接受腔外侧移动等同于足内侧移动。这种类型的对线在静态校准期间是有用的，以确保足部直接位于膝下方。可以通过使用此类型移动的特殊部件，或者使用一对标准金字塔连接器进行相等但相反的角度调整来进行线性对线（图23-22）。

工作台对线（bench alignment）

小腿假肢（transtibial prosthesis）对线的第一步是将接受腔定位在所谓的“工作台对线”中。这种对线是动态对线过程的起点。标准工作台对线接受腔具有5°屈曲和5°内收，而假脚的顶部在额状面和矢状面中水平，并且足内侧边缘平行于前进线(the line of progression)。当在矢状面观察时，垂直线应从解剖膝关节中心落下，并从脚长度的三分之一处从后侧足跟穿过足。在额状面，线应从髌骨中点穿过至足跟。5°接受腔屈曲的原因是将股四头肌稍微拉伸，以便更好地准备接受身体的全部重量，并有助于在支撑初期间减震。5°的内收确保足够内陷以在站立相产生适当的内翻动作；这样能让肢体的近内侧和远外侧面承载这些力。当关节挛缩或畸形时，不使用工作台对线；而是在取模过程中标记实际的肢体对线方式，并将该对线作为动态分析中的起始点。

高度(height)

一旦假肢进行工作台对线后，需脱掉假肢，并且在两下肢都具有相同负重下站立。第一次测量是检查假肢的长度。目的是实现相对对等的腿部长度，比较健肢和假肢侧。有两种公认的方式来评估高度：静态和动态。在静态评估中，要求患者站立，双脚分开，与肩同宽，膝关节完全伸直并下肢平均负重。可以测量和比较每侧髂嵴到地面的距离。另一种方法是评估左右髂嵴是否同等水平。由于假肢的长度会由于动态部件的屈曲和界面材料的压缩而在承重期间发生变化，所以不应在仰卧位进行测量。在动态评估中，要求患者行走，观察整体，特别是头部和躯干。很多因素会影响头部和躯干的运动，因此最好仅将重点放在通过改变假肢长度来纠正大运动不对称。当静态和动态高度测量结果不同时，需进行临床决策以确定假肢的最佳长度，为患者提供最佳功能。在静态条件下，假肢比健肢短1厘米是常见的。

动态对线(dynamic alignment)

可以使用用于将假肢组件固定在一起的标准模块化连接器改变对线。标准金字塔连接器(图23-23)可以设置在大约20°的可调整弧度内的任何地方。即例如，接受腔可以从中立的起始位置屈曲至10°或伸展至10°。通过松开螺丝，然后拧紧相同数量的反向螺钉来完成。每个金字塔允许在两个正交平面中进行对线。为了简单起见，假肢师通常会旋转金字塔，使得可调平面与冠状面和矢状面对线。水平面旋转可无限调整；标准连接器可以适合任何足部位置。当动态对线与工作台对线差异很大时，可能需要向假肢添加特殊的可对线组件。该组件将适应更大的调整窗口，并允许除了角度变化之外的线性变化。例如，

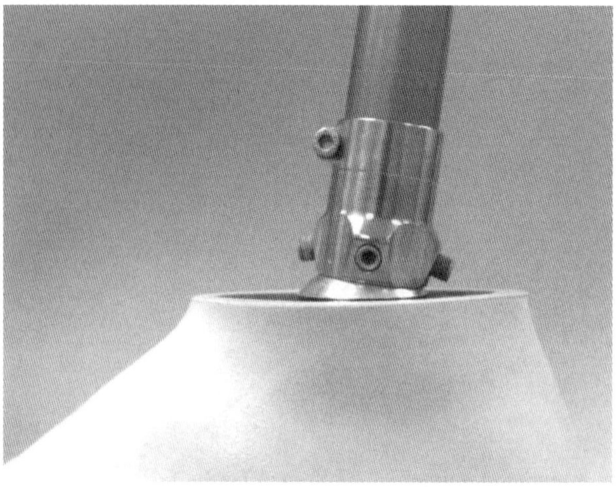

图23-23 将假足连接到立柱式假肢上的组件示例。金字塔设定约10°为最大跖屈度(经允许引自David A. Knapp, CPO, Hanger Prosthetics & Orthotics, North Haven, CT)。

只需通过滑动足内侧并重新拧紧连接器而将足放入接受腔即可。该装置仅在动态对线期间使用，然后在最终装配过程中移除。还可以通过在两个相邻的金字塔连接器上进行相等但相反的角度调整，而不需要特殊部件进行小的线性调整，但是这种方法将同时影响假肢的高度。

在动态分析时，假肢师会要求患者在安全的环境中行走，通常在平行杆内，并在整个步态周期中观察假肢的运动。调整是为了以减少步态偏差，并建立流畅和稳定的步态模式。假肢师将试图通过减少横向和纵向重心偏移来创造一个高效节能的步幅。最佳力线(alignment)的目标是支撑相稳定，摆动相廓清，步长(step length)一致和能量效率。接受腔适配和悬吊在提供稳定性方面发挥重要作用，因此将这两方面的最终调整作为动态分析的一部分。虽然动态对线通常在平坦的水平表面上进行，但许多假肢师也将尝试模拟在日常生活中遇到的其他地形。斜坡、楼梯和不平坦的表面都需要略微不同的力线以获得最佳性能。最终的力线往往被截肢者遇到的不同地形上的功能而折中。

由于假肢的力线是否“好”的问题最终由穿着假肢的人的功能和满意度来回答，所以接受的力线范围相当广泛。努力标准化最终正确力线的主观估计，已经提出了垂直校准轴(alignment axis)和力线参考中心(alignment reference center)的概念。垂直校准轴是穿过接受腔的几何中心的垂直线，在髌骨中心肌腱的水平处。力线参考中心是从足部中心穿过鞋的尖端的线的点，距后跟的前方的1/3。为假肢对线，当接受腔在衬垫支撑站立时，要求患者接受腔完全承

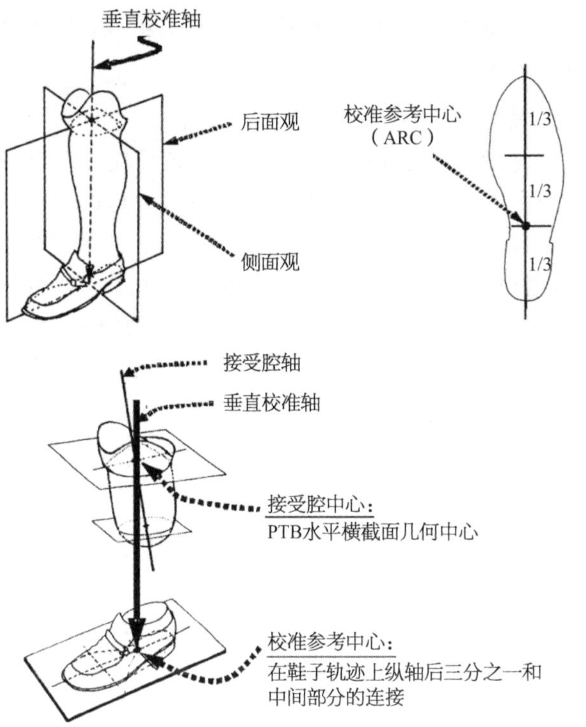

图 23-24　小腿假肢的垂直校准轴和校准参考中心(ARC)。请注意,接受腔的轴从垂直方向略微弯曲。接受腔中心应位于髌腱水平位置接受腔横截面的中心。校准参考中心位于距离穿在假足的鞋后缘 1/3 处[经允许引自 Lin C, Wu YC, Edwards M. Permrect axis axis for transtibial prostheses: a simplified alignment method. J Formos Med Assoc. 2000; 99(1): 39-44]。

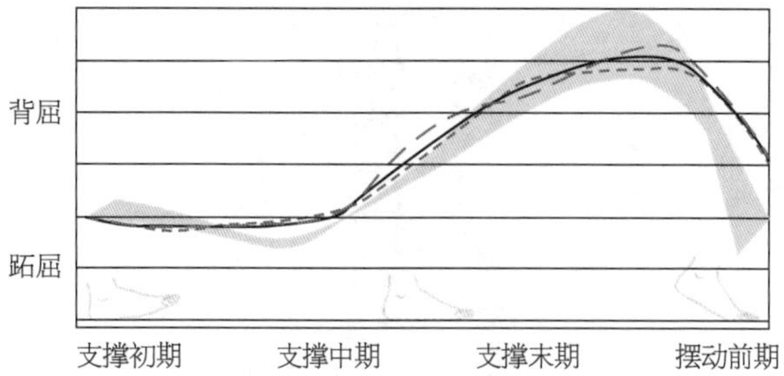

图 23-25　该图显示了与正常(阴影区域)人的典型步行模式相比,使用假肢行走的患者,采集了三个支撑周期的矢状面数据(经俄亥俄州俄克拉荷马市 Orthocare Innovations 许可引自: http://www.orthocareinnovations.com/caffeine/uploads/files/Compas-Mastery-Lesson-2-Excessive-Valgus.pdf)。

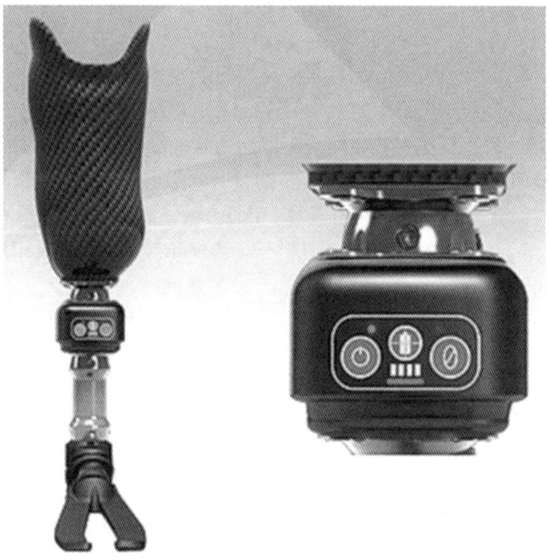

图 23-26　假肢配有电子传感器,可以捕获实时步态数据并将其传输到临床医生的计算机(经允许引自 College Park Inc., Frasier, MI; http://www.hellotrade.com/college-park-industries/product.html)。

重。根据最舒适的承重位置确定接受腔的轴。当接受腔在最舒适的位置与轴对齐并且垂直对齐轴线直接通过校准参考中心(图 23-24)时,假肢通常被认为是"良好对线"。

电子对线

已经开发电子技术来帮助假肢师对线校准,从而使假肢对线更加可重复和可预测。埋在假肢部件中的电子传感器能够将实时步态数据传输到附近的计算机。计算机处理这些数据,并将一个完整的步态周期的实际力和力矩叠加在一组"正常"数据上(图 23-25)。显现假肢展现的其他不可见的力和运动,提示假肢师专注于具体差异并考虑其可能的原因,以防止未发现的问题与对线造成对患者肢体的长期损害。例如,长期的膝关节过度内翻可能导致过早的内侧间室骨性关节炎。这些客观数据可以打印并保存在个人的文件中,以便将来出现问题或需要时进行更改(图 23-26)。

附加功能

有一种模块化组件的复合部件可以添加到接受腔和足之间的假肢,以增强假肢的某些特征和功能,包括减震器,力矩器(Torque absorbers)和动态立柱假肢。这些部件的缺点在于它们的重量并且在接受腔和足之间需要足够的廓清。由于这个原因,可能会限制足部选择,并且通常用于预期中的超量的震荡或可接受步态模式在单单现有足没有达到的情况下。应注意将这些部件尽可能靠近假肢,以最大限度地减少摆动期附加重量的惯性作用。

力矩减震器

当接受腔中的旋转运动引起皮肤不适或过度的压力时,可以使用力矩减震器来减小来自地面反作用力的旋转力矩。力矩减震器是使用黏弹性缓冲器来使有限量或旋转发生在足部而不移动接受腔的部件。旋转量与力矩成比例,并且可以在每个方向上达到 30°。

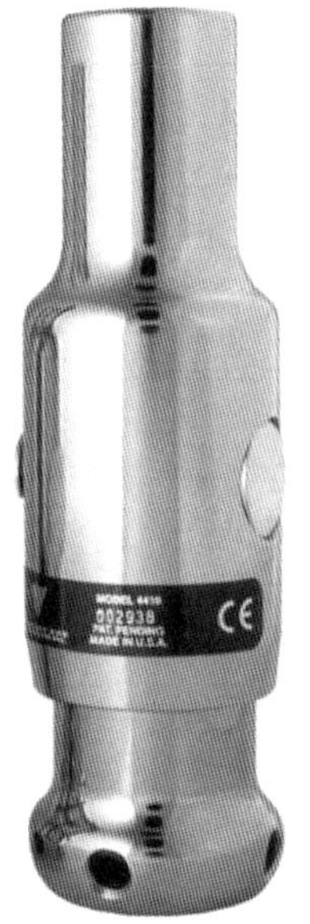

图 23 - 27　直接安装在接受腔下面的额外部件的例子，以减少从地面传递到肢体的力矩和震荡量。它取代了所有或部分的立柱假肢并且取决于现有长度(引自 Ossur Americas, Foothill Ranch, CA 的许可；http://www. ossur. com/? PageID = 13468)。

这在运动应用中尤其有用，例如高尔夫球和网球，在活动期间需要大范围的旋转。力矩减震器也可能对正常日常行走中遇到的转弯有益，特别是对于皮肤脆弱的人来说(图 23 - 27)。

减震器

尽管通过受控的膝关节屈曲触地反应可以获得步态所需的大部分功能性减震，但一些人可以通过添加减震器提供额外的垂直漂移。该组件使用粘弹簧通过减慢其对肢体的传递来减弱地面反作用力。当重量传递至假肢时，减震器相对于地面反作用力的大小而压缩。这可以通过在更长的时间间隔上传导力来减少冲击。这种压缩导致支撑相早期时假肢整体高度的减小。

动态立柱

标准的假肢立柱是刚性的，并且仅用作接受腔和足之间的连接以建立正确的整体高度。动态立柱(dynamic pylon)可使能量存储作为弹簧张力，当它们通过支撑相中期和末期屈曲时。这种能量在摆动前期释放，以协助髋关节和膝关节屈曲，并促进脚趾廓清和下肢前进。此能量恢复使个人以更少的能量消耗和更高的效率行走，这意味着他们可以走得更远更长。动态立柱中的屈曲角度很小，在休闲移动时难以观察。慢跑或跑步时效果更为明显(图 23 - 28)。

案例 1　外伤性经胫截肢患者

假肢处方

我们来看一下这位 37 岁的男性患者，J. W. 在摩托车事故发生后，左腿膝下截肢。从伤病中恢复过来，现在病情稳定。他最近已经可以左下肢负重行走。患者身高 173 cm(5′8″)，体重 175 lb(79.5 kg)，残肢距膝关节中心至远端约 20 cm。他残肢表面上具有大量的瘢痕组织，包括从大腿移植的皮肤。残肢远端的皮肤粘附到胫骨的远端。他受伤之前非常活跃，并希望尽快回归生活。近日拄着拐杖来到诊所。

问题思考

- 他是一个好的假肢候选人吗?
- 什么类型的接口、悬吊和接受腔设计适合他?
- 可以推荐其他什么组件?

建议

首先是确定 J. W. 是否是假肢候选人。他拄着拐杖进入诊所能展现出其平衡力，上肢力量和对侧肢体足以满足步行需要。威胁他的假肢候选人资格的唯一因素是其残肢的软组织状况。过去，这可能会妨碍假肢的成功使用，但是随着现代技术和材料的发展，成功的装配变为可能。

下一步应确定与皮肤的接口。需要考虑两个条件：远端附着组织和脆弱的皮肤移植。凝胶衬垫最有效地消除肢体上的剪切力。这是防止粘连皮肤破损的一个主要因素。移植的皮肤会从软硬度适中的凝胶中受益，而不是硅橡胶或聚氨酯衬垫。选择正确的接口对 J. W. 的结果至关重要。使用现成尺寸还是定制衬垫将取决于肢体的形状以及如何配备标准衬垫尺寸。

J. W. 的悬吊应该是发生活塞运动最少的系统。高真空将通过在承重循环之间将液体物引回到组织中来维持肢体体积。对于 J. W. 这很重要，因为一旦再次回归到积极的生活方式，他的肢体组织将容易受到大量的压力。

假肢适配和对线：随访 1

J. W. 今天看到他的第一个假肢的初步装配。

凝胶衬垫直接穿在皮肤上，单层袜穿在衬垫上，肢体再放入接受腔中，用气封套筒卷起至在大腿中部密封接受腔的近侧边缘。然后J. W. 需站在平行杠内，保持健侧全负重。J. W. 可以慢慢地将重量转移到假肢上。一旦他能舒适地假肢侧全负重，就可以开始迈开第一步了。

当开始走路并对假肢感到更自信时，J. W. 开始试着放开栏杆，解放双手走路。一旦如此，膝关节在支撑初期和脚开始拍打地板时开始迅速屈曲。

问题思考

- 假肢的对线是否正确？脚是否有适当的后跟抬起？鞋后跟高度是否合适？
- 接受腔在肢体上是否稳定？有活塞运动吗？在支撑相假肢内侧是否有过度的内移？
- 他的伸膝肌力能在完全负重时离心控制膝盖屈曲吗？

建议

当穿好鞋时，铅垂线应通过接受腔的中线落在足部后1/3及前2/3之间，并且足背与地面平行。这表明对线恰当。肌力测试发现，残肢的股四头肌是2+/5级水平。由于股四头肌力量不足，在支撑相初期无法调节膝关节屈曲。应该实施一项包括使用假肢行走在内的强化股四头肌康复方案。同时，随着力量的增加，假肢可以调整来改善步态。足部应相对于接受腔向前移动。通过缩短足跟杠杆来屈曲膝关节，这将具有减少地面反作用力的机械优势，同时增加足趾杠杆的长度，在支撑相中期提供更多的稳定性。潜在的缺点是，在支撑相末期，伸膝力矩也将增加，因此膝可能会过度伸展。患者应该监测膝关节后侧疼痛，一旦确认马上告知假肢师。

由于他肌无力预计会较快地得到解决，所以应定期监测假肢的对线，使足部能够逐渐移回到适当的位置，恢复正常的步态。

假肢适配和对线：随访2

J. W. 已经康复并能很好使用他的下肢假肢。他的肢体已经痊愈，他的力量也很好。用假肢走路具有良好的平衡和耐力，逐渐增加了假肢穿戴时间和活动水平。今天他在农场工作了5个小时后，回来进行定期随访。他抱怨远端的不适感和接受腔的稳定性差。当观察他的步态时，假肢似乎有点短。残肢的评估显示其远端部位和髌骨远端有红斑。

问题思考

- 自从他上次随访以来发生了什么变化？改变了袜子厚度或鞋子吗？体重增加还是减轻了？
- 这是对线或适配相关的问题吗？在步态周期的什么时期发生疼痛？全天疼痛增加吗？
- 接口界面是否磨损？接口使用多久？预期应该持续多久？接口中是否存在可能显示过压和过早磨损的较薄区域？

建议

你发现他的体重和鞋子没有变化。他穿着最初使用假肢时同样的单层袜子，凝胶衬垫仍然处于良好状态，应该可以大约持续再使用一年。考虑到所有信息表明，肢体自初次装配以来发生了变化，疼痛最为明显，并且随着时间的推移而成比例地增加，结果是肢体距离接受腔太远。他应该增加穿的袜子数量，直到肢体正确插入接受腔中。这也将解决假肢长度太短的问题。

在试穿袜子的时候，J. W. 从最初穿着一层袜子到六层，但他发现这个袜子数量造成了一系列新的问题。感到胫骨结节和腓骨头的近端压力过大。在支撑初期过程中，由于胫骨前方末端的疼痛，无法调节膝的屈曲度。尽管有很好的悬吊，他也开始在摆动相脚趾拖地。所有症状表明他现在肢体距离接受腔太远。该位置减小了胫骨的控制，并且接受腔屈曲和伸展超过肢体的位置，导致骨末端过度的压力。还将肢体的骨突部位放在不能得到足够缓解的地方。减少几个袜子是正确的干预，因为这使他进一步将肢体放在接受腔中，并增加舒适性和稳定性。当J. W. 穿着四层袜子时，恢复了假肢的舒适性和控制力。

案例2　因血管疾病截肢的老年妇女

假肢处方

G. R. 是一位患有Ⅱ型糖尿病和外周血管疾病的76岁女性。G. R. 的右侧外踝擦伤。皮肤擦伤不能愈合，并发展到4期未愈合伤口。下肢循环明显受损。经过几个月的多个治疗均失败，为改善血液循环和促进伤口愈合，2 个月前右腿在膝以下截肢。G. R. 是 162 cm(5′4″)高、体重 204 lb(92.5 kg)。在她腿部出现问题之前，她独自生活，并且照顾她残疾的丈夫。经胫截肢伤口部位完全愈合。医生建议她开始下肢负重。她一直在家里使用轮椅代步，但是她能够在标准步行器的支持下用她的左腿站立。她在适配了假肢后还是担心不能在家里做家务和购物。

问题思考

- G. R. 的假肢目标是什么？她会成为功能性的步行者吗？假肢是否只能用于站立和转移？
- 她日常生活和照顾丈夫需要帮助吗？
- 她假肢的主要设计目标是什么？什么系统可以让她独立地穿戴假肢？哪种需要最少的维护和最可靠的功能？

建议

评估 G. R. 假肢候选人资格包括评估她的风险收益比与作为一个双足行走者来对抗久坐的负面健康影响。她的动机很明确，她明确表示希望继续照顾她的丈夫，用一条腿站立的能力是一个偶然现象，即使她的平衡在这一点上受到损害。她的膝 ROM 在正常范围内。如果皮肤完整性好，右膝伸肌力量达到 4/5 级水平，她有可能会成为一个好的假肢候选人。

她的假肢应该很便于穿上，因为她不会得到帮助。基于其重量和病因，她的肢体有丰富的软组织，尽管糖尿病使她皮肤脆弱并且有延迟愈合的风险。她最适合的接口应该能最有效地减少接口界面的剪切力。TSB 接受腔中的硅橡胶(silicone elastomer)缓冲衬垫对她来说很适合。气封套筒和排出阀将利用负压作为悬吊装置，从而使活塞运动最小。因为她丧失了大部分肢体，所以假肢应该能使她穿着容易洗涤的棉袜子。前缘线应在近端设置得更高，以尽可能多地控制假肢。

假肢对线和适配：随访 1

G. R. 收到为她准备的假肢。她在指导下穿上该装置，通过适度的努力能够滚动凝胶衬垫并将其肢体放入接受腔中。她的肢体正确地容纳在接受腔上。在将气封套筒滚动到位后，通过步行器站立起来，并慢慢开始使用假肢。她在接受腔中感到很舒适，并且通过阀门从腔中排出少量的空气。套筒滚下，以便可以在凝胶衬垫和接受腔之间插入束套。由于没有发现压力过大，束套可移除，套筒向上滚动回原处。第一步是暂时的，她在利用假肢侧站立时通过手臂承受了大部分体重。经过治疗师的指导，她假肢侧开始更多的负重。她的步幅不对称，在假肢侧步幅非常大，在健侧步幅较短。

问题思考

- 为什么她的步幅在健侧变短？假肢对线正确吗？她的髋关节屈曲和伸展范围在功能范围内吗？她站立稳定吗？
- 她移动的目的是什么？有足够的站位稳定性吗？在摆动期是否有足够的廓清？她的步态模式是否高效节能？

建议

她使用的是典型的新截肢者的步态模式，使用机械装置对负重没有信心。假肢上的不稳定感限制了她同侧的站立时间，从而缩短了健侧的摆动期。另一方面，患者习惯于健侧单侧负重，因此增加了站立时间，使假肢过度向前移动。股四头肌、臀小肌和臀中肌力量减弱也会影响支撑稳定性。应鼓励她用假肢跨出一小步而健侧跨出一大步。她可能需要进一步训练膝关节伸肌和髋关节外展肌，以彻底消除不对称性。

接受腔的屈曲过度可能会增加假肢侧步长，但也可能会增加健侧的步长。伸展接受腔使得在站立相间更难以迈步前进，并且会缩短对侧的步长。

假肢对线和适配：随访 2

G. R. 返回治疗，并抱怨她的接受腔不舒服。检查她的皮肤发现过度受压，因在股骨髁和腓骨头处有红斑。她一直很好的管理袜子层，现在接受腔正好容纳穿着八层袜子。她说，感觉在负重过程中她的松紧度不会变差。

问题思考

- 她上次随访后可能发生了什么变化？随着活动水平的提高，肢体体积有何影响？肢体哪些区域最容易发生体积缩减？
- 红斑的来源是什么？膝关节肿胀吗？红肿是否出现在肢体的其它地方？像是接触性皮炎过敏反应

吗？衬垫干净，状况良好吗？

建议

在与G.R.讨论良好的卫生和假肢护理后，很明显，她每天用温和的肥皂水清洗凝胶衬垫，然后彻底冲洗，每天都清洗肢体，并轻轻拍干。她没有使用任何可能在衬里中产生堆积的乳液或局限在衬里温暖潮湿环境中容易引起过敏反应的物品。接下来接受腔通过在衬垫和腔之间用金属束套来进行评估。这在非负重状态下进行，就像平时压力发生时那样。束套在通过腓骨头时遇到很大阻力，并且在股骨髁处完全卡住，这表明此处骨骼结构的压力过大。虽然她穿着适当数量的袜子，但是形成的体积过大，使得接受腔在这些区域太紧。需要假肢师修改接受腔。可能需要在更容易发生体积缩减的区域添加衬垫，例如小腿肌肉和胫骨两侧的区域。这将占用腔中的容量，并要求她减少穿袜子的数量。经过调整，G.R.在接受腔中感觉更舒服，并且皮肤免于刺激。

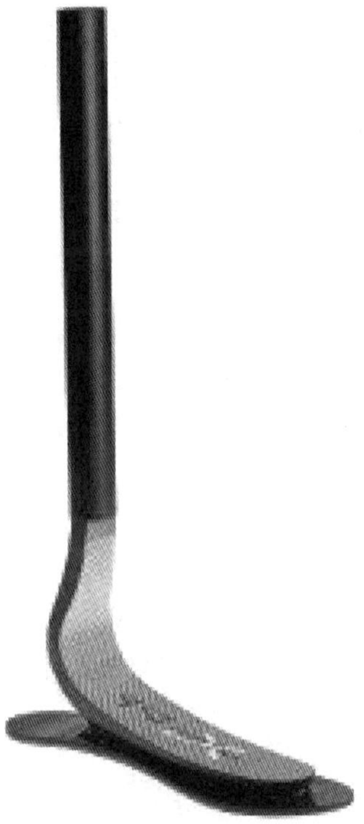

图23-28 具有集成动态立柱假肢的能量回流(energy-return foot)足的示例(经允许引自Otto Bock Healthcare，Minneapolis，MN：http://en.red-dot.org/2796.html?&CHash=20236b03d8cbbe4dd8ba7acc74ae67aa&detail=3950)。

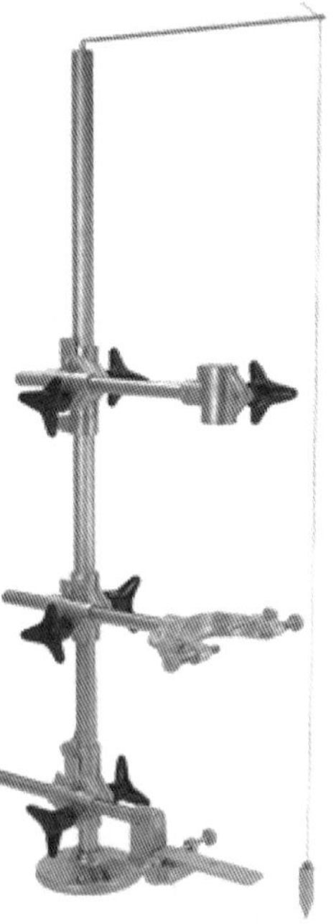

图23-29 假肢师利用该装置在制造过程中保持足和接受腔的相对位置。使其在转移到制作最终的假肢时对诊断性假肢准确对线(经允许引自Hosmer/Fillauer，Campbell CA；http://www.cascade-usa.com/products/TOOLS%20@@26%20EQUIPMENT/ALIGNMENT%20and%20FITTING%20AIDS/VERTICAL%20FABRICATING%20JIG.aspx)。

诊断性接受腔

因为接受腔的适配是提供功能假肢的最关键因素，所以要非常小心确保适配达最佳。假肢师使用的一种工具是在适配过程中使用的透明塑料接受腔，然后制作完毕后丢弃，经常是破坏掉。诊断性接受腔或"检验性接受腔"由半透明的塑料制成，假肢师可以在负重过程中检查肢体，并观察皮肤随着各种负重活动的变化。通过加热使塑料变形，塑料也非常适合形状和体积的变化。患者在家使用诊断性接受腔一天或以上时，扩展配件必须小心使用，因为用于诊断性接受腔的一些材料很脆，并且可能在正常负重下破裂。扩展配件非常有用，因为假肢将在更现实的条件下使用，并且有些问题要使用接受腔几个小时后才会变得明显。

整理技术(finishing techniques)

在假肢师和假肢佩戴者对适配和对线都满意之后，可以制造最终假肢。精确的精加工技术根据所选择的组件而有所不同，但主要目标是保持对线并制造具有美丽外观的轻质假肢。将足取下，假肢的其余部分固定在垂直对线夹具中(图23-29)。接受腔内填充有石膏，并且通过对线夹具保持在适当位置的管子设置在湿石膏中。在石膏硬化之后，已经获取了对线并且假肢可以从夹具中去除。夹具保持对线，直到最后的假肢重新组装。假肢技术人员将确定最佳的制造方法来制造最轻的假肢而不失结构完整性。在此过程中，会逐步移除额外的对线设备。根据个人的需要，最终的假肢是内骨骼或外骨骼组装而成。

内骨骼

术语内骨骼（endoskeletal）即假肢的内部结构。假肢的外部可以由耐腐蚀泡沫橡胶或胶乳组成，使假肢外观逼真，并保护隐藏在其下方的结构和功能部件（图 23 – 30）。此类型假肢有两个明显的优点：可调节性和逼真的外观。内骨骼设计可使用模块化组件，在需要时迅捷地进行调整或更换。如果单个组件出现故障，修理则需简单的拆卸和更换该组件，就像在汽车上更换轮胎一样。模块化组件容易获取，因它们不是为个人定制。内骨骼肢体外观可以很逼真。几乎任何尺寸和形状都可以通过在组件上制成柔软的轻质泡沫来制造。泡沫可以涂上各种颜色和质地的饰面，甚至包括逼真的细节，例如痣、雀斑、毛孔甚至头发。优质的假肢与健肢几乎无法区分。

外骨骼

当需要更耐用和容易清洁的假肢时，可以制造外骨骼（exoskeletal）假肢。外骨骼假肢接受腔通过外部复合层压板连接到脚上，该复合层压板为个体定制（图 23 – 31）。为了形成这种形状，首先在垂直对线夹具中用硬质泡沫将木制踝块粘结到接受腔上。泡沫足够刚性，以保持在夹具中接受腔和脚之间的对线。然后用手将泡沫和踝块成形以匹配对侧，仅稍微小一点以适应最终层压的厚度。最后一步是密封泡沫和将外部锻压成薄片；这种最终的复合材料覆盖物给假肢提供结构以及美观。外骨骼假肢通常比内骨骼更重，并且不可调节。外骨骼系统的优点是经久耐用性。覆盖假肢的硬表面是无孔的，化学性稳定和防水，使其易于清洁并且几乎坚不可摧。

步态异常

步态异常可能是由于接受腔的不匹配、假肢对线不准或个人的肌力弱或其他肌肉骨骼病理造成。仔细评估对于确定异常的原因及可以做些什么来纠正它们至关重要（读者参考第 5 章正常步态生物力学综

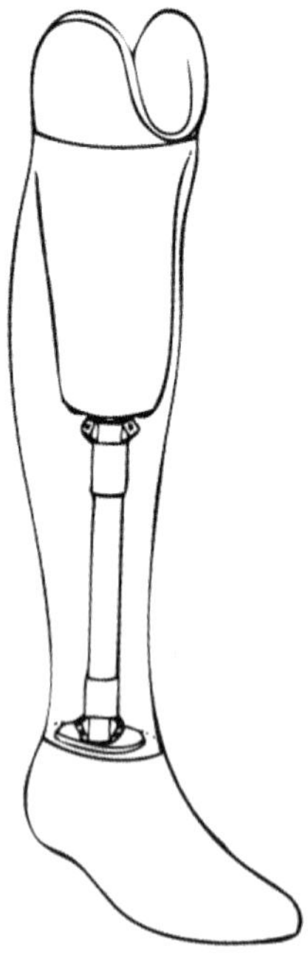

图 23 – 30 内骨骼假肢图，其中接受腔和立柱隐藏在装饰性覆盖物内（经允许引自 Below Knee Prosthetics，Prosthetics-Orthotics，University of Texas Southwestern Medical Center at Dallas TX，1988，p. 4 – 11）。

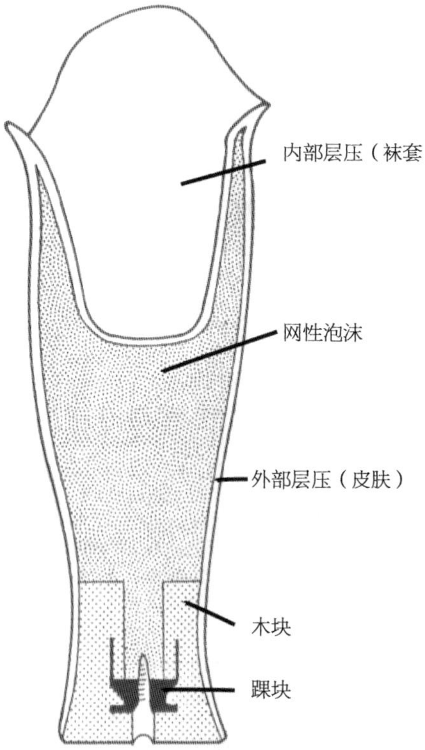

图 23 – 31 外骨骼假肢的剖面图，其通过外部层压传递承重力。层压由刚性泡沫内部形成（经允许引自 Below Knee Prosthetics，Prosthetics-Orthotics，University of Texas Southwestern Medical Center at Dallas TX，1988，p. 4 – 10）。

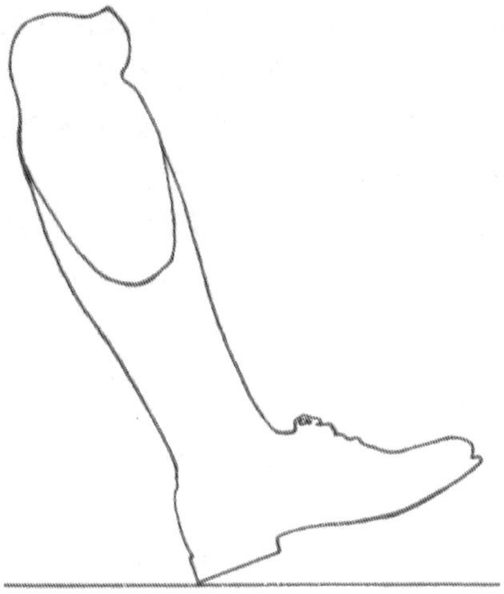

图 23-32 理想情况下,假肢与地面的初始接触应在足跟处,接着是膝关节和足部的受控屈曲(经允许引自 David A. Knapp, CPO, Hanger Prosthetics & Orthotics, North Haven, CT)。

述)。肢体体积或鞋型的变化会引起穿戴者步态异常,而这些步态以前没有出现过。询问患者最近是否有何变化是非常有效的。饮食、药物、衣物缩水或活动水平的变化都可以影响肢体体积。如果将具有较高或较低跟部的鞋子放置在假肢上,则接受腔的方向将改变。除非有一个能适应新脚跟高度的部件,否则患者的步态将受到不利影响。常见的步态将在每个单独平面的步态周期中进行检查。

初始触地

矢状面

应使用足跟进行初始触地(图 23-32)。如果前足首先触地,可能是假肢过度跖屈或者膝关节伸展运动范围的限制(即膝屈曲挛缩)。这两种情况都会使膝关节在支撑相初期(loading response)有一个高的伸展力矩从而导致膝关节向后移动。此动作会降低效率,并可以随着时间的推移损伤膝关节。应努力使每次的初始触地时均足跟触地。包括治疗性训练以增加膝关节的 ROM 和伸肌力量;假肢对线调整以适应膝关节屈曲挛缩以及假肢的适当高度和悬吊。假如假肢太长或不能很好地悬吊,假肢可能在摆动相末期之前触地。

额状面

在初始触地时脚的过度内翻和外翻畸形表明假肢对线不良。假肢的足跟在接触地面时应水平。足跟的外侧缘应首先接触地面;这与足的水平面(transverse plane)对线相关,以适应正常 5～10°的足偏角。在支撑相过程中,外侧足跟接触建立在地面反作用力在脚的外侧边缘上的正常推进,然后穿过前足的内侧。

水平面

假肢的旋转在支撑相应一致。足内侧边缘应平行于前进线。初始触地时的水平面旋转是肢体过于轻松地插入腔中,或足部不直接在肢体下方的指征。外部运动可见内八字,而内部运动可能是外八字导致的(图 23-33)。

支撑相初期

矢状面

支撑相初期(loading response)过程中的膝关节屈曲力矩过大,是由于脚距后方太远,过度屈曲或足跟过硬。支撑相初期过渡应流畅可控,当前足与地面接触时膝关节应屈曲至少约 20°;这样能使肢体向前移动并有助于减震。膝关节屈曲力矩不足可能是由于足跟过于柔软或足的位置太前。这可能导致膝关节过度伸展从而引起疼痛和低效。调整足跟杠杆长度、刚度和方向,以提供适当的膝关节屈曲度。

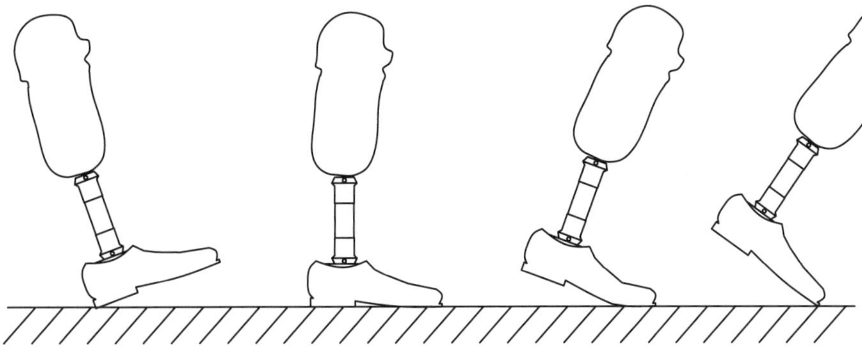

图 23-33 支撑相经股小腿假肢的各期进程。在足跟初始触地,并且假肢足跟的压缩在支撑初期模拟控制足部下降。在支撑中期,承重力向前移动至趾掌丘。在支撑末期,假肢的前部模拟足趾伸展并且足跟上抬。在摆动前期,患者沿足趾为轴向前推动至膝关节屈曲,以有效缩短肢体的摆动廓清(经允许引自 David A. Knapp, CPO, Hanger Prosthetics & Orthotics, North Haven, CT 提供)。

额状面

如果在初始触地时脚与地面不平行，那么在这个阶段快速负重脚会产生明显的膝关节力矩。足底在正面观察此阶段上看应该是水平的。一些现代的假肢具有后足内翻和外翻能力，并且可以适应于承重的表面，这对于不平坦的表面是有用的。确保在负荷发生时观察动作。当在平坦表面上行走时出现，应改变足对线以消除该动作。

水平面

负荷期间足的任何旋转可能代表扭转适配器的松动或有故障。旋转力矩可以通过过度的足趾内外旋而产生，扭转适配器使此运动在不受控制下发生。

支撑中期

矢状面

当从足跟至足趾过程中出现步态的起伏或中断，表明动态特征的不同，说明缺乏稳定性。足跟和足趾杠杆臂调节可以通过将接受腔向前移动来缩短脚趾或后方来缩短脚跟。最佳足位是膝关节的前进速度在支撑初期和支撑中期一致的位置。假肢必须平滑地适应支撑中期从足跟过渡到前足的地面反作用力。在此期间，膝关节从屈曲转变为伸展。当膝关节移动到脚上方时，应该观察到背屈的稳定增加。

额状面

在支撑中期有一个正常和需要的内翻力矩。这是因为，为了在行走时能量效率最高，身体的重心不会一直在支撑足移动。膝关节应在支撑中期外移约1 cm。膝关节>2 cm的位移表示过度的内翻力矩，并将导致膝关节的内侧和外侧韧带受压。可以通过内收接受腔或向中间移位来减少。如果接受腔在支撑中期没有移动或向中间移动，接受腔内八（或足太外八）或过度内收。侧方间隙是因在负重时肢体和接受腔侧方摆动而产生。如果观察到>2 cm的间隙，则接受腔可能存在松动，并应添加额外的袜子层。

水平面

通常在支撑中期在肢体和接受腔之间会发生旋转，并且几乎大多是因接受腔适配不佳引起。如果发生此现象，假肢使用者可能会抱怨髌骨的内侧或外侧方受到撞击。补救措施往往是通过添加一两双袜子来收紧接受腔。在袜子不足以稳定旋转的情况下，假肢师应来调整接受腔。在胫骨顶部两侧添加提供压力的胫骨垫是停止旋转的有效解决方案。

支撑末期

矢状面

跌落是指由于足趾杠杆太短或太无力而导致的支撑末期重心过度下降。它的特征是削弱足跟上抬。对行走效能不利。它发生在身体重心已经接近其步行正弦曲线底部的时刻。当人的整个重量放置在足趾掌丘时，假肢足趾杠杆必须具有足够的刚度来抵抗背屈。在能源效率方面，这是步态的关键阶段。前足的适当负荷可以提高膝关节的稳定性，保持高度（即使骨盆水平），并将能量存储在韧带在摆动相释放，以辅助肢体前进（图23-34）。

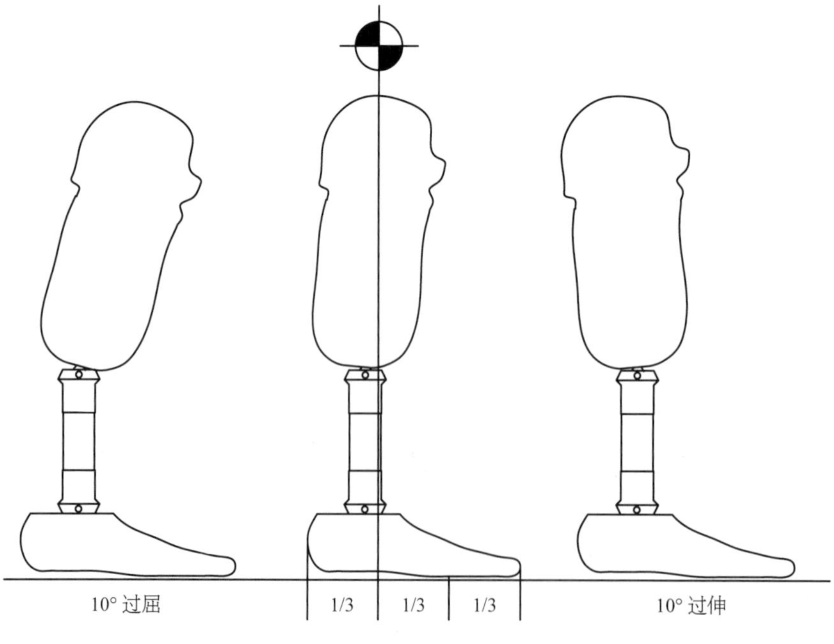

图23-34 接受腔的角度将影响在站立相膝关节的地面反作用力的大小和时间。最佳对线（中心）随着特定的足设计而变化，但接受腔腔中心线大约穿过足后1/3和前2/3处（经允许引自David A. Knapp, CPO, Hanger Prosthetics & Orthotics, North Haven, CT）。

足跟过早离地表示足跖屈或足趾杠杆太僵硬。当摆动足已经越过支撑侧肢体到达其前方时，足跟应离地。身体的前进动力受到足趾过早离地的阻碍，并可能迫使患者躯干向前倾斜以保持向前推进。踝关节背屈直到摆动肢体至摆动末期，使足跟保持在地面，直至重心已经足够向前。这有助于保持步长并增强稳定性。

额状面

足跟离地，膝关节弯曲，向前过第1、2趾时，产生的任何大的变形都会产生不稳定性，从而缩短步长。膝关节应屈曲保持直线行进；在这个阶段的任何横向运动将导致摆动相的甩动。

水平面

此步态阶段脚趾的负荷是最高的，因此由于不佳的对线，假肢可能会旋转。外旋可能是由于脚太远或过度的外八引起的。内旋是由过度插入或脚的内旋引起的。

摆动前期

矢状面

当身体重量迅速转移至对侧肢体时，假肢应该沿足趾为轴向前滚动至离开地面。足趾拖地可能是由于脚的过度跖屈或悬吊有问题引起。

额状面

膝关节在摆动前期不应内外侧移动。足外旋可导致外翻力矩使膝内侧成为假肢重量转移点。这也可能是由足外八或接受腔过度内收造成的。摆动前期的横向运动可能是由足内旋、过度足内八或接受腔过度外展引起。

水平面

许多导致额状面不稳定的因素同样也可能导致水平面不稳定。在支撑相对水平面对线的适当关注有助于避免摆动前期的问题。

摆动期

矢状面

小腿假肢在摆动相被动向前摆动。如果没有获得足够的离地廓清，应注意膝关节屈曲角度。在观察到适当的膝关节屈曲的情况下，应评估假肢的悬吊。悬吊错误或跖屈足将减少摆动廓清。活塞运动量随所用悬吊的类型而变化。活动超过1 cm应视为过大。如果在摆动相观察到膝关节屈曲，则应评估主动和被动运动。膝关节肌力不足或挛缩会限制膝关节运动，如悬吊套筒过紧或髁上楔块过大。尽管悬吊和膝关节屈曲通常是相对抗的，但是应该达到一种平衡，使有足够的廓清可安全行走。否则，可能需要缩短假肢。

额状面

摆动相接受腔的不稳定性通常由悬吊故障或接受腔松动引起。如果肢体未牢固地插入接受腔，那么它的重量会使假肢在摆动过程中内翻。增加袜子的层数和改进悬吊以改正任何摆动期的不稳定。

水平面

在摆动相的旋转往往是由所谓的“甩动”引起的。当假肢足跟在摆动初期内侧移动，然后在摆动中期向外侧移动时，称为内甩（medial whip）。外甩（lateral whip）遵循相反的模式。甩动可能是由于摆动开始时膝部轴线对线不良或支撑末期中肢体的不均匀负荷引起的。使用小腿假肢的人膝关节轴线的对线由髋关节的功能决定，并应加强力量和ROM训练。假肢的调整必须包括检查假肢的负荷。内甩可能是由于足内八或过度外旋引起。内甩和外甩都可能是由于足跖屈过度引起。

故障排除

新经胫截肢者最常遇到的问题是使用太少或太多的袜子层。袜子层管理是一种技能，随着患者更多穿戴假肢，并且在脱下假肢后仔细检查肢体而发展。袜子的数量最终会变得固定，但是在肢体成熟的早期，通常有很大变化。正确的袜子数量可能每天都不一样，甚至每小时也可能有所不同。会有一些基本的提示，那些新假肢使用者必须考虑，以确保肢体在接受腔内的正确位置。

第一个提示是在穿戴期间，肢体在滑入接受腔中时应该有一些阻力。虽然这是主观的感受，但在短时间内，假肢佩戴者应该认识到此阻力应使用袜子的正确数量。袜子太少会使残肢在接受腔中“触底”，此处大部分为远端负重，这会导致疼痛、不稳定和增加活塞运动。相反，太多的袜子会阻碍肢体完全进入接受腔，容易失去控制和骨突处过多压力。

假肢使用者的第二个提示是行走时活塞运动，前后或内外侧运动增加。可能是由袜子数量不足造成。

最后一个提示是在脱掉假肢时会发现。应检查皮肤红斑。腓骨头或髌骨远端的红斑表明肢体落入接受腔太深，需要更多的袜子层。如果使用太多的袜子，则红斑会出现在胫骨结节或腓骨头的近端部位，因为肢体不够深入腔中。在这种情况下，由于缺乏远

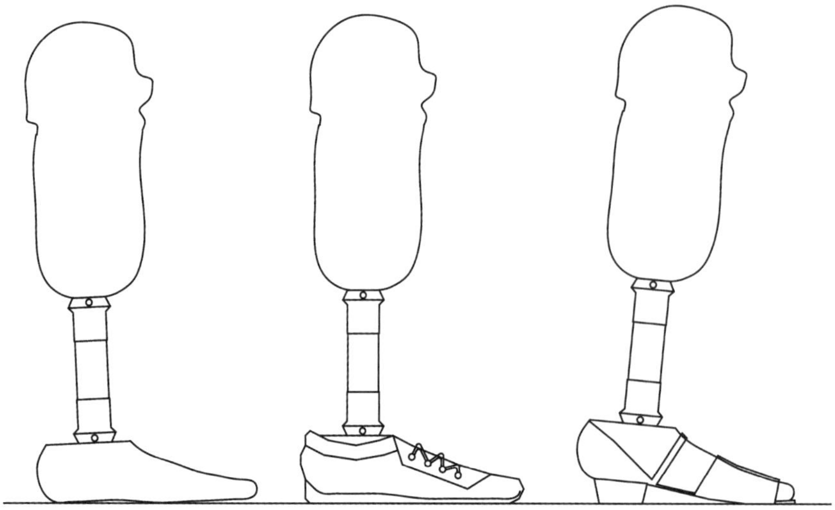

图 23-35 鞋子的足跟高度影响整个支撑的矢状面。对于假肢来说太低的足跟使膝关节处于伸展状态，阻碍了前进。而太高的足跟在支撑中期会使膝关节处产生屈曲力矩，导致早期的“跌落”和站立相稳定性的下降（感谢 David A. Knapp, CPO, Hanger Prosthetics & Orthotics, North Haven, CT）。

端接触，也可能在肢体远端出现疣状体增生的迹象。

假肢使用者出现的另一个常见问题是穿戴不适合的鞋子造成。虽然有一些假足根据鞋子的足跟高度而设计，但大多数没有。太高的足跟使得肢体相对过度弯曲，并且在站立相间膝关节的实际位置屈曲较大。足跟太低或赤脚往往会使膝关节过度伸展。适当的鞋对于安全行走很重要。可以通过在假肢自然站立在水平表面上时评估足顶表面来检查假肢。如果足顶部向后倾斜，则足跟过低(图 23-35)。

在适配得当的接受腔中，佩戴假肢后皮肤的颜色应均匀。20 分钟后消退的红斑不会有问题。皮肤应是柔软，尤其是在远端。与水肿有关的结实组织是接触不良的一个迹象，应该努力在此创造一些接触。个体可能不会承受很大的压力，但只需少量的压力就可以使多余的液体回流到血液循环中。如果在骨突处观察到红斑，并且接受腔正确地容纳残肢，则需要缓解此区域的压力。假肢师对热塑性接受腔可以通过加热和重塑需要调整的区域进行再适配。热固性接受腔，如复合材料，只能通过切割开窗或者通过在骨突周围区域添加衬垫来缓解接受腔壁压力。重要的是要注意，添加衬垫需要减少等量的袜子层，以正确维持接受腔中的体积。

如果存在皮肤过敏，特别是在骨骼突出位置，在穿戴假肢之前，用口红在受影响的区域上做个小标记，并且在行走期间口红标记会转移到接受腔壁。一旦假肢佩戴者脱下假肢，会看到口红标记的过度接触的区域。或者，可以在接受腔和接口之间插入薄软钢探头(束套性能良好)，作为测隙规，以监测高压力区域。在评估过程中，患者应在接受腔适当负重。为了评估接受腔中的远端接触，可以在穿戴之前将一块约有蓝莓大小的软黏土球放置在腔的底部。在穿上假肢走几步之后，脱下假肢并检查黏土。黏土应该有压缩。压缩后黏土厚度为 3～5 mm 是理想的。接受腔中的全接触可以通过用诸如玉米淀粉的细粉轻轻地铺在接受腔的内表面来评估，并让患者小心地穿上假肢并且走几步。任何在走路后留在接受腔表面的粉末表示这些区域与残肢不接触。

接受腔中存在的活塞运动量取决于接受腔设计和使用的悬吊类型。如果有患者在行走时抱怨不舒服，但在站立时很舒适，活塞运动则可能是导致疼痛的原因。活塞运动可以通过要求患者在接受腔上全负重，然后提起假足离开地面检查者触诊髌骨来进行评估。超过 1 cm 的运动则为过度。悬吊不良和(或)接受腔松动一般会导致活塞运动。穿戴正确的袜子层并确保悬吊功能正常，应尽可能减少接受腔中的运动以达到无痛水平。

有几种红斑类型表明假肢对线不良。当在肢体的远端外侧面和近端内侧观察到压力迹象时，怀疑肢体的过度内翻。这种模式可能是由于脚过多的内八或接受腔过度内收引起的。当在肢体的远端内侧和近端外侧观察到红斑时，可能出现过度的外翻。可能有过度的足外八，或者接受腔可能过度外展。远端前方压力伴随在接受腔近后方压力可能会导致足跟力臂过长，过度的背屈，过度的接受腔屈曲或足跟太硬。当患者穿戴高于假肢足跟的鞋子时，也可以观察到该类红斑。相反，如果赤脚，就会看到相反的压力类型。远端后方红斑和近侧前方末端。这是由足趾杠杆臂太长，过度足跖屈或过度接受腔伸展引起的。

特制假肢

有一些新颖的假肢设计旨在用于水上运动、跑步和骑自行车等专业活动。这些假肢的生物力学目标与为日常行走设计的目标不同。他们必须考虑到将要遇到的特殊负荷和环境暴露需求。例如，短跑时足跟缺乏弹性因只有脚趾负重；足跟会干扰肢体运动并增加不必要的重量。由于短跑期间的膝关节屈曲可能超过 110°，后近侧修剪线需要更低；并且由于在初次接触时有更大的冲击力，因此应更加注意确保人体和假肢能够以防止损伤皮肤和肢体的方式缓慢吸收冲击。跑步也使假肢在摆动相具有更大的张力，从而使悬吊系统越来越紧。跑步者经常使用辅助悬吊，以防它们的主悬吊在高速下失效。

设计用于游泳的假肢不仅仅要有防水的能力。必须注意设备的浮力。中性浮力是首选，因为漂浮的假肢可能会抑制患者将头部保持在水面以上的能力，而下沉的假肢可能会将人拖入水中。游泳结束后，任何进入假肢内部的水，都应有快速流出的路径。游泳假肢也可配有可调节的踝关节，使游泳者将脚踝锁定在大约 70°的跖屈处，相当于游泳脚蹼的作用。防水组件和不吸水的材料是设计游泳假肢时的最佳选择，以便个人也可以在游泳区使用该设备。任何时候在盐水中使用假肢，建议在游泳后用清水彻底冲洗假肢，即使是为专门海上设计使用的。

滑雪有专门的假肢，可以直接夹在滑雪板上，不需要穿鞋的攀岩假肢，直接夹在踏板上的假肢，还有许多专门用于运动和娱乐活动的假肢。为了节省时间和金钱，避免携带几个完整的假肢，假肢佩戴者可以使用快速断开适配器保持同一个接受腔和不同的专业假肢之间快速切换。适配器确保假肢对线是针对特定足的每一个不同的活动而优化。它还提供了轻巧的、安全的连接，使患者更加有信心使用假肢避免失败。当有医疗需求时，大多数的保险公司会为患者支付此类型的假肢费用。

总结

经胫截肢的人都有机会参与康复的过程，力求最大限度地发挥功能，尽量减少损伤，使他们能够尽可能地参与日常生活和有意义的日常活动。跨学科团队可用于支持个人的医疗、护理、社会、治疗和假肢需求，团队制定治疗计划，以解决个人、家庭和看护人的需求。经胫截肢者假肢的标准和新进展提供了广泛的选择范围，从装饰性和居家步行者到强烈参与运动的变速步行者。致力于提高经胫截肢人员生活质量的临床医生在进行评估包括：①整体健康、功能状态和行动能力；②假肢组件和技术，以确保假肢最合适；③需要为个人量身定制的材料和设备，以优化假肢康复过程。医疗保险 K 级标准说明了“潜力”，以达到活动和社区参与的程度。经胫截肢者应安排进行随访，以确保在一时间内提供的假肢处方符合个人的需要，因为随着时间的推移会发生与技能进步相关的变化。治疗师、假肢师和其他医疗人员应提倡截肢者有新的需求时对假肢做出调整。

第24章 大腿假肢

Transfemoral Prostheses

Richard Psonak

学习目标

1. 描述最常用的大腿假肢组件和悬吊策略的适应证、功能特点、优势及局限性。
2. 对比最受欢迎的四边形、坐骨包容式、马洛解剖接受腔(MAS)和坐骨下大腿接受腔的设计、适配和功能。
3. 描述对线稳定性、机械稳定性和肌肉稳定性对膝关节假肢在站立、步行和不平整表面上的控制和功能的相互影响。
4. 描述在工作台、静态和动态对线中对大腿假肢的功能和适配的主要影响。
5. 了解9个会导致接受腔适配和大腿假肢步态质量变化的条件。
6. 识别和描述大腿假肢步态中常见异常的内在和外在原因,并给出合适的解决方案。

技术进步

科技、材料和假肢组件的进步对经股截肢者的生活质量有着非常大的积极影响。过去,穿着大腿假肢步行非常吃力而且痛苦,只有最适配身体的人才会尝试戴着假肢跑步。现在的接受腔与下肢解剖结构更相似,悬吊系统加强和保持残端与接受腔紧密接触,而且动态假脚和膝关节组件提供了更好、更高效的功能。其结果是步态质量显著提高,让更多经股截肢者穿上假肢也能舒适自然地步行。此外,截肢运动员可以比之前用更好的稳定度和舒适度实现更自然的"交替步态"的跑步模式。

本章介绍了目前适用于经股截肢者的接受腔设计、悬吊装置和膝关节假肢组件信息。也为读者提供了大腿假肢安装和对线的评估方法,阐述了使用者主要的错误和常见明显的假肢相关原因导致的步态异常。

膝关节离断或经股截肢后的假肢管理

膝关节近端的截肢称为经股(膝上)截肢。通过解剖膝关节中心的截肢称为膝关节离断(图24-1)。膝关节离断相较于经股截肢更具有假肢挑战和功能优势。膝关节离断术后由于保存了股骨和股骨髁,有较长的残肢和球状残端。从假肢方面说,这为假肢穿戴和膝关节组件的美观提出了挑战。但是,球状残端可以增强假肢的悬吊力。下肢的正常内收角度更有可能得到保存,较长的股骨杠杆臂便于控制假肢膝关节。同时,股骨远端作为负重关节的近端部分,在接受腔内承受轴端压力。相反,由于股骨保留长度不同,经股截肢残肢长度各不相同。残肢的形状大多是圆锥形,所以更易于假肢的穿戴。但是由于残肢为圆柱状,所以对假肢的悬吊能力提出了挑战。由于大腿残肢比较饱满,可以考虑负压悬吊方式。随着残肢长度的缩短,接受腔悬吊与假肢膝关节控制(尤其是支撑稳定性)变得越来越棘手。

对于经股截肢的患者来说,成功的假肢管理,既需要一个舒适的接受腔容纳肢体,步行时有稳定的支撑相,并可以平稳过渡至摆动相,还要有可接受的外观。假肢团队在为经股截肢或膝关节离断患者选择假肢组件时,必须综合考虑到组件的重量、功能、美观、舒适度以及成本之间的相互关系。

通常,功能最齐全、技术最先进的组件也是最重、最昂贵、最可能需要保养且不太美观的。因为物理特性、健康和经股截肢者活动喜好的巨大差异,故没有某一种材料、组件和腿部设计可适用于所有经股截肢患者。必须仔细考虑每个患者的喜好和需求,再综合重量、功能、美观、舒适度和成本,做出最适合患者的假肢。

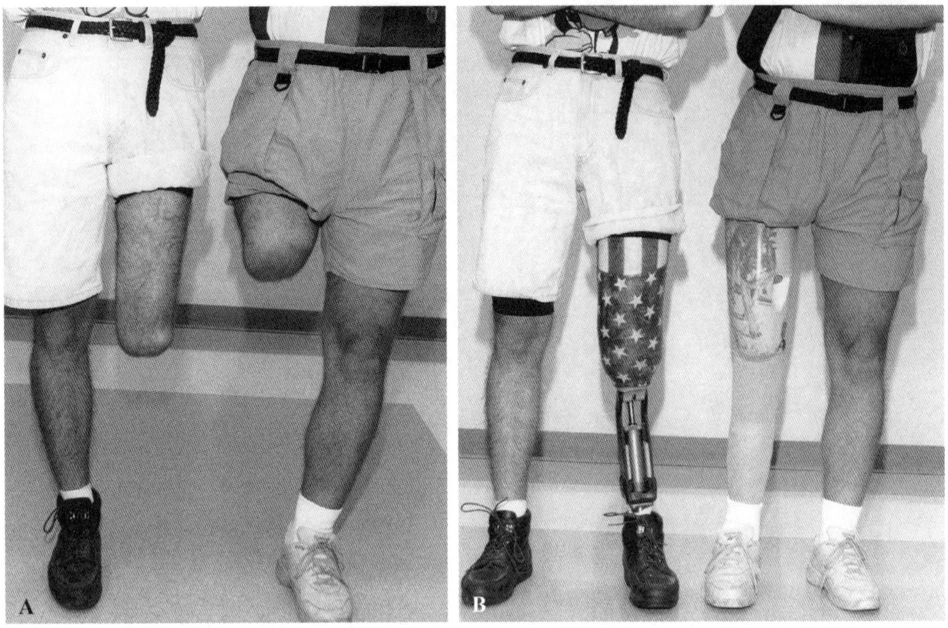

图 24-1　经股截肢和膝关节离断的假肢安装和功能水平，其相似性与差异性很大程度上取决于股骨保留长度。A. 膝关节离断残肢较长且肢端为球形，而经股截肢残肢为圆锥形；B. 膝关节离断假肢的膝关节假肢中心要低于正常下肢，而大多数经股截肢的膝关节假肢中心与正常下肢高度一致。

能量消耗

经股截肢者在使用假肢步行时需要相当大的能量消耗(框 24-1)。随着残肢长度的减小，步态的能量消耗显著增加。Fisher 和 Gullickson 报道显示健康人(平均步行速度：83 m/min)能量消耗为 0.063 kcal/(min・kg)(耗氧/体力)和 0.000 764 kcal/(m・kg)体重(氧耗/步行需要能量)。经胫截肢者步行速度慢 36%，相同距离平均每分钟多消耗 2%热卡，每米多消耗 41%热卡。对于经股截肢者，其步行速度慢 43%，而能量消耗为每分钟少消耗 5%热卡，每米多消耗 89%热卡。换句话说，穿戴大腿假肢者步行速度更慢以避免每分钟耗能的增加且在一定距离(每分钟)内减少耗能。能量消耗的增加表现为较高的耗氧率、心率升高和舒适的(自感)步行速度显著降低。

因为耗能较高，许多高位经股截肢老年患者难以进行社区功能性步行。诊断合并有血管疾病的假肢佩戴患者步行时通常需要助行器或拐杖的帮助，在平坦的地面上缓慢行走。双侧经股截肢的老年患者很少利用假肢进行社区活动，他们可以选择轮椅进行远距离活动。

表 24-1　影响耗能的假肢因素

假肢重量
接受腔适配质量
假肢对线精确度
假肢组件的功能特性

大腿假肢接受腔设计

1950 年以前，假肢师会用一块木头制作出“插入式”接受腔，舒适度取决于工匠的手艺，使用它步行坐卧时通常感到不适而笨重。这种雕刻的插入式接受腔包裹着大腿残余肌群，在腹股沟水平(低于坐骨)支撑体重，往往在末端开放来消除残端接触。

四边形接受腔

传统的四边形(quad)接受腔，20 世纪 50 年代开发于加州大学伯克利分校，保持接受腔设计的选择，在安装、全接触、功能上显著改善，直到 20 世纪 80 年代中期。四边形接受腔，顾名思义，有四个不同的面容纳大腿肌肉组织。四边形接受腔是与穿戴假肢患者直接接触的完整的膝上假肢系统。接受腔主要功能是在步行支撑相时承重，且在步行支撑相时使髋关节和大腿肌群发挥其最大潜力(图 24-2A)。接受腔后壁上缘平台，坐骨所在的位置，是坐骨和臀部的主要承重面。接受腔前壁在解剖 Scarpa 三角(股三角)产生后向推力，使坐骨固定在假肢后座上。所以，接受腔的前后径比内外侧距离窄(图 24-3A)。

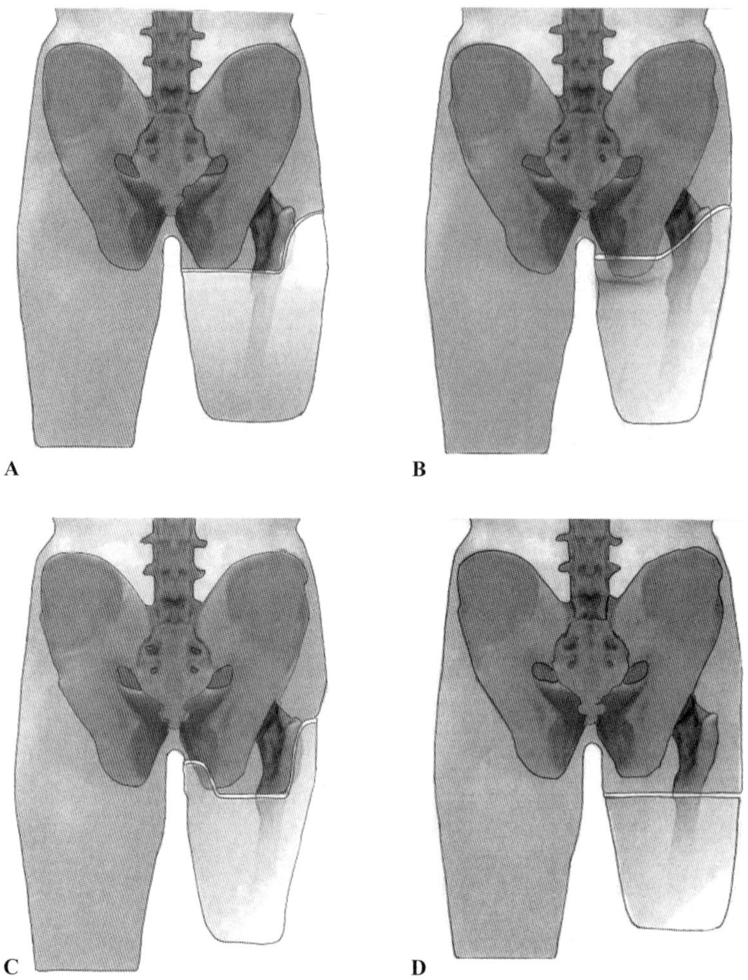

图 24-2 后面观比较四边形接受腔(A),坐骨支包容式(IRC)接受腔(B),马洛解剖接受腔(MAS)(C),以及坐骨下接受腔(D)的设计。四边形接受腔的坐骨位于接受腔边缘(后座)。IRC 接受腔和 MAS 将坐骨容纳于接受腔内。坐骨下接受腔,顾名思义,接受腔上缘低于坐骨。

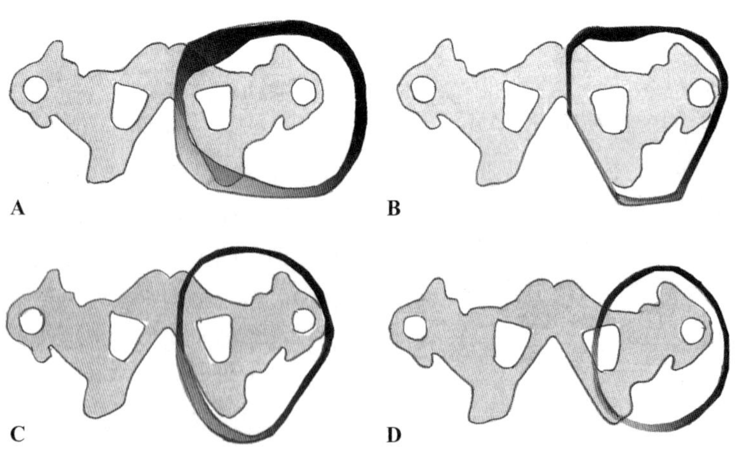

图 24-3 从横截面上观四种大腿接受腔设计,四边形接受腔前后径狭窄(A),坐骨支包容(IRC)接受腔(B)和马洛解剖接受腔(MAS)(C)内外径较窄。坐骨下接受腔为椭圆形,与大腿近端形状相似。

坐骨包容式接受腔的演变

20世纪70年代，假肢师Lvan Long参加了一个用影像学评估穿戴四边形接受腔后的股骨对线项目，之后，接受腔设计进入下一个阶段。Long经过长期观察，许多穿戴四边形接受腔假肢的患者步行时左右摆动幅度较大，Trendelenburg征阳性，臀中肌无力，导致患者身体向截肢侧倾斜。他还指出，大多数案例中，截肢侧相对于健侧的正常股骨内收角来说，其股骨对线是外展的(图24-4)。异常的股骨外展角一直被认为是由四边形接受腔较宽的内外径和狭窄的前后径所造成。四边形接受腔较宽的内外径在支撑相中期时接受腔可横向向外移动，致使会阴组织压力增加且使臀中肌效率降低。

Long的接受腔设计曾是额状面对线过程的一部分，称为"Long对线"。长期以来认为，通过将股骨远端与膝关节中心和足部中心对线，假肢穿戴者可以使残肢保持在正常的解剖位置，并更自然地行走。Long接受腔设计缩短了内外径且增加了前后径以支撑股骨且在负重时防止接受腔的横向移动。据Long的观点，他的设计的另一个优点是，更宽的前后径比四边形接受腔狭窄的前后径可以提供更多的空间来容纳肌肉收缩以增强肌肉的功能。

20世纪80年代，假肢师John Sabolich扩展Long的概念并发展他的股骨内收控制对线(CAT-CAM)接受腔(图24-2B)。他的设计不仅将股骨维持在内收位置，还通过将坐骨结节包围在接受腔波形轮廓内以控制接受腔的旋转。由于CAT-CAM的设计，一系列接受腔发展起来，由于坐骨结节包容在接受腔内，称为坐骨包容式或坐骨支包容(ICR)式接受腔。对比ICR接受腔与四边形接受腔，最明显的差别就是狭窄的内外径及将坐骨支包容在接受腔内(图24-3B)。

接受腔结构对股骨位置的影响

假肢接受腔可以多大程度影响截肢股骨位置的问题一直备受争议。整形外科医师Frank Gottschalk

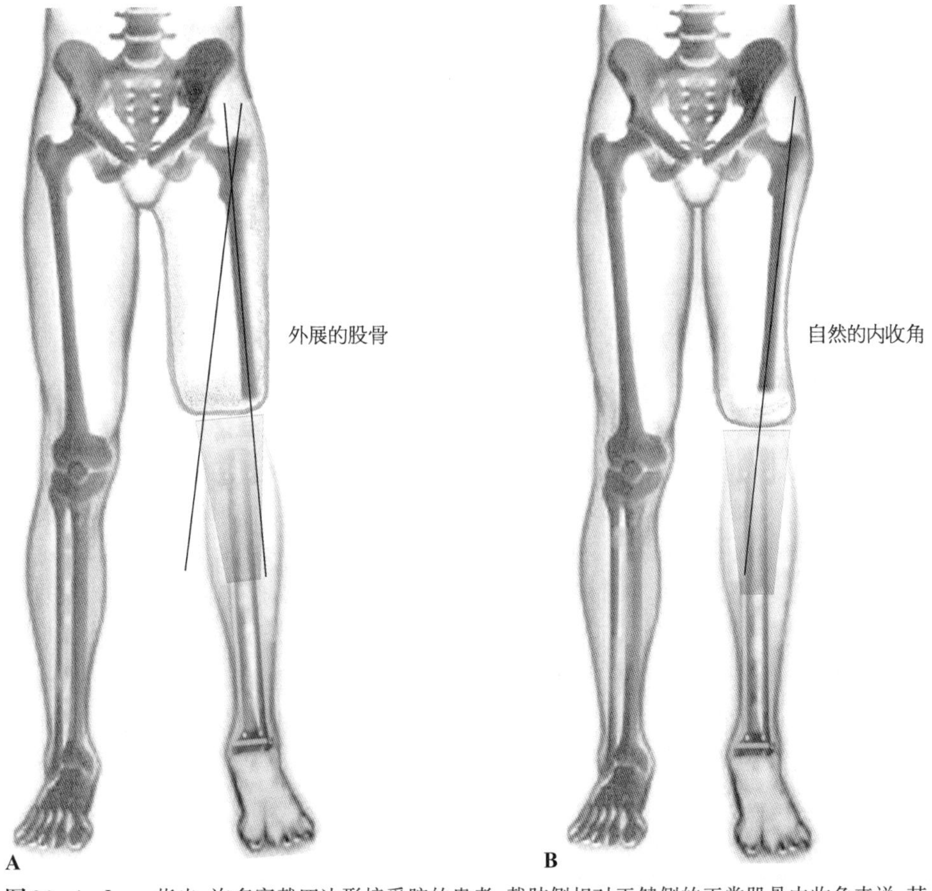

图24-4 Long指出，许多穿戴四边形接受腔的患者，截肢侧相对于健侧的正常股骨内收角来说，其股骨对线是外展的(A)。四边形接受腔穿戴者通常是在一个不自然的宽阔的基础平衡面行走。坐骨支包容式(ICR)接受腔(B)更自然地设计和对线优化个人的步态，减少能量消耗，增加接受腔舒适度，并改善功能。

开发了一种肌肉固定术的外科手术技术，用以确保在股骨残肢在适当内收位置。在杂志文章“接受腔结构是否影响膝关节以上截肢股骨的位置?”中，Gottschalk 和他的同事们认为，假肢不能提供足够的侧向压力以改变股骨的位置。作者指出，只有通过特殊的手术技术才能实现正确的解剖内收位置。大多数从医者都同意 Gottschalk 的建议，他建议“成功的假肢安装开始于手术”。然而，也有一种共识表明，最优对线的轮廓优化的接受腔，可以优化个人的步态，减少能量消耗，增加接受腔舒适度，并改善整体功能。显然，需要更多的研究来了解对线方式，接受腔设计和股骨内收之间的关系。

马洛解剖接受腔

在 20 世纪 90 年代后期，来自墨西哥的假肢工程师 Marlo Ortiz 开发了一种接受腔，其重点是沿着坐骨-支复合体(IRC)提供骨骼支撑(图 24 - 3C)。接受腔设计称为“MAS 接受腔”(马洛解剖接受腔)。MAS 接受腔试图用一个明显的封闭壁包容坐骨结节，以及坐骨支的一部分，以最大限度地实现接受腔的稳定(图 24 - 2C)。此接受腔后缘线较低，据说可以在不受臀大肌线的干扰的情况下，更好地控制坐骨支。较低的臀线也可以让假肢使用者直接用臀大肌坐，而不是接受腔后侧。髋关节外旋几乎不受限制，最小化了对假肢膝关节近端的横向旋转装置(图 24 - 18)的需要。

高真空接受腔

大腿接受腔设计最新进展的结果使人们越来越关注高真空悬吊，又称负压悬吊(图 24 - 3D)。此接受腔的设计具有较低的边缘线(低于坐骨)，与其他接受腔设计相比，显著提高了患者的舒适度和活动度(图 24 - 2D)。接受腔近端边缘在坐骨结节水平 5～10 cm(2～4 in)以下，大腿残肢中间以上。利用肢体远端 2/3 周围的高强负压，接受腔不再需要近端残肢解剖压力来维持负重和稳定。由于所需近端压力减小，不再需要喇叭状突出、镶嵌装置、通道，因此可使接受腔有较低的边缘线。内套的近端包含内收肌软组织。有人称此类型接受腔为无边接受腔。

Radcliffe 认为，无论接受腔的设计如何，大腿假肢的主要目标是舒适地负重，在站立和行走时提供一个狭窄的支撑基础，并尽可能达到接近正常摆动相功能。Mak 和其同事指出，“所有的假肢接受腔设计，最优负荷分配应与身体承受这种压力的能力成正比。”作者继续总结：“接受腔设计的基本原则不同，不是将大部分载荷集中在某个特殊负重区，而是将载荷更平均分布至整个肢体。”

软硬接受腔(rigid and flexible socket)材料

大多数大腿接受腔是由各种热塑性或热固性树脂材料制作而成。硬质接受腔(rigid socket)由合成树脂或热塑板材接受腔组成，可以与残肢的整个表面全面紧密接触。硬质接受腔坚固耐用、易于清洗，与软质接受腔(flexible socket)相比，其体积更小且生产成本更低。缺点是，硬质接受腔的适配更难调整，特别是对于“骨突处”或敏感残肢的患者。

软质接受腔是采用许多软的热塑板材抽真空形成接受腔。其外面有一个坚硬的外壳，在承重时提供支撑以及帮助维持接受腔的形状。软质接受腔能够适应肌肉收缩时肌肉形状的变化，首次成型后也易于调整以适应骨突处的变化。因为软质接受腔上缘没有僵硬的边缘撞击腹股沟，穿戴时也更舒服，尤其在坐位时。如果需要吸入式悬吊，软质接受腔特别有用。然而，与硬质接受腔相比，其耐用性稍差、穿戴体积大(需要接受腔和外壳)，而且生产成本更高。

大腿悬吊系统

对于大腿截肢者来说，保持假肢在其最佳功能位置比经胫截肢者更具挑战性。大腿残肢多肉且呈圆柱状，缺乏帮助悬吊小腿假肢的骨突。带有膝关节假肢的大腿假肢重量为足够的悬吊力提出了另一个挑战。根据假肢穿戴者正常活动的类型，可以选择一个系统或多个系统的组合。

传统吸入式悬吊

传统吸入式悬吊采用负压，皮肤与接受腔直接接触，肌肉张力将接受腔与肢体连接起来(图 24 - 5)。吸入式假肢有多种穿戴方式。一种是用假肢专用袜(棉质松紧带或类似材料)、假肢专用套(降落伞质尼龙绸或类似材料)，或弹性绷带将残肢拉入接受腔。残肢插入接受腔后，从接受腔远端的阀门拉出袜子、假肢专用套或绷带，然后拧入排气阀。对部分穿戴者来说，这个过程需要相当的灵活与平衡能力。第二种是在皮肤上涂抹润滑剂，促使残肢滑入接受腔。之后空气排出阀“放气”，通过推或拉阀门按钮，释放里面的空气。

吸入式悬吊所要求的紧密接触安装有许多其他的益处。穿戴者常表示对假肢的控制力增加，以及步行时对假肢有了更好的本体感觉。由于吸入式悬吊

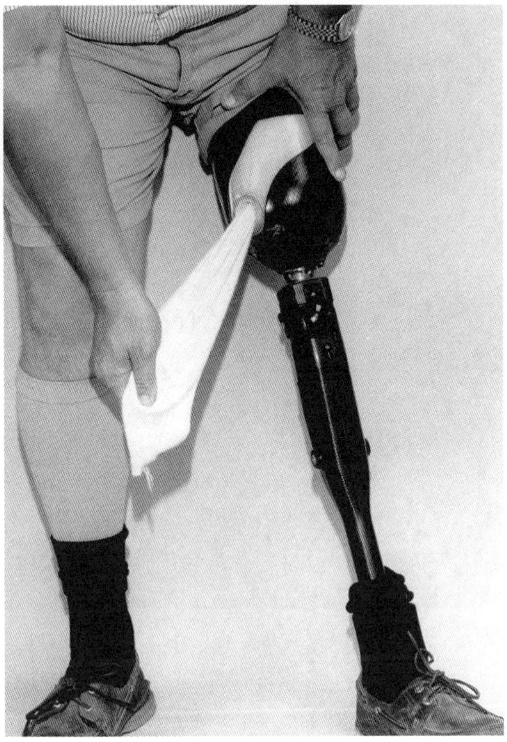

图24-5　患者穿戴吸入式接受腔时使用假肢专用袜(可以拉出的袜套)。移出空气排出阀门,所以整个假肢专用袜可以从接受腔中拉出。

必须要紧密接触安装,其不适用于近期截肢肢体体积持续减少期者、有间歇性水肿病史者、体重不稳定者。穿戴吸入式接受腔时会伴随产生较大的剪切力,因此若皮肤易破或敏感、疼痛扳机点、明显瘢痕或粘连慎用。

可卷悬吊内套

悬吊系统中越来越受欢迎的是可卷内套。这类内套可以作为标准吸入式悬吊系统的替代品。可卷内套由多种材料,包括硅树脂、聚氨酯以及人造橡胶制作而成。由不同厂家生产,其大小、厚度及锥度不同。可卷内套直接穿在皮肤上,穿戴前先将内套翻卷,然后直接卷到残肢上。可卷悬吊内套产生负压且稍微与皮肤黏着。内套用于悬吊的方式有多种:在梭锁系统,作为挂绳系统的一部分,作为空气排出阀缓冲内套,或作为高真空接受腔的一个重要组成部分。

可卷悬吊的主要优点是能显著减少对残肢的摩擦和剪切力。穿戴过程简单,坐位即可完成。该悬吊装置适用于短残肢和使用传统插入吸入法不适的截肢者。缺点包括费用和耐用性。可卷内套易磨损或撕裂,根据穿戴者的活动水平,每年须更换两到三次。穿戴时可能会使皮温增加和出汗。有些穿戴者可能会有湿疹或其他皮肤刺激症状。选择此类型悬吊装置者须每天清洁内套以防止汗液和细菌积聚。

梭锁系统

这种内套通常称为密封内套(lockingliner)。类似于缓冲内衬,除了在内衬中加入防止拉长的远端稳定基体外,内套有一个外部远端帽,中心有锯齿状螺钉,突出约3.8 cm(1.5 in)。当患者站立并将腿向下推入接受腔时,螺钉就进入接受腔底部梭锁内。患者要取下假肢,需按下接受腔内侧按钮,使锯齿螺钉打开。

挂绳系统

挂绳系统利用锁扣内套,但是在远端螺帽上不是用螺钉而是用挂绳(带或线)附着在上面。挂绳穿过接受腔远端将残肢拉入接受腔(图24-6B)。然后固定在接受腔外侧的尼龙搭扣上。许多设计通过一个额外的环连接到内套下部以实现远端悬吊和横向稳定,来控制悬吊和旋转(图24-7)。有些系统会使用锯齿带作为横向悬吊带,像绑滑雪靴一样固定达到横向稳定的目的。

带排气阀的缓冲内套

这种内套通常称为弹性内套。残肢穿上内套后,再推入接受腔,空气通过排气阀排出,产生负压环境(图24-6C)。此方法类似于之前提到的传统的皮肤吸入式接受腔。

高真空

高真空不同于吸入式悬吊。两种方法都是利用大气压的不同来悬吊及将假肢固定在残肢上。吸入式悬吊使用被动空气排出阀使空气从接受腔排出,但是只在摆动相假肢不负重时有负压差。穿戴真空悬吊的假肢持续处于真空状态。真空泵产生负压将空气从全接触的接受腔和薄的内套形成的密封空间中排出(图24-6D)。真空泵排出空气产生的负压牢牢地将紧密穿戴的内套和接受腔内壁固定在一起。该装置不依赖于肢体位置。内套与接受腔之间的约38 cmHg(15 inHg)的高真空控制接受腔内的体积波动。肢体、内套和接受腔之间的填料实质上都被高真空装置消除。使用真空悬吊假肢的患者指出比使用其他悬吊装置有更好的本体感觉且感觉更轻。也有人认为,高真空装置可以改善肢体内循环来维持接受腔中肢体的体积,有助于伤口愈合和改善肢体健康。

Silesian(希莱森)腰带悬吊

希莱森腰带悬吊由皮革和较轻的带状织物(图24-8)制成。它一端固定在接受腔侧面,环绕骨盆,

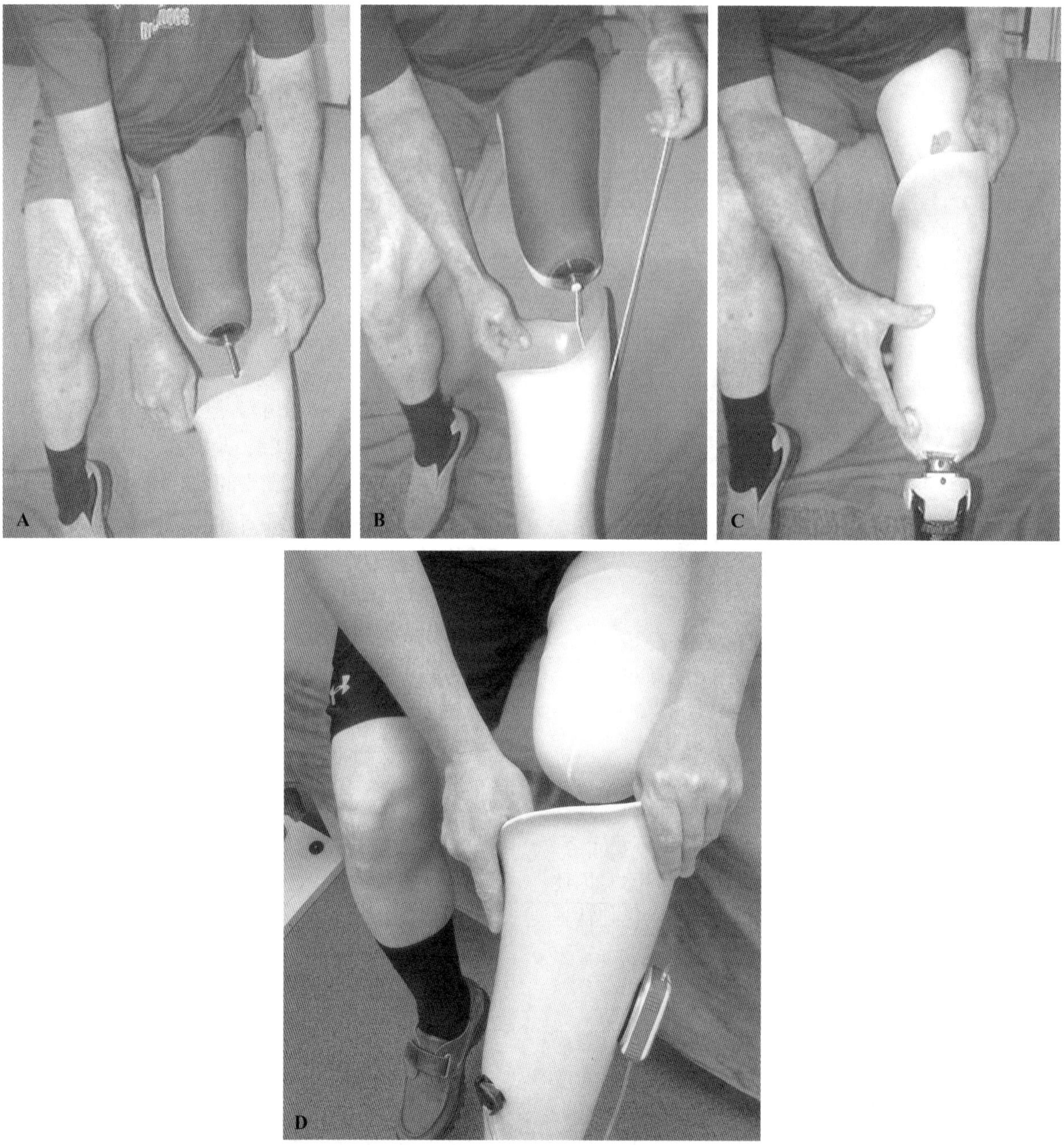

图 24-6 可卷内套是一种较受欢迎的悬吊装置。其可用于至少四种不同悬吊方式。梭锁装置使用螺钉进入接受腔底部的梭锁(A)。挂绳装置在内套内用皮带或绳子,穿过接受腔远端,将残肢拉入接受腔(B)。空气排出阀装置类似于传统吸入式接受腔。内套穿上后,残肢推入接受腔,空气自空气排出阀排除,产生负压环境(C)。真空泵(附在接受腔上)将接受腔与内套之间的封闭空间内的空气排出。空气排出后产生的真空将紧密安装的内套牢牢地固定在接受腔内壁上(D)。

然后穿过接受腔前面的环或扣。希莱森腰带常用作传统吸入式悬吊的辅助(备用)装置。将 Silesian(希莱森)腰带选作唯一的悬吊方法的缺点在于不能控制残肢在接受腔内的旋转。对于活动量不大的长残肢患者,Silesian(希莱森)腰带可以提供足够的悬吊。

全弹性悬吊腰带

全弹性悬吊(total elastic suspension, TES)腰带通常由弹性氯丁橡胶材料制成。TES 的远端套紧密安装在大腿假肢的大腿近端 1/2 处。氯丁橡胶腰带环绕腰部,并在前面用维可牢尼龙搭扣固定(图 24-9)。TES 腰带易于穿戴,穿着舒适,是一个很好的辅助悬吊装置。但是因为与希莱森腰带相似,TES 腰带不足以控制假肢在接受腔内的旋转,对于活动度较大的假肢使用者,通常不建议将 TES 腰带作为其唯一的悬吊装置。TES 腰带最主要的缺点是耐用性差,尤其是对于活动量较大者,且散热性差。该装置

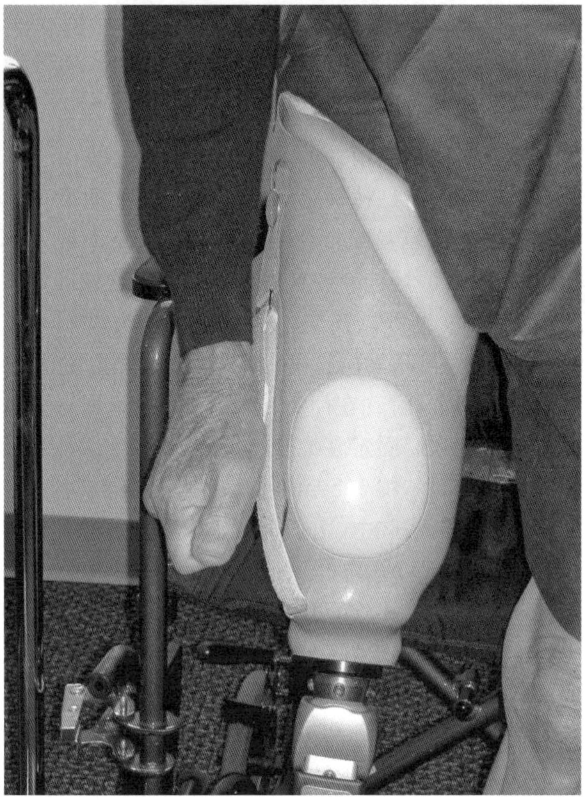

图 24－7　挂绳悬吊系统通常会有一个横向旋转控制环，用绑带横向固定在接受腔上。

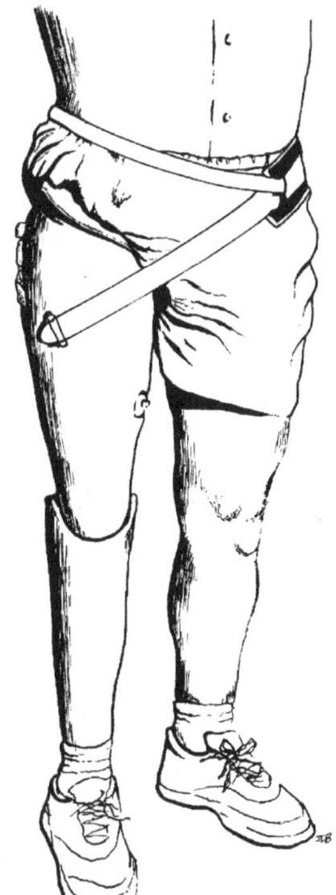

图 24－8　Silesian（希莱森）腰带示例。尽管腰带将假肢悬吊在骨盆上，但不能充分抵消步行时的接受腔与残肢间的旋转力。

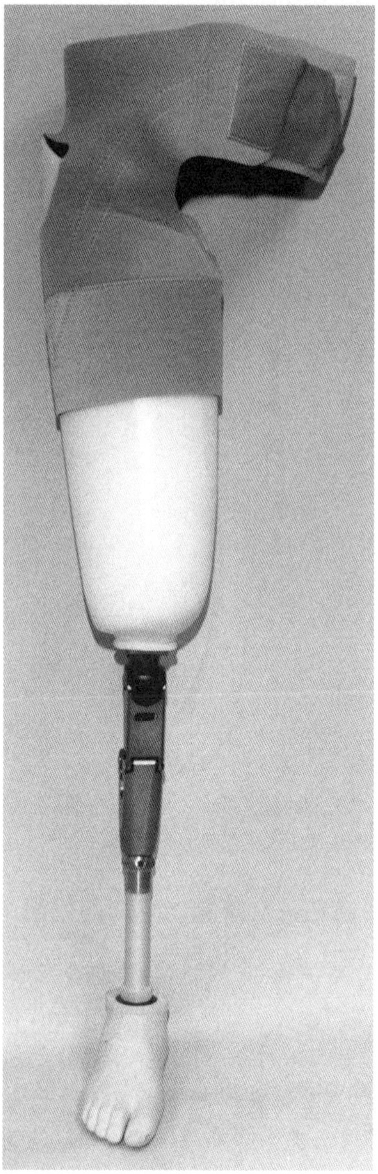

图 24－9　全弹性悬吊腰带（TES）是一种简单舒适的悬吊装置，通常用于辅助悬吊。

常用于新截肢残肢还未定型者，上肢无力或疼痛无法使用插入吸入式或者可卷内套的老年人，以及易受刺激的皮肤或粘连不能忍受抽吸的患者。使用吸入式悬吊的患者在从事体育活动或者是活动量较大的休闲活动时可以将 TES 腰带作为备用或者辅助悬吊装置。

骨盆带与髋关节

对于一些患者来说，骨盆带与髋关节可作为悬吊方式的一种（图 24－10）。一般来说，骨盆带是由皮革制成，通过金属髋关节附着在假肢上。近来，重量较轻的塑料材质替代了金属关节。无论材料如何，关节中心应当位于解剖大转子前上部。该装置不仅能悬吊假肢，还能帮助控制旋转和提高残肢在接受腔内的

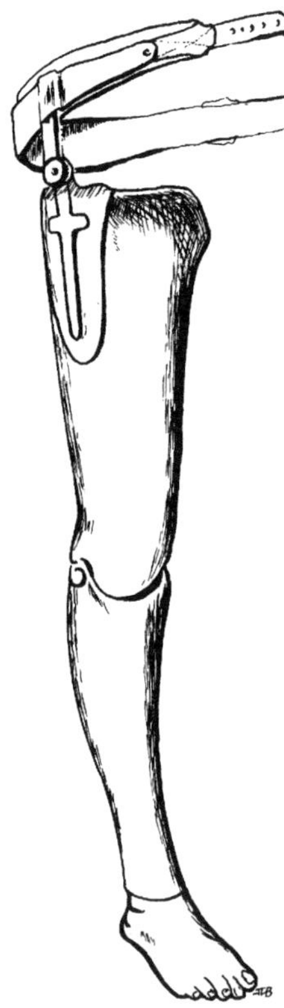

图 24－10 髋关节的骨盆带不仅可以悬吊假肢，还可以帮助控制选择和提高残肢在接受腔内的内外侧稳定性。

内外侧稳定性。传统上，这种悬吊方式较适用于短残肢。这种装置最主要的缺点是把衣服撑得膨大、重量增加、坐位时感觉不适。

膝离断注意事项

当股骨髁不是特别突出的球状外形时，可卷内套可与空气排出装置配合使用。尽管因为空间限制不能使用螺钉，但是挂绳装置可有效使用。这样即使残肢体积变化，也可以锁定。当股骨髁骨突特别突出时，可以使用可移动门悬吊设计来悬吊假肢。这种悬吊采用外部带，附着在门上，这个门可以利用近股骨髁的变压把它们固定在原位（图 24－11）。这种悬吊装置类似于偶尔用于 Symes 假肢的内侧开放门。

在膝离断假肢中，用于悬吊球状残肢的另一种方法是烟囱式 Pelite 内套。这种悬吊方法也类似于 Symes 截肢的一种悬吊方法。这种方法，用在股骨髁周围的填充物融入内套的最大圆周直到残肢在形状上更圆（类似于烟囱）。内侧髁区有一个切口，这样穿戴内套时残肢球状末端可以顺利通过狭窄的部位。该装置易于改装，提供较好的悬吊和舒适的填充物，尤其对于骨突更多的肢体。

案例 1　想在孙女婚礼上起舞的奶奶

T. F. 是一位 68 岁的奶奶，想要参加孙女的婚礼，因此来到她的假肢师的办公室，询问有何办法帮助她已使用 6 年的假肢。6 年前，她接受了选择性截肢手术，当时她被一辆汽车撞到，导致左股骨粉碎性骨折和骨髓炎。尽管她一开始没接受训练，她的康复还是相当成功的，在一个亚急性康复机构待了 2 个月后，回到家独自生活。以前，她每天抽半包烟，但自从受伤后就戒烟了。

T. F. 残肢较短，会阴至残肢末端 11.4 cm(4.5 in)。她现在穿着带有硬质接受腔、假肢袜、多中心膝关节和单轴足的骨骼式假肢，在功能性距离步行时使用直拐。对于悬吊，她使用带有皮带和髋关节的骨盆带，对于她这种水平的截肢较为适合。她抱怨她的假肢在残肢上的活塞运动，又重又吵，而且当她坐下时会夹痛她。她的主要目标是在"融入仪式"时假肢不会使她分心。她还希望在婚礼仪式上能和儿子和孙女婿一起跳舞。

假肢师咨询了内科医师后建议在硬的外壳内安装一个软性 IRC 接受腔，但是保留她一直穿的假膝关节和脚。对于悬吊，假肢师建议使用带有梭锁装置的可卷内套。这种悬吊装置既可以代替带有皮带和髋关节的金属骨盆带，又提高了悬吊力，而且使用锁定螺销减少活塞动作和聚氨酯套的高摩擦系数。新的接受腔和悬吊装置使 T. F. 更好地控制她的假肢，让她不用拐杖也可以参与婚礼的所有活动。

问题思考

- 为什么 T. F. 最初的假肢使用带有皮带和髋关节的骨盆带做悬吊装置？这种悬吊装置有何利弊？考虑到 6 年前第一次安装假肢时可卷悬吊不适用，团队为何不建议 TES 带、Silesian（希莱森）腰带或吸入式悬吊。
- 为什么团队决定将 T. F. 的硬质接受腔换成带有硬壳的软接受腔？两种接受腔的优势和劣势？
- 为什么团队决定在替换接受腔和悬吊装置时保留多中心膝关节组件？有其他适用于她年龄活动水平的膝关节组件吗？为什么或为什么不？
- 为什么团队决定在替换接受腔和悬吊装置时保留单轴假足？你是否考虑过其他假足？为什么或为什么不？

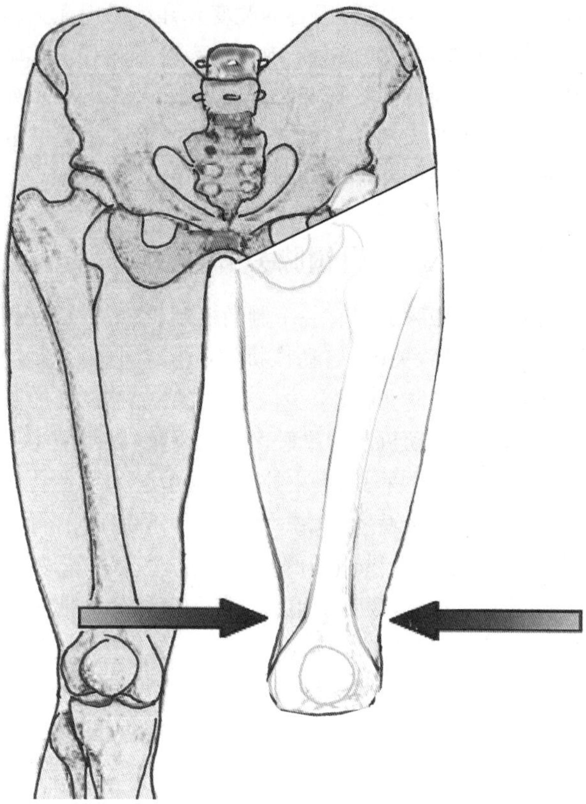

图24-11 一般来说，膝关节离断者的残肢有更突出的股骨髁。这种情况下，可移动门式悬吊或烟囱式内套设计可用来悬吊假肢。该悬吊法采用近股骨髁的变压把肢体固定在接受腔。

假肢系统

大腿假肢分为外壳式大腿假肢和骨骼式大腿假肢。外壳式假肢负重力量和美观外形由接受腔、膝胫组件、踝块组成的一层壳提供(图24-12A)。这个系统耐用很少需要保养修复，但是难以改装和调整。骨骼式假肢，承重力量来自连接膝关节组件和假脚的内部支架(图24-12B)。假肢的美观外形来自柔软的泡沫外壳，塑形成残肢的形状，安装在接受腔、膝组件和支架上。在泡沫外壳外面，可以穿上美容袜或者硅胶"皮肤"，达到想要的肤色。骨骼式假肢有两个优点：假肢师很快就能调整假肢对线，且能轻松交换和替换组件。这对于新的假肢使用者特别有帮助，因为使他们变得更有能力控制膝关节，或者提高动机产生不同的功能需求(例如，参与体育活动)。泡沫和美容覆盖物的耐用性对于一些假肢使用者来说是个问题，特别是当工作和休闲活动对身体要求较高或在恶劣环境中进行时。

假膝关节

人类膝关节的功能很难复制。Henschke Mauch，二战期间导弹液压制导系统开发者，利用他丰富的知识和创造力在战后为截肢的退伍军人设计了液压假膝关节。他说，设计一个能操纵几百英里的制导系统的大火箭要比复制人类膝关节要容易得多。解剖膝关节是一种改良的铰链型滑膜关节。膝关节的运动轴除了屈曲和伸展外还有旋转，实际上是三个关节合为一体。由于大多数假膝关节只有单一的运动平面，解剖膝关节的动作难以完全复制。因此，穿戴大腿假肢者步行的效率和美观上比使用小腿假肢的人更差。

假肢膝关节机械有两个主要功能。第一，为了模拟正常的步态，假膝关节必须在步态的摆动期平稳地屈伸。胫骨假肢在摆动过程中的速度或频率取决于假膝关节的机械性能(摩擦力或阻力)。第二，在步态的支撑相，体重在假脚上向前滚动时，假肢膝关节必须保持稳定。常用的假肢膝关节组件的主要类别在如何完成以及在多大程度上完成这两项功能而有所不同。各膝关节单元适用于外壳式及骨骼式大腿假肢。

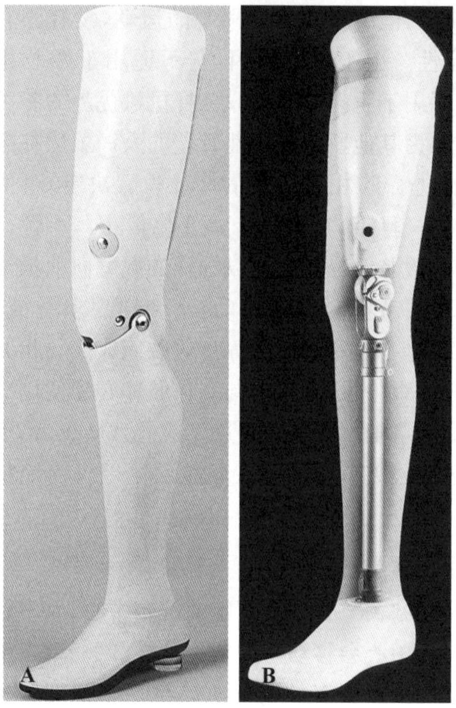

图24-12 坚固的外壳式(A)与模块骨骼式(B)大腿假肢系统(经允许引自Otto Bock Health Care，Minneapolis，MN.)。

单轴膝关节

单轴膝关节模拟一个简单的回转轴，使假肢胫骨自由的屈曲和伸展摆动。支撑相的膝关节稳定是通过膝关节定位在重力线上(对线)和肌肉的控制(髋关节的伸肌活动)的协同完成。这种膝关节轻便、耐用、维护量低，但由于其不受限制的运动，没有固有的机械稳定性。出于这个原因，它不适用于残肢相对较短，缺乏用于肌肉控制长股杠杆机械优势的膝关节组件，或因为其他原因稳定性较差的人。虽然在摆动相胫骨前进幅度（由膝关节的摩擦设置决定）可能因人而异，但一旦阻力设定，步幅变化最小。不管行走速度如何，假肢的胫骨都会以同样的幅度向前摆动。因此，当膝关节完全伸展时，常常会出现末端撞击声。为了使用单轴膝关节，在等待假肢完成摆动相并开始最初的脚跟接触时，完整的支撑肢体必须使用一个跳跃模式。单轴膝关节主要用于有长残肢患者，他们可以通过使髋关节后伸抵住假肢后壁以自动地稳定膝关节。

多轴膝关节

单轴膝关节有一个固定的旋转中心，而多轴膝关节的旋转中心会移动。类似于人类膝关节，多轴膝关节通过四个或更多的连杆机构绕多个轴旋转。在步态支撑相，瞬时旋转中心的近侧和后部位置促进了膝关节的稳定性。

摆动相时，随着膝关节屈曲，多中心运动轴使远端假肢（胫骨和脚的组件）相对“缩短”，从而提高脚趾摆动期的廓清。这对于长残肢和膝离断者特别有帮助，因为在坐位时旋转中心的改变允许小腿叠在大腿之下，使小腿和大腿长度呈现得较为自然美观。多轴膝关节组件固有的支撑相稳定性也使它适用于短残肢及伸髋肌肌力明显较弱者。带有多个机械关节的多轴膝关节最大的缺点就是它的耐用性较差。

承重自锁膝关节组件

承重自锁膝关节有一个制动机制，在步行站立相时，重力通过膝关节，启动该机制（图 24－14）。制动机制的目的是防止（或至少减少）在站立时过度的膝关节屈曲。制动机制的灵敏度可以调整，以匹配个人的活动和能力水平，以自主控制膝关节。如果在首次触地时膝关节未完全伸展，犹如在不平地面上行走时，制动机制会提供额外的机械稳定性，以防止膝盖迅速屈曲。在摆动相，承重自锁膝关节组件功能类似膝关节，缺点也相似。无论步态速度怎样变化，假肢胫骨的前进频率都是一样的；最小的步频反应是存在的。这种类型的关节是最常用于那些新截肢、短残肢或伸髋肌肌力较弱或者其他主动稳定假肢膝关节困难者。

手控锁膝关节

对于站立时必须依靠机械稳定的患者，膝关节的

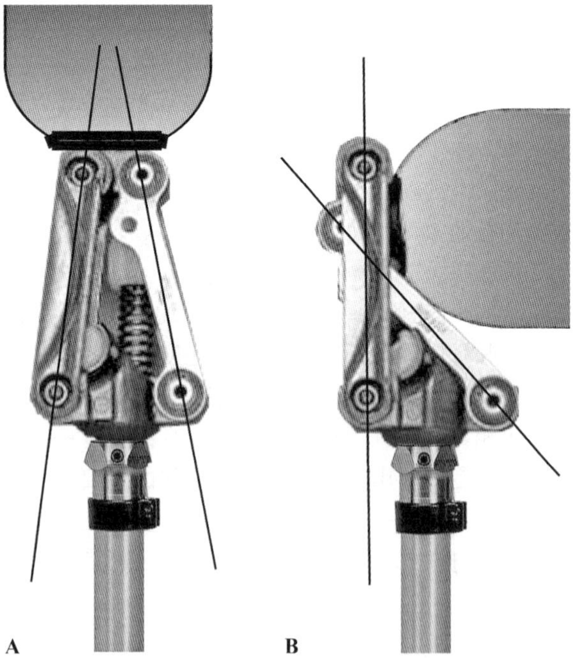

图 24－13　单轴膝关节有一个固定的旋转中心，而多轴膝关节的旋转中心会移动。类似于人类膝关节，多轴膝关节通过四个或更多的连杆机构绕多个轴旋转。A. 多轴膝处于伸直位；B. 膝关节完全屈曲。

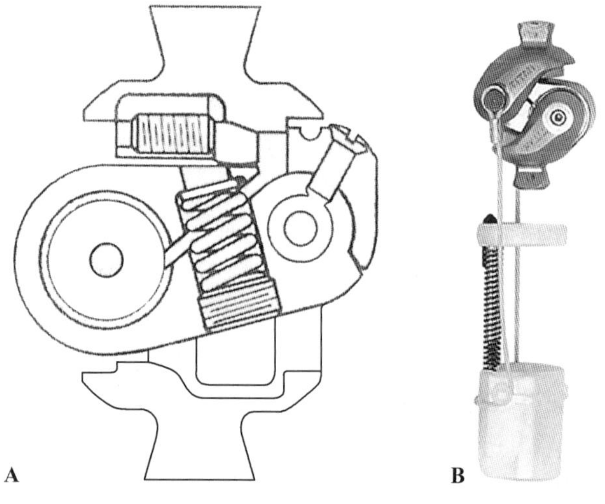

图 24－14　用于大腿假肢的带有伸膝辅助装置的承重自锁膝关节组件“截面”示意图（A）和照片（B）。在支撑早期当身体重量在假肢上移动时，弹簧的压缩会使圆柱形制动轴套接合并抵制与承重反应期相关的膝关节屈曲力矩，这种制动机制即使在重量转移膝关节稍微弯曲时也会提供稳定。当在支撑末期/摆动前期，膝关节承重移除，弹簧的减压导致制动“解锁”，使肢体在摆动期时膝关节自由屈曲肢体廓清（A 经允许引自 Shurr DG，Michael JW. Prosthetics and Orthotics，2nd ed. Englewood Cliffs，NJ：Prentice Hall，2002. p. 111。B 经允许引自 Otto Bock Orthopedic Industry，Inc.，Minneapolis，MN.）。

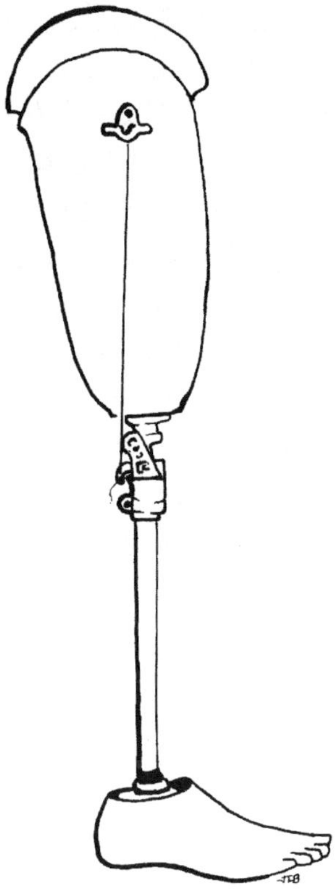

图24-15 当膝关节处于锁定位置时，手控锁膝关节提供了最大的稳定性。膝关节可以通过操纵与膝关节相连的杠杆和绳索系统手动解锁。

选择通常是手动锁定膝关节。这类组件基本上就是一个单轴膝关节外加一个锁定螺钉机械（图24-15）。当膝关节完全伸直时，一个特别的开关螺钉会自动锁定。使用手控锁膝装置的人，走路时他们的假膝关节锁住。虽然膝关节锁定在站立时提供了最大的机械稳定性，但在摆动时也大大降低灵活性和脚趾廓清。故假肢安装通常略短于健侧肢体，以促进假肢摆动时的脚趾廓清。假肢佩戴者可以通过操作连接在接受腔外部的滑轮或杠杆系统手动解锁膝关节。这个组件通常用于平衡、耐力或协同可能有问题的患者的最初假肢训练。

液压控制膝关节组件

液压膝关节组件有节奏响应，随着步态速度的变化，假肢小腿的向前推进也变化。因为流动的液压流体通过假膝关节组件内的狭窄通道提供的摩擦阻力，随着压缩速度增加而增大（图24-16）。这种可变阻力使其更接近正常步态的摆动相。随着步态速度的增加，假肢的小腿也更迅速地伸展。与单纯的单轴或多轴膝组件相比较，伸膝时摆动相稍稍延迟。这种可变节奏特征对年轻、活跃的个体和有运动障碍的老年人都有帮助。然而，这种增强的功能与增加的重量、

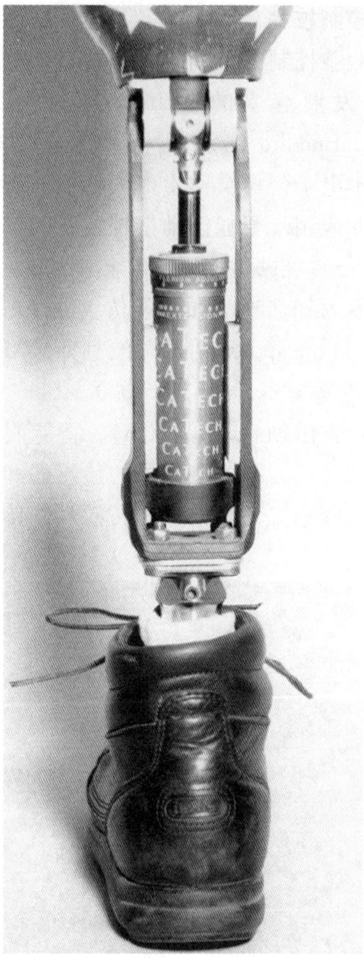

图24-16 液压，流体控制膝关节装置摆动和支撑示例。这种类型的液压组件适合装在骨骼式假肢膝框架内或外壳式假肢膝胫部。

更高的维护需求和更高的成本有关。此外，在较冷的温度下，膝关节可能最初对节奏的变化反应较慢，直到液压油在正常的日常使用中升温。一些制造商提供了液压膝关节组件的演变模式，使摆动时的可变节奏和支撑时的机械稳定性[摆动和支撑（SNS）控制]共存。支撑控制是由负重时膝关节屈曲时的液压阻力或负重通过假肢而产生的制动机制引起的。此功能让患者有更大的信心在不平坦的表面上步行，在上山或下楼时使用更自然的交替步行模式。

气动膝关节

气动膝关节（pneumatic knee units）装置为假肢使用者提供可变节奏能力，使用气压动力学和液压膝关节使用液体的方式基本相同。由于空气可压缩，膝关节内的通道可以调整以影响摆动速度。气动膝关节通常重量较轻，比液压系统便宜，但是，它们提供的节奏控制不太精确，需要同样多的维护。这是因为液压油密度大，黏滞系数比空气系数高。

智能控制技术

智能假膝控制的最初理论是在20世纪80年代初在日本发展起来的。Charles A. Blatchford 和 Sons, Ltd, Endolite碳复合材料假肢系统的开发者，与一家日本电子公司合作生产大腿假肢智能控制的第一个商业应用。智能摆动期控制膝关节称为智能假肢+(IP+)。自那时以来，智能控制膝关节技术已进一步发展为知名产品如智能仿生腿[Otto Bock矫形器工业，Minneapolis(明尼阿波利斯)，MN]，Rheo (Ossur 奥索，Iceland 冰岛)、Plie (Freedom Innovations 自由创新，尔湾，CA)。智能假膝通常配备有在摆动时监测膝关节位置的传感器和站立时检测和评估地面相关力量的压力传感器。传感器技术能够以每秒50次的速度测量角度、力矩和压力。智能假膝的个人定制调整往往是在笔记本电脑或掌上电脑上完成(图24-17)。特定的软件算法确定步态的阶段，然后在步态的支撑和摆动阶段立即调整膝关节功能来补偿适应。大多数膝关节机制都提供一种绊倒恢复功能，限制在崎岖不平的地面上行走时，有时会发生突然的膝关节屈曲。智能控制使大腿假肢患者以自然的方式转移，这使得它更容易下楼梯，通过斜坡和起伏的地形。此外，还有报告显示步行所需的能量消耗和精神集中有所降低。智能控制膝关节通常由可充电锂离子电池供电。在大多数情况下，电池可以在大约2小时内充满电，充完电后能持续使用24小时。

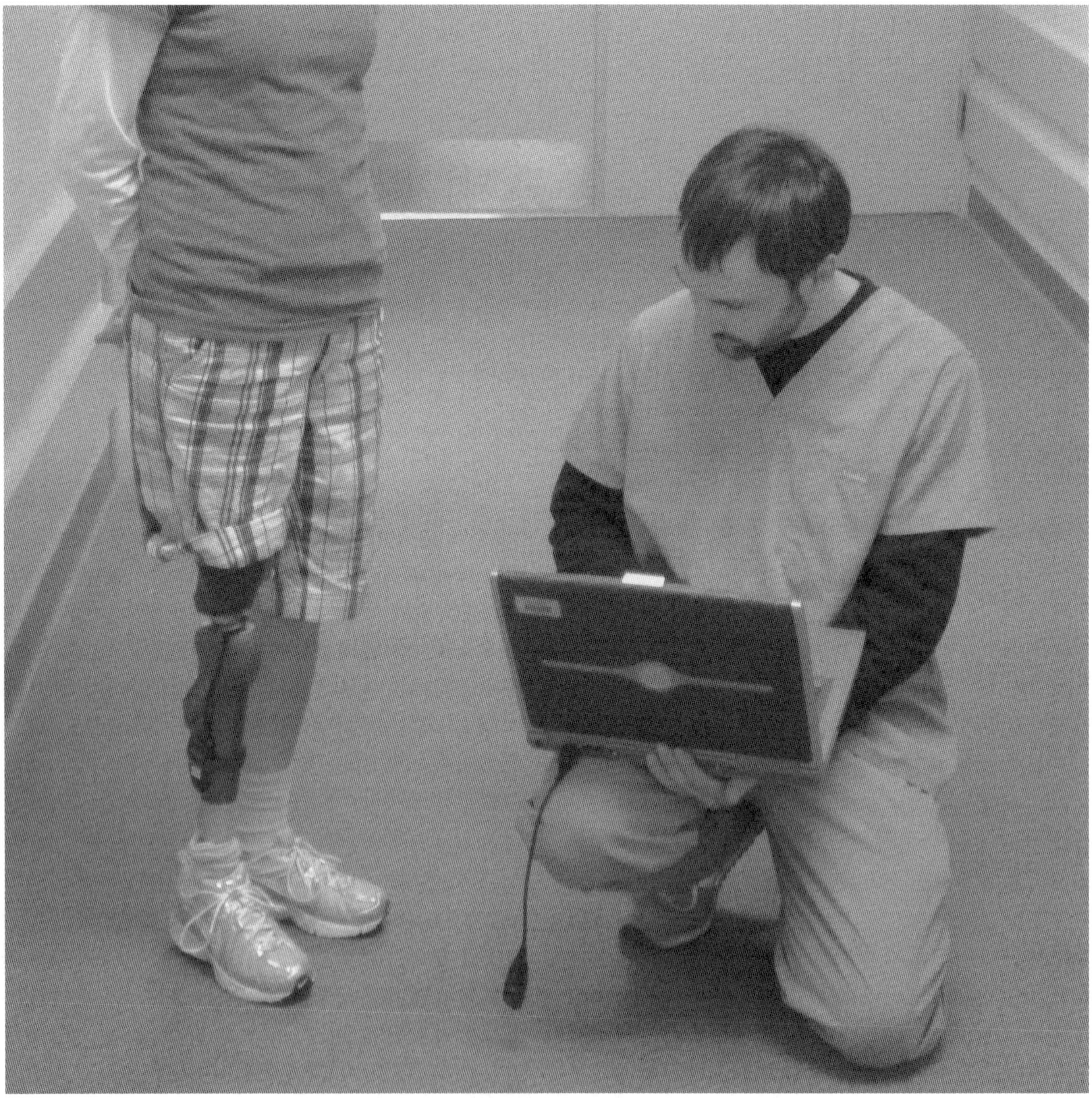

图24-17 微处理器/智能控制膝关节的个人站立相和摆动期调整是在笔记本电脑或掌上电脑完成。

目前智能控制在假肢方面的缺点是高额费用。整个带有智能控制膝关节假肢的成本是带有液压控制膝关节同类型假肢的2～3倍。

下一代假膝关节

假肢膝关节技术日趋先进。下一代假肢膝关节具有执行器，能主动提升和刺激使用者自身肌肉，使其能爬楼梯、斜坡和坡道。新的智能控制膝关节提供了所谓的"人工智能"特性，它使系统在"人机界面的整个状态"中预测并指导运动。这类膝关节可以让患者更高效地上楼、退后和越过障碍物。

附加组件

对于那些在摆动早期需要帮助启动膝关节伸展的患者，可以在假肢内植入一个伸展辅助装置。伸展辅助通常是内部的弹簧或弹性带，从拉长的位置反弹来加速假肢小腿在摆动时伸展(图24-14B)。伸展辅助也有助于控制摆动早期足跟过度上抬。

扭矩吸收器(轴向旋转装置)设计用来模拟站立相的轴向旋转，这种情况通常发生在健全的肢体上。在踝关节和膝关节缺失的情况下，假肢使用者在假肢上枢转时，接受腔-残肢交界处可能产生显著的剪切力。扭矩吸收器可以有效地减少剪切力，特别适用于力量弱、敏感皮肤或瘢痕附着的患者。他们也经常用于在不平坦场地参加运动或工作的人。虽然这些组件在功能活动中减少了对残肢的剪切力并增加了舒适度，但它们也增加了假肢的重量，并且容易受到机械故障的影响。

横向旋转组件已经发展到可使假肢佩戴者被动地转动假肢小腿部分(图24-18)。组件使用外部按钮解锁，解锁后允许完整的360°旋转。一旦膝关节恢复到自然位置，该装置会自动锁定。这种类型的装置允许假肢佩戴者盘腿坐着，换鞋时不必取出假肢，可更方便地进出汽车。

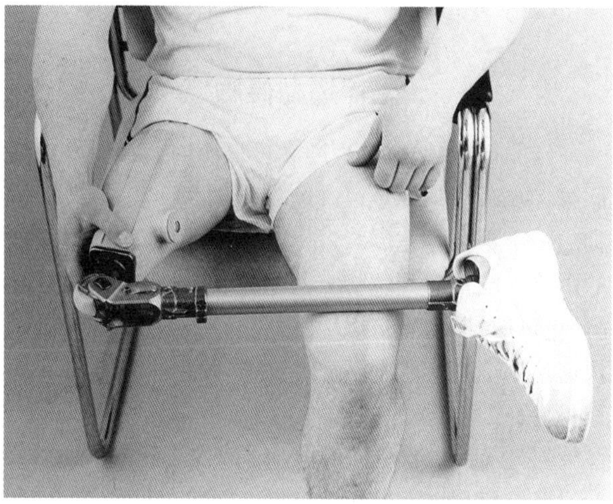

图24-18 横向旋转装置通常安装在接受腔和假膝关节之间。当该组件解锁，患者可以盘腿而坐(例如，换鞋时不必取出假肢)(经允许引自Otto Bock Health Care, Minneapolis, MN.)。

案例2 摩托车事故导致多发伤的青年男子

C. J. 是一名23岁的男性，10天前在结冰的路面上摩托车失控，持续中度颅脑损伤，左下肢创伤性截肢，右侧股骨粉碎性骨折。入院时，在手术室进行清创和缝合断肢，以及股骨骨折切开复位内固定术。C. J. 最初对疼痛和声音有反应，现在在Rancho Los Amigos认知量表上在4级(错乱焦躁的反应)和6级水平(错乱但合适的反应)之间波动。C. J. 在床上非常焦躁激惹，但坐在床边的椅子上却有些平静。他一再要求站起来走路，但不能理解限制骨折肢体负重的必要性，他似乎不知道自己失去了左肢。康复团队怀疑如果他能直立行走的话，他的认知功能能否稳定并有所提高。大量的讨论和辩论后，团队决定，C. J. 的残肢愈合充分，可以安装早期带有IRC接受腔，通过TES腰带悬吊的假肢，再配以锁定膝关节和固定踝关节，定踝软跟(SACH)脚。团队希望谨慎地早期调整他直立的姿势会在不损害他愈合的残肢情况下降低他的激惹性。

在升高倾斜的站立床上(假肢侧下方有一个7.6 cm(3 in)的支持台，使骨折肢体保持在非负重状态)，C. J. 的认知功能和行为能力迅速提高。几天之内，他可以走下站立床并开始在治疗师的中度辅助下使用助行器，短距离，右侧肢体不负重的情况下走动。在接下来的3个星期内，他依靠拐杖独立行走，并继续使用锁定膝关节，直到骨折部位足够愈合能安全地承受完全负重。研究小组预计，在他颅脑损伤恢复，更好地学会使用和控制更先进的膝关节组件、假脚和悬吊方法后，他的假肢处方将得到很大调整。

问题思考

- 为什么C. J. 最初的假肢接受腔要选择坐骨包容式？与传统的四边形接受腔相比有什么优点和缺点？

- 考虑到他目前的认知和非负重状态，团队的建议锁定膝关节组件的优点和缺点是什么？为什么团队从其他类型的可用膝关节组件中选择了这个类型？
- 为什么团队为 C. J. 的初始假肢推荐了 SACH 脚呢？SACH 脚有什么好处和权衡方法，并阐明对于 C. J. 的情况合并颅脑损伤个体适合动态响应脚吗(关于假脚的详细信息见第 21 章)？
- 根据 C. J. 的情况，适合使用伸展辅助、扭矩吸收器或横向旋转组件吗？为什么或者为什么不？
- 使用锁定膝关节，SACH 脚会对安全，能源消耗及步态美观有什么影响？
- 当 C. J. 认知功能恢复且右股骨骨折愈合后，康复团队为他的下一个假肢，就接受腔设计、悬吊、膝关节组件和足假肢可能会考虑哪些选择？

怎样选择假脚

经股截肢、膝关节离断者可以使用大部分可用的假脚、假踝(见第 21 章)。经股截肢术后患者，选择假脚的一个重要考虑因素，是站立时对假膝关节稳定性的影响。能快速到达脚掌着地的假脚(如单轴或多轴脚)更可取，因为它可以增强站立时膝关节的稳定性。快速达到全脚掌着地对于短残肢和髋伸肌无力者尤其重要。

对于活跃者，动态响应脚(dynamic response feet)和弹性脚芯可能更有优势。假脚的储能能力，在摆动期促进小腿蹬离地面并快速前进，提高了大腿假肢使用者快速步行的能力。这类假脚大多数比带有关节的假脚重量轻。

大腿假肢的步态特征

正常步行是头部、脊柱、上肢和下肢的动态对线、对称关系的结果。经股截肢者，无论假肢组件的功能特点如何，穿戴假肢后步态模式都会变得明显不对称。模式越不对称，步频越不均匀，步行的能量消耗就越大。不对称也增加了姿势适应和平衡反应的需求。对于糖尿病和老年人中常见的肌肉骨骼和神经肌肉系统损害的患者，不稳定和跌倒的发病率显著增加。

在正常步态中，髋、膝和踝的肌肉有三种工作方式。第一，在支撑相肌肉收缩抵抗重力影响的同时提供了稳定性。第二，在推进和摆动早期阶段，它们起到推进和加速肢体的作用。第三，他们还起到减速前进的作用，特别是在摆动后期，为下一轮的首次触地做准备。由于踝关节和膝关节的肌肉组织的损失导致了经股截肢者在能源效率和步态质量方面需要折中。

膝关节稳定性

大腿假肢的最重要的目标是整个步态的支撑相获得最佳的膝关节稳定性。在支撑相不稳定或难以控制的假肢膝关节具有巨大的危险，并可能导致严重的跌倒。另外，假膝难以屈曲，可能会导致摆动相廓清的问题，增加肢体的相对长度和绊倒、跌倒的可能性。

支撑相影响膝关节稳定性的三个因素：

(1) 个人主动使用肌肉力量控制膝关节的能力。

(2) 膝关节组件与重力线[大转子-膝-踝(TKA)线]的对齐。

(3) 膝关节组件固有的机械稳定性。

Radcliffe 介绍，“自主稳定区”是大腿假肢对线的一个重要因素。Radcliffe 指出，如果膝关节中心位于此区，在足跟接触地面的关键时刻假肢膝会稳定平衡。膝关节的稳定性最好的理解，是通过一条可视化的 TKA 线，代表支撑相体重(从大转子画到假脚的脚踝)，并保持膝关节的位置与此线一致(图 24-19)。接受腔、膝关节和踝关节组件最佳位置，使个人在最低限度的对线稳定性下最好地使用其肌肉控制，并始终保持膝关节稳定。如果假肢膝关节位置落于 TKA 线略后方，使重力线通过膝关节轴前方，导致伸肌力矩提供支撑相对线稳定，此时只需要较小的伸肌肌力。然而，这种调整也增加用以启动步态摆动相膝关节屈曲的肌肉的力量和耗能。如果膝关节位于 TKA 线前或稍前方，使重力线穿过膝后，由此产生的屈曲力矩会降低支撑阶段的稳定性，使肌肉力量更为重要。然而，这种调整增强了膝关节屈曲启动摆动相的能力。

个人主动控制膝关节假肢的能力取决于髋关节周围肌肉的力量和耐力以及残肢的长度。如果支撑稳定性主要来自自主控制，髋关节伸肌在足跟触地产生伸膝力矩时必须有力地激活。对于膝关节离断或长残肢的个体来说，长骨杠杆是一个明显的优势：残肢较长，控制膝关节伸展或在摆动早期阶段启动膝关节屈曲只需要较少的肌肉力量，且膝关节假肢可位于

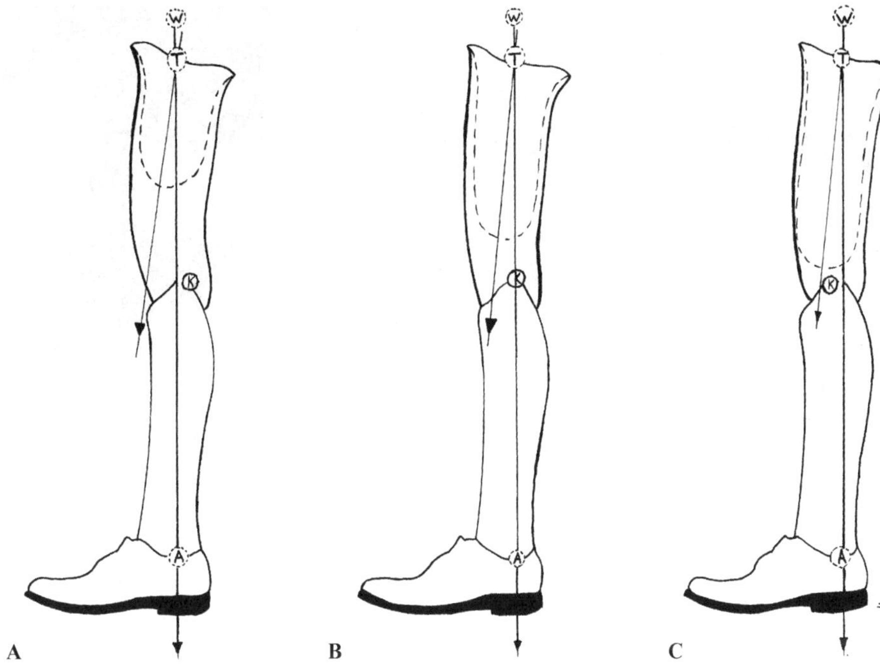

图24-19　虚拟大转子-膝关节-踝关节(TKA)线是了解膝关节站立相稳定性构成的一种有效方法。A. 重力线(W)在膝关节轴前通过时,对线稳定性达到最大。对于短残肢或肌肉无力或当初始接受腔预制屈曲度增加超过标准的五度的假肢佩戴者往往是重要的。B. 当重力线通过膝关节轴的中心时,对线稳定性最小,需要额外的肌肉或机械稳定性。许多中残肢和良好的肌肉力量假肢穿戴者,受益于增强迈步启动,提供对线。C. 当重力线通过膝关节轴后方时,没有固有的对准稳定性;所有的站立阶段稳定性必须由膝关节组件的机械特性或肌肉活动提供,或者两者均有。长残肢假肢佩戴者能很好管理这个对线。

TKA线上或其前方。对于残肢短的人来说,要达到相同的控制水平,需要更多的肌肉力量。出于这个原因,支撑相的稳定性是通过使用具有很高的机械稳定性膝关节组件,或者通过膝关节组件位于TKA线后方来实现。当患者的髋关节屈曲挛缩、髋关节伸肌无力或身体虚弱时,自主控制也会受到限制。

假肢师试图通过将大腿假肢接受腔置于略屈曲位置(相对于髋)以增强肌肉的控制。伸髋肌轻微拉长增强收缩能力就足以产生有效的力(对接受腔的后壁)保持假肢膝关节伸展(图24-19)。这也减少了由髋伸肌群无力导致的过度骨盆前倾的趋势。初始接受腔屈曲度数由髋关节现有的活动度决定。在初始对线(工作台对线)时,假肢师在除了髋关节可能出现的屈曲挛缩度以外,将接受腔预置屈曲5°。

稳定性,或者相反,膝关节的活动性受假肢膝关节本身的机械性能的进一步影响。市场上可以买到的假肢膝关节不同设计中膝关节的固有稳定性差别很大。由于手控锁膝关节提供了最终的机械稳定性,对于重力线对线的位置和肌肉力量不太重要。另一方面来说,自由移动的单轴膝关节几乎没有机械稳定性;站立相的稳定性必须来源于自主控制、对线或两者的结合。由液压摆动和支撑提供的机械稳定性,和承重自锁的立位控制膝关节组件陷入这些极端。特别重要的是要考虑机械稳定性对短肢残肢和髋肌无力以及那些经常与凹凸不平或崎岖地形打交道的人的作用。

骨盆的稳定性

因为经股截肢,股骨与地面之间的直接解剖连接丢失且闭合链、骨盆的内外横向稳定性明显受损。股骨远端没有附着于膝关节,在支撑相负重时容易受到在接受腔内明显横向移位的影响。这种横向转移使得它不可能保持骨盆水平,即使对那些髋关节外展肌很强的人也是如此,这会导致明显的Trendelenburg征和异常代偿步态(图24-20)。骨盆稳定性对于那些残肢短,已经形成屈曲、外展和外旋挛缩的患者尤为严重。四边形接受腔的设计主要运用稳定冠状面(前后位)的力量上,很少有阻止股骨在接受腔内横向移动的力量。因此,当健侧肢体处于摆动期时,骨盆就会下降。为了补偿,假肢佩戴者往往会向假肢侧倾斜或摇晃。这种策略虽然提高了迈步廓清率,但也导致了宽基底高耗能步态。因为股骨保持在异常的外展位置,迈步时可能发生假肢环转运动。相反,IRC接受腔试图在立位时对股骨长轴外侧施加向上向内的力将股骨保持在正常内收位置。这一策略增强了穿戴者维持骨盆水平的能力,提高了功能性步态的质量。

接受腔适配和对线评估

尽管假膝关节、假脚和材料都取得了技术上的进步,但对假肢功能最有影响的是接受腔适配的质量。接受腔是穿戴者和假肢之间的接口。它必须在患者的站位和坐位时舒适地包含软组织,在骨突部提供充

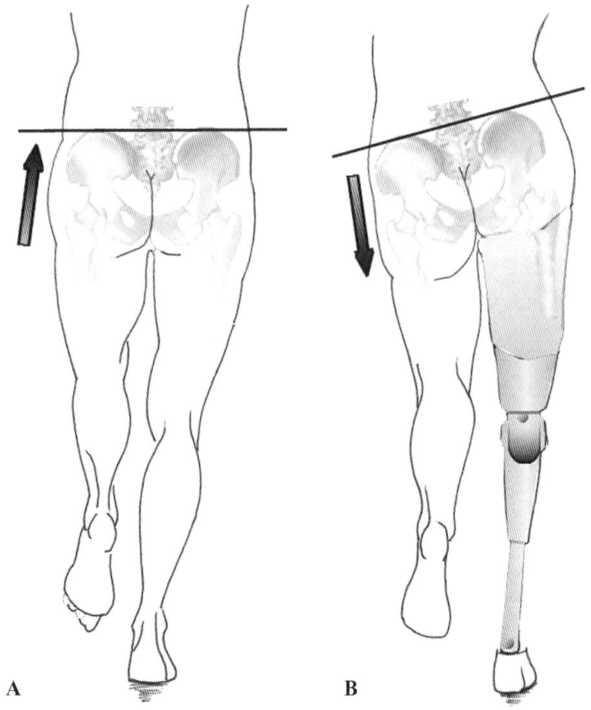

图 24-20 A. 通常情况下，当站立位下肢负重时，由于重力，骨盆会往摆动侧倾斜。支撑侧附着在股骨上的臀中肌收缩防止骨盆过度倾斜，通过股骨远端固定。B. 股骨，远端没附着在膝关节，很容易在承重时接受腔内横向移位。这个移位难以保持骨盆水平导致明显的 Trendelenburg 征和异常步态代偿。骨盆稳定性对于残肢短的患者尤其是问题。骨盆的侧向稳定由仿照截肢前股骨内收角解剖对线和接受腔形状保持。

分的缓解，将稳定的压力分布到股骨和骨盆，并且为臀部坐骨提供适当的负重面。

透明的检验性接受腔（测试接受腔）通常用来评估接受腔适配度。这些热塑板料接受腔是通过改进的残肢模型制成的，作为接受腔制造中的一个临时步骤。在皮肤吸入悬吊的情况下，诊断接受腔内没有袜子或薄尼龙护套使组织和骨突接触可以清晰直观地看到（图 24-21）。压力过度或不足的区域可以根据皮肤变白程度来检测。为了必要缓解放松或增加全接触，对接受腔的修正是用热风枪或热电筒重新加热接受腔。接受腔可能在试穿，然后再修改几次后，才能达到最佳的适配度和舒适性。一旦适当的安装计划已经制订，检验性接受腔灌入石膏或通过数字化创建一个新的、准确的阳模用于最终接受腔的制作。

穿戴步骤

评估接受腔适配度的第一步是确保接受腔正确地穿上。如果接受腔因旋转而不能正确定位在残肢上或仅部分穿上，则无法准确评估其适配情况。最佳

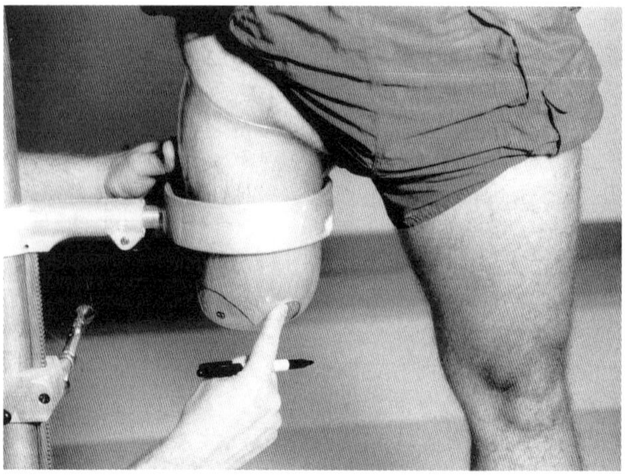

图 24-21 透明检验性接受腔用于视觉评估假肢接受腔适配。通过接受腔提供的残肢包容能力的信息监测皮肤状况。

的接受腔适配可以轻松穿上而且紧紧地套在残肢上。如果穿的假肢袜层数太多，穿戴假肢会很困难，穿戴者会觉得残肢没有完全放入接受腔内。如果穿的袜子层数太少，肢体会在接受腔内陷的更深，患者耻骨内侧窝会受到接受腔内侧压力和远端高压。

当使用吸入悬吊时，由于保持吸力所需的相对紧密的全接触，所以穿戴稍有困难。无论是使用弹性套，假肢袜，或液体粉，佩戴过程必须与每一次假肢穿戴一致。在排气阀拧入到位之前，评估皮肤和接受腔之间的全接触。皮肤应略突出入阀壳体；但是，组织不应绷紧、膨胀、疼痛或变色。

如果没有足够的容量管理，新截肢患者的残肢的大小会有所不同。弹性收缩带或弹性包（ACE 包）使用不连续会增加肢体周径。即使是肢体尺寸的微小增加也会影响假肢接受腔的正确穿戴能力，并且可以显著改变功能性步态的质量。穿戴假肢前，收缩带或弹性包装连续使用的重要性，必须着重强调。

全接触适配

大多数假肢的接受腔都是全接触设计的，以便在残肢的皮肤、接受腔介质（袜子和/或可翻转内衬）和接受腔的内壁之间有完全的接触。全接触将接受腔压力平均分布在残肢的整个表面上。缓冲区域可以降低骨突、骨刺、神经瘤或其他压力不耐受区，但全接触仍然是目标。全接触还能促进残肢组织的静脉回流，有助于减轻水肿。无论哪里接触不充分，残肢都可能会变得水肿。随着时间的推移，继发性皮肤问题也有可能发生。

一旦穿上接受腔，就很难确定是否已经完成了全接触，或者确定不舒适或过度压力的精确区域。在穿戴接受腔前，将少量的黏土或粉或唇膏薄膜涂于接受

腔内可以协助评估适配度。患者像往常一样穿上接受腔然后步行(或者,如果太不舒服,就站立)几分钟。当取出假肢时,残肢的袜子(或皮肤)上可以发现残留物质相对均匀的痕迹。或者,在假肢穿上前,将口红可以涂到不适区的袜子(或吸入悬吊使用者皮肤)上。像往常一样,穿上后等待几分钟后,将假肢取出并检查接受腔内部。口红的痕迹标记出接受腔需要修改减压的区域。

坐位与跪位

大多数人坐着的时间比站立或步行的时间多。当患者使用假肢坐下时,假肢感觉如何是很重要的。接受腔的坐面应当有波浪状轮廓使上部大腿后侧软组织不受接受腔和座椅撞击挤压。为了能够舒适地坐或跪,经股截肢者髋关节屈曲必须能够达到至少90°。如果接受腔的前壁过高,其边缘会撞击腹部和髂前上棘。对于那些使用骨盆带和髋关节悬吊的患者,应注意避免在接受腔和腰带之间的皮肉被夹痛。

与站位和坐位有关的另一个重要考虑是接受腔悬吊装置。当穿戴大腿假肢者坐下或站起时,接受腔边缘的后外侧角和残肢近端之间可能会产生间隙。

这种全接触的缺乏造成用来保持适当的悬吊的负压环境缺失。防止此类问题的方法是患者保持对假肢的控制,不允许残肢肌肉在接受腔内松弛。无论是坐下还是站起,患者应该通过大腿的等长收缩来扩张残肢的肌肉。

评估接受腔适配和边缘轮廓

四边形接受腔

四边形接受腔,边缘的形状是矩形,前后径较窄(图 24-3A)。主要的承重面,坐骨的坐位,位于边缘的后内侧。后内侧角的座位应当最宽以充分支持坐骨和臀肌。它应该平行于地面。假肢的整体高度是在伸膝时从后内侧角到地面的距离。接受腔的前内侧角有一条长收肌肌腱的通道。前沿向外侧壁移形高于坐骨座位。在 Scarpa(股)三角,前壁的轮廓,提供向后力维持坐骨在座位上。

内侧壁是扁平的表面,有一条向前移形的线。内侧边缘的高度通常与坐骨座位一样,在腹股沟处得到较好的适配。但是,它不应对会阴或耻骨造成过度的压力。对于内收肌痉挛突起已经形成的人,内侧边缘应该打开而不是降低以适应额外的组织。内侧壁过度下降会使问题恶化。外侧壁的主要功能是维持“正常”的股骨内收角。四边形接受腔因为较宽的内外径设计很难实现这一点。压力通过肢体沿股骨长轴扁平化接受腔应用于肢体。通常需要减压区来适应股骨远端外侧的压力敏感区。接受腔朝向后壁时,外侧壁可以完全包裹大转子和紧密的包围在臀肌周围。

坐骨包容式接受腔

IRC 接受腔近端横截面内外径较狭窄,外形更接近解剖形状而不是矩形(图 24-3B,图 24-3C)。这种设计更类似大腿的自然形态。这类接受腔边缘比四边形接受腔包含更多的内收肌肌群。坐骨结节和耻骨支都很好地包含在接受腔的凹槽内。这将产生骨性锁定以提供内外稳定性并降低接受腔相对残肢旋转的可能性。接受腔后部轮廓包裹住臀部肌肉。因为主要由大腿软组织、臀部和坐骨内侧承重,所以没有坐骨垫。因为内外平面提供了稳定性,Scarpa 三角来自前壁压力没有四边形接受腔严重。

IRC 接受腔内侧壁包含内收肌肌群通道,用于容纳所有的内侧组织。这样可以减少内收肌挛缩被夹痛的问题。接受腔外侧壁有一个内收轮廓,带有对股骨后轴的附加压力以增加稳定性和控制旋转。在大转子后外侧壁上有一个袋状的空洞或凹槽,利于与臀外侧肌肉紧密贴合。

假肢对线

假肢对线定义为相对于假肢组件其接受腔的排列方向。大腿假肢的对线大大影响其舒适性和功能特性。对线的骨骼假肢系统可使假肢师改变其传送残肢与地面之间的重力负荷的方式。最佳假肢对线需要三个步骤:工作台对线、静态对线和动态对线。

工作台对线

工作台对线是根据实际的标准和制造商的指导来安装对线假肢组件。此步骤是通过将膝关节轴线保持在能促进稳定性的位置来保证膝关节的稳定性。根据膝关节运动学和制造商推荐,重力线应该通过膝关节的某个位置。通常用一根垂直线或投射在接受腔外侧、膝和脚的激光线将假肢按照对线固定装置安装。

静态对线

静态对线是在患者舒适地穿上接受腔并能够立位时在假肢上传递重量之后的对线。通常情况下,评估时,患者站在平衡杠内,提供上肢的支持和稳定性。除了评估接受腔适配度外,静态检查的重点有:骨盆水平(检查假肢高度)、膝关节稳定性和支撑平面的宽度。LASAR(激光辅助静态对线参考)定位(LASAR Posture)是一种设备,可以协助医师检查静态对线。

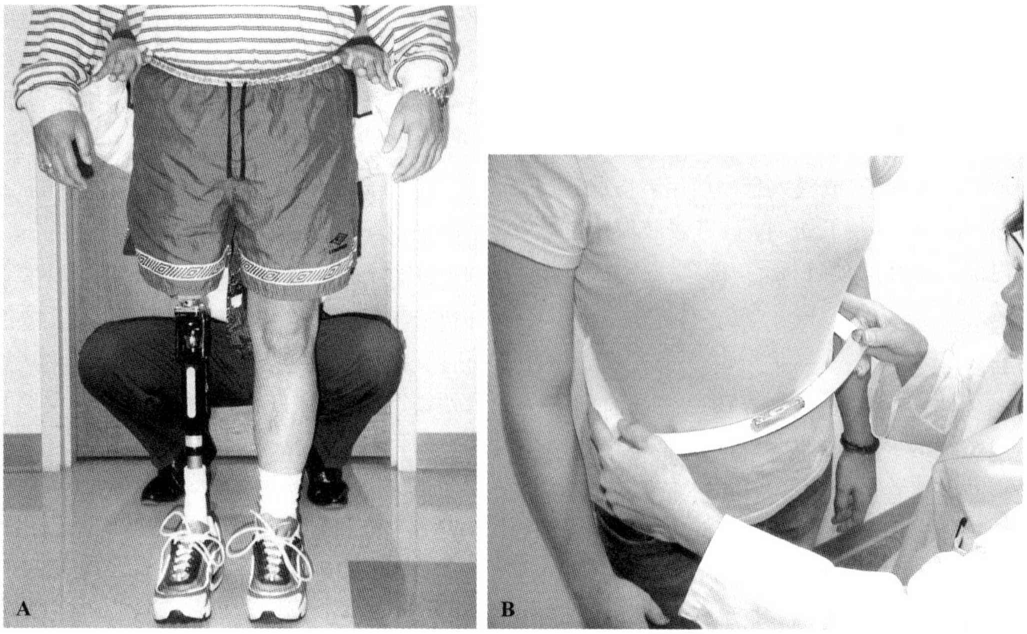

图 24-22 假肢的高度应近似于健侧肢体的高度。A. 假肢合适高度的一种检查方法通过比较检查者在患者髂嵴上的双手的高度来评估骨盆是否水平。B. 髋关节指示计使用气泡水平来确定骨盆是否处于水平位。如果骨盆水平，气泡会居中。如果骨盆不水平，气泡将离开中心移向肢体较长的一侧。

假肢高度

鼓励患者左右转移重力直到有一个舒适对称站立的姿势以及假肢与健侧肢体相对平均的负重。假肢师或治疗师在髂嵴施加一个稳定向下的力以确保身体重量平均分配然后目测评估骨盆位置。理想的情况是检查者在两侧髂嵴的手处于同一平面，即骨盆水平（图 24-22A）。另一种评估方法是使用髋关节水平指示计。此装置的中心是一个气泡水平仪，放在被测者的髂嵴上。如果骨盆水平，气泡会居中。如果骨盆不水平，气泡将移向较长肢体侧。

初始大腿假肢可能比健侧短 0.6 cm(1/4 in)以提高摆动期的足趾廓清率。双腿长度差异超过 0.6 cm(1/4 in)会导致背部疼痛、步态异常和步态能量消耗的增加。如果假肢看起来太短或太长，检查者可以在“短”的肢体下放置一个或多个垫片或板（切割成不同厚度）来确定差异的程度。

膝关节稳定性评估

在评估膝关节稳定性时，必须迅速确定假肢使用者是否对假肢有安全感，或是否会担心膝关节在全负重状态下屈曲。他们必须能够很容易地伸展假肢膝关节并使其保持在稳定的位置。如果穿在假脚外面的鞋子也磨损的情况下，膝关节的稳定性也会明显改变（图 24-23）。鞋跟较低的鞋在膝关节处会产生伸展力矩，因此产生的稳定性往往过大，会影响到支撑末期和摆动早期所需的膝关节屈曲。高跟鞋在膝关节产生屈曲力矩，降低站立位稳定性并增加支撑中期膝关节屈曲的可能性。除非患者使用专门为高跟鞋设计的假脚，否则高跟鞋很难适应。

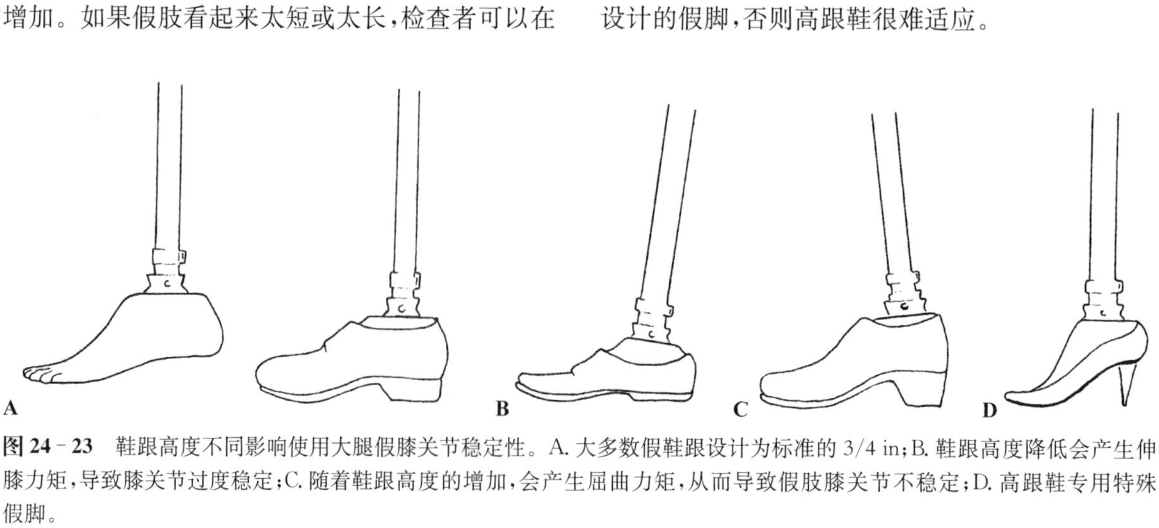

图 24-23 鞋跟高度不同影响使用大腿假膝关节稳定性。A. 大多数假鞋跟设计为标准的 3/4 in；B. 鞋跟高度降低会产生伸膝力矩，导致膝关节过度稳定；C. 随着鞋跟高度的增加，会产生屈曲力矩，从而导致假肢膝关节不稳定；D. 高跟鞋专用特殊假脚。

案例 3　为什么换鞋是个问题?

P. O. 21 岁,男性,他正在努力地学习如何改变鞋跟高度的影响。2 个星期前由于车祸他失去了腿,略高于膝关节,在住院期间,他安装了大腿假肢,带有硬壳的软接受腔,TES 悬吊,承重自锁膝关节和动态响应足。因为他的残肢可以提供较长杠杆和肌肉控制,其膝关节组件位于 TKA 线上。

仅仅经过几天的有关其假肢的住院治疗和培训,P. O. 能够利用直手杖在相当对称的步行模式下行走。他经常试图在没有帮助的情况下走动,但每当他这么做时,物理治疗师会立即阻止他并告诫他不要改变治疗方案直到他的残肢充分愈合并且在假肢上能够承受完全负重。在这一点上,每次穿上假肢他能够忍受长达 3 个小时的时间,并急于开始全职"全天"穿。

尽管他需要完成一个完整治疗计划,P. O. 反对治疗师的建议,还是出院了。出院前,他学习了假肢的护理,肢体容积波动的调节,正确地处理斜坡和楼梯的方法,以及鞋跟高度变化的影响。还叮嘱他要逐渐增加他的"穿假肢"时间,以减少皮肤破裂或愈合线裂开的风险。P. O. 忽略了他收到的小册子和说明。他想"回归生活",出院 2 天后,他穿上他最喜欢的高跟牛仔靴出去和朋友们聚会。他走到房子外的第一个台阶时,他的假肢膝关节屈曲,接着又跌下了两个台阶,导致残肢股骨断裂,接受腔外壳破裂。他再次入院进行切开复位内固定术并且最终学会了使用双侧腋拐通过摆动式行走。他在 1 周后出院,但在接下来的 3 个月内无法恢复假肢的使用。他回到门诊接受物理治疗,再次开始假肢训练的过程。这一次,他对待自己康复团队的指导和建议更加谨慎和细心。他的故事现在给每一个前来假肢诊所寻求帮助的人提出警告"回家时不该做什么"。

问题思考

- 描述(a)承重自锁膝关节机械稳定性,(b)它的对线和相对于 TKA 线的位置,以及(c)残肢的长度之间的功能关系。随着肢体的愈合他的膝关节对线如何调整,并能更好地耐受正常行走时产生的压力?
- 膝关节组件的旋转轴相对于 TKA 线向前移动有什么优点?在什么条件下假肢师会将膝关节组件的旋转轴移至 TKA 线后?P. O. 骨折愈合后,他开始门诊康复,你会给他什么建议?
- 为什么康复团队关心 P. O. 截肢后仅仅在假肢上花 2 周时间?对于像 P. O. 这样有过早期假肢安装的人来说,什么样的穿戴计划合适呢?当 P. O. 开始他的第二个康复期时,团队对假肢穿戴时间的建议有什么不同?
- 为什么当 P. O. 换上牛仔靴时,承重自锁膝关节变得不稳定?在膝关节屈曲时,是什么力的作用?他能做些什么来抵消高跟鞋带来的不稳定性?
- 如果他穿上一双没有鞋跟的拖鞋,会发生什么呢?在步态中可能遇到什么样的功能问题?怎样才能减少穿低跟鞋的影响,并保持他的功能水平?
- 从 P. O. 的情况中,我们应该向新假肢使用者介绍什么?

基底支持(base of support)

在舒适的站姿下,鞋跟之间的理想距离相对较窄,接近无截肢者的正常基底 5～7.5 cm(2～3 in)。假脚和鞋应平放在地面上,在内侧和外侧边缘具有相对均衡的负重。这可以通过把一张纸滑入两侧前足和后足之间,此距离应该相等,用此方法来评估。患者还必须能够在健侧和假肢之间轻松地转移重量。合适的悬吊系统是通过要求患者将假脚从地面上抬起用髋关节徒步运动来评估。残肢最小的活动应在接受腔内发生。

LASAR 定位

LASAR 定位是一种激光平台装置,用来直观地识别站在假肢上时的重心线或负荷线(图 24－24)。LASAR 定位由包含压力传感器和激光投射系统的平台组成。为了测量负荷线,患者假肢侧踏上压力传感器平台,并把另外一侧肢体放在同一水平的踏板上。然后,激光线直接投射到患者和假肢上,无论是在正面还是矢状面,确定可以客观记录的对线参数。然后根据该静态负荷线对假肢的动态对线进行优化。

动态对线

动态对线是指患者在有或没有帮助的情况下步行,在其基本行走过程中进行的对线。据 Zahedi 和同事所说,动态对线是一个渐进的过程,医师对假肢

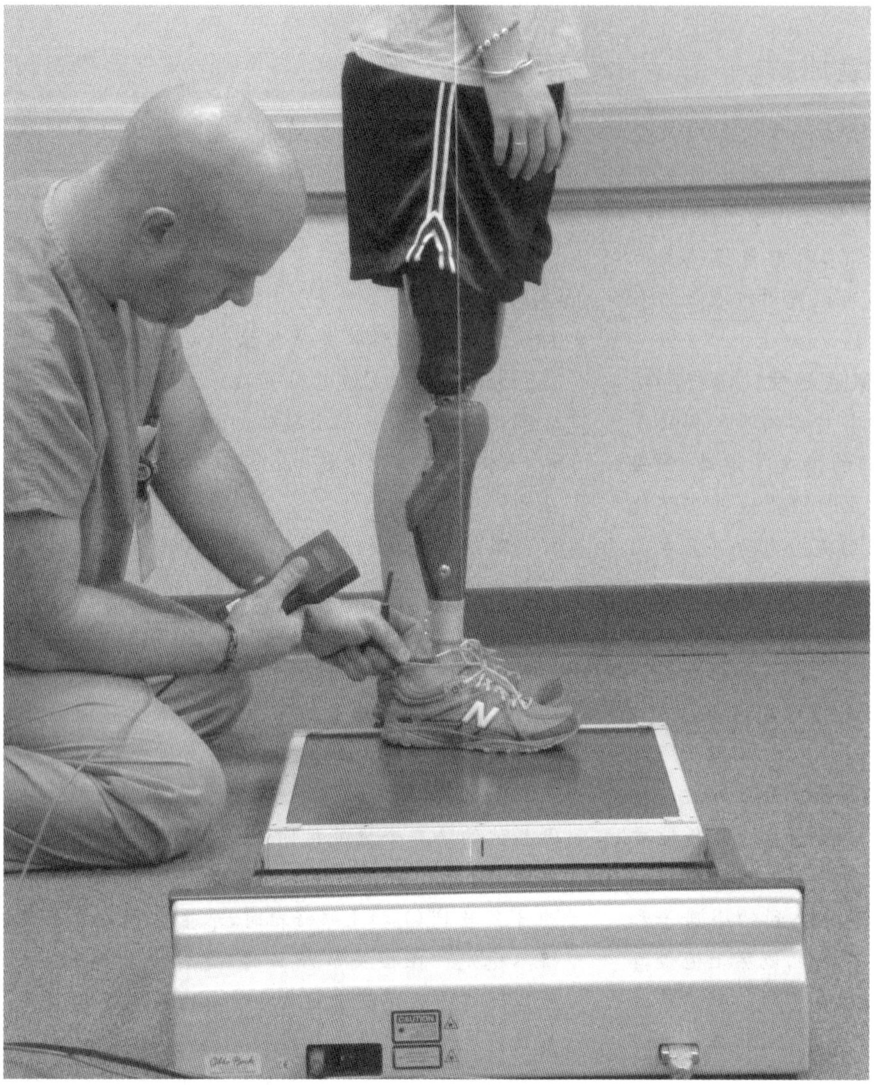

图 24-24 LASAR(激光辅助静态对线参考)定位(LASAR posture)是一种激光平台装置,用来直观地识别假肢侧支撑时的重心线或负荷线。

的几何构型进行调整,直到达到假肢穿戴者和假肢师都能接受的对线为止。我们的目标是实现一种安全、舒适、美观和节能的步态模式。患者的病史、力量、耐力、活动水平、并发症、以往佩戴假肢的经验以及当前的目标和所规定的假肢组件一样重要。

动态对线是从平衡杠内步行开始的。新的假肢使用者行走时有一个助手或护工或其他协助者在旁,是有帮助的,让检查者可以只专注于步态特征。为了全面了解患者和假肢的动态相互作用,必须从外侧-矢状面和前-后面全面观察步态。

外侧矢状面观

从侧面角度评估的四个关键部分是:①支撑相时膝关节的稳定性;②从最初的足跟接触到全脚掌着地的转换;③步时和步长的对称性;④支撑相末期和摆动相膝关节屈曲的质量。

膝关节的稳定性是安全行走的主要决定因素。新的假肢穿戴者必须学会在首次触地(足跟接触)时伸展髋关节以充分稳定假肢膝关节。最佳状态是,膝关节自然地平稳伸展。

首次触地(足跟接触)是假肢步态中最不稳定的一点。当达到全足着地位置时支撑稳定性明显增加。从首次触地到全足着地位置的转换应当相对较快而平稳地进行,在没有明显的"脚拍击"的情况下实现达到促进膝稳定位置的目的。随后再讨论了假肢步态的质量和常见的步态异常。

最佳的情况是,假肢和健侧的步长在距离上相等,在模式上对称,甚至在步频上相等。患者在启动假肢或健侧摆动时应自然平滑。步态特性的不对称阻碍了节能省力前进过程所必需的动力,明显提高步行效率。

步长和摆动相功能受支撑相末期膝关节屈曲的影响。当患者从支撑相中期转移到摆动相前期,膝关节有控制并逐步发生完美的屈曲以在步态的摆动相提供足够的足趾廓清。膝关节屈曲过早出现,导致支撑稳定性差,摆动时膝关节屈曲过度,导致足跟快速抬高。

前-额状面观

当从前面观或后面观察步态时,大家最感兴趣的是悬吊的充分性、基底支持的宽度、假肢支撑时骨盆的控制以及假肢摆动的质量和模式。

悬吊只有在正确穿戴和充分与个体适配的情况下才能有效。检查者必须确定在步态周期的各个阶段假肢在肢体上是否保持最佳方向。在步态周期中的任何时刻,假肢相对于残肢的活塞或旋转运动应是最小的,但尤其是在摆动非负重时。由于活塞运动使假肢远端位置相对延长,使用者必须使用补偿策略实现足趾廓清。当悬吊应用不当或力量不足时摆动相会出现假肢环转,是一种最常见的步态异常。

最佳的情况是,在支撑相与摆动相交替过程中,两足间距5～8 cm(2～3 in),呈现一个正常的狭窄基底支持和摆动路径。宽的基底会增加能源消耗并影响步态模式的美观。

在假肢支撑阶段,骨盆应保持相对水平,摆动的健侧最大下降5°,以达到最佳的美观和节能步态。对于那些短残肢或髋外展肌无力的患者,保持骨盆水平是一个挑战。在这种情况下,在假肢侧支撑阶段,骨盆会明显向处于摆动期健侧下降。代偿模式,如躯干侧弯,可用于确保摆动健侧肢体有足够的足趾廓清。接受腔、膝和足的额状面对线对稳定骨盆和躯干有重要作用。

在摆动相的假脚和假膝的线性进展也进行了评估。理想情况下,足和膝关节在同一平面向前运动。如果假肢一直穿着不当,摆动时假脚有一个向内或向外的弧形环转,证明有一个向内侧或外侧甩的力(图24-28)。假肢师在完成假肢交货前的适配评估和动态对线过程中应该考虑到所有这些因素。

步态质量的变化

大腿假肢步态的模式和质量在治疗期间会有很大的变化,尤其是对于那些新使用假肢或最近有假肢组件变化者。通常,这些表现的变化可以追溯到自身的因素,而不是假肢本身的畸形或功能障碍。如果无法识别,这些相当可控的因素可以显著阻碍步态训练和功能性转移的进展。最常见的问题包括体积控制和水肿管理不足,随着残肢的成熟其持续皱缩(shrinkage),袜子层数厚度不合适,不合适的鞋跟高度,新的假肢过度使用对皮肤的刺激,不当的穿着方式,不足的悬吊,组件磨损或松动和"患者创新"。有效的患者教育和假肢临床团队和患者之间的沟通可以解决许多这样的问题。

水肿和肢体体积

新假肢使用者在假肢穿戴和适配有困难时,第一个应该关注的问题是穿着弹力衣的规格。没有收缩器或弹力衣仅15～30分钟后肢体周径增加是很常见的。如果不戴假肢(包括过夜睡觉),日常使用弹力衣的重要性就应着重强调,特别是对于截肢后6个月内的人来说。即使是经验丰富的假肢佩戴者,肢体的体积也会一天内不同变化。在一天中的某个时刻添加或减去一层或多层假肢袜并不少见。对于那些需要吸入悬吊的紧密配合,水肿是妨碍假肢顺利穿戴和实现吸入的一个严重问题。在这种情况下,再次穿上假肢前,应使用弹力衣或弹性包裹5～20分钟。

残肢的成熟和皱缩

新假肢使用者在假肢完成后的头几周和几个月内,残肢的体积会随着假肢使用时间的增加而迅速减少。虽然这种肢体成熟可能需要几次接受腔调整,直到肢体大小稳定,但这是一个自然而重要的过程,在不戴假肢时,应使用弹力衣支持。肢体体积的减少通常是需要将假肢袜的层数增加到最大限度约15～20层。当穿上超过20层袜子时,合适的契合度破坏应该调换新的接受腔。传统上,在肢体体积稳定前,不推荐使用皮肤吸入悬吊。对于那些使用吸入悬吊者,如果其肢体尺寸进一步减小(例如,因为体重减少,活动量增加,在接受腔的时间),假肢师可以在接受腔内添加衬垫恢复皮肤-接受腔的紧密接触,满足恢复吸入的需要。

不适当袜子层数厚度

由于肢体体积的正常波动,适配所需的假肢袜子层数厚度也可以每天或同一天内发生变化。新的和经验丰富的假肢使用者通常在白天携带几只单筒袜子,以备必要的调整。所穿袜子太多太厚的人会与接受腔远端失去全接触,抱怨接受腔近端太紧,感觉假肢过长(这可能表现为摆动时足趾廓清困难)。所穿袜子太少会因为接受腔穿得过深,而增加末端压力或会阴不适。新的假肢使用者应该记录他们穿袜子的数量和总厚度(厚度),以及在白天调整袜子的频率。这有助于他们了解肢体体积大小的动态特性,并加强对残肢的适当护理。

案例4 假肢突然不合适时的问题解决

一天早上，物理治疗师打电话给他的假肢师同事，告诉他，T. M. 一个商人，3年前因为糖尿病经股截肢，一直在抱怨他的新假肢。早在9周前，T. M. 就能轻松舒适地穿戴 IRC 接受腔。然而，他现在抱怨，接受腔太小了，并没有完全穿入假肢。他担心自己皮肤紧绷会导致破裂，这对糖尿病患者来说是一个可怕的事情。T. M. 穿的大腿假肢带有站立控制膝关节和动态反应足，使用锁定可卷内套作为悬吊。

假肢师和物理治疗师预约患者次日上午在物理治疗室进行重新评估。他们的目标是确定为什么 T. M. 的假肢已经穿了9周每天超过10小时，现在才来抱怨适合度。当 T. M. 进入诊所时，他明显感到不舒服，并且没有在步态的支撑相将体重均匀地转移到假肢上。他选择恢复使用双侧腋拐，以减轻他的不适。假肢师和物理治疗师让 T. M. 取下假肢以便可以直观地检查是否发生了任何皮肤损伤。他们发现近端髋内收肌红肿压痛。假肢师检查假肢的同时，治疗师回顾了他最后一次就诊时的记录。

在看患者戴上接受腔时，治疗师发现了问题的根源。T. M. 第一次来访时曾记载，他在3 mm 可卷内套上穿着一个三层的袜子。今天他穿着一个五层和一个三层的袜子，问到他为什么增加袜子的厚度时，T. M. 说，3周内他已经从适合穿一层进展到额外的三层，那么9周他应该穿八到九层的袜子。假肢师和治疗师告知他需要增加袜子层数的指标。患者重新使用一个三层的袜子在内套上，并重新感受到他任意增加的袜子之前的舒适。他能够放心地不用拐杖再次行走了。

问题思考

- 在截肢后的前几个月内，管理体积控制和肢体皱缩的标准策略是什么？是否有标准的肢体体积成熟率可以预测？为什么或者为什么不？新使用者期望他的肢体何时可能达到稳定的尺寸或体积？
- 在假肢穿戴的前几个月，需要额外增加的袜子厚度的指标是什么？一个新的穿戴者必须了解如何正确地调整袜子厚度？治疗师或假肢师如何帮助新假肢穿戴者掌握换袜子厚度的技巧以适应假肢？
- 如果 T. M. 穿的袜子太少，他的抱怨会有什么不同？
- 在假肢师调换一个新的接受腔前，新的使用者必须穿多少层袜子？还有什么其他的指标可能预测需要改变接受腔或悬吊？
- 不合适的接受腔适配(穿的袜子是否太多或太少)会怎样影响假肢穿戴者步态摆动阶段的支撑和移动的稳定性？

更换鞋：鞋跟高度不合适

所有的假脚都设计需穿特定的鞋跟高度的鞋(图24-23)。在0 mm 的凉鞋和平底鞋到45 mm 的妇女高跟鞋的范围内，它们适用于不同鞋跟高度。与患者常穿鞋子高度相匹配。当穿的鞋子足跟比假脚设计适应足跟高度低时，可在鞋内放一个后跟垫来改变。改变鞋跟过低导致的站立时膝过伸。反之，鞋跟过高影响膝关节稳定对线而且患者站立时需要大量的肌肉控制膝关节位置。

过度使用的影响

截肢后第一次使用假肢或安装新假肢者无论是否学习过使用假肢，大多数假肢使用者在逐步的磨合期受益。这个阶段使皮肤、软组织和肌肉组织适应残肢上的力量。此计划执行失败会导致肌肉疼痛、皮肤刺激，有时候会出现皮肤破损。新的使用者应当建议逐步增加假肢使用时间，每次取下假肢仔细观察皮肤以及不穿戴假肢时应穿上合适的弹力衣。

不当的穿戴

不当的穿戴或穿戴不完全会导致假肢未正确定位于残肢，使假肢无法有效工作。穿戴者可能会在假肢内感觉不适或可能导致不同的异常步态。对于新的假肢使用者，注重开发详细系统的穿戴方法很重要。穿戴假肢时注重细节可以使重新穿戴假肢数次直到达到最佳位置带来的失败、不便和不适最小。

悬吊不充分

当穿戴者感受到残肢在接受腔内的活塞活动时，应考虑到未拉紧或严重磨损的悬吊带、腰带或坏了的尼龙搭扣。摆动相末期承重时假肢略下垂，导致摆动肢体相对延长，足趾廓清困难。另外，假肢相对于残肢旋转，导致多种异常步态代偿。应鼓励新假肢使用者在每次使用假肢时仔细、系统地评估悬吊的充分性。所有假肢使用者必须定期检查假肢的腰带、皮带或尼龙褡扣接口是否有破损、拉伸或明显的磨损和撕裂。

磨损或松动的组件

对于任何日常使用的机械装置，应定期检查假肢组件是否有过度磨损或松动的迹象。假肢的定期维护检查应该提前制定，特别是对于参与需要体力的工作或休闲活动的假肢佩戴者。在某些情况下，假肢可能误用或滥用，从而增加假肢部件受损的可能性。在制造过程中解决一个小问题要比更换主要部件或因为已经完全机械故障制作一个新的假肢花费更少。

患者“创新”

不完全理解假肢的复杂对线和设计细节的假肢使用者可能会试图改装它们。如果患者在步态训练方面进展顺利，并遵从压迫策略，突然难以适应接受腔的安装，应怀疑患者是否有“创新”。可能是在接受腔中添加或移除衬垫。如果膝关节的稳定性突然改变，而鞋子没有任何变化，可能是因为佩戴者试图调整对线或膝关节功能。任何有关于对线问题的人(包括大多数物理治疗师)都不应该随意调整对线，如果必须调整，应当依赖于假肢师的知识、设备和技术经验。

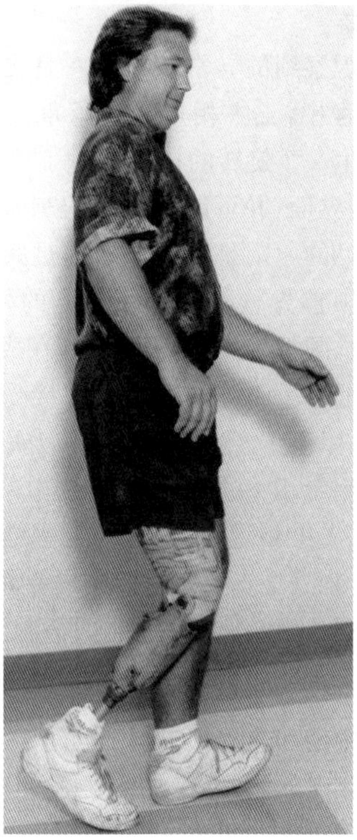

图 24-25 支撑阶段的假肢膝关节不稳定通常会导致健侧肢体采取一个快而短的步伐。这个问题可能是由患者因素(如髋关节伸肌无力、髋屈曲挛缩)或膝关节对线靠前引起的。

大腿假肢步态质量

精心设计准确适配大腿假肢的目标是尽可能自然节能的步态模式。步态训练早期的步态质量不一，但随着患者在治疗过程中对假肢变得更有经验而有所改善。如果步态问题持续存在，特别是如果存在不稳定、跌倒或皮肤刺激的危险，就应该找出问题的根源，并尽力纠正。一些常见的大腿假肢步态问题可能是假肢对线不齐的结果。在改变对线或调整膝关节或足部的机械设置之前，明智的做法是排除患者相关因素(如髋关节屈曲挛缩、肌力差、习惯)作为潜在的促成因素。

支撑相早期的问题

在支撑相早期时，随着重量转移到假肢，假肢膝关节应充分伸展，以便适当地放置假足使其顺利承重。当承重发生时，假足会平稳地过渡到全足掌着地位置。这两种功能中的任何一个出了问题都会增加不稳定和缩短对侧肢体的摆动时间和步长的风险。

膝关节稳定：支撑相早期到支撑相中期

如果足跟撞击地面时膝关节不能保持必要的伸展，且假肢承重，要考虑到几种可能的假肢和患者相关的因素(图 24-25)。最常见的导致膝关节不稳定的患者相关的因素包括髋关节屈曲挛缩或髋关节伸肌无力，这将影响患者通过主动伸展髋关节来稳定膝关节的能力。如果运动的力量和范围足够，四种不同的假肢因素可能导致膝关节不稳定：

1. 膝关节轴线与 TKA 线前方距离太远，增加屈曲力矩。
2. 接受腔可能没有放置在最佳的预弯位置，这个位置使髋关节伸肌在稳定膝关节上有生物力学优势。
3. 假脚可能过度背屈。
4. 跖屈缓冲垫或 SACH 跟可能过于僵硬。

足掌拍地

足跟触地，前足下降到地面的速度取决于足跟、跖屈缓冲垫的刚度及个体如何迅速有力地使脚跟负重。如果假脚功能有明显的足拍击，应考虑两个因素。对于使用者的体重和活动水平，足跟或跖屈缓冲垫可能过于柔软。另外，这些假肢佩戴者担心支撑相早期的不稳定可能会强行推进足跟着地以确保完全伸膝。对于那些使用锁定膝关节组件的人来说，快速到达全足掌着地的能力对于整个步态支撑阶段的平稳过渡至关重要。

假脚外旋

在正面观察到的异常步态之一是在重量转移到假肢上的过程中，支撑相早期和承重反应期的足外旋。这将产生一个旋转的扭矩，沿假肢的长轴传送至残肢/接受腔界面，并可能导致皮肤刺激和不适。这种异常最常见的原因是过于僵硬的足跟垫或足跖屈缓冲垫。必须首先排除假脚不恰当的外八字对线。当残肢的周长减少时(对于整个肢体在成熟过程中逐渐收缩或最近体重下降的患者)，在接受腔内的安装可能太松了，以至于产生了小的旋转力矩。还必须考虑三个与使用者相关的因素。首先，如果臀部肌肉无力，穿戴者在支撑相过渡时，可能无法维持肢体在其最佳位置。第二，在支撑相早期穿戴者害怕膝关节不稳的可能会在足跟触地时大力伸直假膝关节，以确保其完全伸直。第三，鞋子可能太紧。

支撑相中期和支撑相末期的问题

在支撑相早期，主要目标是在将体重加载到假肢上同时确保膝关节足够的稳定。支撑相中期到支撑相末期，另外两个同样重要的目标必须满足：①在假脚上身体平稳向前推进；②为即将到来的摆动相做能量储备。

骨盆上提

在支撑相中期过渡到末期时骨盆过度抬高，往往是为了实现全足掌着地平稳过渡至足跟离地的一种代偿策略。佩戴假肢者可能会做一个经典的陈述："我感觉就像在爬山。"必须付出额外的努力，用骨盆的上提来完成足趾廓清。这是最常见的一种假脚的对线不良，可能是过度跖屈的后果。另外，相对于膝和接受腔假脚位置太靠前。这两种情况都会使足长相对增加，使步态的第三个杠杆(足趾摇杆)的支点向前移动。

支撑相中期急速跌落

当假脚相对缩短时，第三个滚轴过早到达，支撑相末期的稳定性受到影响，正如相对延长的假脚导致推进延迟和难以到达第三滚轴的步态。假肢穿戴者可能感觉膝关节不稳，并感觉像是掉入洞中。因为骨盆翻转过早发生支撑相中期和末期的过渡期间，而不是在支撑相末期和摆动相前期之间，骨盆急速下降或降低经常发生。因为支撑相末期的稳定性缺乏，摆动肢体的步幅必须缩短。通常，这种异常是不恰当的假肢对线的结果。假脚可能处于过度背屈位。如果使用的是一个带轴假脚，背屈缓冲垫可能磨损或过软。SACH 脚的后跟垫的硬度对于患者的体重和活动水平来说可能过软。最后还有，大腿接受腔的位置过于靠前(过度的稳定对线)使得支撑相中期重力线落向脚的前方。以上所有情况都会功能性缩短假脚的长度，导致过早转动，支撑后期不稳定。

躯干侧曲

从额状面可以观察到的常见的步态异常是当假肢处于支撑相时躯干会向假肢侧弯曲(图 24－26)。如果假肢外侧壁不是设计成能够使股骨稳定在内收的自然位置的形状，股骨会自由转变为外展状态，导致摆动侧的骨盆下降。躯干需要向支撑(假肢)侧过度倾斜确保健侧有足够的足趾廓清。躯干侧曲也可用于避免会阴不适或过度压力。不适可能是由内侧壁过高或过硬造成。压力过度可能是由挛缩的内收肌群的软组织被夹在接受腔和耻骨部位之间，或者当穿的袜子太少，残肢在假肢内的位置太深时导致。其他可能的原因包括，接受腔对线在起始的过度外展位或者假脚从过于靠近中线的位置开始。在这两种情况下，基底支持功能性宽于正常，而将重量转移到假肢侧的唯一有效的方法是侧向倾斜。最后，重要的是要理解，对于短残肢患者，在理想的窄基底支持内，很难在接受腔内提供侧向稳定，并将假肢组件对齐。

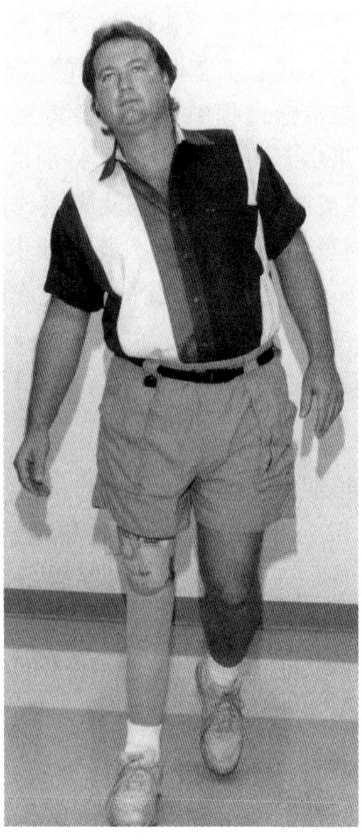

图 24－26 躯干向假肢侧侧曲通常是由于会阴部不适或压力过大。

摆动相问题

摆动相的功能目标是抬高非负重肢体。假肢佩戴者有两个任务：①用足够的屈髋动量激活摆动来实现足趾廓清所必需的假膝关节屈曲；②伸展膝关节为首次触地做准备。

腰椎过度前凸

一些假肢使用者在支撑相末期进入摆动相前期阶段时腰椎过度前凸。这可能是对线异常的结果：大腿接受腔可能不是放在一定的起始屈曲位，尤其是对于髋关节屈曲挛缩患者。屈髋或腹肌无力的患者可以代偿性使用夸张的腰椎运动激活功能性摆动期所必需的髋关节屈曲。最后，腰椎前凸（lumbar lordosis）可能是短残肢者无效股骨杠杆的功能补偿。

膝关节屈曲和足跟过度抬高

摆动初期，可以在运动的矢状面上观察到膝关节屈曲/足跟过度抬高的问题（图24－27）。摆动相开始时假膝关节屈曲，随着脚迅速抬高离开地面假膝关节持续屈曲。如果足跟抬高过度，则随着摆动阶段的推进，假膝关节伸展延迟。造成这种异常步态的假肢原因包括膝关节组件的屈曲阻力不足或膝关节伸展辅助装置的调整不当。调整膝关节组件的摩擦力或抗屈曲能力或更换磨损的伸展辅助装置通常能解决问题。

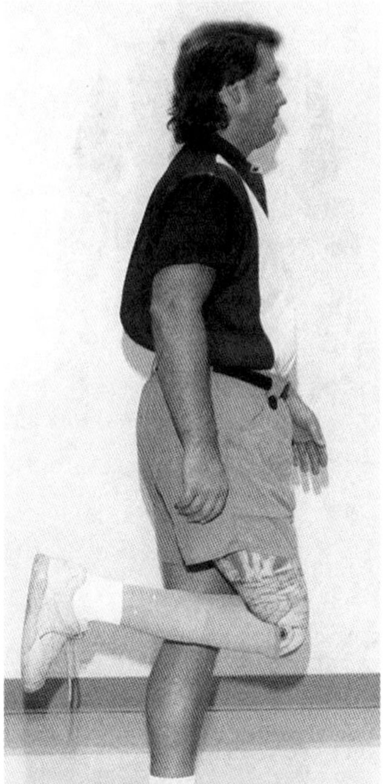

图24－27　在摆动早期膝关节过屈或足跟抬高延迟膝关节伸展，来为下一次初始触地做准备。

内甩和外甩

最佳状态是，膝关节和脚的前进过程始终在同一直线上，且垂直于地面。当假肢的远端部分前进过程沿倾斜的路线时，就会发生甩步。甩步不同于划圈步态，因为过程中大腿按预期抬高，笔直向前，而小腿和脚以弧形模式前进。在正面评估步态时，最容易观察到的就是甩步。向外甩步（图24－28A），膝关节内旋，足部远离中线弧形运动。向外甩步的原因与向内甩步相反：膝关节组件预先位置过于内旋，或穿戴时，接受腔可能放置在稍内旋位。

向内甩步（图24－28B），假膝外旋，所以摆动相假脚朝向中线以弧形运动前进。有些患者，摆动相中期的摆动足跟和支撑中期的支撑肢体险些接触，虽然这种情况大多是因为膝关节对线过度外旋，也可以是以下几个使用者相关因素的结果。例如，假肢穿戴过度外旋或Silesian腰带太紧将接受腔拉向外旋。向内甩步也是使用吸入悬吊者皮肤与接受腔之间力量微弱有关，尤其是那些大腿肌肉松弛的人。

膝撞击

摆动相末期时矢状面上可观察到的异常是过度（excessive）膝撞击（terminal impact）。小腿假肢快速向前移动，以至于提前到达完全伸展的位置，通常对假肢膝关节近端部分有可听或可见的撞击。造成这种异常的假肢因素包括：对伸膝装置的抵抗力不足，过度伸展的辅助装置或磨损的伸展缓冲垫。假肢佩戴者害怕支撑早期的膝关节不稳，会选择在摆动初期用力屈曲髋关节为伸膝蓄力，然后在摆动末期用力伸髋将膝关节完全伸直，为首次触地做准备。

踮脚步态

如果假肢穿戴者在健侧支撑时必须抬起脚趾为摆动中期的假肢提供足够的廓清（图24－29），许多可能的假肢因素要评估到。第一，对悬吊的充分性和正确应用进行评估。第二，如果悬吊适当，应考虑调整假膝关节的摆动阻力。膝关节屈曲阻力过大和足趾屈曲过度会相对延长假肢影响摆动时足趾廓清。最后，如果悬吊和膝关节组件摩擦力适当，需要再次检查假肢高度确定假肢是否太长。

摆动相划圈步态

假肢最佳步态是膝关节屈曲充分提供足够的足趾廓清，并在一条直线上前进（图24－30）。如果膝关节保持在伸展位，一种代偿策略是肢体向外弧形大幅度摆动。使用这种策略，摆动相中期肢体与中线距离最大，之后在摆动相末期肢体向中线靠拢，为首次触

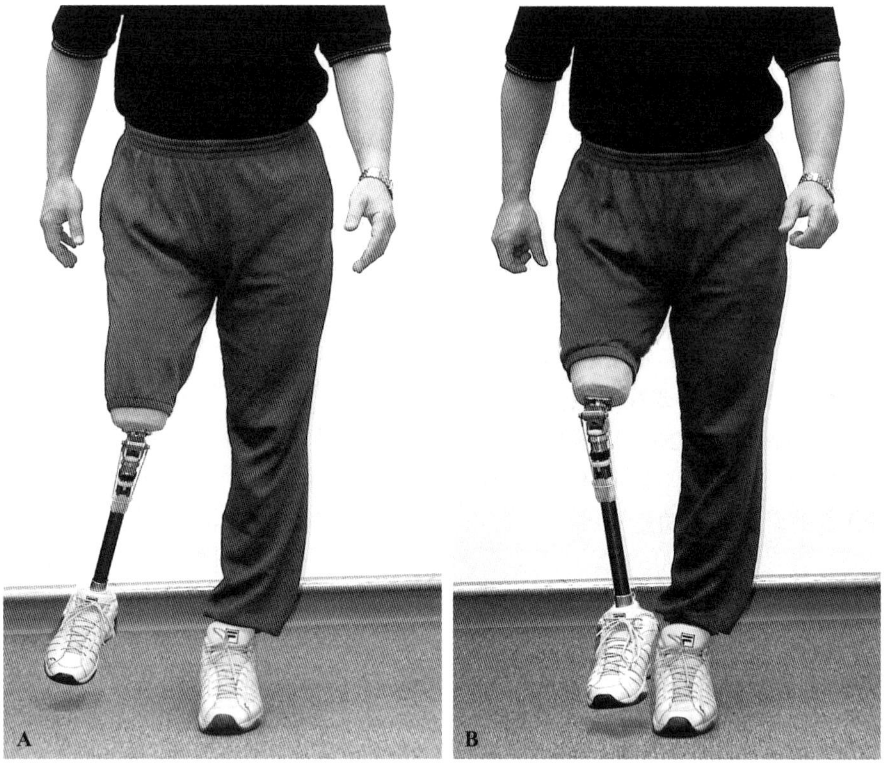

图 24-28 A. 向外甩步，小腿和足向外弧形摆动，而不是直线前进，由膝关节内旋造成。B. 向内甩步，与前者相反。大腿向前移动，而小腿和足以向内弧形前进，通常由膝关节过度外旋造成。大多数甩步是由不当穿戴和悬吊造成。

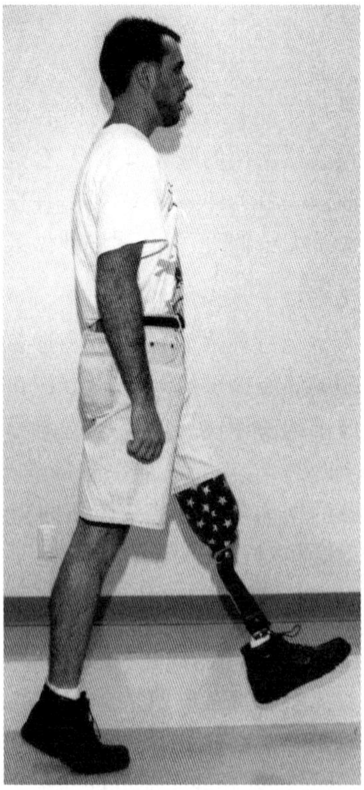

图 24-29 踮脚步态是假肢功能性延长时的一种常见代偿策略。假肢可能是实际上偏长，不当的悬吊，膝关节组件的过度摩擦力，足跖屈过度抑或是后天养成的习惯。

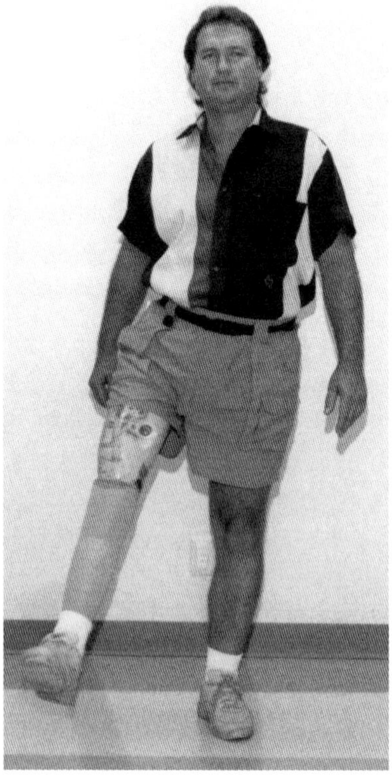

图 24-30 划圈步态模式，在摆动期整个假肢向外大幅度摆动（不同于甩步的只有小腿与线性前进不同）以提供足趾廓清。造成这种状况的假肢原因有悬吊不足、膝关节锁定或者膝关节组件的过度摩擦。

地的正常足跟着地做准备。这种异常最容易从患者前面或后面(额状面)的位置观察到,是为了代偿功能上或实际上过长的假肢。导致这种异常的原因类似于踮脚步态,包括:①悬吊不足,导致摆动不负重肢体时由于重力作用向下滑动;②膝关节组件锁定在伸展位或安装了过度摩擦装置,阻碍了摆动期必要的膝关节屈曲。摆动期时紧张扣住脚趾的假肢穿戴者或者因为预期到下一支撑早期不稳定而不愿屈曲膝关节的使用者也会运用这种模式。假脚装置过度跖屈导致假肢功能性延长也会使用划圈步态代偿。

其他问题

理想情况下,穿戴大腿假肢步行基底窄伴有最小的摆动。在步幅、步频和手臂摆动方面应该有对称性和均匀性,使步态看起来尽可能自然。过多的左右摆动和不对称代替流畅的往复运动增加了步行的工作和能量消耗,与正常的步态有明显的不同。

外展步态模式

在外展步态模式中,假肢在整个步态周期中远离中线。在功能方面,这在步态的支撑阶段最为显著。首次触地时,假足在正常或理想的足部位置外侧几英寸的位置,从而产生一个较宽的基底支持,并且需要过度的左右摆动来完成从一侧肢体到另一侧肢体的重量转移。这种异常有许多可能的原因:假肢的长度可能需要减少,接受腔可能对线初始位置过度外展。腹股沟区可能出现不适或疼痛的压力(如侧向倾斜)。由股骨外侧壁稳定性不足或髋外展肌无力导致的骨盆不稳定可能会使用外展步态模式代偿。假肢穿戴者可能试图尽量减少接受腔内股骨远端外侧的疼痛。最后,对于那些害怕摔倒的人来说,外展步态可能是一种习惯性的运动策略,用以减少不安全感。

步长和迈步时间不齐

假肢训练早期,新假肢穿戴者可能非常谨慎而且不愿意充分利用假肢功能。必须强调步长和迈步时间对等的目标。患者通过提供视觉、本体觉和听觉反馈(如在地板上等距标记、使用镜子或录像)的假肢侧单腿支撑和步态练习来获得信心。如果步态不对称持续存在,可能需要考虑一些与患者有关的问题或假肢问题,或者两者都存在。首先,仔细检查接受腔的适配度和皮肤状况。如果骨突处的缓冲不充分,或者发炎、开放性伤口、无法识别的神经瘤存在,组织在接受腔内受到挤压或刺激时,任何人都不愿意在负重上花时间。其次,假肢侧髋关节屈曲挛缩可能限制支撑末期髋关节伸展,影响对侧摆动肢体的前进。如果安装适当,皮肤状况良好,运动范围足够,膝关节组件的机械和对线稳定性应重新评估。穿戴者站立时感觉膝关节不能提供足够支撑时,会通过缩短站立时间来减少不稳定的可能性。最后,姿势反应不良(平衡差)的人害怕跌倒,可能通过缩短步长来减少单肢支撑所花费的时间。

摆臂不齐

许多截肢者证明在使用大腿假肢步行时双臂的交互摆动减少或消失。他们可能在步态周期中僵硬地握住假肢侧手臂使其相对静止。这在新的假肢使用者中尤其普遍,他们对假肢的稳定性没有信心,同样可见于残肢疼痛者。在一些熟练的假肢使用者中也能观察到这种行为。这种运动行为改变的机制尚不清楚,但可能与足部和地面的远端接触感觉丧失有关。

总结

技术的进步和假肢组件的改进大大有利于经股截肢者。本章阐述了需要假肢护理的人成功的功能结果需要的不仅仅是先进技术,以假肢师和物理治疗师为关键人物的假肢团队是必要的。深入了解假肢的重量、功能、美观、舒适和成本之间的相互关系也是必要的。提供最佳患者护理时注意接受腔设计、膝关节生物力学和假肢对线非常重要。假肢临床团队的目标不仅仅是提供一个假肢产品,而是提供关注个人的需求、身体状况和个人目标的持续综合护理。这样,需要大腿假肢的患者才有机会充分发挥其功能潜力。

第25章 高位截肢和两侧下肢截肢的假肢选择

Prosthetic Options for Persons with High-Level and Bilateral Lower-Limb Amputation

John W. Michael，Milagros Jorge

学习目标

1. 讨论高位截肢和两侧下肢截肢的发病率和患病率。
2. 描述高位截肢和两侧下肢截肢的病因。
3. 识别髋关节离断术（hip disarticulation）和高位截肢的两个主要生物力学引起的受限。
4. 评估高位和双下肢缺失在步行时的相关能量消耗。
5. 描述高位截肢和双下肢截肢者所需要的假肢（prosthetic）和康复。

高位单侧经股截肢和双下肢截肢是由创伤或疾病引起，如周围血管病变，因为诸如糖尿病而引起的健康状况。21世纪全球范围内很多国家开始了战争，美国和其他北大西洋公约组织（NATO）国家忙于战争和军事冲突。创伤性截肢是由于使用地雷、简易爆炸装置（IEDs）和战斗火力，结果导致高位截肢和双下肢截肢的发生率和患病率上升。在美国，外周血管病变不管是原发性还是糖尿病相关引起的都是截肢手术的主要原因。如此严重的肢体缺失给患者、假肢师和其他康复专家带来了巨大的挑战。成功的假肢适配是有难度和消耗时间的；然而，对于大部分高位或双下肢截肢的患者，假肢是可以增强独立性和灵活性功能的。本章总结了基于临床病因、研究证据和预期结果下，股骨高位和双下肢假肢的处方、装配和康复的主要概念。

下肢高位缺失

本章的第一部分主要集中在患者的单侧下肢高位缺失，在髋关节或以上部位的截肢。在美国，所有截肢术患者中，行髋关节离断、骨盆缺失、腰段缺失预计只占2%不到。因此，只有那些专业中心相关的临床医师有机会看到大量这样的病例，比如在主要的伤科医院。大多数的假肢师、治疗师和医师在实践工作生涯中，只看到少数几个这样的病例。因为在文献中有很多不同的治疗方法，所以针对每个高位截肢患者，可制订出个性化的方案。

病因

髋关节离断术是一种相对罕见的截肢手术。据报道，发病率在0.5%～3.0%。常见三种疾病引起髋关节离断术：血管疾病、创伤及恶性肿瘤。无论血管病变是否与糖尿病相关，都是工业化国家中下肢肢体缺失的最常见原因。血管病变症状通常最显著的是发生在远端，导致非治疗性的溃疡、感染、坏疽和切除。即使存在严重的外周血管病变，躯干和大腿的一部分通常会保留下来。虽然很少有血管病变，但血管病变亦有可能会导致高位截肢。根据对于血管性截肢患者的经验，关于治疗、心血管功能受限，以及活动耐受性的假设，不适用于那些有高位截肢的患者。大多数高位截肢患者相对健康，并且拥有良好的心肺功能储备、智力正常和强烈的假肢适配愿望。

今天，髋关节离断术或高位截肢更为常见于创伤性损伤后导致的抢救性医疗服务和创伤手术干预。在工业化国家的平民生活中，车祸是导致下肢截肢的最常见原因。整个20世纪，发展中国家的地雷使用造成了高位肢体的缺损。尽管国际联盟已经禁止使用地雷，但许多地雷仍然存在并持续造成导致高水平截肢的创伤。在伊拉克和阿富汗以及激进的反政府武装军事冲突中，使用的简易爆炸装置策略使得受伤的士兵存活下来，并转移送往军事医院接受医疗和康复治疗。军事医院积极应对和处理截肢士兵的康复需求。为在得克萨斯州圣安东尼奥的布鲁克陆军医疗中心治疗的战士，英雄基金建立了英勇中心。英勇中心为受伤的战士提供最先进的康复设施。今天，肢体缺失的士兵能继续从事他们的军事生涯。不管他们打算是否回来服役还是去过平民生活，英勇中心的康复计划能够最大限度地提高他们的功能。由于美国长时间参与伊拉克和阿富汗战争，导致更多人行髋关节离断术。

另一部分高位截肢手术（high-level amputations）的原因是股骨肿瘤，如骨肉瘤。幸运的是，随着保肢手术以及更有效化疗和放疗的进展，与肿瘤相关的高位截肢日愈减少。患者因肿瘤而需要截肢可以分为两类：一类是那些良性或单纯股骨肿瘤的患者，他们是不需要进一步的介入治疗，另一类是在截肢后需要接受化疗和放射治疗的患者。良性或单纯股骨肿瘤的患者通常在截肢后都有很好的身体状况，他们渴望尽可能地回到先前的生活方式，并且准备好及早地接受假肢装配。早期假肢适配的好处是建立良好的身体和心理状态。建议使用适当的辅助设备，进行早期训练和单侧下肢步态训练，以减少住院几天之后发生的心血管功能失调风险。在对化疗和放疗患者进行康复和假肢管理时，要根据患者的身体状况、能量水平、活动耐受力以及肢体术后的愈合情况，进行可能需要的调整或延迟。

大多数有高位截肢的患者应该有假肢装配和康复的机会。一个对截肢管理经验丰富的多学科康复团队是获得最理想的效果的保证。

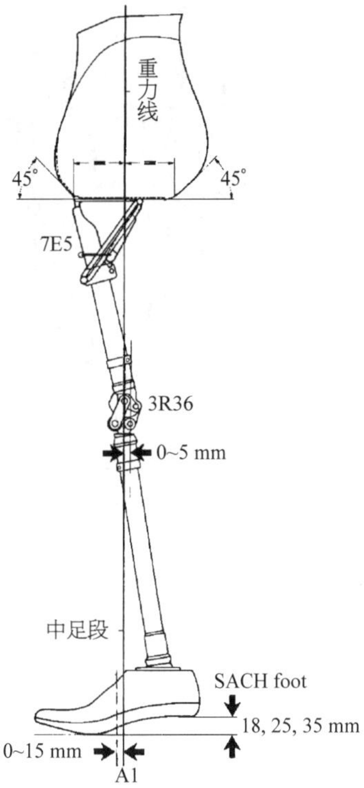

图 25-1　当 GRF 通过髋关节后方、膝关节和踝关节的前方，下肢高位假肢的静态平衡是可以实现的。由此在髋关节和膝关节产生的伸肌力矩，在踝关节产生背屈力矩，使得关节稳定。在假肢关节的机械制动防止进一步的运动，并且患者能站直而不需要用力。有 SACH（定踝软跟脚）、定踝（solid-ankle）、软跟垫（经允许引自北美明尼阿波利斯城市的感谢 Otto Bock 假肢矫形器公司）。

生物力学

尽管从历史上来看，下肢完全缺失的人建议使用锁定关节的假肢，但有充分的临床证据表明，锁定的假肢关节并不必要。自 19 世纪 50 年代以来，对于髋关节离断术和半骨盆离断术（transpelvic prosthesis）患者，他们的髋关节、膝关节和踝关节可自由活动已成为常态。加拿大设计的髋关节离断术后假肢是由 Colin McLaurin 引进而来，在 1957 年 Radcliffe 阐明假肢的生物力学。这些生物力学原理同样适用于高位截肢患者的假肢功能设计。

从本质上讲，高位假肢的稳定性依赖于在步行过程中产生的地面反作用力（GRF）。例如，当假肢静站时，人的重力线落在髋关节后方、膝关节前方、踝关节前方。由此产生的伸髋伸膝力矩被假髋、膝关节产生的机械性过伸给限制了，背屈力矩则被假脚的硬度所限制（图 25-1）。同样的原则，可使截瘫患者在没有外部支撑的情况下，使用双侧 Scott-Craig 膝踝足矫形器进行站立。

高位假肢的移动也要依靠 GRF（图 25-2）。当一个有经验的髋关节离断或半骨盆离断的假肢佩戴者以最佳对线假肢行走时，动态步态呈现令人震惊地流畅和一致。虽然髋关节离断或半骨盆离断患者常需要使用手杖，但他们有足够平衡（balance）和肌力，能够学习无任何外部辅助下的行走。

有一种类型的高位假肢具有在移动过程中 GRF 的基本功能，可以概括如下。在首次触地，当假肢的足跟接触地面时，地面反作用力会经过踝轴后方，软跟垫，降至着地。与此同时，当地面反作用力通过膝关节轴的前侧时，在假膝上产生一个伸展力矩（图 25-2A）。在支撑相中期，当 GRF 通过髋关节假肢轴后侧和膝关节轴前侧时，力线（alignment）的稳定性是最大的，如静态站立（图 25-2B）。在向前方移动前一直持续到摆动，地面反作用力移至膝关节轴的后侧，使膝关节被动屈曲以促进摆动，而重心则移到对侧肢体上（图 25-2C）。

半骨盆假肢和髋关节离断假肢在两个主要的生物力学上的固有缺陷是：由于髋关节缺乏灵活的屈

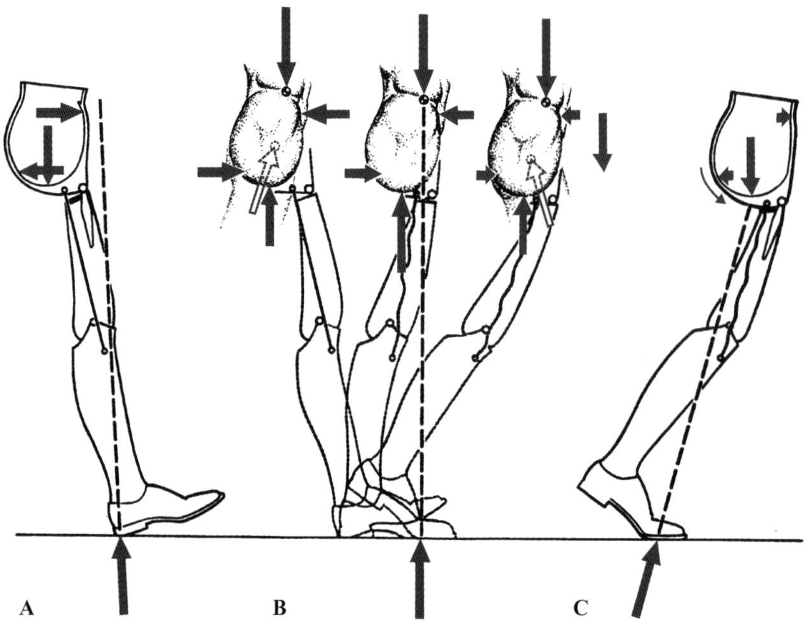

图 25－2 支撑初期的地面反作用力。对于单侧高位假肢患者，在步态周期的支撑初期-支撑中期(A)-支撑末期(B)，并且仅在到摆动前期(C)。一旦力线正确对线，假肢将以一致的动作，可预测的姿势，并且能缓慢而稳定地行走。患者使用躯干运动带动和控制假肢的移动(经允许引自 Van der Waarde T，Michael JW. Hip disarticulation and transpelvic management：prosthetic considerations. Bowker JH，Michael JW [eds]，Atlas of Limb Prosthetics：Surgical，Prosthetic，and Rehabilitation Principles 2nd ed. St. Louis：Mosby-Year Book，1992. pp. 539－552)。

曲，下肢假肢总是在支撑中期过度伸展。因此，与其健侧肢体相比，假肢的长度通常会轻微地短缩，以帮助步态摆动相假肢足廓清。然而，这一策略的结果造成了在生物力学上的第二个不足之处——下肢长度的差异。

组件选择

最早的髋关节离断假肢设计者坚持要锁住所有的假肢关节。后来，对于髋关节离断假肢关节自由轴的支持者，他们提倡只使用基本的组件，如单轴膝和足踝。近年来，强烈的共识是，为了满足患者的功能需求和目标充分达成，对于那些单侧经股截肢和膝下截肢的患者在髋关节离断和半骨盆离断的组件选择上，应该遵循相同的理论推断和采用相同的标准。

选择假脚

所有的假脚(prosthetic foot)都成功地用于高位截肢术中。考虑到它们的可靠度、耐用度和维修成本低，经常选择开链设计；这些设计品基本没有因磨损而进行维修。当提高了膝的稳定性时，可使用单轴脚(给予患者快速下落抵达到脚平稳着地的位置)。多轴和动态响应的设计品通常是给高活动量的个体预留的，他们得益于添加了这些机动性的组件。

选择假膝(prosthetic knees)

在患者功能需求的基础上，假肢师给其选择特定的膝关节。由于这些假肢在生物力学上的稳定性，所以几乎不再需要膝上的锁定设计。膝锁定设计有另外两个弊端：在坐位前必须解锁，并且在摔倒时增加了受伤的风险。当涉及稳定性问题时，最先关心的是姿势控制或多轴膝可能是最合适的选择。单轴膝关节在正确对线时，也能很好地工作。假肢师会为那些活跃并且想要拥有步频改变能力的患者选择气动或液压的膝关节装置，以使他们能够流畅地控制摆动期。最近，非常鼓舞人心的临床结果已报道，微型处理控制器、液压支撑和摆动控制膝关节，对于那些活跃的患者在第一次使用髋关节离断假肢时，它能使其一步一步地下楼梯。

选择假髋(prosthetic hip joint)

大多数髋关节离断的患者都能受益于自由运动的髋关节，尽管对于那些移动相当有限的患者来说，有时候仍然选择锁定关节。此类假肢，人们已经做出了很大的努力来提供一些髋屈运动的测量方法，以减少或消除先前提到的生物力学上主要的不足之处。在十几年前，当时通过添加一种线圈弹簧装置来改变髋关节的结构，在假肢未负重时，出现过一些成功的髋屈曲，但是弹簧的破损和维修使大家普遍难以接受。近年来，一种柔韧碳纤维材质的大腿"撑杆(strut)"就像钢板弹簧，已应用在一些临床案例中。初步报告显示，这种方法改善了足廓清，并且通过更好的假髋关节和膝关节屈曲，来改进摆动期的不稳定和消除了假肢缩短的需要。同时，采用胫骨垂直减震原理和膝灵活支撑的特点也在探讨当中，并鼓励在临床上接受使用。

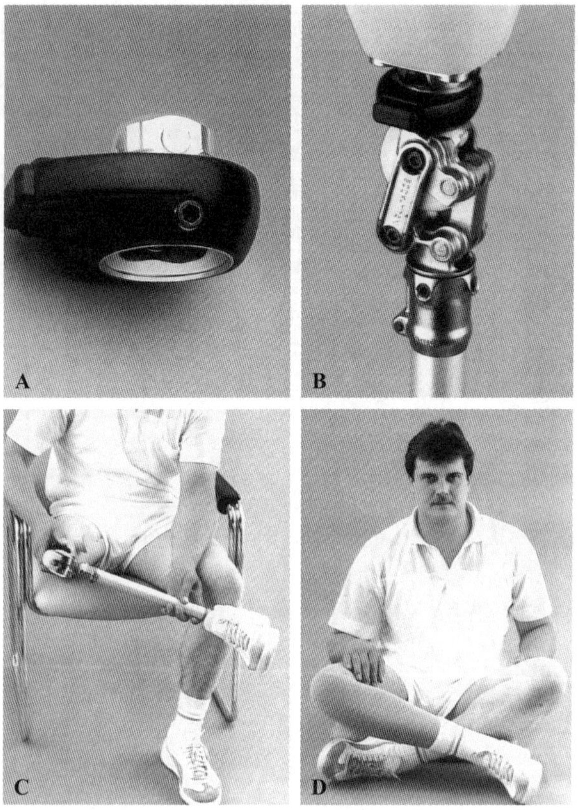

图 25－3　可锁式转盘(A)放置在假膝的上方(B)对于高位截肢的人来说,穿衣、进入汽车和类似的日常活动更容易(C 和 D)。在步行过程中,力矩适配器产生了扭矩力,并对患者的皮肤和假肢组件减少了压力。这样的配套组件应为高位截肢患者考虑(经允许引自 Otto Bock Orthopedic Industry, Inc., Minneapolis, MN.)。

力矩减震器(torque absorbers)

随着下肢三个主要生理关节的缺失,相应也缺失了身体在步态过程中所需要的旋转运动能力。由于这个原因,许多假肢师强烈建议在高位假肢中加入力矩设备。力矩减震器通常通过吸收横向力来提高跨步长和舒适度,否则就传送到接受腔如同皮肤剪切力。在假膝上安装可锁式转盘也可以改善日常活动,如穿衣和进入汽车(图 25－3)。

能量消耗

对于高位截肢的人来说,假肢适配的一个悬而未决的问题是,需要极大的努力用被动关节来控制假肢。用髋关节离断或半骨盆的假肢走路很像控制一条带链的生物腿。比起长距离步行,专注而有力的短距离步行会更有实用性,除了精力充沛的成人佩戴者。

步态研究表明,使用髋关节离断假肢比不受损伤的步行要多大约 200%的努力。类似于单下肢步态中使用腋拐所需要的努力。由于使用拐杖的单肢截肢往往比髋关节离断的假肢走路快,所以这种假肢相对较高的排斥率并不令人惊讶。Schnall 和他的团队发现,髋关节离断患者在步行中,运动学改变和能量消耗增加了 100%或更多。

大多数康复专业人士认为,任何在精神和身体上能接受使用假肢的截肢术患者,如果有兴趣,都应该配戴假肢。这个建议特别是对于那些高位截肢患者,如果临床医疗团队未允许他们尝试假肢行走,可能会让他们觉得"被欺骗"并变得沮丧。

接受腔的设计

在临床文献各种接受腔的设计描述中,成功使用的最关键因素是谨慎地安装和安全地悬吊,不管选择哪个接受腔的设计。对于髋关节离断患者,虽然并不是每个患者都能容忍会阴近端线条的修剪,但是能提升耻骨支的包裹,可能会增加其稳定性。在刚性层压架的柔韧热塑性材料或有机硅材料更让人舒适,所以,比起更为普遍的硬塑料接受腔,它越来越受到欢迎(图 25－4)。

接受腔尽可能地接近髂嵴,并进行细致的外形修整,悬吊就能实现。当患者肥胖或没有髂骨,可能需要肩带以最大程度地减少假肢的摆动相的摆动。

半骨盆离断接受腔必须完全包绕臀褶和会阴组织,并且完全包含截肢侧的软组织。尽管半骨盆缺失,完整的外包也提供了患者残肢负重时的舒适感。早期半骨盆接受腔向上扩展包绕肋骨下部。临床经验表明,这对肌肉较发达或瘦的人并非必要。未包容半骨盆残肢,修整线条不足时,会导致有明显的突出物。假肢师修整令人满意的半骨盆残留模型,将帮助吸收接受腔延对角线方向的压力容纳半骨盆组织,以及消除会阴剪切和组织破裂的风险。

经腰椎截肢(translumbar amputation)的患者,通过软组织压缩和胸肋支持相结合的方法承重。由于截肢后失去了大部分的体重,所以承重的耐受性可能会更好。让患者通过肩带调节不同压力的设计通常有用。

经腰椎截肢的患者需要一个有效坐位接受腔和轮椅(图 25－5)。经腰椎截肢患者成功地用假肢短距离步行,并选择穿假肢来修饰外表和自我形象。长期随访证明了良好的效果;回到学校或工作也通常是可以实现的目标。大多数多轴假膝患者在居家步行中非常稳定,所以没有必要使用锁定关节。

高位截肢后的康复效果

虽然高位截肢患者面临着明显的挑战,但是相当

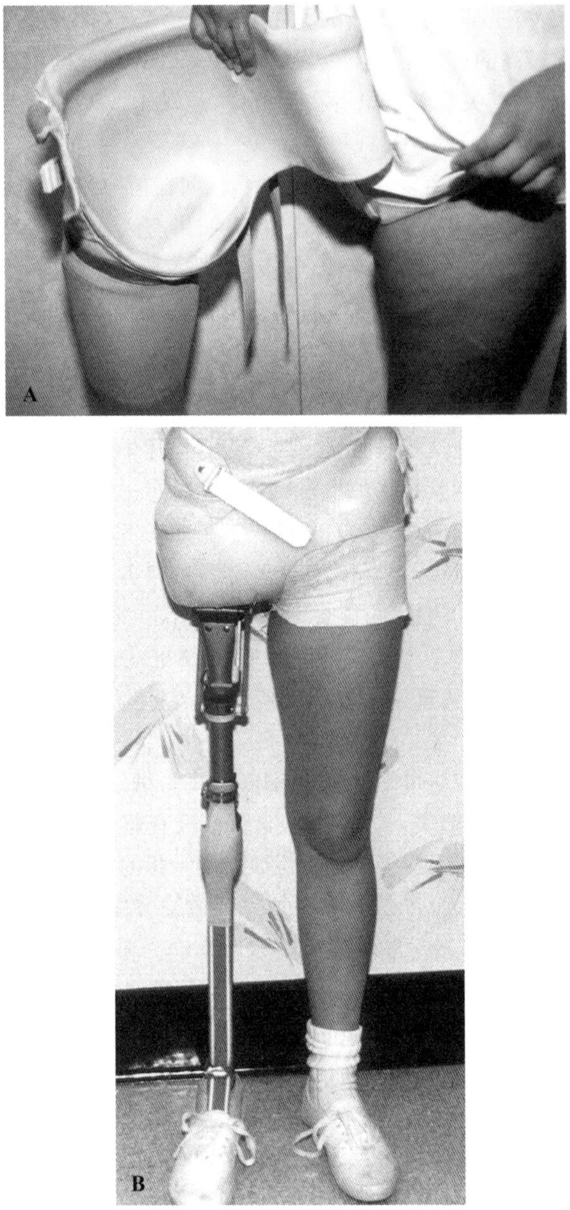

图 25－4 A. 髋关节离断接受腔内衬由柔韧的硅橡胶(silicone rubbe)制成。近端边缘的外形修整将髂嵴包绕。B. 热塑接受腔也使用在髋关节离断的假肢上[经允许引自 Michael JW. Component selection criteria: lower limb disarticulations. Clin Prosthet Orthot 1988;12(3):99－108]。

比例的患者通过适当的训练和长期的跟踪随访，他们能够管理好假肢。尽管假肢的使用率不同，但是假肢的使用会促使患者趋向功能水平的提高。采用多学科团队的方案和有经验假肢师的适配能提高成功的可能性和改善功能效果。

双下肢缺失

双下肢同时缺失使康复过程变得复杂化，在北美，同时双侧下肢缺失很少见；通常由交通事故或工伤事故或触电引起。在发展中国家，双下肢缺失越来越多；在武装冲突和战后区域，路边炸弹和地雷是主要原因。幸运的是，大多数创伤性截肢患者健康而强壮，并且成功使用假肢后通常预后良好。

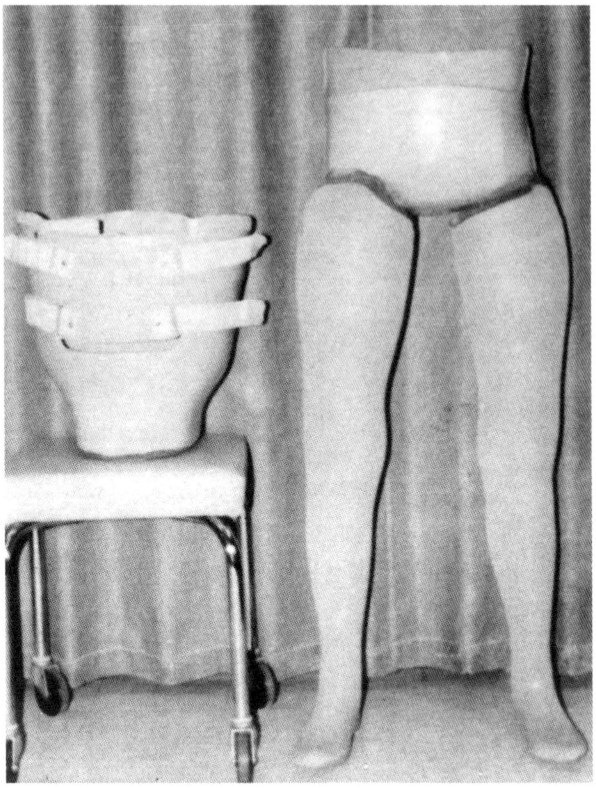

图 25－5 可调节压层接受腔提供了经腰椎截肢患者坐位(sitting)平衡和轮椅稳定的稳固基础(左图)。为了坐好看以及假肢限定地移动，接受腔可以放置在双下肢假肢的外壳内(右图)(经允许引自 Gruman G, Michael JW: Translumbar amputation: prosthetic considerations. In Bowker JH, Michael JW [eds], Atlas of Limb Prosthetics: Surgical, Prosthetic, and Rehabilitation Principles, 2nd ed. St. Louis: Mosby-Year Book, 1992. p.563－568)。

双下肢截肢的主要原因是血管病变。美国疾病控制中心报告，医院因糖尿病导致非创伤性下肢截肢的人数从 1991 年的 45 000 名增加到 1996 年的 86 000 名，当人数增加到峰值后，接着开始减少，到 2006 年达到 66 000 名。从 1988 年到 2006 年，人数增加了 20%。通常情况下看，当血管病变影响了双侧肢体，单侧血管病变的截肢患者面临着双侧肢体缺失的巨大风险。据报道在 5 年时间内因血管病变对侧肢体缺失的发生率高达 50%。临床随访中显示：单侧假肢的成功使用增加了双侧假肢成功使用的可能性。因此，截肢初期的早期假肢适配得到大力提倡，即使对侧的肢体似乎已濒临截肢危险。

双下肢缺失患者的康复类似于单侧假肢患者的

康复。主要的不同是使用两个假肢使得运动更加困难。因此，进步比较缓慢，并且必须根据患者的肌力、平衡和能力而进行个体化康复。复杂的技能分解成更小的增量任务，这些任务更容易掌握，这样做通常很有效。没有四肢健全的优势，双侧肢体缺失的患者预计走路会缓慢且谨慎，他们经常使用相对宽的基底面行走，以提高稳定性。Su 和他的同事研究了双侧膝下截肢患者的步态特征，并且发现截肢患者行走速度较慢并且节奏不一，步长较短和步宽较大，并在摆动相中呈现髋上提。双下肢经股截肢有更大的能量消耗，并且功能性步行的专用假肢呈现较低的使用率。

双侧截肢患者在步态训练或步行移动的康复时，像拐杖这样的平衡辅具使用很常见，但未通用。环境上的障碍例如坡道、丘陵、不平整的表面，以及马路沿和阶梯给患者带来了较多挑战，并且这些环境障碍必须需要患者识别和克服。具体的训练是坐下、从椅子上站起、自我控制下跌落在地，并且从地上起来恢复到原位，这些都是非常重要的任务导向训练，并且需要患者熟练掌握。双下肢截肢的患者在夜里和假肢修理期间，需要轮椅移动，来独立如厕。

在不同阶段的双下肢截肢患者的康复，包括术前阶段，如果时间允许术后即刻康复，以及急性期康复阶段。康复过程中以患者为中心，并且为每位患者实施个性化康复方案，其间考虑其身体状况、生理缺陷和假肢需求。截肢的原因会影响康复的进展和水平。另外，创伤性肢体缺失的健康者，他们的康复进步或许会很快，除非残肢皮肤上有创伤。早期的假肢适配是促成长期功能性使用的一个关键因素。

能量消耗

使用单侧假肢所需要付出的努力与截肢水平成正比，假肢残肢越长，行走能量消耗越少。因此在截肢手术时，尽可能地保留功能性肢体是一个共识。对于单侧下肢截肢的患者来说，膝关节的保留是非常重要的，但当双下肢截肢时，这也是一个重要的考虑因素：至少有一个解剖膝关节的保留，实现步行移动的机会就大大增加。

步行的耗能也和下肢缺失的原因有关。通常，血管病变的截肢有较低的能量储存，与创伤引发的截肢相比，走路更费力（图 25-6）。对于血管病变截肢的老年人，长期使用双侧大腿假肢是比较难的，但也不是完全没有可能。相反，大部分创伤性双侧经股截肢能成功地长期使用假肢。双侧经胫截肢的患者，无论截肢的原因是什么，行走移动的能力都很好。有趣的是，双侧小腿假肢患者所需耗能比单侧经股截肢的要少。这一发现强调了尽可能保留生物性膝关节功能的重要性。

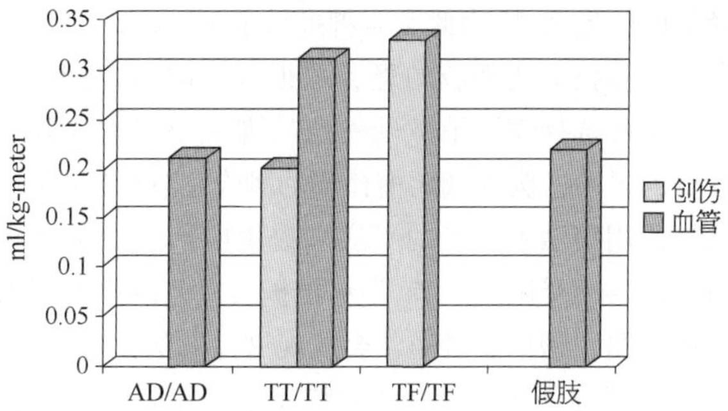

图 25-6　双侧假肢患者、踝离断（AD），经胫截肢（TT）以及当使用传统的大腿假肢和短桩假肢（简易的假肢仅由附着在一个稳定基底的大腿接受腔构成，不含假膝）时的经股截肢（TF）患者之间关于移动的能量（耗氧量）消耗的比较。注意，能量消耗随截肢的水平靠近身体近端而增加。血管性截肢也比创伤性截肢的能量消耗大。至少一侧保留有正常膝关节的患者移动需要的能量比双侧经股骨截肢的患者要少些。保留有一侧正常膝关节的患者增加了独立移动的可能性［经允许引自 Waters RL. The energy expenditure of amputee gait. In Bowker JH, Michael JW (eds), Atlas of Limb Prothetics: Surgical, Prothetic, and Rehabilitation principles, 2nd ed. St. Louis: Mosby-Year Book, 1992. pp. 381-387］。

组件的选择

双侧下肢截肢患者的组件选择制定指南和单侧一样。没有独特或特定设计有区别的组件或是用于双侧假肢使用的组件。假肢师（prosthetist）应该同时考虑双侧假肢而不是仅仅出具一个“右侧”和“左侧”的处方意见。假肢师一般推荐双侧用相同的踝足设备这样使得步态力学一致，但这不是绝对性要求。一些患者最好以不同的假脚行走，这取决于截肢的水平、残肢（residual limbs）的长度和状况，他们喜欢的活动的性质，以及其他的个体特征。

两位双下肢缺失患者之间生理差异的范围，使每位患者和每个假肢间的适配度都成为一个特别的挑战。在动态校准过程中，处方具体细则最终确定之前，简捷的临床试验和推荐的组件通常有助于为具体的患者确认更适合的情况。这个试验对于有经验的可移动者特别有帮助，他们通常会在使用了多年之后，对一个特定的组件特别偏爱。

双侧经胫截肢

在北美，定踝、足跟垫假脚通常选择用于双侧经胫截肢的患者，因为此类假脚提供了可预测的站立平衡。大多数双侧截肢的患者都很担心向后摔倒。假肢师通常选择使用稍微硬一点的脚后跟阻力来降低摔倒的风险。为降低向前摔倒的风险，假肢师也可以选择使用稍微硬一点的平底来提供向前摔倒的额外阻力。移动受限的患者、姿势保护反应差的患者以及那些走路很慢的患者通常会发现这种方法很有用。

只要有足够的力量和姿势反应控制这些灵活的组件，活动量大的患者用弹性的平底和动态响应脚(dynamic response feet)或多轴设计就可以走得很好。从理论上讲，设计单轴脚是为了在支撑中期产生一个突然过伸的时刻，使得残肢的交叉韧带负重。在实践中，几乎没有证据表明这种负重有害；一些双侧经胫截肢的患者，宁可选择单轴足，而不选择定踝或动态响应脚。在假肢处方中会着重考虑患者的偏好；对于双侧截肢的患者来说，偏好甚至更重要，从字面上看，除了假肢设备没有其他“好脚”来站立了。如果患者在装配过程中对特定的脚明确表示不满意，那么在进行下一步之前应该试着替换组件。

辅助组件的选择，例如，扭矩减震器或减震立柱，对所有双侧截肢的患者都很重要。因为双侧截肢的患者必须一直要让假肢设备承受所有体重，那么用来增加舒适度或是保护皮肤的组件尤其要适当。减轻假肢的重量，特别是在踝足部位也很重要，因为越是轻便的假肢越容易控制并且增加了设备的接受度。只要有可能，越重的组件越应该尽可能地靠近接受腔安装。

双侧经股截肢

在双侧经股截肢的患者中，由于解剖学上的双踝和双膝丧失，患者的姿势反应受到了损害。由于这个原因，假肢处方的主要目标是在步态的支撑相保持稳定。在水平行走过程中，最有效保持支撑稳定的假肢部件是多中心膝关节装置。对于那些有潜力以不同速度行走的患者，建议增加液压摆动控制。液压支撑和摆动控制装置用于此群体相当成功。近年来，智能控制的液压双膝提供了支撑相和摆动相控制已经在临床群体所接受，许多专家认为这项技术在现实条件下提供了比机械膝关节机制更可靠的稳定性和更好的灵活性。如果双侧假肢中都使用锁定或站立控制膝，那么跌倒的风险会更大，对于有严重稳定性问题的患者，锁定或站立控制膝可以在一侧使用。因为单轴双膝靠髋部的肌肉控制和姿势反应稳定，双侧单轴膝通常很难在血管性截肢的老年人中安全使用。双侧单轴膝可能更适合小孩子，因为他们身材矮小，减少了管理这些组件所需的平衡。

踝足组件强调稳定性和站立平衡，尤其是对双侧截肢群体。定踝的设计占主流。铰链式的设计使用较少；只有那些有很长股骨残肢和良好肌肉力量的人，通常能够控制铰链式踝关节组件带来附加的灵活性。许多双侧经股截肢的患者使用拐杖或手杖来辅助平衡和姿势控制。如果患者稍微向前倾，将重心向前移动，那么单轴或多轴足就会变得更容易控制，这样一来，重力线就会一直下降到踝关节轴线的前面，阻止向后摔倒。

辅助组件，如扭矩减震器，通常使双侧经股截肢的患者行走更容易，更舒适。有证据表明，允许控制横向旋转的组件可以改善穿双下肢假肢患者的步态运动学。锁定旋转设备使许多日常生活活动(ADL)更容易完成。由于这些辅助组件的重量必须考虑，如果安放在尽可能靠近假肢的近端，那么人工肢体重压的感觉就会降到最低。

经股—胫截肢

对于一侧经股骨和一侧经胫骨截肢的患者来说，保留自身膝关节可以使假肢的使用更容易并且更有可能成功地移动。对大多数患者来说，经胫骨截肢侧是推动和平衡肢体的一侧，经股骨截肢侧代偿这些功能。在此类功能差异的基础上，假肢师可能会选择使用不同的假脚。当经股截肢相对较短时，单轴足和站立控制膝可推荐用于经股的假肢，而动态响应脚可能用于经胫假肢。

接受腔设计和悬吊

双侧下肢截肢的患者在行走或站立时持续在人工肢体上承受全部体重。所有增加皮肤保护和舒适度的选择都应积极考虑，而且悬吊必须尽可能地安全。柔软的衬垫和弹性的接受腔，在穿戴中增强舒适感，减少剪切力对皮肤造成问题的可能性。吸入式悬吊，必要时使用硅胶套或衬垫，在摆动中降低活塞运动到最少，这应该被大多数的双侧截肢患者所考虑。

当吸入式悬吊不合适时，棉袜或羊毛的假肢袜通常用在残肢和接受腔之间。如果那样，髁上的楔形物或鞋口上的悬吊通常用于小腿假肢。Silesian 腰带通常用于大腿假肢。因为大多数双侧截肢患者使用一对假肢，所以悬吊带通常整合到单独的装配中。因为大腿束套含有金属关节、髋关节和骨盆带以及腰带，在穿脱假肢时很笨重，所以通常避免使用，除非绝对有必要。

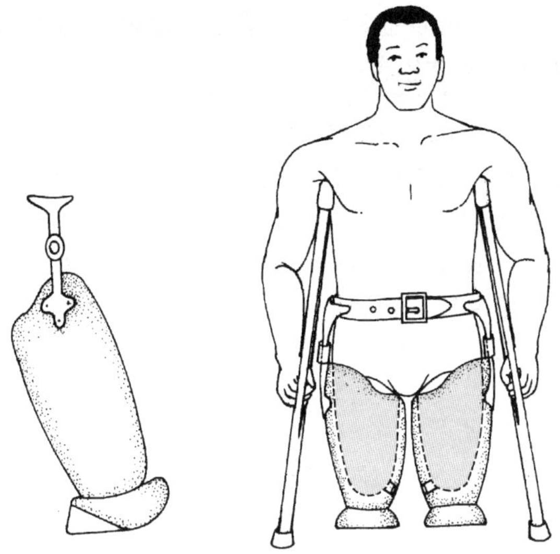

图 25－7　一对较短的假肢，也称为短桩假肢，用于双侧创伤性经股骨截肢患者的早期步态训练。在这些假肢中，患者可以训练姿势控制，而不必担心假肢膝关节的稳定性（经允许引自 May BJ Assessment and treatment of individuals following lower extremity amputation. In O'Sullivan SB，Schmitz TJ［eds］，Physical Rehabilitation：Assessment and Treatment，3rd ed. Philadelphia：Davis，1994. p.392.）。

坐骨包容式接受腔对于双侧股骨水平（一侧或两侧肢体）截肢患者和单侧经股骨截肢的患者一样有效。以前穿过四边形经股接受腔的患者和移动受限的患者，可能对传统的四边形设计感到满意。残肢在接受腔内的完全接触对于坐骨包容式和四边形接受腔的皮肤完整性都很重要。

双足和双膝的缺失使双侧的大腿假肢的使用变得很具有挑战性。对于许多成年后截肢的人来说，最初适合于滚轴平台（rocker platform）连接接受腔可以用来促进最初的步态训练（图 25－7）。就像短桩假肢，需要的能量和平衡比全长假肢更少，并且给患者新的双侧假肢，这是成功移动的最佳机会。一旦患者能有效地在大腿残肢套上保持平衡，假肢就可以用固体的立柱人工脚替换，这些假肢会逐渐延长来增加高度。如果患者能够掌控全长的假肢，假膝可整合形成组件完整的假肢。

不是所有双侧经股截肢患者都选择用假肢进行移动。一些患者无法用足够的肌肉力量或姿势控制建立安全的步态。另一些患者则发现用假肢移动的能量消耗过大。在此情况下，患者选择轮椅作为一种移动工具，并且因为轮椅提供了独立性而乐于接受使用。

很多双侧经股截肢患者发现，轮椅最实用的是长距离移动，使用肢体在家和工作中进行短到中等距离移动。有些患者愿意长时间使用短桩假肢，尤其是这些设备能使其在家庭中保持独立时。其他患者在家选择使用短桩假肢是因为不费力，但是在公众场合他们穿戴全长的假肢。

总结

在发达国家中，高位或双侧下肢截肢的患者较罕见。在北美，不到所有截肢患者的 5%。看到这些统计数据，大多数假肢师和治疗师很少有机会和这样严重截肢患者合作。尽管对这类患者进行成功的假肢训练和康复具有挑战性，文献中关于治疗此类病例的大量临床信息是可以用的。本章重点强调高位或双侧下肢截肢的患者在康复过程中所涉及的关键原则。

截肢手术在很大程度上决定了长期移动的潜能。软组织的保守处理和对所有功能性关节和骨长度的谨慎保留是很重要的。将功能性肌肉以静息长度固定在骨上（肌肉固定术），一旦有可能就会强烈激发。

高位或双侧下肢截肢患者的接受腔设计以及悬吊方式的选择应该结合考虑皮肤的保护和患者最大的舒适感，尤其是对双侧截肢患者。组件反映了每个患者对踝足、膝关节或髋关节稳定性和反应性的需求，主张选择使假肢更加舒适，更易管理的辅助组件。

尽管由血管性疾病引起的双侧经股截肢患者通常难以掌控双侧假肢设备，但长期使用功能性假肢对于那些患有创伤性或肿瘤相关的截肢患者来说，是一个现实的目标。有合适的装配和康复，许多髋关节离断和经骨盆截肢的患者仍可以继续使用假肢。甚至经腰椎截肢的患者只要有合适的假肢用于坐或有限的移动，也能够重返生产、教育或工作活动。

尽管高位或双侧下肢截肢患者面临显著的生理和心理的挑战，假肢康复必须始终重视，并且一般能成功，尤其是在支持系统中有经验的多学科团队提供服务。尽管这一程度的截肢后遗症具有重大挑战，但先进的外科手术、假肢的设计和组件以及康复会促进高位和双侧截肢患者取得成功疗效。

案例 1　创伤性髋离断患者

J.S.是一位 20 岁的男子，2 周前因摩托车事故而造成髋关节离断。残肢已经愈合，但由于大量损伤，多处皮肤移植加上腹部的无感觉区而变得复杂。他渴望尽快重返大学以免重修这学期的课程，但是在丘陵地带的校园里他必须要走过好几个街区到达各个的教学楼。他肌肉发达、体格健壮，用双侧前臂拐杖辅助移动时，表现出良好的平衡和力量。

问题思考

- 可以收集哪些额外的信息来帮助确定J. S.使用髋关节离断假肢的潜能？他的病史和截肢的原因如何影响他的康复预后？
- 应该如何确定J. S.安装假肢的时机？应该用什么测试与评估？
- 在安装J. S.的髋关节离断假肢中，J. S.假肢师，以及他的康复团队主要的关注点和面临的挑战是什么？
- 考虑到J. S.的功能性需求和预后，团队可能会选择哪些接受腔和悬吊呢？
- 哪些因素会影响J. S.假膝关节的选择？应该推荐使用什么样的假脚？为什么？
- 一旦J. S.开始假肢训练，他的首要康复目标是什么？他的康复进展如何？如何评估干预的效度以确定目标的实现情况？

建议

在评估和讨论J. S.目前的功能需求和最终的假肢目标中的基础是，团队推荐使用带有热塑性泡沫接受腔的原始内骨骼假肢，此假肢包括有附加的凝胶填充在软嫩的移植皮肤区域，智能控制支撑和摆动控制液压膝，动态响应脚和扭矩减震器。临床团队首先考虑的是提供一个不太复杂的膝关节，但后又放弃，因为使用不够灵敏的假肢需要训练，然后用智能膝进行随后的再训练对于他预期的功能能力更合适，从而增加了康复时间。

强化住院治疗主要集中在移动训练，首先是在平行杠内，然后是用前臂拐杖来促进J. S.重返校园。他将继续进行门诊治疗，直到他的步态已经成熟并且很有可能在没有任何平衡的辅助下行走。由于正常的术后萎缩，他的接受腔不合适时，会接受新定制的接受腔和假肢保护套，但只要是功能上符合他的需要，会再继续使用与最初提供的相同功能的组件。

案例2 慢性血管障碍/神经性疾病导致的双侧下肢截肢患者

R. W.是一位72岁的老年女性，她最近因糖尿病神经病变而接受了选择性右侧经胫截肢。她的残肢愈合良好，过度水肿，她急切地想返回家中。5年前，R. W.在股腘动脉人工血管旁路术失败后经历了左侧经股截肢，并且成功地全天穿戴假肢直到最近住院截肢。

问题思考

- 可以收集哪些额外信息来帮助确定R. W.使用假肢的潜能，对于她右侧新经胫截肢和已经存在的左侧经股截肢？病史和截肢的原因如何影响其康复预后？
- 应该如何决定R. W.安装假肢的时机？应该用什么测试与评估来决定？
- 在安装新的小腿假肢中，R. W.假肢师，以及她的康复团队主要的关注点和面临的挑战是什么？
- 考虑到R. W.的功能性需求和预后，这个团队可能对R. W.新的小腿和大腿假肢的接受腔和悬吊做哪些选择？
- 哪些因素会影响R. W.经股假膝选择？对每个假肢应该推荐使用什么样的假脚？为什么？
- 一旦R. W.开始假肢训练，她首要康复目标是什么？如何做康复评估？她经胫截肢侧穿戴假肢的时间表跟经股截肢侧类似还是不同？为什么类似或为什么不同？如何评估干预的效度以确定目标的实现情况？

建议

尽管她的年龄和共患病使得使用两个假肢很有挑战性，R. W.却是一个依从性很好的患者，因为她的积极性和先前已经证实成功使用过假肢。她之前的大腿假肢穿得好但已不是最合适的，所以假肢康复团队推荐两个新的假肢处方。

小腿假肢提供基本的平衡和推力，能使她从坐位站起来，向残肢施加主要的应力。她初始的小腿假肢包括用于悬吊的卷锁衬套和柔软的保护残肢插垫，并通过它髁上的轮廓在膝上提供额外的内外侧稳定性。将在双侧假肢上使用轻便的固踝、动态响应假脚，是因为她更喜欢这些组件并且发现使用单侧假肢时既稳定又实用。

她的新大腿假肢类似于她之前穿戴成功的旧

假肢，有用于悬吊的卷锁衬套和在刚性框架中的弹性坐骨包容式接受腔，用于负重和保持旋转的稳定性。可卷的悬吊可在坐位穿戴假肢，这对双侧的截肢患者来说尤其有利。最初，R. W. 穿戴辅助的弹性悬吊来增加安全感和旋转控制。

她单侧假肢是由气压式摆动控制的单轴膝组装，但是对于双侧的稳定性需要更加机械稳定的设计。由于心肺功能受限加上丧失了第二条腿，临床团队认为不会大幅度改变她现在的步速，所以气压式摆动控制组件的重量已不再必要。R. W. 将会有稳定的多轴的膝关节的新假肢并且要进行几周的步态训练。

尽管她期待有用保护套盖住的内骨骼假肢，看起来更逼真，但是这个制作过程将会推迟直到她已完成步态训练并掌握了双侧假肢的使用之后。R. W. 的假肢师将定期会见她，随着步态成熟会对双侧假肢的校准做重新评估，并作出相应小的调整来适应不断变化的需求和平衡。一旦步态模式稳定，最终的制作将会完成。

R. W. 也需要配备后置偏移轴的轮椅，用它作长距离转移。在轮椅上的转移和移动训练也是她康复的重要部分。

第26章 下肢截肢的早期康复

Early Rehabilitation in Lower-Extremity Dysvascular Amputation

Julie D. Ries，Victor Vaughan

学习目标

1. 如何为经胫截肢和经股截肢患者安排并进行全面的物理治疗检查。
2. 利用并综合在检查过程中收集的数据，以确定康复的诊断和预后。
3. 建立明确集中的治疗方案，以满足经胫截肢和经股截肢患者的需求。
4. 确认、鉴别并优先考虑哪些经胫截肢和经股截肢患者需要进行康复治疗。
5. 根据收集到的数据和现有的资料，预测患者个人的功能性结果。
6. 鉴别并证明用于经胫截肢和经股截肢患者合适的疗效判定指标。

接受经胫或经股截肢的患者可能会有一种期待、兴奋和恐惧的感觉，可能会因为治愈而感到宽慰，对即将获得的假肢感到好奇。他们可能急于获得假肢并对其存在一定或些许过高的期望。为达到最佳的康复效果，物理治疗师必须考虑患者的实际目标、身体能力和移动需求，以及他们术前的功能水平。本章探讨了如何使经胫和经股截肢患者进行成功康复治疗的关键因素。阐述了与 Guide to Physical Therapist Practice(《物理治疗师实践指南》)书中一致的模式，其重点在于全面检查各个组成环节。本章还讨论了评估的过程，即如何整合数据来进行诊断和预后。另外，本章还为经胫和经股截肢患者提供了一系列的干预措施，从早期物理治疗干预措施——集中精力为使用假肢做准备并建立对假肢的耐受性，到患者能在确保安全性和效率的目的下，在步态和功能性移动能力中参与更多功能导向性的活动。如果掌握了使用假肢的技能，干预进程将上升至更为复杂且高级的双足活动。职业性、休闲性和体育活动可以帮助患者更快回归到富有成效和愉快的生活中去。本章主要讨论初级和中级康复的方法，并对更高级的假肢训练方法进行简要的阐述。另外，本章还会探讨针对小腿或经股截肢患者的预期功能性结果。

循证实践需要整合最佳研究证据、临床经验和患者价值观念。尽管需要更多的研究来帮助下肢截肢患者做出康复决策，但有限的研究证实，他们确实能从参加截肢后康复训练项目中获益。本章的目标是为经胫或经股截肢患者提供循证实践基础。

物理治疗检查的内容

对截肢患者进行有效的物理治疗(PT)，首先应该进行全面的初步检查。在 PT 检查中，物理治疗师必须熟悉患者的病史，进行系统检查，并进行测试以获得基本资料。理想情况下，收集的数据代表了世界卫生组织(WHO)的国际功能、残疾和健康(ICF)的国际分类的所有内容，包括损伤、活动限制和参与限制，以及对相关个人因素的关注(环境和个人因素)。这一信息有利于治疗师建立其诊断分类，为确定适当的治疗干预措施提供依据，从而获得最优的治疗结果。PT 检查可能在截肢术前，截肢术后，假肢适配的同时以及在获得假肢后，由此以制定实践训练。

病史

病史是患者过去与现在的健康相关数据的整合。病史有助于确定患者因何种原因寻求 PT 治疗，并强调患者本人的心愿和期望。患者对其疾病、功能受限和可能导致的残疾的了解和看法对其本人的康复过程有很大的影响。事实上，截肢的成功和正确调整与患者保持积极的态度有一定的联系。

在研究患者病史时必须关注一些重要的内容(表 26-1)。尽管所有内容提供的信息都十分重要，但有一些对综合诊断和治疗计划建立是必要信息。患者的总体健康状况可能影响其整体健康观念、生理功

表 26-1　患者物理治疗检查的重要记录

内容	检查项目
社会史	历史文化信仰和行为表现 家庭和照顾者资源 社会互动，活动和支性系统
职业/工作/休闲	社区与休闲活动 家庭/工作角色
生活环境	辅助设备和适应设备 家庭环境（例如：楼梯？栏杆？淋浴或浴缸？）
综合健康状况	综合健康意识 生理和心理功能
社会卫生习惯	健康风险（如吸烟、酒精或药物滥用） 身体健康水平和锻炼习惯
家族史	家族病史和健康风险
医疗/外科病史	过往住院，手术 已有的医疗和其他卫生条件
主诉/现状	导致患者或看护者寻求 PT 服务的关注点 当前的各种医疗或治疗干预 伤害/疾病的机制，包括发病日期和发病过程 患者/护理/家庭的期望和目标 患者/家庭/照顾者对患者情绪反应的理解 问题的前兆和治疗干预
功能状态和活动水平	目前与先前在自我保健，家庭管理活动和日常生活活动的功能状态 目前与先前在工作和社区/休闲活动的功能状态
药物治疗	主诉或其他症状的药物
其他临床检查	实验室测试和诊断性测试 评估可用的记录

与《物理治疗师实践指南》书中格式和术语一致。

能、心理功能、角色和社会功能等。治疗师通过对当前的情况/主诉的讨论，可以了解到患者关心的问题、先前的干预措施、受伤或疾病的机制以及手术和康复的进程。同时也有助于治疗师了解经胫和经股截肢患者对手术的目标和期望。若患者最初的目标过高或过低，治疗师可以通过与同事的交流和互动后，对患者进行可能的干预以解决这些问题。

与患者的面谈过程有利于治疗师了解患者的沟通能力、情绪状态、认知能力、首选的应对方法、对康复过程的了解、通常的学习方式以及情绪和工具支撑系统的可得性（日常生活的帮助）等有价值的意见和信息。患者的截肢前活动水平和移动性的信息有助于治疗师为其建立一个真实的预后。截肢前非卧床的患者，在术后用假肢恢复适度行走能力的可能性更大。特定的和深入的面谈通常有助于治疗师获得更清晰和准确的信息。虽然大多数患者都是准确的记事者，但也有一些患者对已发生事情的了解和记忆可能不够完整和精确。这样的情况下，治疗师最好通过与其家庭成员的面谈来确认信息，并回顾患者的病史。

面谈是通过收集用于指导治疗干预的重要信息，并开始接受截肢、治疗和假肢培训教育的方法。许多接受过经胫或经股截肢的患者对康复过程中所发生的情况以及他们的疾病过程中可能发生的变化没有清晰的了解。截肢不是针对特定年龄段、文化背景、教育经历或社会经济水平患者的选择。清楚了解自身身体状况和治疗方法对患者本人大有裨益。对许多人来说，对康复二字印象中可能是一些模糊的经验和医学术语，或者是一些看似无关或独立的细目清单。物理治疗师可以帮助个人把他们的历史和经验放在有意义的背景下，从而帮助其培养现实的期望，尽可能降低二次截肢的可能。

系统回顾

系统回顾对人体的心肺、肌肉骨骼、皮肤、神经肌肉、内分泌、胃肠道和泌尿生殖系统的解剖和生理状况进行粗略的回顾。认知筛选也是系统回顾的重要组成部分。粗略的筛选过程有助于聚焦和优选检查试验。例如，若大筛查显示所有未受累肢体的活动范围和肌力进行粗筛，发现均在正常范围内，则不必要进行进一步检查。皮肤上可以明显看到完整且愈合中的手术部位，但是Ⅱ期的骶尾部压疮需加入进一步评估和纳入护理计划。系统回顾是帮助重视其余检查最具建设性和富有成效的一种手段。

检查和测试

检查的第三部分是采用适当的检查和测试来收集关于截肢者的各种损伤和活动受限的客观数据。结合这些数据与病史和系统回顾，物理治疗师能够建立起初步诊断假设。物理治疗师从一系列可能的检查和测试中挑选并研究那些能够确认或否定此诊断假设的最佳数据。在面谈、系统回顾和检查中收集的信息使物理治疗师确定合适的护理计划并实施最适当的干预措施。需要注意的是，一些评估测试例如肌力或关节活动度测试，由于患者失去的肢体长度必然会改变治疗师所能够控制或抵抗肢体的地方，所以可能需要治疗师改变一下技巧。表 26-2 提供了一些检查和测试的种类，这些检查和测试可能适合经胫和经股截肢患者，以及治疗师如何评估每个区域的一些细节。

表 26-2 用于物理治疗检查和测试

内容	检查项目
有氧代谢	功能性活动期间
	标准化运动测试期间
	活动使得氧气增加对心血管和/或肺系统的症状和体征
人体测量特征	身体构成
	身体维度
	水肿
觉醒/注意力/认知	动机
	理解指令的能力
	解决问题的能力
	安全意识与判断能力
辅助/适配设备	功能性活动中使用的设备或装置
	维护设备或装置
	在纠正损伤,活动受限或参与限制中设备或装置的效果
	安全使用设备或装置
循环系统	心血管疾病的迹象
	体位变化的生理反应
颅/周围神经统合	运动分布及其统合
	感觉分布及其统合
环境障碍	物理空间与环境
人体工程学/人体力学	工作中的人体功能和身体活动能力
	工作环境安全
	特定工作条件/活动
	工作活动中的工具,设备和工作站设计
	家庭和工作活动中的人体力学
步态和平衡	有无假肢的静态和动态平衡
	有无假肢的功能性活动平衡
	有无假肢的步行情况
皮肤完整性	活动和体位造成或减轻的皮肤损伤
	设备,装置或假肢可能造成的损伤
	当前皮肤特征与条件
	可能加重伤口或瘢痕的活动或体位感染迹象
	伤口/瘢痕的特征(如外观、活动性、敏感性)
关节完整性和活动性	关节活动,包括辅助运动
运动功能	时机、协调和敏捷性
	手部功能和灵活性
肌肉性能	强度、力量和耐力
	功能性活动中的强度、力量和耐力
矫正、保护和支持性设备	组件、对线及适用的各种矫正或支持性设备
	功能性活动中的使用情况

(续表)

内容	检查项目
	设备解决活动受限和参与限制的效果
	使用过程中的设备安全
疼痛	疼痛的位置及等级强度
	疼痛的有效管理体制
姿势	体位的调整和放置,静态与动态
	特定身体部位的对线
假肢的需求	组件、对线、适应及保养假肢
	功能性活动时使用假肢
	假肢在调整活动受限和参与限制中的效果
	残肢水肿、强度、运动范围和皮肤完整性
	安全使用假肢
活动度	运动的功能性活动度
	主动与被动的关节运动度
	肌肉长度和灵活性,软组织弹性
自我护理与家庭管理	居家能力
	自我护理和家庭管理能力
	居家自我护理安全
感觉统合	浅感觉
	深感觉
	复合/皮质感觉
工作/社区/休闲的结合	有能力回到工作,社区并参与休闲活动
	有能力进入工作场所,社区并参与休闲活动
	工作场所,社区及参与休闲活动的安全

与《物理治疗师实践指南》书中格式和术语一致。

评估过程

评估过程要求物理治疗师理解并综合从病史、系统回顾和检查与测试中获得的信息,以确定患者受损的主要区域、活动受限和参与限制。物理治疗师须运用其专业的诊断来预测或对患者假肢康复前后的功能性治疗结果和所需时间做出预后。评估必须包括患者主要问题的总结与其存在的可能发生的潜在病因。在患者及其所处的环境下,应优先考虑包含最为重要的功能性意义的这些问题,并优先处理它们。即因为同样的问题可能会以不同的方式对不同患者产生影响。例如,一个认知完好的患者残肢的感觉很差,便很容易通过其视觉的检查来弥补感官缺陷的影响,从而有效地降低了损害皮肤完整性的风险。另一个有认知障碍的患者有同样的感觉缺陷,则可能需要更广泛的、针对残肢护理的教育干预。第二位患者在皮肤问题上会有更高的风险，并很可能需要看护者来保障其皮肤的完整性。

物理治疗师也必须擅长确定患者特定症状的功能性含义。例如，患者轻微的膝关节屈曲挛缩可以适应小腿接受腔对线，而明显的膝关节屈曲挛缩则应禁止与其适配传统假肢。假肢处方和 PT 干预对于两位同样双膝屈曲挛缩的患者来说可能完全不同。

建立物理治疗诊断

物理治疗师诊断下肢截肢患者相对比较简单。诊断是由一系列症状和体征决定的，这些症状表现了患者的主要功能障碍。然后由物理治疗师引导干预来解决患者的功能障碍。根据《物理治疗师实践指南》中第 2 部分的内容，截肢患者的首选练习模式为"受损的运动功能、肌肉表现、运动范围、步态、运动和与截肢有关的平衡"。

制订预后

物理治疗师基于以往患者经胫和经股截肢的病史信息和特定的测试结果，来预测每位患者的康复潜力和可能的功能性结果。根据患者个人的预后，将可衡量的短期和长期目标定义为干预计划的指导内容。这些目标也用来作为康复过程的评估结果。预后的一个重要组成部分是对可能时间框架的描述，以实现最优化的结果。一个年轻活跃、健康的经胫截肢患者，术后并发症很少，很有可能在短期内快速康复并可进行高水平的活动。相比之下，身体较为孱弱、精神状况差的患者，由于血管损伤或不能愈合的神经性溃疡导致经胫截肢，可能会有较长的康复期和较低的功能性结果。

研究结果表明，患者在康复后使用功能性假肢有几个预后指标。所有的研究结果均发现，除去康复工作的成果，以下情况对功能性假肢的使用有着负面的影响：高龄、并发症的出现、患者截肢的等级（经股/经胫截肢）、认知和/或记忆障碍。这一信息并非排除符合上述情况的患者接受假肢康复，事实上，有证据表明，即使是年龄很大的老年人，也有成功康复的案例，但治疗师在评估每位假肢使用者所面临的挑战是须实事求是。人们普遍认为，截肢后患者活动性的最好参照是截肢前其移动性水平高低。截肢前步行能力好的患者更有可能在术后使用其假肢进行移动。这些因素都应考虑在治疗师的护理计划中，包括具体的目标设定和达到目标的预期速度。

护理计划

PT 计划包括 PT 频率、持续时间、位置和特定的 PT 干预信息。护理计划与评估/预后过程描述的目标直接相关。排优先顺序的问题列表为确定短期和长期功能性目标（依次为直接康复活动）提供了基础。如果独立穿脱假肢是患者主要的短期目标，那么相关的治疗计划必须包括教育策略、练习技能的机会，以及调整或适应任何运动，如果缺失这部分内容，将会让患者执行这项必要任务的能力受到损害（患者可能需要提高握力或内在的手部力量来控制假肢的悬挂）。该计划包括有关要订购设备的信息、需要进行的参考，以及最终的 PT 实施计划。

假肢适配前干预

各种技能和功能特征为患者假肢的成功使用奠定了基础。这些关键领域包括髋和膝（如适用）的功能性活动度（ROM）；髋和膝（如适用）的功能性肌肉力量；充分的运动控制和平衡；供氧能力与耐力；有效控制残肢的水肿和化脓；皮肤和软组织的完整性；残肢的感官完整性。在康复过程的早期，解决这些问题对于患者来说至关重要。患者在某个区域不能达到特定的状态或活动水平并不影响其获得良好的假肢效果，然而，患者各种方面的问题对其假肢的选择和使用存在影响。治疗师应仔细评估各个方面，并采取适当的干预措施，不求最佳的性能水平，至少达到功能假肢使用的最低要求。

活动度

早期和积极地达到有关下肢的功能性 ROM 至关重要。髋关节屈曲、外展、外旋和膝关节屈曲的屈肌挛缩模式，与下肢疼痛的位置相关，通常是患者术后选择的位置。让患者的残肢放在枕头上抬高会加重这种不良的姿势造成的影响，可能增加患者出现挛缩的危险。在残肢的此位置，挛缩增加及肌肉持续性紧张，特别是髋和膝关节的屈曲，会对患者最终的假肢使用产生极大的负面影响。在假肢适配前到假肢康复的过程中，经股截肢的患者残肢与髋、膝关节处经胫截肢的患者残肢维持或增加功能性的 ROM 仍是一个主要的治疗目标。防止 ROM 的减少比恢复患者失去的行动能力要容易得多。俯卧是解决患者髋部屈肌挛缩形成的良好方法，治疗师应尽可能早地让能适合此体位的患者执行开出（每天 60 分钟）的医嘱。低剂量，长时间拉伸是安全的，且可使得患者的软组织产生极大的弹性和可塑性的改变。侧卧位的主动和被动伸展则可用于那些不适应俯卧的患者。髋部各功能的 ROM 如屈曲、伸展和内收，对患者实现有效移动和使用假肢进行功能性的活动至关重要。在水平面上的正常步态要求患者髋部能有 30°屈曲至 10°的伸展，且需包括稍微超过中线的内收。从站立或从坐位向前方过渡则需患者能够进行幅度更大的末端髋关节屈曲度。

为避免经胫截肢患者的膝关节屈曲挛缩，术后的刚性敷料或膝部伸展夹板或木板（从坐垫下延伸出）是一种较为有效的技术，它可以使患者的膝关节在坐位的时候处于伸展的位置。水平面的正常移动需要患者的全膝范围伸展，并在静态站立时利用膝关节的被动稳定性。只要患者能够忍受，治疗师应鼓励刚进行经胫截肢手术的患者使用膝部伸展夹板，再加上重复的股四头肌训练（“四组”）。此外，患者还必须学会在使用夹板或木板时，定期检查残肢皮肤的完整性，以最大限度地降低因压伤而导致皮肤损伤的风险。

对于经胫截肢的患者来说，康复初期膝屈曲 ROM 的治疗容易被忽视。一般来说，水平面正常步态通常需要大约 60°的膝关节屈曲，踏上一级级台阶的活动、从座位上站起来，以及如跪位或从地板上站起来这样的高水平的移动活动则需要 90°及以上的膝关节屈曲。

对整体肢体 ROM 的评估也很重要，因为患者任何一肢的缺失都对步态的质量和能量效率存在着影响。在个人教育和家庭日常活动中也须强调功能 ROM 的重要性。表 26 - 3 总结了假肢在功能性 ROM 缺失时相关的潜在性问题。治疗师应尽早让患者训练各种主动和被动的 ROM。在假肢适配前阶段开始的所有运动，一般来说都是适合的，可以按照原则继续进行，或者在假肢训练阶段继续进行。一旦完成了整体的功能 ROM，治疗师必须训练患者保持此水平。

表 26 - 3　假肢活动度受限性

活动度的受限	潜在的功能受限	症状
髋关节伸展	不能在站立位保持直立姿势，不能充分利用臀部的伸肌，髋部和下背伸肌持续保持直立	髋部和下背伸肌疲劳
	代偿性前骨盆倾斜	慢性下背痛
	经胫截肢造成代偿性膝屈曲	步态阶段的不稳定性
	步态周期中身体不能越过假肢腿	步态中对侧下肢的步幅与步长减少
髋关节内收	外展支撑（宽的基底面）	外展时同侧倾斜 步行效率下降
内旋	外八字站立与步态	因膝关节的前/后方向的缺陷，导致经胫截肢患者的膝关节疼痛和/或病理疼痛
	步行中骨盆也许向前越过支撑腿（对侧骨盆的旋转是始于负重的髋部的支点旋转的；如果内旋受限，将会阻碍在固定股骨情况下骨盆旋转）	步幅减少并在步行中对侧肢体大跨步
经胫截肢患者的膝关节伸展	肢体功能性变短	步态异常与腿部长度差异有关
	无法利用膝关节伸肌；膝关节伸肌持续做功以维持膝伸展	股四头肌疲劳，步态的站立中期稳定性降低
经胫截肢患者的膝关节屈曲	坐位时脚不能放平	坐姿到站姿转变时假肢无法承受假肢重量
	无法攀爬或下台阶	受限于交替步行，这使得步行效率降低，速度减慢

肌力

在系统回顾中，Van Velzen 等人的几项研究表明，与接受过膝下和经股截肢的患者其残肢的肌肉力量与健全的肢体相比，有着显著的差异。截肢患者存在残肢肌肉耐力较差，同时其在残肢与健全肢体上与同龄人相比均处于弱势。虽然我们无法在肌力损害和患者的具体的受限活动之间建立直接的联系，但有证据显示患者的弱势会对其活动水平的表现产生影响。例如，在 6 分钟步行测试中，患者臀部伸展肌的肌力是确定的一个有用的预测指标，并且发现，经胫截肢患者外展肌力量的增加与其在静止状态下假肢重量的增加有一定关系。

精确的肌力评估可以帮助治疗师找到患者步态异常差异的潜在原因，因为此异常差异往往与患者肌肉强度较差有关。如果治疗师知道患者的哪些肌肉较弱，将对其进行运动疗法的干预有所指导作用。如果在最初阶段的假肢训练中集中训练患者的肌力，将会建立起基线肌力水平，已证实对患者康复进程具有促进作用。

在假肢训练过程的早期，用不同的方式评估基线肌力十分重要。治疗师评估经胫截肢患者髋部、残肢的膝关节肌力是非常主观的，因为提供阻力的标准杠杆臂因患者的截肢而改变了。等速仪器或手持测力仪可用于评估肌力，但这些测试的有效性和可靠性并非针对此目标人群。在闭链活动和离心控制中，髋关节和膝关节的功能肌力同样重要，因为它们反映了患者正常步态下的肌肉活动。

虽然肌肉力量训练项目能够运用到患者残肢及对侧健全肢体的所有肌肉，但最为恰当的是优先训练患者截肢侧的髋部伸肌肌力，因为髋关节伸肌力量已定为截肢患者步态输出的一个重要预测指标。对于经胫截肢患者来说，髋伸肌力量是优先考虑，因为它在其额状面稳定中很重要，膝关节伸肌力量在其冠状面稳定具有重要作用。因此，这些肌肉群是患者在假肢康复中着重强调的。髋部和骨盆的稳定性，尤其是患者假肢侧支撑的稳定性，是其步态过程能够取得有效进展的关键因素之一。对于截肢患者来说，在单肢站立步态时，适当的髋关节伸肌和外展力量对实现骨盆的稳定性至关重要。加强针对患者的髋关节伸展及外展的强化训练，应当尽早开始并适当地进行。

虽然患者近端肌肉的弱势在截肢前的步态模式中几乎没有明显的异常，但力量和肌肉耐力的损伤可能会在患者的假肢步态中被放大。患者截肢前后肌肉的废用通常会导致更多的肢体肌肉萎缩。如果患者没有足够的近端肌力，且由于截肢而丧失其远端肌肉组织，那么患者的步态很可能出现问题。

注意加强髋关节外展肌、内收肌，以及注意经胫截肢的患者的股四头肌和腘绳肌是其达到最佳步行能力的首要因素。这一问题在康复的早期阶段得到了很好的解决，但更应在患者的康复过程中继续实施。患者腹部和核心肌力强化是非常重要的，在其转移和步态的移动训练中，强壮的核心肌力，对患者躯干的稳定性至关重要。患者四肢的肌力及在抗重力或重力中立位置将取决于其现有的肌力水平。闭合链的利用(例如，患者把残肢放在垫板或体操球上的训练，或患者跪位训练，如可承受的话)和以向心及离心的肌肉收缩的开链训练技术是适当且有效的。在增强患者的力量和肌肉耐力上，常用循序渐进的方法。抗阻可用徒手或设备来达到，例如，护腕重量、弹力带或滑轮的重量。利用患者的体重是引入阻力训练的有效途径。一般不在患者的缝合处或靠近缝合处使用阻力，直到其手术伤口愈合良好。肌力训练的基本原则(如超负荷训练、特殊训练)应当用于适当的抗阻训练计划中。在抗阻训练中，治疗师应针对患者在检查中发现的较弱肌肉及其在步态、转移和移动活动中所必需的肌肉进行训练。在患者功能活动范围内进行强化是应当推荐的。正确的练习技巧对于达到预期的力量增益至关重要，其最终目标是尽量减少患者的活动受限。

表 26－4　假肢训练中关于力量的康复运动示例

肌肉群	训练内容
伸髋肌	将残肢架在球、垫板或垫凳上
	俯卧负重抬腿
	俯卧或侧卧，甚至坐位时(活动范围早期)的徒手抗阻
	有滑轮或弹力带支撑站立(平行杆)的髋部伸展
髋部外展肌	在残肢远端的膝部(TTA)或股骨远端(TFA)放小球或垫凳的侧桥运动
	侧卧负重或徒手抗阻的髋部外展
	用滑轮或弹力带支撑站立的髋部外展
髋部屈肌	徒手抗阻或负重的仰卧髋屈曲(TTA 膝关节伸展)
	用滑轮或弹力带支撑站立的髋关节屈曲
髋部 ER/IR	徒手抗阻或弹性带的坐位或仰卧外旋 ER/内旋 IR
膝伸肌(TTA)	坐位膝关节伸展，徒手抗阻或负重开链运动(长弧四轴)用短弧四轴垫板仰卧
膝关节屈肌(TTA)	坐位下徒手抗阻或弹力带膝关节屈曲
	俯卧位徒手抗阻或负重膝关节屈曲

ER，外旋；IR，内旋；TFA，单侧经股截肢；TTA，经胫截肢。

患者力量的增强使得训练须更加注重其功能性和集中。因患者后期康复训练干预的重点在于站立位的功能活动，所以在后期的训练中应加强其闭合链的训练。表 26－4 强调了一些可能有助于改善经胫和经股截肢患者的康复训练。

患者用假肢进行移动与正常步态移动的力量要求相似，但并不完全相同。在其各自的站立阶段中，患侧与健侧下肢表现出肌肉活动减少，尤其是，接受过经胫截肢的患者与没有截肢的人相比，在站立时同侧的髋关节伸展，膝关节伸展会增加并且持续。可能由于受累肢体踝关节机制的缺失，导致患者健侧下肢的地反力增强。健侧髋外展肌及伸肌和膝关节伸肌会对此增加的地反作用力作出反应，它们显示出能量和肌肉活动的增加。

显然，PT干预必须解决的不仅仅是患者残肢的力量，也包括健侧肢体和躯干。截肢前后患者通常很长时间没有进行活动。由于这种“废用”，导致患者经常会全身无力。由于在患者的假肢使用及其训练期间，对患者躯干、上肢及健侧肢体的需求增加，所以须加强这些部位的锻炼，利于患者整体功能灵活性的提高。

平衡与姿势控制

功能任务中有效的姿势控制有两个基本的组成部分：①控制身体在空间中的位置，以达到稳定（维持重心在支撑的中心）；②躯干和四肢在空间中的定位（身体节段与身体和环境之间的适当关系）。正常的平衡机制依赖于视觉、前庭和躯体的感觉输入。视觉和前庭信息增加了物体在空间环境中对位置的认知，重力和躯体感觉提供给下肢关节位置和关节压力的信息。由于患者截肢失去了远端肢体，躯体感觉和本体感觉不再能提供其有关肢体与支撑面相互作用的直接信息。截肢患者存在平衡的不足，同时也是患者对平衡能力的信心不足。患者的平衡表现与截肢后结果相关，患者平衡信心的不足与假肢使用能力缺失有关，假肢功能表现缺失，患者社会感降低。此外，截肢者跌倒的发生率高于同龄人，许多跌倒发生在住院患者术后，特别是如转乘轮椅这样的转移运动中。

在讨论站立平衡前，重要的是有些患者很难适应膝下或经股截肢后要调整成坐姿的平衡性。获得假肢前，患者一只脚没有在地板上，或在截肢的情况下，大腿损失的支撑面改变了患者坐姿时的支撑面；下肢的重量缺失也影响了患者坐位时的身体重心位置。大多数患者都能很快地适应静态坐位的稳定性，但是患者若不能把重心转移到另一只脚上，特别是在需要进行前侧和同侧的运动时，可能会产生动态的坐位平衡不足。因此，在最初的检查过程中评估患者的坐位平衡能力，并在必要的时候进行治疗。一旦患者用假肢进行训练，练习动态坐位平衡通常会进步更快。

在假肢适配前的阶段，站立平衡的评估和训练包括在平行杠内或者支撑表面单侧站立，减少患者对上肢的依赖。没有上肢支撑的情况下，单侧下肢截肢患者健侧肢体站立的能力与较好的假肢步态有关，这是一项能尽早进行评估和训练的重要方法。

如果经胫截肢患者可以忍受在手术瘢痕部位的跪姿，或膝下或经股骨截肢患者能忍受末端手术部位的轻度压力，患者可利用健侧肢体站立，残肢放于升高的表面（低垫、体操球或泡沫块）进行休息，使得残肢的负重尽量小、并能给予其支撑。利用适当的辅助设备进行假肢适配前训练是另一种有效、实用的站立位平衡训练方法。

由于截肢后远端部分的感觉和本体感觉输入的缺失，患者使用新假肢必须学习弥补这一重要姿势信息的缺失。在非血管性截肢的患者中（保留肢体的感觉状态完整），静态支撑的特点是负重不对称（健侧肢体的重量大于假肢侧），以及对假肢和健侧肢体压力中心位置和轨迹的改变。健侧肢体的这些变化用来弥补患者使用假肢保持站立位平衡。由于绝大多数的下肢截肢都是血管性病变引起，因此，有助于输入平衡代偿信息的潜在感觉机制并不完整。因此，患者的平衡评估和训练是假肢康复过程中一个重要而合理的组成部分。

使用假肢的患者可通过髋关节的角度来推断假肢的位置，经胫截肢患者可通过其与支撑面的接触或膝关节和/或在假肢关节内感受的压力来作出判断。步态训练早期，截肢患者最初可能极为夸张，假肢的足跟在地板上留有很深的痕迹，以便借力使得残肢与地板有所接触，保证假膝的伸展。患者可能学会将这种感觉理解为承重反应并逐渐过渡到支撑中期。

除了失去与地板接触的直接感觉外，患者踝关节肌肉的缺失往往会影响姿势反应。Nashner 描述了在确保重心保持不变的基础上，为应对不可预测的异常干扰，存在三种典型的运动反应：踝关节策略、髋部策略和跨步策略。这些姿势在功能活动中也很明显，如步行活动。踝关节策略运动模式，如在正常的摇摆姿势中，需要患者完整的 ROM 和踝部肌肉的力量。患者截肢后，这种策略对于肢体不再可用，这样的患者可能无法使用健侧肢体反应来解决平衡干扰，而可能需要运用髋部策略（基础躯干运动的支持）或必要时采用跨步策略（重心下移动支撑的基础）作出回应。

膝下和经股骨截肢的患者必须在移动过程中以及预期的（反馈）和反应（反馈）模式下的其他功能任务对环境变化作出反应。治疗师可以设计活动来评估和鼓励不同任务和环境下患者的姿势控制。例如，成功地抓住和投掷一个球需要患者预测姿势（努力投掷）的要求，并对姿势（努力捕捉）的中断作出反应。能够站立的活动有助于患者发展其预期姿势反应的技巧和信心，且如果距离过高，他们也会作出相同的反应。更高功能需求的患者须进行更高级的训练。治疗师必须考虑患者本人最终可能的功能需求，并设计不同的平衡训练任务来帮助患者达到此水平。

心血管耐力

对患者的心血管状况进行完整的评估并进行适当的心血管耐力训练，是假肢与假肢管理的组成部分之一。对患者来说，使用假肢行走的能量要求会高于依靠正常下肢行走需要的能量。即使在较年轻的创伤性截肢个体中，截肢患者的供氧能力已证实比同龄人要低。Waters 进行大量的文献综述发现使用假肢患者的步态的一些关键生理因素：

- 步行的能量消耗比未截肢的人大。
- 更高位的截肢与行走能量消耗的大小成正比。
- 由血管病变而截肢的患者比创伤性截肢的患者表现出更大的能量消耗；这可能与患者整体的健康水平有关。
- 习惯性的步行速度随患者截肢部位的增高而减小。
- 患者自行选择的步行活动中，往往会调整（降低）自身速度，所以其平均耗氧量可能不会明显高于正常水平。
- 对于使用假肢的患者来说，使用假肢（有或没有辅助设备）行走活动比没有假肢辅助装置更有效。而对于血管性经股截肢的患者可能有唯一的例外，即在使用假肢的过程中，其能量的消耗也与无假肢相似，这很可能是患者严重依赖辅助装置造成的结果。

接受过经胫截肢的患者地面行走的能量消耗比未接受过截肢手术的患者可能高出 10%～36%，其中范围下限的属于非血管相关的截肢手术且精力更充沛的患者。经股截肢的患者表现出更高的能量要求，比未截肢的患者高出 27%～65%。体能锻炼是下肢截肢患者康复的重要部分，尤其对于心肺或血管损伤的患者。接受过血管相关截肢的患者的活动性比同龄人低很多。即使是对最脆弱和虚弱的患者而言，提高代谢率（供氧能力）也会对其功能性移动的潜力有着直接的影响。对于接受过截肢手术（经股骨和髋关节离断）的老年患者来说，达到大于或等于 50% VO_2 锻炼强度与其“成功的”假肢康复有关（即有能力用或不用手杖步行 100 m）。患者康复阶段前的耐力活动（如轮椅推进，使用适当的辅助设备进行双侧上肢或单侧下肢运动）可以帮助患者在假肢训练前改善心脏血管的状况。患者进入假肢康复阶段后通常也会继续此类活动。因患者残肢的状况与其耐受性的局限，患者用假肢行走可作为另外的一种心血管耐力活动训练。让患者使用假肢进行 2 分钟的步行测试或许是一种用来记录患者功能性锻炼能力变化的有效工具。对于部分患者来说，耐力可能是其使用假肢行走的局限因素，那么 PT 护理计划则必须优先涵盖心血管运动的部分。患者会学习如何监测自己的脉搏、呼吸频率和/或感知能力，以便能够更充分地参与到假肢康复和训练中去。为制订有效的心血管疾病治疗方案，治疗师须利用患者的病史及心血管病理生理学知识，使得该项目在不超过患者生理能力的条件下，对患者存在一定的挑战性。治疗师必须明白，心肺疾病对患者提高其耐力所造成的影响，如不稳定的心绞痛或晚期慢性阻塞性肺疾病，并适当调整目标和干预策略。对于心血管限制较少的患者来说，可使用更先进的心肺功能锻炼来进行康复治疗。对合适的患者来说，快走和/或使用运动器材（如跑步机、功率自行车、阶梯踏步机或椭圆机）是很好的耐力训练活动。在康复过程中或康复后，截肢患者都无需改变其原本的保健和健康训练计划。

残肢水肿控制

术后早期恢复阶段对于患者术后水肿的减轻至关重要。术后使用刚性敷料（如石膏）来对患者残肢体积进行控制，可能比软敷料（包括绷带）更有优势，并且患者从截肢到最初假肢适应的时间更短；然而，由于医师在术后的 5～7 天内都不能看到患者的手术部位切口，导致美国医院不常使用此类型的术后护理。使用更常见的软敷料时，应在患者的大腿残肢上加压进行绷带缠绕。缠绕的方法应以倾斜的角度（而不是绕过，以避免止血带效应），从远端到近端，压力逐渐增加并一直延伸至膝（因膝关节内外侧都被大腿假肢接受腔所涵盖）。因患者通常每天都要进行缠绕，所以患者及其家庭成员应接受缠绕技术指导。

经股截肢患者的残肢不适合使用刚性的术后敷料，更不适合缠绕法，因为缠绕需要固定在患者的盆骨上，提起骨盆对于患者来说是非常困难的。尽管如此，患者术后治疗计划包括残肢的加压包扎。

在钢钉或缝合线拆除后，建议接受单侧股骨或经胫截肢的患者使用商业压力衣（“收缩器”）。残肢水肿在决定患者应何时进行初始的假肢适配上起着很大的作用，如果过早安装假肢且残肢仍大幅萎缩，这将影响假肢与患者接受腔之间的磨合，使得康复训练变得更困难，并且会因适配不合增加患者并发症的风险。

初始的假肢适配先决条件包括：患者手术缝合线的拆除，手术伤口已愈合或正在愈合中，以及已控制水肿，远端测量小于或等于近端测量。应该强调的是，即使患者的假肢康复训练已经开始，患者对其残肢进行的加压收缩训练也十分重要。至少在早期的训练中，不穿戴假肢的情况下，患者通常须继续穿着收缩袜。若患者水肿复发，可能导致接受腔不再适用，将需要患者在进一步的假肢训练前，努力减少肢体的水肿情况。

关节腔内的负重活动可以显著减少患者的肢体水肿，加速残肢的成熟，这是由于接受腔内的完全接触以及患者在负重活动和运动过程中肌肉收缩的结果。在患者早期的假肢训练中，残肢的收缩是为使用合适厚度的假肢袜厚度来保持患者舒适的残肢接口。由于早期训练中患者残肢大小的波动，以及对合适接受腔的需要，新假肢使用者必须在外出超过2～3小时随身携带额外的袜子。

正如前文所提到的，早期假肢康复过程中，患者不穿戴假肢时会继续使用收缩器，以减少不穿戴时造成潜在水肿的可能。易产生流体体积波动的患者（例如，患有肾功能障碍或充血性心力衰竭的患者可能需要一直使用收缩器）。对残肢大小和形状最终达到稳定的患者来说，如果持续使用假肢，则不再需要使用收缩器。不继续使用收缩器基于以下两个因素：①白天穿戴袜子数量的一致性；②在没有收缩器，整晚患者不穿戴假肢情况下但常用袜子厚度不变。

体重的显著变化也会极大影响患者接受腔的适配度。患者应该了解限制体重的增加或减少的重要性，以免造成接受腔的不适。

残肢软组织的活动性

软组织和骨粘连限制了切口周围的组织活动，且周围区域可能会对患者假肢耐受性、舒适性和使用效果产生影响。外科截肢包括肌肉对肌肉（肌肉成形术）、肌肉对筋膜（肌筋膜）和/或肌肉组织（肌肉）手术来固定患者剩余的肌肉。瘢痕或粘连可能会在任意的组织中产生。步态的正常应力和剪切力要求在步态过程中，患者整个残肢的软组织都是活动的。如果软组织不能独立于瘢痕组织或骨骼结构活动，压力就会导致组织分解和/或不适。康复过程早期的软组织复位技术可以帮助患者残肢建立适当的组织活动性。一旦手术切口安全缝合，软组织按摩可以作为维持患者组织活动性的有效工具。深层按摩有助于治疗患者限制性的瘢痕组织。患者可以在使用这一方法时使用适当的技术指导方针。适当的深层按摩重点在于皮肤、皮下软组织和筋膜和肌肉层之间的运动。不适当的深层按摩技术对患者的瘢痕组织管理是无效的，且对其脆弱的皮肤和软组织存在潜在的危害。手指和皮肤之间产生的摩擦会导致患者的皮肤刺激、起疱或破裂，并会在愈合前耽误患者的假肢使用。

残肢的感觉状态

最初的PT检查中，包含对患者残肢和健全的肢体完整的感觉功能评估。标准感觉测试指南用于评估所有感觉形式（疼痛、温度、轻触、深层压力、本体感觉、振动）。Semmes-Weinstein单丝测试可以用来评估患者健全肢体的保护性感觉。一些常见的截肢感觉可能对截肢患者的功能性结果有影响。这些症状包括低敏感度、高灵敏度、幻觉感觉和幻肢疼痛。

低敏感性

有糖尿病、神经病变、创伤神经损伤或血管疾病史的患者中，最常见的是低敏感性。现有的研究表明，患者的深层压力感仍然完整，但是经胫截肢患者残肢其表面的疼痛感会受到损伤。对有感觉损伤的患者进行截肢有很高的风险，因为他们可能无法意识到由重复的应力和压力而导致的皮肤刺激。需要对患者进行包含视力检查的教育，并且需要患者有时间练习对残肢进行视诊，以寻找其软组织病变的迹象和症状，可以降低皮肤破损的风险。适应性设备，如镜子或照顾者的帮助对于有灵活性和/或视力局限性的患者来说是非常必要的。

超敏反应

康复初期遇到残肢的普遍超敏性是很常见的。这种超敏认为是截肢手术本身造成神经损伤的后果。通过使用各种材质与压力来打破患者残肢的触觉刺激，可以有效地控制其超敏度。降低超敏性的策略包括：手指轻敲、乳液按摩、用柔软的面料触摸（如法兰绒或毛巾）、用小球在残肢上滚动，并制订穿着收缩袜和去除刚性敷料的具体时间表。干预强度是基于患者个体对感官刺激的耐受性。这些技术可在强度、使用方式和刺激持续时间上进行（如用粗糙的布料触摸四肢，增加收缩袜的穿着时间）变化。强烈鼓励截肢患者能够在家庭康复计划中独立使用这些技术。随着时间的推移，此类技术将有助于降低患者的高度敏感性，最终目标是患者能够输入正常的感觉，而不会感到不适。从生理上讲，通过感官刺激传入神经系统，能够鼓励患者形成通过神经受体向下调节的习惯。

局部超敏性可能是讨厌的神经瘤在患者外科切除处的边缘神经末梢生长的迹象。在局部叩击时，神经瘤可能会给患者的腿部造成休克的感觉。如果为减少神经瘤引起的过敏和疼痛的临床保守治疗不成功，那么或许直接注射局部麻醉剂或手术切除对患者来说是非常必要的。

幻肢感觉

截肢后的幻肢感觉很常见。据许多患者说，在截肢肢体的脚趾或足部，会感到发痒、刺痛、麻木或发热和寒冷的感觉。尽管这种感觉包含了患者整个缺失的肢体，但近端感觉往往会消失，只留下远端感知，这一现象称为“伸缩”现象，可能与专门作用于远端的躯体感觉皮层的大区域有关。幻肢感觉是一种相对无害的状态，在 2～3 年的时间内无须治疗。因为它可能对患者假肢的感受反馈有用，所以具有潜在的功能意义。然而要注意的是，患者须明确其对肢体感觉存在潜在的危险：患者夜间的摔倒并不罕见，因为在半睡眠状态下，患者试图站着走到浴室，希望幻肢与地板有所接触。

幻肢疼痛

在所有截肢患者中，有 60%～80% 的人患有幻肢疼痛。上肢截肢患者比下肢截肢患者发生幻肢疼痛的比率高，近端截肢比远端截肢发生的比率高，并表现为随时间而减少。当幻肢痛发生时，患者常描述为截肢的肢体抽筋、挤压、疼痛或灼烧感。疼痛可能会从偶尔轻微的疼痛到持续的剧烈疼痛。残肢不能观察到异常也常见。尽管幻肢疼痛的病因没有明确，但周围神经系统、脊髓和大脑皮质的重塑可能都与患者的幻肢疼痛有关。患者截肢（血管与创伤）的病因和幻痛的发病率尚不清楚，但截肢前肢体疼痛的患者中出现了较高的幻痛。无论病因和诱发因素如何，如果疼痛严重的话，幻肢疼痛很难控制。目前还没有证据表明，能够有效处理患者的幻肢疼痛。临床上用于治疗幻肢疼痛的策略包括药物（抗抑郁药、抗惊厥剂、镇痛药）、神经阻滞、经皮电神经刺激仪、热和冷模式、针灸、生物反馈、对残肢施加的压力（例如，按摩、按压或假肢接受腔、镜像疗法、幻肢运动、心理治疗和患者教育）。

残肢痛

残肢痛是下肢截肢患者另一个潜在的限制因素。手术早期常见的疼痛，通常会随着时间的推移而消退。如果患者残肢痛持续不断，则应该对其残肢进行仔细检查，因为治疗师可能会注意到患者有感染的迹象或患者皮肤或皮下的问题，这些问题也可能会表现为疼痛。对于患有糖尿病和血管疾病的人来说，这种仔细的检查和随访尤其重要，因为接受任意阶段初次远端截肢的患者，会有相当大的风险须将截肢手术调整到更高的矫正水平。最近一项针对 277 名糖尿病截肢患者的研究中，27% 的患者在 1 年左右需要手术矫正，61% 的患者 5 年左右需要手术矫正。

健侧肢体护理

截肢患者有责任配合物理治疗师对其健侧下肢进行持续的评估。患有糖尿病、周围神经病变或周围血管疾病的截肢患者，由于这些疾病的对称性分布，以及截肢后剩余肢体功能需求的增加，很有可能会失去另一条肢体。在假肢康复前的阶段，健侧肢体的负重会有所增加。一旦适配假肢，患者就会优先使用假肢进行行走，为稳定和推进会给健侧肢体增加更大负担。当患者调整以提高步行速度时，也会增加对其健侧肢体的需求。

对于患有糖尿病和血管损伤的患者来说，对侧截肢是一个非常大的威胁，这一点一直被强调。2006 年 Izumi 的一项研究显示，在 1 年内的首次截肢手术中，12% 的糖尿病患者接受截肢手术，3 年内占 44%，5 年内更是占 53%。为了尽可能减少健侧肢体丧失的风险，密切监测患者的肢体状况（特别是对轻微或潜在的营养摄入、感觉或运动变化）和最佳足部护理是必不可少的。也应对患者的脉搏、水肿程度、体温和皮肤状况进行持续、系统、高频度的评估。对患者日常清洁、干燥和仔细检查脚底（包括足底和脚趾之间）的教育至关重要。对指甲、鸡眼、足底的护理，合适的鞋子或宽松的足部矫形器，以及避免光脚行走，这三个额外的要求能够延长患者保留足的寿命。如果患者因为疾病或视力下降或灵活性下降，而无法独立完成日常的脚部检查，那么患者必须指导一位护理人员检查其脚部状况。即使患者无法独立完成自己的健康及安全任务，但最终还是要为自己负责。在指导帮助方面发展或提高患者的能力，是一个有用且实际的 PT 治疗目标。

早期假肢训练

在手术切口愈合（或没有并发症的愈合）和在远端残肢的周长测量值等于或小于近端周长测量时，就可以进行初步的假肢装配（也称为临时或训练假肢）。从手术到初始假肢适配一般需要 6～12 周。没有其他并发症、创伤性截肢的年轻患者可能仅需 2～3 周，而血管性截肢的年老患者则可能需要远远超过 12 周的时间，这些患者也常常因为伤口愈合问题而不得不延迟。

当新的残肢成熟且尺寸缩小时，患者会增加额外的接受腔假袜层(prosthetic sock)来确保其足够的大小适应假肢。通常情况下,当患者接受腔的舒适性需要 15 层或更多的袜子时,就需要有一个新的假肢接受腔。根据残肢收缩模式的快慢,初始接受腔需要更换的速度随之改变。对部分患者来说,替换第一个接受腔可能需要 2～3 个月的时间,而有些患者则可能使用他们的初始接受腔 6 个月及以上。接受腔可能会替换几次,因为患者的残肢在术后的第 1 年内持续萎缩。当残肢接受腔的大小稳定为 8～12 周的状态时,根据测量患者假肢的周长和袜子适宜厚度的数量,可以适配新的假肢接受腔。虽然一些患者在术后 6 个月内就已经确定了假肢,但也有患者在 12～18 个月或更长时间内没有达到稳定的残肢大小。每调整一个新的接受腔,在调整期间对患者残肢的密切监测是非常必要的。

一些重要的康复措施包括预防皮肤破损和安全使用设备,可以有效地在团体课程或宣传资料中解决。这些内容包括:健康的肢体护理,穿脱假肢,制订假肢穿戴时间表,管理和防止皮肤破损,放置假肢,以及设备的维护。

假肢处方

截肢患者的治疗和康复跨学科小组成员包括外科医师、理疗师、整形医师、物理治疗师、作业治疗师、社会工作者、康复护士和康复顾问。许多医院和康复中心建立了假肢诊所,使这些专业人士聚集在一起,共同解决假肢使用者的问题和他们的需要。确定使用哪种假肢是第一个主要的临床决定。尽管研究文献已经确定了假肢使用结果的预测因子,但研究小组认为,患者个体的需求、动机和功能能力更能决定假肢的使用指征。确定是否适合患者的假肢最常考虑在内的因素包括:

(1) 病史:医疗条件的不足可能导致患者无法成功使用假肢。Sansam 一篇较早的系统综述表明,医疗条件越差,患者并发症越多。截肢前患者如有严重损害功能状态的心脏或肺部疾病,会对其假肢的使用有所影响。如患者有脑血管与截肢一侧偏瘫的病史,可能会限制其功能性假肢的使用,虽然也有一些证据表明,运动损伤的程度比参与的方面更能预测结果。

(2) 发病前和目前的功能水平:截肢前移动需要大量辅助的患者其假肢训练目标可能有限。截肢前的行走能力是假肢行走能力的预测。另外,能独立进行功能性活动、日常生活活动和使用辅助设备的截肢患者,将会在假肢康复中表现良好。

(3) 身体构造:病态的肥胖可能对假肢的安装有重大的挑战。然而,正如 Kalbaugh 及其同事所证明的那样,不应排除患者在假肢适配和训练的基础上,超重和肥胖患者的假肢结果能够与典型体重组结果相比较。有趣的是,该研究表明,超重和肥胖患者的假肢结果反而优于体重不足的患者,虽然这些发现可能是由于体重不足患者的并发症增加。

(4) ROM:如果患者想要高效且功能独立地使用其假肢,那么须优先解决髋关节伸长和膝关节屈曲问题,因为挛缩已证实对功能性假肢存在负面的影响。

(5) 家庭支持:需要帮助的患者必须依靠其家庭成员、其他重要的人,或正规的看护者来帮助患者进行一个或多个假肢训练任务。如果能够有一个家用助行器,则能够减轻看护者的负担且能使患者和看护者居家生活,而非生活在机构。

因为没有确定的标准来决定哪一个假肢能够作为强有力的备用,仔细考虑患者的个人特点及其个人情况是非常必要的。一些学者认为,即使是那些根据我们现有"标准"来评判假肢是否有有限/较低潜力成功的患者,也应该为他们安装假肢,并积极尝试。如果患者鉴定是合适的假肢候选人,那么就考虑同样的因素来决定此患者的具体特定假肢。

物理治疗师必须对假肢的部件和设计有一个基本的了解,有利于处方的执行。因为治疗师在一对一的环境中需要花费大量时间与患者共同训练,他们对患者的目标和需求往往比团队其他成员有更好的看法。治疗师可能会在决策过程中得到视角和重要的信息。如果治疗师对假肢的组成很熟悉,那么他可能会对早期康复患者最佳假肢处方有所见解。物理治疗师在假肢设计和技术的发展中应保持了解当前的发展趋势,通过与假肢专业人员进行专业互动,或查阅专业文献。例如,了解不同假肢的不同特征将有助于治疗师与假肢师合作,确定最合适和经济的假脚,以满足特定患者的功能需求。

治疗师也必须熟悉特定临床人群的特殊需要,以便他们能协助完成最佳的假肢处方以满足每位患者的需要。患有糖尿病的患者如果存在较多的皮肤破损和愈合不良的风险,可以通过接受腔软植入或硅胶套,减少其在假肢使用期间的摩擦。如果选择了轻量假肢且较为稳定,那么体弱的患者也可能达到更高的功能性水平。活跃的孩子需要耐用的假肢组件,但是也应考虑其替换成本,因为组件很可能需要频繁更换以适应孩子的生长。截肢运动员希望更持久、轻量、高科技的部件，为了能够在运动表现中获得其竞争优势。

改变接受腔的设计或暂停长期使用的假肢必须慎重考虑。患者在很长一段时间内都穿戴特定的假肢，可能很难适应新的假肢。除非假肢已经磨损，如果患者没有其他的问题，使用类似的假肢部件替换才是明智的选择。如果患者对新的目标或活动表示兴趣（例如，如果一个不跑步的患者想尝试慢跑），那么他处方的改变可能是很有必要的。Hafner 和 Smith 证明，经股骨截肢患者在使用智能控制假膝后，最初医疗保险功能分级（K 级）为 2 和 3 的患者，其功能得到了改善，跌倒的频率下降，并向更高的医保功能分级水平转变。但在另一项研究中，认为这种功能提高是偶然的表现。这一发现提醒治疗师们应该摒弃偏见，不要认为只为年轻人保留更高的技术设备。

K 级医疗保险用于确定哪些假肢部件适合截肢者的功能水平。为更高的活动水平而设计的组件将不能在医疗保险政策下支付。由医师来确定患者的功能水平。如果患者的功能能力随着时间的推移而增加，则可将其评级调整到更高的水平。

功能水平 0：患者没有能力或不可能在有或没有帮助下进行安全的转移，假肢没有提高其生活质量或移动能力。

功能水平 1：患者有能力或有潜力在水平面上使用假肢进行转移或移动——家用助行器。

功能水平 2：患者有能力或有潜力解决各种程度较低的环境问题，如路沿、楼梯或不平整的表面——社区助行器。

功能水平 3：患者有能力或有潜力与变奏的社区助行器进行移动，有能力穿越大部分的环境障碍，并且有职业、治疗或锻炼方面的活动，这些活动要求使用假肢不只是简单的移动。

功能水平 4：患者有能力或有潜力高于基本的移动进行行走，表现出高强度、高压力或精力充沛——大多是儿童、年轻人以及从事娱乐活动和运动的老年人。

预备假肢

最初的接受腔通常是由高温热塑性材料制成，但也可以用石膏、玻璃纤维、层压板或其他材料制成。接受腔是通过金属或塑料吊杆（管）的一端使用对线系统连接到假肢，或在大腿假肢的情况下则为膝关节。内骨骼组装式假肢更倾向于外骨骼修复，因为在康复过程中，这种调整很可能在早期完成。部分患者在早期阶段就安装了一个永久的立柱和假脚，并通过一系列的接受腔来完成，直到其残肢的轮廓成熟。大多数情况下，要到最后的接受腔适配阶段才会提供泡沫和长袜的遮盖。由于残肢的大小和形状发生了很大变化，所以在最终接受腔或假肢的适配前，患者可通过 2 个或 3 个接受腔进行检验。

穿脱假肢

应该通过一系列步骤来指导患者穿戴假肢（图 26－1），包括假肢的装饰，穿上袜子，穿上硅胶衬垫，拉上短袜或干性润滑剂，坐着的时候预先固定假肢，然后通过假肢站立，调整悬吊系统。很大程度上患者的步骤由具体的假肢决定。例如，一种带锁紧悬挂的滚轮系统要求患者滚动时将远端销衬套到残肢上，调整对线和启动销到环并锁定在坐姿的位置，并在最后接触悬吊机械时站起。常用吸着式接受腔的大腿假肢可能要求患者佩戴套筒或拉上短袜来帮助其将残肢移到接受腔内，虽然在套筒上需要进行一系列协调的加重和拉动动作，即穿过接受腔的阀孔，站立时进行此操作需要患者有良好的平衡能力和协调性。一旦残肢插入接受腔，就会排出空气，接受腔的阀门就必须固定。有关假肢组件的章节会进一步阐明特定类型假肢穿戴的要求。

假肢穿戴的一个普遍的主题是指导患者密切注意接受腔的水平面。接受腔的轮廓是为适应患者残肢的解剖结构而设计的。对于残肢有知觉的患者来说，确保假肢对线或许是非常有建设意义，因为只有接受腔位置放置正确，患者才会“感觉正确”；然而对于无感觉的残肢，患者必须通过视觉和触觉的补偿来确保位置对线。患者通常使用假脚作为参考与水平面对线；静态假肢对线常常会在站立位脚稍微外八，患者可用此视觉提示来确认假肢是否对线。

指导患者正确穿戴假肢及接受腔通常需要治疗师触诊患者的坐骨结节和其他结构（如耻骨、内收肌）是否固定在接受腔内的最佳位置。这还需要明确和专业的患者及其家庭的指导教育来明确触诊的目的和过程，因为这可能认为是严重侵犯患者的隐私。

假肢袜套的使用

在早期的假肢康复中，假肢袜套是用来匹配患者的接受腔及其收缩残肢的。适当使用袜套可以提高耐受性区域患者的残肢负重，减少压力不耐受性区域皮肤破损的可能，并在行走时增加患者的舒适性。羊毛或棉质袜套有三种不同的厚度（根据其厚度大小）：1（最薄）、3 和 5（最厚）。大多使用硬质或软质接受腔

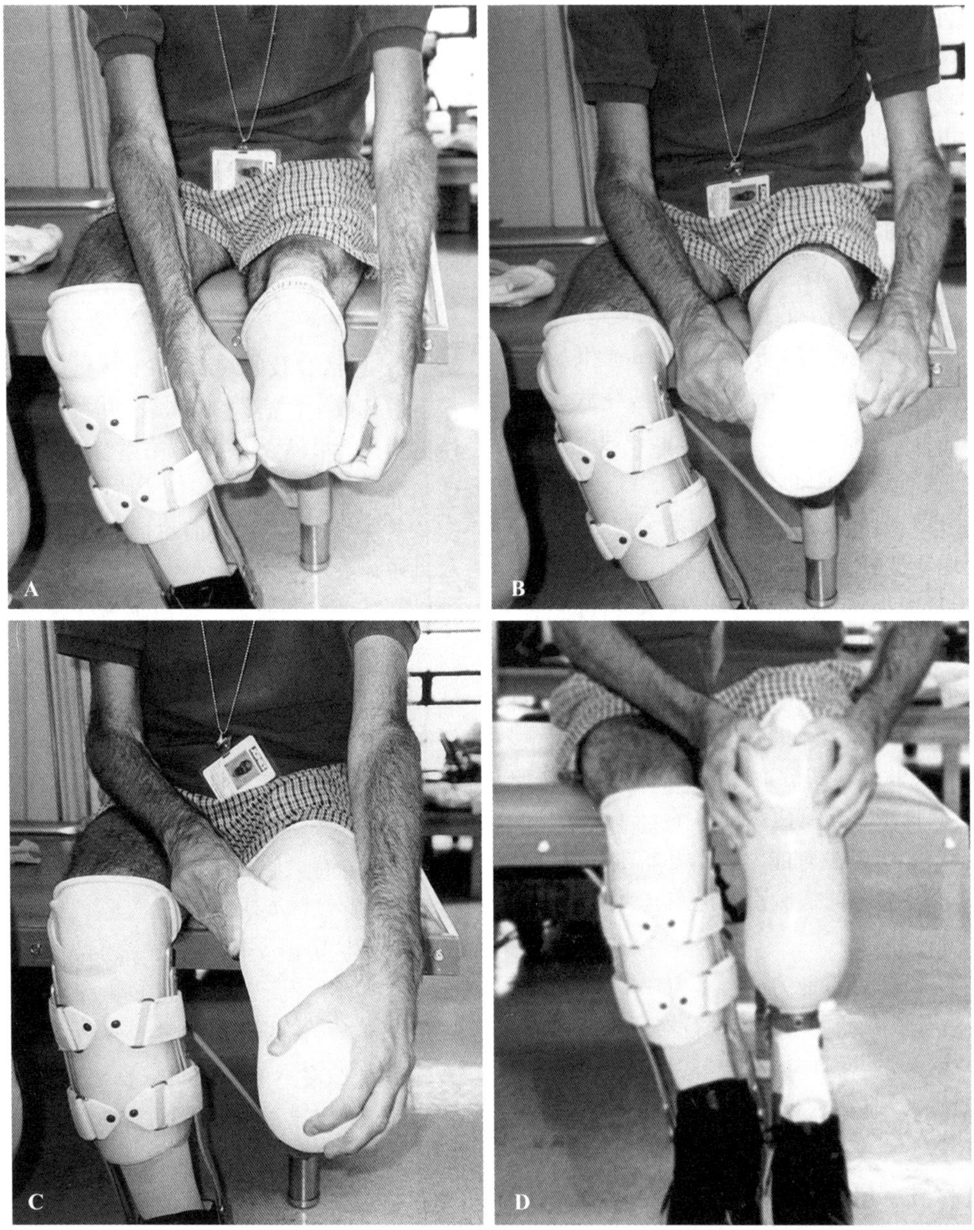

图 26-1 刚刚接受截肢手术的患者展示穿戴假肢的正确顺序。A. 首先，使用尼龙护套，调整其尺寸以防止形成褶皱。褶皱会导致压力分布的不均，可能会增加患者残肢的不适和皮肤的皲裂。B. 穿好护套，应一次一个，小心地调整假袜子的层数，直到达到患者所需的厚度为止。在患者穿戴假肢舒适的前提下，应尽可能减少袜子的数量。C. 患者的假肢设计中包含软的泥质结构。衬垫的前纵倾线不仅要适配患者髌骨的杯形，还能够指导患者在穿戴时的衬垫位置。在使用嵌件/衬垫时，患者禁止扭转运动，以避免其底层的护套或短袜引起褶皱。D. 最后一步是将残肢插入假肢合适的袜子和衬垫中。该患者使用坐姿穿戴假肢，逐渐增加负重，以达到理想的总接触拟合。需要注意的是，由于 Charcot 关节病，髌腱矫形垫是用来支撑和保护患者的残肢的。

的截肢患者会先直接在皮肤上（在袜子下面）穿一层薄的尼龙护套以减少其摩擦力，并能够隔离皮肤的水分。然后患者在肢体插入接受腔内之前，应穿戴厚度不同的棉袜或羊毛袜。如果不使用尼龙护套，患者也可将袜子直接穿戴到残肢上。采用硅胶吸着式或减震衬垫时，患者应在套筒或衬垫后使用袜套。对于带有锁定装置的衬垫，袜子底部的一个小洞可以将销插入其中。各种不同厚度的袜子可以结合起来，为患者提供舒适的假肢环境。在厚度相同的情况下，患者穿上的袜子越少越好（比如，一双三层的袜子比三双一层的袜子更好）。另外，假肢袜套也可以灵活地来解决患者接受腔出现各种的问题。比如，若患者远端残肢的周长比近端周长下降得快，移动过程中在接受腔内产生钟摆效应，就可以将假袜套的下半部分切开，以填补下半部分残肢。在两个全尺寸的袜子之间，短袜有助于填补患者在接受腔内的额外空间，以确保患者肢体和接受腔间的总接触正常。

截肢后第一个星期和几个月后，患者残肢体积的波动往往意味着袜子的数量每天都在变化，甚至在一天之内也会存在变化。由于患者残肢体积的变化，如何选择正确的假袜套数量对患者新假肢的使用具有很大挑战性。患者残肢肢体大小的变化十分迅速，即使在患者处于没有收缩器或未使用绷带缠绕的几分钟内，患者残肢的大小也可能大幅度地增加。由于这个原因，患者必须戴上收缩装置，直到安装好假肢。治疗师和假肢师应与新假肢的使用者一起，使用技巧和策略协助开发并解决患者的问题，以确定合适的袜子数量。

对截肢患者来说，良好的假肢匹配度和患者对假肢的满意程度是非常重要的。新假肢的使用者必须接受假肢和负重的指导。最合适的假肢是非常舒适的，就像为量身定制的手套一样。残肢和接受腔间的总接触是非常重要的，在没有达到完全接触时，患者会出现明显的皮肤问题。患者必须了解负重压力最能承受的地方，以及压力敏感度可能发生的地方。尽管患者最初可能希望通过肢体的末端承受重量，但他们必须明白接受腔是设计成完全接触并在几个区域分布负重的。对于小腿接受腔来说，这些区域包括髌腱、残肢的前内侧和前外侧、内侧胫骨以及残肢的远端部。对于坐骨截肢患者的接受腔来说，这些区域包括残肢的后端与耻骨支(内侧)、坐骨粗隆(后端)和在接受腔内的大转子(外侧)。坐骨截肢患者的接受腔也通过外侧股骨向外散发压力，以提高髋部外展在负重方面的效率。四边形接受腔在斯卡尔帕三角形(Scarpa triangle)上产生压力，迫使坐骨结节支托在患者接受腔的后架。

患者在使用假肢行走的过程中，有许多指标可以用于评估袜子是否适合。如果使用的袜子太少，残肢会在接受腔内下沉过度。在行走过程中，患者可能会抱怨出现活塞现象——也就是说，在摆动时，假肢会向下滑动，而在负重时，残肢会被向上推起。如果患者怀疑出现活塞现象，则应用钢笔或记号笔在接受腔的前或后倾线上作标记。如果当患者抬起下肢(使用髋上提运动)时，线条变得更明显，则很有可能是活塞现象，且患者袜子的层数过多。当对患者的皮肤进行检查时，就会发现在其近端髌腱和膝盖骨的下缘及远端前残肢出现反应性充血(红肿)，在预期区域下接触到接受腔的腓骨头上也可能出现红肿。这些都说明袜子的厚度不够，应该增加患者的袜子层数。在大腿接受腔中，过少的袜套可能会导致负重变大和高度充血，在腹股沟处，由于接受腔比预期的要高，腹股沟内的压力也会增加。

以下一组不同的症状都能显示患者袜子数量过多。患者可能会觉得假肢过紧难以穿上，而且在向前迈步的时，在步态中足廓清时支撑中期延长。在小腿假肢使用者中，在患者行走后检查其皮肤，可以看见在远端髌腱和胫骨结节有反应性充血。发红也可能出现在腓骨头部，与接受腔连接处。在坐骨接受腔内，过多的袜子会使得患者的残肢无法在接受腔内良好固定，患者也会感觉到在接受腔内不能“锁定”；在四边形的接受腔内，坐骨结节会从后架上抬高。这些症状表明，患者应移除一层或更多的袜子来加强假肢与接受腔的匹配。虽然活塞现象往往说明患者穿戴的袜子过少，但矛盾的是，它也可能因患者的残肢无法完全进入接受腔而导致，且会随患者走动而上下移动。

如果在康复初期患者有机会练习并解决其问题，那么大多数人都能熟练判断袜套是否充分。对于功能性假肢的使用者来说，穿戴假肢就像穿上牛仔裤或鞋子一样，成为他们的第二天性。然而这个技能的初始阶段需要注意很多细节。应该鼓励每位患者建立详细的计划安排，一次一层，加上适当数量的假袜套。袜子应该是无皱的，没有任何接缝，以减少对患者手术瘢痕区所产生的压力。

悬吊装置检查

如果患者接受腔感到舒适，那么调整悬吊装置也是非常必要的。小腿假肢的悬吊系统包括：悬吊式袖套，有或无腰带髁上带和辅助叉带、髁上接受腔设计、髁上/髌上接受腔设计、直立式关节大腿束套以及带固定环的吸式衬垫。为完成整个过程，患者通过接受腔站立和负重来确保在调整悬吊系统的同时保持患者残肢的正确位置。

带锁或梭形锁的滚带式硅胶套是最为常用的悬吊系统之一。当在悬吊套管上滚动时，必须小心地把销放在患者远端残肢内侧面的中心。应通过每只袜子洞中的滑动销，在硅套管上使用适当数量的袜子。当患者将销与接受腔连接起来并将其推入接受腔内时，销头应该按下以保证接受腔的匹配。一旦患者的残肢放置在硬质接受腔内，患者通过假肢站立和负重；销头应该进一步深入到环状机械装置，并确认有三到五声咔哒声。如果在最初的负重区域上可以听到咔哒声，这说明患者可能需要穿戴更多的袜子。

残肢皮肤问题预防及管理

由于伤口需要长时间的愈合加上患者新皮肤刺激，患者的假肢训练可能会延缓，而对患者残肢皮肤破损的预防和管理是重要的目标。据研究，假肢使用者残肢皮肤问题的发生率在36%～64%。尤其是皮肤敏感的假肢使用者和手功能受损的患者更容易引起皮肤问题。患者残肢的皮肤问题已证实对假肢使用者的日常生活有影响。

新假肢使用者中，皮肤问题的原因可以排除负重和步态训练活动。压力、摩擦力或剪切力是与假肢磨损有关的皮肤破损的主要原因。如果患者在负重时，外部压力超过了毛细管再灌充压力(25～32 mmHg)，那么氧气和营养物质的输送，以及从活性组织中清除废物的过程都会终止。如果提供压力缓解，那么局部缺血就会发生反应性血管扩张或充血。这是一种负重区域发红反应的机制，比如在新的小腿假肢使用者中观察到髌腱和内侧胫骨平台的反应。负重区域发红的部位在10分钟内恢复到正常皮肤的颜色，在患者早期的假肢训练中会显示出正常的反应性充血。如果红肿持续或用力触诊后不会变白，也很可能会发生患者的组织损伤，显著增加其皮肤破损的风险。

治疗师和截肢患者应该认识残肢的耐压和压力敏感区域红肿的不同含义，这是非常重要的。如果耐压区域显示存在压力过度，那么患者的接受腔匹配可能适合，但承载的重量或持续时间可能需相应减少。如果压力敏感区域显示压力过大，则更可能需要调整接受腔的匹配度。如果观察到患者红肿过度，成功解决问题的方法是一次改变一个变量，并评估这一改变对患者假肢问题的影响。如果同时进行多个更改(例如，穿戴时间、对线方式和接受腔的匹配都改变)，那么即使问题解决，也无法找到究竟是何种因素的改变才使得这个问题得到真正的解决。如果问题没有解决，我们就无法知道这些干预措施是否比其他的更为成功。

患者残肢皮肤破损的风险是由生理和机械因素决定的。患者残肢血管、感觉和肌肉骨骼状况决定了患者的生理因素，而接受腔匹配度、接受腔对线、负重能力及持续时间决定了患者的机械因素。每一个风险因素都有临床意义。因任何生理危险因素引起的患者皮肤破损，可能是由于保守的假肢穿着时间表和频繁的残肢检查。如果残肢的瘢痕和软组织流动活动度导致组织破损，那么可能需要适当的干预措施在受累区域内进行深层按摩(瘢痕愈合后)和/或在假袜下使用尼龙护套。

导致患者残肢压力敏感区域负重增加，并可能导致患者皮肤的破损。如果怀疑患者接受腔不合适，那么解决问题的第一步是重新进行彻底的评估来调整患者的穿戴技术和袜子的数量。然后应重新评估假肢，以确定是否达到患者残肢和接受腔间的全接触。如果所有这些区域都是充分的，那么就能研究出假肢对线的潜在问题。在调整适当且匹配合适的假肢患者中，非常重要的一点在于假肢持续时间的增加也会导致患者残肢压力区域无法耐受。没有任何皮肤完整性问题的患者在使用腋拐时，可以进行部分负重行走，当全天使用单侧拐杖时，患者负重的增加会导致其压力耐受区皮肤破损。

皮肤的破损并不是患者继续使用假肢的直接禁忌。首先应该确定患者出现问题的原因，并通过适当的调整来消除这一问题。应该允许患者使用合适的、不黏附在接受腔内的敷料进行假肢训练，并继续密切观察并对任何损伤做出持续的评估和治疗。当然，如果患者病变逐渐恶化，尽管在接受假肢训练期间进行临床治疗，患者应暂时停止使用假肢。在先前的例子中，直到患者病变愈合，才可能恢复使用双侧拐杖并减少假肢磨损的时间。患者接受治疗后，步行时间可分为使用双侧和单侧拐杖，以针对负重的增加再度尝试使用。如果该区域没有愈合的迹象，或者随患者病变大小或炎症或感染的迹象变得更加糟糕，那么可能需要患者停止使用假肢以使得伤口能够得到恢复。

当患者开始在不同的地面上行走时，接受腔内的负重压力大小和方向也会发生变化，增加了患者皮肤破损的机械风险因素。患者下楼梯时应采用一步一行的方式，由假肢引导来保护残肢；当一步一步向前推进时，患者的残肢会经历不同的压力分布模式。楼梯的高度也会对接受腔内的压力分布产生影响：随着台阶高度的增加，总楼梯行程也会增加。在不平坦的地面上行走，如草地或碎石，不在可预知的平面上行走会使患者接受腔里产生不同的压力。评估皮肤破损的潜在原因时，重要的是要考虑到环境的特征以及患者所参与活动的任务要求。通过调整运动策略或环境改变任务技术，或添加辅助装置，为残肢提供足够的保护，以防止患者皮肤受到刺激和破损。

如果局部压力的增加确定为患者皮肤组织破损的原因，那么目标就是缓解压力，而假肢师调整患者的接受腔可能是非常必要的。某些不恰当的减少压力的方法应该避免。“甜甜圈”型衬垫的使用对于患者在一定范围内皮肤的破损或潜在的破损会产生反作用，原因有三个。甜甜圈垫：①当残肢放置在接受腔内时，增加了患者损伤周围区域的压力；②增加了负重的缺血性效应；③可能导致患者水肿或通过甜甜圈的“洞”挤压患者脆弱的皮肤组织。任何与皮肤接触的胶黏剂都应慎用。可以在假肢接受腔下装尼龙护套来包裹敷料。最后必须避免接受腔内使用粗糙的敷料，包括普通纱布。非黏附的绷带或不黏的衬垫往往纹理单一，更不容易磨损到患者皮肤破损的区域。很多新产品都是很薄，而且是自黏的，但对患者的皮肤无害，有效提供了另一个“组织”层到患者面临破损或正在愈合的区域。

应在假肢的接受腔内使用少量的敷料，因为安装接受腔是为了保持患者的舒适感，且任何附加的敷料会增加其对受影响区域的压力，这对患者伤口愈合的目标不利。如果在接受腔内使用敷料，治疗师必须重新评估患者假肢，并了解即使是一层薄薄的敷料，也可能要患者少使用一层袜子。

假肢穿戴时间表

在患者接受腔的评估和调整完成后，就可以开始进行患者的假肢训练了。在整个训练阶段，由于残肢形状和尺寸的变化，需要对患者接受腔的匹配和调整进行持续的重新评估。患者最初穿戴假肢的时间通常是较保守的，特别是对于有皮肤完整性问题的患者。通常来说，第一次的负重活动需要密切的监督，持续时间不能超过 5～10 分钟。一旦患者使用假肢在 30～60 分钟没有出现问题，那么患者穿戴假肢的总时间应逐渐增加，在皮肤条件允许的情况下通常为 15～30 分钟。没有皮肤完整性问题的患者（例如，在外伤性截肢或先天性肢畸形矫正后），通常会快速地进行穿戴活动，而那些有感觉障碍或周围血管疾病的患者训练则需要更谨慎进行。

在负重开始几分钟后，应对患者的残肢进行检查，在可预测的压力区域内会显示皮肤的红肿程度。因为小腿和大腿接受腔都应与患者的残肢完全接触，所以整个假肢可能会出现一种轻微的反应性充血，这在第一次移除接受腔时是很明显的。必须进行持续的皮肤检查来增加患者假肢的穿戴时间。至关重要的是，患者需了解逐渐增加穿戴时间的重要性。如果患者在不受监督的情况下开始穿戴假肢，或者没有认真执行穿戴时间表，那么皮肤破损的可能性就会大大增加。

假肢穿戴时间表

患者姓名：____________________________

假肢穿戴时间是　　　　穿上　　　　脱下。

每次脱下假肢时，请检查您的皮肤。请仔细查看 10 分钟内不会消失红肿区域，或在残肢上出现水疱或擦伤的地方。

如果您有以上或任何问题，请打电话给您的治疗师，在问题解决前请不要再穿戴您的假肢。

如果以上没有任何问题，您可以在 2 天内将穿上时间调整为_______，并保持脱下的时间。

下一次预约时间：____________________________

治疗师姓名及电话号码：________________________

图 26－2　假肢穿戴时间表用于早期康复时指导患者在家中使用新的假肢。

因为假肢师和物理治疗师都要向患者提供截肢手术后的假肢，所以最理想的是两人都可以参与到患者假肢最终的安装和对线检查中，但这种情况很难。在收到假肢后，物理治疗师和截肢患者可能会认为只有在第一周或更多的治疗过程中，在治疗师的指导下才能够最安全。一旦允许患者在家中使用假肢，那么就必须有一个个性化的假肢穿戴时间表（图 26－2），并防止对假肢使用时间的误解。

体位

坐位下人们通常需要对下肢假肢的放置位置进行指导。在直立负重活动中，设计了小腿接受腔修建线，以达到假肢最佳的压力分布。接受腔的高后壁须对站立位前方支撑面施加反向压力，但同时对坐位下腘绳肌肌腱施加了过度的压力。假肢上的髌腱压痕设计是为了控制患者站立下的负重量，但是如果患者在坐位时假肢滑落，则会对胫骨结节的前方造成压力。类似地，如果长时间维持坐姿，那么患者的小腿接受腔会改变或失去吸力，可能导致过度的压力。最理想的状态是，在患者坐着的时候，其假肢应放在地板或轮椅的脚板上，这样残肢就会保持与接受腔的完全接触。这有助于避免过度压力的风险，并减少患者肢体与残肢间可能导致水肿的相互作用。这种情况对于低位下经股截肢患者尤其困难，因为坐姿后方存在的压力，会导致患者的关节经常性的移动。

此外，尽管有部分患者可能急于在合适的地方进行假肢的训练，但他们必须明白，除了步行以外的活动，使用假肢（如加权长弧四轴运动）（weighted long-arc quad exercise）改变残肢力量的大小和方向，并可能会增加患者皮肤破损的可能性。

假肢保养

截肢患者也需要有关假肢如何适当护理和保养的明确指导。应每天用湿布擦拭假肢接受腔和衬垫。每天都要清洗假肢袜套，并将其平铺到干燥的地方(当使用烘干机烘干时，羊毛袜会发生缩水)。不穿戴时，大多数假肢装置(除液压机械装置)应放置在水平位，最小程度的倾斜(硬质接受腔尤其容易受到创伤裂缝损害)。

假肢适配与对线

当新假肢使用者对其假肢感到舒适和自信时，很有必要在患者的接受腔和假肢对线上做出一定的优化，以实现患者最为轻松且美观的步态。理想情况下，假肢师、截肢患者和治疗师作为一个跨学科的团队，应一同解决患者接受腔的适配和对线问题。物理治疗师应对如何最优匹配患者接受腔和对线的问题有基础知识的全面了解，以便识别和排除患者的问题，并准备好将患者介绍给假肢师，以适应必要的调整。

假肢接受腔

残肢与接受腔间的完美匹配对于患者成功的假肢训练是非常必要的。接受腔的全接触设计目的是将压力负荷分散到患者残肢上，以辅助静脉血液从肢体回流，并通过残肢提供的感觉反馈给假肢使用者，有效地将肌肉功能转移到假肢设备上。尽管该接受腔是由患者肢体的阳模(通过取模或电脑技术)制备的，但由于残肢早期的变化，在患者早期的假肢训练中接受腔改变的情况并不少见。因此，经常仔细检查患者残肢并听取患者的口述，都有助于评估接受腔的适配和患者对假肢的耐受程度。

对线

在安静的站立(静态)和步态活动中(动态)评估患者假肢的对线。静态对线是指对接受腔、假膝关节(如适用)、临时假肢、假脚、地板，假肢长度，以及患者残肢上接受腔间整体配合关系的评估。动态对线包括以上概念且还应考虑患者的假肢，因其还与悬架、患者步态对称和步态的能量要求有关。因为静态对线是患者参与的第一个站立活动，如果没有双杠，那么患者须有足够的保护并谨慎地进行活动。通过对线评估收集的信息可以显示患者接受腔内残肢组织的压力分布。假肢对线的问题不仅会影响接受腔内的压力，而且还会影响患者步态的生物力学，并将假脚的力转移到运动链上。静态和动态对线都必须从前、后、外侧(假肢侧面)的角度进行评估。若要对患者的假肢对线进行完整的回顾，请参看各部分章节；表 26-5 提供了标准小腿和大腿静态假肢对线的基本原理。

表 26-5 静态假肢对线及原理

对线	对线原则
后视图	
假肢高度(对称腿长)	防止与腿长差异相关联的步态异常 提供通过接受腔的最优负重以防止疼痛或皮肤问题 防止腿长差异造成的残肢畸形
铅垂线：接受腔中间到后跟中间稍外侧	小腿假肢在支撑期时会产生轻微的内翻力矩 小腿接受腔内，将压力施加到内侧近端(胫骨平台内侧，内侧股骨髁)和残肢远端外侧(腓骨轴)的压力耐受区域，并将不耐受区域的压力最小化到残肢近端外侧(腓骨头)和远端内侧 在大腿接受腔中将力施加到股骨干外侧
大腿接受腔轻微内收	大腿接受腔内收可改善张力-长度关系以及在单侧支撑时保持骨盆水平的髋外展效率
侧视图	
小腿接受腔处于支撑中期时有 5°～10°的屈曲(接受腔前倾，轻微膝屈曲)	将负重力分布到部分小腿残肢的前方、压耐受区域 在支撑中期限制重力中心的垂直位移，以降低步态的能量消耗 加载响应和延迟时相时允许控制膝关节屈曲，如正常步态 防止膝关节在支撑中期过度伸展
大腿接受腔 5°屈曲(接受腔后倾，髋关节屈曲)膝在支撑中期完全伸展	步态时相中，用于改善长张力关系和髋伸展效率 将负重力分布于股骨后方、健侧肢体的耐压区域
铅垂线：接受腔中间到脚后跟前边缘	在小腿对线中，在支撑中期至末期膝关节屈曲 在小腿对线中，站立位防止膝关节过度伸展
评估大转子-膝-踝	在大腿对线中，髋关节和踝关节的大腿假肢中膝关节旋转中的位置进行评估，决定了假膝关节伸展的稳定性，以及摆动时膝关节的屈曲

假肢步态训练

时效和肌肉活动的有序性，加上合适的姿势进行独立控制的能力是患者在日常生活中对各种各样的环境进行功能性移动的关键因素。许多假肢使用者都有潜力能用近似正常的对称步态模式，这种步态不具有明显的步态异常，而且可无辅助设备下独立。然而要做到这一点，患者必须面对各种各样的挑战，包括：(a)对假肢的耐受力，以及通过残肢负重；(b)在所有运动平面上通过残肢控制重量的动态转移；(c)在踝关节缺失与经股截肢的情况下，膝关节感觉和本体感觉输入、肌肉控制和 ROM，均重新整合体位控制和平衡。

患者个人的恐惧和担忧会影响其决心和动机。恐惧和关注很大程度上决定了患者是否能够行走并执行其他重要功能活动。一位截肢的患者如果原本在社会上有安全行动的能力，因为对自己的身体能力缺乏信心，或害怕被认定为残疾或与众不同，他可能不会选择去户外冒险。相比之下，如果患者的临床表现不理想，但只要他有决心，也很有可能会回到忙碌而富有成效的“1－2－1”的行走生活中。

早期训练

对于新假肢使用者来说，步态训练的开始通常是在没有环境要求的水平面进行移动。步态训练通常始于平行双杠内，作为一个受保护的环境。因为平行双杠为患者提供了稳定和安全，所以其环境挑战最小。如果没有平行杠，即使是辅助设备，如台面或桌子的支撑、高的垫子、底座或椅子都是合适的选择。当在双杠内开始训练时，应鼓励患者在平行双杠里采用放松并且打开手去抓握平行杠，因为一旦不使用平行杠后，患者对此的依赖就会变成很难改的习惯。当患者接受假肢并兴奋地迈出第一步时，应适当限制并仅仅允许患者在双杠间行走。应指导患者对于第一次假肢行走建立正确的期望：接受腔部位可能会有紧张的感觉，因为接受腔的总接触所以会感觉好像在挤压残肢，且最初的假肢负重可能会有不适。

在平行双杠间移动可以帮助治疗师在训练初识别患者的步态异常，杜绝患者养成不良姿态。基于这一初步的步态评估，可以通过锻炼和步态训练来解决患者个别的问题。早期的治疗活动将从最初的支撑开始，随后挑战患者的姿势稳定性。从负重和步态活动进展到有显著的双侧上肢支持，到最低限度或不支持，是常见的早期目标。在康复过程中，这两种治疗方法均适用于小腿及大腿假肢使用者。早期假肢训练活动的主要过程包括：

(1) 减少患者依赖上肢(UE)支撑的静态负重(例如，从双侧手握 UE 支撑到健侧手握 UE 支撑，到患侧手握 UE 支撑，到无支撑的静态活动)。

(2) 简单的动态负重转移活动，包括在步态和功能活动中，多个方向上假肢(前/后、内侧/外侧和对角模式)的负重和无负重。这些任务是通过减少 UE 支撑和不同的足位(平行站立、并足站立、串足站立)来进行的。当患者在不同方向上移动时，应考虑穿过“球”或“足跟”的重量，或假脚内侧或外侧面来进行不同方向上的负重转移，这可能会有助于将假肢接受腔内的感觉和足部的躯体感觉体验关联起来。这些活动中，另一个重要的提示可能是患者在活动中，专注于骨盆相对于假肢负重转移活动中的位置。患者对骨盆的关注十分重要，原因如下：①相比没有截肢的患者，截肢患者直立行走时的骨盆位置较不稳定；②骨盆是直立姿势稳定的关键，因此患者应注意这个重要的控制点；③通过专注于骨盆，患者从引导控制健侧肢体然后到“整个”肢体，从点到面，尽管部分患者在假肢康复前从未对骨盆有所关注，所以这需要患者将重点从假肢和面临的“新”挑战转移到其他地方；④患者康复早期的负重转移活动中对骨盆位置的认识可能会对其后期的步态存在其他要求，如加强更容易让患者掌握的骨盆旋转。在负重转移的活动中控制骨盆，患者可能会把骨盆想象成桌子的顶部，桌子上放着一个非常高的花瓶，所以如果骨盆有向任何方向旋转的迹象，花瓶就会掉下来摔碎；或者患者可以想象成桌子上有一个球，不管负重转移的方向如何，他们都不能让球从桌子上滚下来。这些提示方法是为了鼓励患者骨盆的前、后和外侧平移运动，但没有实质性的前、后或侧倾骨盆运动。

(3) 站立要求患者在功能范围内够物以达到不同的高度和方向。这些活动是达各个方向的极限，同时在不同的足位且减少 UE 支撑下完成。此类早期的运动是实现患者功能性目标的先决条件，如爬上高架、举起重物或从地板上捡起重物。

(4) 逐步减少 UE 支撑下，各方向的重复的踏步运动(如将步态周期分解成一个个阶段)。这里的重点可能在于患者能良好控制近端/骨盆穿脱假肢。

(5) 将健侧的肢体踏在一个较高的表面上(以较低的表面开始逐步高度上升，或从稳定的表面开始，如凳子，逐步变为不稳定的表面，如小球)，通过假肢强制性增加患者负重，并逐步减少 UE 支撑。

(6) 步态训练将患者的步态异常最小化，或在双杠内活动。早期训练中，患者通常从中获益，在初次接触时，与假肢脚跟保持牢固的接触，以增强在地板上对假肢位置的认识，并保证髋关节灵活且假膝关节稳定。

(7) 坐站和站坐转移活动能使患者得到放松且

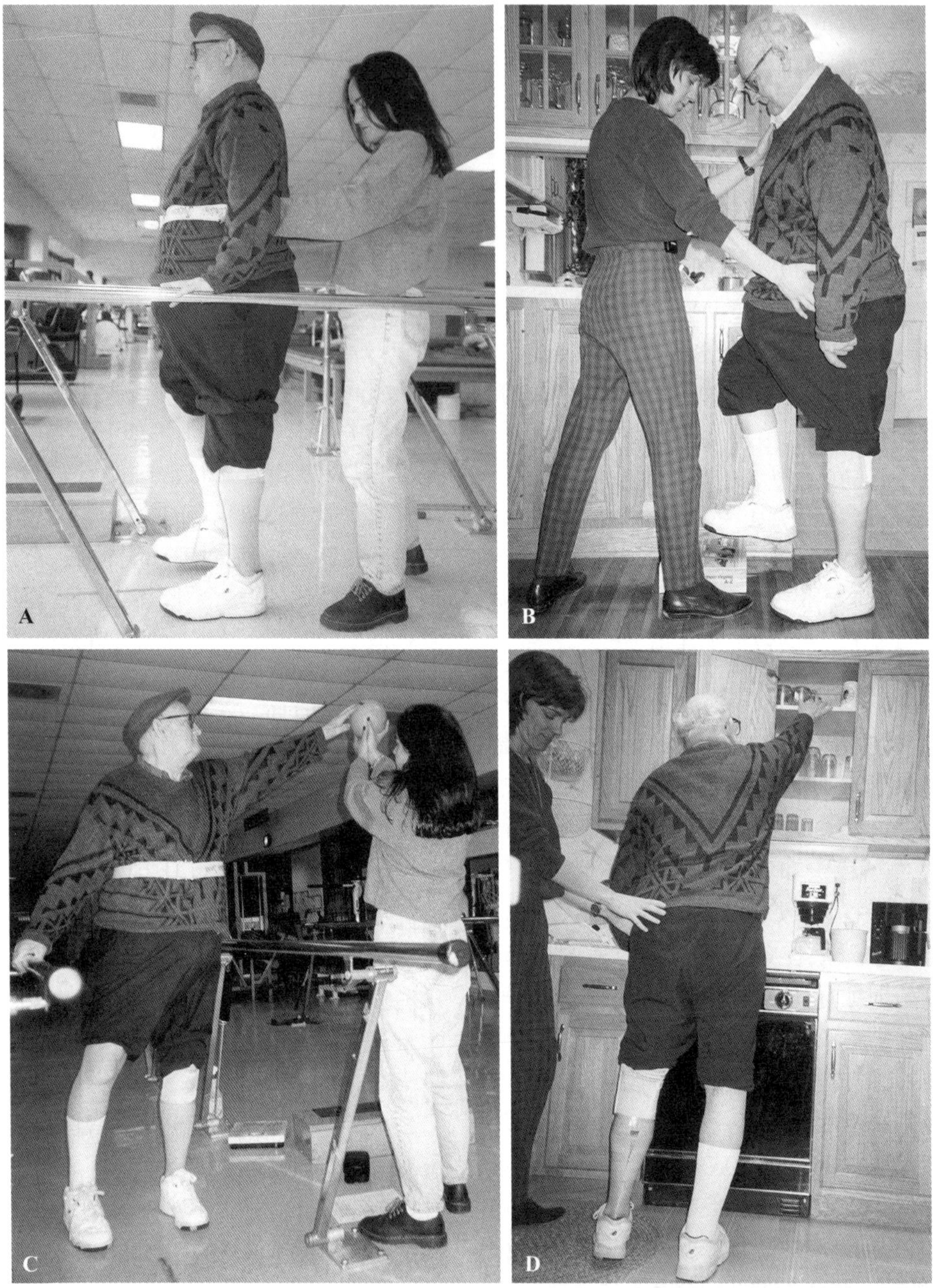

图 26－3 早期假肢训练中的负重运动、负重转移和平衡活动。A. 新假肢使用者应利用健侧肢体，通过反复的练习（向前和向后）来将重量转移到假肢上。注意假肢上的负重大小，良好的假肢对线和直立躯干和头部姿势，在双杠内逐渐放手。B. 放到书本或低凳子上可以通过假肢来增加负重。C. 通过所有运动平面完成各类运动，鼓励患者在假肢上下移动负重，并挑战平衡和姿势控制。更早的阶段，在平行杆内扶手可以弥补患者的平衡和姿势控制。这种活动可以逐渐减少，最终在无上肢的支撑来进行。D. 康复过程中应尽早将运动整合到功能环境中。

增强其独立性。应鼓励经胫截肢患者通过假肢整合不均匀负重；而在转移活动中，小腿假肢负重更多。使用扶手从高的表面开始训练，然后逐步变为在无扶手情况下进入较低的表面，变化不同的训练模式，包括使用不同类型的支持面，将提高患者的个人能力，并使其技能泛化。图 26－3 描述了一些康复早期假肢的训练活动。

虽然在功能任务之外使用特定的负重运动可能与鼓励患者的行动导向性和运动性的基本运动学习原理相矛盾，但鼓励负重活动可以成功地进行练习，然后融入功能步态和移动技能。即使在步态周期中初次触地没有重量的转移，重复的假肢负重训练也是一种很好的方法。一旦患者逐渐习惯负重（如通过步态支撑初期的初次触地），到进一步练习更多的完全

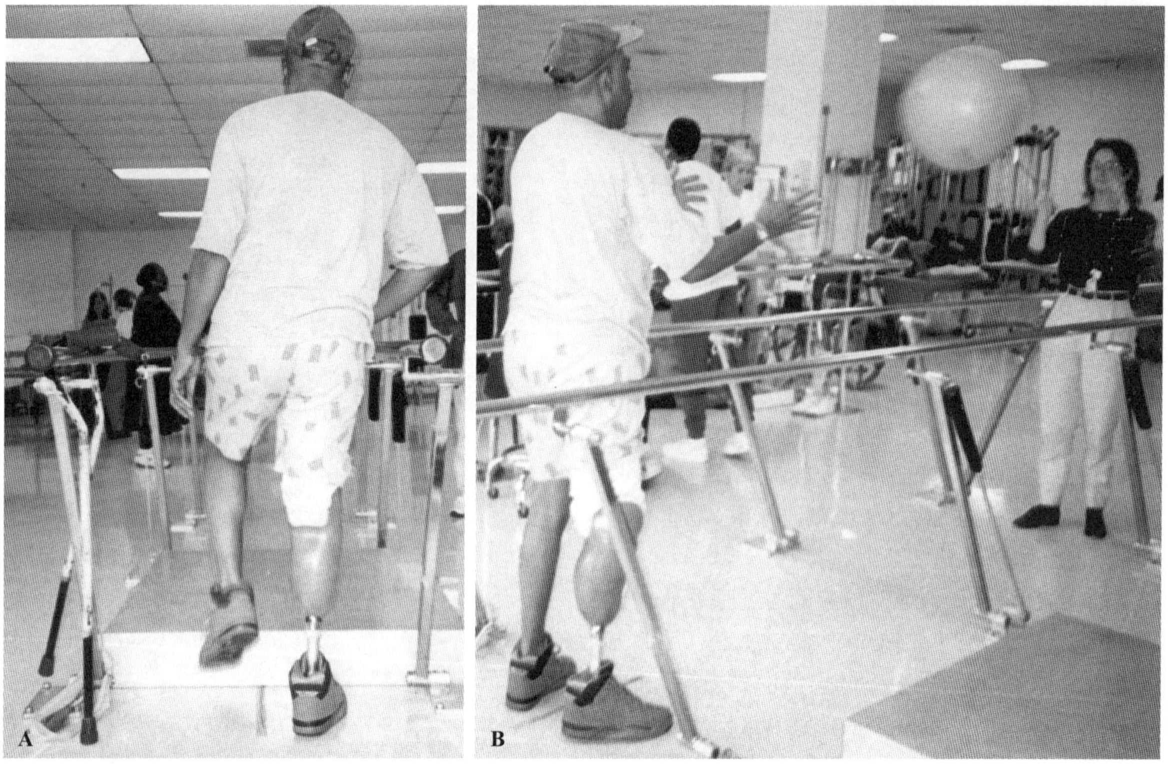

图 26－4　假肢训练中的体重转移和平衡活动。A. 无上肢支撑的平衡训练会使得踏步运动变得更具挑战性。B. 投掷和捕捉活动包括针对假肢的平衡(前馈和反馈)、协调、姿势控制和负重。

负重运动,为单侧支撑做准备,最后将活动融入整个步态周期。无论干预重点是什么(负重、平衡、姿势控制或协调和有序),活动都能够且应整合入步态周期或同一治疗阶段的功能性任务。如果最终在功能任务的环境下完成,那么干预措施是最有效的。康复过程中经常犯的一个典型且不利错误是重复进行一项在患者能力范围之内的治疗计划。治疗师们需注意,对于在生理和功能上挑战接受假肢训练的患者,如何达到此患者的全部潜能是至关重要的。

进行假肢训练会增加患者对姿势控制和平衡的挑战。没有 UE 支撑的动态活动和需要预期与反应性平衡策略的活动(如追赶活动)可为假肢使用者提供更开放且不可预知的环境。再者,对患者的挑战对于他们长期的平衡功能很重要。应当允许新的假肢使用者在站立位置找到其稳定极限。如果患者总使用 UE 支撑和/或在极轻微的平衡失调情况下,治疗师密切的保护与干预,而导致患者从未真正测试过个人的稳定极限,那么他就很难了解自己的稳定区间,且可能永远不会有机会建立起信心来监控并保持自身的平衡。图 26－4 描述了一些患者的平衡活动。协调有序的辅助设备来促进步态的控制时间和流畅性(如使用节拍器使步幅时间对称),以及鼓励适当负重(如使用音频生物反馈负重)。在所有新假肢使用者的活动中,治疗师必须保持经常对患者的皮肤进行检查,寻找压力不耐受和皮肤刺激的迹象。

有些患者即使在静态站立活动中,也很难通过假肢负重。他们可能严重依赖于在双杠内的上肢负重,并表现出犹豫不决或无法使用假肢将所有重量支撑起来。讽刺的是,截肢前特别活跃且功能正常的患者用拐杖或助行器行走时,可能会发现使用假肢负重很困难。在假肢训练期间,患者健侧肢体往往会因重力原因处于更为中央的位置,这样重心就能自身支撑,肢体处于内收位置,截肢的肢体处于被动外展位置。患者在接受假肢训练时必须调整他们的下肢位置。

髋关节和/或膝关节力量较差的患者也可能在站立活动中通过假肢和/或减少对上肢的依赖从而负重。长期血管疾病会逐渐限制患者的身体活动,可能会影响下肢力量,从而影响其假肢的支撑稳定性。只有患者恢复其功能水平,才有可能在没有辅助设备的情况下移动。不愿使用假肢负重的患者,无论因为力弱还是恐惧,抑或是习惯模式,都可能会想要将假肢作为一种"辅助装置"来进行移动,而非真正将其作为替代的肢体。让患者站在体重秤上,通过假肢的负重来提供客观的反馈,可能对不愿使用假肢负重的患者有所帮助。使用心理意象疗法成功掌握所有负重运动和步行活动可能是除 PT 以外的好的补充方法。

治疗师和新的假肢使用者应该认识到改进假肢负重的重要性，它会使患者健侧肢体上的机械应力降低，避免造成使患者血管损伤。

其他干预策略可能有助于患者早期的步态训练，包括口头提示骨盆向双杠（侧向）移动和稳定的足位时假肢方向的站立下前倾，以及治疗师的手放在髋部触觉提醒前外侧方向以益于患者向前行进。

因为患者假膝关节的稳定性和移动性与髋关节肌肉的恢复，力量和运动控制有直接关系，所以经股截肢患者早期的步态训练存在着一些额外的挑战。虽然骨盆控制的这一重点是在帮助控制经股截肢者的假膝关节的前提下提出的，经胫截肢患者也将从改良的骨盆控制中受益，因为在步态训练中，是通过语言和触觉的提示来促进患者骨盆控制。

负重时，患者大腿假肢对线应能通过膝关节提供支撑稳定。使用假肢单侧站立时，需要患者有足够强壮的髋部外展肌（抵消重力下髋关节内收力矩）和伸肌（保持髋部和躯干直立和伸展位置），这样才能够稳定并控制其躯干和骨盆。负重时的前进对患者的假肢来说挑战性很大，因为这需要患者专注于其骨盆的位置和运动。髋部外展和伸肌灵活，加上骨盆的前倾对于保持患者姿态的稳定至关重要。在站立时，患者的假肢往往会出现骨盆后旋，或骨盆向后“漂移”的现象，此时，骨盆摆动侧应该是向前旋转，而支撑侧的骨盆不应向后旋转。骨盆后部的位置会使得假肢无法顺利过渡，因为它破坏了正常的前进过程。

治疗师在使用本体感觉神经肌肉促通术（PNF）时，可以在支撑相促通骨盆的前倾，并有意识地应用手并对患者的肌肉进行输入（如抵抗、快速伸展）。在患者前面或后面都可鼓励其进行良好的骨盆运动（图 26－5）。摆动相同样需要训练，以促进正确的运动。有效的摆动能够使患者达到正确的步长和步态。对称的步长有利于平滑高效的步态。有两种具体的方法可帮助经股截肢患者实现假肢的良好摆动。首先，需要鼓励患者的健侧肢体跨出正常的一步。假肢使用者常常会犹豫——当他们步态不对称时，往往是因为假肢跨出的一步过大（因为患者习惯于健肢负重），而健肢的一步非常小（因为患者不习惯于假肢负重）。健肢完整的一步为患者的截肢肢体提供了髋关节更大的伸展和后骨盆的横向旋转。由于假肢大多的设计方式，前骨盆横向的旋转压力将促进患者的“膝关节分离”。这有效地缩短了患者肢体在摆动相的廓清。经股截肢的患者应将骨盆向前旋转，这将使假肢向前摆动，并伸膝，使其在初次触地时膝可以完全伸展。大腿假肢患者早期步态训练包括练习，还可能会促进患者的前骨盆向前平移，以帮助其获得膝关节分离和最初摆动的感觉。同类型用于促进负重时骨盆稳定性的 PNF 技术可以用来促进骨盆在摆动相的运动。骨盆未旋转的情况下，髋部过度屈伸使假肢向前伸展会阻碍患者的正常步长。同样地，跳跃、髋上提和划圈并不是摆动相患者跨出假肢的有效方法。这些是常见的步态异常，应尽可能快地消除。

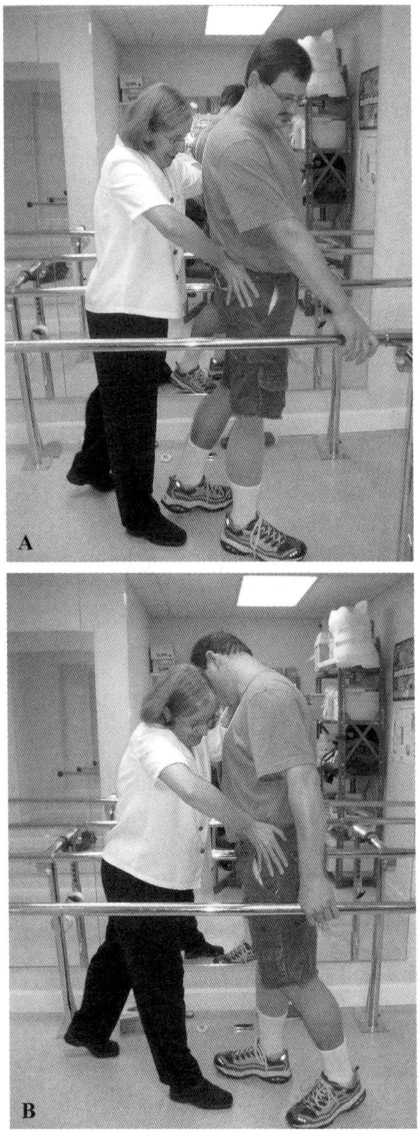

图 26－5 促进前侧骨盆运动的有效假肢步态。A. 治疗师可以使用徒手技术来提示患者骨盆的位置。B. 治疗师也可以使用本体感觉神经肌肉促进术来促进手接触和适当的阻力来要求患者跨出一步时向上并向前移动骨盆。

辅助设备

辅助设备只能提供平衡的帮助（单拐或四拐），或负重下平衡（即标准助行器、旋转助行器、腋拐或前臂拐杖)。使用辅助设备的目的只是提供一些必要的支持以保护患者愈合中的残肢,并减少其摔倒的风险,而不妨碍患者假肢负重的个人意愿或能力。在平行杠内或在一个稳定的表面上进行假肢负重/转移运动,从而让患者学会初步运用只提供平衡的辅助设备是非常明智的。乐观情况下,假肢最多能够承受100%的负重,所以 UE 通过辅助设备负重是没有必要的。表现良好负重、力量和平衡的患者可直接从平行杆提高到使用单杖或无辅助设备。应谨慎使用四拐,因为它们经常被误用为负重器械,而宽基底则会有跌倒的危险。对于无法使用假肢进行早期全负重的患者,需要负重辅助设备,而选择的设备是助行器或腋窝或稍高水平的拐杖。拐杖使得患者能够使用摆过步(step-through)的步态模式,这种步态与正常顺序和模式的步态很相近,以达到两点步态。患者可从双侧的支撑开始,随着假肢负重的增加,逐步变为单侧的支撑。

标准助行器阻碍了高效的交互步态模式的发展,因为他们将前进的速度限制为"摆至步(step-to)"而不是"摆过步(step-through)"的运动策略。这样中断了动作的流畅性,阻碍了患者在支撑基础上重心的向前推进,并阻止了有效的支撑末期和摆动初期。标准助行器适用于长期使用的患者,或者是对过渡到新设备有抵触的患者。如果助行器在台阶间前进,或如果此患者对助行器的负重较为轻微(如将步行器像购物车一样推动),那么轮式助行器就能最大程度上减少对患者步态周期的干扰。

虽然截肢患者也有生理或医学上的弱点可能需要家用移动辅助设备,但大多经胫截肢患者在没有任何辅助设备的情况下也能达到功能上的独立,或当行走在不可预知的表面或拥挤的环境条件下,仅使用一个直拐来获得"平衡帮助"。根据患者的年龄、平衡能力和力量,以及对跌倒的恐惧,经股截肢患者可用或不用辅助设备来完成行走活动。

假肢步态

正常步态生物力学的理解对于物理治疗师至关重要,因为它提供了测量假肢步态的标准。静态和动态假肢的对线和 PT 干预的主要目的是优化步态的能量效率、生物力学和美学效果。其最终目标是一种安全、高效、对称的步态。当观察到偏离正常的异常时,治疗师和假肢师应尽量发现并解决问题的根本原因。

有文献报道,截肢患者的步行速度比没有截肢的人要慢,而截肢患者步态的对称性受到其截肢的影响。从生物力学的角度来说,几项有关截肢患者与体格健全者步态比较的变化。在截肢患者中,足底屈肌的缺乏是导致患者步态变化影响最大的原因,而这是由于患者假肢侧髋周肌肉的活动和力量的增加而得到补偿,最明显的是髋关节伸肌。经胫截肢的患者中,髋部肌肉力量、耐力和动力要求更高,因为髋部也必须代偿缺失的膝关节。

有关是否有特殊的假肢装置对患者假肢步态的效率和质量有显著影响这一观点存在相互矛盾的信息。一些研究支持智能控制膝关节和动态响应脚(dynamic responsiable foot),以提高步态力学和/或效率,而其他的研究有更为模棱两可的发现。比较不同假肢部件的完整讨论不在本章的研究范围之内,但治疗师应与假肢师紧密配合,并根据患者的移动和功能性目标确定最佳的假肢处方。

常见假肢步态异常有许多不同的潜在因素。步态异常可能是内在因素的产物(与假肢个体有关),或外部因素(与假肢和/或环境因素有关)导致。观察到的异常可能是主要的步态问题,直接由内在或外在因素引起,或者是一种代偿策略,是患者试图避免主异常的结果。如果观察到新的假肢使用者在步态支撑期出现躯干前倾现象,治疗师必须确定这种现象的出现是主要的还是代偿性的问题。它可能是由患者髋部屈曲挛缩而导致的主要的步态异常,限制了患者支撑的能力。或者也可能是由于患者在假肢支撑时害怕膝关节不稳定的一种代偿策略;通过使用前倾的躯干,患者的重力线落在膝关节前方,通过在关节处产生一个伸展的动作来改善膝关节的稳定性。

在初期的步态训练中,可能不会立即显现出假肢对线的问题。通过双杠或辅助设备假肢全负重或者 UE 负重时的犹豫不决将会影响患者的步态模式。当患者逐渐愿意通过残肢负重时,将会出现一个"更真实"的步态模式,假肢的功能将变得更加重要。治疗师和假肢师必须注意到纠正患者假肢对线的潜在需要,因为在假肢负重的情况下,随着患者个体的改善,缺陷也将得到改善(也就是说力量、ROM 或平衡的变化可能会引起患者假肢的对线)。

当解决此问题时,临床医师必须思考出现某些步态异常的原因,以及它们是主要的还是代偿性的问题。解决这些问题可以让治疗师把治疗重点放在最突出的问题上。表 26-6 描述了一些较为常见的假肢步态异常及其可能的潜在原因。

考虑到患者在承重反应和整个支撑中期时表现

表 26-6　静态假肢对线及原理

步态异常	步态分期	类别*	可能原因
大腿和小腿假肢使用者常见步态			
躯干向假肢侧倾斜	支撑末期的承重反应	内在	假肢侧髋外展肌力量不足和/或的时序(侧倾来避免Trendelenburg 现象)
			假肢侧外展肌挛缩
			假肢侧髋关节疼痛
			股骨残肢过短(接受腔接触不良,杠杆率低)
		假肢(外在)	假肢过短
			足过靠前
			大腿接受腔内侧壁修线过高
			大腿接受腔使股骨外展
			大腿接受腔外侧未能提供足够的股骨支撑/稳定
		环境(外在)	不平坦的地面
躯干前倾	支撑末期承重反应	内在	髋关节屈曲挛缩
			经胫截肢患者缺乏膝关节伸肌力量和/或时效(前倾以代偿膝关节稳定性)
			对不稳定生理或假肢膝关节的恐惧
			维持躯干直立的髋部伸肌或腰椎伸肌力量不足
		假肢(外在)	小腿接受腔靠后(迫使膝关节过伸)
			小腿接受腔未前倾
			大腿假肢膝关节置入靠前(大转子-膝-踝线不能提供稳定性
		环境(外在)	上斜坡
假肢负重不足	支撑末期的承重反应	内在	残肢疼痛或超敏感
			使用辅助设备上肢重量过大
			生理或假肢膝关节不稳定
			残肢肌肉力量减弱
			害怕摔倒/对假肢失去信心
		假肢(外在)	假肢过长
			接受腔匹配问题
		环境(外在)	步行上山
			在起伏的地面行走
假肢廓清不足†	摆动相	内在	健侧肢体缺乏髋部稳定性(在摆动过程中假肢侧骨盆下降)
			假肢摆动时前骨盆旋转力不足和/或时序差
			假肢开始摆动时缺乏髋屈肌力量和/或时序
			经胫截肢患者假肢摆动时缺乏膝关节屈肌和/或时序
		假肢(外在)	假肢过长
			大腿假膝过度摩擦
			假脚/脚踝足底过于弯曲
		环境(外在)	起伏地面上的突然升降
活塞运动(脱下假肢时残肢向下平移)		内在	袜子使用错误(太少或太多层)
		假肢(外在)	不适合的悬吊装置
			接受腔匹配不合适
		环境(外在)	泥泞或潮湿的环境会造成假肢拉动
膝下假肢使用者常见的步态异常			
膝关节过度屈曲/不稳定	初始接触或支撑中期的承重反应	内在	膝关节或髋关节屈曲挛缩
			膝或髋部伸肌力量和/或时序缺乏
			残肢远端前侧疼痛

（续表）

步态异常	步态分期	类别*	可能原因
		假肢（外在）	假足过度背屈
			小腿接受腔过度屈曲（前倾）
			小腿接受腔位置相对于假肢靠前
			跟垫过硬（足跟垫足）
			假肢过长
		环境（外在）	下斜坡
膝过伸（减震）/过伸展	初始接触或支撑中期的承重反应	内在	膝关节伸肌和/或时序缺乏（膝过伸代偿）
			交叉韧带功能不全
			髋关节伸肌和/或时序缺乏
			残肢远端后侧疼痛
		假肢（外在）	假肢足过度跖屈
			接受腔屈曲不正常（后倾）
			鞋跟垫过软（足跟垫足）
			接受腔位置相对假肢靠后
			假肢过短
		环境（外在）	上斜坡/步行上山
膝外翻	支撑中期	内在	内侧副韧带功能不全
			髋内翻
			残肢远端内侧疼痛
		假肢（外在）	假足跨步过外
			额状面接受腔倾斜
		环境（外在）	在凹凸不平的地面行走
膝内翻	支撑中期	内在	外侧副韧带功能不全
			髋外翻
			残肢远端外侧疼痛
		假肢（外在）	假足跨步过内
			额状面接受腔倾斜
		环境（外在）	在凹凸不平的地面行走
早期足后跟上提/早期膝弯曲或“跌落”	由支撑中期到摆动前期	内在	髋关节和/或膝关节屈曲挛缩
			髋部伸肌无力
			残肢前/远端疼痛
		假肢（外在）	假足背屈过度
			接受腔位置相对于假肢靠前
			接受腔过度屈曲（前倾）
			如果患者正努力“克服”假肢造成的膝过伸，相对应的假肢问题（跖屈足，接受腔靠后，接受腔弯曲不足）也会导致同样的步态异常
		环境（外在）	在斜坡或山间行走
后跟上提延迟/膝屈曲延迟	支撑末期至摆动前期	内在	由于早期不稳定或力弱造成膝关节过度伸展的代偿，使过渡到膝关节屈曲困难
			前端体重转移减少（负重转移到假肢后跟）
			残肢后/远端疼痛
		假肢（外在）	假肢足跖屈过度
			接受腔位置相对假肢靠后
			接受腔屈曲不足
			接受腔龙骨过长
		环境（外在）	走上斜坡/上坡
大腿假肢使用者常见的步态异常			
前骨盆过度倾斜/腰椎前凸	摆动前期初始触地	内在	髋关节屈曲挛缩
			髋部伸肌和/或腹肌较弱

（续表）

步态异常	步态分期	类别*	可能原因
		假肢（外在）	尽可能将重心前移，以保持假肢膝关节稳定 接受腔屈曲不足（后倾） 大转子-膝-踝线不能提供足够的膝稳定性
		环境（外在）	上斜坡/爬山
外展步态	摆动前期初始触地	内在	髋关节外展挛缩 内收肌组织卷/多余组织 受损平衡（较髋的基地面补偿） 远端股骨疼痛
		假肢（外在）	假肢过长 接受腔对线将股骨置于外展状态 内侧接受腔壁过高
		环境（外在）	不平坦的地面
假膝关节屈曲延迟	支撑相末期至摆动前	内在	脱下假肢时缺乏有效的骨盆前旋转力量和/或时序 假肢前进时髋关节屈肌力量和或时序差
		假肢（外在）	大转子-膝-踝线提供过度膝稳定性 假脚足底屈曲过度或足跟垫过软（SACH foot）
		环境（外在）	走上斜坡
足跟内侧扭转	摆动前至摆动早期	内在	残肢周围绕股骨的组织松散 患者错误插入接受腔内部旋转位置
		假肢（外在）	假肢膝关节朝向外部/外侧方向 假脚朝向内侧 假肢脚趾朝向内侧
		环境（外在）	粗糙地面
足跟外侧扭转	摆动前至摆动早期	内在	残肢周围绕股骨的组织松散 患者不当穿戴接受腔于内旋位置
		假肢（外在）	假肢膝关节朝向内部/内侧方向 假脚朝向内侧 假肢脚趾朝向内侧
		环境（外在）	地面坚硬
摆动相末期影响		内在	过度的骨盆前旋和/或髋关节过度屈曲，以确保膝关节摆动期伸展
		假肢（外在）	膝关节摩擦力不足 伸展辅助过度
		环境（外在）	环境要求快速移动

* 内在问题是患者相关因素的结果。外在问题与假肢问题（对线或适合）或环境问题（通过分析其观察到的具体条件或活动来理解）有关

† 对假肢摆动间隙不足可能造成的补偿包括躯干朝向健全肢体一侧倾斜，健全肢体的垫脚步态，髋关节徒步或假肢环形运动，以及在经胫截肢的情况下，具有高步幅步态。

出膝关节的不稳定，这是由于患者缺少膝关节的伸展或有过度的膝关节屈曲。治疗师必须推断出问题的真正根源。如果水平面不稳定，可以排除环境的原因。如果假肢静态对线的评估显示脚和立柱假肢已经校正，而接受腔在膝关节过度屈曲时放置，那么就可能会导致问题的出现。对这个问题彻底的评估还需要评估其潜在的内在原因。如果评估显示患者膝关节 ROM 完整，有力，全范围活动且无痛，那么治疗师必须关注近端关节问题。髋关节的评估可能会显示髋关节屈曲挛缩，导致该患者须维持膝关节屈曲作为维持直立姿势的代偿策略。当（接受腔过度屈曲和髋关节屈曲挛缩）这两个明显的潜在原因确定时，治疗师可以优先处理和解决问题了。可立即开始牵伸干预以解决 ROM 受限，但可能不会立即产生效果，会随时间逐渐增加。假肢外在的原因可立即修正：如重新对线（通常为假肢负责者）后患者步态的质量改善，且异常得到了消除，这表明对线是步态异常的基础。如果接受腔对线调整没有显著的影响，反而扩大了步态问题，或导致新的步态异常，那么潜在原因可能是需 PT 干预的内在问题。

不同表面的步态训练

为适应和满足环境的要求,假肢者必须能从环境条件或环境的反应中调整步长和节奏。从练习机会直至患者能够达到其正常的节奏,PT 项目可能会贯穿患者整个过程康复训练。然后可能会逐步提高到需要加快或放慢节奏的活动以及过渡的步态运动,如侧走、转弯和向后走。这些技能最初可在环境要求较低的诊所里进行。然后可发展为有挑战性的环境,如过马路、上下电梯或自动扶梯,在繁忙的商店里穿过拥挤的过道,或在礼堂或剧院走到中间的座位。社区内成功地行走也需要考虑各种不同的地形,包括阶梯、障碍物、坡道和各种地形。为新假肢使用者提供治疗实践机会时,治疗师考虑以下几点重要的外部因素:

(1) 保证安全情况下必需的需求水平。

(2) 对环境的具体要求,如台阶的深度或高度、坡度或坡道的坡角。

(3) 是否需要辅助设备或栏杆。

(4) 安全完成任务的最佳技术方法。

(5) 在环境中行走或移动时附加额外活动的能力。

最初的目标是降低患者对各种不同地面的辅助水平。这可以通过简化一个或多个任务的其他变量来完成,例如,减少阶梯/障碍高度,允许使用坚固的扶手或拐杖,以及/或允许健侧肢体"主导"或支配任务。随着技能的提高,任务需求也会增加。爬楼梯的早期技能通常是健侧肢体引导上楼、假肢引导下楼的步态模式下发展的。高级的步态训练活动可能替代患者在上楼时先使用假肢,而下楼时先用健侧肢体的要求;若患者想要掌握台阶上升/下降的阶梯模式,那么这些技能是非常必要的。前足抬离台阶代替交替步态下楼梯来推进假肢前进,模仿踝关节的背屈使得身体跨上一个台阶。对于经股截肢患者来说,可在膝关节的伺服机制中模仿偏心受控制的膝关节屈曲,使用智能控制的膝关节或气动/液压双膝一步步下台阶或越过障碍。

斜坡、斜面和坡度对大腿和经胫截肢患者也有很大挑战性。在这两种情况下,踝关节的相对僵硬使得患者不能够完成全功能的背屈或跖屈,造成其对倾斜或下降表面的适应性不足。使用大腿假肢的患者,因其膝关节的丧失和伴随的对股四头肌控制的缺失,从而更使难度增加。大多数患者会使用两种方法中的一种(或两种方法的某种组合),在上坡、下坡、坡道和斜面上行走。他们要么会缩短该肢体的步长,以弥补缺乏股四头肌的收缩和足踝的灵活度,以及不对称的步态模式,或是将部分转向侧方并采用回避模式使得健侧肢体上升且假肢下降。通过对膝绕轴旋转的方式,使得患者因斜坡造成的膝关节位置或稳定性的风险明显减少。使用的方法一般由患者的偏好和坡度的等级决定。在下楼时,若患者有智能控制膝,那么其有角度的表面更容易被智能控制膝所控制,特别是下楼的情况。

在许多 PT 临床实践中,不管是负重还是非负重支撑,跑步机训练已经成为一种流行的步态训练方法。虽然减重跑步机训练尚未在人群中进行研究,但跑步机训练已经与地面步态训练相比较了。同样的能量消耗,跑步机上自主选择舒适步态的速度证实比地面行走要慢得多,这说明在跑步机上行走要比在地面上行走有更高的能量消耗。一个小的案例表明,跑步机上行走和地面行走,患者的运动策略可能会改变。如果在训练中使用跑步机,这些考虑就变得非常重要,也需要对患者的安全和保护技术有特殊的要求。

最终的目标是为患者个人提供一系列的策略,让他选择对环境的需求作出回应。例如,当你过马路时,如果你能在不中断步态节奏的情况下走上路边,即使是使用假肢走路,也是很理想的状态。如果没有使用辅助装置,那么行走在草坪上这类不平坦地形等不可预测的表面,患者的姿势将会面临极大的挑战。侧行是在剧院等环境中需要的一种技能,当剧院是空的或人们坐着的时候可以进行练习。受监护下的社区郊游也是解决并实现高级步行目标的极佳策略。

Curtze 论证了经胫截肢患者面对粗糙地形和光滑表面的挑战时,其手臂摆动速度增加(可能是为保持平衡),步态速度略有下降,但其他步态参数没有明显的改变。Vrieling 和他的同事们得出的结论是,对于初始和终止假肢步态,跨过障碍和上下斜坡的具体训练,应该有目标和康复进度,因为这些功能性的运动策略针对的不是健全的个体,且在康复过程中告知这些任务可能有助于增加患者的安全性和信心。

治疗过程中,步态叠加功能的活动为患者们提供了他们肯定会遇到的日常"现实世界"的挑战。患者实际操作的各种功能性的任务或许应由患者特定的康复目标所驱动的。携带不同重量和大小物品安全地步行是一项重要的技能和合适的 PT 活动。患者个人的具体目标可能是把一个装满衣服的洗衣篮带到厅内,或将一杯热咖啡从厨房拿到起居室。随着患者本人变成功能性假肢使用者,家务和休闲或工作活动可以指导他们的治疗需求。在做更加灵活的活动

表 26-7 下肢截肢患者的高级训练和活动*

活动度	髋部屈肌、外展肌、外旋肌分别牵伸，是各种截肢患者的首要任务；经胫截肢患者应增加腘绳肌和股四头肌的牵伸
	髋伸肌，内收肌和内旋肌的牵伸也是综合牵伸方案的一部分内容，而这些肌肉发生挛缩的风险较低
肌力训练	髋关节肌肉抗阻训练，经胫截肢的四头肌和腘绳肌假肢闭链运动：台阶练习，坐姿推腿，墙壁蹲或球蹲，健侧抗阻下的患侧支撑练习，多平面 Tera-Band 抗阻踏步训练，下肢跨步，发展到使用手持式负重增加抗阻
平衡协调	在弹性表面（泡沫）或移动表面站立活动的平衡挑战（生物力学踝平台系统[BAPS]板，平衡板）；捕捉和投掷不同的形状和重量球，并投掷可变距离
	患者单腿支撑，健侧肢体放于梯凳上，逐步在不稳定表面（泡沫，球）踏步；在摇摆状况下捕捉和投掷（患肢放在阶梯/凳/球）
	直立平衡的动态挑战：功能性多向行走，避免障碍物，从地板拾起物体，较窄的基底面或支撑或平衡木上行走，起步和停止，迅速转弯
速度和灵活性	八字步行，过渡到跑步，穿梭往返，冲刺，障碍
心血管活动	游泳，跑步，骑自行车，跑步机步行，爬楼梯或步行器行走

* 一些活动和练习经允许引自 Gailey RS，Gailey AM，Prosthetic Gait Training Program for Lower Extremity Amputees. Miami FL：Advanced Rehabilitation Therapy，1989.

时安全的移动，如行走时使用手机或发短信是又一个患者很可能达到的目标。

高水平的活动，如跑步和运动，对于许多假肢使用者来说是适当和可实现的目标。一些截肢者可能希望恢复他们在截肢前参加的某些运动或休闲活动。随着人工合成材料的发展，患者可享受多种运动和娱乐活动。截肢患者正回归参与到篮球、跑步、攀岩和自行车活动中；一部分患者是在安装假肢后第一次参与这些运动！随着康复技术的进步，以及残奥会的宣扬和发展，高水平的运动不再局限于一小部分的假肢使用者。表 26-7 描述了一些更高级的康复活动，可以帮助患者准备作为参与他们自己所选择活动的准备。

功能性活动

假肢训练不仅仅是指导患者行走，而且包括了各种各样的功能性活动，例如，各种表面的转移训练，从不同的水平和表面拾取物体、跪、处理跌倒，并从地上爬起。运动学习理论支持对这些不同职能任务的规范性指导可能不是帮助患者发展这些技能的最有效方式；相反，鼓励个人解决自己的运动问题，并找出如何最好地执行给定的功能性任务，使他们"拥有"任务，从而更好地了解其他相关任务。有经验的治疗师在引进新技能时，会设计一个成功的环境，必要的话，为那些正在尝试新任务的患者提供一些建议和想法来帮助他们。此外，治疗师应在适当的时候改进完成任务的目标，以致力于挑战个人在现实和功能目标方面的工作。具体的功能任务也应设计用于解决特定的目标，因为它们与日常生活、与工作相关的活动或娱乐活动有关。作业治疗师对适应环境的设备和技能有很好的了解，因此团队协作才会更加有益。

对许多截肢者来说，他们有强烈的愿望或有需求重返工作和休闲活动。对于截肢患者的成功回归已有了一定的研究，Burger 和 Marincek 的一篇综述认为，对于下肢截肢的患者来说，恢复工作的比率大约为 66%。患者在接受下肢截肢手术后，年轻截肢患者、偏下端的截肢部位、高等教育水平、良好的假肢舒适度和较高的年收入这些因素，会使得截肢患者更能够成功地返回工作。当然，即使没有达到这些标准，也应鼓励有意愿的患者回到其工作岗位。模拟工作或休闲活动的功能性任务将非常适合于纳入 PT 护理计划。专家发现，虽然下肢截肢的患者参加休闲活动减少，但他们对活动的满意度仍然很高。在功能、职业和休闲活动方面，设计干预的艺术是任务主导型的，有助于培养解决问题的能力。在面对新的挑战时，就是激发患者如何用技巧解决个人问题并帮助他们发展创造性的解决方案，这是一个有益且重要的假肢康复过程。

结果评价

认识和衡量 PT 干预的有效性是患者/客户管理模式的重要组成部分，康复计划的首要目标是使得截肢患者能够以最可能且最佳的结果重返其最高的功能水平。ICF 框架告诉我们，评估 ICF 范式不同级别的表现是很重要的：身体功能水平（损害）、活动水平（活动限制）和参与水平（参与限制）。最近的出版物审查结果评价了 ICF 身体机能和活动水平下的截肢康复，并得出结论：在截肢康复方面很少有患者身体功能方面强的正确结果能够证明，同时可能会有更多的方法论研究支持使用活动领域中的评估结果，这些工具的效度需进行进一步的研究。对于正在接受康复治疗的截肢者应采取何种治疗措施，目前尚无明确的指导方针；但 ICF 各个领域中的具体文件资料都是十分有用的。膝下或单侧经股骨截肢患者可能会评估其损伤程度水平，包括在 ROM、肌力或平衡上的加强。活动限制水平的改变可能包括转移能力的提高（在不同的表面上减少帮助或有所改善）或步行（减少援助，改变辅助设备或增加距离和/或速度）或日常生活的活动（减少援助或提高耐力）。参与限制级别的改变可能包括提高患者在家庭中或在社会/工作/休闲活动中执行特定生活角色能力的满意度。

一些用于截肢康复的结果评价是针对特定的截肢（如截肢移动性预测或假肢评估问卷[PEQ]等是此人群使用），以及更为广泛的康复措施（特定活动平衡信心量表，功能独立量表[FIM]）。截肢康复研究中使用的标准化行走测试包括 2 分钟步行测试、6 分钟步行测试、TUG、10 m 步行和导航下步行。虽然对截肢患者的规范性价值并没有完全建立在这些结果评价上，但对于年龄较大的成年患者来说，有些标准可用于监测时间的变化，并评估年龄匹配的同龄人的表现。步态速度在老年人康复过程中常常与功能性联系在一起，且截肢患者常用于研究步态速度。表 26-8

表 26-8　截肢患者步速研究文献汇总

作者（年份），参与患者概述	血管截肢病因平均值±标准差（如有）(m/s)	非血管截肢病因平均值±标准差（如有）(m/s)	正常/对照（若研究包含）平均值±标准差（如有）(m/s)
Waters(1976) 13 名血管 TTA 参与者（平均年龄 63 岁，平均使用假肢 1.4 年），13 例血管 TFA（平均年龄 60 岁，平均使用假肢 1.2 年）；14 例创伤性 TTA（平均年龄 29 岁，平均使用假肢 9.5 年）和 15 例创伤性 TFA（平均年龄 31 岁，平均使用假肢 10 年）；步速计算为 5 分钟中的最后 2 分钟	TFA 0.60±0.25* TTA 0.75±0.15*	TFA 0.87±0.23* TTA 1.18±0.17*	1.37*
Lemaire(1993) 124 名创伤性男性参与者；平均年龄 65 岁；长期使用假肢（>40 年）；“走道”长度数据不明	N/A	TTA 1.20±0.18	N/A
Boonstra(1993) 16 名 TFA 参与者（未指明截肢病因；但平均年龄 40 岁，非血管性病因），15 例对照（平均年龄 30 岁）；步态速度收集数据为 10 m 中的 7 m	N/A	TFA 1.04±0.214	1.45±0.175
Hermodsson(1994) 24 名 TTA 男性参与者（12 名血管截肢和 12 名创伤性截肢；平均年龄 67 岁，12 名同龄无截肢者；步态速度收集数据为 8 m	TTA 0.85±0.2	TTA 0.99±0.2	1.42±0.2
Isakov(2000) 14 名创伤性 TTA 男性参与者（平均年龄 45 岁，平均使用假肢 16.5 年）；步态速度数据为 3.6 m	N/A	TTA 1.25*	N/A
Hagberg(2007) 41 名非血管性 TFA 参与者（平均年龄 49 岁）和 22 个年龄匹配对照组；步态速度数据为 5 分钟步行	N/A	TFA 1.03±0.21*	1.50±0.21*
Su(2008) 10 名双侧创伤 TTA 参与者（平均年龄 43 岁）和 9 名双侧血管 TTA 参与者（平均年龄 64 岁）；14 个实验室数据库的对照组（平均年龄 26 岁）；数据收集长度不明	双侧 TTA 0.69	双侧 TTA 1.11	1.20
Hoffman(1997) 5 名创伤或先天性畸形的双侧 TFA 参与者（平均年龄 22 岁）和 5 个控制组；步态速度为 6 分钟行走（是否 6 分钟完全或最后 2～3 分钟不明）	N/A	双侧 TF 0.82±0.28（无单离群值时平均速度 0.70）	1.04±0.07

TF，经股截肢；TT，经胫截肢。* 值在文献中为 m/min，在此表转换为 m/s。

表 26－9 下肢截肢患者的结果评价

结果评价	重测组内相关信度(95%可信区间)	测量标准差(SEM)	变化值(计算在 90%置信区间)
2 分钟步行测试	0.83(0.71～0.90)	14.8 m	34.3 m
6 分钟步行测试	0.97(0.95～0.99)	19.4 m	45.0 m
起立-行走测试	0.88(0.80～0.94)	1.6 秒	3.6 秒
L 测试	0.96(0.94～0.97)[§]	3.0 秒	7.0 秒[*]
截肢移动性预测	0.88(0.79～0.93)	1.5 U	3.4 U
特定活动平衡信心(ABC)量表	0.91(0.84～0.95)	6.0 U	14.0 U[*]

[*] 使用 SEM 数据计算：$MDC90 = SEM \times 1.65 \times \sqrt{2}$。

[§] 作者关注组内和组间信度；在这里列出的组间信度作者用来决定 SEM。

显示了一致的结果：在血管和外伤性截肢患者中，自我选择的步态速度较慢，而其中经股截肢患者的步速慢于经胫截肢的患者。

变化值(MDC)分数正逐步成为一种用于评估物理治疗效果越来越流行的方法。MDC 提供了代表“真实”变化所需要的变化量，比预期的测量误差和患者的表现变化更大。表 26－9 显示了再测可信度和 MDC 在监测下肢截肢患者进展方面可能有用的结果评价。

总结

下肢截肢患者的假肢康复不仅具有挑战性，也获得成就感。在早期康复过程中，对缝合线和皮肤完整性的关注是对于假肢阶段进展和适当活动类型的主要决定因素。随着残肢的成熟，重心便转变为患者行走的质量及其发展适应性运动的技能，使其能够在各种不同环境条件下安全进行不同的活动。截肢患者的多样性要求治疗师须仔细考虑个体情况，来指导康复计划的处方和进展。有效的教育策略和在各种各样环境中练习各种技能的机会对于患者掌握移动技能并达到康复的最佳疗效是至关重要的。

第27章
智能假膝的高级康复

Advanced Rehabilitation for People with Microprocessor Knee Prosthese

Christopher Kevin Wong, Joan E. Edelstein

学习目标

1. 智能假膝的发展年表。
2. 各种智能假膝的控制功能比较。
3. 阐述经股截肢使用者或者是非智能假膝假肢者功能性步行技巧和日常生活活动。
4. 智能假膝者的 AMK 水平需求。
5. 阐述智能假膝的相同点和不同点。
6. 描述智能假膝在步行、上楼梯和顺利通过斜坡、转移和跨越障碍方面的优点。
7. 讨论常见步态异常的假肢和训练解决方案，智能假膝改善这种异常有明显的优势。
8. 评估各种物理治疗干预策略，以适用单侧经股截肢使用智能假膝者的个体康复。
9. 智能假膝的使用证据支持。

发展史

自 16 世纪 Ambroise Parè's 大腿假肢铰链关节发明以来，外科医师、患者、工程师试图使其功能无限接近人类下肢。在美国，智能假肢发展开始于 1945 年，退伍军人管理协会假肢服务。复杂的膝关节部件早期版本包括 1942 Filippi 液压支撑控制部件和液压摆动支撑膝关节部件，此种部件 1949 年工程师 Hans Mauch 和放射医师 Ulrich Henschke 共同申请了专利。1962 年，退伍军人管理协会论证了第一代液压摆动相控制机制；组件将液压膝装置和单轴膝关节连接起来。本章讨论了使用率逐渐增高的智能假膝(MPK)的特点，并且提供了使用 MPK 可以降低常见步态异常的训练解决方案。

20 世纪 70 年代到 1993 年第一批市售的智能控制假膝由 Blatchford(Basingstoke，英国)制造生产，即 Endolite 智能假肢，需要有线连接来编程可变的摆动相控制。1998 年自适应假肢出现，它无线编程并且以机载处理器控制校正气压或者液压 MPK；Endolite 智能假肢(第六代)MPK 是 Orion。自 Endolite 智能假肢的生产以来，至少 6 家公司加入市场提供 MPK 假肢。Otto Bock(Duderstadt，德国)公司 1997 年开创了液压 C-Leg MPK。其他制造商提供兼容组件。Ossur(Reykjavik，冰岛)公司 2006 年正式推出 Rheo 膝并且 2009 年推出动力膝。Freedom Innovations(Irvine，加拿大)公司最近引进了 Plie MPK 组件。日本 Nabtesco 公司也通过瑞士经销商或者 Centri AB 提供 MPK 组件。

非智能假膝

含膝关节的截肢术后，人们所要面对的移动性活动比膝完整保留者更加困难。无膝关节和肌肉控制，假肢使用者必须以全新的方式控制膝关节屈曲以免跌倒。保持稳定性的最简单方式是使用机械锁膝组件。一些老的第一批假肢使用者更需锁定膝关节的稳定性，这可通过调整关节轴和重要的残余臀肌肌力来维持。然而，很多假肢使用者希望在社区内步行，这更多来自精细复杂的无 MPK 装置。

负重激活摩擦制动膝(weight-activated friction brake knee)是一种无 MPK 装置，它控制膝关节屈曲依赖于初始触地到几乎整个支撑相。假肢负重在膝关节屈曲或者及时出现微微的屈曲状态下也能产生强大的制动阻力。如果膝屈曲大于 20°，则不会在抵抗屈曲防止下楼梯或者绊倒时起不来。液压无 MPK 装置提供了足够的抗阻，在膝屈曲超过 20°时能使其一步一步下楼梯或者过路沿(图 27－2)。液压或者气

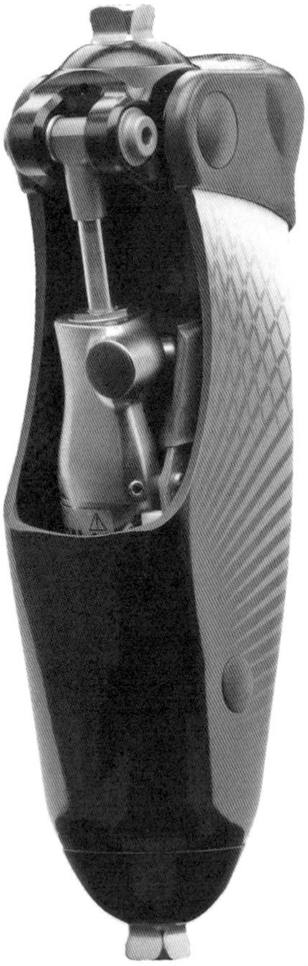

图 27-1 猎户足：气动智能膝装置，具有支撑和摆动相控制功能(经允许引自 Endolite，www.endolite.com)。

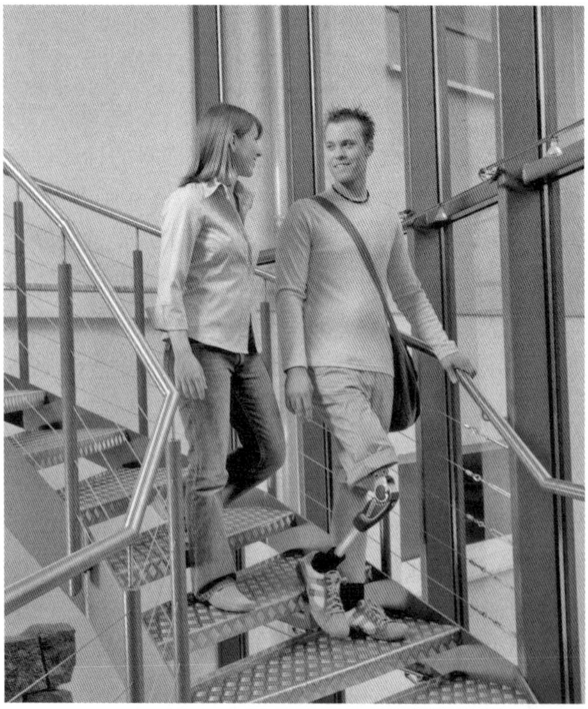

图 27-2 下楼梯时假足与健侧足放置位置(经允许引自 Otto Bock Health Care，www.ottobockus.com)。

动膝也提供在步行摆动相各种水平的抗阻以最小化假膝关节在不同步行速度时的异常。

液压膝两种不同的抗阻模式使这类装置完美，使其在不同速度和不同的水平面上移动，如在社区内行走。然而，此类膝在步行中需要特定的动作来提供机械信号，如在支撑相终末固定膝过伸力至少 0.1 秒，以控制在两种不同水平的负重支撑相和无负重的摆动相的抗阻需求。如果足够的信号不能到达摆动相末期，合适的阻抗不能支撑负重肢就会有跌倒的风险。同样，如果信号不能达到支撑相末期，在摆动相腿部僵硬，容易出现错误的步态模式。最终，使用者必须谨慎利用髋部代偿防止跌倒。

无 MPK 的假肢使用者必须利用代偿达到活动目的。例如，从坐到站，他们通常放更多的体重在健侧肢体，并且依赖于此，利用手臂以维持站立。当坐位的时候，为了使膝关节容易屈曲，则假肢腿不负重。假肢使用者在这些基础的活动均用健侧负重，导致频发的下背痛和健侧腿疼痛。另外在下斜坡，对于大腿假肢者有显著的困难。匹配健侧步长的假肢通常导致假膝角度超过大约 20°安全范围，此范围是液压器或者负重激活膝装置在支撑相可控。因此，大多数的假肢使用者学习比较短步幅的步行模式。最后，逐步上楼梯对于任何一位大腿假肢者来说都是非常困难的，如果阶梯是标准高度通常需要使用栏杆辅助。

智能假膝

不像无 MPK 假肢一样需要对线、锁膝或者负重摩擦制动、液压或者气动机制，MPK 假肢包含机载处理器计算来自电子传感器的数据，提供使用者日常活动中的实时校正。计算机处理器使膝在摆动和支撑相利用气动或者液压部件抗阻控制能够达到快速校正。现有的微处理器利用取样于 MPK 中的传感器数据速度可达到 50 次/秒，并且对个体运动作出回应，均优于无 MPK 气动和液压假膝。基于来自多种联合关节位置与运动传感器、压力传感器、陀螺仪的信息输入，使用专利软件来决定步态阶段或者下肢功能以提供实时矫正以利用 MPK 装置最优化步行模式。

假肢师使用特定于 MPK 制造商的软件对穿戴者的典型使用模式执行初始 MPK 校准。校准要求佩戴者以慢速、正常和快速行走约 12 m(40 ft)。然后，佩戴者可以爬楼梯和下坡道，以便设置合适的膝关节阻力水平。随着使用者承受的重量增加，可能需要进行额外的调整以便于使用假肢参与更多的活动。

表 27-1　智能假膝提供各种不同膝控制功能

步态控制阶段	制造商					
	Endolite	Freedom	Innovations	Nabtesco	Otto Bock	Ossur
仅摆动相	Smart IP			智能液压		
仅支撑相					紧凑型	
摆动和支撑相	Smart Adapt，猎户，Plie2.0				C-Leg, Genium	Rheo Knee 动力膝
上楼梯(动力辅助)						动力膝

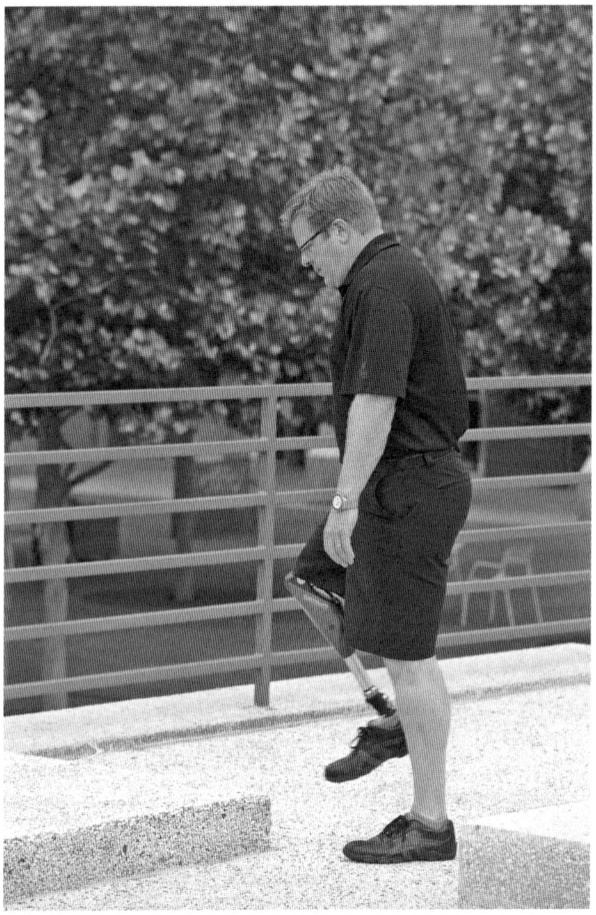

图 27-3　Genium 智能假膝，带光纤、加速计和角度传感器来回应各个方向的运动(经允许引自 Otto Bock Health Care，www.ottobockus.com)。

MPK 提供支持和摆动相的各种控制功能，包括摆动相膝伸展和屈曲对抗，支撑相膝屈曲对抗，支撑相膝伸展动力，锁定或者解锁膝运动，以及各种特定功能应用组合。MPK 提供支撑相膝对抗范围是 0°～35°(表 27-1)。

与无 MPK 装置在摆动相和支撑相的控制一样，MPK 必须在不同功能之间切换。MPK 装置接收来自各种传感器的信息，如在不同足部跖屈时的压力，适应支撑相部分，尤其是初始触地期。一些 MPK，像

表 27-2　单侧经胫和股截肢者的护理功能水平

水平	典型描述	假肢功能能力
K1	室内移动	有能力或潜力转移和以较慢速度和固定节奏在水平表面移动，时间和距离非常有限
K2	社区内有限移动	有能力或者潜力移动和越过一般环境障碍如路沿、阶梯，或不平的表面。时间和距离通常有限
K3	社区内移动	有能力或者潜力以不同速度、节奏移动，并能越过大多数的环境障碍。能从事工作、治疗或训练活动，不仅仅局限于移动。时间和距离微有限制
K4	活跃者(孩子、活动多的成年人、运动员)	有能力或潜力使用假肢，不限于移动，包括高冲击力、扭转，或需能力水平的运动。时间和距离基本无限制

C-Leg 和 Rheo 膝，控制膝屈曲直到初始触地以减少垂直方向的撞击。膝角度和速度指示摆动终末期的出现。一种 MPK 如 Genium 具有陀螺仪来感知运动方向以及决定在使用者提起下肢上楼梯或者越过障碍时策略(图 27-3)。

一般来说，制造商建议带有支撑相控制的 MPK 对于美国国家老人医疗保险制度 K2～K3 水平使用者(表 27-2)处方化，而带有支撑相和摆动相控制的 MPK 对于美国国家老人医疗保险制度 K3～K4 水平使用不同的速度的使用者可处方化。然而，所有现有的 MPK 设计适用于低到中等的冲击活动(表 27-3)。处理器和传动装置速度和许多电子设备一样对于需高速运动的活动不足，MPK 容易过热。对于 K4 水平的假肢使用者能承受高冲击力，如跑或跳，更适于液压无 MPK 设计，如 Mauch 膝。

另外，对于不同的联合摆动相和支撑相控制，商业化的 MPK 还有其他选择。例如，Plie2.0 膝利用气动机制即使用者常规打气调节抗阻水平(图 27-4)。

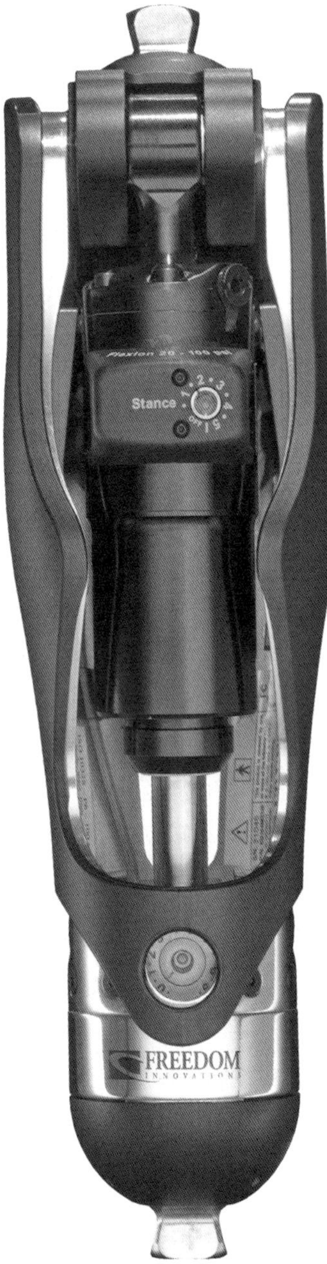

图 27 - 4 Plie 2.0，防水气动 MPK 装置(经允许引自 Freedom Innovations LLC，www.freedom-innovations.com)。

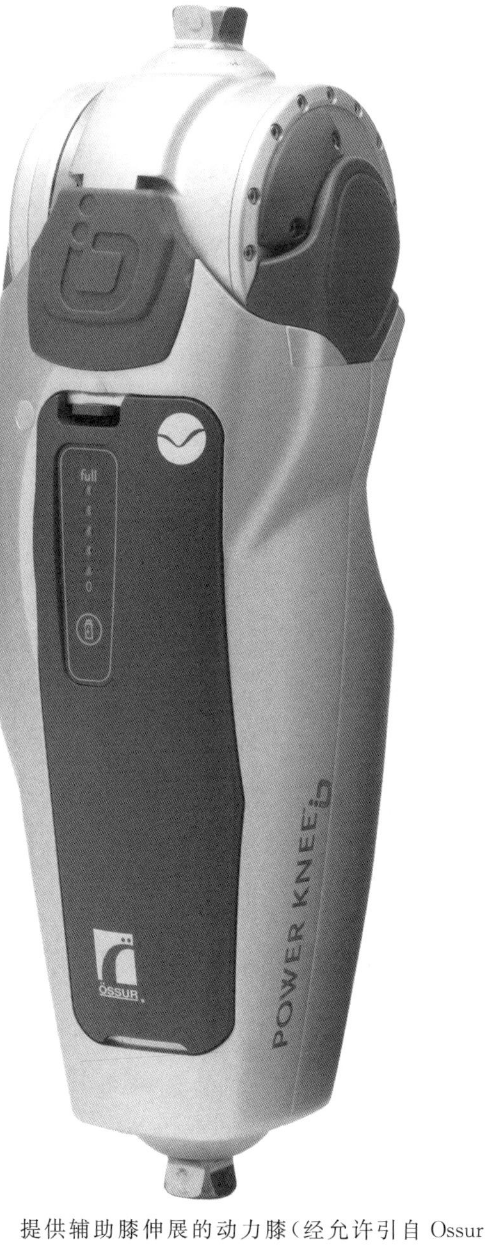

图 27 - 5 提供辅助膝伸展的动力膝(经允许引自 Ossur Americas，www.ossur.com)。

现有的气动液压有单轴和多轴膝关节，可屈曲最高达 160°。而 MPK 通常使膝屈曲最大在 120°～140°的范围，超过了大多数的无 MPK，如 Mauch 膝。MPK 通常抑制伸展最小化膝伸展末端的冲击，调整小腿摆动的弧线以适应步行速度，但并不影响摆动相早期膝屈曲。在正常步行水平 C-Leg 和 Genium 可以抑制摆动相膝屈曲至大约 60°。动力膝在坐-站和上楼梯时提供动力机械辅助(图 27 - 5)。

所有 MPK 的共同特点，尽管各种 MPK 技术介绍不同，但均为电池驱动，充电 4～14 小时，通常可使用 1～5 天。动力膝，仅 MPK 提供机械辅助运动，电量可维持 12 小时。取决于使用强度，Smart Adaptive MPK 电量可维持高达 14 天。电量和液压机制并不是在所有环境中均发挥功能，C-Leg 操作温度从 −10 ℃(14 ℉)至 60 ℃(140 ℉)，已满足绝大多数人的需求。如笔记本电脑等其他电子设备一样，MPK 也须防水防尘，尤其是盐水侵蚀。多数防水的 MPK，Plie 膝目的设计能抗临时浸于 0.5 m (1.64 ft)深度的水中(图 27 - 4)。

电子信号，如重复的嘟嘟声或者震动，用以警告使用者因为主板或液压超载或其他的故障即将关机，或者一些参数模式的变化。穿戴者必须懂得不同信号的不同含义。关机后，MPK 将进入默认状态。大多数默认值在摆动相控制，既能允许摆动相的膝屈曲又可以应对在支撑相出现崩塌。C-Leg 和动力膝默认支撑相抗阻，可促使膝锁定并在处理器接收到异常输入如步态蹒跚或跨障碍或不平表面时起保护作用防止跌倒。支撑相的抗阻默认设置，需要回旋、髋上提或摆动相跳跃直到 MPK 正常功能恢复。

MPK 内电池和其他的电子组件增加了重量，使 MPK 要比液压无 MPK 装置重。MPK 装置重量和液压无 MPK 装置如 360 g 的 SR95 或者 1 140 g 的 Mauch 膝相比其范围在 1 145 g(2.5 lb)至最重的 C-Leg 动力膝 3 200 g(7.1 lb)之间。而 Mauch + 膝可适应使用者 166 kg(366 lb)体重的高冲击。MPK 通常设计适用于个体体重小于 125 kg(275.6 lb)的低或者中等冲击。最新的 Genium 可以支持体重达 150 kg(330.71 lb)的使用者。标准的 MPK 装置售价 16 000～18 000 美元，2004 年其假肢总价 50 000 美元，3 年质保。Otto Bock 为 Genium 提供可延至保修 6 年，造价是无 MPK 装置的 2～3 倍。然而，对于 Dutch 大腿假肢使用者的花费分析，仅占总干预价的 23%，而更多的患者及其家庭花费来自康复治疗，如家庭护理和失业损失。对于两组平均年龄 47 岁类似职业和相同病因截肢的人研究表明，MPK 使用者费用约是无 MPK 使用者费用的一半。

任何 MPK 均可整合一些其他假肢配件。内骨骼结构典型特点是能节省重量和提供组件空间。每个公司均推荐集成 MPK，带有可选储能脚。不同脚之间存在很大不同点，个体适用于哪种取决于假肢师、患者、医师和治疗师共同决定。

当 MPK 整合进髋离断假肢中时，小腿、足或者髋关节装置能提供功能性效果。比较显著的是小腿设备可产生水平面旋转，如 Delta Twist，联合 C-Leg 可以控制超 20°的旋转。Ceterus 脚，也可以提供水平方向旋转，此种旋转有时会在使用 MPK 时因步幅较长而加重。Helix3D 髋关节提供的水平方向旋转和其他假肢髋关节不同。

MPK 控制机制

MPK 通过传感器传输至微处理器，并转换数据以适应信息输出。在某种情况下，人工智能可适应 MPK 使用者的不同的运动需求。有两种机制为 MPK 提供输入，即计算性和交互性。

计算控制机制使用传感器检测运动和力，并且发送信息至主机，处理信息矫正膝抗阻适应不同要求。例如，70%体重通过足负重会引起在支撑相全抗阻而使膝屈曲。这种内在机制之所以被称为感觉信息和决策过程，是因为膝关节单元传感器和微处理器固有的感觉信息和决策过程触发了一种自动反应。它是最常见的输入机制。

交互机制，比较常见于上肢肌电假肢，整合了使用者的自主意识。图像识别或者肌电信号传感器检测运动起始点。上肢假肢功能和下肢不同，手臂动作通过认知变量中枢神经系统调制来执行如抓取不同食物复杂动作。而下肢绝大部分每天的功能即为步行，主要通过脊髓和中枢神经不需要很多精细动作变化。

虽然假肢使用者不会要求每日平均 6 000 步，但未来可以通过肌电输入交互控制实现。早期实验者让下肢截肢人群在虚拟环境利用肌电技术论证了在残肢埋置电极能容易完成某些特定动作，类似于典型的上肢肌电假肢完成动作。然而，实验中完成简单动作的时间如在坐位伸膝和放松至少 1.5 秒。也许肌电驱动内部控制机制最终能为经股截肢人提供完全辅助慢而精细无负重动作。

目前，电子踝，配备加速器、关节传感器、机动驱动器在无负重位置根据接收到的正确信息(通过足跟反射或者无线遥控)可以使足跖屈和背屈，并且使用者坐位可以更容易穿裤子(图 27-6)，其他为经股截肢者的功能如把腿放在另一膝上穿鞋和袜子。在将来更多种的功能会在交互控制下实现。

一旦传感器数据输入至主机产生某项功能，MPK 可以提供两种类型的膝输出运动：抗阻和动力

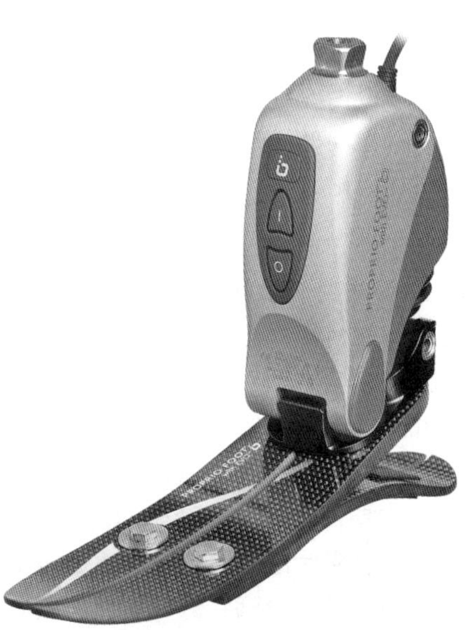

图 27-6　电子踝(经允许引自 Ossur Americas, www.ossur.com)。

辅助。最常见的,抗阻运动可以说是一种离心力量,大多数步态中膝关节功能是离心的,早期支撑相抵抗膝屈曲或者在摆动末期的膝伸展。通过提供合适的在运动范围内抗阻力,MPK 辅助穿戴者较容易在不同速度步行和下楼梯及跨越障碍。

动力 MPK 也能辅助运动,和向心力比较。向心力可协助上楼梯和从坐椅上站起,尤其是双下肢缺失或者健侧肢体力量弱的人。尽管动力辅助为大多的腿部正常功能提供了完全复制的潜力,这种潜力尚局限于驱动技术和机电速度。例如人类膝关节运动在步行中每秒大于 300°,在奔跑时每秒可增加至 600°。这对于驱动器来说就比较难,要快到 10 毫秒加载到这一速度,还要维持最大速度时防止过热。

人工智能用于 MPK 能产生各种角度。标准设置包括最初使用者用 MPK 在不同速度步行,越过障碍和上下楼梯的学习。设置程序提高假肢正常功能,而不能为未被设定的事件提供足够的信息,如在草皮上行走。尽管技术上是可能的,大多的 MPK 不能实时调节,这对普通使用者是没有必要的。例如,甚至未预期的状况,如绊倒,也会促使预设输入达到默认设置预期。

常见移动问题和解决方案

尽管技术先进,假肢使用者在社区内移动仍会面临各种问题。有些问题可以通过应用 MPK 显著改善,虽然那些从使用非 MPK 假肢过渡的用户,可能已经形成了一种习惯,而这习惯没有学习过。为阐述 MPK 装置如何使用户获益,步态中的常见问题、上下楼梯及越过障碍、转移、跌倒,均需解决。

尽管有严格训练和专门的练习,仍然存在步态异常。MPK 能显著改善的最常见的异常,以下就假肢和训练方案作讨论。

支撑相

承重反应(支撑相初期)

常见的支撑相异常是在承重反应期假膝屈曲减少,主要是因为膝截肢使下肢股四头肌离心功能丧失,离心功能主要是吸收在初始触地反应时的膝屈曲大约 15°时碰撞与震荡。在承重反应期膝屈曲是早期假肢训练最主要的内容。有经验的无 MPK 使用者通过在承重反应期保持膝的伸展避免了塌陷和跌倒风险。假膝屈曲减少,然而,减少了震荡衰减并将压力传送至髋、骨盆、脊柱运动链。体重激活摩擦制动使膝屈曲稳定在 0°～20°的安全范围。液压装置提供在下楼梯时膝屈曲的分级抗阻在 0°～20°的安全范围,但在超过这个范围时,会有屈曲准备。尽管此范围的支持对于平时的步行已足够,但当下陡峭的斜坡、在不平的地面行走或者当踏错台阶时就会需要更大的范围。在初始负重期缺少分级离心膝屈曲控制,使用者要学会习惯伸膝步行。

假肢策略

有些 MPK,如 C-Leg 和 Rheo 膝,在负重时允许膝屈曲,以提供正常的减震功能。对于经验丰富的假肢使用者学会在初始触地时膝伸展步行,这看上去或许有些奇怪。实际上,单侧经股截肢者通常在步行初始负重期尤其是截肢侧通过髋伸展推动大腿后部并保持膝伸展同时身体向前越过支撑腿。新 MPK 使用者从无 MPK 装置过渡必须摒弃老习惯,在初始触地时使膝屈曲,发挥 MPK 更强的减震能力。假肢师也可以矫正适合患者的抗阻水平。

训练策略

是否是第一次或者过渡到学习用假肢步行,在初始触地期 MPK 可抑制膝屈曲,假肢训练需增强运动能力,同时加强对假肢的信任感。尽管加强臀大肌力量,对增强离心运动控制利于膝屈曲控制有很大好处,但最主要的因素是加强对 MPK 进行膝屈曲的信任感。站立初期在平行杠内足够安全,MPK 使用者明白膝抗阻力并能帮助培养腿部信任感(图 27－7)。

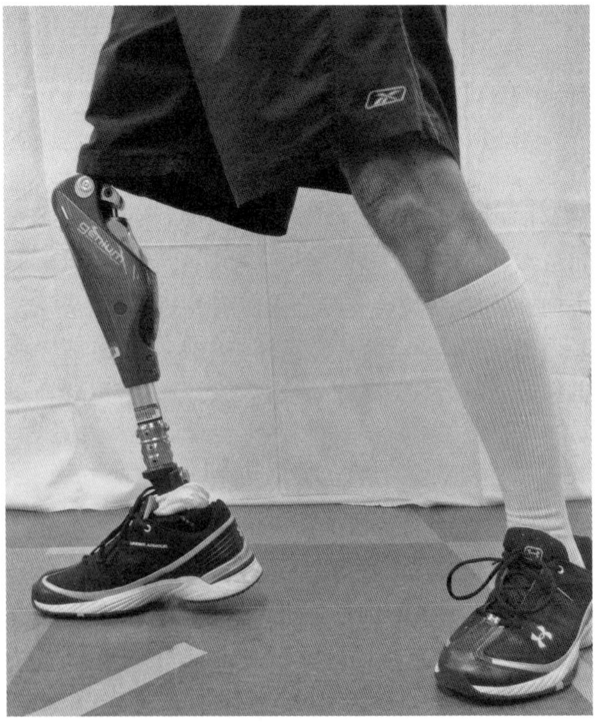

图 27－7 脚尖滚动感受智能膝屈曲的抗阻。

训练可以通过膝屈曲至足跟着地练习，随着身体向前越过假脚引起膝伸展，类似于正常步态。这些可以在治疗师监护下在平行杠内练习，随后升级到步行初期膝屈曲至足跟着地，以确保膝装置能像正常步态一样促进伸展。训练利用扶手下斜坡——最好在治疗师帮助下开始。在初始负重时 MPK 屈曲下斜坡，培养建立自信，看上去在初期是一个飞跃。在承重反应期从假肢膝过伸转变到使膝屈曲是有困难的，尽管如此，仍需要至少 10 周来适应 MPK。

非对称步长

各种肢体障碍使非对称步长在假肢使用者总很常见。健侧步长明显比患侧短，截肢侧髋伸肌薄弱、平衡差及伸髋受限，更多限制于大腿接受腔工作台对线时内置的 10°髋屈曲，以上引起健侧摆动相不足和步长短缩。髋旋转和骨盆侧方旋转减少归因于假肢步长缩短。髋伸展和髋周力量增加改善了平衡并增加了假肢支撑时间。较短的健侧步长步行训练也能减少不对称。

在初始负重至支撑早期髋伸展时臀大肌力量是至关重要的，此阶段使重心由较低位置提升至高位，使支撑肢体力矩由内旋转变至外旋。伸肌力量是假肢步行速度中最有力的指标，在股四头肌缺失和腘绳肌萎缩时，髋伸肌和外展肌为截肢者提供最大的力量支持。在截肢残肢中能观察到臀快肌纤维萎缩和慢肌潜在挛缩。力量较弱截肢侧因慢肌挛缩降低了使用者快速从双侧下肢支撑提高重心至在支撑中期高位置的能力，尤其是在康复过程早期臀肌最无力时的长假肢步长者。结果，假肢支撑时间和健侧比明显变短，导致健肢摆动持续和步长更加短缩。

髋外展力弱降低了假肢支撑负重的能力，这导致了额状面类似情形，主要由短的假肢步长引起。臀中肌力量不足也会降低维持健侧支撑到完成正常侧方体重转移的信心。假肢使用者通过放健足远离中线，更宽的基底支撑来代偿。宽基底缩短了臀中肌长度-张力关系，在同时需要更多的体重转移时更加减弱了髋外展力量。髋外展薄弱也是非对称步长发生的影响因素，薄弱使步速减慢，两侧步长缩短，降低了假肢负重能力。较短截肢的人外展肌更加薄弱，在支撑中期通过更快或者更多的骨盆下降代偿。在两种情况下，更长或者更宽步长对于臀肌不利，并且损害了平衡功能。

在支撑末期，假肢侧髋伸展减少限制身体前倾越过假脚，这引起健侧肢体向前迈步减小。正常人因为髋屈曲挛缩发生使髋缺乏足够伸展，但这在截肢人群中更容易产生。截肢后因活动减少在康复过程中仍可以保持长坐位居家。标准大腿接受腔工作台对线能对轻微的髋屈曲做调节，但是会减少髋伸展。

在髋伸展活动受限时，使用者试图通过加强腰椎肌肉使骨盆过度向前倾斜让身体向前越过假脚，比正常人腰椎后伸更多，这种代偿容易导致下腰劳损；截肢和下腰痛使背部伸肌变弱。髋和腰椎伸肌力量和活动范围需求增加需要一些附加训练防止下腰痛。腹部和髋力量协助萎缩的髋伸肌对于保护腰椎伸展至末端不受伤同样重要。

在正常步态，支撑相围绕支撑侧髋伸展伴随旋转，尽管通常会看到对侧骨盆向前旋转，旋转主要发生在髋关节。截肢后，伸髋和绕假肢对侧向前旋转和健侧比明显减少，通过股骨的横截面使水平面骨杠杆最小化。结果来自下肢至接受腔的平移旋转力明显减少，此力主要是因为股骨在软组织内旋转产生。任何的接受腔适配松动均会减少平移力，实际上，不像健侧或者正常人，假肢支撑相通过内部而非外部，扭矩减少了躯干的反向旋转和手臂的摆动(图 27－8)。

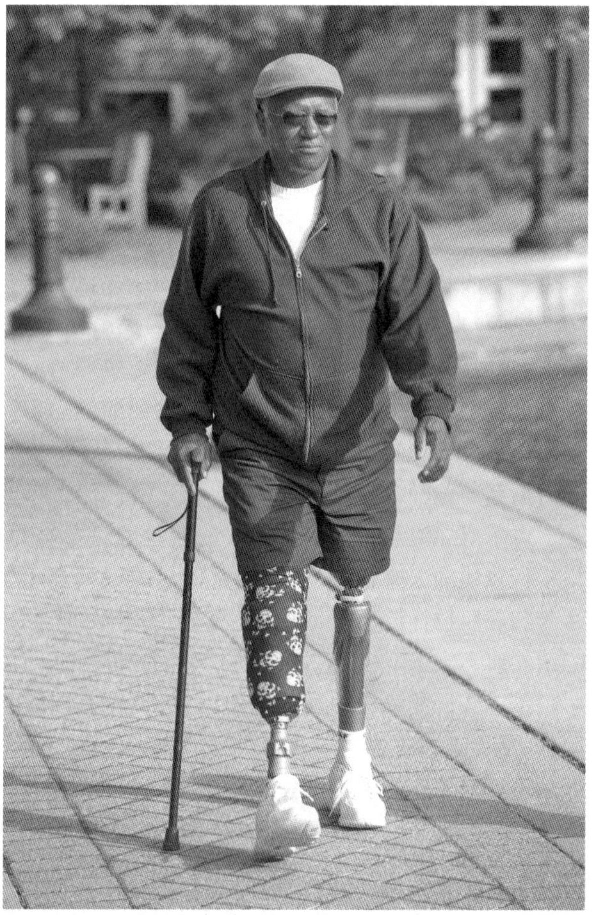

图 27－8　过度内旋和髋伸展不足步态(经允许引自 Otto Bock Health Care，www.ottobockus.com)。

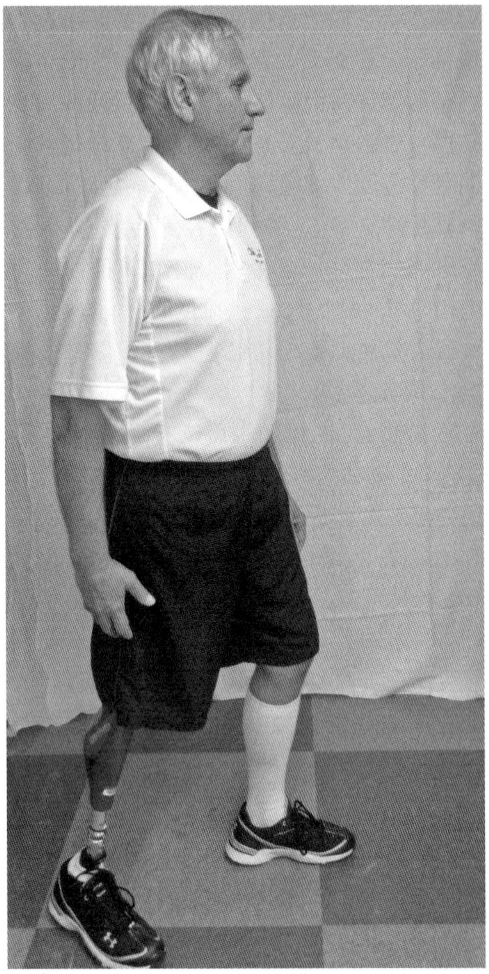

图 27－9 假肢侧手臂挥动减少促使髋伸展运动而引起步态非对称。

当患者穿假肢时需要较少的躯干旋转来平衡骨盆旋转。然而，当骨盆旋转减少，躯干旋转因关节活动受限、腹肌力减弱而减少，从而使骨盆和躯干协调。

躯干旋转减少降低了正常挥臂交替向前的动力，导致肩关节运动变少。为保持稳定，同侧上肢无意识向后抬起与髋轴对齐保持髋关节伸展（图 27－9）。

对于有经验和自信使用假肢的较健康者及努力想步行较快的人来说，假肢步幅比他们的健侧更短。多年髋屈肌拉伸增加了髋伸展范围，但髂腰肌通常有萎缩和肌力减退，没有足够的力量保护髋和腰椎并且步长不一致。腰椎旋转增加代偿截肢后髋的旋转受限，这又加剧下腰痛。不考虑步幅的减小，躯干和骨盆的协调对于在动态下稳定腰椎产生足够的躯干和骨盆旋转达到步幅一致也很重要。

假肢策略

MPK 的支撑相加强稳定作用避免了在整个支撑相用手臂保持髋伸展运动并允许使用者花更多时间

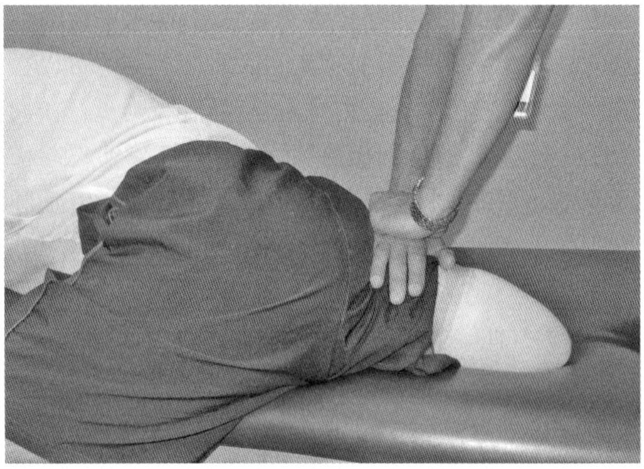

图 27－10 前方髋关节囊松动。

在假肢单侧支撑阶段，对称的步长重建了在支撑相的正常外旋力矩。小腿的力矩适配器增大了围绕假肢对侧骨盆向前旋转度，使足在初始负重时脚尖处在正常位置。无论什么类型的膝关节装置，假肢单侧支撑相均需要强的髋外展肌力量，而不使对侧骨盆下降或者通常躯干倾斜。

训练策略

假肢步态对称需要综合方案减少关节和肌肉损伤，最优化功能结果。经验丰富的人习惯于手臂在髋后方，好像被固定于此。集中训练以期能重建正常的躯干反向旋转和手臂摆动。为使用者能尽可能用接近正常步态步行，整个下肢必须有正常的活动范围，尤其是髋关节。常见的是髋关节囊前部挛缩限制了髋的伸展范围，主要因长期坐位引起。对髋前部的直接松动可恢复髋的伸展和旋转范围（图 27－10）。另外，骶髂和腰椎关节的松动也可以获得良好的效果。髂腰肌牵伸后的软组织松动或者扳机点治疗能维持髋关节屈曲灵活性，也可以通过俯卧位或者健侧足支撑下帮助维持或增加髋活动度（图 27－11）。髋关节松动术也可增加臀肌力量。

一旦关节活动良好，臀肌力量也必须加强，这些肌肉可以减少腰椎的后伸和额状面的代偿，此均是由臀肌力量弱引起。另外，残肢髋关节外展训练可侧躺在支撑物上完成，他们可以穿上假肢进行闭链运动练习。向前迈步是一个挑战，但在较低的平台上侧方迈步可以激活臀中肌。为了取得更多的进步，还需提高步行的高度，包括假肢支撑相延长也可以增强假肢侧髋部力量，尤其是髋外展肌，例如，假肢支撑站立下向对侧推墙壁（图 27－12）。更多的动态活动如假肢站立支撑下用健侧肢体滚球、Theraband（弹性带）下反向踢腿，绕圈各个方向踢，像星型偏移平衡测试，或保

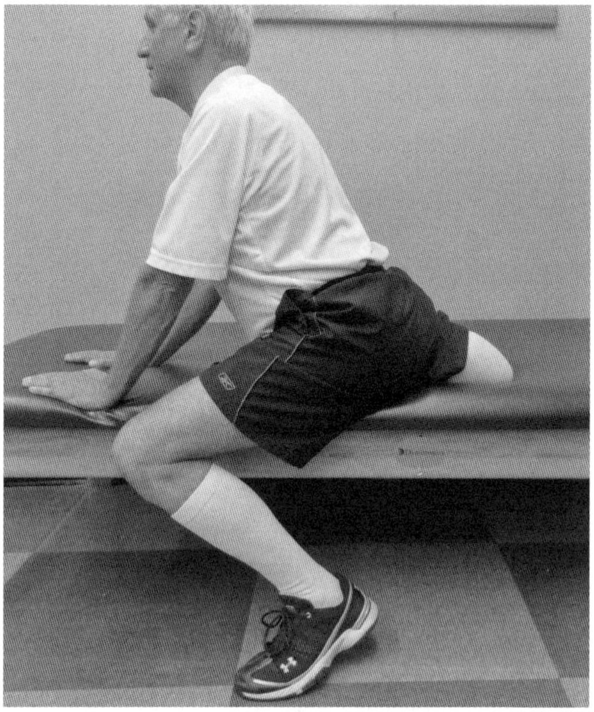

图 27－11　髋屈肌牵伸。

持健侧肢体于凳子或不稳定表面上扔球(图 27－13)。为了安全,有必要用一只手稍微维持平衡;但如果需要双手,证明此类活动太困难,需要修改方案。

另外,躯干单桥运动主要聚焦于臀大肌力量训练和控制,髋伸肌力量也需要假肢穿戴者在站立或者模拟步态姿势下练习。激活臀大肌的一个方法是站立下并用双手向前推墙面或者厨房柜台,此时要足够往前提起假脚足跟离开地面。当躯干转移越过前足时,髋屈曲运动结合髋伸肌来保持足跟抬高(图 27－14)。前足负重增加促进了臀大肌激活并训练使用者激活 MPK 功能。培养足够的假肢侧髋部力量以能采取长的健侧步长,可以通过站立位假脚置于健足前的较低凳子上完成。假肢者向前迈步将健侧肢体推进到更高台阶。此类活动加强了在初始负重期臀大肌的需求并且可用于培养更多具有挑战性活动的所需力量(图 27－15)。

加强臀大肌力量,主要的髋关节外旋肌在初始负重期从内旋到外旋转移力矩也是非常重要的。以上所述的活动如健侧星型平移平衡试验或者增大步长到更高的台阶加强了臀大肌力量以及培养绕假肢支撑的旋转力。髋关节旋转肌的力量练习包括按压对侧手臂或者腿向后推墙促进对侧躯干等长旋转(图 27－12B)。主动围绕健侧足做各个方向的旋转,并维持在此位置,可以用时针作为视觉提示(图 27－16)。旋转运动可以通过绕两侧跟腱至脚尖向内和外转动来进一步练习。更多的挑战来自通过前足负重,一侧到双侧足跟从中间到侧向转动(图 27－17)。足尖负重下旋转训练了髋部力量并能在转向和上下台阶中为 MPK 提高辅助。对于髋旋转肌的有效神经肌肉在学习,治疗师可以通过健侧的抗阻训练提升肌力(图 27－18)。骨盆旋转有助于达到比较均一步长和更快的速度的整体目标,尽管其中某些骨盆运动会变得不太对称。

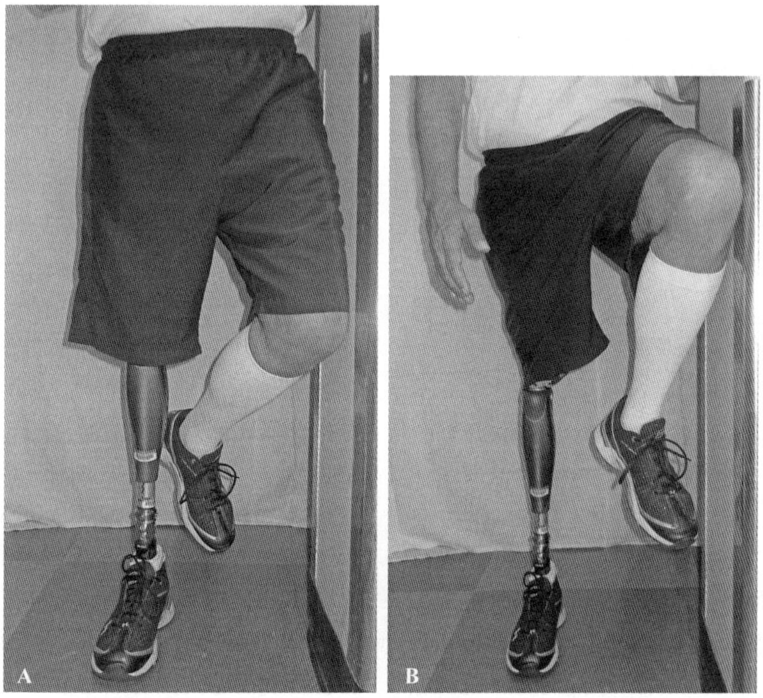

图 27－12　靠墙髋外展等长(A)和髋外旋等长(B)训练。

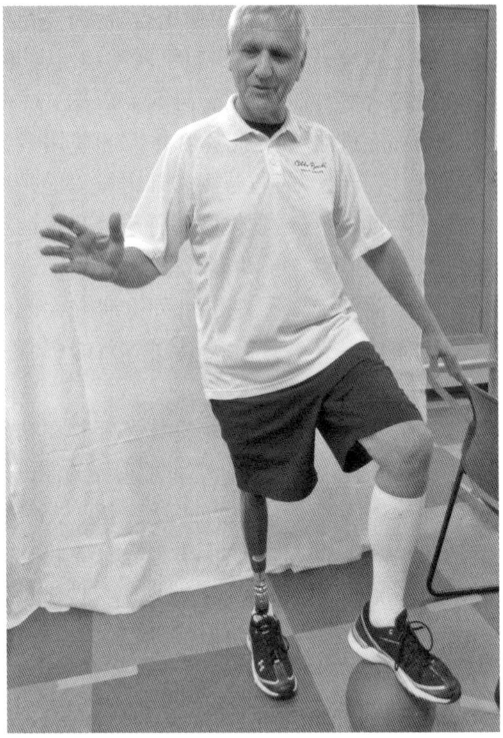

图 27－13 健肢放于不平的表面上的单腿站立。

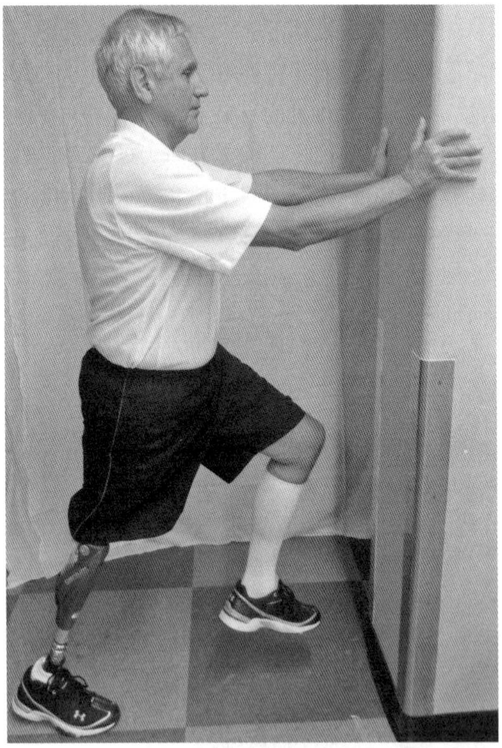

图 27－14 足负重下向前推墙面髋伸展和外旋练习。

更高级的臀肌训练运动可以通过步态整合躯干上肢功能。方法是面对墙，同侧手推墙，同时提起假脚离开地面并尽可能屈曲健侧髋(图 27－14)，避免腰椎过伸保护背部。脊柱稳定利用维持此姿势下激活

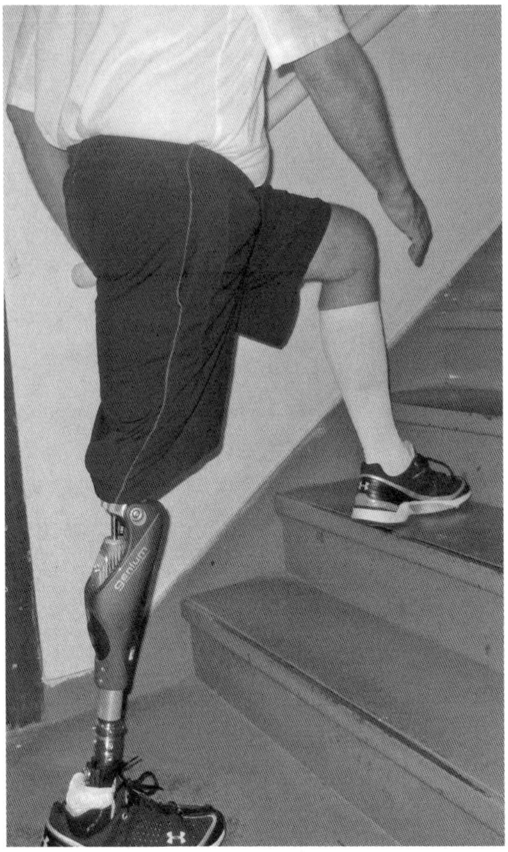

图 27－15 健侧肢体上台阶。

腹肌，促进对侧骨盆旋转，并假肢侧上半身做反向旋转，手臂挥动容易对步态产生不利影响。脊柱稳定性训练增加了假肢步长和步速，加强双下肢髋屈肌力量也有助于在支撑末期保护髋和脊柱。屈髋通过摆动相发挥作用。良好的髋力量和功能对于两侧下肢很重要，因为健侧髋的旋转增加了假肢摆动相的推动力，躯干反向旋转和手臂摆动。

除骨盆和躯干旋转训练外，其他的也需要确保手臂正常摆动的练习。例如，通过肩或者使用拐杖摆动手臂，或者在治疗师帮助下步行也可以。步行中骨盆和躯干旋转可以通过步行抗阻技术完成，治疗师和使用者面对面，治疗师徒手抗阻于骨盆或者手上，当向前行走时同时推动治疗师向后联合躯干反向旋转和手臂摆动(图 27－19)。

功能性活动可以提高水平面旋转及步态对称，此可以用在高功能独立的活动中，包括前后平衡(tandem balanceing)(图 27－20)及步行或在小道行走，促进了在基底较窄情况下绕每侧髋的旋转。地面标记等分是对称性步长的一种视觉提示，而在道路末端的全身镜子可以让假肢使用者检查手臂运动的对称性和步态常规对称。节拍器可以提供可听的信号

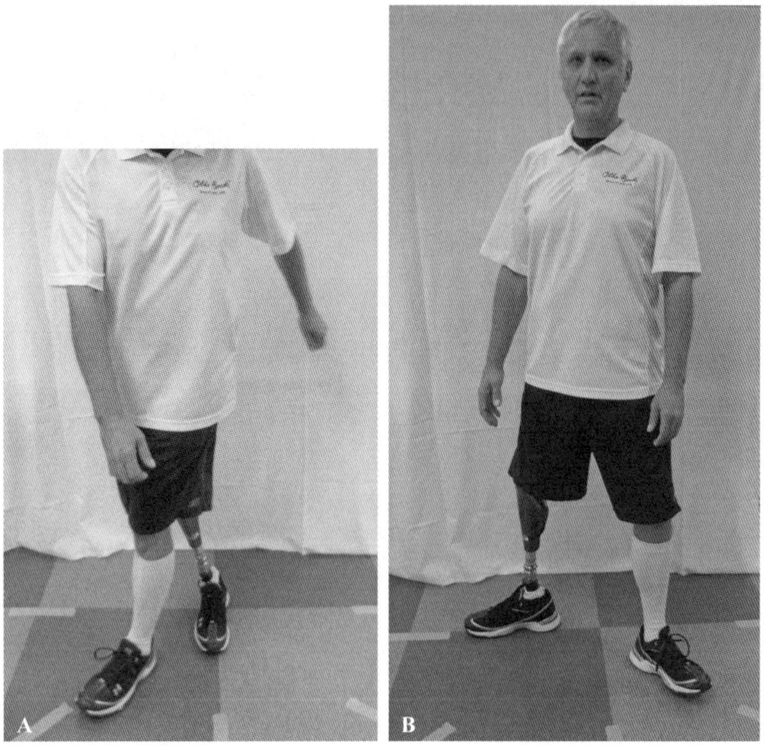

图 27－16　踏步及保持髋部旋转：内旋(A)和外旋(B)。

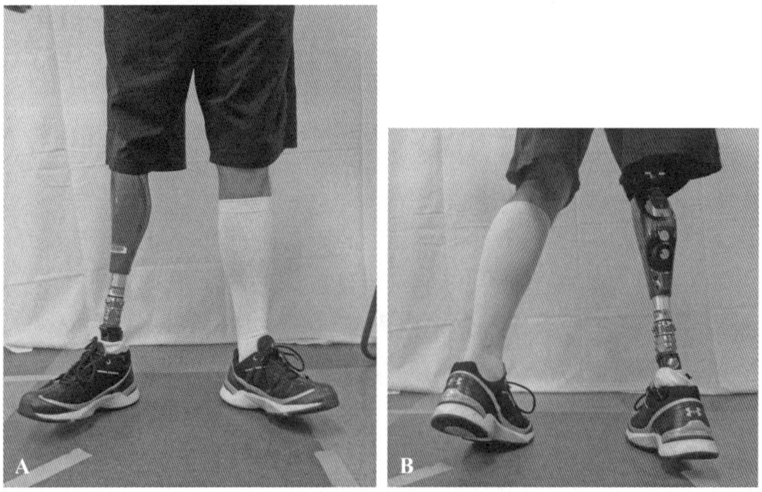

图 27－17　绕双侧跟腱(A)及足尖(B)内外旋。

调整支撑相步态的非对称性。跑步机可用来训练在平面和斜坡的渐进及协调步速。随着患者力量、自信心、肌肉功能提高，其在功能性活动中的稳定性及步长均可得到改善。

其他的支撑相异常在本篇别处会讨论到，如宽的基底支撑和一侧躯干倾斜或者 Tredelenburg 试验，不太可能受到 MPK 的影响，但是也许能从推荐的训练方案中获益。不管假肢组件如何，训练均要求最小化异常及最优化功能。

摆动相

非对称性步态受到从支撑相到摆动相困难的影响。对于正常人，踝跖屈先于摆动相提高身体，提供更多的推进效率。髋屈肌收缩减少了髋伸展活动度，配合外展肌进入摆动初期。屈髋及躯体向前推进提供动力，在摆动早期足跟离地至初次被动屈膝，然后摆动末期伸膝，此时髋屈曲通过髋伸肌逆转。随着步速下降，动力减少，腘绳肌屈膝以确保足尖离地增加足背屈。

截肢使踝跖屈消失，提高髂腰肌力量能使髋屈曲肌群动力提高 50%。膝屈曲不激活情况下，髋屈肌需要更加强有力的收缩以完成整个摆动相。不幸的是，同侧髂腰肌挛缩，髋屈肌力量发挥困难，尤其是短

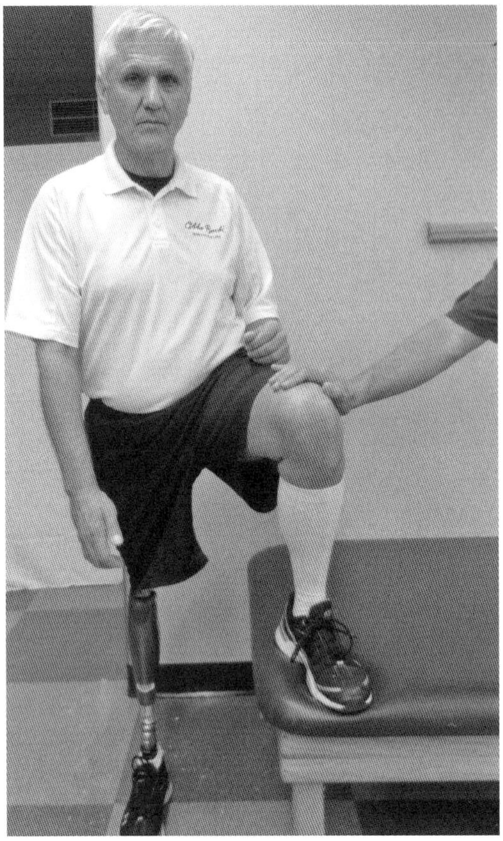

图 27-18 治疗师通过健侧膝予以假肢侧髋关节抗阻训练。

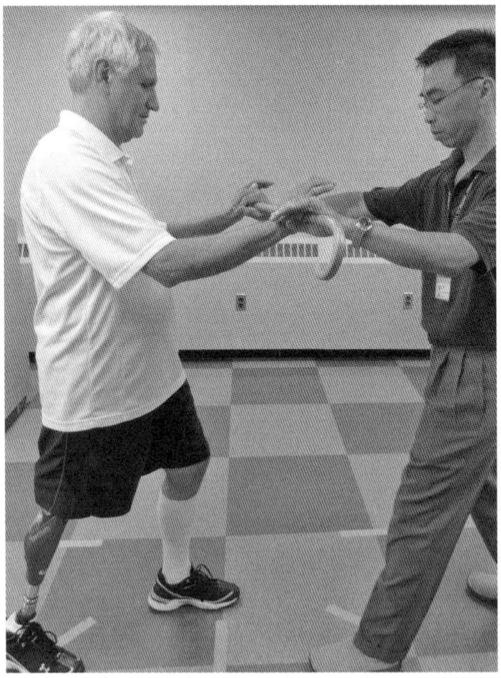

图 27-19 使用拐杖抗阻步态。

的截肢残肢。新的假肢使用者前进比较困难，通过初始摆动相向侧方踢腿容易产生过度的髋屈曲。过度的踢腿可导致像跨阈步态（过度的髋和膝屈曲）一样

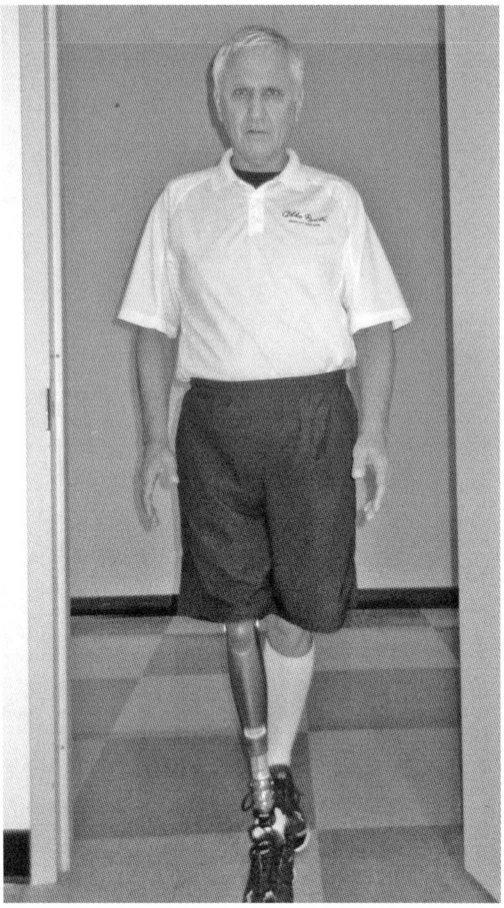

图 27-20 门口处串联支撑。

的摆动相异常，在没有足够力量前，此种异常一直存在。

无 MPK 液压膝使用者必须转换从支撑相膝屈曲抗阻至摆动相抗阻。通常均可完成，如 Mauch，在支撑相末穿戴者应用伴随髋伸肌有力的收缩使膝过伸或者在摆动末期达到全膝伸展至少 0.1 秒。尽管开始会有些不自然，假肢使用者要学会不用思考下膝的伸展运动。然而，摆动相延迟及支撑相的不对称，没有直接向前的动力，如当转身或者上台阶、在支撑和摆动相转移膝抗阻就会导致在偶尔的环转运动中无效，如果摆动相抗阻不能激活则会出现髋上提、跳跃髋，如支撑相抗阻不能激活容易引起膝关节的崩塌。

假肢策略

对于 MPK 使用者，传感器的抗阻转换均为初始固定的反应。C-Leg 使用者必须达到膝伸展 0.1 秒，并且前足负重 70%至脱离支撑相控制至摆动相膝屈曲。负重的调整量来自使用者的个人需求。具体的 MPK 默认设置可随情况变化而调整，例如，C-Leg 默

认支撑相控制保护穿戴者免于膝关节崩塌，和无 MPK 假肢相比是一个重要的安全参数改变。其他的 MPK 装置，如 Rheo 膝，默认摆动相控制避免脚尖拖地。

训练策略

为确保使用者穿戴舒适，假肢的前足负重以及活动中前足的负重都是非常关键的。双侧前足负重下转动练习可允许转身时快速摆动相动作（图 27－17B）。用一侧或者两侧足尖弹跳的侧方体重转移能为侧方行走做准备。前足弹跳也是非常有用的，和一些 MPK 一样，如动力膝，利用前足弹跳作为机械信号来调整膝抗阻模式。前足离地推进入摆动相可以协助向前步行或者快速转移进入摆动相，这对于慢跑是必需的。

随着骨盆和躯干运动的减少，需腹肌协助摆动相运动，尤其对于截肢侧肢体比健侧短 57％的人，其髋屈曲力量薄弱。创伤截肢后在步行中较短的肢体和骨盆倾斜增加具有相关性。核心肌力训练在髋关节离断后或者高位截肢后非常重要，因其使截肢者失去所有的髋关节活动。

阶梯和坡道

下楼梯

对于有经验的使用者，阶梯和坡道仍然比较困难，上下楼梯更是如此。正如在步行中，假肢膝屈曲受限在下楼梯和斜坡的时候问题更显著。减震受限在下楼梯、过路沿或者下斜坡时假肢负重侧更加明显。因为穿戴者下楼梯依靠足跟而不是前足，更多的震荡传到下肢；使用者通常感受到负重侧的颠簸。尽管假肢承受比健侧更少的垂直方向上的力，此时垂直力在没有正常膝屈曲和踝背屈负重下减震更差。假肢侧髋关节必须运用健侧伸展力去控制膝。健侧肢体，因缺少假膝的屈曲而导致从低跳到高处会承受大约多于 50％的冲击力。实际上，所有的健侧关节在步行中压力均有增加，导致健侧更容易受伤。因此，大多数单侧经股截肢或者更高位截肢者本能地采取短而持续的小步伐方式降低地面反作用力以及在上下斜坡中对肌肉力量的需求。

无 MPK 液压支撑控制膝提供分级抗阻达到膝屈曲超过 20°，在交替型步态模式中给予健侧时间，但多数的使用者仍有明显的下楼梯时假肢支撑时间减少。下斜坡和下楼梯相比更加困难是因为没有正常踝跖屈范围使足放平于地面，假肢小腿必须向前推进产生一个快速的、相当大的膝关节屈曲力矩（图 27－21）。无 MPK 液压支撑控制器的膝屈曲抗阻在比较平的斜坡上足够，但是膝屈曲抗阻在陡的坡道上就不足了。假肢使用者通常在下斜坡时比较犹豫。

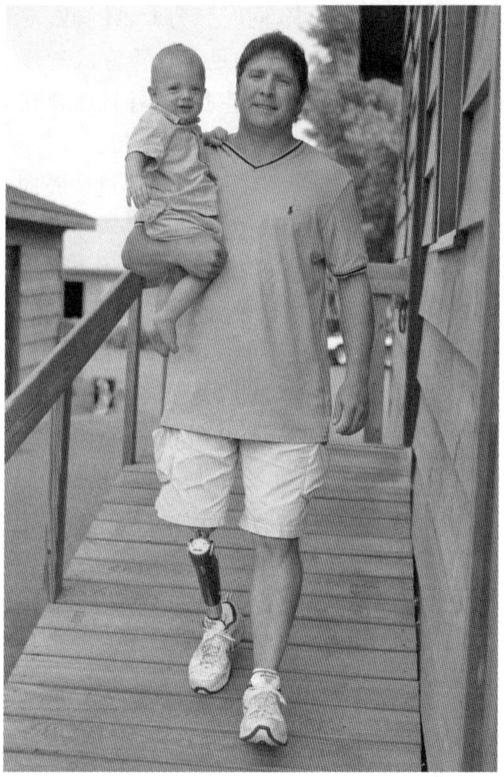

图 27－21　C-Leg 控制的下斜坡时产生较大的膝屈曲运动（经允许引自 Otto Bock Health Care，www.ottobockus.com）。

假肢策略

和在水平面行走一样，MPK 传感器提供信息用于调整实时抗阻需求适应下坡。对于标准 MPK 和无 MPK 装置相比，在摆动末期全膝伸展联合假肢足跟负重以使膝屈曲抗阻匹配患者个人体重、下降角度及全活动范围的步速（30°～35°）方面更好。缓慢、断断续续，或摇摇晃晃下楼梯动力更加不足以产生全膝伸展，因此脱离 MPK 使用默认的摆动相抗阻设置不能够提供支撑相的稳定性；这种不足易导致膝关节崩塌。崩塌在 C-Leg 中很少见，因其默认设置膝支撑相抗阻，甚至膝屈曲在 36°～55°范围均可以。处于 K2～K3 功能分级（表 27－2）的假肢使用者使用 MPK 能较好地完成阶梯和坡道运动，强于无 MPK 液压膝。MPK 软件矫正及使用者锻炼自信心和平衡能力，佩戴者可以通过较长的假肢步幅来降低下斜坡速度，可以改善不对称和速度过快。

训练策略

下楼梯，MPK 使用者必须学会只把脚后跟放在较低台阶并且通过足跟负重（图 27－2）。足放置点触发膝屈曲分级抗阻需求，同时膝弯曲，并脚趾向下屈曲迈向下一个台阶。用这种足跟负重方式逐步下台阶容易使新 MPK 使用者产生焦虑，并且需要在开始时使用带有保护功能的楼梯扶手来练习。

假肢使用者可以缓解残肢冲撞，通过全肢向下到下一台阶，此时足接触下一台阶时震荡较小。骨盆前下沉为足向前和向下提高定位，这个动作源自 PNF，可在水平面或者通过站在较低平台在回到初始位置前随着骨盆运动达到足跟的向前和向下来练习。

下斜坡时采用长的假肢步幅对于习惯用无 MPK 假肢的人来说非常不自然，要克服这种习惯。训练 MPK 使用者：①在摆动末期利用骨盆前倾；②在初始负重时激活髋伸肌使身体向前推进；③在支撑中期绕对侧骨盆出现髋旋转；④在支撑末期通过假肢前足维持负重，以便在下斜坡时出现较长的步幅。训练过程中栏杆提高安全直至新的使用者有足够的信心完成抗阻训练和最终无辅助下斜坡。

上楼梯

大多数单侧经股截肢者上楼梯采取一步一步(step-to)方式，同样的模式可用在陡峭的下坡。当上楼梯时，佩戴者典型的是更多的屈曲健肢以弥补假肢侧正常抬起需踝跖屈的缺陷。在社区中，有些人用健侧肢体上楼梯一次 2 个台阶来维持和同伴一样的速度。较大的膝屈曲，在爬楼梯时增加了健侧所有关节的压力。在上斜坡的支撑相，假肢小腿向后的推力使身体向前变得困难，引起了触地侧较短步幅。

假肢策略

上斜坡时，前足负重引起小腿向后的推力用到强力的膝伸展运动。上楼梯，MPK 可以感知膝伸展力的增加，并且触发上台阶模式，给予摆动相较少的抗阻来使膝屈曲帮助在下一个台阶边缘足廓清。软件可适应用户需求。一旦足放在台阶上，使用者必须发挥相当大的髋屈肌力量提高身体至下个台阶，通常会在栏杆的辅助下完成。在没有栏杆的情况下，一步一步上楼梯对于大多数使用者都非常困难。

动力膝在上楼梯中提供动力辅助，使用者必须在底部台阶停留 3 秒以达到在上台阶前系统默认状态。启动膝伸展激活辅助膝伸展功能。来自金属套板传感器数据无线传输至健侧下肢以匹配假肢运动。在高一阶的楼梯，使用者必须暂停 3 秒便于行走前 MPK 重设。这种动力机制使得路人很容易注意到，声音让使用者也比较反感。

Genium 使用陀螺仪和加速器识别使用者上台阶，快速地髋伸展拖足离开地面，然后快速地髋屈曲提脚，同时假肢侧髋膝屈曲至下一个台阶。一旦脚放于下个较高台阶时，Genium 根据膝屈曲负重程度提供最大的抗阻使其进一步地屈膝。在髋伸肌和身体向前的动力驱动下足跟稍微离开台阶增加了膝伸展运动。

训练策略

因髋屈肌力量薄弱，假肢使用者不得不抬高或者向后倾斜骨盆利用腹肌力量获得足够上提及代偿在阶梯和斜坡中假肢踝关节背屈受限。如果使用者在台阶上停止，重启摆动相上台阶很难，无过度髋上提停止下转身 45°可以为足部廓清提供足够的空间。上楼梯跨步需要更强的髋伸肌力量，通常需要栏杆协助。新的 MPK 设计，包括动力膝和 Genium，解决了这个难题，利用新装置，足跟离开台阶时仅前足落点于下一个台阶上帮助伸膝。动力膝仅仅需要使用者利用髋伸肌启动膝伸展。Genium 跨步上楼梯要求较强的髋伸肌力量并且仅推荐功能水平 K3～K4 者使用(表 27－2)。

坐和下蹲

虽然对于使用假肢的人爬楼梯比较困难，任何的膝弯曲和伸直像从坐到站立或者下蹲均需要代偿运动，这使健侧压力增加。很多的假膝要求假肢无负重下使膝组件弯曲，使用者可以和正常人类似的速度坐下，因此大多的假肢者站立下健侧要比假肢侧负重多于 10%～30%。双腿下蹲很有用，例如，假肢者需要下蹲接触到孩子(图 27－22)或者在不需要弯腰情况下捡起东西避免腰痛，这通常在多于 80%的人使用大腿假肢中会用到。在膝屈曲 30°后，大多数的 MPK 提供膝屈曲抗阻不足而导致膝的崩塌，因此，对于大多数人来说，坐-站转移，尤其下蹲，变成单侧肢体活动，对健侧肢体造成很大压力。坐-站转移及下蹲解决方法如下：

假肢策略

当佩戴者坐下时，MPK 如 C-Leg 和 Rheo 膝通过假肢负重提供可控抗阻使膝屈曲。MPK 使体重均匀分布于两足减少了健侧肢体压力；抗阻设置适应使用者需求。使用无 MPK 或者 MPK 假肢，佩戴者均持续不对称负重及比正常人坐下更慢。在无合适抗阻下快速坐下，MPK 摆动相默认设置无负重状态；和无 MPK 一样，压力转移到健侧肢体。尽管 MPK 在站-坐转移中可以对称性负重，使用者必须训练假肢承受更多的重量，通过坐下对抗假肢接受腔内壁利用髋伸

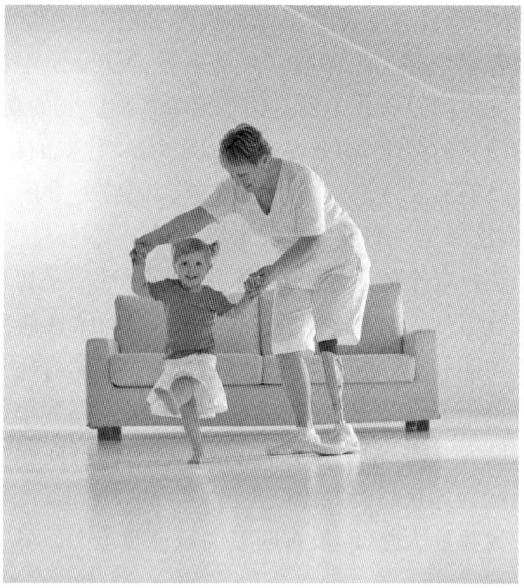

图27-22 典型C-Leg在站立位维持固定的膝屈曲角度(经允许引自Otto Bock Health Care, www.ottobockus.com)。

展力减轻健侧肢体压力。

多数MPK不能辅助坐-站活动;使用者主要利用健侧力量站起。但动力膝,可以辅助使用者启动膝伸展。来自椅子扶手向上的推力辅助坐-站功能。和非动力膝装置相比,假肢者在动力膝辅助下站起,对称性移动,更接近于正常人的髋部力量。利用动力膝坐下,使用者必须暂停来激活默认的站立模式,然后缓慢地降低身体至坐在椅子上。如果坐下动作中间有停止,动力膝支持使用者下蹲直到假肢无负重,体重转移至健侧肢体允许更进一步膝装置的弯曲。

有些MPK提供特殊功能模式使下蹲或者久站。C-Leg,允许膝关节屈曲在7°~70°范围内负重,为膝弯曲或者下蹲提供最大的支持。C-Knee,为K2水平者设计,在0°~30°范围内提供了相同功能。此模式通过手持无线遥控装置激活,预设物理信号如前足快速跳跃,但更多的是本能地通过降低身体至膝屈曲要求的范围,然后稍微伸直假膝触发下蹲时最大膝屈曲抗阻。动力膝容易下蹲主要是通过使用者在膝屈曲要求的角度停止站-坐运动,并锁定此模式来完成。

训练策略

坐位下,将MPK使用者的手放在扶手上以增加安全性,防止向后跌倒。利用扶手,向后转移体重至足跟而不是向前至前足,类似于正常人的坐-站转移。对于一些潜在具备无辅助站立能力的人,可以练习向前越过前足的体重转移,并且是在逐渐降低的表面进行,在站起时使用者可以手放在前方或者大腿上。双足放于膝后方有助于体重向前转移至前足,但因假肢踝背屈受限所以比较难完成。Proprio Foot使用者可以完成假踝背屈,坐-站转移中通过利用足跟或者无线遥控脚落点完成。保持脊柱直立状态可以减少髌骨压力及后背痛。手持不同重量物体在不同速度和不同坐高下练习,为使用者完成不同的功能活动做准备。

训练力量及控制来掌握C-Leg或者动力膝的下蹲特点,使用者应练习健侧单腿下蹲,如果不能完成,佩戴者可以手扶椅背支撑练习靠墙下蹲,方法是刺激截肢侧髋伸肌发挥更大力量达到需要膝屈曲范围的要求。在不稳定平面的下蹲,如垫子或者斜板,保证安全情况下,练习非常有效。假肢台阶练习也可以通过对髋伸肌加压收缩帮助伸膝,臀肌力量是根本。

跌倒防护

截肢人比正常人有更大的跌倒风险,据报道在社区康复过程中发生率在20%~32%与52%之间。当假膝屈曲佩戴者有未预期的负重动作时就会跌倒,如发生脚底打滑、踩住脚趾或者不稳定下假脚摇摆引起膝弯曲。膝屈曲下步行也会跌倒,像当使用者转身、小步前进或者突然的停止即膝从全伸展不能激活支撑相控制的情况下。使用液压无MPK者,当绊脚或者脚踩到物体激活摆动相膝屈曲抗阻,增加了跌倒的风险。在光滑的表面如冰面上也会发生滑倒。滑倒引起对臀肌力量的高要求,它必须对负重时前内侧剪切力作出快速反应。假肢者肌肉包括姿势肌如竖脊肌和腹直肌,在步行时不能持续地收缩,对滑倒或者绊脚的反应比健侧肌肉或者正常人要慢很多。佩戴者可以通过缩短假肢步幅来适应不可预期膝不稳定下的跌倒风险,但这容易引起慢而不对称的步态。

假肢策略

在无预期下是否会绊倒或者跌倒主要依赖于屈膝下的MPK默认设置,摆动相膝抗阻默认设置需要较多的代偿运动;另外,跌倒也会发生在无血管功能障碍截肢的年轻人。在支撑相抗阻设置内膝屈曲超过30°~35°的范围时膝崩塌也会发生。动力膝和C-Leg默认设置支撑相抗阻及即使在摆动相停顿下可阻止膝崩塌。日常中,支撑相默认设置C-Leg使用者其跌倒和绊脚率明显低于无MPK经验丰富的使用者。

训练策略

因为绊脚不可预测,所以新使用者很难做准备。然而,很多的跌倒都是因为初始触地期足部打滑导致而不是在支撑末期。因此,臀大肌力量是最需要加强的肌群其次是髋屈肌群。核心肌力收缩贯穿整个步态，假肢者中不是很典型，需要加强肌力以及对于姿势干扰下的快速反应力和能力。臀大肌肌力训练联合腹肌收缩的训练是改善非对称步态的重要措施。

在真正的生活中功能性活动实践也会为防止绊脚和跌倒做准备。越过障碍训练应包括不同的表面行走及向上、跨过及踏上障碍物。携带物品执行双重任务可以提高整体功能能力。在训练中，MPK 使用者与无 MPK 使用者相比，可以用更少的步骤完成。户外地形实践可以使假肢者能够完全掌握各种日常户外活动。

其他活动

假肢者也许想进行一些自由摆动膝关节的活动如骑自行车或久站下锁膝。

假肢策略

无 MPK 液压或者气动膝有时会有手动开关在膝关节后方，可以转换至不同功能模式。MPK 提高各种不同的功能模式，但淘汰了手动控制。身体信号如下压脚趾 3 次，然后腿 1 秒不负重，从步行转换至自由摆动模式，来骑自行车或者久站设立最大化的膝抗阻。尽管无线遥控用于控制腿部运动，电子信号、一系列的哔哔声或者震动，为使用者辨认设置的改变。电子踝利用足跟叩击触发踝关节跖屈，佩戴者坐下时在其站立前会返回背屈模式。使用者也可通过手动遥控激活此活动。

训练策略

记得如何转换模式，发出身体信号，听或者感受各种电子信号。在步态训练中，前足负重练习是基本技能。足跟叩击对电子踝发出信号需要髋屈肌力量及协调性来上下移动假肢。让使用者练习启动提示及感知信号对于能有效顺利地使用 MPK 是非常重要的。

尽管医师也许会聚焦于步态异常，即使是对于经验丰富和高水平的假肢者也注重训练，而佩戴者自己倾向于提高能力。甚至爱活动的假肢者通常也只参加一些持续不到 2 分钟的活动，平均每分钟只有 17 步，大多数的佩戴者每天参加活动持续少于 15 分钟。假肢者活动能力和态度是其满意度最有效的指标。假肢预后可以通过临床方法最大化益处，可以解决活动度及肌力障碍，整合功能能力来优化现实生活中的挑战及乐趣。

预后

假肢成功与否通过客观因素来评估和衡量，如主要耗能、步行速度及步态对称性等，跌倒史和生活质量问卷调查等主观参数。总的来说，MPK 使用者的满意度更高。有些学者对比了穿戴各种假肢的功能。即使现有的关于 MPK 力学特征的实验数据的证明，医师及假肢者主观反应仍然是制订假肢处方的主要手段，这决定了假肢康复的最终成果。

在决定个体表现上，身体特征重要性似乎超越特殊假肢组件。对战争相关截肢相关的回顾性研究揭示了功能和截肢长度呈正相关性以及能量消耗与长度呈负相关性。保留膝关节是很重要的，因为单侧经股截肢者在缓慢及快速行走和跨越两种不同斜坡时的耗能远远超过经胫截肢患者，然而有中等长度或者较长大腿的人之间，没有明显的运动及步态差异。

步态研究

假肢性能的实验室对比，C-Leg 和 Mauch SSC 相比，通常显示速度快 21%，这取决于地形。C-Leg 快速选择速度不需要很高的成本。有研究团队报道在自由行走方面二者并无不同。和无 MPK 假肢相比 C-Leg 在单侧经股截肢后的人群中使用更容易获得较快速度，这也在双侧膝关节离断案例中得到证实。佩戴 Endolite 智能假肢和无 MPK 相对比，显示和 C-Leg 相同的结果。

假肢适配目标是让患者能够尽可能在难以被人察觉下行走，佩戴 C-Leg 者比无 MPK 液压者步长不对称要少得多。MPK 装置和其他装置的动力分析显示在摆动末期膝伸展和足跟触地间几乎没有延迟。

最佳康复使患者在没明显疲劳情况下可以行走更长的距离。有研究表明，带有台阶计数器和距离检测器的假肢在家庭和社区内行走和使用 C-Leg 或者 Mauch 膝装置在时间和行走距离方面相同，而另一研究报道佩戴 MPK 假肢与在社区内更大的身体活动相关。较多的研究涉及耗氧检测，一些学者发现佩戴 C-Leg 和液压无 MPK 装置在步行耗氧方面没有明显不同，而其他研究显示 C-Leg 步行更节能。尽管在使用智能自适应膝时代谢需求和使用液压无 MPK 相当，使用智能假肢可以稍微降低氧耗。4 位外伤截肢的成年人轮流使用 C-Leg 和智能假肢；其氧耗相同，尽管远远高于正常人耗氧量。Rheo 膝代谢需求稍微低于 C-Leg。通常，任何 MPK 和无 MPK 相比均适度地减少了耗氧，这已经在成人使用一些类型的 MPK 步行实验室观察得到证实。

在其他一些移动性活动中，使用动力膝和 C-Leg

或者 Mauch SSC 相比，坐-站转移需要的髋部力量要小一些，尽管患者主要靠健侧肢体。C-Leg 和无 MPK 相比提供更多的保护防止绊倒。3 位受试者参与了一项随机研究，检查者试图拉一根绳子促使假膝屈曲，不像其他的膝装置，C-Leg 也能提供快速膝伸展或者支持佩戴者膝屈曲。在上台阶和下斜坡方面，C-Leg 最安全。在爬山和下楼梯，MPK 使用者在跨障碍、少跌倒以及多任务处理方面可以更顺畅操作，可以使许多人提前达到更高的功能水平。Rheo 膝和 C-Leg 和 Mauch SSC 相比，其步态更稳，降低了髋部动力使用。在跑步机上行走的受试者同时解决了精神问题，使用智能假肢测试时影响更小，表明不需要那么精细的膝关节认知需求。

一些研究团队对 C-Leg 使用者进行问卷调查，在自信心、步态及可操控性方面受到受访者称赞并且非常满意。假肢评估问卷得分更高一些。受访者反映智能假肢也非常受欢迎，在不同步速及更长距离而无疲劳情况下，他们更偏爱使用无智能装置。调查反映使用 MPK 提高了生活质量。

尽管大多成年人使用 MPK 研究表明，没有解决如机械耐用、组件对性能影响及组件成本是否等同于更大收益的问题。理想上，远期研究会涉及更多样本型号。然而，目前可以说 MPK 能改善单侧经股截肢人的生活质量。

处方案例

选择适合患者要求的假肢，需要了解患者的日常健康水平、残肢状态、假肢使用史、可利用假肢组件的局限性及特征、预期使用的影响程度及患者的功能水平。制造商为 K2～K4 水平的患者提供 MPK 中低至中度影响的产品，很少考虑保险公司政策。在单侧经股截肢后很多人也许不能获得 K2 社区内移动的功能能力，步行 3 km/h(1.9 mph)，能上台阶和跨过路沿。对 K2 水平者因步速慢，MPK 装置如 C-Leg 紧凑型仅仅适用于支撑相控制。步速 5 km/h(3.1 mph) 假肢者，日常转移距离约 5 km 内(3.1 mi)包括楼梯、进行中等冲击力的活动，达到 K3～K4 功能水平，因此推荐使用同时具有支撑相和摆动相控制的装置。另外，在适配假肢组件满足患者身体和功能需求时，另一个要考虑的是 MPK 组合成本。保险通常赔偿 K3～K4 水平的 MPK 费用。下面的案例着重强调了与 MPK 处方相关的注意事项。

如果能独立行走，不考虑速度，可以将髋离断或者更高位截肢者列为 K2 水平，尽管医保系统 K 分级并未将他们如单侧经胫或经股截肢者一样分类。

表 27-3　撞击水平

水平	目标活动	典型应用
低	小节奏变化步行	日常低速行走，例如：做家务、逛花园、购物，偶尔的非剧烈，如高尔夫和休闲散步
中等	不同节奏步行	需中等力量和持续性的日常行走，例如：有氧运动、慢跑、网球运动及职业性运动，如举重
高	快节奏步行	日常活动涉及以较快速度和高负载的有力和重复动作，例如：长距离慢跑、跑、跳，打篮球，建筑工程
极限运动	高冲击运动和活动	高张力的多重复的日常活动，快速，和/或持续活动。例如：疾跑，长跑，服兵役

案例 1　运动员

29 岁 110 kg(245 lb)前大学运动员，5 年前因摩托车事故导致经股截肢。日常生活中他一直使用无 MPK 液压膝，包括工作日做销售代表及周末的篮球和网球休闲活动。他熟练运用跳跃步态，但对更多的运动感兴趣并且想在运动比赛中进行跨步跑并参与竞争。他已经为新的假肢做好准备，这有助于他达到目标。

问题思考

- 什么类型的膝关节最适合他的需求？
- 他的 K 水平是何分级？
- 如何根据他的体重推荐更适合的假肢？
- 如何根据他的娱乐及训练活动推荐假肢？

建议

他的活动能力显示处于 K4 水平，有资格获得很多保险公司提供 MPK 假肢。尽管 MPK 对于他的日常生活是一个很好的选择，为低-中等撞击活动设计的 MPK 可以为他想要参加的运动提供足够的承重能力。如果他只需一种假肢，那无 MPK 液压膝如 Mauch Knee + 更容易使他达到运动目标。这样的假膝可以和耐用的储能脚相匹配以吸收如 Re-Flex VSP 能承受的震荡。

案例 2 跌倒风险

65 岁女性，4 年前因周围血管及心血管疾病形成的血栓导致经股截肢。自截肢后活动增加，她使用了负重激活摩擦制动膝装置返回学校做行政管理人员。她从事园艺在社区悠闲散步，因为她的肌力和耐力受限使她不能走得太快，在过去一年她摔倒过 2 次。她最近获得了医疗照护资格，想去配一个能达到她要求的假肢。

问题思考

- 什么类型的假膝最适合她的要求？
- 她的 K 分级是什么？
- 她跌倒的风险因素是什么？
- 根据她的休闲娱乐训练活动应该推荐什么类型假肢？

建议

她的活动能力显示其处于 K2 水平至潜在 K3 水平。医疗照护及保险政策显示不能适配 MPK 假肢，因为她的功能活动不需要变奏或者快速步行。其年龄和健康状况更适合匹配成本较高的 MPK 假肢，而社区内移动假肢又有很高的跌倒风险。她这种年龄段每年跌倒的发生率在 19%～60%，32%的人会因此而受伤。而目前的代偿训练通常不包括 K2 水平的 MPK 使用者，她使用 MPK 获益良多，尤其是绊脚和跌倒防护方面。

案例 3 高位截肢后

44 岁男性，3 个月前因软骨肿瘤接受了半骨盆切除术。他切口愈合良好正在为适配假肢做准备，从未使用过假肢，但非常活跃，直到 1 年前他经历了肿瘤切除术和半骨盆切除术，抑郁了很久。术后，他活动受限不能工作，除了偶尔的公园散步，他不能参加大多数的体育运动。至截肢后，他开始做会计工作并能熟练使用拐杖，可以和孩子们一起参加一些轻的体育运动，长距离转移需要轮椅。他抱怨从椅子站起或者手拿东西时使用拐杖非常困难。他和妻子一起生活，有个处于青春期的儿子，住在郊区两层楼房内。他确信通过雇主和假肢师有自信能在保险内适配 MPK 假肢。他的目标是继续工作以及更轻松地享受家庭生活。

问题思考

- 什么类型假肢最符合他的要求？
- 他的 K 分级水平是什么？
- 他的跌倒风险有多高？
- 如何根据他从坐位站起困难因素推荐假肢？

建议

作为一个曾经活动量大的成年人，在接受半骨盆切除术后能行走，他堪比 K2 功能水平。他的状态一直在改变中并且病情及假肢预后仍不明确，也许能达到 K3 功能水平。MPK 假肢能够使他使用双腿安全地下楼梯和斜坡，不需要拐杖步行和参加社会活动。但大多数的 MPK 假肢不能提供和同龄人一样坐位-站位或者上楼梯辅助，坐-站困难，步行，以及上楼梯对于半骨盆切除的人来说适配都是比较难的，主要是因为身体起伏厉害。在适配高成本 MPK 假肢前，他也许能从临时的无 MPK 假肢获益来确定他的假肢使用水平。

第28章
截肢者的运动选择

Athletic Options for Persons with Amputation

Mark Anderson, Carol Dionne

学习目标

1. 讨论康复训练和运动对于健康和预防"运动功能退行性"疾病的关系。
2. 描述因残疾人缺少参加体育运动而引起的社会参与障碍。
3. 确认支持残疾人参加体育运动的组织。
4. 比较不同的运动和娱乐活动对于肢体缺失人士的影响。
5. 阐述假肢部件在不同类型的运动中积极参与的可行性。

"游戏、运动是我们必不可少的。"——Ludwig Guttman,残奥会(paral ympic games)创始人。

人们都知道对于参加运动、娱乐和/或体育锻炼的重要性。许多作者都赞同过体育锻炼的优点是身心健康,以及预防"运动功能退行性疾病",如肥胖、糖尿病、高血压和心血管疾病。人们参加运动和娱乐活动的益处包括维持正常的肌肉力量、灵活性以及关节的构造和功能。这些益处是随着功能衰退和正常衰老或残疾状况的存在而减少的。因此,为残疾人增加身体活动的目标是:预防二次损伤,优化身体功能以及提高整体的身体素质。

除了身体上的好处外,参加运动或娱乐活动对健康人和残疾人都有重要的心理作用。参与身体活动和体育运动的残疾人同时提高了身体形象和生活质量。定期参加运动和朝气蓬勃的娱乐活动对于处于兴奋状态的青少年来说有积极作用。许多心理建设,如社会认可度的提高,自我概念和自尊的提升,自我效率和自信的增加,以及建立在残疾运动员身体活动能力之上的运动方面的成就。即使参加运动和体育锻炼的好处得到了很好的认可,但是知和行之间仍然存在着脱节。本章讨论了体育运动对残疾运动员(athletics)的重要性,以及描述了运动活动和截肢及肢体缺失残疾人可以积极参与运动和娱乐活动的机会。

在美国,相比于1/3普通人群的成年人在业余时间不参与体育活动,有超过一半的残疾成年人在业余时间不参与任何体育活动。这个平均数值就强化了一个概念:残疾人比普通人更缺乏运动。这就导致了些问题:"残疾人参加运动和体育活动的障碍是什么?"以及"是什么促使残疾人参加运动和娱乐性活动?"残疾人参加体育活动最常见的障碍是缺乏资金、没有适合的场所以及健康问题的担忧。除此之外还有的障碍是当地缺少体育设施、交通问题、缺少为残疾人提供的运动以及缺少参与的同伴。只有10%的残疾人是因为缺乏动力。参与理由包括健康福利、参与之后的成就感、社会交往以及医师或专业健康护理的推荐。在肢体残疾患者中,年龄、截肢程度和截肢原因与下肢截肢后参加体育运动没有什么关系。然而,截肢前的体育运动参与史增加了截肢后参加体育运动的可能性。

参与运动或娱乐活动的机会

残疾运动员的体育运动是由各种残疾运动组织和国家举办的具体残疾管理机构管理。在美国,为截肢运动员成立的残疾人体育组织叫做美国残疾运动(Disabled Sports, USA)(www.dsusa.org/)。美国残疾运动的格言是:"如果我可以做这件事,那我可以做任何事。"他的使命是:"通过参与社会体育、娱乐活动和教育项目为个别残疾人提供国家领导能力和机会,使他们能够获得独立、自信和健康。"美国残疾运动是一个全国范围以社区为基础的团体,以提供各种运动/娱乐项目为主。在许多情况下,参与运动和娱乐活动是患者截肢后康复过程的最后一步。参加运动不但能够提高运动技能，还能让其体验到胜利和失败时情绪的高低起伏，使人们可以为之后康复所带来的挑战和变化做准备。美国残疾运动和其他残疾运动组织都属于美国残奥会委员会(U. S. Paralympics Committee)的一员，该委员会对运动员进行审批，并且举办竞赛和训练营以便让运动员代表美国参加夏季和冬季残奥会。残奥会(Paralympic Games)是残疾运动员主要参加的国际多运动项目赛事，参加的运动员人数仅次于奥运会。赛事的组织及安排是在国际残奥委员会和其他国际体育联合会的监督下进行的。对于截肢运动员来说，有机会参加 16 个大项目的夏季残奥会(Summer Paralympic Sports)和 5 个大项目的冬季残奥会(Winter Paralympic Sports)。

美国残奥委员会提供了一个新兴运动项目(Emerging Sport Program)，该项目旨在确认、招募、寻找、支持和保留适合残奥会的残疾运动员，从而使他们变得更加具有国际竞争力。项目的成功取决于社区和军事项目、合作组织伙伴、军队和退伍军人以及国家管理机构之间的合作。

运动员的招募和身份确定是从地方上开始。潜在的运动员是由各种不同的方式被确认，包括军事运动营地、特定的运动或活动中的现场协调员、社区项目、教练、技术官员或现任运动员。一旦确定运动员具有很高的潜力，那么，新兴运动项目的经理就会促进运动员和当地项目之间的沟通，以及寻找适当的残奥会运动教练和主管。这些运动员将通过与当地培训资源中心联系，参加一些特定的新兴/或全国残疾人奥运会，以及提供健康运动比赛、项目的信息和发展一般运动项目及新兴运动员的机会，从而使他们得到帮助。

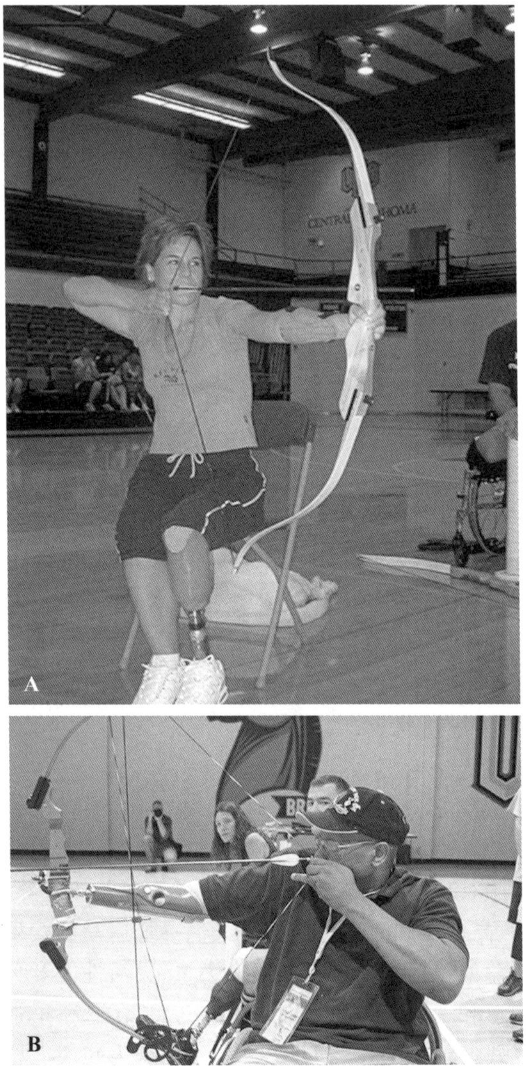

图 28-1 A. 反曲弓箭。B. 复合弓箭(compound bow)(美国残疾运动组织提供)。

夏季残奥会

夏季残奥会包括射箭(archery)、竞技活动(田径赛)(track and field)、自行车赛(cycling)、马术(equestrian)、剑术(fencing)、举重(powerlifting)、划船(rowing)、帆船赛(sailing)、射击(shooting)、游泳(swimming)、乒乓球(table tennis)、网球(tennis)、排球(volleyball)、坐式排球(sitting volleyball)和轮椅篮球(wheelchair Basketball)。2016 年铁人三项(triathlon)和独木舟(canoe)首次出现在残奥会上。每一项运动都有独特的要求，这可能需要将传统的运动规则进行修改，从而可以使残疾运动员能够参加并完成比赛。

射箭

自从 1960 年第一届罗马残奥会以来，射箭一直是一项奖牌运动。残疾运动员分男女组别从站立位或坐位(轮椅)展示他们的射击准确性和精确性。在射击比赛中，残奥会的比赛形式与奥运会相同。残奥会射击者使用反曲弓箭(recurve bow)从 70 m 的距离处射 72 箭，目标靶子 122 cm(约 48 in)(图 28-1A)。除了残奥会以外的比赛，运动员还会在四段距离内射击。每段距离射 36 支箭，两个最长距离使用 122 cm 的目标靶。两个较短的距离使用 80 cm 的靶(大约 36 in)。每段射程距离分别为男性：90 m、70 m、50 m 和 30 m；女性：70 m、60 m、50 m 和 30 m。根据比赛等级、截肢数量和运动员功能性能力进行分类，残奥会允许参赛运动员使用反曲弓箭和复合弓箭(图 28-1B)。射箭比赛对上肢或下肢截肢/肢体损伤的男女

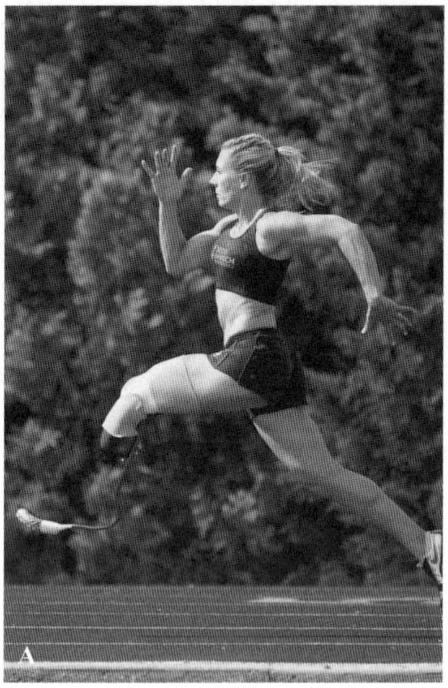

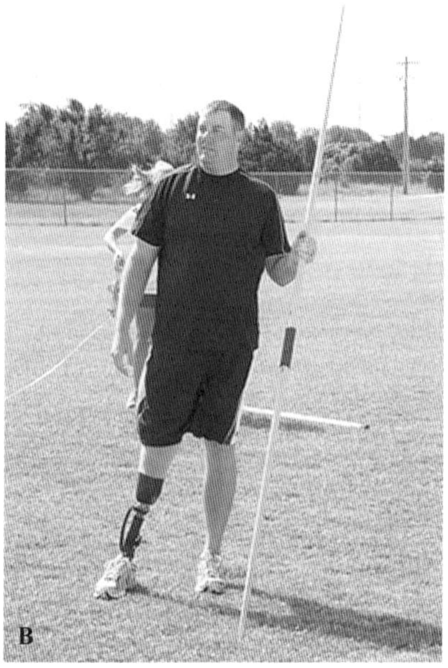

图 28 - 2　残奥会项目包括(A)跑步和(B)投标枪。

运动员是开放项目。有专门的器械去帮助装有上肢假肢的运动员去拉弓和松开绳子。

运动员(田径赛)

运动员田径项目是对所有残疾运动员都开放的项目，自 1960 年第一届意大利罗马残奥会开始一直是残奥会运动项目的一部分。田径赛项目包括径赛(图 28 - 2A)(从 100 m 跑到 1 000 m 跑，4×100 m 和 4×400 m 接力跑)，投射类比赛(图 28 - 2B)(推铅球，掷铁饼以及投标枪)，跳跃类项目(跳高，跳远和三级跳远)，五项全能运动(跳远，推铅球，100 m 跑，掷铁饼以及 400 m 跑)和马拉松。残奥会田径赛规则几乎与正常田径比赛规则相同。残奥会田径赛对上肢和(或)下肢截肢、单个或多发截肢/肢体损伤的男女运动员开放。运动员们可以使用假肢装置，这些装置经过专业设计，可以承受运动竞赛所造成的压力。国际残疾人奥林匹克委员会规则要求在运动员在径赛项目中使用假肢，但在田赛项目中是否使用假肢是可选的。

自行车赛

自行车赛首次作为残奥会运动项目是在 1984 年英国曼德维尔残奥会上，当时参加的人群仅限于脑瘫运动员。然而，直到 1992 年，截肢运动员才完成了残奥会自行车赛项目。在 2004 年的雅典残奥会上手轮车(handcycling)(为轮椅使用者)首次成为奖牌项目。

运动员在跑道(室内赛车场)和公路上比赛。场地比赛项目一般包括 200 m 计时的短距离全速跑和 4 km 的竞速赛。接力赛由三人组成，在跑道上互相竞争。道路上的比赛包括计时赛和公路赛。在计时赛中，运动员每隔一段时间错开起跑。在比赛过程中，运动员大部分都是在与自己和时间比赛。公路赛是集中开始的。对于比赛距离举办国家有自由裁量权，长度距离范围从 5 km 至 65 km。残奥会自行车赛对上肢和(或)下肢截肢、单个或多发截肢/肢体损伤的男女运动员开放(图 28 - 3)。

马术

马术比赛在 1996 年残奥会上首次亮相，有来自 16 个国家的选手参加。在 2008 年北京残奥会，马术参赛者的数量增加至 28 个国家的 73 位骑手。骑手参加两个马术项目：

一组锦标赛动作测试和一组自选音乐动作测试。同时也有 3～4 个人的小组赛。每个选手通过指挥赛马走路、小跑和慢跑来显示他们的马术技能。残奥会马术对上肢和(或)下肢截肢、单个或多发截肢/肢体损伤的男女运动员开放。

剑术

剑术自 1960 年以来一直是残奥会的一部分。参赛运动员将轮椅固定在地板上，他们靠低头、半转身、侧身倾斜来躲避竞争对手的碰触。然而击剑选手不可以从轮椅座位上起身。第一个触碰到对方得到 5 分的击剑选手为获胜者。在三轮比赛中发挥最好的运动员可以以单人和团体赛的形式进行比赛。男性运动员的武器包括花剑、重剑和佩剑。女性运动员在花剑和重剑上进行竞争。残奥会剑术对上肢和(或)下肢截肢、单个或多发截肢/肢体损伤的男女运动员

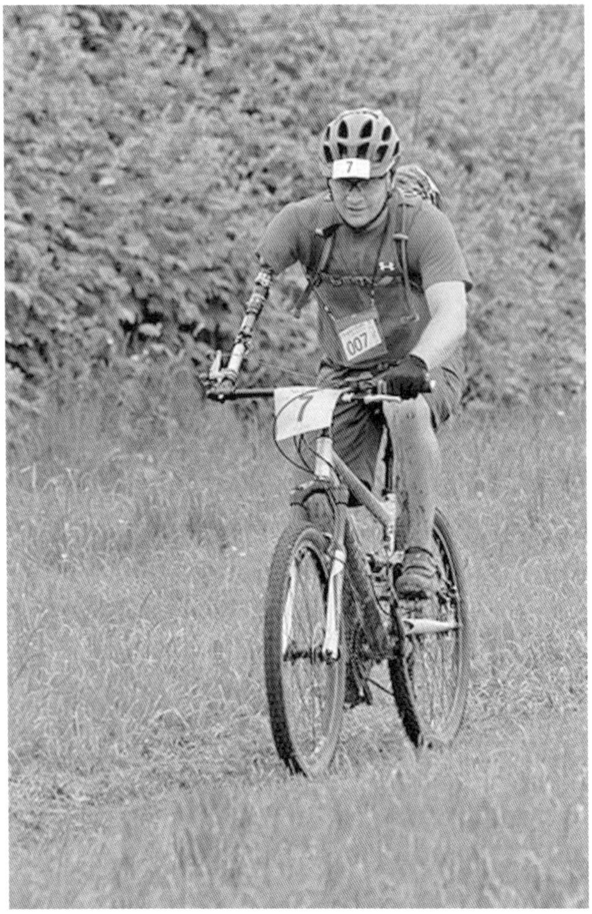

图 28-3 自行车赛(美国残疾运动组织提供)。

开放。

举重

举重是一项发展最快的残奥会运动项目。自1964年,残奥会运动员开始竞争举重比赛,最初只适用于脊髓损伤的运动员。目前,有许多来自不同的残疾人体育组织的运动员参与这项比赛,而比赛规则与正常人参加的举重比赛规则相似。运动员只在台式压机上参与比赛,他们抽签来决定赛前称体重和托举顺序。在运动员分为10个不同的体重等级(男性和女性)后,他们每人可以托举三次(在各自的体重等级上比赛)。在比赛中,最成功的一次举重(在重量等级中)用来作为比赛的名次。残奥会举重对上肢和(或)下肢截肢、单个或多发截肢/肢体损伤的男女运动员开放。目前有一项举措,包括为那些上肢截肢的人在举重比赛中进行单臂按压,希望能将这一运动变成一项残奥会运动。

赛艇

赛艇是一项相对较新的残奥会运动,2008年首次在北京出现。这项运动选为2005年残奥会的包含

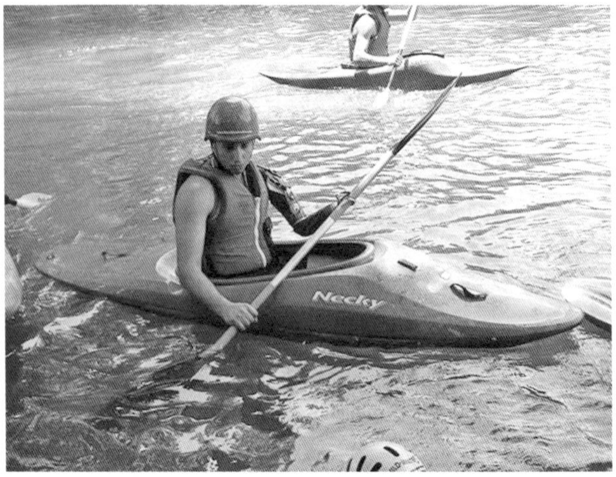

图 28-4 皮划艇(kayaking)。

项目,以2002年的水平,三年后适应性赛艇首次在世界锦标赛上亮相。赛艇比赛包括男子和女子单人双桨、躯干-手臂的双人双桨和腿-躯干-手臂的四人混合舵手(图28-4)。残奥会赛艇对上肢和(或)下肢截肢、单个或多发截肢/肢体损伤的男女运动员开放。

帆船

帆船是在2000年澳大利亚悉尼残奥会上首次成为奖牌项目。在2008年北京残奥会中有三种类型的船参加比赛:2.4mR单人帆船、SKUD-18双人船、Sonar三人船。其中必须包括一名女性,一个功能分类系统"1"级或更加严重的人,如四肢瘫痪的运动员。帆船运动员坐在残奥会帆船活动的中心线上,但是,帆船上可以有或没有座位来适应不同运动员的需要。2.4mR帆船为单人帆船比赛是因为它的设计和操控性。帆船的易操作性给了运动员一个公平竞争的机会,因此战术就成了比赛中的主导因素。Sonar使用一种多功能船员友好设计,可以容纳残疾运动员进行比赛。它的使用是根据船员们的经验和能力水平,从新手到国际竞赛者皆可(图28-5)。残奥会帆船比赛对上肢和(或)下肢截肢、单个或多发截肢/肢体损伤的男女运动员都是开放的。

射击

射击分为步枪和手枪,气手枪和0.22口径手枪,两个项目,自1976年以来一直是残奥会比赛项目。残奥会射击比赛的规则是由国际残疾人射击委员会制定的。这些规则考虑到残疾人之间存在着差异,要求可以站立行走的残疾运动员和只能坐轮椅的残疾运动员肩并肩进行比赛。射击比赛将相同性别、有类似障碍的运动员匹配在一起相互对抗,有个人赛和

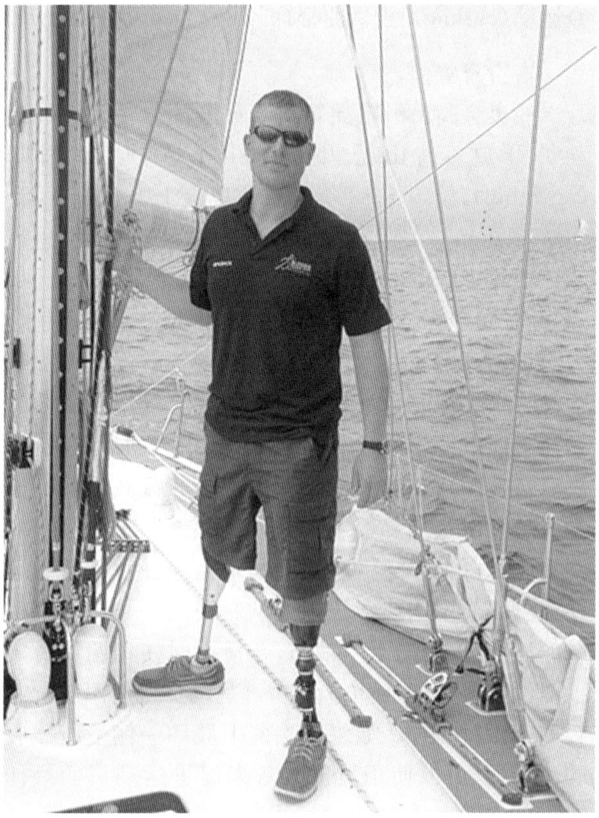

图 28-5　帆船(美国残疾运动组织提供)。

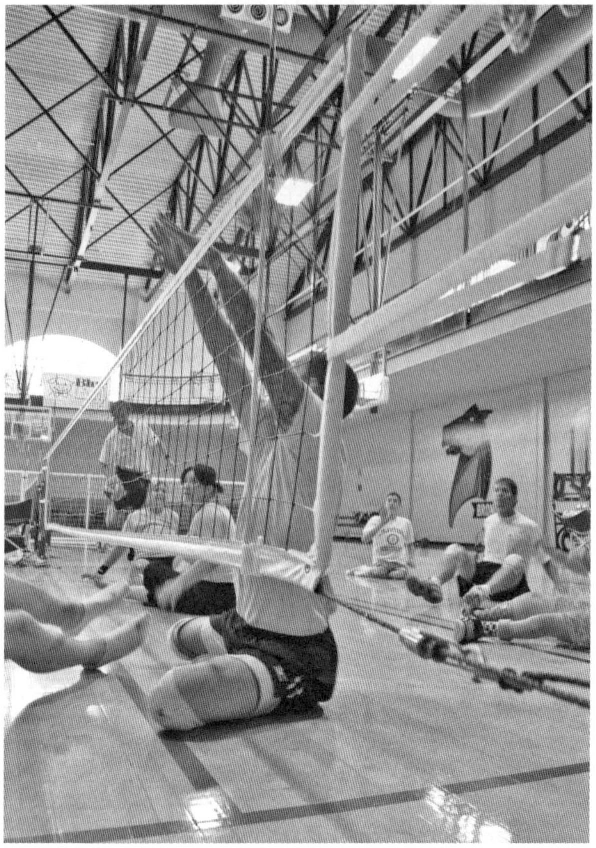

图 28-6　坐式排球(美国残疾运动组织提供)。

团体赛。残奥会射击比赛对上肢和(或)下肢截肢、单个或多发截肢/肢体损伤的男女运动员开放。

游泳

自从 1960 年第一届意大利罗马残奥会以来，男女的游泳一直是残奥会比赛项目。游泳比赛竞争激烈，是残奥会最大和最受欢迎的项目之一。残奥会游泳比赛是在 50 m 泳池内进行，在比赛中不得依靠假肢或辅助设备赢得比赛。运动员参加以下比赛项目：50 m、100 m 和 400 m 自由泳；100 m 仰泳；100 m 蛙泳；100 m 蝶泳；200 m 个人混合泳；4×100 m 自由泳接力和 4×100 m 混合泳接力。残奥会游泳比赛对上肢和(或)下肢截肢、单个或多发截肢/肢体损伤的男女运动员开放。

乒乓球

乒乓球自 1960 年首届残奥会以来一直是残奥会比赛项目的一部分。残奥会乒乓球的比赛规则与国际乒乓球联合会所使用的相同，只是简单地对使用轮椅的运动员稍加修改。来自各种不同残疾人团体组织的运动员必须用相同快速的技术和策略进行比赛，包括男子和女子比赛，以及单打、双打和团体赛。比赛以 11 分为一局，五局三胜。残奥会乒乓球比赛对上肢和(或)下肢截肢、单个或多发截肢/肢体损伤的男女运动员开放。

网球

轮椅网球(wheelchair tennis)第一次出现是在 1992 年巴塞罗那残奥会上，在标准的网球场中进行比赛，遵循许多和正常人网球一样的规则。然而，在轮椅网球比赛中，如果有必要可以允许运动员让球弹起两次再击球，以及单打和双打都可以使用双打球场中的线。同时，运动员的轮椅看作是运动员身体的一部分，所以适用于运动员身体的规则也适用于运动员的轮椅。残奥会网球比赛对上肢和(或)下肢截肢、单个或多发截肢/肢体损伤的男女运动员开放。

坐式排球

在 1976 年制定残奥会长期运动项目时，残奥会排球已经是一项专门的坐式运动项目。残奥会排球遵循与正常人排球相同的规则，只是进行了一些修改来适应各种残疾人(图 28-6)。在坐式排球中，排球网大概 1.05 m(3.5 ft)高，场地大概是 10 m×6 m 和进攻线距中线 2 m。防守队员可以直接拦截发球，但无论在接球的何阶段，必须至少有一侧“臀部”与地面接触。残奥会排球对上肢和(或)下肢截肢、单个或多发截肢/肢体损伤的男女运动员开放。

轮椅篮球

自从1960年以来,篮球一直是残奥会的一部分,最初只是由脊髓损伤的男子参加比赛。如今,来自世界各地的有各种各样残疾的男子和女子参加这项运动。比赛规则与许多轮椅运动的规则相同。虽然比赛和战术相似,但有些特殊规则,比如就地坐在轮椅上运球。这项运动由国际轮椅篮球联合会(International Wheelchair Basketball Federation)管理。国际轮椅篮球联合会管理比赛的所有方面,包括场地大小和篮筐高度保持与健全人篮球比赛一致。这项比赛的运动员是按照技术能力分组,而不是严格按照医学分类进行分组。残奥会篮球比赛对上肢和(或)下肢截肢、单个或多发截肢/肢体损伤的男女运动员开放。

冬季残奥会

与夏季残奥会比赛一样,冬季残奥会比赛每四年举行一次,而冬季残奥会比赛的主办城市是举行完冬季奥运会的城市。截肢的残奥会运动员可以参加五个冬季运动项目:高山滑雪(alpine skiing)、冬季两项竞赛(biathlon)、越野滑雪(cross-country skiing)、冰壶运动(curling)、雪橇曲棍球[sled (sledge) hockey]。

高山滑雪

残奥会高山滑雪比赛对于截肢的男性和女性运动员开放。高山滑雪有4个个人项目:滑降(downhill),始于1980年挪威残奥会上的示范项目;回转(slalom);大回转(giant slalom),1984年引进为示范项目;以及超大回转(super-G)。单滑雪(Mono-skiing)(图28-7A)1988年奥地利因斯布鲁克奥运会上引进为高山和北欧两项。滑雪装备的不同取决于运动水平和截肢数量。双下肢膝以上(经股)截肢的运动员通常使用装有两个舷外浮木的两块滑雪板,也可以选择坐在一块单滑雪板上。单肢截肢运动员通常使用装两块舷外浮木的一块滑雪板(图28-7B)。双下肢膝以下(经胫骨)截肢和单腿经胫骨截肢的运动员可以使用两块滑雪板及两根滑雪杆。双上肢截肢的运动员,无论水平如何,在滑雪时使用两块滑雪板但没有滑雪杆,而单上肢截肢运动员使用两块滑雪板和一根滑雪杆。如果是一侧上肢和一侧下肢截肢的运动员,可以使用滑雪装备来促进运动员的最佳功能。

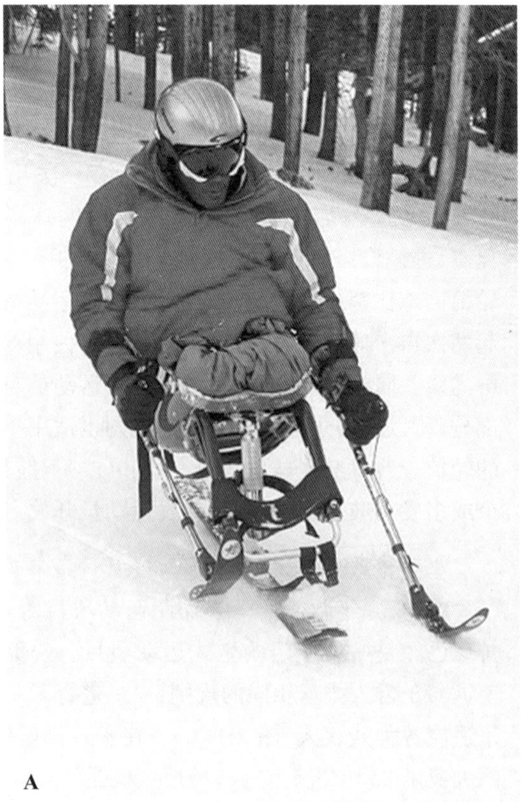

A

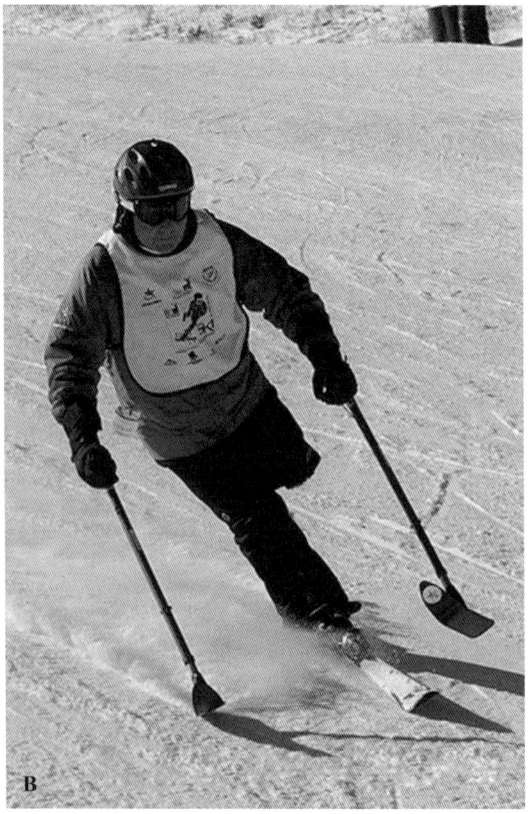

B

图28-7 高山滑雪。A. 单滑雪板(mono-ski)。B. 舷外支架(美国残疾运动组织提供)。

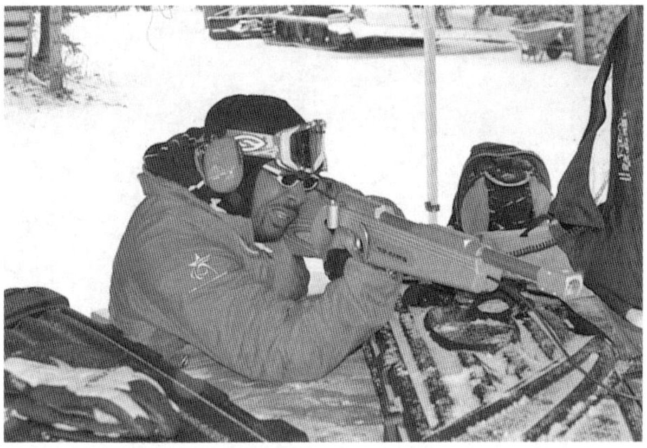

图28-8 北欧两项滑雪比赛中冬季两项竞赛项目射击比赛(美国残疾运动国家队提供)。

北欧两项滑雪(Nordic Skiing)

残奥会北欧两项滑雪(Paralympic Nordic skiing)比赛在冬季残奥会比赛中由两个项目组成:冬季两项竞赛和越野滑雪。冬季两项竞赛(图28-8)结合越野滑雪和射击(target shooting)元素。运动员滑3个2.5 km的圈(一共7.5 km),在第一二个圈停下来之后去射击5个目标(共10个目标)。每错过一个目标在运动员完成比赛的总时间加一分钟。冬季两项竞赛自1992年以来一直是冬季残奥会比赛的一部分。越野滑雪开始于1976年瑞典残奥会。越野滑雪比赛距离从2.5 km~20 km不等,主要取决于运动员的残疾程度和性别。残奥会北欧两项滑雪比赛对截肢/肢体损伤的男女运动员开放。

冰壶运动

残奥会冰壶运动是一项在2006年冬季残奥会比赛中引进的轮椅运动项目。和健全人的冰壶运动一样,两组队伍竞争者分别用手投掷"石头"或者用棍子朝冰面的另一端投掷目标。然而,这项比赛范围并不广,只允许轮椅选手参加比赛。比赛的目的是让队伍的"石头"尽可能接近目标中心("大本营")。如果两队在6局之后打成平手,就会额外加一球至比赛结束。残奥会轮椅冰壶(wheelchair curling)比赛对截肢/肢体损伤的男女运动员开放。

雪橇曲棍球

雪橇曲棍球是冰上曲棍球(hockey)演变而来,运动员用雪橇(sled)在冰上完成比赛。和冰上曲棍球一样,雪橇曲棍球一次由6名球员(包括守门员)参加比赛。球员们用2个0.9 m(3 ft)长的棍子末端刺进自己的雪橇,使球员既能自身推动,又能射门和传球。冰球场和目标规则是根据奥运会的尺度,比赛包括3个15分钟的暂停时间。雪橇曲棍球在1994年残奥会上成为一项奖牌运动项目。残奥会雪橇曲棍球比赛对截肢/肢体损伤的男女运动员开放。

截肢患者的非残奥会运动(Nonparalympic Sport)和娱乐活动

虽然残奥运动在截肢患者中很受欢迎,但是这些人群也可以参加其他的运动和娱乐活动。许多这样的运动要求对截肢有点或者没有适应参与性,允许残疾人与健全人之间进行竞赛。

羽毛球(badminton)

许多不同残疾种类的人都在打残疾人羽毛球(disability badminton),包括上肢和下肢截肢的残疾人。参赛者既可以站着也可以坐轮椅参加比赛。残疾人羽毛球为不同残疾种类和背景的运动员提供了一个能参加普通体育运动的机会。虽然在欧洲更为普遍,但是许多在美国的人通过口口相传的方式向他人介绍这项运动来参与羽毛球运动。这是一项越来越多人参与的运动,人们把打比赛当作是社交活动,或者是竞赛,或者两者皆是。所有组别的男子和女子选手都能参加羽毛球运动,而这项运动正在进行评估,是否有可能列入残奥会运动项目。

垂钓

垂钓(fishing)是一项任何人都能享受的运动。残疾垂钓者可以使用许多不同类型的专用设备,包括鱼竿、卷轴、鱼线、鱼竿架和钓具,包括简单的投掷和电动垂钓卷轴给那些抛钓鱼钩和卷轴鱼线有困难的人。也有一些将鱼竿架安装在轮椅或船的一侧,使参与者用仅有的手臂来参加娱乐性的垂钓。平底船可以为轮椅使用者提供方便。美国瘫痪退伍军人组织(The Paralyzed Veterans of America)为残疾人举办各式各样的垂钓比赛,还有些残疾垂钓组织和俱乐部为喜欢垂钓的残疾儿童提供服务。他们提供一些基础的垂钓比赛给对垂钓感兴趣人来学习新技能或者改进旧技术。美国瘫痪退伍军人基础巡回赛(The Paralyzed Veterans of America Bass Tour)提供团队/公开竞赛,配对残疾人和健全人在船上搭档。不喜欢在船上钓鱼的人可以参加岸上竞赛。无论是初学者还是经验丰富的垂钓者都可以通过竞争得到巨额现金或者其他奖励。垂钓无边界组织(Fishing Has No Boundaries, Inc.)是一个面向所有残疾人的非营利性组织,已经发展成为一个全国性组织,在11个州有23个分会。垂钓无边界组织使成千上万的残疾人能够全面参加垂钓这项娱乐活动。

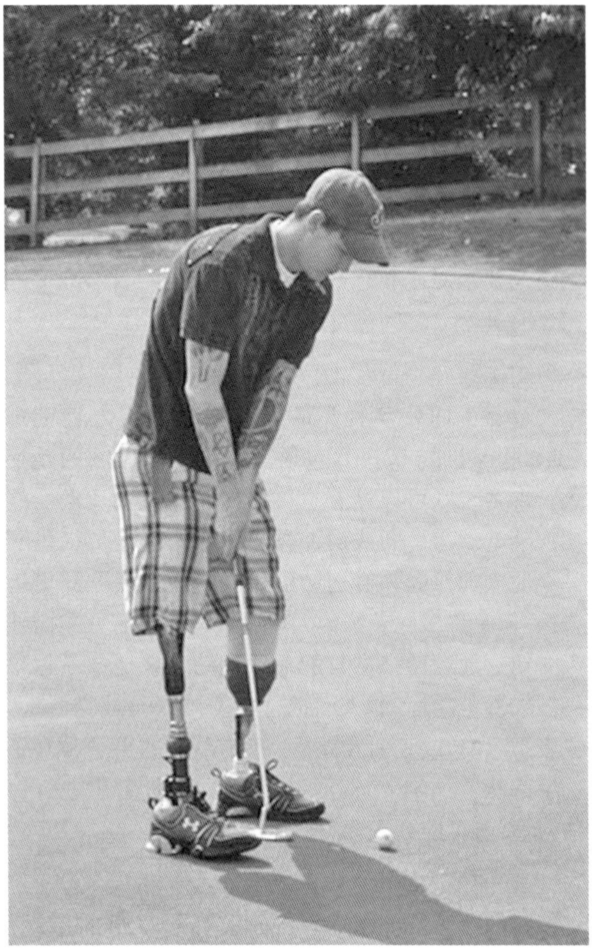

图 28-9 高尔夫(美国残疾运动国家队提供)。

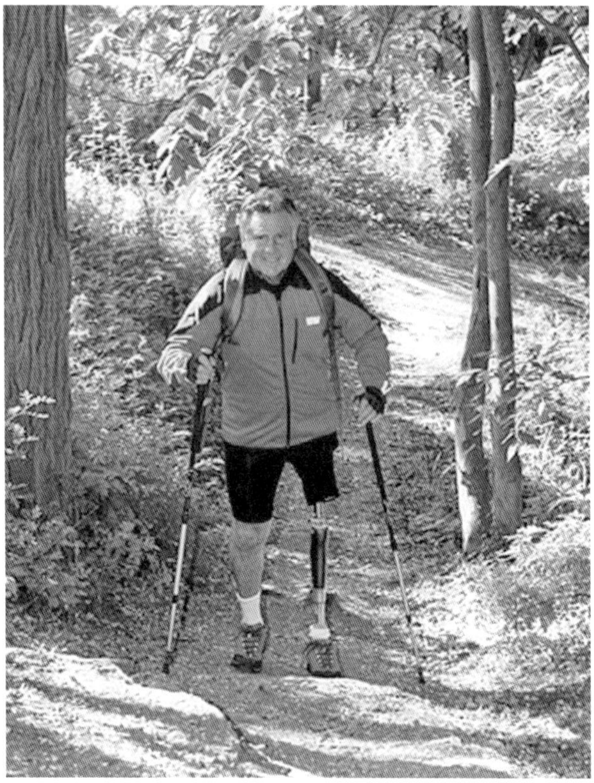

图 28-10 轮椅定向(美国残疾运动组织提供)。

狩猎

和垂钓一样,狩猎(hunting)是一项所有人都能参与的娱乐活动,通过适应性狩猎装备和适应性狩猎技术,任何残疾都能被克服。有不同类型的适应性装备供使用,上肢或下肢截肢者均可使用枪或弓箭。这些装备包括了更适合轮椅的狩猎天窗、能在寒冷天气狩猎的防护服、适应性树架、三脚架十字弓或枪杆,以及以轮椅为基础的枪杆。联邦、州和地方政府更能方便地提供数千亩的步道、公园和荒野地区。有些组织和俱乐部会给那些想要参加狩猎活动的残疾人提供计划。

高尔夫

几乎所有人,无论能力水平如何,都可以参加高尔夫(golf)运动。这使之成为残疾人最好的运动之一,特别是那些截肢的人(图 28-9)。所有截肢者都能成功地打高尔夫,包括下肢假肢的人,用一个扭转减震器和旋转器可以使旋转来完成挥杆。对于上肢截肢的患者,他们可以只用一只手臂,或者如果使用一只手臂和一个假肢的时候,那么就有一些适应性器具的使用让他们把假肢连接到球杆上,让他们可以用双手挥杆。如果不能走完整个 18 洞球场,他们可以坐在高尔夫球车的坐位上打高尔夫。许多其他设备的存在是为了帮助截肢者发球和取球,更好地控制球杆以及帮助他们比赛。

轮椅定向

传统的定向越野将快跑和精准导航结合在一起,通常是要穿过森林或是越过荒地。轮椅定向(trail orienteering)是一项经过设计的运动训练,可以使残疾人参与有意义的定向越野比赛(图 28-10),完全消除了地面速度这个元素,但对地图理解元素更加困难。身体健全的人可以和残疾人公平竞争。根据难度等级,每个站点最多悬挂五个控制标记,只有一个会与控制描述和控制圈位置一致。站点的选择是为了让他们从轮椅的航行路径或区域被看到,但可能与森林或非可航行地形有相当一段距离。唯一需要的特殊设备是指南针。陪护者可以给参赛者提供身体上的帮助——推轮椅,拿着地图和指南针,甚至根据参赛者的指示在控制牌上做标记。然而有一条重要规则是在决策过程中,陪护者不得参与;他们可以尽可能多地提供身体上的帮助,但是不允许向参赛者提供建议或意见。在正式的比赛中，陪护者是会被“交换”的，这样他们就不知道在帮助哪个参赛者。

随着轮椅定向进行，其他步行的运动/活动也可能适合截肢患者。对于那些喜欢户外运动的人来说，徒步旅行（hiking）（图 28－11A）、爬山（mountain climbing）（图 28－11B）、攀岩（rock climbing）（图 28－11C）和绳梯（ropes course）（图 28－11D）是很受欢迎的，就像滑板滑雪（snowboarding）（图 28－11E）在冬季受欢迎一样。这些户外活动只要做好正常安全的户外防护措施就可以很容易地和身体健全的朋友一

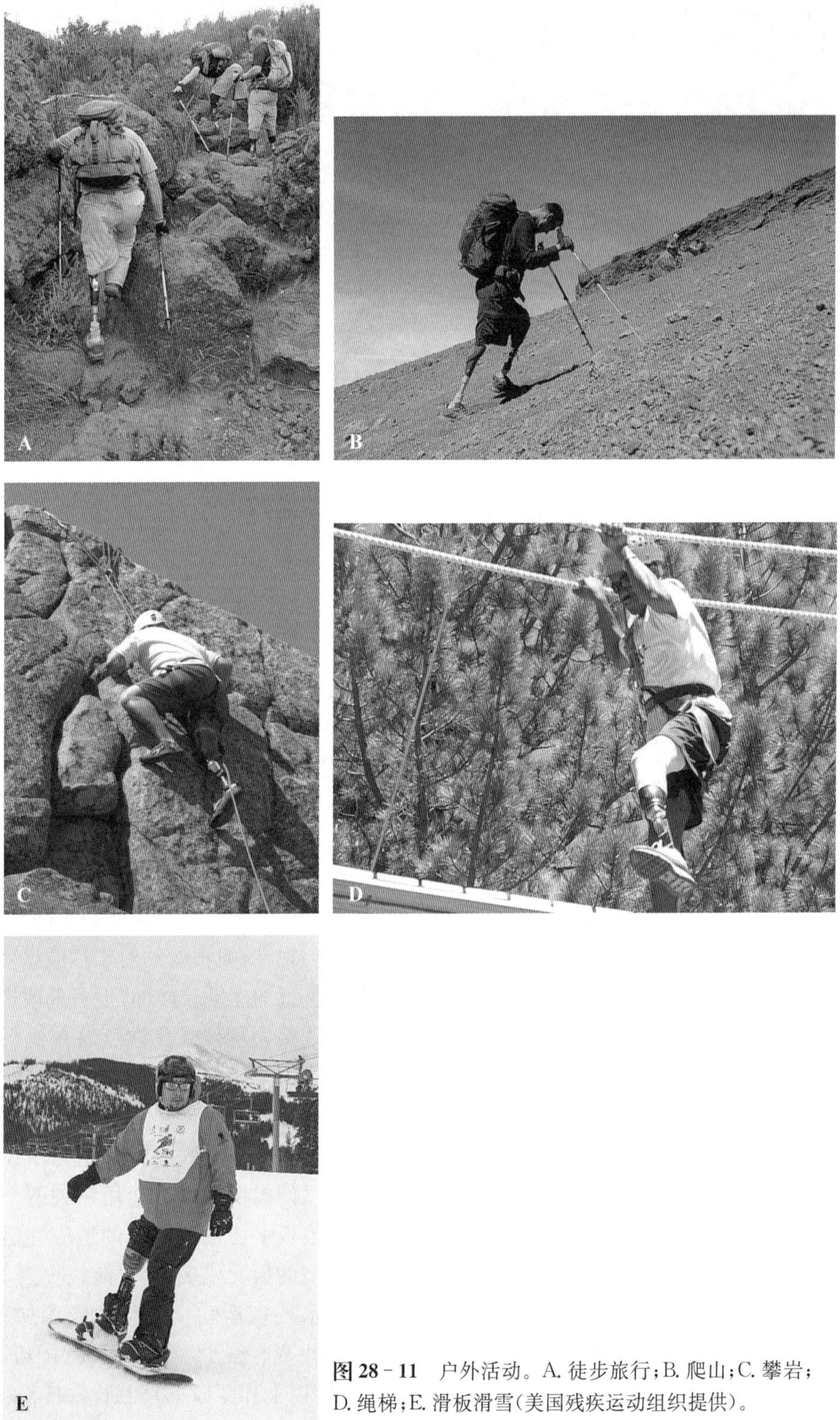

图 28－11　户外活动。A. 徒步旅行；B. 爬山；C. 攀岩；D. 绳梯；E. 滑板滑雪（美国残疾运动组织提供）。

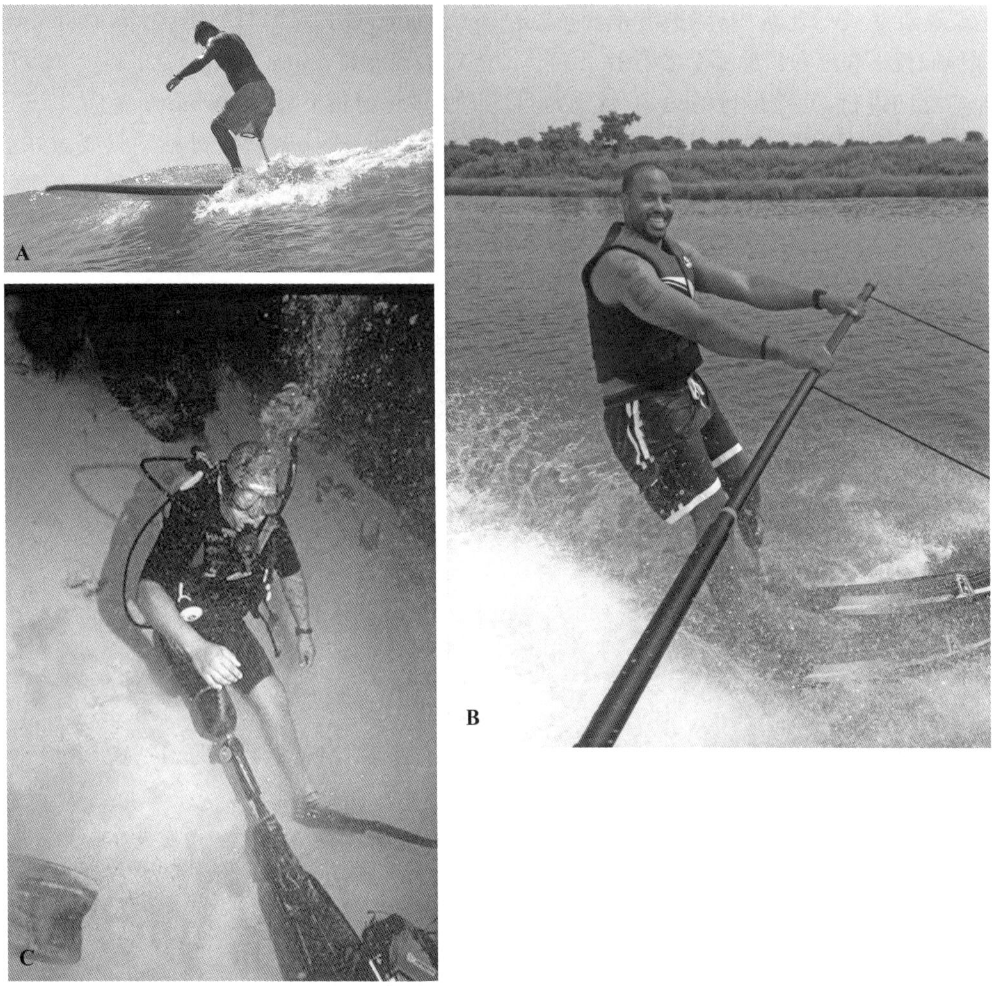

图 28-12 水上运动。A. 冲浪；B. 划水运动；C. 潜水(美国残疾运动组织提供)。

起完成。对于那些需要额外训练或练习的活动，在大多数的娱乐场许多教练可以提供课程或指导，以增加乐趣并减少在参加这些运动时受伤的可能性。

高空跳伞

高空跳伞(sky diving)是一项可以让一个或多个截肢的跳伞运动员参加的运动。由于假肢设备，截肢的跳伞运动员在单独跳伞以及与其他跳伞者在一个阵式里会经常变换身体的位置来弥补体重的变化。其中有很多人在开始高空跳伞时会跟着一名经过认证的跳伞教练一前一后地进行。然而，随着这些跳伞的人变得越来越有经验，他们就会开始进行单独(自由落体加速)跳伞。对假肢设备的改良，尤其是下肢假肢可能需要改造，是因为跳伞后着陆过程中所产生的力量。

其他水上运动/活动

除了游泳外，还有许多其他的水上运动(water sports)适合截肢的残疾人参加。包括冲浪(surfing)、帆板(windsurfing)、滑水(water skiing)、皮划艇赛(kayaking)和潜水(scuba diving)。冲浪对于截肢的残疾人而言是一项有趣而刺激的运动(图 28-12A)。人们开始冲浪时可以先躺在冲浪板上，然后从坐位、四点位、双膝跪位到最后站立位。一旦站立，就可以选择不用他们的假肢装备来进行冲浪。

直到现在，帆板运动对于截肢患者来说一直是一项难以接近的运动。然而，设备的改造使得帆板运动被各类残疾人所接受。你可以在帆板冲浪板上固定或旋转座椅开始帆板冲浪。舷外支架或平底船连接到帆板冲浪板的两侧可以提供额外的稳定性。在冲浪板上使用一个站立的栏杆是为了让有些人与教练在一起以便提供帮助。使用一到两个帆以便教练在帆板冲浪板上协助。这样的适应性运动项目开放给所有类型的男女残疾人，包括截肢。

滑水残疾运动员已经适应参加和竞赛(图 28-12B)。比赛有三个项目：回旋、技巧和跳跃，下肢截肢者(膝以上和膝以下)、上肢截肢者以及手臂和经股截肢者都能参加比赛。残疾滑水运动员与身体健全的滑水运动员进行比赛时使用的滑水装备是相同的；然而，假肢设备的使用具有选择性。

皮划艇赛可以单独或团队协作完成。为了避免被缠住，下肢截肢的人不应该在皮划艇上穿正规的假肢。推荐一种水上运动假肢，可以绑在船外以方便进入。对于那些上肢截肢的人来说，可以使用单桨，或者可以在练习划桨时使用强力胶带或橡皮圈将手固定在桨上，而传统的终端设备并没有设计固定桨的部分。截肢者可以使用划船假肢，也可以使用其他类型的水运工具。为安全起见，推荐所有参赛者都使用潜水服、头盔和漂浮设备。

潜水对于截肢患者来说是一项很好的娱乐活动（图28-12C）由于水能提供浮力，运动性问题显著减少，教授上肢和下肢截肢的游泳者潜水几乎没有实质的差别。对于一些人来说，潜水代表了完全的自由，因为它提供了一个无需辅助设备，在无障碍、无重力环境中四处移动的机会。许多人选择不使用假肢的情况下去潜水，但是水上运动假肢是有需求的。与身体健全的潜水运动员一样，同样的基本安全设备问题也适用于每个人。

截肢运动员的假肢组件

从历史上来看，截肢人士即残疾人士。毫无例外，他们在日常生活中边缘化，最明显的是在参与娱乐和竞技体育中。外骨骼假肢从本质上来说是当时可用假肢的唯一选择，在任何有技巧的运动中尝试扔球或需要不同速度移动时很笨重和困难。如今，随着各种层次能力的人出现，截肢人士也是社会主流的一部分。大部分截肢人士接受康复来提高整体功能，以便能回归家庭、工作以及与运动相关的活动中。此外，积极的截肢人士组建运动爱好者团体，创造了市场需求，提高和加速日常使用假肢的改造，以及创造了更多的运动专用设计。

下肢截肢运动员的假肢组件

下肢假肢通常是由悬吊部分、假肢接受腔、关节连接（如有需要）、轴（或立柱）和足组成。假肢现在已经变成了标准化结构，因此运动员仍然可以使用所选择的假肢接受腔，并且可以组件互换，从而满足特殊运动的需求。即使是业余截肢运动员也可以使用他们常用的假肢进行其他的或可互换的改造来参加运动。然而，专业截肢运动员必须考虑到他们运动时生物力学的需求，以及应用允许安全和参与竞争的组件，从而选择相应的假肢组件。例如，铁人三项运动员可以选择使用游泳下肢假肢或者选择不使用假肢参加部分游泳赛。此外，假肢设计已经先进地发明了运动专用假肢，如自行车、游泳和田径比赛。然而，这些设备的经济负担能力成为可公共普及的障碍。

一旦残肢已经充分成熟可以接受在所需运动中剪切、扭转和负荷的要求时，截肢运动员可以配备假肢来帮助他们适应严格的训练。必须考虑到那些要求高水平剪切的运动，如涉及跑步或切削的运动。这些超负荷的力增加了软组织损伤、疼痛、假肢使用时间以及不能运动的风险。高水平活动也会增加假肢接受腔内的汗液，增加了感染和相关皮肤问题的风险。无论如何选择假肢部件，适当的假肢管理和皮肤护理在运动中必不可少。

悬吊系统和接受腔

如果从截肢手术中恢复过来的人为了参加体育运动要设立一个目标，应该与由外科医师、物理治疗师，特别是假肢矫形师组成的康复团队进行密切讨论，来定制出一个可适用的假肢以达到目标。在运动中，根据预期的肢体体积变化，需要额外的假肢悬吊部分（环带、肩带、袖子）来保持假肢与残肢之间的密切接触度。正如之前所说的，在参加娱乐运动和日常活动时，残肢的皮肤必须要保护。凝胶衬垫或袖套提供了保护性的接受腔—残肢接口以最小化剪切和其他负荷因素，特别是在早期的恢复阶段或在运动时重复的动作。因此，凝胶衬垫也经常推荐用于高水平运动员。在多骨的区域的接受腔—残肢接口，应该要考虑到特殊的调节，并且通常要有保证。全表面轴承假肢接受腔得到推荐是因为它的设计将阻力均匀分散到了残肢—接受腔接口的整个表面区域，最小化了软组织损伤的风险。

膝关节

市场上有各种各样的智能膝关节，是为了用户可匹配的步行速度而设计。然而，并没有一个智能膝关节设计经得起严格的“停止—开始”考验，如跑步、切削（cutting）、跳跃或游泳。经股截肢的运动员可以选择使用机械驱动下肢，因为它有更简单、更可靠的膝关节设计，可以“实时”控制。然而，通常，运动员依靠储能脚跑步和髋部伸展的力量来代替自然的膝关节功能。或者，运动员可以选择不使用任何关节，如参加田径项目比赛。

下肢/脚/踝的组件

假肢现在已经变成了组装式的结构，因此运动员可以仍然使用最合适的接受腔和改变假肢的组件来

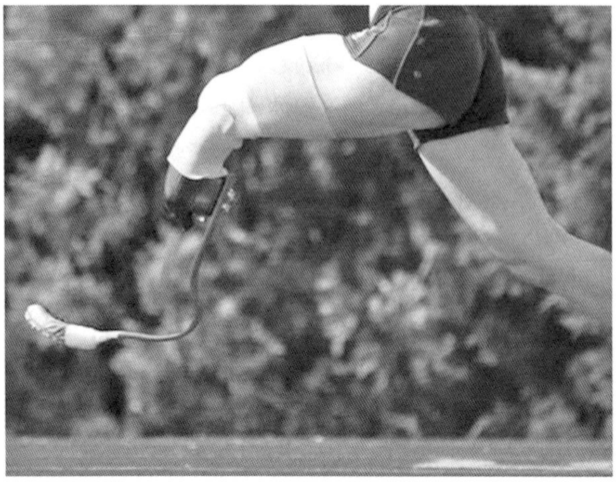

图 28－13 假肢悬吊。

最小化受伤的风险和最大化运动性能。使用合适的假脚可以在不同步行速度下将对称步长的效率最大化，从而使休闲的截肢人士参与到更高水平的活动中。在某些情况下，假脚/踝/膝的组件在特定的运动类活动中，通过使用“快速释放”耦合器进行互换。通过选择适当的假肢组件，将残肢产生的负面影响最小化。立柱式假肢，特殊设计的假脚和跟腱部在负重过程中吸收和释放能量，是重要的考虑因素。长跑或短跑的经胫或经股截肢的运动员通常会使用一只储能脚。这种特制的脚是由特殊材料制成，在运动过程中本质是“储能”和传递能量，在运动员行走或者跑步过程中可以有效地向前推动。这种特制的假脚是附着在假肢接受腔后面的。对于参加长跑或是短跑的运动员来说，此类高性能碳纤维脚的组件必不可少。这个设计使得单侧或双侧的经股或经胫截肢的运动员能够参加并成功完成之前从未考虑过的运动。然而，这些设计有局限性。对于那些在不平坦的地面上进行运动的人，需要踝关节的设计来模仿脚的旋前和旋后，运动员必须依靠古老的、机械的设计来竞争并减少受伤和跌倒的风险。

上肢截肢运动员

尽管上肢截肢的人比下肢截肢的人少，但那些在运动比赛中要求熟练使用手臂和手的人越来越多。与智能下肢一样，智能上肢在用于实际运动中形成了更令人生畏的障碍。因此，假肢设计师创造并使用了人力假肢，一个用于投掷和接住球或者抓握弓和箭的终端设备。这些设备并没有模拟人体解剖学，而是为运动表现而设计的，故没有美化（图 28－14）。

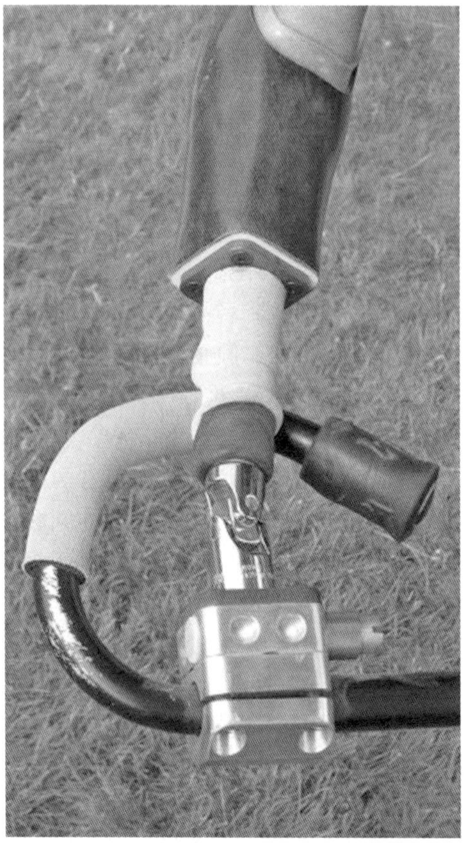

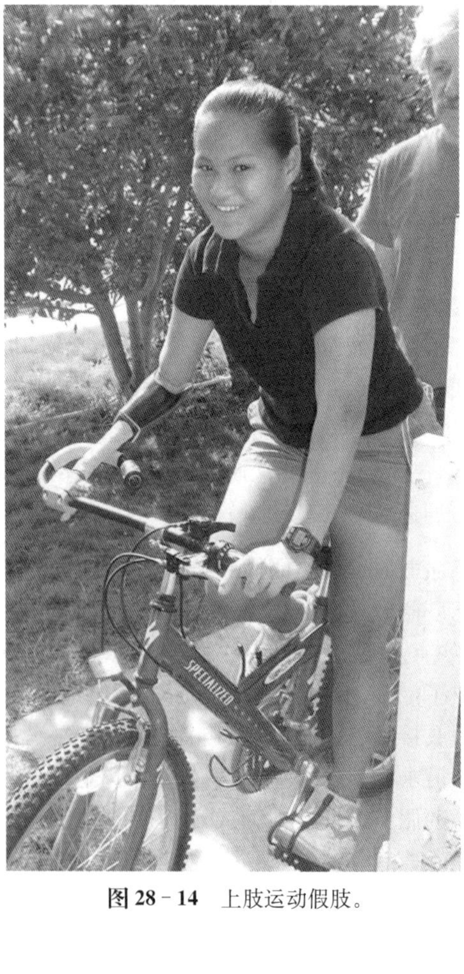

图 28－14 上肢运动假肢。

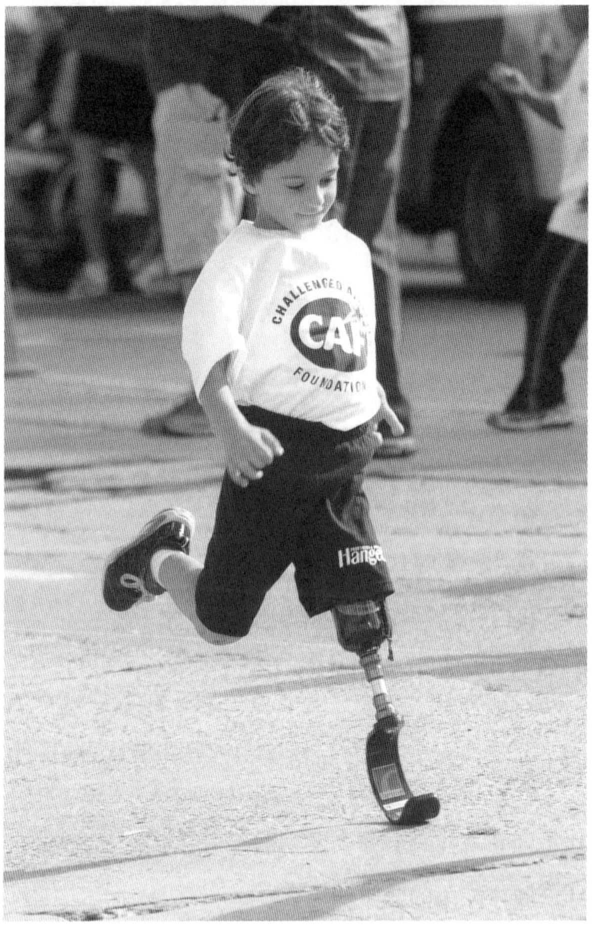

图 28-15　无膝关节的运动假肢。

截肢儿童的运动

对于截肢儿童来说，在游戏和比赛中使用人工手臂身体活动以及满足额外的能量消耗很重要。这就给为这类孩子制造假肢的人带来了严峻的挑战。一般来说，在幼儿时期，假肢的设计基本上简单的构造便于使用。但是，随着孩子的发育与成长，更复杂的、成人水平的组件添加到假肢中。例如，现在的儿科膝关节组件通常提供控制、减震和自由移动，就像成长中的孩子。标准是使用碳纤维储能假肢。然而，这些组件必须轻巧，还要坚固耐用，并且足以让年轻的运动员参加比赛。

运动假肢：什么是最好的?

尽管在上肢及下肢假肢设计和组件上取得了很多进展，但是没有任何具体的证据表明哪个组件的设计最适用于任何特定运动或是截肢消费者群体。根据系统回顾，有几项研究的目的是为了确定一组假足踝关节或膝关节设计的有效性，由于研究设计的低质量性和不可比拟性，所以无法得出结论。因此，运动假肢的选择目前是以竞技体育为基础的一个个性化的、具体分析的、专家指导的方案。

总结

积极参与身体活动的意义包括参与体育运动和娱乐活动，此是作为健康生活的重要组成部分。残疾人应有机会参加不同类型的运动，从事竞技体育。本章提供有肢体缺失的残疾人可以参与的很多竞争和非竞争性运动项目的信息。鼓励与截肢患者一起工作的卫生保健人员通过参加体育运动和娱乐活动，促进其积极参与体育锻炼。物理治疗师、作业治疗师、假肢师和矫形师都应该与有特殊需求的人一起研讨，确保最有利的设备、材料和使用说明书，以此得到最大程度的参与。

第29章 肢体缺陷儿童的康复

Rehabilitation for Children with Limb Deficiencies

Joan E. Edelstein

学习目标

1. 将儿童康复的发育里程碑(developmental milestones)与先天性肢体缺陷和截肢者的康复联系起来。
2. 阐述如何设计假肢以适应纵向和周向生长,使其保持舒适以及孩子可以获得最大限度的功能。
3. 概述临床医师如何处理婴儿(infants)、幼儿(toddlers)、学龄儿童(school-age children)和青少年(adolescents)的社会心理问题。
4. 比较不同年龄段有上肢或下肢肢体缺陷(limb deficiencies)儿童的假肢选择。
5. 列举不同年龄段装有上肢和下肢假肢的儿童训练目标。
6. 为刚出生的有多发性肢体缺陷的婴儿设计康复计划。

Maria,她出生时没有左前臂和手缺失;Bobby,他的脚卡进了电动割草机;还有 George,正在从股骨肉瘤疾病中恢复。这些有着不同骨骼、神经肌肉、学习和社会心理挑战不同于截肢的成年人。儿童与成年人分享一些康复问题,特别是假肢的基本组成部分和术后护理的基本要素。然而,有些考虑是特殊的。由于儿童比成年人小,因此假肢的组件选择就没那么广泛。青少年在康复过程中成长和发展。此外,年轻人在法律上、经济上和情感上都依赖于成年人,包括他们的医疗、手术和康复护理。

临床医师对肢体缺陷(limb deficiencies)儿童的综合管理需要考虑肢体缺陷的原因、发育里程碑与假肢的选择和使用关系,以及影响儿童的社会心理因素,以便设计最佳方案。对出生时即有肢体异常的婴儿护理是儿童康复,而对一些因外伤或疾病而截肢人的管理也是康复。然而,除非这两者有相关的区别,否则这一章节小儿康复(habilitation)和康复是可以互换的。同样地,肢体缺陷定义为先天和后天的肢体缺陷。物理治疗的总体目标是促进正常的发育顺序,并预防继发性损伤和功能受限,如挛缩、无力和自我照顾的依赖。

儿童时期的综合考量

本章的哲学观点是肢体缺陷儿童首先是一个人,和年轻人一样有着与生俱来的美丽、快乐和希望。

肢体缺陷的分类和原因

国际标准化组织(International Organization for Sandardization)在 1989 年批准了肢体缺陷分类系统(图 29-1)。先天性肢体异常在解剖学上和放射学上的描述为:横向(transverse),没有骨骼元素存在于正常发育水平下;或纵向(longitudinal),有减少或缺失的元素呈现在肢体长轴中,而正常的骨骼元素呈现在受影响的骨远端(图 29-1)。该系统替代了旧的术语,例如:短肢畸形(与躯干相连的远端部分)、无肢(完全缺失肢体)和半肢畸形(部分肢体缺陷)。

肢体缺陷是由先天缺陷、创伤、癌症和疾病引起的。在美国的总人口中,在成年人的外周血管疾病中截肢占 80%以上,在 20 世纪后半期,这一增长率超过了 25%。创伤和与癌症相关的截肢率正在下降,而先天缺陷的发生率仍然保持稳定。最近一项针对所有在荷兰下肢缺陷儿童的调查显示:73%的儿童是先天性缺陷,而 27%的儿童截肢是由于恶性肿瘤(9%)、创伤(8%)、感染(4%)和其他病理(6%)。

在先天性肢体异常的患者中,上肢横向缺陷,尤其左肢最常见。McGuirk 和同事发现,在 161 252 个新生儿中,肢体缺陷的患病率为每 1 000 个新生儿中有 0.7 个(0.7/1 000 例)。30%的缺陷是由遗传因素引起的,4%是由致畸因子引起的,35%是由血管破裂

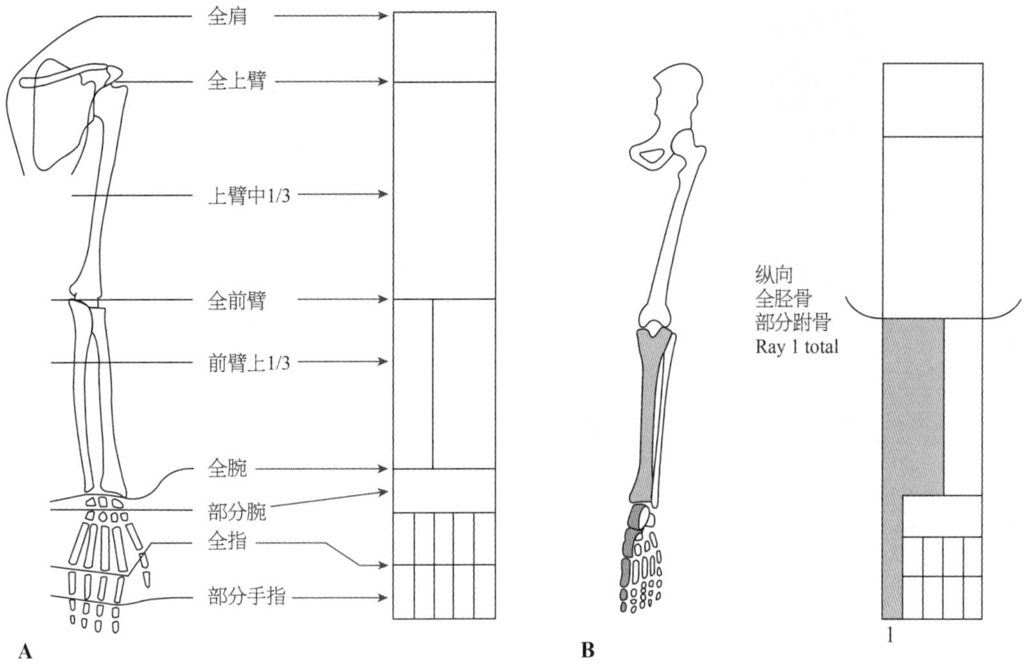

图 29-1　A. 国际标准化组织/国际假肢矫形学系统对上肢先天性肢体缺陷进行分类。下肢横向缺陷(lower-limb transverse deficiencies)以类似的方式命名。水平也可以通过命名缺失的骨骼来描述。B. 下肢纵向缺陷(longitudinal limb deficiency)。阴影区域表示缺少的部分[经允许引自 Murdoch G, Wilson AB(eds). Amputation: Surgical Practice and Patient Management. Oxford, UK: Butterworth Heinemann, 1996. p. 352]。

引起,32%未知原因。

电动割草机和山地自行车是造成儿童和青少年许多创伤性截肢的罪魁祸首。

长期随访儿童癌症存活研究(Childhood Cancer Survivor Study)此由 14 054 名在癌症治疗后存活 5 年以上的儿童组成,其中骨肉瘤或下肢或骨盆的尤文肉瘤最常见;平均确诊年龄为 14 岁。一些肿瘤患者通过接受各种保肢手术,其他患者接受截肢。长期结局相似,尽管大多的截肢患者使用助行器,但家长对孩子的状况仍不太满意。

发育里程碑

运动技能发育有一定的预测顺序,具有明确的里程碑,标志着重要功能能力的实现。在没有脑发育不良或畸形的情况下,先天肢体异常的婴儿或截肢的幼儿表现出在运动控制上,大约与未受影响的孩子一样。然而,肢体缺陷通常会影响孩子运动发育和活动。例如,只有一条完整腿的 5 个月大的婴儿会形成独特的爬行风格。对此类儿童进行初步评估的治疗师专注于肌肉力量、关节活动度、运动模式、协调、注意力广度和兴趣。

所有孩子,不仅仅是那些肢体缺陷儿童,均显示出不同程度的神经肌肉发育。实足年龄不能全面体现孩子的发育水平。在本章中,关于上肢和下肢发育标志与肢体障碍儿童的康复有关。

运动训练方案,特别是主动运动,对于增强总体的健康和耐力很重要,特别是那些穿戴假肢的人。玩和游戏可以提高协调和增强力量。游泳是特别有益的,因为它不会损伤肢体并且不需要假肢;然而,一些孩子可能不愿意暴露异常肢体。

生长适应性

无论先天性异常还是截肢,所有儿童都会成长。假肢计划应采取措施保持舒适的假肢接受腔和对称肢体长度。学龄前儿童几乎每年可能要更新假肢。在校生通常每 12～18 个月需要一个新假肢,青少年每隔 18～24 个月因成长过快而需要更换新假肢。

纵向生长通常比圆周增长更快,这对于患有下肢缺陷的儿童来说比较麻烦。重建手术(reconstructive surgery),特别是 Ilizarov 骨外固定技术固定,适合长度差异小的儿童,而肢体损伤严重的患者更适合截肢。下肢假肢过短影响步态质量和效率,大大增加能量消耗。相反,上肢假肢,稍短可能不存在明显的不对称性,对双手活动影响不大。骨骼式假肢部件便于延长和更复杂的组件替换。

激烈的活动会引起假肢的机械部件相当大的磨损。由于部件体积小,以及儿童喜爱玩沙、草、泥土,导致部件易损。在圆周生长的改变之前,年轻人主

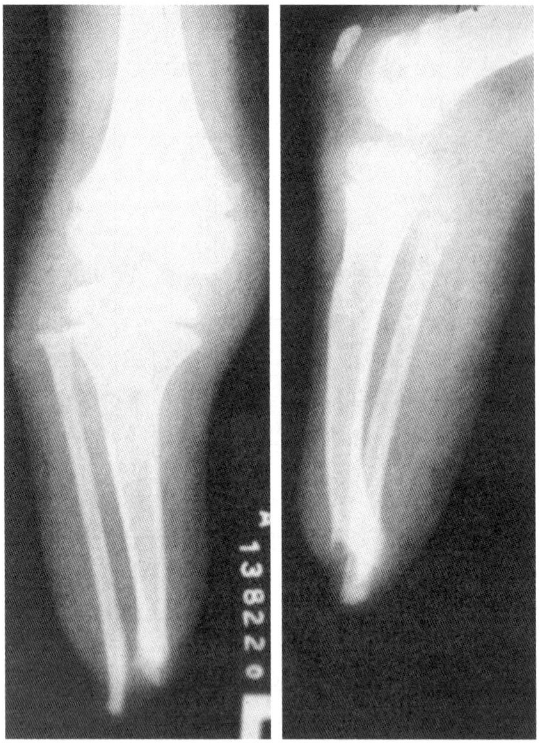

图 29-2 经胫截肢的 7 岁儿童的腓骨过度生长。在最初的截肢手术中，腓骨比胫骨稍短一些（感谢 J. E. Edelstein）。

要是在日常使用中磨损假肢。接受腔过小的症状包括由接受腔的紧密引起的疼痛或皮肤变红以及从接受腔边缘周围挤出来的肉使残留肢体从接受腔中滑出的趋势，接受腔衬垫是适应圆周生长的简便方式；随着孩子长大，衬垫可以移除。或者，假肢可以穿几层袜子；孩子最终会使用较少的袜子，以适应额外的残肢长度。安装在超厚框架上软接受腔是适应生长的另一种方式。为了适应较大的残肢，制造了新的软接受腔，并将材料从框架上接下来。

假肢对线应代偿未成熟的骨骼和关节囊。通过骨干或干骺端手术截肢的儿童可能有末端的骨质过度生长(bony overgrowth)(图 29-2)。随着儿童的生长，末端骨膜新骨可能在末端皮下组织和皮肤下方突出。如果没有治疗，形成囊肿，皮肤出现瘀斑和出血。下面的骨头使囊肿破裂，感染可能发生。当青春期的生长发育开始时，过度生长是一个特殊问题。常规治疗是切除骨膜囊，切断远端 2～3 cm 的骨头，将切口对位缝合。孩子在生长期间可能需要多次这种手术。另一种方法是持续的皮肤牵引，其可用于在残肢的远端保持皮肤和软组织覆盖，直到骨骼生长完成。持续保持肢体远端力量困难的人通常不适宜这种方法。关节离断保留了远端骺板，因此与过度生长无关。

关节运动近正常范围是肢体缺陷儿童是否有效使用假肢的重要决定因素，也是截肢成年人的重要决定因素。积极的运动疗法旨在增加关节活动优于被动伸展，特别是在先天性挛缩的情况下。

术后护理

对于截肢儿童来说，术后护理比青少年和成人更简单。通常残肢几乎没有水肿，伤口迅速愈合。幻肢痛可能发生，并且与术前疼痛的程度相关。6 岁以下的先天性肢体残缺或截肢儿童大约有 1/4 具有幻肢觉，而出现幻肢疼痛就少得多。疼痛日记可能会帮助年龄较大的儿童和青少年应对创伤性截肢的幻肢疼痛。

康复中的心理社会因素

儿童康复不仅仅是选择合适的假肢，还包括设计适当的训练。所有的孩子都有随着身体发育而发展的特点。当父母和临床医师相互促进健康发展，儿童开始了最佳的情绪发育。其基础是，孩子具有独特的个性，可以促成与年龄相称的独立性。

婴儿

当婴儿的基本需求得到满足时，他们开始学会信任。肢体异常的婴儿与正常肢体的婴儿一样需要信任，及时的关爱。婴儿对父母和与之互动的人的焦虑作出回应。成功的儿童康复取决于父母改变对一个“完美”孩子的期望并接受一个正巧患有肢体缺陷孩子的现实。生育肢体缺陷的孩子对家庭的感情冲击很大，因为这样的事情在任何一家医院都很罕见，医务人员可能会表现出震惊、无助、嫌弃感。有些父母在孩子出生后的几个星期感觉像噩梦。在问题没有得到解答或规避时，他们非常绝望而孤独。孩子的祖父母、兄弟姐妹和其他家庭成员的反应对康复产生影响。为没有理想孩子而哀悼是解决问题的一部分。

新生儿由于年龄太小而不能适配假肢；然而，早期转诊到专科诊所是非常必要的。康复核心团队主要由儿科医师、物理治疗师、作业治疗师和假肢师组成。根据儿童和家庭的需要，团队利用心理学家、社会工作者、骨科医师和工程师的专业知识。有效的临床团队管理涉及家庭康复决策，考虑到儿童福利的直接影响以及对其成年后身体和功能的长期后果，来衡量管理建议。有一个重要的资源是儿童辅具诊所协会(Association of Children's Prosthetic-Orthotic Clinics)(6300 North River Road, Suite 727, Rosemont, IL 60018-4226; www.acpoc.org)，该联盟成立于 1958 年，自 1972 年以来举行了年度跨学科会议。

临床团队创造了一种让父母和孩子喜欢的氛围，

鼓励他们对情感和得到问题答案的交流。团队的目的旨在最大限度地发挥孩子的功能，同时父母学习处理意外事件的方法。团队成员应该对父母的悲伤感同身受，即使这与孩子的残疾程度几乎无关。一些家长拒绝抱孩子，隐藏畸形，避免直接接触或退缩，沉默。当医师抱着孩子时，父母通常会意识到孩子真的很可爱。团队并没有否认任何差异，而是培养了一种态度，是的，他们知道孩子是不同的，但他们承认和接受孩子是什么，孩子可以做什么。

案例 1　先天性前臂缺失(congenital transradial limb deficiency)新生儿

M. 夫妇热切盼望着他们第二个孩子的出生。M. 夫人产前护理很好，并且孕期很顺利。这对夫妇准备给 2 岁的女儿一个“大姐姐”的新角色，鼓励她给洋娃娃装奶瓶，推婴儿车。他们的女儿也搬到了她自己选的儿童床上。M. 先生和夫人在婴儿房里重新粉刷了婴儿床并挂了新窗帘。祖父母飞到镇上，准备帮助照顾大孩子和新生儿。

几天后 S. M. 在当地医院出生。她是一个健康的，充满活力的足月婴儿。产科护士将她包裹在毯子里，并将她递给她父母。M. 夫人被推到她房间过夜。一到房间，M. 先生和夫人解开了包裹，才发现孩子先天性前臂缺失。M. 夫人对值班护士大声喊叫说搞错了。护士检查身份手镯，并证实 S. M. 确实是她的女儿。M. 夫妇由于宝宝的左手缺失而悲痛欲绝。因为悲伤和愤怒，M. 先生以法律行动威胁到护士、医务人员和医院管理部门。同时，M. 夫人沉默了，把头转向墙，拒绝了食物和药物。他们计划在第二天早上与宝宝一起出院。

问题思考

- 鉴于 M. 夫人的绝望和 M. 先生的愤怒，主治医师和护理人员应如何处理？
- 社会工作者或心理学家应该如何为父母提供适当的指导？
- 当他们的新生女儿回家时，祖父母和姐姐如何帮助 M. 先生和夫人？
- 第一次与 M. 夫妇和他们的女儿会面时，物理治疗师可以提出哪些最建设性的回应？
- 物理治疗师和作业治疗师如何促进积极的、即时的和长期的家庭互动？

家庭也许有兴趣看到孩子可能会用的假肢类型的图片或示例。然而，对假肢康复程度的期望可能是不现实的。父母应该了解假肢和手术的可能性，以便他们能够为孩子做合理的决定。孩子通常在大约 6～9 个月龄时接受第一个假肢。比较 1 岁以前安装上肢假肢的儿童的表现与随后安装的儿童的表现没有差异，假肢的满意度和功能使用没有差异。发现一些家长很难接受假肢，因为他们的注意力只停留在肢体缺陷上。

团队还可以帮助由于创伤或疾病而遭受截肢儿童的父母管理内疚和震惊情绪。团队成员协助家庭意识到，他们没有疏忽保护孩子免受伤害或不能及早识别疾病进程的症状，以防止截肢。

除了临床团队管理之外，家庭也可以从参加互助小组中获益，他们可以分享关注事项，交流信息，观察各种年龄段佩戴和不佩戴假肢的孩子玩耍。一些团体发布信息给予离会议场所太远的人分享。美国截肢者联盟(The Amputee Coalition of America)(900 East Hill Avenue，Suite 205，Knoxville，TN37915；www.amputee-coalition.org)是一个同行倡导组织，制作杂志、专著和录像带；他们每年都举办年会；经营国家肢体缺陷信息中心(National Limb Loss Information Center)；赞助青少年露营计划、国家对等网络、肢体-缺失教育和宣传计划等多项活动。

家长对培训计划的接受和积极合作是其成功的最重要因素，并在很大程度上决定了孩子是否将假肢视为日常活动的工具。家庭需要学习保护皮肤、假肢操作、维护以及假肢的功能和局限性。门诊培训对避免孩子想家是非常好的，因为这可能会干扰孩子的学习。此外，在治疗期间，一个或两个家长的持续参与可以使得整个家庭能够了解假肢的使用和维护。活动量较大的孩子适配是一种需要时间让父母掌握的技能。在睡觉和用餐后安排治疗通常比试图强迫一个疲倦又饥饿的孩子参与治疗更有成效。临床医师应在治疗过程中包含一些简单的活动，因为他们指导的婴儿注意力不足。婴儿治疗师需要明白对假肢的舒适感或不适感、满意或不满意的非语言指征。例如，哄笑、微笑和玩耍的婴儿可能对假肢及其所提供的功能感到满足，而一个脾气暴躁的、爱哭的孩子可能接受腔不匹配。与所有患者一样，临床医师必须经常检查儿童的皮肤，特别注意持续发红，表明高压、刺激，可能会引起皮炎。

案例 2 先天性前臂缺失儿童

S. M. 尽情地吃饭，让姐姐在她身上撒爽身粉，并且发育正常。有人接近时，她微笑起来并发出咯咯的笑声。在6个月左右，她能独坐，可以用双臂来夹紧玩具。能抓住她的婴儿床的栏杆，试图拉着自己站立起来。物理治疗师建议家属将 S. M. 带到专门照顾截肢儿童的康复中心。在中心，M. 先生和夫人克服了他们最初的犹豫，现在积极地参加了一个同行支持小组，其中十几个肢体缺陷孩子的父母交流咨询并提供情感支持。

M. 先生和夫人担心女儿外表不受欢迎，无论是空袖子还是有挂钩终端设备。他们试图说服临床团队为 S. M. 提供一种婴儿被动手套，这可以掩盖异常。治疗师告诉 M. 先生和夫人手套没有抓握能力。其中一个支持组织的成员对肌电手称赞有加，M. 先生和夫人认为，不管成本如何，S. M. 应该拥有"最好的"。支持小组成员指出，S. M. 对于肌电手来说太小了，但可能在一两年内成为候选人。S. M. 配备了一个简单的前臂假肢，包括婴儿随意抓握、腕部、接受腔和婴儿用品。假肢没有缆索。

问题思考

- 临床上有哪些活动可以帮助 S. M. 适应她的新假肢？
- 在假肢装配后的第一周，什么活动适合家庭康复？
- 使用装饰性手而不是缆索控制终端设备的前臂假肢可以实现什么类型的双手活动？
- 可以向祖父母推荐什么玩具？这将有助于 S. M. 在她的玩耍时间内接受假肢吗？
- 假肢如何促进 S. M. 的身体和心理发育？

幼童

幼童必须学习自我控制才能获得应对环境所需的自主权。1～3岁年龄儿童的特点是语言和功能交流的发育，独立性和人际关系的控制。3岁以下的儿童应该对于他们即将进行手术有知情权，无论是先天性畸形的矫正，还是治疗疾病或损伤。娃娃游戏演示可以帮助孩子了解手术和康复。特制的娃娃可以用来描述在各种等级水平的截肢，包括佩戴和不佩戴假肢。

孩子们必须解决伴随着身体明显变化而产生的丧失和怨恨的情绪。行动、控制、探索、主动性和创造力是年龄较大的幼童和学龄儿童的主要情感发育里程碑。家长和专业人员应鼓励孩子独立。轻松使用假肢可以帮助孩子最大限度地发挥心理潜能。孩子们和他人比较，问："我的另一只手(或腿)在哪里?"孩子形成两种身体图示，一个有假肢和另一个没有假肢。父母应该需给出一个简单和真实的答案，明确指出孩子不会长出另一只手，或者说像"你生来就如此"。同样，截肢的孩子对于此更需要一个真实的答案，"你怎么了?"孩子可能会与父母因穿戴假肢发生争执。一个可靠而温和的方法，具有一系列可接受的选择通常使孩子在获得熟练运用假肢程度同时融入自主需要。

临床团队应重视父母对子女的评价，并将家属纳入护理的各个方面。等候室应该有各种安全的玩具，从而使就诊更加愉快。家长应该在孩子的检查和假肢装配期间陪伴孩子，以增加沟通，从而减少焦虑，最大限度地发挥假肢处方和适配过程的有效性。

学龄儿童

学龄儿童需要变得勤奋刻苦以便能从事规划和执行任务。上肢或下肢假肢可以有助于培养这一重要的心理任务。临床团队可以帮助孩子和家人准备与老师、教导者、牧师和其他成年人接触。

在团体经历中，孩子可能不得不处理在社会上低人一等的感觉。老师或其他小组组长处于一个加强孩子的自我价值感的位置。学校或露营的第一天可以是孩子显露假肢并展现其功能的场合。显露通常会消除假肢外观上的神秘，并表明该假肢仅仅是使佩戴者更容易参与某些活动的工具。老师应该注意残肢的出现，孩子有和没有假肢的功能情况，孩子可能需要任何环境或过程的适应，以及如何应对假肢功能障碍。预测尴尬的情况有助于制定应对策略。例如，在围成圈的游戏中，同学可能不愿意与戴上肢假肢的人牵手，但是如果老师握住孩子的假肢，其他学生很可能意识到这样做并不可怕或不可接受。学校管理人员可能会担心配有假腿的孩子在教室和操场上的行动能力。学校应该通过诚实、简单的答案处理同学的天生好奇心。虽然取笑是不可避免的，但有安全感的孩子知道嘲讽只是粗暴的兴趣表达。

在具有肢体缺陷的学龄儿童(school-age children with limb deficiencies)中，人口统计学变量(如年龄、性别、社会经济地位和肢体缺陷程度)对自尊没有显著的指示作用。相比之下，社会支持、家庭功能、自我感知和微观压力影响着孩子的适应能力。许多高年级学龄的孩子对守候活动、露营和其他团体娱乐活动有积极的反应。运动项目,如滑雪、骑马和赛道活动,使孩子们觉得都很有趣,并给予残疾儿童以体育成绩的自豪感。

大龄儿童和青少年

青少年(adolescents)面临着发育中的一个主要问题,和同龄人一样的自我满意认同感。当在某些场合不适合佩戴假肢时,他们可以选择脱下,例如在足球比赛期间卸下上肢假肢或在游泳或打沙滩排球时脱下下肢假肢。成年人应该培养年轻人,使他们有足够的自尊,就何时使用或不用假肢做出令人满意的决定。有肢体缺陷的青少年必须面对明显的不同。年轻人必须适应那些为正常人设计的文化习俗,必须评估是否把他们当作正常人或残疾人。在青春期时,像“为什么会发生在我身上”的感觉常常加剧。青少年不断重新审视自己的身体形象;体育课后的集体淋浴对于肢体缺陷者尤其有压力。肢体缺陷的青少年另一个面对的问题是职业选择,获得驾驶执照,甚至性生活。临床团队需要敏感地对隐私、机密性和独立性进行关注。

患有骨癌的青少年经过截肢术通常会经历初步震惊阶段,同时他们应知道治疗计划包括截肢。这可能会使其感到绝望、沮丧、被动接受或暴力否认。告知他们康复过程和其他的目的应会有所帮助。下一个阶段是退缩,在这期间,青少年经历了严重的悲伤,愤怒可能是应对过程的一部分。悲伤到最后就是放弃了恢复的希望。医务人员可以加强患者的优势,鼓励最大的独立性。第三阶段是认同,青少年愿意参与康复活动,并将外表的不同融入身体图示中。重建是最后一个阶段,涉及进行适当的活动,如学校、体育运动和约会。

案例 3 一例患有骨肉瘤的青少年

15 岁的 E. K. 安排明天在肱骨髁上水平手术切除右臂,以去除成骨肉瘤。6 个月前他右桡骨头骨折,虽然骨折愈合良好,但注意到肘部持续压痛,体积变大。全科医师转诊骨科医师。经过一系列骨扫描和组织活检,骨科医师证实了骨肉瘤的诊断,并建议立即截肢。E. K. 和他的父母拒绝了手术,并到周围的四个诊所寻求治疗肿瘤的建议。他们探讨了替代的治疗方法,包括缩小肉瘤的中药制剂,植入内假肢肘关节的整体切除术以及远离上髁的手臂的截肢。在与儿童医疗中心的临床小组会面后,与几名手术和康复患者交谈,勉强同意在暑假期间截肢。

E. K. 是一个优秀的学生,也是大学棒球队的游击手,并在巡演乐队演奏大提琴。在过去两年,他一直是一个体育计算机夏令营的辅导员。他的家庭致力于投入其所有的经济和精力,使 E. K. 能够恢复学术和娱乐活动。E. K. 已从互联网汇编了有关假肢的大量资料。

问题思考

- 我们应该选择什么样的术后护理会促进伤口愈合,并使 E. K. 习惯假肢?
- 作业治疗师和物理治疗师如何帮助 E. K. 应对失去优势手?
- 比较缆索控制假肢与肌电控制的终端设备和缆索控制肘关节假肢的优势。
- 什么终端设备(terminal device)最适合 E. K.?
- 当他 9 月返校,临床团队如何指导 E. K.?
- 截肢后他可以参加什么娱乐性活动?

康复和假肢决策

不是所有的肢体缺陷儿童都能从假肢中受益。由于某些上肢畸形,肢体的残余部分在裸露时比起假肢覆盖时更有功能性。出生双臂缺失的儿童一般用脚来进行玩耍,几乎可以做所有的事情,而不用复杂和沉重的假肢。在一项大型研究中,大约有一半的单侧先天性缺陷的儿童和 2/3 的截肢者接受假肢。到了 12 岁,有 2/3 的人还在使用假肢。

上肢截肢儿童的康复

由于上肢假肢的功能性使用往往涉及终端装置的控制(代替丢失的手),假肢设计和康复计划应适合儿童的运动水平,认知和知觉发展。

婴儿

假肢装配和训练应代偿婴儿发育。尽管 6 个月以内的婴幼儿通常不适配假肢,而早期的发育度为成功使用假肢铺平了道路。平均 2 个月大的婴儿可以用双手握住物体。缺少一只或双手的孩子充分利用皮肤的触觉敏感性试图用前臂或上臂拥抱娃娃。正常的 3 个月大的孩子可以将抓住的物体送到嘴边。3 个月也是婴儿尝试双手抓握的年龄,虽然这项技能在儿童 6~9 个月时达到坐位平衡之前尚未完善。

4个月的孩子在进行重心转移拿东西时使用前臂支撑，通常使用快速肘部屈曲和伸展来摇晃摇铃。当孩子能用一只手操纵物体，另一只手稳定玩具时，他们在差不多相同的年龄达到了一个重要的发育阶段。在此年龄段，一边坐着和一边玩玩具仍然具有挑战性。增加躯干力量可以使孩子能够单侧和双侧操控。4个月时双手协调可让孩子在中线接触物体。双手持瓶通常大约发生在4.5个月。

到第5个月，孩子可以将玩具从一只手转移到另一只手，从而意识到手中物体的用处。孩子的主要兴趣是获得食物；探索周围环境；与那些喂养、怀有爱心提供关爱的人进行社交交流。我们可以举起一个大球鼓励孩子将物体夹在双臂之间。使他们摆弄块状物体或者小粒状物体促进近端部分的稳定，从而促使远端部分的精细运动发育。虽然四肢健全的孩子可以达到四点位，并且重心可以从一侧转移到另一侧，但是一只或两只手臂缺失者可能会发现不可能爬行，以及难以进行坐姿和扶站。

通常认为6个月是适配上肢假肢的最佳年龄(图29-3)。单侧截肢的孩子已经取得了良好的坐位平衡，可以在坐位的时候自由进行手工活动，积极探索环境。假肢恢复对称的肢体长度，使其能够在中线抓住娃娃和类似的玩具。父母习惯接受了假肢，知道这将永久地成为孩子身体的一部分。适配假肢可以减缓父母的愧疚或者羞耻感，尽管孩子外表不正常，但通过使用构造性的装置可以促进孩子发育，并取代截肢带来的负面反应。许多家长寻求假肢来掩饰肢体畸形。早期假肢适配经验的提供将成为年轻人以后决定是否继续使用假肢的基础。过早地适配假肢对于快速生长的婴儿必须不停地更换接受腔。此外，更小的婴儿可能会发现假肢在滚动过程中产生障碍。年龄大于6个月的孩子可能会抵制假肢，因为这剥夺了他们残肢末端的触觉感知。初步假肢适配后的两年往往会导致更大的假肢排斥，因为那时孩子已经能很好代偿。

在8个月时，大多数婴儿坐位的时可以用双手握物，他们通过粗大运动的掌握和控制释放。假肢可以在健侧手帮助下紧握大的物体和稳定较小的。到了15个月，大多数孩子可以将小弹珠放在小容器中，并用蜡笔涂鸦和勺子喂食。这些技能也可以用假肢完成。

第一个假肢通常是装饰性假肢(passive prosthesis)，也就是说，它没有缆索或其他操作机械。终端设备可以是钩状假手或连指手套。钩状假手(hook)用粉红色或棕色弹性塑胶覆盖，以掩饰其机械外观。随着孩子使用钩子探索，塑胶也使钩子末端不至于尖锐，防止钩子伤到自己和其他人。

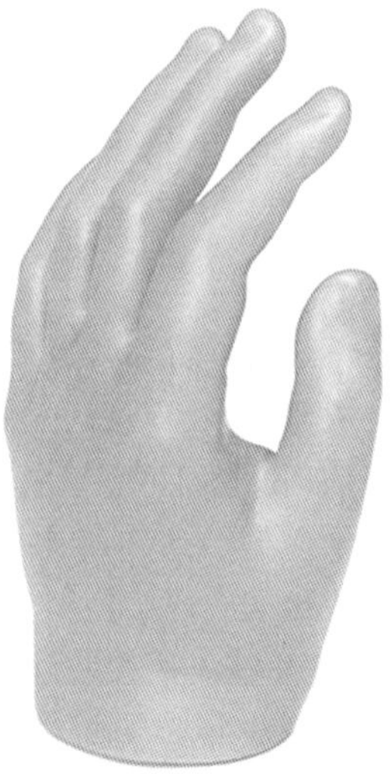

A

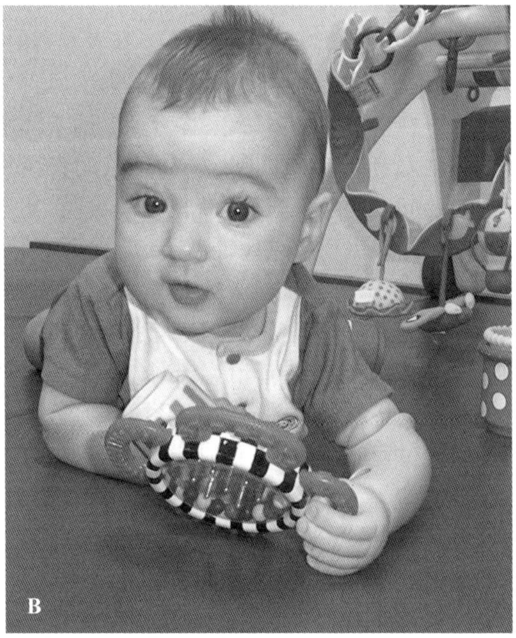

B

图29-3 婴儿假手(prosthetic hands)。A. Centri装饰手；B. 婴儿使用Alpha手玩耍(A经允许引自Fillauer Companies, Inc., Chattanooga, TN；B经允许引自TRS, Inc., Boulder, CO.)。

钩子可能是没有缆索的自动打开(voluntary-opening)设计。父母可以将拨浪鼓或其他物体放在钩子中，从而使孩子熟悉用缺失侧进行抓握。一些儿童从截肢儿童假肢工程(Child Amputee Prosthetics Project)(加利福尼亚州洛杉矶)开始，终端设备(图29-4)，以自动打开模式运作。有些孩子在第一个假肢上有个自动闭合(voluntary-closing)钩(图29-5)；在没有缆索的情况下，钩子将玩具固定在胶带或橡皮

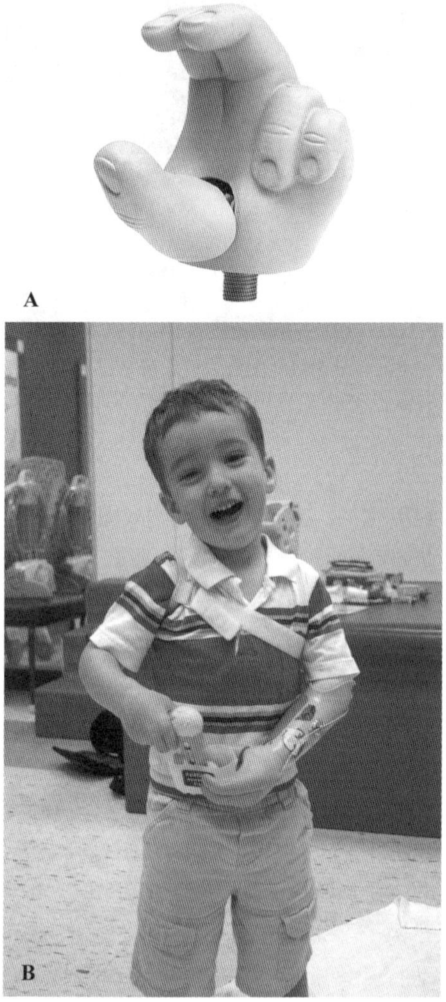

图 29－4　儿童终端设备。A. 自动关闭的手。B. 男孩穿戴 CAPP(截肢儿童假肢工程,Child Amputee Prosthetics Project)前臂假肢自动打开终端设备(Voluntary-opening terminal device)(A 经允许引自 TRS, Inc, Boulder, Colo; B 经允许引自 Fillauer Companies, Inc, Chattanooga, TN.)。

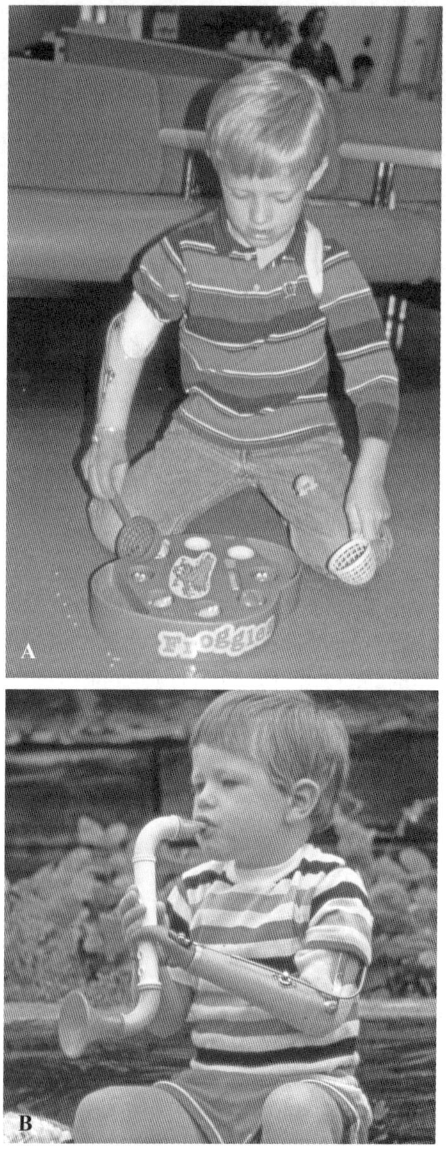

图 29－5　假肢的自动关闭终端装置。A. Lite-touch 手; B. Adept钩状假手(经允许引自 TRS, Inc, Boulder, CO.)。

筋上。这三个选件的功能差异很小。第四终端设备选件是婴儿连指手套(mitt)。该手套的机械外观比其他终端设备少,但没有抓握功能;孩子可以通过将物品粘贴到手套上来玩耍。如果没有钩形的配置,当孩子试图拉到婴儿床或围栏的一侧时,会妨碍使用连指手套,无论设计如何,终端设备通常安装在接受腔远端的腕部组件中。

热塑性接受腔是根据儿童残肢的石膏模型定制成型。布袜可以保护皮肤免受接受腔集中施加的压力。在肱骨髁上周围需要合身的配置,以稳定儿童残肢上的假肢。根据生长速度,每 2～4 个月可能需更换。如果肢体畸形严重,第一个假肢通常没有肘部组件,即使该畸形与上臂截肢相似。

不管肢体的缺失程度如何,假肢接受腔通过背带(harness)悬挂在孩子的躯干上,背带通常比成人型有更多的带子。套在幼儿身上的背带阻止了孩子在滚动和爬行过程中故意或不经意地去掉假肢的尝试。

当穿戴假肢时就会出现衣服问题。假肢的刚性部分最终会在衣物上穿孔。穿在假肢上的上衣和衬衫应该要宽松;设置在自然肩线上的袖子可能会干扰缆索的操作,因此可以使用套袖。

训练佩戴装饰性假肢的孩子通常开始 1 周 2 次,然后在定期的随访中进行。第一次会面应在孩子有良好的休息和满足时进行。治疗师或家长将假肢装在孩子身上,然后将其放在地板上,并放置各种玩具。治疗师鼓励父母在孩子穿假肢时与孩子玩耍。孩子可以忽略假肢,因为它的接受腔阻断了触觉,并且因为假肢的长度感到尴尬。父母应提供需要使用双臂玩要的大型玩具。基础的假肢可以使孩子拥抱玩具熊,扑打悬挂着的玩具,并能用双上肢滚动和爬行。培训包括指导家长和其他护理人员熟悉假肢,通过确定接受腔和背带不要施加过大的压力,并提供需要双手操作的玩具,以保护孩子的皮肤(框 29 - 1)。在终端设备中放置拨浪鼓是孩子了解一侧肢体缺陷另一种方法。在会面结束时,治疗师和家长移除假肢检查儿童的皮肤是否有接受腔或背带刺激的迹象。父母学习如何应用假肢,以及如何鼓励儿童全天穿戴假肢,除在洗澡、睡眠和就寝期间。在孩子坐和移动适应假肢重量时,他们可能相当笨拙。家长可以给适合婴幼儿发育水平的玩具,如大球、娃娃、毛绒动物、气球、木琴等各种发声、多彩的物体,为孩子使用假肢给予激励。父母可以将木槌或其他玩具放在钩子中,以便婴儿能够从使用假肢中获得快乐。当孩子能够站立和行走时,推拉玩具是适当且必要的。

框 29 - 1 婴儿假肢训练目标

治疗方面旨在增加婴儿的:
- 假肢穿戴的舒适性
- 耐磨性
- 抓住大物体的能力
- 使用假肢来帮助坐和爬的能力

假肢婴儿父母应该做:
- 正确使用和移除假肢
- 关心儿童的皮肤
- 关心假肢的使用情况

认识并向临床团队报告假肢或儿童的任何问题

由影音或影像增强版的打印说明,对家庭来说是有用的指南。说明书可以解决父母对儿童可能假肢钩住桌腿或使用它来攻击自己或其他人的担心;儿童容易恢复平衡能力,而他们的同伴通常也能得到保护。

在几天后的第二次培训会面中,治疗师可以评估父母的经历。家长应该回顾如何穿脱假肢。最初,孩子可以穿戴假肢只有几分钟。他们应在白天经常使用假肢。最后,孩子应能够大部分时间佩戴,除了睡觉和洗澡外。

之后的随访重点是假肢适合性和为孩子准备向假肢添加缆索,将肌电控制假肢替换装饰性假肢,或者对于上臂截肢的儿童,添加肘部组件。

幼儿

当孩子年龄在 15～18 个月时,我们可以将控制

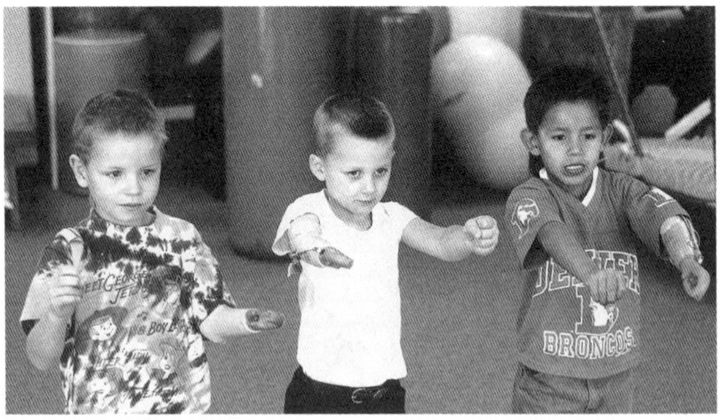

图 29 - 6 儿童学习如何利用肩关节屈曲来操作终端装置,因为屈曲时会拉紧控制索(经允许引自 TRS, Inc, Boulder, CO.)。

索添加到传统的、自体操作假肢中(图 29 - 6)。直到幼儿 2.5 岁时,能理解因果关系,那么,主动控制才可靠。当孩子全天穿假肢时,缆索的准备情况可以显示出来,他们可以按照简单的说明进行操作,并注意跨度至少 5 分钟,并允许治疗师和假肢师来处理。抵制来自父母以外的人的指导的孩子可能太小无法学会控制假肢。

如果假肢有一个自动打开的钩子,它应该安装半个宽度或 1/4 宽度的橡皮筋,以方便打开。终端设备中的张力应足以让孩子握住物体,但不要太大,否则很难打开钩子。幼儿似乎使用自动关闭钩子与更传统的自动打开终端设备一样容易。框 29 - 2 总结了幼儿假肢训练的目标。

框 29 - 2 幼儿假肢训练目标

治疗方面的目标是增加幼儿的:
- 终端设备的控制能力
- 肘关节组件的控制
- 假肢在双手活动中的应用
- 假肢在功能活动中的应用

有假肢幼儿家长需要做:
- 准备可以双手活动的玩具
- 鼓励使用假肢作为辅助装置
- 检查皮肤以确定假肢是否引起过度的刺激

训练环境应该安静,矮桌子上放置一些需要双手掌控的玩具,如大珠子和带有硬尖端的绳子。对于单侧截肢的孩子,终端设备用于抓住物体,如珠子,而孩子则用线把珠子串起来。治疗师在孩子的假肢侧,使其前臂保持在 90°的肘部屈曲的位置,这是缆索操作的最佳位置。该位置还将终端设备和欲抓取的物体保持在孩子的视野内。大人将孩子的前臂向前移动,屈曲肩关节,拉紧缆索,并操作钩子。当手臂移回(肩

伸)时,终端设备改变位置。自动打开的钩子利用肩关节屈曲打开,而自动关闭的钩子利用肩关节屈曲关闭。治疗师鼓励孩子帮助控制动作。无论何样的设计,最初的培训都是把玩具放在钩子里,鼓励孩子发现如何保持它的位置。有了自动打开的钩子,孩子只需放松,让橡皮筋或弹簧将钩子闭合。自动关闭钩子要求佩戴者通过背带对控制索施加张力,以保持钩子闭合。儿童使用与成年人相同的控制动作,即终端设备操作的肩部屈曲或肩带牵引。幼儿可能会回到早期使用健侧手打开终端设备的做法;最终会发现缆索操作更有效率,可以使用更复杂的双手协调动作。

用健侧手来拿东西是孩子的最初偏好。为了向孩子提供假肢的必要实践,治疗师或家长应提供需要双手掌握操作的大型物品或玩具。鼓励孩子使用假肢的另一种技术是让孩子在健侧手中握住物体,而在假手中拿住另一个物体。例如,和健侧一起两只摇铃发出两次声音。

对于一些年幼者,假肢训练仅仅只是将终端设备用作稳定器而不是作为抓握工具;例如,当使用健侧手将物体往模拟邮箱投递口放置时,孩子使用假肢可能会使模拟邮箱倾斜。在孩子画画或者为图片涂颜色时,假肢还可用于稳定纸张。虽然 18 个月的儿童已经安装了肌电控制的前臂假肢,但至少 3 岁以上的儿童可以轻松地学习适当收缩屈肌和伸肌来打开和关闭手掌(图 29－7)。假肢相对较重,容易发生故障,并且比缆索操作的装置需要更多的维护。为了让孩子适应稍重的肌电假肢(myoelectric prosthesis),重量应该在装饰性假肢逐渐增加。初步训练开始于练习假肢的脱卸。首先,治疗师可能会在健侧前臂放置电极,并要求孩子屈曲和伸展手腕,以关闭和打开假肢手指。治疗师然后将电极放置在截肢的前臂上,鼓励孩子发现对侧前臂肌组织的收缩在同侧达到同样的效果。电动玩具可用于帮助孩子练习屈肌和伸肌的主动收缩,例如,玩电动火车,使它们向前后移动,这取决于哪个电极被刺激。当孩子熟练度达到一定程度时,假肢接受腔可以用嵌入电极。必须注意要达到和保持适配,使电极与皮肤能保持续地接触。

无论缆索还是肌电控制假肢,同样需要练习熟练使用。初学者通常会经历抓住东西掉落的情况,同时学习维持合适的终端设备关闭所需的肌肉收缩或缆索张力量。拿起物体关闭终端设备的能力应在主动放开物体之前出现。从桌面抓物是困难的,孩子尝试将物品放入口中时发现肩位置的变化会改变控制索的张力。同样,孩子在放下玩具并尝试从地板上取回时会发现如何保持肩以维持足够的缆索张力。那些使用肌电控制假肢的人也注意到,假肢在一些前臂位置的操作比其他人更容易。

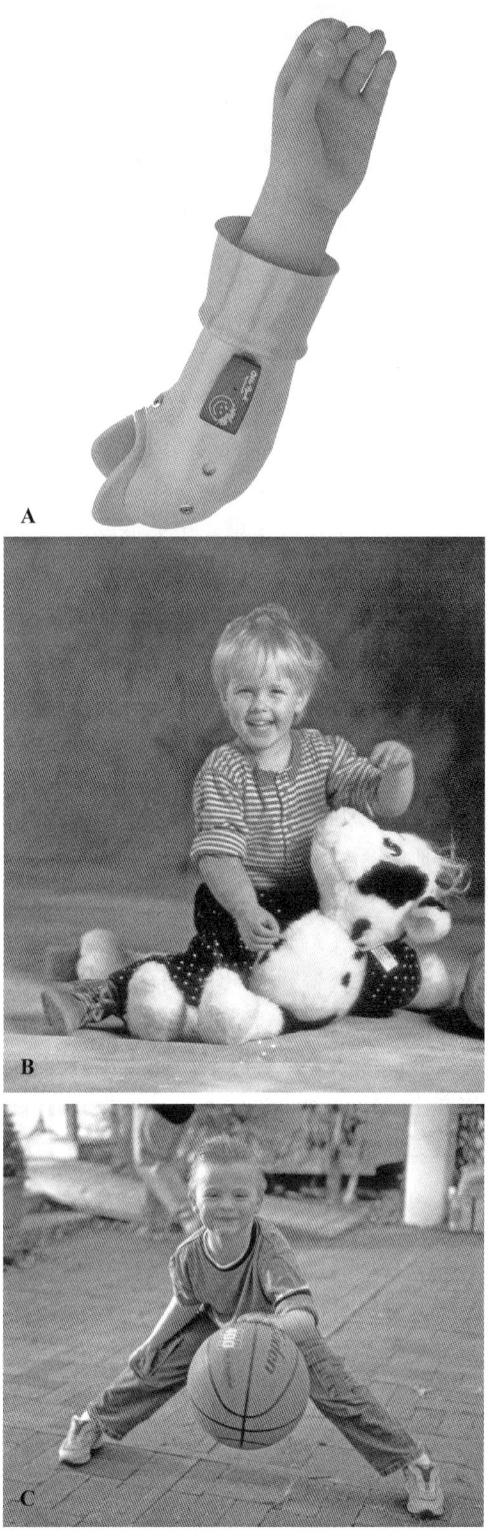

图 29－7　肌电控制前臂假肢。A. 假肢;B. 使用右侧假肢玩毛绒玩具的男孩;C. 男孩使用右侧假肢打篮球(经允许引自 Otto Bock Orthopedoc Industry, Inc, Minneapolis, MN.)。

在电路板上移动钉子可以让孩子练习打开和关闭终端设备。在装满豆子的袋子里面搅拌对于教学终端设备开闭是有用的，就像玩纸牌一样。剪纸也是很好的活动。孩子将纸放在终端设备中，并健侧手使用剪刀。假肢训练应该让孩子了解各种质地、大小和形状的物体。弹性泡沫玩具比刚性塑料、木材或金属制成的玩具更容易掌握。玩缝纫卡、嵌套桶和卡扣珠子；从拉绳袋中取出玩具；打开拉链；脱宽松的衣服；打开小盒葡萄干；打开和关闭毡尖笔；玩木琴引诱孩子试图抓住，并用终端设备做释放动作。移动跳棋或在游戏板上将标记从一处位置到另一处是一个很好的练习。假肢对孩子摇摆、攀爬、滚动手推车或玩具车、跳绳、骑三轮车很有帮助。单侧截肢的儿童通常以健侧肢体视为占优势肢体。许多单侧截肢的儿童将假肢作为辅助，正确地肯定了它作为辅助健侧手装置的作用。

功能性训练取决于孩子伸手到达嘴、腰、臀部、脚和会阴部的能力。喂食、穿衣、书写和个人卫生都应该在适当的时候加入。30 个月大的孩子可以扔球和抓球，开始简单地穿衣，并用勺子吃饭有少量溢出。孩子在沙地、泥土和水中玩耍，开始进行杂乱的活动，但是这会损伤假肢和皮肤。所以日常监测和注意小问题有助于避免重大修复和皮肤疾病。

一名 2 岁的上臂截肢患儿可能会适配带有肘关节组件的假肢，尽管在 3 周岁之前他们不太可能掌握固定肘关节的缆索。3 岁以下的儿童可以采用自我管理的方法来穿戴和脱卸假肢。他们发现脱假肢比使用假肢更容易。

在 3 岁时，孩子可能开始对假肢腕关节的旋转可能性感到好奇。触手可及的各种形状的物体迫使孩子将手腕关节的终端设备转到合适的位置。终端设备可以通过旋转位置来操作大多数物体；然而，当终端装置位于中立位时，细小的片状物体更容易掌握，并且当终端装置处于旋后位置时，是抓握小球的最佳位置。握住三轮车的把手或在操纵其他轮式玩具的把手帮助孩子学习如何使用终端装置旋转腕关节。对于幼儿的假肢活动应该包括吃、喝、穿衣、使用蜡笔和其他书写工具。3 岁的孩子吹泡泡，拉起裤子，将腰带穿入裤腰，从水龙头用杯子接水等。

在整个幼儿阶段，训练期间应自由地使用或者不使用假肢交替进行。每周的训练课程对他们来说都很有效。父母应该检查腋窝；持久的发红表示背带处施加了不适当的压力。家庭计划应该包括书面建议，关于促进双手活动的动作指导，关于假肢护理和儿童皮肤护理的说明，与假肢部位有关的术语，以及关于在不妨碍假肢功能下的合适衣服。

学龄儿童

对于成长中的孩子来说，一个重要的考虑因素是接受腔足够大适合孩子舒适穿戴并且可以进行良好的假肢控制。

4 岁的孩子通常有较好的协调性，足以抓住易碎的物体，而不会弄坏。有了自动打开的钩状假手，孩子必须保持一定的张力控制索，以防止钩状手指关闭。自愿关闭终端设备，孩子们只需要在电缆上施加轻微的张力而不是强有力的肩部运动。使用肌电控制手，孩子必须最小限度地屈曲，以便手指靠近物体而没有过度的压力（图 29－8）。4 岁的孩子可以从容器里倒出物体，剥香蕉，用手持卷笔刀削铅笔，缝纫，锤钉子，用胶布绷带（图 29－9）。平均 5 岁的孩子可以打开牛奶盒，使用刷子和簸箕打扫。框 29－3 总结了学龄儿童假肢训练的目标。

儿科抓握评估提供了标准的临床评估，通过客观评分来评估需要重复使用终端设备的日常生活活动。三组测试对应用于年龄组 2～3 岁，4～5 岁，和 6～7 岁。在测试 1 中，要求孩子串起 4 个大珠子，打开 4 个 35 mm 的薄膜罐头，分离 3 个嵌套的带有螺帽的小桶，组装 10 个互锁珠子，并分开一个有 5 片锯齿状的塑料块。在测试 2 中，孩子使用缝纫卡片，串起 10 个小珠子，将黏性绷带粘在桌子上，切一个纸圈并粘到另一张纸上，打开一小包纸巾。在测试 3 中，要求孩子用刀叉切割造型塑料，剪纸，手中 10 张牌扔掉 5 张，系鞋带，打蝴蝶结，并逐页翻书。

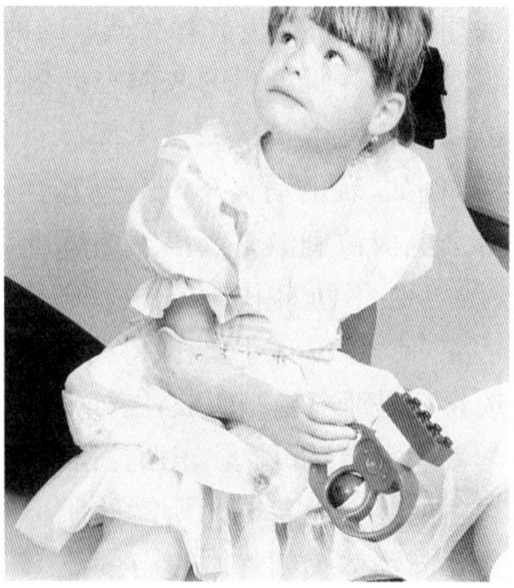

图 29－8 女孩通过收缩前臂肌肉操作肌电控制终端设备（经允许引自 Otto Bock Orthopedoc Industry, Inc, Minneapolis, MN.）。

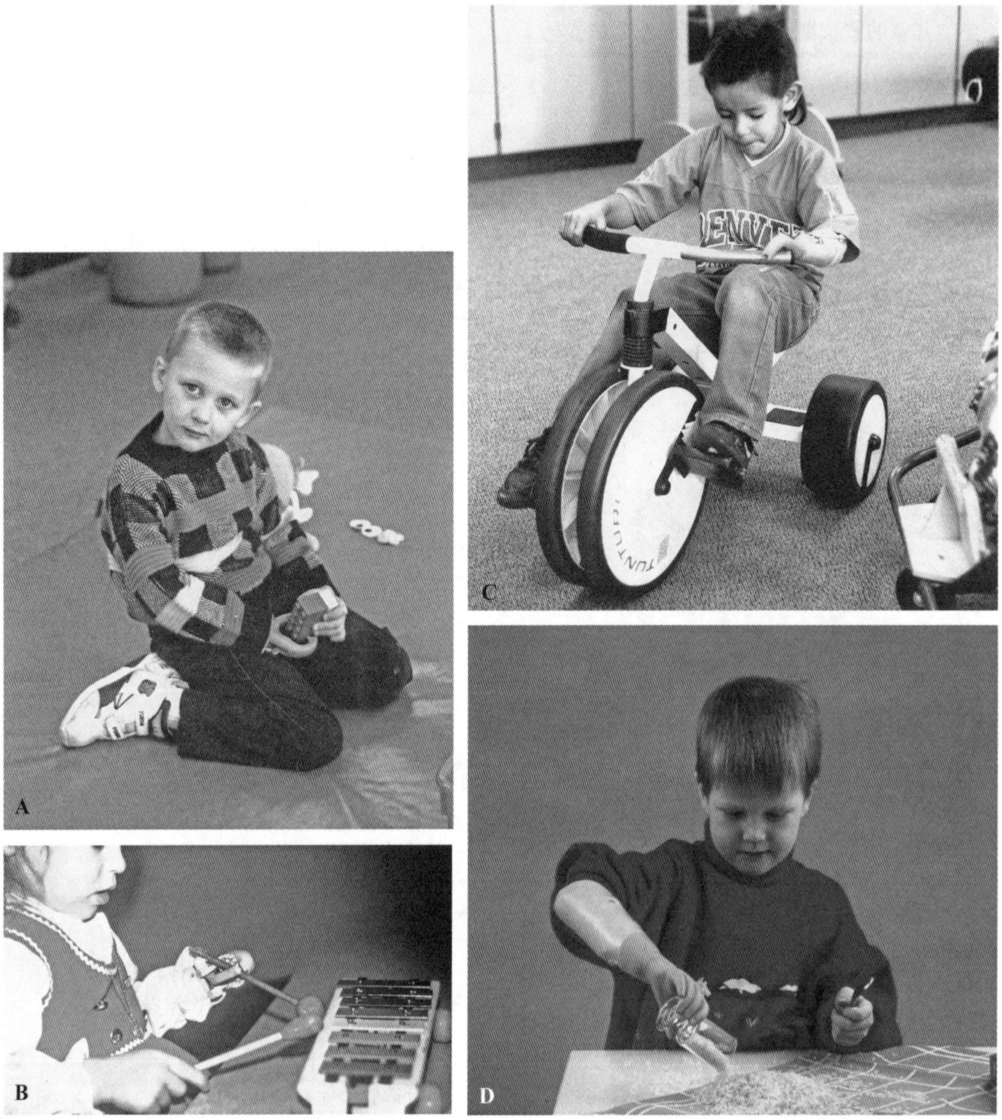

图 29－9　双手活动。A. 搭大块积木；B. 弹奏木琴玩具；C. 骑三轮车；D. 男孩使用右侧假肢将米从杯子中倒出（A 和 C 经允许引自 TRS，Inc，Boulder，CO；B 经允许引自 J. E. Edelstein；D 经允许引自 Otto Bock Orthopedic Indystry，Inc，Minneapolis，MN.）。

纸牌游戏往往更容易使吸引小学生。在终端设备拿着多张卡片，然后释放所需的卡片，这涉及合理使用配有自动开闭终端设备假肢的控制索张力分级。使用肌电控制假肢玩卡片比较困难，因为孩子必须在适当的时间以正确的力量收缩前臂屈肌和伸肌。5 岁的孩子应能独立穿衣，除了使用纽扣、鞋带、套头衫和毛衣。孩子还需要学习如何护理假肢，保持清洁，并在零件发生故障时寻求帮助。皮肤检查是培训的重要组成部分。

大龄儿童和青少年

许多大龄儿童能够在学校活动中协调应用假肢。对于有兴趣修理自行车和汽车的青少年来说，肌电钩状终端设备（图 29－10）可能比较实用。运动假肢，如带终端设备的运动假肢，设计可以抓住篮球的终端设备，可以让佩戴者有更多参与小组活动的机会（图 29－11）。青少年可能会更喜欢玩乐器。简单的操作，如使用健侧手拨弄喇叭，用假肢握住，可以为音乐爱好者开启一个美妙的世界。大龄青少年应该有职业探索、职业评估和职业培训。取得驾驶执照对于大多数青少年来说是一件有意义的事情。假肢的使用不会影响驾驶能力，尽管上肢缺失的人比下肢缺失的人在驾驶时更倾向于使用自适应装置。

一些患有单侧肢体缺陷的青少年通过放弃假肢来逃避家长控制，更愿只使用健侧肢体。一些年轻人最终会全天或偶尔重新佩戴假肢。某些活动更容易在没有假肢的情况下完成，或者不能用假肢完成。例如，洗澡时不戴假肢。前臂截肢的患者可能更倾向于

框 29-3 学龄儿童的假肢训练目标

治疗全面帮助学龄儿童去做：
- 保持合适的假肢适配
- 抓住牢固而易损物体，不要掉落或损坏
- 可靠地打开和关闭终端设备
- 独立地穿脱假肢
- 独立穿衣
- 确认假肢何时需要调整或更换

学龄儿童父母应该做以下工作：
- 在日常活动和游戏中保持独立

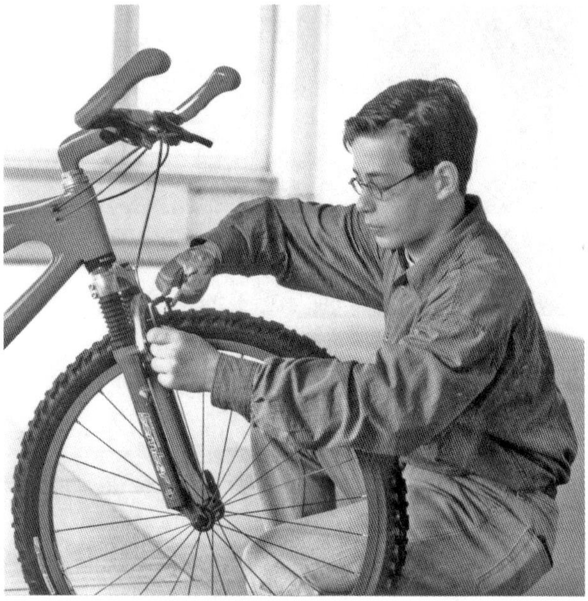

图 29-10 右侧前臂肌电夹具终端装置假肢(经允许引自 Otto Bock Orthopedic Indystry, Inc, Minneapolis, MN.)。

使用肘关节屈曲来稳定肘窝内的物体，而不是使用假肢终端装置。有时，简单的设备适配便于单手操作，如拿着书本、弹吉他、拍照。有的人对残余上肢的使用很轻松，学会打棒球，一只手洗衣服。

针对父母和大龄儿童，我们可以采用上肢假肢功能性指数(prosthetic upper extremity functional index)辅助得出佩戴单侧上肢假肢的儿童的功能性评估结果。前臂缺失患儿的长期随访表明，约 40% 使用装饰性假肢，40% 使用自动闭合终端设备，15% 使用肌电控制假肢。对那些接受过肌电控制假肢训练的患者，尽管很多人不使用，但是大多数人还是满意的。在 2 岁或 3 岁以下的儿童中，假肢的排斥反应稍微小一些。在幼儿园之前，孩子平均每天戴假肢约 6 个小时。对大龄儿童的研究表明，对于不戴假肢的人，与戴假肢的儿童生活质量大致相同，而假肢用于特定的活动。总体而言，上肢缺陷儿童与健全的同龄人一样具有社交能力。

下肢缺陷儿童康复

下肢缺陷儿童应该得到与上肢缺陷患者类似的临床队伍管理。早期转诊到临床小组对于下肢截肢或肢体缺陷儿童的家庭同等重要。对于与情况类似的人，父母之间分享关怀，建议和友情，同伴支持也是非常重要的。治疗应适合患者的发育阶段，以便假肢的使用促进发育关键里程碑。在物理治疗师和临床小组的其他成员的指导下，父母担任孩子的主要教师。

婴儿

坐位平衡是下肢假肢适配的主要指南。婴儿完成独立坐位的平均年龄为 6 个月。坐位取决于姿势控制和抗重力肌肌力。坐位平衡和躯干稳定也是解放双手去探索环境的重要因素。框 29-4 总结了下肢畸形或截肢婴儿康复的目标。

框 29-4 下肢缺失的婴儿的假肢训练目标

治疗会面旨在促进婴儿的：
- 假肢的舒适度
- 耐受性
- 靠桌站立的能力
- 围着桌子行走的能力
- 能在有或者无婴儿推车或其他辅助的支持下行走的能力

带有下肢假肢的婴儿父母应该做以下工作：
- 正确地使用和脱下假肢
- 保护孩子的皮肤
- 做好假肢护理
- 识别并报告假肢的任何问题

5～7 个月大的婴儿会发现爬行移动的可能性，从仰卧到四点和坐位，从坐位到双手和双膝。爬行涉及相对的胳膊和腿的交替动作，类似于步行的方式。髋关节伸肌在爬行和跪位时得到加强。在开始爬行之前，四点位摆动是另一个重要的步行前兆。

大多数宝宝在大约 8 个月时能够克服重力从跪位到站立。当站立位时，宝宝消耗大量的能量去弹跳，干扰平衡。弹跳逐渐变成重心左右转移。初始站立姿势基底宽，髋关节外展，屈曲，外旋。基底适应了儿童的新的重心位置，比爬行时高。保持直立的姿势取决于视觉，本体感觉和前庭系统的足够成熟。

在婴儿 7 个月时，在家长辅助下，普遍可以迈步。当孩子约 10 个月大时，围绕着家具行走是运动的首选模式。围绕行走加强了髋关节外展力量。普通非残疾儿童约 11 个月时独站，12 个月时独走。行走的

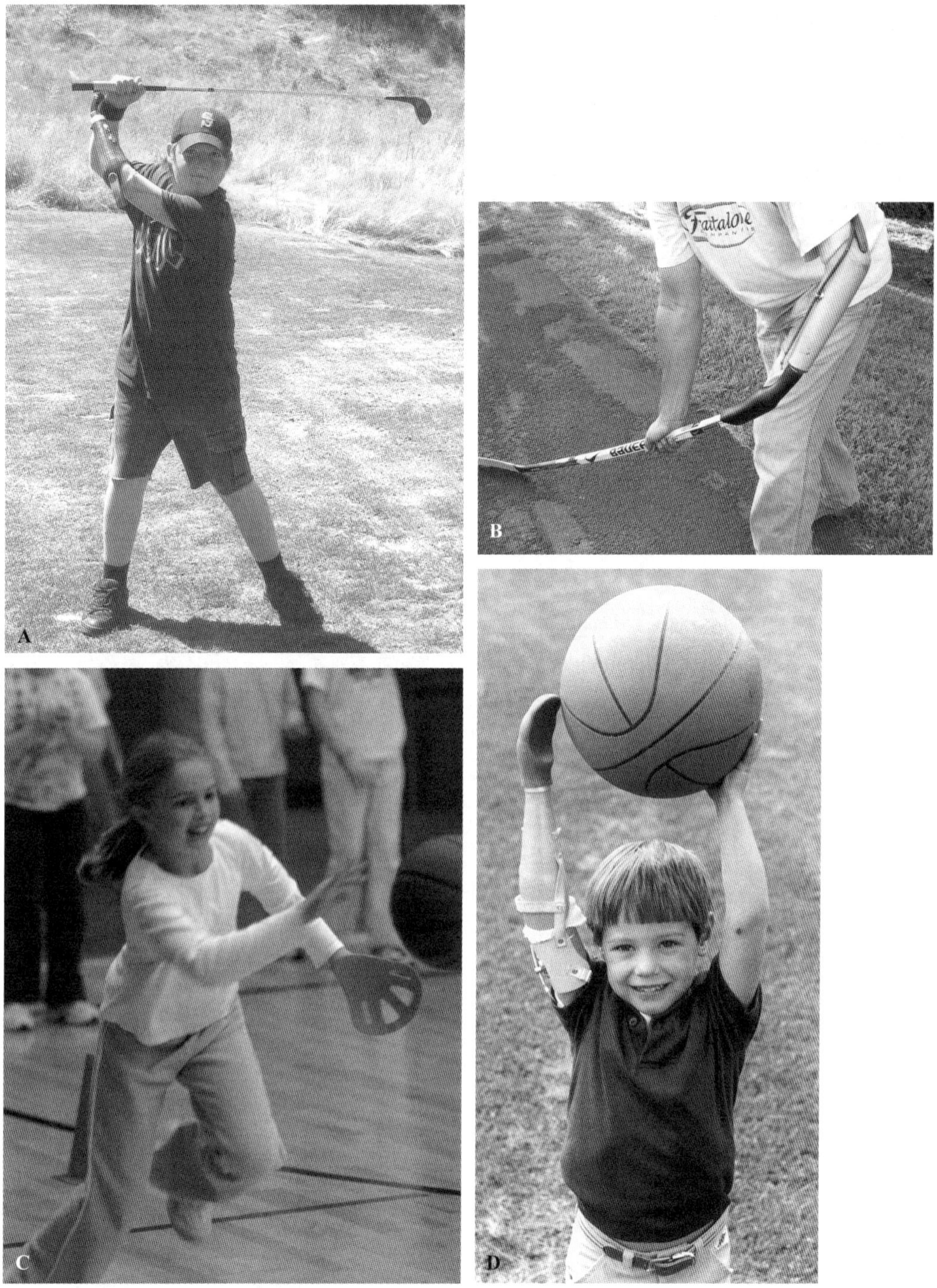

图 29－11　特殊活动的终端设备。A. 使用终端设备打高尔夫球的男孩。B. 青少年使用 Power Play 曲棍球终端设备打曲棍球。C. 女孩使用 Mill's ReBound-Pro 的终端设备打篮球。D. SuperSport 终端设备(经允许引自 TRS, Inc, Boulder, CO.)。

推动力来自孩子前几个月坐-站活动训练的累积。

一些婴儿接受手术，将先天畸形肢转变成更适合假肢的肢体，或者是治疗肢体创伤或肿瘤。在这些情况下植皮不会导致不良的功能性后果。另一个对于少数孩子可行的干预措施是使用 Ilizarov 器械进行肢体延长。其长期结果是有利的，生活质量达到平均水平以上。极少数患有骨髓发育不良的儿童会因严重挛缩或顽固性溃疡而截肢。经胫骨或更远端截肢的人更适合佩戴假肢。

无论肢体缺陷的病因是什么，假肢安装的目标是促进孩子达到运动发育的里程碑。下肢缺陷婴儿在大约 6 个月时可适配假肢，此时婴儿有足够的躯干控制坐位并准备好站立。简单的假肢促进对称的坐位平衡，并辅助婴儿坐-站位。此外，假肢使腿长均匀，增加了异常侧的负重，并且避免了单脚站立的代偿模式趋势。减少因肢体缺陷导致的固有的负重不对称有利于躯干的旋转控制。假肢能够使婴儿站立和行走。否则，婴儿的世界被婴儿车或婴儿围栏所限制，而这种不足成为自卑的来源。6 个月之前安装假肢可能会阻碍孩子翻身动作。

第一种是定踝软跟（SACH）脚，最小足成品（图 29－12）。橡胶底鞋给孩子更多的抓地力，因此皮革鞋底更可取。最初的小腿假肢通常有一个大腿束套（图 29－13），主要是为了帮助孩子在截肢肢体上保留假肢。当婴儿站立、坐位、蹲下、爬行和攀爬时，假肢必须舒适。可能需要硅胶接受腔内衬（图 29－14），以保护敏感性皮肤免受接受腔摩擦。经股截肢的幼儿使用具有膝锁的假肢。到 3 岁，大多数人都可以使用可动膝关节（图 29－15）。多中心膝关节，无论有无姿势控制，适合学龄青少年（图 29－16）。

在第一次训练期间，治疗师和家长需确认假肢穿戴是否舒适，残肢有没有发红。大部分孩子的所需处理应由家长而不是治疗师来完成，家庭获得了在家能处理孩子状况的信心。对于训练孩子，有用的设备包括游戏桌、高架沙箱、地板垫、滚动凳、全身镜、台阶和坡道。父母应该首先在辅助支撑躯干下，鼓励孩子双脚站立，然后逐渐减少支撑。幼儿通过扶桌而获得了假肢负重和站立平衡。最初，孩子可能会躯干靠在桌

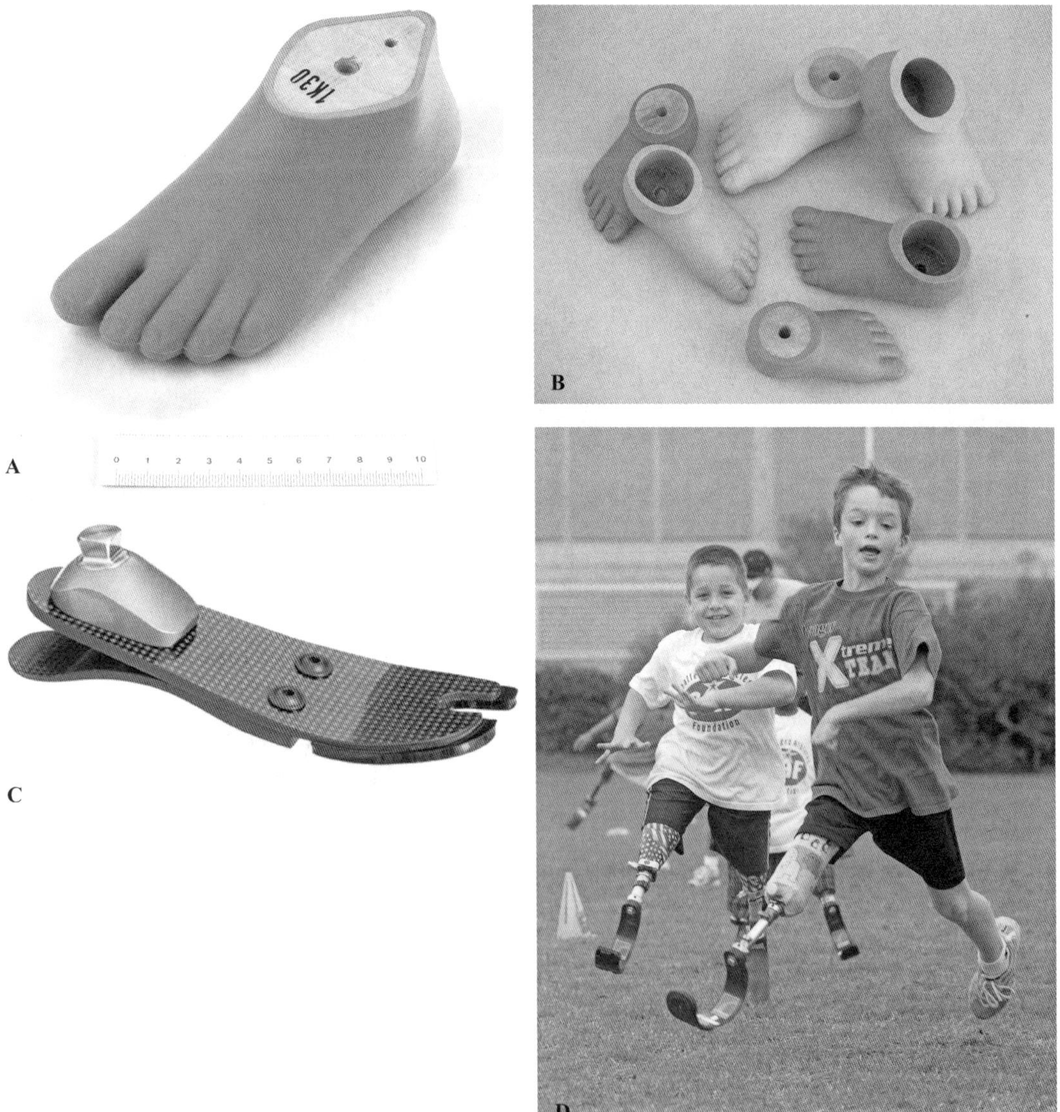

图 29－12 假足儿童。A. 固踝，软足跟（SACH）足。B. SACH 足适合爬行和步行。C. Flex Foot Junior。D. 佩戴 Flex-Run 足的大腿假肢跑步的男孩（A 经允许引自 Otto Bock Orthopedic Indystry, Inc, Minneapolis, MN；B 经允许引自 TRS, Inc, Boulder, CO；C 和 D 经允许引自 Ossur Americas, www. oussur. com. ）。

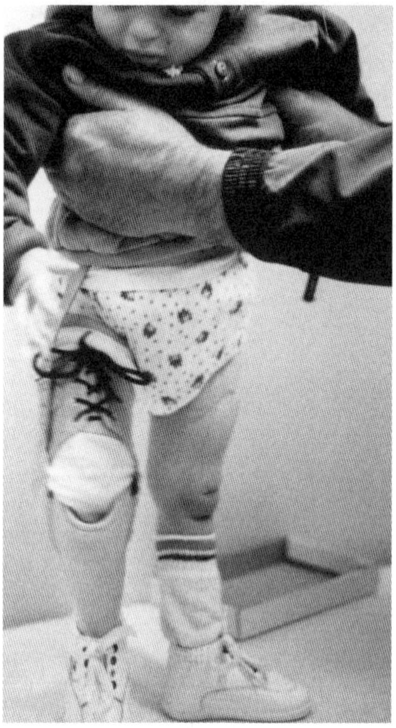

图 29－13　带有大腿束套和定踝，软(SACH)足跟的小腿假肢(经允许引自 J. E. Edelstein)。

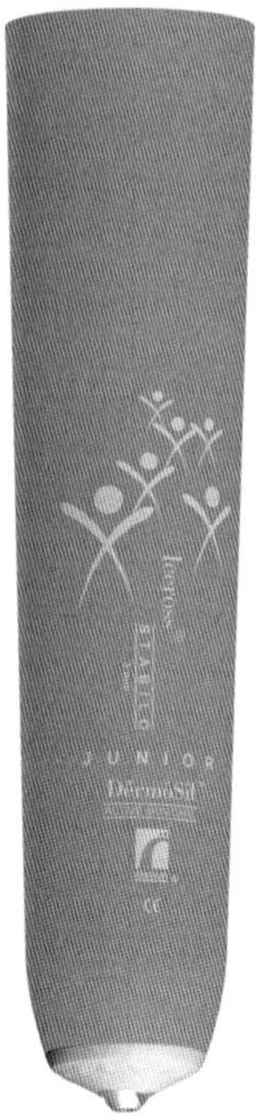

图 29－14　硅胶接受腔衬垫(经允许引自 Ossur Americas，www. oussur. com)。

子上，使用双手玩玩具。玩具应摆放到桌子上的各个地方，孩子必须在不同的方向上去拿玩具从而进行负重转移。最终，孩子能沿着桌子将物体放在指定位置。当孩子第一次使用假肢学习走路时，他们小心翼翼地移动。起初，孩子跨步小，基底宽，保持躯干挺直，手臂不会动。新的假肢佩戴者就像正常的同龄人一

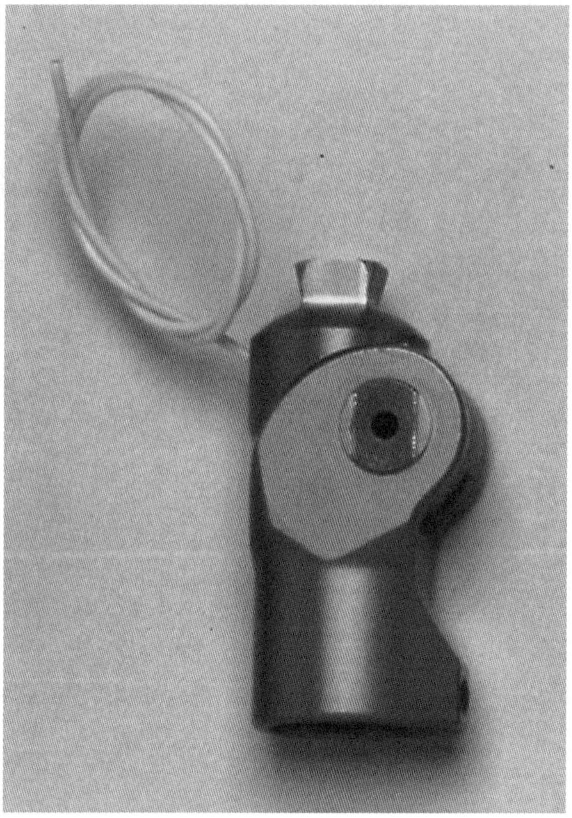

图 29－15　手锁单轴膝关节(经允许引自 Otto Bock Orthopedic Indystry，Inc，Minneapolis，MN.)。

样，他们开始走路时增加髋关节和膝关节的屈曲程度，全足初始接触，步幅短，节奏增加，和在摆动期时健侧相对于假肢侧先下降。

在家里，和孩子围着和胸部一样高的牢固桌子行走可鼓励孩子保持站立平衡和练习在桌子上抓握玩具。浮雕沙箱、积木、手指涂料以及水盆里放入浮力玩具都能促进了孩子的立位平衡。婴儿围栏是一个很好的环境，可以让孩子做到他们想做的事，拉着围栏站起来，围着周边走和坐。球在假肢训练中很有用，踢球需要一条腿保持平衡，同时另一条腿屈曲。孩子开始可用双手扶住稳定物体，然后用一只手，最后放开。掷球需要良好的平衡，并且通常可以长时间吸引孩子的兴趣。带轮子的玩具，如婴儿推车，可以让孩子在支撑下行走一小步。将玩具放置在小孩必须走几步到达的地方才能促进独立行走。

年幼的孩子在习惯于假肢的时候，经常回到爬行和坐在地板上。由于孩子一般都会像正常孩子一样臀部着地，所以不用担心跌倒。当孩子跌倒或试图在地板上取回玩具时，父母和治疗师应该让孩子自行探索，而不是过度保护。正如其他孩子学习走路，靠家具支撑，戴假肢的孩子也应该有相同的经历来培养自

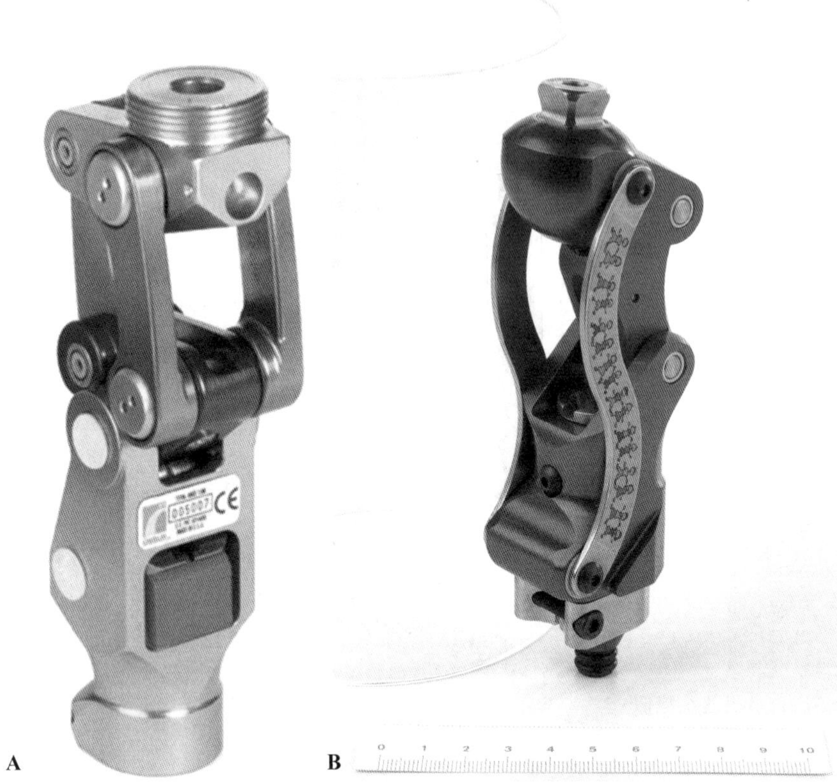

图29-16 多中心膝关节(A经允许引自Ossur Americas, www.oussur.com; B经允许引自Otto Bock Orthopedic Indystry, Inc, Minneapolis, MN.)。

信。对于单侧截肢或双侧经胫截肢的患儿,双杠、步行器和背带很少采用。

对腿部施加负重并不是假肢适配的目的。因此,建立对假肢磨损的耐受性很重要,使得负重区域的皮肤可以适应压力。在第一周内,大多数婴儿可穿戴1小时,之后应移除假肢并检查皮肤。休息10～15分钟后,可以再次穿戴1小时。疲劳的迹象、跛行、并避免使用假肢侧站立表明假肢刺激到皮肤应脱下假肢。我们应检查佩戴大腿假肢的婴儿,以确定假肢近端部位皮肤是否被从尿布漏出的尿液或粪便刺激。

框29-5 下肢缺陷幼儿的假肢训练目标

下肢缺陷幼儿的康复目标:
- 全天穿戴假肢,除了洗澡和睡觉外
- 使用假肢进行适龄的活动

佩戴下肢假肢学步儿童的父母应该做以下工作:
- 鼓励使用假肢
- 提供与年龄相适宜的活动玩具和设备
- 检查皮肤以确定假肢是否会引起过度的刺激

幼儿

到15个月,幼儿可直立行走并且好动。2岁的跟趾负重取代了平足接触。当孩子的支撑基底变窄时,神经发育成熟,体质变化和力量改善明显。肌肉的活动已经成熟到成人模式。康复目标(框29-5)反映了学龄前儿童的发育活动。

跑步预计是所有儿童,包括戴假肢的孩子从2岁到4岁开始的另一个发育里程碑。腾空阶段(双足悬浮),即双足离地,是在支撑末期,强力施加推进而出现。与腓肠肌相比,假足提供的能量储存和释放更少。因此,佩戴假肢的孩子采用着重推进健侧肢体的不对称跑步步态。2岁的孩子可以准确地踢球,玩要推动玩具,跳跃。与跑步一样,用假肢跳跃主要是健侧肢体的动作。投掷和接球或沙包和掷飞镖的游戏有助于幼儿与假肢建立平衡。

3岁的孩子可能会跳跃、奔跑、爬楼梯和骑三轮车。三轮车踏板应该有带子来固定假脚。幼儿另一个阻碍他们成长发育的是从台阶上跳下以及平地跳跃。游乐场设备,如攀登架、滑梯、秋千、跷跷板、沙箱和隧道,对他们来说都很有吸引力。单侧经胫截肢患儿的步态几乎是正常的,爬坡和爬楼梯没有任何困难。跪位,玩各种类型的椅子以及在地板上重复起来坐下也是康复辅助方式。孩子穿脱假肢时需要帮助。

学龄儿童和青少年

到4岁时,大多数孩子可以下台阶,骑自行车,溜冰鞋。假肢自带的溜冰鞋比普通的溜冰鞋更好;后者要求溜冰鞋需适应假脚后跟高度。5岁的孩子跳绳,

框 25-6　下肢缺陷学龄儿童和青少年的目标

在大龄童年期和青少年时期，康复应该包括：
- 监测和维护合适的假肢
- 检查皮肤
- 独立穿戴假肢
- 独立穿衣
- 使用假肢进行全方位的移动活动
- 识别假肢需要修复或调整的地方

佩戴下肢假肢的学龄儿童和青少年的父母应该做以下工作：
- 鼓励孩子独立
- 提供参与体育运动的机会

玩躲避球游戏。准确地踢球需要单腿支撑平衡，同时将力传递给球。到 6 岁时，大部分的孩子都可以独立地穿脱假肢。他们可以轻松地启动、停止和改变方向，以及长距离跨越和跳跃。孩子在假肢管理方面越来越独立，穿上和脱下假肢，皮肤检查和假肢维护更多的由孩子自己完成(框 29-6)。

5 岁后接受下肢截肢的儿童可能对平衡和步态的训练做出相应的反应，类似于成人。物理治疗强调动态稳定性、重心转移、假脚控制，以及在经股截肢的儿童的膝关节(图 29-17，图 29-18)。

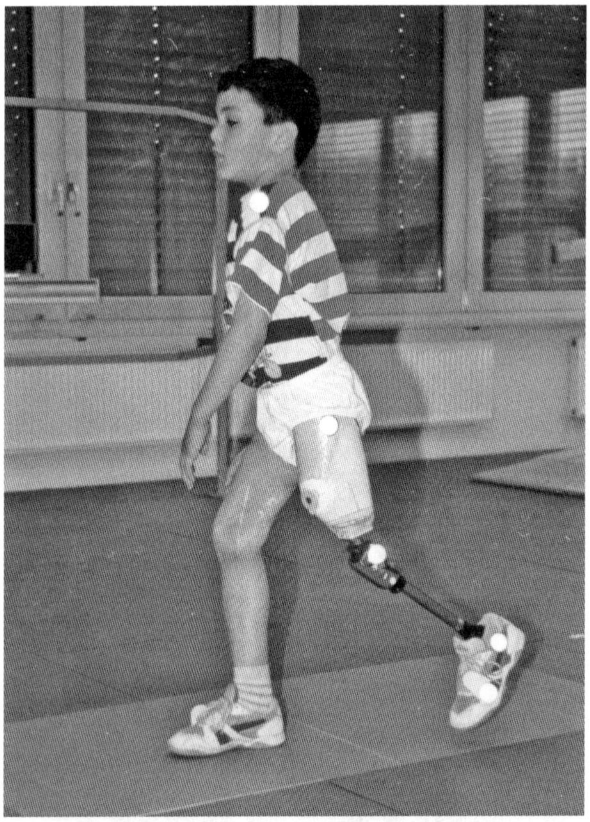

图 29-17　佩戴大腿假肢进行步态分析的男孩；假肢具有反射标记以辅助步态分析(经允许引自 Otto Bock Orthopedic Indystry, Inc, Minneapolis, MN.)。

案例 4　创伤性经股截肢儿童

4 岁半的 P.J. 在昏昏欲睡的时候骑着自行车，在家门前的路上，当时一辆汽车正好转弯撞上了他。在警方的声明中，司机说他没有注意到这个孩子。P.J. 的父亲把他送到当地的医院，男孩在那里进行了大腿伤口的清创。尽管在医院里做了细致的护理，大腿的伤口还是坏死了。主治儿科医师安排了与外科医师的会诊，建议近股骨髁的股动脉水平截肢。家属同意进行手术，并且顺利完成。

P.J. 的截肢伤口覆盖着 Unna 敷料，迅速愈合。计划今天上午来假肢诊所。

问题思考：
- 简述使 P.J. 能够达到最快速度康复的手术后计划。
- 什么组件(足、小腿、膝关节、接受腔和悬吊)适合 P.J. 的第一个假肢？
- 概述培训 P.J. 使用假肢的步骤。
- 除了在水平面上行走外，在最初的康复计划中物理治疗师还应该进行哪些其他的活动？
- P.J. 将如何恢复骑自行车？
- 当进入中学时什么膝关节适合 P.J.？

体育运动对于培养自尊以及肌力和协调特别有用。大多数截肢儿童在学校参加体育课，或者一些改进的活动。碳素丙烯酸或石墨增强材料可使假肢承受极高的压力。孩子应该明白，鞋子一定要穿，大多数假脚足底面不够耐用以抵挡磨损，脚的对线是为穿鞋子而准备。

有些活动在没有假肢或不需要假肢的情况下更容易进行。当假肢在调整期间，孩子们应该学习如何使用拐杖作为运动的替代模式。通过坐在淋浴板上或使用牢靠的浴缸座椅使沐浴变的方便。大多数人喜欢不使用假肢游泳和潜水。他们跳或使用拐杖从更衣室到水边。我们可以制造运动假肢，如用鳍代替足的游泳假肢。骑自行车、滑雪和爬山等其他运动，在是否佩戴假肢的情况下都可以进行。

多处截肢(multiple limb amputation)儿童的康复

下肢缺陷的婴儿，连同一侧或两侧上肢畸形，通常最好的做法是用简单的下肢假肢来促进坐位平衡。同时采用上肢和下肢假肢，容易使婴儿不堪重负而

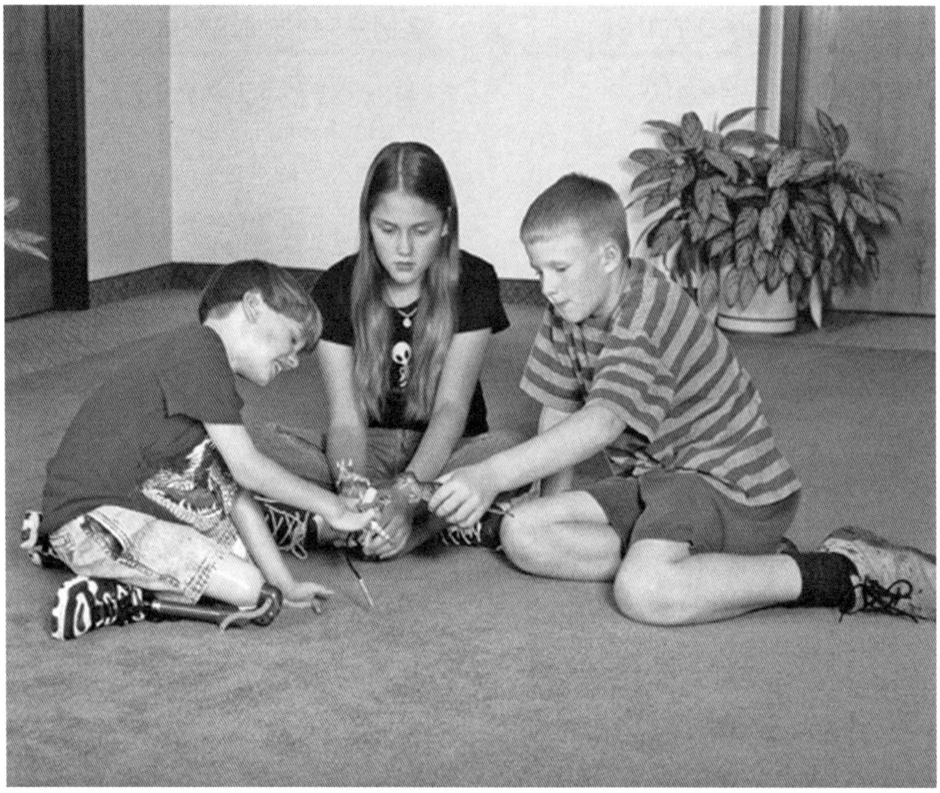

图 29－18 坐在地板上的男孩，佩戴有伸展辅助装置的单轴膝关节大腿假肢（经允许引自 Otto Bock Orthopedic Indystry，Inc，Minneapolis，MN.）。

摔倒。

当双上肢畸形时，简单的双侧装配抵消了姿势性脊柱侧凸发展的趋势。双侧上肢缺陷的婴儿在可以独立行走后接受假肢；否则，假肢会使其更难以爬行，在地板上移动，并在下巴支撑下拉起至站立位。双上肢缺陷的人对足部抓握很熟练。而对于鼓励足部使用的程度是有争议的。在公众场合下很难看到使用足部的孩子，用足抓握他们可能会遭受不必要的关注。尽管如此，脚的触觉以及相当的灵巧性是假脚所缺乏的。双侧纵向缺陷的儿童有部分或全部的手；假肢反而给他们负担。所以，应该根据孩子的身体和情感成熟度来引进有无假肢的功能性活动。某些功能可能需要适应性辅助，如个人卫生。

由脑膜炎球菌败血症引起的三肢或四肢缺失的婴儿在地面上通过滚动进行移动。他们需要机会观察物体，用嘴巴和残肢玩玩具。大多数婴儿的坐姿平衡发育良好，可以依靠臀部滑动。由于体表面积骤减，此类孩子皮肤很容易变得过热。他们应该穿着轻薄，以便散热。双侧大腿缺陷的小孩通常开始适配一对不包含膝关节的假肢（图 29－19）。他们可能在室内没有任何辅助器具下行走。然而，很少有人愿意在

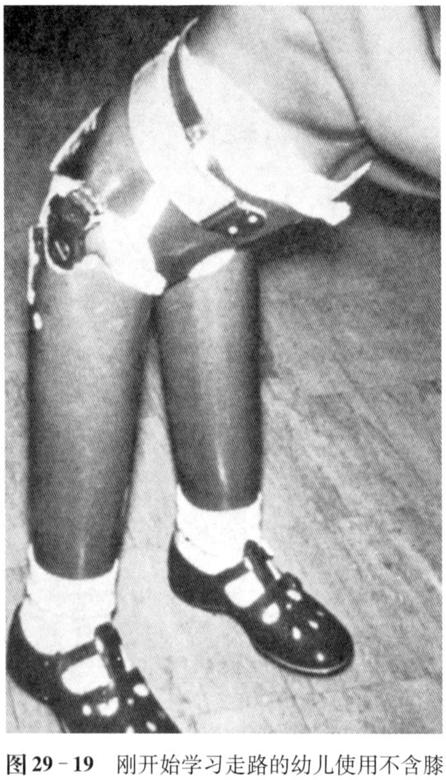

图 29－19 刚开始学习走路的幼儿使用不含膝关节的双侧大腿假肢（经允许引自 J. E. Edlstein.）。

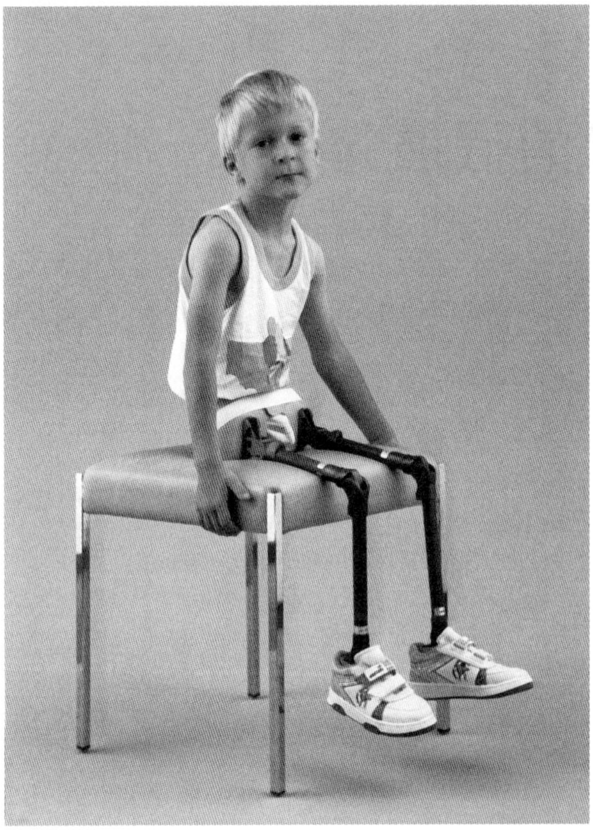

图 29-20 双侧髋关节离断术后佩戴假肢的男孩(经允许引自 Otto Bock Orthopedic Indystry, Inc, Minneapolis, MN.)。

没有至少一根手杖的情况下在室外和街道上冒险。在青少年时期,许多人发现轮椅提供更有效的活动性。那些双侧髋关节离断患者(图 29-20)可能会在家中使用假肢行走,但通常依靠轮椅进行社区内行走。

总结

肢体缺陷儿童的康复可能是最令人满意的。物理治疗师应与临床团队的所有成员一起制订康复计划,以帮助儿童实现与成熟的上肢和下肢功能相关的发育里程碑。社会心理因素决定了所有儿童的行为,尽管那些有肢体缺陷的人的行为看起来与健全的同龄人相似,同伴支持仍然对孩子和家长非常有帮助。临床小组成员需要认识到父母沮丧的原因,同时培养对孩子功能康复的现实期望,不管四肢的状况如何,孩子都是可爱的。

第30章 上肢截肢患者的假肢选择

Prosthetic Options for Persons with Upper-Extremity Amputation

John R. Zenie

学习目标

1. 比较不同水平上的肢截肢患者的假肢需求和预期的功能结果。
2. 比较由各种病因导致的截肢和残肢长度的患者对假肢的适配和控制问题。
3. 阐述决定假肢选择建议的因素(无假肢,装饰性假肢,自身力源假肢(body-powered prosthesis),外部动力系统或混合假肢系统)。
4. 比较不同水平的上肢截肢患者穿戴和悬吊假肢的选择。
5. 阐述上臂和大腿动力假肢控制系统(control system)的生物力学原理以及控制电动终端设备(TD),肘关节和其他假肢组件所需的运动策略。
6. 阐述肌电控制的基本原理,包括确定电极位置和肌肉收缩的类型,用于在TDs、电肘关节和其他电动假肢部件之间操作或切换。

技术的影响

上肢截肢者的假肢管理,包括假肢师在内的所有专职医务人员都面临一系列特殊的挑战。对于那些佩戴上肢假肢的人来说,假肢的终端控制设备不会被衣服遮盖或遮蔽,与下肢假肢被裤子、袜子和鞋子“隐藏”不同。上肢截肢者根据其截肢水平,不仅要应对外观变化,而且还要应付一些最复杂的运动模式和人体功能活动的丧失。

另外,上肢肢体缺失剥夺了患者广泛而有价值的触觉和本体感受输入系统,这些系统提供了“反馈”来指导和完善功能运动。即使是与抓取和释放有关的最简单的任务也是有挑战性的。能够将假肢肢体定位在空间中,以及保持操作物体所需的有利姿势的能力,挑战医学界不断改进此类患者的关节替代的功能和美学效果。

新兴的和正在出现的技术已经解决了许多挑战。这些新技术使得在某些情况下能够成功地“适合”高平面截肢患者,而这些患者之前很少或没有合理的期望,以传统的技术和装备技术获得成功。先进的接受腔接口设计和材料科学使假肢师为各水平截肢患者提供更牢固、更稳定平台的能力,同时在大多数情况下可以减轻大部分的重量。同样,更多创新的悬吊策略和接口介质已经增加了患者能舒适地达到的运动范围。

这些进步对所有平面上截肢的传统的自身力源和外部动力假肢(externally powered prostheses)的舒适性、功能性和顺应性都产生了深刻而积极的影响。此外,外部动力领域的巨大进步在很大程度上是受到这些进步和技术突破的驱动。

残肢的长度

对上肢的截肢可以通过受累肢体部位分类或命名(图 30-1)。最远端在手指,部分手或经腕关节平面。从桡骨和尺骨分离腕部的截肢称为腕关节离断(wrist disarticulation)。发生在桡骨和尺骨实质内的截肢分类为前臂截肢。当肱骨被保留但桡骨和尺骨被移除时,称为肘关节离断。那些留下 30%以上的肱骨长度称为上臂截肢。肩关节离断是肱骨近端 30%以内的长骨切除。更多的近端截肢侵入躯干,切除锁骨,导致肩胛骨紊乱,称为躯干上 1/4 截肢(forequarter amputations)或肩胸关节截肢(scapulothoracic amputations)。在临床假肢和康复实践中,上臂和前臂截肢在所有上肢截肢中占近 80%。

所有上肢截肢的患者都需要对与该特定截肢相

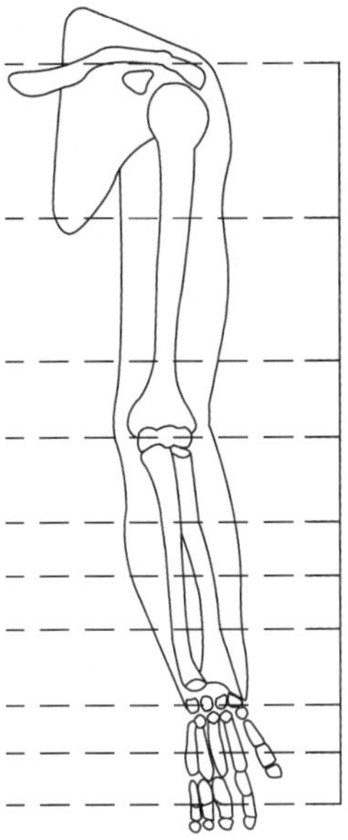

图 30－1 上肢截肢和残肢的分类(经允许引自 Murdoch G, Wilson AB, Amputation: Surgical Practice and Patient Management. Oxford, UK: Butterworth, 1996. p.308)。

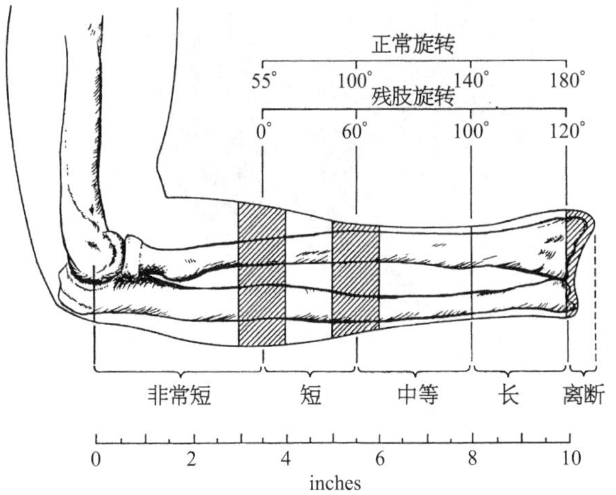

图 30－2 前臂不同长度的残肢旋前旋后可能的度数(经允许引自 Taylor CI. The biomechanics of control in upper extremity prosthetics. Orthot Prosthet 1981;35: 20)。

关的受累平面和相关的功能和生理学缺陷进行全面彻底的检查。对于部分手截肢的患者,任何剩余手指关节的活动度和手部骨骼结构的状况对选择可能的假肢有深远的影响。包含或不包含完整的拇指也决定了假肢适配参数。

对于那些前臂横断的患者,残肢的长度影响功能性肘关节屈曲和前臂旋前(pronation)和旋后(supination)的程度,将保留独立的假肢干预策略。在整个前臂上桡骨和尺骨之间的关节对于提供旋后和旋前的生理解剖运动是必要的;随着截肢水平从半径的茎突向肘关节移近,在功能活动中执行和使用旋前和旋后的能力逐渐丧失(图 30－2)。当残余的前臂非常短时,所有的水平运动基本丧失,并且对于使用假肢很难获得任何主动式前臂旋前或旋后。

在肘关节水平(肘关节离断)的截肢从附加长度中获得的功能益处很小,因为肢体的长度限制了肘关节假肢的外观和功能,而没有实质上的改善功能性杠杆作用。

尽管对上肢截肢的外科医师来说,首要的问题是对伤口进行适当的闭合,但他们也必须考虑到一个良好长度的杠杆臂的潜在优势,通过理解假肢部件的空间要求来平衡。只要不损害皮肤和组织的发育能力,就应该考虑为整个假肢部件提供足够的空间。

上肢假肢的组成部分

假肢组件可以认为是一种手段,以取代失去功能

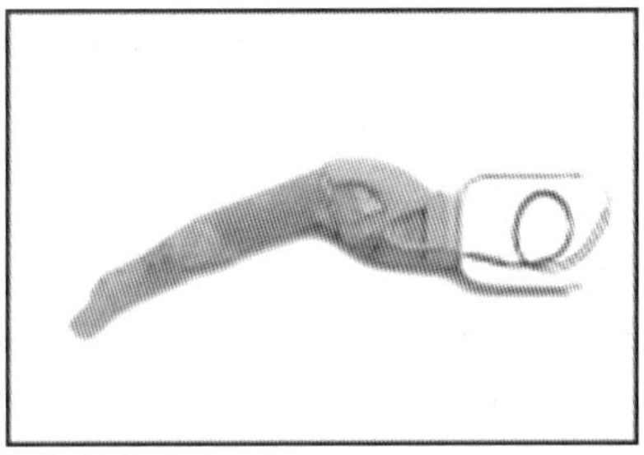

图 30－3 用于部分手部截肢或腕关节离断(wrist disarticulation)者的外部动力假手(hand)示例。

能力与解剖缺失的肢体部分。运用终端设备来取代抓取和释放。用肘关节机械代替肱骨-尺骨关节,肩关节离断和肩关节截肢(scapulothoracic amputations)平面位置,位于近端的肩关节机械以提供肱骨在空间中方向。旋转器可以放置在假肢的前臂内,以取代旋前和旋后,或在肘关节上方替代肩关节的内旋和外旋。

部分手、经手掌(transcarpal)和腕关节离断

直到最近,手指、部分手或手掌截肢的患者常常使用被动(无功能)的装饰性假肢[修复(restorations)]。根据残肢的特点,可能会制造一个功能良好的抓握以恢复一些患肢抓取和释放能力。技术和微处理器方面的最新进展使外部动力更加容易获得(图 30－3)。这些进步使电子控制成为现实,哪怕是极远端截肢的地方。必须在术后对任何残余的功能位进行考虑。手指的感觉和活动的状态不应低估。如果功能范围和感觉不足,外科医师会考虑更近端水平的截肢。

腕关节离断残肢为假肢使用提供了一个长而实用的杠杆。如果桡骨和尺骨茎突保留下来,那么假肢

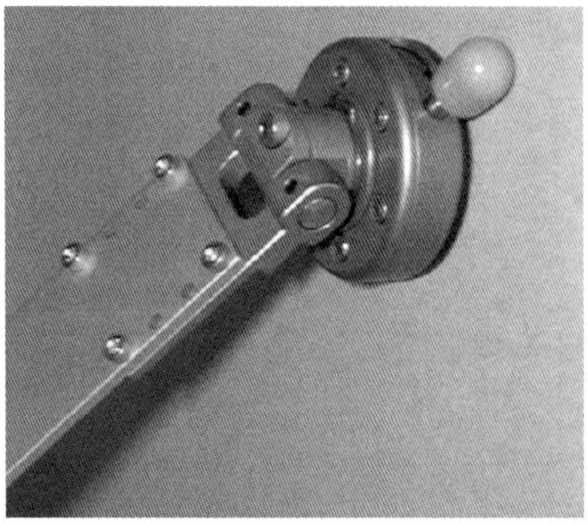

图 30－4 假肢肩关节例如肩关节离断或极短的上臂残肢。

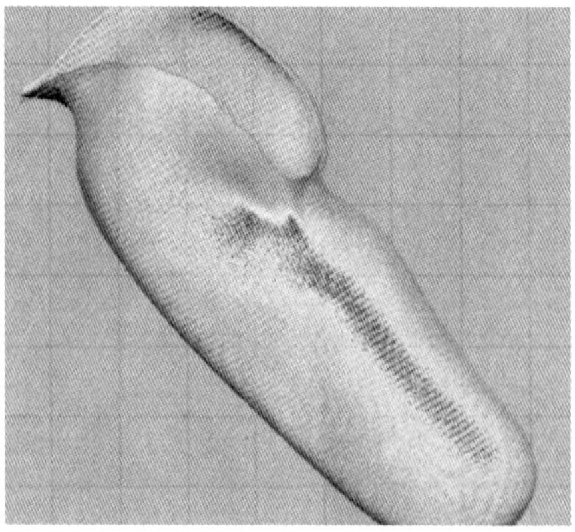

图 30－5 计算机辅助设计的前臂假肢的接受腔模型。注意接受腔和前后力系统（前肘窝和鹰嘴之间）的解剖轮廓，用于将接受腔悬挂在残肢上（感谢 CPS，Branford，CT.）。

师可以在这些突出部位上使用精确的悬吊，以保持假肢稳定地悬挂在残肢上，而不需要使用安全带。然而，腕关节离断的缺点限制了将手腕和手装入美观可接受的假肢的空间。如果在手术过程中对茎突进行了修整或移除，则需要采取更具精准的近端悬吊。另外，一旦腕关节和假手就位，额外的残肢长度导致手臂长度的差异，这对于患者来说可能在美观上比较难以接受。在这种情况下，更近端水平的截肢更能提供全假肢组件选择。

经上臂和经前臂考量

对于大多数成年人的前臂假肢，假肢腕旋转器和终端设备或手的远端残肢之外需要近 20 cm（8 in）的空间。类似地，在上臂水平面，远侧残肢之外必须存在大约 15 cm（6 in）的空间以容纳机械肘关节假肢。对于残余较短肱骨的患者，常规的（自身力源）假肢系统可能不现实，即使是外部动力假肢也可能困难或适配，暂停和控制假肢方面有问题。当残余肱骨短缩时，可能需要将上臂截肢功能水平作为肩关节离断考量（图 30－4）。

制造任何当代假肢的阳性模型与用于下肢截肢的常规石膏直接成型技术相类似。利用计算机辅助设计（computer-aided design），也可以进行模型采集和数据收集。直接接触和光学扫描在现代实践中发现越来越多的用途。这种技术作为量化和记录体积和形状变化的手段是特别有价值的，从而增强适配性和功能以获得最佳的临床效果（图 30－5）。

上肢截肢的病因学

上肢截肢的病因差异很大。最早记录使用肢体假肢的是一名士兵，据记载他在公元前 484 年左右截肢。其中一种已知最早的假肢是铜制造的，大约在公元前 300 年。几十年来，这些早期的假肢管理尝试均由于拯救生命的原因。许多人认为是现代骨科手术之父的 Ambrose Pare 在 1529 年前后引入了早期手术技术。在 1536 年末，Pare 进行了最早的上肢截肢，肘关节离断。在过去的几个世纪中，上肢截肢的发病率和患病率是由疾病的药理和外科手术以及创伤造成的。与工业、机械化农业和武装冲突有关的上肢创伤一直是 20 世纪医疗和假肢改进的催化剂。

国家卫生统计中心在美国每年报道约 50 000 新的截肢。在 1∶4 上肢到下肢截肢的比率中，现有和新的上肢截肢者的数量都很大，而且很可能是缺乏服务的人群。由于上肢病例与下肢病例相比相对较少，因此在下肢假肢领域具有高超技能和资格的许多假肢师在处理复杂的上肢管理方面的经验和信心较差。此外，在外部动力假肢领域，更少的从业者仍然有额外的教育和认证来处理这些复杂的系统。

在美国约有 5 400 万人中，至少有 10％的人截肢。虽然截肢患者的确切人数不详，但获得性和先天性截肢患者的数量非常显著。在截肢的所有人中，与下肢截肢相比，上肢截肢患者的人数较少。有说服力的证据显示，每年有大约 10 000 名新的截肢者。这些数字代表了大量需要假肢介入的需求。

获得性截肢的主要原因是创伤。上肢截肢的其他原因包括各种肉瘤，以及先天性肢体畸形，包括缺肢和短肢畸形。解决先天性肢体缺陷的方案通常在年龄小于 15 岁的人群中进行，而年龄在 15～45 岁，创伤后截肢最常见。所有上肢截肢中有 70％发生在 64 岁以下的人群中，因为创伤更可能发生在机械操作中或者打架争斗中，男性的截肢发生率比女性多得多。

假肢适配前护理

所有上肢截肢的患者，无论原因如何，都需要一定程度的假肢适配前管理。这在新截肢中尤其重要，但是甚至包括那些以前曾经佩戴过假肢装置的人，全面的假肢适配前和假肢管理是最佳康复结果的有力预测指标。截肢手术后，促进伤口愈合和有效的疼痛管理是所有其他类型的假肢适配前护理的基础。如果需要通过多学科团队（假肢师、外科医师、护士、物理和职业治疗师、辅导员和其他人）进行协调，护理最为有效。

水肿和体积控制

水肿和体积控制是假肢适配前护理的另外一个关键要素。如果伤口部位要得到充分的保护和包扎，应尽快使用压缩套或收缩器。在大多数情况下，多方向收缩器比其他方法，包括弹性绷带更有效。收缩器似乎更能有效地控制体积和塑造残肢。当正确穿戴时，收缩器在残肢上不容易迁移或转移位置。此外，收缩器更有效地产生自远端向近端压力梯度。如果可能的话，压缩器应该终止在截肢部位上方的关节附近。随着上臂截肢，需要收缩器包括改良的肩帽。这样的设备很少可以在市场上买到，通常需要现场制作。相关的研究已经表明，与终止在远端的收缩器相比能产生更好的效果。必须尽最大努力确保实现和保持适当的张力和压缩梯度。有效且及时的体积管理影响大于残肢体积和形状；许多患者反映，这种压迫是幻肢觉管理中令人惊讶的有效工具。

皮肤护理，脱敏和活动度

在皮肤护理、脱敏（desensitization）和瘢痕处理方面，熟练的治疗师服务是非常有效的。假肢适配前的关节活动和肌力加强的同时应进行耐受性训练。

皮肤护理带来一些重大挑战，特别是当个体遭受创伤性截肢时。伴随着皮肤移植物的化学和电损伤可能成为问题，特别是当存在不规则和不平整的表面形态时。在康复的介入和后期阶段保持皮肤完整性是非常重要的。适当的医疗专业人员应仔细评估任何术后开放性病变。爆炸和撞击伤也呈现出复杂的接受腔接口和导电性问题。这种类型的损伤经常表现出不寻常的软组织一致性，和粉碎、撕脱伤不同。暴露在与爆炸伤害有关的巨大能量中的组织经常对收缩器和预备接受腔的外部压力做出反应，比其他来源的组织损伤更大。这一现象必须认真考量，因为其作用深远，影响到任何康复计划。

任何体积管理方案的性质是自身同时开始肢体成熟和脱敏过程。必须进一步和更有重点地致力于确保肢体的体积稳定和培养肢体形状或轮廓，有利于穿戴，脱卸并操作假肢装置。具有大的纵向轮廓或球形远端轮廓的肢体是最不理想的。可能情况下，也应尽量避免无关紧要的组织或皮肤覆盖的残留物。理想情况下，残肢足够长以提供功能性杠杆臂，但是不会妨碍使用多种假肢部件。有效肌肉固定术的残肢通常显示较小的肌电伪影，而没有任何明显的或实质性的丧失自主的潜能。

无论计划中的假肢干预如何，假肢适配前的关节活动度都应该最大化。强化截肢和近端的肌肉是最重要的。但是，更全面的加强方法可以使患者更快捷，更彻底地康复。这些努力最大化增加活动度和增加自主能力，也不应忽视次要动力或辅助稳定器。例如，对于前臂截肢的患者来说，最大化增加活动度和加强旋前和旋后力量是积极功能结果的重要决定因素。

适应过程

面临截肢的患者和家属，无论是先天性的还是后天性的，都以不同的方式调整和应对肢体的缺陷或丧失。参与的程度或往往与适应过程的复杂性无关。所有人都必须想办法处理与肢体丧失有关的功能和美学问题。适应是一个持续的过程，而不是一个特定的事件。在许多情况下，合格的心理治疗师的服务是有价值的，患者和护理人员都愿意进行这种干预。

大多数专业人士同意，虽然对这个“最佳康复期”的持续时间存在分歧，但恢复成功的可能性最大的机会窗口相当短。在大多数情况下，可以对早期的患者进行评估、安装和训练，产生积极康复结果的可能性就越大。Malone 及其同事提出，截肢术后 30 天以内适配患者的成功率很高。另外，个人应尽可能配合假肢适配前康复以尽早恢复工作，多在损伤 4 个月内可达成。

假肢的检查与评估

上肢截肢者的检查应包括所有肢体活动度的完整记录。应该注意识别主动和被动活动范围。自主肌肉控制应评估和记录。肢体形状和轮廓以及组织一致性是评估中的重要因素。必须特别注意残肢区域任何移植物、瘢痕或疼痛。必须注意相关的病史，因为它可能不仅影响假肢发育，而且影响康复的所有阶段。

既往病史必须充分了解双侧肢体的任何伤害或症状。对于高位截肢的患者，假肢无论构造或动力源如何，最终在一个或两个腋窝甚至胸壁上，都有一些整合的组件。

所有假肢干预的目的应该是恢复尽可能多的功能潜能。通过使用组件、材料和界面设计来最接近缺失的身体部位和功能，这是最好的。任何设计的适应性应该解决患者的职业、娱乐和美学需求。大多数患者的需求可以通过一种或多种假肢来实现。

假肢选择

假肢和康复团队可以根据患者的情况提出一些建议。这些包括不提供假肢、提供装饰性假肢或外观修复，设计传统的自身力源系统，或提供具有多个部件的复杂的肌电控制假肢。

无假肢

有相当比例的上肢截肢患者选择不定期使用假肢。在许多情况下，这个决定可以追溯到在患者康复过程早期提供的设计不佳的假肢装置。一些有潜力的佩戴者报告说他们所使用的设备不舒服、沉重，在使用过程中太慢，或很难穿戴和悬吊。先进材料的出现使假肢师能够制作更轻、更坚固、更舒适的系统，以及美容性修复。尽管有这些进步，但并不是所有的截肢者都会将假肢融入身体图示中。假肢师或康复团队应该定期随访(通常每年一次)最初选择不使用假肢的患者，以确保其功能需求得到满足。考虑到技术发展的速度，新的组件或设备也许可用于解决患者早期可能遇到的问题。

装饰性假肢和维新

这种类型的假肢由不具有在空间中主动定位机械肘能力的系统组成，也不具有主动提供抓取和释放功能，或两者兼而有之。然而，这些特性的缺乏并不能使假肢像名字所暗示的那样被动。这些装置在双手任务和活动期间支持物体或稳定物品方面极其有用，特别是对于先天性肢体缺失的幼儿。此系统通常具有自悬吊设计并且使用现实的手作为终端设备。悬吊是通过特定的接受腔接口几何形状或吸力负压实现的。操作机械部件的缺失通常使假肢变得非常轻。

这些设备的完成情况差别很大。生产乳胶手套为许多患者提供了有效成本的介质。然而，许多人寻求更实用的维新(图 30－6)。这些维新需要大量的时间和财力投入。这种投资的回报往往是一个非常美观、非常自然的设备。硅胶是这些美容肢体的首选媒介，主要是因为它实际上不受外部污染物的影响。乳胶易于在紫外线下变色并变质时，而硅胶不会留下痕迹，并且在实际应用中，它属于化学惰性。一般来说，硅胶的附加成本可以通过出众的美观性、耐用性和增加的摩擦系数来减轻(图 30－6)。

激光扫描和计算机建模可以创建接近完美的高位截肢的"镜像"图像，如肩关节离断和肩关节截肢(scapulothoracic amputations)(图 30－6A)。

传统自身力源系统

传统(自身力源)系统包括使用控制索系统来调动自主肌肉力量和肩关节或手臂运动来操作终端设备或假肘的任何假肢。患者必须使用具体的策略，以有效地创造足够的偏移用索控制终端设备或预期的前臂在空间的位置。在大多数情况下，盂肱关节在传统假肢控制中贡献最大的偏移量。盂肱关节屈曲通常具有足够的偏移和满意的动力来为这种类型的控制提供有用的马达。额外的偏移可以通过肩胛骨和肩胛骨外展(肩胛骨前伸)来实现。这些辅助动作使得训练有素和熟练的假肢佩戴者增加功能性工作范围，在此空间，佩戴者可以在其中有效控制终端设备。

对于大多数传统的上肢假肢，功能被限制在肩部

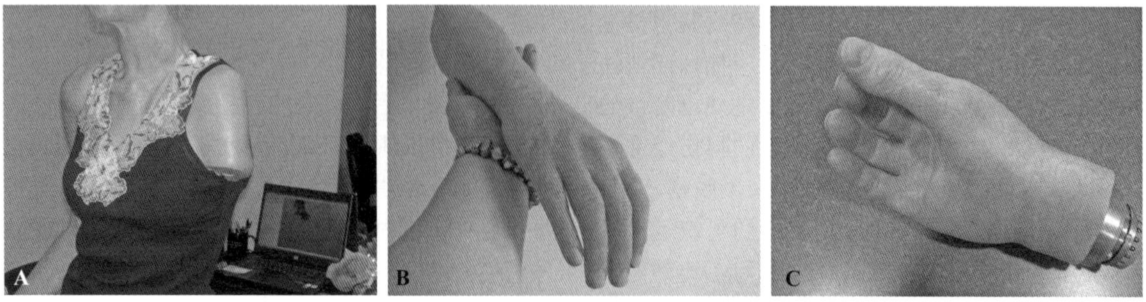

图 30－6 装饰性假肢和维新(A 感谢 CPS, Branford, CT；B 感谢 Alternative Prosthetics)。

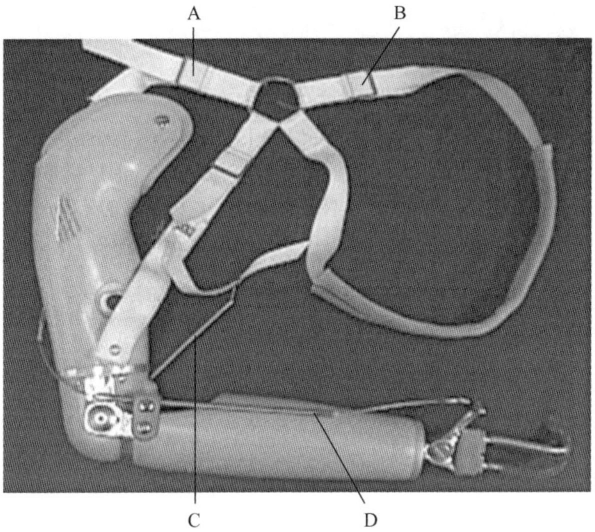

图 30 - 7　在传统(自身力源型)上臂假肢中使用的具有后环和索控制系统(control system)的八字背带包括前悬吊环(A),对侧腋窝环(B),用于控制锁定和解锁的索(C),以及索,如果肘关节单元解锁,则会抬起前臂,或者如果肘关节单元锁定,则可以操作终端设备(D)。

以下,腰部上方的相对较小的区域,并且不超过肩部宽度。许多假肢配戴者在头部以上或靠近脚部的活动中抓握和释放动作困难。由于控制策略涉及通过屈曲或伸展或两者产生索偏移,身体后方产生的动作和活动是不可能的。尽管有这些功能限制,但传统的假肢也为许多患者提供了可靠和持久的假肢系统。

八字形悬吊和控制索

所有传统自身力源(body-powered prostheses)假肢的基础是肩背带系统,既为控制索提供牢固的锚定,又在很多情况下提供稳定的悬吊方式。大多数传统系统使用八字背带(figure-of-eight-style harness)(图 30 - 7)。八字形的终端通过固定在对侧肩部腋窝,控制连接索和截肢侧上的前悬架部件形成。大多数假肢师建议将八字形的中心定位在第七颈椎的正下方,稍微靠近健侧。两个腋窝的带子可以通过连接到一个圆环或者用一个缝制交叉点固定。中心环的使用常使穿戴过程变得更加容易,并且似乎提供了最令人满意的活动度。肩背带材料最常用由皮革和塑料集成部件组成的中等重量涤纶织带制造。

自体悬吊接受腔索控制

如果假肢师推荐自体悬吊接受腔,则不需要八字形挽具的前悬架。此情况下,主要由对侧腋窝组成的九字形背带用于最简化烦琐的肩背带,同时仍然使控制索的固定锚发挥最大作用。自体悬吊式接受腔可

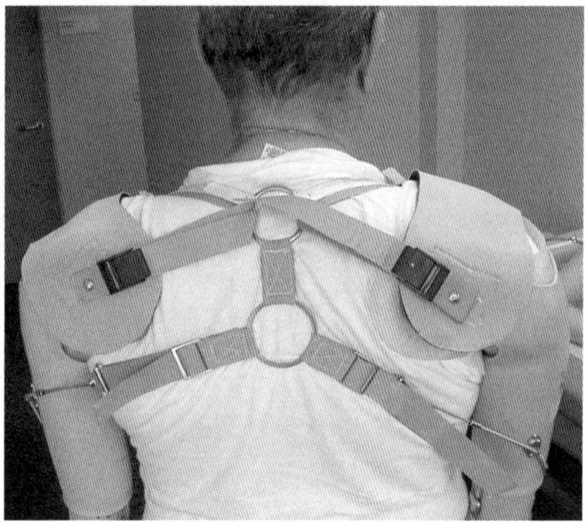

图 30 - 8　用于传统(自身力源)双侧上臂假肢的肩胛带系统包括稳定躯干上的假肢上部环和锚定索控制系统的下部环(感谢 CPS, Branford, CT)。

以是解剖学上的轮廓设计,也可以是软硅胶接口,具有锁定或吸入阀机制。

双侧假肢控制与悬吊

对于双上肢截肢患者,必须考量临床思考中达到易于使用和功能强大的假肢系统。相反,与每个使用对侧腋窝环的传统八字形肩胛带相比,两个前方悬吊元件相连接。在这种配置中,双侧假肢系统通过来自两侧假肢平衡力达到有效稳定,根据患者的功能需求,假肢师可以使用单环或双环系统来最大限度地提高传统假肢的效率(图 30 - 8)。安装在主环下面的系统中的第二个环专门用于控制连接带。对于前悬吊带使用更多的近端环,对于双侧上臂残肢的患者使用肘锁定带连接。

一些双侧截肢(bilateral amputations)患者选择使用单独和完全独立的肩胛带假肢系统,特别是如果他们有时只佩戴一个假肢或不同假肢时。例如,双侧前臂截肢的患者可能会选择在非优势侧使用传统的电索驱动系统,并在占优势的残肢上使用自体悬吊的外部动力假肢。

传统前臂假肢的三头肌环带

使用传统肩胛带悬吊的前臂截肢的患者通过单根索控制终端设备。在大多数情况下,使用三头肌环带将索壳固定在最佳位置,并且提供到前臂部分的整体链接(图 30 - 9)。三头肌环带和前臂之间有几种连接机制。柔韧的涤纶铰链为大多数中等长度的前臂截肢提供令人满意的悬吊和活动度。钢索铰链可以替代在可能出现极重的轴向载荷的情况下(即如果佩

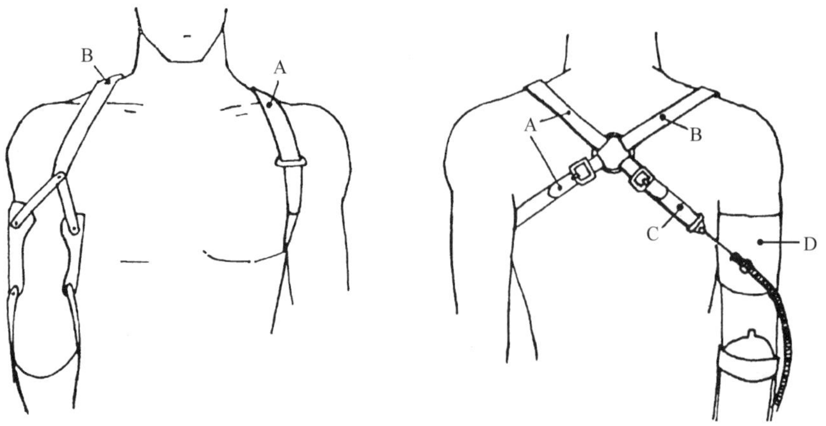

图表 30 - 9 前和后视图：八线束系统的前臂截肢，与腋环（A），前支撑带，在向下拉动期间提供稳定性的前支撑带（B），用于电缆控制的附连带终端设备（C）和将控制电缆锚定在最有效位置（D）的三头肌垫（经允许引自 the Northwestern University Printing and Duplicating Department，Evanston，IL，1987）。

戴者必须在工作时携带或移动重物）使用。对于那些较短或者极其短的前臂截肢，金属铰链可以在肘部提供更好的内侧横向稳定性，并且在完全伸展的情况下功能停止以保护残肢。

控制肘关节假肢的电索系统

上臂截肢患者需要双索系统；前索控制肘关节的锁定和解锁，另一根索控制终端设备（如果肘关节锁定）或移动假肢前臂（如果肘关节解锁）。连接到终端设备的第二根（较长）索需要一个分离式电索外壳系统。壳体的近侧部分连接到肱骨，而远侧部分连接在肘中心前方的稍高位置处。

大多数肘关节装置有多个锁定位置，在相等间隔时间从完全伸展到屈曲。锁定机制通常使用快速而有力的肩部伸展和外展来激活（图 30 - 10）。当肘部装置“锁定”在任何给定的位置时，这种快速的向下和向后移动拉长了前索并使锁定解除；随后的肩屈曲或肩胛骨外展（前伸）影响后索重新在空间中定位。发生这种情况是因为运行到终端设备的索在肘关节装置的旋转轴线的前方对齐；当肘部解锁时，通过该索的张力使前臂屈曲上提。当前臂达到所需要的倾斜度使用手进行功能活动时，另一快速向下和向后运动将重新锁定。一旦肘关节装置锁定，索控制转移到终端设备，并且随后的肩屈曲或前伸操作假肢钩或手。由于这种控制策略始终是自然有序的，所以必须仔细考虑和评估力偏移比。未能最大化这些标准会导致不完全的肘关节屈曲或不完整的终端设备控制。

索和索外壳

对于前臂和上臂假肢，索和外壳应该尽可能直线地通过。当索穿过外壳时，突然或尖锐的半径会造成过度和不必要的阻力。装置的机械效率是成功操作的关键，特别是对于那些力量弱的患者或活动度受限的患者。钢索已经成功地用于假肢实践多年。钢索

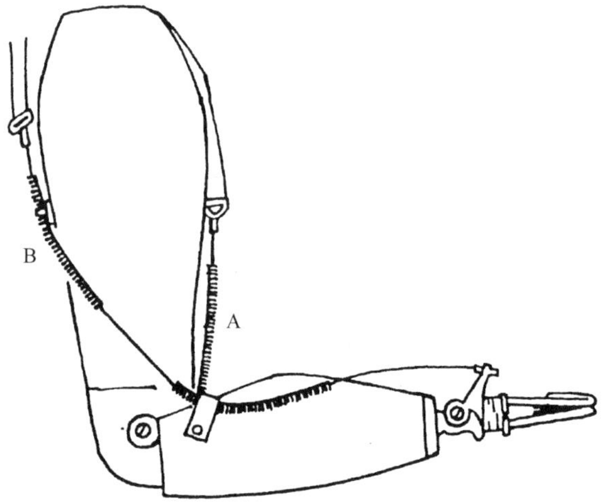

图 30 - 10 双重控制索和传统（自身力源）上臂假肢的提环。快速而有力的向下和向后的肩部运动通过前索（A）操作肘部锁定和解锁机制。如果肘部锁定，则第二索系统（B）操作终端设备，或者如果肘部锁定则提起前臂。因为终端设备控制索位于机械肘关节的轴线之前（经允许引自 the Northwestern University Printing and Duplicating Department，Evanston，IL，1987）。

有多种厚度可供选择，以满足各类用户的需求。显然，最重的索非常适合繁重的工作，通常用于双上肢假肢的患者。

通常在索外壳的内表面添加低摩擦的内衬以提高机械效率。这种技术有效地降低了不锈钢索穿过金属外壳时的摩擦系数。通常，在索废用之前，低摩擦衬片会磨损并需要更换。

最近，有高强度和低摩擦系数的非金属媒介索（nonmetallic cable media）可用；这些提高了假肢系统的机械效率和日常佩戴特性。当非金属索使用低系数衬里时，通常是非常平滑和高效的索系统。这些非金属索替代品不会机械地缠绕到假肢索系统每端使用的附件上。相反，索连接是通过使用高度特定的节

点，提供一个可靠的连接与平滑的轮廓。如果非金属索发生故障，佩戴者(有一些协助)可以完成紧急修理而不用返修。此外，非金属索不会留下通常与钢索相关的黑色残渣和污渍。

尽管这些非金属索的强度与钢铁相当，但有一个缺点：不能通过任何迹象判断索的寿命。相反，钢索通常变得粗糙，并且会和索的其他部分一样牵拉。尽管有这个缺点，但在大多数临床应用中强烈建议使用非金属索。应该进一步考虑为所有患者提供额外的备用索，以便在无法立即获得假肢修整服务的时候使用。

传统假肢终端设备

最常用于传统自身力源假肢的终端设备是钩子(图 30－11)或手(图 30－12)。两者均可作为自动打开系统(终端设备休息时关闭，穿戴者通过索打开手)或作为自动关闭系统(终端设备休息时打开，穿戴者通过索关闭手)。每种配置都有其固有的优点和缺点。

自动打开装置使佩戴者能够运用自主力和索偏移(使用肩屈曲或外展)来打开终端设备。一旦从索系统释放张力，抓住的物体就被“俘获”在装置中，允许佩戴者根据任务的需要将物体放置在空间中的位置。

闭锁力(握力)取决于外部闭合装置，最常见的是弹簧或松紧带(图 30－11)。可以通过使用多层弹性带或多个弹簧来产生足够的黏着力，但是必须与佩戴者产生和维持索偏移的能力相匹配。由于握力是由所使用的松紧带或弹簧的数量决定，所以是恒定的，在处理重物或易碎物体时不能自动调整。索控制系统中固有的机械效率低下和摩擦力增加了打开终端设备的必要力，超过了橡皮圈或弹簧系统的闭合力。寻找外部闭合装置力和个体的运动控制和偏移许多不同的日常功能任务的正确组合是具有挑战性的。几家制造商推销自动打开固定设置，佩戴者可以调节轻的或强大的握力。

在自动闭合终端设备中，穿戴者提供的自主力和偏移将终端设备从其打开位置关闭。自动闭合终端设备的关键优势在于能够自动分级抓握力，使其适应握持物体的特性。当使用自动闭合终端设备时，可以通过索系统运用明显更大的力。事实上，在大多数自动闭合终端设备和索系统中，自主抓握力只受到佩戴者提供的动力或残肢不适的限制。在这种控制策略中，患者必须保持偏移和力量，以便将目标持握在终端设备中。

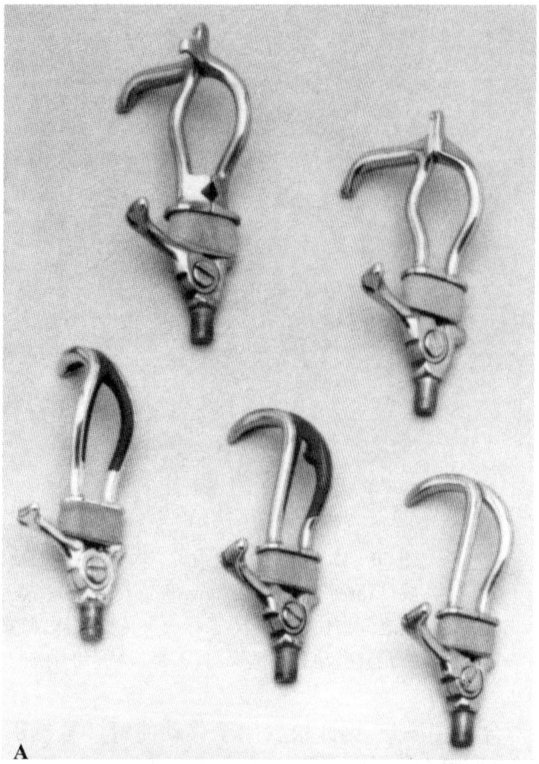
A

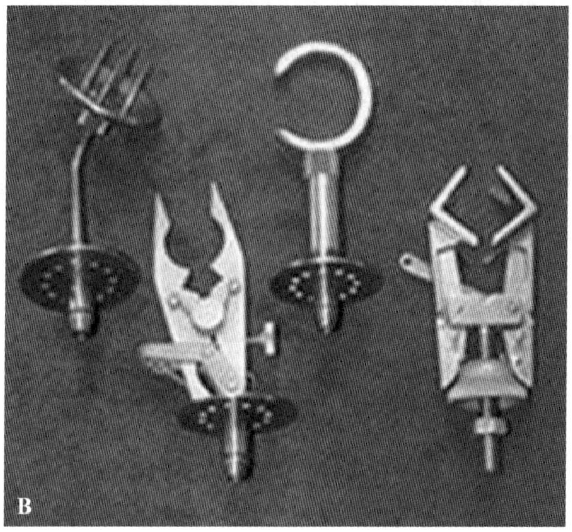
B

图 30－11　A. 各种传统的“钩型手”可以满足使用传统(自身力源)假肢的个人功能需求。为儿童设计的此类自动打开终端设备的第一排有个“拇指柱”，以及在钩的底部由橡皮筋保持封闭的涂层抓握表面。成人吊钩有多种配置，以满足佩戴者的功能和职业需求。B. 终端设备也设计用于稳定物体，携带物体或保持圆柱形或球形物体的抓握(A 感谢 Hosmer Dorrance，Campbell，CA；B 感谢 Otto Bock Healthcare，Minneapolis，MN.)。

自动闭合装置通常不会选择用于上臂截肢者，因为可用于他们的有限的索偏移也同样用于预期定位前臂在空间中位置。在功能上，大部分的索偏移将用

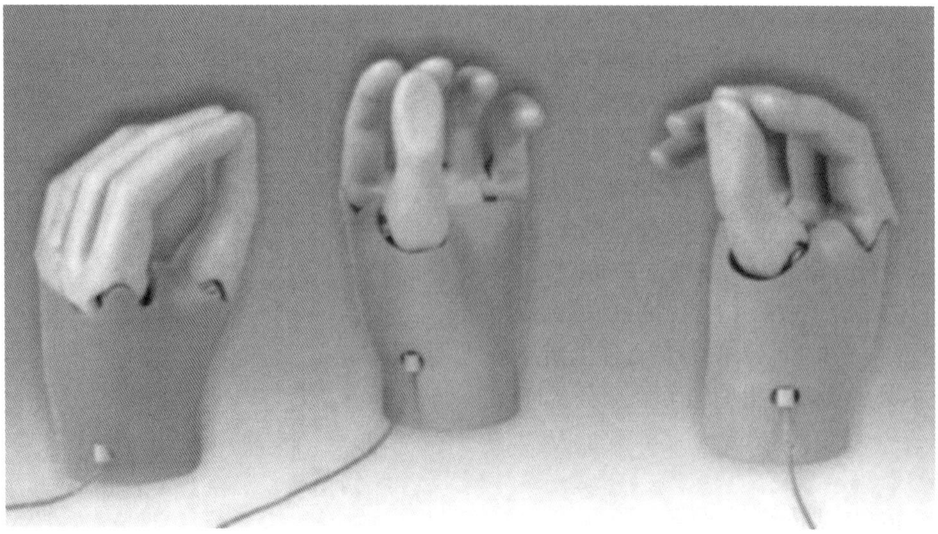

图 30-12 传统(自身力源)假肢机械手(mechanical hand)示例。索的张力是用机械“三爪”抓握模式(“three jaw chunk” grasping pattern)打开手来抓取物体。索上张力的释放被动地在拇指和前两手指之间夹住物体。为了释放夹持的物体,佩戴者再次对索施加张力,打开机械手。第四和第五根手指预置被动和轻微弯曲,不是机械手的抓握和打开功能的一部分。

来闭合终端设备,因此很少用于移动前臂。虽然那些经上臂截肢者常有足够的动力控制来将前臂定位在空间中,但很多人都面临着挑战,要产生足够的漂移来有效地在整个运动范围内操作肘部,同时保持终端设备的分级握持力。如果上臂截肢残肢相当短,这些操作变得更具挑战性。自动打开终端设备的外部被动闭合往往对这类人更为有效。由于索偏移对于双侧截肢患者通常有限,如果推荐使用双侧传统假肢,则自主打开装置也是其中一种可选择的终端设备。

接受腔配置

在当代假肢实践中使用的上臂假肢和前臂假肢的接受腔已经从非解剖结构和基于功能设计演变为高度仿真、骨骼精确和紧密贴合设计。此类解剖学轮廓接受腔进步的很大一部分来自材料技术的变化。直到最近,上肢假肢接受腔使用热定型树脂制成,用于结构完整性和表面处理。就性质而言,这些材料较硬,当佩戴者在功能活动中使用肢体时并且不能有效地改变肌肉轮廓。随着可塑性热塑塑料和先进的解剖学轮廓接受腔设计的出现,已经实现了适配和功能性运动范围的贴合性的改进。

大多数现代上肢假肢接受腔使用某种类型的具有外部刚性框架的柔性接口。界面材料通常由高硅树脂高弹性体组成。这些弹性体极大地改善了患者对舒适度的适应性和功能性的认识。

前臂自体悬吊接受腔

目前许多前臂截肢的患者适合自体悬吊接受腔,这些接受腔在活动期间增加了功能性活动度,更重要的是,提高了佩戴者的接受性和顺应性。高度专用的骨骼和肌肉轮廓提高了传统自身力源和肌电控制假肢的有效控制性。历史上,自体悬吊前臂接受腔包绕内侧和外侧肱骨髁以提供悬挂。内侧-外侧压缩的性质本质上降低了活动度,特别是在屈曲末期。新的设计不再依赖于髁突,并且在肘关节前窝和鹰嘴之间使用更高的前后力来实现悬吊。此策略提高了佩戴者完全伸展肘部的能力。

穿脱方法的进展

随着接受腔设计的贴合度增加,需要更有效的穿脱方法。从历史上看,棉袜或弹性绷带足以将组织吸入假肢接受腔内并使其适意穿脱。由于这些材料具有较高的摩擦系数,因此难以从接受腔内拉出。对于佩戴者的残肢来说,高摩擦也易磨损。开发了新一代低摩擦布制成的拉袜。在制造过程中,许多涂层浸渍在布料中,以有效的、无磨损性的穿戴更加紧密地贴合假肢接受腔。当初始拉力第一次通过接受腔中的开口时,拉伸的袜子将残肢的软组织包裹,就像是一个圆柱形锥体一样。当拉袜向下通过开口时,根据接受腔轮廓定位了残肢软组织。这些穿戴工具也使一些双侧截肢的人能够独立地很好地穿戴自我悬吊接受腔。

上臂接受腔设计的进展

鉴于传统的上臂假肢具有肩部以上的肩帽接受腔设计,最近在接受腔设计方面的进步已有在肩峰下方具有侧向修剪线的接受腔。交叉朝向截肢侧中线的前部和后部固定架延伸部分增加提供优良地旋转稳定性。

案例 1　创伤性前臂截肢患者

现年 34 岁的 P. C. 左手、手腕和下前臂受到严重的挤压伤，当时他正在自家后院工作，石墙倒塌。创伤中心的团队确定他不是保肢人选，并建议他前臂截肢。

现在是手术后的第 8 周，P. C. 一直坚持残肢压缩并进行上肢康复训练。建议他使用前臂假肢的方案。临床检查显示切口愈合良好，并在肘窝和残肢的前表面进行植皮。组织密度相对稳定。触压觉在植皮区域略微减弱。P. C. 的肘部可以完全伸展，但是无法完成最后 25°肘部屈曲。他的残肢具有最小的旋前和旋后能力。肩活动度和力量都在正常范围内。残肢的测量从肱骨外上髁至远侧末端为 16 cm，从前臂皱褶到远侧末端为 12.5 cm。

P. C. 是右利手。他是一名自营建筑承包商，有一个专注于家居改造的小型企业。他与妻子和 3 名正读小学的孩子一起住在正在修复的 3 层维多利亚式家中。在夏天他是一名狂热的滑水运动员，冬天则喜欢滑雪。P. C. 担心他重返工作岗位和养家糊口的能力。

问题思考

- 考虑到他的残肢状况和功能，团队可能会从可用的选项中推荐什么类型的接受腔和接口？为什么这些是最优选择？在这种情况下哪些因素可能会影响临床决策？
- 考虑到他的职业和就业兴趣，团队会推荐什么类型的悬吊和控制系统？为什么这些是最优选择？传统的索控制系统是否达到他作为一个建筑工人所要的“工作包封”需求？考虑到他的皮肤状况，是否有可能使用肌电控制假肢？团队是如何决定的？
- 考虑到他的职业和就业兴趣，他的团队会推荐什么类型的终端设备（或手）和腕部？为什么这些是最优选择？一个“快速断开”的腕表的优缺点各是什么？

建议

经过多次讨论后，研究小组决定，在刚性框架内，具有软接受腔的自悬吊式转臂假肢是最合适的。考虑到他作为一个建筑工人的角色，以及需要在高空作业，并且有足够的握力来控制和操纵木材等建筑材料，该团队推荐一种由电力驱动的假肢，有电力腕控装置和 Griefer 作为终端，用于他的工作设置。P. C. 询问是否可以调换，这样他就可以在不工作时戴手套使用硅胶假手了。

外部动力系统

所有的外部动力系统都有一个共同的特点：一个为假肢部件提供动力的电池（图 30 - 13）。在过去的十年中，电池技术已经得到了显著的改善。传统技术涉及可再充电的镍镉电池，这种电池除了处理环境问题外，还容易受到记忆效应的影响。电池在达到完全放电状态之前充电时会发生电池记忆效应。随着电池的内存容量越来越大，电池所能接受的最大电量就会减少。随着最大电量的减少，患者可以从电池获得服务的期望最大时间也在减少。实际上，患者不能做到在完全放电之前充电，因此在这种状态下的可充电电池是不切实际的。

随着假肢电池中促进电荷的媒介发生变化，记忆效应已基本消除。锂电池没有记忆效应，并提供明显更高的电流量，同时降低电池的重量。经常使用假肢的患者现在一次充电可使用超过一整天。因为锂电池体积更小，重量更轻，因此在假肢上“契合”的难度也更小。

通过分类，外部动力假肢（externally powered prostheses）除了具有电池外，可能彼此之间几乎没有共同之处。电动终端元件有多种形式，包括钩子、手和专门开发的工作工具。这些工具可以在空间中使用电旋转器，可以有效地替代失去的旋前和旋后功能。

肘部电动和电子设备装置也很容易获得。这些装置在肘关节处提供动力屈伸（图 30 - 14）。替代肩内外旋转是比较困难的。大多数系统集成了被动摩擦肱骨旋转器；这使得患者能够以所需的内旋或外旋重新定位远端肢体。尽管主动式肱骨转动在设计和功能方面存在问题，仍有很多研究和开发正在进行中。

对于经肱骨残肢短缩和肩关节离断患者，大多数含机械装置的假肢可以用来代替可以被动预置的肩关节。电子锁对于高位截肢的人来说，可用于临床提

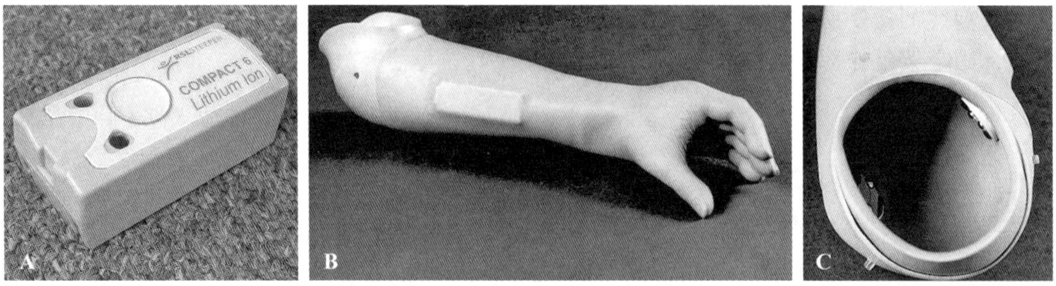

图 30 - 13 A. 用于肌电假肢的锂电池(lithium power cell)示例。该电池必须装配于假肢(B)内的某个位置以对终端设备和其他假肢部件供电，通过嵌入接受腔中的电极(C)所接收的信号(经允许引自 Liberating Technologies, Boston, MA.)。

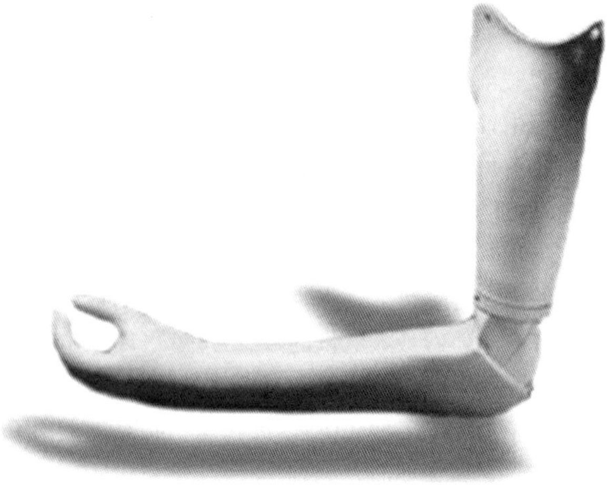

图 30 - 14 带有电肘和手的肌电控制上臂假肢示例。接受腔边缘具有前部和后部“翼”以稳定残余肱骨上的假肢。残余二头肌上的肌电电极用于屈曲肘部或闭合手，而在肱三头肌上方的电极用于伸展肘部或打开手。肱二头肌和三头肌的快速收缩将开关控制从肘部切换到手部模式(经允许引自 Motion Control, Salt Lake City, UT.)。

供一种有效的手段来锁定肱骨相对于身体中线的位置。

决策

关于输入设备将如何控制外部动力组件的决策过程是一个非常复杂的过程。充分检查和评估现有的运动肌、ROMs、肌电信号、信号分离和肢体长度，必须考虑到皮肤的完整性。

广泛的控制策略使得几乎所有患者都有机会成功控制假肢。肌电图(electromyographic, EMG)信号是控制假肢最常用和最优选的手段。该技术利用由残余肌肉收缩产生的小电势来操作一个或多个装置。现代电路和复杂的滤波器使得大多数患者，即使是肌电图信号较小的患者，也可以进行合理的控制。

肌电控制系统

理想情况下，假肢师尝试在一组生理配对(主动肌和拮抗肌)肌肉中识别两个独立的信号。佩戴者可以在广泛的收缩强度范围内激活这些信号，并将此处用作电极位置。对于前臂截肢的患者，通常将电极置于前臂屈肌残肢上，以控制握力(闭合终端)和伸肌残肢控制释放(打开终端)。有足够训练的患者可掌握这些肌群的独立收缩以便更精确控制假肢。

假肢师从众多型号和形状中选择最合适的肌电极。假肢师还基于是否需要远程或非远程前置放大电子元件点来选择电极。在选择肌电极和前置加强电子元件时，假肢师必须仔细考虑使用的位置，功能和部件(终端，弯头，锁定器和旋转器)。由于非远程感应电极将前置加强器容纳在电极束中，所以需要较少的空间来容纳假肢中的电子装置。靠近前置放大器放置电极，但会增加患者出汗破坏电子功能的风险。电极的选择应考虑残肢软组织量，是否存在瘢痕组织，以及与界面构建的材料介质。

许多组件可以分析肌肉收缩的大小，快慢，并以成比例的方式作出反应假肢，将装置操作的速度和力量与肌电极部位下肌肉收缩的速度和幅度联系起来。这种分级控制使患者能够制订出极其精确的速度和握力策略。对拮抗肌发达的独立控制也是模式选择的前提条件，它使用相同肌肉群的不同类型的收缩来执行不同的任务。许多患者使用前臂假肢，使用前臂残肢肌肉的快速收缩来在手和腕关节之间切换。对于那些佩戴上臂假肢的人来说，肩屈肌和伸肌的快速收缩用来在电子肘和手控制之间的切换。有效的模式选择与收缩需要患者在几乎同一时刻发出高于预定阈值的对抗性肌肉。许多患者在控制训练开始时发现这种技术很有挑战性。模式选择是基于几乎同时收缩主动和拮抗肌肉的时间。然而，在训练初期，许多新的肌电假肢使用者集中于收缩的强度，努力增加信号的幅度，而不是产生期望的快速协同收缩。

如果患者努力过仍无法掌握协同模式选择，则可以选择其他策略。假肢师可以使用编程控制器来使复杂的肌肉活动通常与不相关日常任务作为模式选择触发点。另外，许多系统允许用户在预定的时间间隔之后将模式选择器恢复默认模式（通常是终端）。可编程微处理器对假肢安装有额外的影响；它们使假肢师尝试多种策略而不必更换硬件。在可编程微处理器使用之前，肌电组件固定用于没有实时临床评估的患者。微处理器控制使得假肢师能够在一个单一的硬件结构内最大限度地发挥患者的康复潜能。更大的益处来自能够轻松快速地保存、恢复和操作软件配置，并能立即得到患者的反馈。这使得假肢使用者可以尝试控制策略，然后进入替代策略，并尽快返回到精确的原始策略和设置。可编程控制器允许新截肢者最大化其当前的需求控制，然后进展到重要的更复杂的策略，而不必更换组件或放弃假肢而进行修整。

编程微处理器使用三种基本方法。在第一种方法中，通过使用图形界面直接连接到笔记本电脑或类似的计算机来对电子设备进行校正。无线接口通信或者编码插头的实现使得能够有效地评估和修改控制策略。对于一些新截肢术后早期适配的患者，手术后立即将肌电控制的终端整合入刚性敷料中。早期适配的心理和生理效益已得到充分证明。

选择性控制策略

如果在截肢术后立即对患者进行有效的肌电控制难以掌握（或者由于共同收缩问题而不适应），假肢师可以选择使用开关控制作为操作电子假肢组件的替代手段。开关控制不需要肌电传感器对着皮肤。另外，大多数新假肢使用者可以很容易地掌握功能性抓握和释放的开关控制，而不需要肌电系统所需的足够的训练时间。开关控制系统需要非常小的移动来触发——通常是以毫米为单位的偏移和以磅为单位的力。这使得它比早期的后置装置具有更强的功能，这些装置需要较大的索偏移来操作终端或锁定或解锁假肘。进行开关控制所需的小偏移和轻微力量控制开关对于活动度或肌力受限的患者来说，假肢的使用更加灵活。这种技术可对新近截肢残肢暴露有限而需施压的患者进行早期干预。它还可使新使用者在短时间内发展功能性握力。但是，当使用开关来触发外部动力假肢部件时，比例控制（装置的动作与触发其操作的力成比例的分级动作）是比较难。

其他一些控制系统也是可用的。在其他信号不易获得的情况下，压力传感器（force sensitive resistors）［FSR，也称为触控板（touch pads）］发现作为主要控制驱动器非常有用。FSR 设计来解析垫板上表面压力并提供合理的比例输出。由于这类装置非常扁平且直径很小，因此非常适合先天性肢体缺陷儿童的残肢。但是，必须特别考虑使用 FSR 点的位置和准备情况。如果放置此设备的基底不平坦，则设备会出问题。即使很小的半径也会导致传感器内部的导电胶失效。该位置必须放置得具有策略性，让汗水接触不到传感器。如果未能充分解决设备的这种重要的定位，可能会导致 FSR 失效。

除了在术后早期适配使用之外，开关还可以用于定型假肢。尽管大多数开关通过拉动索或束带来激活，但通过按下控制杆或按钮可激活其他应用程序。一些开关性质复杂，因为它们功能多，这些功能多由其位置决定。大多数开关不具备提供比例输出来控制电子元件的能力。在很多开关控制应用中，缺少相应比例可看作是一个限制因素。

为了达到真实的比例，伺服电阻或其他感应电阻是必要的。此设备解析应用于系统的机械运动（偏移），并将该输入定量地转换为预定的电输出。设备还可以同时或独立地通过偏移来转换力，以产生比例输出。所有电力设备（特别是肘关节和终端）的比例控制使患者能够达到前所未有的精细运动控制水平和技术活动的速度变化性。技术使这种比例控制能够进一步扩大具有更高速度的驱动马达和离合器，可实现极其灵敏和快速的控制（图 30－15）。当比例控制与设计用在终端内创建并保持稳定隐藏模式的电路耦合时，佩戴者可以实现越来越复杂的任务模式。

电子终端设备

电子终端设备（electric terminal device，eTDs）可用于很多配置；最常用的是电子手（图 30－16）。大多数手都有一系列型号，包括那些适合先天性肢体缺陷幼儿（图 30－16）的到那些用于成人外伤性截肢患者的。大多数手用拇指和前两手指的“三爪”抓取模式。其余的手指（第四和第五指）被动跟随，但是以与拇指相对活动的前两个手指相似的模式。用大多数机电手可以实现主要的抓握力；事实上，力可能比较明显，

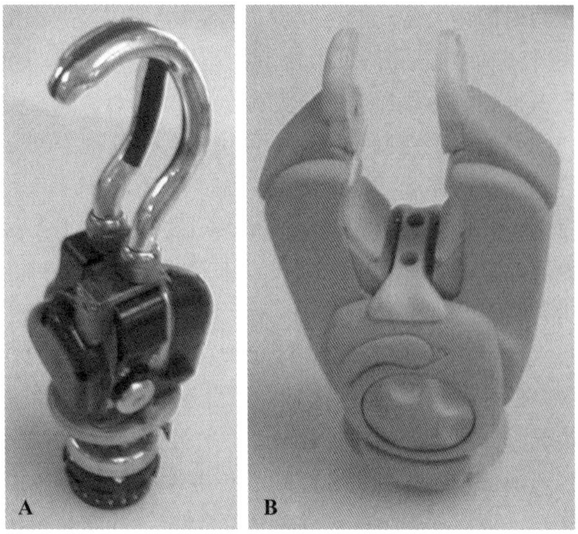

图 30 - 15 A 和 B 是终端设备示例，可以根据肌电电极部位的肌肉收缩速度或使用可编程微处理器控制（A 经允许引自 Motion Control，Salt Lake City，UT；B 经允许引自 Otto Bock Healthcare，Minneapolis，MN.）。

以至于在早期训练中必须提醒患者注意力度。在具有比例控制的肌电假肢（myoelectric prostheses）中，最大抓握力通过有力的肌肉收缩产生相应的最大输入信号来实现。输入信号的比例转换为手指移动的速度和施加到正抓握的物体的终端力。在非比例系统（如简单的开关控制）中，最大抓力强度取决于时间。近来，增加了电路来提供滑动控制。这样可以在不需要患者输入意识控制的情况下握持物体。软质物体也可以更有效地操控而不会被这种滑动感应技术所破坏。在这些系统中可以实现很好的美学效果，实现了定制造型和涂漆的硅外壳（图 30 - 6A）。

尽管双手构成了大多数外部动力假肢的终端设备，但是其他高功能的终端设备也很容易获得。这些设备的范围从类似便携式的工具到终端硬件，与功能电钩的特性非常相似。由于大多数假肢包括终端设备的快速断开选项，假肢佩戴者可以很容易地调整终端设备以适应其功能需求。很多非手型终端设备（non-hand-type TDs）可以产生比相应的手更大的力量。打开装置的形状使这些替代工具容易地抓住较大的、圆柱形的和不规则形状的物体。工具中的一些小尖端使患者能够抓住更小更扁平的物体。当使用此类替代终端设备时，视野阻碍较小。结果，许多的功能效率比预期的假手更好。到目前为止还没有任何系统可以满意地复制失去的手指和解剖学手的本体感觉。手掌和伸出的机械手指阻挡的视野的大小和位置对功能有显著的影响。

直到最近，大多数外部动力手使用了三爪抓握模式。在这种功能强大的抓握模式中，拇指和前两指之间产生主动抓握。患者现在可以使用更多顺应性好的手以便在五指上均有主动运动。这种进步实现了许多以前不可能轻松执行的假肢手任务。一般而言，多指手或顺应手的最大握力比不顺应手小一些。减少的握力被额外的表面积和物体周围的多个手指轮廓所抵消（图 30 - 16）。

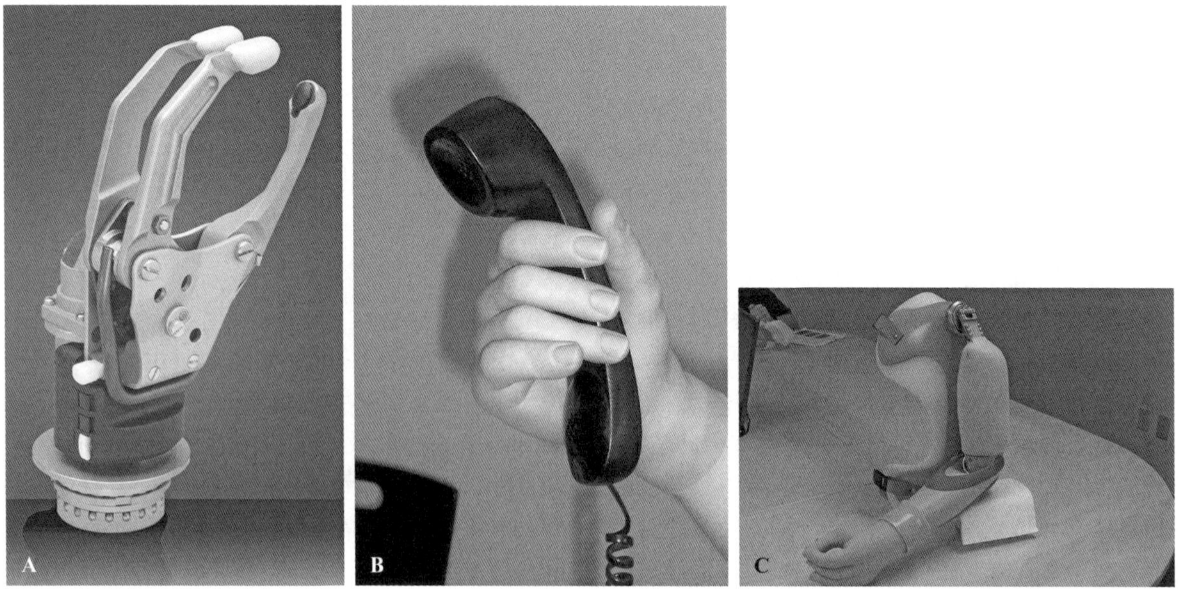

图 30 - 16 电子终端设备示例。

具有腕屈曲潜能的终端设备(手和设计工具)可以向患者提供用于改善抓握的有利方法。使用机电手时,腕部屈曲也可以帮助恢复视野。

电子肘关节组件

一些外部动力肘部组件可以在市场上买到,但是很多需要假肢师在其实施和使用方面经过专门培训。每个市场上现有的机电肘都使用专有的信号处理和驱动机制来实现特定设计的功能属性。在选择外部动力的肘部组件时,假肢师考虑患者的个体功能需求。必须权衡控制肘关节所需的输入类型,电极片位置,控制肘关节和终端设备的必要输入数量,来决定哪种肘关节最合适。大多数可商购的肘部系统包含与大量输入设备兼容的微处理器,并且可以编程为使用来自大量制造商的腕和终端设备。大多数假肢师不再受制于从单一制造商产品线开发的假肢推荐。事实上,这样改变了被限制可能性,从而影响功能结果。

双重控制(dual-control)策略

智能控制协助了控制策略,可以更好地根据患者的个人需求进行定制。对于使用外部动力上臂假肢的患者来说,传统的控制策略可能包括肌电极来捕捉残余二头肌的EMG信号,第二个肌电极置于残余三头肌上。假设两个信号都具有令人满意的幅度和差异,则可成功实现两个装置(电动肘关节和电动终端设备)的成功肌电控制。为抓住一个物体,患者有意识地收缩肱二头肌;来自二头肌的EMG信号被编程以促进肘关节屈曲。这种生理上正确应用,类似于截肢前状态二头肌收缩。持续提供信号,直到前臂和肘部到达空间中的预期位置。通过将肘部保持稳定(不再屈曲或伸展)预定的时间(图30－16)和编程的时间间隔,可将装置锁定在该位置。然后系统循环到终端设备(手)控制,使用与EMG输入相同的操作。最常用的组合是肱三头肌收缩以打开手,或伸展肘部和收缩肱二头肌以关闭手部或屈曲肘部。

连续和同时控制策略

假肢旋前旋后的肌电控制可以使用电腕旋转器来辅助。在双电极系统的约束下,旋转器转子经常使用在肱骨段内侧安装的瞬时接触开关控制,在此处可以很容易地碰到身体。在这个配置中,三个输入,两个肌电图(EMG)和一个开关,控制前臂在空间中的位置,旋前,抓取和释放。这种控制策略通常称为连续(sequential)控制,一个任务必须在下一个执行之前完成(图30－16)。

微电路和智能方面的最新发展使得可以同时控制多个设备。为了同时控制,在肱二头肌和三头肌处使用相同的两个肌电图EMG信号。腕旋转器和终端设备也安装,但是先前控制腕位置的瞬时接触开关移除,相反,对肌电图输入触发旋前和旋后的控制。患者使用肱二头肌关闭终端设备并旋转前臂,使用肱三头肌打开终端设备并使假肢前臂旋前。通过二头肌和三头肌的协同收缩,模式选择决定终端设备的打开和关闭,或者前臂的旋前和旋后是否由后续的肌电图EMG信号触发。许多上肢截肢的人可以使用这种控制策略来掌握模式选择。

现在可以通过向系统添加比例输入来同时控制肘部和终端设备。将线性电位计或应变计插入到上臂假肢的束带中可以获得巨大成功。当佩戴者产生肱骨屈曲或肩胛骨伸展的偏移时,输入装置将该动作或力转换成可用信号以控制肘的空间位置。这使得终端设备和肘部的非连续和同时控制成为可能。对于患者来说是有利的,因为患者可以通过将前臂放到合适的位置来接近物体,同时打开手来准备抓握。

较高的终端设备速度和较长的电池寿命的结合使肌电控制的上肢假肢佩戴者能够通过不断增加的功能水平来控制多个装置。他们可以在与大多数日常需求兼容的时间段内这样做。随着越来越多的制造商开发与大多数市售系统兼容的模块化部件,肌电极和控制策略的组合数量变得无限。

混合动力假肢(hybrid prostheses)

对于某些人来说,传统和外部动力系统的技术集成为功能性结果提供了巨大的潜力。假肢系统可以配置为使用带有自身力源机械终端的电动肘(图30－17),或电动终端的无动力肘。两种控制策略均很有说服力;组件和控制系统的最终决定必须基于患者使用索系统本体反馈的能力以及机电系统的可用输入。并且还应该考虑使用混合动力的积极因素。时常,混合动力系统的出现,是因为现有的假肘和传统系统的终端没有足够的活动度或力量来提供完整的功能控制。这可能是肩周炎导致,不稳定的关节易频繁半脱位或肩关节脱位(图30－18)。如果残肢中的肌肉组织能够产生令人满意的EMG信号,即使肩部受累更多,尽管损伤限制了控制传统系统所需的肩部较强的自主运动,仍可实现肌电控制。然后可以使用大量的弹簧辅助或前臂平衡机械装置辅助前臂在空间中的位置。这些技术使得具有不同程度功能的患者能够成功地安装来自两个不同领域的部件。

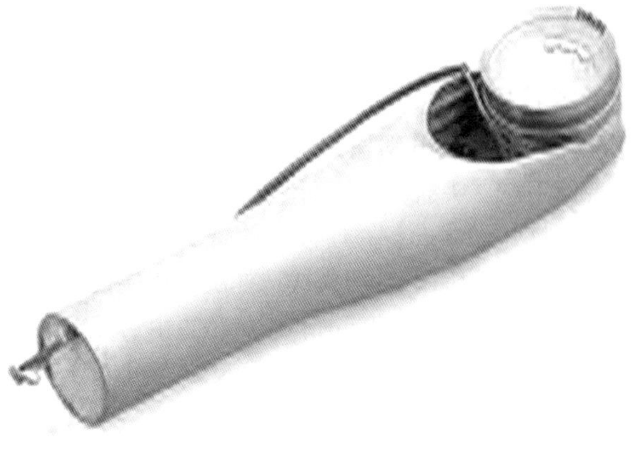

图 30－17 外部动力肘和终端设备配置包括肌电控制肘和终端设备自身力源操作索。

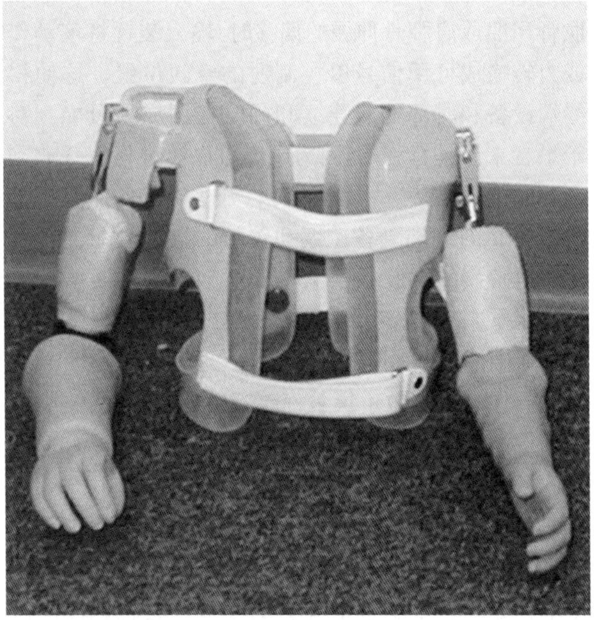

图 30－18 用于先天性缺陷致双侧肩关节离断者设计的混合动力假肢示例。悬吊由热塑性“护套”提供。右侧使用传统的肩关节，左侧使用肌电系统控制肘关节运动，前臂旋转以及左侧终端设备操作。

特定活动假肢

本章的大部分讨论围绕着与日常生活和职业追求有关的职能。大多数上肢截肢患者都希望像截肢之前一样参加除日常生活和职业活动之外的各种活动。许多特定的假肢应用以及现有假肢的修整和辅助工具可以有效地解决患者的娱乐和个性化需求。虽然传统观点认为，这些需求不会持续下去，直到完全最大程度的假肢康复装置出现，情况并非总是如此；能够回到重要的职业活动可能是康复的主要动力因素。然而，很少有患者具有用于职业和职业活动的专门假肢的财务资源。大多数假肢师会尽力在主要的假肢设计中实施特定活动的装置。

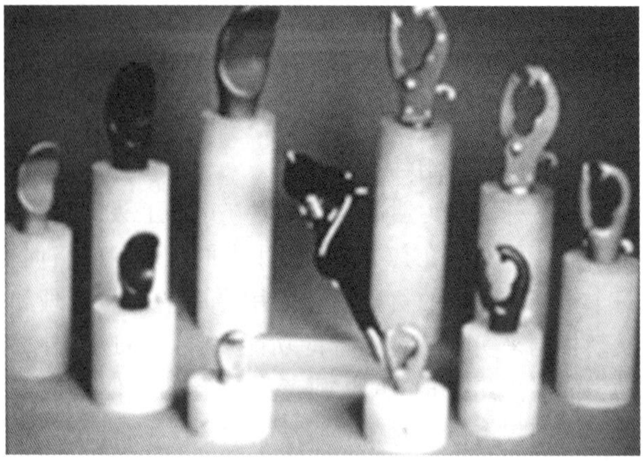

图 30－19 用于职业和休闲活动的终端设备示例。装饰性终端设备(左)通常选择给年幼的孩子或参与球类运动的人。自动关闭终端设备(右)可对各种技巧活动进行分级抓取(TRS 提供)。

因为人们参与的一系列活动是无限的，因此为了适应这些需求创造了特定的工具和适应能力。快速断开的腕关节可以多种选择来代替现有的终端。终端的商业应用几乎包括任何可以想象的适应性体育和娱乐活动(图 30－19，图 30－20)。诸如雨淋日晒，振动和撞击等特定挑战可能需要更重大的修整以确保设备的可接受的耐久性。

总结

上肢截肢者假肢康复既具有挑战性又具备成就感。成功往往难以仅仅从临床角度衡量；然而，最大限度地发挥个体功能潜能并提供合适的技术来确保可接受的结果对成功具有高度的预测性。除了了解患者的需求之外，还应考虑到配偶、子女和大家庭的需要和期望。一旦完全了解了患者的需求，就可以制定周密而全面的康复计划。一个有效的假肢处方将详细说明：①操作假肢部件的电源和控制系统(传统或外部动力)；②肘部设计(用于经肱骨或更高位的截肢)；③接受腔类型和接口介质；④合适的终端(钩、手或专用工具)；⑤组件的校准。根据病例的复杂程度划分的数量以及可用的临床资源，这五个类别中的每一个都可以细分为额外的基于标准的项目。遵循这些准则将避免设计过程中不必要的困难和挑战。

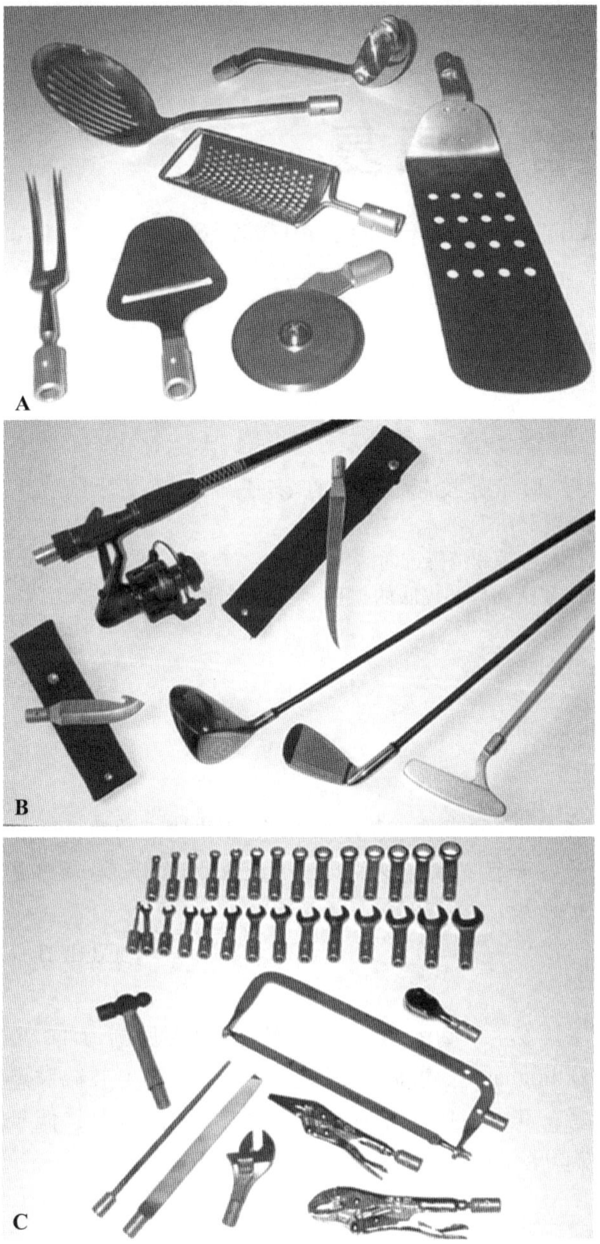

图 30 - 20　活动或特定功能终端设备示例，可用于终端设备的“快速断开”附件的假肢。A. 各种厨房用具和烹饪工具。B. 休闲和运动设备，如钓鱼和高尔夫球。C. 木工和机械工具，如锤子、锉刀、钳子、扳手、棘轮和锯子。假肢佩戴者断开传统的终端装置或假肢手，并在参与给定的活动时临时附接该工具（经允许引自 of Texas Assistive Devices，Brazoria，TX.）。

案例 2　创伤性上臂截肢患者

现年 29 岁的 E. S. 从高中毕业后一直从事维修和机械方面工作，负责造纸厂夜班期间的清洁和维修工作。6 个月前，在清理关闭不当的印刷机的同时，他的运动衫袖子也卷入了印刷机。在同事可以启动安全停止机制之前，他的右臂卷入几乎达到了腋窝水平。挤压和撕脱伤非常严重，唯一的选择是在高位经肱水平截肢。另外，在拽入印刷机时手臂上的牵引力使他的臂丛神经受到损伤，并且 E. S. 在控制肩残余肌肉明显较差。残肢从肩峰到远端的距离为 14 cm。关节活动度在肩关节屈曲，伸展和外展方面有 50% 的限制。4 个月以来，他一直戴着自身力源双控假肢悬吊八指背带，包括一个肘锁和自动打开钩，但他不满意这个假肢提供的功能水平。他在左侧健全上肢已经出现了腋窝压迫症状（感觉障碍）。所以他来评估使用肌电控制假肢。

自从事故发生以来，E. S. 一直和他的姐姐及家人住在一起，但他渴望回到自己的家，一个距离他接受治疗的假肢和康复中心几个小时路程的湖上小屋。他正在认真考虑回到大学学习电气工程或材料科学，目标是成为假肢师。

问题思考

- 考虑到残肢的状况和功能，团队可以从可用选项中推荐什么类型的接受腔和接口？为什么这些是最佳选择？在这种情况下，哪些因素可能影响临床决策？
- 考虑到臂丛神经损伤和对侧腋窝受压，团队可以建议什么类型的悬吊和控制系统供患者选择？为什么这些是最佳选择？如何确定肌电假肢是否可行？还应该考虑其他的外部动力选择吗？
- 什么类型的假肘，腕部组件，终端设备（或手）和手腕关节可以推荐给 E. S.？为什么这些是最佳选择？每个组件有什么优缺点？
- 你如何将 ICF 框架应用于 E. S.？

建议

由于活动度和力量的限制，索偏移不足，E. S. 尚未能有效地使用他的初始假肢。他努力为了最大化索偏移导致了残臂受压，损害了左手功能。团队确定有足够的肌电信号来操作电肘，前臂旋转器和终端或手。他们建议将其吊带悬吊系统替换成定制的肩鞍座，以避免左腋下进一步受压。该假肢将含有刚性框架的柔性接受腔；电极结合到接受腔壁中。使用线性电位计来提供假肘全范围活动，同时对终端进行控制。

第31章 上肢截肢患者的康复

Rehabilitation for Persons with Upper-Extremity Amputation

Margaret Wise

学习目标

1. 比较新上肢截肢成年患者在急性期、假肢适配前期、假肢训练早期、技能训练后期的康复任务和目标。
2. 掌握上肢截肢每个康复训练阶段的检查和评估的关键部分。
3. 讨论影响上肢截肢患者假肢训练预后的因素，包括社会心理和情感方面。
4. 对新截肢患者在每个康复阶段推荐合适的护理计划，包括伤口和皮肤的护理、疼痛和水肿的管理，以及扩大关节活动度和增强力量的策略。
5. 讨论在选择假肢计划中团队和家人考虑六种假肢选择的利和弊。
6. 掌握治疗活动和干预方法以促进患者日常生活能力。
7. 了解电动上肢假肢患者电极放置选择和功能训练过程。

“手可以做各种各样的事情，换轮胎，烤馅饼，放风筝，抓蜻蜓，种下种子帮助它生长，指出脚下的路……粗糙的手，光滑的手，胖乎乎的手，像皱巴巴苹果皮的瘦削的手。手可以做许多事情……戴戒指，戴手套，最重要的是……手可以表达爱！”

Edith Bare

上肢截肢后康复

人的手是非常复杂的感觉和运动器官，能与环境互动交流。手的精细操作技能和复杂的抓握模式无法复制。当失去一只手后，对于执行正常的日常活动会有很大变化。尽管假肢无法复制手的功能，但它能帮助代替执行正常日常活动的基本抓握和维持双手的功能。

本章节讨论关于上肢截肢的成年患者的康复治疗，包括急性期护理、假肢适配前护理、基础的假肢训练，以及晚期的功能性技巧训练。给上肢截肢患者训练对于治疗师相当有价值，他们需利用手法和矫正技术以及功能性技巧来训练日常生活能力，同时还需用心理咨询来满足社会心理需要。

上肢截肢的发生率和原因

上肢截肢的主要原因是创伤，最常见的是碾轧伤，以及工作中的电烧伤(electrical burns)，或者是战争时期，发生于战斗中的外伤。其他因素有先天畸形、感染、肿瘤。由于上肢截肢与特定职业有关，因此主要发生于20～40岁的青壮年，男女比例为4∶1。Dillingham报道每年大约发生18 500例上肢截肢患者。其中在腕水平或者更高水平截肢的人数低于2 000。上肢截肢中高位和低位截肢比例为1∶9。

分类及功能影响

截肢的剩余部分即为残肢。描述上肢截肢平面的分类广义上包括经指骨截肢、掌指关节截肢、腕部截肢(transcarpal)、腕关节离断(茎突)、前臂截肢(transradial)、肘关节离断、肱骨截肢、肱骨颈截肢、肩关节离断、肩关节截肢(intrascapulothoracic)(图31-1)。

从功能上来说，截肢的平面越靠近身体近端，那么关节活动度和力量丧失得越多。特别重要的是，前臂中部的截肢会丧失前臂旋后功能，腋窝截肢会丧失肩关节的旋转功能。尽管残肢越长越为假肢的使用提供更好的力学优势，但是残肢的长度并不总是与更好的假肢功能相一致。例如，长残肢对于一个电动肘关节来说限制了其活动空间，同时也影响假肢的外观和功能。

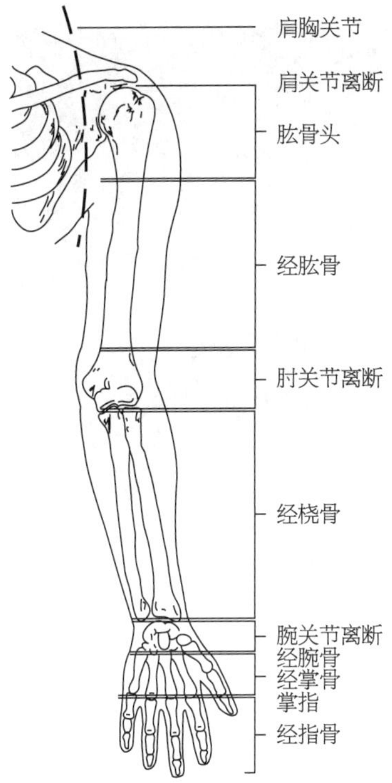

图 31－1　上肢残肢截肢骨部分(经允许引自 Kottke F, Lehman JF, Krusen's Handbook of Physical Medicine and Rehabilitation 4th ed. Philadelphia: Saunders, 1990. p. 1011)。

康复阶段

上肢截肢患者的康复分为 4 个阶段：急性护理期、假肢适配前康复、基础假肢训练期、高级功能技巧训练提升期。尽管每个阶段有特定的目标和活动，但最终目标是提高上肢截肢患者的功能，使他们能重返对他们来说重要的日常活动。

急性护理期

通常上肢外伤截肢后的数天至数周最紧急的问题是拯救患者的生命。患者可能要重返手术室好几次让外科医师清创或进行矫正手术。患者通常要静脉注射抗生素和镇痛药；特殊感染控制计划也会就位。创伤后最初的数周，患者可能意识并不完全清醒，或甚至不能完全回忆发生的事情。

治疗的最初目标可能是非常基础的，必须加以修改以适合患者的病情。康复急性期的目标包括以下几项：

- 进行筛选评估，确定当下优先方案，并且有助于预测预后。
- 与患者与家属建立友好关系。
- 有效控制疼痛。
- 促进伤口愈合。
- 制定有效控制水肿的方案。
- 尽可能保持残肢的被动关节活动度。

筛选评估

尽管患者不能完全参与整个评估过程，但治疗师能收集信息指导早期康复训练。在患者进行主动拮抗肌群的外科手术中无论是肌肉固定术(将残余的主动肌附着在骨上)还是肌成形术(将残余的拮抗肌相互缝合)，患者的病情、相关损伤、伤口状态、关节活动度，这些都是重要的判断依据。这些基本信息有助于治疗师制订早期的干预计划来促进远期康复，由此患者的病情会改善。

建立友好关系

在急性期阶段，患者的病情可能会很严重，家属会突然面临很多难题，通常会经历情绪危象。和家属建立友好关系并提供必要支持是急性期阶段的关键要素。家属会纠结一些问题，如“这个如何发生的?”“它为什么会发生?”“将来会怎样?”家属可能会因用于亲人身上的医疗技术而心痛崩溃。治疗师应该花时间和家属沟通，倾听他们的忧虑，向他们解释现阶段的康复目标和长期的预后。患者处于危险期时，患者及家属都听不进去所有可用类型假肢的具体细节，但是会乐于了解大致的假肢计划，临床医学团队协作帮助获得积极的效果，包括光明的未来。当患者意识更清醒些，就需要与其建立友好关系。

疼痛控制

在早期阶段，疼痛主要通过静脉给药控制。强镇痛药可能会影响患者的情绪和态度，创伤性截肢患者明显的愤怒、不合作可能和使用的镇痛药有关。有效的水肿控制也有助于疼痛管理。在最初的几天，很多医疗人员夜以继日不停地治疗患者，患者的睡眠通常会打断。协调好护理时间表以保证休息时间，反而会对疼痛管理有积极的效果。

伤口愈合

早期伤口愈合和水肿管理齐头并进。伤口处理的方提案可能会因医师的喜好有所不同，但通常包括保持伤口的清洁、干燥。如果通过皮肤移植闭合伤口，肢体必须摆放在降低缝合线处张力的位置(图 31－2)。开始更换绷带对于患者相当痛苦。在急性期，一些医师在更换绷带前会开止痛药。除非禁忌使用，可在伤口上使用非粘连的敷料，如三溴酚铋(Kendall, Mansfield, MA)或 Adaptic(Johnson & Johnson, New Brunswick, NJ)，然后覆盖无菌绷带。用生理盐水浸泡粘连部位，可以减轻去除敷料时的不适。

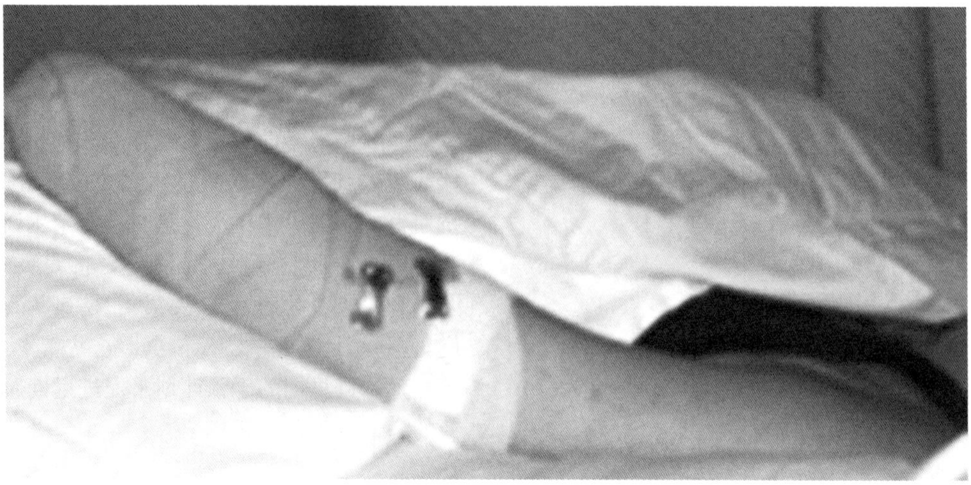

图 31-2 截肢术后的几天，前臂残肢用压力衣包裹，并保持在稍抬高的位置，以控制水肿和疼痛。注意充分伸展肘关节。

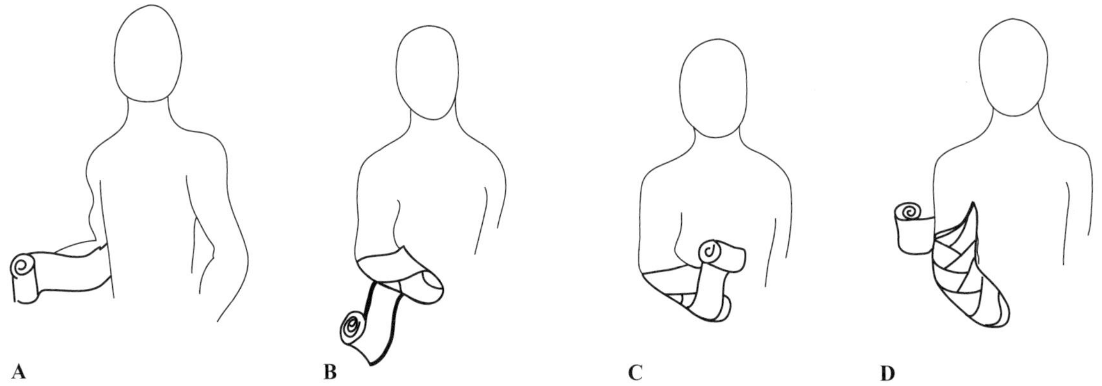

图 31-3 A. 将压力套应用于前臂残肢，患者先把弹性绷带固定在肘关节和躯干之间，并且包绕在肢体远端。然后，应用八字法一层层部分重叠包裹(B 和 C)，形成从远端到近端的压力梯度。绷带应持续包裹至肘关节上几英寸(D)。

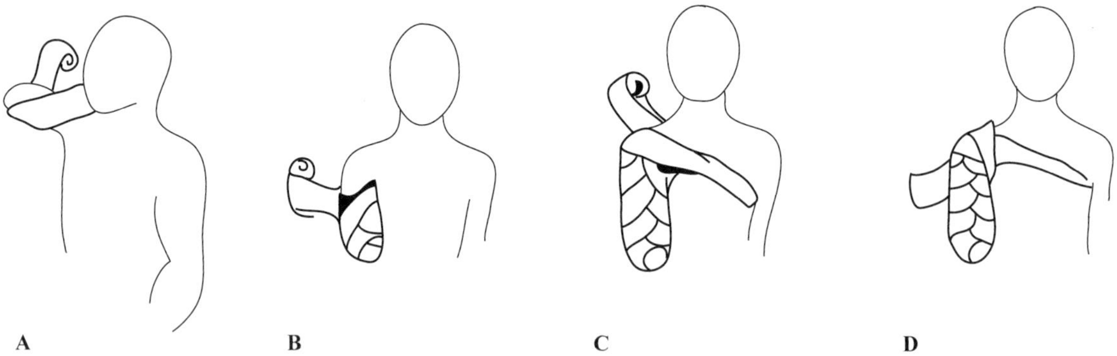

图 31-4 A. 将压力套应用于经肱骨体残肢(transhumeral residual limb)，将弹性绷带固定在下巴和锁骨之间，然后在残肢末端包绕。B. 八字缠绕于残肢末端固定后，患者继续层层重叠覆盖，形成从远端到近端的压力梯度。绷带包裹至肩上(C)，在就位之前，绕过前胸壁穿过对侧腋窝，在绕过背部，再到达残肢肩部穿过腋窝(D)。

水肿控制

有效的水肿控制有助于减少沿着缝合线处粘连形成的概率，伤口愈合和疼痛管理。水肿最初可通过大量绷带和抬高患肢控制。当患者能承受压力后，可应用弹性绷带八字形缠绕，从肢体远端温和加压至近端肢体逐渐变细。理论上，绷带应一直缠绕至靠近截肢的关节以上(如前臂截肢应缠绕至肘关节以上)(图 31-3，图 31-4)。弹性缠绕必须经常检查位置和压力是否合适；在护理中和护士的密切交流有助于确认合适的位置和压力。随着伤口愈合及患者能承受更大的压力，弹性缠绕（elastic wraps）可用收缩套或弹力紧身衣代替。

关节活动度

受伤后，患者易于将残肢放置在舒适体位；通常，手臂内收靠近身体，前臂旋后，肘关节屈曲。如果肢体持续摆放在这个体位上，软组织便开始挛缩。肱骨截肢患者，可能会出现肩关节屈曲、外展、外旋受限。前臂截肢患者，可能会有肘关节伸展和旋前的受限。

早期通过被动关节活动轻柔牵伸关节软组织来预防挛缩是非常必要的，甚至在静脉置管时也可谨慎活动。被动牵伸应当缓慢、轻柔，活动到治疗师开始感觉到肌肉的张力或患者感到疼痛为止的关键点。总的来说，急性损伤患者每天 2 次的被动关节活动足以增强活动度。但是如果 2 周内还没有进步，治疗师应考虑静态夹板固定疗法作为辅助来提高被动关节活动度。

案例 1　双侧前臂创伤性截肢患者

T. M. 是一个 17 岁的高中生，足球运动员，经历了双侧前臂创伤性截肢。他在清洗机器时，冬款夹克衣的袖子卡在有故障的吹雪机的叶片中，然后吹雪机突然运行。事故发生的时候，他独自在家。在他向邻居求助的时候已经失血过多。在当地医院，用止血带控制出血，冲洗清洁伤口，静脉滴注抗生素，血红细胞，吗啡。T. M. 被紧急转移至最近的创伤中心。

一到创伤中心，他立即被送去做清创和闭合伤口的手术。在他手术时，父母到了创伤中心。右侧前臂残肢保留了 3 in 的桡尺骨，需要中厚皮瓣移植闭合伤口（由右侧大腿前部提供）。左前臂残肢保留了 7 in 的桡尺骨，无须皮肤移植。

T. M. 的术后 2 天，他住在手术重症监护室。白细胞数量和体温中度升高。残肢被弹性压力套（elastic compressive wraps）大面积包裹，更换外包扎时，要记录重要的浆液性排水量。镇痛泵用于控制疼痛。T. M. 一般通过鼻套管补充供氧，并且时睡时醒。问他问题时，他处于半觉醒状态，认识家庭成员和所在地，但不认识其他人且不知道时间。

问题思考

- T. M. 急性护理阶段的筛查评估中最合适的测试和评估是什么？这些筛查工具信度和效度的证据是什么？如何收集信息来指导他的护理计划？
- T. M. 的父母可能会表达直接关心的是什么？在早期护理期，团队可以用什么方式帮助建立和患者及家属间有效的关系？什么是帮助家属处理危机状态并为将来做准备的最重要的信息？康复团队如何评估家属对现状的理解以及对情感支持的需求？
- 在接下来的 2～5 天，康复团队应该使用什么特殊干预策略解决疼痛，控制肢体水肿和伤口愈合问题？如何结合这些策略对患者及家属进行宣教？团队如何评估这些策略是否有效？
- 针对这位右侧短的前臂残肢和左侧长的前臂残肢，预测他未来双侧假肢的需求，什么特定的关节活动度是最重要的？上肢哪个关节最容易发生挛缩？为什么？治疗师首要保持尽可能大的功能性关节活动度的特定的干预策略是什么？疼痛、药物、意识水平是如何影响软组织挛缩的潜在发展？
- 术后团队最有可能关注的并发症是什么？这些并发症的征兆是什么？团队中成员负责监测这些并发症的是哪些？
- 在康复早期，制动和疼痛会对 T. M. 的学习能力、耐力、生理功能、情感状态造成什么影响？

假肢适配前期康复

很多的设备，都只有在上肢截肢患者的伤口愈合后才能使用。在假肢适配前，患者的病情要足够稳定才能在康复中积极主动。关于假肢适配前期康复目标转诊来源的宣教可以发展成早期转诊的患者。

假肢训练前期的康复目标包括以下几点：

- 与患者和家属建立和睦信任的关系。
- 通过完成综合评估来指导团队决定选择假肢计划。
- 有效控制残肢的体积并使之成型。
- 尽可能减少瘢痕组织粘连。
- 降低肢体的敏感性，为假肢穿戴做准备。
- 使残肢剩余关节获得全范围的关节活动度。
- 加强残肢的肌力以便最大的程度有效使用假肢。

• 为联合损伤的康复提供合适的干预。

• 帮助患者在基础性日常生活活动方面发展独立能力。

建立友好关系

在急性期，患者病情相当严重，则需要与患者家属首要建立友好关系。这种关系能促进在假肢适配前期康复时段治疗师和患者之间的信任。上肢截肢是影响患者和家属的重要的创伤性事件。因为这些都包括在他们要直面改变和挑战的思想斗争中，所以康复团队鼓励他们表达愿望、担心和恐惧。

心理咨询在早期康复过程中是必要部分，应该给患者及其家属提供。有些患者可以从与截肢平面类似的患者的交流中获益。与同龄人咨询交谈会有帮助。但是，康复人员应该仔细筛选咨询同伴。早些年的一些截肢患者可能没有好的康复经历或者还没有受益于近期的一些假肢设计和零件。专业人员需确保咨询同伴能提供客观且新的信息。

综合评估

讨论选择假肢前，需要进行综合的测试和评估。在专业的中心，多学科团队会进行测试评估，包括物理治疗师、作业治疗师、假肢师、外科医师、内科医师、心理治疗师或辅导老师。治疗师和假肢师要负责在其他一些设备中完成综合评估。

假肢适配前综合测试开始是病史，收集初步背景资料，包括以下方面：

• 截肢的致因及日期。

• 任何可能影响康复进程的相关损伤。

• 优势手。

• 患者现在用的所有药物。

接着是评估心理社会环境，作为康复和最终转归的依据。治疗师需评估以下患者的特征：

• 家人及其他支持系统的可利用性。

• 生活状态。

• 教育程度。

• 主要职业及休闲兴趣。

然后治疗师需考虑残肢状态，记录如下：

• 幻肢觉的存在与描述。

• 疼痛的存在与描述。

• 残肢的长度。

• 水肿的存在，测量肢体圆周长。

• 皮肤状态，伤疤和软组织粘连的存在。

• 残肢详细的关节活动度，预期在急性期可能发生的任何挛缩。

• 上肢肌力的评估。

• 肌电控制电极放置可能点位的评估。

综合测试由运动性和功能状态得出结论，包括以下评估：

• 由于肢体缺损，姿势和骨骼对线。

• 下肢有关的受制。

• 姿势控制(静态、动态、平衡反应)。

• 个人执行特定兴趣活动的当下及潜在的能力。如自我照料、工作、休闲活动。

如果患者之前使用过假肢，那么假肢史也包括使用假肢的类型，假肢每天穿戴多长时间，假肢在工具性日常生活活动(instrumental activities of daily living)及其他日常生活活动中如何使用。康复团队应该确定患者对先前假肢的积极和消极方面的观点，以及他们想获得的任何不同的或是额外的功能。

水肿控制和肢体塑形

随着病情的好转，大面积的绷带移除，患者变得更灵活。患者必须每天在肢体上持续压力治疗约24小时，只有在伤口护理和洗澡时才移除。在这一点上，弹性收缩袜或弹力紧身衣可以取代弹性“8”字绷带，因为它们更方便并且提供更稳定的压力(图31－5)。前臂残肢患者，收缩套应该延伸至肘关节以上

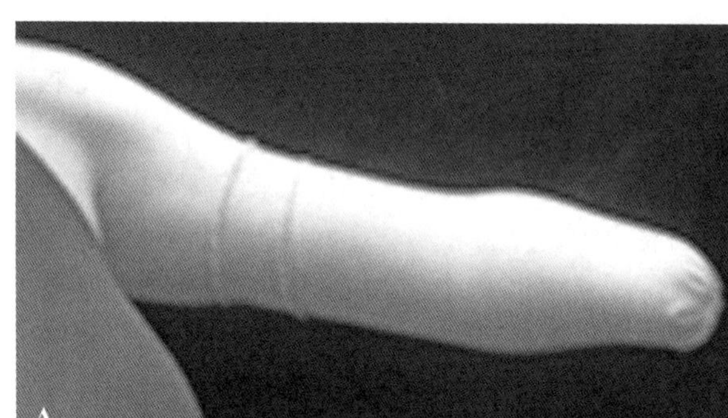

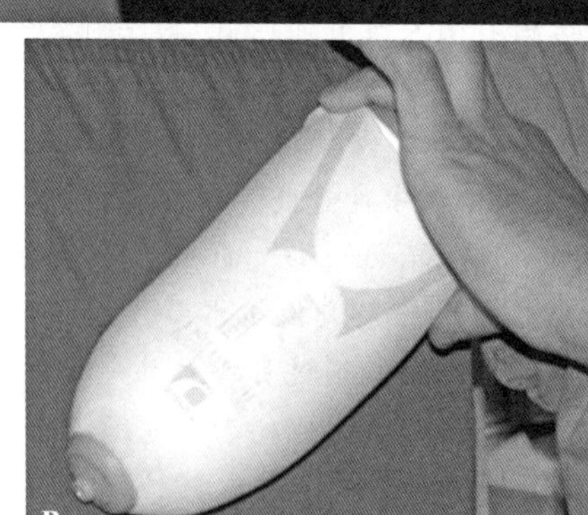

图31－5 合理运用市场上可以买到的前臂(A)和经肱骨体(B)的弹性收缩套。

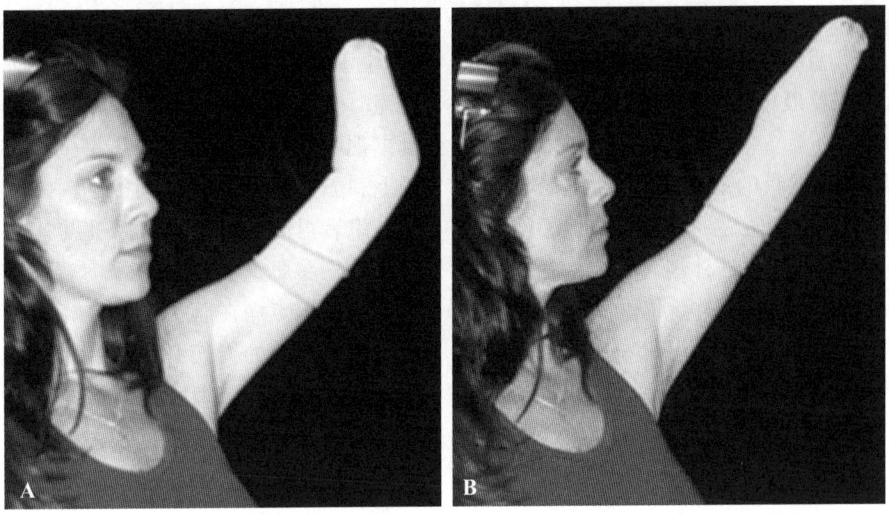

图 31－6　在假肢训练前期，前臂残肢患者能够在他们的训练项目中承担更多主动的角色，例如主动关节活动(A)和等长收缩训练(B)，着重训练肘关节伸展以防止肘关节的屈曲挛缩。

5 cm(2 in)处。经肱骨残肢患者，袜套尽可能延伸至和肱骨一样高，用一个肩带穿过胸部并把它固定在合适的地方。

随着肢体缩小，收缩袜套应该做的更小(使得伤口缝露在外套外面)或者用更小尺寸的外套取代，这样使得它仍然可以对残肢加压。如果收缩袜不能适用患者或者患者不能承受收缩衣，管状弹性套扎提供的压力，比如 Compressogrip(压力柄 Knit-Rite, Kansas City, KS)或是 Tubigrip(管状柄 Seton Healthcare Group, Oldham, England)可以作为选择。通常使用双层的绷带，其中下面一层比第二层更长，延伸 5 cm(2 in)，进一步接近近端关节。

水肿可以通过软组织的运动和逆向按摩进一步减轻。粘连组织周围区域软组织通过温和摩擦式按摩运动有助于促进循环和增加柔韧性。逆向性按摩沿着淋巴回流的方向以柔和的拍击法结束治疗也有助于控制水肿。热疗作为后续的按摩以及主动训练的准备是有益的。

抬高肢体，同样也重要，但是迫使行动自如的患者执行会更困难。高举残肢过头或是让残留肌肉白天收缩至少每小时 1 次也有助于控制水肿(图 31－6)。自我照料中主动参与以及在功能性活动中使用手臂协助也有帮助。

手术切口和瘢痕管理

当切口愈合，缝针移除时，瘢痕管理就变成主要关心的事。当瘢痕粘连组织形成时，残肢的组织就不能自由移动。瘢痕粘连组织靠近骨末端，会导致皮肤破裂，因为穿戴假肢时会摩擦瘢痕。瘢痕组织可以通过主动的关节活动和柔和按摩使其变最小。直接在切口线上循环按摩，并在患者承受范围内增加按压，也是一种可以使瘢痕粘连最轻的方法。选择用轻微黏性的乳膏或油，比如纯正的绵羊油或是维生素 E 油，这样瘢痕在深层组织表面更容易松动。硅凝胶材料用于绷带下面直接在瘢痕上加压以便阻止瘢痕粘连的形成。肌内效贴布(Kinesio Tex Tape)(Bailey Manufacturing, Atlanta, GA)也有助于软化瘢痕组织。

脱敏

刚截肢的患者通常有异常感觉或是感觉迟钝，包括有切口痛、幻肢觉、幻肢痛以及感觉过敏。切口痛用镇痛药和有效的水肿控制治疗。切口痛通常随着伤口愈合减轻，并逐渐成熟稳定。

幻肢觉对于大多数刚截肢的患者来说是一个正常的现象。患者通常诉说感觉到全部或是部分截去的肢体。一些患者形容他们的截肢有一种牵拉、麻刺，或是灼烧的感觉。大部分患者形容手臂周围是握紧拳头的感觉或是束带感。幻肢觉通常比疼痛感更让患者烦恼。许多患者不愿讨论这些感觉是因为听起来很“疯狂”。所以，在康复进程中应与有可能出现幻肢觉的患者尽早地讨论。随着康复技术的进步带来更多的移动方式以及假肢的使用，幻肢觉减轻至一定的水平，患者不再感受到明显的烦恼，但是通常也不会完全消失。

不是所有的患者都出现幻肢痛，但是一旦出现就是一个极其难解决的问题。不像幻肢觉，幻肢痛是一个病理学的问题，在截肢后存在很久，妨碍功能性的假肢使用和生活方式。幻肢痛有许多推荐的治疗方法，包括热疗、脱敏技术、想象疗法、镜像疗法、肢体矫正术、神经外科手术。这些疗法的有效性因人而异。另外一些与幻肢痛混淆的问题包括近端神经损伤和神经瘤，这些可能需要肢体矫形术或是神经外科手术的干预。

感觉过敏是指对刺激的敏感性过强。对残肢感觉过敏的患者来说轻微的触碰通常会特别地不舒服。感觉过敏可以用系统结构化的计划有效地治疗，包括加压式按摩、各种质地的工具抚触肢体、残肢浸在各种分级的媒介中（如干豆、大米和爆米花）、射流治疗、振动、经皮神经电刺激，以及在日常活动中增加残肢的功能性使用。

增加关节活动度

接近上肢全范围关节活动度尽可能使得患者能够发挥假肢的全部功能。前臂截肢患者通常出现肘关节屈曲挛缩，而且不能旋前和旋后。上臂截肢患者可能会丧失肩胛骨的灵活性和所有肩关节的运动功能，尤其是外旋和水平内收。干预的方法例如像热疗，软组织活动，轻柔的牵伸以及主动活动度训练通常能快速改善患者近日发生的组织紧张和活动度受限。长期的挛缩可能需要静力或是牵伸的夹板或是模具，需要花更长的时间来解决问题。

急性治疗期和康复早期阶段，制动和活动减少所致的下肢活动度减小，也应予以解决。下肢活动范围的受限可能会影响平衡，妨碍良好的身体机能。对于双侧上肢截肢的患者，良好的平衡和下肢的活动度对大部分基础性和工具性日常生活活动的执行能力必不可少。

肌力训练

当伤口愈合，疼痛减轻时，对残肢的所有肌肉及其他肢体末端的主要肌群均需开始进行肌力训练。对于完好无损的肌肉系统，初期的肌力训练可以通过等长收缩或主动运动来实现。患者通常会快速进展至主动抗阻训练，阻力可以是手动的阻力、重力腕带、弹力带、重力器械，以及功能性活动。

并发症及活动受限的管理

创伤性上肢截肢很少单独发生。当上肢碾轧或是卷入其他设备中，受伤的人挣扎着脱身，通过硬拉、扭动甚至是用其他肢体帮忙使得手臂从机器中解脱出来。患者会有明显的损伤，如骨折、软组织和肌肉损伤。其他的损伤通常存在但在一开始检查时不明显。常见的是受伤肢体或是对侧肩疼痛和活动受限的肩袖损伤。

肌筋膜扳机点几乎一直存在。Travell 和 Simons 描述肌筋膜扳机点是“高张力的骨骼肌紧张带中的位点，位于肌肉组织/或是与之相关的筋膜。这个点受压缩时会疼痛并且能够引起特征性的激惹牵涉痛和自主现象。”对于上肢截肢患者，扳机点通常存在于双侧上斜方肌、菱形肌以及小圆肌中。而那些经肱骨体截肢患者可能会有附加的扳机点痛在三角肌、肱二头肌和肱三头肌这三部分中。前臂截肢患者可能会有附加的扳机点痛在腕关节和手指关节的屈肌和伸肌中。所有相关的损伤必须得到治疗这样患者可以全面充分地参与假肢训练中。

日常生活活动中的基础性训练

当利手截肢时，大多数单侧截肢患者选择改变优势手来满足活动需要的良好的协调性和操作技巧，如书写和进食。画画、工艺活动和计算机游戏都能促进发展手的协调性和优势手的改变。

上肢截肢患者急于快速在基础的或是生存的功能活动中获得尽可能多的独立性，如进食、穿衣和个人卫生。最初自助具如改良后的器皿、按钮钩子和书写辅助器可能会用到。使患者确信大多数自助具不再需要，是在他们能熟练使用假肢，帮助其建立一种预期就是他们不久会使用两只“手”的时候。保留双侧手对于执行功能的缓解和防范残肢过度使用综合征很重要。

案例 2　上臂截肢患者

R. O. 是一位 37 岁的汽车修理工，3 周前接受了右上肢经肱骨体截肢，这是发生在他遭受碾轧伤后，当他在邻近的车道上换轮胎时，一辆轿车从千斤顶（起重器）上滑落，压住他的肘部。他挣扎地从车里出来时，严重地拉伤了肩袖。现在，所有的外科引流管和缝合线已拆除，除了肱骨中末端 1/4 in 区域外伤口都已闭合，这样就在非黏性敷料上继续留存清洁引流的轻微痕迹。R. O. 现在为控制残肢体积正使用双层的弹性管（Seton Healthcare Group，Oldham，England）。他说在他失去的右肘关节周围有种紧紧地束带感，在失去的前臂和手部有种不确定的电击样的感觉。他倾向于将残肢斜对角穿过下胸部放置。R. O. 在右肩关节所有平面的运动中都会感到疼痛。

在仰卧位下评估 R. O. 的主动和被动关节活动度。目前肩关节主动活动度是屈曲 0°～90°，外展 0°～70°，内旋 0°，外旋 0°～25°。他的肩关节以及残肢能够被动运动至屈曲 115°，外展 90°，内旋

10°以及外旋 40°。

R. O. 有一段艰难的时间设想他如何能够重返工作来养活的家人(妻子和两个学龄前的孩子)，因术后疼痛和幻肢觉感到气馁和焦躁。他不愿移动残肢，被动或是主动-辅助方式，是由于到达任一肩关节活动末端时的撞击痛。他为用非优势的左上肢达到的自我照料的技能水平感到气馁。

问题思考

- 在 R. O. 已经开始假肢训练前期的早期康复时，现在他最迫切需要得到宣教和支持的是什么？什么样的策略将有助于增强与 R. O. 的关系，帮助他理解康复进程中下一个步骤，并增强他的期望与动机。
- 在 R. O. 残肢和假肢康复潜能的综合检查和评估中，最重要的是什么检查和测试？这些测试的信度和效度是什么？评估的结果如何影响近期和长期目标？
- 根据他残肢的长度和切口情况，那么对于残肢体积控制，水肿，以及肢体塑形应推荐什么具体的策略？推荐的残肢体积控制和肢体塑形的干预策略的有效性如何评估？为假肢装配准备就绪的指标是什么？
- 根据切口缝线的状态，现在适合什么干预方法来减少沿切口线瘢痕形成的可能？为什么对 R. O. 的护理方面尽责很重要？
- 根据 R. O. 现在经历的感觉障碍，什么干预方法可以用来帮助残肢对感觉刺激变得不那么敏感？这些可利用的干预方法疗效的证据是什么？像 R. O. 这样刚截肢的患者，在功能和心理层面，为什么治疗感觉障碍重要？
- 根据他目前的不适程度和并发的肩袖功能障碍，什么样的挛缩最有可能发生在 R. O. 的肩关节？
- 考虑到他希望是作为一名汽车修理工重返工作，在为假肢训练的准备中，最重要的是什么肩关节运动？应该采取什么具体的策略来实现这一目标？
- 肩袖损伤可能会对 R. O. 成功使用假肢的潜能造成什么影响？如何评估他肩袖损伤的严重程度？根据他肩袖损伤的敏锐度，可以用什么策略来提高肩关节功能？
- 目前什么类型的肌肉运动是最重要的？应采取什么策略来提高肌力、肌张力，以及控制不同类型肌肉的挛缩以便 R. O. 可以有效地运用假肢？
- 目前功能训练中首要考虑的是什么基础性日常生活活动技能？应该采取什么策略来加强他左(非优势)手的技巧性活动的运动学习？他的残肢是如何融入这些功能性的活动中？

制订一个假肢计划

综合的测试与评估由多学科团队成员进行，包括内科医师、外科医师、治疗师、假肢师和其他的团队成员，与患者及家属讨论决定假肢的选择。有些因素像患者的肌力、关节活动度、利手习惯以及其他躯体和心理上的发现，甚至包括职业追求和长期目标，对于个体假肢计划的决定很重要。患者、家属以及团队成员从以下几项决定：

- 无假肢。
- 装饰性假肢满足患者外观和功能的需求。
- 自身力源型假肢。
- 外部动力型假肢。
- 混合型假肢(结合自身力源和外部动力)。
- 一个或多个活动专用型的假肢。

假肢师和治疗师与患者和家属讨论可操作假肢的各种不同的控制方案，选择控制方案的目的在于使患者变得最具有功能性。一旦治疗师和患者一起达成重要的安装假肢前的目标，假肢师便可以开始装配假肢。这时候患者和家属看到更全面的以患者为中心的团队在起作用。患者和家属从康复进程的一开始就参与进来有助于患者接受和参与到必要的训练并最终接受假肢。

操作自身力源假肢所需运动

如果计划使用自身力源假肢，加强双上肢肩关节和肩带肌肉系统很重要。为了以最小的力可以最大地使用假肢，患者必须能分解肌肉精细而流畅的运动。患者需要能够通过尽可能大的关节活动度执行下列运动：

- 肩关节的前伸和双侧肩胛骨的外展。
- 肩关节屈曲。
- 肩关节下压，伸展和外展。

肘关节的屈伸，前臂的旋前、旋后以及肩关节的内外旋这些附加的运动也应该要加强。超高位的截肢患者或是那些臂丛损伤的患者可能需要用胸部扩张来操作假肢。胸部扩张包含患者先深吸气来扩张胸部然后慢慢呼气。

混合型假肢的力量需求

混合型假肢是一种常见、可靠的假肢。它由组合控制系统操作。例如，当运用肌电控制手或其他终端设备时，混合型上臂假肢可以利用自身的肘关节和前臂力来锁定。操作混合型假肢所需要的运动是躯体动力和肌电型的假肢需要相似力量和控制的组合。患者、假肢师和治疗师合作来为假肢的运用决定最有效的控制方案。

肌电型假肢的力量需求

肌肉收缩时，会产生肌电信号。肌电信号由正在收缩的肌肉产生，可以被放置于假肢接受腔的表面电极探测到，用来控制假肢的机械功能。只要可能，成年人，可用两块独立的肌肉来操作假肢。在选择最合适的电极位置，治疗师经常需和假肢师一起探讨。对于经桡骨截肢的患者，电极的位置通常选在腕屈肌和伸肌的肌腹上。对于经肱骨截肢的残肢，最常取用的电极位置是肱二头肌和肱三头肌的肌腹上。

电极位置的选择

肌电控制假肢组件的最佳电极位置有 7 个特征。

• 必须位于表面的肌肉上，最好不要是厚重的脂肪组织或是移植的位置。

• 患者必须有足够的肌肉力量，在不过度疲劳的情况下使假肢运动。

• 必须使用合理的运动来学习并符合正常的运动习惯（例如，腕伸肌打开终端设备，腕屈肌关闭终端设备）。

• 必须使用其他运动中患者能独立控制的肌肉。

• 必须使用的肌肉是，当激活假肢时，不干扰，或抑制，保持正常活动。

• 如果需要双重控制，那么此位置必须使用两组肌肉，这样患者可以在生理上相互联系同时又彼此独立。

• 电极的位置必须能够包含在接受腔临界的限制内。

精确的电极安置使患者更容易使用肌电假肢。当患者收缩目标肌肉来检查力量和收缩的一致性时，治疗师就触诊最有可能的位点。一旦可能的位置定位，然后皮肤清洁并且用水湿润，表面电极安放在肌肉上，与肌纤维平行。电极连接在生物反馈装置上，例如，Myolab（Motion Control，Salt Lake City，UT）或者是 Myoboy（Otto Bock Health Care，Vienna，Austria）（图 31 - 7）。信号的强度可以从仪表上读出，精确的电极位置在必要时进行调整。一旦电极的位置确定为一块肌肉，第二个电极的位置就会以类似的方式贴于在其拮抗肌上。

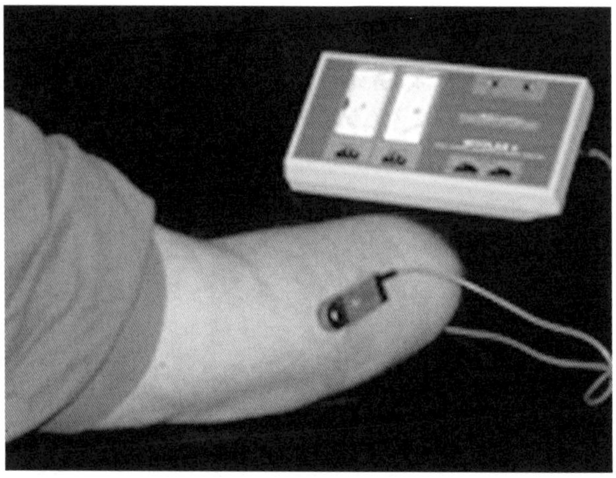

图 31 - 7 表面电极用来定位可能的肌电控制点位，并提供生物反馈，以帮助患者掌握控制终端设备，腕部，前臂运动和肘关节锁定（对于那些经肱骨体截肢的残肢患者）。

控制点位训练

一旦最佳的电极点位定位，患者就必须学习控制肌肉收缩的协同性。为了有效使用肌电控制假肢，良好的肌肉控制比整体的收缩力量更重要。在控制点位的训练中，患者应该学习肌肉激活的三种模式：

• 使一肌肉（肌肉 A，主动肌）收缩到一个特定的水平，而让另一肌肉（肌肉 B，拮抗肌）处于静止或安静状态。

• 使肌肉 B 收缩到一个特定的水平，而让肌肉 A 处于静止或安静状态。

• 使肌肉 A 和 B 快速、同等协同收缩。

生物反馈设备或肌肉训练器，极大地促进了这种训练，以掌握有效性，肌肉控制的有效率。一旦患者能够在不过度疲劳的情况下按指令持续产生独立信号，他们就可准备进行肌电假肢训练。

基础的假肢训练

当患者接受假肢时，基础的假肢训练期就开始了。基础的假肢训练目标包括以下内容：

• 独立进行残肢的皮肤护理。

• 增强对穿戴假肢的耐受力，以便于日常功能使用。

• 独立穿脱假肢。

• 理解功能和各种假肢组件的操作方案。

• 学会必要的技能以有效地使用和控制假肢。

当然，学习操作自身力源型假肢不同于学习操作肌电控制型假肢。一旦掌握了基本的操作方法，使用假肢的训练方法是十分相似的。双侧截肢患者甚至可能在每一侧都有不同的操作方案。对患者来说最常见的是，一次掌握一侧假肢的基本控制比一次同时掌握双侧较少挫败感。

皮肤护理

大多数治疗师推荐患者在自身力源型假肢的束带下穿一件 T 恤，在假肢训练早期，当学习操作缆索系统时避免皮肤刺激。随着皮肤耐受力增强，T 恤可选择穿或不穿。对于外部或肌电动力型假肢，皮肤与电极必须直接接触。不管使用什么控制系统，残臂和腋窝必须每天用温和的肥皂水清洗，假肢接受腔必须要用湿布擦洗清洁。假肢的束带需要时应该拆卸清洗。使用自身力源假肢患者通常穿假肢袜作为皮肤与袜子表面的界面。每天应该使用清洁干净的袜子，在炎热的天气里，每天可能需要更换多次。对于那些使用肌电假肢的患者，电极可能需要每天清洁好几次，以确保控制部位和电极之间的有效接触。尽管皮肤的柔韧性重要，但在穿假肢前一般不推荐抹润肤膏或乳液，而且对于肌电假肢的患者也禁忌使用。

新的假肢使用者必须懂得辨别皮肤的刺激性，如果不能快速掌握，可能会导致延迟一段时间才可使用假肢。一旦出现皮疹、压迫点或感染迹象，建议新假肢使用者立即告知内科医师、假肢师或治疗师。

穿戴耐受性

在早期的假肢训练中，假肢的穿戴周期通常限制在一次 30～45 分钟。每次佩戴后，移除假肢，皮肤状况要仔细检查。残肢脱掉接受腔后，发红的区域（反应性充血）持续超过 20 分钟，可能表明此处有高压。这时假肢师应对接受腔检查并进行可能的修改。对于那些穿戴自身力源假肢的患者来说，健侧的腋窝皮肤也必须检查。直到皮肤的耐受性改善，在束带下的腋窝区域内放置衬垫可能会增加舒适度，可以有更长的穿戴时间。根据患者的耐受性、皮肤状况和使用假肢需求，逐渐增加穿戴时间。

穿脱假肢

完整的假肢使用包括独立地穿脱。自身力源型和肌电假肢都可以通过推入或拉入法来进行。如果不是使用了带销锁的滚带，拉入法是更好的选择，有几个原因（图 31－8）。它提供了在接受腔上均匀分布组织压力的优势。对于那些使用电动假肢的患者来说，均等一致的组织安置尤其重要，拉入到接受腔通过如下的方式完成：

- 患者在残肢上应用一个低摩擦力的袖套（由降落伞类型的材料制成）。
- 袖套的末端是通过在假肢壁上的“拉孔”来定位。
- 然后患者轻轻地抽拉袖套的每一边，均等而重复，直到套筒完全从拉孔中出来，手臂被拉入至接受腔内。

高位截肢的患者可能需要交替的穿戴方法。那些双侧高位的上臂截肢的患者可能需要特定的设备才能独立地穿脱假肢。一些非常高位的双侧截肢的患者可能会认为独立穿戴假肢所需要的努力是不值得花费精力的。

自身力源型假肢的控制

自身力源型假肢的力量是由身体的粗大运动产生的，通过束带和缆索系统进行转换，以激活前臂和终端设备（图 31－9）。前臂截肢的患者只需要学习操作终端设备。使缆索受到张力的任一运动可以操作终端设备（或是钩子，或是手）。自身力源型的手通常

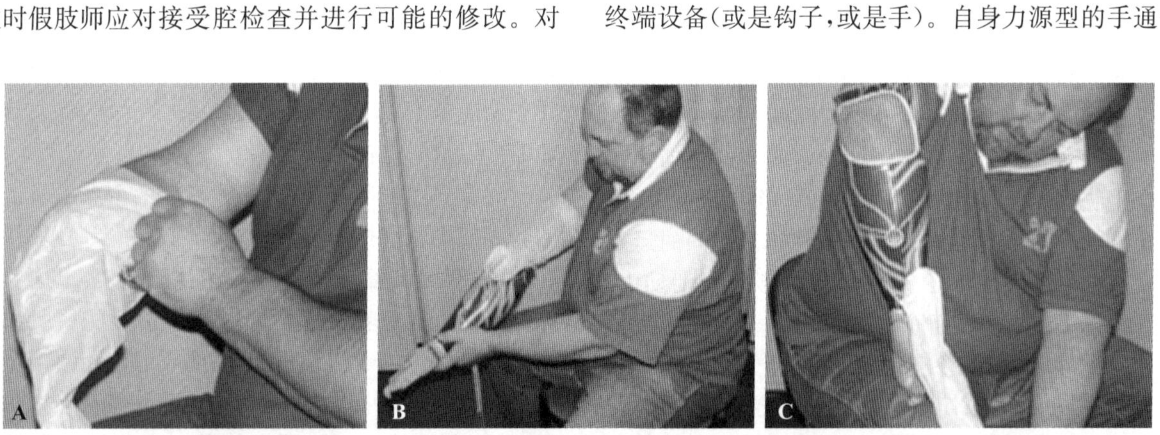

图 31－8　患者正在穿戴肌电前臂假肢（prothesis），首先，把袖套拉入残肢（residual limb）处（A），留有一个末端的“尾巴”，以便将袖套穿过接受腔的末端开口（B）。一旦残肢放到接受腔，轻轻地从开口拖出袖套，这样皮肤和接受腔表面就完全接触了。

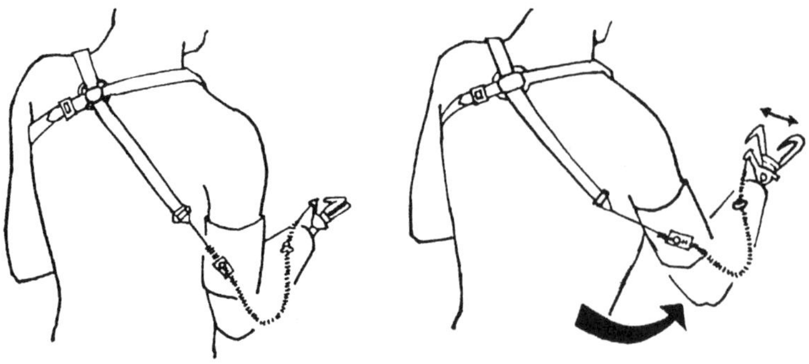

图 31-9 自身力源型假肢的束带和缆索系统。在做远离身体中心的活动中，盂肱屈曲和肩胛外展（前方牵引）增加了控制索的张力来操纵自动打开的终端设备。为了执行中线附近或靠近躯干的精细运动活动，双侧肩胛骨外展增加缆索张力。同样的运动在自动关闭的终端设备上允许分级的抓握（经允许引自 Northwestern University Printing and Duplicating Department, Evanston, IL, 1987）。

在本质上认为是装饰性的而不是功能性的，因为它需要在悬索上有相当大的张力来操作。在自动打开的终端设备中，缆索上的张力打开终端设备而橡胶环或者弹簧片关闭设备。另外的橡胶环或者弹簧片增加了挤压力。在自动打开的终端设备中，终端设备保持打开状态直到张力作用于缆索，然后终端设备根据索上张力的力度相应地关闭。

前臂假肢中控制运动来操作终端设备包括：健侧肩关节屈曲，截肢侧肩关节屈曲，或是双侧肩胛骨的外展（肩关节的前方牵引）。

具有较长前臂残肢的患者通常保留主动的前臂旋后和旋前功能，这个主动的运动可用于安置终端设备来发挥功能。如果主动运动丧失或受到严重限制，终端设备必须被动地在腕部进行旋转。腕屈曲装置正常是手动操作的，患者用另一只手来调整终端设备的角度。

上臂截肢的患者必须能控制终端设备，前臂运动（屈曲和伸展致举起手和伸手），以及肘部的锁定和解锁机制。当经肱骨假肢的肘关节组件被锁定的时候，终端设备精确地运作和前臂假肢的终端设备一样通过肩关节屈曲或双侧肩胛骨外展控制。然而，当肘关节组件解锁时，这些运动造成的缆索张力引起假肢的前臂屈曲。当缆索的拉力逐渐释放时（通过使用这些肌肉的离心收缩），肘部就恢复伸展。

与运动通常操作终端设备不同的是前臂假肢的肘部组件和联合运动同时锁住和解锁。这个动作是联合了肱骨的外展、伸展、下降——一个快速的“向下移动，返回”的手臂运动。使用一种非常不同的运动策略有助于确保在与终端设备相关的功能性活动中，肘部组件不会无意中解锁。

为了功能性的任务将终端设备定位最佳位置，被动运动（对于健侧肢体或者在一个稳定的表面加压）用于腕部的旋转终端设备。同样地，假肢的内、外旋是被肘部转盘的旋转被动控制。考虑一个穿戴上臂假肢的木匠在工作台工作时，他想把一颗钉子钉在木头上。首先，他可能会在工作台的边缘抓住他的钩子，然后把它旋转到合适的位置来握住钉子。接着，他假肢的肘部解锁，利用双侧肩胛骨的外展使假肢的前臂屈曲到目标位置来完成任务。最后，他锁定肘部使前臂在一个合适的位置，这样就能够控制终端设备的开关来抓住钉子。新的假肢使用者可能必须认真思考，谨慎地执行每一个动作，但是一个有经验的假肢使用者可以在几秒钟内流畅地完成所有动作。

电动假肢控制

电动假肢可以通过多种方式来控制。根据患者的躯体和认知水平，假肢师可以从表面电极、触摸板、交换器、摇轴和其他输入设备中选择。肌电控制通常被用来操控假肢，肌电假肢的控制包含源于肌肉自主收缩的肌电信号，表面电极植入假肢接受腔壁内，记录肌肉收缩产生的电信号。这些信号被处理加工并用于控制假肢的机械功能。多种多样的部件可供假肢师选择，提供多种类型的控制方案。治疗师必须与假肢师协商每位患者所注重的使用的精确控制，以获得最佳的功能效果。对一个残肢长的前臂截肢患者通常保留一些旋后和旋前的控制，而残肢短的前臂截肢患者需要一个腕关节旋转装置来获得前臂的旋后和旋前。有几种选择可以控制腕关节和前臂的旋转。腕部可以被动地放在适当位置，通过使用健手为特定任务功能来安置终端设备。另一种情况是，腕关节旋转器可以被肌电控制。

尽管多点控制系统可用，但目前两个点是最常用的。当使用双点控制系统时，前臂截肢患者必须从手（或其他终端设备）模式切换到腕模式。实现这一目标的方法是让患者快速地同时收缩前臂的屈肌和伸肌。一旦装置处于腕模式，伸肌的收缩就会使手在一个方向上旋转，屈肌的收缩使腕关节在另一个方向旋转，从而有效的引起旋后和旋前。当收缩信号较弱时，可以改变控制方案，最具持续可靠的操作功能的肌肉应该操控被认为是最重要的功能。

穿戴上臂肌电假肢的患者必须掌握控制前臂（屈曲和伸展）和肘部（锁住和解锁功能）以及终端设备和腕部旋转器的额外的复杂控制。常用的经肱骨控制方案利用肱二头肌和三头肌的收缩来操作假肢的终端设备和前臂。当肘部锁住，肌肉的收缩打开终端设备，拮抗肌的收缩信号关闭终端设备。当肘部解锁，控制肌肉的收缩使前臂屈曲。打开的速度要与肌肉收缩产生的肌电信号的速度和强度相匹配。分级抓握和肘关节运动通过训练是可能实现的。

功能变化

工程师们已经意识到假肢必须具有流畅、实用的上肢运动的复杂性。他们正在与假肢师、治疗师和患者合作为了更多功能的假肢开发新的组件、终端设备和控制方案。在过去，大多数的假肢需要在肘部装置锁住时来打开终端设备。在过去的 7～10 年间，几家制造商开发了一种能同时控制肘和手的上臂假肢，假肢包括 Otto Bock 的动态手臂和运动控制的 Utah Arm-3。这两种假肢都发展了更标准的使用模式。

新改进的终端设备也出现在市场上。通过运动控制引进的电子终端设备是防水的。这使得人们在家中和工作中能更好地使用终端设备。例如，电子终端设备可以用于洗碗。

腕关节屈曲极大地为功能性活动增加了个人安置终端设备的能力。它使上肢更好地符合人体工程学的定位，提供更好地视野，并且为许多活动增加了功能。锁定和（在运动控制下的）多种模式的屈曲腕关节都是有效的。

假肢控制的一个令人兴奋的发展是肌肉神经移植。“目标肌肉神经移植术（TMR）是一种新的选择性手术，它增加了（肌电图上）控制信号的数量，因此改善了增强型假肢的潜在功能。”手术涉及先前受神经支配的肌肉末端到截肢失用肌肉的去神经支配区域的传递神经，如胸大肌部分。这些重新受神经支配的肌肉可提供额外有用的肌电图描记控制位点。虽然在实践中不常见，“目标肌肉神经移植术现在作为一种临床治疗方案来执行，而不仅仅是研究提案。到目前为止，目标肌肉神经移植术项目已经在世界各地的六个不同的中心发展起来。”更多的肌电图信号可转化为肘和手的同时操控，并且也可给予腕关节动力。

技能训练

掌握了所有单个部件的操作后，下一步训练是学习将单个动作整合到流畅的假肢操作中。相似的训练原则同样也适用于控制系统是躯体动力型、混合型或肌电型假肢。

双侧截肢者的实际技能训练与单侧截肢者相似。然而，双侧假肢使用者需要更多时间、努力和耐心。由于缺乏感觉和本体感觉，双侧训练更加复杂，需要花一段时间针对视觉提示和“假肢感觉”训练开始补偿感觉缺失。新的假肢使用者必须学习有选择地控制终端设备，这样它能正好打开抓住目标物体，同时保持肌肉或缆索上有足够张力抓住物体而不受到挤压。练习使用不同的海绵或柔质的玩具给予视觉反馈是为了控制压力。另一项基本技能是在不同高度和位置操作终端设备。这些位置包括任务导向的肘关节屈曲 90°时，同时手臂放在身体的一侧；任务导向的向前或向上（腰部以上高度）运动来抓握，举起和搬运；以及任务导向的从较低的平面捡起物品，比如地板上。大多数人发现在弯腰的位置控制终端设备非常困难，比如系鞋带。

练习如何使用预先定位终端设备控制能防止不必要或笨拙的动作，预先定位包括主动或被动地转换终端设备优先到达目标物。随着肘、腕和手的同步控制的进展，终端设备的预先定位不在必要。

在学习基本的运动控制之后，患者可以开始在日常生活中联合使用假肢包括以下的活动：

- 用餐具吃饭、切割食物。
- 做三明治或基本套餐。
- 打开和关闭各种包裹、盒子、罐子和其他的容器。
- 刷牙。
- 清洁和剪指甲。
- 握住电吹风打理头发。
- 在有或没有辅助具下洗澡。
- 在有或没有自助具下穿衣服。
- 扣紧夹克衫的拉链。
- 系鞋带。
- 如厕。

不论患者是单侧或双侧截肢，甚至存在合并伤，训练的量和自助具类型很大程度上取决于截肢的平面。

单侧截肢患者，无论是前臂截肢或上臂截肢，在没有其他损伤的情况下通常用最小化的自助具能获得日常生活活动的独立性。一些有用的物品包括：

- 淋浴手套或刷子。
- 吸力指甲刷和剪刀。
- 铝钉吸力切板。

- 摇臂刀。
- 三叶状或旋转旋钮。

双侧截肢患者在日常生活活动中获得独立性面临一个更大的挑战。他们比单侧截肢患者需要更多量的训练和使用更多的自助具。良好的平衡和核心力量以及下肢全范围关节活动度有助于在日常生活活动中获得独立。

自我进食、穿衣和如厕对双侧截肢患者尤其重要，值得特别关注。完成这些任务的难度根据截肢的水平而增加。因为假肢的设计在完成某些任务的依赖性和独立性存在差异，所以假肢师懂得完成特定任务所需要的运动很重要。例如，假肢的前臂和腕关节轻微的桡偏使进食更容易。

自我进食

活动分析表明自我进食是一项复杂的任务。对于一个上臂截肢的患者来说，这个活动需要肩关节屈曲（或外展）、肘关节的锁住/解锁、腕关节旋转（旋后/旋前），腕关节定位以及抓握或放下餐具。最初的训练可能要求使用旋转的餐叉，然后在进食时进一步加强固定手柄以防止餐具掉落。随着进步，除了最高位的截肢者以外，所有人都应该能独立的抓握、放下餐具和能用手指拿食物。有高位经肱截肢或肩关节离断的患者可以选择辅助具进食，辅助具包括：

- 旋转餐叉。
- 摇臂刀。
- 长吸管。
- T型手柄水杯。

自我穿衣

双侧前臂截肢患者一开始需要在30分钟才能穿上裤子。这是一个令人沮丧甚至是似乎不可能的活动。指导、确认以及与相似水平截肢患者进行交谈有助于鼓励患者去实施直到获得独立性。通常双侧前臂截肢患者大多数能在30分钟内学会穿衣和修饰活动。这种技能的独立，可能不会在早期治疗中实现，但是在出院3～6个月后就可以恢复。

穿衣的辅助具包括：

- 尼龙搭扣连接。
- 各种类型的纽钩。
- 拉链。
- 定制穿衣架。

尽管所有平面的截肢患者可能会在穿衣上独立，但是也不应该对接受其他人的帮助选择节约时间和精力进行评头论足。

自我如厕

独立如厕总是患者关注的首要活动之一，但不容易实现。这个活动要求良好的平衡、关节活动度、在卫生间独立穿脱衣服，以及有意愿考虑任务完成替代的方法。很多人在离家时限制液体的摄入，从而限制去公共卫生间的需要，尽管这样做并不真正地有益于健康。截肢者经常计划将排便与淋浴联系在一起。这样的话，他们可以在洗浴时清洁自己。可能的话，一位双侧截肢患者会在家选择使用坐浴盆。或者，一个人有足够的关节活动度，能将如厕用纸包裹在终端设备上并且能来回地移动直到清洁干净。可冲洗的湿纸巾也可以放在马桶的边缘，通过来回移动来清洁。最后如厕用纸和湿纸巾（或者如果在家，一块湿布）可以小心地放在脚后跟上，将脚撑在马桶座圈上进行类似的清洁。

案例3 触电后的双上肢截肢患者

E. H. 是一位19岁的大学新生，正在学习海洋生物学。6个月前他参加了一个学校课题项目，与一名教师和其他学生一起在船上测量湖泊的深度，并对水下植物进行采样。在前一天，当地电力公司已经开始将电线延伸到湖的边缘无意中将电线留在了非目的位置。E. H. 用铝杆测量水的深度，一不小心用杆触碰了这些通电的电线。他立刻触电了，失去了知觉，掉进了水中。其他同学把他从湖中拉了出来，并在4分钟内对其进行复苏。他被医疗救援到创伤中心，发现双手和前臂上都有烧伤。入口伤，即电流进入身体的地方，在他的右（优势）手。出口伤在左前臂和大腿。由于烧伤和随后的组织损伤，右侧前臂中段平面和左侧肱骨中段平面需要截肢，在左大腿和左臂上接受了皮肤移植。

E. H. 在家附近住院治疗了2个月，然后出院和家人（父母和兄弟）住在一起，并接受门诊患者治疗。出院时，E. H. 除了双侧上肢关节活动度受限之外，也有严重的平衡障碍以及双下肢的力量和灵活度不足，他的日常生活活动完全依赖。

3个月后，他转诊到假肢中心的门诊进行假肢适配与治疗。他的训练目标是使用假肢尽可能地独立，包括返回学校继续从事海洋生物学学业。E. H. 的伤口愈合很好，手臂外观良好，最小程度的水肿，几乎没有粘连并且有全范围的关节活动度。髋屈曲受限至85°伸展至中立位。他右足能够站立支撑20秒，左足是5秒。由于缺乏运动，E. H. 体重超重 18 kg(40 lb)。E. H. 在开始假肢康复治疗 3 周后适配了假肢。

问题思考

- E. H. 康复治疗的阶段是什么？此阶段适合什么类测试和评估？假肢使用及回归家庭和学校的功能独立性的预后情况是怎样的？在早期的假肢康复中，他需要完成的最重要的目标是什么？随着假肢康复的进展他的目标将如何随之改变？可能需要几周的时间？
- 他的平衡和下肢 ROM 的损伤和受限对上肢的假肢训练以及未来日常生活活动技能有什么影响？在护理计划中如何针对这些损伤和功能受限来干预？
- 在选择假肢时应该考虑到哪些因素？躯体动力型或电动假肢对于 E. H. 来说优缺点各是什么？一种类型的假肢能满足他的需求吗？为什么或为什么不行呢？
- 他一开始的假肢训练应该是单侧还是双侧的？为什么？如果刚开始的训练仅用一种假肢，应该训练哪一侧？为什么？他的每种假肢的基本部件首选哪些？
- 团队如何帮助 E. H. 学习使用他的电动假手或钩？右侧(前臂中段平面)需要控制的运动是什么？左侧(肱骨中段平面)需要控制的运动是什么？E. H. 如何从简单活动进展到更复杂活动再到现实性活动中用他的终端设备来促进学习，同时减少挫败感？
- 肘关节的功能对手的定位有什么影响？肘关节的功能如何影响他前臂假肢的使用？E. H. 需要掌握控制他上臂假肢的肘关节功能的顺序是什么？什么样的活动能帮助他在单侧手和双侧手任务中掌握肘关节的控制？如何将训练训任务分级以确保成功？
- E. H. 回归大学学习海洋生物学的目标现实吗？他可能会面临什么问题？

高级功能技巧训练

在出院前有必要充分了解所有部件并且有操作它们到最大范围的能力。例如，流畅地使用前臂和手够取和抓握物体以及行走时近乎正常的摆臂很重要，如同使用假肢在自我照顾和基础性日常生活活动中能独立。对大多数人来说，这还不够。截肢患者想要参与活动这对他们来说有特殊的意义。这些活动可能包括儿童看护、家政、家庭维修、工作、运动和其他娱乐活动。为了帮助他们实现工具性日常生活活动的完全独立，假肢师、治疗师和其他团队成员必须倾听患者的诉求并帮助他们实现目标。

总结

每年假肢的新进展带来更好的接受腔设计，舒适度增加，重量减轻，先进的组件以及更好看的外观。改变的结果提高了患者的满意度，增加了使用率。治疗师必须帮助确保患者认识好用的假肢，有合适尺寸并且操作性良好，患者通过接受专业治疗师的综合训练。本章介绍了上肢截肢成年患者治疗的管理方面，包括急性期护理、假肢适配前护理、基础性假肢训练，以及后期高级功能技能训练。自身力源型和肌电型假肢的技术为上肢截肢患者提供了机会，使他们能够熟练使用假肢设备，从而增强功能，并促进日常生活活动的参与。康复专业人员一起合作支持上肢截肢患者是为了获得最佳的康复疗效。

专业名词汉英对照

Ertl 手术 Ertl procedure
Nagi 残疾模型 Nagi model of disablement
Pirogoff 截肢 Pirogoff amputation
Quebec 背痛残疾量表 Quebec back pain disability scale
Syme 截肢 Syme amputation
Tucker-Winnipeg Syme 假肢 Tucker-Winnipeg Syme Prostheses

A

奥尔托拉尼征 Ortolani sign

B

八字背带 figure-of-eight-style harness
摆动期 swing phase
摆动前期 preswing
半刚性矫形器 semirigid orthoses
半刚性锁扣衬垫 semirigid locking liners
半骨盆离断术 transpelvic prosthesis
半骨盆切除 hemipelvectomy amputation
半统式闭合 the blucher closure
半统鞋 blucher style
半足 midfoot
保肢术 limb salvage
闭合性骨折 closed bone fracture
闭孔泡沫塑料 closed cell foam
表浅神经 superficial nerves
髌股关节 patello femoral joint
髌骨 patella
髌韧带承重式 patellar tendon-bearing，PTB
病理性骨折 pathological fracture
波士顿矫形支具 Boston Brace
步长 step length
步幅 stride length
步宽 step width
步速 velocity
步态 gait
步态分析 gait analysis
步态周期 gait cycle

C

残奥会 Paralympic Games
残奥会篮球 Paralympic Games basketball
残奥会轮椅冰壶 Paralympic Games wheelchair curling
残奥会自行车赛 Paralympic Games cycling
残疾人羽毛球 disability badminton
残障 disability
残肢 residual limb
残肢长度 residual limb length
残肢体积 residual limb volume
残肢压力 residual limb pressure
侧足 parapodiums
查尔斯顿夜间支具 Charleston nighttime brace
长腿石膏 long leg cast
尺骨沟夹板 ulnar gutter splint
耻骨切开术 pubiotomy
传出神经元 efferent neuron
传入神经元 afferent neuron
船底 rocker bottom soles
创伤性截肢 traumatic amputation
垂直校准轴 alignment axis
锤状趾 mallet toes

D

单滑雪 mono-skiing
弹性压力套 elastic compressive wraps
电动辅助 power assist
电子终端设备 electric TD
垫料 padding
垫片补丁 blowout patches
垫上评估 mat evaluation
冬季残奥会 Winter Paralympic Sports
冬季两项竞赛 biathlon
动脉造影 arteriography
动态步态分析 dynamic gait analysis
动态对线 dynamic alignment
动态矫形器 dynamic orthoses
动态响应脚 dynamic response foot
动态姿势控制 dynamic posture control
短腿石膏 short leg cast
短腿助行器 short leg walker

短肢垫高 lifts for leg-length discrepancy
对线 alignment
蹲伏步态 crouched gait
多处截肢 multiple limb amputation
多发性硬化 multiple sclerosis，MS

E

儿童癌症存活研究 Childhood Cancer Survivor Study
儿童辅具诊所协会 Association of Children's Prosthetic-Orthotic Clinics

F

发育里程碑 developmental milestones
反应性姿势调整 reactionary postural adjustments
飞机式夹板 airplane splint
飞毛腿 flexfoot
非残奥会运动 nonparalympic sport
非金属多媒体索 nonmetallic cable media
非手型终端设备 non-hand-type TDs
粉碎性骨折 comminuted fracture
跗骨关节离断 midtarsal disarticulation
跗骨间关节 midtarsal joint
跗跖骨关节离断 tarsometatarsal disarticulation
跗跖关节 tarsometatarsal joint
辅助器具 assistive devices
负重运动 weight-bearing exercise
负重/转移运动 weight-bearing/transfer movement
复合型骨折 complex fracture
副舟状骨 navicular bone

G

改良 Bruckner 术 modified Bruckner procedure
改良 Burgess 后皮瓣术 modified Burgess posterior flap surgery
改良 Ertl 术 modified Ertl procedure
干骺端 metaphysis
干骺端骨折 metaphysis fracture
干性坏疽 dry gangrene
刚性 AFO rigid AFO
刚性杠杆 rigid lever
钢索 steel cable
杠杆 levers
高弓足 pes cavus
高空跳伞 sky diving
高山滑雪 alpine skiing
高位单侧经股截肢 high-level a transfemoral amputation
高位截肢手术 high-level amputations
高血压 hypertension
高张性 hypertonicity
跟骨外翻 calcaneovalgus
跟腱炎 achilles tendinitis
工具性日常生活活动 instrumental activities of daily living
工作台对线 bench alignment
工作台对线接受腔 bench alignment socket
功能储备能力 functional reserve capacity
功能性代偿 functional compensation
功能性电刺激 functional electrical stimulation
功能性康复 functional recovery
功能性膝关节矫形器 functional knee orthotics
功能性字母量表 functionally based letter scale
功效分析 power analysis
共济失调步态 ataxic gait
钩状假手 hook
股骨内扭转 internal femoral torsion
股骨前倾 femoral anteversion
骨骼肌系统 musculoskeletal system
骨皮质 bone cortex
骨肉瘤 osteosarcoma
骨松质 cancellous bone
骨突 bony protuberances
骨小梁 bone trabecula
骨折 fracture
骨整合单侧经股截肢 osseo-integrated transfemoral amputation
固踝软骨骼 stationary-ankle flexible-endoskeletal，SAFE
固踝足跟垫 solid-ankle cushion-heel，SACH
关节活动度 range of motion，ROM
关节类矫形器 articular orthoses
关节融合 arthrodesis
冠状动脉 coronary artery
硅橡胶 silicone elastomer
国际标准化组织 International Organization for Sandardization
国际功能、残疾和健康分级 International Classification of Functioning，ICF
国际轮椅篮球联合会 International Wheelchair Basketball Federation
国际损伤、残疾和障碍分类 International Classification of Impairments、Disabilities and Handicaps，ICIDH
国家健康访问调查 National Health Interview Survey
国家肢体缺陷信息中心 National Limb Loss Information Center
过伸性石膏 hyperextension casting
过用性损伤 overuse injuries

H

耗氧量 oxygen consumption，VO_{2max}
横弓 arches
后负荷 afterload
后交叉韧带 posterior cruciate ligament，PCL
后凸 kyphosis
后斜韧带 posterior oblique ligament
后足 rearfoot
滑板滑雪 snowboarding

滑囊炎 bursitis
滑水 water skiing
踝肱指数 ankle-brachial index
踝足矫形器 ankle-foot orthoses，AFO
幻肢觉 phantom limb sensation
幻肢痛 phantom pain
环带 cuff
混合动力假肢 hybrid prostheses

J

机械手 mechanical hand
肌电假肢 myoelectric prostheses
肌电控制 myoelectric control
肌电图 electromyographic，EMG
肌内效贴布 kinesio tex tape
肌肉骨骼系统 musculoskeletal system
基底支持 base of support
吉兰-巴雷综合征 Guillain-Barre syndrome
极端环境 extreme environments
脊髓损伤 spinal cord injury
脊柱裂 spinal bifida
计算机辅助设计 computer-aided design
技术 technology
继发性凸畸形 hypokyphosis
加固 reinforce
加固 reinforcements
加利福尼亚大学生物力学实验室 University of California Biomechanics Laboratory，UCBL
夹板 splint
假脚 prosthetic foot
假髋关节 prosthetic hip joints
假膝 prosthetic knees
假肢 prosthetic
假肢肤色 skin tone
假肢师 prosthetist
间歇性跛行 intermittent claudication
肩关节截肢 scapulothoracic amputations
肩关节脱位 shoulder dislocation
肩胸关节截肢 scapulothoracic amputations
剪切应力 shear stress
减痛步态 antalgic gait
剑术 fencing
鉴定书 documentation
交互步态矫形器 reciprocal gait orthoses
铰接式踝足矫形器 articulating ankle-foot orthoses
矫形器 orthotic
矫形器师 orthotists
矫形靴 prosthetic boots
矫正策略 othotic option
矫正训练 othotic practice
脚趾撑 toe fillers
脚趾塑型夹板 toe shape splint
脚趾条 tone-inhibiting bar
接受腔 socket
截瘫站立架 parapodium
截肢 amputation
截肢儿童假肢工程 child amputee prosthetics project
近端指间关节 proximal interphalangeal，PIP
经肱骨体残肢 transhumeral residual limb
经股截肢 transfemoral amputation
经胫截肢 transtibial amputation
经腰椎截肢 translumbar amputation
经跖骨截肢术 transmetatarsal amputation，TMA
颈圈 halo
胫腓骨对线 tibiofibular alignment
胫股关节 tibiofemoral joint，TFJ
胫股关节运动 TFJ movement
胫股截肢 transfemoral amputation
胫骨扭转 tibial torsion
痉挛 spasticity
痉挛型四肢瘫脑瘫 spastic quadriplegia
静态髋外展矫形器 static hip abdutor orthotics
静止姿势控制 static posture control
举重 powerlifting

K

开放性骨折 open fracture
抗腐蚀性 corrosion resistance
抗畸形摆位 antideformity position
抗畸形手部摆位 antideformity position of the hand
抗伸阻性 resistance to stretch
抗压应力 compressive stress
髁上/髌上 condylus humeri/supra patellaris
控制系统 control system
跨步步态 steppage gait
髋部 hip
髋关节发育不良 developmental dysplasia of hip，DDH
髋关节矫形器 hip orthosis
髋关节离断术 hip disarticulation
髋臼骨折 acetabular fracture
髋外展矫形器 hip abduction orthotics
髋引导矫形器 hip guidance orthosis

L

蜡疗 kerotherapy
累-卡-佩病 Legg-Calve-Perthes disease
力矩器 torque absorbers
力线 alignment
连指手套 mitt
联合力矩 associated moment
轮椅定向 trail orienteering
轮椅和自调节座位 wheelchairs and adaptive seating
轮椅篮球 wheelchair basketball
轮椅网球 wheelchair tennis

M

马氏体钢 Martensitic steel
马术 equestrian
马蹄内翻足 talipes equinovarus
马蹄足 pes equinus
美国残奥会委员会 U. S. Paralympics Committee
美国残疾运动 Disabled Sports, USA
美国国立医院出院调查 National Hospital Discharge Survey
美国矫形器与假肢认证委员会 American Board for Certification in Orthotics and Prosthetics
美国矫形器与假肢协会 American Orthotic and Prosthetic Association
美国矫形外科医师协会 American Academy of Orthopedic Surgeons
美国截肢者联盟 The Amputee Coalition of America
美国烧伤协会 American Burn Association
美国手治疗师协会 American Society of Hand Therapists, ASHT
镁合金 magnesium alloys
莫尔顿神经瘤 Morton's neuroma

N

脑性瘫痪 cerebral palsy
内八 in-toeing
内侧副韧带 medial collateral ligament
内侧纵弓 medial longitudinal
内翻 varus
内甩 a medial whip
黏弹性聚合物 viscoelastic polymers
牛津式闭合鞋 bal-style closure
纽因顿矫形器 Newington orthotics

P

帕金森病 Parkinson's disease, PD
皮肤系统 integumentary system
偏瘫步态 hemiparesis

Q

气动膝关节 pneumatic knee
气动膝关节装置 pneumatic knee units
髂胫束 iliotibial band
前臂残肢 forearm residual limb
前臂假肢 forearm prosthesis
前臂截肢 transradial
前负荷 preload
前交叉韧带 anterior cruciate ligament, ACL
前交叉韧带功能不全 anterior cruciate ligament dysfunction
前凸 lordosis
前足 forefoot
前足力臂 forefoot lever
前足外翻 rigid forefoot valgus
切开复位内固定术 open reduction and internal fixation, ORIF
曲轴铰链 camber axis hinge
躯体感觉系统 somatosensory system
去皮质高张性模式 cortical hypertensive pattern
全接触式承重接受腔 Total Surface-Bearing Socket, TSB
全髋关节成形术 total hip arthroplasty, THA
全髋关节置换 total hip replacement

R

热塑材料 thermoplastic materials
日常生活活动能力 activities of daily living, ADL
乳胶手套 latex cosmetic glove
软垫支撑 soft tissue supplements
软质接受腔 flexible socket

S

赛艇 rowing
三头肌 triceps
"三爪"抓握模式 "three jaw chunk" grasping pattern
伤口护理 wound care
上臂截肢 ae amputation
上肢 upper extremity, UE
上肢假肢功能性指数 prosthetic upper extremity functional index
上肢截肢 upper-extremity amputation
射箭 archery
伸臂桁架系统支腿系统 outrigger systems
深反射 deep tendon reflexe
神经肌肉疾病 neuromuscular disorders
神经假肢 neuroprostheses
神经康复 neural recovery
神经可塑性 neural plasticity
神经瘤 neuroma
神经性助行器 neuropathic walker
β肾上腺素敏感性 beta-adrenergic sensitivity
生理消耗指数 physiological cost index, PCI
生物力学 biomechanical
生物医学模式 biomedical model
失代偿的后足内翻 uncompensated rearfoot varus
石膏绷带 plaster bandage
矢状面 sagittal plane
世界卫生组织 World Health Organization, WHO
视觉系统 visual system
手动轮椅 manual wheelchairs
手矫形器 hand orthosis
术后护理 postoperative care
数字减影动脉造影术 digital subtraction arteriography, DSA
双侧截肢 bilateral amputations
双重控制 dual-control
水疗法 hydrotherapy
水平面 transverse plane

水上运动 water sports
四拐 quadricane
锁扣衬垫 locking liner
锁销装置 pin-and-lock mechanism

T

踏步运动 treadmills movement
碳复合 carbon composite
碳复合材料 KAFOs carbon composite KAFOs
疼痛 pain
体格检查 physical examination，PE
体能训练 physical performance training
田径赛 track and field
听觉系统 auditorysystem
通气量 ventilation
脱敏 desensitization
拓展训练 extended training

W

外八 out-toeing
外部动力假肢 externally powered prostheses
外部反馈 extrinsic feedback
外侧副韧带 lateral collateral ligament
踇外翻 hallux valgus
外力 force
外甩 a lateral whip
外周动脉疾病 peripheral arterial disease，PAD
腕部截肢 transcarpal
腕关节离断 wrist disarticulation
腕掌关节 carpometacarpal joint
舞蹈症 chorea
物理因子治疗 physical fator therapy
物理治疗 physical therapy
物理治疗师 physical therapist

X

膝反张 genu recurvatun
膝骨关节炎 knee osteoarthritis
膝关节 knee joint
膝关节矫形器 knee orthotics
膝关节离断 knee disarticulation
膝关节生物力学 knee biomechanics
膝关节疼痛 knee pain
膝踝足矫形器 KAFO
膝下截肢 transtibial amputation
膝撞击 terminal impact
系统回顾 system review
下丘脑 hypothalamus
下运动神经元 lower motor neuron，LMN
下运动神经元损伤 LMN injury
下肢截肢 lower extremities amputation
下肢 lower-extremity，LE
下肢不等长 leg-length discrepancy
下肢横向缺陷 lower-limb transverse deficiencies
下肢纵向缺陷 longitudinal limb deficiency
夏季残奥会 Summer Paralympic Sports
先天性前臂缺失 congenital transradial limb deficiency
小腿假肢 transtibial prosthesis
小腿截肢 transtibial amputation
鞋 shoes
鞋帮 upper
鞋底楔 sole wedge
鞋跟 heel
鞋面 vamp
鞋舌 tongue
鞋头 toe boxing
鞋外底 outsole
心肺系统 cardiopulmonary system
心率－收缩压乘积 rate pressure product，RPP
心排血量 cardiac output，CO
心血管系统 cardioascular system
心脏传导系统 conducting system of heart
新兴运动项目 emerging sport program
星状胶质细胞 astrocyte
胸腰部石膏 thoracolumbar body cast
旋后 supination
旋前 pronation
旋转助行器 swivel walkers
学科跨团队 interdisciplinary teams
学龄儿童 school-age children
雪橇曲棍球 sled (sledge) hockey
血管成形术 angioplasty
血管功能障碍 dysfunction of blood vessel
血清乳酸 serum lactate

Y

压疮 pressure ulcers
压力传感器 force sensitive resistors
压力感受性反射 baroreceptor reflex
压力敏感 pressure-sensitive
压力耐受 pressure tolerance
压模 pressure casting
鸭步 wadding gait
亚当斯脊柱侧弯试验 the Adams forward bending test
炎症愈合期 inflammatory phase
阳模 positive model
氧耗 oxygen cost
氧气运输系统 oxygen transport system
腰椎前凸 lumbar lordosis
药物治疗 medication
医学功能水平 medicare functional levels
意象性分析 intention-to-treat analysis
印模技术 impression techniques
应力松弛 stress relaxation
应力性骨折 stress fracture

婴儿假手 prosthetic hands
硬质接受腔 rigid socket
有氧能力 aerobic capacity
有氧运动 aerobic exercise
幼儿 toddlers
娱乐活动 recreational activity
羽毛球 badminton
预防类膝关节矫形器 preventive knee orthotics
预后 prognosis
预后指标 prognostic marker
愈合增生期 proliferative phase
远端横弓 distal transverse arch
越野滑雪 cross-country skiing
运动表现 motor performance
运动丰度 motor abundance
运动控制 motor control
运动控制的伯恩斯坦模型 Bernstein's model of motor control
运动皮质 motor cortex
运动任务的 Gentile 分类 Gentile's taxonomy of movement tasks
运动试验报告 exercise testing protocols
运动学习 motor learning
运动学习反馈 feedback in motor learning
运动自觉量评级(自觉疲累系数) subjects also had higher ratings of perceived exertion when exercising with the brace

Z

再植 replantation
早期术后假肢 early postoperative prosthesis
藻酸钠印模 alginate impression
黏弹性聚合物 viscoelastic polymers
站立架 standing frames
诊断 diagnosis
整合方式 integrated approach
支撑初期 loading response
支撑期足跟着地 heel rocker of stance phase
支撑相 stance phase
支撑相中期 midstance, MSt
支具 braces
肢体缺陷 limb deficiencies
跖骨 metatarsal
跖骨内收 metatarsus adductus
跖骨切除 metatarsal head resection
跖骨条 metatarsal bars
跖骨痛 metatarsalgia
指征 signs and symptoms
跗趾 hallux
趾骨痛 metatarsalgia
跗趾外翻 bunions
智能假脚 microprocessor feet
中枢神经系统 central nervous system, CNS
中足 mid foot
中足截肢 mid foot amputation
终端设备 terminal device, TD
重建手术 reconstructive surgery
舟骨跌落测试 navicular drop test
周围静脉 peripheral vein
周围神经 peripheral nerve
周围神经病变 peripheral neuropathy
周围神经系统 peripheral nervous system, PNS
肘关节 elbow joint
肘关节离断 elbow dissection
装饰性假肢 passive prosthesis
锥体外系 extrapyramidal system
锥体系 pyramidal system
姿势控制 postural control
籽骨炎 sesamoiditis
自动闭合 voluntary-closing
自动打开 voluntary-opening
自动打开终端设备 voluntary-opening terminal device
自动关闭终端装置 voluntary-closing terminal device
自身力源 body-powered prostheses
自适应性衬垫 accommodative padding
自体悬吊式接受腔 self-suspending sockets
自行车赛 cycling
自选步行速度 self-selected walking speed
纵弓 longitudinal arch
足底筋膜炎 fasciitis
足跟垫 shoe counters
足弓 aches
足趾征 toe sign
组合立柱式假肢 integrated pylon
组件 components
组织纤溶酶原激活物 tissue plasminogen activator
左心室射血分数 left ventricular ejection faction, LVEF
作业治疗师 occupational therapist
坐式排球 sitting volleyball